W. Remmele (Hrsg.) **Pathologie 2** Verdauungstrakt

Springer

Berlin
Heidelberg
New York
Barcelona
Budapest
Hongkong
London
Mailand
Paris
Santa Clara
Singapur
Tokio

W. Remmele (Hrsg.)

Pathologie

2 Verdauungstrakt

Zweite, neubearbeitete Auflage

Mit Beiträgen von

U. Bettendorf J.-O. Gebbers P. Möller K. Morgenroth
H. F. Otto W. Remmele

Mit 260, zum Teil farbigen Abbildungen in 598 Einzeldarstellungen
und 146 Tabellen

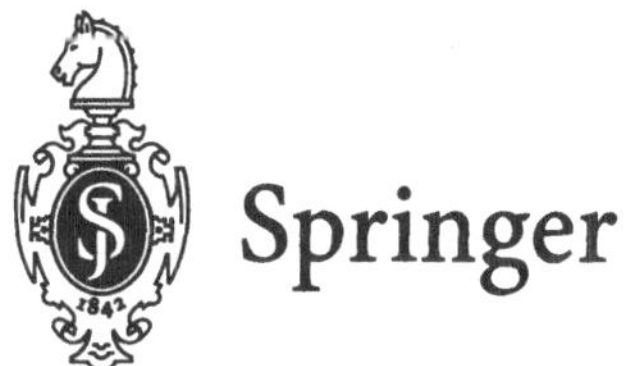

Springer

Prof. Dr. med. Wolfgang Remmele
Kliniken der Landeshauptstadt
Institut für Pathologie
Ludwig-Erhard-Straße 100
65199 Wiesbaden

ISBN-13: 978-3-642-64654-6 e-ISBN-13: 978-3-642-61009-7
DOI: 10.1007/978-3-642-61009-7

Die Deutsche Bibliothek – CIP-Einheitsaufnahme
Pathologie / W. Remmele . . . (Hrsg.). –
Berlin; Heidelberg; New York; Barcelona; Budapest; Hongkong;
London; Mailand; Paris; Santa Clara; Singapur; Tokio: Springer.
NE: Remmele, Wolfgang [Hrsg.]
Bd. 2. Verdauungstrakt
mit Beitr. von U. Bettendorf . . . 2., neubearb. Aufl. – 1996
ISBN-13: 978-3-642-64654-6
NE: Bettendorf, Ulrich

Springer-Verlag Berlin Heidelberg New York
ein Unternehmen der BertelsmannSpringer Science+Business Media GmbH

Softcover reprint of the hardcover 1st edition 1996

Einbandgestaltung: E. Kirchner, Heidelberg
Herstellung: PRO-EDIT GmbH, Heidelberg
Satz: Elsner & Behrens, Oftersheim
SPIN 10793621 25/3134 – 5 4 3 2 1 – Gedruckt auf säurefreiem Papier

Vorwort zur zweiten Auflage

In den 12 Jahren seit dem Erscheinen der Erstauflage der „Pathologie" hat sich unser Wissen gerade auf dem Gebiet der Gastroenterologie beträchtlich erweitert. Beispiel hierfür ist die Entdeckung von Helicobacter pylori, die unsere Vorstellungen über die Entstehung der Gastritis und des Magen- und Duodenalulkus revolutioniert und neues Licht selbst auf die Genese der MALT-Lymphome des Magens und des Magenkarzinoms geworfen hat. Auf methodischem Gebiet haben die Immunhistochemie und Molekularpathologie dazu beigetragen, die Diagnose, Differentialdiagnose und prognostische Aussage bei zahlreichen Krankheiten zu verbessern bzw. Einblick in ihre Entstehungsweise zu geben. Diese und zahlreiche andere neue Befunde haben dazu geführt, daß der Wunsch nach einer Neuauflage von vielen Seiten geäußert wurde. In dem vorliegenden Band wird versucht, das aktuelle Wissen darzustellen.

Im Gegensatz zum Band 2 der 1. Auflage enthält der gleiche Band der 2. Auflage diesmal eine reine Pathologie des Verdauungstraktes, von der Mundhöhle bis zur Analregion. Die übrigen Kapitel – Leber, Gallenblase und Gallengänge, Pankreas, Peritoneum, Retroperitoneum und Hernien – sind in Band 3 dargestellt. Die Fülle des auf allen Gebieten neu hinzugekommenen Wissensstoffes ließ keine andere Wahl. Sie ist auch der Grund dafür, daß mehrere Kapitel, die in der 1. Auflage von mir allein bearbeitet worden waren, jetzt von anderen Autoren mitgestaltet wurden. Es wäre mir unmöglich gewesen, die Vielzahl der neuen Befunde zu sichten und für den Text zu formulieren. Den Autoren, die mir in der 2. Auflage zur Seite gestanden haben, bin ich für ihr Entgegenkommen zu großem Dank verpflichtet.

Ohne ständige Diskussion mit erfahrenen Fachkollegen kann ein Werk wie dieses nicht gedeihen. Mein Dank gilt neben anderen Pathologen ganz besonders den Kollegen Prof. Dr. F. Borchard (Düsseldorf) und Prof. Dr. M. Stolte (Bayreuth). Wichtige Literaturhinweise verdanke ich ferner Herrn Prof. Dr. O. Leiß (Deutsche Klinik für Diagnostik, Wiesbaden). Eine Reihe in- und ausländischer Kollegen hat mir dankenswerterweise histologische Präparate oder mikroskopische Aufnahmen ungewöhnlicher Fälle überlassen und ihrer Wiedergabe in diesem Band zugestimmt.

Mein besonderer Dank gilt natürlich wieder dem Springer-Verlag, an erster Stelle Herrn Dr. Thiekötter, der sich in langen Gesprächen von der notwendigen Erweiterung der „Pathologie" überzeugen ließ, sowie Frau Dr. A. Heinz und Frau B. Montenbruck, die sich mit großem Sachverstand und steter Hilfsbereitschaft schon um die 1. Auflage verdient gemacht hatte. Sie hat auch – unter dankenswerter Beratung durch Herrn Prof. Dr. P. Hermanek (Erlangen) – die ICD-Klassifikation der Tumoren vorgenommen, zu der ich zeitlich nicht in der Lage war. Zu danken habe ich schließlich Herrn K. Schwind, der mit viel Geduld und Entgegenkommen die Herstellungsarbeiten betreute.

Ob das gemeinsame Bemühen von Verlag, Herausgeber und Autoren, auch mit der Neuauflage von Band 2 dem Arzt am Mikroskop und am Krankenbett eine praktische Hilfe an die Hand zu geben, erfolgreich war, werden die Benutzer des Bandes entscheiden. Trotz der unvermeidbaren Mängel, die jedem Werk von Menschenhand anhaften, hoffen wir, daß ihr Urteil auch diesmal wieder günstig ausfallen wird.

Wiesbaden, im März 1996 *Wolfgang Remmele*

Vorwort zur ersten Auflage

Band 2 der „Pathologie“ ist ausschließlich den Erkrankungen der Verdauungsorgane gewidmet. Anlaß zu diesem Vorgehen ist die bedeutende Stellung, die – ausgelöst von umwälzenden technischen Neuerungen in der endoskopischen Diagnostik – der Gastroenterologie heute sowohl in der Klinik als auch in der Morphologie zukommt. Dementsprechend geht der Text auch stärker ins Detail und ist durch eine höhere Zahl von Literaturzitaten belegt als in den drei übrigen Bänden. Die heutige Gastroenterologie ist ein Paradebeispiel dafür, daß die enge Zusammenarbeit zwischen Klinik und Pathologie nicht nur zu wichtigen neuen wissenschaftlichen Ergebnissen geführt hat, sondern daß sie gerade auch in der Alltagsdiagnostik unersetzlich ist. Herausgeber und Verlag hoffen daher, mit dem vorliegenden Band eine weitere Brücke zwischen Pathologie, Klinik und Praxis zu schlagen und mit ihm auch den unmittelbar am Patienten tätigen Arzt als den Partner des Pathologen anzusprechen.

Die Tatsache, daß neun der zwölf Beiträge aus der Feder des Herausgebers selbst stammen, bedarf einer kurzen Erläuterung. Das ursprüngliche Konzept der „Pathologie“ aus dem Jahre 1972 sah ein von nur einem Autor verfaßtes Kurzlehrbuch vor. 1979 wurde aus verschiedenen Gründen die Planung zugunsten eines mehrbändigen Werkes geändert. Damals waren die eigenen Arbeiten an den gastroenterologischen Beiträgen so weit gediehen, daß es vertretbar und – in Hinblick auf einen möglichst frühzeitigen Erscheinungstermin des Bandes – auch vernünftig erschien, sie mit einigen Ausnahmen (Kapitel 1, 2 und 10) in einer Hand zu belassen. Allerdings mußten sie im Rahmen der Neukonzeption wesentlich erweitert und umgestaltet werden. Dies war nur möglich, weil die Gastroenterologie in Wiesbaden auf allen Ebenen – in den verschiedenen Kliniken und in großen Spezialpraxen – hervorragend vertreten ist. Die teilweise mehr als 15jährige enge Zusammenarbeit mit den in diesen Institutionen tätigen ärztlichen Kollegen, die ständige interdisziplinäre Diskussion über Problemfälle und gemeinsame Fortbildungsveranstaltungen schufen die Grundlage dafür, daß die eigenen Beiträge dem neuen Rahmen angepaßt werden konnten. Darüberhinaus wurde mir in vielen Detailfragen der Rat erfahrener Fachkollegen zuteil, unter denen ich besonders den Herren Prof. Dr. V. Becker (Erlangen), Prof. Dr. K. Elster (Bayreuth), Priv. Doz. Dr. W. Meier-Ruge (Basel) und Prof. Dr. H. F. Otto (Heidelberg) zu danken habe. Meinem ehemaligen Mitarbeiter, Herrn Priv. Doz. Dr. N. Niederle (Medizinische Univ.-Klinik/Onkologie, Essen) danke ich für die kritische Durchsicht der kurzen Hinweise zur Therapie maligner Tumoren.

Die makroskopischen Organaufnahmen für meine eigenen Beiträge verdanke ich meinen Assistenzärzten, Frau Dr. D. Köllner, Frau A. Weber, Herrn Dr. M. Heine und Herrn Dr. W. Neger.

Namens der Autoren sage ich wiederum Herrn Prof. Dr. D. Götze, Herrn Matthies und Herrn Sydor vom Springer-Verlag unser aller herzlichen Dank für die vorbildliche Gestaltung auch dieses Bandes.

Wiesbaden, im November 1984 *Wolfgang Remmele*

Inhaltsübersicht der Bände 1, 3–6

Inhaltsverzeichnis

Autorenverzeichnis

Professor Dr. U. Bettendorf
Praxis für Pathologie
Ludwig-Erhard-Straße 100
65199 Wiesbaden

Professor Dr. J.-O. Gebbers
Kantonsspital Luzern
Pathologisches Institut
CH-6000 Luzern 16

Professor Dr. P. Möller
Universität Ulm – Klinikum
Institut für Pathologie
und Rechtsmedizin
Abteilung Pathologie
Albert-Einstein-Allee 11
89081 Ulm

Professor Dr. K. Morgenroth
Ruhr-Universität Bochum
Abteilung für Pathologie
Universitätsstraße 150
44780 Bochum

Professor Dr. Dr. h. c. H. F. Otto
Pathologisches Institut
der Universität
Im Neuenheimer Feld 220
69120 Heidelberg

Professor Dr. W. Remmele
Kliniken der Landeshauptstadt
Institut für Pathologie
Ludwig-Erhard-Straße 100
65199 Wiesbaden

Kapitel 1 Mundhöhle, Zähne und Kiefer, Waldeyer-Rachenring, Oro- und Hypopharynx

K. Morgenroth

Inhaltsverzeichnis

Mundspeicheldrüsen ... 50

Waldeyer-Rachenring ... 73

Weiterführende Literatur

1. Becker R, Morgenroth K (1979) Pathologie der Mundhöhle. Thieme, Stuttgart
2. Bhaskar SN (1961) Synopsis of oral pahology. Mosby, St. Louis
3. Fasske E, Morgenroth K (1964) Pathologische Histologie der Mundhöhle. Hirzel, Leipzig
4. Gorlin RJ, Goldmann HM (1970) Thomas' oral pathology. Mosby, St. Louis
5. Häupl K, Riedel H (1966) Zähne und Zahnhalteapparat. In: Doer W, Uhlinger E (Hrsg) Spezielle pathologische Anatomie. Springer, Berlin Heidelberg New York, S 416–563
6. Hotz RP (1976) Zahnmedizin bei Kindern und Jugendlichen. Thieme, Stuttgart
7. Langer E (1958) Histopathologie der Tumoren der Kiefer- und der Mundhöhle. Thieme, Stuttgart
8. Lucas RB (1984) Pathology of tumors of the oral tissues. Churchill Livingstone, Edinburgh London New York
9. Mittermayer CH (1976) Oralpathologie. Schattauer, Stuttgart New York
10. Orban BJ (1957) Oral histology an embryology. Mosby, St. Louis
11. Page R, Schroeder H (1977) Structure and pathogenesis. In: Schluger S, Youdelis R, Page R (eds) Peridontal disease. Lea & Febinger, Philadelphia
12. Phil W, Plathner H, Taatz H (1975) Grundlagen der Kariologie und Endodontie. Hanser, München
13. Pindborg JJ, Kramer IRM (1971) Histological typing of odontogenic tumors, jaw cysts and allied lesions. WHO, Geneva
14. Seifert G (1966) Mundhöhle, Mundspeicheldrüsen, Tonsillen und Rachen. In: Doerr W, Uehlinger E (Hrsg) Spezielle pathologische Anatomie. Springer, Berlin Heidelberg New York, S. 1–415
15. Shafer WG, Hine MK, Levy BB (1974) A textbook of oral pathology, 3rd edn. Saunders, Philadelphia
16. Thackray AC (1972) Histological typing of salivary gland tumors. WHO, Geneva
17. Wali PN (1971) Histological typing of oral and oropharyngeal tumors. WHO, Genève

Mundhöhle

Anatomisch-physiologische Vorbemerkungen

Anatomie

Die Mundhöhle besteht bei geschlossenem Mund aus 2 Räumen:

- *Vestibulum oris:* Mundvorhof zwischen Lippe und Wangen einerseits und Zahnreihen andererseits,
- *Cavum oris proprium,* der eigentlichen Mundhöhle, die vorn und seitlich von den Zahnreihen, oben vom harten und weichen Gaumen, unten vom Mundboden mit der Zunge und hinten vom Isthmus faucium der Rachenenge begrenzt wird.

Der *Isthmus faucium,* der die beiden Tonsillenbuchten enthält, wird entweder der Mundhöhle oder dem Rachen zugerechnet oder als eigene Region *(Regio tonsillaris)* betrachtet. Hier soll diese Region gesondert abgehandelt werden.

Die gesamte Mundhöhle wird von *Plattenepithel* ausgekleidet, das mit Ausnahme der Gingiva, der Papillae filiformes und der Außenseite der Lippen keine Verhornung aufweist (Abb. 1.1 a). Die Schleimhaut enthält keine Muscularis mucosae.

Das mehrschichtige Plattenepithel unterliegt einer ständigen Erneuerung. Von der Oberfläche werden fortlaufend durch Bewegung der Schleimhäute gegeneinander und gegen die Zähne Epithelzellen abgeschuppt und dem Speichel beigemengt (Abb. 1.1 a). Die laufende Regeneration des Epithels erfolgt durch mitotische Teilung der Zellen in der basalen Zellschicht.

In der *Submukosa* kommen *kleine Speicheldrüsen* vor. Sie münden teils in den Vorhof *(Glandulae la-*

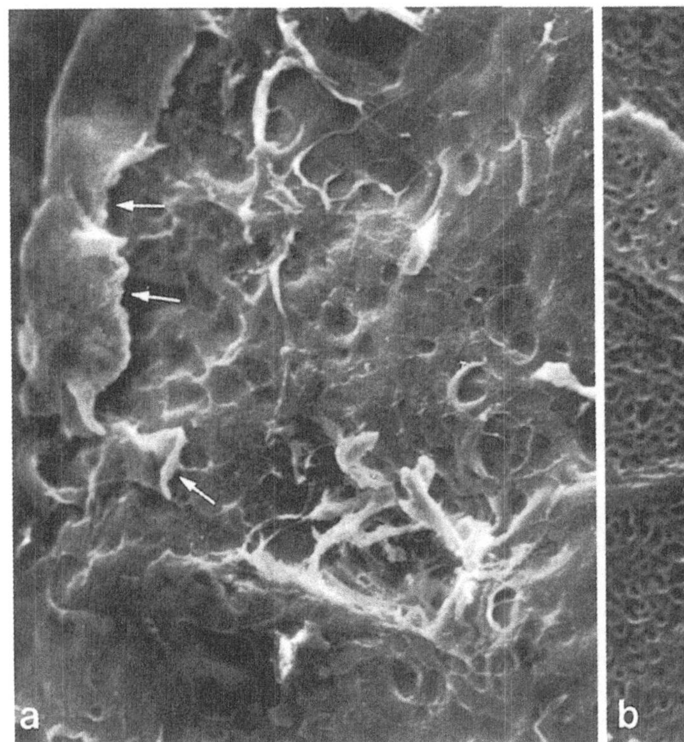

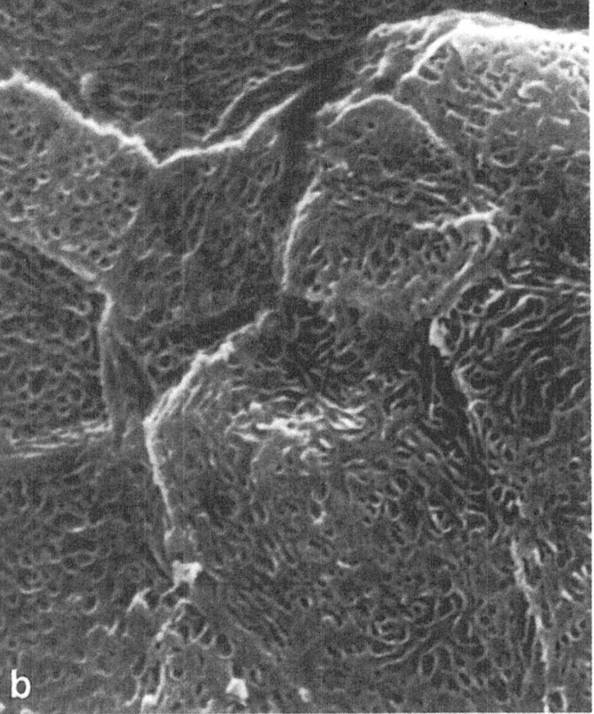

Abb. 1.1. a Oberflächenstruktur des nichtverhornenden Plattenepithels der Wangenschleimhaut im rasterelektronenmikroskopischen Bild. Von der Oberfläche werden durch die mechanische Beanspruchung der Schleimhaut Epithelzellen abgehoben *(Pfeile)* (Vergr. 2000 : 1). **b** Oberflächenstruktur des Epithels der Gingiva. An dem verhornenden Plattenepithel ist auf der Zelloberfläche ein gleichmäßiges, feines Leistenmuster sichtbar. Scharf abgesetzte Zellgrenzen. Rasterelektronenmikroskopische Aufnahme (Vergr. 5000 : 1)

biales, buccales, molares), teils in die Mundhöhle. Dabei gilt, daß der seröse Anteil um so mehr abnimmt und der muköse Anteil um so mehr zunimmt, je weiter hinten die Drüsen in der Mundhöhle gelegen sind.

Für die *großen,* mehr in der Tiefe gelegenen *Speicheldrüsen* gilt die umgekehrte Regel. Je weiter hinten sie liegen, um so länger ist ihr Ausführungsgang und um so höher ist der Anteil an serösen Drüsenendstücken. Die *Glandula sublingualis* ist vorwiegend mukös, die *Glandula submandibularis* gemischt (vorwiegend serös) und die *Glandula parotis* rein serös.

Physiologie

Die von den Zähnen zerkleinerte Nahrung wird mit dem Speichel der kleinen und großen Speicheldrüsen durchmischt. Das *Einspeicheln* hat eine doppelte Bedeutung. Es leitet durch die im Speichel enthaltene α-Amylase (Ptyalin) die *Kohlenhydratverdauung* ein, und zugleich macht das Muzin des Speichels die Nahrung *gleitfähig.* Der Speichel wirkt außerdem *antibakteriell.* Sein hoher Kalziumgehalt bei neutralem pH schützt die Zähne vor Kalziumabgabe an den Mundspeichel. Die Speicheldrüsen produzieren pro Tag 1,5 l Speichelflüssigkeit.

Der *Schluckakt* vollzieht sich in 2 Phasen. Der auf der Zunge gesammelte Speisebrei wird durch willkürliche Zungenbewegung zur hinteren Rachenwand befördert. Es schließt sich der unwillkürliche Weitertransport durch Pharynx und Ösophagus in den Magen an.

Fehlbildungen

Spaltbildungen

Im Mundhöhlenbereich kommen eine Vielzahl von Mißbildungen vor. Die Spaltbildungen sind dabei am häufigsten.

Ätiologie. Als Ursache für die Mißbildungen kommen sowohl *genetische Störungen* als auch *exogene Schäden* des Föten in Frage. *Hypoxische* Schäden und *iatrogene* Faktoren (Hyper- und Hypovitaminosen, Cortison, Prostaglandine, Medikamente aus der Gruppe der „Tranquilizer") werden als Ursachen diskutiert. Das Verständnis der Spaltbildungen setzt die Kenntnis der Entwicklungsgeschichte der Mundhöhle voraus (▷ Lehrbücher der Embryologie).

Pathogenese der Spaltbildungen (Tabelle 1.1). Die Vielfalt der Vorgänge bei der Fusion und dem Verstreichen der Gesichtswülste und -furchen erklärt, daß bei der Entwicklung des Kiefer-Gesichtsbereiches eine Vielfalt an Fehlbildungen auttreten kann, für die es keine einfache und einheitliche Erklärung geben kann[23]. Die Vermutung, daß die Gesichtsspalten durchweg als *Hemmungsmißbildungen* anzusehen sind, ist nach neueren Untersuchungen nicht mehr zu halten. Sichere Hemmungsmißbildungen kommen nur gelegentlich vor, z. B. bei bestimmten Formen der Hasenscharte, wenn die Verwachsung von medialem und lateralem Nasenfortsatz am Boden der Riechgrube ausbleibt, oder bei der Gaumenspalte infolge ungenügender Bildung der Gaumenplatte. Eine Hasenscharte mit Weichteilbrücken kann beispielsweise dadurch entstehen, daß Teile der Epithelmauer *abnorm lange persistieren* und nur partiell durch Mesenchym ersetzt werden oder daß bei ungenügender Mesenchymbildung aus Resten der Epithelmauer *Zysten* entstehen, die *sekundär einreißen*[24, 26].

> Die Bildung der Gesichtsspalten ist als prinzipiell komplizierter Vorgang anzusehen, der keineswegs immer bei phänomenologisch ein und derselben Mißbildung kausalgenetisch identisch ist[21, 22, 25].

Spaltbildungen als Teilsymptome von Mißbildungssyndromen

Zahlreiche Mißbildungssyndrome werden von Spaltbildungen begleitet[25]. Einige typische Beispiele sind

- *Pierre-Robin-Syndrom*: Mikrogenie und Glossoptose.
- *Tatau-Syndrom*: Mikrogenie, Augen-, Ohr- und Extremitätenmißbildungen.
- *Grob-Syndrom*: Dysplasia linguo-facialis mit Mikrognathie, Epikanthus, abgespaltener Nase und weiteren extraoralen Dysplasien.
- *Papillon-Lèage-Psaume-Syndrom*: Orodigito-Fazialis-Syndrom mit oralen Spaltbildungen, Zahn-, Kiefer- und Gaumenanomalien, Hand- und Fingeranomalien.
- *Hanhard-Syndrom* mit Agenesie einer oder beider Nieren und weiteren Mißbildungen.
- *Bonnevie-Ullrich-Syndrom*: (Pterygiumsyndrom mit Mikrogenie, Pterygium colli, Epikanthus, Extremitätenmißbildungen).
- *Turner-Syndrom* mit Pterygiumsyndrom und Gonadendysgenesie.

Heterotopien

Gewebsversprengungen sind z. T. häufige Erscheinungen in der Mundhöhle. Die häufigsten Formen sind in Tabelle 1.2 zusammengefaßt.

Tabelle 1.1. Spaltbildung-Lokalisation, Vorkommnisse, Pathogenese

Spaltbildungen	Lokalisation, Epidemiologie, Pathogenese
Hasenscharte (Cheilischisis, laterale Oberlippenspalte)	Seitlich des Philtrum Grenze zwischen medialem Nasenfortsatz und Oberkieferwulst, verschiedene *Untertypen:* • *Einfache Hasenscharte:* typisches Bild. • *Hasenscharte mit Weichteilbrücke:*partielle Überbrückung des Spaltes durch Weichteile. • *Komplette (totale) Hasenscharte:*Kombination mit Kieferspalte. *Häufige Mißbildung:* 15% aller menschlichen Mißbildungen, 1 pro 1000 Neugeborene. m : w = 2 : 1. Häufiger ein- als doppelseitig, häufiger links als rechts.
Kieferspalte (Gnathoschisis)	Spaltbildung im *Zwischenkieferbereich* mit Teilung der Anlage des Incisivus II in 2 Hälften. *Selten isoliert.* Meist in Verbindung mit Oberlippenspalte: Totale Hasenscharte oder mit Oberlippen- und Gaumenspalte.
Gaumenspalte (Palatoschisis, Uranoschisis)	Beginn hinter dem Foramen incisivum: mangelhafte Ausbildung der Gaumenfortsätze. Selten isoliert, meist Cheilognathoschisis. Leichteste Form: Uvula bifida.
Wolfsrachen (Cheilognathopalatoschisis)	*Doppelseitige* Lippen-, Kiefer-, Gaumenspalte. Zwischenkiefer vorhanden oder fehlend.
Mediane Oberlippenspalte	*Philtrumbereich:* Unterentwicklung des medialen Nasenfortsatzes, der die Oberlippe nicht erreicht. Selten.
Mediane Gaumenspalte	Störung der Entwicklung des Vomer, der aus dem medialen Nasenfortsatz hervorgeht. Selten.
Schräge Gesichtsspalte (Meloschisis)	Verlauf vom Mund oder Nasenwinkel aus schräg nach außen oben. Niemals Verwachsungsstörungen, stets sekundäre Rißbildung der Oberkieferwülste oder der lateralen Nasenfortsätze.
Totale Gesichtsspalte (Prosoposchisis)	Weitere Ausdehnung der Rißbildung bei schräger Gesichtsspalte. Selten.

Tabelle 1.2. Heterotopien im Mundhöhlenbereich

Heterotopes Gewebe	Krankheit	Morphologie, Häufigkeit
Talgdrüsen	Fordyce-Zustand Fordycekrankheit	Einzelne bis multiple, stecknadel- bis pfefferkorngroße gelbe *Knötchen* in der Wangenschleimhaut und im Saumgebiet von Ober- und/oder Unterlippe. Selten am Gaumen, in der Gingiva, an der Zunge. *Sehr häufig:* 1/4 aller Frauen, 1/3 aller Männer.
Speicheldrüsen	*Glanduläre Makrocheilie*	Makrocheilie infolge Hyperplasie (Heterotopie) labialer Speicheldrüsen. Keine Ausführungsgänge.
	Cheilitis glandularis simplex	*Stecknadelkopfgroße purpurrote Knötchen, vorwiegend im Unterlippen-, seltener im Oberlippenbereich. Quantitativ erhebliche Variationsbreite, u. U. Makrocheilie. Ausführungsgänge vorhanden.* *Häufig,* bei 3% aller dermatologischen Patienten.
Schilddrüsengewebe	*Struma linguae*	Halbkugelige oder höckerige bis walnußgroße Knoten *meist am hinteren Zungendrittel,* extrem selten im Bereich der *Zungenspitze.* *Vikariierende Zungenstruma.* Halsschilddrüse fehlt vollständig. *Akzessorische Zungenstruma:* Zusätzlich vorhandene Halsschilddrüse.
Tonsille	*Seitliche Zungenmandel* (Tonsilla linguae lateralis)	Bis bohnengroße Ansammlungen von Tonsillengewebe (weich, hellrot) an den seitlichen Zungenrändern im hinteren Drittel. Häufig.
Plattenepithel	*Dermoidzysten*	Von Plattenepithel ausgekleidete, ausnahmsweise bis faustgroße Zysten mit Talg und Haaren in der Lichtung. Lage *meist median, selten lateral.*
Endometrium	*Endometriose*	Reiskorn- bis apfelgroße dunkelbraune oder dunkelrote Herde in der Gingiva. *Selten.*
Magenschleimhaut		Geschwulstähnliche rötliche Bildungen am *Zungenrand* oder an der *Zugenspitze. Sehr selten.*

Tabelle 1.3. Angeborene und erworbene Ursachen der *Makroglossie*. (Nach Textangaben von Collo[20]). Die meisten Veränderungen sind im Text näher besprochen

Pathogenese	Beispiele
Fehlbildung	z. B. bei *Langdon-Down-Syndrom, Panse-Syndrom, De Lange-Syndrom, maxillofazialem Syndrom, E-M-G-Syndrom (Exomphalos-Makroglossie-Gigantismus: Wiedemann-Beckwith-Syndrom). M. Sturge-Weber-Krabbe, Marfan-Syndrom, Ehlers-Danlos-Syndrom, Neurofibromatose v. Recklinghausen, Sonderform: Zungenduplikatur*
Akute und subakute Glossitis	*Bakterielle* und *Virusinfekte*, z. B. Zungenabszeß und Zungenphlegmone, Schleimhauterysipel. Sonderform: *Allergische Reaktionen* (Quincke-Ödem der Zunge) und *anaphylaktische Reaktion* (medikamentös-allergisch, Insektenstich)
Chronische Glossitis	*Melkersson-Rosenthal-Syndrom, Tuberkulose* und *Lues*
Mykose	*Aktinomykose, Moniliasis, Blastomykose*
Speicherkrankheiten	*Hyalinosis cutis et mucosae* (Lipoidproteinose Urbach-Wiethe), *Scleroderma adultorum Buschke, Paramyloidose, Mukopolysaccharidosen, Glykogenspeicherkrankheit* Typ Pompe
Angiomatöse Veränderungen	*Lymphangiome* (wichtigste Gruppe), *Hämangiome*, Lymphangiome (Mischformen) *M. Rendu-Osler*
Tumoren	*Benigne:* Fibrome, Lipome, Neurinom, Papillome u. a. *Maligne;* Karzinome, Sarkome, Zylindrom, malignes Melanom, maligne Lymphome
Zysten	*Schleimhautretentionszysten*
Hormonelle Dysfunktion	*Myxödem, Akromegalie*
Blutungen	*Traumatische Blutungen, M. Werlhof, Antikoagulantientherapie*, medikamentös verursachte *Thrombozytopenie*
Venöse Stauung	Rechtsherzinsuffizienz
Muskuläre Zungenhypertrophie	Lokale Hyperplasie + Hypertrophie der Muskulatur, Ursache unbekannt
Acanthosis nigricans	▷ S. 8 u. 345

Aplasie und Hypoplasie, Hyperplasie und Doppelbildungen

Entwicklungsstörungen, die zur Gewebsminderung und Vermehrung führen, können auch an den Organen der Mundhöhle auftreten. In gleicher Weise spricht man bei den Lippen von *Mikro- und Makrocheilie*, bei der Gingiva von *Mikrulie* usw.[18].

Speziell bei den Weichteilvermehrungen ist zu beachten, daß diese auch auf postnatal erworbenen Erkrankungen beruhen können. So können entzündliche oder medikamentöse Störungen zur Makroulie und eine Vielzahl von Faktoren zur *Makroglossie* führen (Tabelle 1.3). Es können halbseitige Entwicklungsstörungen (z. B. *Hemigenie*) und halbseitige Entwicklungshemmungen des Unterkiefers oder eine hemifaziale Hypertrophie (Vergrößerung der einen Gesichtshälfte) auftreten. Auch diese Fehlbildungen können postnatal z. B. durch Nervenerkrankungen und durch Kiefergelenksankylosen bedingt sein.

Doppelbildungen sind selten und werden z. B. in Form der Zungenduplikatur beobachtet.

Fokale epitheliale Hyperplasie der Mundschleimhaut

Synonym: Heck-Krankheit

Definition. Bei der fokalen epithelialen Hyperplasie der Mundschleimhaut handelt es sich um eine in Europa seltene, 1965 erstmals beschriebene Erkrankung, die fast nur bei Patienten indianischer Abstammung in Nord- und Südamerika vorkommt[19, 27].

Epidemiologie. Außerhalb des amerikanischen Kontinents wurden bisher *15 Fälle* beschrieben, darunter 3 in der Bundesrepublik (bei Kindern türkischer bzw. turkistanischer Abstammung). Die Mehrzahl der Patienten ist *unter 18 Jahre* alt. Die Veränderung erzeugt keine Beschwerden und ist *gutartig*[27].

Lokalisation. Stets ist die *Unterlippenschleimhaut* betroffen, danach folgen in der Reihenfolge der Häufigkeit die Mundwinkel- und Wangenschleimhaut, die Oberlippen- und Zungenschleimhaut sowie selten der Mundboden.

Tabelle 1.4. Beteiligung der Mundhöhlenschleimhaut an Hautkrankheiten. (In Anlehnung an Schuermann/Greither/Hornstein)[22]

Krankheit	Morphologie, Epidemiologie
Keratosen und Dyskeratosen	
Ichthyosis congenita	*Pflastersteinartige Verdickungen der Lippen-, Zungen- und Wangenschleimhaut.* Gutes Ansprechen auf Steroidbehandlung. Im Unterschied zur Ichthyosis congenita zeigt die Ichthyosis vulgaris keine Schleimhautveränderungen.
Darier-Krankheit	Bis stecknadelkopfgroße einzeln und in Gruppen stehende *grauweiße Knötchen* oder *größere Verrucae.* Mundschleimhaut am häufigsten von allen Schleimhäuten betroffen, v. a. Gaumen- und Wangenschleimhaut; seltener Lippen, Gingiva, Zunge. Mikroskopisch *Hyper-, Para- und Dyskeratose (Corps ronds)* sowie *Akanthose.*
Acanthosis nigricans (▷ S. 345)	Verruköse oder zottige Verdickung der Zungenschleimhaut, seltener der SH von Lippen, Wangen und Gingiva. *Papillomatose* mit *Akanthose,* Hyperkeratose und Melaninablagerung (z. T. bis zur Hornschicht auch in Melanophoren des Koriums). *Gleichartige Veränderungen in der Haut.* Etwa 50% der Fälle sind mit *malignen Tumoren* (Adenokarzinomen) *des Abdomens* oder *abdominellen Metastasen* vergesellschaftet. Anderswo lokalisierte Primärtumoren sind selten.
Lichen ruber planus	Hauterkrankung *unbekannter Ursache* mit leicht erhabenen, livid-rötlichen *Papeln* in der Haut und streifig-netziger, weißlicher konfluierender Zeichnung in der Wangenschleimhaut. *Hyperkeratose,* eine *Verbreiterung des Stratum granulosum* und eine regelmäßige *Akanthose auf* der Epitheloberfläche. Flache, sägeblattartige Reteleisten. Unter dem Epithel ein dichtes, bandartig angeordnetes Infiltrat, fast ausschließlich aus Lymphozyten. Infiltrat reicht in das Epithel und löst die Basalzellschicht auf. Gelegentlich *Dysplasien* und *Dyskeratosen.*
Blasenbildende Dermatosen	*Pemphigus chronicus:* Ein Drittel aller Fälle betrifft anfangs nur die Mundschleimhaut, ein weiteres Drittel Haut- und Mundschleimhaut. *-vulgaris:* Bis hühnereigroße, verschiebliche Blasen, die oft frühzeitig ruptieren oder gar nicht nachweisbar sind. Erosionen, ggf. mit randständigen Blasenresten. *-vegetans:* Beginn mit *Blasen,* Ruptur, Proliferation der Epidermis des Blasengrundes. *-foliaceus:* Oberflächliche *Erosionen.* Selten.
Dermatitis herpetiformis Duhring	Stecknadelkopf- bis walnußgroße *subepidermale Blasen,* die frühzeitig *rupturieren,* Ulzeration mit randständigen Blasenresten, Fibrinbelägen, *vegetierende Form* mit Proliferation des Blasengrundes.
Benignes Schleimhautpemphigoid	Mundschleimhaut anfangs bei $1/3$, später bei $3/4$ der Patienten mitbetroffen. Bis linsengroße *Blasen* der Lippen- und Wangenschleimhaut, des Gaumens, der Zunge und der Rachenhinterwand, frühzeitige Umwandlung in kleine Erosionen und Ulzera.
Erythema exsudativum multiforme	Oft gleichzeitig die typischen kokardenförmigen *Papeln, ferner Erytheme (blasige Form).* Wangenschleimhaut, weicher Gaumen, Zunge und Saumgebiet der Unterlippen bevorzugt.
Bullöses Arzneimittelexanthem	*Sonderform des Erythema exsudativum multiforme.* Oft Kombination der Blasen mit Papeln. Ursachen: u. a. Phenaezetin, Barbiturate, Chinin, Penizillin.
Erythematosquamöse und pustulöse Dermatosen	
Psoriasis vulgaris	Mundschleimhaut sehr selten betroffen. Vielgestaltiges Bild: *Makeln, Papeln, Blasen* und/oder *Pusteln.*
Reiter-Krankheit	Rote erhabene *Plaques* mit weißlichem Saum. Ferner *Blutungen* und *Geschwürsbildungen.* Relativ häufige Beteiligung der Mundschleimhaut im Rahmen der Reiter-Krankheit.
Lichen und lichenoide Dermatosen	
Lichen (ruber) planus	Milchig-weiße *Stippchen, Knötchen, Streifen* und *Netze* der Lippen-, Wangen- und Zungenschleimhaut. Mikroskopisch Verbreiterung der Stratum granulosum, Auflockerung der Basalschicht, *Hyper- und Parakeratose, Akanthose* und bandförmige *lymphozytäre Infiltration* des subepithelialen Bindegewebes. Daneben gibt es eine *bullös-erosive (pemphigoide)* Form mit flächenhaften Erosionen, vorwiegend der Wangenschleimhaut.
Lichenoides Arzneienanthem	Herdförmige bis flächenhafte *Perlmutt-Stomatitis,* ähnlich dem Lichen ruber planus. Ursachen: u. a. *Arsen- und Goldpräparate, Atebrin, Chinidin und bestimmte Antibiotika.*
Sog. Kollagenkrankheiten	
Sjögren-Syndrom (▷ S. 59)	Trockene Schleimhaut *(Xerostomie),* evtl. von zähem Schleim bedeckt und atrophisch.

Sklerodermie	Mundschleimhaut fast regelmäßig bei progressiver Sklerodermie mitbeteiligt. Schmale dünne Lippen mit radiärer Faltung *(Mikrocheilie)*, Verengung der Mundöffnung *(Mikrostomie)*. Die Mundschleimhaut zeigt folgende Veränderungen: Anfangs *Ödem* und *Durchblutungsstörungen*, *Sklerose* des Bindegewebes mit Verhärtung, *Atrophie* mit fleckiger Hyper- und *Depigmentierung;* Schrumpfung von Zungenbändchen, Uvula und Gingiva, *Mikroglossie*.
Dermatomyositis	Häufig Schleimhautbeteiligung (mindestens ¼ der Fälle), *Rötungen* und *ödematöse Schwellungen* von *Unterkiefergingiva, Zunge* und *Lippen (Makroglossie, Makrocheilie)*, ferner *Bläschen* und *Blasen* mit sekundärer Ulzeration.
Erythematodes visceralis	*Lippen- und Mundschleimhaut stets mitbeteiligt. Erosionen* und *Ulzera* mit (teilweise infolge von Blutungen bräunlichschwarzen) Fibrinbelägen. Selten *Bläschen* oder *Blasen*. Harter Gaumen bevorzugt. Weiterhin betroffen: Wangenschleimhaut, Zunge, weicher Gaumen, Gingiva, Lippen.

Morphologie. In der Mundschleimhaut entstehen multiple, weiche, rundliche bis ovale *flache Papeln*, die meist einen *Durchmesser von 1–4 mm* aufweisen und deren *Farbe* nicht von derjenigen der umgebenden Schleimhaut abweicht. *Größere noduläre Läsionen* bis zu 1 cm Durchmesser entstehen durch Konfluenz kleinerer Einzeleffloreszenzen. Die Mundschleimhaut zeigt histologisch in den betroffenen Arealen eine *Akanthose* und *Papillomatose* mit geringer Parakeratose. Häufig treten in den oberflächlichen Epithelschichten geschwollene Zellen und vermehrt Mitosen auf. Zellatypien fehlen.

Literatur

1.–17. Weiterführende Literatur (▷ S. 3)
18. Alter M (1970) Malformation of the skull, face and brain. In: Gorlin RJ, Goldman HM (eds) Thoma's oral pathology, vol 1. Mosby, St. Louis
19. Archard OH, Heck J, Stanley RH (1965) Focal epithelial hyperplasia an unusual oral mucosal lesion found in Indian children. Oral Surg 20:201
20. Collo D (1975) Differentialdiagnose der Makroglossie. Dtsch Ärztebl 36:2693
21. Gabka I (1964) Hasenscharten und Wolfsrachen. De Gruyter, Berlin New York
22. Greene JC (1963) Epidemiology of congenital clefts of the lip and palate. Public Health Rep 78, 589
23. Hinrichsen KV (1990) Humanembryologie. Springer, Berlin Heidelberg New York Tokyo
24. Kreybig T (1975) Entstehung von Mißbildungen aus inneren und äußeren Ursachen. Urban & Schwarzenberg, München Berlin Wien
25. Leiber B, Olbrich G (1972) Die klinischen Syndrome. Urban & Schwarzenberg, München Berlin Wien
26. Pfeifer G (1968) Angeborene Fehlbildungen des Gesichts, der Kiefer und der Mundhöhle. In: Opitz H, Schmid F (Hrsg) Handbuch der Kinderheilkunde, Bd 9. Springer, Berlin Heidelberg New York, S 347
27. Reichart P, Lubach D, Vonnahme FJ (1982) Zur Klinik und Morphologie der fokalen epithelialen Hyperplasie. Dtsch Z Mund Kiefer Gesichtschir 6:249

Mundschleimhautveränderungen bei anderen Krankheiten

Hautkrankheiten

Die Mund und Lippenschleimhaut kann bei zahlreichen Hauterkrankungen beteiligt sein (Tabelle 1.4).

Blutkrankheiten

Zahlreiche neoplastische und *nichtneoplastische Blutkrankheiten* führen zu Veränderungen der Mundschleimhaut (Tabelle 1.5).

Bei *akuten Leukämien*, v. a. bei den akuten unreifzelligen Myelosen, treten vorwiegend am Zahnfleischrand und am Gaumen Schwellungen, Blutungen, Nekrosen und Ulzerationen auf, die mit ausgedehntem Gewebszerfall einhergehen können. Die Zähne können von der geschwollenen Gingiva fast vollständig überdeckt sein. Die Zähne können sich lockern. Ähnliche Veränderungen kommen bei der *Agranulozytose* vor, bei der im Zahnfleisch und im Gaumen tiefe, kraterförmige Ulzerationen mit schmierig belegtem Grund zu beobachten sind. Eine besondere Blässe der Mundschleimhaut ist als Hinweis auf eine *Anämie* zu werten.

Diabetes mellitus

Die Veränderungen der Mundschleimhaut bei Diabetes mellitus zeigen eine *große Variabilität. Ein typisches histologisches Bild ist nicht bekannt.* Die zu beobachtenden Schleimhauveränderungen sind sekundär. Eine *hellrote Verfärbung der Schleimhaut* mit einer *Glättung des Zungenreliefs* und eine besondere Sauberkeit zeichnen die Mundschleimhaut des Diabetikers aus. Eine gesteigerte Neigung zu *Schleimhautentzündungen* kann vorkommen. Dabei entsteht häufiger eine *ulzeröse Stomatitis* mit herabgesetzter Heilungstendenz. Chronische Schleimhautentzündungen sind vermehrt zu beobachten.

Tabelle 1.5. Veränderungen in der Mundhöhle bei Blutkrankheiten

Krankheit	Veränderungen im Mundhöhlenbereich
Störungen der Erythropoese	
Erythrozytose und Polyzythaemia vera rubra	*Blaurote zyanotische Gesichtsfarbe* mit Bevorzugung der Lippen- (und Mund-)Schleimhaut. Teleangiektasien
Erythrämie, Erythroleukämie	Blutungen, Ulzera, Nekrosen. Manchmal Makrulie.
Perniziöse Anämie	*Strohgelbe Hautfarbe* im Gesicht. *Möller-Hunter-Glossitis:* blasse, graue bis leuchtend-rote Zungenschleimhaut, in schweren Fällen *wie lackiert* (nicht spezifisch für die perniziöse Anämie. Kommt auch bei Eisenmangelanämien und Diabetes mellitus vor).
Bestimmte hämolytische Anämien (z. B. Kugelzellanämie)	*Anomalien des Mundhöhlenskelettes und der Zähne:* Spitzbogengaumen, Stellungsanomalien der Zähne, Verschmelzung benachbarter Zähne, Retention von Zähnen im Wurzelbereich, persistierende Milchzähne etc.
Chronische Bleivergiftung (mit toxischer Anämie)	*Grauvioletter Bleisaum* der Gingiva.
Porphyria congenita erythropoetica	*Braunfärbung der Zähne (im UV-Licht rot).* Hämorrhagisch-nekrotisierende *Cheilitis (*▷ Mikrocheilie durch Narbenschrumpfung).
Störungen der Leukozytopoese	
Schultz-Agranulozytose	*Mundschleimhautnekrosen und -ulzera.* Übergreifen auf den Knochen möglich. Oft Beginn in den Krypten der Gaumenmandeln.
Unreifzellige Leukose, akuter Schub einer chronischen Myelose	*Mundschleimhautnekrosen* und *-ulzera* u. a. im Bereich der Wangen, der Zunge, der Gingiva und der Tonsillen. Manchmal gleichzeitig *Schleimhautblutungen* als Ausdruck der hämorrhagischen Diathese.
Chronische Myelose, chronische Lymphadenose	*Nur selten Mundschleimhautveränderungen*, gelegentlich unter dem Bild der Makrulie.
Infektöse Mononukleose	*Angina* (verschiedene Formen: katarrhalisch, pseudomembranös, ulzerös). Manchmal *Pharyngitis* und *Stomatitis aphthosa,* gelegentlich im Anfangsstadium purpurartiges Enathem des Gaumens.
Thrombozytopenie, Thrombozytopathie	*Blutungen* in der Mundhöhlenschleimhaut.
Panmyelophthise	*Blutungen* in der Mundhöhlenschleimhaut. *Nekrosen* und *Ulzera* sind seltener als bei der Schultz-Agranulozytose.
Tumorbildende maligne Neoplasien	
Plasmozytom	Gingiva (polypöse Makrulie), Zunge, Gaumen, Tonsillen, Lippen. Das Plasmozytom der Mundhöhle kann Teilmanifestation eines *generalisierten* Plasmozytoms oder auf die *Mundhöhle beschränkt* sein.
Lymphogranulomatose	Teils *unspezifisches* Erythem, bullöse Veränderungen, Blutungen, teils *spezifische* (Granulomgewebe) Veränderungen der Mundschleimhaut. Das Granulomgewebe bevorzugt die *Tonsillen* und kann *ulzerieren.*
Non-Hodgkin-Lymphome	Bisweilen Manifestation im Mundhöhlenbereich, v. a. in den Tonsillen.
Sekundärveränderungen	
Soormykose	Vor allem bei Systemerkrankungen und Panmyelophthise. Schleimhautbesiedlung wird durch *Kortikosteroidtherapie* begünstigt. Makroskopisch *leicht abstreifbare grauweiße Beläge.*
Torulose	Erhabene *zerklüftete Tumoren* mit Neigung zur *Ulzeration,* v. a. bei der Lymphogranulomatose und verwandten Krankheiten.
Zoster	Enstehung wird durch chronische Lymphadenose und Lymphogranulomatose begünstigt. Vorkommen an jeder Stelle der Mundhöhle.
Mundwinkelrhagaden	Vorkommen bei verschiedenen Anämieformen, z. B. bei Eisenmangelanämien und bei perniziöser Anämie.
Zytostatisch verursachte Geschwüre	Vorkommen bei zytostatischer Behandlung von Hämoblastosen. Deutung als Funktionsstörung der Granulozyten.

Außerdem werden beim Diabetiker häufiger umschriebene *Leukoplakien* der Wangenschleimhaut mit oberflächlichen Keratosen beobachtet. Es besteht eine scheinbare Hyperämie der Zungenschleimhaut. Wahrscheinlich durch Radonsäure bedingt, kommt es zur Ablösung der oberflächlichen Hornschicht der Zungenschleimhaut[20].

Herz-Kreislauf-Erkrankungen

Eine Veränderung der Blutzirkulation in der terminalen Strombahn kann bei Herz-Kreislauf-Erkrankungen auftreten. Besonders häufig wird eine Umwandlung des Zungenschleimhautreliefs beobachtet.

- Bei *Rechtsherzinsuffizienz* kann eine sog. *Stauungszunge* entstehen. Sie ist durch eine *violettzyanotische Schleimhautverfärbung* ohne Volumenzunahme und durch eine verstärkte Schleimhautfärbung gekennzeichnet.
- Bei einer *Linksherzinsuffizienz* kann eine karminrote Verfärbung der Zunge ohne wesentliche Volumenzunahme auftreten.
- *Varizen*: In hohem Lebensalter, jenseits des 70. Lebensjahres, können am Zungenrand und am Zungengrund Varizen entstehen. Altersatrophische Prozesse der Venenwand sind für diese Gefäßausbreitung verantwortlich. In den varikös veränderten Venen können sich *Thrombosen* bilden, die in seltenen Fällen zu Gefäßrupturen führen.
- *Anämische Zungeninfarkte* werden sehr selten beschrieben. Arteriolosklerotische Gefäßveränderungen mit hyalinen Intimapolstern und Verkalkungen können – möglicherweise durch mechanische Einflüsse begünstigt – zu trophischen Schleimhautveränderungen führen.

Lebererkrankungen

Bei Lebererkrankungen tritt gelegentlich ein *Schwund v. a. der Papillae filiformes* auf. Diese Veränderung beginnt an der Zungenspitze und führt zu einer Schleimhautatrophie im Bereich der gesamten Zungenoberfläche. Das Zungenrelief glättet sich und zeigt eine leichte Hyperkeratose und fast keinen Zungenbelag. Die Zunge ist feucht und dunkelrot. Besonders bei Leberzirrhosen sind derartige Veränderungen zu beobachten.

Krankheiten des Magen-Darm-Traktes

Chronisch-rezidivierende Aphthen bilden sich besonders häufig bei Störungen des Magen-Darm-Traktes aus. Es handelt sich dabei um eine *trübe, weißlich-gelbe, erhabene, scharf begrenzte stecknadelkopf- bis pfenniggroße Epithelnekrose* mit fibrinöser Exsudation. Die oberflächlichen Pseudomembranen werden häufig abgestoßen, die Epitheldefekte werden vom Rand her reepithelialisiert. Derartige Veränderungen treten besonders in den Umschlagfalten von Wange und Zunge auf.

Allgemeininfektionen

Zahlreiche Allgemeininfektionen werden von Veränderungen der Mundschleimhaut begleitet (Tabelle 1.6). Sie können ein so charakteristisches Erscheinungsbild bieten, daß ihnen große diagnostische Bedeutung zukommt. Beispiele sind die *Koplik-Flekken bei den Masern* und die sog. *Himbeerzunge beim Scharlach.*

Entzündungen der Mundschleimhaut, die primär in der Mundhöhle entstehen und auf sie im wesentlichen begrenzt bleiben, sind im Abschnitt „Stomatitis“ abgehandelt.

Stoffwechselstörungen

- *Xanthelasmen* kommen sowohl bei primärer als auch sekundärer Hypercholesterinämie nur selten in der Mundschleimhaut vor (Ausnahme: biliäre Leberzirrhose). Bei der primären Hyperlipämie können passagere Xanthelasmen in der Lippen- und Gaumenschleimhaut auftreten.
- *Gichttophi* können in seltenen Fällen in der Gaumen-, der Zungen- und Rachenschleimhaut auftreten.
- *Hyalinosen* der Mundschleimhaut mit stippchen- oder plattenartiger Hyalineinlagerung werden bei der seltenen, rezessiv vererblichen *Hyalinosis cutis et mucosae (Urbach-Wiethe)* beobachtet. Diese Veränderung führt zur Makrocheilie und zur Makroglossie.
- Amyloidablagerungen im Rahmen der *primären Amyloidose (Paramyloidose)* können so massiv sein, daß sich eine hochgradige Makroglossie oder Makrocheilie entwickelt. *Umschriebene Paramyloidtumoren* können auftreten. Ihre Entstehungsbedingungen entprechen denjenigen der Amyloidtumoren im Kehlkopf[18].
- *Phosphatidablagerungen* in Form winziger dunkelschwarz- bis blauroter Makeln und Papeln in der Wangenschleimhaut, der Zunge, der Gingiva, dem Gaumen- und dem Lippensaum werden im Rahmen des *Angiokeratoma corporis diffusum (Fabry)* beobachtet.
- Vermehrte *Melaninablagerungen* in allen Teilen der Mundschleimhaut treten beim *M.Addison* nicht selten als *Frühsymptom* auf, das Jahre vor den eigentlichen Symptomen erscheint. Sie werden auch bei Kachexie und bei chronischen Arsenvergiftungen (Arsenmelanose) beobachtet.

Tabelle 1.6. Veränderungen der Mundschleimhaut bei wichtigen Allgemeininfektionen

Krankheit	Veränderungen der Mundschleimhaut
Masern	*Ende der Inkubationszeit/Beginn der Prodromie: Flächenhafte Rötung,* evtl. fleck- und streifenförmige Blutungen in der Wangenschleimhaut und am weichen Gaumen. *2.–3. Tag des Prodromalstadiums:* Fleckförmiges *Enanthem* des Gaumens, der Uvula, Tonsillen und Wangen-SH mit Konfluenz zu flächenhaften Rötungen. *2.–3. Tag des Prodromalstadiums: Koplik-Flecken:* stecknadelkopfgroße grauweiße Papeln auf gerötetem Grund, einzeln oder multipel *(kalkspritzerartiges Bild* der SH-Oberfläche). Enanthem und Koplik-Flecken bilden sich nach Auftreten des Exanthems allmählich zurück.
Scharlach	*Beginn: Düsterrote Färbung* des Nasenrachenraumes und der Tonsillen. Zunge: Anfangs sind Zungenränder und -spitze gerötet, der Zungenrücken ist hingegen von einem dicken weißlichen Belag bedeckt. Später wird dieser abgestoßen (einschl. der oberen Epithelschichten), rote geschwollene (hyperämische) trockene Zunge = Himbeerzunge. *3.–4. Woche (2.-7. Woche):* Einseitige Verlagerung der Tonsillen infolge LK-Schwellung, verschiedene Anginaformen.
Röteln	Manchmal *kleinfleckige Enantheme* (hinten große kreisrunde rote Flecken) an Gaumen und Uvula.
Keuchhusten	*Zungenbändchengeschwür* (traumatisch bedingt; Pressen der im Anfall herausgestreckten Zunge gegen die unteren Schneidezähne). Fehlt daher bei zahnlosen Säuglingen. Vorkommen *relativ selten*.
Windpocken	Meist vor Auftreten des Exanthems, seltener danach: Linsengroßes makulöses *Enanthem, Bläschenbildung* im Zentrum der Maculae, rundlich-ovale *Erosionen.*
Infektiöse Mononukleose	*Bläschenbildungen* wei bei Stomatitis aphthosa, kleinfleckige Blutungen. Lakunäre und pseudomembranöse *Tonsillitis, selten peritonsilläres Ödem.*
Pocken	Bläschen, Pusteln (Zerfall-*Erosionen* und *Ulzera).* Oft zugleich Schwellung der Lippen und der Zunge mit *dickem Zungenbelag.* Die SH-Veränderungen kommen hauptsächlich am weichen Gaumen, an der hinteren Rachenwand und seltener an der Zunge vor. *Sie können dem Exanthem der Haut vorausgehen.*

- *Depigmentierungen* finden sich durch Pigmentverlust z. B. bei der *Lues*, der *Lepra*, dem *Zoster* etc. und betreffen v. a. die Lippen, weniger die Mundhöhle.

Avitaminosen

- *Vitamin-A-Mangel* führt zu einer *Plattenepithelmetaplasie des Lippenrotes* und zu einer fleckförmigen Veränderung der Mundschleimhaut, die trocken und blaß erscheint [19].
- *Vitamin-B-12-Mangel* führt zu einer Atrophie des Epithels und zu einer zunehmenden Vaskularisation der Zunge (▷ Möller-Hunter-Glossitis S. 18).
- *Vitamin-C-Mangel (Skorbut* und *Möller-Barlow-Krankheit)* führt in der Mundschleimhaut zu ausgedehnten Blutungen, Nekrosen und Ulzerationen und zu einer Makrulie. Die sonst in der Gingiva am stärksten ausgeprägten Veränderungen fehlen beim zahnlosen Säugling [19].

Literatur

1.–17. Weiterführende Literatur (▷ S. 3)
18. Andersen JJ, Holst G (1970) Endocrine disorders. In: Gorlin RJ, Goldmann HM (eds) Thoma's oral pathology. Mosbey, St. Louis
19. Cagnone LD (1970) Vitamin disorders. In: Gorlin RJ, Goldmann HM (eds) Thomas' oral pathology. Mosby St. Louis
20. Fasske E, Morgenroth K (1959) Histologische und histochemische Untersuchungen der menschlichen Mundschleimhaut bei Diabetes mellitus. Ärztl Forsch 13:73
21. Levy BM (1970) Mineral metabolishm. In: Gorlin RJ, Goldmann HM (eds) Thomas', oral pathology, Mosby, St. Louis
22. Schuermann H. Greither H, Hornstein O (1966) Krankheiten der Mundschleimhaut und der Lippen. Urban & Schwarzenberg, München Berlin Wien

Entzündungen der Mundschleimhaut: Stomatitis

> **Definition.** Unter einer Stomatitis versteht man eine mehr oder minder diffus ausgebreitete Entzündung der Mundschleimhaut.

Sie wird gegen lokalisierte entzündliche Affektionen abgegrenzt, die nach topographischen Gesichtspunkten gegliedert werden. Hierzu zählen:

- *Cheilitis*: Entzündung der Lippe
- *Glossitis*: Entzündung der Zunge
- *Pareiitis*: Entzündung der Wange
- *Gingivitis*: Entzündung des Zahnfleisches

Wenn die Einteilung streng nach morphologischen Gesichtspunkten vorgenommen würde, müßten auch folgende entzündlichen Veränderungen aufgenommen werden; sie werden aber üblicherweise bei den Einzelabschnitten des Organsystems abgehandelt:

- *Sialadenitis:* Entzündung der großen und kleinen Speicheldrüsen
- *Parodontitis*: Entzündung des Zahnhalteapparates
- *Pulpitis*: Entzündung des Zahnmarkes
- *Periostitis*: Entzündung des Mundhöhlenskelettes
- *Tonsillitis*: Entzündung der Mandeln im Bereich der Mundhöhle und in der Regio tonsillaris.

Diese Entzündungsformen werden in den entsprechenden Abschnitten erörtert.

Epidemiologie. Die diffusen und lokalen Entzündungen der Mundschleimhaut sind relativ häufig, da die Mundhöhle ständig wechselnden endogenen und exogenen Noxen ausgesetzt ist.

Ätiologie. *Belebte Ursachen* der Stomatitis sind: Viren, Rickettsien, Bakterien, Pilze, Protozoen und Metazoen (z. B. Würmer: Oxyuren, Trichinen, Askariden usw.).

Die Stomatitis kann *isoliert*, aber auch im Rahmen von *allgemeinen Infektionen* ablaufen. *Unbelebte Ursachen* sind: Mechanische Irritation (z. B. Trauma, Fremdkörper), physikalische (thermische, elektrische) Einflüsse, chemische Agentien (z. B. Verätzungen, Tabakrauch).

Pathogenese. Die schädigenden Agentien können die Mundhöhle auf folgenden Wegen erreichen:

- *direkt* (z. B. bei mechanischen Läsionen oder bakterieller Besiedelung),
- *fortgeleitet* aus der Nachbarschaft (z. B. von einer Tonsillitis),
- *hämatogen* (z. B. bei Allgemeininfektionen und Vergiftungen).

Ferner kommen in Betracht:

- Lokale oder allgemeine allergische Reaktionen.
- Für die Ausbildung der diffusen Stomatitis sind Blutkrankheiten und eine allgemeine Reduktion der Abwehrlage als prädisponierende Faktoren anzusehen.

Formen der diffusen Stomatitis

Katarrhalische Stomatitis

Definition. Häufige, zumeist *flüchtige, diffuse* Entzündung der Mundschleimhaut mit Schleimhautrötung, *vermehrter Schleimbildung* und *Epitheldesquamation.*

Ätiologie. Neben *physikalischen Einflüssen* wie heißen Speisen, Prothesenreizen und Zahndefekten kommen auch *Medikamente* und *Keime* bei Allgemeininfektionen ursächlich in Betracht[21].

Morphologie. Das *Epithel* der Mundschleimhaut ist aufgelockert. In den erweiterten Interzellularräumen liegen gelapptkernige Leukozyten. Das *subepitheliale Bindegewebe* zeigt ein Ödem, eine Hyperämie und eine leukozytäre Infiltration.

Serofibrinöse Stomatitis

Ätiologie. *Mechanische* und *thermische Einflüsse*, v. a. aber auch Pilzinfektionen.

Morphologie. *Defekte des Plattenepithels*, die bis in die Submukosa reichen können, werden von *breiten Fibrinabscheidungen* bedeckt.

Stomatitis vesiculosa (bullosa)

Die Bläschen entstehen v. a. in Schleimhautbereichen mit dickerem Epithel der Lippen, der Wangen und der Zunge.

Besondere Krankheitsformen

Ätiologisch werden verschiedene Formen der Stomatitis vesiculosa unterschieden:

Gingivostomatitis herpetica

Definition. Mit Bläschenbildung einhergehende, einmalig auftretende Entzündung der gesamten Mundschleimhaut im Kindesalter.

Epidemiologie. *Relativ häufige* Erkrankung im Kindesalter zwischen dem Säuglingsalter und dem 4. Lebensjahr. *Kleine Epidemien* kommen vor.

Lokalisation. Betroffen sind v. a. die Wangen-, Gaumen- und Lippenschleimhaut. Tonsillen und Pharynx sind fast immer ausgenommen.

Ätiologie, Pathogenese. Die Gingivostomatitis herpetica stellt eine charakteristische Reaktion der Schleimhaut auf eine *Erstinfektion mit Herpesviren* dar. Sie entwickelt sich meist in der Zeit, in der die Immunität, die auf diaplazentarer Übertragung von Antikörpern beruht, erloschen ist.

Morphologie. Es entstehen mit seröser Flüssigkeit gefüllte, *intraepitheliale Bläschen* mit einem Durchmesser von 1 mm bis 1 cm und einer breiten Abhebung der oberen Epithelschichten, die in späteren

Stadien der Erkrankung *rupturieren* → unregelmäßig begrenzte *Ulzerationen*. Das *Stroma* zeigt eine ausgeprägte Hyperämie.

Verlauf. Die Heilung erfolgt spontan, ohne Narbenbildung.

Rezidivierende herpetische Stomatitis und Herpes labialis

Epidemiologie. Die Krankheit tritt im *Erwachsenenalter*, meist *schubweise*, auf. Hellhäutige, blonde, v. a. auch rothaarige Menschen werden vom Herpes labialis bevorzugt befallen.

Ätiologie, Pathogense. Die Veränderung wird durch eine *Infektion mit Herpesviren* hervorgerufen. Die Rezidive können durch *Trauma, körperliche Anstrengung, Menstruation, Schwangerschaft, psychischen Streß, Allergie, Sonnenbestrahlung* oder *Bestrahlung* mit ultravioletten Strahlen und *gastrointestinale Erkrankungen* ausgelöst werden.

Morphologie. Die Bläschenbildung liegt *intraepithelial.* Im Epithel treten maximal geschwollene Zellen mit *Einschlußkörpern* auf, die aus einer Ansammlung von Herpesviren bestehen. Außerdem bilden sich *mehrkernige Riesenzellen.*

Herpes zoster

Synonym: Zoster trigemini

Definition. Durch eine DNS-Virusinfektion hervorgerufene akute, mit Bläschenbildung einhergehende Erkrankung mit segmentaler Ausbreitung entlang den Hirnnerven.

Epidemiologie. Es sind v. a. *Menschen im höheren Lebensalter, überwiegend Männer,* betroffen. Die Erkrankung kommt gehäuft bei *allgemeiner Resistenzminderung* vor.

Lokalisation. Befallen wird v. a. der *N. trigeminus.* Bei Befall des 2. Trigeminusastes erkranken Oberlippe und Wangen, bei der des 3. Astes Unterlippe und Wange.

Morphologie. Streng halbseitig auftretende Bläschenbildung bis zur Mittellinie. Die Bläschen enthalten zunächst klare, später trübe Flüssigkeit. Die Bläschenbildung liegt *intraepithelial* und weist herdförmig eine Ballonierung der Epithelzellen mit Bildung von Einschlußkörpern auf.

Verlauf. Die Erkrankung klingt nach 2–3 Wochen ab. Es bleiben häufig *Neuralgien* und *vorübergehende Lähmungen* bestehen.

Pemphigus vulgaris (▷Bd. 5)

Lokalisation. *In etwa 30% der Fälle ist die Mundschleimhaut allein betroffen.* Neben der Mundschleimhaut breitet sich die Veränderung v. a. an der Lippe und in der perioralen Hautregion aus[23,26].

Morphologie. *Makroskopisch* finden sich *konfluierende Blasen* mit wäßrigem, später gelblichem und rötlichem Inhalt. Sie sind sehr verletzlich und hinterlassen nach dem Aufplatzen große, schmerzhafte, speckig glänzende *Ulzera.* Die Schleimhaut kann auch ohne Bläschenbildung großflächig abgehoben sein.

Mikroskopisch liegen die Bläschen *intraepithelial unmittelbar über der Basalzellschicht*, ihnen geht ein intraepitheliales Ödem voraus, die Interzellularbrücken des Epithels lösen sich auf. Auf der Oberfläche der Epithelzellen werden *Autoantikörper* gegen Plattenepithel darstellbar. Im Stroma fehlt in der Regel eine zellulär-entzündliche Reaktion (Tzank-Test).

Verlauf. Die *Prognose* ist *unterschiedlich*, etwa 30% der Patienten versterben.

Chronisch-rezidivierende (habituelle) Aphthen

Definition. *Umschriebene runde Schleimhautnekrosen ohne infektiöse Ursache.* Sie kommen besonders bei *Erwachsenen, v. a. bei nervösen, vegetativ-labilen Patienten* mit Verdauungsbeschwerden vor und sind in den Schleimhautumschlagfalten von Zungen- und Wangenschleimhaut lokalisiert. Die meist nur einzeln oder in kleinen Gruppen angeordneten Effloreszenzen bestehen aus einer Epithelnekrose mit Fibrinabscheidung.

Bednar-Aphthen

Die Bednar-Aphthen sind bei *Säuglingen* und *Kleinkindern* anzutreffen. Sie sind traumatisch verursacht und meist im Bereich des harten Gaumens lokalisiert.

Behçet-Krankheit

Bei der Behçet-Erkrankung handelt es sich um eine *Stomatitis aphthosa*, die von *entzündlichen Augenveränderungen (Hypopyon-Iritis, Episkleritis, Uveitis und Konjunktivitis)* und bis pfenniggroßen, *ulzerösen Genitalveränderungen begleitet wird*[18,22,24].

Die *Ursache* dieser Erkrankung ist *unbekannt.* Sie verläuft *schubweise* und kann von schweren u. U. tödlichen *Komplikationen* begleitet sein (z. B. Meningoenzephalitis, Gefäßrupturen).

Aphthosis Touraine (Grande Aphthose)

Bei der Aphthosis Touraine kommt es neben der Aphthenbildung in der Mundschleimhaut zu ähnlichen Veränderungen im *Respirationstrakt*, im *Magen-Darmtrakt* und im Bereich des *Genitale*. Außerdem können ophthalmologische und zentralnervöse Erscheinungen auftreten. Wahrscheinlich handelt es sich um eine generalisationsfähige Allgemeinerkrankung, möglicherweise auf *infektiöser Basis*.

Eitrige Stomatitis

Eitrige Entzündungen der Mundschleimhaut sind *selten*. Sie sind gewöhnlich Folge einer *direkten Epithelschädigung* mit sekundärem Übertritt von Bakterien in das Bindegewebe. Eitrige Entzündungen können *fortgeleitet* aus benachbarten Organen entstehen, z. B. von den Speicheldrüsen, den Lymphknoten, bei Karies oder von den Tonsillen[23, 26].

Mundbodenphlegmone (Angina Ludovici)

Die Mundbodenphlegmone entwickelt sich im Bereich des *Mundbodens* sowie der *seitlichen und vorderen Halsregion*. Sie kann *para- und retropharyngeal* nach oben auf die Schädelbasis und das Schädelinnere und nach unten auf das Mediastinum übergreifen.

Die eitrigen Stomatitiden werden durch *Staphylokokken* und *Streptokokken*, aber auch durch andere Bakterien ausgelöst.

Ulzerös-nekrotisierende Stomatitis

> **Definition.** Entzündung der Mundschleimhaut mit *raschem, nekrotischem Zerfall des Epithels* und des darunterliegenden Gewebes, ohne daß andere Entzündungen vorausgegangen sind.

Epidemiologie. Besonders häufig bei allgemeiner *Schwächung der Resistenzlage* des Organismus, z. B. bei *Hungerzuständen, hämorrhagischer Diathese, Skorbut, Agranulozytose, Avitaminosen, Schwermetallvergiftungen* (Blei, Kupfer, Wismut, Phosphor).

Ätiologie. Erreger sind *verschiedene Bakterien* und *Streptokokken* sowie *saprophytäre Keime* der Mundhöhle[20].

Morphologie. Mikroskopisch sieht man einen unterschiedlich tief ausgedehnten *Zerfall des Plattenepithels und des angrenzenden Bindegewebes*. Bei der rasch ablaufenden Zerstörung des Gewebes bleiben nur in Randabschnitten der Ulzerationen Epithelanteile erhalten. Die nekrotischen Massen werden abgestoßen. Der Prozeß wird durch *Granulationsgewebe* abgegrenzt, durch das die *narbige Abheilung* der Defekte eingeleitet wird.

Angina Plaut-Vincent

Die Angina Plaut-Vincent bleibt nicht immer auf die Tonsillen beschränkt, sondern kann auch auf die Gingiva, die Zunge, die Lippen und die übrige Mundschleimhaut übergreifen oder dort primär entstehen.

Noma

Synonym: Wangenbrand; Wangenkrebs

> **Definition.** Gangräneszierende Entzündung, v. a. der Wangenschleimhaut, im Anschluß an schwere Allgemeinerkrankungen[21].

Epidemiologie. Sehr selten, meist bei *Kindern* im Anschluß an *Allgemeinkrankheiten* (Masern, Scharlach, Blutkrankheiten, Avitaminosen usw.) bei Erwachsenen nach *immunsuppressiver Therapie* oder im Rahmen einer *HIV-Infektion*[25].

Morphologie. Zunächst besteht eine *ödematös-hämorrhagische Schwellung* der Schleimhaut, meist in der Nähe der Mundwinkel. Das Gewebe wird rasch brandig und wandelt sich in eine *blau-schwarze zerfallene Masse* um, während sich der Prozeß hemmungslos nach allen Seiten und in die Tiefe ausdehnt.

Verlauf. Die Entzündung kann gelegentlich zur *Perforation der Wange* und auf dem Boden der Nekrose zu einer *Bloßlegung des Kieferknochens* führen.

Die Krankheit kann mit narbigen Defekten abheilen. Häufiger tritt der *Tod nach Sepsis oder Aspirationspneumonie ein.*

Chronische Stomatitis

Morphologie. Die mehr oder weniger diffuse Veränderung zeigt im Bindegewebe Infiltrate aus *Lymphozyten* und *Plasmazellen*. Es tritt eine vermehrte Bildung von Kollagenfasern *(Sklerosierung)* und eine vermehrte Vaskularisation des Bindegewebes auf. Gelegentlich kann eine Atrophie oder eine *reaktive Hyperplasie des Oberflächenepithels* (mit Verlängerung der Epithelpapillen und herdförmiger Hyperkeratose) entstehen.

Herdförmige Entzündungen: Lippen

Impetigo contagiosa

> **Definition.** Um den Mund ausgebreitete *eitrige*, mit *Bläschen* und *Blasenbildung* einhergehende Entzündung[21, 23].

Epidemiologie. Die Impetigo contagiosa kann im *Kindes- und im Erwachsenenalter* auftreten. Es kommen *kleine Epidemien* vor.

Lokalisation. *Rund um den Mund* bilden sich *eitrige Bläschen* und *Blasen*, die in kleinen *Gruppen* angeordnet sind, konfluieren und von gelblichen oder auch braunen *Krusten* bedeckt sind. Die Entzündung breitet sich auf den *Lippensaum* aus und befällt gelegentlich die Mundschleimhaut, besonders im Bereich der Wangen.

Ätiologie
- Die Impetigo contagiosa des *Kindesalters* ist Folge einer *Streptokokkeninfektion*. Die Erkrankung tritt sporadisch auf und ist wenig kontagiös.
- Die Erkrankung im *Erwachsenenalter* beruht auf einer *Staphylokokkeninfektion* und ist hoch ansteckend.

Morphologie. Die Bläschen *bilden eine zentrale Einziehung* und bekommen in der Delle eine kleine *Kruste*. Bei Beteiligung der oberen Anteile der Haarfollikel spricht man von *Impetigo follicularis*.

Verlauf. Besonders schwere Verlaufsformen stellen die *Dermatitis exfoliativa neonatorum von Rittersheim* und die *Pyostomatitis vegetans* dar, bei denen eine Resistenzminderung des Gesamtorganismus besteht.

Lippenfurunkel

Das Lippenfurunkel ist in der *Pubertät* häufiger als im Erwachsenenalter und tritt *3mal häufiger an der Ober- als an der Unterlippe auf*. Bevorzugt befallen ist das Dreieck zwischen Nasenwurzel, Mundwinkel und Mitte der Oberlippe.

> Lippenfurunkel sind deshalb gefährlich, weil sie über die V. angularis und die Vv. ophthalmicae zur Sinusthrombose, zum basalen Hirnabszeß und zur eitrigen Meningitis führen können. Wie jedes andere Furunkel können sie auch eine Septikopyämie auslösen.

Lippenkarbunkel sind *selten*.

Angulus infectiosus

Synonyme: Perlèche: Faulecken

Hierunter versteht man *Mundwinkelrhagaden*, die bei *Kindern* vorwiegend durch *Streptokokken* und beim Erwachsenen, v. a. bei *Frauen in der Menopause*, vorwiegend durch *Sproßpilze (Candida albicans)* bedingt sind.

Als prädisponierende Faktoren gelten *Diabetes mellitus, Hypertonie* und *Anämien*[21, 23].

Cheilitis glandularis simplex

Hierbei handelt es sich um eine *Entzündung heterotoper Speicheldrüsen der Unterlippen*, deren Ausführungsgänge nicht in die Mundhöhle, sondern am Saum des Lippenrots münden[21, 23]. Die Drüsen erscheinen als *kleine, punktförmige Erhebungen*. Sie können hyperplastische Veränderungen aufweisen. Die Veränderung kommt vornehmlich in *Südamerika* vor.

Cheilitis glandularis purulenta superficialis

Diese Entzündung betrifft die *kleinen Schleimdrüsen der Lippen* und der *Mundschleimhaut*. Sie kann mit eitrigen Einschmelzungen und einer zelligen Durchsetzung des periglandulären Gewebes einhergehen. Die Drüsen werden bei dem Prozeß zerstört und *narbig umgewandelt*.

Cheilitis granulomatosa Miescher

> **Definition.** Bei der Cheilitis granulomatosa Miescher handelt es sich um eine Entzündung mit Lippenvergrößerung *(Makrocheilie) außerhalb der Lippendrüsen* sowie mit Bildung von *Granulomen*.

Ätiologie. Unbekannt.

Morphologie. Das histologische Bild ist durch *Granulome* gekennzeichnet, die aus *epitheloiden Zellen* und *Langhans-Riesenzellen* bestehen. Nekrosen sind in den Granulomen nicht ausgebildet. *Lymphozyten* und *Plasmazellen* können in großer Zahl auftreten.

Verlauf. Die Entzündung kann von den Lippen auf die Wangen *(Pareiitis granulomatosa)* übergreifen oder isoliert in der Zunge vorkommen *(Glossitis granulomatosa)*.

Melkersson-Rosenthal-Syndrom

Definition. Das Melkersson-Rosenthal-Syndrom ist durch *Makrocheilie*, allgemeine *Gesichtsschwellung*, *Faltenzunge*, partielle *Fazialislähmung* und *Lähmung des sensiblen Anteiles des N. trigeminus* gekennzeichnet.

Epidemiologie. Betroffen sind v. a. *Jugendliche* und *jüngere Erwachsene*. Die Erkrankung ist insgesamt selten.

Ätiologie, Pathogense. Die Ätiologie dieser Erkrankung ist *nicht bekannt*. Beziehungen zur Cheilitis granulomatosa, zur Sarkoidose und zum Oedema perstans werden diskutiert. Es wird eine *polyätiologische infektionsallergische Genese* angenommen.

Morphologie. Die Schwellungen bleiben zunächst nur *wenige Tage* bestehen, können jedoch *dauerhaft persistieren* und dann eine bleibende Entstellung der Gesichtsform bewirken. Die rüsselförmige Vorwölbung der Lippen wird als *Tapirschnauze* bezeichnet, die generelle Verunstaltung der Gesichtszüge als „*Leontiasis*" (Differentialdiagnose: Leontiasis ossea bei M. Paget).

Mikroskopisch ist das Bild durch ein *Ödem* und zahlreiche *Knötchen* gekennzeichnet, die aus epitheloiden Zellen und reichlich Lymphozyten oder nur aus Lymphozyten und Histiozyten bestehen.

Verlauf. Durch die Schwellung der Gesichtspartien entsteht eine *Makrocheilie, -glossie, -pareie* oder eine *Makrulie*. Die Zunge kann in den späten Stadien an einem *Karzinom* erkranken.

Herdförmige Entzündungen: Gingiva

Epulis

Definition. Unter dem Begriff Epulis werden dem Zahnfleisch aufsitzende Knotenbildungen zusammengefaßt[3].

Klassifikation. Es werden folgende Formen unterschieden:

Schwangerschaftsepulis

Mikroskopisch bestehen die Knoten aus *kapillarreichem Bindegewebe* mit dichten Zellansammlungen aus *Lymphozyten und Plasmazellen*. Das Oberflächenepithel ist deutlich verbreitert. Nach Ablauf der Schwangerschaft bilden sich die Veränderungen in einem Zeitraum von mehreren Monaten wieder zurück.

Epulis granulomatosa

Synonyme: Epulis fibromatosa; Epulis fibrosa; Zahnfleischpolyp

Definition, Epidemiologie. Die Epulis ist eine *entzündlich-resorptive, gutartige Überschußbildung* am Zahnfleisch. *Frauen sind 3 mal häufiger betroffen als Männer.*

Morphologie. Der *Oberkiefer* ist *bevorzugt* befallen. Die Knoten kommen *einzeln* oder *multipel* vor, sitzen dem Alveolarknochen breitbasig auf und können einen Durchmesser von mehreren Millimetern erreichen. Die Konsistenz wechselt von schwammig-weich bis bröcklig und derb. Die *Kortikalis des Kieferknochens ist meist unversehrt*, kann aber auch arrodiert sein. Mikroskopisch findet sich anfangs *gefäßreiches Granulationsgewebe*, das später in *faserreiches Bindegewebe* übergeht.

Epulis gigantocellularis (Riesenzellepulis)

Definition. Durch einen charakteristischen histologischen Aufbau gekennzeichnete zellreiche Neubildung der Gingiva mit *Neigung zum expansiven Wachstum*.

Epidemiologie. Vorkommen in allen Altersklassen, besonders *um das 30. Lebensjahr*. Frauen sind zweimal häufiger betroffen als Männer.

Ätiologie, Pathogenese. Hierüber besteht *keine einheitliche Meinung*. Es werden diskutiert:

- *Osteoklastisches Gewebe* mit dystrophischer Stoffwechselstörung des Knochens.
- *Fehl- und Überschußbildung* auf dem Boden traumatischer oder dispositioneller Gewebsschädigung.
- *Produktiv-entzündlicher Prozeß* durch Umstimmung des Mesenchyms bei Resorption von Blutextravasaten im Sinne einer autoimmunologischen Reaktion.
- *Dysontogenetische Bildung* aus frühembryonalen Mesenchymkeimen.

Lokalisation. Der Knoten sitzt in der *Gingiva* oder am *Alveolarfortsatz*, in der Regel an den vorderen Zähnen, im Unterkiefer häufiger als im Oberkiefer.

Morphologie. *Makroskopisch* ist der Knoten an der Basis meist nicht scharf abgegrenzt. Er zeigt eine bläuliche bis blaugraue oder braunrote Farbe. Die Schnittfläche ist gefäßreich.

Mikroskopisch sind, den Blutgefäßen anliegend, *vielkernige Riesenzellen* nachzuweisen, die eine bizarre, girlandenartige Begrenzung des Zelleibes aufweisen. Daneben besteht eine *Fibroblastenproliferation*, in denen die Zellen fischzugartig oder in Strängen angeordnet sind. Die schon makrosko-

Tabelle 1.7. Erscheinungsformen der Lues im Mundhöhlenbereich

Stadium	Zeit nach Infektion	Lokalisation	Morphologie
Lues I	*6–8 Wochen*	Saumgebiet der Lippen, seltener übrige Abschnitte der Mundhöhle einschl. Tonsillen und Gaumenbogen (ca. 5%)	*Derbes Infiltrat, dann Erosion/Ulkus* (glattrandige glatte, lackartige Oberfläche). Der luische Primäreffekt kann unspezifische Entzündungsformen imitieren.
Lues II	*8–12 Wochen*	Tonsillen, weicher Gaumen, Uvula, Zunge, Gingiva, Wangen *(weniger häufig)*	*Düsterrotes makulöses Enanthem* (+ Tonsillenschwellung = Angina specifica). 3–4 Monate post infectionem Papeln.
Lues III	*3–5 Jahre*	Lippen, Gaumen, Zunge (sehr selten)	*Gumma;* einzeln oder multipel auftretende bis *haselnußgroße Knoten* mit Neigung zur *Ulzeration* und *Perforation* oder *interstitielle Glossitis* und Leukoplakien
Lues IV (Metalues)		Wange, Gaumen, Zunge *(extrem selten)*	*Mal perforant* nach Gewebsnekrosen und eventl. Knochensequestrierung

pisch sichtbare Braunfärbung der Schnittfläche entsteht durch eine unterschiedlich dicht ausgebildete, meist in der Randzone stärker ausgeprägte Ablagerung von *Hämosiderin*. An der Basis ist häufig eine *Arrosion des Knochengewebes* ausgebildet.

Verlauf. Die Riesenzellepulis verhält sich *klinisch aggressiv*. Sie dringt in den Knochen ein, ist aber im Gegensatz zum Osteoklastom *stets gutartig. Rezidive* treten nur nach unvollständiger Entfernung auf.

Herdförmige Entzündungen: Zunge

Möller-Hunter-Glossitis

Definition. Die Möller-Hunter-Glossitis ist eine bei *Vitamin-B-12-Mangel* auftretende herdförmige Atrophie des Plattenepithels der Zunge.

Morphologie. *Makroskopisch* wechseln *graue (nichtatrophische)* und *rote (atrophische) Oberflächenbezirke* miteinander ab.

Mikroskopisch besteht eine *Abflachung des Oberflächenepithels*. Die rötlichen Areale zeigen entzündlich-hyperämische Reaktionen, die als sekundäre Veränderung gelten.

Granulomatöse Entzündungen der Mundhöhle

M. Crohn

Etwa 10% der Patienten mit einem M. Crohn des Darmes zeigen Mundschleimhautveränderungen, meist in Form einer Schwellung oder Ulzeration[19, 20]. Die Schleimhautoberfläche zeigt eine *kopfsteinpflasterähnliche Struktur*. Männer sind häufiger betroffen als Frauen. *In 60% der Fälle treten die oralen Veränderungen vor der abdominellen Manifestation auf*[28].

Morphologie. *Makroskopisch* kann das Bild *pflastersteinähnlich* sein und damit an dasjenige im Darm erinnern.

Mikroskopisch finden sich eine dichte lymphozytäre Infiltration in der Submukosa mit einzelnen Plasmazellen und eosinophilen Granulozyten sowie die typischen *Epitheloidzellgranulome*. An den kleinen Schleimdrüsen können Veränderungen vorkommen, die denen beim M. Sjögren, bei chronischer Polyarthritis oder bei Lupus erythematodes visceralis entsprechen. Die *fehlende zentrale Nekrose* in den Granulomen und das Fehlen des Nachweises von säurefesten Stäbchen stützen die Diagnose. Eine Unterscheidung von der Sarkoidose ist nach dem histologischen Substrat nicht möglich.

Lues

Praktisch am wichtigsten sind der *luische Primäraffekt* und die Schleimhautveränderungen der *Lues II* (Tabelle 1.7).

Tuberkulose

Tuberkulöser Primärinfekt

In der Mundhöhle ist der tuberkulöse Primärinfekt *relativ selten* (ca. 2–10% der Primärinfekte). Er ist am häufigsten an den Tonsillen, am Zahnfleisch, seltener an Gaumen, Wangen, Lippen, Zunge oder Kieferalveolen (bei kariösen Zähnen).

Als Erreger kommen sowohl der *Typus humanus* und *bovinus* als auch – allerdings nur selten – der

Typus gallinaceus in Betracht. Die Infektion erfolgt vorwiegend durch bakterienhaltige Nahrungsmittel (Kuhmilch, Hühnereier).

Makroskopisch stellt der typische tuberkulöse Primärinfekt ein *Ulkus mit weichen unterminierten Rändern* dar.

Verlauf. Der Schleimhautherd heilt meist folgenlos mit einer *u. U. kaum sichtbaren Narbe* ab. Das klinische Bild wird nicht von ihm, sondern von der *regionären Lymphknotenschwellung* des tuberkulösen Primärkomplexes bestimmt.

Die *Lymphknoten* bilden *große Pakete*, die mit der Haut verbacken und verkäsen. Durch Perforation zur Hautoberfläche entstehen *Fisteln*. Je nach Sitz des Primärinfektes sind als erste Station die tiefen zervikalen Lymphknoten befallen. Diese letzteren können bereits primär erkranken, wenn der Primärinfekt in den Gaumenmandeln oder im hinteren Kieferbereich lokalisiert ist.

Tuberkulose der Postprimär- und Reinfektionsperiode.
Die Mundschleimhauttuberkulose hat verschiedene Erscheinungsbilder, u. a.:

- *Lupus vulgaris (tuberculosus)*: Bei dieser Form finden sich *weiche Knötchen* und *papillomähnliche Gebilde*, die *ulzerieren* und später *vernarben*. Alle Bereiche der Mundhöhle können erkranken. Gewebsverlust und Narbenzug können schwere Dauerschäden hinterlassen: Zahnausfall, Gaumenperforation, Mikrocheilie und Mikrostomie. Der Lupus vulgaris entsteht *hämatogen, lymphogen* oder (z. B. bei Lungentuberkulose) *per continuitatem*.
- *Tuberculosis miliaris ulcerosa*: Bei anergischer Abwehrlage des Organismus kommt es zu *raschem ulzerösem Zerfall* der hauptsächlich kanalikulär entstandenen Tuberkel (bei offener Lungentuberkulose). Diese Form der Schleimhauttuberkulose betrifft v. a. *erwachsene Männer*. Hauptsitz der Veränderung ist die Zunge, gefolgt von hartem Gaumen, Gingiva und Lippen[26].
- *Tuberculosis colliquativa (Skrofuloderm)*: Diese Form manifestiert sich häufig im *Zungenbereich* (weiter hinten als bei der Tuberculosis miliaris ulcerosa), und zwar in Form *bis walnußgroßer knotiger Infiltrate* die oberflächlich oder tief gelegen sind und *nekrotisch zerfallen* ▷ Ulkusbildung. Das Skrofuloderm entsteht *lymphogen, hämatogen* oder per continuitatem. Es ist häufiger Ausgangspunkt eines Lupus vulgaris. Abgesehen von der Zunge ist es im Mundhöhlenbereich selten.
- *Lupus miliaris disseminatus*: Die *stecknadelkopf- bis erbsgroßen Knötchen* mit zentraler Dellenbildung kommen hauptsächlich an den Lippen, aber auch in anderen Teilen der Schleimhaut vor. Sie verkäsen, *ulzerieren* und heilen mit kleinen Narben ab. Sie treten bei guter Abwehrlage auf. Betroffen sind v. a. junge Männer. Die *Prognose* ist *gut*.

Sarkoidose (M. Boeck)

Eine Beteiligung der Mundhöhlenschleimhaut (einschl. der Lippen) ist *selten* (unter 3% der Fälle). Im Unterschied zur Tbc *bleibt eine Ulzeration in der Regel aus*[27].

Literatur

1.–17. Weiterführende Literatur (▷ S. 3)
18. Behçet H (1937) Über die rezidivierenden aphthösen, durch Viren verursachten Geschwüre am Mund, am Auge und an den Genitalien. Dermatol Wochenschr 105:1152
19. Bishops RP, Brewster HG, Antomoli G (1972) Crohn's disease of the mouth. Gastroenterology 62:302
20. Carr D (1974) Granulomatous cheilitis in Crohn's disease. Brit Med J 11:636
21. Hornstein OP, Gorlin RJ (1970) Infections oral diseases. In: Gorlin RJ, Goldman HM (eds) Thoma's oral pathology. Mosby, St.Louis
22. Hornstein OP, Weidner F (1974) Nosologische Probleme der Aphtenkrankheiten, insbesondere des M. Behçet. In: Hornstein OP (Hrsg) Entzündliche und systematische Erkrankungen der Mundschleimhaut. Thieme, Stuttgart
23. Hornstein OP (1979) Orale Schleimhautaffektionen. In: Korting GW (Hrsg) Dermatologie in Praxis und Klinik. Thieme, Stuttgart
24. Lehner I, Barnes CG (1979) Behçets syndrome. Acad Press, London
25. Menneking H, Langford A, Gebauer F, Bier J (1993) Noma als Komplikation nach Weisheitszahnentfernung. Dtsch Z Mund Kiefer Gesichtschir 17:235–237
26. Orban BJ, Wetz FM (1955) Atlas of clinical pathology of the oral mucous membrane. Mosby, St.Louis
27. Tannenbaum M, Anderson TG, Rosenbert, Scheffer AL (1974) Diagnosis of sarcoidosis by lip biopsy of minor salivary glands. CMAJ 149:163
28. Vettin L, Rohrer MD, Young SK, Reichard P (1988) Orale Manifestation bei Morbus Crohn. Dtsch Z Mund Kiefer Gesichtschir 12:473–476

Leukoplakie und Präkanzerosen

Definition. Die Leukoplakie ist als *weißer, nicht abwischbarer Fleck der Schleimhaut* definiert, der keiner anderen Krankheit zuzuordnen ist[19].
Es handelt sich dabei um eine beschreibende, nicht ätiologisch begründete Diagnose. Definierte Erkrankungen, die mit einer weißlichen Schleimhautfleckung einhergehen (z. B. Lichen ruber, Leukokeratosis nicotinica palati) müssen ausgeschlossen werden.

Epidemiologie. Der *Altersgipfel* liegt jenseits des 50. Lebensjahres. Bevorzugt sind *Männer* betroffen (m:w = 1,3:1). Bei Männern werden häufiger *maligne Entartungen* beobachtet[23].

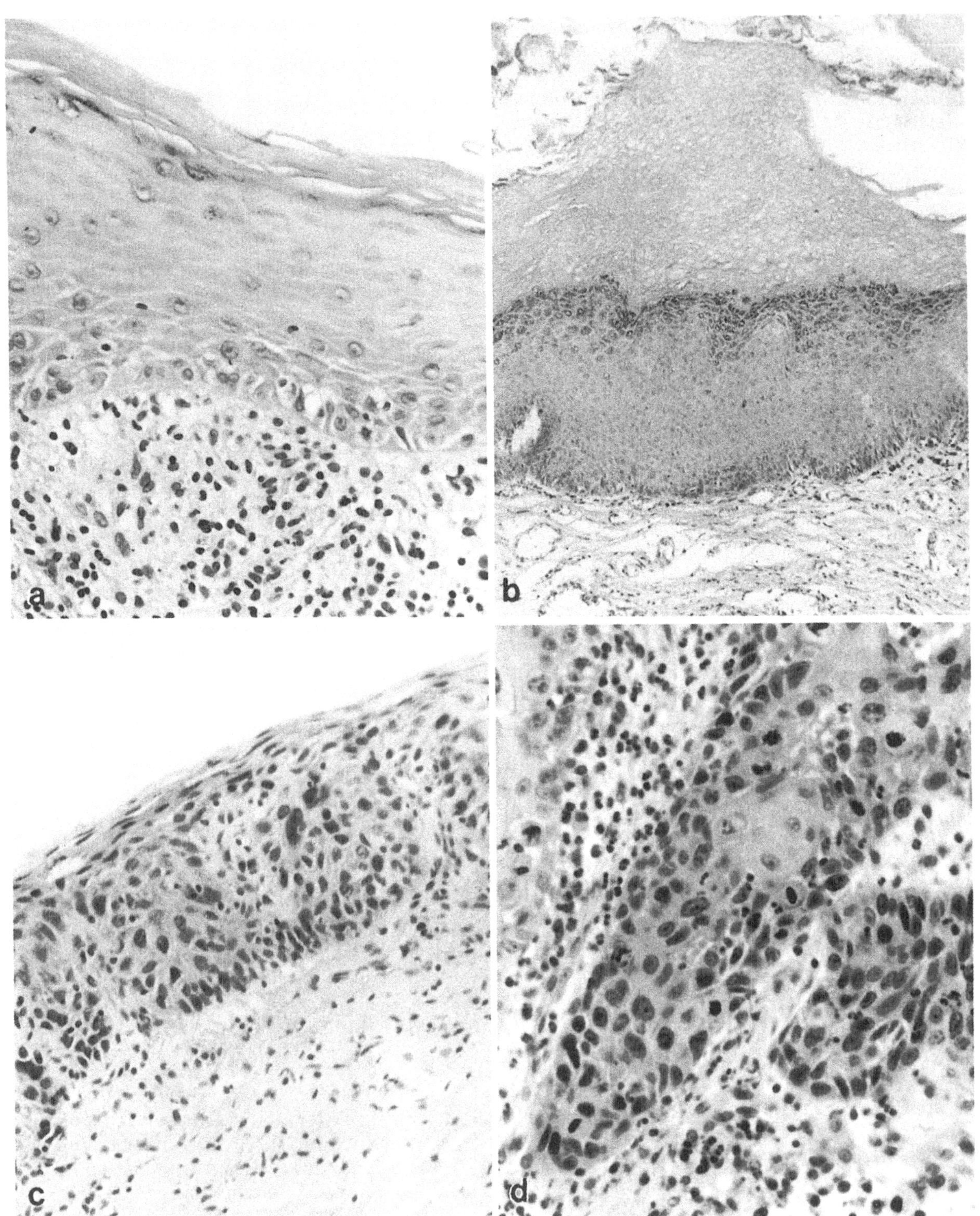

Abb. 1.2. a Leukoplakie mit gleichmäßiger Parakeratose ohne Epitheldysplasie. Subepithelial geringe chronische Entzündung. Färbung: Hämatoxylin-Eosin (Vergr. 250 : 1). **b** Leukoplakie mit ausgeprägter Hyperkeratose. Verbreiterung der Epithelpapillen. Geringe Epitheldysplasie in den basalen Epithelanteilen. Färbung: Hämatoxylin-Eosin. (Vergr. 160 : 1). **c** Leukoplakie mit mittelgradiger Epitheldysplasie. Basalzellhyperplasie, Verlust der Zellpolarität, mäßige Zellpolymorphie. Geringe Erhöhung der Mitoserate. Färbung: Hämatoxylin-Eosin (Vergr. 250 : 1). **d** Leukoplakie mit hochgradiger Epitheldysplasie. Mäßige Zellpolymorphie. Deutlich erhöhte Mitoserate und Dyskariosen. Färbung: Hämatoxylin-Eosin (Vergr. 320 : 1)

Tabelle 1.8. Dysplasiegrade und ihre prognostische Bewertung[18]

Dysplasiegrad	Morphologie	maligne Entartung
Geringe Epitheldysplasie	Basalzellhyperplasie, Störung der Basalzellpolarität	Rezidive 5% Karzinome 3%
Mittelgradige Epitheldysplasie	Basalzellhyperplasie, Verlust der Basalzellpolarität, mäßige Zellpolymorphie, gering erhöhte Mitoserate, vereinzelt Dyskariosen	Rezidive 9% Karzinome 4%
Hochgradige Epitheldysplasie	Basalzellhyperplasie, Verlust der Basalzellpolarität, mäßige Zellpolymorphie, erhöhte Mitoserate. Zahlreiche Dyskeratosen, Störung der Epithelschicht	Keine Rezidive Karzinome 43%

Klassifikation, Ätiologie. Die *klinisch-ätiologische Einteilung* nach Burkhardt u. Maerker[19] unterscheidet folgende Haupttypen:

- *Erbliche* und *idiopathische Leukoplakie.*
- *Endogen-irritative Leukoplakien* (bei Entzündungen, dermatologischen Erkrankungen).
- *Exogen-irritative Leukoplakien* (bei Prothesendruck, Tabakabusus usw).

Morphologie. Die Leukoplakie der Mundschleimhaut ist durch eine *Verhornungsanomalie des Plattenepithels* gekennzeichnet, die über eine *verstärkte Parakeratose* (Abb. 1.2a) zur *Keratose* und zur *Hyperkeratose* (Abb. 1.2b) führt. Eine *Verbreiterung des Epithels* findet sich in vielen Fällen.

Für eine prognostische Beurteilung der Leukoplakie im Hinblick auf eine potentielle maligne Entartung ist eine möglichst exakte pathohistologische Charakterisierung der einzelnen Leukoplakieformen notwendig. Dabei hat sich die *Klassifikation des Dysplasiegrades* in der Epithelveränderung bewährt[18].

Dysplasie

Definition. Unter einer Dysplasie versteht man eine Abweichung des histologisch-zytologischen Epithelaufbaus von der Normalstruktur. Der Dysplasiegrad stellt ein Maß für die zelluläre und gewebliche Entartung dar. Folgende Kriterien der Dysplasie konnten ermittelt werden (Tabelle 1.8): Basalzellhyperplasie, Verlust der polaren Anordnung der Basalzellen, Zellpolymorphie, erhöhte Mitoserate, Dyskeratose, Definitive Störung der Epithelschichtung.

Klassifikation. Für die Beurteilung der Leukoplakie wird die *Klassifikation der Dysplasie in 3 Grade* vorgeschlagen[18, 19].

- *Keine oder geringe Dysplasie*: Leukoplakie mit Kombination der möglichen Dysplasiekriterien: Basalzellhyperplasie, Zellpolymorphie, vermehrte Mitosen, Dyskeratosen. 3% der Fälle gehen in ein Karzinom über.
- *Leukoplakie mit mittelgradiger Epitheldysplasie*: Ausgeprägte Basalzellhyperplasie, Verlust der Polarität und herdförmige Zellpolymorphie. 4% der Fälle gehen in ein Karzinom über (Abb. 1.2c).
- *Leukoplakie mit hochgradiger Dysplasie* mit Basalzellhyperplasie, Verlust der Polarität, Dyskeratosen, Polymorphie der Epithelzellen, Störung der Epithelschichtung. 13% der Fälle gehen in ein Karzinom über (Abb. 1.2d).
- *Erythroplakie.* Zur Gruppe der Leukoplakien wird auch die Erythroplakie gerechnet. Sie ist *selten* und bevorzugt im Bereich der Lippen, der Wangenschleimhaut und der Zunge lokalisiert. Makroskopisch besteht sie aus einem umschriebenen, tiefroten, scharf abgesetzten Plaque. Es finden sich Hyperkeratose, Akanthose und Zellatypien. Diese zunächst auf das Oberflächenepithel beschränkte Veränderung kann in ein Karzinom übergehen.

Differentialdiagnose. Neben *Hautkrankheiten mit Manifestation in der Mundhöhle* (u. a. Lichen ruber planus, Erythema multiforme, Pemphigus vulgaris, Lupus erythematodes discoides, ▷ Tabelle 1.4) müssen u. a. *folgende lokale Erkrankungen* der Mundhöhle mit Verhornungsanomalien abgegrenzt werden:

- *Naevus spongiosus albus mucosae*: seltene, kongenital-familiär auftretende Veränderung der Wangen- und Zungenschleimhaut mit Plattenepithelhyperplasie, Akanthose, Hyper- und Parakeratose.
- *Leukokeratosis nicotinica palati*: Sie wird bei Pfeifenrauchern und Personen, die sehr heiße Speisen und Getränke zu sich nehmen, beobachtet. Das Oberflächenepithel zeigt eine *plumpe Akanthose*, in den Ausführungsgängen der subepithelialen Speicheldrüsen besteht eine *Plattenepithelmetaplasie ohne Dysplasie*. Das Stroma ist gewöhnlich

dicht entzündlich infiltriert. Eine maligne Entartung ist nicht bekannt.

- *Lingua geographica (migrans)*: Die bei jüngeren Erwachsenen vorkommende Veränderung zeigt makroskopisch eine *rötlich-weiße Fleckung der Zungenschleimhaut*, mikroskopisch ein unauffälliges Oberflächenepithel und *entzündlich infiltriertes, kollagenreiches Stroma*. Sie bildet sich oft spontan zurück und erfordert keine Behandlung.
- *Glossitis rhombica mediana: Makroskopisch* ist die Schleimhaut im Bereich des Tuberculum impar *rhombenförmig erhaben* oder z. T. *eingesunken* und enthält oft eine entzündliche Infiltration. Sie ist weißlich und ggf. rötlich gefleckt. *Mikroskopisch* sind die epithelialen Reteleisten breit, unregelmäßig, z. T. baumartig verzweigt und anastomieren miteinander. Eine nennenswerte Dysplasie fehlt. Das Stroma zeigt eine auf das Epithel übergreifende entzündliche Infiltration.

Leukoplakien werden bei Patienten mit AIDS gehäuft beobachtet. Es bilden sich vor allem im Bereich des Zungenrandes *scharf begrenzte* und *gefelderte, plaqueartige Veränderungen*. In vielen Fällen besteht eine *Besiedelung der Epitheloberfläche mit Candida albicans*. Es kommen im Epithel *Koilozyten* vor, die für eine Aktivierung einer Virusinfektion sprechen. Als wesentliche Ursache für die Entwicklung der Veränderungen bei den immunsupprimierten Patienten wird die Infektion mit Candida albicans angesehen[26].

Carcinoma in situ

Es stellt den *höchsten Schweregrad einer präkanzerosen Schleimhautveränderung* dar, der *Übergang zur schweren Dysplasie ist fließend*. Ein invasives Tiefenwachstum fehlt jedoch.

Literatur

1.–17 Weiterführende Literatur (▷ S. 3)
18. Burkhardt A, Maerker R (1978) Dysplasieklassifikation oraler Leukoplakien und Präkanzerosen. Dtsch Z Mund Kiefer Gesichtschir 2:221
19. Burkhardt A, Maerker R (1981) Vor- und Frühstadien des Mundhöhlenkarzinoms: Hanser, München Wien
20. Fasske E, Morgenroth K (1964) Pathologische Histologie der Mundhöhle. Hirzel, Leipzig
21. Fasske E, Hahn W, Morgenroth K, Themann H (1959) Die normale und kausale Genese der Leukoplakia oris. Z Haut Geschlechtskr 26:339
22. Homstein DP (1977) Orale Leukoplakien 1. Klassifikation, Differentialdiagnose, ätiologische Bedingungen der Kanzerisierung. Arch Otorhinolarygol 213:287
23. Löning TH, Burkhardt A (1978) Häufigkeit von Epitheldysplasien der Mundschleimhaut. Dtsch Z Mund Kiefer Gesichtschir 2:232
24. Morgenroth K, Morgenroth K Jun. (1970) Vergleichende stomatoskopische und rasterelektronenmikroskopische Untersuchungen von Mundschhleimhautveränderungen. Dtsch Zahnärztl Z 25:199
25. Pindborg JJ (1980) Oral cancer and precancer. Weight & Sons, Bristol
26. Reichert P, Gelderblom H, Pohle HD, Philipsen HP (1986) Hairy Leukoplakia (AIDS) Klinik und Morphologie. Dtsch Mund Kiefer Gesichtschir 10:161–165
27. WHO (1971) Histological typing of oral and oropharyngeal tumors. World Health Organization, Geneva

Tumoren

Übersicht der Tumoren der Mundhöhle ▷ Tabelle 1.9.

Tumoren des Plattenepithels

Gutartige Tumoren

Papillom
(ICD-O M-8050/0)

Epidemiologie. Die Papillome kommen *einzeln* oder in der Mehrzahl vor. Eine Bevorzugung von Alter, Geschlecht und Rasse besteht nicht.

Lokalisation. Der Tumor sitzt *bevorzugt an der Zunge*, am *weichen Gaumen* und im Bereich der *Tonsillen*. Jede andere Lokalisation ist möglich. Häufiger treten Papillome als hyperplastische Gewebsreaktionen im Bereich schlechtsitzender Prothesen auf.

Morphologie. *Makroskopisch* ist der Tumor *meist gestielt*, seltener breitbasig, die Oberfläche ist blumenkohlartig zerklüftet.

Mikroskopisch besteht er aus einer *Plattenepithelproliferation*, die unterschiedlich breite Falten bildet. Jeder Falte ist ein schmaler Streifen lockeren Bindegewebes mit relativ gleichmäßiger Vaskularisation zugeordnet. Im Bindegewebe können umschriebene Infiltrate aus Lymphozyten und Plasmazellen auftreten. Die Schichtung des Plattenepithels bleibt erhalten, die Oberfläche zeigt in der Regel eine *unregelmäßige Parakeratose*. Die Veränderung geht fließend in die angrenzende, unauffällige Schleimheit über.

Bösartige Tumoren

Plattenepithelkarzinom
(ICD-O M-8070/3)

Epidemiologie

- *Todesursachenstatistik*: In der *Bundesrepublik Deutschland* (alte Länder) waren 1970 0,44% aller Sterbefälle durch maligne Neubildungen der

Tabelle 1.9. Klassifikation der Tumoren und tumorähnlichen Veränderungen der Mundhöhle und des Oropharynx (WHO 1971)

I. Tumoren des Plattenepithels	A) benigne	1. Plattenepithelpapillom
	B) maligne	1. Intraepitheliales Karzinom (Carcinoma in situ)
		2. Plattenepithelkarzinom
		3. Varianten des Plattenepithelkarzinoms
		a) Verruköses Karzinom
		b) Spindelzellkarzinom
		c) Lymphoepitheliom
II. Tumoren der Weichteile	A) benigne	1. Fibrom
		2. Lipom
		3. Leiomyom
		4. Rhabdomyom
		5. Chondrom
		6. Osteochondrom
		7. Hämangiom (kapillär, kavernös)
		8. Benignes Hämangioendotheliom
		9. Benignes Hämangioperizytom
		10. Lymphangiom (kapillär, kavernös, zystisch)
		11. Neurofibrom
		12. Neurilemmom (Schwannom)
	B) maligne	1. Fibrosarkom
		2. Liposarkom
		3. Leiomyosarkom
		4. Rhabdomyosarkom
		5. Chondrosarkom
		6. Malignes Hämangioendotheliom (Angiosarkom)
		7. Malignes Lymphangioendotheliom (Lymphangiosarkom)
		9. Malignes Schwannom
III. Tumoren des melanogenen Sytems	A) benigne	1. Pigmentnävus
		2. Nichtpigmentierter Nävus
	B) maligne	1. Malignes Melanom
IV. Tumoren mit zweifelhafter oder unsicherer Histogenese	A) benigne	1. Myxom
		2. Granularzelltumor (Granularzellmyoblastom)
		3. Kongenitals Myoblastom
	B) maligne	1. Maligner Granularzelltumor (malignes nichtorganoides Granularzell-Myoblastom)
		2. Alveoläres Weichteilsarkom (malignes organoides Granularzell-Myoblastom)
		3. Kaposi-Sarkom
V. Unklassifizierte Tumoren		
VI. Tumorähnliche Veränderungen		1. Verruca vulgaris
		2. Papilläre Hyperplasie
		3. Benigne lymphoepitheliale Veränderung
		4. Mukozele
		5. Fibröse Hyperplasie (fibrous overgrowth)
		6. Kongenitale Fibromatose
		7. Xanthogranulom
		8. Pyogenes Granulom
		9. Peripheres Riesenzellgranulom (Riesenzellenepulis)
		10. Traumatisches Neurom
		11. Neurofibromatose

Mundschleimhaut bedingt. In dieser Zahl sind die bösartigen Neubildungen des Rachenringes nicht eingeschlossen. Andererseits beinhaltet sie die Adenokarzinome und Sarkome. Da das Plattenepithelkarzinom jedoch über 90% der bösartigen oralen Neubildungen darstellt, dürfte die angegebene Zahl nur unwesentlich über derjenigen der Plattenepithelkarzinome liegen[32, 42, 43].

In den *USA* werden jährlich 7000 Sterbefälle an dieser Art des Karzinoms verzeichnet. In *England* und *Wales* rechnet man mit 1 Fall pro 1000 Karzinomtodesfälle.

- *Morbiditätsstatistik*: Klinische Statistiken geben die Häufigkeit des Mundhöhlenkarzinoms mit 5–50% aller Karzinome an, wobei der Oropharynx eingeschlossen ist und erhebliche geographische Unterschiede bestehen. Länder mit niedrigem Lebensstandard bzw. mit bestimmten Lebensgewohnheiten weisen die höchsten Zahlen auf. Besonders häufig ist das Mundhöhlenkarzinom in Indien (Betelnußkauen). In den europäischen Ländern ist es in *Frankreich* bei der männlichen Bevölkerung *5fach häufiger als in der Bundesrepublik*. In den *USA* sollen pro Jahr etwa 20 000 Neuerkrankungen auftreten.

- *Sektionsstatistik*: Meist liegt die Häufigkeit um 1–2%, aber auch niedriger.
- *Alters- und Geschlechtsverteilung*: Die Altersverteilung zeigt einen *Häufigkeitsgipfel im 7. Dezennium* und ist bei *Männern* wie bei *Frauen* nahezu identisch. Der *Altersdurchschnitt* beträgt 64,5 Jahre, bei Frauen 66,9 und bei Männern 63,8 Jahre[26, 27], Männer sind 3 mal häufiger betroffen als Frauen[25, 35].

Lokalisation. In abnehmender Häufigkeit sind betroffen

- *Unterlippe* 20–25%,
- *Unterkiefergingiva* 15–20%,
- *Mundboden* 15%,
- *Wangenschleimhaut* 10%,
- *Gaumen* 10%,
- *Oberlippe und Oberkiefergingiva* 5%.

> *Das Mundhöhlenkarzinom bevorzugt also den unteren Teil der Mundhöhle:* Unterlippe, Unterkiefergingiva, Zunge, Mundboden und andere Abschnitte der Wangenschleimhaut[25, 28, 33, 35].

Morphologie. *Makroskopisch* wächst das Karzinom der Mundhöhle entweder

- *diffus infiltrierend*,
- *exophytisch* oder
- *ulzerös.*

Die Zungenkrebse gehören häufig dem diffus-infiltrierenden, die Lippen- und Gaumenkarzinome dem ulzerösen Typ an.

Mikroskopisch kommen alle Differenzierungsformen des Plattenepithelkarzinoms vor: Undifferenzierte, nichtverhornende und verhornende Plattenepithelkarzinome. Nach der WHO-Klassifikation werden die Plattenepithelkarzinome der Mundhöhle in 3 Differenzierungs- und Proliferationsformen unterteilt[21, 25, 38, 39, 43].

Parameter zur Beurteilung der Prognose des Plattenepithelkarzinoms der Mundhöhle. Bei dem Versuch einer Korrelation der Form und des Grades der Entdifferenzierung des Mundhöhlenkarzinoms mit der Tumorprognose konnte gezeigt werden, daß aus der Wachstumsform des Tumors Kriterien für die prognostische Beurteilung des Tumorleidens abgeleitet werden können[34, 37]. Es konnte ermittelt werden, *daß exopytisch wachsende Geschwülste eine wesentlich niedrigere Metastasierungsrate aufweisen als Tumoren mit einer breiten Tumorinfiltration.* Aus histologischen Kriterien wie Verhornungsgrad, Atypiegrad, Mitosezahl, Invasionsmuster und Lymphozyteninfiltration der Tumorumgebung können Parameter für die prognostische Einschätzung der Tumorprogression ermittelt werden.

Formen der Tumorinvasion[29]

Invasionstyp I	glatte Begrenzung zwischen Tumor und Wirtsgewebe;
Invasionstyp II	unscharfe Begrenzung zwischen Tumor und Wirtsgewebe;
Invasionstyp III	lymphozytäre Infiltrate; isolierte Tumorzellverbände im Wirtsgewebe; umliegend;
Invasionstyp IV	diffuse Tumorinfiltration mit einzeln liegenden Tumorzellen im Wirtsbindegewebe.

Zwischen Tiefe der Tumorinvasion und der Tumorbegrenzung sowie der Intensität und Form der Metastasierung besteht ein Zusammenhang[41]. Dabei werden *4 Stadien der Tumorausbreitung* unterschieden[44].

M I	scharfer Tumorrand,
M II	gering unscharfer Tumorrand,
M III	unscharfer Tumorrand und Tumornester unterschiedlicher Größe,
M IV C	unscharfer Tumorrand und diffuse Invasion, netzartiger Zellverband,
M IV D	unscharfer Tumorrand und disseminiertes Invasionsmuster kleiner Zellverbände.

Das Tumorinvasionsmuster ist mit der Häufigkeit der Metastasierung und der Tumorausbreitung korreliert. Die Zahl der Mitosen nimmt in Abhängigkeit vom Wachstumsmodus zu und ist im Stadium IV am höchsten. Dabei tritt bei den Stadien III und IV häufig eine extranodale Tumorausbreitung auf.
Bei Patienten mit *extranodaler Tumorausbreitung* beobachtet man eine signifikante Reduktion der Lebenserwartung im Vergleich zu Patienten mit gleichem Tumorstadium ohne extranodale Tumorausbreitung im Rahmen der Metastasierung[41].

Prognose der verschiedenen Tumorlokalisationen

- *Lippenkarzinom*: Das Lippenkarzinom zeigt die *geringste Metastasierungsneigung* von allen oralen Karzinomen und die *beste Prognose.* Beim Fehlen von Metastasen liegt eine *Fünfjahresüberlebensrate* von 70-90% für das Unterlippenkarzinom bzw. von 40% für das Oberlippenkarzinom vor. Sind Lymphknotenmetastasen vorhanden, so sinkt die Fünfjahresüberlebensrate beim Unterlippenkarzinom auf 50% ab.
- *Zungenkarzinom*: Die Prognose des Zungenkarzinoms ist *um so schlechter, je weiter dorsal der Tumor liegt.* Die *Fünfjahresüberlebensrate* nimmt

Tabelle 1.10. Differenzierungsgrade des Plattenepithelkarzinoms der Mundhöhle (WHO-Klassifikation 1971)

Grad	Morphologie
Grad I	Zahllreiche Epithelperlen. Erhebliche Keratinisierung der Zellen mit Interzellularbrücken. *Weniger als 2 Mitosen pro Gesichtsfeld* bei starker Vergrößerung. Atypische Mitosen und vielkernige Riesenzellen sind selten. Minimale Zell- und Kernpleomorphie.
Grad II	Epithelperlen selten oder fehlend. Weder Keratinisierung von Einzelzellen noch Vorkommen von Interzellularbrücken deutlich vorhanden. *2-4 Mitosen* pro Gesichtsfeld bei starker Vergrößerung mit gelegentlichen atypischen Mitosen. Mäßige Zell- und Kernpleomorphie. Vielkernige Riesenzellen selten.
Grad III	Selten Epithelperlen. So gut wie keine Keratinisierung der Zellen und keine Interzellularbrükken. *Mehr als 4 Mitosen pro Gesichtsfeld* bei starker Vergrößerung mit zahlreichen atypischen Mitosen. Deutliche Zell- und Kernpleomorphie. Zahlreiche vielkernige Riesenzellen.

vom vorderen zum hinteren Drittel von 80 über 30 auf unter 15% ab. Die Karzinome des Zungengrundes neigen zu frühzeitiger Lymphknotenmetastasierung und breiter Infiltration in das umgebende Gewebe.

- *Wangenkarzinom*: Auch beim Wangenkarzinom haben die *Geschwülste im hinteren Drittel* wegen ihrer Neigung, auf die vorderen Gaumenbögen und den weichen Gaumen überzugreifen, die *schlechteste Prognose*. Die verrukösen Karzinome sind prognostisch günstiger zu beurteilen als die diffus infiltrierenden und ulzerösen Formen (*Fünfjahresüberlebensrate 75% gegenüber 40–50% im Gesamtkollektiv*).
- *Gingivakarzinom*: Die *Fünfjahresüberlebensrate* beträgt bis zu 50%. Sie ist beim Karzinom der Ober- und Unterkiefergingiva nicht nennenswert verschieden.
- *Mundbodenkarzinom*: Die *Prognose ist relativ günstig*. Beim Fehlen von Lymphknotenmetastasen liegt die *Fünfjahresüberlebensrate* um 70%. Sie sinkt auf 20–25%, wenn Lymphknotenmetastasen vorhanden sind.
- *Gaumenkarzinom*: Beim Gaumenkarzinom scheinen die *Tumorgröße* und die *Tumorlokalisation für die prognostische Beurteilung entscheidend* zu sein. Bei einem Durchmesser von 3 cm sinkt die *Fünfjahresüberlebensrate* von 50 auf 20% ab. Die Karzinome des harten Gaumens haben eine bessere Prognose als diejenigen des weichen Gaumens, solange sie auf den Primärsitz beschränkt sind. Wenn sie auf die Umgebung übergreifen, ist ihre Prognose hingegen schlechter.

Varianten des Plattenepithelkarzinoms

Verruköses Karzinom (Ackerman-Karzinom)

(ICD-O M-8051/3)

Das verruköse Karzinom der Mundschleimhaut ist ein *überwiegend exophytisch wachsendes, hochdifferenziertes Plattenepithelkarzinom*, das sich durch ein *langsames Wachstum* und eine *gute Prognose* auszeichnet. Es erfordert *keine Neck dissection*, weil es nur selten metastasiert[18]. Der Tumor breitet sich gelegentlich lokal invasiv bis in den Alveolarknochen aus und kommt häufig zwischen dem *70. und* 80. Lebensjahr vor. Männer und Frauen sind etwa gleich betroffen. Er ist in abnehmender Häufigkeit im Unterkiefer, an Lippen, Oberkiefer, Gaumen und Wange lokalisiert[24].

Morphologie. Der Tumor besteht aus einer *papillären*, wenig invasiv wachsenden Wucherung aus Plattenepithel mit *weitgehend erhaltener Schichtung* und nur geringer mitotischer Aktivität vor allem auch in den Invasionszonen.

Spindelzellkarzinom

(ICD-O M-8074/3)

Beim Spindelzellkarzinom handelt es sich um einen *stark entdifferenzierten* Tumor, der wegen seines Aufbaus aus spindelförmigen Zellen oft als *Sarkom oder Karzinosarkom fehlgedeutet* wird. Gelegentlich können Verhornungszeichen vorkommen. Trotz der geringen Differenzierung ist die Mitosezahl oft niedrig. Die *Prognose ist unterschiedlich* und trotz der niedrigen Differenzierung der Tumorzellen nicht immer schlecht.

Lymphoepitheliom

(ICD-O M-8082/3)

Das Lymphoepitheliom, welches das sog. synzytiale Karzinom (*Schmincke-Tumor*) und das *Transitionalkarzinom* einschließt, ist bei den Tumoren des Waldeyer-Rachenringes besprochen, da es am häufigsten in dieser Region auftritt (▷ S. 78).

Malignes Melanom

(ICD-O M-8720/3)

Epidemiologie. Das maligne Melanom ist in der Mundschleimhaut *selten*. In größeren Übersichtsstatistiken wird der Melanomanteil an sämtlichen malignen Tumoren mit 1–2% angegeben. *In nur 10% der Fälle wird die Mundschleimhaut zuerst befallen*[39]. Der Tumor kommt bei *Männern etwa doppelt so häufig vor wie bei Frauen*. Der *Altersdurchschnitt* liegt bei 57,8 Jahren, 90% der Patienten waren älter als 40 Jahre[36].

Lokalisation. *2/3 der Melanome sind im Oberkiefer* lokalisiert. Darauf folgen Unterkieferbereich

(12,3%), Zunge (7,7%), Wangenschleimhaut und Oberlippe (je 4,6%) und Unterlippe (3%)[38].

Morphologie. *Makroskopisch* handelt es sich um einen Tumor, der sich *de novo* in vorher unauffälliger Schleimhaut *oder im Bereich eines seit Monaten bis Jahren bestehenden pigmentierten Herdes* entwickelt. Er *kann flach, polypös* oder *ulzeriert* erscheinen.

Mikroskopisch besteht keine Abweichung vom malignen Melanom der Haut. Ein kleinerer Teil der Tumoren ist *pigmentarm* bzw. *amelanotisch.*

Ausbreitung. Die Tumoren breiten sich lokal diffus aus, wobei häufig eine *Knochendestruktion* erfolgt. Nach Liversedge[28] ist die Prognose schlechter,

- wenn der Tumor *schnell gewachsen* ist,
- wenn sich bei der Erstuntersuchung *Lymphknotenmetastasen* finden,
- wenn der *Knochen erodiert* ist,
- wenn der *Tumor ulzeriert ist,*
- wenn der Tumor als *superficial spreading melanoma* oder als *noduläres Melanom* wächst,
- wenn er *multizentrisch* entstanden ist und
- wenn er *pigmentarm* ist.

Die *Fünfjahresüberlebensrate* beträgt 5 bzw. 20% je nachdem, ob bei der Erstuntersuchung Lymphknotenmetastasen vorhanden sind oder nicht.

Die *Metastasierung* erfolgt üblicherweise zunächst in die regionalen Lymphknoten. Es kann jedoch auch eine weitverbreitete hämatogene Aussaat relativ früh erfolgen. Fernmetastasen kommen v. a. in der Lunge, der Leber, im Herzmuskel, im Gehirn und im Knochen vor. Die Häufigkeit der Hirnmetastasen beim Melanom überschreitet die Häufigkeit dieser Metastasen bei allen anderen malignen Tumoren.

Literatur

1.–17 Weiterführende Literatur (▷ S. 3)
18. Ackerman LY (1948) Verrucous carcinoma of the oral cavity. Surgery 23:670-675
19. Berner JL, Clark ML (1951) Squamous cell carcinoma of lip: Critical statistical and morphological analysis of 835 cases. Milit Surg 109:379
20. Bukal J (1980) Ergebnisse eines histologischen Gradings von Karzinomen der Mundhöhle. Dtsch Z Mund Kiefer Gesichtschir 4:11–16
21. Burkhardt A, Maerker R (1978) Dysplasieklassifikation oraler Leukoplakien und Präkanzerosen. Bedeutung für Prognose und Therapie. Dtsch Z Mund Kiefer Gesichtschir 2:199–205
22. Burkhardt A, Maerker R (1981) Vor- und Frühstadien des Mundhöhlenkarzinoms. Hanser, München Wien
23. Crawson RA (1969) Leukoplakia and oral cancer. Proc Roy Soc Med 62:610
24. Farmand M, Stöß H, Giannulopulos Ch (1992) Das verruköse Karzinom. Dtsch Z Mund Kiefer Gesichtschir 16:65–68
25. Fries R et al. (1977) Karzinome der Mundhöhle. Zur Frage der Abhängigkeit von der Lokalisation des Primärtumors. Dtsch Z Mund Kiefer Gesichtschir 1:127
26. Fries R et al. (1978) Karzinome der Mundhöhle. Zur Abhängigkeit der Prognose vom histologischen Differenzierungsgrad des Primärtumors. Dtsch Z Mund Kiefer Gesichtschir 2:144–148
27. Fries R et al. (1979) Karzinome der Mundhöhle. Zur Frage der Abhängigkeit der Prognose von der Intensität der regionären Metastasierung. Dtsch Z Mund Kiefer Gesichtschir 3:193–200
28. Hahn W, Morgenroth K, Themann H (1961) Pre-cancerous changes in the oral cavity. Int Dent J 11:343–362
29. Hell B, Hinkeldey K, Cichos A (1992) Hat die Invasionsform Einfluß auf das biologische Verhalten von Mundhöhlenkarzinomen? Dtsch Z Mund Kiefer Gesichtschir 16:95–101
30. Kickers RA (1970) Mesenchymal (soft tissue) tumors ol the oral region. In: Gorlin RJ, Goldman HM (eds) Thoma's oral pathology, rol 2. Mosby, St.Louis, pp 861–919
31. Liversedge RL (1975) Oral malignant melanoma. Brit J Oral Surg 13:40
32. Miller AB (1974) The epidemiology of oral cancer. J canad deut Ass 40:211
33. Mincer HH, Coleman SA, Hopkins KP (1972) Observations on the clinical characteristics of oral lesions showing histologic epithelial dysplasia. Oral Surg 33:389
34. Müller W, Schneider J, Bleckmann I (1992) Untersuchungen zur Prognoserelevanz klinischer und histopathologischer Parameter oraler Plattenepithelkarzinome. Dtsch Z Mund Kiefer Gesichtschir 16:86–88
35. Pindborg JJ, Renstrup G, Poulsen HE, Silverman S (1963) Studies in oral leukoplakias V. Clinical and histologic signs of malignancy. Acta Odontol Scand 21:407
36. Platz H et al. (1980) Kritische Beurteilung der T-Klassifizierung von Karzinomen der Mundhöhle nach den Regeln der UICC (1978). Dtsch Z Mund Kiefer Gesichtschir 4:4–10
37. Reichert T, Störkel S, Lippolld R, Reiffen KA, Brandt B, Wagner W (1992) Vergleich histologischer Prognosefaktoren beim Plattenepithelkarzinom der Mundhöhle. Dtsch Z Mund Kiefer Gesichtschir 16:89–92
38. Renstrup G (1958) Leukoplakia of the oral cavity. A clinical and histologic study. Acta Odontol Scand 16:99
39. Thomas KH (1938) Carcinoma of the mandible. Amer J Orthod Dentofacial Orthop 24:995
40. Selle G, Mahrle G (1978) Zur operativen Behandlung von Melanomen im Kopf- und Halsbereich. Dtsch Z Mund Kiefer Gesichtschir 2:15
41. Shinohara M, Shimada M, Harada T, Nakamura S, Oka M (1993) Klinisch-pathologische Untersuchung der Halslymphknotenmetastasen bei Mundhöhlenkarzinomen. Dtsch Z Mund Kiefer Gesichtschir 17:109–114
42. Spiessl B (1966) Plattenepithelkarzinom der Mundhöhle. Thieme, Stuttgart
43. Waldron CA (1970) Oral epithelial tumors. In: Gorlin RJ, Goldmann HM (eds) Thomas' oral pathology. Mosby, St.Louis, p 801
44. Yamamoto E, Miyakawa A, Kohama G (1984) Mode of invasion and lymph node metatasis in squamous cell carcinomas of the oral cavity. Head Neck Surg 6:938–944

Zähne und Kiefer

Anatomisch-physiologische Vorbemerkungen

Zahngewebe

Das Zahngewebe umschließt die Pulpahöhle und besteht aus folgenden Strukturen:

Dentin (Zahnbein)

Es bildet die *Hauptmasse* des Zahnes und besteht aus einer verkalkten Grundsubstanz mit eingelagerten, etwa 0,3 m dicken *kollagenen Fibrillen.* Die kollagenen Fibrillen verlaufen parallel zur Dentinoberfläche, d. h. ziemlich genau in Längsrichtung des Zahnes. Das Dentin wird von zahlreichen Dentinkanälchen durchzogen, die, leicht S-förmig gekrümmt, senkrecht zu den kollagenen Fasern, also von innen nach außen, verlaufen. In ihnen liegen die *Tomes–Fasern*, d. h. die Fortsätze der an der inneren Dentinoberfläche angeordneten Odontoblasten. Sie üben nicht nur Ernährungs-, sondern auch Reizleitungsfunktionen aus. Die Protoplasmamasse der Tomes–Fasern kann in koaguliertem Zustand bei Silberfärbung Nervenfasern vortäuschen.
Man unterscheidet *3 Formen des Dentins*:

- *Primäres Dentin*, welches während der Ontogenese des Zahns gebildet wird,
- *Sekundärdentin (Irregulärdentin, Reizdentin)*, das nach Ablauf der Zahnentwicklung während der Gebrauchsperiode des Zahnes von den Odontoblasten ständig neu erzeugt wird. Seine Bildung erfolgt periodisch in allen Zähnen des Gebisses gleichzeitig und bewirkt eine zunehmende Einengung der Pulpahöhle. Zwischen den einzelnen Schichten entstehen die Owen-Linien.
- *Tertiärdentin*, das als *Verschlußdentin* nach direkter Pulpaüberkappung oder Vitalamputation von neugebildeten Odontoblasten erzeugt wird; es handelt sich dabei um eine echte Reparaturleistung des Markorgans.

Schmelz

Der Schmelz ist die wesentlich härtere und sprödere Substanz, die das Dentin im Bereich der Zahnkrone bedeckt. Sie besteht aus den *Schmelzprismen*, deren Durchmesser 3–6 μm beträgt und die, ähnlich den Dentinkanälchen, senkrecht zur Zahnoberfläche verlaufen. Nach Abschluß der Zahnbildung findet keine Neubildung von Schmelz mehr statt. Der Schmelz enthält weder Zellen noch kollagene Fasern oder Nerven.

Zement (Wurzelzement)

Es schließt im Zahnhalsbereich an den Schmelz an und überkleidet die Zahnwurzel bis zum Foramen apicale. Das Zement ist ebenso wie das Dentin aus *verkalkter Grundsubstanz* und *kollagenen Fasern* aufgebaut. Es enthält nur im Bereich sekundärer Zementablagerungen Zellen *(Knochenzement)*; in seiner Hauptmasse ist es zellfrei *(Faserzement)*. Das Faserzement entspricht somit einem Faserknochen ohne Osteozyten. Eine Zementneubildung während des Lebens ist möglich und hinterläßt ebenso wie im Dentin Anbaulinien.

Zahnpulpa (Zahnmark)

Das im Zahninneren angeordnete Zahnmark wird als Pulpa bezeichnet. Es besteht aus einer *gallertigen Grundsubstanz*, die stern- oder spindelförmige Fibroblasten und kollagene Fasern enthält. Blutgefäße, Lymphgefäße und Nerven sind reichlich vorhanden. Die Oberfläche der Pulpa wird von *Odontoblasten* gebildetet, die dem Prädentin anliegen, das von ihnen erzeugt wird. Gefäße und Nerven erreichen bzw. verlassen die Pulpahöhle durch die *Foramina apicalia* an der Spitze der Zahnwurzel. Eine Vermehrung des Inhaltes der Pulpahöhle etwa durch ein entzündliches Ödem führt daher zur Gefäßkompression und Nervenreizung, Zahnschmerz bei der Pulpitis und Gefahr der Pulpanekrose.

Parodontium

Das Parodontium bildet die *Gesamtheit der anatomischen Strukturen des Zahnhalteapparates.* Es übernimmt seine Funktion erst nach dem Zahndurchbruch und besteht aus dem *Zahnfleisch (Gingiva)*, der *Wurzelhaut (Periodontium, Desmodont)* dem *parodontalen Knochen der Alveole* und dem *Zement.*

Die funktionell entscheidende Struktur ist die *Wurzelhaut*. Ihre straffen kollagenen Fasern *(Sharpey–Fasern)* sind einerseits im Zement, andererseits im Knochen der Alveole verankert und verleihen dem Zahn den für seine Funktion erforderlichen festen, zugleich aber auch elastischen Halt. Oberflächlich wird das Desmodont von Mundschleimhaut *(Gingiva)* bedeckt.

Physiologie

Das Gebiß dient der *Nahrungszerkleinerung*, wobei den einzelnen Zahnformen (Schneide-, Eck- und Backenzähne) unterschiedliche Aufgaben zufallen. Die Funktion des Zahnhalteapparates wurde bereits erwähnt.

Anomalien der Zähne

Die *Variationsbreite von Zahnzahl, -form, -farbe und -struktur* ist *sehr groß*, so daß im Einzelfall nur schwer die Grenze zu pathologischen Formen festgelegt werden kann. Der komplizierte Vorgang der Zahnentwicklung ist an eine hohe Stoffwechselaktivität aller an diesem Vorgang beteiligten Zellen gebunden. Allgemeine Stoffwechselstörungen in der Entwicklungsphase können deshalb ihren Ausdruck in morphologischen Veränderungen der Zähne finden. Abweichungen der Zahn- und Gebißentwicklung können bis in die 6. Embryonalwoche zurückreichen[29] und sich als Bildungs- und Mineralisationsstörung auswirken.

Neben *erblichen Faktoren* ist in den letzten Jahren v. a. aufgrund tierexperimenteller Untersuchungen eine Reihe von Erkrankungen währen der *Schwangerschaft* ermittelt worden, die mit einer Störung der Zahnentwicklung einhergehen können[23, 28].

Unregelmäßigkeiten der Zahnzahl

Hypodontie

Hierunter versteht man das *Fehlen einzelner Zähne*, am häufigsten der *Weisheitszähne*, gefolgt von den oberen und unteren Prämolaren. Wesentlich seltener fehlen die ersten Prämolaren und schließlich die oberen seitlichen Schneidezähne.

Oligodontie

Das *Fehlen mehrerer Zahnanlagen* wird als Oligodontie bezeichnet. Es ist im Milchgebiß seltener als im bleibenden Gebiß und stellt eine *vererbbare Störung* dar, die mit einer Fehlbildung des ektodermalen Gewebes einhergehen kann.

Im Rahmen der sog. *ektodermalen Dysplasie* kann sie mit einer fehlenden Entwicklung der Schweiß- und Talgdrüsen und einer mangelhaften oder fehlenden Entwicklung der Kopf- und Körperbehaarung kombiniert sein. Diese Störung bewirkt bei den Patienten im Kindesalter einen typischen greisenhaften Gesichtsausdruck.

Die Kronen der vorhanden Zähne sind meistens konisch und zapfenförmig. Das *vollständige Fehlen aller bleibenden Zähne* ist *außerordentlich selten* und am ehesten bei der *ektodermalen Dysplasie* zu beobachten.

Überzählige Zähne

Überzählige Zähne finden sich v. a. im bleibenden Gebiß. Im Michgebiß sind sie selten. In Form und Größe können die überzähligen Zähne den bleibenden Zähnen sehr ähnlich sein, aber auch als verkümmerte Gebilde, als sog. *Zapfenzähne*, auftreten.

Als Ursache der überzähligen Zähne wird die *Bildung von 3. Zahnkeimen* diskutiert, die sich aus der Zahnleiste in unmittelbarer Nachbarschaft zum dazugehörigen regelrechten, bleibenden Zahnkeim entwickeln, oder es wird ihre Entstehung durch *Teilung des Zahnkeimes* selbst angenommen [20].

Dysostosis cleido-cranialis

Zahlreiche überzählige, häufig auch retinierte Zähne als zapfenförmige Gebilde gehören zum Symptomkomplex der Dysostosis cleido-cranialis. Diese Systemerkrankung ist durch eine *vererbbare Wachstumshemmung* besonders der *Schädelknochen* und des *Schlüsselbeines* gekennzeichnet (▷ Bd. 5).

Gardner-Syndrom

Beim Gardner-Syndrom (▷ Kap. 7) sind impaktierte, überzählige und bleibende Zähne zu beobachten.

Unregelmäßigkeiten in der Größe der Zähne

Zwischen Körpergröße und Zahngröße besteht im allg. eine gewisse Beziehung. Ein Mißverhältnis in dieser Beziehung kann sich in einer *Mikrodontie* oder in einer *Makrodontie* äußern (Mißverhältnis zwischen Kiefergröße und Zahngröße).

Formanomalien der Zähne

Zahnverschmelzungen

Unter Zahnverschmelzungen versteht man *Vereinigungen zweier normaler oder eines normalen und eines überzähligen Zahnkeimes*. Sie sind im Milchgebiß und im bleibenden Gebiß zu finden. *Am häufigsten sind die oberen und unteren Schneidezähne betroffen*. Die Verschmelzung kann vollständig oder unvollständig sein, je nachdem, ob die Vereinigung vor der Mineralisation beginnt oder erst nach der Bildung der Krone zustande kommt.

Tierexperimentell konnte gezeigt werden[28], daß die Zahnverschmelzung vorwiegend in der Prämaxilla und der Unterkiefersymphyse auftritt. Weiterhin konnte nachgewiesen werden, daß *Strahlenschäden, Sauerstoffmangel, Infektionen und Toxine* diese Veränderungen auslösen können.

Dens in dente

Durch Überschußbildung des inneren Schmelzepithels mit einer Invagination – nicht durch die Ineinanderstülpung zweier Zahnanlagen – entsteht der Dens in dente. Vorwiegend sind die seitlichen oberen Schneidezähne von dieser Fehlbildung betroffen.

Entwicklungsstörungen der Zahnhartgewebe

Schmelzdysplasie

Unter dem Begriff Schmelzdysplasie werden *2 Formen der Störungen der Schmelzentwicklung* zusammengefaßt:

- die *Schmelzhypoplasie* und die
- *Hypokalzifikation* des Schmelzes.

Betroffen sind v. a. die *oberen und unteren Schneidezähne*. Es bestehen unregelmäßig begrenzte *Vertiefungen der Zahnoberfläche*, die über die gesamte Krone verteilt auftreten können.

Ätiologie, Pathogenese. Die *Schmelzhypoplasie* wird durch alle Veränderungen hervorgerufen, die die Funktion der Ameloblasten in der Periode der Schmelzbildung stören. Die *Hypokalzifikation* ist dagegen eine Störung der Schmelzreifung.

Beide Formen können *lokale systematisierte* und *erbliche Ursachen* haben. Die lokalen Faktoren, die zur Ausbildung dieser Veränderungen führen, sind in der Regel *entzündlicher* oder *traumatischer Natur*. Nutritive Ursachen *wie Vitamin-A und -C-Mangel, endokrine Störungen* und *allgemeine Infektionen* gehören zu den systematisierten Ursachen. Ein *exzessiv hoher Fluoridgehalt des Trinkwassers* ist häufig ein Faktor für die Hypokalzifikation.

Morphologie. Lichtmikroskopisch sind bei beiden Formen neben der rauhen Oberflächenbeschaffenheit Poren, Längs- und Querriefen in dem abgesplitteren Zahnschmelz zu beobachten. Die äußere Schmelzzone zeichnet sich *elektronenmikroskopisch* durch zahlreiche Mikrolücken und kleinste, z. T. verzweigte Kanälchen aus, die das Schmelzgefüge durchziehen. In diesen Bereichen ist eine Schmelzprismenstruktur nicht erkennbar. In der durch Pigmentaufnahme bräunlich erscheinenden Schmelzschicht verdichtet sich das Gefüge dadurch, daß die Hohlräume durch große, tafelig erscheinende Kristallite ausgefüllt werden und daß zum Dentin hin eine immer dichter werdende Schmelzprismenstruktur besteht.

Klinische und experimentelle Untersuchungen sprechen dafür, daß diesen Strukturanomalien des Schmelzes zwar keine primäre Rolle bei der Entstehung des Karies zukommt, daß sie jedoch den *Verlauf der begonnenen Karies beschleunigen*.

Bei der *Mineralisationsstörung des Schmelzes* sind schneckenartig aufgerollte Strukturen elektronenmikroskopisch darstellbar. Bei stärkeren Gefügeauflockerungen infolge mangelhafter Mineralisation unter gleichzeitiger Verbreiterung der Prismensäume tritt eine wirbelartige Desorientierung der Kristallite innerhalb der Schmelzprismen auf. In den Bereichen mangelhafter Mineralisation konnten transparent erscheinende, tafelig ausgebildete Kristallite nachgewiesen werden[31, 32].

Störungen der Dentinbildung

Die Störung der Dentinbildung ist eine *dominant, nicht geschlechtsgebunden vererbbare Erkrankung*, die auf eine Fehlleistung des mesodermalen Anteils der Zahnanlage zurückzuführen ist.

Die *Zahnkronen* dieser Patienten zeigen als Charakteristikum eine *grau-blaue oder gelblich-blaue Verfärbung* mit einer ungewöhnlichen *Transluzenz und Opaleszenz des Dentins*. Bei funktioneller Beanspruchung der Zähne splittert der Schmelz an mechanisch besonders beanspruchten Bereichen infolge mangelhafter Verbindung zum Dentin ab. Das Dentin wird dadurch freigelegt, und es entwickelt sich eine *rasch fortschreitende Abrasion* bis zur Öffnung der Pulpenhöhle.

Mikroskopisch zeigt das Dentin eine *irreguläre Struktur*. Kanälchenarme Bereiche und Areale mit fehlender Dentintubulustruktur herrschen vor. Häufig sind weite, unregelmäßig verlaufende Dentinkanälchen nachweisbar. Durch einen überstürzten Dentinanbau können Odontoblasten eingemauert werden.

Farbanomalien der Zähne

Tetrazykline

Gelbliche bis *gelblich-braune* oder *gräuliche Verfärbungen* der Zahnkronen sind nach Einnahme von Tetrazyklinpräparaten zu beobachten. Unabhängig von der Applikationsart werden die Präparate der Tetrazyklingruppe in den Knochen und in die bleibende Zahnhartsubstanz eingelagert[20]. Es kommt dabei zur Bildung von *Tetrazyklin-Kalzium-Orthophosphatkomplexen* oder zu einer *direkten Bindung des Tetrazyklins an die Grundsubstanz*. Es besteht eine *Fluoreszenz* im ultravioletten Licht. Die Zahnverfärbung ist *irreversibel*. Fertig gebildeter Schmelz nimmt kein Tetrazyklin auf.

> Die Tetrazykline passieren die *Plazentarschranke*. Da die Mineralisation der *Milchzähne* im 5. und 6. Fetalmonat beginnt und die Mineralisation der Kronen der *bleibenden Zähne* (ohne Weisheitszähne) mit dem 8. Lebensjahr abgeschlossen ist, kann diese Zeitspanne als *kritische Phase* aufgefaßt werden.

Fluoride

Bei erheblicher Überschreitung der minimal toxischen Dosis von Fluoriden von 1 mg/l Trinkwasser kann mit Verfärbung des sich entwickelnden Schmelzes gerechnet werden. Eine gelegentlich die ganze Zahnoberfläche beherrschende, an Intensität wechselnde *kreidige* bis *schmutzig-graue Verfärbung*, aber auch *bräunliche Flecken* kennzeichnen diese Veränderungen. Die Schmelzoberfläche erscheint aufgerauht, manchmal treten *Schmelzerosionen* auf.

Karies

> **Definition.** Unter Zahnkaries versteht man eine sich in den Hartgeweben des Zahnes abspielende, *irreversible* und *fortschreitende Erkrankung*, die mit *Demineralisierung der anorganischen und Zerstörung der organischen Substanz* einhergeht.

Epidemiologie. Die Zahnkaries ist außerordentlich verbreitet. Systematische, statistische Untersuchungen zeigen, daß *nur etwa 0,15% der Gesamtbevölkerung der Bundesrepublik Deutschland frei von kariösen Zahnveränderungen sind*[25].
Die Karieshäufigkeit weist 3 Altersgipfel auf[29, 30]:

- kurz *vor oder während der Periode des Zahnwechsels* (besonders häufig erkranken die ersten Molaren),
- in der *Pubertät* und *postpubertären Phase* (14–20 Jahre),
- *zwischen 40 und 50 Jahren*, offenbar hervorgerufen durch die altersbedingte Retraktion der Gingiva und der Papillen und die damit erhöhte Zahl der Retentionsstellen.

Frauen erkranken etwas häufiger als Männer. Eine Bevorzugung bestimmter *Rassen* ist nicht zweifelsfrei gesichert. Möglicherweise sind *dolichozephale Menschen* für die Kariesentstehung besonders prädisponiert, da die schmalen, relativ kleinen Kieferbögen einen Zahnengstand und Kieferanomalien, damit aber auch sekundär das Auftreten von Retentionsstellen begünstigen.

Ätiologie, Pathogenese. Die Zahnkaries wird als *exogener Prozeß* aufgefaßt, der durch bestimmte Einflüsse aus der Umgebung des Zahnes hervorgerufen wird[19, 21]. Die meisten Vermutungen über die Pathogenese der Karies lassen erkennen, daß die *Defektbildung im Zahn das kombinierte Ergebnis einer Demineralisation und einer Proteolyse* darstellt. Die einzelnen Meinungen unterscheiden sich dadurch, welchem dieser Vorgänge der Vorrang zugeordnet wird.

> Das Zustandekommen einer kariösen Läsion ist an folgende Voraussetzungen gebunden[27]:
> - Es muß eine *dem Mundmilieu exponierte Zahnoberfläche* vorliegen.
> - An der Zahnoberfläche befinden sich *Plaques*, der Belag ist mit *Mikroorganismen* besiedelt.
> - Durch den *Abbau* der im Belag vorhandenen *Kohlenhydrate* entstehen *saure Zwischenprodukte oder Endprodukte*, die die wesentlichen Kavitationselemente darstellen.
> - Die *Säure* muß *wiederholt* bzw. *längere Zeit einwirken*.

Fehlt eine dieser Voraussetzungen, so bleibt nach heutiger Ansicht eine kariöse Läsion des Zahnschmelzes aus.

Morphologie der akuten Karies

Die Einteilung der Karies wird nach *topographischen Gesichtspunkten* und nach dem klinischen Verlauf vorgenommen.

Schmelzkaries

Die Zerstörung der Zahnhartsubstanz beginnt an der *Schmelzoberfläche*. Das die Krone bedeckende exogene Schmelzoberhäutchen quillt unter Säureeinwirkung im Bereich der bakterienhaltigen Plaques auf und wird durchbrochen. Der Zahnschmelz liegt danach frei und kann unmittelbar angegriffen werden. Der *Schmelz* verliert in solchen Bereichen seinen Glanz, er nimmt ein *kreidiges Aussehen* an. Diese Erscheinung geht auf eine Gefügeauflockerung zurück, die sich in einer Rauhigkeit und Ausbildung eines Defektes zeigt. Es kann sich entweder ein *Mikrokrater* oder eine schmale oder tiefgreifende *Schmelzzerstörung* in Form eines *schmalen Kanals* entwickeln (Abb. 1.3 a). Dieses *Kariesinitial* zeigt von außen und innen *4 Schichten*:

- *Außenschicht*: verbleibende Schmelzoberschicht mit teils verringertem, nicht selten auch stellenweise erhöhtem Mineralgehalt im Vergleich zum normalen Schmelz.

- *Kariesläsion*: entmineralisierter Schmelzbezirk, meist doppelt so lang wie tief.
- *Dunkelband*: unregelmäßig begrenzte Zone mit vermindertem Mineralgehalt.
- *Hypermineralisation*: schmaler gürtelförmiger Streifen, der außen an das Dunkelband, innen an den intakten Schmelz anschließt (Abb. 1.3 b).

Fissurenkaries

Die Fissurenkaries geht von den *tiefen Stellen des Fissurentrichters* aus und breitet sich seitwärts in die Tiefe fortschreitend bis zur Schmelz-Dentin-Grenze und von dort flächenhaft in die Tiefe aus (Abb. 1.3 a).

Approximalkaries

Die Approximalkaries ist durch eine *kegelförmige Ausbreitung* gekennzeichnet. Die Grundfläche des Kegels ist zur Zahnoberfläche, die Spitze auf das Zahninnere gerichtet.

Mikroskopisch ist innen eine vorgeschobene *transparente Zone* ausgebildet. Die flächenhafte Ausbreitung der Karies ist abhängig von der Anordnung der Schmelzprismen, die außen annähernd parallel verlaufen, während sie am Boden der Fissuren radiär angeordnet sind.

Das histologische Bild der Schmelzkaries spricht dafür, daß die Zerstörung des Schmelzes keine vitale gewebliche Reaktion auszulösen vermag. die im Initialstadium auftretenden Erscheinungen lassen sich nur auf *physikochemische Prozesse* zurückführen. Sie beruhen auf einer Reaktion des noch nicht desintegrierten Schmelzminerals mit den durch die Zerstörung freigewordenen Substanzen (Abb. 1.3 b).

Dentinkaries

Zwischen den entmineralisierten Schmelzprismen dringen *Mikroorganismen* in die Tiefe der Zahnhartsubstanz ein. Sie erreichen die *Schmelz-Dentin-Grenze*, lösen dabei die organische Grundsubstanz auf und vermehren sich lebhaft in den Spalten, die innerhalb des erweiterten Schmelzes auftreten. Die Spaltbildung kann sich entlang der Schmelz-Dentin-Grenze unterhalb des intakten Schmelzes ausbreiten und ihn von innen her zerstören.

Die Mikroorganismen breiten sich, den Dentinkanälchen folgend, aus. Die Querverbindungen zwischen den Dentinkanälchen bilden dabei eine Leitschiene für die Ausbreitung. Die Bakterien *entkalken die Grundsubstanz des Dentins* und *lösen die organische Matrix auf.* Von außen nach innen kann man eine *bakterienreiche* und eine *bakterienarme Zone* unterscheiden.

Im Gegensatz zum Schmelz, in dem wegen des Fehlens lebendiger Strukturen die Karies reaktionslos abläuft, entstehen im Dentin typische Veränderungen als Reaktion auf die Gewebsauflösung (Abb. 1.3 c). Beim Vordringen der Mikroorganismen in die Tiefe des Dentins bilden sich *rosenkranzartige Erweiterungen der Dentinkanälchen.* Die einzelnen lagunenartigen Erweiterungen verschmelzen beim Fortgang des Prozesses rasch miteinander. Es entstehen *Höhlenbildungen*, die mit Mikroorganismen und Resten der Dentinsubstanz ausgefüllt sind. Sie werden als *Karieskavernen* bezeichnet (Abb. 1.3 d).

In den oberflächlichen Anteilen des kariösen Defekts bilden sich im Dentin trichterförmige Erweiterungen der Dentinkanälchen. Es wird angenommen, daß sich die Grundsubstanz der Dentinkanälchen besonders in den oberflächlichen, stärker entmineralisierten Bezirken kontrahiert und dadurch eine oberflächliche Erweiterung der Kanälchen resultiert. In der Tiefe herrschen die durch bakterielle Einwirkung entstandenen, an den Odontoblastenfortsätzen aufgereihten Karieskavernen vor. Im rechten Winkel zu den Dentinkanälchen verlaufen im erweichten Dentin Querspalten. Es handelt sich dabei um unregelmäßig begrenzte und unterschiedlich weite Hohlräume, die etwa dem Verlauf der kollagenen Fibrillen bzw. der Owen-Konturlinien folgen. In Bereichen, wo die Querspalten auftreten, schreitet der kariöse Prozeß besonders schnell fort.

In der Karieszone des Dentins ist nach dem mikroskopischen Bild eine Schichtung festzustellen[27].

- *Oberflächenzone:* Sie enthält die entkalkte und zerfallene Dentingrundsubstanz mit vielen Bakterien und Pilzen.
- Zone der *Entkalkung des Dentins.*
- Zone der *Pionierpilze (Vorpostenbakterien).*
- Zone der *Trübung mit Auflösung der Dentintransparenz.*
- Zone der *Transparenz.*

Bei vitaler Pulpa wird der Boden der Kavität von der Zone der Transparenz gebildet. Vitale Odontoblasten gehen zugrunde. Es entwickelt sich eine zentripetale Verkalkung der Odontoblastenfortsätze. Die Odontoblastenfortsätze verfetten von der Pulpa bis zur Erweichungszone. Der auf diesem Vorgang beruhende Verschluß der Dentinkanälchen führt zu einer Homogenisierung des Dentins.

Morphologie der chronischen Karies

Die chronische Karies ist durch einen *langsam fortschreitenden klinischen Verlauf* gekennzeichnet. Im Gegensatz zur akuten Karies erscheint der Defekt nicht so zerklüftet. Es treten keine überhängenden Schmelzränder auf. Der kariöse Defekt zeigt eine *hell- bis tiefdunkelbraune Färbung* und ist *meist glänzend.* Die Bakterien dringen direkt in die eröffneten und freiwerdenden Dentinkanälchen ein. Es treten im histologischen Bild Verhältnisse auf, wie sie bei der akuten Form in den tiefen Schichten anzutreffen sind. An der Basis des Defektes sind eine breite

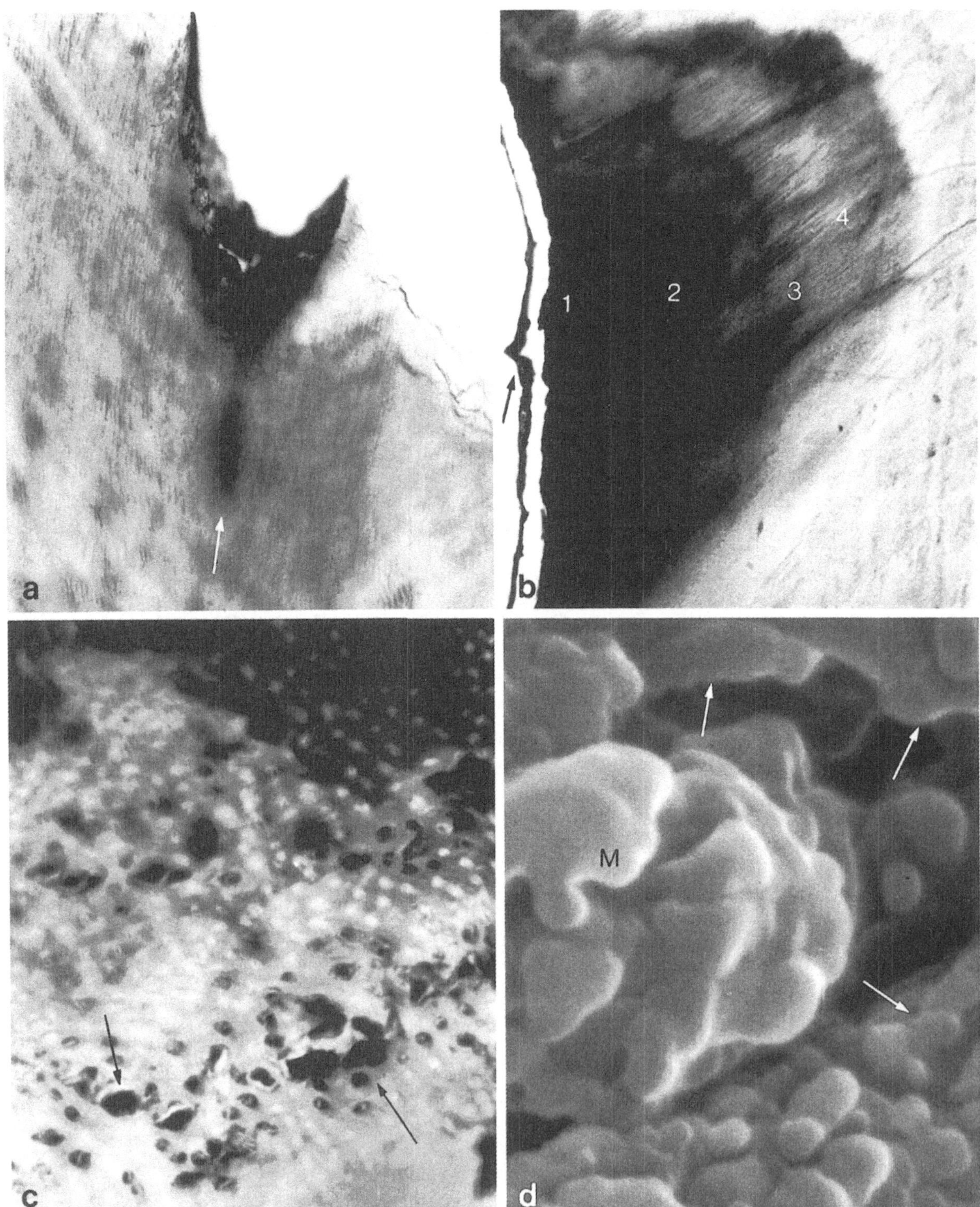

Abb. 1.3. a Fissurenkaries des Schmelzes mit keilförmiger Anordnung und flachem Oberflächendefekt. Die kariöse Veränderung breitet sich in einer schmalen Zone in die Tiefe aus *(Pfeil)*. Sägeschliff, Färbung: basisches Fuchsin und Methylenblau (Vergr. 180 : 1). **b** Approximalkaries in keilförmiger Anordnung mit typischer Schichtung. Von der Oberfläche abgelöste Plaques *(Pfeil)* 1 Außenschicht: 2 Kariesläsion: 3 Dunkelband: 4 Hypermineralisation. Sägeschliff, Färbung: basisches Fuchsin und Methylenblau (Vergr. 200 : 1). **c** Dentinkaries. Die Mikroorganismen breiten sich in den Dentinkanälchen aus. Es bilden sich Karieskavernen (Pfeile). Sägeschliff, Färbung: basisches Fuchsin und Methylenblau (Vergr. 180 : 1). **d** Kariöses Dentin mit Bildung einer Karieskaverne *(Pfeile)* im rasterelektronenmikroskopischen Bild. In dem erweiterten Anteil eines Dentinkanälchens liegt ein Komplex aus Mikroorganismen (M) (Vergr. 5000 : 1)

Transparenzzone und eine *breite Trübungszone* ausgebildet.

Verlauf und Komplikationen der Karies

Durch den fortschreitenden kariösen Prozeß kann die *Stabilität des Zahnes* so stark *beeinträchtigt* werden, daß er den Druck- und Scherkräften beim Kauakt nicht mehr standhält und *zerbricht*.

Die Komplikationen werden durch das Übergreifen der Karies auf die *Pulpenhöhle* und die dadurch ausgelöste *Pulpitis* bestimmt.

Zementkaries

Kariöse Veränderungen am Zement können erst auftreten, wenn die Schmelz-Zement-Grenze vom Epithel entblößt ist. Diese Kariesform wird deshalb *besonders im höheren Lebensalter* beobachtet. Die kariösen Defekte weisen vielfach eine *flächenhafte Ausbreitung* auf. Die Bakterien rufen zunächst eine Quellung und Auflösung der Zementkutikula hervor. Mikroorganismen und Säuren können danach in das Zement eindringen. Der Prozeß entwickelt sich an den Kanälchen der Sharpey-Fasern entsprechend der Ausdehnung in den Dentinkanälchen. Die relativ dünne Zementschicht wird rasch zerstört und löst sich ab. Eine *Schichtung wie bei der Dentinkaries fehlt*.

Pulpitis

Definition. Die Pulpitis ist eine *entweder exogen oder endogen ausgelöste entzündliche Reaktion* des Pulpengewebes.

Ätiologie, Pathogenese. Die Gewebsalteration der Pulpa kann durch *kariöse Infektionen, thermische Reize, chemische Noxen, Parodontopathien, Okklusionstraumen, fortgeleitete Infektionen* aus der Nachbarschaft oder durch *hämatogen* in die Pulpenhöhle gelangte Bakterien ausgelöst werden.

Klassifikation. Man unterscheidet eine *geschlossene* und eine *offene Pulpitis*.

- *Geschlossene Pulpitis*: Sie zeigt folgende Bilder, die als Stadien aufeinanderfolgen können: *Pulpahyperämie* (Initialstadium), *Pulpitis serosa* (seröse Durchtränkung des Pulpagewebes), *Pulpitis purulenta* (phlegmonös oder abszedierend), *Pulpanekrose* (begünstigt durch Gefäßthrombose). Unter chemisch-toxischer, thermischer und traumatischer Einwirkung auf den Zahn kann sich eine ausgedehnte, das gesamte Pulpengewebe erfassende Nekrose ausbilden. Bei sekundärer Besiedelung dieser Nekrose mit Fäulnis- und Gärungsbakterien entsteht ein ausgedehnter Abbau von Eiweißbestandteilen, eine *Gangrän*.
- *Offene Pulpitis*: Durch ausgedehnte kariöse Defekte in der Hartsubstanz der Zähne kann die Pulpa freigelegt werden. Die freie Kommunikation der Pulpenhöhle mit der Mundhöhle führt zu einer ausgedehnten Alteration des Pulpengewebes mit unterschiedlich tief ausgedehnten Nekrosen. Diese Bereiche werden durch *Granulationsgewebe* abgegrenzt, in dem eine vermehrte Bildung von Kollagenfasern bestehen kann. In dieser Zone können *kleine Verkalkungen* vorkommen. Man spricht von *Pulpitis aperta granulomatosa*, wenn die Granulationsgewebsbildung bei der offenen Pulpitis im Vordergrund steht. Dabei entsteht ein *Pulpapolyp*, der das Niveau der Zähne überragen und eine oberflächliche Abdeckung mit Plattenepithel aufweisen kann.

Verlauf, Prognose. Eine *Restitutio ad integrum* ist nur bei leichten, rasch abklingenden Pulpitiden möglich, wenn die auslösende Ursache wegfällt. Die Pulpitis kann bei geringer Virulenz der Erreger einen *chronischen Verlauf* nehmen. Die entzündliche Reaktion kann auf das Parodontium übergreifen und in eine *apikale Parodontitis* übergehen.

Literatur

1.–17. Weiterführende Literatur (▷ S. 3)
18. Euler H (1939) Die Zahnkaries im Lichte vorgeschichtlicher und geschichtlicher Studien. Lehmann, München
19. Harndt E, Weyers M (1967) Zahn-, Mund- und Kieferheilkunde im Kindesalter. Quintessenz, Berlin
20. Häupl K, Riedel H (1966) Zähne und Zahnhalteapparat In: Doerr W, Uehlinger E (Hrsg) Spezielle Pathologie. Springer, Berlin Heidelberg New York
21. Herting HG (1969) Elektronenmikroskopische Untersuchungen an Kristallen und Gefügeaufbau in gesundem und kariösem Dentin. Dtsch Zahnärztl 2:442
22. McHugh WD (1970) Dental plaque. Livingstone, Edinburgh
23. Langmann J (1972) Medizinische Embryologie. Die menschliche Entwicklung und Fehlbildungen, 2. Aufl. Thieme, Stuttgart
24. Mittermayer Ch (1993) Oralpathologie. Schattauer, Stuttgart New York
25. Naujoks R (1968) Ursachen der Zahnkaries. In: Haunfelder D (Hrsg) Praxis der Zahnheilkunde, Bd. 1 Urban & Schwarzenberg, München
26. Orban BJ (1957) Oral histology and embryology. Mosby, St. Louis
27. Pilz WH, Plathner M, Taatz H (1975) Grundlagen der Kariologie und Endodontie. Hanser, München
28. Ritter W (1968) Kraniofaziale Dysplasien und Störungen der Zahnentwicklung. Veröffentlichungen aus der morphologischen Pathologie. Fischer, Stuttgart
29. Sauerwein E (1974) Kariologie. Thieme, Stuttgart
30. Sauerwein E (1981) Gerontostomatologie. Thieme, Stuttgart
31. Vahl J, Riedel H (1968) Mikromorphologische Strukturanomalien des Zahnschmelzes bei Mindermineralisation (Schmelzhypoplasien). Dtsch Zahnärztl Z 23:317
32. Vahl J, Sluka H (1978) Gefügeuntersuchungen generalisierter Zahnhartgewebsanomalien (II. Mitteilung). Dtsch Zahnärztl Z 33:219

Parodontopathien

Definition. Pathologische Veränderungen im Parodontium werden unter dem Begriff Parodontopathie zusammengefaßt. Als Parodontium bezeichnet man den Zahnhalteapparat und das Stützgewebe des Zahnes. Es bildet eine funktionelle Einheit und besteht aus dem Alveolarknochen, dem Wurzelzement, dem Desmodont und der Gingiva.

Die *normale Gingiva* besteht aus folgenden Elementen
- *Saumepithel,*
- *orales Gingivaepithel,*
- *Bindegewebe.*

Epidemiologie. Die Parodontopathien stellen neben der Karies nach einer Untersuchung der WHO *eine der am weitesten verbreiteten Erkrankungen* dar. In Deutschland haben Reihenuntersuchungen ergeben, daß 75–86% der untersuchten Personen aller Altersgruppen parodontale Veränderungen aufweisen.

Klassifikation, Lokalisation. Breiten sich entzündliche Veränderungen der Gingiva auf tieferliegende Anteile des marginalen Parodontiums aus, so kommt es zur *Destruktion von Kollagenfasern* und Knochengewebe (▷ marginale Parodontitis). Nach der Ausbreitung werden *2 Formen* unterschieden:
- *Parodontitis marginalis superficialis*: marginale Parodontitis mit Bildung supraalveolärer *Zahnfleischtaschen,*
- *Parodontitis marginalis profunda*: Entzündung des gesamten Parodontium mit einer Beteiligung des Alveolarknochens und Bildung infraalveolärer Taschen *(Knochentaschen).*

Pathogenese, Morphologie. Bei der Ausbreitung der Parodontitis sind verschiedene Stadien der Läsion zu unterscheiden [20].
- *Initiale Läsion: 2–3 Tage* nach Ausbildung einer mikrobiellen Plaque und Ausbreitung in den Sulkus bildet sich eine *exsudativ-entzündliche Reaktion* mit Exsudation von Flüssigkeit aus dem Sulkus, leukozytärer Infiltration, Serumprotein- und Fibrinabscheidungen, Alteration des Epithels und Verlust an perivaskulärem Kollagen.
- *Frühe Läsion: 4–7 Tage* nach Plaquebildung kommt es zu einer Verstärkung der exsudativentzündlichen Reaktion, zur *Lymphozytenansammlung* unter dem inneren Saumepithel, zu Veränderungen der ortsständigen *Fibroblasten,* zu einem Verlust an Kollagenfasern im supraalveolären Bindegewebe und zu verstärkter *Proliferation der Basalzellen* des inneren Saumepithels.
- *Etablierte Läsion:* Sie ist durch das vermehrte Auftreten von *Plasmazellen* im befallenen Bindegewebe ohne wesentliche Knochendestruktion gekennzeichnet. Die entzündlich-exsudativen Vorgänge bestehen fort, es treten Plasmazellen auf, eine nennenswerte Knochendestruktion fehlt. Weiterhin kommt es zum Auftreten von *Immunglobulinen* extravaskulär im Bindegewebe und im inneren Saumepithel, zum fortschreitenden *Verlust an Kollagenfasern* und zur *Proliferation und Tiefenausdehnung der Gewebsanteile im Bereich des inneren Saumepithels* mit Ausbildung einer *Zahnfleischtasche.*
- *Fortgeschrittene Läsion*: Sie ist durch Bildung von *Zahnfleischtaschen, Ulzerationen,* Exsudation, *Destruktion des Alveolarfortsatzknochens* und des *Desmodontes,* erhöhte Zahnbeweglichkeit und *Zahnverlust* gekennzeichnet.

Mikroskopisch sieht man ein Fortbestehen der exsudativ-entzündlichen Reaktion, ein Übergreifen auf den Alveolarfortsatz und das Desmodont, ein Fortschreiten des Kollagenabbaus in der an das Taschenepithel angrenzende Zone und eine Fibrosierung in entfernteren Bereichen sowie ein Auftreten von zytopathologisch veränderten Plasmazellen, eine Destruktion im Alveolarfortsatz und eine Fibrosierung des Knochenmarks.

Verlauf, Prognose. Die Parodontitis verläuft *schubweise* mit akuten Exazerbationen in einem chronisch-schleichenden Prozeß. Der progrediente Verlauf führt nach einer Zahnlockerung zum weitgehenden Abbau des Desmodontes und zum Zahnverlust [21].

Literatur

1.–17. Weiterführende Literatur (▷ S. 3)
18. Lange E (1979) Erkrankungen der Gingiva und des Parodontiums, In: Becker R, Morgenroth K (Hrsg) Pathologie der Mundhöhle. Thieme, Stuttgart
19. Mutschelknauss R (1973) Die Klinik der marginalen Parodontopathien und ihre pathohistologischen Grundlagen. In: Haunfelder D (Hrsg) Praxis der Zahnheilkunde, Bd 1. Urban & Schwarzenberg, München
20. Page R, Schroeder H (1977) Structure and pathogenesis. In: Schlugel S, Yuodelis R, Page R (eds) Periodontal disease. Lea Febiger, Philadelphia
21. Rateitschak K, Renggli H, Mühlemann H (1978) Parodontologie, 2. Aufl. Thieme, Stuttgart
22. Shafer W, Hine M, Levy B (1974) A textbook of oral pathology. Saunders, Philadelphia

Kieferzysten

Klassifikation, Epidemiologie, Histogenese. Die Zysten des Kiefer- und Gesichtsbereiches können in

- *Knochenkieferzysten* und
- *Weichteilzysten*

unterschieden werden *(odontogene und nichtodontogene Zysten)*.

Die *odontogenen Zysten* werden in *entzündlich bedingte Zysten* und *dysontogenetische* Zysten unterteilt (WHO-Klassifikation 1992[42], ▷ Tabelle 1.11).

Die *odontogenen Zysten sind relativ häufig*. Sie treten besonders häufig bei Patienten mit retinierten Zähnen auf (etwa 36% der Fälle). Bei systematischen Röntgenuntersuchungen wurden odontogene Zysten bei etwa *1% der untersuchten Fälle* nachgewiesen[46].

Die *odontogenen Zysten* nehmen ihren *Ausgang* von Strukturen der Zahnanlage *(Resten der Zahnleisten* bzw. *Malassez-Epithelnester)*,während die *nichtodontogenen Zysten* von *Epithelinseln ausgehen, die nichts mit der Zahnanlage zu tun haben.*

> Das primäre histologische Bild kann durch sekundäre entzündliche Veränderungen überlagert und verwischt werden, so daß die differentialdiagnostische Einordnung nach dem histologischen Bild allein ohne differenzierte klinische Angaben, v. a. über die Beziehung der Zyste zum Zahn, in der Regel nur selten möglich ist.

Entzündlich bedingte Zysten

Radikuläre Zyste

(SNOMED M-43800)

Tabelle 1.11. Klassifikation der Zysten (WHO 1992)[42]

	SNOMED
A. Dysontogenetische Zysten	
1. *Odontogene Zysten*	
a) Gingivale Zyste der Kinder (Epsteinperlen)	26 540
b) Odontogene Keratozyste (Primordialzyste)	26 530
c) Dentogene (follikuläre) Zyste	26 560
d) Eruptionszyste	26 550
e) Laterale peridontale Zyste	26 520
f) Gingivale Zyste des Erwachsenen	26 540
g) Glanduläre odontogene Zyste; sialoodontogene Zyste	26 520
2. *Nichtodontogene Zysten*	
a) Zysten des Ductus palatinus (Canalis incisivus)	26 600
b) Nasolabiale Zysten (nasoalveoläre Zysten)	26 500
B. Entzündungsbedingte Zysten	
a) *Radikuläre* (apikale und laterale, residuale) *Zyste*	43 800
b) *Paradontale* (entzündliche kollaterale, mandibuläre infektiöse bukkale *Zyste)*	26 520

Definition. Die radikuläre Zyste entsteht als Folge einer Entzündung aus den Epithelresiduen des parodontalen Ligaments. Sie tritt häufig als Folge des Pulpatodes auf.

Epidemiologie. *Die radikulären Zysten können in jedem Lebensalter* auftreten. Ein *Altersgipfel* besteht im 2.–3. Lebensjahrzehnt. Die radikulären Zysten sind mit etwa *80% aller odontogenen Zysten die häufigste Zystenform* des Kiefers.

Ätiologie, Pathogenese. Die radikulären Zysten entstehen über die *apikale Parodontitis (Pulpatod der Zähne)*, deren Entzündungsreiz die im Desmodont liegenden Malassez-Epithelreste zur Proliferation veranlaßt. Das Epithel beginnt in Strängen, netzartig und in Haufen zu wachsen. Durch *Zerfall der zentral gelegenen Zellen* und durch *Epithelialisierung eines Mikroabszesses* entsteht der *zystische Hohlraum.*

Lokalisation. Aufgrund ihrer Genese ist die radikuläre Zyste *immer der Wurzel eines pulpatoten Zahnes zugeordnet,* wobei sie apikal oder bei seitlich abgehenden apikalen Ramifikationen auch lateral liegen kann. Sie kommt im *gesamten bezahnten Kiefer* vor.

Morphologie. Die dickwandige Zyste steht *mit der Wurzel des Zahnes in direktem Kontakt.* Die Zystenlichtung wird ganz oder teilweise von *mehrschichtigem Plattenepithel* ausgekleidet. Es können *10 und mehr Epithelschichten* ausgebildet sein. In umschriebenen Arealen kann die Auskleidung aus Granulationsgewebe bestehen. Das Epithel weist schmale Zapfen, häufig mit Verzweigungen auf, die weit in das benachbarte Bindegewebe des Zystenbalges reichen können, und ist von *Entzündungszellen* durchsetzt (Abb. 1.4a). In der Regel besteht eine dichte zelluläre entzündliche Infiltration der subepithelialen Bindegewebszone (Abb. 1.4a).

Dysontogenetische Zysten

Primordialzyste (Keratozyste)

(SNOMED M-26530)

Epidemiologie. Diese Zystenform tritt meist im *3.–6. Lebensjahrzehnt* auf, wird jedoch wegen des relativ symptomarmen Verhaltens erst viel später diagnostiziert. Die Primordialzysten machen etwa *4–6% aller Kieferzysten* aus[28].

Ätiologie, Pathogenese. Der Bildung der Primordialzysten liegt eine *primäre Entwicklungsstörung der Zahnleiste* zugrunde. *Die Zyste bildet sich anstelle eines Zahnes.* Gelegentlich können auch extrafollikuläre Zysten lateral eines Zahnkeimes oder eines Zahnes entstehen.

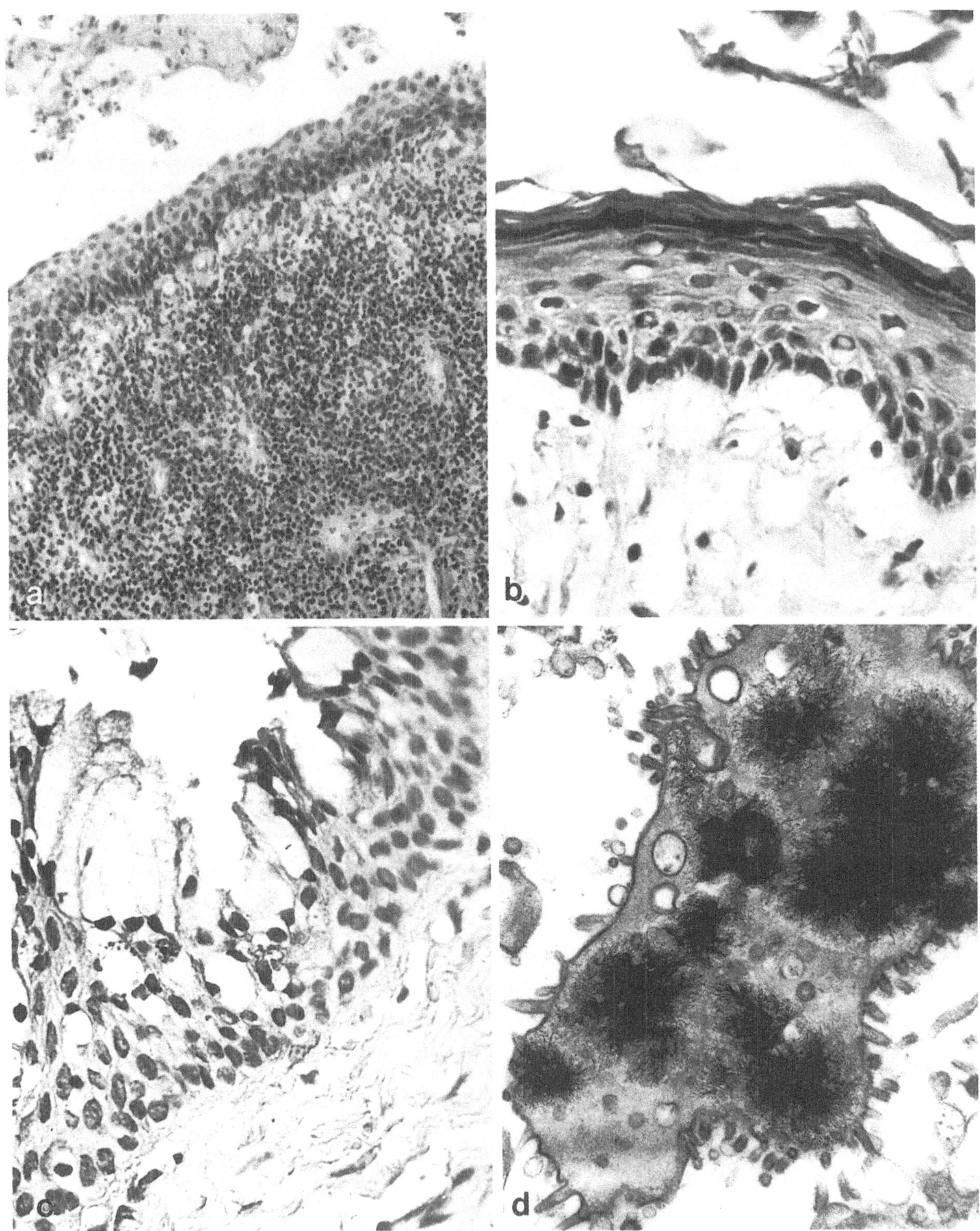

Abb. 1.4. a Radikuläre Zyste. Das nichtverhornende Plattenepithel ist unregelmäßig von Entzündungszellen durchsetzt. Unter dem Epithel eine breite Granulationsgewebszone. Färbung: Hämatoxylin-Eosin (Vergr. 180 : 1). **b** Primordialzyste (Keratozyste). Die Epithelauskleidung der Zystenwand wird von einem verhornenden Plattenepithel gebildet. Die Hornschollen lösen sich von der Epitheloberfläche und bilden einen Teil des Zysteninhalts. Färbung: Hämatoxylin-Eosin (Vergr. 320 : 1). **c** Epithelauskleidung einer Primordialzyste. Im Epithel können Becherzellen und zilientragende Epithelzellen wie im respiratorischen Epithel auftreten. Färbung: Hämatoxylin-Eosin (Vergr. 320:1). **d** Aus dem Epithelverband einer kalzifizierenden Kieferzyste abgelöste Plattenepithelzellen mit rosettenförmigen intrazytoplasmatischen Verkalkungen. Transmissionselektronenmikroskopische Aufnahme (Vergr. 9200 : 1)

Morphologie. Die Zyste besteht aus einem *dünnwandigen Balg*, dessen Wand leicht einreißt. In der *Zystenlichtung* liegen *Hornlamellen*. Die *Zystenwand* besteht histologisch aus einem flachen, selten aus einem höheren, mehrschichtigen (Abb. 1.4 b, c) *Plattenepithel*. Eine verstärkt anfärbbare Basalzellschicht und eine *Hyperparakeratose* oder *Hyperorthokeratose* werden als typisch angesehen. An das Epithel schließt sich außen eine kollagenfaserhaltige Bindegewebszone an. Entzündete Zysten zeigen häufig eine *Epitheldegeneration*, selten *Epithelproliferationen*. In größeren Operationspräparaten können sog. *Tochterzysten* mit dem gleichen histologischen Aufbau in den äußeren Bindegewebszonen und im Kieferknochen vorkommen.

Verlauf, Prognose. Die Primordialzyste entsteht und verhält sich besonders *symptomarm*. In der Umgebung der Zysten kann eine Resorption der Zahnwurzel auftreten. Bei nicht vollständiger operativer Entfernung auch der Tochterzysten können Rezidive auftreten.

Differentialdiagnose. Bei mehrkammerigen Zysten oder beim Auftreten multipler Tochterzysten kann die morphologische Abgrenzung zum *Ameloblastom* schwierig sein.

Follikuläre Zyste

(SNOMED M-26560)
Synonym: dentogenerous cyst

> **Definition.** Die follikulären Zysten sind Zystenbildungen, die *am Schmelzorgan noch nicht durchgebrochener Zähne* entstehen.

Epidemiologie. Etwa 11% aller dentogenen Zysten sind follikuläre Zysten.

Ätiologie, Pathogenese. Die follikulären Zysten entstehen aus dem *Epithel der Zahnanlage* und entwickeln sich entweder zwischen der nackten Zahnkrone und dem vereinigten inneren und äußeren Schmelzepithel oder zwischen beiden Epithelschichten. Möglicherweise sind es auch *Aussprossungen des Zahnfollikels*, die dann zu extrafollikulären Zysten führen. Als auslösende Ursache für die Zystenbildung werden wie bei der radikulären Zyste entzündliche Veränderungen in der Umgebung des Zahnkeimes angesehen.

Morphologie. *Makroskopisch umhüllt die Zyste häufig die Zahnkrone*, wobei die Krone den Zystenboden bildet. Geschlossene, allseits von Epithel ausgekleidete Zysten, die nur einseitig an der Schmelz-Zement-Grenze ansetzen können, kommen seltener vor[28]. Lateral vom Zahn liegende Zysten können nur durch eine schmale Gewebsbrücke mit dem Zahn an der Schmelz-Zement-Grenze in Verbindung stehen.

Mikroskopisch wird die Zystenwand von einem *schmalen, zumeist zweischichtigen Epithel* ausgekleidet. Die Basalzellschicht sitzt einer lockeren faserarmen Bindegewebszone auf. Bei stärker entzündlicher Reaktion kann das *Bild dem einer radikulären Zyste ähneln*.

Durchbruchzyste (Eruptionszyste)

(SNOMED M-26550)

> **Definition.** Die Durchbruchzyste entspricht einem *Hohlraum*, der *oberhalb der Zahnkrone* eines im Durchbruch stehenden Zahnes und außerhalb des Knochens in den bedeckenden Weichteilen ausgebildet ist.

Epidemiologie. Die Durchbruchzysten sind *selten*. Sie werden von einzelnen Autoren auch zu den follikulären Zysten gerechnet und nicht als eigene Form angesehen[28].

Morphologie. Die Zystenwand ist *unter- und oberhalb der Zahnkrone* angeordnet. Oberhalb der Zystenwand sind in der Regel Anteile der überkleidenden Gingiva erhalten. Die Wand der Zyste wird innen von mehrschichtigem Plattenepithel ausgekleidet, das unterschiedlich breite, z. T. weit in die benachbarten Bindegewebszonen reichende Zapfen aufweisen kann. Im Bereich entzündlicher Veränderungen in der Wand kann eine Epithelverdickung auftreten.

Gingivazyste

(SNOMED M-26540)

> **Definition.** Im *parodontalen Bindegewebe* angeordnete Zyste mit einer *meist keratinisierenden Epithelauskleidung*.

Ätiologie, Pathogense. Die Ätiologie und die Pathogenese der parodontalen Zysten sind nicht endgültig geklärt[53].

Ein *odontogener* und ein *nichtodontogener Ursprung* des Zystenepithels werden diskutiert[23, 28, 29].

Morphologie. *Mikroskopisch* wird die unterschiedlich dicke Zystenwand in der Regel gleichmäßig von Epithel ausgekleidet. Meist kommen *2–3, seltener mehr Epithellagen* vor. Das Epithel kann eine *Hyperortho- und Parakeratose aufweisen*.

Tabelle 1.12. Hinweise zur histologischen Differentialdiagnose der Kieferzysten (Erläuterungen ▷ Text)

Struktur der Zystenwand		Zystentyp
Verhorntes Plattenepithel	ohne Reteleisten	Primordialzyste (Keratozyste) Gingivazyste und Epstein-Perlen Follikuläre Zyste
	mit Reteleisten	Radikuläre Zyste Entzündete Primordialzyste
Nicht verhorntes Plattenepithel	ohne Reteleisten	Follikuläre Zyste Nasopalatinale Zyste Globulomaxilläre Zyste Nasolabiale Zyste Gingivazyste Eruptionszyste
	mit Reteleisten	Radikuläre Zyste Entzündete Primordialzyste
	mit Reteleisten und starker Entzündung	Radikuläre Zyste
Plattenepithel und/oder schleimbildendes Epithel und/oder Flimmerepithel		Follikuläre Zyste Radikuläre Zyste Nasopalatinale Zyste Nasolabiale Zyste
Plattenepithel + große Nerven + Gefäße (+ Schleimdrüsen + Fettgewebe)		Nasopalatinale Zyste
Schmales, meist zweischichtiges Epithel + Zahnkrone		Follikuläre Zyste

Kalzifizierende odontogene Zyste

(ICD-O M-9301/0)

Epidemiologie. Die kalzifizierende odontogene Zyste ist *selten*. Nach einer Zusammenstellung von Oikarinen[47] sind bis 1976 etwa 70 Fälle dieser Zystenform mit *intra- und extraossärer Manifestation* beobachtet worden.

Ätiologie, Pathogense. Die verkalkende odontogene Zyste wird als *Sonderform der Primordialzyste* aufgefaßt. Diese Zystenform wurde erstmals von Pindborg[49] beschrieben und zu dem Epithelioma Malherbe in Beziehung gesetzt[34, 35]. Die Differenzierung des Epithels spricht für eine Zystenentstehung aus *versprengten Anteilen des Mundbodenepithels*. Der embryonale Charakter des Epithels ist aus elektronenmikroskopischen Befunden abzuleiten[45] (Abb. 1.4d).

Morphologie. *Makroskopisch* kann die Größe der Zysten stark variieren. Größere Zysten können zu *Auftreibungen des Kieferknochens* führen und wie Tumoren erscheinen.

Mikroskopisch ist im Epithel eine *deutlich abgrenzbare kubische bis zylindrische basale Zellzone* abzugrenzen. Die Schichtdicke des Epithels ist sehr variabel. Die Zellen der Besalzellschicht ähneln den Zellen der Schmelzpulpa. In den oberen Epithelschichten liegen die sog. *Schattenzellen*, die einzeln oder im Verband verkalken (Abb. 1.4d). In ihrer Umgebung kann eine Fremdkörperreaktion mit Riesenzellen auftreten. Epithelanteile können sich aus dem Verband lösen und in das Zystenlumen abgestoßen werden.

Bei dem im Bindegewebe erscheinenden *dysplastischen Dentin* handelt es sich nach elektronenmikroskopischen Befunden um eine hornartige Substanz, wie sie bei der Nagelbildung entsteht[28].

Nichtodontogene Kieferzysten

Aus der embryonalen Entwicklung von Gesicht und Kiefer können im Bereich ehemaliger Epithelleisten, Epithelmauern, primärer Gesichtsfurchen und Gesichtsspalten Epithelreste in der Tiefe des Gewebes zurückbleiben. Diese Epithelanteile können – durch spätere *Entzündungsreize* zur *Proliferation* angeregt – Ausgangsgewebe für Zysten bilden. Diese Zysten werden nach ihrer Lokalisation unterschieden: Radikuläre Zysten, follikuläre Zysten, Primordialzysten, desmodontale Zysten, Gingivazysten.

Nasopalatinale Zysten

(SNOMED M-26600)

Sie entstehen aus *Resten der Hochstetter-Grenzplatte* bzw. *Resten des Tractus nasopalatinus*, die sich an

Tabelle 1.13. Klassifikation der odontogenen Geschwülste nach WHO (1992)[42]

Gutartige Tumoren	ICD-O
1 Tumoren aus odontogenem Epithel ohne odontogenes Ektomesenchym	
1.1 Ameloblastom	9310/0
1.2 Plattenepithelialer odontogener Tumor	9312/0
1.3 Kalzifizierender odontogener Tumor (Pindborg-Tumor)	9340/0
1.4 Odontogener Klarzelltumor	9270/0
2 Odontogene epitheliale Tumoren mit odontogenem Ektomesenchym, mit oder ohne Zahnhartsubstanzbildung	
2.1 Ameloblastisches Fibrom	9330/0
2.2 Ameloblastisches Fibrodentinom (Dentinom)	9290/0
2.3 Odontoameloblastom	9311/0
2.4 Adenomatoider odontogener Tumor	9300/0
2.5 Kalzifizierende odontogene Zyste	9301/0
2.6 Komplexes Odontom	9282/0
2.7 Compoundodontom	9281/0
3. Odontogene ektomesenchymale Tumoren mit oder ohne Einschluß von odontogenem Epithel	
3.1 Odontogenes Fibrom	
zentral	9321/0
peripher	9322/0
3.2 Myxom (odontogenes Myxom, Myxofibrom)	9320/0
3.3 Gutartiges Zementoblastom (Zementoblastom, echtes Zementom)	9273/0
Bösartige Tumoren	
1 Odontogene Karzinome	
1.1 Malignes Ameloblastom	9310/3
1.2 Primäres intraossäres Karzinom	9270/3
1.3 Maligne Varianten anderer odontogener epithelialer Tumoren	
1.4 Maligne Tumoren in odontogenen Zysten	9270/3
2. Odontogene Sarkome	
2.1 Ameloblastisches Fibrosarkom (ameloblastisches Sarkom)	9330/3
2.2 Ameloblastisches Fibrodentinosarkom und ameloblastisches Fibroodontoblastom	9290/3
2.3 Odontogenes Karzinosarkom	8980/3

den Nahtstellen des sekundären Gaumens nicht vollständig zurückgebildet haben. Die Epithelauskleidung kann aus *Plattenepithel* oder aus *Flimmerepithel* bestehen.

Differentialdiagnose der Kieferzysten

(▷ Tabelle 1.12)

Odontogene Kiefertumoren

Epidermiologie. Die Geschwülste des Kieferbereiches sind insgesamt *selten*. Unter ihnen überwiegen die *mesodermalen* Formen bei weitem.

Gutartige odontogene Tumoren

Ameloblastom

(ICD-O M-9310/0)

Definition. Das Ameloblastom ist ein gutartiger, aber lokal invasiv wachsender Tumor aus proliferierendem odontogenem Epithel mit einem fibrösen Stroma[8, 35, 44, 56, 54].

Epidemiologie. Die Geschwulst stellt nur etwa *1% aller Tumoren und Zysten der Kieferknochen* dar. Sie ist jedoch der *häufigste epitheliale odontogene Tumor*.

Das Ameloblastom kommt in *allen Lebensalterstufen* vor, bevorzugt jedoch das jüngere und mittlere Erwachsenenalter. Der *Altersgipfel* liegt zwischen dem 3. und 5. Lebensjahrzehnt. *Männer* sind etwas häufiger betroffen als *Frauen*. In manchen Teilen Afrikas ist das Ameloblastom besonders häufig und bevorzugt eindeutig das weibliche Geschlecht.

Lokalisation. *Über 80% der Tumoren entwickeln sich im Unterkiefer*. Im Unterkiefer liegen die Tumoren zu 70% im Molarenbereich und im aufsteigenden Ast des Unterkiefers, zu 20% im prämolaren Bereich und zu 10% im Bereich der Schneidezähne.

Morphologie. *Makroskopisch* liegt das Ameloblastom meist als *zentrale Kiefergeschwulst* im Kncheninneren. Der Tumor hat *eine grau-weiße oder grau-gelbe Schnittfläche*. Es können zahlreiche *Zysten* bis zu einem Durchmesser von 2 cm ausgebildet sein. Daneben kommen breite *solide Tumorabschnitte* vor. Die innen glatten Zysten enthalten gelatinöses Material. Der Tumor entwickelt sich nicht selten im Bereich retinierter Zähne.

Mikroskopisch kann die epitheliale Komponente verschiedene Differenzierungen aufweisen. Danach werden folgende Formen des Tumors unterschieden:

- *Follikuläres Ameloblastom:* Das Epithel ist in unterschiedlich große *Inseln* angeordnet. In den Epithelsträngen liegt eine *Innenzone* mit einem Netzwerk sternförmig verzweigter Zellen, das der Schmelzpulpa entspricht (Abb. 1.5b). *Außen* schließt sich eine Lage aus geordneten Epithelzellen an, die eine kubische bis zylindrische Form aufweisen und chromatinreiche, ovale, meist basal angeordnete Zellkernen enthalten. Gewöhnlich treten *in den Epithelsträngen Zystenbildungen* auf.
- *Plexiformes Ameloblastom*: Das Epithel des Tumors ist in unregelmäßigen Arealen oder einem Netzwerk von Epithelsträngen geordnet (Abb. 1.5a). Jeder Strang besteht aus *kubischen* bis *zylindrischen Zellreihen* (Abb. 1.5c) mit einer nur

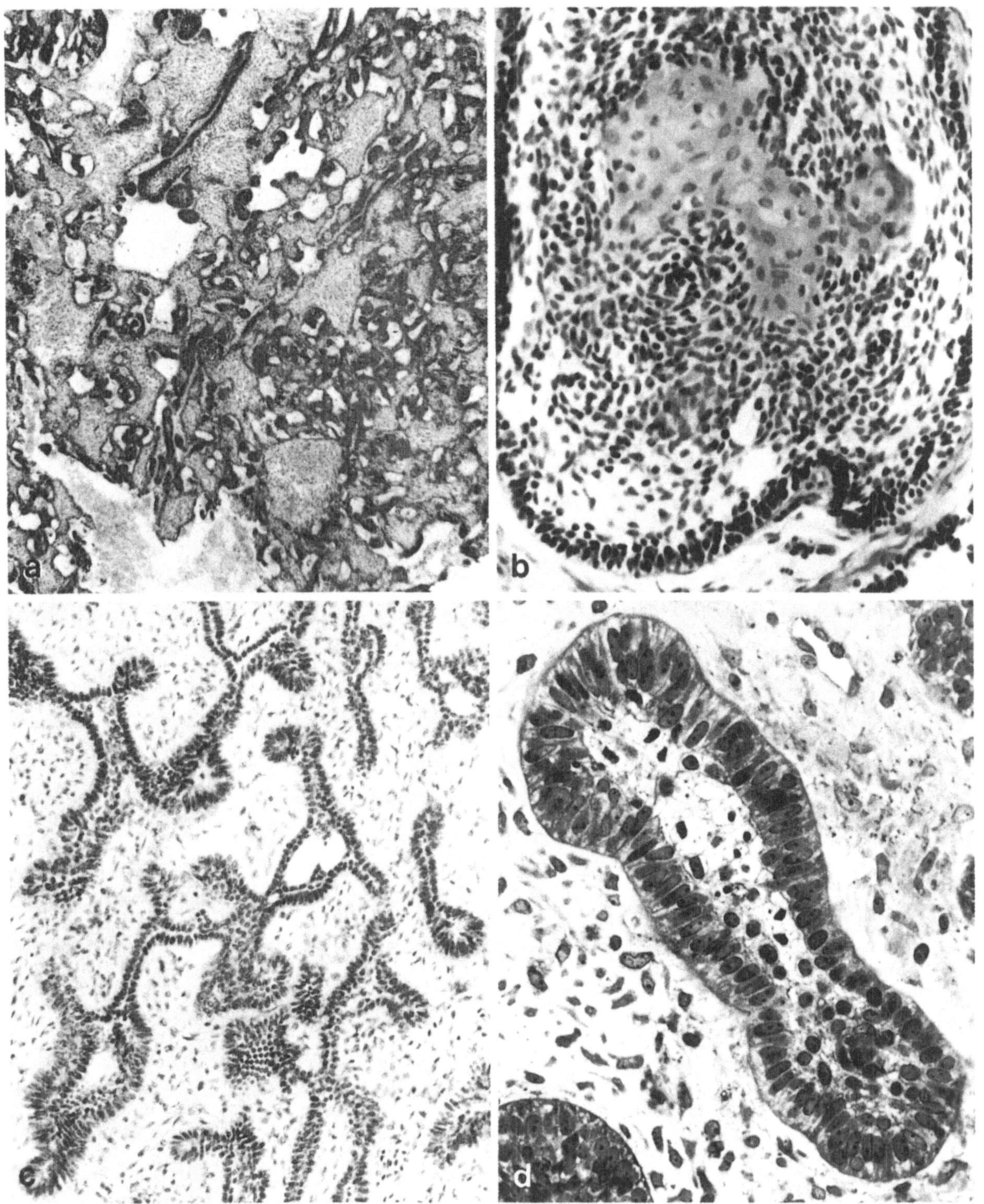

Abb. 1.5. a Plexiformes Ameloblastom. Unterschiedlich breite Epithelkomplexe. Sehr geringer Stromaanteil. Färbung: van Gieson (Vergr. 100 : 1). **b** Follikuläres Ameloblastom mit Plattenepithelmetaplasien (Ameloblastom vom akanthotischen Typ). Färbung: Hämatoxylin-Eosin (Vergr. 200 : 1). **c** Plexiformes Ameloblastom. Aufgezweigte, gleichmäßig breite Epithelstränge in einem lockeren Stroma. Färbung: Hämatoxylin-Eosin (Vergr. 120 : 1). **d** Plexiformes Ameloblastom. In den Epithelsträngen außen eine zylindrische Epithelzone. Im Innern ein Netzwerk aus sternförmig verzweigten Epithelzellen. Färbung: Hämatoxylin-Eosin (Vergr. 222 : 1)

gering ausgebildeten Innenzone aus sternförmig verzweigten Zellen (Abb. 1.5 d), die geringer ausgebildet ist als beim follikulären Ameloblastom. *Zystenbildungen* können vorkommen. Sie sind aber eher als *zystische Degeneration des Stromas* und nicht als zystische Umwandlung der epithelialen Komponente aufzufassen.

- *Akanthotisches Ameloblastom* (ICD-O M-9312/0): *Plattenepithelmetaplasien* z. T. mit Verhornungen in den Epithelkomplexen kennzeichnen diese Form. Der Aufbau entspricht sonst dem des follikulären Ameloblastoms (Abb. 1.5 b).
- *Basalzelltyp des Ameloblastoms*: Tumoren im Kieferknochen oder vom Oberflächenepithel in den Kieferknochen entwickelte Geschwülste können *große Ähnlichkeit mit dem Basaliom der Haut* aufweisen. Die differentialdiagnostische Abgrenzung zum intraossären adenozystischen Karzinom kann schwierig sein.
- *Granularzelltyp des Ameloblastoms* (ICD-O M-9310/0): Einige Ameloblastome zeigen eine *granuläre Transformation der Epithelzellen*. Gelegentlich können Tumoren beobachtet werden, die nur aus solchen granulär transformierten Epithelzellen bestehen. Die Zellen sind groß, kubisch oder rund. Ihr breiter Zytoplasmaanteil ist mit *azidophilen Granula* gefüllt.
- *Sonstige Varianten*[63, 66]: Als *Hämangioameloblastome (angiomatöse Ameloblastome)* bezeichnet man Tumoren, die zahlreiche weite Blutgefäße enthalten. Der Bindegewebsanteil zwischen Epithel und Bluträumen kann nur gering ausgebildet sein. Die Endothelauskleidung der Blutgefäße kann fehlen, so daß die Begrenzung durch das Epithel des Tumors erfolgt.

Sehr selten kann ein *Ameloblastom mit einem Neurom kombiniert* sein. Große, primär intraossär wachsende Ameloblastome können Verbindungen zum Oberflächenepithel bekommen. Ameloblastome können als echte neoplastische Bildungen in der Wand primär nichtneoplastischer odontogener Tumoren auftreten.

Verlauf. Die Ameloblastome sind *gutartige Geschwülste*. Eine *Rezidivneigung* bis zu 30% ist zu beobachten.

Plattenepithelialer odontogener Tumor

(ICD-O M-9312/0)

> **Definition.** Der plattenepitheliale odontogene Tumor ist eine *gutartige, lokal invasiv wachsende Geschwulst*, die aus Komplexen *ausdifferenzierten Plattenepithels* besteht, die in einem fibrösen Stroma angeordnet sind. Im Epithel kann eine *zentrale zystische Degeneration* ausgebildet sein.

Epidemiologie. Der Tumor entwickelt sich von der *2.–7.*, besonders in der *3. Lebensdekade*. Eine Geschlechtsbevorzugung besteht nicht. *Ober- und Unterkiefer sind gleich häufig* befallen. Die meisten Tumoren entwickeln sich *unilokulär*.

Morphologie. Der wahrscheinlich von Resten der Zahnleiste oder den Malassez-Epithelresten ausgehende Tumor besteht aus *Inseln aus ausgereiftem Plattenepithel*, die in einem gleichmäßigen bindegewebigen Stroma liegen. In den Epithelkomplexen ist meist eine *äußere basale Zellschicht* aus kubischen Zellen wie beim Ameloblastom angeordnet. *Zystenbildungen*, degenerative Veränderungen und *Verkalkungen* werden in etwa der Hälfte der Fälle beobachtet.

Kalzifizierender epithelialer odontogener Tumor

(ICD-O M-9340/0)

Synonym: Pindborg-Tumor

> **Definition.** Der kalzifizierende epitheliale odontogene Tumor ist ein *lokal invasiv wachsender, epithelialer* Tumor, der *intraepitheliale, amyloidähnliche Substanzen* bildet, die *verkalken können*[43].

Epidemiologie. Der *seltene* Tumor wird mit relativ gleichmäßiger Häufigkeit *zwischen dem 20. und 60. Lebensjahr* beobachtet. Er tritt bei Männern und bei Frauen gleich häufig auf.

Lokalisation. 60% der Tumoren kommen im *Unterkiefer* vor. 30% werden im *Oberkiefer* beobachtet, am häufigsten sind sie in der Region der Prämolaren zu finden. Es bestehen enge Beziehungen zur Krone retinierter Zähne. Der Tumor kann auch in seltenen Fällen *außerhalb des Kieferknochens* auftreten.

Morphologie. *Makroskopisch* hat der Tumor eine ähnliche Struktur wie das Ameloblastom. Er entwickelt sich meist im Bereich retinierter Zähne.

Mikroskopisch besteht der Tumor aus *polygonalen epithelialen Zellen*, oft mit sehr deutlich ausgebildeten Interzellularbrücken. Das Epithel ist in unterschiedlich großen Arealen in einem bindegewebigem Stroma angeordnet, das degenerative Veränderungen aufweisen kann. Die Epithelzellen sind gelegentlich *mehrkernig* und *manchmal deutlich polymorph. Mitosen* sind aber *selten*. Im Tumorgewebe liegen *runde, azidophile, homogene Gebilde*, die gewöhnlich *verkalken*. Sie bestehen aus *Amyloid* und sind mit Methylviolett und Thioflavin anfärbbar. Die diese Partikel umgebenden Epithelzellen können zugrunde gehen, wodurch die azidophilen und verkalkten Massen freigesetzt werden. Im

Stroma können *basophile, unregelmäßig begrenzte Körperchen* vorkommen, die gelegentlich zu größeren Komplexen konfluieren [65].

Differentialdiagnose. Odontogene Fibrome mit proliferierendem ondogenem Epithel können einen ähnlichen Aufbau zeigen und sind deshalb gelegentlich nur schwer gegen diese Tumoren abgrenzbar.

Verlauf. Der Tumor ist *gutartig*. Die *Rezidivneigung ist gering*.

Odontogener Klarzelltumor

(ICD-O M-9270/0)

Definition. Der odontogene Klarzellentumor ist ein *seltener, gutartiger*, lokal invasiv wachsender odontogener Tumor aus Bändern und Inseln aus gleichförmigen, vakuolisierten Zellen mit hellem Zytoplasma.

Morphologie. Der Tumor besteht aus unterschiedlich großen Komplexen *inselartig* oder *bandartig* angeordneter, *gleichförmig vakuolisierter Zellen* mit hellem Zytoplasma, die eine Differenzierung zu glandulären Strukturen zeigen können. Einige Tumorzellen enthalten granulär angeordnetes *Glykogen*. Ausgereiftes fibröses Stroma ist nur spärlich entwickelt. Amyloideinlagerungen und Verkalkungen kommen nicht vor. Der Tumor zeigt einen ähnlichen Aufbau wie das Klarzelladenom.

Der Tumor zeigt eine lokal höhere Wachstumsaggressivität als das Ameloblastom.

Ameloblastisches Fibrom

(ICD-O M-9330/0)

Definition. Das ameloblastische Fibrom besteht aus proliferierendem odontogenem Epithel ohne Odontoblasten, das dem der Zahnleiste ähnelt.

Epidemiologie. Der Tumor kommt in der Regel bei *jüngeren Patienten vor dem 20. Lebensjahr vor*. Selten wird er im 4. und 5. Lebensjahr beobachtet. Er ist *außerordentlich selten* [34, 35, 58].

Lokalisation. Das ameloblastische Fibrom liegt üblicherweise im *Unterkiefer*, und zwar im prämolaren Bereich [25].

Morphologie. *Makroskopisch* zeigt der Tumor eine *lobuläre grauweiße Schnittfläche*. Gelegentlich kommen multilokuläre Formen vor. Der Tumor kann in der Nachbarschaft retinierter Zähne liegen.

Mikroskopisch ist die epitheliale Komponente des Tumors in Bändern oder Inseln angeordnet (Abb. 1.6 a), die *äußere Zellschicht* besteht aus *kubischen bis zylindrischen Zellen*. In der *Innenzone* liegt ein *Retikulum aus sternförmig aufgezweigten Zellen*. Zystenbildungen im Epithel kommen gewöhnlich nicht vor.

Die *bindegewebige Komponente* des Tumors ist zellreicher als beim Ameloblastom (Abb. 1.6 a, b). Die Zellen sind rund oder aufgezweigt. Kollagenfasern sind spärlich, eine herdförmige *Hyalinisierung* kann vorkommen.

Differentialdiagnose. Da das ameloblastische Fibrom odontogenes Epithel und Bindegewebe enthält wie in der Zahnleiste, kann im Frühstadium des *komplexen Odontoms*, in dem die Bildung der Hartsubstanz noch nicht erfolgt ist, ein sehr ähnliches morphologisches Bild ausgebildet sein.

Ameloblastisches Fibrodentinom (Dentinom) und ameloblastisches Fibroodontom

(ICD-O M-9290/0)

Definition. Ein dem ameloblastischen Fibrom ähnlicher Tumor mit Bildung von Dentin und Schmelz wie beim ameloblastischen Fibroodontom.

Der Tumor entwickelt sich vor allem im Kieferknochen, manchmal aber auch außerhalb, wobei das Epithel eine direkte Verbindung zum Oberflächenepithel der Mundschleimhaut aufweisen kann.

Morphologie. Der Tumor besteht histologisch aus *Strängen zweischichtigen Epithels* aus runden und kubischen Zellen, die von reichlich Stroma umgeben werden. Daneben sind unterschiedlich große *Komplexe aus wenig differenziertem und mineralisiertem Dentin* ausgebildet, die dem Epithel dicht anliegen.

Das ameloblastische Fibroodontom zeigt den gleichen Aufbau. In dem zellreichen Stroma gibt es neben dem Dentin Anteile aus Schmelz.

Odontoameloblastom

(ICD-O M-9311/0)

Das Odontoameloblastom ist ein *seltener gutartiger Tumor*, der aus odontogenem Ektomesenchym mit Einschluß von odontogenem Epithel besteht, das im Verhalten und der Struktur dem Epithel des Ameloblastoms gleicht. Im odontogenen Ektomesenchym wird die Bildung von Dentin und Schmelz in Teilen des Tumors angeregt.

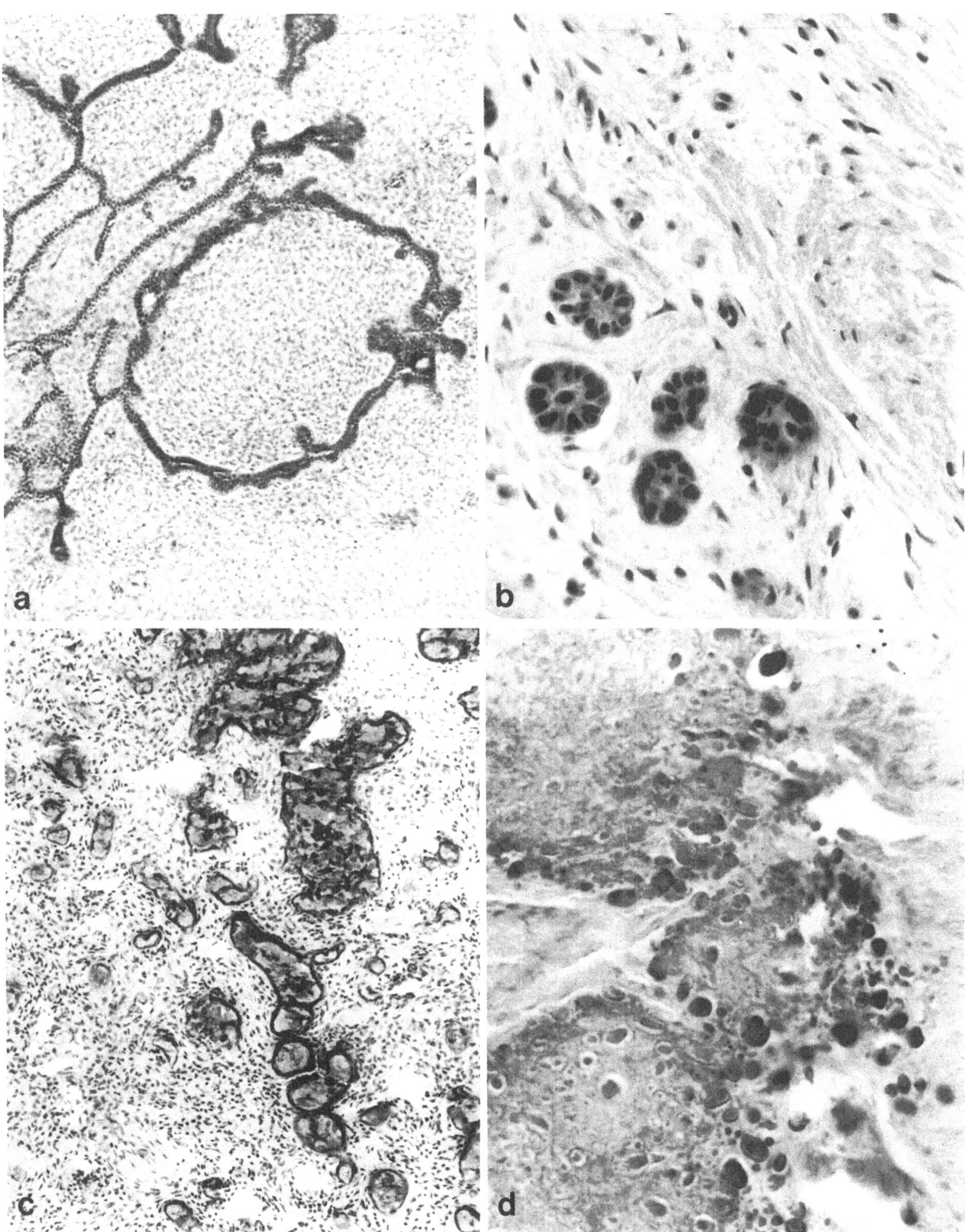

Abb. 1.6. a Ameloblastisches Fibrom. Zellreicher mesodermaler Anteil und proliferierendes odontogenes Epithel. Färbung: Hämatoxylin-Eosin. Vergrößerung: 110×. **b** Ameloblastisches Fibrom mit sehr geringem Anteil proliferierenden odontogenen Epithels. Im Epithel zwei Lagen aus zylindrischen Epithelzellen. Färbung: Hämatoxylin-Eosin. Vergrößerung: 180×. **c** Zementbildendes Fibrom. In einer Bindegewebswucherung liegen unterschiedlich große, rundliche Zementkomplexe. Färbung: Hämatoxylin-Eosin. Vergrößerung: 100×. **d** Dentinom mit Bildung dysplastischer Dentinanteile zwischen unterschiedlich breiten Bindegewebsarealen. Färbung: Hämatoxylin-Eosin. Vergrößerung: 80×

Adenomatoider odontogener Tumor
(ICD-O M-9300/0)

Definition. Der adenomatoide odontogene Tumor ist ein Tumor des odontogenen Epithels mit *Bildung gangartiger Strukturen.*

Epidemiologie. *Frauen* sind häufiger betroffen als *Männer*. Der Tumor tritt meistens *zwischen dem 10. und 20. Lebensjahr* auf.

Lokalisation. 2/3 der Geschwülste liegen im *Oberkiefer*, 1/3 im *Unterkiefer*, bevorzugt in der Eckzahnregion. In 75% der Fälle besteht eine Verbindung zu einem nicht durchgebrochenen Zahn[26, 35, 36, 67].

Ätiologie, Pathogenese. Die Tumorgenese aus *Resten des zahnbildenden Epithels* erscheint gesichert[34].

Morphologie. *Makroskopisch* tritt der Tumor gewöhnlich im Bereich eines retinierten Zahnes auf und erscheint als *unterschiedlich großes, zystisches Gebilde mit soliden Anteilen.*

Mikroskopisch ist das Epithel in Form von *Bändern, Streifen* oder *Wirbeln* angeordnet. Ringförmig angeordnete zylindrische Zellen bilden *gangartige Strukturen* die aber nur spärlich ausgebildet sein können. Zwischen den zylinderzelligen Anteilen ist häufig *azidophiles, gewöhnlich PAS-positives Material* abgelagert. Dieses hyaline Material erscheint als nichtmineralisiertes, *dysplastisches Dentin*, gelegentlich mit tubulären Strukturen. *Verkalkungen* können vorkommen. Der Tumor ist meist *abgekapselt.*

Verlauf. Der Tumor ist *gutartig*. Er zeigt ein *langsames, expansives Wachstum* mit deutlicher Abgrenzung. Es besteht *keine Rezidivneigung* nach vollständiger operativer Entfernung.

Kalzifizierende odontogene Zyste
(ICD-O M-9301/0)

Definition. Von Plattenepithel ausgekleidete *Zyste mit zylindrischer basaler Zellschicht* am breiten, aus vielen Schichten bestehenden Epithel und Ausbildung von *Schattenzellen* im Epithel und im fibrösen Stroma[49]. Die Schattenzellen können *verkalken*. In der Zystenwand kann sich *Zahnhartsubstanz* wie im komplexen und Compoundodontom bilden.

Epidemiologie. Die Veränderung tritt bei *beiden Geschlechtern gleich häufig*, meist im *2. Lebensjahrzehnt*, im *Unter- oder Oberkiefer* auf.

Morphologie. Die im Knochen oder im Bindegewebe des Kiefers liegende Zyste zeigt eine Auskleidung mit *breitem Plattenepithel*, in dem Zonen mit ausgeprägter Proliferation bestehen können. Es kann eine *unterschiedlich stark ausgeprägte Zahnhartsubstanz* gebildet werden. Daneben können Areale auftreten, die Ähnlichkeiten mit der Struktur des Ameloblastoms aufweisen. Im Zystenepithel kommen *Schattenzellen (ghost cells)* in unterschiedlich großen Komplexen vor, die *verkalken* können. Diese Zellen zeigen die gleiche Struktur wie die Schattenzellen im Pilomatrixom. Es gibt Varianten des Tumors, bei denen *im Epithel Melanin gebildet* wird[42].

Verlauf. In der Regel zeigt die Veränderung kein neoplastisches Verhalten. Ein *expansives* und *invasives* Wachstum beobachtet man, *wenn in der Zystenwand Anteile mit einer Differenzierung wie beim Ameloblastom* vorkommen.

Komplexes Odontom
(ICD-O M-9282/0)

Definition. Das komplexe Odontom ist eine Neubildung, die *alle Bestandteile des Zahnes* aufweist. Die einzelnen Gewebskomponenten sind weitgehend *ausgereift*, erscheinen *aber mehr oder minder ungeordnet.*

Epidemiologie. Der Tumor wird in der Regel *bis zum 20. Lebensjahr* beobachtet, seltene Fällte treten im *Erwachsenenalter* auf. Aktive Wachstumsphasen werden während der Dentition beobachtet.

Lokalisation. Der Tumor liegt in der Regel in der *Prämolaren- oder Molarenregion*, gewöhnlich im Bereich eines fehlenden Zahnes.

Morphologie. *Makroskopisch* ist der Tumor *gut abgegrenzt* und *hart*. Er hat eine *grauweiße Schnittfläche.*

Mikroskopisch besteht das komplexe Odontom aus einer *ungeordneten Mischung des Zahngewebes*, gelegentlich mit Bildung farnähnlicher Strukturen.

Verlauf, Prognose. Der Tumor ist *gutartig. Rezidive können sich bilden, wenn bei der operativen Entfernung Reste des odontogenen Epithels zurückbleiben.*

Differentialdiagnose. In der Wachstumsphase ist dieser Tumor nur schwer vom ameloblastischen Fibrom oder vom Fibroodontom abzugrenzen.

Zusammengesetztes Odontom
(ICD-O M-9281/0)
Synonym: compound odontoma

Definition. Der Tumor zeigt eine *geordnetere Differenzierung des Zahngewebes* als das komplexe Odontom. Er besteht aus *vielen kleinen, zahnähnlichen Gebilden*, die sich im Aufbau nur wenig von normalen Zähnen unterscheiden[34, 35, 38].

Epidemiologie. Vorkommen in den *ersten beiden Lebensjahrzehnten.*

Morphologie. Die zahnähnlichen Gebilde im Tumor zeigen den gleichen Aufbau wie ausgereifte Zähne. *Jeder einzelne Komplex besteht aus Schmelz, Dentin und Zement.* Im Inneren ist eine *Pulpa ausgebildet.*

Differentialdiagnose. Die Abgrenzung zwischen zusammengesetztem und komplexem Odontom ist willkürlich. Das zusammengesetzte Odontom wird aufgrund des Überwiegens ausdifferenzierter Dentikel diagnostiziert.

Odontogenes Fibrom

(zentral: ICD-O M-9321/0; peripher: ICD-O M-9322/0)
Synonym: Fibrom des Kiefers

Der Tumor liegt im *Kieferknochen*, selten kommen auch *extraossäre* Formen vor. Er besteht aus schmalen, häufig aufgezweigten *Bändern odontogenen Epithels* in einem zellreichen bindegewebigen *Stroma*. Inseln von Osteoid und zementähnlichen Bildungen können innerhalb des Epithels vorkommen.

Die Proliferation des odontogenen Epithels kann so ausgeprägt sein, daß die Abgrenzung zum peripheren Ameloblastom nur schwer möglich ist. Auch der kalzifizierende epitheliale odontogene Tumor kann dem odontogenen Fibrom ähneln.

Myxom (odontogenes Myxom, Myxofibrom)

(ICD-O M-9320/0)

Definition. *Lokal invasiv wachsender Tumor* aus runden und aufgezweigten Zellen in einem lockeren myxoiden Stroma. Myxome im Gesichtsbereich kommen in *2 Varianten* vor als *odontogene* und als *dermale Myxome*, wobei die dermalen von kleinen Nervenfasern ausgehen.

Epidemiologie. Der Tumor ist *selten*. Er stellt *nur etwa 1% aller Knochentumoren* dar, kommt aber weit überwiegend im Kieferknochen vor, wobei er den Unterkiefer (außer dessen vorderem Drittel) bevorzugt. Die meisten Fälle betreffen *Jugendliche* und *jüngere Erwachsene* mit einem *Altersgipfel um das 30. Lebensjahr*. Eine Geschlechtsdisposition ist nicht bekannt.

Morphologie. Der Tumor zeigt eine *unscharfe Begrenzung* und kann aus dem Knochen direkt in das extraossäre Bindegewebe einwachsen. Plötzlich auftretende Wachstumsphasen beruhen wahrscheinlich auf einer Zunahme der mukoiden Grundsubstanz. Die meisten odontogenen Myxome enthalten nur *wenige Kollagenfasern*, oft in hyalinen Bändern. Manche Tumoren zeigen zerstreut *Anteile odontogenen Epithels*, die von hyalinen Zonen umgeben sind.

Differentialdiagnose. Die Differenzierung zwischen Myxom, odontogenem Fibrom und hyperplastischem Zahnfollikel kann schwierig sein.

Verlauf. Der langsam wachsende Tumor kann zu einer *erheblichen Knochendestruktion* führen. *Rezidive* sind möglich, wenn der Tumor nicht im Gesunden entfernt wurde, wobei gelegentlich ein großer Defekt hingenommen werden muß. Eine *Transformation in ein Myxosarkom* mit foudroyantem Verlauf wird gelegentlich beobachtet.

Gutartiges Zementoblastom (Zementoblastom, echtes Zementom)

(ICD-O M-9273/0)

Definition. Das Zementom ist ein Tumor, in dem in unterschiedlich großen Komplexen *zementähnliches Material* gebildet wird, das in den peripheren Anteilen und in aktiven Wachstumszonen nicht mineralisiert ist.

Klassifikation. Folgende Formen des Zementoms werden unterschieden[8, 68]:

- *Gutartiges Zementoblastom (echtes Zementom)*: Diese Variante tritt v. a. bei *Frauen vor dem 25. Lebensjahr* auf. Sie liegt gewöhnlich im Unterkiefer, und zwar stets an der Wurzel eines Molaren oder Prämolaren.
  Mikroskopisch enthält sie in den ausgereiften Abschnitten zementähnliche Substanz mit zahlreichen *basophilen Kittlinien*, ähnlich einem M. Paget. In der Tumorperipherie und in aktiven Wachstumszonen tritt *unmineralisierte Grundsubstanz* auf. Das Stroma enthält Gefäße, Osteoklasten und große einkernige Zellen, die sich stark anfärben. Der Tumor ist *gutartig*, ähnelt jedoch histologisch einem atypischen Osteosarkom bzw. einem Osteoid-Osteom oder Osteoblastom.
- *Zementbildendes Fibrom*: Der vorwiegend bei *älteren Menschen* auftretende Tumor sitzt ebenfalls meist im *Unterkiefer*. *Mikroskopisch* enthält er in einen relativ zellreichen Gewebe unregelmäßige Einlagerungen stark *verkalkter, basophiler, zementähnlicher Massen*. Im Frühstadium ist die Zementbildung oft nur gering ausgeprägt (Abb. 1.6c).

- *Periapikale Zementdysplasie (Synonym: periapikale fibröse Dysplasie)*: Sie wird v. a. bei *Frauen mittleren Alters* und in der *Postmenopause* beobachtet, bevorzugt den *Unterkiefer* (v. a. den Frontzahnbereich) und entspricht *mikroskopisch* einem zementbildenden Fibrom mit herdförmiger Bildung eines *geflechtartigen, nichtmineralisierten Knochengewebes*.
- *Gigantiformes Zementom*: Dieser vorwiegend bei *weiblichen Schwarzen* im *mittleren Lebensalter* vorkommende Tumor ist mehr oder weniger symmetrisch entwickelt (▷ Eindruck einer fibrösen Dysplasie oder entwicklungsbedingten Anomalie). Er kann *sehr groß* werden und den Kiefer erheblich auftreiben.

Mikroskopisch besteht er aus großen Massen eines *stark verkalkten basophilen, azellulären Zementes* mit nur geringen bindegewebigen Anteilen.

Verlauf. Der *gutartige* Tumor zeigt nach dem histologischen Bild selten Übergänge zum atypischen Osteosarkom. Die differentialdiagnostische Abgrenzung zum Osteoidosteom und zum Osteoblastom kann schwierig sein. Der Tumor hat eine *enge Beziehung zur Zahnwurzel* und zeigt keine Rezidivneigung wie das Osteoblastom.

Odontogene Karzinome

Bösartiges Ameloblastom

(ICD-O M-9310/3)

Definition. Ameloblastome, bei *denen zytologische Kriterien des bösartigen Wachstums* ermittelt werden können und/oder bei denen *Metastasen* auftreten, sind als bösartige Ameloblastome aufzufassen. Sie sind *sehr selten* [55].

Morphologie. Der Tumor besteht aus für das Ameloblastom typischen Epithelformationen. Kleine Verkalkungen, mikrozystische Veränderungen und Verhornungen sowie *Tumorabschnitte mit deutlich ausgeprägter Zell- und Kernpolymorphie* können vorkommen. Es besteht eine wechselnd stark ausgeprägte *mitotische Aktivität. Metastasen* können jedoch auch bei Tumoren auftreten, die keine zytologischen Kennzeichen des bösartigen Wachstums im Primärtumor aufweisen.

Metastasierung. Metastasen des Tumors kommen in *den regionären Lymphknoten* vor. Daneben sind Metastasen in *Lunge, Leber, Milz* und *Haut* beschrieben worden [52].

Differentialdiagnose. Die Abgrenzung des malignen Ameloblastoms zu ähnlich differenzierten *Speicheldrüsentumoren* und zum *primären intraossären Karzinom* kann schwierig sein [55].

Primäres intraossäres Karzinom

(ICD-O M-9270/3)

Definition. Das im Kieferknochen *ohne Kontakt zum Oberflächenepithel* entwickelte Plattenepithelkarzinom, das von *odontogenem Epithel aus Resten der Zahnleiste* ausgeht, wird als primäres intraossäres Karzinom bezeichnet.

Morphologie. Da für die differentialdiagnostische Abgrenzung des Tumors die topographischen Verhältnisse entscheidend sind, kann die *Diagnose nur mit ausführlichen klinischen Angaben und mit Kenntnis des Röntgenbefundes* gestellt werden. Der Tumor zeigt einen Aufbau wie das von Oberflächenepithel ausgehende *Plattenepithelkarzinom*. In manchen Geschwülsten sieht man Formationen mit odontogenem Epithel mit Ausbildung einer typischen Basalzellschicht aus zylindrischen Zellen und einer plexiformen Struktur. Die *Verhornungstendenz* ist in den Tumoren sehr unterschiedlich stark ausgeprägt. Die Differentialdiagnose zum Ameloblastom, vor allem zur bösartigen Variante, kann sehr schwierig sein [55].

Bösartige Varianten anderer odontogener epithelialer Tumoren

Neben dem malignen Ameloblastom und dem primären intraossären Karzinom können im Kieferknochen *plattenepithelial differenzierte Tumoren* auftreten, in denen *Schattenzellen (ghost cells)* vorkommen, unterschiedlich ausgeprägte *zytologische Kennzeichen des bösartigen Wachstums* ausgebildet sind und die ein *invasives Wachstum* zeigen. Der kalzifizierende odontogene Tumor zeigt üblicherweise ein gewisses Maß an Polymorphie, wobei dies jedoch nicht als Malignitätskriterium zu werten ist.

Bösartige Tumoren in odontogenen Zysten

(ICD-O M-9270/3)

Bösartige Tumoren in odontogenen Zysten sind *außerordentlich selten*. Sie können wahrscheinlich in allen Zystenformen vorkommen und sich aus *Dysplasien des Zystenepithels* entwickeln.

Tabelle 1.14. Histologische Klassifikation der Tumoren und anderer Veränderungen des Kieferknochens

Osteogene Tumoren	
Zementbildendes und ossifizierendes Fibrom	9274/0 [a]
Nichtneoplastische Knochenveränderungen	
Fibröse Dysplasie des Kieferknochens	74910 [b]
Zement-Knochen-Dysplasien	
Periapikale Zementdysplasie (periapikale fibröse Dysplasie)	9272/0 [a]
Floride zementoossäre Dysplasie (gigantoformes Zementom, familiäre multiple Zementome)	9275/0 [a]
Andere zementoossäre Dysplasien	
Cherubismus (familiäre multilokuläre zystische Erkrankung des Kieferknochens)	70980 [b]
Zentrales Riesenzellgranulom	44130 [b]
Aneurysmatische Knochenzyste	33640 [b]
Solitäre Knochenzyste (traumatische, einfache, hämorrhagische Knochenzyste)	33404 [b]

[a] ICD-O [b] SNOMED

Odontogene Sarkome

Ameloblastisches Fibrosarkom (ameloblastisches Sarkom)

(ICD-O M-9330/3)

Definition. Tumoren, die einen *Aufbau wie das ameloblastische Fibrom* zeigen und in der ektomesenchymalen Komponente *sarkomatös differenzierte Anteile* aufweisen, werden als ameloblastische Sarkome bezeichnet [50].

Die Tumorform ist *sehr selten.*

Ameloblastisches Fibrodentinosarkom und ameloblastisches Fibroodontosarkom

(ICD-O M-9290/3)

Der Tumor zeigt einen ähnlichen Aufbau wie das ameloblastische Fibrosarkom, es wird jedoch *dysplastisches Dentin* und im *ameloblastischen Fribroodontosarkom Schmelz* gebildet. Die epitheliale Komponente der Geschwülste besitzt die Fähigkeit zur Bildung der Zahnhartsubstanz, während in dem ektomesenchymalen Anteil eine sarkomatöse Differenzierung besteht.

Odontogenes Karzinosarkom

(ICD-O M-8980/3)

Der außerordenlich seltene Tumor ist wie das ameloblastische Fibrosarkom aufgebaut, zeigt jedoch neben der sarkomatösen Differenzierung des ektomesenchymalen Anteils eine karzinomatöse Struktur in der epithelialen Tumorkomponente.

Melanotischer neuroektodermaler Tumor des Kindesalters

(ICD-O M-9363/0)
Synonyme: melanotisches Progronoma; Melanoameloblastom

Der seltene Tumor tritt bei *Kindern während des 1. Lebensjahres* auf und ist meist im vorderen Teil des Unterkiefers gelegen. Er kann auch wie eine Epulis imponieren.

Makroskopisch zeigt er eine graue bis tiefschwarze Schnittfläche. Er ist unscharf begrenzt.

Mikroskopisch besteht er aus 2 Zellformen: einer *epithelähnlichen Komponente* aus hellen Zellen, die band- oder streifenförmig angeordnet sind und einer *lymphozytenähnlichen Komponente* aus kleinen dunklen Zellen, die auch gangähnliche Strukturen bilden können [20, 21, 32, 40, 54].

Beide Zellformen können *Melaningranula* enthalten, der Pigmentgehalt variiert erheblich. Das Tumorstroma ist zellarm und fibrös.

Der Tumor *rezidiviert selten* und *metastasiert* nie. In einzelnen Fällsen sind ähnliche Veränderungen in der Gesichtshaut, im Kleinhirn und im Nebenhoden beschrieben worden.

Neoplasien und andere Tumoren in Beziehung zum Kieferknochen

Als Neoplasien und andere Tumoren in Beziehung zum Kieferknochen werden nach der WHO-Klassifikation die in Tabelle 1.14 aufgeführten Erkrankungen bezeichnet [51].

- Das *ossifizierende Fibrom* (ICD-O M-9262/0) ähnelt z. T. der fibrösen Dysplasie und unterscheidet sich von dieser nur durch die bindegewebige Kapsel; gelegentlich erinnert es auch an ein zementbildendes Fibrom.
- *Fibröse Dysplasie* (SNOMED M-74910): Die seltene Veränderung kommt im Ober- und Unterkiefer vor. Sie ist im Kieferbereich selten. (Einzelheiten zur Morphologie ▷ Bd. 4, Kap. 9) [39, 48, 60, 62].
- *Cherubismus (familiäre multilokuläre zystische Kiefererkrankung)* (SNOMED M-70980): Die Veränderung tritt im Kindesalter (manchmal sehr früh) auf und führt zu Auftreibungen der Kieferknochen. Anfangs besteht sie aus einem gefäßreichen Bindegewebe mit Riesenzellen, das später zunehmend fibrosiert und verknöchert. Um die Zeit der Pubertät kommt der Prozeß zum Stillstand.
- *Zentrales Riesenzellengranulom (reparatives Riesenzellengranulom)* (SNOMED M-44130): Die Veränderung ist das zentral, d. h. im Kieferknochen gelegene, vom Endost ausgehende Pendant der peripheren, von der Mundschleimhaut ausgehenden Epulis und wird folgerichtig auch als Epulis bezeichnet [9, 57]. Die Epulis bevorzugt das männli-

che Geschlecht, kommt am häufigsten im 2. Lebensjahrzehnt vor und ist häufiger im Unter- als im Oberkiefer lokalisiert (Mikroskopie ▷ Epulis, S. 17).

- *Aneurysmatische Knochenzyste* (SNOMED M-33640): Die Veränderung ist am häufigsten im Unterkiefer lokalisiert (▷ Bd. 3, Kap. 9).
- *Einfache (traumatische, hämorrhagische) Knochenzyste* (SNOMED M-33404): Sie kommt am häufigsten im Corpus mandibulae vor und bevorzugt die beiden ersten Lebensjahrzehnte. Morphologisch stellt sie eine gut begrenzte einkammerige Zyste dar, die von dünnem, lockerem Bindegewebe ohne Epithelbelag ausgekleidet wird. Die Bezeichnung traumatische oder hämorrhagische Knochenzyste ist spekulativ und nicht ausreichend gestützt.

In der WHO-Klassifikation ist eine überaus häufige Veränderung nicht aufgeführt:

Exostose/Torus/Osteom

(ICD-O M-9180/0)

Mit diesen Namen werden *hochdifferenzierte* und *langsam wachsende Überschußbildungen von Knochengewebe*, die an den Kieferknochen auftreten können, belegt. Inwieweit sie sich gegeneinander abgrenzen lassen, ist fraglich. Von der Entstehungsweise her besteht vielleicht insofern ein Unterschied, als es sich bei Exostose und Torus um eine *Fehlbildung*, beim Osteom dagegen um einen *echten Tumor* handelt.

Der Torus kommt am *Ober-* und *Unterkiefer* vor,

- als *Torus maxillaris* (meist in der Mittellinie des Gaumens gelegen: *Torus palatinus*), bei 20% aller Menschen,
- als *Torus mandibularis (meist doppelseitig lingual der Prämolaren und Molaren gelegen), bei 8% aller Menschen* [41].

Mikroskopisch kann man beim Osteom, letztlich aber auch bei Torus und Exostose, ein *Osteoma eburneum* (aus kompaktem Knochen), ein *Osteoma spongiosum* (aus spongiösem Knochen) und ein *Osteoma durum* (Zwischentyp) unterscheiden. Diese Unterteilung hat jedoch keinerlei praktischen Wert.

Literatur

1.–17. Weiterführende Literatur (▷ S. 3)
18. Abrams AM, Kirby JW, Melrose RJ (1974) Cementoblastoma. A clinico-pathologic study of seven new cases. Oral Surg 28:394
19. Andersen L, Fyerskov D, Philipsen HP (1973) Oral giant cell granulomas. Acta Pathol Microbiol Immunol Scand 81: 606
20. Ashley DJB (1964) Melanotic adamantinoma of the skull. J Pathol Bacteriol 87:179
21. Borello JB, Gorlin RJ (1966) Melanotic neuroectodermal tumor of infancy; a neoplasm of neural crest origin. Cancer 19:196
22. Bretzke JH, Gorlin RJ (1975) Melanotic neuroectodermal tumor of infancy. J Oral Surg 33:858
23. Buchner A, Hansen LS (1979) The histomorphologic spectrum of the gingival cyst in adult. Oral Surg 48:532
24. Cahn LR, Blum T (1952) Ameloblastic odontoma: case report critically on analysed. J Oral Surg 10:169
25. Caro RF, Halperin V, Wooct C, Krust L, Schoen J (1970) Recurrent ameloblastic fibroma. Oral Surg 29:85
26. Courtney RM, Kerr DA (1975) The odontogenic adenomatoid tumor. Oral Surg 39:424
27. Decker RM, Lafitte HB (1967) Peripheral calcifying epithelial odontogenic tumor. Oral Surg 23:398
28. Donath K (1977) Odontogene Kiefertumoren, Klassifikation, Pathogenese und Häufigkeit. Dtsch Med Wochenschr 102:1291
29. Donath K (1980) WHO-Klassifikation der odontogenen Zysten. Dtsch Z Mund Kiefer Gesichtschir 4:191
30. Eaton WL, Ferguson JP (1956) A retinoblastic teratoma of epididymis. Case report. Cancer 9:718
31. Eversole LR, Tomich CE, Cherrik HM (1971) Histogenesis of odontogenic tumors. Oral Surg 32:569
32. Fowler M, Simpson DA (1962) A malignant melanin-forming tumor of the cerebellum. J. Pathol Bacteriol 84:307
33. Giansanti JS (1970) The pattern and width of the collagen bundles in bone and cementum. Oral Surg 30:508
34. Gorlin RJ (1970) Odontogenic tumors. In: Gorlin RJ, Goldmann HM (eds) Thomas' oral pathology, vol 1. Mosby, St. Louis, pp 481–515
35. Gorlin RJ, Chandry AP, Pindborg JJ (1961) Odontogenic tumors. Classification, histopathology, and clinical behavior in man and domesticated animals. Cancer 14:73
36. Habel G, Meyer R, Cremer H (1978) Über den seltenen adenomatoiden odontogenen Tumor. Dtsch Z Mund, Kiefer, Gesichtschir 2:109–113
37. Hamner JE, Pizer ME (1968) Ameloblastic odontome. Report of two cases. Am J Dis Child 115:332
38. Hitchin AD, Mason DK (1958) Four cases of compound composite odontomes. Brit Dent J 104:269
39. Huvos AG, Hinginbotham NC, Miller TR (1972) Bone sarcomas arising in fibrous dysplasia. J Bone Joint Surg 54 A:1047
40. Koch H, Lautermann R (1977) Zur Histogenese und Dignität melanotischer Kiefertumoren des Kindesalters. Ein Beitrag zum Apud-Konzept nach Pearse. Dtsch Z Mund, Kiefer, Gesichtschir 1:178–181
41. Kragh LV (1970) Bone tumors of the jaws. In: Gorlin RJ, Goldmann HM (eds) Thoma's oral pathology, vol 1, Mosby, St. Louis, pp 560–576
42. Kramer IRH, Pindborg JJ, Shear M (1992) Histological typing of odontogenic tumors. Springer, Berlin Heidelberg New York Tokyo
43. Krolls SO, Pindborg JJ (1974) Calcifying epithelial odontogenic tumor. A survey of 23 cases and discussion of histomorphologic variations. Arch Pathol 98:206
44. Lentrodt J, Gundlach KKH (1978) Zur chirurgischen Therapie der gutartigen odontogenen Tumoren. Dtsch Z Mund, Kiefer, Gesichtschir 3:3–14
45. Morgenroth K, Machtens E (1979) Eine ungewöhnliche Form einer halbseitigen dysplastischen Veränderung des Ektoderms mit einer verkalkenden odontogenen Kieferzyste. Dtsch Z Mund, Kiefer, Gesichtschir 3:83
46. Mourshed F (1964) A roentgenographic study of dentigerous cysts. Oral Surg Ural Med Oral Pathol 18:466
47. Oikarinen VJ, Calonius PEB, Meretoja J (1976) Calcifying epithelial odontogenic tumor (Pindborg tumor). Int J Oral Surg 5:187
48. Pindborg JJ (1951) Fibrous dysplasia or fibroosteoma. Report of case. Acta Radiol 36:196
49. Pindborg JJ (1958) A calcifying epithelial odontogenic tumor. Cancer 11:838

50. Pindborg JJ (1960) Ameloblastic sarcoma in the macilla. Report of a case. Cancer 13:917
51. Prein J, Remagen W, Spiessel B, Uehlinger E (1985) Tumoren des Gesichtsschädels. Springer, Berlin Heidelberg New York Tokyo
52. Putzke HP (1994) Histopathologie eines peripheren malignen Ameloblastoms der Gingiva. Dtsch Z Mund, Kiefer, Gesichtschir 18:204-206
53. Reichart P (1980) Gingivazysten. Rasterelekronenmikroskopische Beobachtungen am Zystenepithel. Dtsch Z Mund, Kiefer, Gesichtschir 4:210
54. Reichart P, Ries P (1979) Zur Bedeutung der Neuralleistenzellen in der Histogenese und Klassifikation der odontogenen Tumoren. Dtsch Z Mund, Kiefer, Gesichtschir 3:23-26
55. Rühl G, Jaspers U (1987) Zur Frage der Differentialdiagnose des malignen Ameloblastoms. Ber Pathol 104:446
56. Schmidseder R, Hausamen JE (1975) Multiple odontogenic tumors and other anomalies. An autosomal dominantly inherited syndrome. Oral Surg 39:249
57. Schneider HM, Wunderlich T, Scheunemann H (1979) Zur Problematik des zentralen reparativen Riesenzellgranuloms der Kiefer. Dtsch Z Mund, Kiefer, Gesichtschir 3:15-22
58. Shafer WG (1955) Ameloblastic fibroma. J Oral Surg 13:317
59. Stokke T (1968) Pigmented jaw tumor in an infant. A melanocytoma. Acta Odont Scand 26:657
60. Swart JGN, Netebuhos IC, Zanten TEG van, Waal I van der (1978) Die polyostische fibröse Dysplasie des Kiefers. Dtsch Z Mund, Kiefer, Gesichtschir 2:45-50
61. Thoma KH (1951) The pathogenesis of the odontogenic tumors. Oral Surg 4:1262
62. Schwartz DT, Alpert (1964) The malignant transformation of fibrous dysplasia. Am J Med Sci 247:1
63. Tiecke RW, Bernier JL (1956) Melanotic ameloblastoma. Oral Surg 9:1197
64. Uehlinger E (1976) Primary malignancy, secundary malignancy in bone tumors. Recent Results Cancer Res 54:109
65. Vickers RA, Dahlin DC, Gorlin RJ (1965) Amyloid-containing odontogenic tumors. Oral Surg 20:476 -
66. Waldron CA (1970) Oral epithelial tumors. In: Gorlin RJ, Goldmann HM eds Thoma's oral pathology, vol 2. Mosby, St. Louis, pp 801-860
67. Winter WA, Wiehecke B (1980) Adenomatoider odontogener Tumor um einen retinierten Frontzahn. Dtsch Z Mund, Kiefer, Gesichtschir 4: 222-224
68. Zigarelli EV, Zinskin DE (1943) Cementomas. A report of 50 cases. Am J Orthodont (Oral Surg Sect) 29:285

Mundspeicheldrüsen

Anatomisch-pysiologische Vorbemerkungen

Anatomie

- In der Mundhöhle sind *kleine* und *große Speicheldrüsen* zu unterscheiden.
- Die *kleinen Speicheldrüsen* sind in der Lippen-, in der Wangenschleimhaut und im Bereich der Gaumenschleimhaut angeordnet.
- Die *großen Speicheldrüsen*, die Glandula parotis, Glandula submandibularis und Glandula sublingualis, münden über längere Ausführungsgänge in die Mundhöhle.

Die Speicheldrüsen sind *ektodermalen Ursprungs*. Sie leiten sich vom Epithel der Mundhöhle ab. Daraus erklärt sich der grundsätzlich gleichartige Aufbau der Kopfspeicheldrüsen. Aus einem sich in die Tiefe entwickelnden Epithelwachstum, das mit Knospung und Teilung der Anlage einhergeht, entsteht ein *Drüsenbäumchen* mit einem *Gangsystem*, an dessen Ende die *Azini* aufsitzen. Diese bilden die teilungsfähigen Einheiten der tubulo-azinären Drüsen. Das unter Teilung der Anlage laufende Wachstum führt zu einer in allen Drüsen gleichartigen *Gliederung des Gangsystems* in *Endstück, Schaltstück, Speichelrohr* und *Ausführungsgang*. In den Speicheldrüsen besteht eine Gliederung in Läppchen aus Drüsenendstücken, die durch gleichmäßig breite Bindegewebszonen abgegrenzt sind [20].

Physiologie

Die Speicheldrüsen bilden ein funktionelles System aus Drüsenazini, Speichelgängen und Mesenchym. Aus dem Zusammenwirken dieser 3 Komponenten ergibt sich ein den jeweiligen Erfordernissen angepaßtes *Speichelsekret* [18] (Tabelle 1.15).

In den Drüsenazini erfolgt die Bildung eines *Primärspeichels* mit Proteoenzymen oder Sialomuzinen. Im Gangsystem wird dieser Primärspeichel durch Zugabe von Wasser, Elektrolyten und Schleimstoffen modifiziert. Für den Sekrettransport kommt den kontraktilen Myoepithelzellen an der Außenseite der Gänge eine zusätzliche Bedeutung zu. Das interstitielle Bindegewebe besitzt eine stabilisierende Aufgabe und ist der Transportweg für das Gefäß- und Nervensystem.

Tabelle 1.15. Die Speicheldrüsen als funktionelles System. (Aus Seifert u. Donath [18])

Funktionelles System	Funktionen	Strukturelemente
Drüsenazini	Primärspeichelbildung Sialomuzine	Endoplasmatisches Retikulum Proteoenzyme Golgiapparat Sekretgranula Schleimvakuolen
Speichelgangsystem	Elektrolyt- und Wasserregulation, Natrium, Kalium, Chlor Bildung sekretorischer Komponente	Zytomembranen Mitochondrien ATP-Pumpsysteme
Mesenchym	Strukturstabilisator Stofftransport Reizübermittlung IgA-Bildung	Bindegewebsfasern Mukopolysaccharide Blut- und Lymphgefäße, Nervenfasern, Immunozyten

Eine besondere Bedeutung kommt dem *sekretorischen Immunsystem* der Speicheldrüsen bei der Abwehr oraler Infektionen zu [18, 19]. Dieses System besteht aus *Plasmazellen*, die Immunglobuline bilden und die in der Nachbarschaft des Gangsystems lokalisiert sind, sowie aus einer *sekretorischen Komponente* der Streifenstückepithelien. Das von den Plasmazellen gebildete Speichel-IgA wird beim Durchtritt durch die Streifenstückepithelien an die sekretorische Komponente angekoppelt und über das Ganglumen mit dem Speichel ausgeschieden.

Die täglich produzierte *Speichelmenge* beträgt beim Menschen *1–1,5 l*. Die *Tagesmenge* unterliegt jedoch *großen physiologischen Schwankungen*. Zu den Faktoren, die auf die Speichelsekretion einwirken, gehören psychische Einflüsse, Nahrungsaufnahme, Geschmack, Geruch, mechanischer Ablauf des Kauvorganges, Schmerzreize und Medikamente [19]. Die Speichelsekretion unterliegt einer *neurohumoralen Steuerung* durch das vegetative Nervensystem mit postganglionären sympathischen und parasympathischen Neuriten. Zwischen Sekretproduktion und Sekretabgabe besteht ein Rückkopplungsmechanismus. Daraus ergibt sich, daß pharmakologische Faktoren in mannigfacher Weise auf die Sekretion hemmend oder fördernd einwirken können. *Stimulatoren* sind besonders Sympathiko- und Parasympathikomimetika, *Hemmfaktoren* Ganglioplegika, Parasympathikolytika, Rezeptorenblocker und Psychopharmaka.

Fehlbildungen

- *Agenesie, Aplasie und Hypoplasie:* Selten. Ein- oder doppelseitig. Grundsätzlich kann jede Speicheldrüse oder Drüsengruppe von einer Agenesie oder Aplasie betroffen sein. Gewöhnlich treten diese Fehlbildungen *kombiniert mit anderen Fehlbildungen* des Gesichtsbereiches auf [14]. Sehr selten gibt es eine familiäre Agenesie. *Komplikationen* sind: Xerostomie, Sialadenitis, erhöhte Kariesfrequenz.
- *Dystopie:* Verlagerung von Speicheldrüsengewebe, z. B. an den Vorderrand des M. masseter.
- *Atresie des Gangsystems:* Am häufigsten am Mundboden (Ausführungsgänge der Glandula sublingualis und submandibularis).
- *Sialozele: Dysontogenetische Zyste eines großen Ausführungsganges.* Typisches Beispiel ist die *Ranula,* eine erbs- bis kirschgroße Retentionszyste des Ausführungsganges der Glandula sublingualis neben dem Zungenbändchen. Die Sialozelen des Ausführungsganges der Glandula submandibularis liegen in der gleichen Region, werden aber bis taubeneigroß.
- *Sialektasie:* Mehr oder weniger diffuse ausgebreitete *Erweiterung der intraglandulären Gangsysteme.* Es ist im Einzelfall nur schwer oder gar nicht zu entscheiden, ob es sich bei dieser Veränderung um eine angeborene oder im späteren Leben etwa als Entzündungsfolge erworbene Störung handelt.
- *Akzessorische Speicheldrüsen* können im Mittelohr- und Mastoidbereich, gelegentlich auch im Bereich des Ductus thyreoglossus und der Hypophyse vorkommen. Sie sind funktionstüchtig und besitzen ein *eigenes Gangsystem.*
- *Aberrierende Speicheldrüsen* sind verlagertes, jedoch funktionsunfähiges Drüsengewebe *ohne eigenes Gangsystem,* vorwiegend im Bereich des Kieferknochens und der Tonsillenbucht.

> - *Intraglanduläre Lymphknoten mit Einschlüssen von Drüsenparenchym* kommen hauptsächlich in der Glandula parotis vor. Im Laufe des Lebens verschwinden die Drüsenazini, und es bleiben nur noch Reste des Gangsystems zurück.
>
> Diese Epitheleinschlüsse dürfen nicht mit Karzinommetastasen verwechselt werden.

- *Dysontogenetische Metaplasie des Gangepithels:* Metaplasien des Gangsystems sind relativ häufig. Es handelt sich dabei um *Plattenepithel, Becherzellen* oder *holokrines Talgdrüsenepithel.* Diese Veränderungen sind v. a. bei Kindern und Jugendlichen nachzuweisen.

Literatur

1.–17. Weiterführende Literatur (▷ S. 3)

18. Seifert G, Donath K (1976) Morphologie der Speicheldrüsenerkrankungen. Arch Otorhinolaryngol 213:11 und 371
19. Seifert G (1981) Chronische Mundtrockenheit-Ursachen, Pathologie. Dtsch Z Mund Kiefer Gesichtschir 5,3
20. Rauch S (1959) Speicheldrüsen des Menschen. Anatomie, Physiologie und klinische Pathologie. Thieme, Stuttgart

Stoffwechselstörungen

Atrophie

In der Regel manifestiert sich die Atrophie der Speicheldrüsen, speziell der Glandula parotis, als *lipomatöse Atrophie* bzw. *Pseudohypertrophie.* Die Drüsenendstücke schwinden und werden durch Fettgewebe ersetzt. Das Gangsystem bleibt in mehr oder weniger gut erhaltenem Zustand zurück. Die lipomatöse Atrophie kann sowohl Ausdruck eines *physiologischen Alterungsvorganges* sein als auch *Folge einer Mangelernährung, einer Proteo- oder Hydrodyschylie* oder *entzündlicher Vorgänge.* Nur bei der letzten Form sind entzündliche Infiltrate nachzuweisen.

Pathologische Stoffablagerungen

Sie spielen in den Speicheldrüsen keine nennenswerte Rolle.

- *Sideringranula* in den Drüsen- und Gangepithelien finden sich bei der primären Siderophilie.
- *Glykogenablagerungen* in den mukösen Drüsenendstücken sind beim Diabetes mellitus zu beobachten.
- *Amyloidablagerungen* an den Basalmembranen treten bei generalisierter Amyloidose auf.

Onkozyten

> **Definition.** Onkozyten sind große Epithelzellen mit einem „geschwollenen", feinkörnigen, oxyphilen Zytoplasma und einem kleinen, dichten Zellkern.

Epidemiologie, Klinik. Die Onkozytose ist im Vergleich zur typischen Sialadenose (▷ S. 52) *außerordentlich selten.* Klinisch besteht eine gewöhnlich einseitige, meist umschriebene *Schwellung der Speicheldrüse.*

Tabelle 1.16. Formen der Sialadenose. (Nach Textangaben von Seifert[20])

Form der Sialadenose	Beispiele
Endokrine Sialadenose	*Diabetes mellitus* (v. a. bei Frauen in der Menopause). *Veränderte* (Schwangerschaft, Laktation, Menstruation) *und gestörte* (Oligomenorrhö, Ovariektomie, Adipositas und Gynäkomastie) *Keimdrüsenfunktion.* *Hypophysenerkrankungen* (M. Cushing, Akromegalie, Diabetes insipidus). *Schilddrüsenerkrankungen* (Myxödem, thyreogene Fettsucht, thyreostatische Behandlung). Annähernd 50% der endokrinen Sialadenosen sollen hypophysäre, etwa 1/3 der Fälle thyreogene und 3/4 diabetische Stoffwechselstörungen aufweisen.
Dystrophische Sialadenose	*Hungerdystrophie* (ca. 10% der Fälle: „hamsterähnlicher" Gesichtsausdruck infolge doppelseitiger Schwellung der unteren Parotispole). *Leberkrankheiten* und *chronischer Alkoholabusus.*
Neurogene Sialadenose	*Kardiospasmus, Darmkoliken* und andere vegetative Funktionsstörungen.
Medikamentöse Sialadenose	*Langzeitbehandlung des Bronchialasthma mit Isoproterenol* (Noradrenalinderivat).

Ätiologie, Pathogenese. Die Ätiologie ist nicht *zufriedenstellend geklärt. Alterungsvorgänge* scheinen eine Rolle zu spielen, da die Zellen besonders häufig, v. a. in der Glandula parotis bei älteren Menschen, angetroffen werden.

Morphologie. *Mikroskopisch* zeigt das Drüsengewebe eine herdförmige oder diffuse Umwandlung der Drüsen- und/oder Gangepithelien in Onkozyten (▷ Abb. 1.8 b).

Histochemisch zeigt das Zytoplasma der Onkozyten eine *hohe Aktivität an Oxidasen, elektronenmikroskopisch* ungewöhnlich *zahlreiche Mitochondrien,* die z. T. vergrößert und abnorm strukturiert sind. Sie sind sowohl für die lichtmikroskopisch granuläre Beschaffenheit als auch für die hohe Oxidaseaktivität des Zytoplasmas verantwortlich.

Da ein granuläres eosinophiles Zytoplasma auch durch andere Veränderungen, z. B. durch Sekretgranula, hervorgerufen werden kann, ist es – streng genommen – nur dann möglich, von Onkozyten zu sprechen, wenn in den Zellen ein hoher Mitochondriengehalt nachgewiesen werden kann.

Onkozytom

Beim Onkozytom handelt es sich im Gegensatz zur Onkozytose um einen *echten, abgekapselten Tumor,* der aus Onkozyten aufgebaut ist.

Dyschylien

Definition. Als Dyschylie werden *Sekretionsstörungen* bezeichnet, die sowohl *die Sekretbildung* im Parenchym als auch den *Sekrettransport* in den Ausführungsgängen betreffen können.

Klassifikation. Je nachdem, welche sekretorische Partialfunktion beeinträchtigt ist, spricht man von *Proteo-, Muko- oder Hydrodyschylie.*

Verlauf. Die morphologischen Folgen der Dyschylie an den Epithelien sind *grundsätzlich reversibel,* wenn die auslösende Ursache wegfällt. Die reaktiven interstitiellen Veränderungen hinterlassen zumindest eine umschriebene, *narbige Fibrose.*

Sialadenosen

Synonym: Sialose

Definition. Sialadenosen sind *nichtentzündliche, nichtneoplastische, parenchymatöse Erkrankungen* der Speicheldrüsen, die auf *Stoffwechsel- und Sekretionsstörungen* des Drüsenparenchyms beruhen[8].

Epidemiologie, Klinik. Die Sialadenosen sind nicht isolierte Speicheldrüsenerkrankungen, sondern kommen in Verbindung mit anderen Grundkrankheiten vor. Gewöhnlich besteht das klinische Bild in *rezidivierenden, schmerzlosen, doppelseitigen Speicheldrüsenschwellungen,* besonders der Glandula parotis. Die Speichelsekretion ist vermindert *(Hyposialie),* im Sialogramm bietet sich das Bild des *entlaubten „Winterbaumes".*

Ätiologie, Pathogenese. Entsprechend ihren Entstehungsursachen unterscheidet man die in Tabelle 1.16 aufgeführten Formen. Als entscheidende Ursa-

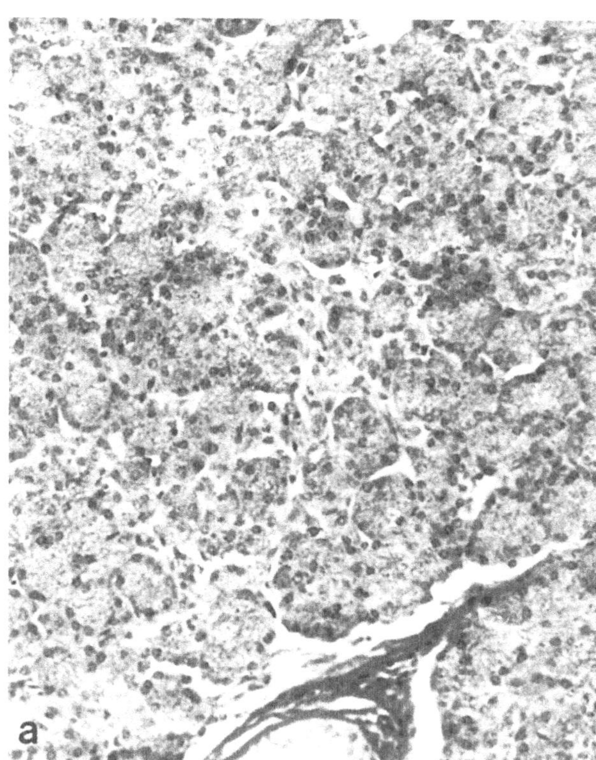

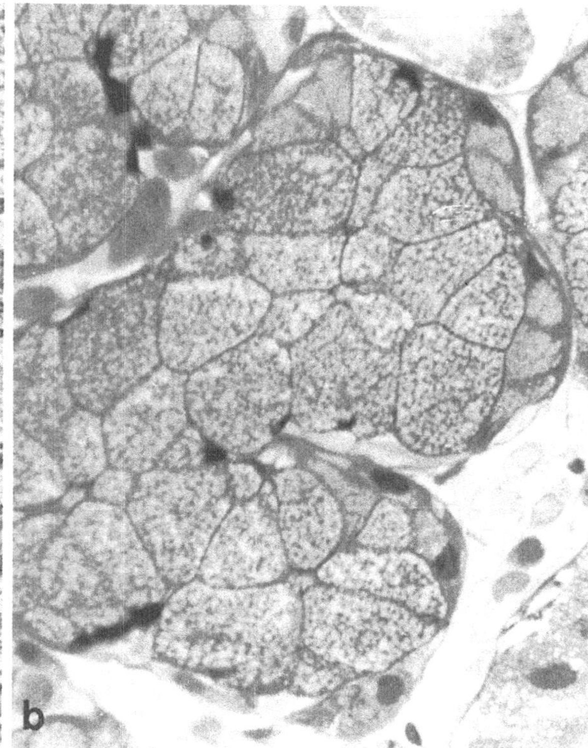

Abb. 1.7. a Sialadenose. Im Zytoplasma der vergrößerten Azinuszellen ist eine unterschiedlich dichte, granuläre Struktur ausgebildet. Färbung: Hämatoxylin-Eosin (Vergr. 110 : 1). **b** Sialadenose. Gleichmäßig wabiges Zytoplasma der stark vergrößerten Azinuszellen. Färbung: Hämatoxylin-Eosin (Vergr. 320 : 1)

che für die Ausbildung von Sialadenosen ist eine *primäre vegetative Neuropathie* anzusehen, die mit Veränderungen an den postganglionären Neuriten einhergeht und zu einer pathologischen Sekretbildung in den Azinuszellen sowie zu einer gestörten Sekretabgabe führt. Sie kann *zentral (dienzephal)* oder *peripher ausgelöst* sein[18].

Morphologie. Der makroskopischen Organvergrößerung liegt mikroskopisch folgende morphologische Trias zugrunde:

- *Azinuszellvergrößerung* (unterschiedliche Granula, Verlagerung der Zellkerne an die Zellbasis),
- *Myoepithelzellalterationen,*
- *Veränderungen der postganglionären vegetativen Neuriten* (nur elektronenmikroskopisch nachweisbar).

Die Drüsenazini schwellen an und komprimieren das Gangsystem (in der Sialographie Speicheldrüsengangsystem: schmales Astwerk) Der mittlere Durchmesser eines Azinus kann auf das Doppelte der Norm erhöht sein. Im *mikroskopischen Bild sind 2 Typen* zu unterscheiden[18, 21]:

- *Granuläre Form:* Die geschwollenen Azinuszellen enthalten reichlich Sekretgranula. Die unterschiedliche Anfärbbarkeit beruht auf einer unterschiedlichen Dichte und Reife der Sekretgranula (Abb. 1.7 a).
- *Wabige Form:* Hierbei finden sich unreife große Granula und kondensierte Vakuolen im Zytoplasma der Azinuszellen (Abb. 1.7 b). Diesen Veränderungen der Drüsenazini gehen Alterationen des vegetativen Nervensystems voraus. Dazu gehören ein Schwund der Neurosekretgranula als Transmittersubstanz in den Varikositäten und eine Axonauflösung der sympathischen Neuriten. Der initialen Hyperfunktion folgen die Erschöpfung der Azinuszellen mit regressiven Zellveränderungen und eine terminale Reparationsphase, die mit einer anatomischen und funktionellen Restitutio ad integrum einhergegen kann.

Verlauf, Prognose. Der Verlauf der Erkrankung richtet sich nach dem Schweregrad der Organschädigung und dem Alter des Patienten. Hiervon hängt es ab, ob und in welchem Umfang eine Reparation erfolgen kann.

Funktionelle Störungen der Speichelsekretion

Umfang und Zusammensetzung der Speichelsekretion hängen von zahlreichen Faktoren ab. Dazu zählen u. a.:

- *Lebensalter* (Zunahme der Sekretion bis zum Ende des 3. Lebensjahrzehntes, dann langsame, aber stetige Abnahme),

Tabelle 1.17. Einteilung der Xerostomie unter ätiologischen Gesichtspunkten. (Mason u. Chisholm[19] führen tabellarisch über 200 Medikamente an, die eine Xerostomie auslösen können, u. a. Tranquilizer, Antihypertensiva und atropinhaltige Medikamente)

- *Faktoren, die das Speichelzentrum beeinflussen*
  a) Emotionen (Furcht, Erregung, Depression etc.)
  b) Neurosen, endogene Depression
  c) Organische Erkrankungen: Hirntumor
  d) Medikamente
- *Faktoren, welche die autonome Regulation stören*
  a) Enzephalitis
  b) Hirntumoren
  c) Unfälle
  d) Neurochirurgische Operationen
  e) Medikamente
- *Faktoren, welche die Speicheldrüsenfunktion stören*
  a) Aplasie
  b) Sjögren-Syndrom
  c) Obstruktion
  d) Infektion
  e) Strahlenwirkung
  f) Exzision
- *Faktoren, die Störungen in der Flüssigkeits- oder Elektrolytbalance erzeugen*
  a) Dehydratation
  b) Diabetes insipidus
  c) Herzversagen
  d) Urämie
  e) Ödem

- *Geschlecht* (geringere Sekretion bei Frauen als bei Männern),
- *Nahrung* (verstärkte Sekretion bei starken Gewürzen und bei solchen Speisen, die schwer verdaulich sind), bestimmte Medikamente (▷ S. 52).

Wichtig sind die *Dauer und der Typ der Reizwirkung*. Bei langdauernder Stimulation der Glandula parotis nehmen die Konzentrationen an Gesamteiweiß, Kalzium, Bikarbonat und der pH-Wert zu, die Chloridkonzentration hingegen ab. Die Speichelzusammensetzung wechselt, je nachdem, ob die Sekretion elektrisch, pharmakologisch oder durch Geschmackstoffe beeinflußt wird. Die Speichelsekretion unterliegt zudem beträchtlichen Schwankungen im Tagesverlauf.

Quantitative Störungen

- *Verminderte Speichelsekretion – Xerostomie:* Nach Untersuchungen am Glasgow Dental Hospital beherrscht die Xerostomie bei einem von 1500 Patienten das Beschwerdebild, wird aber bei einem von 10 Patienten auf Befragen als Trockenheitsgefühl im Mund angegeben. Diese Erkrankung ist *überaus häufig*[18, 21].
  Klinisch klagen die Patienten über ein brennendes Gefühl in der Mundschleimhaut, über Heiserkeit und Geschwürsbildungen. Sie neigen in besonderem Maß zu Infektionen des Pharynx und der Speicheldrüsen sowie zur Zahnkaries (▷ S. 30).
  Je nachdem, ob morphologische Speicheldrüsenveränderungen vorliegen oder nicht, unterscheidet man eine echte und eine symptomatische Xerostomie. Eine ätiopathogenetische Klassifikation ist in Tabelle 1.17 wiedergegeben.
- *Vermehrte Speichelsekretion – Sialorrhö (Ptyalismus):* Die vermehrte Speichelsekretion ist im Vergleich zur Xerostomie *viel seltener*. Sie ist am häufigsten *bei akuter Sialadenitis*, bei der *Dentition*, bei *psychischen* und *neurologischen Störungen* (z. B. Parkinsonismus, Schizophrenie, Epilepsie, Lyssa, Quecksilber-Intoxikationen) und bei *familiärer Dysautonomie* (familiäre Störungen des Katecholaminstoffwechsels).

Qualitative Störungen der Speichelsekretion. Störungen der Speichelzusammensetzung treten bei einer *Vielzahl von Krankheiten* auf (Beispiele in Tabelle 1.18).

Weitere Erkrankungen mit gestörter Speichelzusammensetzung sind u. a. der Diabetes mellitus, die Sarkoidose, der M. Sjögren und andere sog. Kollagenosen.

Tabelle 1.18. Beispiele qualitativer Änderungen der Speichelsekretion bei verschiedenen Krankheiten und in der Schwangerschaft[24]

Mukoviszidose	Erhöhter Gehalt an Na^+, Ca^{++}, Phosphor, Harnstoff und Harnsäure. Der erhöhte Ca^{++}- und Phosphorgehalt begünstigt die Zahnsteinbildung, aber nicht die Bildung von Speichelsteinen!
Schilddrüsenkrankheiten	Änderungen des Jodgehalts des Speichels (normalerweise reichern die Speicheldrüsen ebenso wie die Schilddrüse und die Magenschleimhaut Jod aus dem Blutplama an: Jodgehalt des Speichels etwa 60mal höher als im Blutplasma).
Nebennierenkrankheiten	Änderungen der Na^+/K^+-Relation, z. B. beim M. Addison.
Medikament	K^+- und Ca^{++} -Erhöhung bei Digitalismedikation.
Schwangerschaft	Ca^{++}-Erhöhung. Im normalen Zyklus besteht präovulatorisch eine Erhöhung der alkalischen Phosphatase.

Literatur

1–17. Weiterführende Literatur (▷ S. 3)
18. Donath K (1976) Die Sialadenose der Parotis. Ultrastruktur, klinische und experimentelle Befunde zur Sekretionspathologie. Fischer, Stuttgart New York
19. Mason DK, Chisholm DM (1975) Salivary glands in health and disease. Saunders, London Philadelphia Toronto
20. Seifert G (1966) Mundhöhle, Mundspeicheldrüsen, Tonsillen und Rachen. In: Doerr W, Uehlinger E (Hrsg) Spezielle pathologische Anatomie. Springer, Berlin Heidelberg New York
21. Seifert G (1981) Chronische Mundtrockenheit-Ursachen, Pathologie. Dtsch Z Mund Kiefer Gesichtschir 5,3

Sialolithiasis

Epidemiologie. Speichelsteine finden sich *im Obduktionsgut in jedem 100. Fall,* obgleich die Frequenz im *chirurgischen Krankengut nur etwa 0,01%* beträgt. Männer sind 2- bis 3mal häufiger betroffen als Frauen. Das *mittlere Erwachsenenalter* ist bevorzugt, jedoch können Speichelsteine auch schon bei Kindern vorkommen.

Ätiologie, Pathogenese. Die Entstehung der Speichelsteine wird im wesentlichen durch *folgende 3 Faktoren* bestimmt:

- Metabolische Störungen, insbesondere Dyschylien mit Erhöhung der Ca^{++}-Konzentration im Speichel, Diabetes mellitus und Gicht.
- Sekretabflußbehinderung durch Gangdivertikel, Fremdkörper im Gangsystem oder Entzündungen.
- Entzündungen, in deren Verlauf Bakterien, sonstige Erreger und Zelldetritus als Kristallisationszentrum zusammenwirken.

Lokalisation. Am häufigsten betroffen ist die *Glandula submandibularis (ca. 92%),* in weitem Abstand gefolgt von der *Glandula parotis* (6%) und der *Glandula sublingualis* (2%)[19, 20].

Chemische Zusammensetzung. $^2/_3$–$^3/_4$ der Steinmasse besteht aus *Kalziumphosphat, Kalziumkarbonat* stellt etwa 5–10%. Daneben können vorkommen: *Eisenoxid, Kochsalz, Natrium-* oder *Kaliumthiozyanat* und *Magnesiumverbindungen,* ferner *MPS, Cholesterin* und *Harnsäure.* Die organische Matrix bildet den Kern des Steines, um den herum weitere Steinlagen konzentrisch geschichtet sind[18].

Morphologie. Speichelsteine kommen in der *Ein- oder Mehrzahl* vor. Sie sind *reiskorn- bis erbsgroß,* manchmal noch größer. Die Form ist *rund* oder *oval,* die Oberfläche *glatt* oder *höckerig,* die Farbe *grau* oder *gelblich.* Die Schnittfläche zeigt eine deutlich *konzentrische Schichtung.*

Verlauf, Komplikationen. Wichtigste Komplikationen sind die *Sekretabflußbehinderungen* und die Neigung zu *aszendierender Sialadenitis.* Als deren Folge können sich Speichelfisteln (Speicheldrüsen- und Speichelgangfisteln) bilden, die als *äußere Fisteln zur Haut,* als *innere Fisteln zur Mundhöhle* führen. Bei intermittierendem Verschluß können klinisch-passagere Schwellungen der betroffenen Speicheldrüsen auftreten[20].

Literatur

1.–17. Weiterführende Literatur (▷ S. 3)
18. Blatt IM (1958) Studies in sialolithiasis. South Med J 57:723
19. Rauch S (1959) Die Speicheldrüsen des Menschen. Anatomie, Physiologie und klinische Pathologie. Thieme, Stuttgart
20. Rauch S, Gorlin RJ (1970) Diseases of the salivary glands. Functional disorders, diagnostic aids, developmental anomalies, inflammatory disorders, sialadenosis, sialithiasis, In: Gorlin RJ, Goldmann HM (eds) Thomas' oral pathology. Mosby, St.Louis

Sialangitis-Sialadenitis

Unspezifische Sialadenitis

Definition. Als *Sialangitis* wird die Entzündung der Speichelgänge, als *Sialadenitis* die Entzündung des Drüsenparenchyms der Speicheldrüsen bezeichnet.

Epidemiologie. *Die Sialadenitis ist die häufigste Speicheldrüsenerkrankung,* wobei *bakterielle* und *viral bedingte Formen am häufigsten* sind. Dementsprechend sind die *Parotitis epidemica,* eine der typischen Kinderkrankheiten, und die *postoperative Parotitis die beiden häufigsten Formen*[25].

Lokalisation. Die Sialadenitis betrifft in absteigender Reihenfolge die Glandula parotis (meist doppelseitig), die Glandula submandibularis (meist einseitig) und die Glandula sublingualis. Die kleinen Mundspeicheldrüsen erkranken oft im Rahmen entzündlicher Vorgänge an der Mundschleimhaut.

Ätiologie (Tabelle 1.19). Die Sialangitis und die Sialadenitis können hervorgerufen werden durch:

- *Belebte Ursachen:* Bakterien (St. aureus, Str. pyogenes, Str. viridans, Pneumokokken, Esch. coli, S. typhi u. a.), Viren (Parotitis epidemica, Zytomegalie) und selten Pilze.
- *Unbelebte Ursachen:* Allergische Reaktionen (als Allergene kommen Nahrungsmittel, Medikamente, Pollen, Schwermetalle und tierische Parasiten in Frage), traumatische und Strahleneinwirkung.

Tabelle 1.19. Ätiologische Klassifikation der Sialadenitis

Bakterielle Sialadenitis
- Akute Parotitis
- Chronisch rezidivierende Parotitis

Virus-Sialadenitis
- Parotitis epidemica
- Zytomegalie

Strahlensialadenitis
Elektrolytsialadenitis
Küttner-Tumor der Glandula submandibularis
Immunsialadenitis
Myoepitheliale Sialadenitis (Sjögren-Syndrom)
Epitheloidzellige Sialadenitis (Heerfordt-Syndrom)

Experimentelle Modelle:
- *Allergische Sialadenitis* (Immunkomplextyp)
- *Autoallergische Sialadenitis*

Begünstigende Faktoren

- *Änderung der Speichelzusammensetzung,* v. a. Wasserverlust und Elektrolytverschiebung.
- *Minderung der Infektresistenz* (Marasmus und Kachexie, Urämie, Dystrophie).
- *Sekretabflußstörungen* Divertikel, Ektasie, Stenose der Ausführungsgänge).

Infektionsweg. Die Erreger erreichen die Speicheldrüse *direkt (kanalikulär)* von der Mundhöhle aus, *hämatogen* bei Bakteriämie und Virämie (primäre Keimabsiedlung im Gangsystem oder im Drüseninterstitium) oder *lymphogen* (selten) bei Entzündungen in der Nachbarschaft (Ohr, Kiefer, Zähne, Tonsillen).

Die Entzündung ergreift *primär das Interstitium der Drüse* oder innerhalb der Drüsen gelegene *Lymphknoten* und dehnt sich von den Lymphknoten ausgehend im Drüsenkörper aus.

Parotitis epidemica

Synonyme: Mumps; Ziegenpeter

Epidemiologie. Die Mumps tritt *sporadisch* oder endemisch auf und befällt v. a. *Knaben im Schulalter* (6–15 Jahre) sowie jugendliche Erwachsene, jedoch fast nie Säuglinge oder alte Menschen.

Ätiologie, Pathogenese. Der Erreger der Parotitis epidemica, das Mumpsvirus, gehört zur Gruppe der *Paramyxoviren.* Es ist zwischen 100 und 220 nm groß und wird durch *Tröpfcheninfektion* übertragen. Es kann im Blut, im Speichel, im Rachenabstrich, im Urin und im Liquor nachgewiesen werden. Die *Infektiosität* bleibt *bei 4* °C einige Tage und bei −20 °C einige Wochen erhalten.

Morphologie. *Makroskopisch* ist die Haut über der geschwollenen Speicheldrüse gerötet.

Mikroskopisch finden sich an den Azinusepithelien regressive Veränderungen mit *Vakuolisierung* und *Nekrosen,* im Gangepithel eine *vermehrte Desquamation* und im Interstitium eine seröse bzw. zelluläre *(vorwiegend lymphohistiozytäre) und plasmazelluläre* entzündliche Reaktion.

Verlauf, Prognose. Die Krankheit beginnt *akut* mit schmerzhafter Anschwellung einer oder mehrerer Speicheldrüsen, mit Kopfschmerzen und Fieber. In *70% der Fälle* sind *beide Glandulae parotides* befallen. Die Drüsenschwellung erreicht am 2.–3. Tag ihr Maximum und klingt binnen einer weiteren Woche ab.

Lokale Komplikationen. Bei *Superinfektion mit Eitererregern* können phlegmonöse und abszedierende, evtl. mit Abszeßperforation und innerer oder äußerer Fistelbildung einhergehende Entzündungen entstehen.

Fernkomplikationen. Sie sind durch die *Virämie* bedingt. Am wichtigsten sind die folgenden:

- *Orchitis,* die bei jedem 5. Fall von Parotitis epidemica im Erwachsenenalter vorkommt, und *Epididymitis.* Der Orchitis entspricht beim weiblichen Geschlecht die *Oophoritis.* Die Orchitis tritt meist einseitig auf und kann zur Hodenatrophie führen. Bei doppelseitigem Befall droht die Gefahr der Sterilität.
- *Pankreatitis:* Neben der Ohrspeicheldrüse ist auch die Bauchspeicheldrüse häufig erkrankt (▷ Bd. 3).
- *Meningoenzephalitis, Myokarditis.*
- *Mitreaktion der Glandula submandibularis bzw. sublingualis.* Sie wird vereinzelt beobachtet.
- Die *maternofetale Übertragung des Virus* wird für das Auftreten bestimmter *Mißbildungen,* u. a. am *Herzen* und am *Urogenitaltrakt,* verantwortlich gemacht. Die Syntropie Mumpsinfektion der Mutter – *fetale Endomyokardfibroelastose* ist weitgehend gesichert.

Zytomegalie

Synonyme: Speicheldrüsenviruskrankheit; Einschlußkörperchenkrankheit

Epidemiologie. Die Zytomegalie der Glandula parotis ist eine *häufige Krankheit des Kindesalters.* Sie kann in *10% aller Kindersektionen* nachgewiesen werden. Das frühe Säuglingsalter ist bevorzugt. Die Hälfte dieser Fälle betrifft Frühgeborene. Im Erwachsenenalter ist die Zytomegalie selten, jedoch gehäuft nach Nierentransplantationen beobachtet worden.

Die *generalisierte Zytomegalie ist in allen Lebensaltern selten.* Sie wird fast ausschließlich in den ersten Lebenswochen beobachtet.

Tabelle 1.20. Häufigkeit der verschiedenen Formen der chronischen Sialadenitis im Speicheldrüsenregister 1965-1977 [30]

Typ der Sialadenitis	n	%
Chronische Parotitis	228	21
Chronische Sialadenitis der Glandula submandibularis	511	48
Chronische Sialadenitis der kleinen Speicheldrüsen	180	17
Myoepitheliale Sialadenitis	93	9
Epitheloidzellige Sialadenitis	27	2,5
Sonstige Formen	37	2,5

Ätiologie, Pathogenese. Die Krankheit wird durch das Zytomegalievirus hervorgerufen, das wegen seiner hohen Artspezifität nur auf menschliche, nicht auf tierische Fibroblastenkulturen übertragen werden kann und dem Herpesvirus nahesteht.

Die *Übertragung der Viren* erfolgt

- *pränatal* auf diaplazentarem Wege von der Mutter (bei bestehender Virämie) auf das Kind,
- *postnatal* durch Tröpfchenschmierinfektion (das Virus wird mit dem Harn ausgeschieden) oder durch Bluttransfusionen (Erwachsenenzytomegalie)[20].
- Bei Patienten mit einer *HIV-Infektion* kann eine Entzündung der großen Speicheldrüsen mit Funktionsstörungen und Xerostomie auftreten. In dem klaren leicht bernsteinfarbenen Inhalt von Speicheldrüsenzysten ist eine Erhöhung der HIV-Antikörper gegenüber dem Blutserum zu ermitteln.

Morphologie. *Makroskopisch* sind die erkrankten Speicheldrüsen *unauffällig*.

Mikroskopisch ist das Auftreten epithelialer *Riesenzellen mit virushaltigen Einschlußkörpern* im Zellkern *(eulenaugenartiger Zellkern)* und dem *Zytoplasma* charakteristisch. Am häufigsten entstehen die Riesenzellen in den Gängen der Glandula parotis, weniger häufig in der Glandula submandibularis und nur selten in der Glandula sublingualis.

Übrige Organe. Außer den Speicheldrüsen können die *Tränendrüsen* und bei generalisierter Form verschiedene *andere Organe* betroffen sein. Dabei entwickeln sich neben kennzeichnenden Riesenzellen gewöhnlich fokale, interstitielle, lymphohistioplasmazelluläre Infiltrate, z. B. Hepatitis, interstitielle Nephritis, Enzephalitis.

Eine Sonderstellung nimmt *die interstitielle Pneumonie* ein, die nicht durch das Zytomegalievirus, sondern durch eine *Begleitinfektion mit Pneumocystis carinii* hervorgerufen wird.

Sonstige Virussialadenitiden

Eine virusbedingte Sialadenitis kann auch durch *Coxsackie-Viren*, bei *Echovirusinfektionen*, bei *Masern*, *infektiöser Mononukleose* und *anderen Virusinfektionen* auftreten.

Akute postoperative Parotitis

Epidemiologie. Eine akute Parotitis kann *nach jeder Operation* auftreten, wird aber besonders häufig im Anschluß an *Laparotomien* (0,4–0,8%) beobachtet. Sie ist im allgemeinen Operationsgut selten (0,1–0,2%).

Ätiologie, Pathogenese. Folgende Mechanismen scheinen die Entstehung einer akuten postoperativen Parotitis zu begünstigen:

- Kanalikuläre oder (seltener) hämatogene *Einschleppung von Bakterien*, v. a. von Staphylokokken.
- *Autodigestion der Glandula parotis*, analog der autodigestiv-tryptischen Pankreatitis.
- *Toxisch-allergische Schädigung des Organs*, z. B. durch Eiweißzerfallsprodukte oder Gewebskinasen.

Morphologie. *Makroskopisch* ist die Drüse vergrößert und ihre Umgebung oft entzündlich infiltriert.

Makroskopisch liegt eine *seröse, eitrige oder nekrotisierende Entzündung* vor. Diese Entzündungsformen können nacheinander oder gleichzeitig nebeneinander vorkommen[19].

Verlauf, Komplikationen. Wenn es nicht gelingt, mit entsprechender Therapie die Entzündung zu beherrschen, drohen folgende Komplikationen:

- *Abzeßbildung*, evtl. mit Fistelung.
- Fortleitung der Entzündung auf *das Mittelohr* (via N. facialis) oder das *Schädelinnere* (via N. trigeminus).
- *Eitrige Thrombophlebitis der V. jugularis*, evtl. *Sinusthrombose*.

Chronische unspezifische Sialadenitis

Epidemiologie. *Relativ häufig* (Tabelle 1.20). Die Krankheit begegnet den Pathologen meist in Form bioptischer Präparate. Die mukösen Drüsen sind nur selten betroffen. Die Krankheit befällt *alle Altersklassen*[20, 27].

Ätiologie, Pathogenese. Die chronische Sialadenitis wird gewöhnlich durch *Bakterien* hervorgerufen. Die Infektion erfolgt meist *kanalikulär-aszendierend*. Begünstigend wirken die genannten Faktoren.

Morphologie. *Makroskopisch* ist die chronisch entzündete Drüse gewöhnlich gegenüber der Umge-

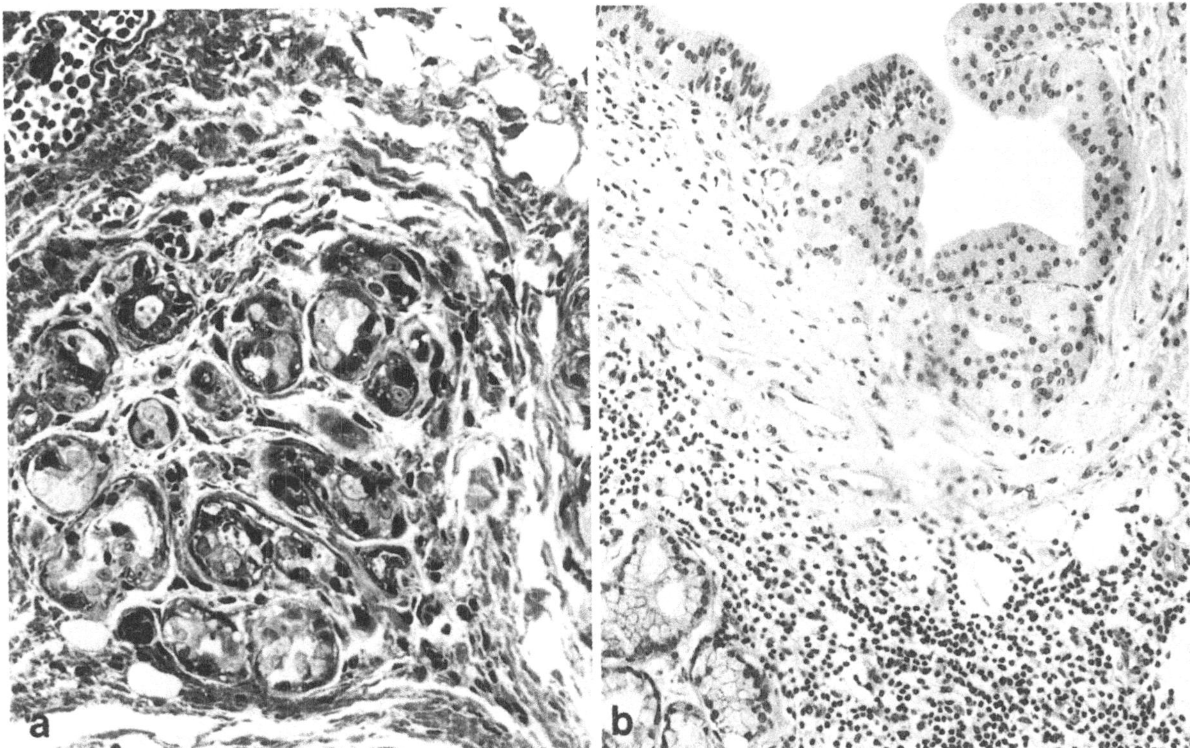

Abb. 1.8. a Chronische unspezifische Sialadenitis. Ausgeprägte interstitielle Fibrose, deutliche Atrophie des Drüsenparenchyms. Färbung: basisches Fuchsin und Methylenblau (Vergr. 180 : 1). **b** Onkozytäre Umwandlung des Gangepithels einer Speicheldrüse. Die hellen Epithelzellen zeigen eine gleichförmige Kernstruktur. Färbung: Hämatoxylin-Eosin (Vergr. 120 : 1)

bung *verschieblich, induriert* und entweder *vergrößert* oder infolge von Parenchymverlust und Sklerose *atrophisch.*

Mikroskopisch sieht man am *Drüsenparenchym* eine *Atrophie,* wobei die serösen Drüsenendstücke meist erheblich stärker betroffen sind als die mukösen (→ Rückgang der Speichelproduktion → Xerostomie). Am Interstitium ist eine vorwiegend *lymphohistioplasmazelluläre Infiltration* sowie eine deutliche (Abb. 1.8 a) *Faservermehrung* nachzuweisen, häufig verbunden mit einer Lipomatose. Am Gangsystem treten im Bindegewebe zelluläre entzündliche Infiltrate, Epithelmetaplasien (Abb. 1.8 b) sowie von den Schaltstücken ausgehende Regenerate und Narbenstenosen mit Gangektasien auf.

Verlauf, Prognose. Verlust der Drüsenendstücke bedeutet Aufhebung der Drüsenfunktion. Bei generalisierter chronischer Sialadenitis kann sich das Bild einer *Xerostomie* entwickeln. Der Fortfall der Speichelsektretion begünstigt die weitere *Keimaszension* und unterhält damit die Entzündung[22].

Küttner-Tumor

Synonym: chronische, atrophische, sklerosierende Sialadenitis

Der Küttner-Tumor stellt eine *Sonderform der chronisch-unspezifischen Sialadenitis* dar, er täuscht wegen der harten Konsistenz eine Neoplasie vor. Meist betrifft diese Form der Entzündung die *Glandula submandibularis* und bevorzugt das *männliche Geschlecht.* Der Altersgipfel liegt im *5.–6. Lebensjahrzent.*

Morphologie. *Mikroskopisch* beginnt die Veränderung als *herdförmige periduktale Entzündung,* die in eine *fibrosierende und sklerosierende Entzündung* übergeht (Abb. 1.8 a). Am Ende steht eine Speicheldrüsen-*Zirrhose*[23]. Möglicherweise bestehen pathogenetische Beziehungen zur Immunsialadenitis. 50% der Fälle sind mit einer *Sialolithiasis* kombiniert.

Strahlensialadenitis

Strahlenveränderungen der Speicheldrüse entwickeln sich innerhalb von 24 h nach einer Applikation ionisierender Strahlen und können sich ohne Behandlung in wenigen Tagen zurückbilden. Ihr Schweregrad hängt von der Strahlendosis ab. Im Serum und im Harn steigt die Speichelamylase an. Klinisch besteht eine Mundtrockenheit.

Tabelle 1.21. Unterschiedliche Definitionen des Sjögren-Syndroms und des Sicca-Syndroms. Shearn[31] definiert das Sicca-Syndrom dagegen als Trockenheit anderer Gewebe außer der Keratoconjunctivitis sicca[31]

Shearn[31]	Mason u. Chisholm[34] Cummings et al.[19]
Diagnose sicher	*Diagnose sicher*
Objektiver Nachweis einer Keratoconjunctivitis sicca oder charakteristischer pathologisch-anatomischer Veränderungen in den Tränen- oder Speicheldrüsen	Zusammentreffen von 2 der 3 folgenden Symptome: Xerostomie Keratoconjunctivitis sicca Chronische Polyarthritis (selten andere Bindegewebskrankheit).
Diagnose wahrscheinlich	*Inkomplette Symptomatik* (Sicca-Syndrom)
Zusammentreffen der 3 folgenden Symptome: Rezidivierende oder chronische idiopathische Speicheldrüsenschwellung, ungeklärte Xerostomie, Bindegewebskrankheit (meist chronische Polyarthritis)	Nur Xerostomie und Keratoconjunctivitis sicca; keine Bindegewebskrankheit

Morphologie. *Mikroskopisch* finden sich im *Initialstadium* der Reaktion ein Ödem und eine Azinusnekrose, später eine Atrophie des Parenchyms, Gangepithelveränderungen (Metaplasien, atypische Proliferationen) und eine Fibrose.

Histochemisch ist zu Beginn die Aktivität der sauren Phosphatase und der Aminopeptidase, später die Aktivität der alkalischen Phosphatase vermindert[23].

Sonderform. Vereinzelt wird über Veränderungen der Glandula parotis durch *Thorotrast* berichtet, das früher zur Kontrastmitteldarstellung des Gangsystems der Drüse verwandt wurde. Die morphologischen Veränderungen sind durch eine *chronisch-fibrosierende Entzündung* gekennzeichnet. Maligne Geschwülste durch Thorotrastapplikation in die Glandula parotis stellen eine Rarität dar[32].

Spezifische Sialadenitis

Tuberkulose, Lues

Sowohl die Tuberkulose als auch die Lues (bei Sitz des Primäraffektes im Lippenbereich) der Speicheldrüsen, sind *außerordentlich selten*. Beide Erkrankungen betreffen in 3/4 der Fälle die Glandula parotis, in 1/4 die Glandula submandibularis.

Häufiger als die Drüsentuberkulose ist die *Tuberkulose der intraglandulären Lymphknoten*. Sie verläuft *vorwiegend produktiv* und kann sekundär zur Gangkompression (Gangektasie) und zu unspezifischen entzündlichen Begleitveränderungen führen.

Benigne lymphoepitheliale Läsion

Die benigne lymphoepitheliale Läsion der Speicheldrüsen stellt eine Sonderform der *Immunsialadenitis* dar und wird entweder *isoliert oder im Rahmen eines Sjögren-Syndroms* (s. unten) beobachtet. In beiden Fällen bevorzugt sie *Frauen im höheren Lebensalter*. Die Morphologie wird weiter unten beim Sjögren-Syndrom besprochen.

Wegen der tumorartigen Speicheldrüsenvergrößerung erscheint eine benigne lymphoepitheliale Läsion in der WHO-Klassifikation der Speicheldrüsentumoren unter der Überschrift „verwandte Veränderungen".

Sjögren-Syndrom

Definition. Das Sjögren-Syndrom wird uneinheitlich definiert (Tabelle 1.21). Am besten fundiert erscheint die Definition von Mason u. Chisholm[34], ergänzt durch den positiven bioptischen Befund. Demnach ist ein Sjögren-Syndrom mit Sicherheit dann anzunehmen, wenn

- *histologisch* eine *benigne, lymphoepitheliale Läsion* mit Lymphozyteninfiltration, Drüsenatrophie und Bildung sog. epimyoepithialer Zellinseln und
- *klinisch 2 der folgenden 3 Symptome* vorkommen: *Xerostomie, Keratoconjunctivitis sicca, chronische Polyarthritis* und/oder *andere sog. Kollagenkrankheiten* (Tabelle 1.21).

Auch der Begriff Sicca-Syndrom wird nicht einheitlich definiert (Tabelle 1.21). Unter diesen Umständen wäre es wahrscheinlich besser, auf ihn zu verzichten, und die Verwirrung nicht dadurch zu vergrößern, daß ein weiterer, gegen das Sjögren-Syndrom nicht scharf abgegrenzter Begriff eingeführt wird.

Klinik. An erster Stelle steht die *Keratoconjunctivitis sicca* (annähernd 90%), gefolgt von der *Xerostomie* (ca. 70%), *Bindegewebskrankheiten* (etwa 60%), *Speichel- und Tränendrüsenvergrößerung* (15–40%) und einer *positiven Speicheldrüsenbiopsie* (ca. 30%). Die Häufigkeit bioptisch positiver Befunde erhöht sich bei Untersuchung der kleinen Speicheldrüsen der Zunge auf 70%[24] (▷ S. 8). Weitere Befunde ▷ Ätiologie, Pathogenese.

Epidemiologie. Die Angaben über die Häufigkeit des Sjögren-Syndroms schwanken nicht zuletzt wegen der uneinheitlichen Definition ganz beträchtlich. Nach den Ergebnissen klinisch-ophthalmologischer Untersuchungen ist bei *0,2% der Bevölkerung mit einer Keratoconjunctivitis sicca* zu rechnen. Serienuntersuchungen an Ohrspeicheldrüsen Verstorbener ergaben sogar eine Häufigkeit von 0,4%.

> Das Sjögren-Syndrom ist somit weit häufiger, als angenommen wird. Es steht an 2. Stelle in der Häufigkeitsskala der sog. Kollagenkrankheiten hinter der chronischen Polyarthritis.

Alters- und Geschlechtsverteilung: Der *Altersgipfel* liegt nach den meisten Statistiken im 5.–6. Lebensjahrzehnt. Vereinzelt wird ein 2. Gipfel im jüngeren Lebensalter (3. Jahrzehnt) beschrieben. *Kinder* sind nur ganz selten betroffen.

Das Vollbild des Sjögren-Syndroms ist bei *Frauen 8- bis 9mal häufiger als bei Männern.* Subklinische Formen zeigen dagegen ein weitaus geringeres Überwiegen des weiblichen Geschlechtes (w : m = 3 : 2).

Ätiologie, Pathogenese

- *Immunologische Genese:* Eine Vielzahl von Befunden weist auf eine immunologische Genese des Sjögren-Syndroms hin. Die Globuline im Serum sind erhöht (über 50%). Immunelektrophoretisch sind v. a. IgG, aber auch IgM und IgA vermehrt. Der Rheumafaktor ist bei 73-100% der Patienten, antinukleäre Antikörper sind bei 48-56% nachweisbar[31]. Jeder 5.-10. Patient besitzt den L.E.-Faktor. Weiterhin lassen sich Antikörper gegen Thyreoglobulin bzw. Thyreoideamikrosomen (jeweils um 20%), gegen Magenschleimhaut (27%) und gegen Speichelgangepithel (65%) nachweisen. Extrakte aus erkrankten Speicheldrüsen geben in einem hohen Prozentsatz der untersuchten Fälle ein positives Resultat im Makrophagen- und Granulozytenmigrationstest. Speicheldrüsengewebe von Sjögren-Patienten synthetisiert vermehrt Immunglobuline, v. a. IgM und IgG.
  Die kleineren Lymphozytenherde in den Speicheldrüsen der Sjögren-Patienten bestehen hauptsächlich aus B-Lymphozyten, die größeren Herde enthalten überwiegend T-Lymphozyten. Die B-Lymphozyten sollen mit der Antigenerkennung und frühzeitig mit der Gewebsdestruktion befaßt sein[29]. Dabei sollen Autoantigene aus den geschädigten Zellen freigesetzt werden, die zur T-Zell-Vermehrung führen.
- *Infektiöse Genese.* Auch eine infektiöse Genese des Sjögren-Syndroms wird diskutiert, zumal es gelungen ist, in den Endothelzellen und Lymphozyten der Niere, der Glandula parotis und der labialen Speicheldrüsen *virusähnliche Partikel* nachzuweisen.
- *Kombination mehrerer Faktoren:* Möglicherweise spielt eine Kombination aus genetischen, immunologischen, viralen und Umweltfaktoren in der Pathogenese eine entscheidende Rolle. Shearn[31] hat dazu folgende Hypothese entwickelt:
  Am Anfang der Veränderungen steht eine *Slow-Virus-Infektion, die über eine chronische Stimulation immunkompetenter Zellen* zur *vermehrten Bildung zirkulierender Antikörper* führt. Diese Antikörper sind einerseits *gegen das infektiöse Agens* selbst, andererseits *gegen pathologisch veränderte Gewebsbestandteile* gerichtet. Die Gewebsschädigung beim Sjögren-Syndrom wird demnach sowohl durch infektiöse Agentien als auch durch Autoimmunvorgänge hervorgerufen.
- Für die Bedeutung *genetischer Faktoren* könnte das gelegentliche familiäre Auftreten des Sjögren-Syndroms sprechen. Die Slow-Virus-Hypothese steht keineswegs hierzu im Gegensatz. Man kann annehmen, daß das infektiöse Agens Individuen mit gleicher genetischer Konstitution bevorzugt befällt und daß es innerhalb der Familie sowohl horizontal als auch vertikal weitergegeben werden kann.

Morphologie der Speicheldrüsenveränderungen. Makroskopisch sind die betroffenen Speicheldrüsen zunächst *hypertrophisch,* später *hypotrophisch.* Die Glandula parotis ist 4mal häufiger vergrößert als die Glandula submandibularis.

> *Mikroskopisch* entspricht das Bild der *benignen lymphoepithelialen Läsion* (WHO-Klassifikation, ▷ Tabelle 1.22), die mit einer *myoepithelialen Sialadenitis*[26] übereinstimmt.
> Sie ist durch folgende morphologische Trias gekennzeichnet[26]:
> - *Parenchymschädigung* (Atrophie der Endstükke, Dyschylie der Gänge, Gangektasien) mit dem charakterischen Auftreten myoepithelialer Zellinseln, d. h. polsterförmiger Proliferate aus rund- und hellkernigen Gangepithelien sowohl Myoepithelien mit länglichen, dunklen Zellkernen (Entwicklungsstadien ▷ Tabelle 1.22).

Tabelle 1.22. Entwicklungsstadien der myoepithelialen Zellinseln bei der chronischen myoepithelialen Parotitis[30]

Inseln mit Restlumen
Schaltstückzellen
Myoepithelzellen
Begrenzung durch Basalmembranen

Inseln ohne Restlumen
Zerstörung der Gangepithelien
Proliferation der Myoepithelien
Lymphozytäre Infiltration

Hyaline Transformation der Inseln
Produktion von basalmembranartigen Substanzen durch die Myoepithelzellen
Auflösung der randlichen Basalmembran

Tabelle 1.23. Morphologische Veränderungen der kleinen labialen Speicheldrüsen beim Sjögren-Syndrom[19]

Schweregrad	Morphologischer Befund
1 +	Geringe herdförmige Lymphozyteninfiltrate
2 +	Multiple Lymphozyteninfiltrate
3 +	Dichte Lymphozyteninfiltrate + Atrophie des Drüsenparenchyms
4 +	Zusätzlich ausgedehnte Azinusdestruktion mit Ersatz der Läppchenarchitektur durch lymphozytäre Infiltrate

- *Entzündliche interstitielle Infiltration,* vorwiegend aus Lymphozyten, ferner aus Histiozyten und Plasmazellen.
- *Gerüstsklerose* des Drüsenparenchyms.

Kombination mit anderen Erkrankungen

- *Andere Autoimmunkrankheiten:* Die Kombination des Sjögren-Syndroms mit anderen sog. Kollagenosen ist sowohl unter klinischen als auch unter pathogenetischen Gesichtspunkten bedeutungsvoll. 25–65% der Fälle sind mit einer *chronischen Polyarthritis verknüpft. Verwandte von Sjögren-Patienten leiden 5- bis 6mal häufiger an einer chronischen Polyarthritis als die Personen eines Kontrollkollektivs.* Weiterhin kann eine Syntropie des Sjögren-Syndroms mit einer der folgenden Kollagenkrankheiten bestehen: *Chronische Lungenfibrose* (15%), *Lupus erythematodes disseminatus, Sklerodermie, Purpura hyperglobulinaemica* (etwa 5%), *Autoimmunthyreoiditis* (4%), verschiedene Formen der *Angiitis* (bis zu 54%). Ein *Raynaud-Syndrom* besteht in 20% der Fälle.
- *Malignes Lymphom:* Die Syntropie Sjögren-Syndrom/malignes Lymphom tritt in etwa 6% der Sjögren-Fälle auf. Möglicherweise regt der (hypothetische) Erreger des Sjögren-Syndroms immunkompetente Zellen zur verstärkten Proliferation an. Dieser Vorgang könnte dann in die Neoplasie einmünden.

Mikroskopisch finden sich Immunozytome, Zentrozytome und immunoblastische maligne Lymphome.

Verlauf, Prognose. Verlauf und Prognose hängen davon ab, welche *Begleitkrankheiten* bestehen, wie schwer die Abwehranlage des Gesamtorganismus beeinträchtigt ist (Minderung der allgemeinen Infektresistenz) und ob im Rahmen des Sjögren-Syndroms *lebenswichtige Organe* wie z. B. Nieren, Lunge, Leber, Herz *miterkrankt* sind. *Das Leben des Sjögren-Patienten wird in erster Linie durch Infektionen, maligne Lymphome, Nieren- und Leberinsuffizienz bedroht.*

Morphologische Diagnostik. Etwa die Hälfte der Fälle von Sjögren-Syndrom weist in der Parotisbiopsie eine Hyperplasie des Gangsystems und die Bildung myoepithelialer Inseln auf[31]. Auch die kleinen Speicheldrüsen des Gaumens können erkranken. Von besonderer praktischer Bedeutung ist, daß dies auch für die *kleinen Speicheldrüsen der Lippe* gilt.

In diesen operativ leicht zugänglichen Drüsen lassen sich in 60–70% der Sjögren-Fälle charakteristische Veränderungen nachweisen[24]. Sie werden in 4 Schweregrade eingeteilt (Tabelle 1.23).

Im Gegensatz zu den großen Speicheldrüsen fehlen in den kleinen Speicheldrüsen die charakteristischen Epithelveränderungen (Plattenepithelmetaplasien, Bildung myoepithelialer Inseln). Wegen der Einfachheit der Maßnahme ist dennoch zuerst eine Lippenbiopsie zu empfehlen und nur dann, wenn sich keine für die kleinen Speicheldrüsen beim Sjögren-Syndrom kennzeichnenden Veränderungen ergeben, ist eine Biopsie aus dem Gaumen bzw. einer der großen Speicheldrüsen anzuschließen.

Die in Tabelle 1.23 verzeichneten Befunde an den kleinen Speicheldrüsen sind *nicht nur für das Sjögren-Syndrom typisch,* sondern werden *auch bei anderen Kollagenkrankheiten* angetroffen, so z. B. bei der chronischen Polyarthritis (ca. 20%). *Beim Sjögren-Syndrom stehen jedoch die höhergradigen Veränderungen im Vordergrund.*

Mikulicz-Krankheit und Mikulicz-Syndrom

Mikulicz-Krankheit

Mikulicz beschrieb 1892 bei einem 42jährigen Mann eine doppelseitige symmetrische Tränen- und Speicheldrüsenerkrankung unter dem mikroskopischen Bild einer Atrophie des Drüsenparenchyms und einer massiven, kleinzelligen, interstitiellen Zellinfiltration. Diese Krankheit ist *Teilerscheinung des Sjögren-Syndroms* (s. oben) und wird als Mikulicz-Krankheit bezeichnet.

Mikulicz-Syndrom

Der Begriff Mikulicz-Syndrom verdankt seine Entstehung im wesentlichen der Tatsache, daß die Mikulicz-Originalarbeit von späteren Autoren unaufmerksam gelesen wurde. So blieb die präzise histologische Beschreibung unbeachtet, und nur das klinische Symptom der Tränen- und Speicheldrüsenschwellung wurde als Mikulicz-Krankheit bezeichnet. Dieses Symptom ist jedoch *polyätiologisch.* Es wird u. a. durch unspezifische und spezifische Sialadenitiden, durch maligne Lymphome und Leukosen erzeugt. Um die Verwechslung mit der wohldefinierten Mikulicz -Krankheit zu vermeiden, wurden diese polyätiologischen Speicheldrüsenschwellungen später mit dem im Grunde nichtssagenden Begriff Mikulicz-Syndrom belegt. Er ist deswegen nichtssagend, weil er stets der weiteren klinischen, ggf. histologischen Abklärung bedarf.

Heerfordt-Syndrom

Unter dem Heerfordt-Syndrom (Febris uveoparotidea subchronica) versteht man das gemeinsame Auftreten von

- *Fieber,*
- *Uveitis* und
- *Parotisschwellung.*

Das Krankheitsbild kann durch *Lymphknotenschwellung, neurologische Erkrankungen* (z. B. Polyneuritis, Fazialisparese) und *Hauterscheinungen* (Erythema nodosum) ergänzt werden[21].

Morphologie. *Histologisch* enthalten die betroffenen Speicheldrüsen zahlreiche *nichtverkäsende Granulome* aus Epitheloidzellen, Lymphozyten und vereinzelten Riesenzellen vom Langhans-Typ. Die Abgrenzung gegenüber einer Tuberkulose kann schwierig sein.

In einem Teil der Fälle treten *gleichartige Veränderungen* in den *intra- und periglandulären Lymphknoten* auf.

Das Heerfordt-Syndrom wird als eine Variante der Sarkoidose aufgefaßt.

Literatur

1.–17. Weiterführende Literatur (▷ S. 3)
18. Chisholm DM, Mason DK (1968) Labial salivary gland biopsy in Sjögren's disease. J Clin Pathol 21:656
19. Cummings NA, Shall GL, Asofsky R, Anderson LG, Talal N (1971) Sjögrens Syndrome. Newer aspects of research, diagnosis, and therapy. Ann Int Med 75:937
20. Donath K, Gundlach KKH (1979) Ein Beitrag zur Ätiologie und Pathogenese der chronisch-rezidivierenden Parotitis. Dtsch Zahnärztl 2:34–45
21. Heerfordt E (1909) Über eine Febris uveoparotidea subchronica an der Glandula parotis und der Uvea des Auges lokalisiert und häufig mit Paresen zerebrospinaler Nerven kompliziert. Graefes Arch Clin Exp Ophthalmol 70:254
22. Hornstein OP (1981) Chronische Mundtrockenheit - Klinische und therapeutische Probleme. Dtsch Z Mund- Kiefer-Gesichtschir 5:14
23. Kashima HK, Krikham IR, Andrews IR (1965) Postirradiation sialadenitis: A study of the clinical features, histopathologie, changes and serum enzyme, variations following irradiation of human salivary glands. Am J Roentgenol 114:469
24. Mason DK, Chisholm DM (1975) Salivary glands in health and disease. Saunders, London Philadelphia Toronto
25. Rauch S (1959) Die Speicheldrüsen des Menschen. Anatomie, Physiologie und klinische Pathologie. Thieme: Stuttgart
26. Seifert G (1966) Mundhöhle, Mundspeicheldrüsen, Tonsillen und Rachen. In: Doerr W, Uehlinger E (Hrsg) Spezielle pathologische Anatomie. Springer, Berlin Heidelberg New York
27. Seifert G, Donath K (1976) Morphologie der Speicheldrüsenerkrankungen. Arch Otorhinolaryngol 213:II und 371
28. Seifert G, Donath K (1977) Zur Pathogenese des Küttner-Tumors der Submandibularis. Analyse von 349 Fällen mit chronischer Sialadenitis der Submandibularis. Hals-Nasen-Ohrenheilk 25, 81
29. Seifert G (1981) Chronische Mundtrockenheit Ursachen, Pathologie. Dtsch Z Mund-Kiefer-Gesichts-Chir 5, 3
30. Seifert G (1979) Wangenschwellung bei Speicheldrüsenentzündungen. Pathologisch-anatomische Differentialdiagnose der Sialadenitis. HNO 27:119
31. Shearn MA (1971) [Sjögren's syndrome]. Saunders, Philadelphia London Toronto
32. Steinhardt G (1979) 45 Jahre bestehendes Thorotrastom der Parotis. Dtsch Z Mund Kiefer Gesichtschir 3:189

Tumoren der Speicheldrüsen

Die Speicheldrüsengeschwülste stellen etwa 0,5–3% aller Tumoren des Menschen. *Alters-* und *Geschlechtsverteilung* variieren beträchtlich je nach Tumorart.

In der *Häufigkeitsskala* rangiert die *Glandula parotis weit an 1. Stelle:*

- Glandula parotis 80%
- Glandula submandibularis 10%
- Kleine Speicheldrüsen des Gaumens 5%
- Sonstige kleine Speicheldrüsen (Lippe, Wangen, Mundboden, Zungengrund) 4%
- Glandula sublingualis 1%

Die *Relation benigne/maligne Tumoren* beträgt in der Glandula parotis 4 : 1, in den übrigen Speicheldrüsen etwa 1 : 1 Die malignen Formen betreffen beide Geschlechter etwa gleich häufig. Strahleneinwirkung (früher: Strahlentherapie von Thymus- und Lymphknotenvergrößerungen bei Kindern; Atombombenopfer) steigert die Rate maligner Speicheldrüsentumoren hochsignifikant[20].

Adenome der Speicheldrüsen

Die Speicheldrüsenadenome zeigen grundsätzlich ein gutartiges Verhalten. Sie neigen jedoch zu *lokalen Rezidiven,* wenn sie bei einer Operation nicht

Tabelle 1.24 Histologische Klassifikation der Speicheldrüsentumoren (WHO 1992)[34]

		ICD-O
1	*Adenome*	
1.1	Pleomorphes Adenom	8940/0
1.2	Myoepitheliom (myoepitheliales Adenom)	8982/0
1.3	Basalzelladenom	8147/0
1.4	Adenolymphom (Warthin-Tumor)	8561/0
1.5	Onkozytom (onkozytisches Adenom)	8290/0
1.6	Kanalikuläres Adenom	
1.7	Sebaceöses Adenom	8410/0
1.8	Duktales Papillom	8503/0
1.81	Invertiertes duktales Papillom	8053/0
1.8.2	Intraduktales Papillom	8503/0
1.8.3	Sialadenoma papilliferum	8260/0
1.9	Zystadenom	8440/0
1.9.1	Papilläres Zystadenom	8450/0
1.9.2	Muzinöses Zystadenom	8470/0
2	*Karzinome*	
2.1	Azinuszellkarzinom	8550/3
2.2	Mukoepidermoides Karzinom	8430/3
2.3	Adenoidzystisches Karzinom	8200/3
2.4	Polymorphes niedrig-malignes Adenokarzinom	8507/3
2.5	Epithelial-myoepitheliales Karzinom	8562/3
2.6	Basalzelladenokarzinom	8147/3
2.7	Sebaceöses Karzinom	8410/3
2.8	Papilläres Zystadenokarzinom	8450/3
2.9	Muzinöses Adenokarzinom	8480/3
2.10	Onkozytisches Karzinom	8290/3
2.11	Speicheldrüsengangkarzinom	8500/3
2.12	Adenokarzinom	8140/3
2.13	Malignes Myoepitheliom (myoepitheliales Karzinom)	8982/3
2.14	Karzinom in pleomorphem Adenom	8941/3
2.15	Plattenepithelkarzinom	8070/3
2.16	Kleinzelliges Karzinom	8041/3
2.17	Undifferenziertes Karzinom	8020/3
2.18	Andere Karzinome	
3	*Nichtepitheliale Tumoren*	
4	*Maligne Lymphome*	
5	*Sekundäre Tumoren*	
6	*Unklassifizierbare Tumoren*	
7	*Tumorähnliche Läsionen*	

vollständig entfernt wurden, und bei einem Teil der Adenome ist eine *bösartige Entartung* zu beobachten. Die Adenome können vom *Gangsystem* oder vom *System der Azini ausgehen.* Wie aus der von der WHO angegebenen Klassifikation zu ersehen ist, zeigen sie eine große Variationsbreite der Differenzierung (Tabelle 1.24).

Pleomorphes Adenom

(ICD-O M-8940/0)

Epidemiologie. Das pleomorphe Adenom ist der *häufigste Speicheldrüsentumor.* Er stellt 65% aller Parotisgeschwülste.

Alters- und Geschlechtsverteilung: Der Tumor kann in jedem Lebensalter vorkommen, hat jedoch seinen *Altersgipfel* im 4.–5. Lebensjahrzent. Frauen sind etwas häufiger betroffen als Männer.

Lokalisation. Über 80% der pleomorphen Adenome entstehen in der *Glandula parotis.*

Nur 5% liegen in der *Glandula submandibularis,* 7% in den kleinen Speicheldrüsen des *Gaumens,* je etwa 1% im Bereich der *Oberlippe, Wangenschleimhaut,* der *Glandula sublingualis* und in *anderen Lokalisationen.* Dazu zählen nicht nur die Tränendrüsen und die Nasennebenhöhlen, sondern auch Felsenbein und Gehörgang sowie extrakranielle Lokalisationen in der Haut der Extremitäten, des Stammes und des äußeren Genitales.

Morphologie. *Makroskopisch* ist der Tumor meist von einer *Kapsel* umgeben und zeigt eine wechselnde, teils *knorpelähnliche,* teils *weiche Konsistenz.* Er ist *gelappt,* gut abgegrenzt und besitzt eine gelblich-grauweiße *gefleckte Schnittfläche* mit Blutungen und kleinen Zysten.

Mikroskopisch ist das pleomorphe Adenom durch das bunte und *wechselnde Bild der epithelialen und mesenchymalen Anteile* gekennzeichnet (pleomorph = vielgestaltig) (Abb. 1.9a).

- Die *Epithelzellen* sind teils klein und dunkel, teils breit-plasmatisch und hell, sie ähneln dann Plattenepithelzellen. Es kommen auch echte Platten-epithelinseln mit zentraler Verhornung (Abb. 1.9b) vor. Teilweise handelt es sich bei den Epithelien um *Myoepithelien.* Die Anordnung der Zellen ist *strang- und netzförmig, tubulär* und *zylindromatös,* der *Übergang in das Stroma oft fließend.*
- Das *Stroma* besteht aus *mukoiden, hyalinen, chondroiden, chondromyxomatösen* und/oder *fibrösen Anteilen.* Manchmal enthält es Kalkablagerungen, Fettgewebsinseln oder Knochengewebe. Nach dem Stromaanteil lassen sich *stromareiche Adenome* (Stromaanteil 30–80%) und *stromaarme Adenome* (Stromaanteil unter 30%) unterscheiden[32].
- *Immunhistochemie:* Expression von Zytokeratin, Vimentin, S-100-Protein, Aktin, Lysozym, Laktoferrin, Chymotrypsin, Trypsin, GFAP, Kollagen, Glykosaminoglykanen.

Histogenese. Nach der heute am meisten vertretenen Ansicht entstehen die Tumoren aus neoplastisch proliferierendem *Epithel* und tragen ihren Namen pleomorphes Adenom daher zu Recht. An dem Proliferationsvorgang nehmen auch *Myoepithelien* teil. Sie wandeln sich teilweise zu spindelförmigen Stromazellen um. Zugleich induziert das Epithel eine über das normale Maß hinausgehende Bildung von *Grundsubstanz,* ohne daß sich jedoch darin wie üblich Fibrillen bilden. Die Grundsubstanz degeneriert. Bei Tumortransplantation proliferiert nur der epitheliale und nicht der Stromaanteil der Geschwulst.

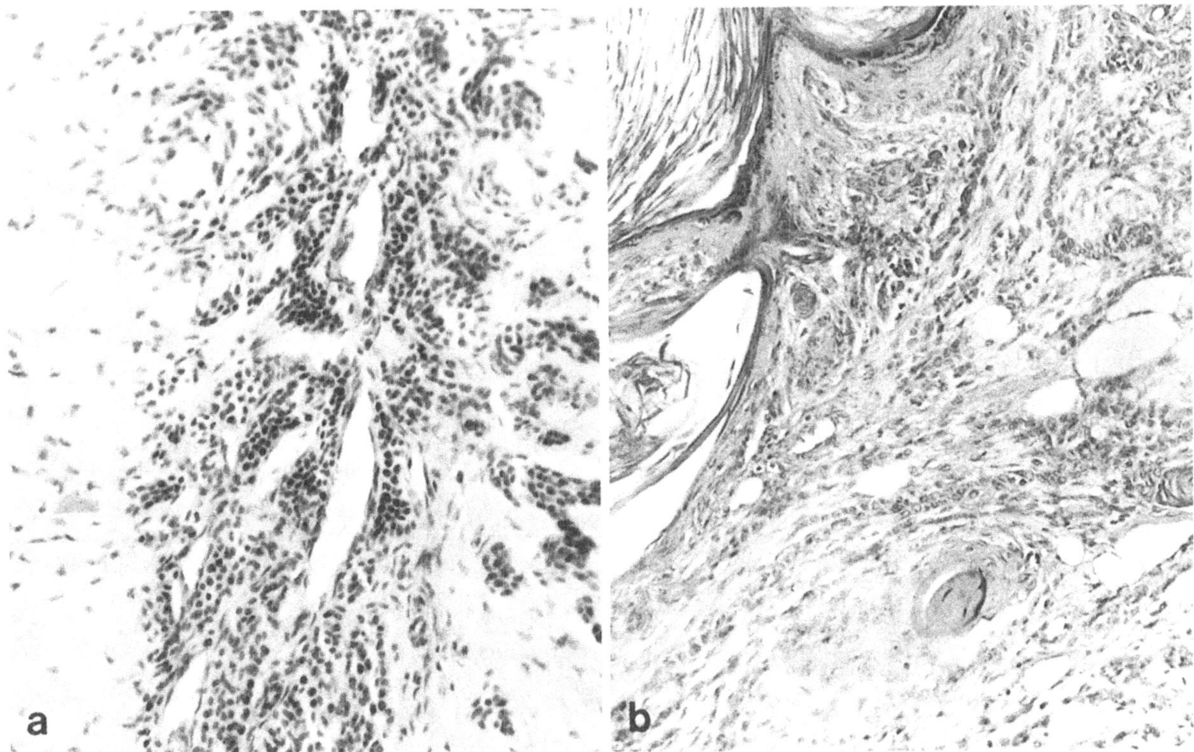

Abb. 1.9. a Pleomorphes Adenom. In einer myxoiden Grundstruktur unterschiedlich breite, aufgezweigte Epithelstränge. Färbung: Hämatoxylin-Eosin (Vergr. 130 : 1). **b** Pleomorphes Adenom mit unterschiedlich breiten Komplexen aus verhornenden Plattenepithel in einem myxoiden Stroma. Färbung: Hämatoxylin-Eosin (Vergr. 110 : 1)

Verlauf, Prognose. *Rezidive treten* in etwa 10% der Fälle auf. Sie beruhen auf einer unvollständigen chirurgischen Entfernung des Tumors oder auf *multizentrischer Entstehung. Maligne Umwandlung* erfolgt in maximal 5% der Fälle.

> *Morphologische Kriterien der Malignität* sind: Unscharfe Begrenzung, fehlende Kapsel, destruierend-infiltrierendes Wachstum in die Umgebung, Verschiebung der Relation Epithel/Stroma zugunsten des Epithels, Zellpolymorphie, Atypien, vermehrte und atypische Mitosen.

Ausbreitung. Die Geschwülste können *Lymphknotenmetastasen* bilden.

Myoepitheliom (myoepitheliales Adenom)

(ICD-O M-8982/0)

Dieser Tumor wurde als eigenständige Entität in die WHO-Klassifikation[33] aufgenommen. Andere Autoren sehen in ihm einen speziellen (myoepithelreichen) Subtyp des pleomorphen Adenoms[20, 39].

Er besteht *histologisch* aus einer *Wucherung von Myoepithelzellen* und kann eine solide, eine myxoide oder eine retikuläre Wachstumsform zeigen. Die Tumorzellen weisen eine positive Reaktion für *S-100-Protein, Aktin* und *Myosin* bei der immunhistochemischen Untersuchung auf. Im Gegensatz zum pleomorphen Adenom werden *keine tubulären Strukturen* gebildet. Die differentialdiagnostische Abgrenzung dieses Tumors gegen das pleomorphe Adenom ist deshalb wichtig, weil er eine *höhere Wachstumsaggressivität als das pleomorphe Adenom* und gelegentlich eine *bösartige Transformation* zeigt[33].

Basalzelladenom

(ICD-O M-8147/0)

Epidemiologie, Lokalisation. Die Tumoren treten am häufigsten *im 5.–8. Lebensjahrzehnt* auf. Die *Häufigkeit* liegt bei etwa 1,5–5% aller Speicheldrüsentumoren. Das *weibliche Geschlecht* überwiegt leicht. Es sind vor allem die *großen Speicheldrüsen* betroffen, in mehr als 70% aller Fälle die *Glandula parotis*. Der Tumor unterscheidet sich damit in der Lokalisation vom kanalikulären Adenom, das in den kleinen Speicheldrüsen vorkommt[27, 28].

Morphologie, Histogenese. *Makroskopisch* sind die Tumoren *scharf begrenzt,* die *Schnittfläche* grauweiß, solid, seltener kleinzystisch, die *Konsistenz* ist mäßig fest. Die *Größe* liegt zumeist unter 4 cm[20].

Histologisch werden *solide, trabekulär und tubulär wachsende Subtypen* unterschieden. Eine *klare Epithel-Stroma-Gliederung* ohne größere myxoide Stromaverquellungen und die *palisadenförmige Anordnung des äußeren Epithellagen* sind die differentialdiagnostischen Kriterien zum pleomorphen Adenom. Eine größere hellere Zellform ist vorwiegend innen und eine kleinere basophile Zellform vorwiegend außen angeordnet. *Immunhistochemisch* werden u. a *CK, Vimentin,* und *S-100-Protein* exprimiert.

Als *Sonderform* gilt die *membranöse Variante,* die in ihrem histologischen Aufbau an das ekkrine dermale Zylindrom erinnert. Sie ist überdurchschnittlich häufig mit dermalen Zylindromen in der Kopfhaut vergesellschaftet. Die trabekulär-tubulär wachsende Variante exprimiert in der äußeren Epithelschicht und im Stroma reichlich *S-100-Protein,* sie stellt histogenetisch möglicherweise eine Übergangsform zum pleomorphen Adenom dar.

Prognose, Differentialdiagnose. Die *Rezidivrate* liegt mit ca. 30% bei der membranösen Variante am höchsten, die der übrigen Subtypen liegt unter der des pleomorphen Adenoms. *Differentialdiagnostisch* sind das solid wachsende adenoid-zystische Karzinom, das epithelreiche pleomorphe Adenom und das kanalikuläre Adenom zu berücksichtigen.

Adenolymphom (Warthin-Tumor, Zystadenolymphom)

(ICD-O M-8561/0)

Epidemiologie. **Der Warthin-Tumor stellt etwa** *5% aller Speicheldrüsengeschwülste,* aber 6–10% der Parotistumoren.

Alters- und Geschlechtsverteilung: Der Warthin-Tumor betrifft *jedes Lebensalter,* jedoch sind 80% der Patienten älter als 40 Jahre. Der *Altersgipfel* liegt bei etwa 55 Jahren. *Männer* sind etwa 5- bis 6mal häufiger betroffen als Frauen.

Lokalisation. Die Mehrzahl der Tumoren betrifft die *Glandula parotis,* in *7–10% doppelseitig.* Nur ein kleiner Teil liegt in der *Glandula submandibularis* und an *anderen Stellen,* z. B. Gaumen, Oberlippe, Kehlkopf, Hypopharynx. Innerhalb der Glandula parotis ist der Tumor meist oberflächlich im unteren Pol nahe dem Kieferwinkel lokalisiert.

Morphologie. *Makroskopisch* ist der Tumor meist *walnuß- bis pflaumengroß,* er hat eine weiche, manchmal fluktuierende Konsistenz und wird von einer *Bindegewebskapsel* begrenzt. Die Schnittfläche ist glatt oder gelappt. Sie zeigt *solides Gewebe* und *Zysten,* die mit gelatinöser, brauner Flüssigkeit angefüllt sind.

Mikroskopisch werden die Zysten, deren Wand vielfach *papillär gefaltet* ist und deren Lichtung *eosinophile Flüssigkeit* enthält, von *zweireihigem Epithel* ausgekleidet. Die *innere Zellschicht* besteht aus hochzylindrischen eosinophilen Epithelzellen mit kleinen Kernen (Onkozyten), die *äußere Schicht* ist ebenfalls onkozytär differenziert und besteht aus kleineren runden, kubischen oder polygonalen Zellen. An die äußere Epithelschicht grenzt das Stroma, das *dicht gelagert Lymphozyten* mit Bildung zahlreicher *Keimzentren* enthält (Abb. 1.10 a, b).

Charakteristisch für den Warthin-Tumor ist somit der *organoide Aufbau,* der zwei deutlich abgrenzbare Bestandteile aufweist: Zweireihiges Epithel mit Zystenbildung und lymphoides Stroma.

Histogenese. Der Tumor geht von *intraglandulären Parenchymeinschlüssen in den regionalen Lymphknoten* aus. Während der Ontogenese der Glandula parotis findet eine enge Durchmischung von lymphatischem und von Drüsengewebe statt. Daraus erklärt sich auch, daß einerseits Lymphknoten in die Glandula parotis inkorporiert und andererseits Drüsenanteile in extraglanduläre Lymphknoten verlagert sein können.

Verlauf, Prognose. Die *Rezidivquote* beträgt etwa 10%. *Maligne Umwandlungen* sind *extrem selten.* Der lymphatische Anteil kann jedoch an systematisierten Veränderungen im Rahmen von *Leukosen* oder von *malignen Lymphknoten* teilnehmen.

Sonderformen des Adenolymphoms. *Metaplastischer Warthin-Tumor:* Plattenepithelmetaplasie des onkozytären Epithels, herdförmige hyaline Transformation des Stromas mit entzündlicher Infiltration. Als Ursache der Veränderungen werden ischämische Einwirkungen diskutiert.

Onkozytom (oxyphiles Adenom, onkozytäres Adenom)

(ICD-O M-8290/0)

Epidemiologie, Lokalisation. Die Onkozytome kommen v. a. *im höheren Lebensalter (6.–8. Lebensjahrzehnt)* vor, das *Geschlechtsverhältnis* ist nahezu ausgeglichen. Die *Häufigkeit* beträgt etwa 2,5% aller Adenome und etwa 1% aller Speicheldrüsentumoren. Es sind ganz überwiegend die *großen Speicheldrüsen* betroffen, davon in ca. 4/5 die Glandula parotis.

Morphologie. *Makroskopisch* ist der Tumor *gut abgegrenzt* und zeigt eine *glatte* oder *leicht gefurchte* Oberfläche. Er ist mäßig fest. Die Farbe der Schnittfläche ist *rosa* oder *bräunlich.* Sie kann kleine *Zysten* aufweisen. Die Größe überschreitet selten 4 cm.

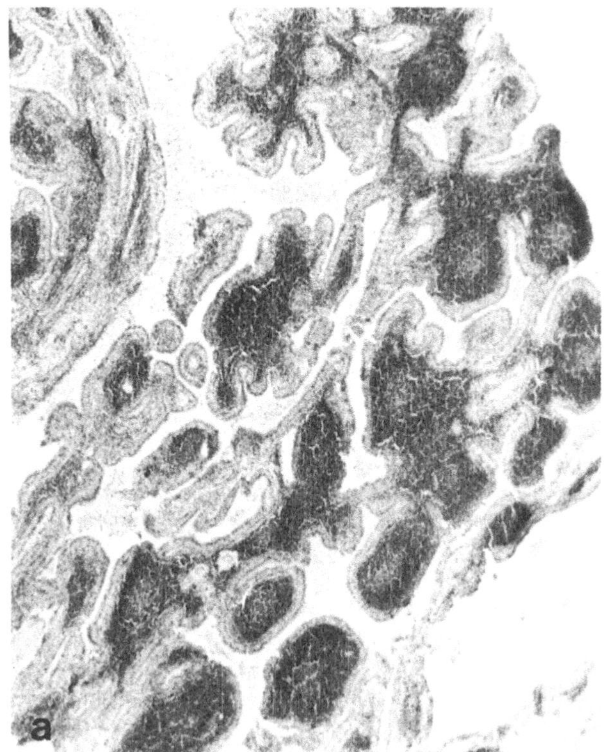

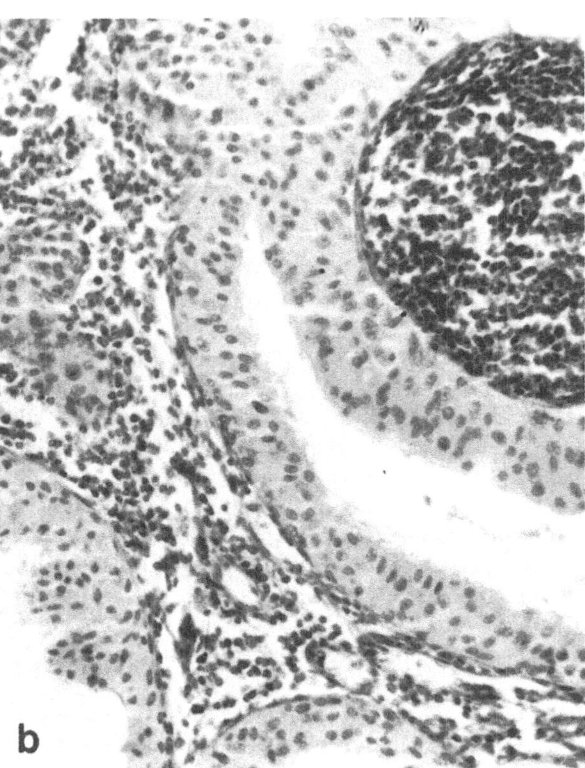

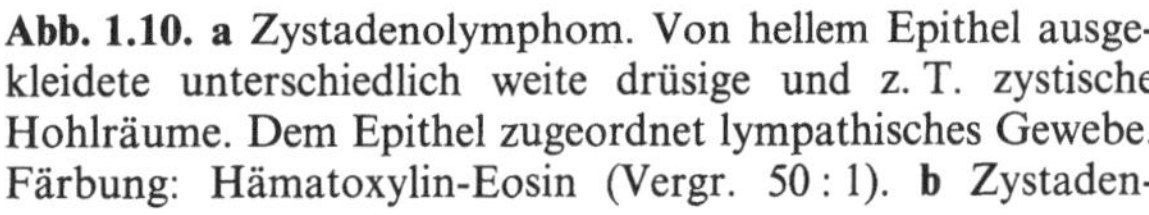

Abb. 1.10. a Zystadenolymphom. Von hellem Epithel ausgekleidete unterschiedlich weite drüsige und z. T. zystische Hohlräume. Dem Epithel zugeordnet lympathisches Gewebe. Färbung: Hämatoxylin-Eosin (Vergr. 50 : 1). **b** Zystadenolymphom. Das Epithel der Drüsen ist zweischichtig. Die Epithelzellen zeigen eine onkozytäre Struktur. An das Epithel unmittelbar angrenzend lymphatisches Gewebe. Färbung: Hämatoxylin-Eosin (Vergr. 200 : 1)

Mikroskopisch bestehen die Tumoren überwiegend aus Onkozyten. Die großen, oxyphilen Zellen haben ein feingranuläres Zytoplasma und gleichmäßig große Zellkerne. Zwischen den epithelialen Anteilen ist nur wenig Stroma ausgebildet.

Verlauf, Prognose. Onkozytome können wie die übrigen Formen der monomorphen Adenome *rezidivieren* und selten *maligne entarten.*

Kanalikuläres Adenom

Epidemiologie, Lokalisation. Ein seltener *gutartiger,* gelegentlich *multizentrisch* in einer Region entwikkelter, von den *kleinen Speicheldrüsen* ausgehender Tumor des höheren Lebensalters, der weniger als 1,5% aller Adenome ausmacht[18]. *In mehr als 80% ist die Oberlippe betroffen,* der Rest verteilt sich auf die *Unterlippe* und *Mundhöhle.*

Morphologie. Aufbau aus kubischen bis hochprismatischen, *isomorphen, einreihig angeordneten Epithelien,* die *kanalikuläre Formationen* mit *zumeist schmalen Lumen* oder *zusammengelagerte doppelreihige Formationen* ohne Lumen bilden. Die ovalen Zellkerne liegen unterschiedlich hoch im Zytoplasma und geben damit dem Epithel eine pseudomehrreihige Anordnung. Mikro- und makrozystische Areale enthalten auch *papilläre Strukturen* mit gleichartigem Epithelaufbau. Das *Stroma* ist gewöhnlich faserarm, locker aufgebaut und reichlich vaskularisiert. Die Tumorgröße überschreitet selten 2 cm.

Differentialdiagnose. Der Tumor kann leicht als adenoid-zystisches Karzinom fehlgedeutet werden.

Sebaceöses Adenom
(ICD-O M-8410/0)

Das sebaceöse Adenom ist ein *abgegrenzter* und *zystischer* Tumor, der aus unterschiedlich großen Nestern aus ausgereiften Talgdrüsenepithelzellen besteht, die eine glanduläre Struktur bilden. Im Tumor kann ein *lymphozytenreiches Stroma* ausgebildet sein.

Duktales Papillom
(ICD-O M-8503/0)

Die selten auftretenden Tumoren entwickeln sich aus dem *Epithel der Ausführungsgänge.*Das proliferierende Epithel kann eine Differenzierung zu *Plattenepithel* mit *schleimbildenden Zellen* aufweisen. *Mikrozystische Veränderungen* kommen vor. Die Tumoren können invertiert im Bindegewebe in der Umgebung der Ausführungsgänge wachsen oder intraduktale und exophytische Wachstumsformen zeigen. Die Tumoren entwickeln sich überwiegend in den *kleinen Speicheldrüsen.*

Karzinome

Azinuszellkarzinom

(ICD-O M-8550/3)

Definition. Das Azinuszellkarzinom ist ein bösartiger Tumor, der einen histologischen und zytologischen Aufbau wie in den Azini der Speicheldrüsen aufweist.

Epidemiologie, Lokalisation. Die Häufigkeit des Azinuszellkarzinoms wird nach größeren Zusammenstellungen mit *1,4- bis 20% aller bösartigen Speicheldrüsentumoren* angegeben. Es tritt bei *Frauen* doppelt so häufig auf wie bei Männern. Er kommt in *allen Altersstufen,* auch im Kindesalter, vor mit einem *Altersgipfel* im 5.–6. Lebensjahrzehnt[29].

Azinuszellkarzinome liegen zu 81% in der *Glandula parotis,* zu 4% in der *Glandula submandibularis* und zu 13% in den *kleinen Speicheldrüsen.* Die Tumoren sind als *Karzinome von niedrigen Malignitätsgrad einzustufen.*

Morphologie. Der Tumor besteht aus *einem oder mehreren Knoten.* Multinoduläre Wachstumsformen kommen vor. Die teils soliden, teils zystischen Knoten erscheinen *gut abgegrenzt. Histologisch* zeigt das Azinuszellkarzinom ein breites Spektrum der Differenzierung mit *soliden, mikrozystischen, papillär-zystischen* und *follikulären Formationen.* Die Tumorzellen sind *azinär,* mitunter auch in gangartigen Strukturen angeordnet, so daß ein Bild entsteht, das an normales Parotisgewebe erinnern kann. Die Zellen besitzen beim klassischen Typ ein *basophiles, granuläres, PAS-positives Zytoplasma.* Das Zytoplasma kann jedoch auch basophil sein ohne Granulierung oder eine helle, klarzellige Grundstruktur aufweisen. Die meisten Tumoren zeigen eine *infiltrative Ausbreitung mit Kapselinfiltration und Gefäßeinbrüchen.*

Verlauf. Die *Rezidivneigung* wird mit bis zu 50% der Fälle angegeben. *Metastasen* können bei bis zu 50% der Fälle auftreten. Die Metastasierung erfolgt in die *regionären Lymphknoten,* in die *Lunge* und in das *Skelettsystem.*

Mukoepidermoides Karzinom

(ICD-O M-8430/3)

Epidemiologie, Lokalisation. Die mukoepidermoiden Karzinome in den *kleinen Speicheldrüsen kommen etwa 2- bis 3mal häufiger vor als in den großen. Sie machen* etwa 10% aller Speicheldrüsentumoren aus. In etwa 20% der Fälle findet sich eine primäre Lokalisation im *Kieferknochen.* Die bevorzugten Lokalisationen befinden sich am *Gaumen und am Mundboden*[33]. Der *Altersgipfel* liegt im 5. Lebensjahrzehnt bei leichtem Überwiegen des weiblichen Geschlechts.

Morphologie. Die Tumoren sind *wenig abgegrenzt* und zeigen *zystische Formationen,* die mit schleimiger Flüssigkeit gefüllt sind. Die histologische Struktur des Tumors ist durch die *Mischung von plattenepithelial und drüsig differenzierten, schleimbildenden Epithelanteilen* charakterisiert. Höher und niedriger differenzierte Tumorformen können nach dem histologischen Bild abgegrenzt werden.

- Die *hochdifferenzierten* Tumoren wachsen *umschrieben,* jedoch *ohne Kapsel* und überwiegend zystisch. Mehr als 50% des Anteils des Tumorgewebes wird von schleimbildenden Zellen und gut differenzierten Plattenepithelzellen gebildet. Typisch für diese Form der Differenzierung ist der *Durchmesser von weniger als 4 cm. Histologisch* ist die Struktur durch hochdifferenzierte schleimbildende Zellen, Plattenepithelzellen und Intermediärzellen gekennzeichnet, die *keine Mitosen* und nur *wenig Kernpolymorphie* aufweisen.
- Die *niedrigdifferenzierten Tumorformen* haben einen *Durchmesser von mehr als 4 cm.* Es sind *Nekrosen* und *Einblutungen* ausgebildet. *Histologisch* sind deutlich ausgeprägte Zeichen des bösartigen Wachstums mit *hoher Mitoserate,* ausgeprägter *Kernpolymorphie* und *breiter Tumorinfiltration* in der Umgebung zu sehen. Der Tumor enthält viele undifferenzierte Intermediärzellen und wenig differenzierte Plattenepithelzellen, an denen die Interzellularbrücken nur undeutlich zu erkennen sind.

Verlauf, Prognose. Die *Fünfjahresüberlebensrate* beträgt insgesamt 70%, wobei die niedrigmalignen Tumoren mit einer Fünfjahresüberlebensrate von über 90% eingeschlossen sind. Die Qualität der primären chirurgischen Tumorexzision ist ein wesentliches Kriterium für die Entwicklung von *Rezidiven* und *die Prognose.* Auch bei hoher Differenzierung kann der Tumor *rezidivieren* (0–50% der Fälle) oder *metastasieren* (0,50%). Die Metastasierung erfolgt in die *regionären Lymphknoten,* in *Lungen* und *Skelett.*

Adenoid-zystisches Karzinom

(ICD-O M-8200/3)

Epidemiologie, Lokalisation. Das adenoid-zystische Karzinom geht am häufigsten von den *kleinen pala-*

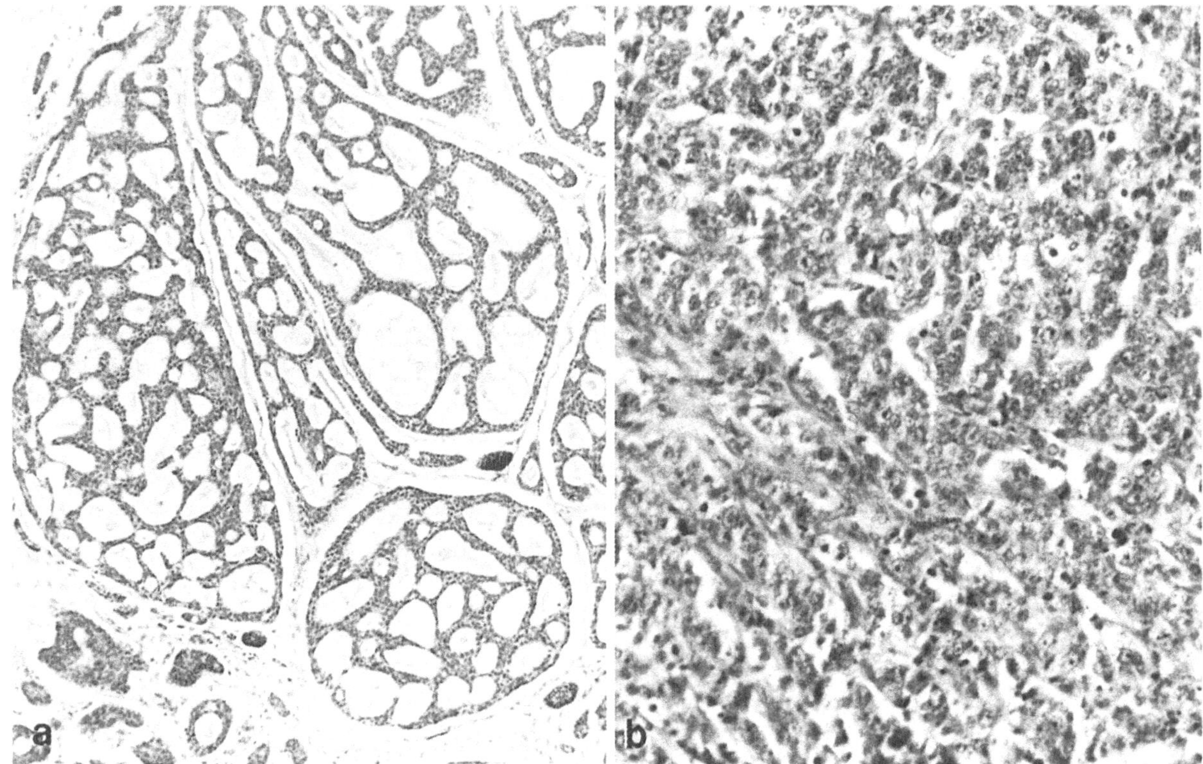

Abb. 1.11. **a** Adenoid-zystisches Karzinom mit typischem kribriformem Aufbau. Dem Epithel zugeordnete Areale aus mukoidem und hyalinem Stroma. Färbung: Hämatoxylin-Eosin (Vergr. 120 : 1). **b** Adenokarzinom der Glandula parotis mit sehr geringem Stromaanteil. Färbung: Hämatoxylin-Eosin (Vergr. 110 : 1)

tinalen Speicheldrüsen aus (26–50%) der Fälle. An 2. Stelle folgt *die Glandula parotis (ca. 15%).* Die *Glandula submandibularis,* das *Antrum* und die *Zunge* stellen *etwa 10% der Fälle.* Vereinzelt werden Fälle auch in der Glandula sublingualis, der Nasenhöhle, der Wangenschleimhaut, den Lippen, der Gingiva, dem Mundboden, dem Larynx, dem Pharynx und in den Tonsillen beobachtet. Der Tumor kann sich *zwischen dem 20. und 80. Lebensjahr* entwickeln. Ein *Altersgipfel* liegt zwischen dem 45. und 50. Lebensjahr. Beide *Geschlechter* sind etwa gleich häufig betroffen[38].

Morphologie. Das adenoid-zystische Karzinom erscheint *makroskopisch gut abgekapselt* und zeigt ähnlich wie die pleomorphen Adenome eine *gallertartige Beschaffenheit.* Trotz der makroskopisch bestehenden glatten Begrenzung zeigt der Tumor ein *infiltrierendes Wachstum.*Er bricht in die *perineuralen Bindegewebsscheiden* ein und wächst *infiltrierend in Gefäßscheiden.* Auch ein infiltrierendes Einwachsen in den *Kieferknochen* ist zu beobachten.

Der Tumor zeigt einen *alveolär-kribriformen Bau* mit einer epithel-drüsigen Struktur, mit siebartig durchlöcherten Epithelsträngen, die homogene, zylinderartige, PAS-positive Schleimanteile einschließen. Außen umschließt die Epithelstränge eine gleichmäßig breite *hyaline Zone* (Abb. 1.11).

Die *Epithelstränge* bestehen aus *2 Typen von Epithelzellen,* wobei die Epithelanordnung wechseln kann. Meist liegen innen, in der drüsig angeordneten Formation Epithelzellen, die dem *Epithel des Gangsystems* entsprechen, während sich außen eine Zone aus *Myoepithelzellen* anschließt. Neben der drüsigen Anordnung sind aber auch *solid gebaute Tumoranteile* zu sehen. Es kommen strangförmige und trabekuläre Anordnungen vor.

Verlauf, Prognose. *Metastasen in den regionären Lymphknoten* sind *relativ selten* (7–15%). *Hämatogene Fernmetastasen* kommen dagegen *häufiger vor* (14–43%). Die letzteren betreffen mit Abstand am häufigsten *die Lungen* mit oder ohne Beteiligung anderer Organe, ferner Skelett, Gehirn, Subkutis. Bei Patienten, die an dem Tumor sterben, liegt die Metastasenhäufigkeit sogar bei 70%.

Die *Rezidivquote* beträgt 67%, bei den zum Tode führenden Tumoren sogar 90%. Die *Fünfjahresüberlebensrate* beträgt für die Gesamtgruppe – ohne Berücksichtigung der Lokalisation – etwa 30%[31], die *Zehn-, Fünfzehn- und Zwanzigjahresüberlebensrate* 18, 10 und 7%.

Die Prognose hängt jedoch von verschiedenen *Faktoren* ab, z. B. vom Sitz des Tumors: Die Zehnjahresüberlebensrate beträgt bei den Tumoren der Glandula parotis, der Mundschleimhautdrüsen, der Glandula submandibularis und der Nasenhöhlen in dieser Reihenfolge 29 bzw. 23, 10 und 7%. *Die Prognose ist also bei den Parotistumoren rund 3fach besser als bei den Tumoren der Glandula submandibularis.*

Polymorphes, niedrig-differenziertes Adenokarzinom

Der Tumor entwickelt sich in den *kleinen Speicheldrüsen des Gaumens.* Trotz der infiltrativen Tumorausbreitung und der Affinität zur Ausbreitung entlang der Nerven ist die Prognose gut. Es entwickeln sich in 20% der Fälle *lokale Rezidive. Metastasen* sind ungewöhnlich[34].

Der scheinbar umschriebene Tumor zeigt *histologisch keine Begrenzung.* Er wächst lobulär vereinzelt mit Ausbildung einer *peripheren palisadenartigen basalen Zellschicht, papillär* oder *papillär-zystisch,* mit *kribriformen* Abschnitten, *trabekulär,* mit *gangartigen Strukturen,* gelegentlich mit intratubulären *Verkalkungen.* Das *Stroma* besteht aus muzinösen Anteilen, Hyalinisierungen mit Kollagen und elastischen Fasern.

Epithelial-myoepitheliales Karzinom

(ICD-O M-8562/3)

Das epithelial-myoepitheliale Karzinom entwickelt sich überwiegend in den *großen Speicheldrüsen* und hier *zu 80% in der Parotis.* Der *Altersgipfel liegt im 7.–8. Lebensjahrzehnt.*

Der bösartige epitheliale Tumor besteht aus *2 Zelltypen,* die in unterschiedlicher Verteilung vorkommen und die gangartige Strukturen bilden. Es ist eine *innere Zellschicht aus flachen Gangepithelzellen* und eine *äußere Schicht aus Klarzellen* ausgebildet. In den Zellen ist Glykogen nachzuweisen. Sie sind bei den *immunhistochemischen Reaktionen positiv für S-100-Protein* und *Myosin. Elektronenmikroskopisch* sind in den Zellen die typischen Bestandteile der Myoepithelzellen nachzuweisen[33]. Es kommen *Mitosen* vor. Der Tumor zeigt eine *perineurale* und *vaskuläre Invasion. Rezidive* und *Metastasen* sind nicht ungewöhnlich.

Basalzelladenokarzinom

(ICD-O M-8147/3)

Das Basalzelladenokarzinom entwickelt sich *überwiegend in der Glandula parotis,* vereinzelt in der *Submandibularis* und sehr selten in den *kleinen Speicheldrüsen.* Die meisten Patienten sind *älter als 50 Jahre.* Bei *Kindern* wurde es bisher *nicht* beobachtet. Es macht etwa 4% der primären Geschwülste der Parotis aus[8].

Morphologie. Der Tumor ist als *niedrig-malignes Adenokarzinom* aufzufassen. Er erscheint *histologisch monomorph.* Der Aufbau ähnelt den Basaliomen oder den ekkrinen Zylindromen der Haut. Es können *2 unterschiedlich differenzierte Epithelzellen* unterschieden werden, die miteinander vermischt vorkommen. *Kleine, runde Zellen* mit wenig Zytoplasma und dunklem basophilem Zellkern und *polygonale längliche Zellen* mit eosinophilem Zytoplasma und einem größeren, leicht basophilen Zellkern sind zu unterscheiden. Beide Zelltypen haben deutlich erkennbare Zellgrenzen. Entlang der Stromazonen kann eine *palisadenartige Anordnung der Zellkerne* ausgebildet sein. In einzelnen Tumorkomplexen kann eine *plattenepitheliale Differenzierung mit Verhornungen* auftreten. Schmale Lichtungen können in den Epithelinseln vorkommen. *PAS-positives Material* markiert die Basalmembranen, die die einzelnen Epithelzellinseln umgeben.

Differentialdiagnose. Für die differentialdiagnostische Abgrenzung der Basalzellkarzinome gegen entsprechende gutartige Veränderungen bildet der *Nachweis der invasiven Tumorausbreitung* das entscheidende Kriterium. Stränge des Tumors dringen in die benachbarten Drüsenläppchen zwischen die Azini ein oder breiten sich im angrenzenden Fettgewebe und der Dermis aus. *Bei etwa 1/4 der Fälle ist ein Gefäßeinbruch nachzuweisen.*

Sebaceöses Karzinom

(ICD-O M-8410/3)

Das *selten* vorkommende sebaceöse Karzinom besteht aus *Epithelzellen mit einer Grundstruktur wie in den Talgdrüsen* in unterschiedlicher Ausreifung, mit *Atypien* und einer wechselnden Zahl an *Mitosen.* Es handelt sich um *Tumoren von niedrigem Malignitätsgrad* mit *Rezidivneigung* und vereinzelter Bildung von *Lymphknoten- und Fernmetastasen.*

Papilläres Zystadenokarzinom

(ICD-O M-8450/3)

Das papilläre Zystadenokarzinom ist ein *Karzinom von niedrigem Malignitätsgrad,* das sich in der Regel aus einem gutartigen Zystadenom entwickelt. Bei der *differentialdiagnostischen Abgrenzung* des Tumors zu *Metastasen eines papillären Schilddrüsenkarzinoms* kann die immunhistochemische Untersuchung sehr hilfreich sein.

Der Tumor besteht aus unterschiedlich weiten *zystischen Hohlräumen,* die mit *papillären Epithelformationen* aus *kubischen bis zylindrischen sekretorisch aktiven Zellen* ausgefüllt sind. Als Zeichen des bösartigen Wachstums bestehen eine *Kernpolymorphie*, eine *erhöhte Mitoserate* und ein *infiltratives Wachstum*.

Muzinöses Adenokarzinom

(ICD-O M-8480/3)

Der *seltene* Tumor ist durch eine *stark ausgeprägte Sekretbildung* gekennzeichnet. Er besteht histologisch aus *zylindrischen* Zellen, die *mit Sekret gefüllte Lichtungen* umgeben.

Onkozytisches Karzinom

(ICD-O M-8290/3)

Die Diagnose des onkozytisches Karzinoms beruht auf der Feststellung des onkozytären Charakters der Tumorzellen, dem Nachweis von *Zell- und Kernpolymorphie*, der *lokalen, perineuralen Tumorinfiltration* oder Gefäßeinbrüchen. Der Tumor zeigt eine Neigung zur Entwicklung lokaler Rezidive und zur Bildung von *Lymphknoten- und Fernmetastasen*.

Speicheldrüsengangkarzinom

(ICD-O M-8500/3)

Der ausschließlich in der Glandula parotis vorkommende Tumor zeigt einen *hohen Malignitätsgrad*. Die meisten Patienten versterben innerhalb von 3 Jahren.

Der *sehr seltene* Tumor besteht histologisch aus einer Kombination von *kribriformen, ringförmig* angeordneten und *soliden Komplexen*, die aus *relativ großen Zellen* bestehen. Sie zeigen eine ausgeprägte *Zell- und Kernpolymophie, viele Mitosen* sowie ausgedehnte *Nekrosen*. Es besteht eine breite Tumorinfiltration des umgebenden Gewebes. Lymphknotenmetastasen kommen vor allem in den regionären Halslymphknoten vor.

Malignes Myoepitheliom (myoepitheliales Karzinom)

(ICD-O M-8982/3)

Das maligne Myoepitheliom ist ein *sehr seltener*, meist in der *Parotis* entwickelter Tumor bei über 50jährigen Patienten. *Metastasen* sind *selten*. Die Geschwulst ist aus *atypischen Myoepithelzellen* aufgebaut, die eine *hohe mitotische Aktivität* und ein deutlich ausgeprägtes aggressives Wachstum zeigen. Die Zellen sind *spindelig* oder *rund* und haben z. T. ein *eosinophiles Zytoplasma* und exzentrisch liegende Zellkerne. Die Tumorzellen reagieren bei der *immunhistochemischen* Untersuchung positiv für *Zytokeratin, S-100-Protein* und *Aktin von glatter Muskulatur*.

Karzinom in pleomorphem Adenom (maligner Mischtumor)

(ICD-O M-8941/3)

Karzinome in pleomorphen Adenomen sind *selten*. Die betroffenen Patienten bemerken bei einem zunächst langsamen Tumorwachstum eine plötzliche Vergrößerung, die von Schmerzen und, bei Parotistumoren, von einer Fazialisparese begleitet ist.

Morphologie. *Histologisch* ist ein Karzinom in einem Bezirk nachweisbar, der einem pleomorphen Adenom entspricht, oder ein pleomorphes Adenom enthält umschriebene Areale, die sich eindeutig maligne verhalten. Die Karzinome können in histologischer Differenzierung als *Plattenepithelkarzinom, hellzelliges Karzinom, adenoid-zystisches Karzinom* oder als *Mukoepidermoidtumor* differenziert sein.

Verlauf, Prognose. Der Tumor zeigt eine *hohe Rezidivneigung, Metastasen* werden bei 43–70% der Fälle beobachtet. Die *Fünfjahresüberlebensrate* liegt unter 50%.

Plattenepithelkarzinom

(ICD-O M-8070/3)

Der *seltene* Tumor kommt fast nur in den *großen Speicheldrüsen* vor. Er tritt bevorzugt bei *Männern im 5.–6. Lebensjahrzehnt* auf und ulzeriert in der Hälfte der Fälle durch die Haut nach außen.

Histogenetisch wird er von *metaplastischem Gangepithel* abgeleitet. Die *Prognose* gilt als schlecht[35].

Differentialdiagnostisch muß das Plattenepithelkarzinom von vorwiegend plattenepithelial differenzierten *Mukoepidermoidtumoren* und von *Tumormetastasen* (z. B. von Haut- oder Lungenkarzinomen) abgegrenzt werden.

Kleinzelliges Karzinom

(ICD-O M-8041/3)

Kleinzellige Karzinome sind in den Speicheldrüsen *selten*. Sie zeigen den gleichen histologischen Aufbau wie die kleinzelligen Bronchialkarzinome. Bei der *Differentialdiagnose* müssen deshalb *Metastasen eines Bronchialkarzinoms* in der Speicheldrüse ausgeschlossen werden.

Undifferenziertes Karzinom

(ICD-O M-8020/3)

Epidemiologie. *Selten, 3%* der Tumoren der großen Speicheldrüsen. Der *gewöhnlich hochmaligne* Tumor kann in nahezu *jedem Lebensalter* vorkommen. Ein *Altersgipfel* findet sich im 7.–8. Lebensjahrzehnt. Beide *Geschlechter* sind gleich häufig betroffen.

Morphologie. *Mikroskopisch* sind die Zellen zwar als Epithelzellen erkennbar, lassen aber jegliche Bil-

Tabelle 1.25. Übersicht der nichtepithelialen Speicheldrüsentumoren

Histogenese, Dignität	Tumor
Mesenchymal, gutartig	Haemangioma capillare simplex Haemangioma cavernosum Lymphangiom Glomangiom Neurom, Neurofibrom Lipom Myxom Chondrom Chordom Granularzelltumor Myoepitheliom
Mesenchymal, bösartig	Angiosarkom Fibrosarkom Rundzell-, Spindelzell- und polymorphzelliges Sarkom Leiomyosarkom Maligne Lymphome verschiedener Art
Sonstige Tumoren	Malignes Melanom

dung bestimmter Strukturen vermissen. Die Epithelkomplexe bestehen aus *dichtgelagerten, rundlichen, ovalen bzw. pleomorphen Zellen* innerhalb eines *fibrovaskulären, stellenweise hyalinisierten Stromas*. Es können auch spindelförmige Zellen auftreten, die möglicherweise myoepithelialer Herkunft sind. Diese Tumoren können Sarkome vortäuschen.

Von einigen Autoren werden auch die trabekulären (Adeno-)Karzinome und die Speichelgangskarzinome in diese Gruppe einbezogen[24].

Verlauf, Prognose. Die Geschwülste neigen zum *Rezidiv* und zu *Lymphknotenmetastasen*. Das trabekuläre Adenokarzinom der Glandula parotis zählt zu den hochmalignen Tumoren dieses Organs.

Nichtepitheliale Tumoren

Übersicht in Tabelle 1.25.

Parotishämangiom
(ICD-O M-9120/0)

Morphologie. *Makroskopisch* ist die Ohrspeicheldrüse durch den Tumor *vergrößert*, die Haut darüber *bläulich verfärbt*. Nicht selten enthält auch die bedeckende Haut ein Hämangiom oder Teleangiektasien.

Mikroskopisch entspricht die Mehrzahl der Tumoren dem *kapillären*, der kleinere Teil dem *kavernösen Typ*.

Verlauf, Prognose. Die Schwellung der Drüse tritt meistens schon in den *ersten 6 Lebensmonaten*, am häufigsten zwischen dem 4. und 6. Monat auf. Das Hämangiom kann sich *spontan zurückbilden*.

Weitere nichtepitheliale Tumoren

Häufig sind auch *Lymphangiome* und *Neurofibrome im Kindesalter* anzutreffen. Die übrigen Geschwülste sind selten.

Sehr selten ist das Myoepitheliom, das offenbar am häufigsten von den kleinen oralen Speicheldrüsen ausgeht und den Knochen arrodieren kann.

Tumorähnliche Veränderungen

- Benigne lymphoepitheliale Läsion ▷ S. 59.
- Sialose ▷ S. 52.
- Onkozytose ▷ S. 51.

Literatur

1.–17. Weiterführende Literatur (▷ S. 3).
18. Auclair PL, Ellis GL, Gnepp DR, Wenig BM, Janney CG (1991) Salivary gland neoplasms: general considerations. In: Ellis GL, Auclair PL, Gnepp DR (eds) Surgical pathology of the salivary glands. Saunders, Philadelphia
19. Bakir J, Vaillant JM, Brocheriou C, Laudenbach P (1974) Cylindrome des glandes salivaires. Bull Cancer 6:501
20. Batsaki JG (1974) Tumors of the head and neck. Clinical and pathological considerations. Williams Wilkins, Baltimore
21. Belsky JL, Tachikawa K, Cihak RW, Yamamoto T (1972) Salivary gland tumors in atomic bomb survivors Hiroshima Nagasaki. J Am Med Ars 219:864
22. Claux J, Ane P (1975) Les tumeurs de la glande sous maxillaire. J Fr Otorhino-laryngol 24:457
23. Eneroth CM (1971) Salivary gland tumors in the parotid gland, submandibular gland, and palate region. Cancer 27:1415
24. Evans RW, Cruickshank AH (1970) Epithelial tumors of the salivary glands, Saunders, Philadelphia London Toronto
25. Eveson Jw, Cawson RA (1985) Salivary gland tumors: A review of 2410 cases with particular reference to histological types, site, age, and sex distribution. J Pathol 146:51
26. Gardner AF (1966) Disease and neoplasms of the salivary glands. Year Book Med Publ Inc, Chicago
27. Kleinsasser O (1969) Einteilung, Morphologie und Verhalten der Speicheldrüsentumoren HNO 17:197
28. Kleinsasser O, Klein HJ (1967) Basalzelladenome der Speicheldrüsen. Arch Klin Exp Ohren Nasen Kehlkopfheilkd 189:302
29. Levin JM, Robinson PW, Liu F (1975) Acinic cell carcinoma. Collective review. Including bilateral cases. Arch Surg 110:64
30. Lumermann H (1975) Essentials of oral pathology, Lippincott, Philadelphia Toronto
31. Nagao KI, Matzuzaki O, Saiga H, Sugano I, Sigematsu H, Kaneko T, Katoh T, Kitamura T (1982) Histopathologic studies of basal cell adenoma of the parotid gland. Cancer 50:736
32. Seifert G (1965) Die Speicheldrüsengeschwülste im Kindesalter. Z Kinderchir 2:285
33. Seifert G (1992) Die neue pathohistologische WHO-Klassifikation der Speicheldrüsenadenome. Pathologe 13:322
34. Seifert G (1992) Histological typing of salivary gland tumors. Springer, Berlin Heidelberg New York Tokyo

35. Seifert G, Donath K (1976) Morphologie der Speicheldrüsenerkrankungen. Arch Otorhinolaryngol 213:111
36. Solomon MP, Rosen Y, Gardner B (1975) Metastatic malignancy in the submandibular gland. Oral Surg: 469
37. Spiro RH (1986) Salivary neoplasms: Overview of a 35-year experience with 2807 patients. Head Neck Surg 8:177–184
38. Spiro RM, Huvos AG, Strong EW (1974) Adenoid cystic carcinoma of salivary origin. A clinic-pathologic study of 242 cases: Am Surg 128:512
39. Stromeyer FW, Haggitt RG, Nelson JF, Hardmann JM (1975) Myoepithelioma of minor salivary gland origin. Arch Pathol 99:242
40. Thackray AC (ed) (1972) Histological typing of salivary gland tumors. No 7 WHO, Geneva
41. Thackray AG, Lucas RB (1974) Tumors of the major salivary glands. USAFIP Atlas of Tumor Pathology, fasc 10, Washington

Waldeyer-Rachenring

Anatomisch-physiologische Vorbemerkungen

Anatomie

Der Waldeyer- (lymphoepitheliale) Rachenring besteht aus

- den beiden *Gaumenmandeln* (Tonsillae palatinae).
- der *Rachenmandel* (Tonsillae pharyngica),
- den (seitlichen) *Zungenmandeln* (Tonsillae linguales) des Zungengrundes und
- den *Tubenmandeln* (Tonsillae tubariae) beiderseits auf dem Torus tubarius.

Klinische Bedeutung haben v. a. dic Erkrankungen der Gaumen- und Rachenmandeln.

Gaumenmandeln

Topographisch-anatomisch bilden die Gaumenmandeln mit ihrer unmittelbaren Umgebung die *Regio tonsillaris.* Jede der beiden Gaumenmandeln liegt in einer Nische, dem *Sinus tonsillaris,* die von den beiden *Gaumenbögen* begrenzt wird: vorn vom Arcus palatoglossus, hinten vom Arcus palatopharyngeus. Der von der Tonsille nicht ausgefüllte obere Teil der Tonsillenbucht heißt *Fossa supratonsillaris.*

Makroskopisch zeigt die Tonsillenoberfläche Einsenkungen *(Fossulae tonsillares),* die am Grunde in die verzweigten *Krypten* übergehen.

Mikroskopisch bestehen die Gaumenmandeln wie alle übrigen Tonsillen aus *2 Bestandteilen:*

- *Epithel an der Oberfläche,*
- *lymphoretikulärem Gewebe* in der Tiefe.

Tonsillen sind daher lymphoepitheliale Organe. Diese Bezeichnung charakterisiert nicht nur das enge *anatomische Nebeneinander,* sondern auch das *funktionelle Miteinander* der beiden Strukturelemente.

Oberflächenepithel und *Oberflächenstruktur* der Tonsillen wechseln je nach dem anatomischen Standort. Bei den *Gaumenmandeln* wird die Oberfläche von *Plattenepithel* (gelegentlich mit *Flimmerepithelinseln)* bedeckt und ist in Form der Krypten zur Tiefe hin eingesenkt. Das *Kryptenepithel* ist *retikuliert,* d. h. es bildet ein schwammartiges Netzwerk, das den Durchtritt von Granulozyten an die Organoberfläche gestattet.

Das *lymphoretikuläre Gewebe* zeichnet sich wie in den übrigen Mandeln dadurch aus, daß es reichlich Sekundarknötchen mit floriden Keimzentren enthält.

Rachenmandel

Topographisch-anatomisch liegt die Rachenmandel am Epipharynxdach der knöchernen Schädelbasis an. Die *Krypten sind flacher* als bei den Gaumenmandeln und kommen teilweise nicht durch Einstülpungen der Oberfläche, sondern durch *Ausstülpung* der tieferen Gewebsschichten zustande. Die Oberfläche wird – dem anatomischen Sitz entsprechend – von *respiratorischem Epithel* (gelegentlich auch von *Plattenepithel)* überzogen.

Physiologie

Aufgrund elektronenmikroskopischer Untersuchungen normaler menschlicher Tonsillen besteht die *Zellpopulation* aus *80–90% lymphoiden Zellen, 5–20% Plasmazellen* und einem kleinen Anteil von *Monozyten* und *segmentkernigen Granulozyten*[29]. Etwa 15–40% der Lymphozyten sind *T-Lymphozyten,* der Rest *B-Lymphozyten.*

Immunologische Untersuchungen haben gezeigt, daß die Tonsillen *IgG-, IgA-, IgM-, IgD- und IgE-haltige Zellen* enthalten; von den verschiedenen lymphatischen Gewebsformen scheinen die Tonsillen die meisten IgE-bildenden Zellen aufzuweisen[18, 21, 23, 29].

Die *IgM-, IgG- und IgE-bildenden Zellen* sind im Tonsillengewebe verstreut. Die IgA-bildenden Zellen liegen nahe der Basalmembran des Drüsenepithels und in den Keimzentren. Die meisten *IgD-bildenden Zellen* liegen in der Mantelzone um die Keimzentren.

Tonsillengewebe kann in vivo und in vitro Immunglobuline und spezifische Antikörper bilden. Damit stehen die Tonsillen in der *ersten Abwehrlinie gegenüber Infektionen der Atemwege;* wiederholt wurde gezeigt, daß das Tonsillengewebe die ständig an der Tonsillenoberfläche vorhandenen mikrobiellen Antigene aufnehmen kann.

Möglicherweise ist das Tonsillengewebe nicht nur zu lokalen Abwehrleistungen befähigt, sondern kann auch die Immunantwort durch entfernte lymphatische Organe induzieren. Experimentell wurde gezeigt, daß die Lymphozyten des Tonsillengewebes auf den Kontakt mit Poliovirus, Bordetella pertussis, Tetanus- und Diphtherietoxin sowie Röteln- oder Mumpsvirus mit einer lokalen Immunantwort reagieren. Phythämagglutinin stimuliert sowohl die T- als auch die B-Lymphozyten.

Welche Konsequenzen sich aus diesen Beobachtungen für die Frage ergeben, *ob die Tonsillektomie nachteilige Folgen hat,* ist noch immer Gegenstand der Diskussion. Es wäre sicher falsch, diese Frage mit einem Achselzucken abzutun. Immerhin wurde gezeigt, daß bei *tonsillektomierten Kindern die paralytische Form der Poliomyelitis gehäuft* vorkommt und daß das *sekretorische IgA im Epipharynx v. a. bei jungen Kindern nach Tonsillektomie signifikant abnimmt*[25]. Damit ist die Möglichkeit nicht auszuschließen, daß die Tonsillektomie bei jungen Kindern den Abwehrmechanismus gegen Poliomyelitis beeinträchtigt und damit die Ausbreitung des Poliovirus vom Epipharynx über die Nervenwurzeln auf das ZNS begünstigt[23].

Auch die Frage, inwieweit die *Lymphogranulomatose-Entstehung* durch die *Tonsillektomie* begünstigt wird, ist noch nicht endgültig geklärt. Hierzu liegen widersprüchliche Befunde vor.

Ob die Adenotomie die gleichen Folgen hat wie die Tonsillektomie, ist ebenfalls noch ungeklärt. Prinzipiell üben sowohl die Gaumen- als auch die Rachenmandeln sicher die gleichen Funktionen aus; es scheint aber so, als seien die *Auswirkungen der Adenotomie auf die nasopharyngeale Immunantwort weniger deutlich ausgeprägt als diejenigen der Tonsillektomie*[23].

Fehlbildungen

Fehlbildungen der Tonsillen spielen keine nennenswerte Rolle[27]. Man kennt

- *akzessorische Mandeln,*
- *Dystopien der Mandeln,*
- *dystope Einlagerungen anderer Gewebe* (z. B. Knorpel-, Knochen- oder Speicheldrüsengewebe, Zähne),
- *Zystenbildungen* und die
- *Aplasie der Gaumenmandeln.*

Altersbedingte Strukturveränderungen

Bei der Beurteilung der Tonsillengröße und -struktur muß stets auch das *Lebensalter* berücksichtigt werden, denn die Größe der Tonsillen nimmt in den ersten Lebensabschnitten zu und danach ab.

Das *Maximum der physiologischen Hyperplasie* liegt

- bei der *Rachenmandel im 3.–6. Lebensjahr,*
- bei den *Gaumenmandeln im 8.–10. Lebensjahr,*
- bei der *Zungenmandel im Erwachsenenalter.*

Oft wird die physiologische Hyperplasie von entzündlichen Vorgängen überlagert. Klinische Bedeutung hat v. a. die auf diese Weise verursachte Hyperplasie der Rachenmandel im frühen Kindesalter. Sie trägt die Bezeichnung:

Adenoide Vegetation und tritt bei nahezu *jedem 3. Kind* in Erscheinung. Adenoide können zu *Sprachbehinderungen* führen[23, 24] und die Ventilation der Tuba Eustachii beeinträchtigen. Inwieweit sie die Entstehung einer *Otitis media* begünstigen, ist nicht zweifelsfrei geklärt [19].

- Die *physiologische Altersatrophie* setzt bei den Tonsillen schon frühzeitig – bei der Rachenmandel vor der Pubertät – ein. Dabei nimmt sowohl die Dicke des Epithels als auch die Zahl der Lymphfollikel ab.
- Die *pathologische Atrophie als Entzündungsfolge* zeigt demgegenüber eine Dickenzunahme des Epithels und eine deutliche Gerüstsklerose.

Kreislaufstörungen

Praktische Bedeutung haben v. a. die *Hyperämie der Tonsillen* bei *Tonsillitis* bzw. als herdförmige Rötung im Rahmen eines *Enanthems* bei bestimmten *Infektionskrankheiten* (Masern, Röteln, Scharlach) und *Blutungen* in das Tonsillengewebe bei *hämorrhagischer Diathese* verschiedener Ursache.

Tonsillitis und Angina

Definition. Man versteht unter

- *Tonsillitis* eine auf die Mandel(n) begrenzte Entzündung und unter
- *Angina* eine Entzündung des Waldeyer-Rachenringes und der angrenzenden Rachen- und Gaumenschleimhaut mit Einengung (Name!) des Isthmus faucium.

Epidemiologie. Jeder Mensch macht im Laufe seines Lebens immer wieder Tonsillitiden durch. Der Schweregrad der klinischen Manifestation wechselt erheblich von Fall zu Fall. Klinisch unbemerkte entzündliche Reaktionen des Tonsillengewebes können geradezu als physiologischer Dauerzustand bezeichnet werden, da sich das Tonsillengewebe ununterbrochen immunologisch mit den über die Atemluft herangetragenen Antigenen auseinandersetzen muß.

Die Reaktionsfähigkeit des Tonsillengewebes ist zum Zeitpunkt seiner physiologischen Maximalent-

Tabelle 1.26. Klinisch-morphologische Erscheinungsformen der akuten Tonsillitis und Angina

Tonsillitisform	Morphologie
Katarrhalisch-eitrige Tonsillitis	
Tonsillitis superficialis (Tonsillitis simplex)	Ödem und Hyperämie des Tonsillengewebes, verstärkte Epitheldesquamation (und Leukozytenemigration) an der sichtbaren Tonsillenoberfläche.
Tonsillitis lacunaris (falsch: Tonsillitis follicularis)	Wie Tonsillitis superficialis + Beteiligung der Krypten.
Pseudomembranöse (fibrinöse) Tonsillitis	Fibrinexsudation an der Oberfläche (mit wechselnder Beteiligung der Krypten) und darunterliegende Epithelnekrosen und -defekte; Pseudomembranen leicht ablösbar bei oberflächlicher Entzündung, schwer ablösbar bei tiefgreifender Gewebsnekrose unter dem Fibrinbelag.
Nekrotisierende und ulzeröse Tonsillitis	Mehr oder weniger starke Geschwürsbildungen unter einem entzündlichen Schorf.

wicklung am größten. Dementsprechend trifft man die Tonsillitis *am häufigsten im Kindesalter und jugendlichen Erwachsenenalter.*

Ätiologie, Pathogenese. Als Erreger einer Tonsillitis kommen in Betracht[22]:

- *Bakterien,* und zwar in erster Linie *hämolysierende und vergrünende Streptokokken* sowie *Haemophilus influenzae* (v. a. bei Kindern), *Staphylokokken,* aber auch *Pneumokokken,* Micrococcus catarrhalis, Corynebacterium diphtheriae, Gonokokken, Spirochäten, Tuberkelbakterien u. a
- *Viren,* und zwar *Picornaviren* (Enteroviren: Polio- Coxsackie- und ECHO-Viren), *Rhinoviren, Paramyxoviren* (Masern- und Rötelnvirus), *Herpesviren* (Herpes-simplex- und Varizellenvirus), *Variola-maior-Virus* (charakteristische Pockenpharyngitis während der Prodromalphase) und das *Virus der infektiösen Mononukleose.*
- *Pilze nur* ausnahmsweise *(Parakokzidien).* Bei den häufig in den Krypten gefundenen *Aktinomyzesdrusen* handelt es sich zumindest in der weit überwiegenden Mehrheit um apathogene Formen.

Die *Einschleppung der Erreger* in das Tonsillengewebe erfolgt

- *direkt* via Atemluft oder Speichel (häufigster Infektionsweg) oder
- *hämatogen* bei Allgemeininfekten.

Eine Resistenzminderung, gleich welcher Art, begünstigt die Entstehung einer Tonsillitis, da sie das Gleichgewicht zwischen Körperabwehr und Mundhöhlenflora stört.

Akute unspezifische Tonsillitis

Erscheinungsformen

Die unspezifischen Formen der Angina manifestieren sich unter den in Tabelle 1.26 genannten Bildern. Häufig treten verschiedene Entzündungserscheinungen nacheinander bzw. nebeneinander auf. So durchlaufen die meisten Anginen *initial* das Bild einer *katarrhalischen* Entzündung, bevor sie – wenn sie nicht auf dieser Stufe stehenbleiben – in eine schwerere Form übergehen (Abb. 1.12a).

Einige der wichtigsten Anginaformen laufen wie folgt ab:

Masern

Die Masernangina kann zur Bildung von *Geschwüren* führen. Im mikroskopischen Bild ist das Auftreten von *Warthin-Finkeldey-Riesenzellen* charakteristisch.

Infektiöse Mononukleose (Monozytenangina, Pfeiffer-Drüsenfieber)

Gewöhnlich zeigen die Tonsillen nacheinander eine *katarrhalische, eine pseudomembranöse und eine ulzeröse Entzündung.* Das histologische Schnittpräparat (Abb. 1.12b) enthält die gleichen Zellformen, wie sie in den Lymphknoten auftreten. Die Normalstruktur der Tonsillen kann so erheblich gestört sein, daß fälschlicherweise an einen Tumor gedacht wird (Klinischer und serologischer Befund? Notfalls beim Kliniker rückfragen!). Die *Beseitigung* des Gewebeschadens mit *Rekonstruktion* der Normalstruktur beginnt in der 2. Krankheitswoche.

Scharlach

Auch bei dieser Krankheit können *schwere pseudomembranöse* und *ulzerös-nekrotisierende Anginen* auftreten, die als *Scharlachdiphtheroid (3.–5. Krankheitstag)* eine Diphtherie vortäuschen. Die Tonsillen können völlig zerstört, der *weiche Gaumen* (Perforation, Blutungen), der *Kehlkopf* (Nekrose, Stenose der Lichtung), die *Tuba Eustachii* und das *Mittelohr mitergriffen* werden.

Angina Plaut-Vincent

Pseudomembranöse und *ulzeröse entzündliche Veränderungen* prägen auch das Bild der Angina Plaut-Vincent. Sie tritt oft *einseitig* auf, beeinträchtigt

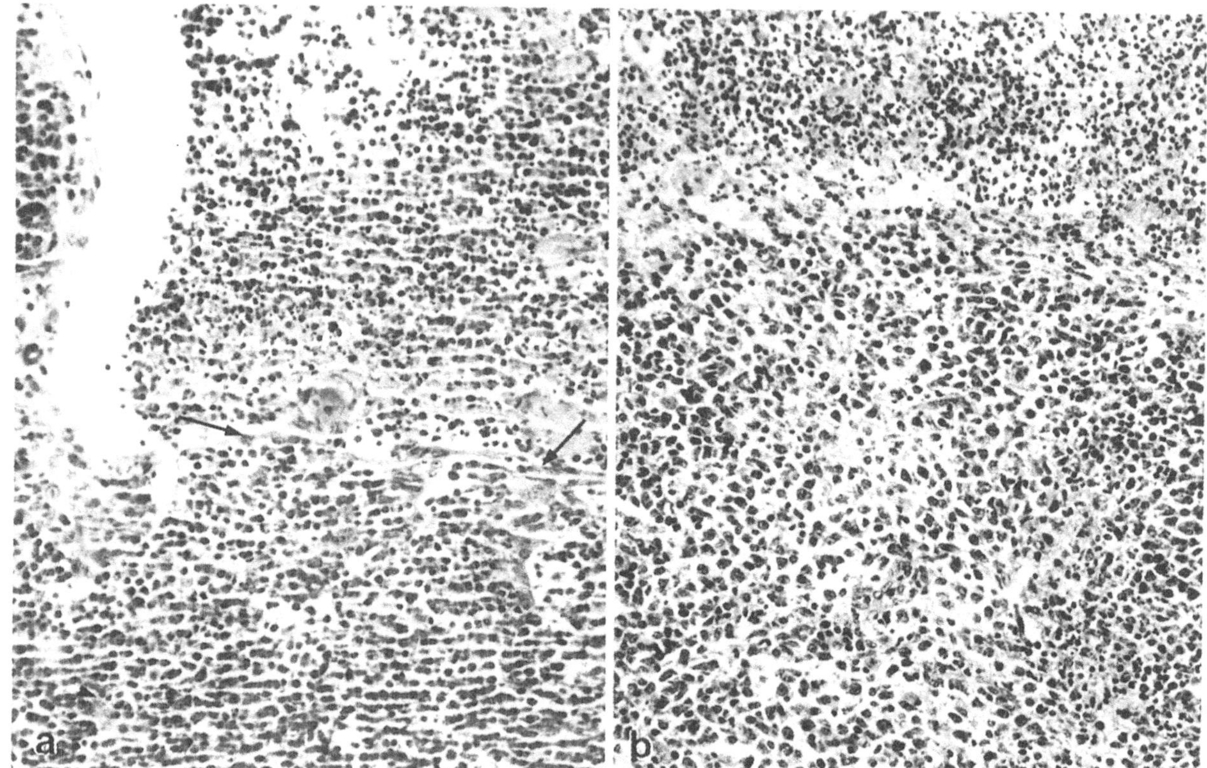

Abb. 1.12. a Akute Tonsillitis. Nekrosen des Kryptenepithels mit Epithelresten (Pfeile). In den Krypten Eiteransammlungen. Färbung: Hämatoxylin-Eosin (Vergr. 110 : 1). **b** Nekrotisierende Tonsillitis bei infektiöser Mononukleose. In der Umgebung der Nekrosen Proliferation mononukleärer Zellen. Färbung: Hämatoxylin-Eosin (Vergr. 160 : 1)

kaum das Befinden des Patienten und hat gewöhnlich eine *gute Prognose*. Eine Ausbreitung auf die Umgebung ist möglich (▷ S. 15).

Diphtherie

Erreger ist das *Corynebacterium diphtheriae*. Der Gewebeschaden wird durch das von den Bakterien gebildete *Ektotoxin* hervorgerufen. Betroffen sind v. a. *Rachen, Tonsillen* und *Gaumen*.

Morphologisch zeigt die Angina *alle Schweregrade* von der einfachen *katarrhalischen* bis zur schweren *pseudomembranösen ulzerös-nekrotisierenden* und *gangräneszierenden Form*. Die letzteren treten v. a. bei Mischinfektion mit Strepto- oder Staphylokokken auf.

Bei der *malignen* oder *Ödem-Diphtherie* findet sich meist eine hämorrhagisch-nekrotisierende pseudomembranöse Angina, die von einer starken ödematösen Schwellung der Halsregion begleitet wird. Man spricht von *Rachenbräune* (hämorrhagische Beläge) und von einem *Cäsarenhals*. Die *Prognose* der malignen Diphtherie ist *schlecht*, die *Letalität sehr hoch*. Ihre *Ursache* erblickt man in einer besonders hohen Virulenz der Bakterien, in Mischinfektionen oder hyperergischen Reaktionen.

Komplikationen der banalen eitrigen Tonsillitis

Die katarrhalisch-eitrige, meist durch Strepto- oder Staphylokokken erzeugte Tonsillitis und Angina kann folgende Komplikationen herbeiführen:

- *Phlegmone* und *Abzeß:* Innerhalb des Mandelgewebes kann sich die eitrige Entzündung diffus ausbreiten *(Phlegmone)* oder zu einzelnen oder multiplen Gewebseinschmelzungen führen *(Tonsillarabszeß)*. Von hier aus kann sie auf die bindegewebige Tonsillenkapsel übergreifen *(Peri- bzw. Paratonsillarabszeß*, am häufigsten am oberen Pol: *supratonsillärer Paratonsillarabszeß)* und schließlich unter Durchbrechung der Kapsel im para- und retropharyngealen Gewebe fortschreiten *(Para- und Retropharyngealphlegmone bzw. -abszeß)*. In einem nächsten Schritt können sich hieraus aszendierend endokranielle Eiterungen und deszendierend eine *Mediastinitis, Perikarditis* oder *Pleuritis* anschließen.
- *Pyämie:* Hierbei werden die Erreger über eine *eitrige Thrombophlebitis* kleiner peritonsillärer Venen (teilweise verursacht durch eine eitrige Lymphadenitis mit direktem Übergreifen auf die Venenwand) oder *lymphohämatogen* oder (selten) *primär hämatogen* in die Blutbahn verschleppt. Nachfolgend kommt es zur *metastastischen Absiedelung der Erreger*, u. a auf dem *Endokard*, in *Nieren, Lungen* und *Leptomeninx*.

- *Blutungen* erfolgen meist bei Paratonsillarabszessen aus Ästen der A. carotis externa, seltener aus Venen oder aus der A. carotis interna. Sie können tödlich sein.
- *Übergang in chronische bzw. rezidivierende Tonsillitis: häufiges* Vorkommnis, das früher oder später den Anlaß zur Tonsillektomie liefert.

Chronische unspezifische Tonsillitis

Sie ist entweder das Endstadium einer immer wieder aufflackernden akuten Angina oder verläuft ohne merkliche akute Schübe ausgesprochen schleichend. Sie wird gewöhnlich durch β-hämolysierende Streptokokken der Gruppe A hervorgerufen.

Morphologie. Makroskopisch begegnen uns *2 Haupterscheinungsformen:*

- *Chronische hypertrophische Tonsillitis:* Die betroffene Mandel (meist beide Gaumenmandeln) ist vergrößert, die Oberfläche stark zerklüftet. Gelegentlich treten polypöse Strukturen an der Oberfläche auf. Die Krypten können aus verkalktem Zelldetritus entstandene Tonsillensteine enthalten.
- *Chronische atrophische Tonsillitis:* Die Mandel ist verkleinert und plattenartig abgeflacht, manchmal springen noch einige derbe Parenchymreste an der Oberfläche vor[26, 28].

  Mikroskopisch spielt sich die chronische Entzündung am häufigsten in den Krypten ab, die teilweise erweitert sind:
- *Kryptentonsillitis (pathogenetisch: Retentionstonsillitis).* Von hier aus kann sie auf das lymphoretikuläre Gewebe übergreifen.
- *Krypten-Parenchym-Tonsillitis* mit vermehrten Lymphfollikeln, Plasma- und Mastzellen sowie Retikulumzellen. Schließlich wird nicht selten – meist von kapselnahen Krypten aus – das peritonsilläre Gewebe ergriffen, wobei die weitere lymphogene Ausbreitung im Vordergrund steht.
- *Tonsilloperitonsillitis:* Die Kapsel ist stark verbreitet, hyalinisiert und chronisch-entzündlich infiltriert.

Komplikationen der chronischen Tonsillitis

Die chronische Tonsillitis kann jederzeit *akut exazerbieren* und dabei alle Komplikationen der akuten Tonsillitis hervorrufen (s. oben). Große Bedeutung hat die chronische Tonsillitis jedoch v. a. als *Fokus, d. h. als Ausgangspunkt für tonsillenferne Organschäden.* 2/3 aller Foci sollen in den Tonsillen, speziell in den Gaumentonsillen, lokalisiert sein.

Spezifische Tonsillitis

Im Unterschied zur Mundschleimhaut (▷ S. 18) sind die Tonsillen *häufiger von einer Tuberkulose als von der Lues* betroffen.

Tonsillentuberkulose

Tuberkulöser Primärinfekt

Epidemiologie. Die Tonsillen stellen nur einen *geringen Teil aller tuberkulösen Primärlokalisationen.* 1948 wurde er mit 1,5% angegeben. *Heute dürfte die Zahl weit niedriger liegen,* da die wichtigste Infektionsquelle (s. unten) beseitigt ist. Die Häufigkeit aller tuberkulösen Veränderungen in den Tonsillen liegt heute unter 0,1%. Die Tonsillen sind häufiger von einem Primärinfekt betroffen als die Mundschleimhaut[20] (▷ S. 18).

Ätiologie, Pathogenese. Die Mehrzahl der Infektionen wird durch den *Typus bovinus* hervorgerufen und entsteht durch Aufnahme *tuberkelbakterienhaltiger Milch bzw. ihrer Produkte* mit der Nahrung. Da die Rindertuberkulose heute keine Rolle mehr spielt, sind die oralen und enteralen Primärinfekte selten geworden.

Die Abgrenzung einer *primären* gegenüber einer *hämatogenen* oder *kanalikulären Tonsillentuberkulose* ist ohne Kenntnis weiterer Befunde unmöglich. Ein Primäraffekt darf nur dann angenommen werden, wenn die regionären (d. h. die Kieferwinkel- und tieferen hinteren) Halslymphknoten beteiligt sind und wenn sich eine hämatogene Lymphknotentuberkulose aufgrund des klinischen Gesamtbildes mit hoher Wahrscheinlichkeit ausschließen läßt.

Morphologie. *Makroskopisch* stellt der Primärherd ein kleines Knötchen oder Geschwür dar.

Mikroskopisch liegen unter dem Kryptenepithel verkäsende Epitheloidzellgranulome, die in die Kryptenlichtung durchbrechen.

Verlauf, Prognose. Der Primärkomplex kann sich *lymphogen* auf die Umgebung ausbreiten und käsige Lymphknotenherde mit Fistelbildung erzeugen *(progressiver Primärkomplex).* Hieraus kann sich eine *Generalisation* entwickeln. Im Idealfall heilt der Primärherd mit einer kleinen Narbe aus.

Tuberkulose der Postprimärinfektionsperiode

Klinisch latente Tonsillenherde sind gelegentlich zu beobachten, obgleich die aus früheren Jahren stammenden *Zahlenangaben in der Literatur (2–10%) heute sicher zu hoch* liegen. Demgegenüber sind die *Tonsillen an einer Miliartuberkulose häufig* beteiligt (70%). Ulzeröse Prozesse treten v. a. bei kanalikulärer Entstehung (offene Lungentuberkulose) in Erscheinung.

Tabelle 1.27. Übersicht der Tonsillentumoren. Die mit *markierten Tumoren sind im Text ausführlicher dargestellt.

	Benigne	Maligne
Mesenchymal	Fibrom Neurofibrom, Neurinom Lipom Lymphangiom Hämangiom	Fibroliposarkom Rund–/Spindelzellensarkom Myxosarkom Osteoplastisches Sarkom Rhabdomyosarkom Angiosarkom *Maligne Lymphome (Hodgkin/Non–Hodgkin)
Epithelial	Papillom, Adenom + pleomorphes Adenom der peritonsillären Schleimdrüsen	*Plattenepithelkarzinom Varianten des Plattenepithelkarzinoms (▷ Karzinome der Mundhöhle, s. Tabelle 1.25)
Sonstige Tumoren	Malignes Melanom	

Bei *Halslymphknotentuberkulose* ist die *Tonsillektomie* angezeigt, um mit den Tonsillen einen möglichen (lymphogenen oder hämatogenen) Streuherd, der die Halslymphknotentuberkulose unterhalten könnte, auszuschalten.

Sarkoidose

Sie ist *in den oberen Atemwegen selten* und betrifft v. a. *Nasenschleimhaut* und *Gaumenmandeln.* Die Tonsillen sind vergrößert und enthalten *(nicht oder nur gering zentral verkäsende) Epitheloidzellgranulome.*

Lues

Die Tonsillen sind im Gegensatz zur übrigen Mundschleimhaut *nur selten* Sitz eines Primäraffektes. *Häufiger ist die Beteiligung an einer Lues II* (Papeln, Plaques muqueuses)[26].

Literatur

1.–17. Weiterführende Literatur (▷ S. 3)
18. Bläker F (1975) Tonsille und Immunologie. HNO 23:265
19. Bluestone CD (1975) Obstructive adenoids in relation to otitis media. Ann Otol Rhinol Laryngol [Suppl 19]:44–48
20. Dust H, Krauss H (1959) Die Tuberkulose. Ihre Erkrankung und Behandlung. Enke, Stuttgart
21. Ishikawa T, Wicher K, Arbesman CE (1972) Distribution of immunoglobulins in palatine and pharyngeal tonsils. Int Arch Appl Immunol 43:801
22. Klein O (1972) Microbiology of disease of tonsils and adenoids. Ann Otol Rhinol Laryngol 19:30
23. Morag A, Ogra PL (1975) Immologic aspects of tonsils. Ann Otol Rhinol Laryngol [Suppl 19]:37
24. Morris HL (1975) The speech pathologist looks at the tonsils and the adenoids. Ann Rhinol Otol Laryngol [Suppl 19]:44
25. Ogra PL (1971) Effect of tonsillektomy and adenoidectomy on the nasopharyngeal antibody response to poliovirus. N Engl J Med 284:59
26. Seifert G (1966) Die Tonsillen. In: Doerr W, Uehlinger E (Hrsg) Spezielle pathologische Anatomie. Springer, Berlin Heidelberg New York
27. Seifert G (1974) Zähne, Kopfspeicheldrüsen, Tonsillen, Rachen. In: Doerr W (Hrsg) Organpathologie. Thieme, Stuttgart
28. Weinstein L (1975) Diseases of tonsils and adenoids in adults. Ann Othol Rhinol Laryngol [Suppl 19]:34
29. Zucker-Franklin D, Berney S (1972) Electron microscopy study of surface immunglobulin bearing human tonsil cells. J Exp Med 135:533

Tumoren

Übersicht ▷ Tabelle 1.27.

Gutartige Tumoren (▷ Tabelle 1.27)

Sie sind *insgesamt selten: relativ* am häufigsten sind in dieser Gruppe die *Hämangiome* vertreten.

Bösartige Tumoren

Sie stellen *2–3% aller Karzinome* und etwa *10% aller Karzinome des Mundhöhlenbereiches.* Die Relation Karzinom: Sarkom beträgt etwa 4 : 1.

Non-Hodgkin-Lymphome

(ICD-O M-9591/3)

Epidemiologie. Die malignen Lymphome stellen *zusammen etwa 90% aller Tonsillensarkome* und damit nahezu *20% aller malignen Tonsillengeschwülste überhaupt.* Die Strukturen des Waldeyer-Rachenringes, am häufigsten die *Gaumenmandeln,* sind nach den zervikalen Lymphknoten die zweithäufigste Lokalisation maligner Lymphome im Kopfbereich.

Alters- und Geschlechtsverteilung: Männer sind etwa doppelt so häufig betroffen wie Frauen. Die *jüngeren Altersklassen* sind bevorzugt.

Morphologie. *Makroskopisch* sind einzelne (z. B. eine Gaumen- oder allein die Rachenmandel) oder mehrere (z. B. beide Gaumenmandeln) Tonsillen vergrößert. *Geschwürsbildungen* treten *erst spät* auf. Die Rachenenge kann erheblich stenosiert sein.

Mikroskopisch finden sich an Stelle des zerstörten Tonsillengewebes die gleichen Tumorstrukturen *wie im Lymphknoten* (▷ Bd. 1).

> *Vorsicht vor Verwechslung mit den Tonsillenveränderungen bei infektiöser Mononukleose,* v. a. dann, wenn nur kleine Probeexzisate aus den Tonsillen übersandt wurden! Vorsicht ist gerade deswegen geboten, weil auch das immunoblastische Lymphom die jüngeren Altersklassen bevorzugt.

Verlauf, Prognose. Der Tumor kann auf *Nachbarstrukturen* übergreifen. *Nekrosen* und *Ulzeration* sind seltener als beim Karzinom; dementsprechend werden auch *Blutungen* seltener beobachtet.

Karzinom

(ICD-O M-8010/3)

Epidemiologie. Das Karzinom stellt *80% aller malignen Tonsillentumoren.* Es tritt v. a. im *6. und 7. Lebensjahrzehnt* auf. 70–90% der Tumoren entfallen auf das *männliche Geschlecht.*

Lokalisation. Die *Gaumenmandeln* sind *(meist einseitig)* am häufigsten betroffen. In großem Abstand folgen die *Zungen-* und *Rachenmandeln.*

Morphologie. *Makroskopisch* beginnt das Karzinom meist am *oberen Tonsillenpol.* Es wächst *exophytisch, oberflächlich diffus-infiltrierend* (besonders häufig beim lymphoepithelialen und Transitionalzellkarzinom) oder bildet einen *Geschwürskrater.*

Mikroskopisch unterscheidet man *verschiedene* Typen, die letztlich aber nichts anderes darstellen als unterschiedliche Differenzierungsformen eines Plattenepithelkarzinoms:

- *Hochdifferenziertes Plattenepithelkarzinom* (ICD-O M-8070/3) *nur selten mit nennenswerter Verhornungstendenz.*
- *Transitionalzellkarzinom* (ICD-O M-8120/3) mit niedrigerem Differenzierungsgrad,
- *indifferentzelliges (anaplastisches) Karzinom* (ICD-O M-8021/3) mit sarkomähnlichem Bau und abortiven Plattenepithelstrukturen.
- *Lymphoepitheliom (lymphoepitheliales Karzinom)* (ICD-O M-8082/3). Dieser Tumor besteht aus synzytial zusammenhängenden nichtverhornten Plattenepithelsträngen und -nestern. Das dazwischen gelegene spärliche bindegewebige Stroma enthält reichlich Lymphozyten. Die *Relation Epithel: Lymphozyten beträgt etwa 4 : 1.* Der synzytiale Eindruck des Epithels wird dadurch erweckt, daß die Epithelien ungewöhnlich hell erscheinen und nur unscharfe Zellgrenzen besitzen. Die *alte Unterteilung* in einen sog. *Schmincke-Typ (retikulierter Typ:* einzelne Transitionalzellen in einem lymphozytenreichen Stroma) und einen sog. *Regaud-Typ (geschlossener Typ:* Epithelnester im bindegewebigen Stroma) hat mehr akademischen als praktischen Wert. Der Schmincke-Typ kommt überwiegend in den Gaumenmandeln, der Regaud-Typ in der Rachenmandel vor.

Ausbreitung. Das Tonsillenkarzinom wächst

- *per continuitatem* in die Nachbarstrukturen ein (Gaumenbögen, weicher Gaumen, Zungengrund). Besonders gefährlich ist der Einbruch in das Spatium parapharyngicum und in die Fossa pterygoidea.
- *Lymphknotenmetastasen* sind bereits bei 50–80% der Patienten zum Zeitpunkt der Erstuntersuchung vorhanden und liegen *nicht selten kontralateral.*
- *Fernmetastasen* sind selten (unter 10%).

Komplikationen, Prognose. Das Tonsillenkarzinom kann *ulzerieren, Arrosionsblutungen* und *Aspiration von Tumormaterial* (Erstickungsgefahr!) oder ein *Kehlkopfödem* hervorrufen (ebenfalls Erstickungsgefahr).

Die *Fünfjahresüberlebensrate* beträgt im Mittel – je nachdem, ob von Beginn an Lymphknotenmetastasen vorhanden waren oder nicht – etwa 20 bzw. 40–50%. Nach manchen Statistiken liegt sie (für alle Stadien zusammen) noch tiefer (15–20%).

Literatur

1.–17. Weiterführende Literatur (▷ S. 3)
18. Batsakis JG (1974) Tumors of the head and neck. Clinical and pathological considerations. Williams &Wilkins, Baltimore
19. Rolander TL, Everts EL, Shumrick J (1971) Carcinoma of the tonsil: a planned combined therapy. App Laryngoscope 81:1199
20. Seda HJ, Snow Jr JB (1969) Carcinoma of the tonsil. Arch Otolaryngeal 89:765
21. Seifert G (1966) Die Tonsillen. In: Doerr W, Uehlinger E (Hrsg) Spezielle pathologische Anatomie, Bd 1. Springer, Berlin Heidelberg New York
22. Seifert G (1974) Zähne, Kopfspeicheldrüsen, Tonsillen, Rachen. In: Doerr W (Hrsg) Organpathologie, Bd 1. Thieme, Stuttgart
23. Wahi PN, Cohen B, Luthra UK (1971) Histological typing of oral and oropharyngeal tumors. WHO, Geneva

Oropharynx (Mesopharynx) und Hypopharynx

Anatomisch-physiologische Vorbemerkungen

Anatomie

Oro- und Hypopharynx schließen sich in der genannten Reihenfolge nach unten an den Epipharynx an.

Oropharynx
Er wird oben vom Gaumensegel, unten von einer gedachten horizontalen Ebene durch den Oberrand der Epiglottis, vorn durch den Zungengrund und hinten durch die Schleimhaut und Muskulatur (M. constrictor pharyngis superior und medius) begrenzt. Vorn oben geht er in die Mundhöhle über. Hier bildet der Isthmus faucium die Begrenzung.

Hypopharynx
Er liegt zwischen der gedachten Ebene durch den Oberrand der Epiglottis und dem Übergang des Rachens in den Ösophagus in Höhe des unteren Randes des Ringknorpels. Dadurch, daß der Kehlkopf von unten in ihn eingestülpt ist, entstehen beiderseits die Recessus piriformes. Seiten- und Hinterwand werden vom M. constrictor pharyngis inferior gebildet.
An der Grenze zum Ösophagus liegt ein querverlaufender, wulstartig in die Lichtung vorspringender Sphinktermuskel, der

- *Killian-Schleudermuskel (Pars fundiformis des M. constrictor pharyngis inferior).* Ober- und unterhalb von ihm werden durch die schräg nach oben auf- bzw. nach unten absteigende Muskulatur *2 muskelfreie Dreiecke* ausgespart, die *Loci minoris resistentiae* der hinteren Rachenwand darstellen. Es sind dies
- oben das *Killian-Dreieck,*
- unten das *Laimer-Dreieck.*

Von hier aus entwickeln sich die Pulsionsdivertikel.

Meso- und Hypopharynx werden von *Plattenepithel* ausgekleidet. Die Schleimhaut enthält *kleine Schleimdrüsen* sowie *lymphatische Gewebeansammlungen.*

Physiologie

Oro- und Hypopharynx können sowohl den *Atemwegen* als auch dem Verdauungstrakt *hinzugerechnet werden, da beide Wege hier einander kreuzen. Die funktionelle Trennung erfolgt während des Schluckaktes,* in dem der Kehldeckel den Zugang zum Kehlkopf verschließt. Weiterhin wird die *Lautbildung* durch den Rachenraum beeinflußt.

Fehlbildungen

- *Heterotope Gewebsinseln:* Die Pharynxwand kann Epithelkörperchengewebe oder Thymusgewebe enthalten.
- *Atresie des Isthmus faucium:* Sehr selten. Sie beruht auf einer Persistenz der Rachenmembran.

Laterale Pharynxdivertikel und -taschen

Sie liegen gewöhnlich zwischen dem Zungenbein und dem oberen Rand des Schildknorpels. Man spricht von *Divertikeln,* wenn die Verbindung zum Rachen durch eine enge Öffnung hergestellt wird, und von *Taschen,* wenn eine breite Verbindung besteht.

Diese Form der Divertikel kann *angeboren* oder *erworben* sein. Die angeborenen Formen werden als Residuen der 3. oder 4. Kiementasche angesehen und sind selten.

Hypopharynxdivertikel (Zenker-Divertikel)

Definition. Bei dieser Form des Hypopharynxdivertikel handelt es sich um einen durch Druck von innen *(Pulsionsdivertikel)* erzeugten Prolaps von Schleimhaut und Submukosa durch die Muskulatur nach außen, also um ein Pseudodivertikel.

Epidemiologie. Das Pulsionsdivertikel des Hypopharynx ist *seltener als das Traktionsdivertikel des mittleren Ösophagus* (▷ Kap. 2). In radiologischen und Sektionsstatistiken erscheint es in einer *Häu-*

figkeit von 0,04–0,11%. Bei Patienten mit Dysphagie beträgt die Häufigkeit annähernd 2%.

Alters- und Geschlechtsverteilung: Männer sind etwa doppelt so häufig betroffen wie Frauen. Kinder sind sehr selten betroffen, Neugeborene nur ausnahmsweise. 80% der Patienten sind älter als 60 Jahre.

Pathogenese, Lokalisation. In der Genese des Zenker-Divertikels spielen offenbar *mehrere Faktoren* zusammen:

- eine *konnatale Schwäche der hinteren Pharynxwand;* das Divertikel kann ausnahmsweise schon bei der Geburt vorhanden sein, auch sind *familiäre Fälle* beschrieben. Am häufigsten bildet sich das Divertikel im Bereich des *Laimer- bzw. Killian-Dreiecks* (▷ S. 80)
- ein *erhöhter Innendruck* im Rachenraum, der die Schleimhaut im Bereich der muskelschwachen Teile der hinteren Pharynxwand ausstülpt. Möglicherweise wird diese Druckerhöhung nach dem Ergebnis radiokinematographischer Untersuchungen durch eine *mangelhafte Koordinierung der Muskelkontraktion im Pharynx und Hypopharynx* (pharyngoösophagealer Sphinkter) hervorgerufen. Die Hypopharynxmuskulatur kontrahiert sich nach diesen Untersuchungen vor Abschluß der Pharynxkontraktion.

Morphologie. *Makroskopisch* sind die Pulsionsdivertikel gewöhnlich *haselnuß- bis faustgroß,* selten größer (bis kindskopfgroß und darüber).

Mikroskopisch besteht die Wand vorwiegend aus entzündlich infiltrierter und narbig verdickter Schleimhaut und Submukosa. Muskulatur kommt nur inkonstant und dann spärlich vor.

Verlauf, Prognose. Pulsionsdivertikel neigen viel stärker als die Divertikel des mittleren Ösophagus zur

- *Speiseretention,* da der Nahrungsbrei beim Schluckakt gerade den Divertikelmund trifft und das Divertikel im Gegensatz zum typischen Traktionsdivertikel des mittleren Ösophagus nicht nach oben, sondern nach unten gerichtet ist.
- Der Inhalt des Divertikels kann *teilweise regurgitiert* werden. Häufig kommt es aber nach Zersetzung des Inhaltes zur *Divertikulitis mit Geschwürsbildung* (→ *periösophageale Phlegmone* → *eitrige oder gangränöse Mediastinitis.* Durch *Aspiration von Speisebrei* können bronchopulmonale *Komplikationen* entstehen.
- Selten entwickelt sich in einem Pulsionsdivertikel ein *Karzinom.*
- *Druck auf den N. recurrens* kann zu Heiserkeit, *Druck auf den Sympathikus* zu einem Horner-Syndrom führen.

Branchiogene Fehlbildungen

- *Laterale Halsfisteln* bilden sich aus *Resten des Ductus branchialis.* Die lateralen äußeren Halsfisteln sind am häufigsten und münden am Vorderrand des M. sternocleidomastoideus. Selten entstehen innere Pharynxfisteln und komplette Halsfisteln, die in Höhe des Recessus supratonsillaris oder des Recessus piriformis ausgebildet sind. Aus Resten der Vesicula cervicalis können laterale Halszysten entstehen, die im vorderen Halsdreieck liegen.
  Die Fisteln und Zysten sind meist von *Plattenepithel,* seltener *von Zylinderepithel* oder *Übergangsepithel* ausgekleidet. Sie enthalten in der Wand lymphatisches Gewebe mit Lymphfollikeln.
- Selten kommen *Pharyngealzysten, Ohrmuschelfisteln* oder *Hautknorpelanhänge,* die Knorpelreste der Kiemenbögen enthalten, vor.

Pharyngitis

Unspezifische Pharyngitis

Akute Pharyngitis

Grundsätzlich kommen im Pharynx die gleichen Entzündungsformen vor wie in der Mundhöhle: *katarrhalische, eitrige, pseudomembranöse, hämorrhagische, ulzerös-nekrotisierende Pharyngitis*[20].

Der reiche Gehalt der Rachenwand an lymphatischem Gewebe erklärt einige besondere Entzündungsformen:

- *Pharyngitis follicularis,* bei der die Lymphfollikel vergrößert sind und an der Schleimhautoberfläche sichtbar hervortreten.
- *Pharyngitis lateralis acuta (Seitenstrangangina),* übergreifend vom Epipharynx her.

Chronische Pharyngitis

Die Pharyngitis follicularis tritt auch als Teilerscheinung einer chronischen hypertrophischen Pharyngitis auf. Die zweite Manifestationsform der chronischen Rachenentzündung ist hier die *chronische atrophische Pharyngitis,* die beispielsweise im Rahmen eines Sjögren-Syndroms (▷ S. 59) beobachtet wird.

Plummer-Vinson-Syndrom

Diese auch als *sideropenische Dysphagie* bezeichnete Störung ist ebenfalls eine chronische Pharyngitis, die mit der Bildung von *Schleimhautwülsten* und *Strikturen* einhergeht. Sie beruht auf einem Eisenmangel, betrifft v. a. *Frauen im höheren Lebensalter* und prädisponiert zur *Karzinomentstehung* (▷ Bd. 1).

Spezifische Entzündungen

Sie spielen im Pharynx eine weniger wichtige Rolle als in den Tonsillen. *Tuberkulöse Primärkomplexe* sind eine *Rarität*. Die *Lues I* ist *noch seltener*. Häufiger erkrankt die Rachenschleimhaut an einer *Miliartuberkulose* oder an einer *Lues II*.

Sonstige nichtneoplastische Erkrankungen

Die Veränderungen der Pharynxschleimhaut bei *Allgemeininfektionen, Blut- und Hautkrankheiten* entsprechen im Prinzip denjenigen der Mundschleimhaut (▷ Tabelle 1.4 und 1.5).

Tumoren

Der Pharynx ist *nur selten* Sitz primärer Geschwülste. Der mit Abstand wichtigste Tumor ist das *Karzinom*, das *2/3 aller malignen Tumoren* stellt (Sarkom: 1/3). *Gutartige Geschwülste* sind selten (Leiomyom, granuläres Neurom, Rhabdomyom, Hämangiom, Lymphangiom). *Teratome* kommen häufiger im Epi- als im Oro- und Hypopharynx vor.

Karzinom

(ICD-O M-8010/3)

Epidemiologie. Oropharynxkarzinome sind, soweit sie nicht von den Tonsillen ausgehen, *selten. Häufiger ist das Hypopharynxkarzinom.*

Männer erkranken 9mal häufiger *als Frauen*. Eine Ausnahme bilden die *Postkrikoidkarzinome*, die *v. a. bei Frauen* mit Plummer-Vinson-Syndrom vorkommen. Das *5.–7. Lebensjahrzehnt* sind bevorzugt[22, 23, 25].

Bei der *chinesischen Bevölkerung* sind die Hypopharynxkarzinome 30mal häufiger als bei anderen Rassen und machen hier bis zu 27% aller malignen Tumoren aus.

Ätiologie, Pathogenese. Als begünstigende Faktoren gelten *Alkohol- und Tabakabusus* sowie das *Plummer-Vinson-Syndrom* (s. oben). Das letztere wird als echte Präkanzerose angesehen (Stockholm: 90% aller Patienten mit Hypopharynxkarzinom). Als ein Faktor für die Entstehung des Karzinoms wird das Epstein-Barr-Virus diskutiert[22].

Lokalisation. Man unterscheidet Hypopharynxkarzinome

- der *Sinus piriformes* (häufigster Typ),
- der *hinteren und seitlichen Rachenwand* und
- der *Postkrikoidregion*.

Diese Einteilung hat *nicht nur topographische, sondern auch prognostische Bedeutung:* Die Prognose verschlechtert sich in der angegebenen Reihenfolge.

Morphologie. *Makroskopisch* tritt das Hypopharynxkarzinom meist als *ulzerierender Tumor* in Erscheinung. Gelegentlich finden sich auch *exophytische Tumoren*.

Mikroskopisch sind fast alle Hypopharynxkarzinome *Plattenepithelkrebse* (ICD-O M-8070/3) unterschiedlicher Differenzierungshöhe. *Transitionalzell-* (ICD-O M-8120/3) und *indifferentzellige Karzinome* (ICD-O M-8021/3) stellen etwa 1/3 der Gesamtzahl. Die Epiglottis- und äußeren Kehlkopfkarzinome sind teilweise auch *Adenokarzinome* (ICD-0 M-8140/3).

Ausbreitung

- *Per continuitatem* dehnt sich das Karzinom vom Sinus piriformis auf die Plicae aryepiglotticae, auf die supraglottischen Anteile des Kehlkopfes und auf die Halsweichteile aus. Karzinome der Hinterwand können die hinteren Gaumenbögen, den weichen Gaumen und den Epipharynx ergreifen, solche der seitlichen Wand den Ösophagusmund und den Sinus piriformis.
- *Lymphknotenmetastasen* sind häufig, beim Karzinom des Sinus piriformis v. a. in den oberen zervikalen Lymphknoten, beim Postkrikoidkarzinom in den mediastinalen Lymphknoten.
- *Fernmetastasen* können in verschiedenen Organen auftreten, sind jedoch relativ selten.

Verlauf, Prognose. Wie bereits erwähnt, ist die *Prognose beim Postkrikoidkarzinom am schlechtesten* (Fünfjahresüberlebensrate 20–25%), *beim Karzinom des Sinus piriformis am günstigsten* (40%). Teilt man die Gruppe in Fälle mit und ohne Lymphknotenmetastasen auf, so ist die Fünfjahresüberlebensrate bei den ersten auf die Hälfte verkürzt.

Sarkome

(ICD-O M-8800/3)

Sarkome kommen v. a. im *Epi- und Mesopharynx* vor. Am häufigsten sind *Non-Hodgkin-Lymphome* (ICD-O M-9591/3) (meist immunoblastische Lymphome). 25% der extraossären Plasmozytome (ICD-O M-9731/3) liegen im Bereich des Epipharynx.

Literatur

1.–17. Weiterführende Literatur (▷ S. 3).
18. Batsakis (1974) Tumor of the head and neck. Clinical and pathological considerations. Williams & Wilkins, Baltimore
19. Cunningham MP, Catlin D (1967) Cancer of the pharyngeal wall. Cancer 20:1859
20. Evans AS, Dick EC (1964) Acute pharyngitis and tonsillitis in University of Wisconsin students. JAMA 190:699
21. Glezen WP, Clyde Jr WA, Senior RJ (1967) Group A streptococci mycoplasmas, and viruses associated with a cute pharyngitis. JAMA 202:455
22. Henle W, Henle G (1981) The association of Epstein-Barr-virus with nasopharyngeal carcinoma. In: Grundmann E, Krueger GRF, Ablashi DV (eds) Nasopharyngeal carcinoma. Fischer, Stuttgart, New York
23. Ledermann M (1967) Cancer of the pharynx, J Laryngol 81:151
24. Seifert G (1966) Der Rachen. In: Doerr W, Uehlinger E (Hrsg) Spezielle pathologische Anatomie, Bd 1. Springer, Berlin Heidelberg New York
25. Sherlock EL, Cain AS (1971) Tumors of the hypopharynx. South Med J 64:285
26. Tucker JA (1974) Esophageal diverticula. In: Bockus HL (eds) Gastroenterology. Saunders, Philidelphia London Toronto
27. Vantrappen G, Deloof W (1974) Esophageal diverticula. In: Schwiegk K (Hrsg) Handbuch der Inneren Medizin, Bd III/1, 5. Aufl. Springer, Berlin Heidelberg New York
28. Wahi PN, Cohen B, Luthra UK (1971) Histological typing of oral and oropharyngeal tumors. WHO, Geneva

Kapitel 2 Ösophagus

U. Bettendorf

Inhaltsverzeichnis

Weiterführende Literatur

1. Chiari H, Wanke M (1971) Spezielle pathologische Anatomie des Ösophagus. In: Doerr W, Seifert G, Uehlinger E (Hrsg) Spezielle pathologische Anatomie, Bd 2, Teil 1. Springer, Berlin Heidelberg New York
2. Hightover NC (1974) The Esophagus. In: Bockus HL (ed) Gastroenterology, Vol. 1, 3rd edition. Saunders Company, Philadelphia London Toronto
3. Morson BC, Dawson IMP, Day DW, Jass JR, Price AB, Williams GT (1990) Gastrointestinal pathology, 3rd edn. Blackwell, Oxford London Edinburgh Melbourne
4. Vantrappen G, Hellemans J (1974) Diseases of the esophagus. In: Schwiegk (Hrsg) Handbuch der inneren Medizin, 5. Aufl, Bd III/1. Springer, Berlin Heidelberg New York

Anatomisch-physiologische Vorbemerkungen

Embryologie

Die Speiseröhre entwickelt sich aus dem Abschnitt des Vorderdarmes, von dem sich die Lungenrinne abgeschnürt hat. Das zuerst einschichtige Epithel wird im 2. Monat mehrschichtig und kann den Hohlraum vorübergehend ausfüllen. Es besteht z. T. aus Flimmerepithel, das später von distal nach proximal durch mehrschichtiges Plattenepithel ersetzt wird. Es können jedoch zeitlebens kleine Inseln von Flimmerepithel erhalten bleiben. In das Mesenchym einwachsende Epithelzapfen bilden die Glandulae oesophageae. Vom 2. Keimlingsmonat ab verdichtet sich das umhüllende Mesenchym und ordnet sich zu konzentrischen Schichten. Mit dem 4. Monat formen sich Längsfalten der Schleimhaut[7].

Anatomie

Topographie/Makroskopie. Der Ösophagus ist ca. 22–25 cm lang. Die Kardia ist etwa 40 cm von der Zahnreihe entfernt und liegt in Höhe des 11. Brustwirbeldornfortsatzes.

Die *Pars cervicalis* und der größere Teil der *Pars thoracica* liegen der Vorderseite der Wirbelkörper an. Der untere Teil der Pars thoracica und die *Pars abdominalis* grenzen dagegen dorsal an die Aorta.

Im Zervikalbreich, in dem der Ösophagus etwas links von der Mittellinie liegt, befindet sich in der Rinne zwischen Trachea und Ösophagus auf beiden Seiten der Nervus recurrens. Distal vom Aortenbogen und der Bifurcatio tracheae liegt die Speiseröhre dicht neben dem Perikard des linken Vorhofs. Kaudal vom 8. Brustwirbelkörper verläuft der Ösophagus zusammen mit den Nn. vagi und dem ösophagealen Nervenplexus zunehmend ventral, bis er im Zwerchfellbereich vor der Aorta liegt.

Der Ösophagus ist mit der Pleura, der Luftröhre, dem linken Bronchus, der Aorta, dem Herzbeutel und dem Zwerchfell durch glatte Muskelzüge mit elastischen Fasern verbunden. Hierdurch gewinnt die Speiseröhre zur Nachbarschaft eine veränderliche Einstellung, ist aber gleichzeitig in jeder Lage schwebend aufgehängt und kann so in jeder Stellung einen gleichmäßigen Tonus bewahren[5].

Der Ösophagus besitzt *physiologische Engen* die insofern von Bedeutung sind, als sich hier Fremdkörper verfangen können. Außerdem werden sie bevorzugt vom Ösophaguskarzinom befallen.

- *Obere Enge:* Sie entspricht dem Ösophaguseingang *(Ösophagusmund)* und wird durch den *Ringknorpel* des Kehlkopfs hervorgerufen.
- *Mittlere Enge (Aortenenge):* Sie liegt etwa 8 cm weiter distal (23 cm hinter der Zahnreihe) und

kommt dadurch zustande, daß der Ösophagus zwischen dem Aortenbogen und dem Abgang des linken Stammbronchus gelegen ist (sichtbare Pulsationen der Aorta bei der Ösophagoskopie).

- *Untere Enge:* Sie wird durch den *Hiatus oesophageus* des Zwerchfells erzeugt und entspricht der Grenze zwischen Pars thoracica und Pars abdominalis. Eine weitere Impression durch den linken Hauptbronchus ist weniger stark ausgeprägt [13].

Mikroskopischer Aufbau der Ösophaguswand von innen nach außen [9]

- *Epithel:* Die Ösophagusschleimhaut wird von typischem verhorntem mehrschichtigem *Plattenepithel* ausgekleidet. Oberflächliche Zellen können Keratohyalinkörnchen enthalten. Abgeschilferte Zellen werden durch basale Tochterzellen ersetzt. Elektronenoptisch befindet sich 400–500 Å unter der basalen Zellschicht eine 400–600 Å dicke Basalmembran. Die basale Zellgrenze verläuft gewellt und zeigt fingerförmige Fortsätze, Invaginationen und pinozytoseähnliche Vesikel. Mit Hemidesmosomen vergleichbare Membranverdikkungen sollen die Epithelien mit der Basalmembran verknüpfen. Bis auf benachbarte Basalzellen sind die Plattenepithelien mittels Desmosomen miteinander verbunden. Die die Oberfläche bedeckenden flachen Zellen können sich nach Ruptur der desmosomalen Verbindung lösen. Mit zunehmender Ausreifung zur Oberfläche werden die Zellen ärmer an Organellen, die in der oberflächlichsten Lage kaum noch nachweisbar sind.
- Die *subepitheliale Lamina propria* besteht aus zartem Bindegewebe und enthält spärliche Lymphozyten und einige Lymphfollikel, besonders im Bereich der Drüsenausführungsgänge submuköser Drüsen [13].
- Die *Lamina muscularis mucosae* besteht aus glatten Muskelfaserbündeln und ist relativ gut entwickelt, fehlt allerdings im Pharynxbereich [13]. Zytotoxische T-Lymphozyten und Langerhans-Zellen kommen in normalem Ösophagusepithel vor und finden sich vermehrt bei entzündlichen Prozessen. Helfer-T-Lymphozyten und B-Lymphozyten finden sich dagegen überwiegend in der Lamina propria. Diese lymphatischen Zellelemente sind Bestandteil des darmassoziierten lymphatischen Gewebes [13a].
- In der *Tela submucosa* liegen, eingebettet in lockeres Bindegewebe, Venengeflechte und außerdem der größte Teil der Schleimdrüsen [13].
- Die *Muscularis propria* (Tunica muscularis) besteht aus der inneren Ring und äußeren Längsmuskulatur. Als Faustregel kann gelten, daß im oberen Drittel des Ösophagus quergestreifte, im mittleren Drittel quergestreifte und glatte und im unteren Drittel nur noch glatte Muskulatur vorkommt.
  Die *äußere Längsmuskulatur* verläuft nicht genau axial, sondern leicht spiralenartig, so daß die distalen Faserenden um 90° nach links verlagert sind.
  Im Gegensatz zum übrigen Gastrointestinaltrakt ist die *innere Ringmuskulatur* dicker als die Längsmuskelschicht. In situ verlaufen die Ringmuskelfasern nicht horizontal, sondern ellipsenförmig, wobei der höchste Punkt der Ellipse im Zervikalbereich dorsal, im oberen Thoraxabschnitt rechts lateral, hinter dem Herzen ventral und abdominal links lateral liegt.
- Die *Adventitia* enthält Blut- und Lymphgefäße sowie den Plexus oesophageus, der aus dem N. vagus hervorgeht, aber auch sympathische Fasern enthält. Sie wird nur stellenweise (Teile der Pars thoracica und pars abdominalis) von Serosamesothel bedeckt.

Blutgefäßversorgung. Der *arterielle Zustrom* erfolgt von kranial nach kaudal aus Ästen der A. thyreoidea inferior, in einem Drittel der Fälle zusätzlich aus akzessorischen Gefäßen der A. subclavia, durch Äste der Aorta thoracica (Rami oesophagei) sowie durch die A. gastrica sinistra und der linken A. phrenica. Alle arteriellen Gefäße bilden ein in der Submukosa liegendes Anatomosennetz.

Die *Venen* bilden einen weitmaschigen Plexus der Mukosa, einen weiteren in der Submukosa, der nach kranial in Kehlkopf-, Zungen-, Pharynx- und Thyreoidalvenen und nach kaudal in Magenvenen mündet, und ein drittes, periösophageales Gefäßnetz, das mit dem ersten in der Mukosa verbunden ist und über die Vv. intercostales, die V. hemiazygos und V. azygos sowie über Bronchial- und Magenvenen abfließt [1].

Lymphgefäßsystem. Die Lymphe des *kranialen Ösophagus* fließt in die tiefen Halslymphknoten und die dorsalen mediastinalen und bronchialen (und supraklavikulären) Lymphknoten, die des *unteren Brust- und abdominalen Teils* in die Nodi lymphatici gastrici superiores [1].

Innervation. Die Nerven stammen vom Sympathikus und Vagus. Intramurale Ganglienzellen bilden den Plexus myentericus (Auerbach-Plexus) [1, 13].

Gastroösophageale Übergangszone. Im Bereich der gastroösophagealen Übergangszone *(Z-Linie)* besteht zumeist eine relativ scharfe Grenze zwischen proximalen Plattenepithel und distalem Zylinderepithel.

Nicht selten findet sich jedoch kein unmittelbarer Übergang von mehrschichtigem Plattenepithel in ein Zylinderepithel, sondern vielmehr ein diskontinuierlicher Wechsel beider Epithelarten. Auch die Drüsenstruktur kann unterschiedlich sein. Es kommen nicht nur mukoide Drüsen vor, sondern direkt unter dem mehrschichtigen Plattenepithel auch Fundusdrüsen mit Haupt- und Belegzellen. Auch intestinale Krypten mit Becherzellen sind kein seltener Befund. In grübchenförmigen Einsenkungen des mehrschichtigen Plattenepithels kann ganz isoliert Zylinderepithel vorkomen[11].

Weitere Zellarten. In allen Abschnitten der Ösophagusschleimhaut können *Melanozyten* vorkommen, die das seltene Auftreten primärer maligner Melanome im Ösophagus histogenetisch verständlich machen[8, 17, 21].

Das Vorkommen *argyrophiler Zellen* wird mit dem Auftreten von kleinzelligen anaplastischen Karzinomen (entsprechend den kleinzelligen anaplastischen Bronchialkarzinomen) in Zusammenhang gebracht[21].

Gemischte endokrin-exokrine *(amphikrine) Zellen* mit Schleimvakuolen werden ebenso wie in der Appendix als Mutterzellen mukoargyrophiler (amphikriner) Karzinoide angesehen[19].

Physiologie[14]

Der Ösophagus ist oben und unten durch je einen Sphinkter verschlossen:

- *Oberer (pharyngo-ösophagealer) Sphinkter:* Er hat eine Länge von 2,5–4,5 cm und die Aufgabe, den Übertritt von Luft aus dem Pharynx in die Speiseröhre einerseits und den Reflux von Speisebrei aus dem Ösophagus in den Rachen andererseits zu verhindern.
- *Unterer (gastro-ösophagealer) Sphinkter:* er ist in den unteren 2–4 cm des Ösophagus lokalisiert und verhindert einen gastro-ösophagealen Reflux des Speisebreis. Entgegen der bisherigen Ansicht, daß beide Sphinkteren anatomisch nicht von der benachbarten Muskulatur abgrenzbar seien, sondern nur eine Funktionseinheit darstellen, wurde von Liebermann-Meffert et al.[18a] zwischen Zwerchfell und His-Winkel (tiefste sichtbare Einkerbung des Magens bei Besichtigung von außen in situ) eine asymmetrische Muskelverdickung nachgewiesen, die wahrscheinlich dem manometrisch identifizierbaren unteren Ösophagussphinkter entspricht[18a]. Diese besondere schlingenähnliche Faseranordnung im Kardiabereich, der spitze His-Winkel zwischen Ösophagus- und Funduswand, die rosettenähnlich gefaltete Kardiaschleimhaut und die phrenoösophageale Membran (fibroelastische Fasern zwischen subdiaphragmaler Faszie und abdominalem Ösophagus sowie peritonealer Magenoberfläche) sowie der höhere intraabdominale Druck sollen ebenso wie eine hyperdense Zone in einer Länge von 3–4 cm proximal des Magens (mit einem durchschnittlich um 10–15 mmHg erhöhten Ruhedruck) für den *Sphinktermechanismus* am ösophagogastralen Übergang von besonderer Bedeutung sein[6, 13, 18, 20]. Über den Einfluß des Muskelfaserverlaufs auf die Sphinkterfunktion ▷ S. 109.

Argyrophile Zellen vom Typ hormonbildender Zellen in Kardiadrüsen der Lamina propria des distalen Ösophagussphinkters sollen an der *Regulierung der Sphinkterfunktion* mitbeteiligt sein[15].

Funktion des Ösophagus[14]. Der Ösophagus dient dem Transport der Nahrung aus der Mundhöhle in den Magen. Die einzelnen Bissen werden durch die Zunge willkürlich in den Pharynx geschoben. Dadurch wird *reflektorisch* (unwillkürlich) eine *Kontraktion der Pharynxmuskulatur* erzeugt, die den Bissen in den Ösophagusmund befördert. Zugleich erfolgt ein *reflektorischer Atemstillstand* und *Glottisverschluß*.

Innerhalb des Ösophagus entsteht ein *peristaltischer Kontraktionsring,* der den Bissen in oberen Ösophagusabschnitt mit einer Geschwindigkeit von 2,92 ± 0,19 bis 3,29 ± 0,36 cm/s und im unteren Ösophagusabschnitt mit einer Geschwindigkeit von 4,98 ± 0,38 (7,5 cm oberhalb des unteren Ösophagus-Sphinkters) und 2,15 ± 0,27 cm/s (2,5 cm oberhalb des Sphinkters) in den Magen weiterbefördert[14a]. Der gastroösophageale Sphinkter erschlafft einige Sekunden vor Ankunft der peristaltischen Kontraktion, gewöhnlich etwa 2 s nach Erschlaffung des oberen Sphinkters.

Wiederholt sich der Schluckvorgang in rascher Folge, so besteht die Sphinktererschlaffung über beträchtliche Zeit fort und bleibt bis zum letzten Schluck erhalten.

Beim *Erbrechen* verhält sich der Ösophagus eher passiv. Er erschlafft, und der Mageninhalt wird durch eine kräftige *Kontraktion der Bauchmuskulatur* nach außen befördert, wobei sich die Kardia (wahrscheinlich reflektorisch) öffnet. Nach Beendigung der abdominellen Kontraktion fließt der Ösophagusinhalt in den Magen zurück, und der Ösophagus nimmt wieder seine ursprüngliche Form an.

Altersveränderungen

Während die Dicke der glatten Muskulatur des Ösophagus bei jungen und alten erwachsenen Menschen gleich ist, enthält der Auerbach-Plexus im Alter signifikant weniger Ganglienzellen[10]. Außerdem zeigt er im Alter häufiger eine stärkere lymphozytäre Infiltration. Diese Faktoren werden für Funktionsstörungen des Ösophagus im Alter verantwortlich gemacht[10].

Literatur

1. – 4. Weiterführende Literatur (▷ S. 86)
5. Benninghoff A, Goerttler K (1961) Lehrbuch der Anatomie des Menschen, Bd 1. Urban & Schwarzenberg, München Berlin
6. Blum AL, Siewart R (1977) Hiatushernie, Refluxkrankheit und Refluxösophagitis. Internist 18:423 – 435
7. Boenig H (1965) Leitfaden der Entwicklungsgeschichte des Menschen. Edition Leipzig
8. De la Pava S, Nigogosyan G, Pickren JW, Cabrera A (1963) Melanosis of the esophagus. Cancer 16:48 – 50
9. Desmet VJ, Tytgat GN (1974) Histology and electron microscopy. In: Schwiegk H (Hrsg) Diseases of the esophagus. Springer, Berlin Heidelberg New York (Handbuch der inneren Medizin, 5. Aufl., Bd III/1)
10. Eckardt VF, Le Compte PM (1978) Esophageal ganglia and smooth muscle in the elderly. Digest Dis 23:443 – 448
11. Elster K (1972) Die Morphologie der Ösophagitis. Leber Magen Darm 2:44 – 47
12. Frank K, Bettendorf U, Reinhardt P (1981) Das maligne Melanom des Ösophagus. Leber Magen Darm 11:37 – 43
13. Fransen G, Valembois P (1974) Anatomie und Embryologie. In: Schwiegk H (Hrsg) Diseases of the esophagus. Springer, Berlin Heidelberg New York (Handbuch der inneren Medizin, 5. Aufl., Bd III/1)

13a. Geboes K, De Wolf-Peeters C, Rutgeerts P, Janssens J, Vantrappen G, Desmet V (1983) Lymphocytes and Langerhans cells in the human oesophageal epithelium. Virchows Arch [A] 401:45 – 55

14. Hellemans J, Vantrappen G (1974) Physiologie. In: Schwiegk H (Hrsg) Diseases of the esophagus. Springer, Berlin Heidelberg New York (Handbuch der inneren Medizin), 5. Aufl., Bd III/1)

14a. Humphries TJ, Castell DO (1977) Pressure profile of esophageal peristalsis in normal humans as measured by direct intraoesophageal transducers. Digest Dis 22:641 – 645

15. Kaduk B, Barth H (1978) die Orthologie der endokrinen Zellen im distalen Ösophagus. Virchows Arch [A] 377:311 – 328
16. Kaufmann P, Lierse W, Stark J, Stelzner F (1968) Die Muskelanordnung in der Speiseröhre (Mensch, Rhesusaffe, Kaninchen, Maus, Ratte, Seehund). Ergebn Anat Entwickl-Gesch 40:3 – 33
17. Ladouch A, Fabra M, Quillard J, Marais M, Paillas J (1976) Les mélanoblastes de la muqueuse oesophagienne et leurs rapports avec les mélanomes malins. Arch Anat Cytol Pathol 24:473 – 476
18. Liebermann-Meffert D (1980) Chirurgische Anatomie des ösophago-gastralen Übergangssegments. Helv Chir Acta 47:667 – 677

18a. Liebermann-Meffert D, Allgöwer M, Schmid P, Blum AL (1979) Muscular equivalent of the lower esophageal sphincter. Gastroenterology 76:31 – 38

19. Ratzenhofer M (1978) Amphikrine Zellen im distalen Ösophagus. Virchows Arch [A] 379:181 – 184
20. Schildberg FW, Witte J (1977) Gutartige Ösophaguserkrankungen im Erwachsenenalter aus chirurgischer Sicht. Ärztebl 39:2334 – 2340
21. Tateishi R, Taniguchi H, Wada A, Horai T, Taniguchi K (1974) Argyrophil cells and melanocytes in esophageal mucosa. Arch Pathol 98:87 – 89

Fehlbildungen und Anomalien

Aplasie

Eine Aplasie ist selten. Gewöhnlich sind Ösophagusmund und Magen durch einen Strang aus Bindegewebe und Muskulatur miteinander verbunden, der aber auch fehlen kann. Sie findet sich fast stets mit anderen Fehlbildungen kombiniert.

Zysten, Duplikaturen

Pathologisch-anatomisch versteht man unter einer Doppelbildung des Digestionstraktes *zystisch-sphärische* oder *röhrenförmige (tubuläre)* Hohlraumstrukturen variabelster Form und Größe[6]. Sie sind im Ösophagus gegenüber dem übrigen Magen-Darm-Trakt *extrem selten*[8,9], liegen isoliert in unmittelbarer Nachbarschaft des Ösophagus oder haben eine direkte Verbindung zu ihm.

Das auskleidende Epithel kann Plattenepithel, geschichtetes Zylinderepithel oder Flimmerepithel sein. Die Wand kann unterschiedlich viel Muskulatur enthalten. Zystische Duplikaturen im Zervixbereich sind selten[9,24,39,52]. Unter den intrathorakalen tubulären Formen werden komplette, partielle und segmentale Formen unterschieden.

Folgeerscheinungen sind u. a. *Dysphagien, chronische rezidivierende Infekte* durch Kompression der Lunge, *Blutungen* und auch *Malignome*[9]. In einem hohen Prozentsatz wird die Doppelung erst im *Erwachsenenalter* manifest, wenn durch die Kompression von Ösophagus oder Lunge Dysphagien oder Dyspnoen, Husten und rezidivierende Pneumonien verursacht werden. Zumeist werden sie zufällig bei Routineröntgenaufnahmen des Thorax entdeckt[23,24].

Neben den angeborenen Zysten (neuere Klassifikation)[4a] gibt es auch erworbene Zysten (solitäre oder multiple Retentionszysten)[4a].

Atresie mit/ohne Ösophagotrachealfistel

Epidemiologie. Hierüber gibt es sehr unterschiedliche Angaben. Wahrscheinlich liegt die Häufigkeit etwa bei einem Fall pro 1000–3000 Neugeborenen[10,46]. Das *männliche Geschlecht* ist im Verhältnis 3:2 geringgradig bevorzugt[21]. Das Auftreten bei eineiigen Zwillingen ist bekannt[34].

Pathogenese. Während der Ontogenese erfolgt eine starke Epithelwucherung, die zu weitgehendem oder völligem Verschluß der primär vorhandenen Ösophaguslichtung führen kann. Wenn die *Rekanalisation ausbleibt,* resultiert eine Atresie. Der *teratogenetische Determinationspunkt* liegt zwischen der 3. und 6. Schwangerschaftswoche[10].

Diese Theorie vermag allerdings nicht das häufig gleichzeitige Vorkommen einer *Tracheoösophagealfistel* zu erklären. Diese Fehlbildung beruht offenbar auf einer *Nichtvereinigung der seitlichen Epithelleisten,* welche die anfangs gemeinsame Anlage von Trachea und Ösophagus voneinander trennen. Die

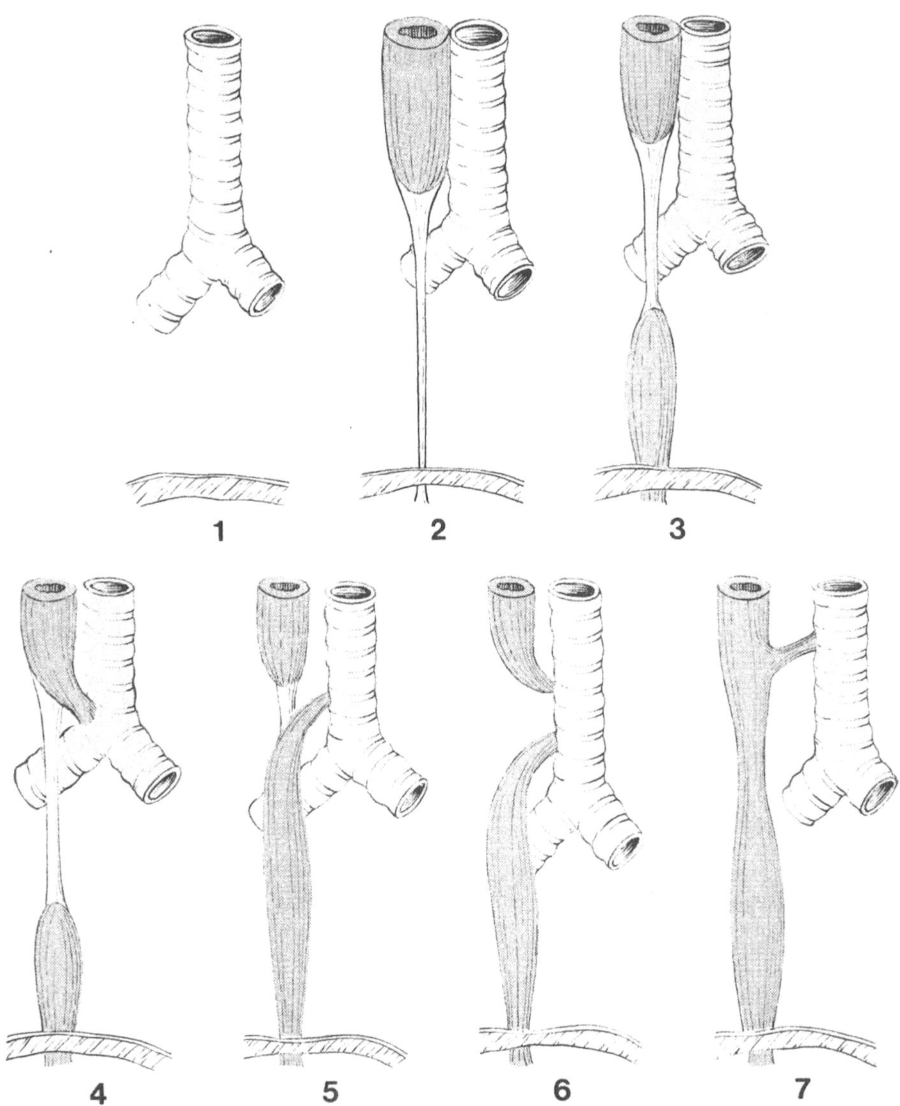

Abb. 2.1. Ösophagus-Agenesie. Formen der konnatalen Ösophagusatresie und der Osophagotrachealfisteln (umgezeichnet nach Chiari u. Wanke[1]). Die Numerierung entspricht nicht derjenigen in Tabelle 2.1. Bedeutung der Ziffern: *1* Agenesie des Ösophagus. *2* und *3* Ösophagusatresie (*2* distaler, *3* mittlerer Abschnitt des Ösophagus) ohne Ösophagotrachealfistel. *4* Atresie mit oberer Ösophagotrachealfistel. *5* Atresie mit unterer Ösophagotrachealfistel. *6* Atresie mit oberer und unterer Ösophagotrachealfistel. *7* Tracheoosöphagealfistel ohne Atresie

Tabelle 2.1. Klassifikation der Ösophagusatresien und Ösophagotrachealfisteln

	Agenesie	Atresie ohne Fistel	Atresie mit oberer Ösophago-trachealfistel	Atresie mit unt. Ösophago-trachealfistel*	Atresie mit ob. und unt. Ösophago-trachealfistel	Ösophago-trachealfistel ohne Atresie
Morson[3]	1	2	3	4	6	–
Töndury[46]	Ia	Ib	IIa	IIb	IIc	III
Vogt[50]	I	II	III	IIIb	IIIc	H-Typ
Gross[19]	–	A	B	C	D	E
Stephens[42]	–	B	E	A	D	E
Swenson[44]	–	2	4	1	5	3
Ladd[29]	–	I	II	III–IV	V	–

* häufigste Form (> 90%)

Tabelle 2.2. Assoziierte Mißbildungen bei Ösophagusatresien[5, 14, 17, 30, 36, 46, 51]

Kardiovaskuläre Anomalien
Ventrikelseptumdefekt
Fallot-Tetralogie
Vorhofseptumdefekt
Koarktation der Aorta
Offener Ductus arteriosus Botalli
Periphere Pulmonalstenose
Truncus arteriosus communis
Dextrokardie
Trikuspidalstenose
Hypoplastischer linker Ventrikel
Transposition der großen Gefäße
Offenes Foramen ovale

Skelett- und Muskelanomalien
Überzählige oder fehlende Segmente der Wirbelsäule
Schmetterlings- und Kreiswirbel sowie Segmentverschiebungen
Überzählige, fehlende oder verschmolzene sowie hypoplastische Rippen
Anomalien im Bereich der Extremitäten

Gastrointestinale Anomalien
Anorektale Mißbildungen (besonders Atresien)
Dünndarmatresien
Malrotation
Gallengangsatresien
Meckel-Divertikel
Anuläres Pankreas

Urogenitale Anomalien
Unilaterale Nierenagenesie
Multizytische Nieren
Hydronephrose
Hufeisenniere
Doppelte Urethra
Ureter duplex
Posteriore Urethralklappen
Epispadie
Hypospadie

Kraniofaziale Anomalien
Choanalstenosen
Mikrognathie
Faziale Hypoplasie
Makrostomie
Cheilognathopalatoschisis
Mikrozephalus
Fehlender Nervus olfactorius
Fehlendes Mittel- oder Kleinhirn

Mißbildungen der Atemwege und des Thorax
Kehlkopfspalten
Subglottische Stenose
Bronchialstenose
Pulmonale Agenesie
Zwerchfellhernie

Kombination von Ösophagusatresie und Ösophagotrachealfistel ist dann vielleicht durch eine Verlagerung der Epithelleisten nach dorsal zu erklären[10].

Bei der Entstehung einer Ösophagusatresie spielen offenbar auch *genetische* und *exogene Faktoren* eine Rolle (Kombination mit Down-Syndrom, Vorkommen bei erbgleichen Zwillingen, Vorkommen bei Thalidomid-Kindern und im Tierversuch bei Mäusen nach riboflavinfreier Diät)[46].

Klassifikation, Morphologie. Man unterscheidet die in Tabelle 2.1 aufgeführten und in Abb. 2.1 dargestellten Formen der Ösophagusatresie und/oder Ösophagotrachealfistel. *Am häufigsten ist mit über 90% der Typ 4 nach Morson*[4, 46, 50]. Am seltensten ist die Tracheoösophagealfistel ohne Atresie (ungefähr 3%). *Multiple* segmentale Atresien mit und ohne Fisteln sind große Raritäten[22, 31]. Manchmal besteht eine *zweite Fistel,* die leicht prä- und intraoperativ übersehen werden kann, sofern nicht an eine solche Möglichkeit gedacht wird[16].

Verlauf, Komplikationen

- *Hydramnion:* Man nimmt an, daß 10 von 12 Fällen von Hydramnion durch eine Ösophagusatresie hervorgerufen sind[10]. Die Kombination beider Störungen erklärt sich daraus, daß durch die Obstruktion der oberen Verdauungswege der normale Fruchtwasserkreislauf unterbrochen ist: Normalerweise wird Fruchtwasser vom Feten verschluckt, im Magen-Darm-Trakt resorbiert und über die Plazenta wieder dem mütterlichen Kreislauf zugeführt.
- *Aspirationspneumonie:* Sie wird dadurch hervorgerufen, daß Schleim, Speichel oder Nahrung über das in die Trachea mündende obere Teilstück des Ösophagus (Typ II und V nach Ladd[29]) oder bei ausschließlicher Tracheoösophagealfistel durch Regurgitation in den Tracheobronchialbaum gelangt[7].
- *Kombination mit anderen Fehlbildungen:* Annähernd die Hälfte der Kinder mit kongenitalen Speiseröhrenatresien zeigt *zusätzliche Defekte* (Tabelle 2.2). Am häufigsten betrifft die Kombination mit anderen Fehlbildungen die Atresie ohne Fistel, am seltensten die Tracheoösophagealfistel ohne Atresie. In den meisten Fällen handelt es sich (in abnehmender Reihenfolge) um *Fehlbildungen der Kreislauforgane* und des *Magen-Darm-Traktes* (je etwa 30%) bzw. des *Urogenitalsystems* (15%), (Tabelle 2.2).

Folgeerscheinungen operierter Ösophagusatresien. Zu den Komplikationen nach Operationen von Ösophagusatresien gehören Lungenaffektionen, primäre und sekundäre Stenosen, primäre und sekundäre (komplette und inkomplette) Fistelbildungen, Nahtdehiszenzen, Stridor, Ösophagusdysfunktionen, Kardiainsuffizienzen mit Hiatushernien[15, 43] und hypertrophische Pylorusstenosen bei Kindern[7a].

Prognose. Niedriges Geburtsgewicht und Prämaturität, assoziierte Mißbildungen und postoperative pulmonale Komplikationen sowie eine große Distanz zwischen den atretischen Segmenten sind prognostisch die *ungünstigsten* Faktoren[35].

Im Mittel aller Fälle *überleben* heute 60–85% der Kinder bei rechtzeitiger Operation[18, 53].

Isolierte Tracheoösophagealfistel

Diese Form der Fehlbildung ist *selten* (s. oben). Sie beruht wahrscheinlich auf einer *Insuffizienz der seitlichen Wülste,* die das Septum oesophageotracheale bilden: dadurch ist die Abschnürung der Trachea vom Vorderdarm inkomplett[27]. In 2/3 der Fälle liegt die Fistel in Höhe des 2. BWK oder darüber.

Nach der *klinischen Symptomatik* unterscheidet man 3 Gruppen[27]:

- *Akute postpartale pulmonale Symptomatik* (schwere Pneumonie, respiratorische Insuffizienz, Erstickungsanfälle und Zyanose beim Füttern).
- *Verzögert auftretende gastrointestinale Symptomatik* (luftbedingte Auftreibung des Abdomens, besonders beim Schreien und Husten, schaumig beschaffener Stuhl).
- *Langes Zeitintervall* bis zum Auftreten schwerer rezidivierender Pneumonien.

Angeborene Ösophagusstenose

Sie ist seltener als die Atresie.

- *Innere Stenosen* können als *sanduhrförmige Verengung,* als *membranartiger Verschluß* mit zentraler oder exzentrischer Diaphragmaöffnung oder als *lokalisierte fibröse oder fibromuskuläre Verdikkung* der Ösophaguswand imponieren[25].
- Ursächlich kommen eine mangelhafte Rekanalisation während der Ontogenese, umschriebene Gewebsfehlbildungen (wie z. B. dystope Bronchialschleimhaut) oder eine pränatale Refluxösophagitis in Betracht[41].
- *Äußere Stenosen* werden am häufigsten durch *Gefäßmißbildungen* hervorgerufen[12] (▷ Gefäßanomalien, S. 93). Im Kindesalter wirken sich vaskuläre Ringbildungen allerdings häufiger auf die Trachea aus (in- und exspiratorischer Stridor). Beim Erwachsenen steht die *Dysphagie* im Vordergrund.

Laryngotracheoösophageale Spaltbildung

Sehr seltene Fehlbildung, bei der – wahrscheinlich infolge einer Hemmung der rostralen Entwicklung des Septum oesophagotracheale – eine *offene Fistelverbindung zwischen Kehlkopf (und Trachea)* und Ösophagus besteht[28]; sie kann unterschiedlich schwer sein, je nachdem, in welcher Phase die Bildung des Septums gestört wurde: In den *leichtesten Fällen* ist nur die dorsale Vereinigung des Ringknorpels gestört, und die Fistel beschränkt sich auf diese Lokalisation. In *schwereren Fällen* setzt sich die Fistelbildung über den Ringknorpel in die Trachea hinein fort; und im Extremfall kann das Septum völlig fehlen. Man spricht dann von *persistierender Ösophagotrachea.*

Bronchoösophageale Fisteln

Sie machen sich oft erst im Jugendlichen- und Erwachsenenalter bemerkbar, so daß ihre konnatale Genese nur schwer beweisbar ist[11]. Sie scheinen häufiger zu sein, als bisher angenommen wurde.

Die Fisteln sind gewöhnlich von mehrschichtigem Plattenepithel ausgekleidet, zuweilen aber auch von Zylinderepithel oder Übergangsepithel. Ihre Wand enthält glatte Muskelfasern[33, 38, 48].

Makroskopisch zeigen sie *verschiedene Typen.*

- *Weithalsiges Ösophagusdivertikel* mit Penetration in die Lunge (erworben).
- *Kurze gerade Verbindung* zwischen Ösophagus und Lappen- oder Segmentbronchus.
- *Lungenzysten,* die direkt mit einem Bronchus und über eine Fistel mit dem Ösophagus kommunizieren.
- *Fistel,* die mit einem sequestrierten Lungensegment verbunden ist, das über Blutgefäße der Aorta getrennt versorgt wird[11].

Im Extremfall kann der Hauptbronchus einer Lunge aus der Speiseröhre abgehen[40].

Bronchogene Zysten

Seltener finden sich bronchogene Zysten innerhalb der Ösophaguswand, die in seltenen Fällen auch *multipel* auftreten können[20]. In ihrer Wand können in unterschiedlicher Menge Knorpel- und glattes Muskelgewebe, elastische Fasern und schleimbildende Drüsen gefunden werden.

Megaösophagus

Seltene Fehlbildung, die auf einer *Aplasie der Ganglienzellen des Plexus myentericus Auerbach* beruht[1]. Sie entspricht also dem M. Hirschsprung (▷ S. 542).

Der Megaösophagus wird gegen die *Achalasie* abgegrenzt, bei der ein zuvor normal entwickelter Auerbach-Plexus vermutlich schrittweise zugrundegeht und die dementsprechend auch noch im hohen Erwachsenenalter auftreten kann.

Dystope Magenschleimhautinseln

Epidemiologie. Bei makroskopischer Untersuchung finden sich dystope Magenschleimhautinseln in ca.

5–10%, bei mikroskopischer Untersuchung in ca. 50% aller Sektionen[2]. Dystope Magenschleimhautinseln wurden auch in Verbindung mit dem Zollinger-Ellison-Syndrom und Epithelkörperchenadenomen beobachtet[32].

Lokalisation. Die heterotopen Magenschleimhautinseln bevorzugen das *obere* (v. a. den pharyngoösophagealen Übergang) und das *mittlere Drittel des Ösophagus*[4b, 13, 38b].

Morphologie. *Makroskopisch* werden die Inseln leicht mit Erosionen verwechselt, da sie scharf begrenzte, leicht erhabene, bräunlich-gelbe Herde darstellen. Sie sind wenige Millimeter bis 2–3 cm im Durchmesser groß und gelegentlich manschettenförmig[38b].

Mikroskopisch sieht man tubuläre Drüsen, die von Haupt- und Belegzellen ausgekleidet werden, also Korpusschleimhautdrüsen entsprechen[4b].

Verlauf, Komplikationen. Dystope Magenschleimhautinseln werden zumeist klinisch nicht bemerkt und stellen einen *Zufallsbefund* bei der Ösophagogastroskopie oder bei der Sektion dar. Selten entwickelt sich an diesen Stellen ein *peptisches Geschwür,* manchmal mit konsekutiver Segel- oder Membranbildung[34a]. Noch seltenener sind Strikturen, ösophagotracheale Fisteln und Adenokarzinom[b]. Meist besteht jedoch nur eine geringe bis mäßige chronische Entzündung der Schleimhautinseln, die auch durch fibröse Septen lobuliert sein können[4b].

Intraösophageale Lungenanlage

In sehr seltenen Fällen können aus dystopen embryonalen Gewebsinseln des Respirationstraktes in der Wand des Ösophagus akzessorische Lungenanlagen entstehen[45].

Weitere Gewebsdystopien

Zu den selteneren Gewebsdystopien gehören das Vorkommen von *Talgdrüsen, Lebergewebe, Pankreas-* oder *Schilddrüsenparenchym*[13]. Dystopes Talgdrüsengewebe verursacht endoskopisch kleine, gelbe, runde, erhabene Läsionen im unteren Ösophagusdrittel, ca. 2 mm dick und 4 mm im Durchmesser groß. Die Talgdrüsen liegen in der Nachbarschaft der Muscularis mucosae und haben einen Ausführungsgang, der von Plattenepithel ausgekleidet wird[38a].

Gefäßanomalien

Liegt der Ösophagus infolge Gefäßmißbildungen nicht mehr retrovaskulär, so können bei ringförmig den Ösophagus umgebenen Gefäßen infolge Kompression *Dysphagien* auftreten[1, 12]. Diese werden bei entsprechendem Grad schon im Kindesalter bemerkt oder aber erst im Alter, wenn durch eine Gefäßsklerose die Gefäßringbildung zunehmend starrer wird.

Die *ursächlich* am häufigste Mißbildung ist eine *aberrierende rechte A. subclavia (A. lusoria).*

Seltenere Gefäßmißbildungen sind z. B. ein doppelter Aortenbogen, ein rechtsseitiger Aortenbogen, ein linksseitiger Aortenbogen mit rechtsseitig deszendierender Aorta oder ein zervikaler Aortenbogen sowie aberrierende linke Pulmonalarterien.

Literatur

1.–4. Weiterführende Literatur (▷ S. 86)
4a. Arbona JI, Fazzi JGF, Mayoral J (1984) Congenital esophageal cysts: case report and review of literature. Am J Gastroenterol 79:177–182
4b. Borhan-Manesh G, Farnum JB (1991) Incidence of heterotopic gastric mucosa in the upper oesophagus. Gut 32:968–972
5. Brereton RJ (1979) Skeletal anomalies in oesophageal atresia. Z Kinderchir 26:258–270
6. Cantallops JG, Adrover AO, Fernandez JM, Fernandez AB (1981) Incomplete duplication of the esophagus: one case. Endoscopy 13:46–48
7. Cozzi F, Wilkinson AW (1975) Mortality in oesophageal atresia. J R Coll Surg Edinb 20:236–243
7a. Czernik J, Raine PAM (1982) Oesophageal atresia and pyloric stenosis an association. Z Kinderchir 18:18–20
8. Daum R (1970) Formen der Oesophagusfehlbildungen. Z Kinderchir 8:39–44
9. Daum R, Schüler HW, Toennissen H (1972) Duplikaturen des Oesophagus unter besonderer Berücksichtigung der cervicalen cystischen und intrathorakalen tubulären Formen. Z Kinderchir 11:31–42
10. Fransen G, Lacquet A (1974) Esophageal atresia. In: Schwiegk H (Hrsg) Diseases of the esophagus. Springer, Berlin Heidelberg New York (Handbuch der inneren Medizin, 5. Aufl, Bd III/1)
11. Fransen G, Lacquet A (1974) Bronchoesophageal fistula. In: Schwiegk H (Hrsg) Diseases of the esophagus. Springer, Berlin Heidelberg New York (Handbuch der inneren Medizin, 5. Aufl, Bd III/1)
12. Fransen G, Pelemans W (1974) Vascular rings. In: Schwiegk H (Hrsg) Diseases of the esophagus. Springer, Berlin Heidelberg New York (Handbuch der inneren Medizin, 5. Aufl, Bd III/1)
13. Geboes K, Pelemans W (1974) Miscellaneous and rare diseases. In: Schwiegk H (Hrsg) Diseases of the esophagus. Springer, Berlin Heidelberg New York (Handbuch der inneren Medizin, 5. Aufl, Bd III/1)
14. German JC, Mahour GH, Wooley MM (1976) Esophageal atresia and associated anomalies. J Pediatr Surg 11:299–306
15. Gharib M, Bliesner JA (1978) Probleme und Folgeerscheinungen operierter Ösophagusatresien. Z Kinderchir 24:191–200
16. Goodwin Cd, Ashcraft KW, Holder TM, Johnson FR, Amoury RA (1978) Esophageal atresia with double tracheoesophageal fistula. J Pediatr Surg 13:269–273

17. Greenwood RD, Rosenthal A (1976) Cardiovascular malformations associated with tracheoesophageal fistula and esophageal atresia. Pediatrics 57:87 – 91
18. Grosfeld JL, Ballantine TVN (1978) Esophageal atresia and tracheoesophageal fistula: effect of delayed thoracotomy on survival. Surgery 84:394 – 402
19. Gross RE (1953) The surgery of infancy and childhood. Saunders, Philadelphia London
20. Harmand D, Grosdidier J, Hoeffel JC (1981) Multiple bronchogenic cysts of the esophagus. Am J Gastroenterol 75:321 – 323
21. Henrikson B, Petterson G (1970) Oesophageal atresia. Z Kinderchir 8:209 – 217
22. Hofmann-v. Kap-herr S, nii-Amon-Kotei D, Pieper WM (1981) Double atresia of the oesophagus. Z Kinderchir 32:171 – 174
23. Kahle M, Filler D, Muhrer KH (1980) Congenitale Oesophaguscysten. Chirurg 51:777 – 779
24. Kahle M, Weber eG (1980) Cysts of the esophagus. Hepatogastroenterology 27:372 – 376
25. Klos I (1976) Angeborene Ösophagusstenose. Z Kinderchir 19:193 – 196
26. Kluth D (1976) Atlas of esophageal atresia. J Pediatr Surg 11:901 – 919
27. Lacquet A, Fransen G (1974) Isolated tracheoesophageal fistula. In: Schwiegk H (Hrsg) Diseases of the esophagus. Springer, Berlin Heidelberg New York (Handbuch der inneren Medizin, 5. Aufl, Bd III/1)
28. Lacquet A, Fransen G (1974) Cleft larynx. Laryngotracheoesophageal cleft. Persistent esophagotrachea. In: Schwiegk H (Hrsg) Diseases of the esophagus. Springer, Berlin Heidelberg New York (Handbuch der inneren Medizin, 5. Aufl, Bd III/1)
29. Ladd WE (1944) The surgical treatment of esophageal atresia and tracheoesophageal fistulas. New Engl J Med 230:625 – 637
30. Livaditis A (1975) Esophageal atresia: Major factors affecting survival. Z Kinderchir 16:376 – 385
31. Matsumoto Y, Ogawa K, Yamamoto T, Kimura K, Kawai Y (1972) Extremely rare types of esophageal atresia: two case reports of membraneous atresia and multiple atresia of the esophagus. Surgery 71:795 – 800
32. Nakayasu A, Dowell AJ, Reynolds c, Stordy SN, Cleator IGM (1979) Zollinger-Ellison sydrome associated with parathyroid adenomas and ektopic tissue in the lower esophageal mucosa. Can J Surg 22:71 – 78
33. Nelson RJ, Benfield JR (1970) Benign esophagobronchial fitula. Arch Surg 100:685 – 688
34. Ohkuma R (1978) Congenital esophageal atresia with tracheo-esophageal fistula in identical twins. J Pediatr Surg 13:361 – 362
34a. Ottenjann R, Kunert H, Kühner W, Seib HJ (1983) Magenschleimhautinseln in zervikalen Ösophagus. Dtsch Med Wochenschr 108:246 – 249
35. Putnam TC (1979) Esophageal atresia. Arch Surg 114:288 – 292
36. Raffensperger J (1970) Gastrointestinal-tract defects associated with esophageal atresia and tracheo-esophageal fistula. Arch Surg 101:241 – 244
37. Ramakrishnan T, Brinker JE (1978) Ectopic sebaceous glands in the esophagus. Gastrointest Endosc 24:293 – 294
38. Salepcioglu a, Cebeci H, Saner H, Akcal T (1977) Congenital oesophagobronchial fistula in the adult. Br J Surg 64:581 – 582
38a. Salgado JA, Filho JA, Lima GF, Sarvi A, Seca LMA, Oliveira CA de (1980) Sebaceous glands in the esophagus. Gastrointest Endosc 26:150
38b. Schmidt G, Börsch G, Wegener M (1985) Magenschleimhautheterotopien des Gastrointestinaltraktes. J Gastroenterol 23:545 – 550
39. Schubert H-J, Peters H, Reifferscheid M (1974) Dysontogenic esophageal cyst. Endoscopy 6:250 – 254
40. Seibel S, Rehbein F (1970) Abgang des linken Hauptbronchus aus der Speiseröhre. Z Kinderchir 8:442 – 447
41. Sneed WF, Lagarde DC, Kogutt MS, Arensman RM (1979) Esophageal stenosis due to cartilaginous tracheobronchial remnants. J Pediatr Surg 14:786 – 788
42. Stephens HB (1970) H-type tracheoesophageal fistula complicated by esophageal stenosis. J Thorac Cardiovasc Surg 59:325 – 329
43. Strodel WE, Coran AG, Kirsh MM, Weintraub WH, Wesley JR, Sloan H (1979) Esophageal atresia. Arch Surg 114:523 – 527
44. Swenson O, Oeconomopulos CT (1961) Achalasia of the esophagus in children. J Thorac Cardiovasc Surg 41:49 – 59
45. Thalhammer M (1972) Intraösophageale Lungenanlage. Beitr Pathol 146:396 – 404
46. Töndury G (1975) Zur Pathogenese der Ösophagusatresie. Z Kinderchir 16:118 – 133
47. Töndury G (1975) Embryology of oesophageal atresia. Z Kinderchir [Suppl 17]: 6 – 10
48. Vaage S (1973) Congenital oesophago-bronchial fistula in an adult. Scand J Thorac Cardiovasc Surg 7:91 – 94
49. Vithespongse P, Blank S (1981) Ciliated epithelial esophageal cyst. Am J Gastroenterol 56:436 – 440
50. Vogt EC (1929) Congenital esophageal atresia. Am J Roentgenol 22:463 – 465
51. Weigel W, Kaufmann HJ (1975) Tracheo-ösophageale Fehlbildungen und Skelettanomalien. Z Kinderchir 16:386 – 398
52. Whitaker JA, Deffenbaugh LD, Cooke AR (1980) Esophageal duplication cyst. Am J Gastroenterol 73:329 – 332
53. Woolley MM (1980) Esophageal atresia and tracheoesophageal fistula: 1939 to 1979. Am J Surg 139:771 – 774

Kreislaufstörungen

Blutungen

Blutungen können aus kleineren Schleimhautgefäßen oder aus Ösophagusvarizen erfolgen. Sie treten u. a. auf

- als *Traumafolge* (Fremdkörperverletzung der Schleimhaut; iatrogen, z. B. nach Vagotomien)[8]
- beim *Mallory-Weiss-Syndrom* ▷ S. 107),
- bei *hämorrhagischen Diathesen* verschiedener Ursache, z. B. bei Blutkrankheiten,
- *spontan*.

Spontane disseziierende intramurale Hämatome

Bis 1981 waren 29 Fälle dieser Veränderung beschrieben[9], die nur in 12 Fällen mit Blutgerinnungsstörungen kombiniert waren und deren *Mechanismus unklar* ist. Die Patienten waren zwischen 21 und 77 Jahre alt.

Klinisch kommt es zumeist nach der Nahrungsaufnahme oder nach Erbrechen zu Dysphagien, die manchmal von Bluterbrechen gefolgt werden. Endoskopisch finden sich bevorzugt im mittleren Drittel bis zu 10 cm lange, livid-rötliche, unscharf begrenzte Schleimhautvorwölbungen mit unterschiedlich starker, teilweise subtotaler Stenose der Lichtung[9]. Die Hämatome werden zumeist *spontan resorbiert*[8a].

Tabelle 2.3. Ätiologie und Pathogenese der Ösophagusvarizen. (Modifiziert nach Fevery u. De Groote[7])

1. *Varizen bei portaler Hypertension*
1.1. Präsinusoidale Ursachen
1.1.1. Präsinusoidale prähepatische Ursachen
- Banti-Syndrom und tropische Splenomegalie
- Arteriovenöse Shunts im Pfortadersystem (angeboren oder – meist auf traumatischer Grundlage – erworben)
- Pfortaderthrombose und -kompression, Milzvenenthrombose

1.1.2. Präsinusoidale intrahepatische Ursachen
- Schistosomiasis der Leber
- Myeloproliferative Krankheiten
- Granulomatöse Krankheiten (v. a. Sarkoidose)
- Konnatale Leberfibrose (Fibroangioadenomatose)
- Polyzystische Leberkrankheit, Echinokokkus der Leber
- Lebermetastasen
- M. Wilson
- Akute Hepatitis

1.2. Sinusoidale Ursachen
- Akute Hepatitis
- Fettleber
- Frühstadien der primären biliären Zirrhose
- Sternzellhypertrophie mit perisinusoidaler Fibrose (nach akuten abdominellen Infektionskrankheiten)

1.3 Postsinusoidale Ursachen
1.3.1. Postsinusoidale intrahepatische Ursachen
- Leberzirrhose: Alkoholische LZ, postnekrotische LZ, kryptogene LZ
- Primäre und sekundäre biliäre LZ, Cirrhose cardiaque, indischer Typ der infantilen LZ, verschiedene LZ
- Leberzirrhose bei Stoffwechselstörungen: Hämochromatose,
- M. Wilson, Galaktosämie, zystische Pankreasfibrose, Fruktoseintoleranz, Glykogenose Typ IV, Tyrosinose, α1-Antitrypsin-Mangel, M. Gaucher, hepatische Porphyrie, Sichelzellanämie
- Alkoholische Hepatitis
- Partielle noduläre Transformation der Leber im Bereich der Leberpforte
- Venenverschlußkrankheit

1.3.2. Postsinusoidale extrahepatische Ursachen
- Budd-Chiari-Syndrom
- Rechtsherzinsuffizienz
- Obstruktion der V. cava inferior

2. *Varizen ohne portale Hypertension*
- Obstruktion der V. cava superior („Downhill-Varizen“)
- Kardiakarzinom
- „Idiopathische Ösophagusvarizen"
- Ösophagusvarizen bei Patienten mit Lebererkrankungen, aber normalem Pfortaderdruck

3. *Nichtklassifizierbare verschiedene Ursachen* (z. B. Amyloidose, Gravidität, Hiatushernie)

Ösophagusvarizen

Definition. Ösophagusvarizen sind erweiterte und geschlängelte Venen der Speiseröhrenwand im Gefolge eines erhöhten Venendrucks im Pfortadersystem oder in der V. cava superior[7].

Epidemiologie[7]. In klinischen Übersichten wird die Häufigkeit mit 0,2 – 4,9%, in Sektionsstatistiken mit 1 – 8% angegeben.

Bei Leberzirrhose beträgt die Häufigkeit zwischen ca. 25 und 80%. In der Bundesrepublik rechnet man mit etwa 4000 tödlichen Ösophagusvarizenblutungen pro Jahr[6].

Ätiologie, Pathogenese. Am häufigsten sind die *Varizen infolge einer portalen Hypertension.* Es können präsinusoidale, sinusoidale und postsinusoidale Ursachen unterschieden werden (Tabelle 2.3)[7]. Dabei führen der Häufigkeit nach die *postsinusoidalen* intrahepatischen Ursachen in Form der Leberzirrhose bei weitem.

- Bei *portaler Hypertension* entstehen die Ösophagusvarizen dadurch, daß das untere Drittel des Ösophagus in das Pfortadersystem und die oberen zwei Drittel in die obere Hohlvene drainiert werden und daß die in beide Richtungen verlaufenden Venen untereinander anastomosieren[7].
- *Varizen ohne portale Hypertension* sind vergleichsweise *selten.* Sie können bei Obstruktion der V. cava superior durch ein Bronchial- oder Ösophaguskarzinom zustandekommen. Man bezeichnet sie als „Downhill-Varizen“, weil sie auf einem erhöhten Widerstand in ihrer eigenen Ausflußbahn beruhen[7]. Für die Entstehung von oberen Ösophagusvarizen bei Rezidivstrumen[7a, b] (in etwa 50% der Fälle) werden operative Gefäßunterbindungen, postoperative Narben und eine Kompression durch die Rezidivstruma verantwortlich gemacht[7b]. Blutungen aus solchen Varizen gehören jedoch zu den Ausnahmen[7b].

Lokalisation. Die Venen der Ösophaguswand selbst bestehen aus einem subepithelialen und einem submukösen Plexus, die untereinander durch Vv. perforantes verbunden sind. Beide Plexus kommen im Gesamtverlauf des Ösophagus vor, jedoch liegen die überwiegend längsverlaufenden Hauptvenen des letzten präkardialen Abschnittes hauptsächlich subepithelial; submuköse und perforierende Venen sind auf den letzten 2 – 3 cm des Ösophagus spärlich.

Durch ihre *subepitheliale Lage* sind die Gefäße des *letzten Ösophagusabschnittes am stärksten rupturgefährdet.* Über 80% der Blutungsquellen liegen in diesem Bereich[7].

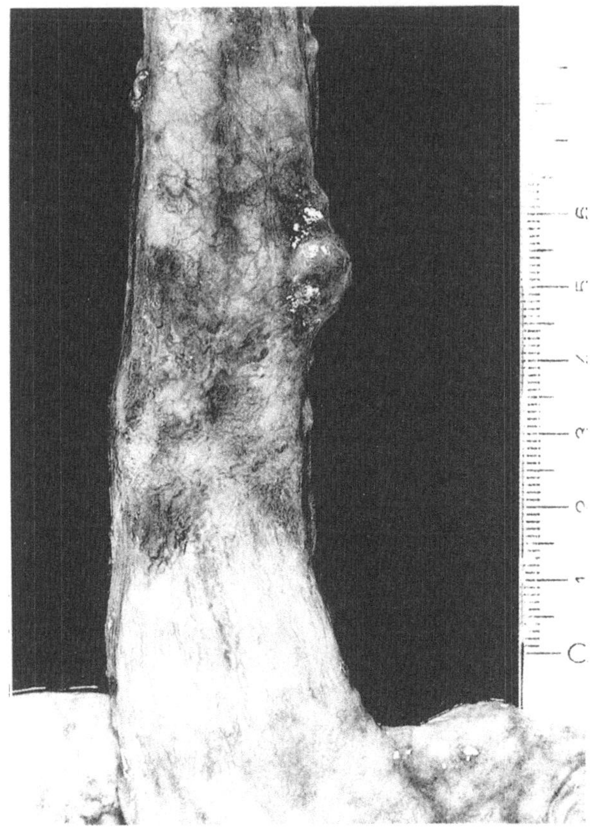

Abb. 2.2. Varixknoten im distalen Ösophagus bei portaler Hypertension

Morphologie. *Makro-* und *mikroskopisch* handelt es sich um Gefäßerweiterungen der Venenplexus (Abb. 2.2). Hat eine Blutung stattgefunden, so findet sich meist nur eine *punktförmige Rupturstelle*, die wie eine kleine Erosion aussehen kann.

Verlauf, Prognose. Ösophagusvarizen erzeugen praktisch keine subjektiven Beschwerden[6]. Ihre Bedeutung liegt in der *Neigung zu Blutungen*.

Zu den Faktoren, die eine *Varizenblutung begünstigen* sollen, gehören entzündliche Veränderungen mit Erosionen, mechanische Alterationen durch Speisepartikel oder Sonden und plötzliche Druckerhöhungen im portalen Kreislauf, z. B. bei intraabdominalen Druckanstiegen (Aszites) oder bei Therapie mit Plasmaexpandern[7]. Schleimhautdefekte sollen auch im Rahmen eines Schocks entstehen.

Die *Letalität* der Varizenblutung liegt zwischen 30 – 50%, die *Prognose* ist bei weiblichen Patienten im Durchschnitt besser als bei Männern[5].

> Bei gleichzeitiger schwerer Störung der Leberfunktion, bei Ikterus oder Aszites ist die Prognose weit schlechter als bei ausreichender Leberfunktion. Im ersten Fall beträgt die Letalität annähernd 100%[7].

Hyperämie

- *Aktive Hyperämie:* Sie findet sich bei Ösophagitiden verschiedener Ursache.
- *Passive Hyperämie:* Sie tritt bei der portalen und auch bei der kardialen Stauung auf, da das venöse Blut aus den oberen zwei Dritteln des Ösophagus in die Vv. azygos und hemiazygos abfließt.

Anämie

Sie hat allgemeine oder lokale Ursachen.

Makroskopisch gibt sie sich weniger leicht zu erkennen als die Anämie anderer von Schleimhaut bedeckter Hohlorgane, da das Plattenepithel an sich weniger transparent ist.

Literatur

1. – 4. Weiterführende Literatur (▷ S. 86)
5. Bettendorf U (1969) Untersuchungen über Ätiologie, Komplikationen und Prognose der Leberzirrhose an einem unausgewählten Krankengut von 600 Patienten. Med Diss Univ Gießen
6. Demling L, Ottenjann R, Elster K (1972) Endoskopie und Biopsie der Speiseröhre und des Magens. Schattauer, Stuttgart New York
7. Fevery J, DeGroote L (1974) Esophageal varices. In: Schwiegk H (Hrsg) Diseases of the esophagus. Springer, Berlin Heidelberg New York (Handbuch der inneren Medizin, 5. Aufl, Bd III/1)
7a. Fleig WE, Stange EF, Ditschuneit H (1982) Upper gastrointestinal hemorrhage from Downhill esophageal varices. Dig Dis Sci 27:23 – 27
7b. Lagemann K, Schmidt K-J (1981) Ösophagusvarizen bei Rezidivstruma. Med Welt 32:1920 – 1921
8. Rabiah FA, Elliott HB (1968) Intramural hematoma of the esophagus. New Series 13:925 – 928
8a. Shay SS, Berendson RA, Johnson L (1981) Esophageal hematoma. Dig Dis Sci 26:1019 – 1024
9. Spiller RC, Catto JVF, Kane SP (1981) Spontaneous dissecting intramural haematoma of the oesophagus: a rare cause of haematemesis and dysphagia. Endoscopy 13:128 – 130

Stoffwechselstörungen

Lipidinseln der Ösophagusschleimhaut

Im Gegensatz zu ihrem häufigen Vorkommen im Magen sind Lipidinseln in der Ösophagusschleimhaut extrem selten (Abb. 2.3). Bisher wurden nur 2 histologisch untersuchte Fälle mitgeteilt[1,2].

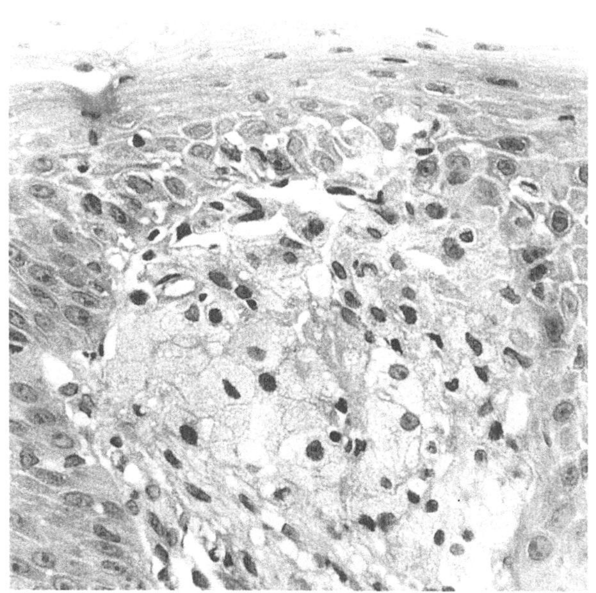

Abb. 2.3. Lipidinsel der Ösophagusschleimhaut. H.E. (Vergr. 350 : 1). (Aus Remmele u. Engelsing[1])

Glykogenreiche Akanthose

▷ S. 131.

Literatur

1. Remmele W, Engelsing B (1984) Lipid islands of the esophagus. Endoscopy 16:240–241
2. Stolte M, Seifert E (1985) Lipidinseln im Ösophagus. Leber Magen Darm 15:137–139

Erworbene pathologische Veränderungen der Ösophaguslichtung

Diffuse Erweiterung der Ösophaguslichtung

Achalasie[31]

Definition. Im Gegensatz zum angeborenen Megaösophagus liegen bei der *Achalasie,* die im deutschsprachigen Schrifttum hin und wieder noch als *Kardiospasmus* bezeichnet wird, *erworbene* Störungen der Ganglienzellen in der Ösophaguswand vor.

Die Achalasie ist eine Krankheit mit *unbekannter Ätiologie,* die folgende Kennzeichen aufweist:

- *fehlender Kardiaöffnungsreflex:* Unfähigkeit des gastroösophagealen Sphinkters, während des Schluckaktes zu erschlaffen;
- *Fehlen der Peristaltik* (anfangs erst im unteren, dann auch im oberen Abschnitt des Ösophagus);
- *zunehmende Speisebreiretention* und Dilatation des Ösophagus.

Epidemiologie. Die Krankheit ist *selten.* Ihre Inzidenz wird mit < 1–2/100000 Personen pro Jahr angegeben.

Die Krankheit kommt in *allen Altersstufen* vom Neugeborenen bis zum älteren Menschen vor. Die Diagnose wird gewöhnlich zwischen dem 40. und 60. Lebensjahr gestellt.

Beide *Geschlechter* sind etwa gleich häufig betroffen.

Weniger als 2% der Fälle betreffen Kinder[6a]. Die Erkrankung kommt familiär gehäuft vor[6a, 27a/b], und Geschwister von Achalasiekindern sollten entsprechend untersucht werden[6a].

Ätiologie, Pathogenese. Der Plexus myentericus enthält *argyrophile* und *argyrophobe* Zellen, wobei die argyrophilen Neurone – ohne die Muskulatur zu innervieren – über Dendriten und Axone mit den argyrophoben Neuronen verbunden sind. Diese bilden sekundäre und tertiäre Nervenplexus, welche die Muskulatur innervieren[3, 27]. Hiernach üben die *argyrophilen Neurone* eine Art *Kontroll- bzw. Regulatorfunktiuon auf die argyrophoben Zellen* aus.

Bei der Achalasie kommt es nun im proximalen, *erweiterten Ösophagusabschnitt* zu einem (oft nahezu kompletten) *Verlust der Ganglienzellen,* wobei eine Destruktion der argyrophilen Zellen für die Ausbildung der Achalasie ausreicht. Die *Ganglienzellzahl* im Bereich der *Stenose* ist im Gegensatz zum M. Hirschsprung entweder nur geringfügig *vermindert* oder *normal*[5]. Nach Friesen et al.[11a] ist die Zahl der kleinen Nervenfasern und in den erhaltenen Fasern die Zahl der Granula vermindert. In den Muskelzellen finden sich ultrastrukturell – offenbar sekundäre – unspezifische Veränderungen[11a].

Pathogenetisch werden ferner primäre *degenerative Veränderungen* im Bereich des Hirnstammes mit Beteiligung des *Vaguskerns* diskutiert[8], aber für wenig wahrscheinlich gehalten, da Vagotomien ohne entsprechende intramurale Ganglienzelländerungen einhergehen[3].

Der Befund einer *neuronalen Chromatolyse* spricht dagegen eher für einen aktiven Krankheitsprozeß, wobei *ätiologisch* v. a. an Infektionen mit *neurotropen Viren* und an *Autoimmunprozesse* gedacht wird[27].

Akute oder chronische entzündliche Veränderungen sind nicht notwendigerweise mit einem Ganglienzellverlust verbunden[5].

Tabelle 2.4. Klinische Stadieneinteilung der Achalasie. (In Anlehnung an Vantrappen u. Hellemans[32])

Stadium	Klinische Symptomatologie
I. Initialstadium	Schmerzen, Dysphagie und Regurgitation, oft in Verbindung mit emotionalen Streßsituationen. In dieser Phase bleibt die Krankheit oft unerkannt.
II. Kompensiertes Stadium	Dilatation des Ösophagus und Besserung der Schmerzsymptome und der Dysphagie. *Die Motilitätsstörung besteht jedoch fort.*
III. Dekompensiertes Stadium	Beginn nach einigen Jahren. Enorme Dilatation des Ösophagus. Gewichtsverlust, Marasmus, ständiges Druckgefühl im Thorax, hervorgerufen durch den vergrößerten Ösophagus.

In seltenen Fällen wurde eine Achalasie in Verbindung mit einer *eosinophilen Ösophagitis* beobachtet[15].

Für eine *genetische Störung* der Achalasie ergeben sich keine genügenden Hinweise, wenn auch vereinzelt Beispiele familiärer Häufungen beschrieben wurden[11, 13, 16, 20].

Klinik. Man kann im Ablauf der Krankheit *3 Stadien* unterscheiden (Tabelle 2.4). Manometrisch findet sich im Sphinkterbereich auch in Ruhe ein stark erhöhter Druck[9].

Morphologie. *Makroskopisch* ist der Ösophagus in den *Endstadien,* die der Pathologe zu Gesicht bekommt, weitgehend oder vollständig (manchmal bis in Höhe des Ringknorpels) *erweitert* und *S-förmig geschlängelt;* die Ringmuskulatur ist verdickt; dabei handelt es sich um eine *Arbeitshypertrophie,* die darauf beruht, daß die Muskulatur gegen den Widerstand der Kardiamuskulatur arbeiten muß. Die Muskulatur des etwa 1,5 – 4,5 cm langen distalen engen Segmentes ist gewöhnlich normal oder nur gelegentlich verdickt[21].

Die *Schleimhaut* kann (manchmal schwere) *entzündliche Veränderungen* und deren Folgen (z. B. Leukoplakien) aufweisen; sie werden durch die Stagnation und Zersetzung des Nahrungsbreies hervorgerufen.

Mikroskopisch sieht man in der Mehrzahl der Fälle die beschriebenen Veränderungen des Auerbach-Plexus.

Verlauf, Prognose. Die wichtigsten Komplikationen sind:

- *Ösophagitis* (s. oben).
- *Entstehung eines Ösophaguskarzinoms*[31]: Häufiger bei Männern als bei Frauen (Männer : Frauen etwa wie 3 : 1) und im Durchschnitt 10 – 15 Jahre früher als bei Patienten ohne Achalasie entwickelt sich über eine chronische Ösophagitis in ungefähr 4% ein Ösophaguskarzinom, zumeist ein Plattenepithelkarzinom[24, 31]. Andere Autoren fanden dagegen in prospektiven und retrospektiven Studien keinen Anhalt für einen kausalen Zusammenhang zwischen Achalasie und Karzinom[8a].
- *Aspiration von Nahrungsbrei:* Die Folge hiervon sind Aspirationspneumonien, Bronchiektasen, Lungenabszesse und eine Lungenfibrose. Bronchopulmonale Komplikationen treten in etwa 10% der Fälle auf[31].
- *Ösophagusperforation:* Diese Komplikation ist selten.

Die *Lebenserwartung* ist in schweren Fällen, bedingt durch die oben erwähnten Komplikationen, verkürzt[31].

Die Achalasie ist vom diffusen Ösophagospasmus abzugrenzen (▷ S. 99).

Chagas-Krankheit[31]

Epidemiologie. Die Krankheit kommt nicht in Europa, Asien oder Afrika vor, dagegen v. a. in Südamerika, wo in *Brasilien* z. B. 10 – 25% der Bevölkerung einen positiven KBR-Titer haben.

Ätiologie, Pathogenese. Die Krankheit wird durch *Trypanosoma cruzi* verursacht. Sie beginnt oft akut in der *Kindheit* und kann sich 30 – 40 Jahre später als chronische Chagas-Krankheit manifestieren. Die Erreger werden durch *Insektenbisse* übertragen, seltener durch *Bluttransfusionen, Laborinfektionen, Muttermilch* oder auch *plazentogen.*

Verlauf

- *Akute Phase:* Nach einer Woche kommt es an der *Eintrittspforte* zu einer lokalen entzündlichen Infiltration mit akuter regionaler *Lymphadenitis.* Im Rahmen einer *hämatogenen Aussaat* entsteht ein allgemeines Krankheitsgefühl mit Muskelschmerzen, Anorexie, Hepatosplenomegalie und generalisiertem Ödem. Die Parasiten vermehren sich besonders in *Muskelzellen* und bilden hier *Pseudozysten,* die nach Ruptur eine *neurotoxische Substanz* freisetzen. Die Folge sind *Enzephalopathien* und *Myopathien* mit einem Verlust von Ganglienzellen auch im Bereich des dorsalen motorischen Vaguskerns. Je größer der Ganglienzellverlust, um so kürzer ist die Lebenserwartung. Die Parasitämie verschwindet innerhalb von 10 Wochen, schon in der ersten Woche werden *Antikörper* gebildet.
- *Chronische Phase:* Die Mehrzahl der Patienten entwickelt nach einer *Latenzzeit von 10 – 30 Jahren* die chronische Chagas-Krankheit, die aus der Destruktion der Ganglienzellen resultiert: *Herzveränderungen* und *„Mega"-Veränderungen* im

Gastrointestinaltrakt und *Urogenitaltrakt* (Megaösophagus, Megagaster, Megaduodenum, Megajejunum, Megakolon, Megagallenblase, Megazystis und Megaureter).

Weitere Differentialdiagnose von Ösophaguserweiterungen

- *Ösophaguskarzinome:* Karzinome des distalen Ösophagus oder der Kardia können das Bild einer Achalasie imitieren. Die Anamnese ist in diesen Fällen jedoch kurz, der Röntgenbefund von dem einer Achalasie different. Manometrische Untersuchungen zeigen im allgemeinen proximal vom Tumor eine intakte Peristaltik, können jedoch auch einmal mit den Befunden bei einer Achalasie identisch sein[28].
- Seltene Ursachen einer Ösophagusdilatation sind die *familiäre Dysautonomie (Riley-Day-Syndrom), Amyloidosen, Morphinabusus* und *bulbäre Paralyse.* Eine beeinträchtigte Peristaltik findet sich auch bei der *viszeralen Sklerodermie,* der *Dermatomyositis* und *myotonen Dystrophien* sowie der *multiplen Sklerose,* dem *Hypothyreoidismus,* dem *Diabetes mellitus* und der *alkoholischen Neuropathie*[31].

Diffuser Ösophagospasmus

Im Unterschied zur Achalasie besteht *keine Funktionsstörung des unteren Ösophagussphinkters.* Dagegen finden sich nichtperistaltisch verlaufende repetitive, starke und lang anhaltende *spastische Kontraktionen des tubulären Ösophagus*[26]. Funktionell entscheidend für die Diagnose des diffusen Ösophagospasmus sind simultane Ösophaguskontraktionen[20a].

Zum Bild des diffusen Ösophagospasmus gehört auch der *hypertone Sphinkter,* bei dem zwar ein weit über die Norm erhöhter Sphinterruhedruck besteht, die schluckreflektorische Erschlaffung jedoch vollständig erhalten ist. Eine Verlegung des Passageweges tritt nicht auf.

Die diffusen Spasmen sind auf *Störungen der vegetativen Innervationen* zurückzuführen[11a, 22]. Die Erkrankung wurde auch im Rahmen eines Diabetes mellitus beobachtet[12b].

Morphologisch führt sie zu einer beträchtlichen Verdickung der gesamten Muskulatur einschließlich der Muscularis mucosa. Eine seltene Variante, die auch den Dünndarm befallen kann, gibt es im Kindesalter[3]. Adams et al.[5] geben einen ähnlichen Verlust an Neuronen an wie im distalen Segment bei Achalasie.

> Während die *Achalasie* zu einer Zunahme des Ösophagusdurchmessers mit konischer Verjüngung zum enggestellten Segment am gastroösophagealen Übergang führt, ist die Lichtung beim *diffusen Ösophagusspasmus* nur geringfügig oder gar nicht erweitert. Im Röntgenbild fällt dagegen eine *Zähnelung* oder *Kräuselung* auf.

Beim diffusen Ösophagospasmus ist der Ösophagustonus erhöht, während er bei der Achalasie erniedrigt ist. Entsprechend ist *manometrisch* die Amplitude der peristaltischen Welle beim diffusen Spasmus überhöht und bei der Achalasie abgeflacht[22]. Die Reaktion auf Parasympathomimetika ist bei beiden Erkrankungen positiv. Patienten mit diffusem Ösophagospasmus zeigen eine überschießende Reaktion auf subkutane und intravenöse Gabe von Pentagastrin und im Röntgenbild mit Bariumbrei das Bild des sog. Korkenzieher- oder Nußknackerösophagus[10a].

Zwischen der Achalasie und dem diffusen Ösophagospasmus gibt es zumindest klinisch eine kleine *Grauzone von Motilitätsstörungen,* die diesen beiden Funktionsstörungen zunächst nicht sicher zugeordnet werden können, im weiteren Krankheitsverlauf aber in die eine oder andere Erkrankung übergehen.

Übergänge vom Vollbild der Achalasie zum Vollbild des diffusen Spasmus und umgekehrt kommen vor[26].

Umschriebene Erweiterungen der Ösophaguslichtung (Divertikel und Pseudodivertikel)

Klassifikation. Man kann die Divertikel des Ösophagus

- unter *pathogenetischen* Gesichtspunkten in Traktions-, Pulsions- und Traktions-Pulsionsdivertikel oder
- nach der *Lokalisation* einteilen.

Wir folgen dem zweiten Einteilungsprinzip[29], das sich in jüngerer Zeit weitgehend durchzusetzen beginnt.

Laterale Pharynxdivertikel (▷ S. 80)

Hypopharynxdivertikel

Die Hypopharynxdivertikel *(Zenker-Divertikel)* werden vielfach zu den Ösophagusdivertikeln gerechnet und in den entsprechenden Lehr- und Handbuchkapiteln abgehandelt, was deswegen verständlich ist, weil sie unmittelbar proximal des Ösophagusmundes liegen und abwärts – also in Richtung auf den Ösophagus – gerichtet sind. Topogra-

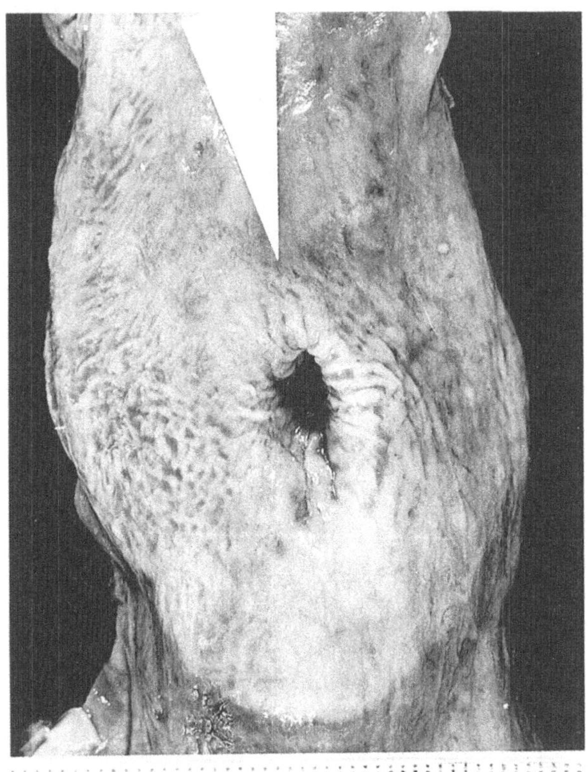

Abb. 2.4. Divertikelöffnung eines Traktionsdivertikels im distalen Ösophagus

phisch-anatomisch handelt es sich jedoch eindeutig um Hypopharynxdivertikel[32], die deswegen auch in dem entsprechenden Kapitel besprochen werden (▷ Kap. 1).

Ösophagusdivertikel (i.e.S.)

Divertikel des mittleren Ösophagus
(midesophageal diverticula)

Epidemiologie. Die Divertikel dieser Region sind seltener als die Hypopharynxdivertikel. Sie werden fast nie vor dem *frühen Erwachsenenalter* gefunden und betreffen v. a. *ältere Menschen*[29]. Bei *Kindern* können Pseudodivertikel (Schleimhautausstülpungen in die Submukosa) bei gestörter Motilität des Ösophagus vorkommen.

Ätiologie, Pathogenese. In aller Regel handelt es sich um *Traktionsdivertikel*, d. h. um Divertikel, die durch Zug von außen entstehen (Abb. 2.4). Am häufigsten wird diese Zugwirkung durch *schrumpfendes Narbengewebe* bei chronischer Entzündung ausgeübt. Gelegentlich findet sich eine *chronische Lymphadenitis (Tuberkulose, Anthrakosilikose)*, selten eine *Mediastinitis*[1].

Für diejenigen Fälle, in denen sich ein derartiger Narbenzug nicht nachweisen läßt, diskutiert man, daß es sich um Pulsions-Traktionsdivertikel handeln könnte, deren Entstehung und Verbindung mit der entwicklungsgeschichtlich bedingten Anheftung des Ösophagus an die Trachea (Traktion) und mit einem gestörten neuromuskulären Tonus (Pulsion) zur sehen ist[23].

Lokalisation. Die Traktionsdivertikel liegen meist in der *Vorder- oder Seitenwand* des Ösophagus, und zwar in Höhe der *Bifurcatio tracheae*.

Morphologie. *Makroskopisch* bildet das typische Traktionsdivertikel einen nach vorn oben gerichteten *Trichter*, der selten einen Durchmesser von 2 cm und eine Länge von 1 cm überschreitet[29]; an der Spitze des Divertikels liegen (falls vorhanden) das Narbengewebe bzw. der Lymphknoten. Wegen dieser anatomischen Form kommt es nur selten zur Retention von Speisematerial.

Mikroskopisch liegt fast immer ein *echtes Divertikel* vor, das alle Schichten der Ösophaguswand enthält; jedoch gibt es auch Fälle, in denen nur die Schleimhaut durch die Submukosa oder Muskulatur prolabiert *(Pseudodivertikel)*[32].

Verlauf, Prognose. Die Divertikel des mittleren Ösophagus werden meist als *Zufallsbefund* entdeckt: *Komplikationen* sind selten. U. a. wurden beschrieben: *Divertikulitis, evtl. mit Perforation* (▷ Mediastinitis); *Durchwanderungsmediastinitis* (ohne Perforation), massive oder chronische rezidivierende intraluminale *Blutungen* (→ Eisenmangelanämie) sowie Blutungen und *Fisteln* zu den umliegenden Hohlorganen (Atemwege, Perikard, Pleurahöhle, große Gefäße). Selten soll sich auch in den Divertikeln ein *Karzinom* entwickeln können[32].

Epiphrenische Divertikel

Epidemiologie. Epiphrenische Divertikel sind *seltener* als Traktionsdivertikel des mittleren Ösophagus[32]. Die Relation beträgt etwa 2–3:1 zugunsten der letzteren. In radiologischen Untersuchungen beträgt die Häufigkeit 0,015%.

Diese Divertikel kommen in jeder *Altersgruppe* vom Kleinkind bis zum Greis vor. Der *Altersgipfel* liegt bei 59 Jahren. *Männer* erkranken etwa 2mal häufiger als Frauen[32].

Selten treten epiphrenische Divertikel multipel auf.

Ätiologie, Pathogenese. *Unbekannt.* Wahrscheinlich handelt es sich um *Pulsions- bzw. Pulsions-Traktionsdivertikel* auf dem Boden einer muskulären Wandschwäche mit distaler Obstruktion des Ösophagus und/oder unter Mitwirkung von Motilitätsstörungen. Hierfür spricht die häufige Kombination mit anderen Läsionen des distalen Ösophagus und des Zwerchfells.

Lokalisation. Gewöhnlich liegen die epiphrenischen Divertikel im Bereich der *distalen 10 cm* des Ösophagus[29].

Morphologie. *Makroskopisch* liegt die Öffnung der Tasche meist in der Hinterwand, und das Divertikel entwickelt sich in 2/3 der Fälle in Richtung auf die *rechte Thoraxhälfte*. 2/3 der Divertikel messen weniger als 3 cm im Durchmesser[29, 32].

Mikroskopisch besteht die Wand meist aus Mukosa, Submukosa, Muscularis mucosae und einer Bindegewebsschicht (Pseudodivertikel).

Verlauf, Prognose. In ca. 2/3 der Fälle ist das Divertikel mit einem *Kardiospasmus* und/oder einem *diffusen Ösophagospasmus* kombiniert, in 1/3 der Fälle mit einer *Hiatushernie*[29, 32].

Die übrigen *Komplikationen* (Divertikulitis, evtl. mit phlegmonöser Ösophagitis[17] → Ulzeration, Perforation, Mediastinitis, Fistelbildung, Empyem) entsprechen grundsätzlich denen der übrigen Ösophagusdivertikel, sind aber die Ausnahme. In seltenen Fällen fand sich in der Divertikelwand ein *Leiomyom*.

Subphrenische Divertikel

Sie sind *extrem selten*. Bis 1971 waren 2 Fälle publiziert, in beiden Fällen lag das Divertikel im Bereich der Vorderwand[32].

Intramurale (Pseudo-)Divertikulose

Epidemiologie. Diese Erkrankung ist sehr selten. Bis 1985 wurden etwa 80 Fälle in der Literatur beschrieben[12a]. Die Geschlechtsverteilung weiblich zu männlich betrug 1 : 1,7. Das Alter der Patienten lag bei Diagnosestellung zwischen 1 und 83 Jahren, das Häufigkeitsmaximum zwischen dem 50. und 70. Lebensjahr[12a].

Ätiologie, Pathogenese. Sie sind *unklar*. Bei den meisten Patienten werden *Stenosen* und *Motilitätsstörungen des Ösophagus* gefunden. Die Erkrankung hängt am ehesten mit *Sekretabflußstörungen* der Drüsen im Bereich des distalen Ösophagus zusammen, wobei ursächlich primäre Ösophagitiden, chronische chemische Irritationen mit Plattenepithelmetaplasien (z. B. bei Reflux) oder eine erhöhte Schleimviskosität in Betracht kommen. Wegen des Auftretens auch im Kindesalter werden ursächlich *entwicklungsbedingte Störungen des autonomen Nervensystems* diskutiert[19]. Manometrisch wurden verlängerte Ösophaguskontraktionen nachgewiesen[12a].

Lokalisation. In der Mehrzahl der Fälle findet man eine *diffuse Anordnung* der Divertikel. Ein typisches prä- oder poststenotisches Verteilungsmuster gibt es nicht.

Morphologie. Pathologisch-anatomisch handelt es sich um *zystische (pseudodivertikuläre) Ausweitungen der Ausführungsgänge der Schleimdrüsen des Ösophagus*. Endoskopisch wurden zumeist das Bild einer chronischen Ösophagitis, Strikturen und Motilitätsstörungen beschrieben. Die Schleimhautoberfläche kann *granulär* sein, wobei einige Zysten durchscheinen, oder sie zeigt *erweiterte Drüsenausführungsgänge* als schwarze Punkte, aus denen sich häufig synchron zur Peristaltik gelbliche Flüssigkeit entleert[7, 12, 18, 30].

Mikroskopisch[17a, 30] sieht man *ektatische Drüsenendstücke* mit atrophischem Epithel, zystisch erweiterte Ausführungsgänge mit Plattenepithelmetaplasien sowie lymphoplasmazelluläre und granulozytäre Infiltrate. Das dazwischengelegene submuköse Bindegewebe ist fibrosiert. In schleimbildenden Drüsen fanden sich zum Teil onkozytäre Epithelmetaplasien[17a].

Verlauf, Prognose. Die Divertikelbildung selbst scheint keine klinische Symptomatik vorzurufen. Die *Therapie* richtet sich gegen die evtl. begleitende Striktur oder Superinfektion. In 1/3 der Fälle entwickelt sich eine *Pilzinfektion*, zumeist eine Candidiasis[7a, 14].

Stenosen der Ösophaguslichtung

Stenosen können ganz verschiedene Ursachen haben (Tabelle 2.5) und werden in den entsprechenden Kapiteln abgehandelt.

Tabelle 2.5. Ursachen von Ösophagusstenosen

Mißbildungen
- Gefäßmißbildungen (z. B. Dysphagia lusoria)
- Ösophagusmißbildungen (Atresien, Duplikaturen, Membranbildungen)

Funktionelle Ursachen

Achalasie

Entzündungen

Peptische Ösophagitis, M. Crohn, Mykosen

Benigne und maligne Tumoren der Ösophaguswand

Iatrogen
- nach Verätzung
- nach längerer Magenintubation
- postoperativ

Im Rahmen anderer Erkrankungen (z. B. rheumatische Krankheiten, Sklerodermie)

Literatur

1. – 4. Weiterführende Literatur (▷ S. 86)
5. Adams CWM, Brain RHF, Trounce JR (1976) Ganglion cells in achalasia of the cardia. Virchows Arch 372:75 – 79
5a. Bavastro P, Gerlach A (1983) Die intramurale Divertikulose des Ösophagus. Z Gastroenterol 21:159 – 163
6. Berges W, Wienbek W (1980) Diagnostik von Ösophagusstenosen. Dtsch Med Wochenschr 105:1009 – 1011
6a. Bosher Lp, Shaw A (1981) Achalasia in siblings. Am J Dis Child 135:709 – 710
7. Boyd RM, Bogoch A, Greig JH, Trites AEW (1974) Esophageal intramural pseudodivertikulosis. Radiology 113:267 – 270
7a. Cantor DS, Riley TL (1982) Intramural pseudodiverticulosis of the esophagus. Am J Gastroenterol 77:454 – 456
8. Cassella RR, Brown AL, Sayre GP, Ellis FH (1964) Achalasie of the esophagus: patholgic and etiologic considerations. Ann Surg 160:474 – 481
8a. Chuong JJH, DuBovik S, McCallum RW (1984) Achalasia as a risk factor for esphageal carcinoma. Dig Dis 29:1105 – 1108
9. Cohen S, Lipshutz W (1971) Lower esophageal sphincter dysfunction in achalasia. Gastroenterol 61:814 – 820
10. Dirschmid K, Lammer H (1979) Ösophageale Pseudodivertikulose. Med Klin 74:1247 – 1249
10a. Eckardt V, Weigand H (1974) Supersentivity to pentagastrin in diffuse oesophageal spasm. Gut 15:706 – 709
11. Evers KG, Bliesener JA, Maas E (1976) Familiäres Auftreten der Achalasie – eigene Kasuistik und Literaturübersicht. Z Kinderchir 19:135 – 145
11a. Friesen DL, Henderson RD, Hanna W (1983) Ultrastructure of the esophageal muscle in achalasia und diffuse esophageal spasm. Am J Clin Pathol 79:319 – 325
12. Graham DY, Goyal RK, Sparkman J, Cagnan ME, Pogonowska MJ (1975) Diffuse intramural esophageal diverticulosis. Gastroenterology 68:781 – 785
12a. Heinze W, Berges W, Borchard F, Stolze T, Wienbeck M (1985) Die intramurale Pseudodivertikulose des Ösophagus. Dtsch Med Wochenschr 110:1077 – 1083
12b Iyer SK, Chandrasekhara KL, Sutton A (1986) Diffuse muscular hypertrophy of esophagus. Am J Med 80:849 – 852
13. Kilpatrick ZM, Milles SS (1972) Achalasia in mother and daughter. Gastroenterology 62:1042 – 1046
14. Lammer J, Biffl H (1979) Die oesophageale intramurale Pseudodivertikulose. Radiologe 19:445 – 450
15. Landres RT, Kuster GGR, Strum WB (1978) Eosinophilic esophagitis in a patient with vigorous achalasia. Gastroenterology 74:1298 – 1301
16. Mackler D, Schneider R (1978) Achalasia in father and son. Dig Dis 23:1042 – 1045
17. Mann NS, Borkar BB, Mann SK (1978) Plegmonous esophagitis associated with epiphrenic diverticulum. Am J Gastroenterol 70:510 – 513
17a. Medeiros LJ, Doos WG, Balogh K (1988) Esophageal intramural pseudodiverticulosis. Hum Pathol 19:928 – 931
18. Montgomery RD, Mendl K, Stephenson SF (1975) Intramural diverticulosis of the oesophagus. Thorax 278 – 284
19. Overbeek van JJM, Edens ET, Gökemeijer JDM, Bröker FHL (1978) Intramural diverticulosis of the esophagus. Laryngoscope 88:1671 – 1679
20. Polonsky L, Guth PH (1970) Familial achalasia. Am J Dig Dis 15:291 – 300
20a. Richter JE, Castell DO (1984) Diffuse esophageal spasm: a reappraisal. Ann Int Med 100:242 – 245
21. Roth JLA (1974) Achalasia and other motor disorders of the esophagus. In: Bockus HL (ed) Gastroenterology, 3rd edn. Saunders, Philadelphia London Toronto 191 – 246
22. Schmidt A, Lenz H, Viefhues R (1975) Funktionsuntersuchungen zur Differentialdiagnose des sogenannten Kardiospasmus und der Achalasie des Ösophagus. Med Klin 70:1243 – 1249
23. Schriefers KH, Mauer B (1970) Divertikel und Divertikulitis des Gastrointestinaltraktes. Chirurg 41:241 – 246
24. Seliger G, Lee T, Schwartz S (1972) Carcinoma of the proximal esophagus, a complication of long-standing achalasia. Am J Gatroenterol 57:20 – 25
25. Shao-Ru C, Sanders MM, Turner MA, Liu CI, Kipreos BE (1981) Esophageal intramural pseudodiverticulosis. Gastrointest Radiol 6:9 – 16
26. Siewert R (1980) Zur Klassifizierbarkeit von Motilitätsstörungen der Speiseröhre. Z Gastroenterol 18:370 – 371
27. Smith B (1970) The neurological lesion in achalasia of the cardia. Gut 11:388 – 391
27a. Stein D, Knauer CM (1982) Achalasia in monozygotic twins. Dig Dis Sci 27:636 – 640
27b Stoddard CJ, Johnson AG (1982) Achalasia in siblings. Br J Surg 69:84 – 85
28. Tucker HJ, Snape WJ, Cohen S (1978) Achalasia secondary to carcinoma: manometric and clinical features. Ann Int Med 89:315 – 318
29. Tucker JA (1974) Esophageal diverticula. In: Bockus HL (ed) Gastroenterology, 3rd edn. Saunders, Philadelphia London Toronto 319 – 328
30. Umlas J, Sakhuja R (1976) The pathology of esophageal intramural pseudodiverticulosis. Am J Clin Pathol 65:314 – 320
31. Vantrappen G, Hellemans J (1974) Achalasia. In: Schwiegk H (Hrsg) Diseases of the esophagus. Springer Berlin Heidelberg New York (Handbuch der inneren Medizin, 5. Aufl, Bd III/1)
32. Vantrappen G, Deloof W (1974) esophageal diverticula. In: Schwiegk H (Hrsg) Diseases of the esophagus. Springer, Berlin Heidelberg New York (Handbuch der inneren Medizin, 5. Aufl, Bd III/1)

Traumatische und iatrogene Ösophagusveränderungen

Trotz zahlreicher Ursachen (Tabelle 2.6) sind Ösophagusperforationen selten.

Iatrogene Ösophagusläsionen

Ösophagusperforationen werden als iatrogen bezeichnet, wenn sie durch diagnostische oder therapeutische Maßnahmen induziert sind.

Ösophagoskopie

Perforationen im Rahmen von *Ösophagoskopien* sind selten (weniger als 0,1%), machen aber 75% aller Ösophagusperforationen aus[49]. Die Perforation kann *zervikal* erfolgen, *in Höhe des M. cricopharyngeus* oder *distal,* besonders dann, wenn der Ösophagus pathologisch verändert ist, wie z. B. bei diaphragmalen Hernien, schweren Ösophagitiden, stenosierenden Prozessen und Dysfunktionen[8, 24, 58]. Wird nur die Schleimhaut verletzt, kann sich intramural ein *Abszeß* ausbilden, der erst später zu einer *Perforation* führt[39].

Während man bei der Luftinsufflation des Ösophagus zur Entfaltung des Lumens normalerweise nur einen Druck von 25 mmHg benötigt, ist ein Druck von ca. 140 mmHg und mehr notwendig,

Tabelle 2.6. Ursachen von Ösophagusperforationen

- Iatrogen
  Ösophagoskopie
  Bougierung
  Nasen-Magen-Sonde
  Intubation
  Bestrahlung
  Ösophageale und periösophageale Operationen
  Medikamente
  Graft-versus-host-Reaktion
- Säure- und Laugenverätzungen
- Fremdkörper
- Penetrierendes und stumpfes Trauma
- Spontane Ösophagusruptur (Boerhaave)

wenn die Spitze des Ösophagoskopes dabei gegen die Schleimhaut gepreßt wird. Dann kann es während der Ösophagoskopie zu einem Eindringen der Luft durch die Ösophaguswand in das Mediastinum kommen mit der Folge eines Pneumomediastinums und eines subkutanen Emphysems im Halsbereich[9].

Bougierungen, Intubation

Sie verursachen in 4,9% eine Perforation. Dabei können sie auch zu *intramuralen Hämatomen* und *Stenosen* führen[46, 49].

Insbesondere bei Kindern kann die Perforation auch Folge eines *endotrachealen Intubationsversuches* sein[40, 41]. Sie erfolgt dann zumeist im Bereich des Sinus piriformis[52]. Zu den seltenen Komplikationen gehört die Ausbildung einer aortoösophagealen Fistel nach langdauernder nasogastraler Intubation[48].

Verletzungen der Ösophaguswand führen nach narbiger Abheilung oft zu Strikturen. Hierbei haben Schleimhautläsionen eine größere Bedeutung als traumatische Veränderungen nur der muskulären Ösophaguswand: Obliterationen nach anastomosierenden Operationen lassen sich allein dadurch verhüten, daß die Kontinuität der Mukosa auch nur partiell erhalten bleibt[45].

Strahlenschäden, Operationen

Besonders in der akuten Phase einer *Strahlentherapie* wegen intrathorakaler Malignome kann der Ösophagus perforieren. In Spätphasen entstehen infolge Fibrosierungen Strikturen und Motilitätsstörungen. *Operationen* am Ösophagus, z. B. wegen Fehlbildungen, benigner oder maligner Tumoren, Ösophagusvarizen oder Divertikel, können über eine Nahtinsuffizienz eine Perforation bedingen. Aber auch Vagotomien und Lungenoperationen können zur gleichen Komplikation führen.

Sklerosierungstherapie von Ösophagusvarizen

Zu iatrogenen Schäden des Ösophagus kann es auch nach Sklerosierungen von Ösophagusvarizen mit öligen oder alkoholischen Lösungen (Äthoxysklerol) kommen. Das Ziel der intramukösen Injektion ist es, über einen entzündlichen Prozeß eine zunehmende perivenöse Fibrose (Sklerose) zu erzeugen, die die im Kardiabereich subepithelial gelegenen Varizenwände vor Rupturen schützen soll. In den ersten Wochen finden sich regelmäßig Nekrosen der Schleimhaut und intramurale entzündliche Infiltrate sowie Thrombosen der Varizen. Später treten narbige Veränderungen in den Vordergrund, auch innerhalb der Muskulatur[60].

Zu den Komplikationen dieser Therapie gehören *Ulzerationen, Blutungen,* sowie (sehr viel seltener) *Mediastinitis, Wandnekrosen* und *Perforationen*[12, 25, 29, 30, 35], in einem Fall auch eine *spontane Ösophagusruptur*[12].

1/3 der Patienten mit Leberzirrhose und akuter Varizenblutung entwickelt nach notfallmäßiger Sklerosierungstherapie ein septisches Krankheitsbild[23]. In ca. 4% entwickelt sich eine Ösophagusstenose aufgrund paravasaler Injektionen[56]. Bronchoösophageale Fisteln stellen eine seltene Spätkomplikation dar[17].

Medikamentöse Schädigung

Unter den Medikamenten, die zu Ulzerationen und Perforationen führen können, sind insbesondere *Tetracyclinpräparate, Doxycyclinhydrochlorid, Clindamycin, Indomethacin, Emeproniumpromid, Kaliumchlorid, Pantogar,* Mexilatin (Antiarrhythmikum), Eisensulfat- und -succinat, Alprenololchlorid, Quinidinsulfat oder -gluconat, Acetylsalicylsäure und Askorbinsäure zu nennen[5, 6, 10, 15, 16, 21, 22, 34, 44, 63]. In vitro wurde nachgewiesen, daß Doxycyclin in die Membran von Erythrozyten und Epithelzellen des Rattenösophagus eingelagert wird und zur Zytolyse führt. Da pathogenetisch die Kontaktzeit des Medikaments mit der Ösophagusschleimhaut entscheidend ist, sollen die Präparate nur mit viel Wasser und nicht vor dem Schlafengehen genommen werden[16].

Die endoskopisch beobachteten solitären oder *multiplen Ulzerationen* lagen zumeist am Übergang vom mittleren zum unteren Drittel[22].

Zu den geringeren endoskopischen Läsionen gehören Ödem, Erythem und Erosionen, zu den Spätfolgen Strikturen[5, 15]. 20% aller Strikturen sollen medikamentös bedingt sein. Die bekannten Membranbildungen beim Plummer-Vinson-Syndrom sind offenbar nur Folge einer Ösophagusschleimhautschädigung durch eine Eisentherapie gegen die Anämie[15].

Graft-versus-host-Reaktion

Zu den selteneren therapeutisch bedingten Ösophagusschäden gehören Veränderungen im Rahmen einer *„Graft-versus-host-Reaktion"* nach Knochenmarkstransplantationen. Hierbei kann es bei chronischen Formen zu einer *desquamativen Ösophagitis* im oberen und mittleren Drittel der Schleimhaut kommen, z. T. auch mit Membranbildungen [50].

Säuren- und Laugenverätzungen [39]

Ätzende Chemikalien schädigen die Ösophaguswand in unterschiedlicher Weise. Die Auswirkungen auf den Ösophagus hängen u. a. von folgenden Faktoren ab:

- *Art des Ätzgiftes* (Säure? Lauge? Schwermetallsalze? andere Verbindungen?),
- *Menge und Konzentration* des Ätzgiftes (Verdünnungsgrad),
- *Dauer der Einwirkung* auf die Speiseröhrenwand und
- *Reaktion des Organismus:* ein Spasmus der Kardiamuskulatur führt zur Retention des Ätzgiftes im distalen Ösophagus, so daß dort die Folgen am schwersten sind.

Morphologie. *Makroskopisch* wird das Bild von der chemischen Natur des Ätzgiftes bestimmt [39].

- *Säure- und Schwermetallsalze* (z. B. Sublimat) erzeugen *Koagulationsnekrosen* mit einem trockenen brüchigen Oberflächenschorf. Seine Farbe ist bei Verätzung mit H_2SO_4 oder HCl in hoher Konzentration schwarzbraun, in schwächerer Konzentration graugelblich bis grauweiß. Konzentrierte HNO_3 ruft intensiv gelbe Schorfe hervor. Bei Essigsäureverätzungen ist der Schorf schwarz.
- *Laugenverätzungen* führen zu tiefreichenden *Kolliquationsnekrosen.* Hierbei bilden sich wasserlösliche Alkalialbuminate, die das benachbarte Gewebe imbibieren und mitschädigen. Die inneren Wandschichten sind verquollen, fühlen sich seifig an und sind meist grauweiß gefärbt.
- *E 605-Vergiftung:* Die Nekrosen sind hellgrau gefärbt; außerdem macht sich ein stechender Geruch bemerkbar.

Ösophagusverätzungen können in *3 Grade* unterteilt werden [32, 33].

- *Grad 1:* Hyperämie und Ödem der *Mukosa,* weitgehend unverletztes Epithel.
- *Grad 2:* Fleckförmige bis zirkuläre Ulzerationen bis zur *Submukosa.*
- *Grad 3:* Gewebsnekrosen der *muskulären* Ösophaguswand.

Mikroskopisch sieht man in der akuten Phase eine granulozytäre Demarkation der Nekrose.

Verlauf. Wenn die Nekrosen abgestoßen werden, kann es aus freiliegenden submukösen Gefäßen zu *schweren Blutungen* kommen. Durch überschüssiges Granulationsgewebe können *intraluminale Segel- und Taschenbildungen* entstehen. Reichlich neugebildete kollagene Fasern werden in der Folge narbig umgewandelt, wodurch *Stenosen* resultieren.

Keineswegs selten entstehen auf dem Boden von Strikturen *Karzinome* (▷ S. 135).

Fremdkörper

Fremdkörper werden am häufigsten im *Kindesalter* zwischen 2 und 4 Jahren verschluckt. Sie können ebenfalls *Perforationen* verursachen und bleiben am häufigsten an den physiologischen Engen des Ösophagus stecken. Es handelt sich meist um *Knochensplitter, Fischgräten* oder *Nadeln.* In einem Fall perforierte ein Hühnerknochen den Ösophagus und die V. azygos mit der Folge einer tödlichen septischen Thrombophlebitis [27].

Zu Verletzungen und Perforationen kommt es nur durch scharfkantige Fremdkörper.

Zu den Fremdkörpern, die nicht zur Perforation, wohl aber zur Obstruktion führen können, gehören Bezoare (▷ S. 271). Im Magen entstandene Bezoare können im Verlauf des Erbrechens in den Ösophagus gelangen, dort steckenbleiben und zu schweren Dysphagien führen.

Als Komplikation bei Bezoaren im Ösophagus kann es zu Aspiration von Speisen und Nahrungsmittelresten und Entzündungsprozessen der Schleimhaut sowie evtl. auch tieferer Wandschichten kommen [53]. In einem Fall führte eine Überdosierung des Abführmittels Agiolax zu einem Bolus mit Ösophagusobstruktion [55].

Mechanische Traumen

- *Stumpfe Traumen:* Am häufigsten sind heute die Verletzungen, die durch Autounfälle erzeugt werden, speziell bei Thoraxkompressionen durch das Lenkrad. Hierbei steigt der intraluminale Druck auf hohe Werte an, zumal dann, wenn nichtkompressibler Mageninhalt in den Ösophagus übertritt [36]. Die *Lokalisation des Ösophagusrisses* hängt vom Ort der Gewalteinwirkung, die Tiefe des Risses vom Schweregrad der Gewalteinwirkung ab. Das Trauma kann zur Bildung einer *Ösophagotrachealfistel* führen.
  Einen Sonderfall der stumpfen Gewalteinwirkung auf den Ösophagus stellt die *traumatisch-pneumatische Ösophagusruptur* dar, die entstehen kann, wenn unter hohem Druck stehende Luft in Mundhöhle und Speiseröhre gelangt. Auch hierbei kommt es nur dann zur Ruptur, wenn die Druckerhöhung abrupt erfolgt, weil sonst die Kardia Zeit hat, sich zu öffnen, und das Gas in den Magen gelangt [57]. Eine Verletzung der Lunge

wird bei der pneumatischen Ösophagusruptur nicht beobachtet, weil sich offenbar die Glottis reflektorisch verschließt.

- *Scharfe Traumen* können eine komplette oder inkomplette Durchtrennung der Ösophaguswand herbeiführen. Eventuell bilden sich *Fisteln* zu Nachbarorganen.

Spontane Ösophagusruptur (Boerhaave-Syndrom)

Epidemiologie. Die spontane Ösophagusruptur ist *selten*. Bis 1970 wurden ca. 180 Fälle, bis 1974 über 280 Fälle beschrieben[38]. Die Ruptur betrifft *Männer* 2- bis 8mal häufiger als Frauen und bevorzugt *Alkoholiker*[62]. Der *Altersgipfel* liegt im 6. Lebensjahrzehnt. Bei *Kindern* ist sie extrem selten, weil die Festigkeit der Ösophaguswand im ersten Lebensjahr 13mal und im 11. Lebensjahr 4mal so groß ist wie die von Erwachsenen[20].

Pathogenese. Kennzeichnend ist die unerwartete „spontane" Ruptur des Ösophagus, die sich in der Regel bei *akuter intraluminaler Drucksteigerung* entwickelt. Dabei ist v. a. eine hohe Geschwindigkeit des Druckanstiegs, weniger dessen absolute Höhe, von Bedeutung[43]. Am Leichenösophagus verursacht eine plötzliche Drucksteigerung von 150 – 200 mmHg eine Ruptur im distalen Drittel.

Präexistente pathologische Veränderungen wie Hiatushernien, Strikturen, Ösophagitiden oder Motilitätsstärungen begünstigen die Ruptur[13, 14]. Selten ist die Spontanperforation bei der diffusen idiopathischen Muskelhypertrophie (Leiomyomatose)[28]. Die *Häufung bei Alkoholkranken* wird auf unkoordiniertes Erbrechen mit Störungen im Ablauf der Peristaltik zugeführt. Neurogene Erkrankungen rangieren in der Literatur unter den prädisponierenden Begleiterkrankungen des Boerhaave-Syndroms an erster Stelle. Neurogene Fehlregulationen der ösophagealen Peristaltik sollen zu unverhältnismäßig hoher intramuraler Druckbelastung einzelner Areale führen. Derartige Fehlregulationen bei Patienten mit diabetischer Polyneuropathie wurden manometrisch nachgewiesen[59].

Gewöhnlich entsteht die Ruptur bei *Erbrechen (oft nach voluminösen Mahlzeiten)* mit und ohne Alkoholgenuß, seltener bei der *Defäkation*, unter der *Geburt* oder während eines *epileptischen Anfalls*[38]. Sie kann jedoch auch ohne erkennbare Ursache erfolgen, ausnahmsweise sogar im Schlaf[61].

Wegen der starken Schmerzen im Thorax oder Abdomen und der Schocksymptomatik wird das Ereignis nicht selten als Herzinfarkt, Lungenembolie, Pankreatitis oder Aneurysma dissecans verkannt[7].

Lokalisation. Gewöhnlich liegt die Rupturstelle im *unteren Drittel des Ösophagus*[51], und zwar in der Hinterwand links, seltener im zervikalen Abschnitt[13]. Sie kann bis zu 12 cm messen, beträgt jedoch meistens zwischen 2 und 3 cm. Die Lokalisation der Ruptur im unteren Drittel wird auf eine lokale Wandschwäche zurückgeführt, die durch häufige Gefäß- und Nervenaustritte sowie eine vorwiegende Anordnung der Muskelfasern in Längsrichtung bedingt ist[31]. Außerdem ist der Ösophagus hier durch Nachbarorgane weniger gestützt als weiter proximal[11].

Seltenere *intraabdominale spontane Ösophagusrupturen* werden darauf zurückgeführt, daß durch eine *krampfartige Anspannung des Zwerchfells* eine retrograde Passage des Mageninhalts im Hiatusbereich verhindert wird und so die intraluminale Drucksteigerung auf die Pars abdominalis des Ösophagus beschränkt bleibt.

Morphologie. Pathologisch-anatomisch handelt es sich um schlitzförmige, längs verlaufende Defekte der Speiseröhrenwand, wobei der Schleimhautriß i. allg. größer als der Muskelriß ist[18, 19]. Die gewöhnlich glattrandigen Risse zeigen flammendrote Ränder. Reaktiv kommt es zu einer starken entzündlichen Infiltration. In seltenen Fällen ist eine spontane Ösophagusruptur mit einer Hypertrophie der glatten Muskular verbunden[42].

Verlauf, Prognose. Auch bei sofortiger chirurgischer Intervention liegt die Letalität bei 20 – 25%, bei später einsetzender Therapie noch weit höher (um 60%)[38, 61].

Literatur

1. – 4. Weiterführende Literatur (▷ S. 86)
5. Agha FP, Wilson JAP, Nostrand TT (1986) Medication-induces esophagitis. Grastrointest Radiol 11:7 – 11
6. Amendola MA, Spera TD (1986) Doxycycline-induced esophagitis. JAMA 2:62 – 64
7. Ammann J, Filippine L, Akovbiantz J (1973) Die Ösophagusperforation: Beitrag zur Früherkennung. Diagnostik 6:501 – 505
8. Banks JG, Bancewicz (1981) Perforation of the oesophagus: experience in a general hospital. Br J Surg 68:580 – 584
9. Barrett J, Palani C, Jonasson U (1983) Air dissection of the oesophagus during fiberopticendoscopy. Surg Gastroenterol 2:69 – 72
10. Bataille C, Soumagne D, Brassine A (1982) Esophageal ulceration due to Indomethacin. Digestion 24:66 – 68
11. Beersiek F, Schneiders H, Mehdizadeh A, Jacobs G, Eigler FW (1976) Die spontane Ruptur des Ösophagus. Dtsch Med Wochenschr 101:1719-1723
12. Bettendorf U, Boublik V, Schattenberg J (1984) Spontanperforation des Ösophagus unter dem Bild eines Boerhaave-Syndroms nach Ösophagusvarizen-Sklerosierungstherapie mit Polidocanol. Dsch med Wochenschr 109:1086 – 1087
13. Bradham RR, deSaussure C, Lemel AL (1976) Spontaneous perforation of the cervical esophagus. Arch Surg 111:284 – 285

14. Bradley SL, Pairolero PC, Payne WS, Gracey DR (1981) Spontaneous rupture of the esophagus. Arch Surg 116:755 – 758
15. Bonavina L, Deckeester TR, McChesney L, Schwizer W, Altertucci M, Bailey RT (1987) Drug-induced esophageal strictures. Ann Surg 206:173 – 183
16. Brändli H, Braaker J, Giger M, Mattle W, Singeisen M, Güller R, Sonnenberg A, Blum AL (1978) Tetrazyklininduzierte Ulzera im Ösophagus. Z Grastroenterol 16:698
17. Carr-Locke DL, Sidky K (1981) Bronchooesophageal fistula: a late complication of endoscopic variceal sclerotherapy. Gut 23:1005 – 1007
18. Curci JJ, Horman MJ (1976) Boerhaave's syndrome: the importance of early diagnosis and treatment. Ann Surg 183:401 – 408
19. Del Olma AG, Loscos JM, Baki W, Nazare R, Nisa E, Ramires-Armengol JA (1985) Spontaneous intramural oesophageal perforation. Endoscopy 17:76 – 77
20. Derbes VJ, Mitchell RE jr (1956) Rupture of the esophagus. Surgery 39:688 – 709
21. Freysteinsson H, Thorsson AV (1982) Oesophageal ulcerations in two children taking emepronium bromide. Acta Paediatr Scand 70:513 – 514
22. Giger M, Sonnenberg A, Brändli H, Singeisen M, Güller R, Blum AL (1978) Das Tetrazyklin-Ulkus der Speiseröhre. Dtsch Med Wochenschr 103:1038 – 1040
23. Gehartz HH, Sauerbruch T, Weinzierl M, Ruckdeschel R (1984) Nosocomiale septicemia in patients undergoing sclerotherapy for varical haemorrhage. Endoscopy 16:129 – 130
24. Goldstein LA, Thompson WR (1982) Esophageal perforations: a 15 year experience. Am J Surg 143:495 – 502
25. Hamm B, Altenähr E (1982) Morphologische Befunde am distalen Ösophagus nach Sklerosierung blutender Varizen. Dtsch med Wochenschr 107:293 – 298
26. Han SY, Flint A, McElvein RB (1980) Bezoar of the esophagus. Gastrointest Radiol 5:233 – 234
27. Hardaway RM (1981) An unusual perforation of the esophagus. Dig Dis Sci 26:378 – 379
28. Hess B, Kaech F (1982) Spontanperforation des Ösophagus (Boerhaave-Syndrom) bei diffuser idiopathischer Muskelhypertrophie. Extr Gastroenterol 11:276 – 279
29. Helpap B, Bollweg L (1981) Morphological changes in the terminal oesophagus with varices, following sclerosis of the wall. Endoscopy 13:229 – 233
30. Helpap B, Hansen H (1983) Vergleichende histologische Untersuchungen nach Ösophagusvarizensklerosierung mit unterschiedlichen Substanzen. Leber Magen Darm 13:215 – 222
31. Hey A (1980) Das Boerhaave-Syndrom. Pathologe 1:93 – 94
32. Holinger PH (1969) Management of the esophageal lesions caused by chemical burns. Ann Otolaryngol Chir Cervicofac 77:819 (zit. bei Höllwarth u. Sauer)
33. Höllwarth M, Sauer H (1975) Speiseröhrenverätzung im Kindesalter. Z Kinderchir 16:1 – 11
34. Hügel HE, Schinko H, Bischof HP (1982) Das medikamentös bedingte Ösophagusulkus. Z Gastroenterol 20:599 – 603
35. Janson R, Thelen M, Paquet KJ (1976) Mediastinale und pulmonale Komplikationen der Sklerosierungsbehandlung von Ösophagusvarizen. Fortschr Röntgenstr 124:44 – 47
36. Janssen J, Valembois P (1974) Traumatic lesions of the esophagus. In: Schwiegk H (Hrsg) Diseases of the esophagus. Springer, Berlin Heidelberg New York (Handbuch der inneren Medizin, 5. Aufl, Bd III/1)
38. Janssen J, Valembois P (1974) Spontaneous ruptur of the esophagus (Boerhaave's syndrome). In: Schwiegk H (Hrsg) Diseases of the esophagus. Springer, Berlin Heidelberg New York (Handbuch der inneren Medizin, 5. Aufl, Bd III/1)
39. Jannssen J, Vantrappen G (1974) Iatrogenic perforations of the esophagus. In: Schwiegk H (Hrsg) Diseases of the esophagus. Springer, Berlin Heidelberg New York (Handbuch der inneren Medizin, 5. Aufl, Bd III/1)
40. Johnson DE, Foker J, Munson DP, Nelson A, Athinarayanan P, Thompson TR (1982) Management of esophageal and pharyngeal perforation in the newborn infant. Pediatrics 70:592 – 596
41. Kanarek KS, David RF (1979) Traumatic perforation of the esophagus in a newborn. J Fla Med Assoc 66:288 – 289
42. Katz SJ, Lieberman A, Hechtman HB (1974) Spontaneous perforation of the esophagus associated with smooth muscle hypertrophy. Am J Surg 127:338 – 341
43. Keighly MRB, Girdwood RW, Ionescu MI, Wooler GH (1972) Spontaneous rupture of the oesophagus. Br J Surg 59:649 – 652
44. Kobler E, Bühler H, Nüesch HJ, Deyle P (1978) Medikamentös induzierte Ösophagusulzera. Dtsch Med Wochenschr 103:1035 – 1037
45. Kornfält SA, Oxmian L, Jonsson N (1973) Mucosal defects and esophageal stricture formation. Z Kinderchir 13:392 – 400
46. LaBerge JM, Kerlan RK, Pogani AC, Ring EJ (1985) Esophageal rupture: Complication of ballon dilatation. Radiology 157:56
47. Lauschke H, Hau T, Peiper HJ (1970) Rupturen und Perforationen der Speiseröhre unter besonderer Berücksichtigung der pathologischen, klinischen und therapeutischen Unterschiede. Langenbecks Arch Chir 326:186 – 211
48. Lewandrowski KB, Southern JF, Medeiros J, Jacobi M (1989) Aortoesophegeal fistula arising as a complication of prolonged nasogastric tube placement. Hum Pathol 20:709 – 711
49. Love L, Berkow E (1978) Trauma to the esophagus. Gastrointest Radiol 2:305 – 321
50. McDonald GB, Sullivan KM, Schuffler MD, Shulman HM, Thomas ED (1981) Esophageal abnormalities in chronic graft-versus-host disease in humans. Gastroenterology 80:914 – 921
51. Mühe E, Bünte H, Bürger L, Hühnlein HK (1972) Zur Ösophagusperforation. Dtsch Med Wochenschr 97:180 – 183
52. Nagaraj HS, Mullen P, Groff DB, Shearer LT, Cook LN (1979) Iatrogenic perforation of the esophagus in premature infants. Surgery 86:583 – 589
53. Rohner HG, Koischwitz D, Straaten G, Gramann W (1977) Oesophagusbezoar – seltene Differentialdiagnose eines Oesophaguscarcinoms. Chirurg 48:545 – 548
54. Rudolf R, Seggewiß H, Seckfort H (1983) Oesophagus-Ulkus durch Mexilatin. Dtsch med Wochenschr 108:1018 – 1020
55. Sauerbruch T, Kuntzen O, Unger W (1980) Agiolax bolus in the esophagus. Report of two cases. Endoscopy 12:83 – 85
56. Schellong H, Maercke P v, Bueß G, Pichelmaier H (1986): Oesophageal stenosis a complication of sclerotherapy of oesophageal varices. Endoscopy 18:223 – 226
57. Schennach W, Riedler L, Bodner E (1976) Die traumtisch-pneumatische Ösophagusruptur. Z Kinderchir 18:133 – 141
58. Schulze S, Pedersen VN, Høier-Madsen K (1982) Iatrogenic perforation of the esophagus. Acta Chir Scand 148:679 – 682
59. Schürmann G, Hohenberger P, Martin P (1986) Spontanruptur des Oesophagus bei neurogener Muskelatrophie. Chirurg 57:583 – 586
60. Soehendra N, Heer K de, Kempeneers J, Frommelt L (1983) Morphological alterations of the esophagus after endoscopic sclerotherapy of varices. Endoscopy 15:291 – 296
61. Stein G (1977) Spontane Ösophagusruptur. Med Diss Univ Mainz
62. Walsh PV (1979) Rupture of the abdominal oesophagus: a review. Br J Surg 66:601 – 606
63. Winckler K (1981) Tetracycline ulcers of the oesophagus. Endoscopy, histology and roentgenology in two cases and review of the literature. Endoscopy 13:225 – 228
64. Zorzi C, Perale R, Marcazzò L, Giancola G, Marigo A, Cantarutti F (1981) Esophageal perforation in the newborn. Eur J Pediatr 136.113 – 115

Mallory-Weiss-Syndrom

Definition. Als Mallory-Weiss-Syndrom bezeichnet man Fälle von *Blutungen* aus dem oberen Magen-Darm-Trakt, die auf *akut auftretenden, längs gestellten Schleimhautrissen im unteren Ösophagus und/oder in der Pars cardiaca des Magens* beruhen[9, 13].

Epidemiologie. Bis 1966 wurden etwa 120 Fälle bekannt[7]. Das Syndrom ist jedoch sicher weit häufiger als nach dieser Angabe[13]. Man schätzt aufgrund umfangreicher klinischer Statistiken, daß *1 – 15% der massiven akuten Gastrointestinalblutungen* durch ein Mallory-Weiss-Syndrom hervorgerufen werden[9] (▷ Kap. 3). Dabei gelten die höheren Zahlenangaben (10 – 15%) als wahrscheinlicher.

Männer erkranken 3mal häufiger als *Frauen*. Das Syndrom kann in jedem Lebensalter auftreten. Der *Altersgipfel* liegt im 5. Jahrzehnt[9, 13].

Ätiologie, Pathogenese. Die Pathogenese entspricht derjenigen der spontanen Ösophagusruptur; das Mallory-Weiss-Syndrom kann somit als „forme fruste" der letztgenannten Veränderung gelten[9]. Entscheidend ist ein *akuter intraabdominaler Druckanstieg,* gleich welcher Ursache. Besonders häufig entstehen die Schleimhautrisse beim *unkoordinierten Erbrechen;* hierbei kann der intragastrische Druck für einige Sekunden auf Werte bis zu 200 mmHg ansteigen.

Begünstigend wirken:

- *Hiatushernien*[9], da in ihnen der Druck weit stärker ansteigt (100 mmHg) als im Lumen des Ösophagus (50 mmHg). Dehnungen und Zerrungen der Wand des verlagerten Magenanteils sind zudem größer als in der intraabdominal gelegenen Magenwand[6].
- *Atrophische Gastritis* (nicht unbestritten): Die atrophische Schleimhaut setzt dem akuten Druckanstieg weniger Widerstand entgegen als eine intakte Schleimhaut. Hieraus erklärt sich möglicherweise auch das häufigere Vorkommen des Mallory-Weiss-Syndroms im *höheren Lebensalter.* Risse treten jedoch auch in normaler Schleimhaut auf[8, 9, 13].
- *Spasmus der Kardia- und unteren Ösophagusmuskulatur*[13]. Er soll bei gleichzeitigem Pylorusverschluß dazu führen, daß sich die Druckwelle nur auf den proximalen Magenabschnitt auswirkt → Rißbildung nur in der Kardiaschleimhaut.
- *Reichhaltige Mahlzeiten, Alkoholgenuß:* Ob der Alkohol pathogenetisch eine entscheidende Rolle spielt, ist unklar, wenngleich viele Patienten Alkoholiker sind[9, 10a, 13]. Alkohol könnte als Gastrinlocker eine peptische Ösophagitis begünstigen, zumal bei erhöhtem Alkoholspiegel der Ruhedruck des gastroösophagealen Sphinkters herabgesetzt ist[6]. Ferner kommt es bei Alkoholikern gehäuft zum Erbrechen.
- *Weitere begünstigende Faktoren:* Gravidität, intrakranielle Prozesse, emotionale Störungen, starke Hustenanfälle, epileptische Krämpfe, Singultus, externe Herzmassage oder intraabdominale Druckerhöhungen wie z. B. beim Heben schwerer Lasten oder bei der Defäkation[6] sowie ferner die Einnahme azetylsalizylsäurehaltiger Medikamente[5, 10] sollen ebenfalls das Auftreten dieses Syndroms begünstigen.
- Auch eine *Verbrauchskoagulopathie* mit Durchblutungsstörung der Schleimhaut infolge disseminierter Mikrothromben soll eine pathogenetische Bedeutung besitzen[11].

Die Schwere der Blutung erklärt sich daraus, daß die Submukosa der gastroösophagealen Übergangszone reich vaskularisiert ist[9].

Im Magen und distalen Ösophagus kann die Muscularis propria offenbar im Augenblick der maximalen Schleimhautdehnung noch zusätzlich gedehnt werden, ohne zu zerreißen, so daß es nur zu *Schleimhauteinrissen* kommt (*Mallory-Weiss-Syndrom*)[9].

Demgegenüber ist die Dehnungsfähigkeit der nur wenig höher gelegenen Ösophagusmuskulatur geringer, so daß es bei entsprechend starkem Druckanstieg zum *transmuralen Wandriß* kommt (*spontane Ösophagusruptur*).

Morphologie. *Makroskopisch* sieht man *einzelne* oder *mehrere Schleimhautrisse (Fissuren)* im unteren Ösophagus und/oder in der Pars cardiaca des Magens[9]. Sie können bis zu 2 cm lang und 3 mm breit werden (Abb. 2.5 b). Sie sind längsgestellt und scharf begrenzt. Die Ränder sind leicht erhaben. Der Grund erscheint gelblich oder ist von Blut bedeckt.

In einem Fall konnte radiologisch und endoskopisch im Bereich der Schleimhautrisse ein aus Granulationsgewebe bestehender *Pseudotumor* gefunden werden[12].

Mikroskopisch reichen die Fissuren gewöhnlich unter Durchbrechung der Muscularis mucosae in die Submukosa hinein. Muscularis propria und Serosa bleiben in der Regel intakt; hier bestehen fließende Übergänge zur spontanen Ösophagusruptur. Der Ulkusgrund wird von einem Fibringerinnsel bzw. von Blut bedeckt und ist entzündlich infiltriert.

Verlauf, Komplikationen[8a, 9]

- *Blutung:* Der Schweregrad der Blutung wechselt zwischen massiver lebensbedrohlicher Blutung

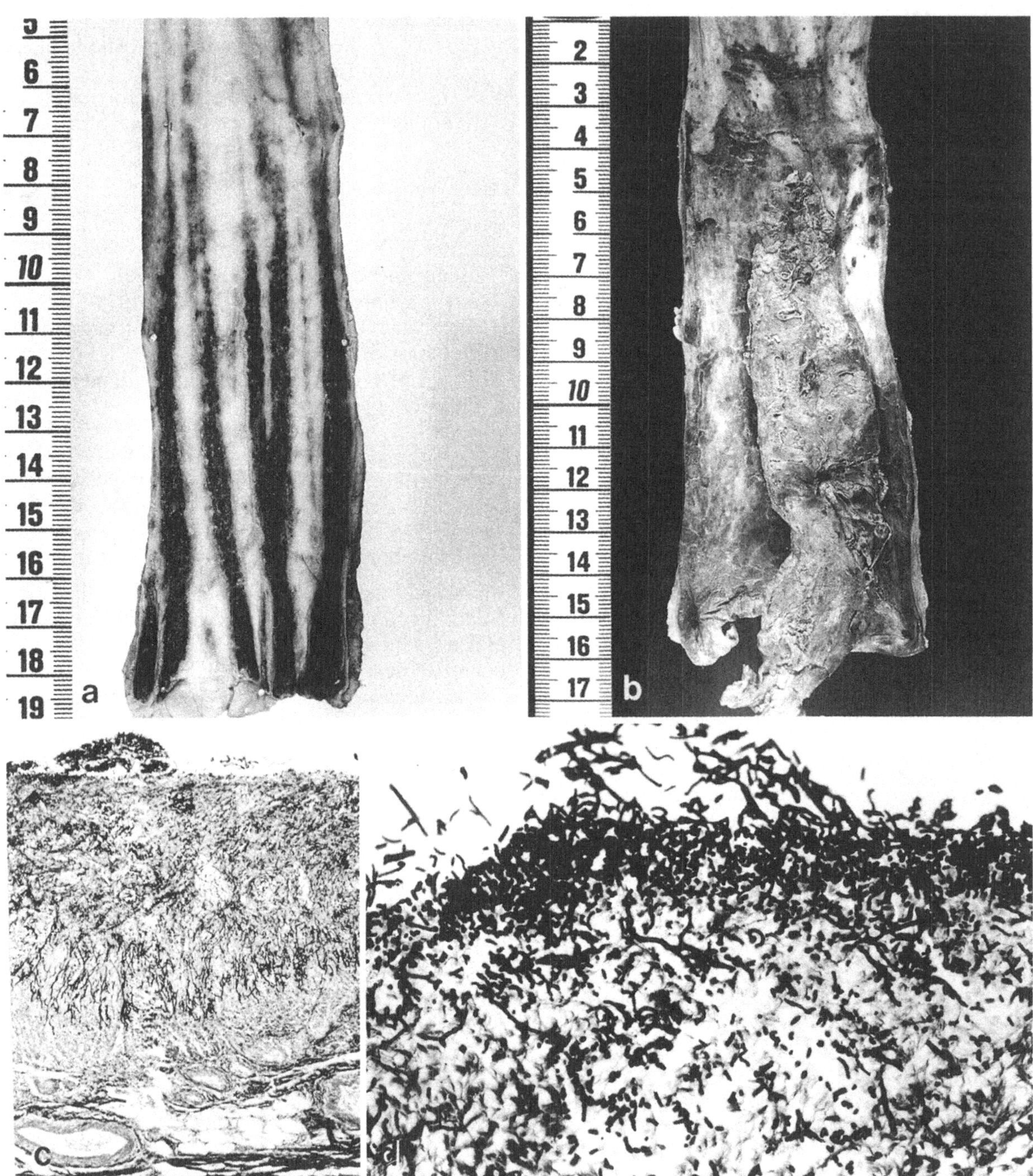

Abb. 2.5. a Erosive Soor-Ösophagitis mit zahlreichen längsgestellten Schleimhautdefekten. **b** Mallory-Weiss-Syndrom mit großem Blutkoagel in der Ösophaguslichtung. **c** und **d** Soor-Ösophagitis (gleicher Fall wie **a**) mit dichtgelagertem Pilzmyzel an der Oberfläche der Schleimhautdefekte und in den tieferen Wandschichten. Grocott (Vergr. 35 : 1)

(rotes arterielles Blut!) über mäßig schwere Hämatemesis bis hin zu Meläna oder klinisch schwer faßbarer geringgradiger Blutung.

Chirurgisches Eingreifen ist nur bei jedem 5. Fall erforderlich. *Rezidive* sind sehr selten.

Literatur

1. – 4. Weiterführende Literatur (▷ S. 86)
5. Bubrick MP, Lundeen JW, Onstad GR, Hitchcock CR (1980) Mallory-Weiss syndrome: analysis of fifty-nine cases. Surgery 88:400 – 405
6. Filippini L, Nauer E (1976) Das Mallory-Weiss-Syndrom. Leber Magen Darm 6:172 – 177
7. Graham DY, Schwartz JT (1977) The spectrum of the Mallory-Weiss tear. Medicine 57:307 – 318

8. Göbner W (1968) Mallory-Weiss-Syndrom. Z Gastroenterol 6:251 – 256
8a. Hastings PR, Peters KW, Cohn I (1982) Mallory-Weiss Syndrome. Am J Surg 142:560 – 562
9. Jannsens J, Valembois P (1974) Mallory-Weiss-Syndrome. In: Schwiegk H (Hrsg) Diseases of the esophagus. Springer, Berlin Heidelberg New York (Handbuch der inneren Medizin, 5. Aufl, Bd III/1)
10. Knauer CM (1976) Mallory-Weiss syndrome. Gastroenterology 71:5 – 8
10a. Michel L, Serrano A, malt RA (1980) Mallory-Weiss Syndrome. Ann Surg 192:716 – 721
11. Mittermayer C, Thiele H, Spillner G, Ostendorf P (1971) Über die Pathogenese des Mallory-Weiss-Syndroms. Beitr Pathol 144:44 – 62
12. Romeu J (1978) Pseudotumor in the Mallory-Weiss syndrome. Am J Gastroenterol 70:83 – 84
13. Witte S, Göbel d (1971) Das Mallory-Weiss-Syndrom. Dtsch med Wochenschr 96:1214 – 1217

Hiatushernien des Zwerchfells

Definition[9]. Man versteht unter „Hiatushernie" die *Verlagerung von Bauchhöhleninhalt durch den Hiatus oesophageus in den Brustraum.* Am häufigsten handelt es sich um Teile des Magens und um den abdominellen Ösophagus. Die Verlagerung kann aber auch den ganzen Magen bzw. weitere Bauchorgane betreffen.

Nicht jede Hiatushernie erfüllt die Kriterien eines „Bruches" im Sine der Definition dieses Begriffs: *Ein Bruchsack mit peritonealer Auskleidung kann fehlen*[1,9].

Die Hiatushernien werden üblicherweise bei den Krankheiten des Ösophagus abgehandelt, obgleich es sich um Veränderungen handelt, die hauptsächlich die anatomischen Strukturen im Bereich des Hiatus oesophageus des Zwerchfells und in ihrer Konsequenz den Magen betreffen.

Epidemiologie. Die Angaben über die Häufigkeit der Hiatushernien variieren ganz beträchtlich. Zahlen über 50% gelten als Folge einer Überbewertung bestimmter Röntgenbefunde. Wahrscheinlich liegt die wahre Häufigkeit um 30 – 40%, zumindest bei Erwachsenen mit entsprechender abdominellen Symptomatik. *Beim Fehlen klinischer Symptome erscheint eine Häufigkeit von 10% bei Erwachsenen jenseits des 50. Lebensjahres als akzeptabel.* Hiatushernien sind also ungemein häufig[5,9].

Die Häufigkeit nimmt mit dem Lebensalter zu. Sie liegt im 3 Jahrzehnt um 5%, im 5. Jahrzehnt zwischen 24 und 32% und im 7. Jahrzehnt zwischen 37 und 50%[8]. *Männer* sind etwas häufiger betroffen als *Frauen* (in einigen Altersklassen bis 2 : 1). Auch eine *familiäre Häufung* von Hiatusgleithernien wurde beschrieben[6].

Klassifikation. Von den zahlreichen Klassifikationsversuchen der Hiatushernie ist diejenige von Bockus[5] in Tabelle 2.7 wiedergegeben, da sie v. a. unter klinischen Gesichtspunkten nützlich ist.

Ätiologie, Pathogenese. Im Mittelpunkt der Pathogenese der Hiatushernien steht eine

- *Anlage- oder altersbedingte Schwäche des Halteapparates der Kardia.* Dieser besteht im wesentlichen aus Bändern[1,9] (Membrana oesophagodiaphragmatica: Laimer-Bertelli-Membran, Ligg. gastrophrenicum, gastrolienale, gastrohepaticum) sowie der A. gastrica sinistra. Bei Lockerung dieses Halteapprates ist der Abschluß zwischen Brust- und Bauchhöhle „undicht", da der *intraabdominelle Druck* den intrathorakalen um etwa 10 – 20 mmHg übersteigt: Bauchhöhleninhalt kann leichter in den Brustraum übertreten.

Dabei sind *folgende beiden Mechanismen* von Bedeutung:

- *zu großer Peritonealsack,* der sich durch den Hiatus oesophageus in den Thorax ausstülpt und hinter der Pleura mediastinalis im hinteren Mediastinum erscheint[5];
- *Muskelschwäche der Hiatusmuskulatur:* Sie bewirkt, daß der Hiatus klafft[5]. Nach neueren Untersuchungen[10] ist für die Biomechanik der Speiseröhre insbesondere die unter Längsspannung stehende Schraubenfaserstruktur der Muscularis propria sowie die räumlich steilgestellte Einmündungsebene der Speiseröhre in den Magen von Bedeutung. In der Aktionsphase beim Schlucken und Schlingen bewirkt die Kontraktion eine Hebung und damit Horizontaleinstellung der Einmündungsebene. Die Muskelfasern kreuzen sich im stumpfen Winkel, und die von ihnen umschlossene Lichtung weitet sich.

Mit abnehmender Steilheit der Einmündungsebene und ihrer Verlagerung nach kranial läßt der Tonus der unteren Speiseröhrenmuskulatur infolge Aufhebung der Längsspannung nach: Aus der physiologischen, reflektorisch ausgelösten Öffnungsfunktion wird über eine vorübergehende Öffnungsbereitschaft das pathologische Offenstehen des Magens (Öffnungsbereitschaft beim Neugeborenen infolge der weniger steilen Einmündungsebene).

- Die *Adipositas des Erwachsenen* unterstützt diesen Vorgang insofern, als sich Fettgewebe vom kleinen Netz auf den kapillären Spalt der Bursa in den Hiatus vorschiebt. Dadurch weitet sich der Hiatus, und die Einmündungsebene stellt sich horizontal.

Die operative Gastropexie ist deswegen erfolgreich, weil sie die Längsspannung des Ösophagus wiederherstellt.

Umstritten ist hingegen die Bedeutung des

- *konnatalen Brachyösophagus,* d. h. einer zu geringen Länge des Ösophagus, die dazu führen soll,

Tabelle 2.7. Formen der Hiatushernien des Zwerchfells. (In Anlehnung an Textangaben von Wanke[1], Bockus[5], Hafter[9])

Hernientyp (Synonyme)	Vorkommen Größe	In den Thorax verlagerter Bauchhöhleninhalt	Wichtige Komplikationen
Direkte Hernie – axiale Hernie – konzentrische Hernie – Gleithernie – „Glockenhernie" („bell hernia") – Åkerlund-Hernie Typ I	*Häufigste Form* (75–85%) *Meist klein*	Abdominaler Ösophagus, Kardia und proximaler Teil des Magens. Anfangs reversibel: atmungssynchrone Verlagerung *(„Gleithernie")*. Später irreversibel infolge entzündlicher Verwachsungen *(fixierte Hernie)*.	Refluxösophagitis, Ösophagusulzera
Parösophageale Hernie – Åkerlund-Hernie Typ II	*Weit seltener* (unter 10%) *Variable Größe*	Wechselnd großer Teil des Magens, der intrathorakal *neben dem Ösophagus* liegt (Name!). Stärkere Neigung zur Fixierung im Thorax. Abdomineller Ösophagus und Kardia befinden sich in normaler Lage!	Strangulation → venöse Stauung → Sickerblutungen → Blutungsanämie
Große ösophagogastrische Hernie – „upside down stomach" – „massive Hernie" (Hagerty) – Åkerlund-Hernie Typ III – Extremfall der parösophagealen Hernie	*Selten* (6%) *Sehr groß*	Gesamter Magen um die Längsachse rotiert und in den Brustraum verlagert (große Kurvatur: Kuppel; Kardia und Pylorus infolge Fixierung durch den Bandapparat einander angenähert auf gleicher Höhe im Thoraxraum). Meist fixiert. Pars abdominalis oesophagi und Kardia befinden sich in regelrechter Lage!	Passagestörung Strangulation Peptisches Ulkus

daß der Magen in den Thoraxraum hineingezogen wird. Heute wird statt dessen angenommen, daß zuerst eine Hiatusinsuffizienz mit Bildung einer Hiatushernie erfolgt, woran sich dann die Verkürzung des Ösophagus als sekundäres Ereignis anschließt[5,9] (▷ Barrett-Syndrom, S. 117).

Begünstigende Faktoren. Alle Vorgänge, die zu einer *intraabdominellen Druckerhöhung* führen[5,9], können die Entstehung einer Hernie, speziell einer Gleithernie, begünstigen: Gewichtszunahme, Schwangerschaft, Aszites, intraabdominelle Tumoren, Husten, Erbrechen, Pressen beim Stuhlgang, ungewohnte körperliche Anstrengung, Megakolon, Tragen enger Korsetts, stumpfes Trauma (Aufprall auf die Lenksäule bei Verkehrsunfällen). Auch die luftgefüllte Magenblase bei Aerophagie disponiert zur Hernienbildung, ebenso eine Kyphoskoliose, bei der gleichfalls der intraabdominelle Druck erhöht ist.

Hernien können auch *postoperativ* entstehen, wenn z. B. im Rahmen einer subdiaphragmalen Vagotomie oder einer oberen Magenteilresektion der *Halteapparat der Kardia gelockert* wird. Auch eine distale Magenteilresektion kann wegen der fehlenden Fixation durch die Arteria gastrica sinistra die Entstehung einer Hiatushernie begünstigen[9].

Zugwirkung auf den Magen durch einen *verkürzten Ösophagus* kann in umgekehrter Richtung die Hernienbildung begünstigen. Dies ist bei chronischer sklerosierender Ösophagitis der Fall, die zum *entzündlichen Brachyösophagus* führt. Dadurch kann eine anfängliche Gleithernie in eine fixierte direkte Hernie übergehen (Tabelle 2.7).

Lokalisation. Hiatushernien entwickeln sich 12mal häufiger links als rechts, wahrscheinlich deswegen, weil die rechte Zwerchfellkuppe durch die Leber abgeschirmt wird[5].

Morphologie. Außer Rektum und Urogenitalorganen kann die Hiatushernie praktisch jedes Bauchorgan enthalten, so außer dem Magen z. B. Milz, Colon transversum, sonstige Abschnitte des Dick- oder Dünndarms, Pankreas, Leber und/oder Netzgewebe[1,5].

Die *direkte Hernie* wird als *„bell hernia" („Glokkenhernie")* bezeichnet, weil die in den Thorax verlagerte Magentasche „wie eine Glocke vom unteren Ende des Ösophagus herabhängt".

Der Bruchsack der paraösophagealen Hernie ist im Gegensatz zu demjenigen der direkten Gleithernie stets gefüllt[1].

Mischtypen zwischen den 3 „Standardformen" der Tabelle 2.7 sind häufig[1,5]. Dies ist ein Grund mehr dafür, daß jeder Klassifikationsversuch unvollständig bleiben muß.

Ösophagoskopischer Befund[9]. Kleine reversible Gleithernien können der Ösophagoskopie entgehen.

Die Grenze zwischen Plattenepithel und Zylinderepithel ist meistens gut erkennbar, kann aber durch entzündliche Veränderungen manchmal schwer zu bestimmen sein. Normalerweise ist die Schleimhaut des terminalen Ösophagus blaß-rosa, glatt und leicht transparent, während die Magenschleimhaut dunkelrot und weich ist und größere, mehr prominente Schleimhautfalten besitzt. In Zweifelsfällen kann der Untersucher die Ösophagusschleimhaut mit 1%iger Lugol-Lösung anfärben.

Der supradiaphragmale Herniensack dehnt sich während der Einatmung aus und kollabiert bei der Expiration, während der subdiaphragmale Magen sich umgekehrt verhält.

Der Hiatus stellt sich als zirkuläre Enge am Ende der Hernie dar. Bei der Inspiration verengt er sich und wird leicht rechtsverlagert, bei der Exspiration wird er dagegen weiter.

Verlauf, Komplikationen

- *Refluxösophagitis*[1, 5]: Sie findet sich v. a. bei der Gleithernie, während die reinen Formen der parösophagealen und der großen ösophagogastrischen Hernie diese Komplikation vermissen lassen. Bei der Gleithernie wird die Häufigkeit mit etwa 25 – 90% angegeben.
- *Strikturen*[5] als Folge einer chronischen Refluxösophagitis entstehen in 4,3%[9] und sind besonders im Kindesalter gefürchtet[7].
- *Peptisches Ulkus* des Ösophagus[5]: Etwa 50% der Fälle von Refluxösophagitis zeigen eine akute oberflächliche Ulzeration, etwa 10% ein chronisches Ulcus pepticum. Es kann zur *Stenose* führen. Ösophagusstenosen können darüber hinaus auch noch nach Operationen von Hiatushernien auftreten (bei Kindern in ungefähr 18%)[7].
- *Massive Blutung:* Dies ist eine seltene Komplikation, die u. a. aus *Erosionen* und *Ulzerationen* bei Refluxösophagitis erfolgen kann.
- *Chronische Blutungsanämie:* Sie ist die Folge *okkulter Blutungen* bei Refluxösophagitis oder bei Stauungsgastritis im Rahmen einer paraösophagealen bzw. großen ösophagogastrischen Hernie. Die *Häufigkeit* wird mit etwa 10 – 25% angegeben.
- *Traumatische Schleimhautläsionen:* Durch *plötzliche intraabdominelle Druckerhöhungen* (Erbrechen, Würgen, Heben von Lasten) kommt es bei Patienten mit einer Hiatushernie nicht selten zu einem Prolaps eines Magenabschnitts in den Ösophagus mit der Folge von Blutungen, Ödem und Schleimhautnekrosen[11].
  Ein wiederholter gastroösophagealer Prolaps kann deshalb eine chronische Anämie bei Patienten mit Hiatushernien erklären, ohne daß peptische Ulzerationen bestehen.
- *Strangulation*[5]: Sie findet sich v. a. bei *parösophagealen* und bei *großen ösophagogastrischen Hernien.* Der in den Brustraum prolabierte Magenteil wird im Hiatusbereich stranguliert. Eine Strangulation erfolgt auch dann, wenn beim „upside-down"-Magen ein Volvulus auftritt[5].
- *Perforation:* Zu einer Perforation kann es im Falle eines *Volvulus* oder einer *Ulkusperforation* im Ösophagus kommen[5].
- *Karzinomentstehung:* Eine Koinzidenz zwischen einem Karzinom (des Ösophagus, Magens oder der Kardia) und einer Hiatushernie wird manchmal deswegen beobachtet, weil die Hiatushernie an sich sehr häufig ist.
- *Koinzidenz mit Gallensteinen und/oder Diverticulosis coli*[5]: Wahrscheinlich ist diese Koinzidenz *zufälliger Art,* da alle drei Veränderungen im hohen Lebensalter häufig sind. Die Kombination Hiatushernie und Cholelithiasis sowie Divertikulose wurde früher als *Saint-Trias* bezeichnet (▷ Bd. 3).

Prognose. Nur etwa 2 – 4% der Hiatushernien erfordern chirurgisches Eingreifen[5]. Kleinere Hernien nehmen mit dem Lebensalter an Größe zu[9]. Große Hernien sind häufiger durch Komplikationen gefährdet. Die Größe der Hernie und die klinische Symptomatik gehen einander jedoch nicht parallel. Dies gilt selbst für sehr große Hernien.

Parösophageale Hernien, die zu schweren Blutungen, zu Einklemmung und zum Volvus neigen, gelten als *absolute Operationsindikation*[5, 9].

Die meisten Patienten mit Hiatushernien sterben aus anderen Ursachen[5].

Literatur

1. – 4. Weiterführende Literatur (▷ S. 86)
5. Bockus HL (1974) Diaphragmatic hernia, esophageal hiatus hernia, eventration and paralysis of diaphragm. In: Bockus HL (ed) Gastroenterology, 3rd edn, vol I. Saunders, Philadelphia London Toronto
6. Carré IJ, Froggatt P (1970) Oesophageal hiatus hernia in three generations of one family. Gut 11:31 – 34
7. Ekesparre v W (1971) Ösophagusstenose infolge Hiatushernie. Z Kinderchir 9:317 – 324
8. Förster CF, Weihrauch TR (1976) Diagnostik bei Hiatushernie und Refluxkrankheit. Dtsch Med Wochenschr 101:824 – 826
9. Hafter E (1974) Hiatus hernia. In: Schwiegk H (Hrsg) Diseases of the esophagus. Springer, Berlin Heidelberg New York (Handbuch der inneren Medizin, 5. Aufl, Bd III/1
10. Kunath U (1979) Neue Aspekte zur Pathogenese der Hiatushernie und Refluxösophagitis. Dtsch Med Wochenschr 104:222 – 225
11. Miller G, Savary M, Gloor F (1974) Der gastro-ösophageale Prolaps als Ursache traumatischer Schleimhautveränderungen im Magenfundus und Ösophagus. Dtsch Med Wochenschr 99:553 – 556

Ösophagitis

Epidemiologie. Die Ösophagitis ist viel seltener als die Gastritis. Ihre *Häufigkeit* wird aufgrund biopti-

Tabelle 2.8. Einteilung der Ösophagitis[2]

1.	*Akute Ösophagitis*
1.1.	*Erregerbedingte (mykotisch, bakterielle, virale) Ösophagitis*
	– Akute Pharyngitis, Tonsillitis, Laryngitis
	– Masern, Scharlach
	– Pneumonie, Peritonitis, Pyelonephritis
	– Herpesvirus (Abb.2.6d)
1.2.	*Chemisch verursachte Ösophagitis*
	– Verätzungen
	– Refluxösophagitis
1.3.	*Traumatisch oder physikalisch verursachte Ösophagitis*
	– Nasen-Magen-Sonde
	– Sehr kalte oder heiße Speisen
	– Rasches Verschlucken großer Speisebissen
	– Intraluminale Röntgen- oder Radiumtherapie
	– Vasodilatative Anästhetika
2.	*Chronische Ösophagitis*
2.1.	*Erregerbedingte (mykotische, bakterielle, virale) Ösophagitis*
2.1.1.	*deszendierend*
	– Chronische Nasopharyngitis-Sinusitis
	– Stomatitis-Moniliasis, Angina Plaut-Vincent
	– Diphtherie
2.1.2.	*per continuitatem aus der Umgebung*
	– Chronische Tracheobronchitis
	– Mediastinitis
2.1.3.	*Agranulozytose (untere 2/3 des Ösophagus)*
2.2.	*Chemisch verursachte Ösophagitis*
	– Refluxösophagitis (Magensaft- oder Galle-Pankreas-Reflux)
	– Langfristige Aufnahme von Metall- oder Porzellanstaub (bei Metallpolierern oder Porzellinern)
2.3.	*Traumatisch oder physikalisch verursachte Ösophagitis*
2.3.1.	*Schleimhautreizung*
	– Alkoholexzesse, zu stark gewürzte Speisen
	– Nikotinabusus, Kautabakgenuß
	– Sehr kalte oder heiße Speisen
2.3.2.	*Obstruktion des Ösophagus*
	– Benigne Narbenstenose
	– Karzinom
	– Achalasie
2.3.3.	*Kompression von außen*
	– Aortenaneurysma
2.4.	*Chronische venöse Stauung*
	– Kardiale Stauung bei Herzinsuffizienz
	– Pulmonale Sepsis
	– Portale Hypertension
2.5.	*Verschiedene Ursachen*
	– Idiopathische ulzeröse Ösophagitis (Achenbach): Pendant der Colitis ulcerosa?
	– M. Crohn
	– Plummer-Vinson-Syndrom (Eisen- und Vitamin-B-Komplex-Mangel)

scher Untersuchungen mit weniger als 10% angegeben: im *Obduktionsgut* (d. h. bei im Krankenhaus verstorbenen Patienten) liegt die Häufigkeit um 40%[21].

Unter den nichtinfektiösen Ursachen liegt die *Refluxösophagitis* weit an der Spitze; sie ist die *häufigste Form der Ösophagitis* überhaupt. Die infektiösen Entzündungen der Speiseröhre sind vergleichsweise viel seltener; unter ihnen führt mit Abstand die *Sooräsophagitis* (Moniliasis)[2, 21].

Klassifikation. Man kann die Ösophagitis in *akute* und *chronische* Verlaufsformen und beide wiederum nach *ätiologischen* Gesichtspunkten unterteilen (Tabelle 2.8).

Refluxösophagitis (GERD)

Epidemiologie. Die Refluxösophagitis (GERD-gastro-esophageal reflux disease) ist eine häufige Erkrankung. Man rechnet bei der *Gleithernie* mit einer Häufigkeit von 25 – 90%[2]. Aus der Häufigkeit der Hiatushernien (s.oben) und dem Anteil der Gleithernien (75 – 85%) ergibt sich eine Häufigkeit von etwa 2 – 8% *zumindest unter der Erwachsenenpopulation.*

Da die Hiatushernien beim *Mann* häufiger vorkommen als bei der *Frau,* gilt das gleiche auch für die Refluxösophagitis.

Ätiologie, Pathogenese. Die Refluxösophagitis ist die Folge einer *Insuffizienz* des *gastroösophagealen Übergangs* ▷ Hiatushernie)[2]. Dieser Übergang (gastrooesophageal junction) ist anatomisch uneinheitlich definiert; am zweckmäßigsten erscheint die Definition als Grenzlinie zwischen dem ösophagealen Plattenepithel und dem Zylinderepithel der Magenschleimhaut *(= Z-Linie* oder *Ora serrata),* allerdings mit der Einschränkung, daß sie nicht höher als 2 cm über der Öffnung der Speiseröhre in den Magen liegt; im anderen Fall liegt ein Barrett-Syndrom vor (▷ S. 117).

Ein Reflux des Magensaftes in den Ösophagus wird durch *verschiedene Mechanismen* verhindert, unter denen der *gastroösophageale Sphinkter* die größte Bedeutung hat[2]. Er ist funktionell durch den manometrisch nachweisbaren höheren Ruhetonus definiert. Bei Refluxpatienten ist er auf Werte um 3 mm Hg erniedrigt[2]. Der Sphinkter unterliegt hormonellen und neutralen Einflüssen; so steigt der Druck unter der Einwirkung von pharmakologischen Dosen von Gastrin und nach Gabe von Cholinergika sowie bei der Stimulierung der Säuresekretion des Magens an[24, 33, 61], während Sekretin, Glukagon, Cholecystokinin und Prostaglandine den Gastrineffekt inhibieren[2, 51].

Eine *Insuffizienz des gastroösophagealen Sphinkters* kann durch zahlreiche Mechanismen ausgelöst werden[2]:

- *Funktionelle Störungen* finden sich bei der *Chalasie (Sphinkterdysfunktion),* wobei sich der Sphinkter zwischen den einzelnen Schluckakten

nicht wieder schließt. Der Ruhedruck beträgt dabei um 5 mmHg (auch beim Fehlen einer Hiatushernie). Die Chalasie wird bei Kindern, in der Schwangerschaft und idiopathisch bei Erwachsenen beobachtet[2]. Das häufige Zusammentreffen von Duodenalulkus und Refluxösophagitis wird auf den Reflux eines hyperaziden Magensaftes bei Antrumspasmen oder Stenosen der Pylorus-Duodenal-Region bezogen[33, 67].
Nicht nur Magen-, sondern auch *Duodenalsaft* kann durch Reflux in den Ösophagus eine Entzündung hervorrufen, wie durch klinische[39] und tierexperimentelle[48] Befunde gesichert ist. Die durch die Magen-HCI, durch Magensaft und Pepsin, durch Duodenalsaft, Trypsin und Lipase sowie durch verschiedene Gallensäuren verursachten elektronenmikroskopischen Veränderungen des Ösophagusepithels zeigen qualitative und quantitative Unterschiede[39].

Nach neueren Untersuchungen[31] ist die Einwirkung von Gallesäuren und Trypsin wahrscheinlich unbedeutender als die Wirkung von Säuren und Pepsin[31]. Im übrigen kommt es auch beim Zollinger-Ellison-Syndrom gehäuft zum Reflux mit peptischen Strikturen und Barrett-Syndrom[5].

Bei *Kindern* sind neben einem erniedrigten Sphinkterdruck pathogenetisch v. a. ein *erhöhter intraabdominaler Druck* und eine *inadäquate Relaxierung* des unteren Ösophagussphinkters von Bedeutung[66]. Das häufige Zusammentreffen von rezidivierenden Pneumonien, chronischem Asthma und gastroösophagealem Reflux bei Kindern wird auf chronische Aspirationen zurückgeführt[14, 29, 65]. Hierfür spricht, daß sich die Lungensymptomatik nach operativer Behandlung des Refluxes (Fundoplicatio) in einem hohen Prozentsatz bessert[14].

- *Strukturelle Schäden*[2] bestehen bei der *Sklerodermie*[16], bei *operativen Eingriffen an der Kardiaregion* (Vagotomien, totale Gastrektomie, Ösophagokardiektomie, Kardioplastik) mit Reflux von Galle und/oder Pankreassaft in den Ösophagus; der letztgenannte Mechanismus ist auch für die Refluxösophagitis bei langdauerndem oder *wiederholtem Erbrechen* verantwortlich. Schließlich wird die Refluxösophagitis durch das Vorkommen *heterotoper Magenschleimhautinseln* begünstigt[2].
- Wenngleich die Refluxösophagitis häufig zusammen mit einer Hiatushernie auftritt, ist für den Reflux pathogenetisch die *Inkompetenz des unteren Ösophagussphinkters* entscheidend[68]. Eine Hiatushernie ist damit keinesfalls Voraussetzung für eine Refluxösophagitis[58]. Nur etwa 5–18% der Hiatushernien gehen mit einem pathologischen Reflux einher[58], der in 5–50% zu makroskopischen Läsionen der Ösophagusschleimhaut im Sinne einer Ösophagitis führt. Andererseits geht eine Ösophagitis in über 80% der Fälle mit einer Hiatushernie einher[58], nach anderen Literaturangaben in 50–94%[42, 47]. Dabei führt die Adipositas statistisch gehäuft zu Hiatushernie und Refluxösophagitis[60]. Reflux und Hiatushernie verursachen häufiger und stärker eine Ösophagitis als der Reflux allein[42]. Wenngleich es auch Patienten mit einer Hiatushernie ohne Reflux gibt, spielt die Hiatushernie offenbar für die Refluxerkrankung eine permissive Rolle[47]. Motilitätsstörungen des distalen Ösophagus sind die wesentliche Ursache der Refluxerkrankung[26]. Eine verzögerte Magenentleerung soll pathogenetisch für eine Refluxerkrankung unbedeutend sein[57], wenngleich sich ein gastroösophagealer Reflux gehäuft bei Patienten mit abnormal konfigurierter Duodenalschlinge als Folge einer fetalen Malrotation, Abknickung und Torsion des Duodenums findet[27].

> Die Refluxösophagitis führt ihrerseits zu einem Circulus vitiosus[2], da der Reflux Störungen der Sphinkterfunktion nach sich zieht: Reflux → simultane und wiederholte spastische Sphinkterkontraktionen (nicht sicher erwiesen) → Sphinktererschlaffung → verstärkter Reflux.

Lokalisation. Endoskopisch finden sich die frühesten Veränderungen 1-2 cm proximal der Z-Linie im Bereich der Hinterwand. Von hier aus breitet sich die Entzündung nach oben und auf die Vorderwand aus.

Erosionen entstehen vorwiegend auf den Faltenkämmen des distalsten Anteils des Plattenepithels in Form fibrinbedeckter Erosionen oder als rote Flecken[45]. Bei schwerer Ösophagitis dehnen sie sich nach proximal aus und konfluieren in der Längsachse zu Erosionsstraßen. Sie können auch die gesamte Zirkumferenz des Ösophagus einnehmen, besonders beim Endobrachyösophagus. Im weiteren Verlauf kann es zu Ulzerationen und peptischen Stenosen kommen[45]. Nach endoskopischer Besprühung der Schleimhaut mit Lugol-Lösung zeigt die Mukosa bei Refluxösophagitis Intensitätsschwankungen in der Anfärbbarkeit der Mukosa.

Regenerationsepithel mit vermindertem Glykogengehalt oder ein verschmälertes Stratum spinosum (bei hyperplastischen Papillen und verdickter Basalmembran) imponieren durch eine geringere Anfärbbarkeit, während sich Erosionen und Ulzerationen färberisch überhaupt nicht darstellen[46].

Endoskopisch kann die gastroösophageale Refluxkrankheit gekennzeichnet werden durch M (Metaplasie), U (Ulzera), S (Stenosen) und E (Erosionen). Bei dieser von Armstrong u. Blum[9] entwickelten MUSE-Klassifikation bedeuten im einzelnen:

M0 Keine Metaplasie
M1 Ein Schleimhautstreifen mit metaplastischem Epithel
M2 2 und mehr metaplastische Schleimhautstreifen
M3 Die Schleimhaut ist zirkumferentiell metaplastisch verändert

U0 Kein Ulkus
U1 Kardiaösophageales Übergangsulkus oder Ulkus am Übergang von metaplastisch veränderter Schleimhaut zur proximal anschließenden originären Ösophagusschleimhaut
U2 Barrett-Ulkus (Ulkus in metaplastisch veränderter Schleimhaut)
U3 U1 und U2 kombiniert

S0 Keine Striktur
S1 Restlumen über 9 mm Durchmesser
S2 Restlumen nur 9 mm im Durchmesser oder kleiner
S3 Striktur + röntgenologisch gesichert verkürzter Ösophagus

E0 Keine Erosion
E1 Erosion auf einer Faltenkuppe
E2 Erosionen auf mindestens 2 Faltenkuppen
E3 Zirkumferentielle Erosionen

Hieraus ergeben sich Kombinationen wie z. B. M 3, U 2, S 1, E 1.

Morphologie. Nach Elster[25] kann die Refluxösophagitis in 3 Stadien eingeteilt werden:

- *Stadium I: Hyperregeneratorische Ösophagopathie: Makroskopisch* ist die Schleimhaut in diesem Stadium unauffällig. Besonders der Nachweis intraepithelialer eosinophiler Granulozyten soll für eine Refluxösophagitis sprechen[19, 41, 63, 69].
Biochemische Untersuchungen ergaben eine Erhöhung der alkalischen Phosphataseaktivität, die auf die verlängerte Kapillarstrecke in den verlängerten Bindegewebspapillen zurückgeführt wird; die Aktivität der sauren Phosphatase war vermindert, diejenige der β-Glukuronidase erhöht[39].
Mikroskopisch ist die *Basalzellschicht hyperplastisch* und nimmt mehr als 50% der Schleimhautdicke ein (Abb. 2.6 b). Die Epithelien zeigen *gehäuft Mitosen.* Die Basalzellhyperplasie läßt sich nach PAS-Färbung morphometrisch erfassen: In der normalen Ösophagusmukosa macht das Basalzellkompartment etwa 10-15%, bei Refluxösophagitis bis zu 47% des Schleimhautvolumens aus[39]. *Autoradiographisch* ist die Zellproliferation erhöht[35]. Die Basalzellhyperplasie soll zu den verläßlichsten histologischen Kriterien einer Refluxösophagitis gehören[18]. Außerdem sind die *bindegewebigen Papillen verlängert* und *hyperämisch* (über 50% der Schleimhautdicke). Diese Veränderungen werden zwar auch bei einigen Normalpersonen beobachtet, besonders in den distalen 2,5 cm des Ösophagus, finden sich jedoch stark gehäuft bei Patienten mit einem Reflux[7, 11, 15, 25, 40, 43, 51, 64]. Während einige Rundzellen und Lymphozyten in der Tunica propria normal sind, gelten *Granulozyten* als sicheres Entzündungszeichen.
- *Stadium II: Erosive Ösophagitis:* Die Schleimhaut ist *makroskopisch* rötlich gestreift, bei fibrinoiden Nekrosen weißlich gefleckt.
Mikroskopisch finden sich Erosionen, fibrinoide Nekrosen und mehr oder weniger dichte granulozytäre Infiltrate (Abb.2.6 c). Die Schleimhautoberfläche kann von Pseudomembranen bedeckt sein.
- *Stadium III: Tiefe konfluierende Nekrosen und Stenosierungen:* Infolge *polypöser Granulationsgewebswucherungen* kann in diesem Stadium der endoskopische Befund mit einem malignen Tumor verwechselt werden[59].

Im *Rasterelektronenmikroskop* läßt sich an der Oberfläche des Plattenepithels ein Verlust der Mikrovilli feststellen; auch können Epitheldefekte vorkommen[36].

Im Transmissionselektronenmikroskop zeigen die Plattenepithelien als Folge der Entzündung geschädigte Mitochondrien, ein intrazelluläres Ödem, Membranschäden und Erweiterungen des endoplasmatischen Retikulums sowie Keratohyalin- und Parakeratosegranula. In erweiterten Interzellularräumen finden sich Zelldetritus sowie vermehrt neutrale Schleimsubstanzen, und die Basalmembran kann Verdickungen sowie herdförmige Destruktionen aufweisen[37, 38].

Bei schwerer Refluxösophagitis kann es zum Auftreten von Pseudomembranen kommen, die aus entzündlichem Exsudat bestehen und radiologisch, endoskopisch und histologisch verifiziert werden können[49].

Während Basalzellhyperplasie, Papillenhyperplasie, Gefäßdilatation, intraepitheliale Granulozyten (besonders eosinophile) als histologische Kriterien der Refluxösophagitis anerkannt sind, haben morphometrische Messungen von Kerngröße, Kerndichte (Zahl der Kerne pro Flächeneinheit) und Größe der Nukleoli der Plattenepithelien keine signifikanten Unterschiede zwischen asymptomatischen Patienten mit endoskopisch normaler Schleimhaut und refluxsymptomatischen Patienten mit endoskopisch normaler oder entzündlich veränderter Schleimhaut ergeben[18a].

Ausmaß und Schweregrad der Entzündung hängen ab[7, 23, 23a, 53]:

- von der *Kontaktzeit zwischen Regurgitat und Ösophagusschleimhaut* (entsprechend dem Grad der Kardiainsuffizienz oder der gestörten Peristaltik wie z. B. bei der Sklerodermie mit erniedrigter Ösophagusclearance);

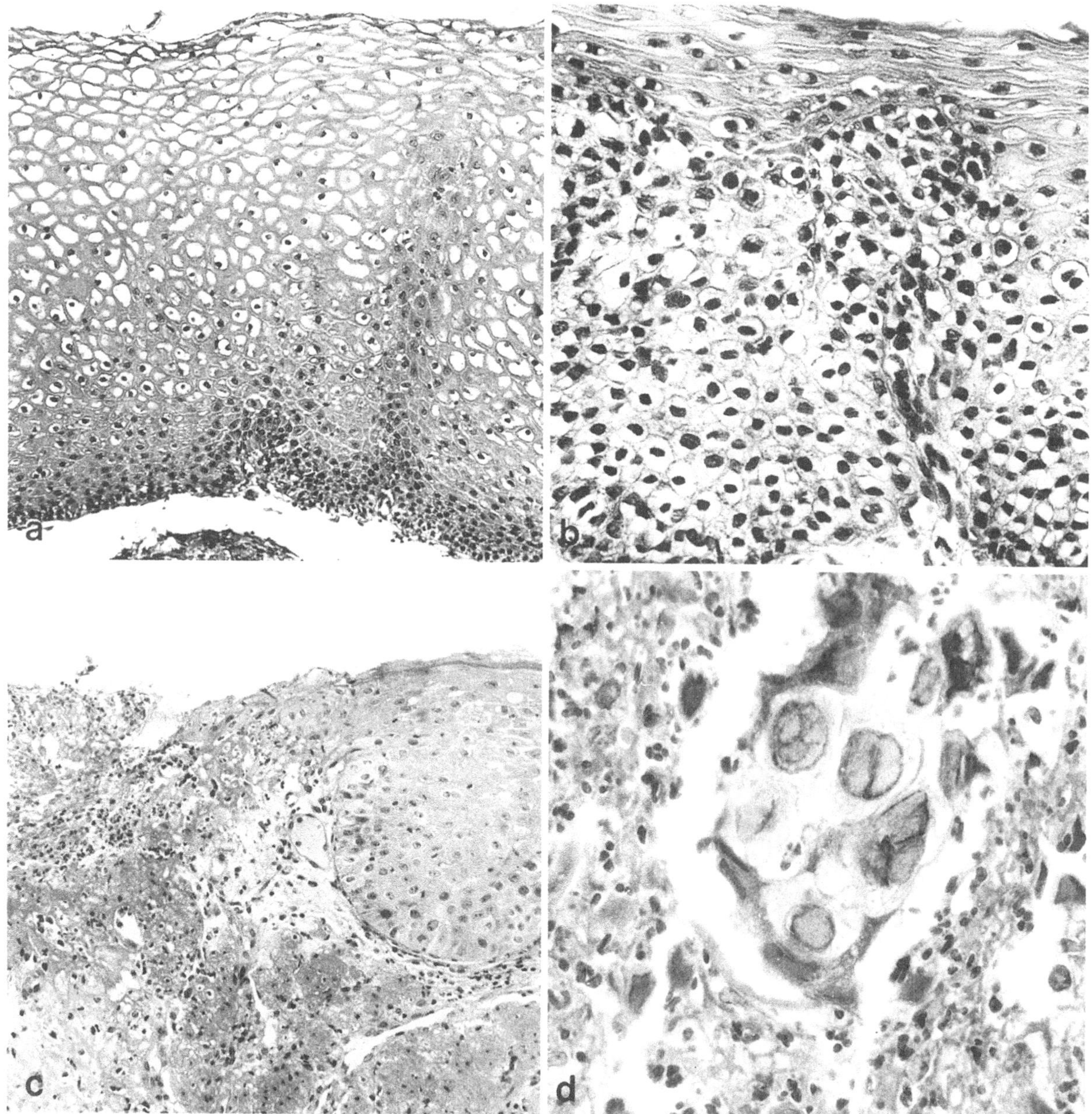

Abb. 2.6. a Normales Plattenepithel des Ösophagus. H.E. (Vergr. 140 : 1). **b** Verbreiterung der Basalzellschicht bei hyperregeneratorischer Ösophagopathie. H.E. (Vergr. 350 : 1). **c** Ulzeröse Refluxösophagitis. H.E. (Vegr. 140 : 1). **d** Herpesösophagitis. Nur wenige Epithelien inmitten von entzündlichem Schorf (Biopsiepräparat). Zellkerne mit charakteristischem Milchglasphänomen. H.E. (Vergr. 560 : 1)

- von der *Zusammensetzung des Regurgitats* (besonders starker korrosiver Effekt der Gallensäuren in Kombination mit Salzsäure[23, 23a, 35, 37, 38, 56] und
- von der *Empfindlichkeit der Ösophagusschleimhaut* (höhere Vulnerabilität des Plattenepithels im Vergleich zum Zylinderepithel des Endobrachyösophagus). Die schädigende Wirkung von Magensaft, Duodenalsaft, Pepsin, Trypsin und Lipase konnte durch in-vitro-Versuchen elektronenoptisch demonstriert werden und bestand in Destruktionen von Desmosomen, Zytoplasmavakuolisierungen und Membranzerstörungen von Zellorganellen[10]. Die oberflächlichsten Zellen des mehrschichtigen Plattenepithels waren dabei widerstandsfähiger als die tiefen.

Die pathogenetisch bedeutende erniedrigte Säureclearance läßt sich klinisch mit der 24-h-pH-Metrie gut nachweisen[34, 41]. Als sensibelster klinischer Nachweis einer Refluxerkrankung gilt jedoch heute die Szintigraphie[43, 63], auch in der Nachsorge myotomierter Patienten.

Verlauf, Komplikationen

- *Ulzera* sind im späteren Verlauf der Refluxösophagitis *häufig*. Sie sollen in 50% der Fälle die Wand penetrieren, perforieren aber nur selten.
- *Narbenstrikturen* sind eine *Spätfolge* der vernarbenden Ösophagitis [55] und kommen in etwa 10% der Fälle vor. Sie finden sich entweder im *unteren Ösophagus* nahe der Kardia oder als sog. *hohe peptische Striktur im mittleren Ösophagus* (mid esophageal peptic structure) und kommen in der Regel bei Patienten mit Störungen der Ösophagusperistaltik und einem besonders niedrigen Sphinkterdruck vor[6].
- *Schwere Blutungen* sind selten, okkulte Blutverluste können zu einer *chronischen Eisenmangelanämie* führen. Sie sind v. a. bei Kindern häufig[2].
- *Aspiration:* Sie ist nicht selten und stellt in 10–60% der operierten Patienten die *Operationsindikation* dar.
  Zu ihren Folgen gehören Pharyngitis, Laryngitis und pulmonale Komplikationen[17, 33, 50]. Hierzu gehören chronische Bronchitis, Bronchiektasen, Lungenabszeß (selten), chronisch-rezidivierende Pneumonien (am häufigsten), Atelektasen (seltener) und Hämoptysen[50].
- Zu den seltenen Komplikationen gehören *Ösophagus-Perikard-Fisteln* bei Ulzerationen (mit und ohne Divertikel) mit konsekutivem Pneumoperikard und *aortoösophageale Fisteln* nach Ulkusperforation[8,52].
- *Ösophaguskarzinom:* Patienten mit einer chronischen rezidivierenden Refluxösophagitis erkranken etwa 4 mal häufiger an einem Ösophaguskarzinom.
  Refluxassoziierte Karzinome finden sich dabei fast ausschließlich bei schwerer Refluxkrankheit und stenosierender Refluxösophagitis sowie beim Barrett-Syndrom, während eine leichte Refluxösophagitis offenbar keine nennenswerte kanzerogene Bedeutung hat[54].
- Endobrachyösophagus (Barrett-Syndrom s. unten).

Prognose. Wenn eine konservative Behandlung [Allgemeinmaßnahmen, Säureneutralisation und Suppression, Gabe protektiver Substanzen (z. B. Aluminiumsalz von Saccharosesulfat), evtl. motilitätswirksame Substanzen, Bougierungen von Stenosen] über eine Dauer von 6 Monaten oder länger erfolglos geblieben ist, wird von kompetenter Seite die Operation empfohlen[2]. Die neueren Operationsverfahren zielen darauf ab, den Reflux zu beseitigen. Ihre Letalität liegt um 1%, die Heilungsquote um 85–90%, die Rezidivquote bei langfristiger Beobachtung um 10–15%[2].

Die Überwachung von karzinomgefährdeten Refluxpatienten und rechtzeitige Operation bei Versagen konservativer Therapien sind die besten Voraussetzungen zur Verhinderung eines Ösophaguskarzinoms oder zu kurativer Behandlung eines sich bereits entwickelnden Frühkarzinoms[54].

Literatur

1. – 4. Weiterführende Literatur (▷ S. 86)
5. Agha FP (1985) Esophageal involvement in Zollinger-Ellison Syndrome. AJR 114:721 – 725
6. Ahtaridis G, Snape WJ, Cohen S (1979) Clinical and manometric findings in benign peptic strictures of the esophagus. Dig Dis Sci 24:858 – 861
7. Allgöwer M, Siewert R (1976) Refluxösophagitis. Langenbecks Arch Chir 341:231 – 237
8. Allmendinger G, Kovarik P, Schmid E (1980) Aortoösophageale Fistel als Folge eines perforierten Ulcus pepticum oesophagi. Z Gastroenterol 18:568 – 571
9. Armstrong D, Monuier P, Nicolet M, Blum AL, Savary M (1991) Endoscopic assessment of oesophagitis. Gullet 1:63 – 67
10. Bateson MC, Hopwood D, Milne G, Bouchier IA (1981) Oesophageal epithelial ultrastructure after incubation with gastrointestinal fluids and their components. J Pathologie 133:33-51
11. Behar J, Sheahan DC (1975) Histologic abnormalities in refluxesophagitis. Arch Pathol 99:387-391
12. Behar J, Sheahan DG, Biancani P, Spiro HM, Storer EH (1975) Medical and surgical managemant of refluxesophagitis. N Engl J Med 293:263-268
13. Berges W, Wienbeck M (1987) Moderne Therapie der Refluxösophagitis. Med Klin 82:26-29
14. Berquist WE, Rachelefsky GS, Kadden M, Siegel SC, Katz RM, Fonkalsrud EW, Ament ME (1981) Gastroesophageal reflux-associated recurrent pneumonia and chronic asthma in children. Pediatrics 68:29-35
15 Brown LF, Goldman H, Antonioli DA (1984) Intraepithelial eosinophils in endoscopic biopsies of adults with refluxoesophagitis. Am J Surg Pathol 8:899-905
16. Cameron AJ, Payne WS (1978) Barrett's esophagus occurring as a complication of scleroderma. Mayo Clin Proc 53:612-615
17. Carr D (1971) Esophageal reflux. Ann Surg 173:767-774
18. Collins BJ, Elliott H, Sloan JM, McFarland RJ, Love AHG (1985) Oesophageal histology in reflux oesophagitis. J Clin Pathol 38:1265-1272
19. Collins JSA, Watt PCH, Hamilton PW, Collins BJ, Sloan JM, Elliott H, Love AHG (1989) Assessment of oesophagitis by histology and morphometry. Histopathology 14:381-389
20. Danus O, Casar C, Larrain A, Pope CE (1976) Esophageal reflux - an unrecognized cause of recurrent obstructive bronchitis in children. J Pediatri 89:220-224
21. Demling L, Ottenjann R, Elster K (1972) Endoskopie und Biopsie der Speiseröhre und des Magens. Schattauer, Stuttgart New York
22. Dent J, Dodds WJ, Friedman RH, Sekiguchi T, Hogan WJ, Arndorfer RC, Petrie DJ (1980) Mechanism of gastroesophageal reflux in recumbent asymptomatic human subjects. J Clin Invest 65:256 – 267
23. Dodds WJ, Hogan WJ, Miller WN (1976) Reflux esophagitis. Dig Dis Sci 21:49 – 67
23a. Dodds WJ, Hogan WJ, Helm JF, Dent J (1981) Pathogenesis of reflux esophagitis. Gastroenterology 81:376 – 394
24. Eckardt VF (1977) Der Effekt von Gastrin auf die Ösophagusmotilität. Internist 18:436 – 443
25. Elster K (1978) Morphologie der Refluxoesophagitis. Langenbecks Arch Chir 347:267 – 270
26. Eriksen CA, Sadeck SA, Cranford C, Sutton D, Kennedy N, Cuschieri A (1988) Reflux oesophagitis and oesophageal transit: evidence for a primary oesophageal motor disorder. Gut 29:448 – 452
27. Funch-Jensen P, Oster MJ, Funch-Jensen J, Thommesen P (1979) Gastro-oesophageal sphincter pressure and reflux in controls and patients with abnormal duodenal loop. Scand J Gastroenterol 14:945 – 947

28. Funch-Jensen P, Kock K, Christensen LA, Fallingborg J, Kjaegaard JJ, Andersen SP, Teglbjaerg PS (1986) Microscopic appearance of the esophageal mucosa in a consecutive series of patients submitted to upper endoscopy. Scand J Gastroenterol 21:65 – 69
29. Garay J, Arana J, Alzueta M, Zaldua J, Tovar J (1982) Le reflux gastro-oesophagien à manifestations respiratoires. Helv Paediatr Acta 37:221 – 230
30. Gillison EW, Castro VAM de, Nyhus LM, Kusakari K, Bombeck CT (1972) The significance of bile in reflux esophagitis. Surg Gynecol Obstet 134:419 – 424
31. Gotley DC, Morgan AP, Owen RW, Cooper MJ (1991) Composition of gastrooesophageal refluxate. Gut 32:1093 – 1099
32. Gratz KF, Creutzing H, Schmiedt W, Oehlert H, Hundeshagen H (1985) Die dynamische Refluxszintimetrie zur Quantifizierung des gastroösophagealen Refluxes bei Patienten mit verlängertem ösophagealen Transit. Fortschr Röntgenstr 142:548 – 552
33. Heitmann P (1974) The pathophysiological basis of gastroesophagial and intestino-esophageal reflux. In: Schwiegk H (Hrsg) Diseases of the esophagus. Springer, Berlin Heidelberg New York (Handbuch der inneren Medizin, 5. Aufl. Bd III/1)
34. Helm JF (1986) Esophageal acid clearance. J Clin Gastroenterol 8:5 – 11
35. Herbst JJ, Berenson MM, McCloskey DW, Wiser WC (1978) Cell proliferation in oesophageal columnar epithelium (Barrett's esophagus). Gastroenterology 75:443 – 457
36. Herbst R, Multier-Lajous A-M, Kaßner G, Strauch M, Ottenjann R (1972) Die Oberfläche der Ösophagusschleimhaut. Rasterelektronenmikroskopische Untersuchungen. Leber Magen Darm 2:66 – 68
37. Hopwood D, Milne G, Logan KR (1979) Electron microscopic changes in human oesophageal epithelium in oesophagitis. J Pathol 129:161 – 167
38. Hopwood D, Bateson MC, Milne G, Bouchier IA (1981) Effects of bile acids and hydrogen ion on the fine structure of oesophageal epithelium. Gut 22:306 – 311
39. Hopwood D, Ross PE, Bouchier I (1981) Reflux oesophagitis. Clin Gastroenterol 10:505 – 520
40. Ismail-Beigi F, Horton PF, Pope CE (1970) Histological consequences of gastroesophageal reflux in man. Gastroenterology 58:163 – 174
41. Johnsson F, Joelsson B, Isberg PE (1987) Ambulatory 24 hour intraesophageal ph-monitoring in the diagnostis of gastroesophageal reflux disease. Gut 28:1145 – 1150
42. Kaul B, Petersen H, Myrvold HE, Grette K, Roysland P, Halvorsen T (1986) Hiatus hernia in gastroesophageal reflux disease. Scand J Gastroenterol 21:31 – 34
43. Kaul B, Halvorsen T. Petersen H, Grette K, Myrvold HE (1986) Gastroesophageal reflux disease. Scand J Gastroenterol 21:134 – 138
44. Kobayashi S, Kasugai T (1974) Endoscopic and biopsy criteria for the diagnosis with a fiberoptic esophageoscope. Am J Dig Dis 19:345 – 352
45. Koelz HR, Siewert JR, Blum AL (1986) Diagnose der Refluxkrankheit. Dtsch Med Wochenschr 111:102 – 105
46. Kondou AMH, Murakami A, Arima U, Honmyou K, Baba K, Akagi M (1989) Endoscoping diagnosis of reflux esophagitis by the dye-spraeying method. Endoscopy 21:1 – 6
47. Krejs GJ, Seefeld U, Brändli HH, Bron BA, Caro G, Schmid P, Blum AL (1976) Gastro-oesophageal reflux disease: Correlation of subjective symptoms with 7 objectiv oesophageal function tests. Acta Hepato-Gastroenterol 23:130 – 140
48. Lehnert T, Yioris N, Ivankovic S, Junghanns K, Dietz R (1983) Experimental studies on the effect of duodenal contents on the epithelium of the esopaghus. Pathol Res Pract 176:196 – 199
49. Levine MS, Cajade AG, Herlinger H, Laufer J (1986) Pseudomembranes in reflux esophagitis Radiology 159:43 – 45
50. McArthur MS (1986) Pulmonary complications of benign esophageal disease. Am J Surg 151:296 – 299
51. Ottenjann R (1973) Refluxkrankheit der Speiseröhre. Dtsch Med Wochenschr 98:63 – 65
52. Präuer HW (1976) Oesophagoperikardiale Fistel mit Spannungspneumoperikard. Chirurg 47:74 – 78
53. Richter JE, Castell DO (1982) Gastroesophageal reflux. Ann Int Med 97:93 – 102
54. Ribet ME, Mensier EA (1992) Reflux esophagitis and carcinoma. Surg Gynecol Obstet 175:121 – 125
55. Safaie-Shirazi S, Zike WL, Mason EE (1975) Esophageal stricture secondary to reflux esophagitis. Arch Surg 110:629 – 631
56. Salmon R, Hem B (1981) Bile reflux esophagitis. Digestion 22:73 – 79
57. Schwizer W, Hinder RA, De Meester TR (1989) Does delaged gastric emptying contribute to gastrooesophageal reflux disease? Ann J Surg 157:74 – 81
58. Seifert E (1984) Diagnostik der Refluxkrankheit der Speiseröhre. Chirurg 55:361 – 364
59. Staples DC, Knodell RG, Johnson LF (1978) Inflammatory pseudotumor of the esophagus. Gastrointest Endosc 24:175 – 176
60. Steue-Larsen G, Weberg R, Froyshov Larsen J, Bjrtuft O, Hoel B, Berstadt A (1988) Relationship of overweight to hiatus hernia and reflux oesophagitis. Scand J Gastroenterol 23:427 – 432
61. Teilum D (1982) Reflux esophagitis. Scand J Gastroenterol 17:161 – 165
62. Tummala V, Barwick KW, Sontag SJ, Vlahcevic RZ, McCallum RW (1987) The significance of intraepithelial eosinophils in the histologic diagnosis of gastroesophageal reflux Am J Clin Pathol 87:43 48
63. Velasco N, Pope CE, Gannan RM, Roberts P, Hill LD (1982) Measurement of esophageal reflux by scintigraphy. Dig Dis Sci 29:977 – 982
64. Weinstein WM, Bogoch ER, Bowes KL (1975) The normal human esophageal mucosa: a histological reappraisal. Gastroenterol 68:40 – 44
65. Weissbluth M (1982) Gastroesophageal reflux. Clin Pediatr 20:7 – 14
66. Werlin SL, Dodds WJ, Hogan WJ, Arndorfer RC (1980) Mechanism of gastroesophageal reflux in children. J Pediatr 97:244 – 249
67. Wolf BS, Lazar HP (1974) Reflux esophagitis. In: Schwiegk H (Hrsg) Diseases of the esophagus. Springer, Berlin Heidelberg New York (Handbuch der inneren Medizin, 5. Aufl, Bd III/1)
68. Wright RA, Hurwitz AL (1979) Relationship von hiatal hernia to endoscopically proved reflux esophagitis. Dig Dis Sci 24:311

Barrett-Syndrom (Columnar Epithelial Lined Lower Esophagus – CELLO)

Definition. Das Barrett-Syndrom stellt eine *erworbene, refluxbedingte Erkrankung* dar, bei der das Plattenepithel im distalen Ösophagus durch Zylinderepithel ersetzt wurde[7, 11, 16, 55].

Das Risiko von Reflux-Patienten, an einem Barrett-Syndrom zu erkranken, wird mit 2 – 11% angegeben[60].

Es handelt sich *nicht,* wie ursprünglich von Barrett angenommen[6], um einen *kongenitalen* kurzen Ösophagus, weil

- distal der Striktur der intrathorakale Magenanteil nicht vom Peritoneum überzogen ist,
- die Muscularis propria wie Ösophagusmuskulatur aufgebaut ist,

- die Vaskularisation der eines Ösophagus entspricht und
- auch der von Zylinderepithel ausgekleidete Teil der Speiseröhre eine propulsive Peristaltik und einen unteren Ösophagussphinkter aufweist[16].

> Während früher nur dann von einem Barrett-Syndrom gesprochen wurde, wenn die distale Speiseröhre *zirkulär* über wenigstens 3 cm mit Zylinderepithel ausgekleidet ist, wird heute auch dann ein Barrett-Ösophagus diagnostiziert, wenn die Schleimhautmetaplasie *zungenförmig* ist. Von einem *Short-segment-Barrett-Ösophagus* spricht man heute bei Metaplasien von bis zu 2 cm Länge. Ist die Metaplasie weniger als 2 cm lang, sollte man bei typischem CELLO-Befund auf die mögliche Entwicklung eines Barrett-Ösophagus hinweisen (Kontrollbiopsien).

Zu *unterscheiden* vom Barrett-Syndrom sind *ektopische Magenschleimhautinseln,* die häufiger im pharyngoösophagealen Übergangsbereich gefunden werden als im mittleren und unteren Ösophagus, stets von Plattenepithel umgeben sind und keine kontinuierliche Verbindung zur Magenschleimhaut haben[26].

Epidemiologie[55]. Die Häufigkeit des Barrett-Syndroms bei Ösophagoskopien wird mit 1 – 4% angegeben. Entsprechende Zylinderepithelmetaplasien finden sich in 8 bis 20% der Patienten mit Symptomen eines gastroösophagealen Refluxes und in 44% der chronischen peptischen Strikturen des Ösophagus.

Das *Durchschnittsalter* zum Zeitpunkt der Diagnose beträgt 57,5 Jahre (Schwankungen von < 1 Monat bis zu 88 Jahren). Männer sind 3mal so häufig betroffen wie Frauen.

Selten tritt das Syndrom *familiär gehäuft* auf. Da der Reflux bei Patienten mit Barrett-Syndrom nicht größer ist als bei Patienten mit schwerer Refluxösophagitis ohne Barrett-Syndrom[44], spielen vielleicht genetische Faktoren für die Realisation des Barrett-Epithels eine zusätzliche Rolle[16a]. Hierfür spricht auch das Auftreten eines Barrett-Syndroms bei eineiigen Zwillingen (im Alter von 60 Jahren)[20a]. Auch ist eine signifikante Veränderung des Blutgruppenantigenmusters im Barrett-Epithel von Patienten, bei denen sich im Barrett-Epithel ein Adenokarzinom entwickelt hat[29], beobachtet worden. Die Bedeutung dieser veränderten Antigenmuster für eine immunhistochemische Diagnostik bei Risikopatienten ist jedoch noch ungeklärt[29].

Bei Leukämiekindern kann sich ein Barrett-Epithel *nach Chemotherapie* auch ohne Reflux entwickeln[14]. Auch bei Erwachsenen kann sich ein Barrett-Epithel nach Chemotherapie entwickeln, obwohl die Ösophagusschleimhaut zu Beginn der Chemotherapie unauffällig war[52]. Zu den *Risikofaktoren* des Barrett-Syndroms bei *Kindern* gehören geistige Behinderung, Ösophagusstrikturen und Ösophagusatresien sowie nasogastrale Intubationen. Der Reflux muß vollständig beseitigt oder das befallene Segment reseziert werden[42].

Morphologie. *Endoskopisch* zeigt der *obere Ösophagus* eine normale oder leicht gerötete Schleimhaut. Im *mittleren Ösophagus* ist das Lumen konzentrisch eingeengt, die bedeckende Schleimhaut geschwollen und leicht blutend oder erodiert.

Die Zylinderepithelmetaplasie unterscheidet sich vom Plattenepithel der Ösophagusschleimhaut endoskopisch durch eine *scharf begrenzte lachsfarbene Schleimhaut,* die hyperämisch und dann stärker gerötet sowie ödematös verändert sein kann. Sie kann *Erosionen* und *Pseudomembranen* aufweisen[55].

Die *peptische Striktur* entwickelt sich zumeist im proximalen Zylinderepithel in einer Länge von 1 – 4 cm, kurz unterhalb des Übergangs des Plattenepithels in das Zylinderepithel[35]. In Höhe der Stenose ist die Schleimhaut oft oberflächlich ulzeriert. Die tieferen Wandschichten und das periösophageale Gewebe können dicht entzündlich infiltriert und ödematös verändert sein. Werden Submukosa und Muscularis propria zunehmend durch Bindegewebe ersetzt, kann die Stenose mit dem benachbarten mediastinalen Gewebe adhärent werden[26]. Selten kommt es hierbei zu einer *ösophagotracheobronchialen Fistel*[21].

Größere Ulzerationen können *Gefäße arrodieren* oder *in die Aorta oder das Mediastinum perforieren.* In einigen Fällen fehlen auch entzündliche Veränderungen, besonders dann, wenn das auskleidende Zylinderepithel dem Kardiaepithel entspricht und frei von Haupt- und Belegzellen ist.

Mikroskopisch enthält die distal der Striktur in Form verstreuter Inseln oder (häufiger) mehr oder weniger kontinuierlich entwickelte Schleimhautmetaplasie unterschiedliche Zelltypen[3, 8–10, 23, 35, 38, 45, 46, 61, 62]: schleimbildende Oberflächenepithelien mit einem Bürstensaum, Becherzellen, Drüsenhalszellen, neuroendokrine (enterochromaffine) Zellen; diese Zellen sollen in *allen* Fällen vorkommen[61]. Ferner finden sich (nach Thompson et al.[61] in etwa der *Hälfte der Fälle*) Paneth-Körnerzellen sowie Pepsinogen und Salzsäure bildende Haupt- und Belegzellen. Eine zonale Gliederung ist zumindest bei den erstgenannten Zellformen nicht nachweisbar; die zweite Gruppe von Zellen zeigt eine gewisse Tendenz zu distaler Anordnung[45, 61].

Becherzellen werden mit zunehmendem Alter der Patienten häufiger gefunden, während Paneth-Körnerzellen mit dem Alter nicht zunehmen[48]. Das Barrett-Epithel enthält neutralen Schleim sowie Sialomuzine und Sulfomuzine[30, 51], wobei das Auftreten von Sulfomuzinen nicht als Zeichen einer Präkanzerose gilt[51]. Ferner ist im Barrett-Epithel eine erhöhte Ornithin-Decarboxilase-Aktivität festgestellt worden[19]. Das Barrett-Syndrom ist histologisch aber nicht nur durch metaplastisches Epithel gekennzeichnet, sondern auch durch eine doppelte oberflächliche Lamina muscularis mucosae[59].

Interessanterweise kann im Barrett-Epithel (ähnlich wie in einer gastralen Metaplasie der Duodenalschleimhaut) Helicobacter pylori nachgewiesen werden (in über 50% der Fälle)[60].

Die Zylinderepithelien lassen sich auch zytologisch im Abstrich der Ösophagusschleimhaut nachweisen (Abb.2.7 e). Im Barrett-Epithel fanden sich in 90% der Fälle argyrophile Zellen, die immunzytochemisch am häufigsten (82%) Serotonin enthalten, weniger häufig Somatostatin (54%), Sekretin (22%) und pankreatogene Polypeptide (17%). Dagegen fanden sich nicht: Gastrin, Bombesin, Cholezystokinin und ACTH. Das Auftreten von CEA-positiven Zellen wird nicht als sicherer Hinweis auf eine Präkanzerose gesehen[22].
Man spricht von

- *spezialisiertem Epithel,* wenn die Schleimhautinseln Becherzellen und Paneth-Körnerzellen enthalten (Abb.2.7 a u. b),
- *Schleimhaut vom Kardiatyp,* wenn schleimbildende Zylinderepithelien ohne Becherzellen, Paneth-Zellen, Haupt- oder Belegzellen vorkommen, und von
- *Schleimhaut vom Fundustyp,* wenn ein belegzellhaltiger Drüsenkörper nachweisbar ist.

Die verschiedenen Zellformen des Barrett-Epithels können rasterelektronenmikroskopisch unterschieden werden[64]. Das stereomikroskopische Bild einer villösen Schleimhautoberfläche mit Becherzellen und Resorptionszellen an der Oberfläche gilt als Barrett-spezifisch[61].

Es hat sich heute weitgehend durchgesetzt, daß man von einem Barrett-Ösophagus nur noch dann sprechen sollte, wenn eindeutig spezialisiertes, also intestinalisiertes Epithel mit Becherzellen nachzuweisen ist.

Pathogenese. Pathogenetisch ist für die Entstehung des Barrett-Epithels der *Reflux* von ausschlaggebender Bedeutung. 10% aller Patienten mit Refluxösophagitis und mehr als 40% aller Patienten mit refluxbedingter Ösophagusstriktur haben ein Barrett-Syndrom[15]. Auch *Sklerodermiepatienten* sind durch einen inkompetenten unteren Ösophagussphinkter für ein Barrett-Syndrom prädisponiert[57]. Ultrastrukturelle und histochemische Unterschiede zwischen den Zylinderepithelien des Barrett-Ösophagus und den entsprechenden Zellen des Dünndarms und der Magenschleimhaut[8, 9, 61] sowie das Vorkommen des spezialisierten intestinalen Zelltyps sprechen für eine metaplastische Entstehung.

Auch nach immunhistochemischen Untersuchungen entsteht das spezialisierte Barrett-Epithel offenbar aus sehr unreifen multipotenten gastrointestinalen Stammzellen. So enthält es z. B. Neurotensin-immunreaktive Zellen, die in der normalen Magenschleimhaut nicht vorkommen[18]. Das spezialisierte Epithel entsteht wahrscheinlich aus Stammzellen der Drüsenhalsepithelien[33].

Ein Barrett-Ösophagus kann nicht nur bei Reflux von Magensaft, sondern – wie Untersuchungen an gastrektomierten Patienten ergeben haben[39] – auch bei Reflux von *gallehaltigem Dünndarminhalt* zustandekommen[39, 61, 63].

Bei Barrett-Patienten ist der Druck des unteren Ösophagussphinkters vermindert und die Zahl und zeitliche Dauer der Refluxepisoden bei 24/h-Messung erhöht. Iascone et al.[27] fanden eine statistisch signifikante Korrelation zwischen diesen beiden Parametern und der Ausdehnung der Schleimhautveränderungen im Ösophagus.

Prognose, Verlauf, Komplikationen

> Patienten mit einem Barrett-Syndrom sind einerseits durch eine zunehmende *Behinderung der Nahrungsaufnahme,* andererseits durch die mögliche Entstehung eines *Adenokarzinoms* gefährdet (Abb. 2.7 c, d, f), weswegen eine *mindestens jährliche endoskopische Kontrolle* nötig ist[16].

Barrett-Patienten haben ein 30 – 40faches Risiko, an einem Adenokarzinom des Ösophagus zu erkranken[43]. Das Durchschnittsalter der Barrett-Patienten ist über 20 Jahre jünger als das der Barrett-Patienten zum Zeitpunkt der Diagnose eines Adenokarzinoms[13]. Als neoplastisches Bindeglied bei der Karzinomentwicklung gelten *dysplastische Veränderungen,* die am häufigsten mit dem spezialisierten Epithel kombiniert sind[43]. Es werden leichte und schwere dysplastische Veränderungen unterschieden. Die *Dysplasiekriterien* berücksichtigen architektonische und zytologische Kriterien[50].

Architektonische Anomalien: Hierzu gehören unregelmäßig geformte Drüsen mit stärkeren Verzweigungen und dichterer Lagerung sowie intraluminale papilläre Epithelproliferationen und villöse Formationen an der Oberfläche

Zytologische Anomalien: Hierzu zählen zunehmende Kerngrößenschwankungen, Kerndeformierungen, Vergrößerung von Kernen und Nukleolen, eine höhere Kernplasmarelation, Hyperchromasien und eine erhöhte Zahl abnormer Mitosen. Diagnostisch wegweisend sind bei schwacher Vergrößerung eine verstärkte Basophilie des Zytoplasmas mit verminderter Schleimbildung und mehrreihig angeordnete Kerne, die stark lumenwärts verlagert sein können[50].

Diagnose dysplastischer Veränderungen im Barrett-Ösophagus. Die Diagnose einer Dysplasie ist in einer entzündlich veränderten Schleimhaut oder in

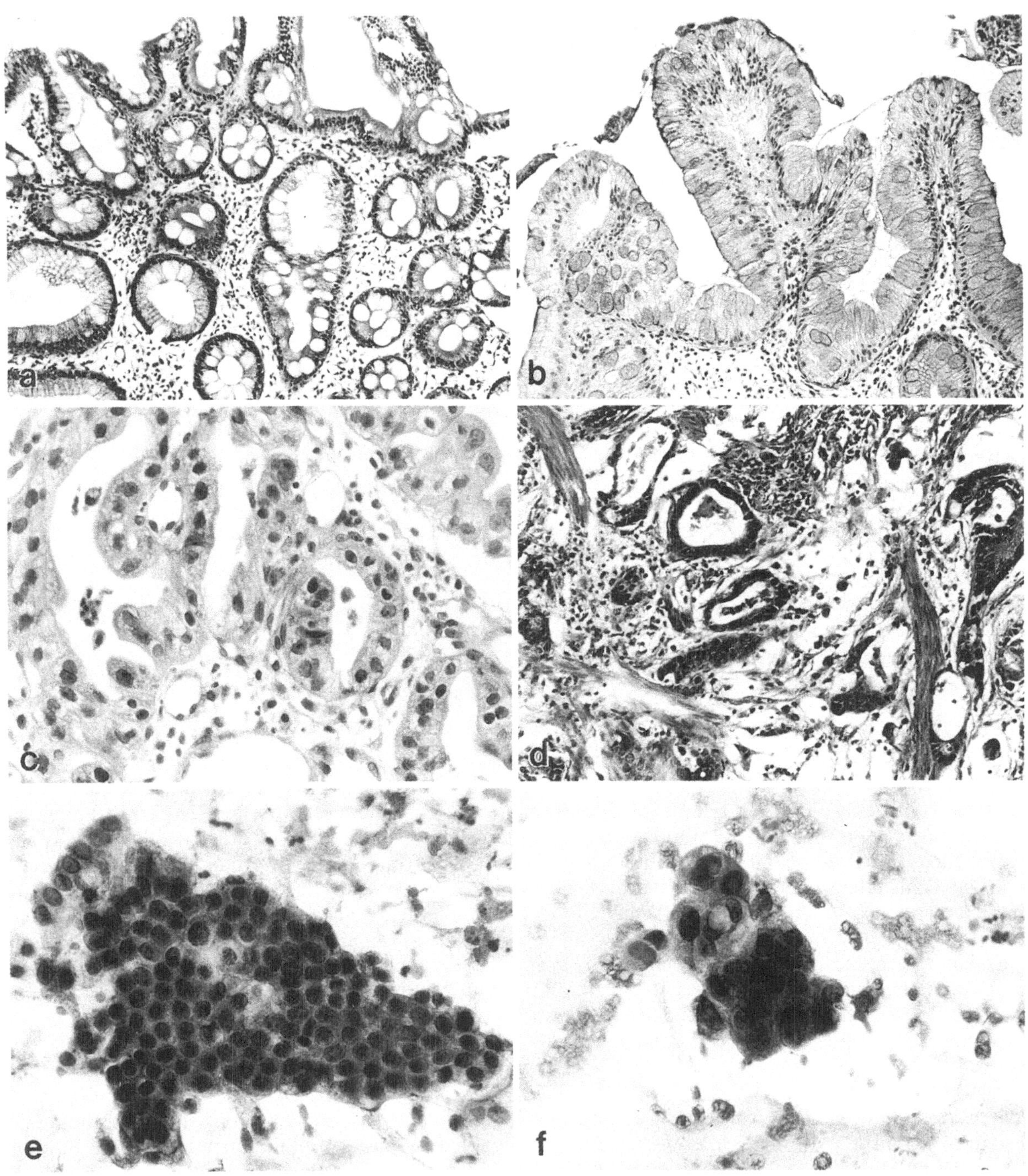

Abb. 2.7a-f. Barrett-Syndrom. **a** Zylinderepithelmetaplasie vom Typ des spezialisierten Epithels mit zahlreichen Becherzellen. H.E. (Vergr. 350 : 1). **b** Zylinderepithelmetaplasie vom Typ des spezialisierten Epithels mit zottenförmiger Schleimhautoberfläche. PAS-Alzianblau (Vergr. 350 : 1). **c** Mäßig differenziertes Adenokarzinom bei Barrett-Syndrom. H.E. (Vergr. 350 : 1). **d** Muzinöses Adenokarzinom bei Barrett-Syndrom. H.E. (Vergr. 100 : 1). **e** Zylinderepithelverband im zytologischen Abstrich bei Barrett-Syndrom. Papanicolaou (Vergr. 1000 : 1). **f** Tumorzellen eines Adenokarzinoms bei Barrett-Syndrom im zytologischen Abstrich. Papanicolaou (Vergr. 1000 : 1)

der Nachbarschaft eines Ulkus schwierig zu stellen. Es sind deswegen Kontrollbiopsien nach Entzündungsbehandlung und Abheilung der Ulzerationen zu empfehlen. Da die Veränderungen der Dysplasien und des Frühkarzinoms auf kleine Areale der Mukosa beschränkt sein können, empfehlen sich multiple Biopsien im Bereich der 4 Quadranten in Abständen von 2 cm[55].

Bei großen Hiatushernien ist die gastroösophageale Grenze schwierig zu identifizieren. Sie ist nach

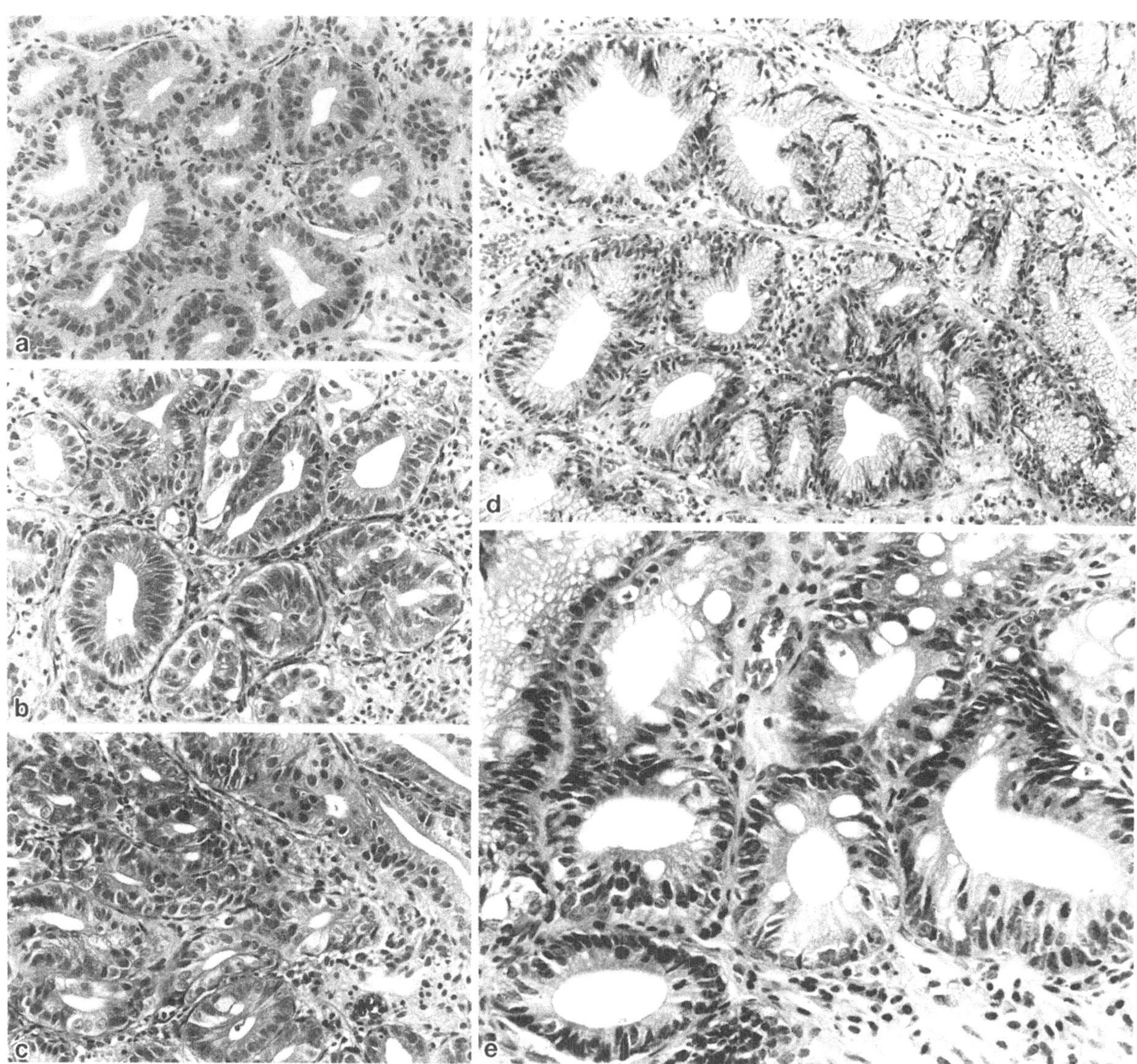

Abb. 2.8a–e. a Zylinderepithelmetaplasie mit leichter Dysplasie. Vergrößerte heterochromatische, einreihig angeordnete Kerne mit erhaltener Polarität. Erhöhte Mitoserate. **b** Schwere Dysplasie mit dichter gelagerten, unterschiedlich weitlumigen und irregulär konfigurierten Drüsen. Mehrreihig angeordnete vergrößerte Kerne mit gestörter Polarität, Heterochromasie und prominenten Nukleoli. Gehäuft Mitosen. Einige dystrophische Becherzellen mit retronukleären Schleimvakuolen. Insgesamt eine gestörte Kryptenarchitektur mit ausgeprägten Kernatypien. **c** Englumigere, dicht gelagerte Drüsen mit ausgeprägten Kernatypien (schwere Dysplasie). **a–c:** HE, Paraplast (Vergr. 234 : 1). **d** Zylinderepithelmetaplasie mit leichter Dysplasie. *Oben rechts* im Bild normale Drüsen. Im übrigen unterschiedlich weitlumige Drüsen mit Distorsionen, herdförmig mehrreihig angeordneten, aber basal gelagerten Kernen, leichten Kernatypien und erhaltener Polarität. **e** Überwiegend mehrreihig angeordnete Kerne mit deutlichen Atypien und zahlreichen Mitosen bei gestörter Kryptenarchitektur entsprechend einer schweren Dysplasie. **d, e:** HE, Paraplast (Vergr. 350 : 1)

Luftinsufflation 1 – 2 cm oberhalb der proximalen Magenschleimhautfalten anzunehmen. Unabhängig von der exakten Lokalisation ist der Nachweis des Barrett-Epithels in diesem Bereich als Präkanzerose anzusehen[55].

Kardia- und Fundustyp der Zylinderepithelmetaplasie finden sich selten oberhalb der distalen 3 cm des Ösophagus. Manchmal findet sich der sog. Kardiatyp nur inselförmig zwischen dem Barrett-Epithel, so daß mit zunehmender Zahl und Größe der Biopsiepartikel das Barrett-Epithel (Kombination von alzianblaupositiven Becherzellen mit Zylinderepithelien) auch häufiger nachgewiesen wird.

Man unterscheidet heute, analog zur Dysplasie bei der Colitis ulcerosa, zwischen leichter und schwerer Dysplasie (s. Abb. 2.8 a – e).

Leichte Dysplasie. Sie ist gekennzeichnet durch eine weitgehend erhaltene Kryptenarchitektur ohne oder mit nur leichten Distorsionen. Besonders basal können die Zellkerne der Epithelien mehrreihig sein, aber die Kerne erreichen nicht die Zelloberfläche. Die Kerne sind vergrößert, liegen dichter als normal und sind hyperchromatisch. Mitosen finden sich auch in oberen Drüsenabschnitten. Der Schleimgehalt der Becherzellen nimmt ab oder kann fehlen. Auch das Oberflächenepithel ist befallen.

Schwere Dysplasie. Die Kryptenarchitektur ist stärker gestört. Es finden sich stärkere Distorsionen, Verzweigungen und Knospenbildungen von Drüsen mit intraglandulären Brückenbildungen von Epithelien und kribriformen Strukturen sowie Drüsen in Dos-à-dos-Stellung. Die Mehrreihigkeit der Kerne findet sich auch im Bereich der Drüsenlumina, evtl. mit Verlust der Kernpolarität (Längsachse des Kernes nicht senkrecht zur Basalmembran). Die Kerne zeigen eine stärkere Vergrößerung und Variabilität in Größe, Form und Anfärbbarkeit. Außer der Schleimdepletion der Becherzellen finden sich sog. dystrophische Becherzellen mit retronukleären Schleimvakuolen (statt lumenwärts angeordneten Schleimvakuolen).

Bei der Abgrenzung der *leichten Dysplasie* von Kernanomalien bei Entzündungen und Ulzerationen ist wichtig, daß die echte Dysplasie auch die oberen Drüsenabschnitte und die Schleimhautoberfläche befällt, während *nichtneoplastische, reaktive Epithelveränderungen* auf die unteren Drüsenabschnitte beschränkt bleiben. Bei unklarer Interpretation kann ein Dysplasieverdacht geäußert werden. Dann sind Kontrollbiopsien nach gebesserter Entzündung und abgeheiltem Ulkus indiziert. Besteht ein Dysplasieverdacht bei fehlender Entzündung, sind erneute Biopsien in 6 – 12 Monaten notwendig.

Andererseits können schwere Dysplasien mit kribriformen Strukturen schwer von einem Karzinom abgegrenzt werden, zumal bei schweren Dysplasien auch atypische Mitosen nachgewiesen wurden.

Das Barrett-Syndrom kann zur Entwicklung von *Adenomen* führen, die aus dysplastischen Epithelien bestehen[31]. Wenngleich der Grad der Dysplasie flußzytometrisch nicht immer mit dem Grad der Aneuploidie parallel einhergehen soll[17] wird doch eine zunehmende Aneuploidie des Barrett-Epithels als Ausdruck einer neoplastischen Transformation mit einem erhöhten Karzinomrisiko angesehen[49]. Besonders schwere dysplastische Veränderungen gehen in ein Adenokarzinom über[32], wobei sich schwere dysplastische Veränderungen oft auch in der Nachbarschaft eines Adenokarzinoms nachweisen lassen[53]. Man kann sogar sagen, daß eine *schwere Dysplasie* in einer Biopsie es *wahrscheinlich* macht, daß der Patient *bereits ein Adenokarzinom* hat[25]. Aus diesem Grund wird eine schwere Dysplasie von einigen Autoren bereits als Indikation für eine Ösophagusresektion angesehen[25, 58]. *Der Befund einer schweren Dysplasie sollte von einem Referenzpathologen bestätigt werden*[43]. Ergeben erneute Biopsien innerhalb eines Monats den gleichen Befund, ist eine Ösophagektomie indiziert. Eine neue mit Erfolg in Probe befindliche Therapie stellt die *phototechnische Abtragung des Barrett-Epithels mit der Lasertechnik* dar. Mit Ergebnissen von Langzeitbeobachtungen ist bald zu rechnen. Zeigen sich dagegen bei der Kontrollbiopsie nur leichte dysplastische Veränderungen, muß der Lokalbefund kurzfristig kontrolliert werden (innerhalb eines Monats)[43]. Das Karzinom in einem Barrett-Epithel entsteht besonders in der Nachbarschaft der Übergangszone von Plattenepithel zum Zylinderepithel (innerhalb der angrenzenden distalen 2 cm)[41]. Eine *erhöhte Ornithin-Decarboxylase-Aktivität* in Biopsieproben wird als Marker für den Dysplasiegrad angesehen[20].

Außerdem findet sich besonders in dysplastischen Arealen des Barrett-Epithels ein partieller oder totaler *Verlust des O-azetylierten Sialomuzins.* Dies geht einher mit dem Auftreten des *karzinoembryonalen Antigens* in dysplastischen Zellen, die offenbar einen unreifen Typ des Epithels darstellen, der zur Malignität neigt. Zwischen der Anwesenheit von Sulphomuzinen und dem Auftreten von Dysplasie bestand dagegen offenbar kein Zusammenhang.

Barrett-Karzinom. Die Prävalenz eines Adenokarzinoms bei Patienten mit einem Barrett-Ösophagus wird mit 0 – 46,6% angegeben, im Durchschnitt ca. 10%[27a]. Die Wahrscheinlichkeit der Barrett-Patienten, ein Adenokarzinom zu entwickeln, ist im Vergleich zur Gesamtbevölkerung 30 – 125mal so groß[27a].

Das Barrett-Karzinom ist immer ein Adenokarzinom. Allerdings gibt es auch Fälle, in denen ein Barrett-Epithel mit einem *Plattenepithelkarzinom* des Ösophagus kombiniert auftrat, wobei dysplastische Veränderungen des Plattenepithels und das Plattenepithelkarzinom eine andere Lokalisation zeigten als das Barrett-Epithel, das offenbar für das Plattenepithelkarzinom histogenetisch keine Rolle spielt, aber dennoch mit ihm zusammen auftreten kann.

Langzeitbeobachtungen nach erfolgreicher Antirefluxoperation haben gezeigt, daß das metaplastische Zylinderepithel unverändert weiterbestehen und auch ohne Reflux noch zu einem Adenokarzinom führen kann[24a, 40]. Allerdings wurde inzwischen auch über eine *Rückbildung des Zylinderepithels* zugunsten normalen Plattenepithels berichtet[12, 56].

Bei einer operativen Entfernung des Barrett-Epithels muß dieses vollständig entfernt werden, da sich aus in situ verbliebenen Resten ein Karzinom entwickeln kann[58]. Erschwerend bei der Entdekkung des Barrett-Epithels ist seine verminderte Säureempfindlichkeit, weswegen ein Reflux evtl. keine Symptome hervorruft[58].

Die diagnostische und therapeutische Relevanz einer nachgewiesenen schweren Dysplasie des Barrett-Epithels geht auch aus der Tatsache hervor, daß in vielen Fällen in der Nachbarschaft nicht nur die Frühform, sondern bereits ein fortgeschrittenes Adenokarzinom besteht[5, 33a].

Ein Barrett-Syndrom führt nicht nur in bis zu 10% der Fälle zu einem Adenokarzinom[61], sondern die Adenokarzinome des distalen Ösophagus entstehen überwiegend in einem Barrett-Ösophagus (86%)[24a] (▷ S. 122). Bei den häufig *multifokal* entstehenden Tumoren konnten *multiple Carcinomata in situ* und alle Übergänge von Dysplasien zu invasiven Karzinomen verfolgt werden[10, 24a, 37]. Das *Durchschnittsalter* der 3mal häufiger von einem Adenokarzinom befallenen Männer war mit 53 Jahren deutlich jünger als das der Frauen mit 61 Jahren[47].

Wenngleich beim Barrett-Syndrom kurze spontane, aber niemals komplette *Remissionen* vorkommen können, ist diese Erkrankung jedoch insgesamt schwer und häufig von *Invalidität* gefolgt.

Literatur

1. – 4. Weiterführende Literatur (▷ S. 86)
5. Baecque C de, Potet F, Molas G, Flejou JF, Barbier P, Martignon C (1990) Superficial adenocarcinoma of the esophagus arising in Barrett's mucosa with dysplasia: a clinico-pathological study of 12 patients. Histopathology 16:213 – 220
6. Barret NR (1957) The lower esophagus lined by columnar epithelium. Surgery 41:881 – 894
7. Berardi RS, Devaiah KA (1983) Barrett's esophagus. Surg Gynecol Obstet 156:521 – 538
8. Berenson MM, Herbst JJ, Freston JW (1974) Enzyme and ultrastructural characteristics of esophageal columnar epithelium. Amer J Dig Dis 19:895 – 907
9. Berenson MM, Herbst JJ, Freston JW (1975) Esophageal columnar epithelial ß-galactosidase and ß-glucuronidase. Gastroenterology 68:1417 – 1420
10. Berenson MM, Riddell RH, Skinner DB, Freston JW (1978) Malignant transformation of esophageal columnar epithelium. Cancer 41:554 – 561
11. Bozymski EM, Herlihy KJ, Orlando RC (1982) Barrett's esophagus. Ann Int Med 97:103 – 107
12. Brand DL, Ylvisaker JT, Gelfand M, Pope CE (1980) Regression of columnar esophageal (Barrett's) epithelium after antireflux surgery. N Engl J Med 302:844 – 848
13. Cameron AJ, Lomboy CT (1990) Barrett's esophagus-an acquired but nonprogressive disorder. Gastroenterology 99:918
14. Dahms BB, Greco MA, Strandjord SE, Rothstein FC (1987) Barrett's esophagus in three children after antileukemia chemotherapy. Cancer 60:2896 – 2900
15. Eckardt VF (1986) Barrett-Syndrom – eine Präkanzerose? Verdauungskrankheiten 4:141 – 146
16. Eckardt VF, Kanzler G, Willems D (1980) Barrett-Syndrom – eine erworbene Ösophaguserkrankung. Dtsch Ärztebl 43:2531 – 2534
16a. Famy N, King JF (1993) Barrett's esophagus: an aquired condition with genetic predisposition. Am J Gastroenterol 88:1262 – 1265
17. Fennerty MB, Sampliner RE, Way D, Riddell R, Steinbronn K, Garewal HS (1989) Discordance between flow cytometric abnormalities and dysplasia in Barrett's esophagus. Gastroenterology 97:815 – 820
18. Feurle GE, Helmstaedter V, Buehring A, Bettendorf U, Eckard VF (1990) Distinct immunohistochemical findings in columnar epithelium of esophageal inlet patch and of Barrett's esophagus. Dig Dis Sci 35:86–92
19. Garewal HS, Sampliner R, Alberts D, Steinbronn K (1989) Increase in ornithine decarboxylase activity associated with devolopment of dysplasia in Barrett's esophagus. Dig Dis Sci 24:312 – 314
20. Garewal HS, Sampliner R, Gerner E, Steinbronn K, Alberts D, Kendall (1988) Ornithine decarboxylase activity in Barrett's esophagus: a potential marker for dysplasia. Gastroenterology 94:819 – 821
20a. Gelfand, MD (1983) Barrett esophagus in sexagenarian identical twins. J Clin Gastroenterol 5:251 – 253
21. Gerstenberger PD, Pellegrini CA, Tierney LM (1986) Barrett's ulcer of the esophagus. Am J Med 81:713 – 717
22. Griffin M, Sweeney EC (1987) The relationship of endocrine cells, dysplasia and carcinoembryonic antigen in Barrett's mucosa to adenocarcinoma of the oesophagus. Histopathology 11:53 – 62
23. Hage E, Pedersen SA (1972) Morphological characteristics of the columnar epithelium lining the lower oesophagus in patients with Barrett's syndrome. Virchows Arch A 357:219 – 229
24. Haggitt RC (1993) Dysplasia in Barrett's esophagus: Histopathology. Postgraduate course of the American Society for Gastrointestinal Endoscopy. Boston, May 20 – 21, 1993
24a. Haggitt RC, Tryzelaar J, Ellis FH, Colcher H (1978) Adenocarcinoma complicating columnar epithelium-lined (Barrett's) esophagus. Am J Clin Pathol 70:1 – 5
25. Hamilton SR, Smith RRL (1987) The relationship between columnar epithelial dysplasia and invasive adenocarcinoma arising in Barrett's esophagus. Am J Clin Pathol. 87:301 – 312
26. Heitmann P (1974) Lower esophagus lined with columnar epithelium. In: Schwiegk H (Hrsg) Diseases of the esophagus. Springer, Berlin Heidelberg New York (Handbuch der inneren Medizin, 5. Aufl, Bd III/1)
27. Iascone C, DeMeester TR, Little AG, Skinner DB (1983) Barrett's esophagus. Functional assessment, proposed pathogenesis, and surgical therapy. Arch Surg 118:543 – 549
27a. Kruse P, Boesby S, Bernstein IT, Andersen JB (1993) Barrett's esophagus and esophageal adenocarcinoma. Review. Scand J Gastroenterol 28:193 – 196
28. Lackey C, Rankin RA, Welsh JD (1984) Stricture location in Barrett's esophagus. Gastrointest Endosc 30:331 – 333
28a. Lapertosa G, Baracchini P, Fulcheri E (1992) Mucin histochemical analysis in the interpretation of Barrett's esophagus. Am J Clin Pathol 98:61 – 66
29. Lauwers GY, Melamed J, Rojas – Corona RR (1993) Blood group antigens in Barrett's esophagus and associated adenocarcinomas. Mod Pathol 6:588 – 591
30. Lee RG (1984) Mucins in Barrett's esophagus: a histochemical study. Am J Clin Pathol 81:500 – 503
31. Lee RG (1985) Adenomas arising in Barrett's esophagus. Am J Clin Pathol 85:629 – 632
32. Lee RG (1985) Dysplasia in Barrett's esophagus. Am J Surg Pathol 9:845 – 852
33. Levine DS, Rubin CE, Reid BJ, Haggitt RC (1989) Specialized metaplastic columnar epithelium in Barrett's esophagus. Lab Invest 60:418 – 432
33a. Li H, Walsh TN, Hennessy TPJ (1992) Carcinoma arising Barrett's esophagus. Surg Gynecol Obstet 175:167 – 172
34. Mangla JC, Brown M (1976) Diagnosis of Barrett's esophagus by pertechnetate radionuclide. Am J Dig Dis 21:324 – 328
35. Mangla JC, Kim Y, Guarasci G, Schenk EA (1973) Pepsinogens in epithelium of Barrett's esophagus. Gastroenterology 65:949 – 955
36. Mangla JC, Schenk EA, Desbaillet L, Guarasci G, Kubasik NP, Turner MD (1976) Pepsin secretion, pepsinogen, and gastrin in Barrett's esophagus. Gastroenterology 70:669 – 676
37. McDonald GB, Brand DL, Thorning DR (1977) Multiple adenomatous neoplasmus arising in columnar-lined (Barrett's) esophagus. Gastroenterology 72:1317 – 1321
38. Messian RA, Hermos JA, Robbins AH, Friedlander DM, Schimmel EM (1978) Barrett's esophagus. Am J Gastroenterol 69:458 – 466

39. Meyer W, Vollmar F, Bär W (1979) Barrett-esophagus following total gastrectomy. Endoscopy 2:121 - 126
40. Naef AP, Savary M, Ozzello L (1975) Columnar-lined lower esophagus: an aquired lesion with malignant predisposition. J Thorac Cardiovasc Surg 70:826 - 835
41. Nishimaki T, Hölscher AH, Schüler M, Bollschweiler E, Becker K, Siewert JR (1991) Histopathologic characteristics of early adenocarcinoma in Barrett's esophagus. Cancer 68:1731 - 1736
42. Othersen, HB, Ocampo RJ, Parker EF, Smith CD, Tagge EP (1993) Barrett's esophagus in children. Ann Surg 6:676 - 681
43. Palley SL, Sampliner RE, Garewal HS (1989) Editorial: Management of high-grade dysplasia in Barrett's esophagus. J Clin Gastroenterol 11:369 - 372
43a. Paraf F, Flejou JF, Potet F, Molas G, Fekete F (1992) Esophageal squamous carcinoma in five patients with Barrett's esophagus. Am J Gastroenterol 87:746 - 750
44. Parrilla, P, Ortiz A, Martinez de Staro LF, Aguayo JL, Ramirez P (1990) Evaluation of the magnitude of gastrooesophageal reflux in Barrett's oesophagus. Gut 31:964 - 967
45. Paull A, Trier JS, Dalton D, Camp RC, Loeb P, Goyal RK (1976) The histologic spectrum of Barrett's esophagus. N Engl J Med 26:476 - 480
46. Pellish LJ, Hermos JA, Leastwood GL (1980) Cell proliferation in three types of Barrett's epithelium. Gut 21:26 - 31
47. Poleynard GD, Marty AT, Birnbaum WB, Nelson LE, O'Reilly R (1977) Adenocarcinoma in the columnar - lined (Barrett) esophagus. Arch Surg 112:997 - 1000
48. Qualman SJ, Murray RD, McClung HJ, Lucas J (1990) Intestinal metaplasie is age related in Barrett's esophagus. Arch Pathol Lab Med 114:1236 - 1240
49. Rabinovitch PS, Reid BJ, Haggitt RC, Norwood TH, Rubin CE (1988) Progression to cancer in Barrett's esophagus is associated with genomic instability. Lab Invest 60:65 - 71
50. Reid BJ, Haggitt RC, Rubin CE et al. (1988) Observer variation in the diagnosis of dysplasia in Barrett's esophagus Hum Pathol 19:166 - 178
50a. Resano CH, Cabrera N, Gonzales Cueto D, Sanchez Basso AE, Rubio HH (1985) Double early epidermoid carcinoma of the esophagus in columnar epithelium. Endoscopy 17:73 - 75
51. Rothery GA, Patterson JE, Stoddard CJ, Day DW (1986) Histological and histochemical changes in the columnar lined (Barrett's) oesohagus. Gut 27:1062 - 1068
51a. Rubio CA, Aberg B (1991) Barrett's mucosa in conjunction with squamous carcinoma of the esophagus. Cancer 68:583 - 586
51b Rubio CA, Riddell RH (1989) Atypical mitosis in dysplasias of the Barrett's mucosa. Pathol Res Pract 184:1 - 5
52. Sartori S, Nielsen J, Indelli M, Trevisani L, Pazzi P, Grandi E (1991) Barrett esophagus after chemotherapy with cyclophosphamide, methotrexate and f-fluorouracil (CMF): An iatrogenic injury? Ann Int Med 114:210 - 211
53. Schmidt HG, Riddell RH, Walther B, Skinner DB, Riemann JF (1985) Dysplasia in Barrett's esophagus. J Cancer Res Clin Oncol 110:145 - 152
54. Schreiber DS, Apstein M, Hermos JA (1978) Paneth cells in Barrett's esophagus. Gastroenterology 74:1302 - 1304
55. Sjogren RW, Johnson LF (1983) Barrett's esophagus: a review. Am J Med 74:313 - 321
56. Skinner DB, Walter BC, Riddell RJ, Schmidt H, Jascone C, DeMeester TR (1983) Barrett's esophagus. Ann Surg 198:554 - 566
57. Sprung DJ, Gibb SP (1985) Dysplastic Barrett esophagus in scleroderma. Am J Gastroenterol 80:518 - 522
58. Streitz JM, Ellis FH, Gibb SP, Balogh K, Watkins E (1991) Adenocarcinoma in Barrett's esophagus. Ann Surg 213:122 - 125
59. Takubo K, Sasajima K, Yamashita K, Tanaka Y, Fujita K (1991) Double muscularis mucosae in Barrett's esophagus. Hum Pathol 22:1158 - 1161
60. Talley NJ, Cameron AJ, Shorter RG, Zinsmeister AR, Phillips SF (1988) Campylobacter pylori and Barrett's esophagus Mayo Clin Proc 63:1176 - 1180
61. Thompson JJ, Zinsser KR, Enterline HT (1983) Barrett's meta-plasia and adenocarcinoma of the esophagus und gastroesophageal junction. Hum Pathol 14:42 - 61
62. Trier JS (1970) Morphology of the epithelium of the distal esophagus in patients with midesophageal peptic strictures. Gastroenterology 58:444 - 461
63. Waring JP, Legrand J, Chinichian A, Sanowski RA (1990) Duodenogastric reflux in patients with Barrett's esophagus. Dig Dis Sci 35:759 - 762
64. Zwas F, Shields HM, Doos WG, Antonioli DA, Goldman H, Rausil BJ, Spechter SJ (1986) Scanning elcetron microscopy of Barrett's epithelium and its correlation with light microscopy and mucin stains. Gastroenterology 90:1932 - 1941

Erregerbedingte Ösophagitis

Mykotische Ösophagitis

Moniliasis (Soor-Ösophagitis)

Epidemiologie. Die Moniliasis des Ösophagus ist die weitaus häufigste Form der *infektiösen Ösophagitiden*[2, 47]. Bei Patienten mit malignen Neoplasien soll sie in etwa 5 - 10% der Fälle auftreten. In *Sektionsstatistiken* über Leukosen und maligne Lymphome erscheint sie in etwa 5 - 25%, in unausgewählten Sektionsstatistiken je nach dem *Lebensalter* in ca. 6% (Kinder unter 1 Jahr) bis < 1% (ältere Erwachsene)[33, 47].

Eine *Geschlechtsdisposition* scheint nicht zu bestehen[2].

Ätiologie, Pathogenese. *Monilia albicans* ist ein normaler Saprophyt der menschlichen Haut und Schleimhäute; in der Mundhöhle gesunder Personen wird er in 30 - 50% angetroffen, im Magen-Darm-Trakt in 10 - 30%[31]. Er erlangt seine Pathogenität unter verschiedenen Umständen:

Es gibt verschiedene *prädisponierende Faktoren: Physiologisch* findet sich eine Soorösophagitis gehäuft im Säuglingsalter und im Senium. Zu den *lokalen Belastungen,* die eine Soorösophagitis begünstigen, gehören Retentionsösophagitis (Achalasie, Karzinom, Ösophagusdivertikel), axiale Hiatushernie, Refluxkrankheit, peptische Stenose, ösophagogastrale Sonden, Verätzungen, Ösophagusvarizen (venöse Stase), Bestrahlungsbehandlung und Zustand nach Operation.

Unter den *Stoffwechselkrankheiten* und *Endokrinopathien* prädisponieren der *Diabetes mellitus,* die kindliche Hypothyreose, der Hypoparathyreoidismus, die Nebennierenrindeninsuffizienz und die Leberzirrhose. Daneben spielen insbesondere *konsumierende Erkrankungen* und Immunopathien eine Rolle: maligne Neoplasien und Hämoblastosen, Hämoglobinopathien, zelluläre Immundefekte (AIDS-Infektionen), Antikörpermangelsyndrome, systemischer Lupus erythematodes, katabole Stoffwechsellage, Eiweißmangel und Alkoholismus[9, 58].

In seltenen Fällen kann eine Moniliasis auch bei sonst gesunden jungen Menschen auftreten[12].

Morphologie. *Röntgenologisch* finden sich im Frühstadium Konturunschärfen, knotige Füllungsdefekte und gezähnelte angenagte Randkonturen. In fortgeschrittenen Stadien sieht man multiple nischenförmige Ulzerationen, Doppelkonturen durch Pseudomembranen, eine zottig beschaffene Schleimhautoberfläche und eine verminderte Dehnungsfähigkeit, Motilitätsstörungen und ein Pflastersteinrelief sowie unter Umständen tiefe Ulzerationen und segmentale Stenosen[58].

Ösophagoskopisch finden sich in Frühstadien längsangeordnete, weißliche, kleine und gleichförmige Plaques mit Hyperämie und vermehrter Verletzlichkeit der Schleimhaut. Fortgeschrittene Stadien können ein zunehmendes Ödem, Erosionen, Ulzerationen und Hämorrhagien aufweisen, die von Pseudomembranen bedeckt werden, sowie in fortgeschrittenen Fällen Wandnekrosen, Fisteln, Stenosen und Perforationen[2, 43, 50, 58].

Betroffen sind v. a. der *mittlere* und *untere Ösophagus.*

Mikroskopisch enthalten die Pseudomembranen neben nekrotischem Material der Schleimhaut und Fibrin auch reichlich *Pilzmyzel,* das sich am besten durch die PAS-Reaktion und Silberfärbungen (z. B. Grocott-Färbung) nachweisen läßt (▷ Abb. 2.5 c). Das Pilzmyzel liegt nicht nur an der Oberfläche, sondern auch in der Tiefe der Schleimhaut[2]. Das benachbarte Plattenepithel kann hyperplastisch sein.

Klinik, Verlauf, Komplikationen[47]. Zu den Symptomen der (fortgeschrittenen) Soorösophagitis gehören Dysphagie, Odynophagie, retrosternale Schmerzen, Sodbrennen, Fremdkörpergefühl, Brechreiz, Erbrechen, Regurgitation flüssiger Nahrung, epigastrischer Schmerz, Singultus, akute ösophageale Blutung, Hypersialorrhö und Abmagerung[58].

Wichtige, u. U. lebensbedrohliche *Komplikationen* sind *Blutungen, Perforation, Fistelbildung* (sogar zwischen Ösophagus und Aorta) und – v. a. bei Kleinkindern – *Aspirationspneumonien.* Der Pilzbefall kann sich auf den übrigen Magen-Darm-Trakt ausbreiten. Bei chronischem Verlauf können sich *Ösophagusstenosen* ausbilden. Ausführliche Therapiehinweise bei Mathieson[33].

Sonstige Mykosen

- Andere Mykosen werden durch Candida krusei, Candida tropicalis, Torulopsis glabrata oder Schimmelpilze hervorgerufen[58].
- Die *Histoplasmose* spielt v. a. im Osten der USA eine nicht unwesentliche Rolle[2]. Dabei betrifft die Primärerkrankung nicht den Ösophagus, sondern die mediastinalen Lymphknoten, die den Ösophagus komprimieren. Auch können sich Fisteln zur Speiseröhre hin entwickeln. Selten kommt es zur lymphogenen oder hämatogenen Aussaat[47].
- Gelegentlich können auch die *Mukormykose* und die *südamerikanische Blastomykose* den Ösophagus beteiligen[47].

Unspezifische bakterielle Ösophagitis

Diphtherie[44]

Der Ösophagus kann mit entzündlichen Veränderungen, die denen im Rachen und Kehlkopf entsprechen, an der Krankheit teilnehmen. Schluckbeschwerden sind jedoch häufiger durch die Lähmung der Schlundmuskulatur bedingt. Später sollen sich *diphtherische Strikturen* ausbilden können; jedoch hat eine kritische Durchsicht des Schrifttums ergeben, daß diese Annahme *nicht hinreichend erwiesen* ist, sondern daß die Strikturen andere Ursachen (z. B. Verätzungen oder Reflux) haben.

Eitrige Ösophagitis[44]

Sie ist heute, seit Einführung der antibiotischen Behandlung, *selten.* Ausgangspunkt sind *traumatische Defekte* der Schleimhaut, die als Eintrittspforte für Eitererreger dienen. Das Ergebnis ist eine *abszedierende* oder *phlegmonöse Entzündung,* wobei die erste prognostisch günstiger zu beurteilen ist.

Aktinomykose

Auch die *Aktinomykose* kann in ähnlicher Form von den mediastinalen Lymphknoten auf den Ösophagus übergreifen, wobei bronchoösophageale Fisteln entstehen können. Ein primärer Befall der Speiseröhre ist selten. Am häufigsten ist die Aktinomykose im oberen Drittel oder im Bereich der mittleren Enge des Ösophagus lokalisiert.

Mitbeteiligung des Ösophagus bei Infektionskrankheiten

Exanthematöse Erkrankungen wie Masern und Scharlach können auch den Ösophagus mitbeteiligen. So können hierbei fokale Nekrosen, Ulzerationen, Schleimhautödem und Pseudomembranen entstehen[44].

Spezifische bakterielle Ösophagitis

Tuberkulose[2, 6, 14, 28, 47]

Die Tuberkulose des Ösophagus ist *extrem selten* (Häufigkeit bei an Tuberkulose Verstorbenen 0,04 – 0,02%). Sie ist fast immer sekundär und entsteht gewöhnlich durch *kanalikuläre Ausbreitung* (Verschlucken von tuberkulösem Material bei offener Lungentuberkulose), *per continuitatem* (bei Tuberkulose der Lungen, mediastinalen Lymphknoten oder der Wirbelsäule), bei *deszendierender* Pharyngitis tuberculosa, *hämatogen* im Rahmen einer Miliartuberkulose oder *retrograd-lymphogen* bei Befall paratrachealer oder peribronchialer Lymphknoten[19].

Morphologisch unterscheidet man 3 Formen[2]:

- die *hypertrophische Form* mit dem Bild eines stenosierenden Tumors (am häufigsten),
- die *ulzeröse Form* mit solitären oder multiplen Ulzerationen,
- die *seltene granuläre Tuberkulose* mit zahlreichen miliaren Schleimhautgranulomen.

Zu den *Komplikationen* gehören Traktionsdivertikel (durch tuberkulösen Befall mediastinaler Lymphknoten), Ösophagusobstruktionen, Rekurrensparesen und Fisteln zwischen Ösophagus und Bronchien bzw. zwischen Ösophagus und Pleurahöhle sowie tuberkulöse Arrosion eines Aortenaneurysmas[14].

Lues[2, 46]

Auch die Syphilis des Ösophagus ist *sehr selten;* die Gesamtzahl der publizierten Fälle liegt unter 100, und in den vergangenen Jahren wurden keine weiteren Beobachtungen mitgeteilt. Die Veränderungen gehören zumeist dem *Stadium III* der Lues an.

Pathologisch-anatomisch handelt es sich um *Gummen* und *obliterierende Endarteriitiden* der kleinen Arterien und terminalen Arteriolen. Demnach findet man am Ösophagus entweder submuköse Gummen oder eine diffuse entzündliche Infiltration mit Vernarbungen und Stenosen. Endoskopisch kann die ödematöse Schleimhaut *Erosionen* oder *Ulzerationen* zeigen sowie herdförmig *leukoplakisch* verändert sein. Zu den seltenen Komplikationen gehören tracheo- (broncho-) ösophageale *Fisteln.*

Virale Ösophagitis[2, 45]

Die Virusösophagitis ist selten. Sie kann u. a. im Rahmen von *Herpesinfektionen* oder bei *Pocken* vorkommen.

Im Verlauf von HIV-Infektionen (AIDS) kann es zu Riesenulzera kommen, die durch opportumistische Virusinfektionen (Herpesvirus, Zytomegalievirus) oder aber wahrscheinlich auch durch das HIV-Virus selbst verursacht werden[14a].

Herpesösophagitis

Prädisponierende Faktoren. Zu den *prädisponierenden Faktoren* einer *Herpesösophagitis* gehören: Resistenzschwäche, maligne Tumoren, Immunsuppression jeder Art sowie Strahlen- und Chemotherapie. Sie findet sich auch zusammen mit anderen schweren Entzündungen wie Toxoplasmose, Tuberkulose, Aspergillose und Soor[15, 34], kommt aber nicht nur bei immungeschwächten, sondern auch bei sonst gesunden Patienten vor[13, 17, 40]. Sie wird durch Verletzungen der Ösophagusschleimhaut im Rahmen von Ösophagoskopien oder Sondenlegungen begünstigt[37, 42]. Ihre *Prävalenz* beträgt im Autopsiematerial 0,08 – 5‰[15].

Morphologie. *Makroskopisch*[15, 37] finden sich *leukoplakische Veränderungen,* die schwer von Pilzbelägen abgrenzbar sind, und *Ulzerationen.* Diese sind flach und scharf begrenzt und manchmal mit Fibrin bedeckt. Die gelblichen Ulkusränder sind leicht erhaben. In fortgeschrittenen Fällen können die Ulzera konfluieren. Die Veränderungen finden sich nur bis zur Z-Linie der ösophagogastralen Übergangszone, die Magenschleimhaut ist immer frei.

Mikroskopisch finden sich akute und chronische entzündliche Infiltrate, Fibrinauflagerungen, Zelldetritus und im Plattenepithelverband multinukleäre Zellen mit blassen *milchglasartigen Kernen* (▷ Abb. 2.6 d), die sich gegenseitig abplatten, sowie *intranukleäre Einschlußkörper*[15]. In seltenen Fällen können auch die Drüsenepithelien und Ausführungsgänge der submukösen Ösophagusdrüsen befallen sein[37]. Die Diagnose läßt sich kulturell und serologisch sichern[40].

Komplikationen. Die Herpesösophagitis kann auf den Respirationstrakt übergreifen und generalisieren[15]. Ihre Ulzerationen können auch Ursache oberer gastrointestinaler Blutungen sein[20].

Zytomegalie

Zytomegalievirusinduzierte ulzeröse Ösophagitiden sind noch seltener und zumeist mit ähnlichen Veränderungen im übrigen Magen-Darm-Trakt kombiniert[38].

Sie kommen besonders bei AIDS-Infektionen vor[7]. Es gibt leichte und schwere Formen der Ösophagitis mit oberflächlichen und tiefen Ulzerationen[7]. Die Diagnose ist nur histologisch durch den Nachweis von Viruseinschlußkörperchen oder immunhistochemisch möglich[7]. Die Zytomegalieinfektion kann auch zu einer akuten erosiven Ösophagitis führen[54].

Granulomatöse Ösophagitis unbekannter Ätiologie

Sarkoidose[48]

Die Sarkoidose des Magen-Darm-Trakts ist insgesamt selten, diejenige des Ösophagus exzeptionell[41, 57]. Differentialdiagnostisch muß stets ein M. Crohn erwogen werden.

M. Crohn

Der Ösophagus kann allein oder gemeinsam mit anderen Teilen des Verdauungstrakts an einem M. Crohn erkranken[25, 26, 30, 48, 53]; die ösophageale Lokalisation dieser Krankheit ist jedoch *sehr selten.*

Makroskopie: Wie auch im übrigen Magen-Darm-Trakt entstehen *intramurale Fisteln,* die im Falle des Ösophagus Anschluß an das Bronchialsystem bekommen können. Die Schleimhautfalten sind unregelmäßig verdickt, der Befall ist segmental. Besonders im mittleren und unteren Ösophagus können *serpiginöse Ulzerationen* und *Fissuren* mit dem Bild eines *Pflastersteinreliefs* entstehen. Dabei kann die vermehrt vulnerable Schleimhaut auch *polypös* verändert sein. Besonders distal kann die Wand verdickt und starr, das Lumen tubulär stenosiert sein, wodurch der Befund *karzinomähnlich* wird. Die Veränderungen zeigen eine Tendenz, sich *oralwärts* auszubreiten[25]. Manchmal ist der Ösophagus mit Moniliasis superinfiziert. Eine Kombination eines M. Crohn mit einem Barrett-Syndrom ist extrem selten[29].

Mikroskopisch entsprechen die histologischen Veränderungen denen im übrigen Magen-Darm-Trakt.

Der M. Crohn kann aphthoide Läsionen und Ulzerationen in der Schleimhaut hervorrufen, wobei die aphthoiden Läsionen offenbar zu den Frühveränderungen zählen[16, 22].

Bei isoliertem Befall des Ösophagus müssen die wichtigsten anderen Erkrankungen mit einer granulomatösen epitheloidzelligen Reaktion (Tuberkulose, Sarkoidose) *differentialdiagnostisch* soweit wie möglich ausgeschlossen werden.

Besondere Formen der Ösophagitis

Chagaskrankheit (▷ S. 98)

Ösophagitis cystica

(▷ intramurale Pseudodivertikulose, S. 101)

Epidermolysis bullosa mit Ösophagusbeteiligung

Besonders bei der hyperplastischen dystrophischen Form der Epidermolysis bullosa kann auch der Ösophagus mitbeteiligt sein. Zunehmende *narbige Fibrose* der Ösophagusschleimhaut kann eine *Dysphagie* und *Ösophagusstenosen* bedingen. Oberes und unteres Drittel sind am häufigsten befallen. Zu den *Komplikationen* gehören Mangelernährung, Ösophagusruptur, Blutungen Aspiration und Narbenkarzinome [8, 24]. Als weitere Komplikation wurden in jüngster Zeit auch Membranbildungen im oberen Ösophagus beschrieben[24].

Lichen planus

Von Ottignon et al.[39] wurde eine 69jährige Patientin beschrieben, bei der im mittleren und unteren Drittel des Ösophagus eine stenosierende Entzündung bestand. Aufgrund des histologischen Bildes und des Nachweises eines bukkalen Lichen planus wurde die Ösophagitis als Lichen planus interpretiert.

Mitbeteiligung des Ösophagus bei Colitis ulcerosa

Die Angaben über eine entzündliche Mitbeteiligung des Ösophagus im Rahmen einer Colitis ulcerosa sind unterschiedlich. Sie ist in Einzelfällen in Form entzündlicher Infiltrate und auch Ulzerationen beobachtet worden[55], in anderen Fällen wurde sie nicht bestätigt[21].

Entzündlicher Pseudotumor des Ösophagus

Im Rahmen entzündlicher Veränderungen und Ulzerationen der Ösophagusschleimhaut gleich welcher Ursache können polypöse Granulationsgewebsproliferationen entstehen, die klinisch und radiologisch sowie endoskopisch echte Tumoren imitieren können[10, 30]. Sie bilden sich in der Regel nach Behandlung der Grunderkrankung zurück.

Behçet-Syndrom

In seltenen Fällen findet sich beim Behçet-Syndrom eine Ösophagusbeteiligung[32] mit Schleimhautulzerationen und dichter akuter und chronischer entzündlicher Infiltration. Bis 1983 waren nur 21 Fälle, davon 13 aus Japan, publiziert[35].

Eosinophile Ösophagitis

Im Rahmen einer eosinophilen Gastroenteritis kann es in seltenen Fällen zu einer Beteiligung des Ösophagus kommen, der aber auch isoliert befallen sein kann[36]. Dabei wurden interepithelial erhebliche Aggregate von eosinophilen Granulozyten angetroffen, z. T. in Form von Mikroabszessen, während in der Lamina propria die entzündlichen Veränderungen und auch die Eosinophilie wesentlich geringer waren[36].

Pemphigus vulgaris und Pemphigoid

Sehr selten wird der Ösophagus bei einem Pemphigus vulgaris mitbeteiligt[23]. Zu den Symptomen gehören Dysphagien und Blutungen. Endoskopisch finden sich leicht erhabene Bullae und Erosionen, wobei die Schleimhaut diffus oder nur herdförmig befallen sein kann[23]. Beim Pemphigoid kann die Ösophagusschleimhaut diffuse unspezifische entzündliche Veränderungen zeigen, oberflächliche Ulzerationen durch Rupturen von Bullae, Narbenbildungen mit Adhäsionen, Membranbildungen und Strikturen[5].

Membran- und Ringbildungen des Ösophagus

Epidermolysis bullosa (▷ S. 127)

Plummer-Vinson-Syndrom

Membranbildungen werden v. a. beim Plummer-Vinson-Syndrom (Kelly-Paterson-Syndrom) beobachtet, das neben hypochromer Anämie, Koilonychie und Glossitis eine (sideropenische) Dysphagie umfaßt. Neben Bindegewebssträngen mit lymphozytären Infiltraten finden sich in den obersten Ösophagusabschnitten *atrophische und degenerative Veränderungen des Epithels und der Muskulatur* mit einer zunehmenden *Schrumpfungsneigung* des Ösophagus infolge interstitieller Bindegewebsapposition[1]. In einem Fall bestand die Membran aus einem Schleimhautring mit plattenepithelbedeckter Mukosa und ektopischer Magenschleimhaut[56]. Die Membranbildungen beim Plummer-Vinson-Syndrom sind offenbar nur Folge einer Ösophagusschleimhautschädigung durch eine Eisentherapie gegen die Anämie[11].

Sehr selten sind multiple Membranbildungen[27]. Histologische Untersuchungen zeigten entweder eine normale Schleimhaut oder Hyperkeratosen und Basalzellenhyperplasien[27].

Kolitis[55]

Ösophagusmembranbildungen sollen gehäuft bei *Eisenmangelanämien* vorkommen, so daß ihr Auftreten im Rahmen chronischer Blutungsanämien bei *ulzerösen Kolitisformen* nicht überrascht [55]. Daß derartige Membranen nicht häufiger bei der Colitis ulcerosa gefunden werden, hängt wahrscheinlich mit der massiven Therapie der klinisch auffälligen Kolitis und raschen Beseitigung der Anämie zusammen.

Membranen und Mißbildungen

In seltenen Fällen können membranähnliche Stenosierungen dort vorkommen, wo eine zweite Ösophagusanlage beginnt.

Ringbildungen (Schatzki-Ring)[1]

Sie finden sich in der Regel wenige Zentimeter oberhalb des Zwerchfells und häufig mit einer gleitenden Hiatushernie und Refluxösophagitis kombiniert[30]. Nach Eckardt et al.[18] *beweist* der Schatzki-Ring das Vorliegen einer Hiatushernie. Das Gerüst wird von der Muscularis mucosae und der fibrosierten Submukosa gebildet, die Muscularis propria geht nicht in die Ringbildung ein. Oral findet man Plattenepithel, aboral Zylinderepithel[1]. In Extremfällen liegt eine subtotale Stenose mit Aphagie vor.

Literatur

1. – 4. Weiterführende Literatur (▷ S. 86)
5. Agha FP, Raji MR (1982) Esophageal involvement in pemphigoid: clinical and roentgen manifestations. Gastrointest Radiol 7:109 – 112
6. Al-Idrissi HY, Satti MB, All Quorain A, Ibrahim EM, All-Fiar FZ (1987) Granulomatous esophagitis: a case of tuberculosis limited to the esophagus. Ann Trop Med Parasitol 81:129 – 133
7. Balthazar EJ, Megibow AJ, Hulnick D, Cho KC, Beranbaum E (1987) Cytomegalovirus esophagitis in AIDS: radiographic features in 16 patients AJR 149:919 – 923
8. Berkmen YM (1974) Esophageal involvement in epidermolysis bullosa. Am J Gastroenterol 62:145 – 147
9. Bier SJ, Keller RJ, Krivisky BA, Liftin AJ (1985) Esophageal moniliasis: a new radiographic presentation. Am J Gastroenterol 80:734–737
10. Bleshman MH, Banner MP, Johnson RC, Deford LW (1978) The inflammatory esophagogastric polyp and fold. Radiology 128:589 – 593
11. Bonavina L, Deckeester TR, McChesney L, Schwizer W, Albertucci M, Bailey RT (1987) Drug-induced esophageal structures. Ann Surg 206:173 – 183
12. Brown JW, McKee WM (1972) Acute monilial esophagitis occuring without underlying disease in a young male. Am J Dig Dis 17:85 – 88
13. Bürrig KG, Borchard F, Feiden W, Pfitzer P (1984) Herpes oesphagitis. Virchows Arch [A]404:177 – 185
14. Chase RA, Haber MH, Pottage JC, Schaffner JA, Miller C, Levin S (1986) Tuberculous esophagitis with erosion into aortic aneurysm. Arch Pathol Lab Med 110:965 – 966
14a. Chawla SK, Ramani K, Chawla K, LoPresti P, Mahadevia P (1994) Giant esophageal ulcers of AIDS: ultrastructural study. Am J Gastroenterol 89:411 – 415
15. Clocuh YPA, Hansen W (1981) Herpes-Ösophagitis. Dtsch Med Wochenschr 106:810 – 812
16. Degryse HRM, De Schepper MAP (1984) Aphthoid esophageal ulcers in Crohn's disease of ileum and colon. Gastrointest Radiol 9:197 – 201
17. Depew WT, Prentice RSA, Beck IT, Blakeman JM, Dacosta LR (1977) Herpes simplex ulcerative esophagitis in a healthy subject. Am J Gastroenterol 68:381 – 385
18. Eckardt VF, Adami B, Hücker H, Leeder H (1980) The esophagogastric junction in patients with asymptomatic lower esophageal mucosal rings. Gastroenterology 79:426 – 430
19. Fahmy AR, Guindi R, Farid A (1969) Tuberculosis of the oesophagus. Thorax 14:254 – 256
20. Fishbein PG, Tuthill R, Kressel H, Friedman H, Snape WJ (1979) Herpes simplex esophagitis. Am J Dig Dis 24:540 – 544
21. Fleischer K, Kasper H, Romen W (1974) Endoscopic and biopsy studies of the oesophagus in ulcerative collitis. Acta Hepato-Gastroent 21:76 – 79
22. Geboes K, Janssen J, Rutgeerts P, Vantrappen G (1986) Crohn's disease of the esophagus. J Clin Gastroenterol 8:31 – 37
23. Goldin E, Lijovetzky G (1985) Esophageal involvement by pemphigus vulgaris. Am J Gastroenterol 80:828 – 830
24. Hillemeier C, Touloukian R, McCallum R, Gryboski J (1981) Esophageal web: a previously unrecognized complication of epidermolysis bullosa. Pediatrics 67:678 – 682
25. Huchzermeyer H, Paul F, Seifert E, Fröhlich H, Rasmussen CW (1976) Endoscopic results in five patients with Crohn's disease of the esophagus. Endoscopy 8:75 – 81

26. Jaeger K, Appel A (1979) Crohn'sche Proctocolitis mit Befall des Oesophagus und des Mundes. Chirurg 50:170 – 172
27. Janisch HD, Eckardt VF (1982) Histological abnormalitis in patients with multiple esophageal webs. Dig Dis Sci 27:503 – 506
28. Laajam M (1984) Primary tuberculosis of the eosophagus: pseudotumoral presentation. Am J Gastroenterol 57:166 – 168
29. Lee C-S, Mangla JC, Lee SS (1978) Crohn's disease in Barret's esophagus. Am J Gastroenterol 69:646 – 654
30. LiVolsi VA, Jaretzki A (1973) Granulomatous esophagitis. Gastroenterology 64:313 – 319
31. LiVolsi VA, Perzin KH (1975) Inflammatory pseudotumors (inflammatory fibrous polyps) of the esophagus. Am J Dig Dis 20:475 – 481
32. Lockhart JM, McIntryre W, Caperton EM 81976) Esophageal ulceration in Behcet's syndrome. Ann Intern Med 84:572 – 573
33. Mathieson R, Dutta SK (1983) Candida esophagitis. Dig Dis Sci 28:365 – 370
34. Mirra SS, Bryan JA, Butz WC, Miles ML (1982) Concomitant herpesmonilial esophagitis: case report with ultrastructural study. Hum Pathol 13:760 – 763
35. Mori S, Yoshihira A, Kawamura H, Takeuchi A, Hashimoto T, Inaba G (1983) Esophageal involvement in Behcet's disease. Am J Gastroenterol 78:548 – 553
36. Münch R, Kuhlmann U, Makete M, Ammann R, Siegenthaler W (1982) Eosinophile Ösophagitis, eine seltene Manifestation der eosinophilen Gastroenteritis. Schweiz Med Wochenschr 112:731 734
37. Nash G, Ross JS (1974) Herpetic esophagitis. Hum Pathol 5:339 – 345
38. Onge G, Bezahler GH (1982) Giant esophageal ulcer associated with cytomegalovirus. Gastroenterology 83:127 – 130
39. Ottignon Y, Carayon P, Deschamps J-P, Hirsch J-P, Caille J-P, Pageaut G (1983) Lichen plan sténosant de l'oesophage: le réflux gastro-oesophagien ne parait pas en cause! Gastroenterol Clin Biol 7:830 – 831
40. Owensby LC, Stammer JL (1978) Esophagitis associated with herpes simplex infection in an immunocompetent host. Gastroenterology 74:1305 – 1306
41. Panosetti E, Lehmann W (1979) Sarcoidosa isolée l'oesophage cervical. Schweiz Rundsch Med Prax 68:349 – 353
42. Pazin GJ (1978) Herpes simplex esophagitis after trigeminal nerve surgery. Gastroenterology 74:741 – 743
43. Parker JC, McCloskey JJ, Knauer KA (1976) Pathobiologic features of human candidiasis. Am J Clin Pathol 65:991 – 1000
44. Pelemans W, Hellemans J (1974) Tuberculosis of the esophagus. In: Schwiegk H (Hrsg) Diseases of the esophagus. Springer, Berlin Heidelberg New York (Handbuch der inneren Medizin, 5. Aufl. Bd III/1)
45. Pelemans W, Vantrappen G (1974) Acute infectious diseases. In: Schwiegk H (Hrsg) Diseases of the esophagus. Springer, Berlin Heidelberg New York (Handbuch der inneren Medizin, 5. Aufl. Bd III/1)
46. Pelemans W, Vantrappen G (1974) Syphilis of the esophagus. In: Schwiegk H (Hrsg) Diseases of the esophagus. Springer, Berlin Heidelberg New York (Handbuch der inneren Medizin, 5. Aufl. Bd III/1)
47. Pelemans W, Vantrappen G (1974) Esophagel mycosis. In: Schwiegk H (Hrsg) Diseases of the esophagus. Springer, Berlin Heidelberg New York (Handbuch der inneren Medizin, 5. Aufl. Bd III/1)
48. Pelemans W, Vantrappen G (1974) Granulomatous esophagitis. In: Schwiegk H (Hrsg) Diseases of the esophagus. Springer, Berlin Heidelberg New York (Handbuch der inneren Medizin, 5. Aufl. Bd III/1)
49. Scharschmidt BF, Watts HD (1978) The lower esophageal ring and esophageal reflux. Am J Gastroenterol 69:544 – 549
50. Scherwitz C (1976) Candidaerkrankungen von Haut und Schleimhaut. Med Klin 71:1172 – 1182
51. Seeliger HPR, Vögtle-Junkert U (1975) Die Candidamykose. Dtsch Ärztebl 16: 1119 – 1123
52. Tedesco FJ, Morton WJ (1975) Lower-esophageal webs. Am J Dig Dis 20:381 – 383
53. Vogt-Moykopf I, Wanke M (1970) Morbus Crohn des terminalen Ösophagus. Z Gastroen 8:163 – 167
54. Villar LA, Massanari RM, Mitros FA (1984) Cytomegalovirus infection with acute erosive esophagitis. Am J Med 76:924 – 928
55. Waye JD, Pitmann ER, Kruger KF (1972) Esophageal web and colitis. Am J Dig Dis 57:248 – 254
56. Weaver GA (1979) Upper esophageal web due to a ring formed by a squamoculumnar junction with ectopic gastric mucosa (another explanation of the Paterson-Kelly, Plummer-Vinson syndrome). Am J Dig Dis 24:959 – 963
57. Wiesner PJ, Kleinman MS, Condemi JJ, Resnicoff SA, Schwartz SI (1971) Sarcoidosis of the esophagus. Am J Dig Dis 16:943 – 951

Ösophagusbeteiligung bei sog. Kollagenosen und bei Erkrankungen der Muskulatur und des Nervensystems

Viszerale Sklerodermie

Von den verschiedenen Abschnitten des Magen-Darm-Traktes ist die Speiseröhre am häufigsten von der viszeralen Sklerodermie (progressive systemische Sklerose) betroffen (50 – 80%)[9].

Morphologie. Die primären Veränderungen bestehen in einem Untergang *glatter* Muskelfasern, während die *quergestreifte* Muskulatur unversehrt bleibt[14, 17]. Dadurch ist am häufigsten der distale Ösophagusabschnitt betroffen. Weitere histologische Phänomene sind Intimaproliferationen in kleinen Arterien, eine Kollagenfaservermehrung in der Submukosa und Adventitia und entzündliche Mukosaveränderungen. Chronische entzündliche Infiltrate können zu leukoplakischer Epithelverdikkung und Schleimhautulzerationen führen, sind aber z. T. sekundär, d. h. refluxbedingt[14, 17].

Klinisch finden sich nämlich in der Manometrie aperistaltische Zonen und ein erheblicher Tonusverlust des distalen Ösophagussphinkters[13, 19] mit der Folge einer Dysfunktion, Sphinkterinsuffizienz und verzögerten Clearance[12].

Die Sklerodermie kann den Ösophagus auch in Abwesenheit von Hautsymptomen befallen. Relativ selten führt die Funktionsstörung des Ösophagus zu atypischen weithalsigen sackförmigen Divertikeln der Ösophaguswand[6, 7].

- Als *CREST-Syndrom* wird eine gutartige Verlaufsform der progressiven systemischen Sklerose bezeichnet. Hierbei finden sich neben einer Dysfunktion des Ösophagus auch eine *C*alcinose, *R*aynaud-Phänomene, *S*klerodaktylien und *T*eleangiektasien[15].

Dermatomyositis

Hierbei ist der Ösophagus *seltener* beteiligt. Entzündliche und degenerative Muskelveränderungen führen zur *Fibrose* der Ösophaguswand und zu Funktionsstörungen. Durch Befall der Pharynxmuskulatur kann es zum nasalen Reflux und zur *Aspiration* kommen[9]. Gerade zu Beginn der Erkrankung sind die proximalen Ösophagusabschnitte stärker befallen. Später finden sich auch distal Störungen der Peristaltik und Tonusverminderungen.

Lupus erythematodes visceralis

Diese Erkrankung führt in etwa 10 – 25% zu *Motilitätsstörungen* des Ösophagus, die denen der Sklerodermie entsprechen[7a, 9].

Sjögren-Syndrom

Schluckstörungen beim Sjögren-Syndrom sind nicht nur durch Mundtrockenheit bedingt, sondern auch durch Befall des Ösophagus. Hier kann es besonders bei *Frauen in der frühen Menopause* und selten auch bei *Kindern* und *Jugendlichen*[5, 11] zu einer *Atrophie der Ösophagusschleimhaut* mit zunehmendem Verlust der submukösen schleimbildenden Drüsen kommen. Die *Motilität* ist vielfach beeinträchtigt, die Kontraktionen besonders im oberen Drittel abgeschwächt bis fehlend. Selten finden sich auch *Membranbildungen* und *tubuläre Stenosen*[5].

Ösophagusbeteiligung bei primären Muskelerkrankungen

Wie bei der viszeralen Sklerodermie ist der Ösophagus auch bei der

- *myotonen Dystrophie* (Steinert) das am häufigsten befallene Organ des Gastrointestinaltrakts. Die histologischen und elektromyographischen Befunde ähneln denen der Skelettmuskulatur. Die Atrophie betrifft am Ösophagus sowohl die glatte als auch die quergestreifte Muskulatur[18].
  Unter den progressiven Muskeldystrophien ist es besonders die
- *okulopharyngeale Myopathie,* die mit einem Befall des proximalen und distalen Ösophagus einhergeht und zu Dysphagien führt[18, 20].
  Daneben ist der Ösophagus häufig bei der
- *Myasthenia gravis* beteiligt[18].

Ösophagusbeteiligung bei Erkrankungen des zentralen Nervensystems

- Bei *Hirnstammläsionen* durch Tumoren, ischämische Insulte oder bei der Tabes dorsalis können ebenso wie bei der multiplen Sklerose und bei der bulbären Poliomyelitis *Dysphagien* auftreten.
- Auch bei der *myatrophischen Lateralsklerose* kann der Ösophagus Motilitätsstörungen entwikkeln[18].
- Beim *Stiff-man-Syndrom* (symmetrische progressive Muskelstarre und schmerzhafte Spasmen der axialen Muskulatur, besonders der Stamm- und Halsmuskulatur) kommt es vor allem bei Männern im mittleren Alter infolge mangelnder Hemmung der Vorderhornzellen durch spezifische Interneurone zu *schweren Schluckstörungen* im pharyngoösophagealen Übergangsbereich[16, 18].
- Bei der *familiären Dysautonomie (Riley-Day-Syndrom)* bestehen neben zahlreichen anderen angeborenen Störungen des vegetativen Nervensystems Schluckstörungen durch eine verzögerte Öffnung des krikopharyngealen Sphinkters[10].

Dysphagien beim Diabetes mellitus

Als Folge einer diabetesspezifischen, hochgradig selektiven *viszeralen Neuropathie* des vagalen, nichtadrenergen inhibitorischen Systems sind beim Ösophagus eine geringere Geschwindigkeit im Ablauf der peristaltischen Kontraktionen und eine verzögerte reflektorische Erschlaffung des gastroösophagealen Sphinkters beschrieben worden[8], die bei manifester peripherer Neuropathie zunehmen. Die Verschlußkraft des gastroösophagealen Sphinkters ist dabei im Ruhezustand verzögert, nach Schluckakten jedoch regelrecht.

Literatur

1. – 4. Weiterführende Literatur (▷ S. 86)
5. Burkert K, Berges W, Borchard F, Stolze T, Wienbeck M (1980) Ösophagusstenose bei Sjögren-Syndrom. Md Klin 75:192 – 195
6. Clements JL, Abernathy J, Weens HF (1978) Atypical esophageal diverticula associated with progressive systemic sclerosis. Gastrointest Radiol 3:383 – 386
7. Clements JL, Abernathy J, Weens HF (1978) Corrugated mucosal pattern in the esophagus associated with progressive systemic sclerosis. Gastrointest Radiol 3:119 – 121

7a. Gutierrez F, Valenzuela JE, Ehresmann GR, Quismorio FP, Kitridou RC (1982) Esophageal dysfunction in patients with mixed connective tissue diseases and systemic lupus erythematosus. Dig Dis Sci 27:592 – 597

8. Heitmann P, Stöss U, Gottesbüren H, Martini GA (1973) Störungen der Speiseröhrenfunktion bei Diabetikern. Dtsch Med Wochenschr 98:1151 – 1155
9. Hellemans J, Vantrappen G (1974) Motor disorders due tu collagen diseases. In: Schwiegk H (Hrsg) Diseases of the esophagus. Springer, Berlin Heidelberg New York (Handbuch der inneren Medizin, 5. Aufl. Bd III/1)

10. Hellemans J, Vantrappen G (1974) Motor disorders due to lesions of the central niervous systems. In: Schwiegk H (Hrsg) Diseases of the esophagus. Springer, Berlin Heidelberg New York (Handbuch der inneren Medizin, 5. Aufl. Bd III/1)
11. Koivukangas T, Similä S, Heikkinen E, Räsänen O, Wasz Höckert (1973) Sjögren's syndrome and achalasia of the cardia in two siblings. Pediatrics 51:943 – 945
12. Krejs GJ, Lobsinger MM, Rau R et al. (1976) Esophageal function in progressive systemic sclerosis. Acta Hepato-Gastroenterol 23:40 – 46
13. Neschis M, Siegelmann SS, Rotstein J, Parker JG (1970) The esophagus in progressive systemic sclerosis. Am J Dig Dis 15:443 – 447
14. Olmsted WW, Madewell JE (1976) The esophageal and small-bowel manifestations of progressive systemic sclerosis. Gastrointest Radiol 1:33 – 36
15. Salerni R, Rodnan GP, Leon DF, Shaver JA (1977) Pulmonary hypertension in the Crest syndrome variant of progressive systemic sclerosis (scleroderma). Ann Intern Med 86:394 – 399
16. Sulway MJ, Baume PE, Davis E (1970) Stiff-man syndrome presenting with complete obstruction. Am J Dig Dis 15:79 – 84
17. Treacy WL, Baggenstoss AH, Slocumb CH, Code CF (1963) Scleroderma of the esophagus. Ann Intern Med 59:351 – 356
18. Vantrappen G, Hellemans J (1974) Motor disorders due to muscle disorders. In: Schwiegk H (Hrsg) Diseases of the esophagus. Springer, Berlin Heidelberg New York (Handbuch der inneren Medizin, 5. Aufl. Bd III/1)
19. Weihrauch TR, Korting GW, Ewe K, Vogt G (1978) Esophageal dysfunction and ist pathogenesis in progressive systemic sclerosis. Klin Wochenschr 56:963 – 968
20. Weitzner S (1971) The histopathology of the pharynx and esophagus in oculopharyngeal muscular dystrophy. Am J Dig Dis 56:378 – 382

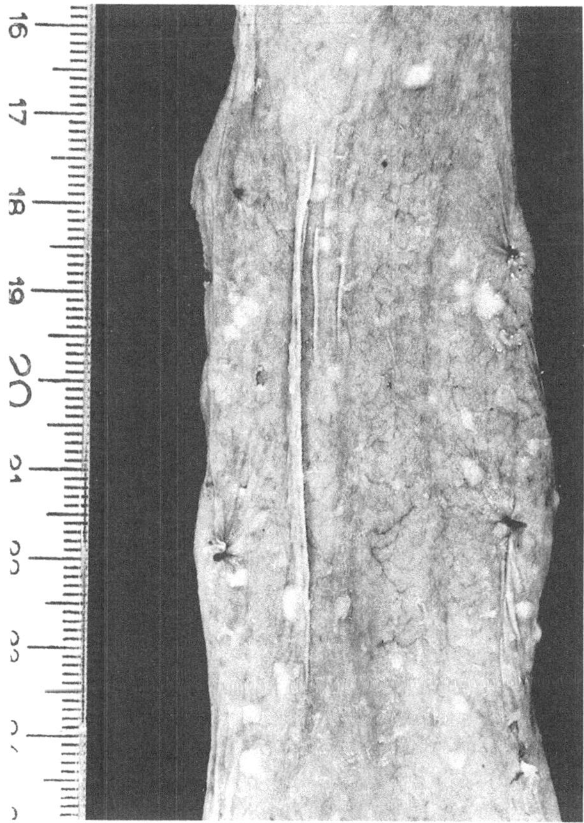

Abb. 2.9 Glykogenreiche Akanthose mit multiplen, weißlichen scharf begrenzten Herdbildungen in der Schleimhaut

Benigne Epithelhyperplasien

Glykogenreiche Akanthose

Epidemiologie. Die Veränderung ist *häufig*. Sie wird in 3 – 15% aller bei der Ösophagoskopie gewonnenen Biopsien und in 15(– 100?)% aller Sektionen angetroffen[31, 54] und findet sich v. a. im *höheren Erwachsenenalter* (Gipfel: 6. – 7. Jahrzehnt) und bei *Männern* 2- bis 3mal häufiger als bei *Frauen*[32].

Ätiologie, Pathogenese. *Unbekannt.* Möglicherweise kommt die glykogenspeichernde Akanthose gehäuft bei der *Kardiainsuffizienz* vor, da ca. 2/3 der Personen mit dieser Veränderung endoskopisch entsprechende Zeichen bieten. Annäherend jeder 2. Fall zeigt endoskopisch eine *Refluxösophagitis*. Es besteht offenbar keine ätiologische Beziehung zum Nikotin- oder Alkoholabsus[14].

Lokalisation, Morphologie. Die Veränderungen können überall im Ösophagus vorkommen, finden sich jedoch bevorzugt im *distalen Drittel*[14, 154].

Makroskopisch (s. Abb. 2.9) (endoskopisch) imponieren sie meist als multiple, kleine – nur einen bis wenige Millimeter im Durchmesser große – und *leicht erhabene weißliche Plaques*[14, 184], selten als größere, in Längsrichtung angeordnete weiße Herde mit pflastersteinähnlicher Oberfläche (*diffuser Typ*)[165]. Sie liegen gewöhnlich auf der Höhe der Schleimhautfalten und zeigen keine entzündliche Umgebungsreaktion. Bei Aufträufeln von 1 – 2 Tropfen *Lugollösung* durch einen Katheter im Kanal der Biopsiezange färben sie sich *intensiv dunkelbraun oder violett* an und heben sich deutlich vom umgebenden normalen Schleimhautepithel (oder auch von Tumorgewebe) ab.

Mikroskopisch[31] stellen sich die Plaques (nach Fixierung der Biopsiepartikel in 96%igem Alkohol der nichtwäßriger Carnoy-Lösung[54]) als *umschriebene Plattenepithelhyperplasie* dar, die vermehrt rundliche glykogenreiche Zellen enthält. Diese sind *stark* PAS-*positiv* (nach Diastasebehandlung PAS-negativ[54]) und reagieren lebhaft bei Best-Carminfärbung. Es finden sich weder Zellatypien, Dyskeratosen noch entzündliche Begleitveränderungen.

Verlauf, Prognose. Nach dem histologischen Bild handelt es sich um eine *harmlose gutartige* Veränderung, die keine Präkanzerose darstellt.

Tabelle 2.9. Tumoren des Ösophagus (WHO-Klassifikation von 1977, ergänzt durch weitere Literaturangaben)

Tumoren	benigne (ICD-O)		maligne (ICD-O)
Epithelial	*Papillom (8050/0) *Adenom (8140/0)	*Karzinoid (8240/3)	*Karzinom (8010/3) *Plattenepithelkarzinom (8070/3) *Adenokarzinom (8140/3) *Adenoid-zystisches Karzinom (8200/3) *Mukoepidermoides Karzinom (8430/3) *Adenosquamöses Karzinom (8560/3) *Undifferenziertes Karzinom
Mesenchymal	*Leiomyom (8890/0) *Lipom (8850/0) *Granularzellenmyoblastom (Abrikossoff-Tumor) *Hämangiom (9120/0) *Hämangioperizytom (9150/0) *Lymphangiom (9170/0) *Fibrom (8810/0) *Chondrom (9220/0) Sonstige[+]		*Leiomyosarkom (8890/3) *Malignes Myoblastenmyom (9580/3) *Malignes Hämangioendotheliom (9130/3) *Rhabdomyosarkom (8900/3) *Lymphogranulomatose, (9650/3) Non-Hodkin-Lymphome und Leukämien (9591/3 u. 9800/3) *Osteosarkom (9180/3) Sonstige[+]
Epithelial/ mesenchymal	*Hamartom (75500)[b]		*Karzinosarkom (8980/3)
Sonstige	*Pseudosarkom		*Malignes Melanom (8720/3) *Metastasen im Ösophagus (8000/6)

* Die mit einem Stern markierten Tumoren sind im Text näher besprochen.
[+] In der WHO-Klassifikation Hinweis auf die Klassifikation der Weichteiltumoren (WHO Band 3).
[b] SNOMED

Basalzellhyperplasie bei Refluxösophagitis

(▷ S. 114)

Leukoplakie

Im Gegensatz zur glykogenspeichernden Akanthose ist die Leukoplakie offenbar ungemein *selten* [65]; bei der erdrückenden Mehrheit der als Leukoplakie angesprochenen Epithelverdickungen handelt es sich de facto nicht um Leukoplakien (mit Epithelatypien), sondern um glykogenspeichernde Akanthosen. So fanden einige Autoren[31] unter 25000 Ösophagoskopien nicht einen einzigen Mukosaherd, der histologisch die Kriterien einer Leukoplakie erfüllte.

Die seltenen Leukoplakien gelten als *fakultative Präkanzerosen*. Sie gehen jedoch offenbar seltener als an anderen Stellen des Körpers in ein Karzinom über. Vielleicht handelt es sich hierbei aber auch um einen Trugschluß, da die meisten Leukoplakien in Wirklichkeit glykogenspeichernde Akanthosen darstellen, denen jegliche Potenz zur malignen Umwandlung fehlt.

Acanthosis nigricans maligna (▷ S. 345)

Zu den Seltenheiten gehören Veränderungen der Ösophagusschleimheit im Sinne einer Acanthosis nigricans bei primären Magenkarzinomen, wobei sich die Acanthosis nigricans nach operativer Magentumorentfernung vollständig zurückbilden kann[163].

Tumoren

Tabelle 2.9 gibt eine Übersicht der Ösophagustumoren. Nachfolgend sind nur die wichtigsten Formen besprochen.

Papillom

(ICD-O M-8050/0)

Papillome der Ösophagusschleimhaut sind *selten*[39, 80, 89, 166, 207] (▷ Abb. 2.10 d). Ihre Häufigkeit in großen *Sektionsstatistiken* beträgt etwa 2% aller gutartigen Speiseröhrengeschwülste bzw. 0,01% aller Sektionen.

Bis 1980 wurden nur 20 Fälle beschrieben[32]. Die Patienten waren zwischen 14 und 79 Jahre alt und

Abb. 2.10. a Ulzeriertes Plattenepithelkarzinom im mittleren Ösophagus. **b** Zirkulär wachsendes Plattenepithelkarzinom im proximalen Ösophagusdrittel. **c** Einbruch eines Ösophaguskarzinoms in die Trachea mit Ösophagotrachealfistel. **d** Papillom des Ösophagus. Biopsie-Präparat H.E. (Vergr. 27:1)

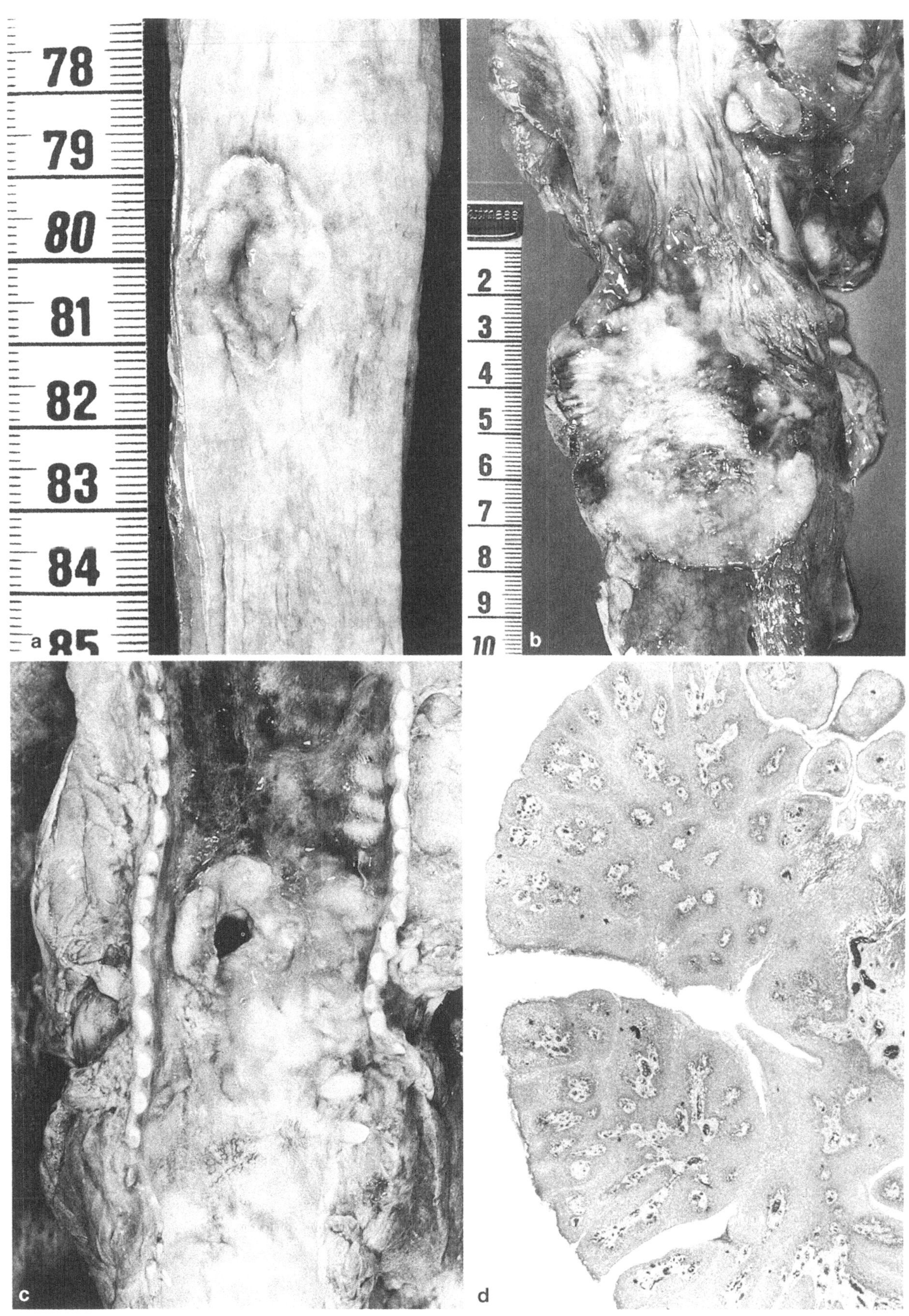
78
79
80
81
82
83
84
85
a
2
3
4
5
6
7
8
9
10
b
c
d

überwiegend *Männer* (Männer : Frauen = 3 : 1). Die Tumoren liegen am häufigsten an der Hinterwand des distalen Ösophagus. Im Zusammenhang mit Papillomvirusinfektionen wurden sie in den letzten Jahren häufiger beschrieben[134] (s. unten).

Endoskopisch imponiert das Papillom als *polypoider multilobulärer Tumor* mit granulärer oder verruköser Oberfläche und blaß-rötlich-bläulicher Farbe[118]. Die *Größe* schwankt zwischen einigen Millimetern und mehreren Zentimetern. Nur in einem Fall trat der Tumor *multipel* auf[145].

Mikroskopisch ist die papillär gefaltete Oberfläche von hyperplastischem oder akanthotischem Plattenepithel ohne jegliche Atypien bedeckt. Darunter befindet sich ein fingerförmig verzweigtes fibröses Stroma[118](▷ Abb. 2.10 d).

Die *Ätiologie* ist teilweise bekannt. Chronische Reizzustände und entzündliche Veränderungen sollen die Entstehung der Papillome fördern. In einem hohen Prozentsatz wurden in Papillomen der Ösophagusschleimhaut und fokalen epithelialen Hyperplasien menschliche Papillomviren nachgewiesen (ca. 50%)[134, 190, 210]. Eine maligne Entartung ist nicht bekannt. Die Tumoren können z. T. endoskopisch abgetragen werden[76, 80, 117, 155].

Fibrovaskulärer Polyp[148]. Zu benignen Veränderungen der Ösophagusschleimhaut gehören auch *intraluminal wachsende, fibrovaskuläre Polypen,* die besonders bei *männlichen Erwachsenen* solitäre, langsam wachsende benigne Läsionen darstellen, die besonders im *oberen Drittel des Ösophagus* in der Nähe des oberen Ösophagussphinkters entstehen. Sie können gestielt und über 10 cm lang sein. Sie verursachen erst spät Symptome (Dysphagien). Sie können partiell in *die Mundhöhle regurgitiert* werden und hierbei auch durch laryngeale Kompressionen und Verschlüsse Asphyxien verursachen. Eine maligne Entartung ist nicht bekannt. Zu weiteren Komplikationen gehören Hämatemesis und okkulte gastrointestinale Blutungen. Diese können durch *Ulzerationen* und *Nekrosen* an dem Polypenende verursacht werden, wobei Nekrosen und Ulzerationen durch eine peptische Andauung des Polypen in der Nähe der gastroösophagealen Übergangszone bedingt sein können. Therapeutisch sollte die Veränderung abgetragen werden[148].

Adenom

(ICD-O M-8140/0)

Vom Adenom, das aus dystopen Schleimhautinseln hervorgeht, sind nur wenige Fälle bekannt.

Mikroskopisch enthalten die drüsigen Proliferationen Gewebe vom *Kolon- oder Pylorustyp*[99, 118].

Die häufiger im Barrett-Epithel entstehenden Adenome sind Sonderformen prämaligner dysplastischer Veränderungen der ösophagealen Zylinderepithelmetaplasie[98, 144].

Karzinoid (neuroendokriner Tumor)

(ICD-O M-8240/3)

Primäre Karzinoide des Ösophagus gehören zu den großen Ausnahmen[25, 30].

Diese Tumoren liegen häufig submukös[71], zeigen üblicherweise ein langsames Wachstum[71], können jedoch auch regionäre Lymphknotenmetastasen setzen[174]. Elektronenmikroskopisch wurden neurosekretorische Granula nachgewiesen[174].

Karzinom

(ICD-O M-8010/3)

Epidemiologie. Das Ösophaguskarzinom ist mit großem Abstand die häufigste Neubildung im Bereich der Speiseröhre (97 – 98% aller Tumoren dieses Organs).

In der *Bundesrepublik Deutschland* sterben jährlich etwa 2000 Menschen an dieser Krankheit[57]. 1970 verzeichnet die Todesursachenstatistik der USA ca. 6700 Todesfälle an Ösophaguskarzinomen (ca. 1% aller mitgeteilten Karzinomsterbefälle bzw. ca. 2% aller Karzinome beim Mann[119]).

Relative Häufigkeit: Nach der Todesursachenstatistik der BRD rangiert das Ösophaguskarzinom an 9. Stelle, wenn man die geschlechtsspezifischen Organkrebse einschließlich des Mammakarzinoms außer acht läßt.

Altersverteilung: Der Ösophaguskrebs bevorzugt das *höhere Lebensalter*. 60% der Patienten gehören dem 6. und 7. Jahrzehnt an[118]. Der Altersgipfel liegt bei den *Männern* zwischen dem 57. und 67. Lebensjahr, bei den *Frauen* zwischen dem 54. und 62. Lebensjahr[3]. Das Durchschnittsalter beträgt bei Männern ca. 63,5 Jahre, bei Frauen 70 Jahre[19]. Das seltenere primäre kleinzellige Karzinom des Ösophagus (bis 1991 134 Fälle) befällt Männer dagegen nur doppelt so häufig wie Frauen, wobei der obere Ösophagus seltener betroffen ist[15].

Geschlechtsverteilung: Die Geschlechtsverteilung ist regional sehr verschieden. In der BRD beträgt sie etwa 3 – 4 : 1 zugunsten des männlichen Geschlechts[179]. In Frankreich ist das Ösophaguskarzinom bei Männern 12mal so häufig wie bei Frauen[179]. In Hochrisikogruppen findet sich eine starke familiäre Häufung[49, 179].

Geographische Pathologie: Es gehören zu den besonderen Kennzeichen des Speiseröhrenkrebses, daß sein Vorkommen *erheblichen regionalen Schwankungen* unterliegt. So ist er beispielsweise in Kasachstan 200mal häufiger als in den Niederlan-

Tabelle 2.10. Prädisponierende Faktoren bei der Entstehung des Ösophaguskarzinoms [77, 104, 106, 112, 119, 125, 150, 204, 214]

Viren
Papillomvirusinfektionen (HPV 16 und 18)

Genetisch
Tylosis palmaris et plantaris und
orale Leukoplakie (allergische erbliche Disposition)

Ernährung/Umwelt
Allgemeine Mangelernährung
Alkohol- und Tabakabusus
Nitrosamine
Nitrate, Nitrite, sekundäre Amine
Vitaminmangel (Vitamin A und C)
Mangel an Spurenelementen
Geotrichum-candidum- und Fusarium-Kontamination
Heiße Speisen
Plummer-Vinson-Syndrom
Malabsorption
Petroleumverunreinigung der Luft und des Trinkwassers
Betelnußkauen (Indien)

Stase des Speisebreies
Achalasie
Divertikel
Strikturen nach Verätzungen
Sklerodermie

Sonstige
Ionisierende Strahlen
Alkalischer Reflux
Chronische Ösophagitis
Dystope Magenkorpusschleimhaut
Vorausgegangene Magenoperation (via Reflux?)
Barrett-Syndrom

den[150]. In Brasilien und in der chinesischen Provinz Henan führt er beim Mann die Liste der karzinombedingten Todesfälle an[101]. Sehr häufig ist er auch unter der *schwarzen Bevölkerung* in bestimmten Teilen Afrikas (Transkei-Region der Kapprovinz; Kenia[39, 150].)

In den *USA* schwankt die Häufigkeit je nach Ort, Rasse und Geschlecht bei den Männern im Verhältnis 3,7 : 1, bei den Frauen im Verhältnis 2,4 : 1.

Besonders häufig ist das Ösophaguskarzinom auch in Frankreich, Chile, in der Schweiz, unter der schwarzen Bevölkerung der USA und in Japan; dagegen ziemlich selten in Schweden, Norwegen und Israel.

Unterschiede des ösophagealen Adenokarzinoms und Plattenepithelkarzinoms hinsichtlich Epidemiologie und Lokalisation lassen vermuten, daß es sich bei diesen beiden Karzinomformen um Tumoren unterschiedlicher Ätiologie handelt[215].

Prädisponierende Faktoren. Man kennt eine Reihe von Faktoren, welche die Entstehung eines Ösophaguskarzinoms begünstigen (Tabelle 2.10). Die folgenden sind am wichtigsten:

- *Narbenstrikturen nach Verätzung* (▷ S. 104). Bei Langzeitbeobachtungen liegt die Häufigkeit des Ösophaguskarzinoms bei 33%[119]. In einem Krankengut von 63 Patienten mit einem Karzinom nach Laugenverätzung des Ösophagus betrug die durchschnittliche Latenzzeit bis zum Auftreten eines Karzinoms 41 Jahre[9]. 84% der Plattenepithelkarzinome befanden sich in Höhe der Trachealbifurkation.
- *Achalasie* (▷ S. 97): Die Frequenz des Ösophaguskarzinoms schwankt in den einzelnen Statistiken zwischen 0 und 20%[119].
- *Plummer-Vinson-Syndrom* (▷ S. 81): Ca. 70% aller Frauen mit einem Ösophaguskarzinom weisen nach einer schwedischen Statistik anamnestisch ein Plummer-Vinson-Syndrom auf. Man rechnet damit, daß jede 10. Frau mit diesem Syndrom später an einem Speiseröhrenkrebs erkrankt[119].
- *Chemische Noxen:* Chemische Noxen bestimmter Art wirken gleichfalls karzinogen: *Betelnußkauen* (Indien); *Alkoholabusus:* Das Karzinomrisiko ist bei schweren Whiskytrinkern um das 25fache, bei schweren Biertrinkern um das 10fache erhöht[104]. Möglicherweise wirkt auch übermäßiger *Tabakgenuß* (v. a. bei Pfeifen- und Zigarrenrauchern, weniger bei der Verwendung von Kautabak) als disponierender Faktor[214]. Im *Tierversuch* kann bei Ratten ein Ösophaguskarzinom leicht durch Applikation von Methylalkylnitrosamin erzeug werden[185].
- *Erniedrigte Plasmaspiegel für Zink und Vitamin A* bei Patienten mit Ösophaguskarzinom sind ein Hinweis auf ihre mögliche Rolle als Kofaktoren bei der Induktion von Ösophaguskarzinomen[114].
- *Thermische Schäden*: Zu *heiße Speisen* oder zu *heiße Getränke* (Tee: russische Einwanderer in die USA) werden bei chronischem Genuß ebenfalls als Ursache einer gesteigerten Karzinomfrequenz angeschuldigt[50, 68, 104].
- *Duodenogastraler Reflux:* Eine Magenresektion mit vermehrtem alkalischen duodenogastralen Reflux begünstigt nicht nur die Entstehung eines Karzinoms im Restmagen selbst, sondern auch im distalen Ösophagus. Nachsorgeuntersuchungen an magenresezierten Patienten sollten deshalb immer auch auf malignomverdächtige Schleimhautveränderungen der Speiseröhre achten. Zur Vermeidung des kanzerogenen duodenogastroösophagealen Refluxes ist chirurgisch eine refluxverhütende Billroth II-Magenresektion mit tiefer Y-Anastomose nach Roux wichtig[131].
- *Tylosis palmaris et plantaris*: Bei dieser autosomalerblichen *Dyskeratose*, die mit hochgradiger Epithelverdickung der Hohlhände und Fußsohlen einhergeht, treten Ösophaguskarzinome statistisch hochsignifikant gehäuft in Erscheinung[119]. Wegen seiner großen Seltenheit spielt dieser Faktor jedoch keine nennenswerte Rolle.

Generell gilt für die Karzinogenese des Ösophaguskarzinoms[70]:

1) Das Ösophaguskarzinom ist *epidemiologisch nicht einheitlich.* In den Regionen mit hoher Inzidenzrate (China, Iran, Südafrika, Südamerika, Florida, Nordkalotte) sind jeweils unterschiedliche äußere Faktoren als Krebsrisiko bekannt.
2) *Hauptrisikofaktor* für das Ösophaguskarzinom ist die Konstellation *Alkohol* und *Rauchen.*
3) In einzelnen Regionen scheinen der Genuß *überheißer Getränke,* der *Mangel an Spurenelementen* und einzelnen *Vitaminen, Inzest* (über Generationen hinweg bei Nomadenstämmen im Südiran) sowie direkte *Karzinogene* (Nitrosamine, Diterpen) eine Rolle zu spielen.
4) Es ist davon auszugehen, daß für das Ösophaguskarzinom in gleicher Weise wie für Krebslokalisationen anderer Regionen (z. B. Lunge, Portio vaginalis uteri) *charakteristische Krebsvorläufer* mit einem zeitlichen Vorlauf von mehreren Jahren auftreten.
5) Die *Krebsvorläufer* sind *morphologisch* (insbesondere *zytologisch*) faßbar und gehen mit entzündlichen Veränderungen des Ösophagus, mit Atrophie, Dysplasie und Funktionsstörungen einher.
6) Der Mangel an Spurenelementen und Vitaminen führt auch in Tierversuchen vermehrt zu Ösophaguskarzinomen.
7) Tierexperimentell kann nachgewiesen werden, daß die Ausbeute induzierter Karzinome des Ösophagus bei gleichzeitiger Gabe hochwertiger Nahrungsmittel (Kartoffeln/Reis, Hirse, Bananen) signifikant vermindert wird.
8) Epidemiologische und sektionsstatistische Studien machen wahrscheinlich, daß die bekannten Krebsrisiken zum Ösophaguskarzinom lediglich *Promotionsfaktoren* darstellen. Die Initiierung erfolgt möglicherweise durch einen anderen Faktor (*Virus?* Human papilloma virus – HPV?).
9) *Präventionsversuche* mit der Gabe von Tabletten mit Spurenelementen und Vitaminen haben noch keine Ergebnisse gebracht.
10) *Screeninguntersuchungen* in Gebieten mit hohem Krebsrisiko für das Ösophaguskarzinom (China) haben *überraschende Erfolge* gebracht: 70% der nachgewiesenen Karzinome konnten als Frühkarzinome mit einer Fünfjahresüberlebenszeit von 90% operiert werden.
11) Entsprechende Screeninguntersuchungen sind auch in der BRD möglich: Die zu untersuchende Population ist entsprechend ihres Risikos einzugrenzen: Alkohol und Rauchen, Eisenmangel, narbige Veränderungen nach Verätzung, Barrett-Situation.
12) Bezogen auf das Rauchen hat das Ösophaguskarzinom in der letzten Generation (im Gegensatz zum Larynx- und Lungenkarzinom) nicht zugenommen.
13) Die Zunahme des Ösophaguskarzinoms in der westlichen Welt geht auf eine Zunahme der Faktorenkombination Alkohol und Rauchen zurück.

Präkanzerosen

- *Leukoplakie*: ▷ S. 132
- *Plattenepitheliale Dysplasie und Carcinoma in situ*: Diese Veränderung kann bei histologischer Untersuchung von Randbezirken eines invasiven Karzinoms, durch systematische zytologische und endoskopische Untersuchungen von Risikopatienten und als endoskopischer Zufallsbefund gefunden werden[120, 154]. Präkanzeröse dysplastische Epithelveränderungen finden sich sowohl beim *Adenokarzinom* (siehe Barrett-Karzinom) als auch beim *Plattenepithelkarzinom,* wo sie bekannter sind[126]. Die Häufigkeitsangaben eines plattenepithelialen Carcinoma in situ in unmittelbarer Nachbarschaft oder in einiger Entfernung vom Karzinom schwanken zwischen 66%[135] und 95%[108]. Je schwerer die plattenepitheliale Dysplasie war, um so häufiger war sie mit einem Carcinoma in situ kombiniert[126]. Das multiple simultane Auftreten von invasiven Karzinomen mit und ohne begleitendes Carcinoma in situ spricht hierbei für eine *multizentrische Entstehung* auch des Ösophaguskarzinoms[94, 95]. Besonders bei der schweren Dysplasie und dem Carcinoma in situ fand sich eine lymphozytäre Infiltration mit Lymphfollikeln[126].

Endoskopisch hebt sich das Carcinoma in situ nach Instillation Lugol'scher Lösung von der umgebenden Schleimhaut als ungefärbte Läsion ab, da es nicht wie diese Glykogen enthält und sich damit nicht gründlich-braun anfärbt[130, 187]. Dies gilt auch für schwere dysplastische Veränderungen des ösophagealen Plattenepithels, wenn sie ausgedehnt genug sind[107]. Großflächige unscharf begrenzte Karzinome zeigen ausgedehnte Herde eines Carcinoma in situ, oberflächliche und kleine Karzinome waren bevorzugt mit einem multifokalen Carcinoma in situ vergesellschaftet und scharf begrenzte Tumoren zeigten nur spärliche und kleine Herde eines Carcinoma in situ[135].

Zu den nicht tumorösen Veränderungen eines Ösophaguskarzinoms gehören Ösophagitis, Parakeratose, Atrophie, Dyskeratosen des Epithels, Hyperplasie und Metaplasie der Mukosadrüsen[108].

Makroskopisch kann das Carcinoma in situ als erhabene oder mehr flache Epithelverdickung oder als eingesunkene Verdünnung des Schleimhautepithels imponieren und von weißer Farbe sein (*Leukoplakie*), rötlich (*Erythroplasie*) oder unverändert (*okkulter Typ*) erscheinen[120]. Es kann *solitär* (10 – 20%) oder *multipel* (80 – 90%)

auftreten. Dabei sind die verschiedenen Eigenschaften wie folgt kombiniert[120]:

Typ I: Weißliche erhabene Epithelverdickung mit und ohne Parakeratose.
Typ II: Rötliche, oft multizentrische und häufig eingesunkene Schleimhautbezirke mit abgeflachtem Epithel und retikulärem Muster der Schleimhautoberfläche insbesondere nach Anfärben der Schleimhaut mit Toluidinblau.
Typ III: Mischtyp aus I und II.
Typ IV: Scheinbar normale Schleimhaut (okkulter Typ), oft multizentrisch, evtl. Vorstadium von Typ II oder Typ III.

Die *Entwicklungszeit* eines plattenepithelialen Carcinoma in situ in ein invasiv wachsendes Karzinom beträgt wahrscheinlich 3 – 4 Jahre[60].
Ein längeres Carcinoma-in-situ-Vorstadium ist beim Ösophagus jedoch die Ausnahme[183]. Mit zunehmenden dysplastischen Veränderungen ist ein *erhöhter DNA-Gehalt der Zelle* verbunden, und beim Carcinoma in situ und beim Karzinom finden sich gehäuft *tetra- und oktoploide Kernformen*[123].

- Das *Ösophagusfrühkarzinom* faßt das Carcinoma in situ mit dem auf die Mukosa und Submukosa limitierten Karzinom zusammen[151]. Beim Frühkarzinom des Ösophagus überwiegt der erosive Typ mit 45%[151]. Der Begriff des Frühkarzinoms wird durch die *bessere Prognose* dieser Karzinomformen gerechtfertigt. Während die *Fünfjahresüberlebenszeit* im europäischen und angloamerikanischen Raum nur insgesamt ca. 5% beträgt, ist sie beim Frühkarzinom mit 83 – 86% deutlich besser. Da es besonders bei einem auch die Submukosa infiltrierenden Frühkarzinom zu *Lymphknotenmetastasen* kommen kann, ergibt sich hieraus die Notwendigkeit der ausgedehnten Lymphknotendissektion im Rahmen einer Operation[216].
- Präkanzeröse dysplastische Veränderungen des Adenokarzinoms: ▷ Barrett-Syndrom u. Barrett-Karzinom S. 122.

Lokalisation. Das Ösophaguskarzinom bevorzugt die *physiologischen Engen.*

Die Häufigkeitsverteilung auf die verschiedenen Höhen des Ösophagus variiert, je nachdem ob die tiefsitzenden Hypopharynxkarzinome (Postkrikoidkarzinome) und/oder die Karzinome des gastroösophagealen Grenzbereiches (Kardiakarzinome im weiteren Sinne) in die Statistik einbezogen werden oder nicht.

So schwanken die Angaben über die Lokalisation des Ösophaguskarzinoms nicht unbeträchtlich. So sollen 2% in der Pars cervicalis, 25% im angrenzenden oberen Drittel, 24% im mittleren Drittel und 49% im unteren thorakalen Abschnitt lokalisiert sein, wobei in den Karzinomen des unteren thorakalen Abschnittes offenbar auch Kardiakarzinome mit eingerechnet wurden[19]. Nach anderen Statistiken wird das mittlere Drittel am häufigsten befallen[34, 52, 179].

Morphologie. *Makroskopisch* (Abb. 2.10 a u. b) unterscheidet man folgende Hauptformen[118].

- *Polypöses Karzinom*: Diese Wachstumsform ist mit ca. 60% aller Fälle am häufigsten. Mit zunehmender Größe kommt es an der manchmal auch multilobulär beschaffenen Oberfläche des intraluminalen Tumors zu einer Ulzeration. Große, polypös wachsende und gestielte Karzinome ohne Wandinfiltration sind häufig Spindelzell- oder Plattenepithelkarzinome mit zusätzlicher spindelzelliger (epithelialer zytokeratinpositiver Komponente)[90, 137]. Zu den Raritäten gehören multiple Plattenepithelkarzinome mit dem Bild multipler gestielter polypöser Tumoren mit multiplen Herden eines Carcinoma in situ in der umgebenden Schleimhaut[197].
- *Diffus infiltrierendes Karzinom*: Dieser Typ findet sich in etwa 15%. Der Tumor wächst primär intramural und unterminiert weit die benachbarte intakte Ösophagusschleimhaut. Die zentrale Ulzeration ist meist viel kleiner als der gesamte Tumor, der zu einer *zirkulären Stenose* der Ösophaguslichtung und zu einer zunehmenden Rigidität der Ösophaguswand führt.
- *Ulzeröses Karzinom*: In etwa 25% imponiert der Tumor als unregelmäßig begrenztes hämorrhagisches Ulkus mit wallartig erhabenen Rändern. Das Ausmaß der Obstruktion hängt im wesentlichen vom Grad des intramuralen Wachstums ab. Eine Abheilung flacher ulzeröser Defekte der Ösophagusschleimhaut ist keine Garantie dafür, daß es sich um benigne Läsionen handelt. So sind Fälle bekannt, in denen eine ulzeröse Schleimhautläsion abheilte und Kontrollbiopsien aus diesem Bereich ein Carcinoma in situ nachwiesen[23].
- *Variköses Karzinom*: Unter dieser Beziehung sind Tumoren beschrieben, die in ihrem endoskopischen und röntgenologischen Bild Ösophagusvarizen ähneln. Mikroskopisch handelt es sich hierbei zumeist um Plattenepithelkarzinome, nur selten um ein Adenokarzinom.

  Die durchschnittliche *Größe* der Plattenepithelkarzinome beträgt ca. 6,5 cm[150].

  Bei der Größenbeurteilung ist zu berücksichtigen, daß das resezierte Ösophaguspräparat nach Formalinfixation ganz erheblich schrumpft, die Resektionsränder auf 32 bis 39%, wobei die proximalen Resektionsränder stärker schrumpfen. Der Tumor selbst wird hierbei um ca. 10% kleiner.

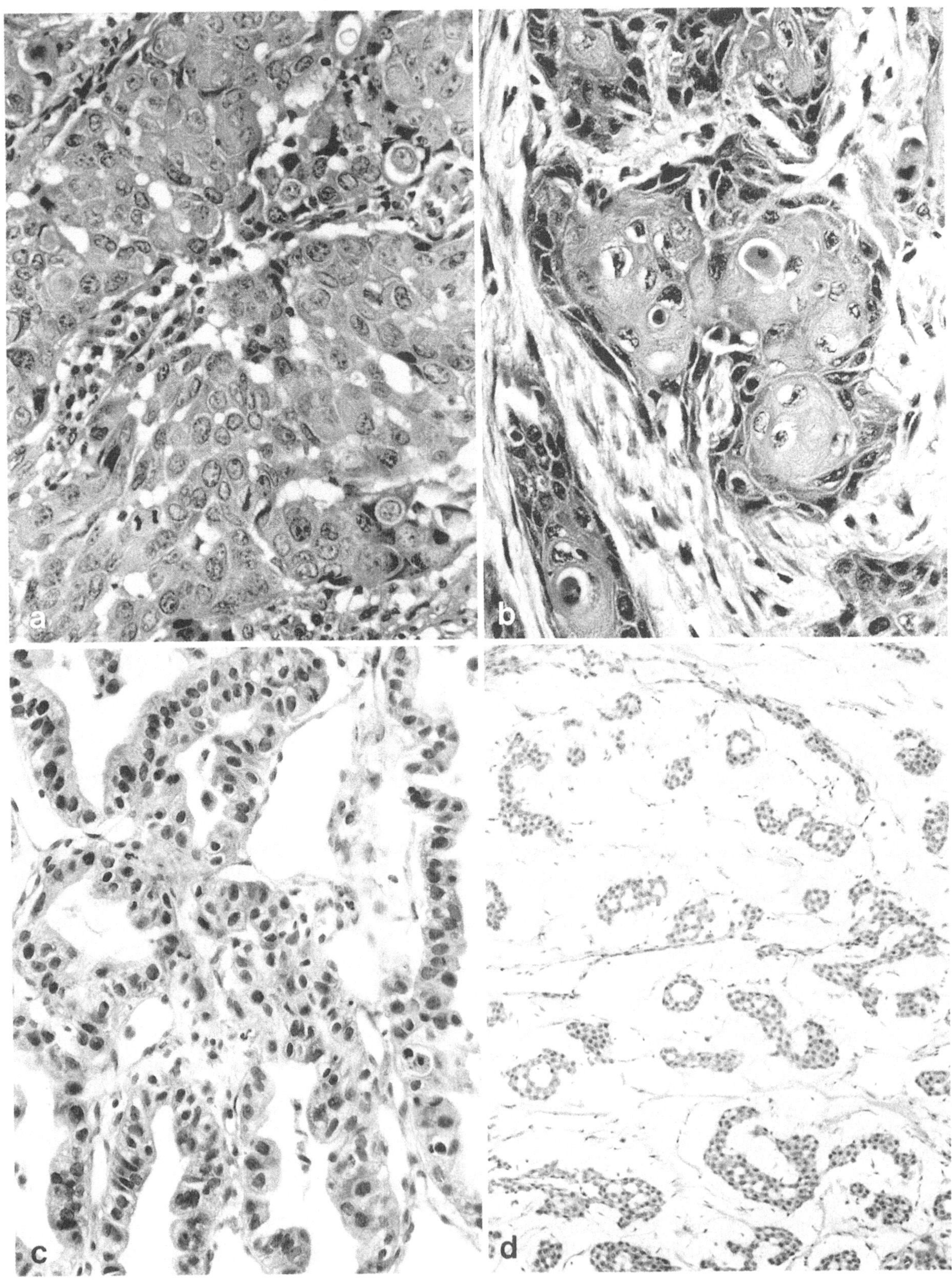

Abb. 2.11. **a** Nichtverhorntes Plattenepithelkarzinom des Ösophagus. H.E. (Vergr. 350 : 1). **b** Verhorntes Plattenepithelkarzinom des Ösophagus. H.E. (Vergr. 560 : 1). **c** Mäßig differenziertes Adenokarzinom des Ösophagus (kein Barrett-Syndrom). H.E. (Vergr. 560 : 1). **d** Muzinöses Adenokarzinom des Ösophagus (kein Barrett-Syndrom). H.E. (Vergr. 140 : 1)

Mikroskopisch sind 95–98% der Ösophaguskarzinome

- *Plattenepithelkarzinome*[2, 119] (ICD-O M-8070/3) (▷ Abb. 2.11 a, b.)
  Da die Zellschicht mit der höchsten Teilungsrate im Ösophagus die Basalzellschicht des Plattenepithels der Schleimhaut ist, sind plattenepitheliale Tumoren am häufigsten zu erwarten[19].
  Die Differenzierung schwankt zwischen den (häufigeren) undifferenzierten = kleinzelligen und den (selteneren) hochdifferenzierten verhornten Plattenepithelkarzinomen. Plattenepithelkarzinome mit herdförmiger spindelzelliger Differenzierungen werden oft fälschlich als *Karzinosarkome* bezeichnet[20]. Licht- und elektronenmikroskopisch unterscheiden sich die Plattenepithelkarzinome des Ösophagus nicht von denen anderer Organe[160].
  Plattenepithelkarzinome des Ösophagus zeigen jedoch in ca. 20% auch umschriebene glanduläre Differenzierungen wie bei Adenokarzinomen, adenoidzystischen und mukoepidermoiden Karzinomen, vor allem im Bereich der Submukosa und Lamina propria. In diesen Fällen ist der Tumor offenbar nicht nur aus Plattenepithelien der Schleimhautoberfläche entstanden[93]. Andererseits können auch kleinzellige Karzinome (s. unten) umschriebene plattenepitheliale, glanduläre und neurosekretorische Differenzierungen zeigen. Man kann argyrophile Tumorzellen mit neurosekretorischen Granula und immunhistochemisch eine Positivität der Tumorzellen für ACTH und Kalzitonin nachweisen[67, 121]. Dies spricht für eine gemeinsame Stammzelle der Ösophaguskarzinome.
- *Adenokarzinome* (ICD-O M-8140/3) (Abb. 2.11 c) kommen in einer Häufigkeit von 0,8–6% vor, sind also viel seltener[2]. Sie gehen aus dystopen Magenschleimhautinseln, persistierenden embryonalen Zylinderepithelinseln, oder aus Schleimdrüsen der Ösophaguswand hervor, vor allem aber entstehen sie im Verlauf eines Barrett-Syndroms[2, 34, 35].
- *Adenoid-zystisches Karzinom* (ICD-0 M-8200/3): Das adenoid-zystische Karzinom des Ösophagus[16, 153] ist seltener (bis 1984 37 Fälle in der englischsprachigen Literatur)[42]. Es entspricht in seiner histologischen Struktur den adenoid-zystischen Speicheldrüsenkarzinomen. Als *Ausgangspunkt* werden im Ösophagus in erster Linie *submuköse Drüsen* oder *tracheobronchiale Gewebsinseln* diskutiert[78, 188, 190]. Die *Prognose* ist schlecht. Keiner der 51–72 Jahre alten Patienten lebte länger als 2 Jahre, alle zeigten eine fortgeschrittene Metasierung[188].
- *Mukoepidermoidkarzinom* (ICD-O M-8430/3): Bis 1978 wurden 8 Tumoren unter diesem Namen beschrieben[211]. Der Tumor scheint jedoch häufiger zu sein, da er z. B. als Adenokanthom oder Adenokarzinom mit plattenepithelialer Differenzierung bezeichnet wurde. Die Tumoren zeigen die histologische und elektronenmikroskopische Struktur der gleichnamigen Speicheldrüsenkarzinome. Ihr Entstehungsort im Ösophagus wird in Ausführungsgängen submuköser schleimbildender Drüsen angenommen[208]. Die Prognose scheint besser als die der Plattenepithelkarzinome zu sein[141, 208].
- *Adenokankroide* (*Adenoakanthome*) (ICD-O M-8560/3) bevorzugen den gastroösophagealen Grenzbereich und sind selten.
- *Kollisionstumoren* : Im Bereich der Kardia sind Kollisionstumoren zwischen Adenokarzinomen des Magens und Plattenepithelkarzinomen des Ösophagus möglich[180]. Für die seltene Diagnose eines Kollisionstumors ist erforderlich, daß die Ausgangspunkte der Tumoren *topographisch unterschiedlich* sind und *außerhalb der Kollisionszonen* die Tumoren *in reiner Form* vorliegen. Daneben gibt es auch Kollisionsstumoren aus Adenokarzinomen und Sarkomen sowie malignen Lymphomen[180].
- *Kleinzelliges Karzinom* (*Oat-cell-Karzinom*) (ICD-O M-8041/3). Das kleinzellige Karzinom des Ösophagus ist *selten*. Bis 1981 wurden 16 Fälle beschrieben[157], jedoch gibt diese Zahl sicher nicht die echte Häufigkeit wieder, da allein aus einer Institution unter 955 Patienten mit Ösophaguskarzinomen 23 mit einem Karzinom vom Oat-cell-Typ (2,4%) beobachtet wurden[24]. Der Tumor entspricht histologisch den kleinzelligen anaplastischen Karzinomen (Oat-cell-Karzinomen) der Lunge und entsteht aus *argyrophilen neuroendokrinen Zellen*, die zwischen den Basalzellen der Ösophagusschleimhaut gefunden wurden[192, 195].
  Ultrastrukturell fanden sich neurosekretorische Granula[72, 156, 195]. Einige Tumoren zeigen eine ACTH-Produktion[75, 94]. Das kleinzellige Karzinom des Ösophagus spricht auf die zytostatische Therapie des Oat-cell-Karzinoms der Lunge an und sollte nicht operiert werden[35]. Durch frühzeitige Lymph- und Blutgefäßeinbrüche hat das kleinzellige Karzinom eine schlechtere Prognose als andere Karzinomformen[121].
  Differentialdiagnostisch müssen diese Tumoren deshalb von kleinzelligen anaplastischen Plattenepithelkarzinomen abgegrenzt werden[162], mit denen sie histologisch eine große Ähnlichkeit haben können.

Ausbreitung. *Per continuitatem*[1, 118] (▷ Abb. 2.10 c) kann das Karzinom infolge Fehlens einer Serosa leicht in die Umgebung eindringen. Am häufigsten infiltriert der Tumor die *Trachea*, die *Bronchien* und das *Mediastinum*. Im Mediastinum können neurale Strukturen (N. vagus, N. recurrens, Ganglion cervicale des Grenzstranges → Horner-Syndrom) und – seltener – Gefäße (Aorta, A. pulmonalis, A. thyreo-

Tabelle 2.11. Metastasierungswege der Ösophaguskarzinome[19]

Hämatogen	Leber	22%
	Lunge	18%
	Skelett	16%
	Pleura	15%
	Magen/Darm	11%
	Nebenniere	7%
	Peritoneum	7%
	Niere	5%
	Schilddrüse	2%
Lymphogen	Supraklavikulär/tief zervikal	19%
	Mediastinal hinten	28%
	Paratracheal/tracheobronchial	20%
	Perigastrisch	18%
	Abdominell	64%
	Axillär	2%
	Inguinal	1%

idea inferior → u. U. tödliche Blutungen) ergriffen werden.

Innerhalb der Ösophaguswand breitet sich der Tumor oft (makroskopisch unsichtbar) in der Submukosa aus[91, 178], und zwar mehr in proximaler als in distaler Richtung, manchmal mehr als 5 cm. Es sind sogar Tumorausdehnungen bis in den Pharynx und den Magen bekannt[149]. *Aus diesem Grund empfiehlt sich während der Operation die Schnellschnittuntersuchung der Resektionsränder*[84].

- *Lymphogene Metastasen* finden sich häufiger (60 – 75%) als *hämatogene Metastasen*, ▷ Tabelle 2.11 (10 – 50%)[1, 2].
  Die unterschiedliche Lymph- und Venenblutdrainage der oberen und unteren Teile des Ösophagus bedingt, daß die Metastasierung je nach Tumorlokalisation verschieden erfolgt:
- *Proximale Ösophaguskarzinome* metastasieren bevorzugt in die tiefen zervikalen, paraösophagealen, supraklavikulären, prätrachealen und perihilären Lymphknoten. *Fernmetastasen betreffen die Lungen doppelt so häufig wie die Leber*; ferner das Skelettsystem, die Nieren, Nebennieren und andere Organe[1, 73, 104, 202].
- *Distale Ösophaguskarzinome* metastasieren lymphogen v. a. in die paraösophagealen, parakardinalen und linksseitigen paragastrischen Lymphknoten. *Hämatogene Metastasen finden sich in der Leber häufiger als in den Lungen* (Abfluß über die V. portae!); daneben auch in anderen Organen wie beim proximalen Karzinom[1, 34, 104] (▷ Tabelle 2.11).
  Das Ösophaguskarzinom neigt zur Absiedlung *lymphogener Schleimhautmetastasen*.

Kombination mit anderen Tumoren. Das Ösophaguskarzinom tritt manchmal kombiniert mit Plattenepithelkarzinomen der Mundhöhle, des Larynx und des Pharynx auf (1 – 2,5%)[1, 57, 119, 198]. Ferner findet sich häufig eine Koinzidenz mit Dickdarmpolypen und Tumoren des oberen Verdauungstraktes[175].

Tabelle 2.12. pTNM-Klassifikation des Ösophaguskarzinoms (1979)

Primärtumor

- *Zervikaler und intrathorakaler Ösophagus*

pTis	Präinvasives Karzinom (Carcinoma in situ)
pT0	Keine Evidenz für Tumorbefall bei der histologischen Untersuchung des Resektats
pT1	Tumor mit Invasion der Mukosa oder Submukosa, jedoch nicht des Muskelmantels
pT2	Tumor mit Invasion des Muskelmantels
pT3	Tumor mit Invasion über Muskelmantel hinausgehend oder mit ausgedehnter Invasion der benachbarten Strukturen
pT3a	Tumor mit Invasion über Muskelmantel hinausgehend
pT3b	Tumor mit ausgedehnter Invasion der benachbarten Strukturen
pTX	Tumorinvasion kann nicht beurteilt werden

Regionäre Lymphknotenmetastasen

- *Zervikaler Ösophagus*

pN0	Keine Evidenz für einen Befall der regionären Lymphknoten
pN1	Bewegliche unilaterale regionäre Lymphknoten
pN2	Bewegliche bilaterale regionäre Lymphknoten
pN3	Fixierte regionäre Lymphknoten
pNX	Die minimalerfordernisse zur Beurteilung der regionären Lymphknoten liegen nicht vor

- *Intrathorakaler Ösophagus*

pN0	Keine Evidenz für einen Befall der regionären Lymphknoten bei chirurgischer Exploration oder Mediastinoskopie
pN1	Evidenz für Befall der regionären Lymphknoten bei chirurgischer Exploration oder Mediastinoskopie
pNX	Die Minimalerfordernisse zur Beurteilung der regionären Lymphknoten liegen nicht vor (z. B. wenn eine explorative Operation nicht unternommen wurde)

Fernmetastasen

- *Zervikaler und intrathorakaler Ösophagus*

pM0	Keine Evidenz für Fernmetastasen
pM1	Fernmetastasen vorhanden
pMX	Die Minimalerfordernisse zur Feststellung von Fernmetastasen liegen nicht vor

Stadieneinteilung nach dem TNM-System[200]. Zur prätherapeutischen klinischen Klassifikation (TNM) und postoperativen histopathologischen Klassifikation (pTNM) (Tabelle 2.12 u. Tabelle 2.13).

Anmerkungen zu den Begriffen Obstruktion und extraösophageale Ausbreitung. Die *Obstruktion* ist definiert als ein röntgenologisch evidentes Hindernis bei der Passage von flüssigem Kontrastmittel im Bereich des Tumors oder als eine endoskopisch festgestellte Obstruktion im Ösophagus. Unter *extraösophagealer Ausbreitung* versteht man den klini-

Tabelle 2.13. Stadieneinteilung der Ösophaguskarzinoms (pTNM, 1979)

Stadium I	zervikal und intrathorakal	pT1	pN0	pM0
Stadium II	zervikal	pT1	pN1, pN2	pM0
		pT2	pN0, pN1, pN2	pM0
	intrathorakal	pT2	pN0	pM0
Stadium III	zervikal	pT3	Jedes pN	pM0
		Jedes pT	pN3	pM0
	intrathorakal	Jedes pT	pN1	pM0
Stadium IV	zervikal und intrathorakal	Jedes pT	Jedes pN	pM1
Kurzfassung				
pT 1	zervikal und intrathorakal	≤ 5 cm, keine Obstruktion		
pT2	dto.	> 5 cm/Obstruktion/Gesamtumfang befallen		
pT3	dto.	Extraösophageale Ausbreitung		
pN1	zervikal	unilateral/beweglich		
pN2	dto.	bilateral/beweglich		
pN3	dto.	fixiert		
pN1	intrathorakal	Regionärer Befall		

schen, röntgenologischen oder endoskopischen Nachweis

- des Befalls der Nn. recurrentes oder phrenici bzw. des Sympathikus.
- einer Fistelbildung
- des Befalls der Trachea und/oder des Bronchialbaums,
- einer Kompression der V. cava oder V. azygos,
- eines malignen Ergusses.

Eine Erweiterung des Mediastinums an sich ist noch kein Beweis für eine Ausdehnung über den Ösophagus hinaus.

Klinik, Verlauf, Komplikationen. Zu den häufigsten *Symptomen* gehören Dysphagie (89%), Gewichtsverlust (56%), retrosternaler Schmerz (34%), Regurgitation (19%) und Speiseröhrenbrennen (7%)[175].

Dysphagien treten aber meist erst dann auf, wenn nahezu die gesamte Zirkumferenz betroffen ist[150]. Zum Zeitpunkt der Diagnose ist das Karzinom deswegen in den meisten Fällen bereits weit fortgeschritten und in das periösophageale Gewebe penetriert[86].

Unbehandelte Patienten verhungern infolge *Ösophagusobstruktion* oder versterben infolge *abszedierter Bronchopneumonien* durch Aspiration oder tracheoösophageale Fistelbildung[150].

Insbesondere *nach der Bestrahlung* eines Ösophaguskarzinoms kann es zu *massiven Blutungen aus aortoösophagealen Fisteln* kommen. Andere Ursachen von Gefäßwandnekrosen sind Verschlüsse der Vasa vasorum durch Thrombosen, entzündliche Veränderungen oder Tumorzellen.

Besonders bei *kleinzelligen Karzinomen* sind *paraneoplastische Syndrome* beobachtet worden, bei denen die Tumorzellen adrenokortikotrope Hormone, Kalzitonin und vasoaktive intestinale Polypeptide bilden können[28, 92, 129]. Auch eine Gastrinbildung konnte beobachtet werden. Die Tumorzellen dieser neuroendokrinen Tumoren zeigen intrazytoplasmatisch eine Argyrophilie, neurosekretorische Granula und eine positive Reaktion für die neuronspezifische Enolase (NSE)[129].

In 59–70% der Ösophaguskarzinome finden sich *erhöhte CEA-Werte* mit besonders hohen Titern bei progressivem Tumorwachstum, während die Erhöhungen des *α-Fetoproteins* weniger deutlich sind[8, 206]. Das karzinoembryonale Antigen läßt sich auch im spezialisierten Epithel der Zylinderepithelmetaplasie (Barrett-Syndrom) immunfluoreszenzmikroskopisch darstellen, während sich das Plattenepithel negativ verhält[47].

Bei Patienten mit Ösophaguskarzinomen und präkanzerösen Veränderungen wurden im Blut signifikant erniedrigte Selenspiegel gefunden, während die Serumkonzentration von Zink, Kupfer und Magnesium keine Unterschiede zeigten[75].

Mittels eines Radiorezeptorassays, der sich des monoklonalen Antikörpers 2G3 bedient, ist es heute möglich, im klinisch-diagnostischen Test nicht nur zwischen Plattenepithel- und Adenokarzinomen zu unterscheiden, sondern diese auch von gutartigen Ösophagusprozessen abzugrenzen[143].

Zu den *häufigsten chirurgischen Komplikationen* gehören Nahtdehiszenz, Mediastinitis, Pyopneumothorax, Hämatothorax, Interponatnekrose, Arrosionsblutungen durch Endoprothesen und Fisteln[52].

Das Ösophaguskarzinom kann direkt (15%) und indirekt (80%) zum Tode führen. Zu den häufigsten Todesursachen gehören bei direkter Tumorfolge z. B. Aortenarrosion, ösophagotracheale Fistel und Mediastinitis. Zu den indirekten Tumorfolgen z. B. Kachexie und Pneumonie (38%), postoperative Komplikationen (17%), bestrahlungsbedingte Komplikationen (8%) und Kreislaufversagen (17%). Tumorunabhängige Todesursachen finden sich in 5%[19].

Prognose. Die Prognose des Ösophaguskarzinoms ist *insgesamt schlecht*[74, 104, 138, 173]. Aus einer Sammelstatistik über 83783 Patienten mit einem Plattenepithelkarzinom geht hervor, daß von je 100 Patienten 39 operiert werden können. Von diesen sterben während des Klinikaufenthaltes 13 (33% der operierten Patienten). Von den übrigen 26 operierten Patienten leben nach 1 Jahr 18 (46% der operierten Patienten) und nach 2 Jahren noch 9 (23%). Nur 4 Patienten erreichen die Fünfjahresüberlebensgrenze[40].

Das weitverzweigte, auch subdiaphragmal drainierende Lymphgefäßsystem engt die Möglichkeit der Radikaloperation ein[86]. In neueren Statistiken aus China beträgt bei früherer Diagnose die Operabilität dennoch 75–85% und die *Fünfjahresüberlebensrate* 30–40%[213], bei Patienten ohne Lymphknotenmetastasen sogar über 80%[82].

Im einzelnen hängt die *Prognose* von folgenden *Faktoren* ab:

- *Sitz des Primärtumors*: Die Prognose wird um so schlechter, je höher das Karzinom sitzt[213].
- *Größe des Tumors*: Je größer die Längenausdehnung und das Tiefenwachstum, um so schlechter die Prognose[213]. Hierbei gibt es jedoch Ausnahmen.
  Wesentlich für die Prognose ist die Invasionstiefe des Tumors. So zeigen Mukosa- und Submukosatyp des Ösophaguskarzinoms nach Ösophagektomie erhebliche prognostische Unterschiede: Während der *Mukosatyp* eine Fünfjahresüberlebensrate von 83,5% besitzt, beträgt diese beim *Submukosatyp* nur 54,9%. Während Lymphknotenmetastasen beim Mukosatyp die große Ausnahme sind, hat in 35,3% der Submukosatyp regionäre Lymphknotenmetastasen, weswegen die Ösophagektomie beim Submukosatyp die Entfernung der regionären Lymphknoten mit einschließen sollte[59, 81].
- *Wachstumstyp*[1]: Das szirrhöse Karzinom hat infolge einer frühzeitigen und irreversiblen Stenose und Tumorkachexie die schlechteste Prognose. Bei den übrigen Tumorformen kann durch eine Tumornekrose die Stenose vorübergehend aufgehoben werden.
  Polypoid wachsende oder gestielte Plattenepithelkarzinome haben eindeutig – besonders nach operativer Entfernung – eine weitaus bessere Prognose als die anderen Plattenepithelkarzinomformen (stenosierende und ulzeröse Formen)[167].
- *Metastasierung*: Am wichtigsten für die Prognose ist das Vorhandensein regionärer Lymphknotenmetastasen. Die Überlebensrate ist bei Patienten ohne Lymphknotenmetastasen 2- bis 3mal höher als bei Patienten mit Metastasen[213].
- *Stromareaktionen*: Fälle mit ausgeprägter entzündlicher Stromareaktion sollen eine bessere Prognose haben[192].
- *Art der Therapie*: Die Prognose scheint *beim Plattenepithelkarzinom* am günstigsten zu sein, wenn es bestrahlt wird[34] (Tumoren des unteren Drittels sollten jedoch möglichst operiert werden), während beim *Adenokarzinom* wegen der schlechten Langzeitergebnisse der Strahlenbehandlung nach Möglichkeit stets operiert werden sollte[150]. Hieraus ergibt sich zugleich eine Abhängigkeit der Prognose vom histologischen Typ[23]. Nach neueren Untersuchungen ist jedoch die mittlere Überlebenszeit beim Adeno- und beim Plattenepithelkarzinom gleich. Sie beträgt bei operierten Fällen 293 Tage, nach radikaler Radiotherapie 190 und nach alleiniger palliativer Intubation 100 Tage. Damit sind die Ergebnisse insgesamt weiterhin schlecht. Eine alleinige Intubation bei inoperablen Patienten erscheint unter diesem Gesichtspunkt durchaus vernünftig[136].
  Plattenepitheliale Frühkarzinome des Ösophagus mit basaloiden Differenzierungen haben eine besonders gute Prognose[196]. *Adenoid-zystische Karzinome* haben im Bereich des Ösophagus eine schlechtere Prognose als das adenoid-zystische Speicheldrüsenkarzinom. Sie neigen frühzeitig zur Metastasierung (76% der Fälle) und sprechen offenbar auf eine kombinierte Chemotherapie an[152]. Das *kleinzellige Karzinom* des Ösophagus hat eindeutig eine besonders schlechte Prognose[127].
- *Histologisches Grading, Immunhistochemie und DNA-Analysen*: Das histopathologische Grading wird wie folgt definiert[64]:

  GX Differenzierungsgrad kann nicht bestimmt werden
  G I gut differenziert
  G II mäßig differenziert
  G III schlecht differenziert
  G IV undifferenziert

  Während nach einigen Autoren Differenzierungsgrad und Tumorstadium die einzigen prognostisch signifikanten Parameter waren[159], zeigt die Prognose des Plattenepithelkarzinoms des Ösophagus nach anderen Autoren eindeutig eine Korrelation mit dem DNA-Gehalt der Tumorzellen[111, 205]. Ein hochgradig hyperploider und aneuploider DNA-Gehalt der Tumorzellen eines Plattenepithelkarzinoms war prognostisch signifikant schlechter als annähernd diploide DNA-Meßwerte[111].
  Die beste Überlebenszeit haben diploide Tumoren (32 Monate), die schlechteste hypertriploide Formen (6,5 Monate), während die hypotriploiden Tumoren dazwischen lagen (22 Monate)[205].
  Auch immunhistochemisch zeigen die Tumorzellen Charakteristika. So zeigen die Zellen eines ösophagealen Plattenepithelkarzinoms einen Verlust der Expression von Blutgruppenantigenen[159]. Erhöhte Werte der Tumorzellen für den epidermalen Wachstumsfaktor (EGF) scheinen prognostisch signifikant ungünstig zu sein[124, 142].
  Die Expression des Tumorsuppressorgenproduktes p53 ist beim ösophagealen Plattenepithelkarzinom streng korreliert mit malignen Zellen einschließlich dysplastischer Elemente. Sie ist ebenfalls korreliert mit Ki-67-positiven und PCNA-positiven (Tumor-)Zellen[168].
  Die Anwesenheit des Genproduktes P-Glykoprotein, das den Transport antineoplastisch wirkender Substanzen (Doxorubicin, Vincristin, Colchicin) regelt, ist möglicherweise ein Indikator für

ein schlechtes Ansprechen auf eine Chemotherapie[158].

- *Zweitkarzinome* nach Resektion eines Ösophaguskarzinoms werden extrem selten beobachtet, hauptsächlich wohl deswegen, weil der Tumor vorwiegend bei älteren Menschen auftritt und nur selten geheilt wird[27].

Leiomyom

(ICD-O M-8890/0)

Epidemiologie. Unter den insgesamt seltenen gutartigen Speiseröhrengeschwülsten ist das Leiomyom *relativ am häufigsten* (75-80% aller benignen Tumoren)[1, 169, 171].

Das Leiomyom wird fast ausschließlich zwischen dem *20. und 50. Lebensjahr* diagnostiziert. Es ist bei *Männern* 3mal häufiger als bei *Frauen*[2, 10, 37, 62, 89]

Lokalisation[57]. Das *mittlere und untere Drittel* des Ösophagus sind bevorzugt. Nur 7% werden im oberen Ösophagus gefunden [169]. Nahezu 10% der im unteren Ösophagus lokalisierten Tumoren greifen auf die Kardia über[201].

Morphologie. Die *Leiomyome* entwickeln sich zumeist *solitär* und *intraluminal*[118]. Das Ausmaß der Lumeneinengung hängt von ihrer Größe ab.

Die meisten Leiomyome haben einen Durchmesser von 5 cm oder weniger[169], doch sind auch riesige solitäre Leiomyome bis zu 5000 g beobachtet worden[11, 140].

Zu den Sonderformen gehören gestielte intraluminale Leiomyome, ringförmig wachsende Tumoren[20], die diffuse Leiomyomatose[44, 63, 79] und multiple Leiomyome[172].

Makroskopisch sind die Tumoren von grauweißer bis grauroter Farbe und derb-elastischer Konsistenz. Auf der Schnittfläche zeigen sie einen *geflechtartigen* Aufbau und – abhängig vom Ausmaß regressiver Veränderungen – *Pseudozysten* und *Verkalkungen.* Die bedeckende Schleimhaut ist meist intakt und eine *Biopsie daher nutzlos (und gefährlich).*

Mikroskopisch entspricht das Bild demjenigen der Leiomyome anderer Lokalisation, z. B. des Myometriums.

Die *diffuse Leiomyomatose* des Ösophagus kann einerseits zu einer diffusen Wandverdickung führen, andererseits aber auch noduläre Tumorformen ausbilden, wobei beide Veränderungen bei demselben Patienten bestehen können[63, 103].

Die Muskelfaserproliferation kann nur eine oder alle Muskelschichten betreffen[63]. Auch die angrenzende Magenwand kann befallen sein[103]. Die Veränderung kann familiär gehäuft auftreten, auch zusammen mit einer Nephropathie (Alport-Syndrom)[103]. Die Ösophaguswand kann bis zu 4 cm dick werden. Mikroskopisch zeigen die Muskelfaserbündel einen Verlust der Orientierung. Degenerative Veränderungen, muskuläre Verdickungen von Blutgefäßen und entzündliche Veränderungen auch der neuralen Plexus und neurale Verdickungen sind geläufig[103].

Während ein Teil der Patienten asymptomatisch ist, zeigen die meisten dysphagische Beschwerden. Männer sind doppelt so häufig betroffen wie Frauen, und auch Kinder können erkranken. Klinisch und radiologisch kann das Bild einer Achalasie resultieren[103]. Die Veränderung kann kombiniert sein mit einer tracheobronchialen Leiomyomatose, Magenausgangsstenose und selten auch mit einem Befall des Dünndarmes und viszeralen Malignomen in einem relativ jungen Alter[103]. Die ösophageale Leiomyomatose ist langsam progressiv. Eine maligne Entartung wurde bisher nicht beobachtet.

Verlauf, Prognose

- *Dysphagie und substernale Schmerzen*[2, 122] führen den Patienten gewöhnlich zum Arzt.
- *Blutungen* sind selten [2, 122] (beim Leiomyom des Magens dagegen häufig!).
- *Maligne Umwandlung*: Bisher wurden nur wenige Fälle dieser Art bekannt[56].
- *Zwerchfellnahe Leiomyome können bei Einbeziehung des Mageneinganges eine Hernie* verursachen[169].
- In seltenen Fällen gehen Leiomyome des Ösophagus mit einer *hypertrophen Osteoarthropathie* einher[83].

Lipom, Liposarkom

(ICD-O M-8850/0 bzw. M-8850/3)

Lipome des Ösophagus sind *sehr selten*[115, 218]. Sie können *polypös* und *gestielt* sein, zu Schluckstörungen führen, bei entsprechender Lage und Größe in die Mundhöhe regurgitiert werden und bei Verlegung des Kehlkopfes zu Atemstörungen führen[115].

Mikroskopisch bieten die Lipome keine Besonderheiten.

Zu den Seltenheiten gehört ein gestieltes myxoides Liposarkom des zervikalen Ösophagus[109].

Granularzellenmyoblastom (Myoblastenmyom Abrikossoff)

(ICD-O M-9580/0)

Diese benignen Tumoren sind im Ösophagus *selten.* Bis 1983 wurden ca. 120 Fälle beschrieben[48, 51, 54, 69, 96, 146].

Von den 19 – 72 Jahre alten Patienten waren Männer knapp doppelt so häufig betroffen wie Frauen[33]. Die Tumoren fanden sich in allen Ösophagusabschnitten, zumeist jedoch in der unteren Region.

Makroskopisch handelt es sich zumeist um solitäre, selten multiple submuköse Tumoren, die nur selten zu einer Stenose führen. Die auf der Schnittfläche grau-gelben Knoten haben eine derb-elastische Konsistenz.

Mikroskopisch bestehen die Tumoren aus großen, breit-plasmatischen, dicht gelagerten Zellen mit feingranulärem PAS-positivem Zytoplasma und kleinen runden, zentral gelegenen chromatindichten Kernen. Das bedeckende Plattenepithel der Ösophagusschleimhaut ist häufig verdickt.

Wegen der ultrastrukturellen Ähnlichkeit der Tumorzellen mit Schwann-Zellen und ihrer zuweilen ausgesprochenen perineuralen Lagerung sowie ihrer immunhistochemischen Beschaffenheit (Protein-S 100-positiv) gilt ihr neuraler Ursprung heute als sicher[18, 33] (▷ Bd. 4, Kap. 4).

Hämangiom

(ICD-O M-9120/0)

Auch diese Tumoren sind *selten*. Bis 1981 wurden 24 Fälle beschrieben[61]. Die im Mittel 2 – 3 cm im Durchmesser großen Tumoren können in allen Abschnitten des Ösophagus *intraluminal* oder *extraluminal* auftreten und histologisch *kapillär, kavernös* oder *gemischt* imponieren. Die meisten Hämangiome sind asymptomatisch. Zu den häufigsten Symptomen gehören Blutungen und Dysphagien.

Hämangioperizytom

(ICD-O M-9150/0)

Dieser Gefäßtumor ist *extrem selten*[26]. Elektronenoptisch finden sich die typischen ultrastrukturellen Merkmale von Perizyten.

Lymphangiom

(ICD-O M-9170/0)

Lymphangiome sind *noch seltener* als Hämangiome. In der Literatur finden sich nur wenige Kasuistiken[10, 22]. Die Diagnose ist bioptisch möglich. Kleine polypöse Tumoren können *endoskopisch entfernt* werden[10].

Fibrom

(ICD-O M-8810/0)

Ähnlich selten wie die Lymphangiome sind Fibrome. Ausnahmsweise wachsen sie *zirkulär*.

Chondrom

(ICD-O M-9220/0)

Das Vorkommen echter Chondrome ist *umstritten*. Wahrscheinlich handelt es sich um Knorpelinseln im oberen Teil der Speiseröhre, die als *Fehlbildungen* (infolge ungenügender Trennung der Laryngotrachealleiste vom Vorderdarm) anzusprechen sind[118]

Leiomyosarkom

(ICD-O M-8890/3)

Leiomysarkome sind *selten* und machen 0,5% aller malignen Ösophagustumoren aus. Bis 1981 wurden 43 Fälle publiziert[146]. *Männer* sind bevorzugt betroffen und gewöhnlich im *5. Lebensjahrzehnt*. Der Tumor kann intraluminal und/oder auch intramural wachsen und in jedem Drittel des Ösophagus vorkommen.

Durch *Biopsien* während der Endoskopie wird nicht immer repräsentatives Material gewonnen und die richtige Diagnose daher nicht immer gestellt.

Die *Prognose* ist nach erfolgreicher Operation besser als bei Karzinomen. 14 von 21 operierten Patienten lebten 1 – 7 Jahre[146].

Die *Differentialdiagnose* zwischen Leiomyom und Leiomyosarkom kann sehr schwierig sein. Der Tumor kann herdförmig unterschiedlich hoch differenziert sein und abschnittsweise wie ein benignes Leiomyom imponieren. Auch die Mitoserate wechselt. *Ultrastrukturell* findet sich, vergleichen mit benignen Leiomyomen, in malignen Zellen ein auffälliger Verlust an Zellorganellen, der diagnostisch verwertbar ist[46].

Bei der Seltenheit der Leiomyosarkome des Ösophagus überrascht ihre in einigen Fällen beschriebene *Kombination mit Ösophaguskarzinomen*[46].

Malignes Myoblastenmyom

(ICD-O M-9580/3)

Maligne Myoblastenmyome sind *sehr selten*[132]. Die Diagnose der Malignität ist dabei nur dann sicher zu stellen, wenn Lymphknotenmetastasen bestehen, da sich der Primärtumor nicht immer von einem benignen Myoblastenmyom unterscheiden läßt.

Malignes Hämangioendotheliom

(ICD-O M-9130/3)

Der einzige bisher beschriebene Fall[102] betraf einen 42 Jahre alten Mann mit einem 7 : 5 cm großen stenosierenden, auf der Schnittfläche weißlich-rötlich gefleckten weichen Tumor im mittleren Ösophagus, der *licht- und elektronenmikroskopisch* aus Blutgefäßen und kapillarähnlichen, miteinander anastomosierenden Strukturen mit hochgradig atypischen Endothelien bestand. Der Tumor infiltrierte das hintere Mediastinum.

Rhabdomyosarkom

(ICD-O M-8900/3)

Bis 1980 wurden nur 13 Fälle beschrieben[203]. Die Patienten waren *zwischen 27 und 78 Jahre* alt. Der Tumor befand sich zumeist im mittleren oder distalen Drittel. *Männer* sind 3mal so häufig betroffen wie *Frauen*. *Lichtmikroskopisch* kann die Diagnose schwierig sein, wenn eine Querstreifung der polymorphen undifferenzierten Mesenchymzellen nicht nachzuweisen ist. *Elektronenmikroskopisch* finden sich jedoch dünne Aktin- und dickere Myosinfilamente in hexagonaler Anordnung[203].

Lymphogranulomatose (M. Hodgkin)

(ICD-O M-9650/3)

Non-Hodgkin-Lymphome und Leukämien

(ICD-O M-9591/3) (ICD-O M-9800/3)

Ein *primärer* oder *sekundärer Befall* des Ösophagus bei Lymphomen und Leukämien ist *extrem selten* und aus der Literatur zumeist nur aus kasuistischen Mitteilungen bekannt[5, 6, 16, 43, 53, 131, 149, 182, 186].

Wegen der submukösen Lage der Lymphominfiltration ist die *Diagnose bioptisch nicht immer möglich*. Sekundäre Schleimhauterosionen können zu *Blutungen* führen und Eintrittspforten für *Septikopyämien* darstellen[53]. Eine *Tumorperforation* ist sehr selten[88].

Von 24 Patienten mit einem Durchschnittsalter von 62 Jahren überwog das weibliche Geschlecht bei weitem (nur 3 männliche Patienten)[127, 150].

Zu den Schleimhautveränderungen gehören noduläre Infiltrationen, Riesenfaltenbildungen, polypoide Veränderungen, Stenosen, Erosionen und Ulzerationen, varikoide Schleimhautveränderungen und aneurysmatische Dilatationen[5].

Die häufigsten Komplikationen bestehen in Perforationen, tracheoösophagealen und ösophagomediastinalen Fistelbildungen, Blutungen und Stenosen[5].

Osteosarkom

(ICD-O M-9180/3)

Bisher wurde nur 1 Fall eines Osteosarkoms des Ösophagus bei einem 70 Jahre alten Mann beobachtet[113], das als großer polypöser Tumor imponierte.

Hamartom

(SNOMED M-75500)

Hamartome liegen *intraluminal oder intramural*. Ihre gewebliche Zusammensetzung wechselt, sie können glatte und quergestreifte *Muskulatur*, schleimbildende *Drüsen*, *Knorpel* und entzündliche infiltriertes *fibröses Bindegewebe*, *Fettgewebe* und eine *angiomatöse Komponente* aufweisen[177]. In seltenen Fällen können sie sich *anulär* entwickeln[177].

Karzinosarkom

(ICD-O M-8980/3)

Karzinosarkome sind *selten*[100]. Sie bestehen aus malignen epithelialen und mesenchymalen Anteilen und wachsen meist polypös[118]. Die *epitheliale* Komponente ist gewöhnlich plattenepithelial, manchmal adenomatös oder anaplastisch. Der *sarkomatöse Anteil* kann neben spindeligen Zellformen gelegentlich Knorpel, Osteoid oder Muskelgewebe enthalten. Bei dem „sarkomatösen" Anteil handelt es sich wahrscheinlich um spindelzelliges Karzinomgewebe[166]. Hierfür spricht, daß diese Tumoren hinsichtlich ihrer Alters- und Geschlechtsverteilung, Lokalisation, Metastasierung und des Behandlungserfolges die gleichen Eigenschaften wie Plattenepithelkarzinome besitzen[170]. Die sarkomatös imponierenden Zellelemente können immunhistochemisch positiv sein für Desmin, Muskelaktin, Vimentin, α_1-Antichymotrypsin und negativ für Zytokeratin[87]. Nur dann können die Tumoren als echte Karzinosarkome angesehen werden.

Differentialdiagnose gegenüber dem Pseudosarkom s. unten.

Pseudosarkom

Auch Pseudosarkome sind polypöse, oft sehr umfangreiche Tumoren, die aus einem *Plattenepithelkarzinom mit sarkomähnlichem Stroma* bestehen[29, 41, 128, 193]. Die spindelförmigen und mehrkernigen Stromazellen gelten nach überwiegender Ansicht als Derivate der Plattenepithelien und sollen sich selbst benigne verhalten. In den seltenen Fällen, in denen Metastasen auftreten, sollen diese daher nur vom Plattenepithelkarzinom ausgehen[41, 128]; es wurden aber auch Metastasen aus beiden Komponenten[29] bzw. nur von der sarkomähnlichen Komponente (mit rein fibroblastären Eigenschaften im elektronenmikroskopischen Bild[110]) beschrieben.

Die Abgrenzung gegenüber dem *Karzinosarkom* kann schwierig sein; möglicherweise fallen die Tumoren mit metastasierender mesenchymaler Komponente[29, 110] in diese Gruppe und sind gar nicht dem Pseudosarkom hinzuzurechnen. Beim Karzi-

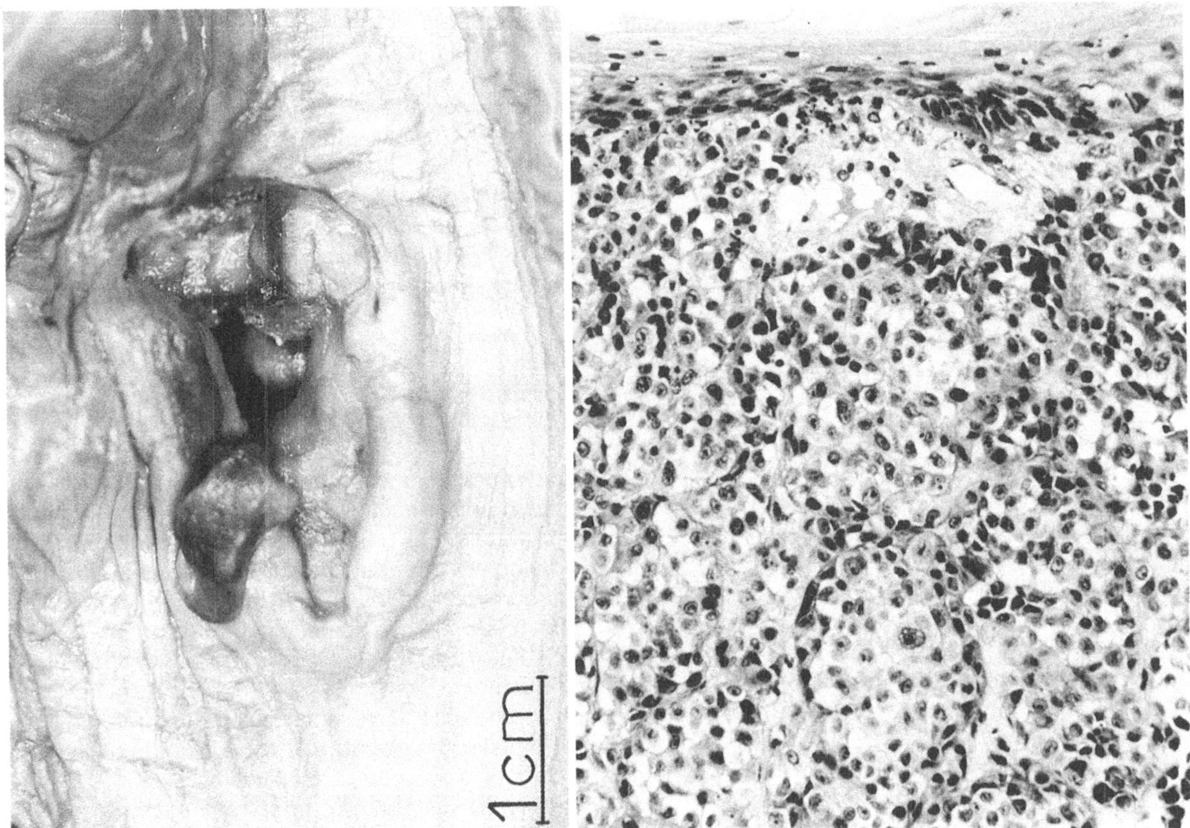

Abb. 2.12. **a** Unregelmäßig braun-schwarz pigmentiertes, ulzeriertes malignes Melanom des Ösophagus *(unteres Drittel)*. **b** Amelanotische Partie des malignen Melanoms in **a** H.E. (Vergr. 560 : 1)

nosarkom soll der sarkomatöre Anteil zellreicher, faserärmer und mitosenreicher sein als beim Pseudosarkom; ferner sollen bei ihm die Plattenepithelien und Sarkomzellen eng durchmischt sein, während beim Pseudosarkom die beiden Tumorbestandteile im histologischen Bild gut gegeneinander begrenzt sind[41, 128].

Die *Prognose* der Pseudosarkome ist relativ gut, vermutlich wegen des oberflächlichen Sitzes und exophytischen Wachstums, das die Patienten frühzeitig zum Arzt führt[41]. Metastasen sind die Ausnahme[41].

Malignes Melanom

(ICD-O M-8720/3)

Maligne Melanome sind ebenfalls *selten*. Bis heute wurden ca. 80-90 Fälle beschrieben[45, 97, 116, 161, 194]. *Männer* sind 1,7mal häufiger als *Frauen* betroffen, das *Durchschnittsalter* betrug etwa 60 Jahre. Altersverteilung, Symptomatologie und Lokalisation entsprechen etwa der des Ösophaguskarzinoms.

Maligne Melanome des Ösophagus entstehen aus Melanozyten der Ösophagusschleimhaut, die in allen Abschnitten des Ösophagus gefunden werden konnten[36, 195]. Melanozyten können normalerweise in 4 bis 8% der Fälle in der Ösophagusschleimhaut gefunden werden[116]. Die Entstehung der malignen Melanome aus intraepithelialen basalen Melanozyten entspricht offenbar der von De-novo-Melanomen der Haut. So konnten abseits des Tumors nicht nur benigne Melanozytenanhäufungen, sondern auch Gewebsveränderungen gefunden werden, die denen eines malignen Melanoma in situ der Haut völlig analog waren[7, 45, 105].

Morphologie. *Makroskopisch*[45] wächst das maligne Melanom des Ösophagus überwiegend *polypös* und *stenosierend*, die Tumoren sind manchmal *gestielt*. Die Tumoroberfläche ist meistens gelappt, selten ulzeriert, der *Pigmentgehalt* der Tumoren auch innerhalb eines Tumors unterschiedlich (Abb. 2.12 a).

Mikroskopisch[45] (Abb. 2.12 b) besteht der Tumor aus unterschiedlich stark pigmentierten, hochgradig atypischen Melanozyten, die entweder epithelial-polygonal oder spindelzellig sind.

> Man ist nur dann berechtigt, ein primär malignes Melanom des Ösophagus anzunehmen, wenn ein malignes Melanom der Haut nicht nachweisbar ist und eine generalisierte Metastasierung nicht besteht.

Die *lymphogene Metastasierung* entspricht der des Ösophaguskarzinoms. *Hämatogene Metastasen* fanden sich am häufigsten in Leber und Lungen. Die *Prognose* ist schlecht, die Überlebensrate beträgt im Mittel nur 14,6 Monate[45].

Synoviales Sarkom

Es fand sich in der Literatur ein einziger Fall eines polypoid wachsenden synovialen Sarkoms des Ösophagus, welches lokal abgetragen werden konnte[17].

Metastasen im Ösophagus

(ICD-O M-8000/6)

Hämatogene Metastasen in der Ösophaguswand sind selten und wurden bei folgenden Primärlokalisationen beschrieben: Pankreas, Hoden, Auge, Zunge, Tibia, Leber, Uterus, Haut, Synovialis und Prostata[58, 66, 217].

Literatur

1. – 4. Weiterführende Literatur (▷ S. 86)
5. Agha FP, Schnitzer B (1985) Esophageal involvement in lymphoma. Am J Gastroenterol 80:412 – 416
6. Ahmed N, Ramos S, Sika J, LeVeen HH, Piccone VA (1976) Primary extramedullary esophageal plasmocytoma. Cancer 38:943 – 947
7. Aldovini D, Detassis C, Piscioli F (1983) Primary malignant melanoma of the esophagus. Acta Cytol 27:65 – 68
8. Alexander JC, Chretien PB, Dellon AL, Synder J (1978) CEA levels in patients with carcinoma of the esophagus. Cancer 42:1492 – 1497
9. Applqvist P, Salmo M (1980) Lye corrosion carcinoma of the esophagus. Cancer 45:2655 – 2658
10. Armengol-Miro JR, Ramentol F, Salord J, Puig Costa M, Palacin A, Vidal MT (1979) Lymphangioma of the oesophagus. Diagnosis and treatment by endoscopic polypectomy. Endoscopy 3:185 – 189
11. Barreiro F, Seco JL, Molina J, Villamor J (1976) Giant esophageal leiomyomo with secondary megaesophagus. Surgery 79:436 – 439
12. Bayerdörffer E, Ottenjann R (1986) Granular cell tumor in upper GI-tract endoscopy. Five cases of eosophageal location. Endoscopy 18:97 – 100
13. Beckerman RC, Taussig LM, Froede RC, Coulthard SW, Firor H, Tonkin I (1980) Fibromuscular hamartoma of the esophagus in an infant. Am J Dis Child 134:153 – 155
14. Bender MD, Allison J, Cuartas F, Montgomery C (1973) Glycogenic acanthosis of the esophagus: a form of benign epithelial hyperplasia. Gastroenterology 65:373 – 380
15. Berger KL, Marshall JB, Diaz-Arias AA, Loy TS (1991) Primary small-cell carcinoma of the esophagus. J Clin Gastroenterol 13:135 – 141
16. Berman MD, Falchuk KR, Trey C, Gramm HF (1979) Primary histioctic lymphoma of the esophagus. Am J Dig Dis 24:883 – 886
17. Bloch MJ, Iozzo v R, Edmunds LH, Brooks JJ (1987) Polypoid synovial sarcoma of the eosophagus. Gastroenterology 92:229 – 232
18. Bock P (1978) Zur Kenntnis des Abrikossoff-Tumors. Med Diss Univ Mainz
19. Bornhöft G, Stein H (1990) Pathologie, Ausbreitungswege und Präkanzerosen des Plattenepithelkarzinoms des Ösophagus. In: Langhans P, Schreiber HW, Häring R, Reding R, Siewert JR, Bünte H (Hrsg) Aktuelle Therapie des Ösophaguskarzinoms. Springer Berlin Heidelberg New York Tokyo
20. Böttger G (1970) Ringförmig wachsendes Leiomyom des abdominalen Oesophagus. Chirurg 41:184 – 185
21. Boulay Du CEH, Isaacson P (1981) Carcinoma of the oesophagus with spindle cell features. Histopathology 5:403 – 414
22. Brady PG, Milligan FD (1973) Lymphangioma of the esophagus - diagnosis by endoscopic biopsy. Am J Dig Dis 18:423 – 425
23. Bretagne JF, Ramee MP, Gastard J (1983) Healing of malignant ulceration in a case of early oesophageal carcinoma presenting as haematemesis. Endoscopy 15:114 – 116
24. Briggs JC, Ibrahim NBN (1983) Oat cell carcinoma of the oesophagus: a clinico-pathological study of 23 cases. Histopathology 7:261 – 277
25. Broicher K, Hienz HA (1974) Karzinoid-Syndrom bei im Ösophagus lokalisiertem Primärtumor. Z Gastroent 38:377 – 384
26. Burke M, Ranchod M (1981) Hemangiopericytoma of the esophagus. Hum Pathol 12:96 – 100
27. Burkett FE, Johnson RL (1983) Carcinoma of the esophagus twelve years after curative resection for carcinoma of the esophagus. Cancer 51:2327 – 2331
28. Chandrasekhara R, Pilz CG, Levitan R (1975) Hypercalcemia associated with esophageal carcinoma in the absence of bone metastasis. Am J Dig Dis 20:173 – 175
29. Cho S-R, Henry DA, Schneider V, Turner MA (1983) Polypoid carcinoma of the esophagus: a distinct radiological and histopathological entity. Am J Gastroenterol 78:476 – 480
30. Chong FK, Graham JH, Madoff IM (1979) Mucin-producing carcinoid (composite tumor) of upper third of esophagus. Cancer 44:1853 – 1859
31. Clémençon G, Gloor F (1974) Benign epithelial hyperplasia of the esophagus: glycogenic acanthosis. Endoscopy 6:214-217
32. Colina F, Solis JA, Muñoz MT (1980) Squamous papilloma of the esophagus. Am J Gastroenterol 74:410 – 414
33. Coutinho D, Soga J, Yoshikawa T, Miyashita K, Tanaka O, Sasaki K, Muto T, Shimizu T (1985) Granular cell tumor of the esophagus: a report of two cases and review of the literatur. Am J Gastroenterol 80:758 – 762
34. Cukingnan RA, Carey JS (1978) Carcinoma of the esophagus. Ann Thorac Surg 26:274 – 286
35. Davis W McA, Goodwin MN, Black HC, Hawk JC (1969) Polypoid adenocarcinoma of the cervical esophagus. Arch Pathol 88:367 – 370
36. Dela Pava S, Nigogosyan G, Pickren JW, Cabrera A (1963) Melanosis of the esophagus. Cancer 16:48 – 50
37. Dillow BM, Neis DD, Sellers RD (1970) Leiomyoma of the esophagus. Am J Surg 120:615 – 619
38. Dörken H (1981) Esophageal carcinoma: Epidemiology. Langenbecks Arch Chir 355:45 – 48
39. Dourdourekas D, Kaymakcalan H, Steigmann F (1977) Squamous papilloma of the esophagus. Am J Gastroenterol 68:379 – 380
40. Earlam R, Cunha – Melo JR (1980) Oesophageal squamous cell carcinoma: a critical review of surgery. Br J Surg 67:381 – 390
41. Enrile FT, de Jesus PO, Bakst AA, Baloyot R (1973) Pseudosarcoma of the esophagus. Cancer 31:1197 – 1202
42. Epstein JI, Sears DL, Tucker RS, Eagan JW Jr (1984) Carcinoma of the esophagus with adenoid cystic differentiation. Cancer 53:1131 – 1136
43. Ewers HR, Brittinger G (1975) Lymphogranulomatosis of the oesophagus. Endoscopy 7:165 – 168
44. Fernandes JP, Mascarenhas MJ, Costa da JC, Correia JP (1975) Diffuse leiomyomatosis of the esophagus. Am J Dig Dis 20:684 – 685
45. Frank K, Bettendorf U, Reinhardt P (1981) Das maligne Melanom des Ösophagus. Leber Magen Darm 11:37 – 43

46. Gaede JT, Postlethwait RW, Shelburne JD, Cox JL, Hamilton WF (1978) Leiomyosarcona of the esophagus. J Thorac Cardiovasc Surg 75:740 – 746
47. Geboes K, Vanstapel MJ, Desmer VJ, Vantrappen G (1981) Tissue demonstration of carcinoembryonic antigen (CEA) in columnar esophageal epithelium. Hepato - Gastroenterol 28: 324 – 326
48. Gertsch P, Mosimann R (1980) A rare tumor of the esophagus: the granular cell myoblastoma. Endoscopy 12:245 – 249
49. Ghadirian P (1985) Familial history of esophageal cancer. Cancer 56:2112 – 2116
50. Ghadirian P (1987) Thermal irritation and esophageal cancer in northern Iran. Cancer 60:1909 – 1914
51. Gibbons JRP, Bharucha H, Soorae AS (1980) Granular cell tumor of the esophagus. Am J Gastroenterol 74:161 – 164
52. Giuvarc'h M, Mouchet A, Marquand J, Martinon F (1975) Etude d'une statistique de 461 cancers de l'oesophage. Ann Chir 29:753 – 761
53. Givler RL (1970) Esophageal lesions in leukemia and lymphoma. Am J Dig Dis 15:31 – 36
54. Glick SN, Teplick SK, Goldstein J, Stead JA, Zitomer N (1982) Glycogenic acanthosis of the esophagus. Am J Radiol 139:683 – 688
55. Gloor F, Clémençon G (1975) Granular cell tumors (myoblastomas) of the esophagus. Endoscopy 7:239 – 242
56. Godard JE, McCranie D (1973) Multiple leiomyomas of the esophagus. Am J Roentgenol 117:259 – 262
57. Goldstein HM, Zornoza J (1978) Association of squamous cell carcinoma of the head and neck with cancer of the esophagus. Am J Roentgenol 131:791 – 794
58. Gore RM, Sparberg M (1982) Metastatic carcinoma of the prostate to the esophagus. Am J Gastroenterol 77:358 – 359
59. Goseki N, Koike M, Yoshida M (1992) Histopathologic characteristics of early stage esophageal carcinoma. Cancer 69:1088 – 1093
60. Guanrei Y, He H, Sungliang Q, Yuming C (1982) Endoscopic diagnosis of 115 cases of early esophageal carcinoma. Endoscopy 14:157 – 161
61. Hanel K, Talley NA, Hunt DR (1981) Hemangioma of the esophagus: an unusual cause of upper gastrointestinal bleeding. Am J Dig Dis 26:257 – 263
62. Hare WSC, Ketheranathan V (1980) Leiomyoma of the oesophagus. Aust Radiol 24:273 – 276
63. Heald J, Moussalli H, Hasleton PS (1986) Diffuse leiomyomatosis of the oesophagus. Histopathology 10:755 – 759
64. Hermanek P, Scheibe O, Spiessl B, Wagner G (1992) TNM-Klassifikation maligner Tumoren. Springer, Berlin Heidelberg New York Tokyo
65. Herschman BR, Uppaputhangkule, Maas L, Gelzayd E (1978) Esophageal leukoplakia. JAMA 239:2021
66. Hiraoka T, Iwai K, Yamashita R, Tada J, Miyauchi Y (1986) Metastases from hepatocellular carcinoma in sclerosed oesophageal varices in cirrhotic patients. Br J Surg 73:932
67. Ho K-J, Herreira GA, Jones JM, Alexander B (1984) Small cell carcinoma of the esophagus. Hum Pathol 15:460 – 468
68. Hopkins RA, Postlethwait RW (1981) Caustic burns and carcinoma of the esophagus. Ann Surg 194:146 – 148
69. Howe WR, Postlethwait RW (1980) Granular cell myoblastoma of the esophagus. Surgery 89:701 – 704
70. Höpker W - W (1990) Epidemiologie des Ösophaguskarzinoms. In: Langhans P, Schreiber H W, Häring R, Reding R, Siewert J R, Bünte H (Hrsg) Aktuelle Therapie des Ösophaguskarzinoms. Springer, Berlin Heidelberg New York Tokyo, S 66 – 82
71. Höring E, Egner E, von Gaisberg U, Kieninger G (1990) Karzinoid des Ösophagus. Eine seltene Differentialdiagnose submuköser Ösophagustumoren. Z Gastroenterol 28:10 – 13
72. Imai T, Sannohe Y, Okano H (1978) Oat cell carcinoma (apudoma) of the esophagus. Cancer 41:158 – 164
73. Irie K, Austin E, Morgenstern L (1978) Solitary meningocerebral metastasis from squamous cell carcinoma of the esophagus. Cancer 42:2461 – 2465
74. Jackson JW, Cooper DKC, Guvendik L, Reece-smith H (1979) The surgical management of malignant tumours of the oesophagus and cardia: a review of the results in 292 patients treated over a 15-year period (1961 – 75). Br J Surg 66:98 – 104
75. Jaskiewicz K, Marasas O, Rossouw JE v, Niekerk FE, Heine EWP (1988) Selenum and other mineral elements in populations at risk for esophageal cancer. Cancer 62:2635 – 2639
76. Javdan P, Pitman E (1984) Squamous papilloma of esophagus. Dig Dis Sci 29:317 – 320
77. Jussawalla DJ (1981) Oesophageal cancer in India. J Cancer Res Clin Oncol 99:29 – 33
78. Kabuto T, Tanigucchi K, Iwanaga T, Terasawa T, Sano M, Tateishi R, Taniguchi H (1979) Primary cystic carcinoma of the esophagus. Cancer 43:2452 – 2456
79. Kabuto T, Tanigucchi K, Iwanaga T, Terasawa T, Tateishi R, Tanigucchi H (1980) Diffuse leiomyomatosis of the esophagus. Dig Dis Sci 25:388 – 391
80. Kadian RS, Marshall HE, Jacobs WH (1975) The removal of an esophageal papilloma by endoscopie means. Am J Gastroenterol 64:221 – 223
81. Kato H, Tachimori Y, Watanabe H, Yamagucchi H, Ishikawa T, Itabashi M (1990) Superficial esophageal carcinoma. Cancer 66:2319 – 2323
82. Kasai M, Mori S, Watanabe T (1978) Follow - up results after resection of thoracic esophageal carcinoma. World J Surg 2:543 – 551
83. Kaymakcalan H, Sequeria W, Barretta T, Ghosh BC, Steigmann F (1980) Hypertrophic osteroarthropathy with myogenic tumors of the esophagus. Am J Gastroenterol 74:17 – 20
84. Keighley MRB, Moore J, Lee JR, Malins D, Thompson H (1981) Peroperative frozen section and cytology to assess proximal invasion in gastro-oesophageal carcinoma. Br J Surg 68:73 – 74
85. Kelsen DP, Weston E, Kurtz R, Cvitkovic E, Liebermann P, Golbey RB (1980) Small-cell carcinoma of the esophagus. Cancer 45:1558 – 1561
86. Keminger K, Roka R (1976) Bericht über 125 Oesophaguscarcinome. Langenbecks Arch Chir 341:175 – 185
87. Kimura N, Tezuka F, Ono J, Ishioka K, Sasano N (1989) Myogenic expression in esophageal polypoid tumors. Arch Pathol Lab Med 113:1159 – 1165
88. Kirsch HL, Cronin DW, Stein GN, Latour F, Herrera AF (1983) Esophageal perforation. An unusual presentation of esophageal lymphoma. Dig Dis Sci 28:371 – 374
89. Kostiainen S, Virkkula L, Teppo L (1973) Smooth-muscle tumours of the oesophagus. Scand J Thor Cardiovasc Surg 7:98 – 103
90. Kuhajda F P, Sun T-T, Mendelsohn G (1983) Polypoid squamous carcinoma of the esophagus. Am J Surg Pathol 7:495 – 499
91. Kumagai Y, Makucchi H, Fujita H, Miyoshi H, Suguro Y (1982) „Ebb phenomenon“ – Diagnosis of submucosal diffuse invasion of esophageal cancer. Endoscopy 14:6 – 8
92. Kumar GK, Naidu VG, Razzaque MA (1976) Esophageal carcinoma with pseudohyperparathyroidism and hypercorticism. Am J Gastroenterol 65:222 – 225
93. Kuwano H, Ueo H, Sugimachi K, Inokuchi K, Toyoshima S, Enjoji M (1985) Glandular or mucous-secreting components in squamous cell carcinoma of the esophagus. Cancer 56:514 – 518
94. Kuwano H, Matsuda H, Matsuoka H, Kai H, Okudaira Y, Sugimachi K (1987) Intra-epithelial carcinoma concomitant with esophageal squamos cell carcinoma. Cancer 59:783 – 787
95. Kuwano H, Ohno S, Matsuda H, Mori M, Sugimachi K (1988) Serial histologic evaluation of multiple primary squamous cell carcinomas of the esophagus. Cancer 61:1635 – 1638
96. Lange V (1983) Granularzelltumor (Abrikossoff-Tumor) des Ösophagus. Leber Magen Darm 13:123 – 126

97. Lautz H-U, Schmidt FW, Cullen P (1986) Primary malignant melanoma of the eosphagus. Endoscopy 18:240 – 242
98. Lee RG (1986) Adenomas arising in Barret's esophagus. Am J Clin Pathol 85:629 – 632
99. Lesbros F, Berger F, Berger G, Mellet-Guyy, Ranchere D (1981) Adenome des glandes oesophagiennes ressemblant à un adénome mucipare bronchique. Arch Anat Cytol Pathol 29:55 – 58
100. Lin MH, Luna-Munoz MI, Kraft JR, Marks LM (1971) Carcinosarcoma of the esophagus. Am J Gastroenterol 55:249 – 256
101. Lin P, Tang W (1980) Zur Epidemiologie und Ätiologie des Oesophaguscarcinoms in China. J Cancer Res Clin Oncol 96:121 – 130
102. Llombart-Bosch A, Peydro-Olaya A, Paris – Romeu F (1981) Fine structure of a malignant hemangioendothelioma of the esophagus. Virchows Arch [A] 391:107 – 115
103. Lonsdale RN, Roberts PF, Vaughan R, Rhiru S (1992) Familial oesophageal leiomyomatosis and nephropathy. Histopathology 20:127 – 133
104. Lowe WC (1972) Survival with carcinoma of the esophagus. Ann Intern Med 77:915 – 918
105. Ludwig ME, Shaw R, Suto-Nagy de G (1981) Primary malignant melanoma of the esophagus. Cancer 48:2528 – 2534
106. Maeta M, Koga S, Andachi H, Izumi A (1983) Esophageal cancer associated with primary early gastric cancer. Jpn J Surg 13:96 – 100
107. Mandard AM, Tourneux J, Gignoux M, Blanc L, Segol P, Mandard JC (1980) In situ carcinoma of the esophagus. Macroscopic study with particular reference to the Lugoltest. Endoscopy 12:51 – 57
108. Mandard AM, Marnay J, Gignoux M et al. (1984) Cancer of the esophagus and associated lesions. Hum Pathol 15:660 – 669
109. Mansour KH, Fritz RC, Jacobs DM, Vellios F (1983) Pedunculated liposarcoma of the esophagus: a first case report. J Thorac Cardiovasc Surg 61:650 – 657
110. Martin MR, Kahn LB (1977) So-called pseudosarcoma of the esophagus. Arch Pathol Lab Med 101:604 – 609
111. Matsuura H, Sugimachi K, Ueo H, Kuwano H, Koga Y, Okamura T (1986) Malignant potentiality of squamous cell carcinoma of the esophagus predictable by DNA analyses. Cancer 57:1810 – 1814
112. McGlashan ND, Bradshaw E, Harington JS (1982) Cancer of the oesophagus and the use of tobacco and alcoholic beverages in Transkei, Int J Cancer 29:249 – 256
113. McIntyre M, Webb JN, Browning GCP (1982) Osteosarcoma of the esophague. Hum Pathol 13:680 – 682
114. Mellow MH, Layne EA, Lipman TO, Kaushik M, Hostetler C, Smith JC (1983) Plasma zinc and vitamin A in human squamos carcinoma of the esophagus. Cancer 51:1615 – 1620
115. Merck W, Weerda H (1977) Über ein Fibrolipom des Ösophagus. HNO 25:204 – 205
116. Mik de JI, Kooijman CD, Hoekstra JBL, Tytgat GNJ (1992) Primary malignant melanoma of the oesphagus. Histopathology 20:77 – 79
117. Miller BJ, Murphy F, Lukie BE (1978) Squamous cell papilloma of esophagus. Can J Surg 21:538 – 540
118. Ming SC (1973) Tumors of the esophagus and stomach. Atlas of tumor pathology. Armed Forces institute of pathology, Washington
119. Moertel CG (1974) The esophagus. In: Holland JF, Frei E (eds) Cancer medicine, 2nd edn. Lea Febiger, Philadelphia
120. Monnier P, Savary M, Pasche R, Anani P (1981) Intraepithelial carcinoma of the oesophagus: endoscopic morphology. Endoscopy 13:185 – 191
121. Mori M, Matsukuma A, Adachi Y et al. (1989) Small cell carcinoma of the esophagus. Cancer 63:564 – 573
122. Moser G, Spiliopoulos A, Lecourt AL Mégevand R (1978) Les léiomyomes de l'oesophage. Helv Chir Acta 45:657 – 666
123. Mukada T, Sasano N, Sato E (1978) Evaluation of esophageal dysplasia by cytofluorometric analysis. Cancer 41:1399 – 1404
124. Mukaida H, Toi M, Hirai T, Yamashita Y, Toge T (1991) Clinical significance of the expression of epidermal growth factor and its receptor in esophageal cancer. Cancer 68:142 – 148
125. Munoz N, Grassi A, Qiong S, Crespi M, Qing WG, Cai LZ (1982) Precursor lesions of oesophageal cancer in high-risk populations in iran and china. Lancet 17:876 – 879
126. Nagamatsu M, Mori M, Kuwano H, Sugimachi K, Akiyoshi T (1992) Serial histologic investigation of squamous epithelial dysplasia associated with carcinoma of the esophagus. Cancer 69:1094 – 1098
127. Nichols GL, Kelsen DP (1989) Small cell carcinoma of the esophagus. Cancer 64:1531 – 1533
128. Nichols T, Yokoo H, Craig RM, Shields TW (1979) Pseudosarcoma of the esophagus. Am J Gastroenterol 72:615 – 622
129. Nishimaki T, Suzuki T, Fukuda T, Aizawa K, Tanaka O, Muto T (1993) Primary small cell carcinoma of the esophagus with ectopic gastrin production. Dig Dis Sci 38:767 – 771
130. Nishizawa M, Okada T, Hosoi T, Makino T (1984) Detecting early esophageal cancers, with special reference to the intraepithelial stage. Endoscopy 16:92 – 94
131. Nissan S, Bar-Moar JA, Levy E (1974) Lymphosarcoma of the esophagus: a case report. Cancer 34:1321 – 1323
132. Obiditsch-Mayer I, Salzer – Kuntschik M (1961) Malignes, gekörntzelliges Neurom, sogenanntes Myoblastenmyom, des Oesophagus. Beitr Path Anat 125:357 – 373
133. Odes HS, Maor E, Barki Y, Charuzi I, Krawiec J, Bar-ziv J (1980) Varicoid carcinoma of the esophagus. Am J Gastroenterol 73:141 – 145
134. Odze R, Antonioli D, Shocket D, Nobel-Topham S, Goldman H, Upton M (1993) Esophageal squamous papillomas. Am J Surg Pathol 17:803 – 812
135. Ohta H, Nakazawa S, Segawa K, Yoshino J (1986) Distribution of epithelial dysplasia in the cancerous esophagus. Scan J Gastroenterol 21:392 – 398
136. Oliver SE, Robertson CS, Logan RFA (1992) Oesophageal cancer: a population – based study of survival after treatment. Br J Surg 79:1321 – 1325
137. Olmstedt WW, Lichtenstein JE, Hyams VJ (1983) Polypoid epithelial malignances of the esophagus. AJR 140:921 – 925
138. Ong GB, Lam KH, Lam PHM, Wong J (1978) Resection for carcinoma of the superior mediastinal segment of the esophagus. World J Surg 2:497 – 504
139. Oota K, Sobin LH (1977) Histological typing of gastric and oesophageal tumours. International histological classification of tumours No 18. WHO, Genf
140. Orchard JL, Peternel WW, Arena S (1977) Remarkably large, benign esophageal tumor: Am J Dig Dis 22:266 – 269
141. Osamura RY, Sato S, Miwa M, Miwa T (1978) Mucoepidermoid carcinoma of the esophagus. Am J Gastroenterol 69:467 – 470
142. Ozawa S, Ueda M, Ando N, Shimizu N, Abe O (1989) Prognostic significance of epidermal growth factor receptor in esophageal squamous cell carcinomas. Cancer 63:2169 – 2173
143. Panse GT, Nadkarin JS, Nadkarin JJ (1993) A specific and rapid receptor assay for squamous-cell carcinoma of human esophagus. J Cancer Res Clin Oncol 119:734 – 736
144. Paraf F, Flejou J-F, Molas G, Fekete F (1992) Adenomas arising in Barrett's esophagus with adenocarcinoma. Pathol Res Pract 188:1028 – 1032
145. Parnell SA, Peppercorn MA, Antonioli DA, Cohen MA, Joffe N (1978) Squamous cell papilloma of the esophagus. Gastroenterology 74:910 – 913
146. Partyka EK, Sanowski RA, Kozarek RA (1981) Endoscopic diagnosis of a giant esophageal leiomyosarcoma. Am J Gastroent 75:132 – 134
147. Patel RM, DeSota-LaPaix F, Sika JV, Mallaiah LR, Purow E (1981) Granular cell tumor of the esophagus. Am J Gastroenterol 76:519:523
148. Patel J, Kieffer RW, Martin M, Avant GR (1984) Giant fibrovascular polyp of the esophagus. Gastroenterology 87:953 – 956

149. Pearson JM, Borg-Grech A (1991) Primary Ki-1(CD 30)-positive, large cell, anaplastic lymphoma of the esophagus. Cancer 68:418 – 421
150. Pearson JG, LeRoux BT (1974) Malignant tumors of the esophagus. In: Schwiegk H (Hrsg) Diseases of the esophagus. Springer, Berlin Heidelberg New York (Handbuch der inneren Medizin, 5. Aufl. Bd III/1)
151. Peters U, V Tempelhoff W, Borchard F, Jungblut RM und Ulrich B (1985) Frühkarzinom des Ösophagus. Z Gastroenterol 23:161 – 168
152. Petursson SR (1986) Adenoid cystic carcinoma of the esophagus. Cancer 57:1464 – 1467
153. Petursson SR (1986) Adenoid cystica carcinoma of the esophagus. Cancer 57:1464 – 1467
154. Postlethwait RW, Musser AW (1974) Changes in the esophagus in 1000 autopsy specimens. J Thorac Cardiovasc Surg 68:953–956
155. Ravry MJR (1979) Endoscopic resection of squamous papilloma of the esophagus. Am J Gastroenterol 71:398 – 400
156. Reid HAS, Richardson WW, Corrin B (1980) Oat cell carcinoma of the esophagus. Cancer 45:2342 – 2347
157. Rivera F, Matilla A, Fernandez-Sanz J, Galera H (1981) Oat cell carcinoma of the oesophagus. Virchows Arch [A] 391:337–344
158. Robey-Cafferty SS, Rutledge ML, Bruner JM (1990) Expression of a multidrug resistance gene in esophageal adenocarcinoma. Am J Clin Pathol 93:1 – 7
159. Robey-Cafferty SS, El-Naggar AK, Sahin AA, Bruner JM, Ro JY, Cleary KR (1991) Prognostic factors in esophageal squamous carcinoma. Am J Clin Pathol 95:844 – 849
160. Robinson KM, Gregory MA (1981) Transmission electron microscopy of human oesophageal carcinomas. J Pathol 135:97 – 109
161. Roesch W, Rohner HG (1984) Primary malignant melanoma of the oesophagus. Endoscopy 16:186 – 188
162. Rosen Y, Moon S, Kim B (1975) Small cell epidermoid carcinoma of the esophagus. Cancer 36:1042 – 1049
163. Roth E, Feurle GE (1983) Acanthosis nigricans maligna im Ösophagus. Inn Med 10:64 – 66
164. Roy AK, Hamilton MP, Riddy SB (1987) Endoscopic removal of a granular cell tumor of the esophagus. Dig Surg 4:123 – 124
165. Rywlin AM, Ortega R (1970) Glycogenic acanthosis of the esophagus. Arch Pathol 90:439 – 443
166. Saphis O, Vass A (1938) Carcinosarcoma. Am J Cancer 33:331 – 361
167. Sasajjima K, Takia A, Taniguchi Y, Yamashita K, Hao K, Takubo K, Onda M (1989) Polypoid squamous cell carcinoma of the esophagus. Cancer 64:94 – 97
168. Sasano H, Miyazaki S, Gooukon Y, Nishihira T, Sawai T, Nagura H (1992) Expression of p 53 in human esophageal carcinoma. Hum Pathol 23:1238 – 1243
169. Schubert H-J, Peters H (1976) Leiomyomatöse Veränderungen des Ösophagus. Thoraxchirurgie 24:177 – 186
170. Seliger G (1973) Carcinosarcoma of the esophagus. Am J Gastroenterol 59:271 – 277
171. Seremetis MG, Lyons WS, deGuzman VC, Peabody JW (1976) Leiomyomata of the esophagus. Cancer 38:2166 – 2177
172. Shaffer HA (1976) Multiple leiomyomas of the esophagus. Radiology 118:29 – 34
173. Shani M, Modan B (1975) Esophageal cancer in Israel: selected clinical and epidemiological aspects. Am J Dig Dis 20:951 – 954
174. Siegal A, Swartz A (1986) Malignant carcinoid of oesophagus. Histopathology 10:761 – 765
175. Siewert R, Lepsien G, Peiper H-J (1977) Das Karzinom von Ösophagus und Kardia. Internist 18:451 – 462
176. Sin KF, Cheung HC, Wong J (1986) Shrinkage of the esophagus after resection for carcinoma. Ann Surg 203:173 – 176
177. Smith CW, Murray GF, Wilcox BR, Hill C (1976) Instramural esophageal hamartoma. J. Thorac Cardiovase Surg 72:315 – 318
178. Soga J, Tanaka O, Sasaki K, Kawaguchi M, Muto T (1982) Superficial spreading carcinoma of the esophagus. Cancer 50:1641 – 1645
179. Sons HU, Borchard F (1984) Esophageal cancer. Arch Pathol Lab Med 108:983 – 988
180. Spagnolo DV, Heenan PJ (1980) Collision Carcinoma at the esophagogastric junction: report of two cases. Cancer 46:2702 – 2708
181. Sprakel B, Langhans P, Heidl G, Reers B, Hallerbach R (1991) Die Magensektion – ein Wegbereiter des Ösophaguskarzinom? In: Langhans P, Schreiber HW, Hräing R, Reding R, Siewert JR, Bünte H (Hrsg) Aktuelle Therapie des Öesophaguskarzinoms. Springer Berlin Heidelberg New York Tokyo
182. Stein HA, Murray D, Warner HA (1981) Primary Hodgkin's disease of the esophagus. Am J Dig Dis 26:457 – 461
183. Steiner PE (1956) The etiology and histogenesis of carcinoma of the esophagus. Cancer 9:436 – 452
184. Stern Z, Sharon P, Ligumsky M, Levij IS, Rachmilewitz D (1980) Glycogenic acanthosis of the esophagus. Am J Gastroenterol 74:261 – 263
185. Stinson SF (1979) Esophageal carcinoma. Am J Pathol 96:871 – 875
186. Strauch M, Martin T, Remmele W (1971) Hodgkin's disease of the oesophagus. Endoscopy 3:207 – 209
187. Sugimachi K, Ohno S, Matsuda H, Mori M, Kuwano H (1988) Lugol – combined endoscopic detection of minute malignant lesions of the thoracic esophagus. Ann Surg 208:179 – 183
188. Sullivan O'JP, Cockburn JS, Drew CE (1975) Adenoid cystic carcinoma of the oesophagus. Thorax 30:476 – 480
189. Sweeney EC, Cooney T (1980) Adenoid cystic carcinoma of the esophagus. Cancer 45:1516 – 1525
190. Syrjänen K, Pyrhönen S, Aukee S, Koskela E (1982) Squamous cell papilloma of the oesophagus: a tumour probably caused by human papilloma virus (HPV). Diag Histopathol 5:291 – 296
191. Sztaba R, Janus K (1973) Gutartiger Oesophagustumor bei einem 15jährigen Jungen. Z Kinderchir 12:120 – 124
192. Takahashi K (1961) Squamous cell carcinoma of the espohagus. Cancer 14:921 – 933
193. Takubo K, Tsuchiya S, Nakagawa H, Futatsuki K, Ishibashi I, Hirata F (1982) Pseudosarcoma of the esophagus. Hum Pathol 13:503 – 505
194. Takubo K, Kanda Y, Ishii M et al. (1983) Primary malignant melanoma of the esophagus. Hum Pathol 14:727 – 730
195. Tateishi R, Taniguchi K, Horai T et al. (1976) Argyrophil cell carcinoma (apudoma) of the esophagus. Virchows Arch [A] 371:283 – 294
196. Tauchi K, Kakudo K, Machimura T, Makuuchi H, Mitomi T (1990) Superficial esophageal carcinoma with special reference to basaloid features. Pathol Res Pract 186:450 – 454
197. Tekeste H, Latour F (1986) Squamous cell carcinoma of esophagus presenting as multiple pedunculated polyps. Dig Dis Sci 31:433 – 437
198. Thompson WM, Oddson TA, Kelvin F, Daffner R, Postlethwait RW, Rice RP (1978) Synchronous and metachronous squamous cell carcinomas of the head, neck and esophagus. Gastrointest Radiol 3:123 – 127
199. Toh Y, Kuwano H, Tanaka S, Baba K, Matsuda H, Sugimachi K, Mori R (1992) Detection of human papillomavirus DNA in esophageal carcinoma in Japan by polymerase chain reaction. Cancer 70:2234 – 2238
200. UICC TNM – Klassifikation der malignen Tumoren (1979). Springer, Berlin Heidelberg New York
201. Vantrappen G, Pringot J (1974) Benign tumors and cysts of the esophagus. In: Schwiegk H (Hrsg) Diseases of the esophagus. Springer Berlin Heidelberg New York (Handbuch der inneren Medizin, 5. Aufl. Bd III/1).
202. Vaquero J, Abreu L, Cabezudo JM (1982) Esophageal carcinoma metastastic to the brain. Am J Gastroenterol 77:541 – 542

203. Vartio T, Höckerstedt K, Scheinin TM (1980) Rhabdomyosarcoma of the oesophagus. Virchows Arch [A] 386:357 – 361
204. Victoria GC, Munuoz N, Day NE, Barcelos LB, Peccin DA, Braga NM (1987) Hot beverages and oesophageal cancer in southern Brazil: A case-control study. Int J Cancer 39:710 – 716
205. Wahl W, Böttger T Störkel S et al. (1992) DNA image cytometry – a prognostic tool in squamous cell carcinoma of the esophagus? J Cancer Res Clin Oncol [Suppl 118]:221
206. Wahren B, Harmenberg J, Edsmyr F, Jakobsson P, Ingimarsson S (1979) Possible tumour markers in patients with oesophagus cancer. Scand J Gastroenterol 14:361 – 365
207. Walker JH (1978) Giant papilloma of the thoracic esophagus. Am J Roentgenol 131:519 – 520
208. Weitzner S, Albuquerque SE (1970) Mucoepidermoid carcinoma of esophagus. Arch Pathol 90:271 – 273
209. Weyand CM, Goronzy JJ, Huchzermeyer H (1986) Presentation of an unrecognized lymphoma as esophageal tumor. Endoscopy 18:61 – 63
210. Winkler B, Capo V, Reumann W et al. (1985) Human papillomavirus infection of the esophagus. Cancer 55:149 – 155
211. Woodard BH, Shelburne JD, Vollmer RT, Postlethwait RW (1978) Mucoepidermoid carcinoma of the esophagus: a case report. Hum Pathol 9:352 – 354
212. Worgan D, Baldock CR (1976) Lymphosarcoma of the oesophagus. J Laryngol Oto 90:207 – 210
213. Wu YK, Pao – tien C, Jung-pao F, Shung-sheng L (1980) Surgical treatment of esophageal carcinoma. Am J Surg 139:805–809
214. Wynder EL, Bross IJ (1961) A study of etiological factors in cancer of the esophagus. Cancer 14:389 – 413
215. Yang PC, Davis S (1988) Incidence of cancer of the esophagus in the US by histologic type. Cancer 61:612 – 617
216. Yoshinaka H, Shimazu H, Fukumoto T, Baba M (1991) Superficial esophageal carcinoma: a clinicopathological review of 59 cases. Am J Gastroenterol 86:1413 – 1418
217. Zarian LP, Berliner L, Redmond P (1983) Metastastic endometrial carcinoma to the esophagus. Am J Gastroenterol 78:9 – 11
218. Zonderland HM, Ginai AZ (1984) Lipoma of the esophagus. Diagn Imaging Clin Med 53:265 – 268

Zytologische Diagnostik von Ösophaguserkrankungen

Während der Ösophagoskopie ist es leicht möglich, die bioptische Diagnostik durch zytologische Abstrichuntersuchungen pathologisch veränderter Schleimhautbezirke zu ergänzen. Um stärkere Blutbeimengungen zu vermeiden, sollen die *Abstriche*, die zumeist mit der Bürste vorgenommen werden, *vor der Biopsie* erfolgen.

Normale Zytologie

In den nach Papanicolaou oder Giemsa gefärbten Ausstrichen finden sich normalerweise *reguläre Plattenepithelien* der oberen Schichten mit kleinen, oft pyknotischen Kernen oder kleine Parabasalzellen mit größerem chromatinreicheren Kernen und schmalerem Zytoplasmasaum. Daneben können *Flimmerepithelien* und *Histiozyten* des Respirationstraktes vorkommen[8].

Zytologische Malignitätskriterien

Die zytologischen Kriterien eines *Plattenepithelkarzinoms* entsprechen denen an der Portio uteri. In einigen Fällen gelang zytologisch der Nachweis maligner Plattenepithelien bei einem klinisch stummen Carcinoma in situ des Ösophagus[8].

In China, wo das Ösophaguskarzinom gebietsweise der häufigste maligne Tumor ist, werden zytologische Untersuchungen der Ösophagusschleimhaut als Vorsorgeuntersuchung mit einer Trefferquote von 90% durchgeführt und viele Karzinome im Frühstadium erfaßt. Zytologisch ist sogar eine Differenzierung in leichte, mäßige und schwere Dysplasien, Carcinomata in situ und invasive Karzinome möglich[7b]. Das invasive Karzinom zeigt dabei im Vergleich zum Carcinoma in situ eine größere Zahl von Nukleolen und häufiger ein verklumptes bzw. grobgranuliertes Chromatin der Kerne[7a].

Bei zumeist vom Magen auf den Ösophagus ausgebreiteten *Adenokarzinomen* finden sich im Zytoplasma oft Sekretvakuolen. Die Zellen liegen isolierter als beim Plattenepithelkarzinom, und der zentral gelegene Kern ist von einem schmaleren Zytoplasmasaum umgeben.

> Da *falsch-negative Ergebnisse* in bis zu 30% der Fälle vorkommen[8], empfiehlt sich die zytologische Diagnostik nur als *Zusatzmethode*.

Bei chronischen Ösophagitis oder Ulzerationen kann Regenerationsepithel zu *falsch-positiven Diagnosen* führen. Zellatypien werden auch bei verschiedenen Formen der Degeneration beobachtet, z. B. im Rahmen einer Achalasie.

Eine *Strahlentherapie* kann zu ausgeprägten Epithelveränderungen führen: Zell- und Kernvergrößerungen erheblichen Grades, Zytoplasmavakuolisierungen, unregelmäßige Chromatinverteilung und Kernvakuolisierungen, Leukozyten und Erythrozyteneinschlüsse werden beobachtet[8] und können ohne Kenntnis der Anamnese zu *falsch-positiven* Resultaten führen.

Zur Früherkennung eines Narbenkarzinoms des Ösophagus wird eine zytologische Untersuchung der Ösophagusschleimhaut empfohlen, wenn die Verätzung mehr als 20 Jahre zurückliegt und die Ösophagoskopie infolge Lumenstenose erschwert ist[7]; gleichzeitig ist die Zytodiagnostik in Fällen mit erhöhtem Karzinomrisiko (Barrett-Syndrom, Achalasie, Plummer-Vinson-Syndrom) von Vorteil[5].

Auch bei der seltenen *Herpesösophagitis* ist eine zytologische Diagnose möglich[6].

Literatur

1. – 4. Weiterführende Literatur (▷ S. 86)
5. Burke EL, Sturm J, Williamson D (1978) The diagnosis of microscopic carcinoma of the esophagus. Am J Dig Dis 23:148 – 151
6. Clocuh YPA, Hansen W (1981) Herpes-Ösophagitis. Dtsch Med Wochenschr 106:810 – 812
7. Foet K (1977) Zur Frage des Narbenkarzinoms nach Verätzung der Speiseröhre. Med Welt 28:81 – 83
7a. Lee TK (1982) Cellular measurements on early and advanced squamous cell carcinoma of the esophagus in northern China. Anal Quant Cytol Histol 4:39 – 43
7b. Shu YJ (1983) Cytopathology of the esophagus. Acta Cytol 27:7 – 16
8. Vilardell F (1974) Exfoliative cytology of the esophagus. In: Schwiegk H (Hrsg) Diseases of the esophagus. Springer, Berlin Heidelberg New York (Handbuch der inneren Medizin, 5. Aufl. Bd III/1)

Kapitel 3 Magen

W. Remmele

Mit einem Beitrag von P. Möller:
„Maligne Lymphome des Gastrointestinaltrakts"

Inhaltsverzeichnis

Weiterführende Literatur

(Magen ohne Lymphome)
Lymphome ▷ S. 364

1. Fenoglio-Preiser CM, Lantz PE, Listrom MB, Davis M, Rilke FO (1989) Gastrointestinal pathology. An atlas and text. Raven, New York
2. Lewin KJ, Riddell RH, Weinstein WM (1992) Gastrointestinal pathology and its clinical implications. Igaku-Shoin, New York Tokyo
3. Ming S-C, Goldman H (eds) (1992) Pathology of the gastrointestinal tract. Saunders, Philadelphia London Toronto Montreal Sydney Tokyo
4. Morson BC, Dawson IMP, Day WD, Jass CR, Price AB, Williams GT (1990) Morson and Dawson's gastrointestinal pathology, 3rd edn. Blackwell, Oxford London Edinburgh Boston Melbourne

5. Wanke M (1971) Magen. In: Doerr W, Seifert G, Uehlinger E (Hrsg) Spezielle pathologische Anatomie, Bd II/1. Springer, Berlin Heidelberg New York, S. 117–1044
6. Whitehead R (ed) (1995) Gastrointestinal and oesophageal pathology, 2nd edn. Churchill Livingstone, Edinburgh Hong-Kong London Madrid Melbourne New York

Anatomisch-physiologische Vorbemerkungen

Anatomie[5, 8, 15, 19]

Die Form des Magens und seine Lage im Bauchraum hängen u. a. vom Füllungszustand, vom Tonus der Magen- und Bauchdeckenmuskulatur und von Form und Lage der Nachbarorgane ab. Im Röntgenbild zeigt er meist eine Hakenform und mehr oder weniger senkrechte Lage. Anfangsteil ist die *Kardia,* die einen nur etwa 1 cm breiten Saum bildet. Sie leitet in den *Fundus (Fornix)* über; er liegt etwas dorsolateral der Auflagefläche des Herzens auf dem Zwerchfell. Auf ihn folgen das *Korpus,* der *Angulus* und das *Antrum,* das mit dem *präpylorischen Antrum* in die *Pylorusregion* übergeht. Der Muskelwulst des Pylorus markiert die Grenze zum Duodenum, die Magenschleimhaut kann sich noch ein kleines Stück in den Bulbus duodeni hinein fortsetzen. Links liegt die *große,* rechts die *kleine Kurvatur.* Der Knick im Bereich der kleinen Kurvatur, der etwa die Grenze zwischen der Schleimhaut vom Pylorus- und vom Korpus-/Fundustyp bildet, heißt *Incisura angularis.*

Lupenmikroskopisch zeigt die Schleimhautoberfläche eine feine Höckerung, hervorgerufen durch die *Areae gastricae;* auf ihnen münden die Magengrübchen *(Foveolae gastricae),* in die ihrerseits über die Drüsenhälse die spezifischen *Magendrüsen* einmünden. Man unterscheidet unter ihnen 3 Typen:

- *Pylorusdrüsen:* von einem uniformen schleimbildenden Zelltyp ausgekleidete *mukoide* Drüsen, die stark gewunden sind und in lange Foveolen ($^{2}/_{5}$–$^{1}/_{2}$ der Schleimhautdicke[8, 19]) einmünden. Ob die in den Lehrbüchern enthaltenen Angaben zur Länge der Foveolen tatsächlich zutreffen oder zu hoch angesetzt sind, erscheint bei der heute bekannen Häufigkeit der *Helicobacter pylori-Gastritis* und deren *Folgen für die Morphologie der Magenschleimhaut* (▷ S. 198) fraglich. Einzelne Belegzellen können in den Pylorusdrüsen vorkommen. Ferner finden sich gastrinbildende *G-Zellen.* Die *Pars pylorica* des Magens, d. h. der Abschnitt, der Drüsen vom Pylorustyp enthält, umfaßt neben der eigentlichen Pylorusregion das präpylorische und das übrige Antrum bis zur Höhe der Incisura angularis an der kleinen Kurvatur. An der großen Kurvatur reicht sie etwas weiter oralwärts[8].
- *Korpusdrüsen („Hauptdrüsen", „oxyntische" Drüsen):* mäßig gewundene tubulöse Drüsen mit 3 Höhenabschnitten und mehreren Zelltypen: Der an die Foveole anschließende *Isthmus* enthält vorwiegend mukoide *Nebenzellen,* der *Drüsenhals* Nebenzellen und salzsäurebildende *Belegzellen („parietale"* oder *„oxyntische"* Zellen) und der *Drüsengrund* pepsinogenbildende *Hauptzellen.*
- *Kardiadrüsen (mukoide* Drüsen) ähnlich denen der Pylorusregion, jedoch mit kürzeren Foveolen, oft mit ampullärer Erweiterung der Lichtungen.

Die *Zytologie* der Magenschleimhautepihelien einschl. der endokrinen Zellen und ihre wesentlichen *Funktionen* sind in Tabelle 3.1 zusammengefaßt. *Elektronenmikroskopie* ▷ auch[19].

Die 3 Regionen gehen nicht abrupt, sondern fließend ineinander über → „Intermediärzone" zwischen Antrum und Korpus. Die Grenze zwischen dem Ösophagusepithel und der Magenschleimhaut ist variabel und nicht identisch mit dem anatomischen gastroösophagealen Übergang im engeren Sinne; sie liegt gewöhnlich 0,5–2 cm proximal des unteren Ösophagusendes und ist meist sägeblattartig gestaltet (Ora serrata)[32].

Die *Proliferations- und Regenerationszone der Drüsen* aller Magenabschnitte liegt im Drüsenhals- und Isthmusbereich. Das Oberflächenepithel wird alle 4–8 Tage, die Beleg- und Hauptzellen werden vermutlich nur alle 1–3 Jahre ausgetauscht[32].

Zwischen den Epithelzellen liegen *interepitheliale Lymphozyten,* die in geringerer Zahl als im Darm vorkommen und immunologische Funktionen wahrnehmen (▷ S. 365). Die Funktion der sog. *kaveolären* oder *fibrillovesikulären Zellen* ist ungeklärt. Sie besitzen Caveolae oder Kanäle, die von intermikrovillösen Raum ein Stück in das Zytoplasma hineinreichen. Es ist unklar, ob sie sezernieren, resorbieren oder sensorische Rezeptorfunktionen besitzen[32].

Elektronenmikroskopie der verschiedenen Zellformen des Magens[19].

Die *Lamina propria* der Magenmukosa besteht aus lockerem Bindegewebe mit kollagenen, Retikulin- und einigen elastischen Fasern; sie enthält gefensterte Kapillaren und Arteriolen, die aus submukösen Plexus gespeist werden und ihr Blut über Venenplexus und Venolen in die Submukosa ableiten, sowie marklose Nervenfasern. Die *M. mucosae* markiert die Grenze zur *Submukosa.* Diese schließt in der Tiefe an die *M. propria* an, die einen komplizierten Bau aus Längs-, Ring- und dazwischengelegenen schrägen Muskelfasern aufweist. Die *Serosa* bedeckt die Oberfläche des Magens.

Tabelle 3.1. Zellformen der Magenschleimhaut (Zytologie und Physiologie)

Zelltyp	Lichtmikroskopie	Elektronenmikroskopie	Produzierte Substanzen
Oberflächen- und Foveolenepithel	Hochzylindrisches schleimbildendes Epithel, in allen Magenabschnitten identisch. Schleimtropfen im apikalen Zytoplasma. Turnover-Zeit: 2–6 Tage. • Nachweis von Zytokeratin 7 nur im *fetalen* Magen (v. a. oberer Foveolenanteil), „Reexpression" in Magenkarzinomen möglich [37]	„Tight junctions" im oberen Teil der lateralen Zirkumferenz. Spärliche kleine Mikrovilli. Glykokalyx. Im apikalen Zytoplasma Sekrettröpfchen, 0,1-1 µm ∅. Gut entwickelter Golgikomplex.	*Neutrale Glykoproteine (Schleim):* Positive Anfärbung mit PAS und Toluidinblau, muzikarminnegativ. *Bikarbonat.* Der bikarbonathaltige Schleim bildet eine Schutzschicht (Gel) auf der Schleimhautoberfläche, die zusammen mit den „tight junctions" die Rückresorption der H_2-Ionen verhindert (→ *„Mukosabarriere"*). Speicherung und Sekretion *hydrophober neutraler und Phospholipide,* welche die Säurebenetzung der Schleimhaut verhindern (→ weiterer Teilmechanismus der *Mukosabarriere*). [22]
Muköse Drüsenhalszellen	Kleinere Zylinderepithelien im Isthmusbereich, leicht basophiles Zytoplasma. *Generationszone des Foveolen-/Oberflächen- und Drüsenepithels.*	Größere, dichtere, gleichmäßiger im Zytoplasma verteilte Sekretgranula.	*Neutrale und (in Spuren) saure Glykoproteine.* Zytoplasma PAS +, aber schwächer als im *Oberflächen- und Foveolenepithel.* Saure Glykoproteine Alcianblau pH 2,5-positiv.
Belegzellen (parietale Zellen, oxyntische Zellen)	Rund oder pyramidenförmig (Spitze lumenwärts gerichtet), stark eosinophiles granuläres Zytoplasma, zentralständiger Kern. Immunhistochemisch positiv für HMFG-2 [39b]	Zahlreiche tiefe Invaginationen der Oberflächenmembran („Canaliculi"). Reichlich glattes endoplasmatisches Retikulum, zahlreiche Mitochondrien.	*Magen-HCl, Bikarbonat, „intrinsic factor"* (für Resorption von Vitamin B12 im Ileum). Belegzellen enthalten wie alle anderen Magenepithelien (außer den endokrinen Zellen) *Karboanhydrase.*
Hauptzellen (zymogenbildende = pepsinogenbildende Zellen)	Niedrig-zylindrische Epithelien mit tiefbasophilem Zytoplasma und basalen Kernen.	Typische eiweißbildende Zellen mit reichlich rauhem endoplasmatischem Retikulum, gut entwickeltem Golgi-Apparat und zahlreichen apikalen elektronendichten Sekretgranula.	*Pepsinogen I und II (Proenzyme).* Pepsinogen I kommt nur in der Korpus-/Fundusmukosa vor, Pepsinogen II ubiquitär im Magen und auch in den Brunner-Drüsen des Duodenums. Rezeptoren und Mechanismen der Signalübertragung [33].
Kardiopylorische Schleimzellen	Ähnlich den Oberflächen-/Foveolenepithelien.	Weniger gleichförmige und im gesamten Zytoplasma (nicht nur apikal) vorkommende Sekretgranula.	*Neutrale Glykoproteine, Pepsinogen II* und *Lysozym.*
Endokrine Zellen	Endokrine Zellen finden sich sowohl in der Antrum- als auch in der Korpus-/Fundus-Mukosa. Das endokrine Zell-Compartment ist in der 10. Gestationswoche voll entwickelt. [13] *G-Zellen* (Gastrinbildende Zellen): häufigster endokriner Zelltyp im Antrum, seltener Zelltyp im Korpus. *ECL-Zellen* („Enterochromaffine like cells": häufigster Zelltyp im Korpus. Die Zellen enthalten Dekarboxylasen und erzeugen 5-Hydroxytryptamin, 1-Dopamin und Histamin. In geringerer Zahl findet man sie auch im Antrum. Ihr quantitatives Vorkommen ist nicht altersabhängig. [14] Bei der Ratte verhalten sich Gastrinspiegel und Proliferationsindex der ECL-Zellen parallel. [38] *EC-Zellen* (enterochromaffine Zellen): Vorkommen in Antrum und Korpus, Bildung von 5-Hydroxytryptamin und Peptiden. Ihre Zahl in der Fundusmukosa ist altersunabhängig. [14] *D-Zellen* (Bildung von Somatostatin) kommen in Antrum und Korpus vor. Ihre Zahl nimmt bei beiden Geschlechtern im höheren Lebensalter statistisch signifikant ab. [14] *P-Zellen* (Produkt unbekannt) kommen ebenfalls in beiden Magenabschnitten vor. *X-Zellen* (Produkt gleichfalls unbekannt) finden sich im Korpus. *A-Zellen* (Bildung von Glukagon) kommen in der Korpusmukosa und nur bei Feten und Neugeborenen vor. *GABA-positive Zellen* kommen nicht im Oberflächenepithel, sondern einzeln eingestreut zwischen den Drüsenepithelien vor, zumindest bei der Ratte. [20]			

Blutgefäße, Lymphgefäße und Lymphknoten[5, 15]

- Die *arterielle Versorgung* erfolgt über die 3 Äste des *Truncus coeliacus:* Die *A. gastrica sinistra* versorgt die linke, die A. gastrica dextra aus der *A. hepatica communis* die rechte Hälfte der kleinen Kurvatur; die große Kurvatur wird links von der aus der *A. lienalis* entspringenden *A. gastroepiploica sinistra,* rechts von der *A. gastroepiploica dextra* versorgt, die aus dem zweiten Endast der A. hepatica communis, der *A. gastroduodenalis,* hervorgeht.
- Der *venöse Abfluß* erfolgt in die *V. portae,* der *Lymphabfluß* in verschiedene Lymphknotengruppen entlang der kleinen und großen Kurvatur und von dort über die Lnn. coeliaci in den Ductus thoracius.

> Hinweis für die Praxis: *Biopsieartefakte*
> Nicht jeder im Mikroskop von der Norm abweichende Befund ist präexistent und daher von Krankheitswert. Dies gilt vor allem für oberflächliche Kreislaufstörungen *(Ödem, Blutungen)* und für die artefizielle *Verlagerung von Epithelien* in die L. propria[32].

Physiologie

Motilität. Funktionell ist zwischen einer *proximalen* und *distalen motorischen Region* zu unterscheiden. Die *proximale Region* reicht vom kardioösophagealen Übergang bis zur Magenmitte (kleine Kurvatur) bzw. bis zur Grenze zwischen oberem und mittlerem Drittel (große Kurvatur). Ihr fehlt ein phasischer Erregungsrhythmus, peristaltische Kontraktionen finden nicht statt. Der Mageninnendruck steigt nicht an, sondern die Magenwand paßt sich dem durch die Nahrungsaufnahme veränderten Volumen an. Dieser Vorgang wird vagal und endokrin gesteuert. Der Mageninhalt wird sodann durch langsame tonische Kontraktionen nach distal befördert. Demgegenüber verfügt die *distale motorische Region* über myogene Schrittmacher, die von der Korpusmitte an mittels kräftiger peristaltischer Wellen den Mageninhalt in die Pylorusregion und das Duodenum transportieren. In der glatten Muskulatur des Schweinemagens wurden die Muskarinrezeptoren M2 und M3 nachgewiesen; diese Rezeptoren spielen eine wichtige Rolle bei der Regulation der glatten Muskelaktivität[16]. Vor dem Eintritt in das Duodenum wird die Nahrung so lange hin- und herbewegt, bis die festen Nahrungsbestandteile bis zu einer Größe von weniger als 3 mm (größtenteils 0,25 mm) zerkleinert sind; erst dann erschlafft der Pylorus und läßt den Nahrungsbrei passieren. Man spricht von *Retro-* und *Propulsion* des Nahrungsbreis zwischen Korpus und Pylorus. Die *Verzögerungsphase* bis zum Beginn der Magenentleerung *(„lag phase")* hängt von der Art der Nahrung ab, Eier als Testnahrung passieren den Pylorus beispielsweise schon nach rund 30, Hühnerleber erst nach rund 60 min.[35].

Der Vorgang der *Magenentleerung* läßt sich *szintigraphisch* mit radioaktiv markierten Nahrungsbestandteilen verfolgen; auf diese Weise können funktionelle Oberbauchbeschwerden, aber auch sekundäre gastrale Entleerungsstörungen (u. a. bei Diabetes mellitus, Kollagenosen, Anorexia nervosa, viralen und bakteriellen Infekten) abgeklärt werden[40]. Die Motilitätsstörungen werden auch als *„gastrale Dysrhythmien"* bezeichnet. Ihre Erforschung hat in neuerer Zeit erheblich an Gewicht gewonnen[11, 17, 31, 40]. Magenmotilität und -entleerung werden auch durch *Medikamente* verändert, wodurch deren Bioverfügbarkeit beeinträchtigt werden kann[10]. *Rauchen* verzögert die Magenentleerung, jedoch scheint Nikotin dabei keine Rolle zu spielen[28].

Magensaftsekretion. Der Magen produziert täglich etwa 3 l Magensaft. Dieser enthält den vom Oberflächen- und Foveolarepithel sowie von den Pylorusdrüsen und den Nebenzellen des übrigen Magens produzierten *Schleim* (Übersicht[14a]), der die Schleimhautoberfläche überzieht und gegen die Wirkung der von den Belegzellen erzeugten *HCl* schützt. *Bikarbonat*-Sekretion ▷ S. 232. Das *Pepsinogen* der Hauptzellen wird bei saurem pH zu *Pepsin*[6c] aktiviert, das pH-Optimum liegt um 2,0. Die proteolytische Vorverdauung der Nahrung bei saurem pH kennzeichnet nahezu alle Vertebraten. Der Magensaft enthält außerdem Kationen, Anionen, die funktionell unbedeutende Magenlipase, den Intrinsic Factor (s. u.) und Wasser. Die Sekretion der *Magenlipase* (sie stammt hauptsächlich aus der Korpusschleimhaut[6a, 29a]) wird durch das Fettangebot in der Nahrung gesteuert[7]. Bei alkoholtoxischer Pankreatitis mit Pankreasinsuffizienz ist sie, offenbar kompensatorisch, im Magensaft vermehrt nachweisbar, jedoch kann sie den Verlust der Pankreaslipase nicht ausgleichen[29]. Der *Intrinsic Factor*[39a] ist ein beim Menschen von den Belegzellen (▷ Tabelle 3.1) – bei Ratte und Maus von den Hauptzellen, beim Schwein von den mukoiden Zellen – gebildetes Glykoprotein mit einem Kohlenhydratanteil von etwa 15% und einem Molekulargewicht von 42000[12]. Der Intrinsic Factor und das sog. R-Protein binden das Vitamin B12. Der Komplex aus Intrinsic Factor und Vitamin B12 wird erst im Ileum resorbiert[12]. Weiterhin kommen im Magensaft u. a. vor: *Prostaglandine*[23], *Immunglobuline*[39], v. a. *sekretorisches IgA*[39], *chemotaktische Faktoren* für neutrophile Granulozyten[19] und *Vitamin C*[30].

Die Magensaftsekretion verläuft in *3 Phasen:* In der *kephalen Phase,* die durch die Erwartung der

Mahlzeit, durch Anblick, Geruch und Geschmack des Essens eingeleitet wird, werden auf einer neuralen Schiene vom ZNS über den N. vagus bereits etwa 40–50% der maximalen Magensaftsekretion stimuliert. Interessanterweise stimuliert Kaugummi die kephale Phase ebenso stark wie ein Cheeseburger[18]. Die anschließende *gastrale Phase* setzt mit der Dehnung des Magens durch die aufgenommene Nahrung und mit der chemischen Stimulierung der Gastrinfreisetzung aus den antralen G-Zellen ein. Darauf folgt schließlich die *intestinale Phase*. Bei ihr spielen gleichfalls sowohl Dehnungsreize (des Dünndarms) als auch chemische Stimuli (v. a. das Hormon *Enterooxyntin*) eine wichtige Rolle. An der Regulation der Magensaftsekretion sind auch die *ECL-Zellen* und die *Mastzellen* über die Freisetzung von *Histamin* beteiligt.[6b] Neben diesen die Magensaftsekretion *stimulierenden Mechanismen* gibt es eine ganze Reihe von *Hemm-Mechanismen,* die vorwiegend vom Dünndarm ausgehen und über die *Freisetzung intestinaler Hormone* (Sekretin, Bulbogastron) sowie von *Neurotransmittern* (GIP, Neurotensin) die Magensaftsekretion erniedrigen[12]. Die Magenschleimhaut enthält *Endopeptidase-24.11,* welche die gastralen Neuropeptide hydrolysiert[9]. An der Steuerung von Motilität und Sekretion sind *spezifische zerebrale Zentren* wesentlich beteiligt. Sie exprimieren verschiedene Neuropeptide und ermöglichen dadurch eine differenzierte Steuerung der viszeralen Funktionen[26].

Endokrine Funktionen[25a, 36] ▷ auch Tabelle 3.1.

Literatur

1.–6. Weiterführende Literatur (▷ S. 154)
6a. Abrams CK, Hamosh M, Lee TC et al. (1988) Gastric lipase: localization in the human stomach. Gastroenterology 95:1460–1464
6b. Bechi P, Romagnoli P, Panula P et al. (1995) Gastric mucosal histamine storing cells. Evidence for different roles of mast cells and enterochromaffine-like cells in humans. Am J Gastroenterol 40:2207–2213
6c. Berstad A (1990) Pepsin secretion. Front Gastrointest Res 17:95–102
7. Borel P, Armand M, Senft M, André M, Lafont H, Lairon (1991) Gastric lipase: evidence of an adaptive response to dietary fat in the rabbit. Gastroenterology 100:1582–1589
8. Bucher O (1970) Cytologie, Histologie und mikroskopische Anatomie des Menschen, 7 Aufl. Huber, Bern Stuttgart Wien
9. Bunnett NW, Turner AJ, Hryszko J, Kobayashi R, Walsh JH (1988) Isolation of endopeptidase-24.11 (EC 3.4.24.11, „enkephalinase") from the pig stomach. Gastroenterology 95:952–957
10. Chaudhuri TK, Fink S (199o) Update: Pharmaceuticals and gastric emptying. Am J Gastroenterol 85:223-230
11. Dubois A (1989) Gastric dysrhythmias: pathophysiologic and etiologic factors. Mayo Clin Proc 64:246–250
12. Ewe K, Karbach U (1993) Funktionen des Magen-Darm-Kanals. In: Schmidt RF, Thews G (Hrsg) Physiologie des Menschen, 25. Aufl. Springer, Berlin Heidelberg New York Tokyo, S 733–777
13. Facer P, Bishop AE, Cole GA et al. (1989) Developmental profile of chromogranin, hormonal peptides, and 5-hydroxytryptamine in gastrointestinal endocrine cells. Gastroenterology 97:48–57
14. Green DM, Bishop AE, Rindi G et al. (1989) Enterochromaffin-like cell populations in human fundic mucosa: quantitative studies of their variations with age, sex, and plasma gastrin levels. J Pathol 157:235–241
14a. Guslandi M (1990) Gastric mucus. Front Gastrointest Res 17:103–126
15. Hafferl A (1957) Lehrbuch der topographischen Anatomie, 2. Aufl. Springer, Berlin Göttingen Heidelberg
16, Hanack C, Pfeiffer A (1990) Upper gastrointestinal porcine smooth muscle expresses M2- and M3-receptors. Digestion 45:196–201
17. Hellström M (1991) Methodology for studies of antral motility. Europ J Surg (Suppl) 564:27–29
18. Helman CA (1988) Chewing gum is as effective as food in stimulating cephalic phase gastric secretion. Am J Gastroenterol 83:640–642
19. Ito S (1981) Functional gastric morphology. In: Johnson LR (ed) Physiology of the gastrointestinal tract. Raven Press, New York, pp 517–550
20. Jessen KR, Hills JM, Limbrick AR (1988) GABA immunoreactivity and ^{3}H-GABA uptake in mucosal epithelial cells of the rat stomach. Gut 29:1549–1556
21. Kajimura M, Reuben MA, Sachs G (1992) The muscarin receptor gene expressed in rabbit parietal cells is the M_3 subtype. Gastroenterology 103:870–875
22. Kao Y-CHJ, Lichtenberger LM (1991) Phospholipid- and neutral lipid-containing organelles of rat gastroduodenal mucous cells. Possible origin of the hydrophobic mucosal lining. Gastroenterology 101:7–21
23. Konturek SJ, Pawlik W (1986) Physiology and pharmacology of prostaglandins. Dig Dis Sci 31 (Suppl 2):6S–19S
24. Kopin AS, Lee Y-M, McBride EW et al. (1992) Expression cloning and characterization of the canine parietal cell gastrin receptor. Proc Natl Acad Sci USA 89:3605–3609
25. Kozol PA, Punzo A, Ribaudo R, Rossomando RF, Elgebaly SA (1990) Neutrophil chemotactic activity in human gastric secretions. Arch Surg 125:454–456
25a. Lechago J (1987) The endocrine cells of the digestive tract. General concepts and historic perspective. Am J Surg Pathol 11 (Suppl 1):63–70
26. Lenz HJ (1991) Zentrale Regulation gastrointestinaler Motilität und Sekretion. Z Gastroenterol 29 (Suppl 3):5–9
27. Mezey E, Palkovits M (1992) Localization of targets for antiulcer drugs in cells of the immune system. Science 258:1662-1665
28. Miller G, Palmer KR, Smith B, Ferrington C, Merrick MV (1989) Smoking delays gastric emptying of solids. Gut 30:50–53
29. Moreau J, Bouisson M, Balas D et al. (1990) Gastric lipase in alcoholic pancreatitis. Comparison of secretive profiles following pentagastrin stimulation in normal adults and patients with pancreatic insufficiency. Gastroenterology 99:175–180
29a. Moreau H, Laugier R, Gargouri Y et al. (1988) Human preduodenal lipase is entirely of gastric fundic origin. Gastroenterology 95:1221–1226
30. O'Connor HJ, Schorah CJ, Habibzedah N, Axon ATR, Cockel R (1989) Vitamin C in the human stomach: relation to gastric pH, gastroduodenal disease, and possible sources. Gut 30:436–442
31. Øster-Jørgensen E, Gerner T, Pedersen SA (1991) The determination of gastric emptying rate. Eur J (Suppl) 564:31–43
32. Owen DA (1986) Normal histology of the stomach. Am J Surg Pathol 10:48–61
33. Raufman JP (1992) Gastric chief cells: receptors and signaltransduction mechanisms. Gastroenterology 102:699-710
34. Schemann M, Wood JD (1989) Electrical behavior of myenteric neurones in the gastric corpus of the guinea-pig. J Physiol (Lond) 417:501–518

35. Siegel JA, Urbain J-L, Adler LP et al. (1988) Biphasic nature of gastric emptying. Gut 29:85–89
36. Simonsson M, Eriksson S, Håkanson R et al. (1988) Endocrine cells in the human oxyntic mucosa. A histochemical study. Scand J Gastroenterol 23:1089–1099
37. Stosiek P, Bräutigam E, Kasper M (1991) Expression of cytokeratin 7 in human glandular epithelium of fetal stomach. Acta Histochem 91:21–23
38. Tielemans Y, Axelson J, Sundler F, Willems G, Håkanson R. (1990) Serum gastrin concentration affects the self replication rate of the enterochromaffin like cells in the rat stomach. Gut 31:274–278
39. Valnes K, Brandtzaeg P, Elgjo K, Stave R (1986) Quantitative distribution of immunoglobulin-producing cells in gastric mucosa: relation to chronic gastritis and glandular atrophy. Gut 27:505–514
39a. Vatn MH (1990) Intrinsic factor secretion. Front Gastrointest Res 17:66–94
39b. Walker MM, Smolka A, Waller JM, Evans DJ (1995) Identification of parietal cells in gastric body mucosa with HFMG-2 monoclonal antibody. J Clin Pathol 48:832–834
40. Wegener M, Schaffstein J, Börsch G (1988) Physiologie und Pathophysiologie der Magenentleerung, Grundlagen, Untersuchungsmethoden und Therapie. Med Klin 83:335–341

Fehlbildungen

Die wichtigsten Fehlbildungen des Magens sind in Tabelle 3.2 zusammengefaßt. Die *konnatale hypertrophische Pylorusstenose* und die *Gewebsheterotopien in der Magenwand* werden nachfolgend ausführlicher besprochen.

Konnatale infantile hypertrophische Pylorusstenose

Epidemiologie. Die Inzidenz wird mit 1–6/1000 Lebendgeburten angegeben, sie ist in Afrika, Asien und Lateinamerika geringer als in den USA und Europa[29, 50, 60]. In Wales, Schottland[39] und Irland[2] ist seit einiger Zeit eine Häufigkeitszunahme, in Kanada[2] eine Häufigkeitsabnahme zu verzeichnen, wobei Beziehungen zur Brusternährung[39] bzw. zur Zusammensetzung industrieller Milchprodukte[71] diskutiert werden. Eine große australische Studie konnte allerdings eine solche Beziehung nicht stützen[31].

Knaben sind etwa 3–9mal häufiger betroffen als *Mädchen. Erstgeborene Kinder* sind zwar am häufigsten betroffen, jedoch liegt ihr Anteil nicht über demjenigen erstgeborener Kinder in der Gesamtbevölkerung[31]. *Untergewichtige Kinder* erkranken doppelt so häufig wie normalgewichtige[31]. Eine *kurze Schwangerschaftsdauer* von unter 38 Wochen verdoppelt beinahe das Krankheitsrisiko. Die konnatale Pylorusstenose tritt *familiär gehäuft* auf.

Ätiologie, Pathogenese. Für die Bedeutung *genetischer Faktoren* spricht die familiäre Häufung einschließlich des Vorkommens bei Zwillingen und Drillingen[30, 35]. Nach neueren ultrastrukturellen Untersuchungen scheint es *2 Typen* der Pylorusstenose zu geben: einen *myopathischen (primär myogenen)* und einen *primär neurogenen* Typ[18].

Die pathogenetische Rolle *lokaler Störfaktoren* wird durch die mögliche Beziehung *zu alimentären Faktoren (s.oben) sowie durch Einzelbeobachtungen nach transpylorischer Sondenernährung*[43] bzw. bei bereits *intrauterin* auf sonographischem Wege nachgewiesener Magendilatation[37] nahegelegt.

Klinik. Die klinischen Symptome treten meist erst in der *2.–6. Lebenswoche auf*[8] *(DD gegenüber Atresien anderer Abschnitte des Magen-Darm-Trakts)* → *Erbrechen im Strahl* (bei vollentwickelter Krankheit praktisch nach jeder Nahrungszufuhr) → *sekundäre Exsikkose, Elektrolytstörungen, Gewichtsverlust.* Bei der äußeren Inspektion sieht man nach der Nahrungsaufnahme im Magenbereich von links nach rechts ablaufende *peristaltische Wellen* und kann oft zwischen Nabel und Rippenbogen einen *glatten festen „Tumor"* tasten. Sonographisch läßt sich anhand der unmittelbar postpartual bestimmten Pylorusdicke das Risiko einer nachfolgenden hypertrophischen Pylorusstenose *nicht* vorhersagen: Von 1400 untersuchten Neugeborenen entwickelten 9 eine Pylorusstenose, obgleich bei allen die Pylorusdicke postpartual im Normbereich lag[60].

Morphologie. *Makroskopisch* ist der Pylorus in ein *knorpelhartes Rohr mit verdickter Wand* umgewandelt. Die Hypertrophie betrifft v. a. die Ringmuskulatur. Die Schleimhaut ist in charakteristische Längsfalten gelegt (Hinweis auf gleichzeitigen Spasmus?).

Mikroskopisch ist die Muskelverdickung das einzige konstante Merkmal (Abb. 3.1). Sekundär treten geringe bis mäßige Lymphozyteninfiltrate in der Submukosa, eine fokale Muskelfibrose und Ganglienzellveränderungen auf.

Verlauf, Prognose

- *Therapieergebnisse:* Die *Pyloromyotomie* nach Ramstedt hat eine Letalität von unter 1%[8, 59], die Komplikationsrate liegt bei 6–8%[22, 59].
- *Hämatemesis:* Sie kann auf einer unterschiedlich schweren Refluxösophagitis infolge des exzessiven Säurerefluxes beruhen[67].
- *Persistenz:* 25% der konservativ behandelten Patienten, bei denen eine Operation nicht zwingend notwendig war, zeigen noch im *Schulalter* röntgenologisch eine Pylorushypertrophie[40].
- *Pylorushypertrophie des Erwachsenen („Torus-Hyperplasie"*[1]*):* Sie soll röntgenologisch in 0,04–1%, autoptisch in 2–3% vorkommen[40] und ist bei Männern 3–9mal häufiger als bei Frauen[63]. Soweit sie nicht auf reaktive Veränderungen im Gefolge krankhafter Prozesse im Pylorusbereich

Tabelle 3.2. Übersicht der wichtigsten Fehlbildungen des Magens (z. T. einschließlich Differentialdiagnose). – Die *Dystopien* und die *muskuläre Pylorusstenose* sind im Text ausführlicher dargestellt

Formanomalien	
Mikrogastrie[12, 32, 52]	Abnorm kleiner Magen. Sehr selten (ca. 25 bekannte Fälle)[70]. Familiäres gehäuftes Auftreten, autosomal-rezessiver Erbgang[2]. Oft mit anderen gastrointestinalen Fehlbildungen, fast stets mit Asplenie kombiniert. Kombination mit Extremitätenfehlbildungen[16]. DD: Erworbene Formen (z. B. szirrhöses Magenkarzinom).
Divertikel	Selten. Häufigkeitsangaben schwanken je nach Untersuchungsmethode. Im Sektionsgut unter 0,1%[7]. Klinische Manifestation selten bei Kindern, meist erst im Erwachsenenalter[25]. Etwa 75% liegen in Kardianähe[25, 26], meist 2 cm unter der Ösophagusmündung an der Magenhinterwand[40]. Frauen sind etwas häufiger betroffen als Männer[7]. Teilweise werden nicht nur Ausstülpungen der gesamten Magenwand (*„echte" Divertikel*), sondern auch der Schleimhaut in bzw. durch die M. propria (*„Pseudodivertikel", „partielle Magendivertikel"*) als angeboren anerkannt. Beide Formen entstehen durch erhöhten Mageninnendruck (*Pulsionsdivertikel*) oder durch Zug von außen an der Magenwand, z. B. durch schrumpfende Prozesse in der Umgebung (*Traktionsdivertikel*). DD: Erworbene Formen und röntgenologisch divertikelimitierende Tumorkrater[25]. Die Divertikel können intramural liegen, ohne sich nach außen auszustülpen[25].
Kaskadenmagen	*„Physiologischer Sanduhrmagen"*, häufig (4–10%)[40, 56]. Kaudodorsale Abknickung des Fundus und proximalen Korpus → Nahrungsbrei gelangt zuerst in die hierdurch gebildete Magentasche und läuft erst nach deren Füllung in die tieferen Magenabschnitte über (daher „Kaskaden"-Magen). Teils angeboren, teils erworben (z. B. bei Tumoren des Magens und der Magenumgebung, bei Meteorismus und bei Narbensträngen im Kaskadenwinkel[40]). *Magenentleerung möglich* durch seitliches Rumpfbeugen um etwa 30° nach rechts oder links[56].
Lageanomalien	
Thoraxmagen	Selten. *Ursachen*[23]: Frühembryonale Hemmung des Deszensus der Magenanlage mit fehlender Längenentwicklung des Ösophagus, *Hemmungsmißbildungen des Zwerchfells* (Zwerchfelldefekte, häufig), Relaxatio diaphragmatica. Partielle oder totale Verlagerung des Magens in den Brustraum, gewöhnlich zusammen mit anderen Bauchorganen (meist links)[34].
Rechtslage	Sehr selten[40]. Bei *Situs inversus totalis* oder *partialis*[40]. Im 1. Fall bedeutungslos, im 2. Fall (Ursache: fehlerhafte Drehung der Gastroduodenalschlinge) sind klinische Erscheinungen möglich (Passagehindernis, Torsion des Mesenteriums, Kreislaufstörungen)[40].
Numerische Anomalien	
Agenesie (Agastrie)	Vollständiges Fehlen des Magens. Extrem selten. Direkter Übergang Ösophagus-Dünndarm[40]. Klinisch: Erbrechen[40].
Magenduplikaturen[41, 51]	Sehr selten (4% aller gastrointestinalen Duplikaturen[64], bis 1983 nur 183 bekannte Fälle)[51]. Komplette Doppelung (*Doppelmagen i. e. S.*) extrem selten. Partielle Doppelung meist im präpylorischen Antrum- und Pylorusbereich (*„muskuläres Pylorusband", „Doppelpylorus"*)[66]. In 35% weitere Anomalien, v. a. des Ösophagus und Duodenums[33]. Rarität: Karzinoid in einer Duplikatur[33]. Neben dem *angeborenen* Doppelpylorus[9, 41], der sekundär zur Ulkusbildung disponieren kann[9, 41], sollen Pylorusbänder auch als *direkte Folge peptischer Läsionen* entstehen können[24, 26, 58]. Für die letzteren (erworbenen) Fälle wird die Bezeichnung *„gastroduodenale Fistel"* vorgeschlagen[58].
Zysten	Selten, teilweise identisch mit inkompletten Duplikaturen. Bei Retention von Mageninhalt sekundär-entzündliche Veränderungen möglich mit Perigastritis, Perforation in die Magenlichtung. Ausnahmsweise dystrophische Verkalkung der Zystenwand[56]. Kleinere submuköse Zysten können die Magenwand nach innen vorbuckeln; sie werden entweder nur duch Zylinderepithel oder durch typische Mukosa + Submukosa + ggf. M. propria ausgekleidet[47]. Gehäufte Kombination mit Magenkarzinom fraglich[47]. – Zysten mit Magenwandstruktur kommen auch außerhalb des Magens im Brust- und Bauchraum vor[4].
Sonstige Anomalien	
Konnatale *muskuläre* Stenose	Konnatale hypertrophische Pylorusstenose (▷ S. 159).
Konnatale *membranöse* Stenose[15]	*„Mukosadiaphragma"*. Magenlichtung von Membranen überbrückt, die beidseitig von Schleimhaut bedeckt sind; dazwischen lockeres Bindegewebe, Dicke 2–3 mm. Lage meist im unteren Magenabschnitt (ca. 100 Fälle beschrieben[17, 65]). Häufigkeit 1:100000 Geburten[45]. Öffnungen in der Membran können vorkommen oder fehlen. DD: Erworbene Formen (neben angeborenen) beim Erwachsenen, z. B. nach Ulkuserkrankung[13, 27, 46].
Pylorusatresie	Sehr selten, nur 1% aller gastrointestinalen Atresien (bis 1974 ca. 60 bekannte Fälle)[55]. Klinisch nichtgalliges Erbrechen, Oberbauch aufgetrieben. Rarität: Kombination mit Epidermolysis bullosa[61].
Muskuläre Wanddefekte	Selten. Können schon im Säuglingsalter zur Magenperforation führen.
Gewebsheterotopien	▷ S. 161.
Gastroschisis[20, 44, 48, 53, 69]	Paraumbilikaler Bauchwanddefekt, durch den auch der Magen nach außen vortreten kann (▷ S. 425).

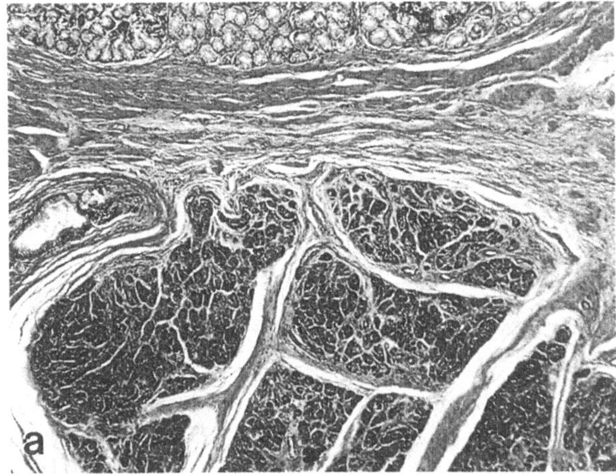

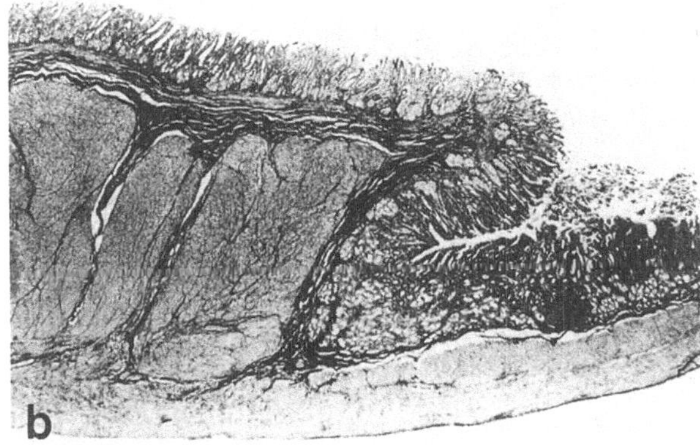

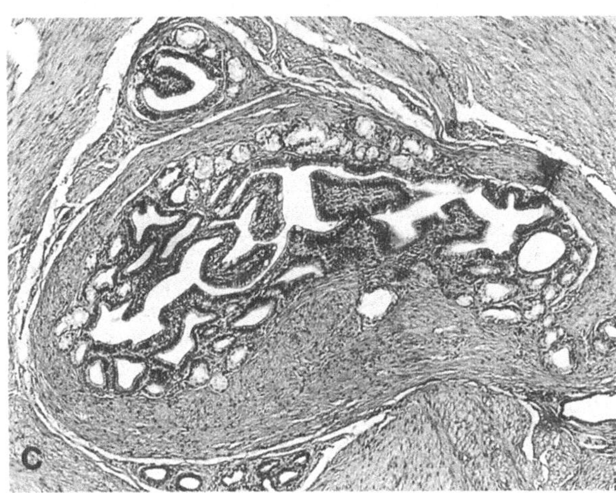

Abb. 3.1. Fehlbildungen des Magen. **a** Heterotope Pankreasgewebsinsel im Antrum ventriculi. H.E. 35 ×. **b** Konnatale hypertrophische Pylorusstenose mit abruptem Übergang zwischen der unauffälligen Muskulatur des Duodenums und der verdickten Pylorusmuskulatur. (Aus Berry[11] mit freundlicher Genehmigung des Autors). **c** Adenoleiomyom der Magenwand (Operationspräparat). H.E. 27 ×

(Gastritis, Ulkus etc.) zurückzuführen ist, soll es sich teilweise um „verschleppte" konnatale Formen handeln, die sich ins Erwachsenenalter „hinübergerettet" haben[40]. Umschriebene Muskelverdickungen im Pylorusbereich (sog. *Muskelplatten*) beim Erwachsenen sollen zum kleineren Teil Residuen der infantilen Form darstellen, zum größeren Teil erworben sein[38].

Gewebsheterotopien

- *Heterotope Gewebsinseln im Magen:* Am häufigsten wird Pankreasgewebe im Magen angetroffen (Abb. 3.1), meist in der *Submukosa* oder *M. propria* und zu 85–95% im Antrum-Pylorus-Bereich; selten höher, ganz ausnahmsweise in Höhe der Z-Linie[17]. Bei submuköser Lage ist die Schleimhaut entweder kegelförmig vorgewölbt oder mit wallartigem Rand nabelförmig eingezogen (→ *Pseudodivertikel* mit Pankreasgewebe am Grund). Das Gewebe kann eine *Magenausgangsstenose* erzeugen. In ihm kann sich eine Vielzahl krankhafter Sekundärveränderungen vollziehen, einschl. der Bildung von *Zysten*, eines *Karzinoms*, einer *Pankreatitis* und *Abszeßbildung*. Vom endokrinen Anteil können *neuroendokrine Tumoren* ausgehen[36]. Durch Ruptur schleimhaltiger Retentionszysten mit Epithelresten, die in Schleim eingebettet sind, kann ein muzinöses Karzinom vorgetäuscht werden[54].
- *Adenoleiomyome* (Abb. 3.1) sind als Choristome aufzufassen, d. h. als Mißbildungsgeschwülste, bei denen bestimmte Gewebsstrukturen (in diesem Falle Magenschleimhaut) an eine Stelle verlagert sind, an der sie unter normalen Umständen fehlen. Bei der konnatalen Pylorusstenose kann die verdickte Muskulatur ausnahmsweise Pylorusdrüsen enthalten (→ Adenomyose)[57].
- *Heterotopes Magenschleimhautgewebe in anderen Organen:* Heterotopes Magenschleimhautgewebe kann sich im gesamten Verdauungstrakt vom Ösophagus bis zum Rektum finden[62]. Die Häufigkeit nimmt von proximal nach distal ab. Bei endoskopischen Untersuchungen führt der *Ösophagus* (oberster Abschnitt: 68%, mittlerer Anteil: 4%)[62]. Zumeist handelt es sich um Schleimhaut vom Fundustyp, seltener um Kardia- oder Antrumschleimhaut[62]. Aus der säurebildenden Fundusschleimhaut können Ulzera und – sehr selten – Karzinome hervorgehen[28, 62, 66a]. An 2. Stelle folgt das *Duodenum* (Bulbus duodeni, 28%)[62], jedoch ist diese Zahl möglicherweise zu hoch und durch das häufige Vorkommen der gastralen Metaplasie bei H.-pylori-Gastritis (▷ S. 200) verfälscht. Im Duodenum darf von einer Magenschleimhautheterotopie nur dann gesprochen werden, wenn vollentwickelte Korpusschleimhautdrüsen nachweisbar sind. Die Magenschleimhautinseln können als Knötchen bzw. als Polypen imponieren. Elektronenmikroskopie[42]. Im *Dünndarm* sind fast nur *Meckel-Divertikel und Duplikaturen* betroffen. *Kolorektum*[21]*: 4 Fälle von Magenschleimhaut im Kolon,* davon einmal auch in der *Appendix* und 15 Fälle im

Rektum. Die *Kolonlokalisation* manifestiert sich unter einer Vielzahl von Symptomen (Diarrhö, rektale Blutung, Invagination, „Appendizitis“), die *rektale* fast stets als Blutung mit einem bei der Rektosigmoidoskopie nachweisbaren Pseudotumor oder Ulkus[21].

Differentialdiagnose

- *Magen:*Metaplastische und pseudometaplastische Schleimhautveränderungen *(intestinale Metaplasie, Plattenepithelverschiebung* vom Ösophagus auf die Kardiaregion). Für die Diagnose muß ferner beachtet werden, daß die *anatomische Grenzlinie* zwischen Kardia und Fundus bzw. Korpus und Antrum variabel ist.
- *Duodenum: Gastrale Metaplasie* bei Hyperazidität ▷ S. 249.
- *Ösophagus: Barrett-Syndrom* (▷ S. 117)

Anhang: Endometriose[72]. Die Endometriose des Magens ist eine große Rarität.

Literatur

1.–6. Weiterführende Literatur (▷ S. 154)
7. Alnor PC, Gabler H (1970) Die Diverlikel des Magens und Dünndarms. Chirurg 41:246–251
8. Bachmann K-D, Dominick H Chr (1980) Die spastische hypertrophische Pylorusstenose. Dtsch Ärztebl 77:2467–2471
9. Baumann JC, Dumke K, Kaiser K (1978) Über eine Duplikatur des Pyloruskanals als kongenitale Anomalie (Pylorusband). Z Gastroenterol 16:7–12
10. Bartel RJ (1967) Duplication of stomach: Case report and review of the literature. Am Surg 33:747–752
11. Berry CL (ed) (1981) Paediatric pathology. Springer, Berlin Heidelberg New York
12. Blank E, Chisolm AJ (1973) Congenital microgastria, a case report with a 26-year follow-up. Pediatrics 51:1037–1041
13. Bradic I, Kacic M, Letica C (1975) Congenital antral membrane. Z Kinderchir 16:306–309
14. Bronsther B, Nadeau MR, Abrams MW (1971) Congenital pyloric atresia: A report of three cases and a review of the literature. Surg 69:130–136
15. Cho KJ (1976) Gastric antral diaphragm. Gastrointest Radiol 1:37–40
16. Cunniff C, Williamson-Kruse L, Olney AH (1992) Congenital microgastria and limb reduction defects. Pediatrics 91:1192–1194
17. DeBord JR, Majarakis JD, Nyhus LM (1981) An unusual case of heterotopic pancreas of the stomach. Am J Surg 141:269–273
18. Dieler R, Schröder JM, Skopnik H, Steinau G (1990) Infantile hypertrophic pyloric stenosis: myopathic type. Acta Neuropathol 80:295–306
19. Dickinson RJ, Freeman AH (1986) Partial gastric diverticula: radiological and endoscopic features in six patients. Gut 27:954–957
20. Duhamel J-F, Coupris L, Revillion Y et al. (1979) Laparoschisis. Etude d'une serie de 50 cas de 1960 à 1976 et indications thérapeutiques. Arch Fr Pédiat 36:40–48
21. Duphare H, Nijhawan S, Rana S, Bhargava DK (1990) Heterotopic gastric and pancreatic tissue in large bowel. Am J Gastroenterol 85:68–71
22. Eckstein HB, Agrawal M (1982) Congenital hypertrophic pyloric stenosis – a 20-year review of 282 surgically treated infants. Z Kinderchir 36:50–52
23. Eichen R, Eichfuss H-P, Eggert A, Farthmann EH (1977) Der Thoraxmagen. Ätiologie – Diagnostik – Therapie. Chirurg 48:621–625
24. Einhorn RI, Grace ND, Banks PA (1984) The clinical significance and natural history of the double pylorus. Dig Dis Sci 29:213–218
25. Eras P, Beranbaum SL (1972) Gastric diverticula:Congenital and acquired. Am J Gastroenterol 57:120–132
26. Farack UM, Goresky CA, Jabbari M, Kinnear DG (1974) Douple pylorus: A hypothesis concerning its pathogenesis. Gastroenterology 66:596–600
27. Haddad V, Macon IV WL, Islami MH (1981) Mucosal diaphragm of the gastric antrum in adults. Surg Gynecol Obstet 152:227–233
28. Hamilton JW, Thune RG, Morrissey JF (1986) Symptomatic ectopic gastric epithelium of the cervical esophagus. Demonstration of aid production with congo red. Dig Dis Sci 31:337–342
29. Hartl H (1973) Hypertrophische Pylorusstenose. Med Klin 68:1320-1322
30. Hicks LM, Morgan A, Anderson MR (1981) Pyloric stenosis – a report of triplet females and notes on its inheritance. J Pediatr Surg 16:739–740
31. Hitchcock NE, Gilmour AI, Gracey M, Burke V (1987) Pyloric stenosis in Western Australia, 1971–84. Arch Dis Childh 62:512-513
32. Hoehner JC, Kimura K, Soper RT (1994) Congenital microgastria. J Pediat Surg 29:1591–1593
33. Horie H, Iwasaki I, Takahashi H (1986) Carcinoid in a gastrointestinal duplication. J Pediat Surg 21:902–904
34. Hubert BC, Toyama WM (1987) Familial right thoracic stomach. Pediatrics 79:430–431
35. Janik JS, Nagaraj HS, Lehocky R (1982) Pyloric stenosis in identical triplets. Pediatrics 70:282–283
36. Kaneda M, Yano T, Yamamoto T et al. (1989) Ectopic pancreas in the stomach presenting as an inflammatory abdominal mass. Am J Gastroenterol 84:663–666
37. Katz S, Basel D, Branski D (1988) Prenatal gastric dilatation and infantile hypertrophic pyloric stenosis. J Pediat Surg 23:1021–1022
38. Klein H-J, Schubert H-J (1974) Pylorische und präpylorische Muskelplatten – Teilerscheinung der Pylorushypertrophie des Erwachsenen. Leber Magen Darm 4:147–150
39. Knox EG, Armstrong E, Haynes R (1983) Changing incidence of infantile hypertrophic pyloric stenosis. Arch Dis Childh 58:582–585
40. Koelsch KA (1974) Anomalien der Magenwand. In: Schwiegk H (Hrsg) Springer, Berlin Heidelberg New York (Handbuch der inneren Medizin, 5. Aufl, Bd 3/2, S 383–448)
41. Kreinsen U, Kämmerer W, Döhnert G (1975) A contribution to the knowledge of the so-called pyloric band („double pylorus“). Virchows Arch (A) 367:163–170
42. Kundrotas LW, Camara DS, Meenaghan MA, Montes M, Wosick WF, Weiser MW (1985) Heterotopic gastric mucosa: a case report. Am J Gastroenterol 80:253–256
43. Latchaw LA, Jacir NN, Harris BE (1989) The development of pyloric stenosis during transpyloric feeding. J Pediat Surg 24:823–824
44. Lindham S, Ramel S (1987) A retrospective study of 91 cases with gastroschisis or omphalocele 1956–1985. Z Kinderchir 42:366-370
45. Lugo-Vincente HL (1994) Congenital (prepyloric) antral membrane: prenatal diagnosis and treatment. J Pediat Surg 29:1589–1590
46. Mai M, Watanabe K (1985) Multiple mucosal bridge formation in the stomach. Report of a case. Endoscopy 17:40–41
47. Martel W, Oberman HA (1978) Heterotopic submucosal gastric cysts: Report of two cases, one in association with carcinoma. Gastrointest Radiol 3:391–395
48. Martin LW, Torres AM (1985) Omphalocele and gastroschisis. Surg Clin North Am 65:1235–1244
49. Moore CCM (1989) Congenital gastric outlet obstruction. J Pediat Surg 24:1241–1246

50. Morison JE (1963) Foetal and neonatal pathology, 2nd edn. Butterworths, London
51. Müller M, Gumrich H (1983) Duplikatur des Magens. Fallbericht und Übersicht. Aktuelle Chir 18:184–190
52. Moulton SL, Bouvet M, Lynch FP (1994) Congenital microgastria in a premature infant. J Pediat Surg 29:1594–1595
53. Muraij T, Tsugawa C, Nishijima E et al. (1989) Gastroschisis: a 17-year experience. J Pediat Surg 24:343–345
54. Nopajaroonsri C (1994) Mucus retention in heterotopic pancreas of the gastric antrum. A lesion mimicking mucinous carcinoma. Am J Surg Pathol 18:953–957
55. Olsen L, Grotte G (1976) Congenital pyloric atresia: report of a familial occurrence. J Pediatr Surg 11:181–184
56. Østensen H, Burhol PG, Heger J (1983) Gastric cascade: a diagnosis without clinical importance? Scand J Gastroenterol 18:487–489
57. Potter EL, Craig JM (1976) Pathology of the fetus and the infant, 3rd edn. Lloyd- Luke Medical Books Ltd, London
58. Rappoport AS (1978) Gastroduodenal fistulae and double pyloric canal. Gastrointest Radiol 2:341–346
59. Rasmussen L, Hansen LP, Pedersen SA (1987) Infantile hypertrophic pyloric stenosis: the changing trend in treatment in a Danish county. J Pediat Surg 22:953–955
60. Rollins MD, Shields MD, Quinn RJM, Wooldrige MAW (1989) Pyloric stenosis: congenital or acquired? Arch Dis Childh 64:138–147
61. Rosenbloom MS, Ratner M (1987) Congenital pyloric atresia and epidermolysis bullosa letalis in premature siblings. J Pediat Surg 22:374–376
62. Schmidt G, Börsch G, Wegener M (1985) Magenschleimhautheterotopien des Gastrointestinaltraktes. Z Gastroenterol 23:545–550
63. Siang Go T, Morse WH (1973) Hypertrophic pyloric stenosis in adults. Am J Gastroenterol 60:400–405
64. Sieunarine K, Mammohansingh E (1989) Gastric duplication cyst presenting as an acute abdomen in a child. J Pediat Surg 24:1152
65. Sikorski T (1994) Nonobstructive mucosal diaphragms of the pyloric antrum in adults: report of two cases. Endoscopy 26:510
66. Sufian S, Ominsky S, Matsumoto T(1977) Congenital double pylorus. A case report and review of the literature. Gastroenterology 73:154–157
66a.Takagi A, Ema Y, Horii S et al. (1995) Early gastric adenocarcinoma arising from ectopic gastric mucosa in the cervical esophagus. Gastrointest Endosc 41:167–170
67. Takeuchi S, Tamate S, Nakahira M, Kadowaki H (1993) Esophagitis in infants with hypertrophic pyloric stenosis: a source of hematemesis. J Pediat Surg 28:59–62
68. Tam PKH, Saing H, Koo J, Wong J, Ong GB (1985) Pyloric function five to eleven years after Ramstedt's pyloromyotomy. J Pediat Surg 20:236–239
69. Tibboel D, Raine P, McNee M et al. (1986) Developmental aspects of gastroschisis. J Pediat Surg 21:865–869
70. Velasco AL, Holcomb GW III, Templeton JM, Ziegler MM (1990) Management of congenital microgastria. J Pediat Surg 25:192–197
71. Webb AR, Lari J, Dodge JA (1983) Infantile hypertrophic pyloric stenosis in South Glamorgan 1970–9. Arch Dis Childh 58:586–590
72. Zwas FR, Lyon DT (1991) Endometriosis. An important condition in clinical gastroenterology. Dig Dis SCi 36:353–364

Kreislaufstörungen

Anämie

Eine Abblassung der Magenschleimhaut findet sich bei *allgemeiner Anämie* – etwa im Rahmen einer schweren Blutung – und bei *Blutkrankheiten,* die mit vermindertem Erythrozytengehalt des Blutes einhergehen. Außerdem wird sie bei *schwerem Kreislaufschock* beobachtet.

Etwa 2/3 der Patienten mit einer *chronischen Eisenmangelanämie* zeigen eine Oberflächen- oder atrophische Gastritis[52]. Bei *perniziöser Anämie* besteht eine mehr oder weniger schwere Oberflächen- oder atrophische Gastritis bzw. Atrophie der Fundus-, weniger stark der Pylorusschleimhaut[72]. Meist findet sich außerdem eine intestinale Metaplasie.

Anämische Nekrosen

- Die *vollständige ischämische Nekrose des ganzen Magens*[64] stellt eine große Rarität dar. Sie kann bei massiver Überdehnung des Magens (bei Bulimie) zustandekommen, wobei die Venenkompression eine wichtige Rolle spielt. Der infarzierte Magen kann perforieren. Eine vollständige *Magengangrän* kann auch bei *Vorfall des Magens in den Thorax* durch eine traumatische, paraösophageale oder Bochdalek-Hernie resultieren, ist aber extrem selten[45].
- *Ausgedehnte ischämische Wandnekrosen* können auch durch *Vasopressininfusionen* (→ Vasokonstriktion)[8], durch *therapeutische Embolisation der Magenarterien* (zur Stillung von Magenblutungen[18]), nach endoskopischer Sklerosierungstherapie wegen eines blutenden Ulkus[21], bei Volvulus und Verlagerung in den Thorax[102] und – ausnahmsweise – durch *atheromatöse Embolie*[53] (s. unten) hervorgerufen werden. Ebenfalls selten sind sie durch eine *schwere Arteriosklerose* der Eingeweidearterien bedingt[40]. Die Magenwandnekrose der kleinen Kurvatur nach *selektiv-proximaler Vagotomie* (▷ S. 269) wird darauf zurückgeführt, daß die Kollateralen den Ausfall der durchtrennten Gefäße nicht mehr kompensieren können[101]. Im *Kindesalter* wurde eine flächenhafte nekrotisierende Gastritis mit Perforation beschrieben, möglicherweise als gemeinsame Folge einer *Sepsis mit Gefäßthrombose, Schleimhautnekrosen* und massiver *Andauung* der dann ungeschützten Magenwand durch die *Magen-HCl.*[14b].
- *Kleine umschriebene ischämische Wandnekrosen,* die zu zirkumskripten Erosionen, Geschwüren und reparativen entzündlichen Veränderungen führen können, werden nach *Embolie von Atherombrei (aus arteriosklerotischen Beeten*[17, 105]*)* beobachtet. Tierexperimentell lassen sich beim Ka-

ninchen durch *orthostatischen Kollaps* kleine Magenschleimhautnekrosen erzeugen[75]. Es ist anzunehmen, daß *schwere Schockzustände* beim Menschen ähnliche Folgen haben und auf diese Weise Schockerosionen hervorrufen können[56, 73].

Ischämische Gastroparese[56, 73]

Bei Verschluß der 3 mesenterialen Hauptgefäße kann sich eine Gastroparese mit Erbrechen, Übelkeit und Gewichtsverlust entwickeln, die sich nach prothetischem Gefäßersatz zurückbildet. Beide bisher mitgeteilten Patienten (beide Frauen) zeigten oberflächliche Ulzera der Antrum-Pylorus-Region.

Hämorrhagische Magenschleimhautnekrosen

Sie entstehen z. B. bei *Hiatushernien,* wenn die Mukosa in den distalen Ösophagus prolabiert und inkarzeriert wird[70].

Aktive Hyperämie

Sie tritt bei *akuter Gastritis* und bei *pharmakologischer Erweiterung der gastralen Blutgefäße* (z. B. nach Alkoholzufuhr) auf. Die Schleimhaut ist gerötet, das Faltenrelief ist vergröbert.

Passive kardiale Stauungshyperämie

Sie ist häufige Folge einer *Rechtsherzinsuffizienz* und imponiert als Schleimhautrötung, oftmals mit vergröbertem Schleimhautrelief und kleinen Schleimhautblutungen.

Passive portale Stauungshyperämie[30, 33, 41, 58, 82]

Synonyme: Portale hypertensive oder portale kongestive Gastropathie

Vorkommen hauptsächlich bei der *Leberzirrhose,* ferner bei *Leberfibrosen* und *extrahepatischer Pfortaderobstruktion.* Häufigkeit bei der Zirrhose 23–68%[30, 33, 58, 89]. Man unterscheidet

- eine *leichte Form,* entweder mit einem *Mosaik-* bzw. *Schlangenhautbild* (rötliche Bezirke mit Begrenzung durch ein weißes Netzwerk) oder mit einem *skarlatiniformen Bild* (rötlich gesprenkelte Mukosa) und
- eine *schwere Form* mit *kirschroten Flecken* in einer feingranulären Mukosa, mit oder ohne Blutungen, sowie manchmal mit Erosionen und Ulzera[9].

Mikroskopisch sieht man eine Vermehrung, Ektasie, Wandverdickung und Hyperämie der Kapillaren sowie weite dickwandige Arteriolen und Venolen mit umgebender Fibrose in der Submukosa, bei der schweren Form auch Erosionen, Ulzera und eine Drüsenatrophie[30, 89]. Die kongestive Gastropathie tritt vor allem *nach Sklerotherapie von Ösophagusvarizen* und bei *großen Ösophagusvarizen* auf[30]. 35% der leichten Formen und 9o% der schweren Form gehen mit Blutungen einher. Etwa 10% der nicht durch Ösophagusvarizen verursachten Blutungen bei Zirrhotikern gehen auf das Konto der portalen hypertensiven Gastropathie[50]. Die *Quote der H. pylori-positiven Patienten* ist bei portaler kongestiver Gastropathie etwa gleich hoch[58] oder niedriger [30] als in der übrigen Bevölkerung und vor allem bei schweren Formen deutlich herabgesetzt[30]. Vermutlich stellt die atrophische Mukosa mit verminderter Schleimbildung ein ungünstiges Milieu für H. pylori dar[14a, 30, 41, 82]. Im Gegensatz zur GAVE (s. unten) findet sich seltener eine Spindelzellproliferation und Fibrohyalinose der L. propria. Mikrothromben fehlen stets[90].

Magenvarizen

Sie sind zumeist Folge einer portalen Hypertension und damit eine Sonderform der portalen kongestiven Gastropathie. Häufigkeit bei Leberzirrhose 2–65%, in mehreren Arbeiten etwa 10–20%. Man teilt sie ein in

- *gastroösophageale (junktionale) Varizen* im Bereich der Z-Linie und in
- *Fundusvarizen* (weniger glücklich auch als „isolierte" oder „ektopische" Varizen bezeichnet)[98].
- *Antrumvarizen* (sehr selten, Lit. bei[20]).

Die Fundusvarizen sind 2–3mal seltener als die junktionalen Varizen und neigen stärker zu Rezidivblutungen und Komplikationen bei der Sklerotherapie, ferner ist die Überlebenszeit der Patienten mit dieser Varizenform kürzer[66]. Sie erfordern meist chirurgische Maßnahmen, eine Sklerotherapie reicht nicht immer aus.

Eine seltene Sonderform (bis 1986 ca. 200 publizierte Fälle) sind die meist solitär auftretenden Varizen bei *Milzvenenblockade* (segmentale portale Hypertension)[78].

Gastrale antrale vaskuläre Ektasie (GAVE, „Wassermelonenmagen")

Diese Erkrankung wurde 1984 erstmals beschrieben[59]. Eine retrospektive Literaturstudie ergab bereits 1987 43 vergleichbare Fälle[15], zu denen inzwischen zahlreiche weitere hinzugekommen sind.[z. B. 46, 65, 76, 88, 96].

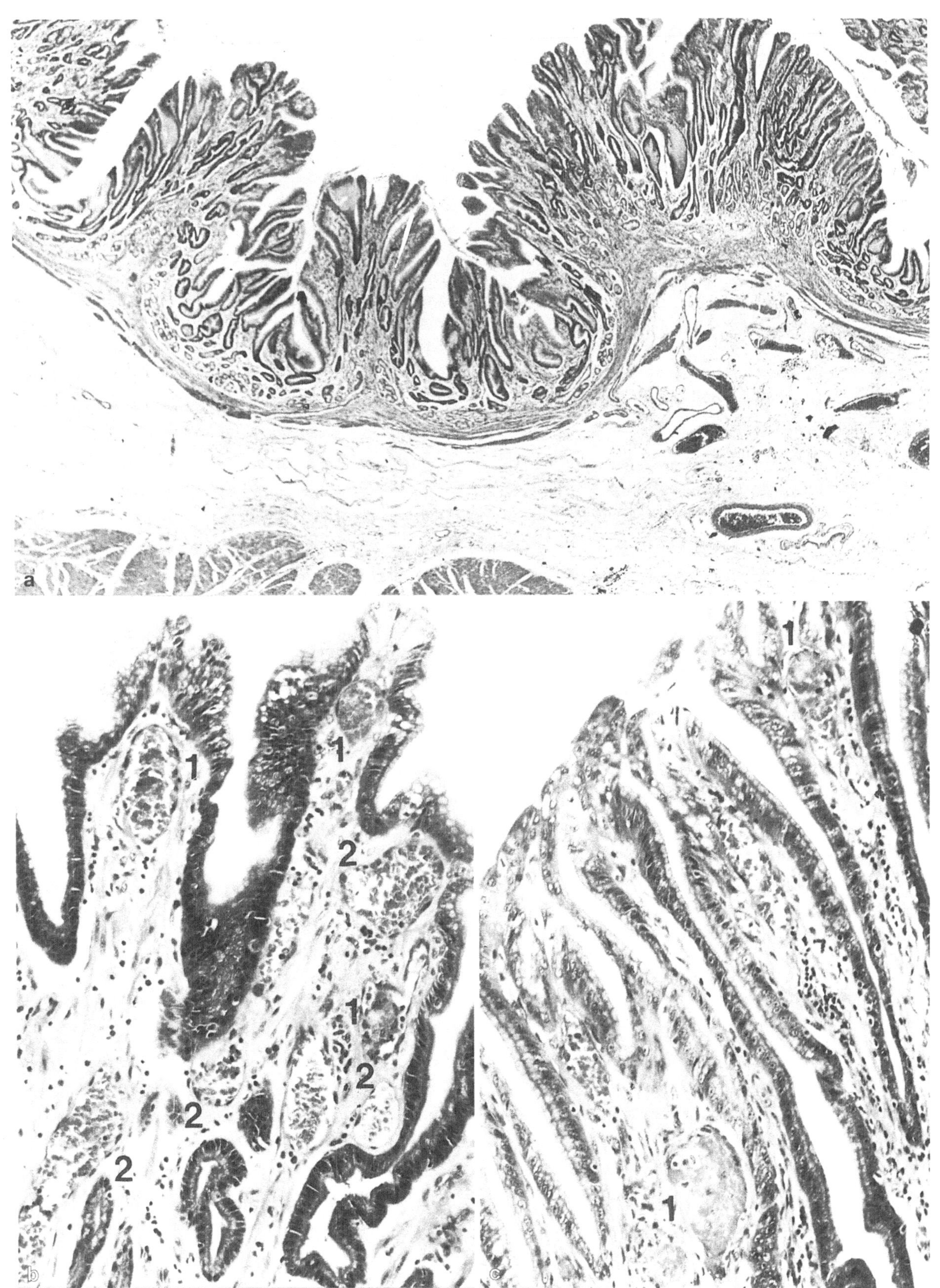

Abb. 3.2. Wassermelonenmagen (GAVE) der Antrumschleimhaut. **a** Übersicht mit Faltenvergröberung und foveolärer Hyperplasie. H.E. 35 ×. **b** und **c** Stärkere Vergrößerung. Kapillarvermehrung, -dilatation und -hyperämie (2), frische Kapillarthrombose (1). Geringe chronische Gastritis, herdförmiges Einstrahlen glatter Muskelfasern aus der M. mucosae in die Schleimhaut bis unter deren Oberfläche. H.E. 240 ×. (Präparat der Erstpublikation, freundlicher Weise überlassen von Herrn Dr. Lough, Québec/Canada)

Der *Altersgipfel* liegt bei etwa 70 Jahren, Frauen überwiegen im Verhältnis 3:1, jeder 2.–3. Fall ist mit einer *Leberzirrhose* verknüpft[15]. 75% der Patienten zeigen eine *Hypo- oder Achlorhydrie*[15]. Meist besteht eine *Eisenmangelanämie*. Als Begleiterkrankung wurden auch eine Hashimoto-Thyreoiditis, eine Endstadiumsniere und eine Kollagenose beschrieben[103].

Makroskopisch (endoskopisch) zeigt das Antrum eine zum Pylorus hin ausstrahlende *rote Streifung,* die auf den Kuppen linearer Schleimhautfalten verläuft und zahlreiche Gefäßkonvolute enthält. Die Bezeichnung *„Wassermelonenmagen"* rührt daher, daß das endoskopische Bild der Streifung dieser Frucht ähnelt. Am Magenresektat ist die Mukosa leicht verdickt, die Submukosa ödematös und gefäßreich, die Mukosa leicht gegen die Submukosa verschieblich. Die Mukosa kann in den Pyloruskanal prolabiert sein und petechiale Blutungen aufweisen. Bei der endoskopischen Biopsie fällt häufig eine verstärkte Blutungsneigung auf[59].

Mikroskopisch (▷ Abb. 3.2) sieht man folgende Veränderungen[15, 46, 59, 68, 99]:

- eine *Verdickung der Schleimhautfalten,*
- manchmal geringe *entzündliche Veränderungen,*
- *vermehrte, dilatierte und oft thrombosierte Kapillaren* in der Mukosa (morphometrische Befunde[103]),
- eine *fibromuskuläre Hyperplasie (Obliteration) der L. propria* mit glatten Muskelfasern, die von der M. mucosae her zwischen die antralen Drüsen einstrahlen (dieses Bild ähnelt somit der fibromuskulären Obliteration der L. propria der Rektumschleimhaut beim Mukosaprolapssyndrom) und
- eine *Verbreiterung der Submukosa* mit dilatierten geschlängelten *Venen.*

Die Gefäßanomalien und die Spindelzellproliferation in der Mukosa sollen eine sichere Diagnose an Schleimhautproben erlauben[46].

Ätiologie und Pathogenese sind ungeklärt. Die *Gefäßproliferation* könnte *neuroendokrin* verursacht sein, da in einem Fall intra- und extraepitheliale neuroendokrine Zellproliferate mit hohem Gehalt an 5-Hydroxytryptamin und VIP beobachtet wurden[76]. Die *fibromuskuläre Hyperplasie* könnte mit einem primären Schleimhautprolaps in den Pyloruskanal zusammenhängen und wäre dann, wiederum wie beim rektalen Mukosaprolapssyndrom[67], als Adaptationsvorgang zu verstehen. Eine *ähnliche* Veränderung, ‚jedoch ohne Thrombose der dilatierten Gefäße, wurde *nach Knochenmarkstransplantation* beschrieben[80]. Als Ursache werden toxische Einflüsse durch die medikamentöse Therapie diskutiert[80]. Sonderfälle: GAVE bei Sklerodermie[61] und zusammen mit Magenkarzinom[14].

Therapie: Endoskopische Laserkoagulation[69, 73a, 74, 69, 92, 99], bei unstillbarer Blutung Antrektomie[15, 16, 59, 68]. Konservative Behandlungserfolge mit *Prednison*[15], *Serotonin*[19], *Östrogen + Progesteron*[79a, 86].

Vaskuläre Fehlbildungen (Angiodysplasie und M. Osler-Weber-Rendu)

Gefäßfehlbildungen im Magen und Duodenum sind sicher *viel häufiger, als sie diagnostiziert werden* und nicht selten Ursache gastrointestinaler Blutungen. (2,1[94] bzw. 4%[26] der wegen einer oberen gastrointestinalen Blutung endoskopierten Patienten, in einem unausgewählten gastroskopischen Untersuchungsgut 1,08%[85].) Der *Magen* ist etwa 2- bis 4mal so häufig betroffen wie das *Duodenum*[26, 94], in etwa jedem 4. Fall finden sich Herde in beiden Organen[26]. *Männer* sind häufiger erkrankt als *Frauen*[49, 85, 94] (Ausnahmen[26, 106]). Der *Altergipfel* liegt im 6.–7. Jahrzehnt.

Endoskopisch[26, 49, 85, 94] handelt es sich um einen oder mehrere flache oder leicht erhabene rötliche Herde mit einem Durchmesser von 2 bis maximal 10 mm. Ihre Form ist rundlich, stecknadelkopfähnlich *(„Typ I")* bzw. stern- bis spinnenförmig *(„Typ II")*[85]. *Mikroskopisch* reichen die dilatierten Gefäßspalten bis unter das Oberflächenepithel[26]. *Dissektionsmikroskopisch*[94] sieht man geschlängelte erweiterte Gefäße imitten einer sonst unauffälligen Mukosa (Abb. 3.3).

> Zur Abgrenzung von submukösen Blutungen ist stets eine Biopsie mit histologischer Sicherung zu fordern[26, 83, 94].

Ätiologie und Pathogenese der Angiodysplasie sind ungeklärt. Kombination mit *kardiovaskulären Erkrankungen,* speziell mit einer *Aortenstenose* (8–28%)[26, 49, 85, 94] und mit einer *Angiodyplasie des Kolon* (etwa 10–50%)[26, 49, 106]. Beim *M. Osler-Weber-Rendu* ist der tiefe Verdauungstrakt sogar in 60% mitbeteiligt[49].

Therapeutisch[49, 94, 106] werden eingesetzt: Elektro- und Laserkoagulation, endoskopisches Clipping und chirurgische Maßnahmen. Zur Langzeitprophylaxe werden auch Östrogen und Progesteron eingesetzt[106].

Eine *submuköse arteriovenöse Fehlbildung* wurde von Kono et al. beschrieben[65b].

Diffuse hämorrhagische Gastroenteropathie[38]

Unter dieser Bezeichnung wurde 1994 ein vermutlich neues Krankheitsbild bei einer 70jährigen Patientin beschrieben: *Schleimhautblutungen in Magen, Duodenum und Dünndarm* über 3 Jahre hinweg. *Histologisch* verengte Kapillaren und postkapilläre

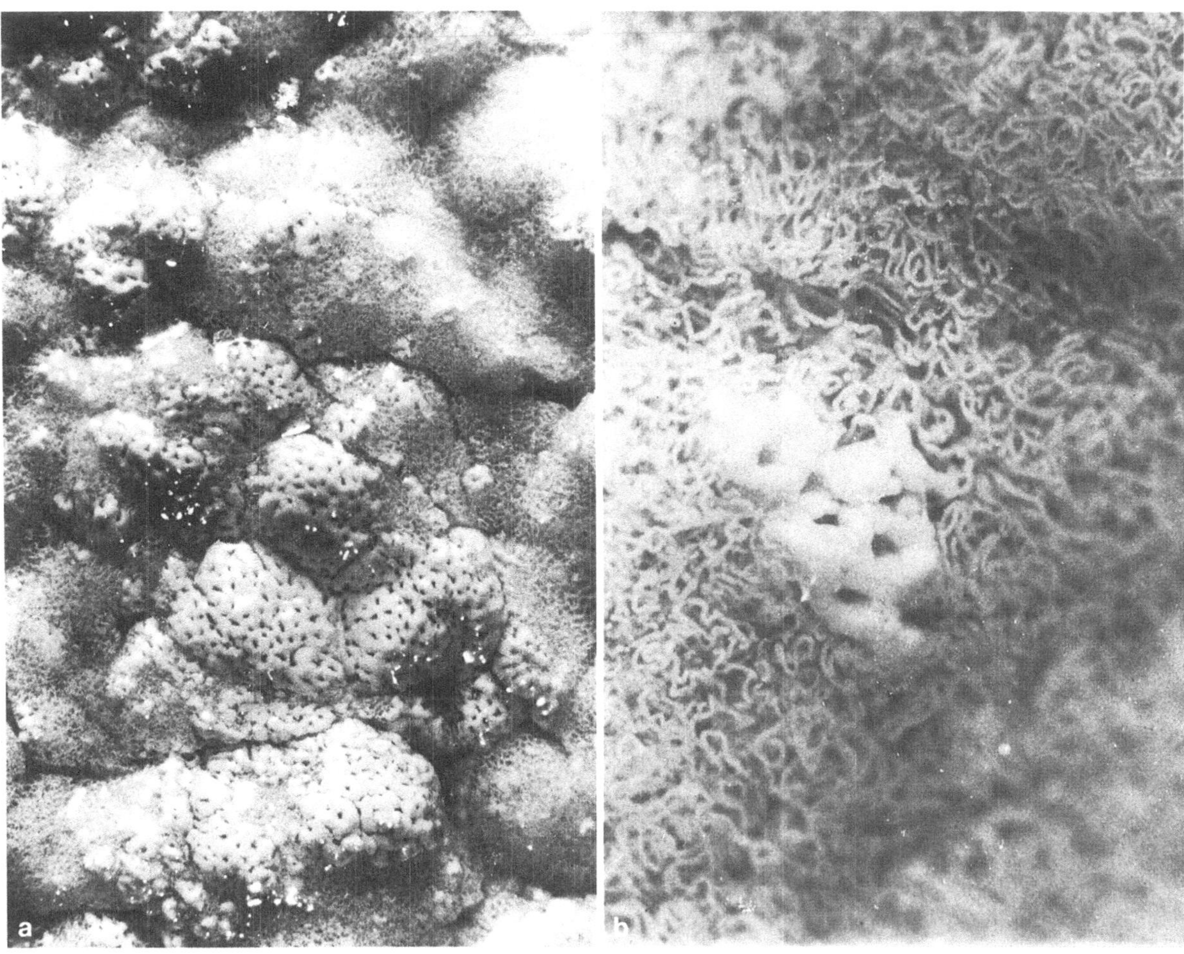

Abb. 3.3. Isolierte gastrale vaskuläre Fehlbildung. Dissektionsmikroskopische Ansicht der gastralen Mikrozirkulation an einer (Silikon-) injizierten Probe. **a** Kleine Prominenz aus dilatierten Kapillaren mit charakteristischem „schwammähnlichem" Erscheinungsbild (15 ×). **b** Isolierte gastrale vaskuläre Fehlbildung mit umgebenden normalen Gefäßen (75 ×). (Aus: Quintero et al.[94] mit freundlicher Genehmigung der Autoren und des Verlages)

Venolen in der L. propria mit Margination und Emigration von Neutrophilen sowie partiellem Gefäßverschluß durch Fibrinthromben.

Magenblutungen

Grundsätzlich ist zwischen 2 Manifestationsformen zu unterscheiden:

- Blutungen in die *Magenwand,*
- Blutungen in die *Magenlichtung.*

Die Grenzen zwischen beiden Formen sind selbstverständlich fließend.

Intramurale Blutungen

- *Schleimhautblutungen* sind häufig. Sie finden sich v. a. bei *venöser Stauung, bei hämorrhagischer Diathese* aus verschiedener Ursache, bei *infektiöstoxischer Schleimhautschädigung* (z. B. bei Typhus abdominalis, Fleckfieber oder Malaria), bei *Vergiftungen* (exogen: Phosphor-, Arsenvergiftung, Verätzungen; endogen: Urämie), bei schweren Formen der *Gastritis und im Rahmen der vorstehend genannten vaskulären Anomalien.*
Punktförmige Blutungen bevorzugen die proximalen (Kardia, Fundus), *streifenförmige und flächenhafte* Blutungen die distalen (Magenstraße, Pylorus) Magenabschnitte. Flächenhafte Blutungen werden v. a. bei hämorrhagischer Diathese beobachtet (→ „Leopardenmagen", Abb. 3.4).
Die *Prognose* wird meist von der Grundkrankheit bestimmt. Kleine, oft klinisch okkulte Blutungen in die Magenlichtung sind häufig, massivere Blutungen kommen erst dann zustande, wenn die hypoxisch geschädigte Magenschleimhaut durch die Magen-HCI angedaut wird. Dies ist selten, da die Schleimhaut gegenüber Ischämie ziemlich widerstandsfähig ist[31].
- *Intramurales Hämatom:* Diese Magenveränderung ist selten, die Zahl der publizierten Fälle

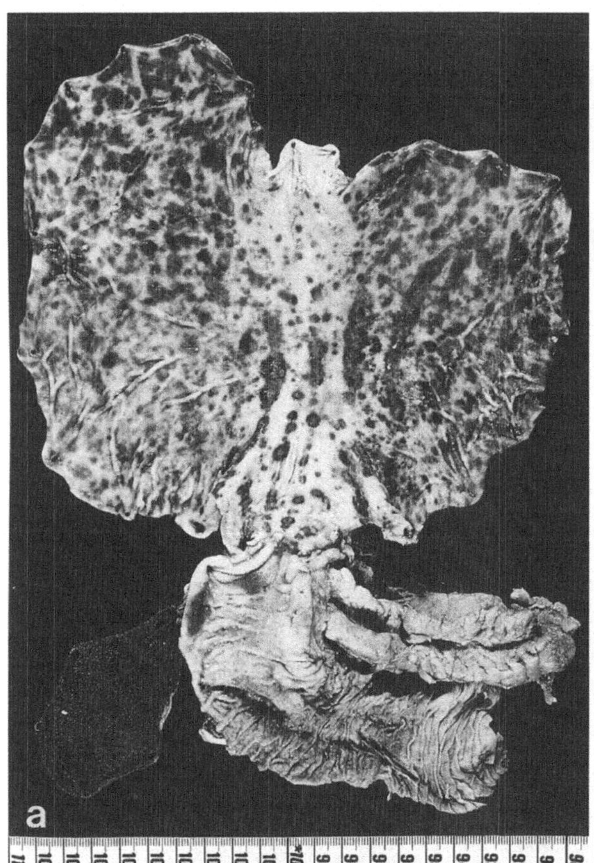

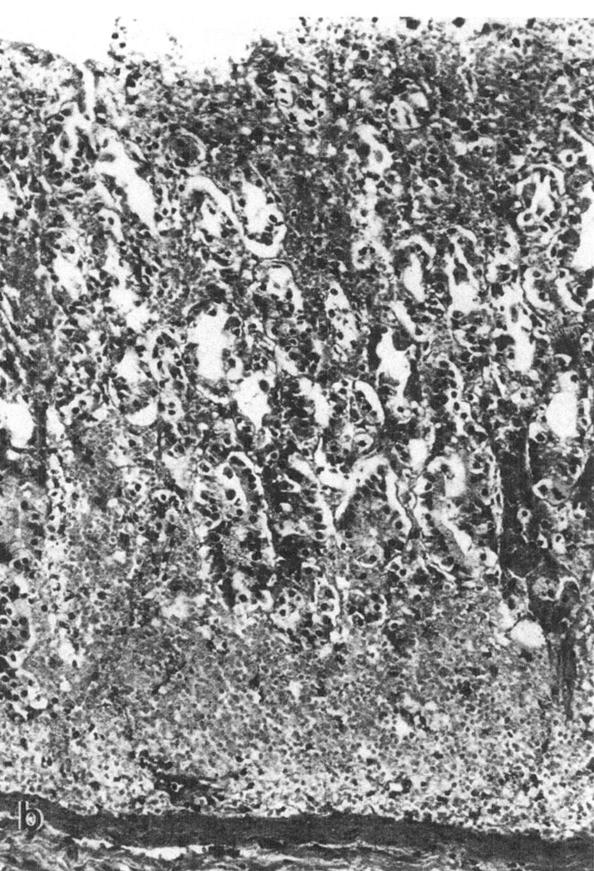

Abb. 3.4. Sog. Leopardenmagen mit fleckförmigen Schleimhautblutungen (Exitus letalis bei Masern). **a** Makroskopisches Bild der Magenschleimhaut. **b** Blutungen in allen Schichten der Magenschleimhaut, im Bild vorwiegend basal. Unten M. mucosae. Schleimhautoberfläche infolge Autolyse abgedaut. H.E. 140 ×

liegt unter 20, gibt jedoch sicher nicht die tatsächliche Häufigkeit wieder. Als *Ursachen* kommen in Frage[10, 35, 47]: *hämorrhagische Diathesen* (z.B. Hämophilie A, v. Willebrand-Krankheit), *Gerinnungsstörungen nach Schlangenbiß*[22], *Antikoagulantientherapie (bis zu 20% schwere Blutungen*[24]*)*, *Magenulzera* und *Traumen, v. a. bei Gastroskopie/ Biopsie,* sowie nach *endoskopischer Injektion* verschiedener Substanzen bei *blutenden Ulzera*[95a]. Die folgenlose Ausheilung ist die Regel[10].

Intraluminale Blutungen (insbesondere sog. große Magenblutung)

Epidemiologie. Die massive Magenblutung ist ein relativ häufiges Ereignis. In den USA wird pro Jahr mit 300 000 behandlungsbedürftigen oberen Magendarmblutungen gerechnet[29], in Großbritannien mit jährlich 30 000 Fällen, von denen etwa 3000 der Blutung erliegen[71]. Eine umfassende Studie an allen Angehörigen der US-Streitkräfte weltweit (9 142 705 Personen[111]) ergab für den Zeitraum Oktober 1990 bis September 1991 3294 Blutungsfälle (= *36 Episoden/100 000*). vor dem 50. Lj. überwogen Blutungen bei Männern im Verhältnis 3:1, danach nur noch im Verhältnis von 1.3:1; in der Gesamtpopulation betrug das Verhältnis m:w = 1.18:1. Als mögliche Ursachen wird ein *zytoprotektiver Effekt des Östradiols* diskutiert.

Ätiologie, Pathogenese. Obgleich die Zahlenangaben in den einzelnen Statistiken beträchtlich schwanken, läßt sich doch erkennen, daß das *Duodenal- und Magenulkus* die Liste anführt. Massive blutende Duodenalulzera wurden schon bei Neugeborenen beschrieben[51]. Auch *Magenschleimhauterosionen* sind eine häufige Blutungsquelle. Das gleiche gilt für die *Ösophagusvarizen,* die im Kindesalter die häufigste Blutungsursache darstellen[60].

In Tabelle 3.3 sind die Häufigkeitsverteilungen in insgesamt 22 Arbeiten der Literatur zusammengestellt. Sie sind unterteilt in Publikationen der Jahre 1970–80 (▷ 1. Auflage 1984) und 1981 bis heute;

Tabelle 3.3. Wichtige Ursachen akuter oberer gastrointestinaler Blutungen (1970–1980 ▷ 1. Auflage; 1981–heute[15, 23, 25, 28, 32, 54, 57, 77, 79, 94, 95, 104])

	Arbeiten von 1970–1980 [%]		Arbeiten von 1981 bis heute [%]	
	Minimum/Maximum	Mittel	Minimum/Maximum	Mittel
Duodenalulkus	7–41	21	9–38	24
Magenulkus	5–30	18	13–43	22
Ösophagusvarizen	7–29	14	2–52	16
Magenschleimhauterosionen	2–36	21	4–28	12
Mallory-Weiss-Syndrom	1–14	4,7	1–11	4,5
Magentumoren	1–4	2,8	1–5	2,5
Duodenalschleimhauterosionen	2–9	3,8	1–4	1,8
Exulceratio simplex Dieulafoy	1–3	1,9	0,4–0,4	0,4

dabei ist allerdings zu berücksichtigen, daß sich die Zeitspannen in verschiedenen Arbeiten überschneiden, so daß eine zuverlässige Aussage über eine Häufigkeitsverschiebung nicht möglich ist. Der einzige nennenswerte Unterschied für die beiden Zeiträume betrifft die Magenschleimhauterosionen, die in den Arbeiten bis 1980 mit rund 21% an 1. Stelle standen, während sie in den späteren Arbeiten auf die 4. Stelle zurückgefallen sind. Die Häufigkeitsunterschiede in einzelnen Statistiken erklären sich vor allem daraus, daß es sich teils um internistische, teils um endoskopische und teils um chirurgische Statistiken handelt. In der großen US-Serie von 1990/91[111] rangieren das *Duodenalulkus* und *Magenulkus* (20 bzw. 19 Fälle) vor den *Ösophagusvarizen* (16 Fälle). Leider sind nur die Befunde an den 117 Verstorbenen und nicht an dem endoskopierten Gesamtkollektiv von 2267 Patienten angegeben.

Seltenere Ursachen intraluminaler Blutungen: Gefäßveränderungen bei *Pseudoxanthoma elasticum*[42, 63], *Pseudoaneurysmen* der Magenarterien bei Pankreatitis[97], die *Ruptur einer A. lusoria* in den Ösophagus[107], die *Amyloidose* innerhalb einer gastralen Gefäßmißbildung[108], *Hämangiome*[36, 85, 102], die *Purpura Schönlein-Henoch*[109] und *akute Leukosen*[55]. Erstaunlicherweise rangieren auch *Magentumoren* (mit im Mittel weniger als 3%) weit hinten; zu nennen sind neben dem *Karzinom* auch *Sarkome* (v. a. das *Kaposi-Sarkom bei AIDS*[37]) *und Metastasen. Endoskopisch-bioptisch* erzeugte Blutungen[34] sind selten (0,03%, bei Biopsie aus Magenstumpf 0,8%)[34]. Weitere Raritäten: Blutungen aus *Splenoseherden*[11], *tuberkulöse Magenulzera*[110] und bei oraler Kokaineinnahme *(Crack)*[65a].

Klinik, Morphologie. Klinisch manifestiert sich die massive akute obere gastrointestinale Blutung als *Hämatemesis (Bluterbrechen)*. Das Blut ist hellrot oder unter Einwirkung der Magen-HCl grauschwarz verfärbt. Bei weniger schweren Blutungen ist der Magensaft wegen des beigemischten schwarzen salzsauren Hämatins *„kaffeesatzartig"* beschaffen.

In etwa 85% der Fälle kommt die Blutung spontan zum Stehen, in 15% *persistiert oder rezidiviert* sie[48].

Kommt die Blutung in den beiden ersten Tagen zum Stehen, so sinkt das Risiko einer nachfolgenden Rezidivblutung steil ab (nur noch 5% in den folgenden 7 Tagen). Sistiert sie am 7. Tag, so liegt das Risiko einer Nachblutung in den folgenden 3–4 Tagen unter 1%[32].

Man kennt zahlreiche *Risikofaktoren,* die eine *schlechte Prognose* anzeigen, u. a. ein hohes Lebensalter ab dem 60. Lj.[16, 25, 91] assoziierte Grundleiden (z. B. eine Leberzirrhose[16, 25, 48]), Zeichen eines Kreislaufschocks[10, 25, 48, 104], ein Hämoglobin unter 8 g%[25], einen hohen Bedarf an Transfusionen, bestimmte Blutungsquellen, v. a. Ösophagusvarizen[32, 54, 104], eine Ulkusanamnese und die Einnahme ulzerogener Medikamente (v. a. NSAR). Bei Frauen soll die Prognose schlechter sein als bei Männern[62].

Bei *Ösophagusvarizenblutung* liegt die Letalität um 30–40%[32, 54, 104], bei *blutenden Magen- oder Duodenalulzera* um 1–8%[16, 32, 44, 104] bei *blutenden Erosionen* bis zu 10%[32], beim *Mallory-Weiss-Syndrom* um 2–10%[32, 104]. Vor dem 60. Lj. beträgt sie zwischen 5 und 14%, danach zwischen 17 und 33%[16, 91]. Die *perioperative Mortalität* bei Notfalleingriffen wird mit 13–40% angegeben[25, 54, 91].

Ulkusblutung ▷ auch S. 245.

Anhang: Gastropathie bei Langstreckenläufern

Bis zu 30% der Marathonläufer (Laufdistanz 26,2 Meilen) und 85% der Ultramarathonläufer (Distanz 30–100 Meilen) zeigen nach dem Lauf einen positiven Hämokkulttest[12]. Endoskopisch-bioptisch finden sich leichte (Kapillardilatation), mäßige (Petechien) und schwere (intraluminale Blutungen) *Kreislaufstörungen* des Magens sowie leichte (Schleimdepletion) und schwere (blutende Magenschleimhauterosionen) *Epithelveränderungen* (einmal auch eine Erosion in der linken Kolonflexur)[43, 87, 100]. Die morphologischen Veränderungen und der positive Hämokkultbefund bilden sich binnen weniger Tage zurück[84, 100]. Cimetidin kann die Gastropathie vielfach verhindern oder abschwächen[12].

Eine *viszerale Ischämie* (Absinken der Durchblutung bis 20–30% des Ausgangswertes[12, 39, 81], in einer Arbeit nur geringfügig und beschränkt auf die Kardiaregion[87]) dürfte die wichtigste Ursache sein. Man denkt ferner an ein *Trauma* (z. B. durch Scherkräfte, die vom Zwerchfell und von den gastrophrenischen Ligamenten ausgehen und auf den Magenfundus einwirken[14, 13]). Aspirin, NSAR, jüngeres Lebensalter und ein schneller Laufstil scheinen kausal ohne Bedeutung zu sein[12, 13, 81]. Ein möglicher Einfluß von H. pylori ist nicht bekannt.

Literatur

1.–6. Weiterführende Literatur (▷ S. 154).
7. Abdu RA, Garritano DG, Culver O (1987) Acute gastric necrosis in anorexia nervosa and bulimia. Arch Surg 122:830–832
8. Alves M, Patel V, Douglas E, Deutsch E (1979) Gastric infarction. A complication of selective vasopressin infusion. Dig Dis Sci 24:409-413
9. Balácz M (1993) Gastric vascular ectasia in cirrhosis. Zentralbl Pathol 139:11–16
10. Balthazar EJ, Einhorn R (1976) Intramural gastrointestinal hemorrhage. Gastrointest Radiol 1:229–239
11. Basile RM, Morales M, Zupanec R (1989) Splenosis. A cause of massive gastrointestinal hemorrhage. Arch Surg 124:1087–1089
12. Baska RS, Moses FM, Deuster PA (1990a) Cimetidine reduces running-associated gastrointestinal bleeding. A prospective observation. Dig Dis Sci 35:956–960
13. Baska RS Moses FM, Graeber G, Kearney G (1990 b) Gastrointestinal bleeding during an ultramarathon. Dig Dis Sci 35:276–279
14. Berk T, Slemmer JR, Friedman LS (1991) Gastric vascular antral vascular ectasia associated with gastric carcinoma. Am J Gastroenterol 86:768–770
14a. Bhargava N, Venkateswaran S, Ramakrishna BS, Mathan M (1994) Colonization by Helicobacter pylori and its relationship to histological changes in the gastric mucosa in portal hypertension. Am J Gastroenterol 9:507–511
14b. Bilik R, Freud N, Sheinfeld T et al. (1990) Subtotal gastrectomy in infancy for perforating necrotizing gastritis. J Pediat Surg 25:1244–1245
15. Börsch G (1987) Diffuse gastric vascular antral ectasia: the „watermelon stomach" revisited. Am J Gastroenterol 82:1333–1334
16. Börsch G, Matuk Z E-I, Leverkus F (1987) Zur Prognose der akuten oberen Gastrointestinalblutung. Univariate und multivariate Analysen an 477 Blutungsepisoden Med Klin 82:774–780
17. Bourdages R, Prentice RSA, Beck IT et al. (1976) Atheromatous embolization of the stomach. An unusual cause of gastrointestinal bleeding. Dig Dis Sci 21:889–894
18. Bradley EL, Goldman ML (1976) Gastric infarction after therapeutic embolization. Surgery 79:421–424
19. Cabral JEP, Pontes JM, Toste M et al. (1991) Watermelon stomach: treatment with a serotonin antagonist. Am J Gastroenterol 86:927–928
20. Chen YM, Wu WC, Ott DJ (1986) Antral varices. Am J Gastroenterol 81:1191–1192
21. Chester JF, Hurley PR (1990) Gastric necrosis: a complication of endoscopic sclerosis for bleeding peptic uler. Endoscopy 22:287
22. Chittmittrapap S, Chandrakamol B, Chomdej S (1988) Intramural hematoma of the alimentary tract in children. Br J Surg 75:754–757
23. Chojkier M, Laine L, Conn HO, Lerner E (1986) Predictors of outcome in massive upper gastrointestinal hemorrhage. J Clin Gastroenterol 8:16–22
24. Choudari CP, Rajgopal C, Palmer KR (1994) Acute gastrointestinal haemorrhage in anticoagulated patients: diagnoses and response to endoscopic treatment. Gut 35:464–466
25. Clason AE, Macleod DAD, Elton RA (1986) Clinical factors in the prediction of further haemorrhage or mortality in acute upper gastrointestinal haemorrhage. Br J Surg 73:985–987
26. Clouse RE, Costigan DJ, Mills BA, Zuckerman GR (1985) Angiodysplasia as a cause of upper gastrointestinal bleeding. Arch Intern Med 145:458–461
27. Cook DJ, Guyatt GH, Salena BJ, Laine LA (1992) Endoscopic therapy for acute nonvariceal upper gastrointestinal hemorrhage: a meta-analysis. Gastroenterology 102:139–148
28. Cooper BT, Weston CFM, Neumann CS (1988) Acute upper gastrointestinal haemorrhage in patients aged 80 years or more. Quart J Med, NS 69:765–774
29. Cutler JA, Mendeloff AU (1981) Upper gastrointestinal bleeding: nature and magnitude of the problem in the US. Dig Dis Sci 26 (Suppl) 90–96
30. D'Amico G, Montalbano L, Traina M et al. (1990) Natural history of congestive gastropathy in cirrhosis. Gastroenterology 99:1558–1564
31. Davenport HW, Barr LL (1973) Failure of ischemia to break the dog's gastric mucosal barrier. Gastroenterology 65:619–624
32. De Dombal FT, Clarke JR, Clamp SE, Malizia G, Kotwal MR, Morgan AG (1986) Prognostic factors in upper GI bleeding. Endoscopy 18 (Suppl):6–10
33. DeWeert TM, Gostout CJ, Wiesner RH (1990) Congestive gastropathy and other upper endoscopic findings in 81 consecutive patients undergoing orthotopic liver transplantation. Am J Gastroenterol 85:573–576
33a. Laine L, Peterson WL (1994) Bleeding peptic ulcer. N Engl J Med 331:717–727
34. Domellöf L, Enander L-K, Nilsson F (1983) Bleeding as a complication to endoscopic biopsies from the gastric remnant after ulcer surgery. Scand J Gastroenterol 18:951–954
35. Durward Qj, Cohen MM, Naiman SC (1979) Intramural hematoma of the gastric cardia. Am J Gastroenterol 71:301–305
36. Farup PG, Rosseland AR, Stray N et al. (1981) Localized telangiopathy of the stomach and duodenum diagnosed and treated endoscopically. Case reports and review. Endoscopy 13:1–6
37. Fay DE, Nisbeth H (1990) Massive gastrointestinal hemorrhage in an immunsuppressed man due to gastric Kaposi's sarcoma. Am J Gastroenterol 85:607–609
38. Fishbein VA, Rosen AM, Lack EE, Montgomery EA, Fleischer D (1994) Diffuse hemorrhagic gastroenteropathy: report of a new entity. Gastroenterology 106:500–505

39. Fisher RL, McMahon LF, Ryan MJ, Larson D, Brand M (1986) Gastrointestinal bleeding in competitive runners. Dig Dis Sci 31:1226–1228
40. Force T, MacDonald D, Eade OE, Doane C, Krawitt EL (1980) Ischemic gastritis and duodenitis. Dig Dis Sci 25:307–310
41. Foster PN, Wyatt JI, Bullimore DW, Losowsky MS (1989) Gastric mucosa in patients with portal hypertension: prevalence of capillary dilatation and Campylobacter pylori. J Clin Pathol 42:919–921
42. Fruhwirth H, Rabl H, Hauser H, Schmid C, Beham A, Klein GE (1994) Endoscopic findings in pseudoxanthoma elasticum. Endoscopy 26:507
43. Gaudin C, Zerath E, Guezennec CY (1990) Gastric lesions secondary to long-distance running. Dig Dis Sci 35:1239–1243
44. Gendler SL, Faisal MA, Holt PR (1989) Evaluation of primary and secondary gastrointestinal bleeders. Arch Intern Med 149:1634–1636
45. Ghanem AN, Chankun TSL, Brooks PL (1987) Total gastric gangrene complicating adult Bochdalek hernia. Br J Surg 74:779
46. Gilliam JH, Geisinger KR, Wu WC, Weidner N, Richter JE (1989) Endoscopic biopsy is diagnostic in gastric antral vascular ectasia. The „watermelon stomach". Dig Dis Sci 34:885–888
47. Gordon RA, d'Avignon MB, Storch AE, Eyster ME (1981) intramural gastric hematoma in a hemophiliac with an inhibitor. Pediatrics 67:417–419
48. Gostout CJ (1988) Acute gastrointestinal bleeding – a common problem revisited. Mayo Clin Proc 63:596–604
49. Gostout CJ, Bowyer BA, Ahlquist DA et al. (1988) Mucosal vascular malformations of the gastrointstinal tract: clinical observations and results of endoscopic neodymium:yttrium-aluminium-garnet Laser therapy. Mayo Clin Proc 63:993–1003
50. Gostout CJ, Viggiano TR, Balm RK (1993) Acute gastrointestinal bleeding from portal hypertensive gastropathy: prevalence and clinical features. Am J Gastroenteroi 88:2030–2033
51. Goyal A, Treem WR, Hyams JS (1994) Severe upper gastrointestinal bleeding in healthy full-term neonates. Am J Gastroenterol 89:613–616
52. Gupta SP, Chugh TD, Dhawan RK (1972) The stomach in chronic iron deficiency anemia. Am J Gastroenterol 57:41–48
53. Harvey RL, Doberneck RC, Black WC (1972) Infarction of the stomach following atheromatous embolization. Gastroenterology 62:469–472
54. Henriksson AE, Svensson J-0 (1991) Upper gastrointestinal bleeding with special reference to blood transfusion. Eur J Surg 157:193–196
55. Hensler RA, Knoblauch M (1977) Gastrointestinale Komplikationen akuter Leukämien. Erg lnn Med Kinderheilkd NF 39:59–77
56. Højgaard L, Krag E (1987) Chronic ischemic gastritis reversed after revascularization operation. Gastroenterology 92:226–228
57. Holman RAE, Davis M, Gough KR et al. (1990) Value of a centralised approach in the mamagement of haematemesis and melaena: experience in a district general hospital. Gut 31:504–508
58. Iwao T, Toyonaga A, Sumino et al. (1992) Portal hypertensive gastropathy in patients with cirrhosis. Gastroenterology 102:2060–2065
59. Jabbari M, Cherry R, Lough JO et al. (1984) Gastric antral vascular ectasia: the watermelon stomach. Gastroenterology 87:1165–1170
60. Joppich I (1977) Gastrointestinale Blutungen im Kindesalter. Med Klin 72:575–582
61. Jouanolle H, Bretagne JF, Ramée MP et al. (1989) Ectasie vasculaire antrale et sclérodermie. Aspects endoscopiques, radiologiques et anatomopathologiques d'une association originale. Gastroenterol Clin Biol 13:217–221
62. Katschinski B, Logan R, Davies J et al. (1994) Prognostic factors in upper gastrointestinal bleeding. Dig Dis Sci 39:706–712
63. Keim HJ, Holtermüller KH, Walter U et al. (1980) Unstillbare obere gastrointestinale Blutung als klinische Erstmanifestation eines Pseudoxanthoma elasticum. Z Gastroenterol 18:20–29
64. Kerstein MD, Goldberg B, Panter B, Tilson D, Spiro H (1974) Gastric infarction. Gastroenterology 67:1238–1239
65. Koivisto PVI (1988) Gastric antral vascular ectasia and primary biliary cirrhosis. Endoscopy 20:334
65a. Kodall VP, Gordon SC (1995) Gastrointestinal hemorrhage secondary to crack cocaine. Gastrointest Endosc 41:604–605
65b. Kono K, Sekikawa T, Iino H (1994) A case of arteriovenous malformation in the submucosal layer of the stomach. J Gastroenterol 29:341–343
66. Korula J, Cin K, Ko Y, Yamada S (1991) Demonstration of two distinct subsets of gastric varices. Observations during a seven-year study of endoscopic sclerotherapy. Dig Dis Sci 36:303–309
67. Kraemer M, Remmele W, Müller-Lobeck H (1989) The mucosal prolapse syndrome: Clinical and pathologic study of 154 cases and review of the literature. Progr Surg Pathol 10:211–236
68. Kruger R, Ryan ME, Dickson KB, Nunez JF (1987) Diffuse vascular ectasia of the gastric antrum. Am J Gastroenterol 82:421–426
69. Labenz J, Börsch G (1993) Bleeding watermelon stomach treated by Nd-YAG laser photocoagulation. Endoscopy 25:240–242
70. Laforet EG (1976) Acute hemorrhagic incarceration of prolapsed gastric mucosa. Gastroenterology 70:589–591
71. Langman MJS (1985) Upper gastrointestinal bleeding: the trials of trials. Gut 26:217–220
72. Lewin KJ, Dowling F, Wright JP, Taylor KB (1976) Gastric morphology and serum gastrin levels in pernicious anaemia. Gut 17:551–560
73. Liberski SM, Koch KL, Atnip RG, Stern RM (1990) Ischemic gastroparesis: resolution after revascularization. Gastroenterology 99:252–257
73a. Liberski SM, McGarrity TJ, Hartle RJ et al. (1994) The watermelon stomach: long-term outcome in patients treated with Nd:YAG laser therapy. Gastrointest Endoscopy 40:584–587
74. Lingenfelser T, Mueller M, Marks IN Dette S, Wehrman M, Scheurlen M (1993) Endoscopic laser therapy in a case of gastric antral vascular ectasia (watermelon stomach). Z Gastroenterol 31:322–324
75. Lopes de Faria J, Trevisan MAS (1973) Necrosis of gastric mucosa following orthostatic collapse in rabbits. Virchows Arch (A) 358:105–112
76. Lowes JR, Rode J (1989) Neuroendocrine cell proliferations in gastric antral vascular ectasia. Gastroenterology 97:207–212
77. Lux G, Schwemmer W, Schmitt W, Lederer P (1986) Laser und Alternativmethoden in der Gastroenterologie. Teil 1: Gastrointestinale Blutung. Leber Magen Darm. 16:282–292
78. Madsen MS, Patersen TH, Sommer H (1986) Segmental portal hypertension. Ann Surg 204:72–77
79. Magnusson I, Ihre T, Johansson C et al. (1985) Randomised double blind trial of somatostatin in the treatment of massive upper gastrointestinal haemorrhage. Gut 26:221–226
79a. Manning RJ (1995) Estrogen/progesterone treatment of diffuse antral vascular ectasia. Am J Gastroenterol 90:154–156
80. Marmaduke DP, Greenson JK, Cunningham I, Herderick EE, Cornhill JF (1994) Gastric vascular ectasia in patients undergoing bone marrow transplantation. Am J Clin Pathol 102:194–198
81. McCabe ME, Peura DA, Kadakia SC, Bocek Z, Johnson LF (1986) Gastrointestinal blood loss associated with running a marathon. Dig Dis Sci 31:1229-1232

82. McCormick PA, Sankey EA, Cardin F, Dhillon AP, McIntyre N, Burroughs AK (1991) Congestive gastropathy and Helicobacter pylori: an endoscopic and morphometric study. Gut 32:351–354
83. McKinney M (1985) Gastrointestinal angiodysplasia in chronic renal failure. Ann Intern Med 103:960–961
84. McMahon LF, Ryan MJ, Larson D, Fisher RL (1984) Occult gastrointestinal blood loss in marathon runners. Ann Intern Med 100:846–847
85. Moreto M, Figa M, Ojembarrena E, Zaballa M (1986) Vascular malformations of the stomach and duodenum: An endoscopic classification. Endoscopy 18:227–229
86. Moss SF, Ghosh P, Thomas DM et al. (1992) Gastric antral vacular ectasia: maintenance treatment with oestrogen-progesterone. Gut 33:715–717
87. Øktedalen O, Lunde OC, Opstad PK et al. (1992) Changes in the gastrointestinal mucosa after long-distance running. Scand J Gastroenterol 27:270–274
88. Parente F, Petrillo M, Vago L, Bianchi Porro G (1995) The watermelon stomach: clinical, endoscopic, endosonographic, and therapeutic aspects in three cases. Endoscopy 27:203–206
89. Parikh SS, Desai SB, Prabhu SR et al. (1994) Congestive gastropathy: factors influencing development, endoscopic features, Helicobacter pylori infection, and microvessel changes. Am J Gastroenterol 89:1036–1042
90. Payen J-L, Cales P, Voigt J-J et al. (1995) Severe portal hypertensive gastropathy and antral vascular ectasia are distinct entities in patients with cirrhosis. Gastroenterology 108:138–144
91. Pimpl W, Boeckl O, Waclawiczek HW, Heierman M (1987) Estimation of the mortalty rate of patients with severe gastroduodenal hemorrhage with the aid of a new scoring system. Endoscopy 19:101-106
92. Potamiano S, Carter CR, Anderson JR (1994) Endoscopic laser treatment of diffuse gastric antral vascular ectasia. Gut 35:461-463
93. Primrose JN, Gledhill T, Quirke P, Johnston D (1986) Blind total gastrectomy for massive bleeding from the stomach. Br J Surg 73:920–922
94. Quintero E, Piqué JM, Bombi JA et al. (1986) Upper gastrointestinal bleeding caused by gastroduodenal vascular malformations. Incidence, diagnosis, and treatment. Dig Dis Sci 31:897–905
95. Rofe SB, Duggan JM, Smith ER, Thursby CJ (1985) Conservative treatment of gastrointestinal haemorrhage. Gut 26:481–484
95a. Rohrer B, Schreiner J, Lehnert P et al. (1994) Gastrointestinal intramural hematoma, a complication of endoscopic injection methods for bleeding peptic ulcers: a case series. Endoscopy 26:617–621
96. Rühl GH, Schnabel R (1992) Gastrale antrale vaskuläre Ektasie (GAVE). Verh Dtsch Ges Pathol 76:409
97. Sams JS, Nostrant TT, Agha FP, Williams DM (1986) Gastroduodenal artery aneurysms presenting as chronic gastrointestinal blood loss. Am J Gastroenterol 81:29–32
98. Sarin SK, Kumar A (1989) Gastric varices: profile, classification, and management. Am J Gastroenterol 84:1244–1249
99. Schaube J, Herz R, Stolte M (1994) Wassermelonen-Magen oder „Antrumgastritis“ – differentialdiagnostische Abgrenzung. Z Gastroenterol 32:493–496
100. Schwartz AE, Vanagunas A, Kamel PL,(1990) Endoscopy to evaluate gastrointestinal bleeding in marathon runners. Ann Intern Med 113:632–633
101. Schwöbel M, Uhlschmid G, Largiadér F (1981) Über die Pathogenese der Magenwandnekrose nach selektiv-proximaler Vagotomie. Chirurg 52:328–331
102. Strauss RJ, Friedman M, Platt N, Gassner W, Wise L (1978) Gangrene of the stomach: a case of acute necrotizing gastritis. Am J Surg 135:253–257
103. Suit PF, Petras RE, Bauer TW, Petrini JL Jr (1987) Gastric antral vascular ectasia. A histologic and morphometric study of "the watermelon stomach". Am J Surg Pathol 11:750–757
104. Sugawa C, Steffes CP, Nakamura R et al. (1990) Upper GI bleeding in an urban hospital. Etiology, recurrence, and prognosis. Ann Surg 212:521–526
105. Taylor NS, Gueft B, Lebowich RJ (1964) Atheromatous embolization: A cause of gastric ulcers and small bowel necrosis. Gastroenterology 47:97–103
106. Van Cutsem E, Rutgeerts P, Vantrappen G (1990) Treatment of bleeding gastrointestinal vascular malformations with oestrogen-progesterone. Lancet 35:953-955
107. Vehling-Kaiser U, Schleuning M, Kueffer G et al. (1993) Lusorian artery lesion as rare cause of severe upper gastrointestinal tract bleeding. Dig Dis Sci 38:178–180
108. Walley VM (1986) Amyloid deposition in a gastric arteriovenous malformation. Arch Pathol Lab Med 110:69–71
109. Weber TR, Grosfeld JL, Bergstein J, Fitzgerald J (1983) Massive gastric hemorrhage: an unusual complication of Henoch-Schönlein purpura. J Pediat Surg 18:576–578
110. Weissman D, Gumaste VV, Dave PB, Keh W (1990) Bleeding from a tuberculous gastric ulcer. Am J Gastroenterol 85:742–744
111. Yavorski RT, Wong RKH, Maydonovitch C et al. (1995) Analysis of 3294 cases of upper gastrointestinal bleeding in military medical facilities. Am J Gastroenterol 90:568–573

Anhang: Magen bei „graft–versus-host-disease" (GVHD)

Nach allogener Knochenmarkstransplantation können sich im Zuge der GVHD *Einzelzellnekrosen* des Epithels entwickeln (v. a. in der Drüsenhalsregion, manchmal mit einer plasmazellulären/eosinophilen Infiltration, Foveolenabszessen, intestinaler Metaplasie und Regenerationszeichen[1]). In schweren Fällen kann es zur mehr oder weniger vollständigen Epithelentblößung der gesamten gastrointestinalen Mukosa kommen, ohne Störungen des Bindegewebsgerüstes und ohne Entzündungszeichen[2].

Literatur

1. Snover DC, Weisdorf SA, Vercellotti GM et al. (1985) A histopathologic study of gastric and small intestinal graft-versus-host disease following allogeneic bone marrow Transplantation. Hum Pathol 16:387–392
2. Thorning D, Howard JD (1986) Epithelial denudement in the gastrointestinal tracts of two bone marrow transplant recipients. Hum Pathol 17:560-566

Dieulafoy-Läsion („DRAMA")

Synonyme: Exulceratio simplex Dieulafoy[11], Dieulafoy-Erosion[17], Dieulafoy's lesion[8, 18, 22, 29], Dieulafoy-Gefäßfehlbildung[25], Ulkus vom Dieulafoy-Typ[13, 24], Aneurysma cirsoides[26], kaliberpersistierende Magenarterie[16, 27, 28], eigener Vorschlag: „*D*ieulafoy's *R*ecent *A*rrosion of *M*aldeveloped *A*rtery = DRAMA, Begründung s. Text

Definition. Die Läsion ist durch folgende Merkmale gekennzeichnet[25]:

- Gastrale Gefäßanomalie: Weitkalibriges (1 bis 3 mm ⌀) Gefäß in der Submukosa, bevorzugt der Kardiafundusregion, nicht weiter als 6 cm von der Z-Linie entfernt

- Meist kleiner (2–5 mm ∅) flacher und solitärer *Defekt (Erosion) der Mukosa/Submukosa* unmittelbar über dem Gefäß mit Gefäßarrosion und gewöhnlich *massiver, ggf. rezidivierender Blutung.*

Epidemiologie. Die genaue Prävalenz der Läsion ist *unbekannt*[25], da sie endoskopisch unerkannt bleiben kann bzw. in anderen Fällen fälschlich den blutenden peptischen Ulzera hinzugerechnet wird[7]. In einer Übersicht von 1986 wurden 101 Fälle ausgewertet[25] (neu hinzugekommene Fälle[8, 12, 16, 17, 19, 20, 20a]). Man findet die Läsion in *jedem Lebensalter* (jüngster Patient 20 Monate, ältester 93 Jahre)[25] mit einem *Altersgipfel* zu Beginn des *6. Jahrzehnts*[25]. *Männer* sind doppelt so häufig betroffen wie *Frauen*[18, 19a, 25].

Klinik. Gewöhnlich *fehlen* in der Anamnese *dyspeptische Symptome*[25] *im Sinne einer NUD* (▷ S. 257), ein u. U. wichtiger Hinweis für die Differentialdiagnose gegenüber einer H. pylori-verursachten Magenschleimhautläsion. Dem gelegentlich als Blutungsursache angeschuldigten *Alkohol* scheint eine nennenswerte Bedeutung nicht zuzukommen, da nur bei 15% der Patienten ein schwerer Alkoholismus nachweisbar war.

Eine erste *Notgastroskopie* kann *negativ* sein, wenn die kleine *Blutungsquelle übersehen* wird. Es wird daher auf die Notwendigkeit hingewiesen, bei einer *Rezidivblutung* die *Gastroskopie zu wiederholen* und dabei dem *oberen Magendrittel* und der *Umgebung der kleinen Kurvatur* besondere Aufmerksamkeit zu schenken[25]. Bei der probatorischen Gastrotomie liegt die Trefferquote nach einer neueren Übersicht an 185 Fällen nur um 76%[19a].

Morphologie, Pathogenese. *Pathogenetisch* nimmt die *Gefäßanomalie die erste Stellung* ein, sie führt bei einer sonst folgenlosen oder folgenarmen Arrosion zur massiven Blutung. Dies ist der Grund dafür, daß die *historische Bezeichnung „Exulceratio simplex“*[11] („simplex“ sollte auf ein *initiales* peptisches Ulkus hindeuten, dessen weitere Entwicklung durch die Blutung unterbrochen wurde) aufgegeben werden sollte, da sie das *sekundäre Ereignis (Erosion + Arrosion)* in den Vordergrund rückt und geeignet ist, eine falsche Vorstellung von der Pathogenese zu wecken. Aus diesem Grund werden heute einige der eingangs genannten Synonyma verwendet.

Die hier vorgeschlagene Bezeichnung *„Dieulafoy's Recent Arrosion of Maldeveloped Artery“* (DRAMA) kennzeichnet (1) die beiden pathogenetischen Mechanismen (Gefäßanomalie mit Arrosion), beinhaltet (2) die Abkürzung des Namens des Erstbeschreibers und gibt (3) einen Hinweis auf das meist dramatische akute Krankheitsbild. Sie ist einprägsam wie andere inzwischen eingeführte Abkürzungen (CELLO ▷ S. 117; GAVE ▷ S. 164; GIST ▷ S. 302 etc.). Sie ist ferner, da das Organ Magen bewußt nicht in ihr erscheint, auch für gleichartige Veränderungen in anderen Teilen des Verdauungstraktes (s. unten) anwendbar. Entgegen dem traditionellen Vorgehen wird DRAMA in dem Kapitel Magenerkrankungen wegen des führenden klinischen Symptoms der schweren Blutung hier unter den *Kreislaufstörungen* abgehandelt. Alternativ könnte sie auch unter *Fehlbildungen* eingeordnet werden.

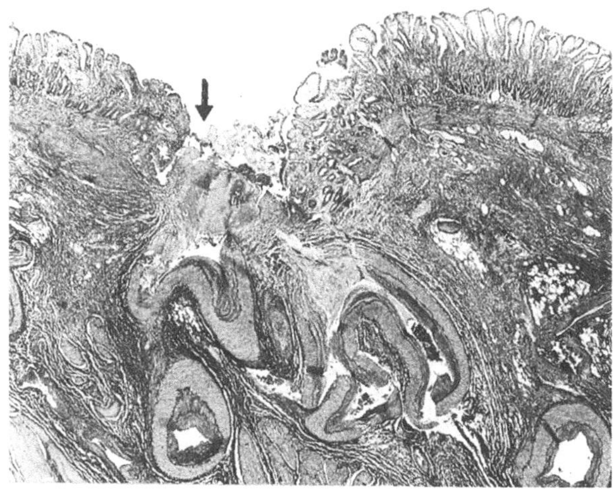

Abb. 3.5. Dieulafoy-Läsion („DRAMA“). Breites arterielles Gefäßkonvolut unter der Schleimhautoberfläche mit Arrosion und frischer Thrombose (Pfeil) im Bereiche der Arrosionsöffnung (klinisch: schwere Magenblutung). EvG 17 ×

Morphologisch (Abb. 3.5) findet man *weitkalibrige Arterien,* die auf dem Weg von der Serosa zur Submukosa ihr Kaliber beibehalten, anstatt enger zu werden (daher auch *„kaliberpersistente Arterie“*[26, 27]). Nach einer sorgfältigen histologischen Studie ist der *Aufbau der Arterienwände normal,* die Kaliberpersistenz macht sich vom Eintritt des Gefäßes in die M. mucosae an bemerkbar[20a]. *Die bevorzugte Lage an der kleinen Kurvatur* erklärt sich daraus, daß die submukösen Arterien in diesem Bereich nicht aus einem Gefäßplexus hervorgehen, sondern direkt aus den großen Arterien in der Subserosa entspringen. Die oftmals *geschlängelt* verlaufenden Arterien (daher auch *„Aneurysma cirsoides“*) verlaufen über eine variable Distanz nahe an der Grenze zur Mukosa. Daher genügt schon ein kleiner erosiver Schleimhautdefekt, um *eine* oder (selten) *mehrere* Gefäßdefekte herbeizuführen. Manchmal läßt sich der Verlauf einer großen Arterie durch die Submukosa hindurch bis in die Mukosa hinein verfolgen[25]. Die Arterie wird von einer *Vene* begleitet, die als erste, noch *vor der Arterie, rupturiert*[20a].

Der *erosive Schleimhautdefekt*, so entscheidend er für das Zustandekommen der Blutung ist, spielt morphologisch eine nur *untergeordnete Rolle*. Dies erklärt auch, warum er seiner geringen Größe wegen endoskopisch übersehen werden kann. Als Ursache der Schleimhauterosion dürften alle bekannten Noxen in Frage kommen, von der *H. pylori-Infektion* bis zur *Einnahme von NSAR*. Mehrfach wird über die Einnahme von *ASS* oder *anderen NSAR* über längere Zeit bzw. in den Tagen vor Einsetzen der Blutung berichtet[7, 12]. Man diskutiert außerdem eine *Schleimhautkompression durch die Arterie selbst* mit nachfolgender *Schleimhautischämie und -nekrose*[9].

Raritäten: DRAMA in einem *Doppelpylorus*[29] DRAMA zusammen mit einem (topographisch von ihr unabhängigen) siegelringzelligen *Magenfrühkarzinom* vom Mukosatyp[16]. DRAMA kann mit weiteren intraabdominellen Gefäßanomalien assoziiert sein[17]. *Blutung* aus einer Dieulafoy-Läsion bei *Polyzythämie vera rubra*[15b].

Therapie, Prognose. Obgleich auch über Therapieerfolge durch *gastroskopische Elektrokoagulation* berichtet wurde[7, 7a, 21], ist die *Keilexzision* des betroffenen Magenabschnittes[7a, 25] wohl als Therapie der Wahl für die meisten Fälle anzusehen, da das pathologische Gefäß über eine längere Strecke verlaufen und an mehr als nur einer Stelle arrodiert sein kann und da außerdem nur so die Diagnose pathologisch-anatomisch zu sichern ist[25]. Die von anderen Autoren[19a] empfohlene einfache *Umstechung* ist daher eher skeptisch zu beurteilen. Mehrfach wurde ferner über Therapieerfolge mittels *arterieller Embolisation während der Angiographie* berichtet (Lit. bei[25]). Als weitere Therapie wurde das *Unterspritzen mit Alkohol* angegeben[8, 19], einmal mit der Komplikation einer *Magenperforation*[8]. Rezidiv nach chirurgischer Ligatur[30].

Die *„blinde" Magenresektion nach Billroth II* ist nicht erforderlich und sollte auch wegen des Risikos prognostisch ungünstiger Nachblutungen aus dem proximalen Magendrittel unterbleiben[25].

Die früheren Angaben zur Letalität (60–80%)[7, 25] sind seit Einführung der Notfallgastroskopie und bei rascher Operation nicht mehr gültig. Veldhuyzen van Zanten et al.[25] geben für die 36 von ihnen aus der Literatur zusammengestellten Fälle aus der Zeit nach 1970 noch eine *Letalität von 23%* an. Die Zahl durfte heute noch niedriger liegen (s. auch [19a]).

Dieulafoy-Läsion (DRAMA) außerhalb des Magens. Außerordentlich *seltenes* Ereignis. Analoge Veränderungen wie im Magen wurden beschrieben im *Ösophagus*[15], im *Duodenum*[8a, 10, 14], *Jejunum/Ileum*[11a, 20, 22, 25], in einem *Meckel-Divertikel*[23] und im *Kolorektum*[6a, 11a, 13, 24].

Literatur

1.–6. Weiterführende Literatur (▷ S. 154)

6a. Abdulian JD, Santoro MJ, Chen YK, Collen MJ (1993) Dieulafoy-like lesion of the rectum presenting with exsanguinating hemorrhage: successful endoscopic sclerotherapy. Am J Gastroenterol 88:1939–1941

7. Bakka A, Rosseland AR (1986) Massive gastric bleeding from Exulceratio simplex (Dieulafoy). Acta Chir Scand 152:285–288

7a. Bech-Knudsen F, Toftgaard C (1993) Exulceratio simplex Dieulafoy. Surg Gynecol Obstet 176:139–143

8. Bedford RA, van Stolk R, Sivak MV, Chung RS, van Dam J (1992) Gastric perforation after endoscopic treatment of a Dieulafoy's lesion. Am J Gastroenterol 87:244–247

8a. Bejanin H, Boivin C, Dehni N et al. (1995) Ulcère duodenal hémorragique de Dieulafoy: premier observation histologiquement confirmée. Gastroenterol Clin Biol 19:227–228

9. Broberg A, Ihre T, Pyk E, Raaschou-Nielsen T (1982) Exulceratio simplex as conceivable cause of massive gastric hemorrhage. Surg Gynecol Obstet 154:186–188

10. Choudari CP, Palmer KR (1993) Dieulafoy's lesion of the duodenum: successful endoscopic therapy. Endoscopy 25:371–372

11. Dieulafoy G (1898) Exulceratio simplex. L'intervention chirurgicale dans les hématémèses foudroyantes consécutives a l'exulceration simple de l'estomac. Bull Acad Med 49:-49–84 (zit nach Veldhuyzen van Zanten et al. 1986)

11a. Dy NM, Gostout CJ, Balm RK (1995) Bleeding from the endoscopically-identified Dieulafoy lesion of the proximal small intestine and colon. Am J Gastroenterol 90:108–111

12. Farup PG, Tholfsen JK, Berner AA et al. (1986) Exulceratio simplex Dieulafoy – report of three cases. Endoscopy 18:252–253

13. Franko E, Chardavoyne R, Wise L (1991) Massive rectal bleeding from a Dieulafoy's type ulcer of the rectum: a review of this unusual disease. Am J Gastroenterol 86:1545–1547

14. Goldenberg SP, DeLuca VA Jr, Marignani P (1990) Endoscopic treatment of Dieulafoy's lesion of the duodenum. Am J Gastroenterol 85:452-454

15. Jaspersen D, Körner T, Shorr W, Hammar C-H (1993) Die extragastrale Dieulafoy-Läsion als Blutungsquelle. Endoskopie heute 3:198–201

15a. Jaspersen D, Körner Th, Schorr W et al. (1994) Extragastric Dieulafoy's disease as unusual source of intestinal bleeding. Esophageal visible vessel. Dig Dis Sci 39:2558–2560

15b. Lear JT, Atherton MT, Weston P (1995) Dieulafoy hemorrhage in association with polycythaemia vera rubra. Br J Clin Pract 49:99–100

16. Leone O, Zanelli M, Santini D et al. (1995) Dieulafoy's disease associated with early gastric cancer. J Clin Pathol 48:267–270

17. Louwerens JWK, Gratama S, Zwaan A, van der Schaar H (1988) Dieulafoy's erosion in the stomach as a result of an intraabdominal vascular anomaly. Br J Surg 75:489–490

18. Margreiter R, Weimann S, Riedler L, Schwamberger K (1977) Die Exulceratio simplex Dieulafoy. Leber Magen Darm 7:353–356

19. Maroy B, Moullot P, Rocolle J (1989) „Exulceratio simplex" de Dieulafoy: evolution subaigue récidivante inhabituelle. Traitement par infiltration endoscopique. Gastroenterol Clin Biol 136:309–319

19a. Matamoros R, Horsch S (1992) Die Exulceratio simplex Dieulafoy. Langenbecks Arch Chir 377:152–157

20. Matuchansky C, Babin P, Abadie CJ et al. (1978) Jejunal bleeding from a solitary large mucosal artery. Gastroenterology 75:110–113

20a. Mikó TL, Thomázy VA (1988) The caliber persistent artery of the stomach: a unifying approach to gastric aneurysm, Dieulafoy's lesion, and submucosal arterial malformation. Hum Pathol 19:914–921

21. Mörl M, Frühmorgen P, Schaudig H et al. (1982) Exulceratio simplex Dieulafoy. Med Welt 33:1508–1510

22. Rajiman I (1995) Small-intestine Dieulafoy lesion: or „Dieulaclip"? Endoscopy 27:215
23. Remmele W (1995) Gottlob gibt's das Mikroskop. Eine Pathologie in Reimen. 2. Aufl. Steinkopff, Darmstadt
24. Richards WO, Grove-Mahoney D, Williams LF (1988) Hemorrhage from a Dieulafoy type ulcer of the colon: a new cause of lower gastrointestinal bleeding. Am Surg 54:121–124
25. Veldhuyzen van Zanten SJO, Bartelsman JFWM, Schipper MEI, Tytgat GNJ (1986) Recurrent massive haematemesis from Dieulafoy vascular malformations – a review of 101 cases. Gut 27:213–222
26. Vetto JT, Richman PS, Kariger K et al. (1989) Cirsoid aneurysm of the jejunum. An unrecognized cause of massive gastrointestinal bleeding. Arch Surg 124:1460–1462
27. Voth D (1962) Das architektonische Prinzip der Magenarterien in seiner Bedeutung für die Magenblutung. Zentralbl Allg Pathol 103:553–554
28. Voth D (1962) zur Pathogenese ungewöhnlicher, arterieller Magenblutungen. Med Welt 19:1095–1097
29. Wetscher G, Schwab G, Glaser K et al. (1994) Dieulafoy lesion in a congenital double pylorus. Endoscopy 26:374–375
30. Yang CY (1989) Recurrent Dieulafoy's lesion after surgical ligation. Am J Gastroenterol 84:1464–1465

Stoffwechselstörungen

Lipidinseln

Synonyme: Lipoidinseln; Xanthelasmen der Magenschleimhaut; Xanthome (Pseudoxanthom, Cholesteatom)[29] der Magenschleimhaut → unglückliche Bezeichnungen, da fälschlicherweise der Eindruck eines Tumorgeschehens vermittelt wird

Epidemiologie. In der Durchschnittsbevölkerung dürfte die Häufigkeit um 0,05–0,25% liegen[27]. Unter den gastroskopierten und biopsierten Patienten finden sich Lipidinseln in 0,4–0,8%, im Sektionsgut bei sorgfältiger Suche in etwa 2%[27]. In einer prospektiven Studie betrug die Häufigkeit sogar 4,8%[24]. Männer sind etwas häufiger betroffen als Frauen[27]. Lipidinseln treten vor allem im *höheren Lebensalter* auf[24].

Ätiologie, Pathogenese[27]. Während man früher hauptsächlich *allgemeine Stoffwechselstörungen (Hypercholesterinämie)* anschuldigte, werden heute *lokale entzündliche Prozesse* (xanthöse Entzündung) oder ein *Gallereflux mit Cholesterinresorption* als Ursache der Lipidinseln angesehen[15, 27]. Allerdings gibt es Einzelbeobachtungen, wonach auch eine Cholestase mit Hypercholesterinämie passagere Lipidinseln nach sich ziehen kann[9]. Worauf die abnorme Häufung bei den Atombombenopfern von Hiroshima beruht (58%!), ist unklar. Auch hierbei wird an die Folgen alter herdförmiger Schleimhautulzerationen gedacht[20].

Morphologie. *Makroskopisch* handelt es sich um gelbe bis gelblichweiße, meist scharf begrenzte Flecken in der Magenschleimhaut, die *solitär oder (in jedem 6. Fall) multipel* vorkommen. Sie liegen im Schleimhautniveau oder sind leicht darüber erhaben (*makuläre* und *noduläre* Form).

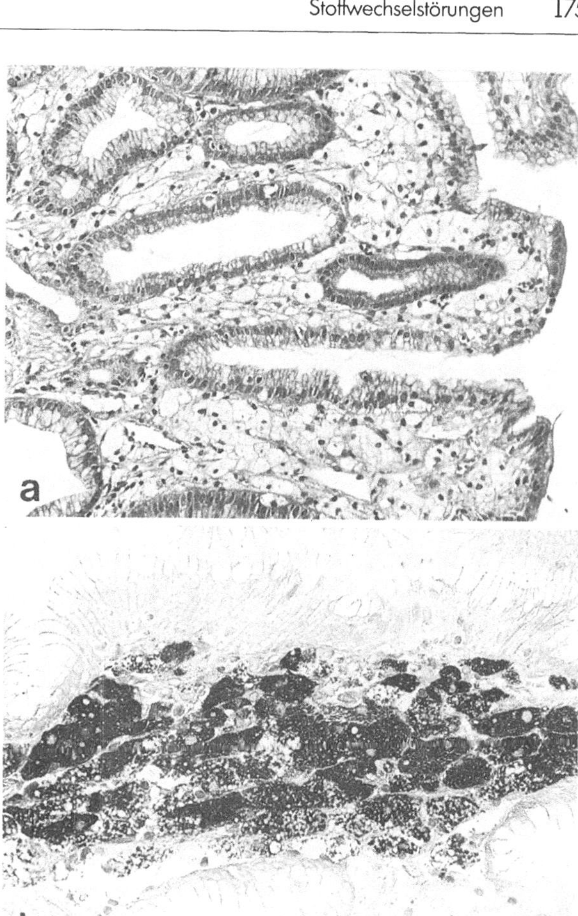

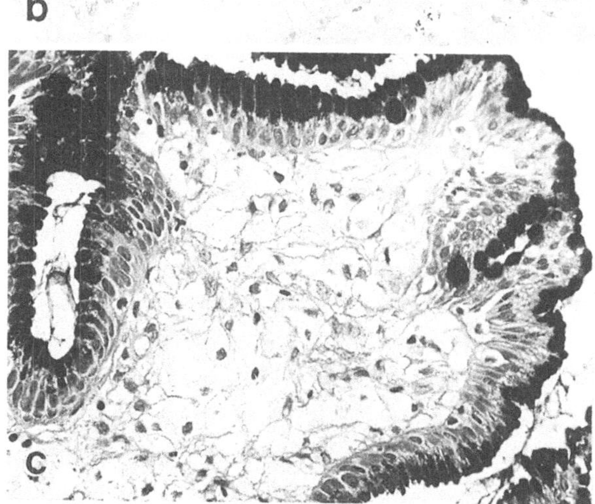

Abb. 3.6. Lipidinsel der Magenschleimhaut. **a** Massenhaft Schaumzellen mit kleinen Kernen und blassem Zytoplasma bis unmittelbar unter der Schleimhautoberfläche (im Bild rechts). H.E. 140 ×. **b** Sudanschwarz-Färbung am Paraffinschnitt. Die Zellen reagieren stark positiv. Häufig ist die Reaktion allerdings schwächer ausgeprägt. 350 ×. **c** PAS-Reaktion. Die Schaumzellen reagieren negativ, die Oberflächenepithelien stark positiv. 350 ×

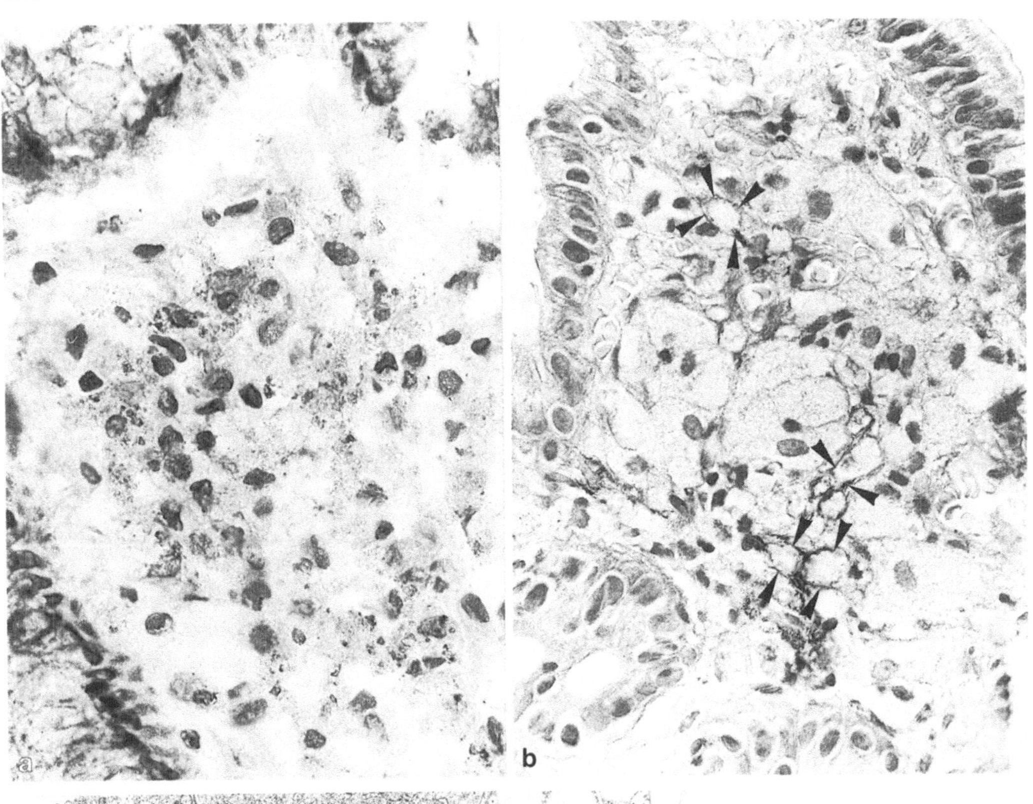

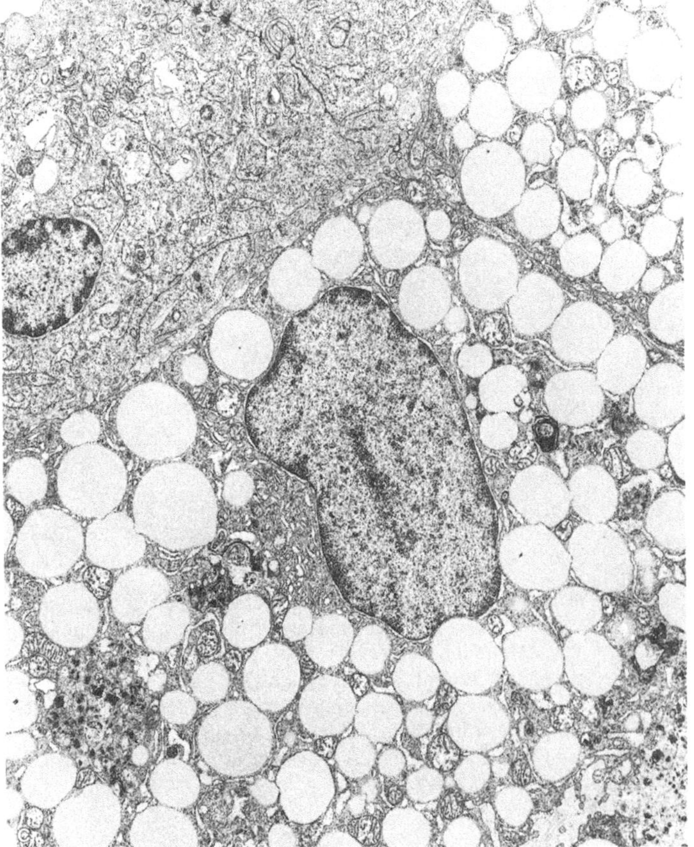

Abb. 3.7. Immunhistochemie und Elektronenmikroskopie von Lipidinseln der Magenschleimhaut[18]. **a** Granuläre oder vakuoläre Zytoplasmareaktion der Schaumzellen (Antikörper gegen OxLDL, ▷ Text). 560 ×. **b** Verfettete glatte Muskelzellen mit noch erhaltenen einzelnen Aktinfilamenten zwischen den histiozytären Schaumzellen. Positive Immunreaktion der Muskelzellen für SM-Aktin (Pfeile). 560 ×. **c** Typische Schaumzelle einer Lipidinsel mit multiplen Lipidvakuolen. Die herdförmig angehäuften Lysosomen sprechen dafür, daß es sich um eine verfettete histiozytäre Zelle handelt. 12000 ×. (Präparate und Aufnahmen: Prof. Dr. Kaiserling/Tübingen)

Mikroskopisch enthält die Lamina propria mehr oder weniger reichlich *Schaumzellen* (Abb. 3.6). Daneben besteht fast stets eine entzündliche Infiltration (Oberflächen- oder atrophische Gastritis). Die Schaumzellen gehen, wie *elektronenmikroskopisch* gezeigt werden konnte (Abb. 3.7), nicht allein aus *Histiozyten,* sondern auch aus *glatten Muskelzellen* hervor. Im Endzustand ist der Schaumzelle ihre Herkunft nicht mehr anzusehen[8]. Neuerdings wurde gezeigt, daß die Schaumzellen nicht nur regelmäßig immunhistochemisch KP1 (CD68) und Ki-M1p sowie manchmal auch andere Makrophagenmarker exprimieren, sondern auch LDL und oxidiertes LDL enthalten[18]. Der Nachweis von oxLDL bedeutet, daß die aus dem Blutstrom stammenden LDL vor der Aufnahme durch Histiozyten oxidiert werden, wobei freie Radikale im Rahmen der akuten bzw. chronischen Gastritis und ein Mangel an Antioxidantien (z. B. Vitamin E) von Bedeutung sein können. Die genaueren Zusammenhänge zwischen LDL und Entzündung sind jedoch unklar. Die Lipidinseln und die Gastritis zeigen Ähnlichkeiten zu Pathogenese arteriosklerotischer Herde[18].

Morphologische Differentialdiagnose. Im H. E.-Präparat bereitet die Abgrenzung gegenüber *Siegelringzellen eines Magenkarzinoms* kaum ernsthafte Schwierigkeiten. In Zweifelsfällen kann man sich folgender Methoden bedienen: Bei der *PAS-Reaktion* (Abb. 3.6) zeigen die Schaumzellen allenfalls eine schwach-positive Anfärbung des Zytoplasmas, während die Tumorzellen stark positiv reagieren; umgekehrt sind die Tumorzellen in der *Sudanschwarzfärbung* (am Paraffinschnitt) negativ, die Schaumzellen (oft stark) positiv (Abb. 3.6)[15, 27]. Ferner sind die Schaumzellen natürlich immunhistochemisch negativ für epitheliale Marker und positiv z. B. für CD68. Vorsicht bei kombiniertem Auftreten von Lipidinseln + Siegelringzellkarzinomen[23].

Verlauf, Prognose. Die Lipidinseln sind harmlos, sie können verschwinden und wiederkehren.

Xanthomatöser Pseudotumor des Magens

Einzelfallbeschreibung eines 48j. HIV+-Patienten mit einem NHL des Magens. Nach Chemotherapie verstarb der Patient an einer massiven gastrointestinalen Blutung. *Mikroskopisch* fanden sich im Magen Lymphomreste mit dichten Schaumzellenansammlungen in der Umgebung. Makroskopisch bestanden gelbe Wandverdickungen bis 2 cm Stärke[10].

Lipidspeicherung bei Myopathien

In Einzelfällen wurde über eine starke Anhäufung von nichtmembrangebundenen Lipidtropfen in Beleg-, Haupt-, Oberflächen- und Drüsenhalszellen der Korpusschleimhaut sowie in argentaffinen Zellen und marklosen Axonen berichtet. Membrangebundene Lipidtropfen fanden sich auch in Makrophagen der L. propria. Eine Lipidspeicherung wurde bei der *multisystemischen Triglyzeridspeicherkrankheit* sowie bei *mitochondrialer Myopathie mit Zytochrom-C-Oxidasemangel* beschrieben (Lit. bei[31]).

Amyloidose

In etwa jedem 2. Fall von sekundärer Amyloidose und nahezu in jedem Fall von primärer Amyloidose ist der Magen-Darm-Trakt beteiligt.

- Bei der *sekundären Amyloidose* und beim *Mittelmeerfieber* liegt das Amyloid v. a. in den inneren Schichten der Blutgefäße und in der Mukosa, in geringer Menge auch in der M. mucosae[32] *(periretikuläre Ablagerung)*[13]. Klinisch steht beim Mittelmeerfieber eine Entleerungsstörung des Magens infolge verlangsamter Motilität im Vordergrund[35].
- Bei der *primären Amyloidose* und beim *Plasmozytom* findet sich das Amyloid in den äußeren Schichten der kleinen und mittleren Blutgefäße und in den Muskelschichten *(perikollagene Ablagerung)*[13].

Komplikationen sind[13]: *Blutungen* (10–40%), *Geschwürsbildungen, Motilitätsstörungen* und ein *Malabsorptionssyndrom.*

- *Isolierte Amyloidtumoren* des Magens ohne generalisierte Amyloidose sind extrem selten (bis 1983 7 Fälle)[7, 17].
- *Altersamyloidose:* Rund 1/3 aller über 85jährigen weist eine generalisierte oder lokalisierte gastrointestinale Amyloidose auf. Immunologisch wurden mindestens 4 Amyloidtypen nachgewiesen[28].

„Gastrointestinale Tätowierung"[34]

Sie liegt vor, wenn exogenes Pigment aus diagnostischen Gründen in die Magenwand eingebracht wird und im Gewebe liegenbleibt. 2 gastrointestinale Fälle: (1) Tuschemarkierung eines *Magen*resektionsrandes bei Lymphomoperation (2 Monate später nachgewiesen, keine Fremdkörperreaktion); (2) Aktivkohleablagerung im *Kolon* bei Colitis ulcerosa nach peroraler Medikation.

Hyalinose

Hierbei handelt es sich um eine seltene Veränderung, die v. a. nach *radiologischer und zytostatischer Behand*lung maligner Tumoren (nicht des Magens selbst) beobachtet wird. Betroffen sind die inneren und mittleren Magenwandschichten, die äußeren Lagen der M. propria sind gewöhnlich ausgespart[33]. Eine Leukozyteninfiltration der Magenwand fehlt.

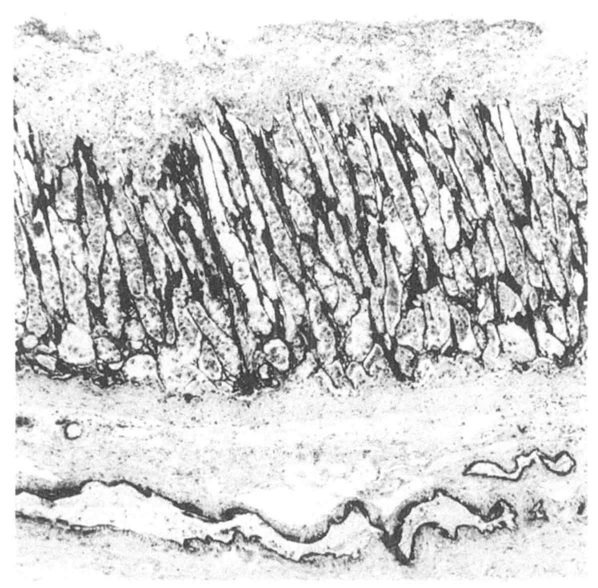

Abb. 3.8. Kalzinose der Magenschleimhaut bei endokrin aktivem Adenom der Gl. parathyreoidea (primärer Hyperparathyreoidismus). Die Basalmembranen des Foveolen- und Drüsenepithels geben eine stark positive v. Kossa-Reaktion. 35 ×

Der chemische Gehalt an Kollagen ist niedrig (3,4%). Man nimmt deswegen an, daß es sich in der Hauptsache um ein nichtfibrilläres Eiweißkondensat handelt[33]. In 6 Fällen entwickelte sich die Hyalinose binnen 5 Monaten bis 4 Jahren[33].

Makroskopisch ist die Magenwand starr und verdickt, wobei die Starre oft deutlicher imponiert.

Bei *Strahlenschaden* ist der veränderte Magenbezirk groß und dürfte in seinem Ausmaß dem strahlenexponierten Areal entsprechen. Bei *zytostatischer Schädigung* finden sich dagegen multiple kleine Hyalinisierungsbezirke[33].

Die Strahlenhyalinose, an der auch die Blutgefäße der Magenwand teilnehmen, kann zu *sekundärer Ulzeration,* u. U. sogar mit Bildung einer *gastrokutanen Fistel,* führen[16].

Kalzinose

Sog. *Kalkmetastasen* in der Magenschleimhaut treten beim *primären Hyperparathyreoidismus* und bei *osteolytischen Knochenprozessen* (v. a. bei ausgedehnten Tumormetastasen) auf.

Makroskopisch sind die Veränderungen auf den Fundus ventriculi beschränkt und imponieren in schweren Fällen als gelblich-weiße rauhe Erhebungen.

Mikroskopisch liegt der Kalk in der L. propria sowie in den Basalmembranen der lumennahen und mittleren Teile der Hauptdrüsen. In der v.-Kossa-Färbung erscheinen diese Strukturen wie mit schwarzer Tusche nachgezogen (Abb. 3.8).

Einen *Sonderfall* stellt die *Schleimhautkalzinose bei organtransplantierten Patienten* dar, die aluminiumhaltige Antazida oder Sukralfat einnehmen. Die Ablagerungen enthalten Aluminium, Phosphor, Kalzium und Chlor[14].

Pseudoxanthoma elasticum[12]

Bei dieser *seltenen* Krankheit (Häufigkeit wahrscheinlich unter 1/100000), die zu den rezessiv-erblichen Bindegewebskrankheiten aufgrund eines angeborenen Enzymdefekts gerechnet wird, können ausnahmsweise auch degenerative Veränderungen an der Elastika der kleinen und mittleren Magenarterien vorkommen. Zu ihnen zählen eine *Fragmentation und Verkalkung der L. elastica interna* sowie eine *Intimasklerose* der kleinen und mittelkalibrigen Arterien. Dabei können sich *Mikroaneurysmen* bilden → *Schleimhauterosionen* → *Blutungen* in Magenschleimhaut und -lichtung (Lit. zu den Blutungen ▷ S. 169).

Eiweißverlust-Gastropathie

Definition. Die Eiweißverlustgastropathie ist gekennzeichnet durch eine pathologisch erhöhte Eiweißabgabe in die Magenlichtung, hervorgerufen durch verschiedene Erkrankungen der Magenschleimhaut. Sie führt zur *Hypalbuminämie* → rezidivierende Ödemneigung. Der vermehrte Übertritt von Eiweiß in die Magenlichtung läßt sich im Magensaft und Stuhl nachweisen. Es handelt sich um ein *Symptom* verschiedener Magenkrankheiten, *nicht* um eine eigenständige Erkrankung.

Ätiologie. Die Integrität des Magenepithels ist gestört bei jeder Form der *Gastritis,* speziell bei der *Riesenfaltengastritis (M. Ménétrier,* ▷ S. 282) und bei *Magentumoren;* v. a. bei *ulzerierten Karzinomen* und *Lymphomen*[11].

Morphologie. Abgesehen von den grobmorphologischen Magenschleimhautveränderungen, die eine Proteinverlustgastropathie *hervorrufen* können, lassen sich *lichtmikroskopisch* im Oberflächenepithel *Eiweißtröpfchen* nachweisen, die nach histochemischen Untersuchungen offenbar *Plasmaeiweißkörper* und *Hämoglobin* enthalten[22]. Möglicherweise stellen sie eine Zwischenstufe im Eiweißtransport aus den Blutgefäßen des Stromas in die Magenlichtung dar[22]. Andere Tropfen im Oberflächenepithel bestehen vielleicht aus *interstitieller Gewebsflüssigkeit,* die in ödematösen Magenabschnitten durch *hohen interstitiellen Gewebsdruck* transepithelial in die Magenlichtung gepreßt wird[22]. Auf die interstitielle Herkunft des in die Magenlichtung abgegebenen Proteins gibt es auch tierexperimentelle Hinweise[25].

Magen bei Urämie und nach Nierentransplantation[19, 36]

- *Urämie:* Etwa die Hälfte aller urämischen Patienten, ob dialysiert oder nicht, zeigt eine Gastroduodenitis. Ihre Beziehungen zur Urämie sind angesichts der Häufigkeit der Gastritis in der Allgemeinbevölkerung jedoch unklar. Endoskopisches und histologisches Bild korrelieren nicht miteinander. H. pylori ist in den meisten Fällen nachweisbar. Zusammen mit der größeren Häufigkeit der Atrophie im Antrum als im Korpus (35 vs. 12%) und der intestinalen Metaplasie (9 vs. 0,4%) sprechen die Befunde dafür, daß die urämische Gastritis eine *H.-pylori-Gastritis* ist. Offen bleibt allerdings die Frage, ob die urämische Schleimhautschädigung die H.-pylori-Kolonisation begünstigt. Weitere urämische Schäden sind seltene *Verkalkungen der Mukosa* im Rahmen eines sekundären Hyperparathyreoidimus (s.oben) und *Blutungen*[19]. Entgegen früheren Annahmen ist die Häufigkeit des *peptischen Ulkus* vermutlich nicht erhöht[19]. Die G-Zell-, Hauptzell- und Belegzelldichte der Magenschleimhaut ist bei chronischem Nierenversagen erhöht. Die Hypazidität dieser Patienten beruht demnach nicht auf einer verminderten Kapazität zur Säurebildung, sondern auf einer Hemmung der Säureabgabe[26].
- *Nierentransplantation*[21]: Unter 580 Transplantatempfängern fanden sich 8mal ein CMV-Ulkus, 6mal eine Gastritis, 3mal ein peptisches Ulkus, 1mal ein Adenokarzinom, 1mal ein Herpes und 1mal eine diffuse metastatische Verkalkung.

Gastrointestinale Microvillus-Einschluß(körper)-krankheit[30]

Bei dieser *seltenen,* manchmal familiär auftretenden Krankheit lassen sich elektronenmikroskopisch und histochemisch (alkalische Phosphatase) im Oberflächenepithel von Dünn- und Dickdarm, aber auch in der *Antrumschleimhaut,* charakteristische Einschlüsse nachweisen. Im Duodenum und Jejunum sieht man eine mäßige Zottenatrophie und geringe mononukleäre Zellinfiltration der L. propria. *Klinisch* findet sich eine im frühen Lebensalter einsetzende *therapieresistente wäßrige Diarrhö.*

Literatur

1.–6. Weiterführende Literatur (▷ S. 154)
7. Bethke BA, Steinau G, Schubert GE, Bürger L (1983) Isolierte tumorförmige Amyloidose des Magens. Med Welt 34:1422–1425
8. Böger A, Hort W (1977) The importance of smooth muscle cells in the development of foam cells in the gastric mucosa. Virchows Arch (A) 372:287–297
9. Coates AG, Nostrant TT, Wilson JAP, Dobbins WO, Agha FP (1986) Gastric xanthomatosis and cholestasis. A causal relationship. Dig Dis Sci 31:925–928
10. Fernández-Alonso J, Medina-Pérez M, Gómez-Izquierdo L (1994) Xanthomatous pseudotumor of the stomach after chemotherapy for gastric lymphoma in a patient with acquired immunodeficiency syndrome. Histopathology 25:589–591
11. French AB (1971) Protein-losing gastroenteropathies. Am J Dig Dis 16: 661-666
12. Fruhwirth H, Rabl H, Hauser H et al. (1994) Endoscopic findings in pseudoxanthoma elasticum. Endoscopy 26:507
13. Gilat T, Revach M, Sohar E (1969) Deposition of amyloid in the gastrointestinal tract. Gut 10:98–104
14. Greenson JK, Trinidad SB, Pfeil SA et. al (1993) Gastric mucosal calcinosis. Calcified aluminium phosphate deposits secondary to aluminium-containing antacids or sucralfate therapy in organ transplant patients. Am J Surg Pathol 17:45–50
15. Heilmann K (1973) Lipid islands in gastric mucosa, Beitr. Pathol 149:411–419
16. Hothem AL,Newsome JF(1974) Gastrocutaneous fistula following radiation therapy for seminoma of the testis. Ann Surg 180:323–328
17. Ikeda K, Murayama H (1978) A case of amyloid tumor of the stomach. Endoscopy 10:54–58
18. Kaiserling E, Heinle H, Itabe H et al. (1995) Lipid islands in human gastric mucosa. Morphological and immunohistochemical findings. Gastroenterology 110:369–374
19. Kang JY (1993) The gastrointestinal tract in uremia. Dig Dis Sci 38:257–268
20. Kimura K, Hiramoto T, Buncher CR (1969) Gastric xanthelasma. Arch Pathol 87:110–117
21. Komorowski RA, Cohen EB, Kauffman HM, Adams MB (1986) Gastrointestinal complications in renal transplant recipients. Am J Clin Pathol 86:161–167
22. Lev R, Brus I (1971) Morphologic and histochemical demonstration of protein in gastric surface epithelium in protein-losing gastropathies. Am J Dig Dis 16:589–598
23. Ludvíková M, Michal M, Ďatková D (1994) Gastric xanthelasma associated with diffuse signet ring carcinoma. A potential diagnostic problem. Histopathology 25:581–582
24. Moreto M, Ojembarrena E, Zaballa M et al. (1985) Retrospective endoscopic analysis of gastric xanthelasma in the non-operated stomach. Endoscopy 17:210–211
25. Munro DR (1974) Route of protein loss during a model protein-losing gastropathy in dogs. Gastroenterology 66:960–972
26. Paronen I, Ala-Kaila K, Rantala I et al. (1991) Gastric parietal, chief, and G cell densities in chronic renal failure. Scand J Gastroenterol 26:696–700
27. Remmele W, Meyer R, Gnauck H et al. (1978) Lipidinseln der Magenschleimhaut. Leber Magen Darm 8:191–197
28. Röcken C, Saeger W, Linke RP (1994) Gastrointestinal amyloid deposits in old age. Report on 110 consecutive autopsical patients and 98 retrospective bioptic specimens. Pathol Res Prac 190:641–649
29. Rösch W (1974) Das Pseudoxanthom (Cholesteatom) des Magens. Z Gastroenterol 12: 606–607
30. Schofield DE, Agostini RM, Yunis EJ (1992) Gastrointestinal microvillus inclusion disease. Am J Clin Pathol 98:119–124
31. Schröder JM, Weber R, Weyhenmeyer S et al. (1991) Adult onset lipid storage in gastric mucosa and skeletal muscle fibers associated with gastric pain, progressive muscle weakness and partial deficiency of cytochrome C oxidase. Pathol Res Pract 187:85–95
32. Shousha S, Lowdell CP, Bull TB, Parkins RA (1985) Secondary amyloidosis of the gastrointestinal tract: an electron microscopic study. Hum Pathol 16:596–601
33. Smith JC, Bolande RP (1965) Radiation and drug induced hyalinization of the stomach. Arch Pathol 79:310–316
34. Snider TE, Goodell WM, Pulitzer DR (1994) Gastrointestinal tattoos. Arch Pathol Lab Med 118:640–641
35. Steen LE, Öberg L (1983) Familial amyloidosis with polyneuropathy: roentgenological and gastroscopic appearance of gastrointestinal involvement. Am J Gastroenterol 78:417–420

36. Wee A, Kang JY, Ho MS et al. (1990) Gastroduodenal mucosa in uraemia: endoscopic and histological correlation and prevalence of helicobacter-like organisms. Gut 31:1093–1096
37. Yamada M, Hatakeyama S, Tsukagoshi H (1985) Gastrointestinal amyloid deposition in AL (primary or myeloma-associated) and AA (secondary) amyloidosis: diagnostic value of gastric biopsy. Hum Pathol 16:1206–1211

Pathologie der operativen Fettsuchttherapie („bariatrische Chirurgie") [10, 25, 26, 28, 35]

In den letzten Jahrzehnten wurden v. a. in den USA, in Australien, England und Skandinavien Operationsverfahren zur Behandlung der extremen Adipositas entwickelt, mit dem Ziel, entweder die *Nahrungsverwertung* und/oder die *Nahrungsaufnahme* zu beschränken. Dem 1. Ziel diente das älteste Verfahren, der *jejunoileale Bypass*. An seine Stelle traten später Maßnahmen, die das Magenvolumen verkleinerten und dadurch das Nahrungsreservoir reduzierten. Dieses Ziel ließ sich auf verschiedene Weise erreichen: durch Einführen eines *luftgefüllten Ballons* in den Magen oder durch *Operationen, die den größten Teil des Magens anatomisch und funktionell ausschalteten* und nur eine proximale, im Fundusbereich liegende *Magentasche* als Reservoir übrigließen. Die Magentasche ließ sich auf verschiedene Weise herstellen: durch Umschlingen des Magens mit einem mehr oder weniger engen und breiten Kunststoffband *(„gastric banding")*, durch *Gastroplastik,* wobei entweder nur eine Restöffnung zwischen Magentasche und distalem Magenanteil belassen *(„Gastrogastrostomie")* oder eine vertikale Naht mit horizontaler Bandumschlingung kombiniert wurde *(„Verticalband-Gastroplastik")*. Ferner wurde von der Möglichkeit Gebrauch gemacht, die proximale Magentasche mit einer Jejunumschlinge zu anastomosieren *(„Magenbypass")*. Es gibt viele Varianten der verschiedenen Techniken[26]. Abb. 3.9 stellt einige wichtige Methoden der bariatrischen Magenchirurgie schematisch dar.

Für das Übergewicht gelten folgende Definitionen:[10]
- *Obesitas:* Körpermassenindex (kg/m^2 = Körpergewicht/Quadrat der Körperhöhe in Metern) *über 30*
- *Schwere Obesitas:* Körpermassenindex *über 40*
- *Superobesitas:* Körpermassenindex *über 50.*

Als *Indikation* für chirurgische Maßnahmen gilt nach einer Stellungnahme der NIH Consensus. Conference von 1991[28] *ein Körpermassenindex über 40, falls der Patient wegen Minderung seiner Lebensqualität die Gewichtsminderung ausdrücklich wünscht.* Für den nach unten anschließenden Grenzbereich von 35–40% Übergewicht *kann* eine Operation erwogen werden, falls der Patient zur High-risk-Gruppe zählt (lebensbedrohliche kardiopulmonale Komplikationen, Schlafapnoe, unkontrollierbarer Diabetes, Hypertonie).

- *Jejunoilealer Bypass:* Bis 1981 waren bereits über 10000 Fälle publiziert, jedoch gilt diese Zahl nur als ein Bruchteil der tatsächlichen Gesamtzahl[31]. Schon in den frühen 80er Jahren wurde gegen diesen Eingriff massiv Front gemacht, da er häufig schwere Komplikationen verursachte (u. a. *Leber-*[21]*, Nieren- und Pankreasschäden, Polyarthritis und Osteomalazie*[13]*, Blutbildveränderungen, anorektale Störungen* als Folge der gehäuften Stuhlpassagen, extreme adaptive Hyperplasie der Jejunalschleimhaut[34]) und daher in vielen Fällen eine spätere operative Korrektur erforderte. Nach derartigen Korrekturen (Beseitigung des jejunoilealen Bypass, ggf. Ersatz durch eine Magenplastik) bessern sich häufig die Leber- und Skeletbefunde, die Stoffwechselanomalien und die Diarrhö[31]. In Hinblick auf die Komplikationen und die oft schlechte Patientencompliance bei der Kontrolle der postoperativen Eßgewohnheiten gilt die Methode als obsolet[31] (▷ auch S. 449).
- *Intragastraler Ballon*[29, 30]: Der Ballon wirkt als „iatrogener intragastrischer Bezoar", der das Nahrungsreservoir drastisch verkleinert[30]. Mitte der 80er Jahre erlebte dieses Verfahren einen Boom als Folge „weitverbreiteten ärztlichen Interesses, eines aggressiven Marketing und Berichterstattung in den Medien"[20]. Allein zwischen November 1985 und Dezember 1986 wurden ca. 20000 Ballons plaziert. Es wurden verschiedene Ballontypen entwickelt und eingesetzt. Optimistischen Bewertungen[30] stehen skeptische[20, 24, 30] bis negative[9a, 23a, 32, 32a] Beurteilungen gegenüber. Als Komplikationen wurden *lokale Reizzustände* mit *Übelkeit, Erbrechen, Aufstoßen* und *Bauchkrämpfen* sowie gelegentlich *Magenschleimhauterosionen und -ulzera*[7, 30] beobachtet. Bei der Ulkusentstehung spielt vielleicht eine durch den Ballon ausgelöste *Hypergastrinämie* eine Rolle. Das Verfahren ist heute nicht mehr aktuell, zumal sich kein Vorteil gegenüber niedrigkalorischer Diät ergab[30].
- *Bandumschlingung des Magens ("gastric banding"):* Auch diese Methode ist heute verlassen, da sie mit einer Reihe von *Früh- und Spätkomplikationen* sowie mit einer hohen Zahl von Nachoperationen belastet ist. Die wichtigsten Komplikationen[22, 38] sind eine zu enge Umschnürung des Magens (→ *Stenose*), ein zu weites Band (→ *mangelnde Effektivität der Operation)*, gehäuftes *Erbrechen* mit Flüssigkeits- und Elektrolytverlust, die *Invagination des distalen Magencompartments* in das proximale Compartment; als schwerste Komplikation kann es zur *Magenruptur* kommen[16, 38]. Ob sich als Folge des Protein- und Vitaminmangels *neurologische Störungen* entwickeln können[39], ist nicht gesichert[40] und wäre im übri-

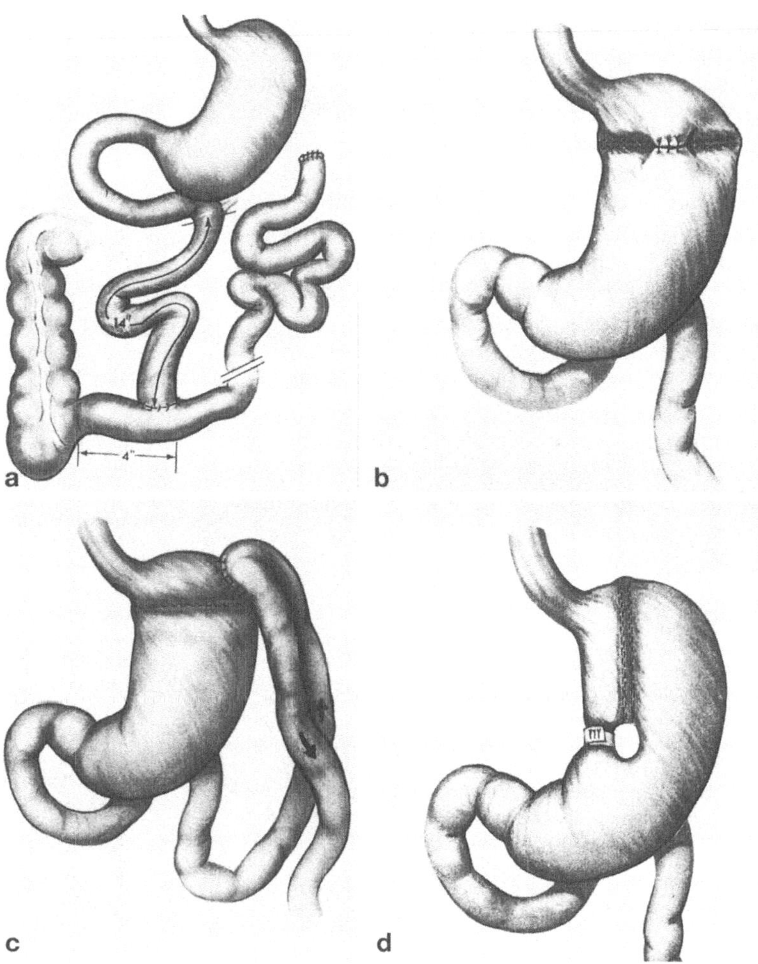

Abb. 3.9. Operationsverfahren in der bariatrischen Chirurgie. **a** End-zu-Seit- jejunoilealer Bypass nach Payne-De Wind. **b** Gastrostomie (anteriorer kompletter Typ). **c** Gastraler Bypass nach Alden. **d** Vertikale (vertical-banded) Gastroplastik nach Mason. (Alle Abbildungen aus Linner[25] mit freundlicher Genehmigung des Autors und des Verlages)

gen auch für andere Formen der Magenverkleinerung denkbar.

- *Vertical-banded Gastroplastik* (vertikale Magenplastik mit horizontaler partieller Bandumschlingung): Während die *horizontale* Magenplastik mit Belassen einer engen Öffnung zwischen proximalem und distalem Magencompartment (*Gastrogastrostomie)* wegen ihrer Komplikationen[8] (v. a. Ostiumstenose) frühzeitig verlassen wurde, hat sich die *vertikale* Magenplastik mit partieller Bandumschlingung besser behauptet[9, 28]. Die Langzeitergebnisse sind jedoch auch hier nicht voll überzeugend[7, 33]. Das Risiko einer *Leckage* beträgt 0,6%, die *Letalität* 0,25%, *Wundinfektionen* – meist leichter Art – finden sich bei 1,5%. Die *Reoperationsrate* beträgt bei der 5-cm-Manschette 1,5% pro Jahr. Ein beträchtlicher Gewichtsverlust tritt selbst bei *„Superadipösen" (mit über 225% des Normalgewichtes)* ein, auch wenn bei dieser Gruppe das Normalgewicht nur in 5% erreicht wird[28]. Eine *präexistente Gastritis* bzw. *intestinale Metaplasie* wird durch den Eingriff nicht verstärkt[15], *dysplastische Schleimhautveränderungen* wurden nicht beobachtet. Wie von anderen Magenoperationen mit behinderter Nahrungspassage her bekannt (▷ S. 273), kann sich auch ein *Bezoar (Phytobezoar)* ausbilden[14, 36, 37]. Weitere Komplikationen: *Schwere Reflux-Ösophagitis*[21a], *Stenose des Taschenstomas*[19], *Ulzera, Penetration des Kunststoffbandes in den Magen*[35, 37]. Ein wesentlicher Nachteil des Verfahrens liegt ferner darin, daß es nicht möglich ist, den ausgeschalteten Magenabschnitt entlang der großen Kurvatur endoskopisch einzusehen und Komplikationen (Ulkus, Penetration des Silikonbandes) zu erkennen[12].
- *Magenbypass:* Diese Operationsmethode zur Behandlung der Fettsucht hatte ihre empirische Grundlage in der Billroth-II-Magenresektion, und zwar wegen der bei dieser Operation unerwünschten Nebenwirkungen (Dumping, defiziente Nahrungsaufnahme, Gewichtsverlust). Wegen seiner zahlreichen Nebenwirkungen wurde jedoch auch dieses Verfahren wieder aufgegeben[28]. In einer neuen Arbeit aus Boston wird es allerdings neben der „Vertical-banded"-Gastroplastik als geeignetes Operationsverfahren propagiert[10]. Hauptnachteil des Magenbypass: *Fehlende Gewichtskontrolle,* da bei zunehmender Erweiterung des gastrojejunalen Stomas wieder größere Nah-

rungsmengen aufgenommen werden können und teilweise ein erheblicher Gewichtsanstieg zu verzeichnen ist. Die *Leberverfettung* und vielleicht auch ein Teil der *Leberfibrose* bilden sich mit der Gewichtsabnahme zurück.[35a, 37a]

Weitere Komplikationen: Gelegentlich *Stoma-* oder *Duodenalulzera*[11, 28] (vermutlich infolge vermehrter vagaler Stimulierung bzw. einer zu großen Parietalzellmasse im oberen Compartment); ferner *Malabsorption von Eisen und Kalzium* (→ Eisenmangelanämie, Demineralisation des Skelets), lebensbedrohender Rückstau bei einem Verschluß der ausgeschalteten Schlinge. Schließlich gibt es Hinweise darauf, daß Frauen nach einer Magenbypassoperation mißgebildete Kinder mit *Neuralrohrdefekten* zur Welt bringen[17, 27] bzw. daß das *Geburtsgewicht niedrig* und das *Wachstum verzögert* ist[23].

Literatur

1.–6. Weiterführende Literatur (▷ S. 154)
7. Abri O, Schwenger-Holst I, Hermanns LM, Kraas E, Schairer W (1988) Ergebnisse und kritische Analyse der Adipositasbehandlung mit dem intragastralen Ballon. Langenbecks Arch Chir 373:5–11
8. Al-Halees ZY, Freeman JB, Burchett H, Brazeau-Gravelle P (1986) Nonoperative management of stomal stenosis after gastroplasty for morbid obesity. Surg Gynecol Obstet 162:349–354
9. Ashley S, Bird DL, Sugden G, Royston CMS (1993) Vertical banded gastroplasty for the treatment of morbid obesity. Br J Surg 80:1421–1423
9a. Benjamin SB, Maher KA, Cattau EL Jr (1988) Double-blind controlled trial of the Garren-Edwards gastric bubble: An adjunctive treatment for exogenous obesity. Gastroenterology 95:581–588
10. Benotti PN, Forse RA (1995) The role of gastric surgery in the multidisciplinary management of severe obesity. Am J Surg 169:361–367
11. Bjorkman DJ, Alexander JR, Simons MA (1989) Perforated duodenal ulcer after gastric bypass surgery. Am J Gastroenterol 84:170–172
12. Cappell MS, Miller SH (1992) Gastric lesions in the excluded gastric segment undetected by endoscopy or radiography in patients status post vertical banded gastroplasty. Am J Gastroenterol 87:639–644
13. Dean P, Joshi S, Kaminski DL (1989) Long-term outcome of reversal of small intestinal bypass operations. Am J Surg 159:118–124
14. Deitel M (1990) Gastric bezoar complicating gastric stapling. Am J Gastroenterology 85:1535–1536
15. Fléjou J-F, Owen ERTC, Smith AC, Price AB (1988) Effect of vertical banded gastroplasty on the natural history of gastritis in patients with morbid obesity: a follow-up study. Br J Surg 75:705–707
16. Granström L, Backman L (1987) Technical complications and related reoperations after gastric banding. Acta Chir Scand 153:215–220
17. Haddow JE, Hill LE, Kloza FM, Thanhauser D (1986) Neural tube defects after gastric bypass. Lancet I:1330
18. Hall JC, Watts JM, O'Brien PE et al. (1990) Gastric surgery for morbid obesity. The Adelaide study. Ann Surg 211:419–427
19. Hocking MP, Bennett RS, Rout WR, Woodward ER (1990) Pouch outlet obstruction following vertical ring gastroplasty for morbid obesity. Am J Surg 160:496–500
20. Holt S, Vasudeva R (1988) Intragastric devices for weight loss: fact or fancy? Am J Gastroenterol 83:554–555
21. Kaminski DL, Herrmann VM, Martin S (1985) Late effects of jejunoileal bypass operations on hepatic inflammation, fibrosis and lipid content. Hepatogastroenterology 32:159–162
21a. Kim CH, Sarr MG (1992) Severe reflux esophagitis after vertical bandes gastroplasty for treatment of morbid obesity. Mayo Clin Proc 67:33–35
22. Kirby RM, Ismail T, Crowson M, Baddeley RM (1988) Gastric banding in the treatment of morbid obesity. Br J Surg 76:490–492
23. Knudsen LB, Kallen B (1986) Gastric bypass, pregnancy, and neural tube defects. Lancet I:227
23a. Kral JG (1988) Gastric balloons: a plea for sanity in the midst of ballooancy. Gastroenterology 95:213–215
24. Kramer FM, Stunkard AJ, Spiegel TA et al. (1989) Limited weight losses with a gastric balloon. Arch intern Med 149:411–413
25. Linner JH (1984) Surgery for morbid obesity. Springer, New York pp 23–39
26. Linner JH (1987) Overview of surgical techniques for the treatment of morbid obesity. Gastroenterol Clin North Am 16:253-272
27. Martin L, Chavez GF, Adams MJ Jr. et al. (1988) Gastric bypass surgery as maternal risk factor for neural tube defects. Lancet II:640–641
28. Mason EE (1992) Gastric surgery for morbid obesity. Surg Clin North Am 72:501–513
29. Mathus-Vliegen EMH, Tytgat GNJ (1990) Intragastric balloons for morbid obesity: result, patient tolerance and balloon life span. Br J Surg 77:76–79
30. Mathus-Vliegen EMH, Tytgat GNJ, Veldhuyzen-Offermans EAML (1990) Intragastric balloon in the treatment of supermorbid obesity. Double-blind, sham-controlled, crossover evaluation of 500-milliliter balloon. Gastroenterology 99:362–369
31. McFarland RJM, Gazet J-C, Pilkington TRE (1985) A 13-year review of jejunoileal bypass. Br J Surg 72:81–87
32. McFarland RJ, Grundy A, Gazet J-C, Pilkington TRE (1987) The intragastric balloon: a novel idea proved ineffective. Br J Surg 74:137–139
32a. Meshkinpour H, Hsu D, Farivar S (1988) Effect of gastric bubble as a weight reduction device: a controlled, crossover study. Gastroenterology 85:589–592
33. Nightengale ML, Sarr MG, Kelly KA et al. (1991) Prospective evaluation of vertical banded gastroplasty as the primary operation for morbid obesity. Mayo Clin Proc 66:773–782
34. Owen DA, Montessori GA, Dykstra RPJ (1992) Jejunoileal bypass and extreme adaptive mucosal hyperplasia. Histopathology 20:450–451
35. Owen ERTC, Abraham R, Kark AE (1989) Gastroplasty for morbid obesity. technique, complications and results in 60 cases. Br J Surg 76:131–135
35a. Ranløv I, Hardt F 81990) Regression of liver steatosis following gastroplasty or gastric bypass for morbid obeseity. Digestion 47:208–214
36. Reeves-Darby V, Soloway RD, Halpert R (1990) Gastric bezoar complicating gastric stapling. Am J Gastroenterol 85:326–327
37. Scapa E, Negri M, Halpern Z, Bogokowsky H, Eshchar J (1988) Endoscopic diagnosis and management of complications after vertical banded gastroplasty. Endoscopy 20:11–12
37a. Silverman EM, Sapapa LA, Appelman HD (1995) Regression of hepatic steatosis in morbidly obese persons after gastric bypass. Am J Clin Pathol 104:23–31
38. Sjøberg EJ, Andersen E, Hoel R, Reinertsen S, Søreide O (1989) Gastric banding in the treatment of morbid obesity. Factors influencing immediate and long-term results. Acta Chir Scand 155:31–34
39. Wadström C, Backman L (1989) Polyneuropathy following gastric banding for obesity. Acta Chir Scand 155:131–134
40. Wadström C, Backman L, Persson HE, Reizenstein P (1991) The effect of excessive weight reduction on peripheral and central nervous functions. Eur J Surg 158:39–44

Tabelle 3.4. Klassifikation und Graduierung der Gastritis[88]

Einteilung, Bezeichnung	Definition	Graduierung
Akute Gastritis	*Rein neutrophil-granulozytäres* Infiltrat	*Grad 1–3* (gering-, mäßig-, hochgradig)
Chronische Gastritis	*Rein lymphoplasmazelluläres (+ histiozytäres)* Infiltrat, manchmal einige eosinophile Granulozyten. *Keine neutrophilen Granulozyten!*	Minimal, geringgradig, mäßiggradig, hochgradig.
Chronische aktive Gastritis	*Lymphohistioplasmozytäres Infiltrat + neutrophile Granulozyten.*	(1) Lymphoplasmazelluläre Komponente: *wie chronische Gastritis.* (2) Neutrophil-granulozytäre Komponente: *„Aktivitätsgrad" 1–3* (gering-, mäßig-, hochgradig).
Atrophie	Drüsenkörperverlust (sollte nur auf die *Autoimmungastritis des Korpus* angewandt werden).	*Partiell* *Fortgeschritten.*
Intestinale Metaplasie	*Typ I: dünndarmidentisch (komplette intestinale IM).* *Typ II: inkomplette IM* mit Becherzellen zwischen den Zylinderepithelien. *Typ III: inkomplette IM vom enterokolischen Typ:* kolonähnliche Krypten, ausgekleidet mit sulfomuzinbildenden Becherzellen.	*Fokal:* einzelne Krypten; *ausgedehnt:* vollständiger Ersatz der Foveolen durch Krypten.
Erosionen	Begriff „erosive Gastritis" soll vermieden werden, stattdessen *Erosionen getrennt* je nach Ausmaß als Additiv in der Diagnose *erwähnen.* (Einzelheiten ▷ S. 254)	
Helicobacter pylori	Alkoholische HE-Färbung reicht für Routine aus, Spezialfärbungen z. B. für Therapiestudien.	Bleibt dem einzelnen Untersucher überlassen (ja, nein, fraglich).
Lymphozytäre Gastritis	Bei *mehr als 10% interepithelialen Lymphozyten* im Rahmen einer chronischen bzw. chronischen aktiven Gastritis (▷ S. 217)	
Zusatzbefunde	Vorkommen von a) *Lymphfollikeln,* b) *Foveolen-* und *Leistenspitzenveränderungen.*	
Klassifikation der Gastritis	*Typ A, Typ B, Typ A/B, Typ C* *lymphozytäre Gastritis.* *Sonderformen:* andere infektiöse Gastritiden, granulomatöse Gastritis, eosinophile Gastritis, Crohn-Gastritis, sonstige Formen.	

Gastritis

> **Definition.** Gastritis heißt im *weiteren* Sinne *jede Form der Magenentzündung,* ohne Rücksicht auf deren Topographie, Tiefenausdehnung, Ätiopathogenese und Histologie.
> Auch heute noch ist „Gastritis" eine in letzter Konsequenz *rein histologische Diagnose*[24b], zumindest was die umkomplizierten Formen (ohne Erosionen oder Ulzera) und die Klassifikation betrifft. Die Histologie bleibt der „Goldstandard" für die Gastritisdiagnostik.

Klassifikation. Bis vor wenigen Jahren gab es zahlreiche, miteinander konkurrierende, nicht immer ineinander „übersetzbare" Klassifikationen, z. B. von Schindler[181], Elster[58, 59], Whitehead et al.[22], Strickland u. Mackay[199], Correa[36, 37] sowie Wyatt u. Dixon[224] (Übersicht bei Strickland u. Fenoglio-Preiser[198], Appelman[9], Wyatt[223a]). Man unterschied hauptsächlich folgende Typen: *akute und chronische, chronische Oberflächen-* und *chronische atrophische, Typ-A- und Typ-B-Gastritis.* Nachdem sich die wichtige Rolle von H. pylori für die Entstehung einer Gastritis herausgestellt hatte, war die Zeit reif, die Klassifikationen zu überdenken und zu aktualisieren. 1989 schlug die Arbeitsgemeinschaft für Gastroenterologie der Deutschen Gesellschaft für Pathologie (AGG-DGP) die in Tabelle 3.4 wiedergegebene Klassifikation nach ätiologischen und morphologischen Kriterien vor. Ein Jahr später wurde die

Sydney-Klassifikation aus der Taufe gehoben. Sie wurde von einer Gruppe von Pathologen und Klinikern während des Weltkongresses für Gastroenterologie (Sydney, August 1990) erarbeitet (Abb. 3.10) und stellt einen akzeptablen Kompromiß[139, 189] dar, auch wenn sie, wie alle vereinfachenden Schemata, ihre Schwächen hat. Sie umfaßt 2 Bereiche:

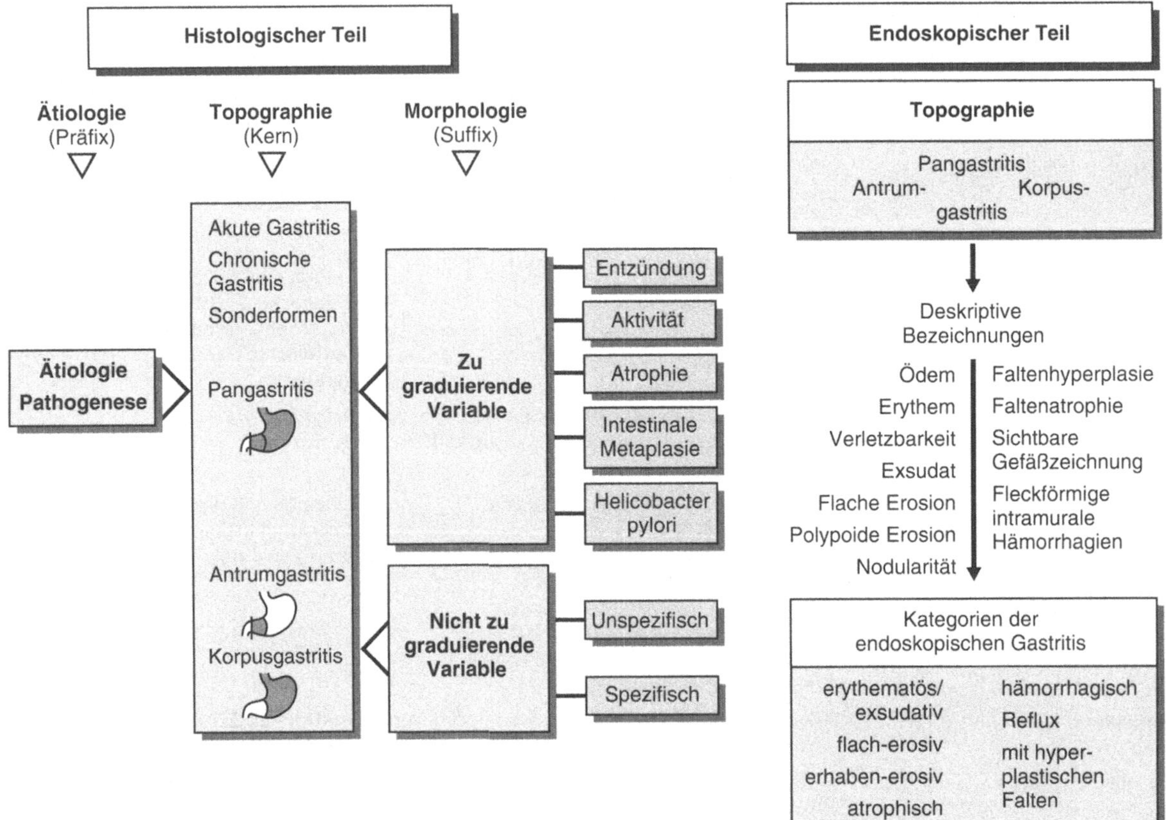

Abb. 3.10. Gastritisklassifikation nach dem Sydney-System. Schweregrad bei den zu graduierenden Variablen: null (negativ), leicht, mäßig und schwer

die *histologische* und die *endoskopische* Gastritisdiagnose.

Histologische Gastritisdiagnose

Sie berücksichtigt folgende Kriterien:

- die *topographische Verteilung* der Gastritis: Antrum-, Korpus- und Pan- (Antrum- + Korpus-) Gastritis; diese Aussage ist das *Kernstück der Diagnose;*
- die *Ätiopathogenese*, falls bekannt (z. B. H. pylori oder NSAR). Sie wird im Text *vorangestellt;*
- die *morphologischen (histologischen) Einzelparameter*, wobei solche, die von 1–3 *graduierbar* sind, und andere, die für *eine Graduierung ungeeignet* erscheinen, unterschieden werden.
  Zur *1. Gruppe* zählen: die chronische Entzündung (lymphoplasmazelluläre Infiltration), der Aktivitätsgrad (Dichte der neutrophilen granulozytären Infiltration), die Atrophie des Drüsenkörpers, die intestinale Metaplasie und die Dichte der H.-pylori-Besiedlung. Zur *2. Gruppe* gehören die Epitheldegeneration und -regeneration, der Schleimverlust, die foveoläre Hyperplasie, das Ödem, Blutungen, Fibrosen sowie der Nachweis von Lymphfollikeln. Ferner wird angegeben, ob eine *unspezifische* oder *spezifische (granulomatöse)* Entzündung vorliegt. Die Morphologie wird in der Diagnose *hinter das Kernstück gestellt.*

Entscheidend ist, daß sich eine histologische Gastritisdiagnose in die Sydney-Klassifikation „übersetzen" läßt, auch wenn sie in der Formulierung vom vorgegebenen Schema abweicht. So hat es sich eingebürgert, bei einer Infiltration mit Granulozyten statt des Begriffes „chronische Gastritis" den Terminus „chronische aktive Gastritis" zu verwenden, wie er von der AGG-DGP vorgeschlagen wurde. Die Diagnose wird dadurch leichter lesbar:

Beispiel für identische Diagnosen:

- *(Sydney-Klassifikation)* H.-pylori-assoziierte chronische Antrumgastritis mit schwerer Entzündung (Grad 3) und mäßiger Aktivität (Grad 2) sowie fokaler intestinaler Metaplasie.
- (*Klassifikation* der *AGG-DGP,* leicht modifiziert): Hochgradige chronische aktive Antrumgastritis (Aktivitätsgrad 2) mit fokaler intestinaler Metaplasie. H pylori in mäßiger Zahl nachweisbar.

Gegen den Wert der Sydney-Klassifikation als Instrument zur Klassifizierung der Gastritis wird von

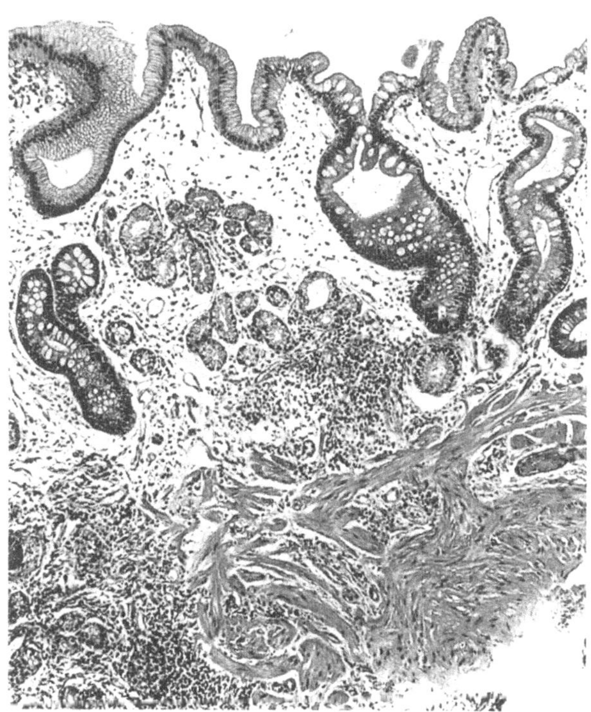

Abb. 3.11. Chronische atrophische Korpusschleimhaut-Gastritis (Typ A, Autoimmun-Gastritis) bei perniziöser Anämie, nur geringe chronische entzündliche Restveränderungen, fortgeschrittene Schleimhautatrophie mit pseudopylorischer Metaplasie und intestinaler Metaplasie Typ II/III. H.E. 56 ×

japanischen Autoren eingewandt, tatsächlich werde nur an 2–4 Biopsiepartikeln ein Befund erhoben, eine „integrierte Diagnose ... am gesamten Magen" sei mit ihrer Hilfe nicht möglich. Die Alternative wären demnach multiple Stufenbiopsien – eine für die diagnostische Praxis ungeeignete Methode. Als positiv wird registriert, daß die Diagnose und Graduierung der Gastritis nach der Sydney-Klassifikation eine hohe Intra-Observer-Übereinstimmung ergibt.

Endoskopische Gastritisdiagnose[207]

Sie unterscheidet in der Sydney-Klassifikation die in Abb. 3.10 aufgeführten 7 Kategorien. Welcher praktische Stellenwert in der Gastritisdiagnostik ihr zukommt, ob sie entweder zu detailliert oder umgekehrt noch unvollständig ist, kann heute noch nicht beantwortet werden; allerdings gibt es kritische Stimmen, die den Wert der endoskopischen Gastritisdiagnose bezweifeln[104]. Für die Gastritisdiagnose *beweisend* bleibt die Histologie.

Weitere Anmerkungen zur Gastritisklassifikation

Zum Begriff „Oberflächengastritis"

Dieser Begriff ist fast 50 Jahre alt, er wurde 1947 von Schindler[181] eingeführt und kennzeichnet den Gastritistyp, bei dem sich die entzündliche Infiltration auf die oberflächliche, d. h. *interfoveoläre* L. propria beschränkt. Er wird heute besser durch den Begriff *„chronische Gastritis"* ersetzt, der auch die häufigen Fälle einschließt, bei denen das entzündliche Infiltrat bereits auf die Tiefe übergreift und den Drüsenkörper aufsplittert. Diese Fälle wurden vorher als *„Oberflächengastritis mit beginnender Atrophie"* bezeichnet[59], obgleich die Ausbreitung des Infiltrates bis in die tiefen, interglandulären Mukosaschichten hinein keineswegs einen echten Drüsenverlust beweist. Der Versuch, diese Fälle als *„präatrophisch"* zu bezeichnen[30], wich dem Problem aus, ohne es zu lösen. Die Bezeichnung „Pseudoatrophie" wäre ehrlicher[38]. Der Begriff *„atrophische Gastritis"* sollte bei der (meist durch H. pylori verursachten) Antrumgastritis daher nur auf diejenigen Fälle angewandt werden, in denen ein *eindeutiger Drüsenkörperverlust* zu erkennen ist (▷auch S. 200) und nachfolgenden Abschnitt). In der Sydney-Klassifikation taucht der Begriff „Oberflächengastritis" nicht mehr auf.

Zum Begriff „atrophische Gastritis"[38, 161, 199]

Es gibt 2 Formen der atrophischen Gastritis:

- *Diffuse atrophische Korpusgastritis (DAG, Typ A)*[161]: Sie wird autosomal-dominant vererbt und ist histologisch durch eine *Drüsenkörperatrophie, pseudopylorische oder intestinale Metaplasie* und *chronische Entzündung nur der Korpus-/Fundusschleimhaut* gekennzeichnet (Abb. 3.11). Mit zunehmender Atrophie nehmen die Zahl der neuroendokrinen Komplexe (▷ S. 312) sowie die Häufigkeit der intestinalen Metaplasie zu, die Häufigkeit der Lymphozytenaggregate/Lymphfollikel sowie der Grad der H. pylori-Besiedlung ab[54]. Sie wird als *Autoimmunkrankheit* eingestuft, wobei das Vorkommen von Antikörpern gegen Belegzellen (85–90%) und gegen den Intrinsicfactor (ca. 25–50%) nach längerem Verlauf (in 16% nach 2–24 Jahren) die Entstehung einer *megaloblastären (perniziösen) Anämie* induziert. Sie kommt fast nur bei Menschen nordeuropäischer, speziell skandinavischer Abstammung vor[38] und soll mit einem erhöhten Magenkarzinomrisiko verbunden sein, was allerdings nicht unumstritten ist[179]. Der Prozeß beschränkt sich auf die Korpus-Fundus-Mukosa mit oxyntischen Drüsen. *Endokrinologische Autoimmunkrankheiten* (Hypo- und Hyperthyreose, Hashimoto-Thyreoiditis, insulinabhängier Diabetes mellitus, M. Addison und Hypoparathyreodismus) treten bei der Typ-A-Gastritis gehäuft auf. Die Typ-A-Gastritis ist ferner gehäuft bei bestimmten Krankheiten mit einer *Vitiligo,* v. a. bei älteren Frauen[228]. Ausnahmsweise kann die Typ-A-Gastritis auch *multifokal* vorkommen. Die Inseln der erhaltenen Mukosa imponieren als *„(Pseudo)polypen"*[46c, 94]. Sie können im weiteren Verlauf verschwinden, wenn sie der fortschreitenden Atrophie anheimfallen[94]. Bei der Typ-A-Gastritis wurden funktionelle Defekte der peripheren T-Lymphozyten nachgewiesen[211]. Als Autoantigene kommen die α- und β-Subunit der humanen gastralen H,K-Adenosintriphosphatase, also die Protonenpumpe, in Betracht[122]. Gegen sie richten sich die Parietalzellantikörper[24a].

- *Multifokale atrophische Gastritis (MAG, Typ B):* Sie betrifft v. a. das *Antrum,* kann sich aber von dort auf das *Korpus* ausdehnen und geht mit *chronischer entzündlicher Infiltration, Schleimhautatrophie* und *multifokaler intestinaler Metaplasie* einher. Man trifft sie weltweit, v. a. in Japan, Südamerika (Andenstaaten) und Nordeuropa, relativ selten in den USA und in Stadtregionen Südafrikas[161] an. Ihr Krebsrisiko ist höher als das der Typ-A-Gastritis. *Hauptursache* ist nach heutiger Ansicht *H. pylori; NSAR* und *Reflux* folgen in großem Abstand.
  Klassifikationsprobleme ergeben sich vor allem in Populationen, bei denen beide chronische Gastritisformen gehäuft vorkommen, so daß Überschneidungen möglich sind. Dieser Punkt hat zu Kritik an der Sydney-Klassifikation geführt[38], da sie die beiden Typen der atrophischen Gastritis nicht sauber voneinander trenne.

Zu den Begriffen „Typ A-, Typ B- und Typ C-Gastritis"

Die Begriffe *Typ-A- und Typ-B-Gastritis* gehen ursprünglich auf Strickland u. Mackay[199] zurück und dienten ausschließlich dazu, die beiden Typen der *chronischen* Gastritis voneinander abzugrenzen, wobei A die Autoimmungastritis der Korpusschleimhaut und B die polyätiologisch verursachte chronische Antrumgastritis mit häufigem Übergang auf die Korpusmukosa bezeichnete. Die Kombination beider Lokalisationen (Antrum + Korpus) erscheint in der Sydney-Klassifikation als *„Pangastritis"*, in der Klassifikation von Glass u. Pitchumoni[75] als *„Typ-AB-Gastritis"*, wobei 2 Untergruppen beschrieben wurden: Beim *Typ AB–* kamen keine Belegzellantikörper vor, beim *Typ AB+* waren sie dagegen vorhanden. Der Typ AB- entspricht der primären Antrumgastritis (B) mit Übergang auf die Korpusregion (A), ist also mit der MAG (s. oben) identisch. Der Typ AB+ hingegen entspricht vermutlich einer Kombination der Autoimmungastritis A mit einer MAG, vereinigt also 2 voneinander unabhängige Grundleiden[38].

In der Klassifikation der AGG-DGP hat das *Präfix A* die gleiche Bedeutung wie in der ursprünglichen Definition von Strickland u. Mackay. Das *Präfix B* wird jedoch nicht nur für die chronische, sondern auch für die chronische *aktive* Gastritis vorwiegend der Antrumregion verwendet und hat noch eine weitere Bedeutung: B steht auch für „überwiegend *b*akteriell bedingt". Das *Präfix C* trifft eine rein ätiopathogenetische Aussage, es steht für „*c*hemisch-toxisch induziert". Die Typ C-Gastritis ist am häufigsten refluxbedingt und betrifft daher die Pylorus-Antrum- und die Anastomosen-Schleimhaut nach Magenresektionen.

> *In der Praxis,* d. h. bei der Formulierung der histologischen Diagnose durch den Pathologen, reicht i. a. der Hinweis auf eine *Typ-A-Gastritis* und deren *mögliche Folge einer megaloblastären Anämie* aus, wenn sich aus der getrennten Untersuchung der Antrum- und Korpusschleimhautproben ein entsprechender Hinweis ergibt. Dagegen haben die *Zusätze Typ B oder Typ C* eher didaktische Bedeutung für das generelle Verständnis der Gastritis-Ursachen.

Epidemiologie. Die *akute* Gastritis ist *sehr selten.* Definitionsgemäß handelt es sich bei ihr um eine *rein neutrophil-granulozytäre Entzündung ohne Lymphozyten, Histiozyten oder Plasmazellen.* Soweit Granulozyten vorkommen, sind sie bei der Gastritis fast immer mit lymphoplasmazellulären Infiltraten verknüpft, so daß es sich dann um eine *chronische aktive Gastritis* handelt. Fehlen Granulozyten, so liegt eine *chronische Gastritis* vor. Diese beiden Formen sind sehr häufig und stellen über 90% aller Gastritiden, wobei die H. pylori-Gastritis allein 70–80% der Fälle ausmacht[190, 194]. Die *NSAR-Gastritis* stellt zusammen mit der *Refluxgastritis* etwa 6–7%, die *Autoimmungastritis* nur etwa 3–5%. *Mischformen* (3%) und seltene *Sonderformen* (<1–2%) treten ganz dahinter zurück[190, 194].

Die *Typ-A-Gastritis* wird nur bei ca. 1(–6)% der Bevölkerung beobachtet, während die zu über 90% durch H. pylori verursachte (s. unten) *Typ-B-Gastritis* ungemein häufig ist und in bestimmten Ländern bis zu 70% der Bevölkerung betreffen kann (▷ S. 191). Die *Typ-C-Gastritis* soll bei 3–35% der magenoperierten Patienten auftreten, am häufigsten nach Billroth-II-, aber auch nach Billroth-I-Resektionen, nach einfacher Gastrojejunostomie oder Pyloroplastik. Selten wird sie bei nicht-operierten Personen als Reflux-Folge gefunden[24] (▷ S. 212).

Ätiologie, Pathogenese, Morphologie

Typp-A-Gastritis

▷ S. 185

Typ-B-Gastritis

Helicobacter pylori-Gastritis

Die Beobachtung von Warren u. Marshall[216, 229], daß die meisten Magenschleimhautproben von Patienten mit chronischer Gastritis oder mit peptischen Geschwüren kurvenförmige, Campylobacter-ähnliche Bakterien enthalten, hat unser Wissen über die Ätiopathogenese der Gastritis und des Ulkus revolutioniert. Zwar war das Vorkommen von „Spirillen" in Leichenmägen und Magenresektaten, speziell bei chronischer Gastritis und beim Ulkus, schon seit rund 50 Jahren[49, 67], das Vorkommen solcher Bakterien in den Mägen bestimmter Tierspezies (z. B. Hund, Katze, Ratte, Frettchen) sogar seit etwa 100 Jahren bekannt[18, 178]. Erst die Mitteilung von Warren und Marshall[216] gab der Forschung jedoch den entscheidenden Anstoß, die Zusammenhänge zwischen Bakterienbesiedlung und gastroduodenalen Erkrankungen eingehend zu untersuchen.

> Heute gilt als sicher erwiesen, daß der inzwischen in *Helicobacter pylori* umbenannte Keim die überwältigende Mehrheit der *chronischen* bzw. *chronischen aktiven Gastritiden* erzeugt, eine Rolle in der *Ulkusgenese*[169, 190] spielt, an der Verursachung bestimmter *Magenlymphome* und vermutlich auch *Magenkarzinome* beteiligt ist. (▷ S. 202 und 327)

Unter diesen Gesichtspunkten stellt die Entdeckung von H. pylori zweifellos *eines der wichtigsten Forschungsergebnisse in der Medizin überhaupt* dar, mit *weitreichenden Konsequenzen* für den einzelnen Patienten ebenso wie für das öffentliche Gesundheitswesen und dessen Kosten. Abb. 3.12 stellt die Entdeckungsgeschichte von H. pylori und H. heilmannii anhand der Titel relevanter Publikationen dar.

Bakteriologie von H. pylori

Ursprünglich wurden die Bakterien als *„campylobacter-like organisms"* (CLO) und danach (sprachlich falsch) als *Campylobacter pyloridis bzw. pyloridi*[123] bezeichnet. 1989 wurde die neue *Gattung Helicobacter* eingeführt[76], und seither heißt der Keim *„Helicobacter pylori"*. Da er im gesamten Magen vorkommt, müßte er besser *„Helicobacter ventriculi"* heißen, aber der Begriff „Helicobacter pylori" ist inzwischen allgemein fest eingebürgert.

Tabelle 3.5. Bisher bekannte Helicobacter-Species[154, 199a]

Helicobacter (Species)	Wirt
H. pylori	Mensch, Schwein, Rhesusaffe
H. mustelae	Frettchen
H. felis	Hund, Katze
H. nemestrinae	Affen (Makaken)
H. acinonyx	Gepard
H. cinaedi	Mensch (Rektum)
H. fennelliae	Mensch (Rektum)
H. muridarum	Nagetiere
H. heilmannii	Mensch, Haustiere (▷ S. 209)

Bakterien des Genus Helicobacter finden sich nicht nur beim Menschen, sondern auch bei verschiedenen Tierspecies[154, 199a]; ferner gibt es Helicobacterformen, die beim Menschen außerhalb des Magens vorkommen und nicht mit H. pylori identisch sind (▷ Tabelle 3.5).

H. pylori zeigt eine ausgeprägte *genetische Heterogenität,* für die es bislang keine Erklärung gibt, die aber für epidemiologische Studien wertvoll ist[163]. Die einzelnen Bakterienstämme lassen sich durch die Untersuchung von DNA-Restriktionsprofilen bzw. durch die PCR mit Amplifikation eines kurzen DNA-Fragmentes und nachfolgende Bestimmung der Nukleotidsequenz dieses Fragmentes identifizieren[92, 163, 199a]. Mit Hilfe derartiger Studien konnte schon vor einigen Jahren nachgewiesen werden, daß es virulente und avirulente Bakterienstämme gibt.

H. pylori ist ein *mikroaerober grampositiver* Keim; in der Kultur wurde auch ein Übergang zu aerobem Wachstum beobachtet[203, 226]. Er ist gekrümmt und zeigt gewöhnlich 1 bis maximal 3 Windungen über eine Gesamtlänge von 2–6,5 μm (Abb. 3.13). Er ist 0,5–0,6 μm breit, besitzt abgerundete Enden und trägt unipolar 2–6 *Geißeln*[97, 187, 199a]. Die Zahl der Geißeln kann in der Kultur bis 8, nach 4tägiger Anzüchtung bis 9 betragen[97]. Das *Flagellenfilament* wird in charakteristischer Weise von einer *Flagellenhülle* umgeben, die 2 chemisch charakterisierte *Flagelline* (54 und 53 kd) enthält[199a]. Die Flagellenhüllen dienen vermutlich dazu, die säureempfindlichen Filamente vor der Magensäure zu schützen[199a].

An der Oberfläche des Keimes findet sich *elektronenmikroskopisch* eine etwa 12 nm breite elektronendichte Struktur, von der in vivo haarförmige dünne Ausläufer zur Oberfläche der Magenschleimhautepithelien verlaufen. Ferner enthält die Oberfläche rundliche, mit einem zentralen Loch versehene „krapfenförmige" Gebilde mit einem Durchmesser von 12 nm. Sie werden durch proteolytische Enzyme abgebaut und enthalten vermutlich

1 Ueber die schlauchförmigen Drüsen des Magendarmkanals und die Beziehungen ihres Epithels zu dem Oberflächenepithel der Schleimhaut.

Dritte Mittheilung.

Von

G. Bizzozero,
Professor in Turin.

(Auszug aus den „Atti della R. Accademia delle scienze di Torino": Sitzungen vom 29. Mai, 26. Juni, 4. Dezember 1892 u. 8. Januar 1893.)

Hierzu Tafel VII–X.

2 **Original-Mittheilungen.**

Ueber das Spirillum des Säugetiermagens und sein Verhalten zu den Belegzellen.

[Aus dem hygienischen Institut der Universität Kiel.]

Von

Hugo Salomon,
appr. Arzt aus Coblenz.

Mit 2 Tafeln.

3

SPIROCHETES IN THE GASTRIC GLANDS OF MACACUS RHESUS AND OF MAN WITHOUT RELATED DISEASE

JAMES L. DOENGES, M.D.
ST. LOUIS

4 The Presence of Spirochetes In Human Gastric Mucosa

By

A. STONE FREEDBERG, M.D. (by invitation)
and
LOUIS E. BARRON, M.D.*
BOSTON, MASSACHUSETTS

5 **SPIRAL ORGANISMS IN THE GASTRIC ANTRUM**

SIR,—We report spiral organisms that are not campylobacters or spirochaetes on the gastric mucosa. Whilst similar spiral organisms have been demonstrated in the gastric crypts in various mammalian species, such organisms have not been reported in man. Organisms that were probably *Campylobacter pylori* were first seen in the gastric mucosa at the turn of the century, and it is now accepted by most physicians that this organism has an important role in the pathogenesis of histologically confirmed gastritis.[1] Over the past ten months we have done a prospective survey of *C pylori* infection in 1300 patients attending for endoscopy for investigation of upper gastrointestinal symptoms. 5 biopsy specimens were taken from each patient's gastric antrum. 2 specimens were used for histological sections and 3 for gram-stained tissue smears, microaerobic culture, and urease test.[2]

In 3 patients, large spiral organisms were seen on gram-stained smears. These organisms were also seen on histological sections of biopsy material of 2 patients. Prolonged microaerobic culture, biopsy urease test, and serology to detect *C pylori* in these patients were all negative. Biopsy material from one patient was available for anaerobic culture (on 5% horse blood) because the gram-smear had been examined immediately after collection of the specimen, but anaerobic culture was also negative.

JULIE C. DENT
CLIODNA A. M. MCNULTY
JEREMY C. UFF
S. P. WILKINSON
M. W. L. GEAR

Public Health Laboratory,
and Departments of Histopathology
and Gastroenterology,
Gloucestershire Royal Hospital,
Gloucester GL1 3NN

6

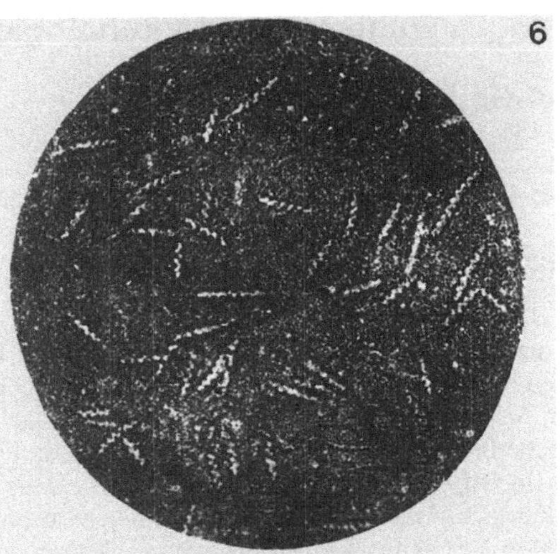

UNIDENTIFIED CURVED BACILLI IN THE STOMACH OF PATIENTS WITH GASTRITIS AND PEPTIC ULCERATION* 7

BARRY J. MARSHALL J. ROBIN WARREN

Departments of Gastroenterology and Pathology, Royal Perth Hospital, Perth, Western Australia

Summary Biopsy specimens were taken from intact areas of antral mucosa in 100 consecutive consenting patients presenting for gastroscopy. Spiral or curved bacilli were demonstrated in specimens from 58 patients. Bacilli cultured from 11 of these biopsies were gram-negative, flagellate, and microaerophilic and appeared to be a new species related to the genus *Campylobacter*. The bacteria were present in almost all patients with active chronic gastritis, duodenal ulcer, or gastric ulcer and thus may be an important factor in the aetiology of these diseases.

Spiral-shaped organisms in the gastric mucosa 8

K.L. HEILMANN, F. BORCHARD and M. ZEIDLER

Inst. Path. Mun. Hospital, 8300 Landshut; Inst. Path. Univ., 4000 Düsseldorf; Dpt. Int. Med. Countr. Hosp. 8300 Landshut, F.R.G.

Introduction

The rediscovery of bacterial organisms in the human gastric mucosa and the discussion about their importance in causing gastritis and peptic ulcer disease have stimulated gastroenterologists, microbiologists and pathologists to new efforts in research concerning the relationship between bacteria and gastro-duodenal disease.[1] The intense search for *Campylobacter pylori* in gastric biopsies has led to the discovery of spiral-shaped organisms other than *C. pylori* in the human gastric mucosa.[2,3,3bis] These spiral-shaped organisms (SSO) which are much larger than *C. pylori* have been described in the gastric mucosa of different mammalian species.[4,5,6] Whereas the presence of the SSO in the gastric mucosa of cats and dogs causes no inflammatory response, the organisms always seem to be associated with gastritis in humans.[2,3,7] Therefore, it may be possible that these presently unnamed organisms represent another aetiological agent causing gastritis. We report the morphological and clinical findings in 8 patients who were found to harbour SSO in gastric biopsies.

New spiral bacterium in gastric mucosa 9

CLIODNA A M McNULTY,† JULIE C DENT,† A CURRY,* J S UFF, G A FORD, M W L GEAR, S P WILKINSON

*From the †Public Health Laboratory and Departments of Histopathology and Gastroenterology, Gloucestershire Royal Hospital, Gloucester, and *Public Health Laboratory, Withington Hospital, Manchester*

SUMMARY A new spiral bacterium, distinct from *Campylobacter pylori*, was found in the gastric mucosa of six patients with gastrointestinal symptoms. All patients had chronic active type B gastritis and four had oesophagitis. Culture and microscopy for *C pylori* infection was negative. These unculturable spiral organisms were probably an incidental finding in patients presenting for upper gastrointestinal endoscopy, but it is not possible to say from this small series whether these organisms cause chronic active gastritis.

The organism is helical, 3·5–7·5 μm long and 0·9 μm in diameter with truncated ends flattened at the tips, and up to 12 sheathed flagella 28 nm in diameter at each pole. It is proposed that this spiral bacterium should be called "*Gastrospirillum hominis* Gen.nov., Sp.nov."

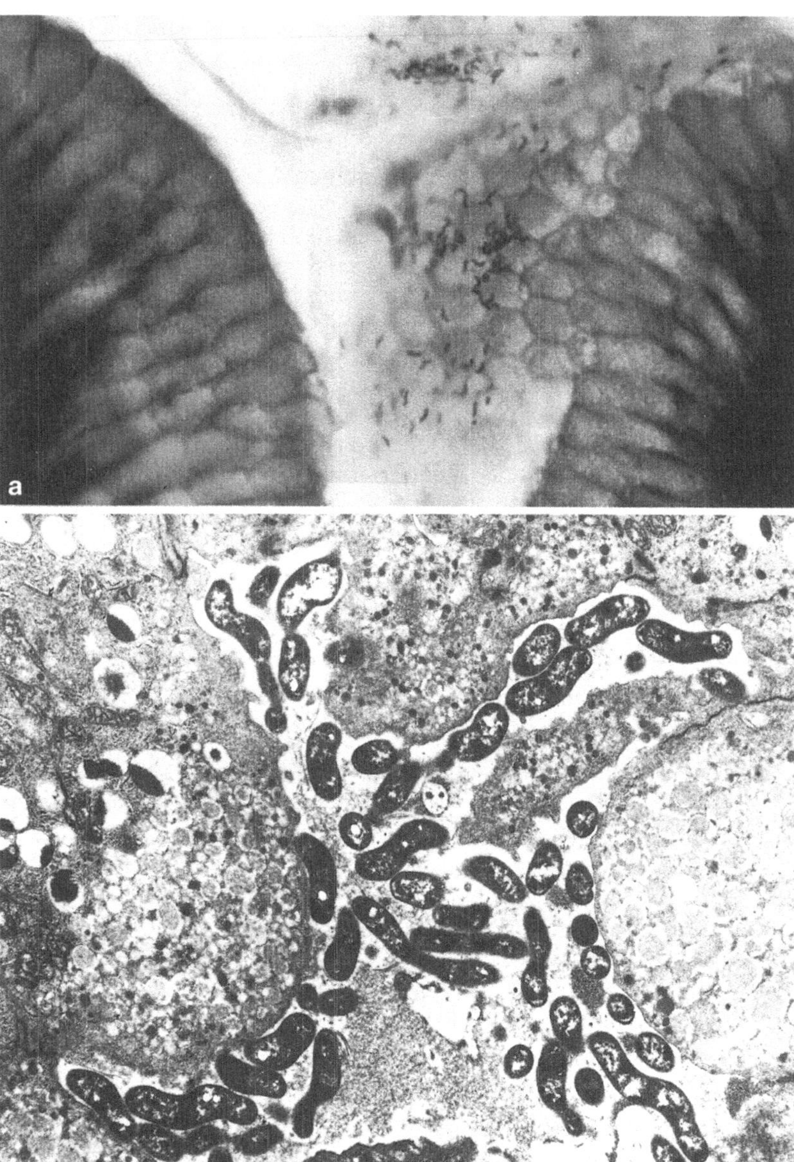

Abb. 3.13. Helicobacter-pylori-Gastritis. **a** Bakterien in einer Foveolenöffnung der Antrumschleimhaut. Löffler-Methylenblau ca. 1000 ×. **b** H. pylori in elektronenmikroskopischen Bild 10150 × (Aufnahme Prof. Dr. F. Borchard, Düsseldorf, mit freundlicher Genehmigung des Autors)

Abb. 3.12. Entdeckt – vergessen – wiederentdeckt – neuerlich vergessen – endgültig entdeckt und seither ein „Renner": die Medizingeschichte von Helicobacter (anfangs: Campylobacter) pylori und Helicobacter heilmannii (früher: Gastrospirillum hominis), dargestellt an den Titeln relevanter Publikationen von 1893 bis 1989. – 1: Bizzozero G (1893) Arch Mikrobiol Anat 42:82–152. – 2: Salomon H (1896) Centralbl Bakteriol 19:433–442. – 3: Doenges JL (1939) Arch Pathol 27:469–477. – 4: Freedberg AS, Barron LE (1940) Am J Digest Dis 7:443–445. – 5: Dent JC, McNulty CAM, Uff JC et al. (1987) Lancet II:96. – 6: Abbildung aus Salomon H (1896): Spirillen im Hundemagen, Mikrofotogramm, im Original 1100 ×. – 7: Marshall BJ, Warren JR (1984) Lancet I:1311–1314 (vorausgegangen waren ein Vortrag in Brüssel 1983 und zwei Leserbriefe der beiden Autoren an Lancet (1983): Lancet I:1273–1275. – 8: Heilmann KL, Borchard F, Zeidler M (1989) In: Mégraud F, Lamouliatte H, eds.: Gastroduodenal pathology and Campylobacter pylori, Elsevier, pp 143–148. – 9: McNulty CAM, Dent JC, Curry A (1989) J Clin Pathol 42:585–591 (Benennung der großen Spiralbakterien als „Gastrospirillum hominis Gen nov., Sp nov.")

das Hauptenzym des Bakteriums, die Urease. Vielleicht sind sie auch für den Stofftransport von außen nach innen erforderlich.

Nicht zuletzt für die *bakterioskopische Diagnostik am histologischen Biopsiepräparat* ist von Bedeutung, daß es neben den S-förmig gekrümmten Formen in vivo und in vitro auch *kugelige („kokkoide")*[28, 97], *V- und U-förmige* sowie *gestreckte Formvarianten* gibt. Sie stellen vermutlich Anpassungsformen an bestimmte äußere Bedingungen dar. So gilt die Kugelform als optimale Anpassung an widrige Milieubedingungen, da sie die Kontaktoberfläche am stärksten herabsetzt[97]. Die kokkoiden Formen müssen *bakterioskopisch* von *pathogenen und apathogenen Kokken, Pilzsporen* und *Kryptosporidien abgegrenzt* werden, die ebenfalls im Magen vorkommen können.

H. pylori kann im Magen trotz der Säureproduktion durch die Belegzellen überleben, weil er *sich innerhalb der schützenden Schleimschicht* aufhält und *reichlich Urease* bildet, die Harnstoff in *Ammoniak* umwandelt und dadurch das saure Milieu neutralisiert[105, 131]. Der *schleimhautnahe pH-Wert* innerhalb des Mukus steigt im Zuge der H-pylori-Infektion an und sinkt mit der Eradikation des Keimes wieder ab[102]. Dieser Mechanismus ist möglicherweise für die *Hypergastrinämie*[102] bei H. pylori-Besiedlung des Magens und für die Normalisierung des Gastrinspiegels nach Keimeradikation[213] verantwortlich. Das überschüssig gebildete Ammoniak dient darüber hinaus dem Keim vielleicht als *Stickstoffquelle* für die Proteinsynthese[114].

Möglicherweise ist das von H. pylori gebildete *Ammoniak* auch für die Entstehung *der chronischen* atrophischen Gastritis direkt mitverantwortlich[99]. Es stört die *mitochondrialen Atmungsprozesse* und den *Energiestoffwechsel* der Schleimhautepithelien, fördert die *H+-Ionenrückresorption* und begünstigt auf diese Weise die Entstehung einer *Hypochlorhydrie* sowie der *H.-pylori-Kolonisation*[204, 206]. Wahrscheinlich erhöht das von H. pylori gebildete Ammoniak bei Kranken mit alkoholischem Leberschaden auch das Risiko einer *portosystemischen Enzephalopathie*[80].

H. pylori ist nicht nur gegenüber der Magen-HCl, sondern auch gegenüber *Gallensalzen* in vitro und in vivo empfindlich[167, 168]. Man trifft den Keim in Mägen mit *Refluxgastritis* oder nach refluxfördernden Eingriffen seltener an; ferner haben H. pylori-negative Personen signifikant höhere Gallensäurenkonzentrationen im Magensaft. Das Fehlen von H. pylori auf *dystoper Magenschleimhaut in der Gallenblase* ist allerdings nicht aussagekräftig, da der Keim nur entgegen dem Gallestrom oder auf dem Blutwege in die Gallenblase gelangen könnte; Beweise hierfür gibt es nicht. H. pylori greift vermutlich auch in den *intragastralen Gallensäurestoffwechsel* ein: Sekundäre und nichtamidierte Gallensäuren sowie toxisches Lysolezithin lassen sich bei H. pylori-positiven Patienten vermehrt im Magensaft nachweisen[168].

Die *Vermehrung von H. pylori* erfolgt durch *Querspaltung des Erregers,* wobei der eine Teil die unipolar vorhandenen Geißeln behält, während der abgespaltene Keim sie an dem der Spaltungsstelle entgegengesetzten Ende neu bildet[97].

H. pylori kommt nicht nur auf der Schleimhaut des Magens selbst, sondern auch auf *dystoper Magenschleimhaut* vor: im *Duodenum, Ösophagus*[22] (auch oberer Ösophagus bzw. beim *Barrett-Syndrom*[22, 113]), in *Meckel-Divertikeln*[195a], ausnahmsweise auch auf dystoper Magenschleimhaut im *Rektum*[54, 156]. Er wurde auch in *dentalen Plaques*[46, 107], beschrieben. Diese Lokalisation könnte eine Erklärung für die oral-orale Übertragung des Keimes, z. B. beim Küssen, geben. Periodontale Taschenbildungen sind vielleicht ein natürliches Erregerreservoir, da sie für ein mikroaerobes Milieu sorgen[180]. In einer neuen Arbeit aus den USA wurde H. pylori-DNA mittels der PCR im *Speichel* von 75% der in der Magenschleimhautbiopsie histologisch oder kulturell für H. pylori positiven Patienten beobachtet, ein wichtiger Hinweis darauf, daß die Mundhöhle H. pylori beherbergen und so zur Quelle einer Infektion werden kann.[114b]

H. pylori wird *niemals auf einer intestinalen Metaplasie* angetroffen. Man erklärt dies damit, daß der Schleim der intestinalen Metaplasie andere, für den Keim *ungünstige physikochemische Eigenschaften* besitzt als der normale Magenschleim; er ist vor allem saurer.

Epidemiologie von H. pylori

Übertragung von Mensch zu Mensch. Das Erregerreservoir ist der Mensch selbst. Am wichtigsten ist in *Entwicklungsländern* vermutlich der *fäkal-orale,* im übrigen die *oral-orale* Übertragung[136]. H. pylori kann aus dem Stuhl von Erwachsenen mit einer Dyspepsiesymptomatik gezüchtet werden[103]. Für eine *sexuelle Übertragung* gibt es keine überzeugenden Hinweise, abgesehen vielleicht von homosexuellen Männern[7]. Die Übertragung von Mensch zu Mensch wird durch Familienuntersuchungen gestützt. So wurden 68% bzw. 9% der Ehepartner positiv gefunden, wenn der andere Partner positiv oder negativ war[125b]. Auch Kinder von H. pylori-positiven Eltern waren häufiger positiv als Kinder von H. pylori-negativen Eltern (40 vs. 3%)[125b]. Bei H. pylori-positiven Kindern mit einem peptischen Ulkus waren 87% der Eltern und 61% der Geschwister ebenfalls H. pylori positiv, gegenüber 57% der Eltern und durchweg negativem H.-pylori-Befund der Geschwister bei Kindern mit Magenulkus *ohne* H.-pylori-Nachweis[150]. In einer Familie erkrankten nacheinander die Mutter, der eine, dann der andere Zwillingsbruder und der Vater an einer H.-pylori-Infektion[139b]. Bei einer Untersuchung an 117 geistig behinderten Kindern aus einem Pflegeheim fanden sich bei der Typisierung der Bakterienstämme insgesamt 22 Stämme, davon 5 in mehr als einem Kind[212a]. Ein bestimmter einzelner Stamm wurde bei 7 Kindern nachgewiesen, von denen 5 in der gleichen Sektion der Einrichtung lebten. Diese Studie zeigt, daß auch unter guten hygienischen Bedingungen ein hohes Infektionsrisiko bei Kindern besteht, wenn sie in Gruppen zusammenleben, die Individuen mit einer H. pylori-Infektion einschließen. Heiminsassen scheinen generell ein erhöhtes Infektionsrisko aufzuweisen (Lit. bei[212a]).

Risiko der Gastroskopie für Patienten und Ärzte. Die Gastroskopie kann nicht ohne weiteres als unbedenklich gelten, wenn man die Ergebnisse einer Reihe von Untersuchungen an Ärzten und Patienten zugrundelegt. In einer niederländischen Studie wird das *Risiko der Keimübertragung auf andere Patienten* während der Gastroskopie – auch bei sorgfältiger Reinigung des Gerätes mit einem Detergens und 70%igem Alkohol – mit 1,1% angenommen[112]. Eine belgische Studie bestätigt dies und gibt an, das Risiko einer Infektion erhöhe sich mit jeder Endoskopie um 55%[44a]. Die Ergebnisse der neuesten Untersuchung aus den USA zeigten jedoch eine 100%ige Keimfreiheit nach konventioneller Reinigung und Desinfektion der Endoskope[64a]. *Gastroskopisch tätige Ärzte* scheinen im Gegensatz zu *Allgemeinärzten*[139a] ein erhöhtes Infektionsrisiko aufzuweisen[34, 115, 139a]. Ob dies auch für *Endoskopieschwestern* gilt, wird unterschiedlich beantwortet (ja[34]; nein[115, 139a]). Umstritten ist ferner, ob die Zahl der ausgeführten Gastroskopien bzw. die Zahl der Praxisjahre von Bedeutung ist[34, 115]. Bei Anwendung der PCR für 16S-ribosomale Bakterien-DNA, einer hochempfindlichen Methode zum H. pylori-Nachweis, können *falsch-positive Befunde* dadurch zustandekommen, daß *das Gastroskop Reste von Bakterien-DNA* aus früheren Untersuchungen enthält[173]. Eine polnische Arbeit, die sich allerdings auf nur 109 Ärzte und Krankenschwestern aus Warschau stützt, gibt für diese Gruppe eine *niedrigere Seroprävalenz* an als für die Gesamtbevölkerung. Sie hält die *sozioökonomischen Verhältnisse* in dem High-risk-Land Polen für einen bedeutenderen Faktor (s. unten)[133b]. *Zahnärzte*, deren *Hilfskräfte* und *Zahnmedizinstudenten* scheinen kein erhöhtes Infektionsrisiko zu besitzen[125a].

Übertragung Tier/Mensch? Im Gegensatz zu H. heilmannii (▷ S. 209) wird H. pylori mit hoher Wahrscheinlichkeit *nicht* vom Tier auf den Menschen übertragen. Allerdings wurde H. pylori auch im Magen von *Katzen*[82] und *Rhesusaffen*[50a] nachgewiesen. Der Keim kann experimentell *peroral auf Katzen* übertragen werden und dort eine chronische bzw. chronische aktive Gastritis mit lymphatischer Hyperplasie erzeugen[65a]. Ferner können *Mäuse transurethral* infiziert werden und eine schwere granulozytäre Urozystitis entwickeln.[95] *Extrakorporal* überlebt der Keim bei Raumtemperatur nur wenige Tage[136, 220], wodurch eine indirekte, zeitlich verzögerte Keimübertragung (z. B. in Wasser, Kochsalzlösung oder Milch) von Mensch auf Mensch oder von Tier auf Mensch so gut wie sicher auszuschließen ist. Eine Übertragung durch *verunreinigtes Abwasser* wird diskutiert (Lit. bei[173a]).

Prävalenz der H. pylori-Infektion. In *entwickelten Ländern* ist die serologisch ermittelte Prävalenz der H. pylori-Infektion vor dem 20. Lj. vergleichsweise niedrig (meist unter 20%), danach steigt sie auf 50–60% an. In *Entwicklungsländern* liegt sie in beiden Altersgruppen beträchtlich höher. Schon *bei Kindern vor dem 10. Lj.* beträgt sie dort bis zu 80% (im Mittel 40%, im 2. Dezennium meist über 70% und danach bis zu 90% und darüber[136, 150]). Bei jungen *Chinesen* zwischen dem 15. und 26. Lj. fand sich H. pylori in 85,6%, eine Gastritis in 93,8%[29]. Eine andere Arbeit aus China gibt niedrigere Zahlen an (49,4% bei asymptomatischen 15- bis 22jährigen und 64,5% bei symptomatischen 13- bis 88jährigen)[114a]. In *Afrika*, v. a. in bestimmten Ländern (Nigeria, Gambia)[89a, b] liegt die serologisch bestimmte Prävalenz bei den *unter 5jährigen Kindern* bereits um 50%, *im 10. Lj.* bei 55% und bei der *Gesamtbevölkerung* um 70–80%[89a]. Dabei ist bemerkenswert, daß – abgesehen von der Gastritis – die möglichen *Folgekrankheiten* einer H.-pylori-Infektion (Magen- und Duodenalulkus, Magenkarzinom) *eher selten* sind, z. T. seltener als in westlichen Ländern. Hierfür werden verschiedene Erklärungen diskutiert (z. B. geringere Auswirkungen einer frühkindlichen Infektion, niedrigere Säurewerte bei Schwarzafrikanern, differente H.-pylori-Stämme und diätetische Faktoren)[89a, b].

Inzidenz. In den entwickelten Ländern wird die jährliche Neuerkrankungsrate, ablesbar an der Serokonversionsrate, mit etwa 1% angegeben[9a, 36, 158]. Bei jüngeren Menschen soll sie weit unter 1% liegen[136].

Geschlechtsverteilung. Beide Geschlechter haben das gleiche Infektionsrisiko[136, 200a].

Sozioökonomischer Status. Je ärmer ein Land ist, desto höher ist die Prävalenz der H.-pylori-Infektion. Auch *innerhalb des gleichen Landes* gibt es ein soziökonomisches Gefälle. In den USA ergab eine

Studie, daß die Prävalenz in Familien mit einem Jahreseinkommen unter US$ 5000 doppelt so hoch war wie in Familien mit einem Jahreseinkommen über US$ 75000[65].Eine deutsche Studie an der Bevölkerung der Stadt und des Landkreises Landshut (Bayern) zeigte eine höhere Prävalenz bei Ausländern als der einheimischen Bevölkerung (72 vs. 50%) sowie in den Stadtvierteln mit niedrigerem Hygienestandard[149]. Eine serodiagnostische Studie an 3000 asymptomatischen Individuen aus 17 geographisch definierten Populationen in Europa, Nordafrika, Nordamerika und Japan erbrachte trotz erheblicher Häufigkeitsunterschiede zwischen den einzelnen Gruppen einen *niedrigen Bildungsstand* als konstanten und mit der Prävalenz der Infektion assoziierten Faktor[200a]. Sozioökonomische Faktoren werden auch an erster Stelle für die *hohe Prävalenz der H.-pylori-Infektion in den osteuropäischen Ländern* (z. B. in Polen, Estland, Slowenien) verantwortlich gemacht[133a].

Ethnische Faktoren. Sie sind ungenügend erforscht. Möglicherweise sind *Schwarze* häufiger betroffen als *Weiße*[65, 78], wobei aber sozioökonomische Faktoren nur schwer abgrenzbar sind. Besonders interessant ist, daß die in jahrtausendelanger Abgeschiedenheit lebenden *australischen Ureinwohner (Aborigines)* keine H.-pylori-Infektion kannten; sie trat erst auf, als sie die westliche Zivilisation annahmen[51].

Genetische Faktoren. Nach einer schwedischen Studie an ein- und zweieiigen Zwillingspaaren wird der Erwerb einer H. pylori-Infektion auch von genetischen Faktoren beeinflußt[125].

Sonstige Faktoren. *Alkohol* und *Zigarettenrauchen*[78, 84, 83b, 136, 200a] sowie *Antibiotika*[33] und *NSAR* sind keine Risikofaktoren. Auch zwischen einer *NSAR-Intoleranz* und H. pylori-Prävalenz fanden sich keine Beziehungen[80a]. Zwischen *Vegetariern* und *Fleischessern* wurden ebenfalls keine Unterschiede gefunden[136]. *Salzreiche Ernährung* scheint jedoch eine H. pylori-Infektion zu begünstigen[205]. Zum *ABO-Blutgruppensystem* scheinen keine Beziehungen zu bestehen[46b, 117]. Bei *HIV-Infizierten* bzw. bei *AIDS* ist eine H.-pylori-Infektion nicht häufiger, sondern eher sogar seltener[20a, 52a] als in der übrigen Bevölkerung. Die relative Seltenheit wird u. a. mit der antimikrobiellen Therapie, mit einer Hypazidität und einer inadäquaten entzündlichen Reaktion der Mukosa erklärt[52a].

Nachweis von H. pylori

Histologischer Nachweis. Der Keim läßt sich in Magenschleimhautpräparaten mit verschiedenen Färbungen nachweisen. In der Regel erkennt man ihn schon im *H.E.-Präparat,* am besten bei Verwendung von Mayers Hämatoxylin[225]. In der täglichen Routine bewährt sich die *Löffler-Methylenblaufärbung.* Die *Warthin-Starry-Versilberung* ist insofern günstig, als sie durch die Silberanlagerung die Bakterien größer erscheinen läßt, jedoch ist sie teuer, zeitaufwendig und mit Artefakten belastet[225].

Keine der für H. pylori gebräuchlichen Färbungen ist für den Keim spezifisch. Dies gilt nicht für den *immunhistochemischen Nachweis* mit mono- und polyklonalen Antikörpern[25, 143, 225].

Die *Sensitivität* des histologischen Nachweises hängt hauptsächlich davon ab, ob die Magenschleimhaut fleckförmig oder diffus kolonisiert ist. Die Trefferquote steigt mit der Zahl der Schleimhautproben. Für praktische Belange wird die bioptische Entnahme und histologische Untersuchung von *2 Proben aus dem Antrum* bzw. (besser) von je 2 Proben aus Antrum und Korpus[189] (▷ S. 201) für ausreichend gehalten[225].

Eine kombinierte Färbung zur Bewertung der H. pylori-Besiedlung und der Schleimhautmorphologie (Steiner + HE + Alcianblau bei pH 2,5) wurde von Genta et al. beschrieben[72].

H. pylori kann an frischen Gewebsproben mit hoher Sensitivität (100%) auch *phasenkontrastmikroskopisch* nachgewiesen werden[162].

Zytologischer Nachweis. Die Erreger können am Ausstrich- bzw. Tupfpräparat von Magenschleimhautpartikeln auch zytologisch erfaßt werden (Methylenblaufärbung, modifizierte May-Grünwald-Giemsa-Färbung[45, 110], Gram-Färbung[140, 145]).Die Sensitivität wird mit 69 bis 90%, die Spezifität für die Gram- und Methylenblaufärbung mit 100% angegeben.

Immunhistochemischer Nachweis. Mit der Bakterienkultur als Goldstandard gelang es verschiedenen Arbeitsgruppen in Dänemark[8a], Brasilien[11] und den Niederlanden[118], mit einem aus Kaninchen gewonnenen H.-pylori-Antiserum die Keime in den Schleimhautproben immunhistochemisch nachzuweisen. Die Sensitivität wird mit 89–95%, die Spezifität mit 100% angegeben. Für die Praxis hat diese Methode bisher kaum Bedeutung erlangt.

Nachweis durch PCR[12, 35, 62, 173, 219]**.** In einem Vergleich von Histologie, CLO-Test, Zellkultur und vereinfachter PCR für H. pylori erwies sich die letzte Methode als diejenige mit der größten Sensitivität und Spezifität[62]. Für die Routinediagnostik ist jedoch auch sie zu aufwendig. Infolge ihrer hohen Sensitivität können geringe Verunreinigungen der Gastroskopiegeräte mit H.-pylori-DNA, die bei der üblichen Reinigung und Desinfektion zurückbleiben, falsch-positive Resultate ergeben[173]. Gemessen am histologischen H.-pylori-Nachweis als Goldstandard betrug die Sensitivität 94%, die Spezifität 100%[219] (▷ auch[12]). Nach einer kurzen neueren Literaturübersicht[59a] schwanken die Sensitivität (47–

100%) und Spezifität (60–100%) beträchtlich, abhängig von der jeweils verwendeten Methode.

Klinische Nachweisverfahren

Nach Caspary[25a] hat sich der ^{13}C-Harnstofftest international als „Goldstandard" durchgesetzt und kann auch mit isotopenselektiven, nichtdispersen infraspektrophotometrischen Geräten ausgeführt werden. Die Probeentnahme kann durch den behandelnden Arzt, die Analyse in entsprechend apparativ ausgestatteten Zentren erfolgen. Die Bedeutung der Endoskopie (+ Histologie) für die Erstdiagnose des Ulcus duodeni und die Verlaufskontrolle des Ulcus ventriculi wird hierdurch nicht eingeschränkt. Der Atemtest dient zur Kontrolle der erfolgreichen Eradikationstherapie beim Duodenalulkus und kann hier die Endoskopie ersetzen.

- *Biopsie-Urease-Test (CLO-Test):* Prinzip: Magenschleimhautpartikel werden in ein harnstoffhaltiges Nährmedium gegeben. H. pylori wandelt mittels der Urease den Harnstoff in Ammoniumbikarbonat um → Anstieg des pH-Wertes → Sichtbarmachen mit einem pH-Indikator (Phenolrot). Sensitivität 90–100%, Spezifität nach neueren Arbeiten 96–100%[8, 15, 110, 135].
- *^{13}C- und ^{14}C-Harnstoff-Atemtest:* Prinzip: ^{13}C- oder ^{14}C-markierter Harnstoff wird per os zugeführt. In wechselnden Abständen danach wird die Atemluft in einem Gefäß gesammelt und die ^{13}C- bzw. ^{14}C-Aktivität mittels eines Massenspektrophotometers bestimmt. Sensitivität 93–98%, Spezifität 95–100%[15, 17, 23, 110, 120, 132, 135, 171].
- *Serologischer Nachweis von H.-pylori-IgG-Antikörpern*[144]: Sensitivität (91–100%) und Spezifität (um 90%) [15, 143] werden von der Natur des Antigens bestimmt, das für den ELISA verwendet wird. Die Höhe des IgG-Titers zeigt die Schwere der Antrumgastritis und den Grad der H.-pylori-Kolonisation an[108]. Eine positive Serologie braucht nicht unbedingt eine floride Infektion anzuzeigen, sie kann auch auf einer früheren, abgelaufenen Infektion beruhen. Dementsprechend zeigt ein Rückgang des Titers um 20% innerhalb von 6 Monaten einen Therapieerfolg an[42]. IgG-Antikörper gegen H. pylori können die Plazentabarriere passieren, sie sind nach 3 Monaten im infantilen Blut nicht mehr nachweisbar[21]. Sie lassen sich auch im Speichel nachweisen[34a, 159a]. Der IgG-Nachweis im Speichel (Trefferquote 85%) wird bei unter 45jährigen mit regelmäßiger NSAR-Einnahme daher als Screening-Methode zur Ulkusdiagnostik anstelle der Endoskopie diskutiert[159a]. Bei einem endoskopisch tätigen Gastroenterologen mit akuter H.-pylori-Infektion ließen sich am 14. Tag im Überstand der Schleimhautkulturen Anti-H.-pylori-IgA und -IgM sowie ein leichter Anstieg des Serum-IgM, am 74. Tag im Serum IgG und IgM nachweisen. Eine neutrophile Zellinfiltration der L. propria fand sich am 5. Tag. Über längere Zeit war der Askorbinsäurespiegel des Magensaftes stark erniedrigt[186b].
- *Bakterienkultur:* Die Nachweismethoden sind heute stark verfeinert und fortentwickelt. Mit geeigneten Transportmedien kann der Keim bei Zimmertemperatur über einige Tage am Leben erhalten werden[203]. In der Routinediagnostik spielt die Kultur keine Rolle. Sensitivität 50–95%, Spezifität 99–100%[15, 151].

H.-pylori-Gastritis

Pathogenese der Schleimhautschäden

- *Adhäsion der Bakterien am Oberflächenepithel:* Am Anfang steht die *Adhäsion* der Erreger an den Magenschleimhautepithelien. Elektronenmikroskopisch wurde die Ausbildung eines feinen netzförmigen Faserwerkes zwischen den Oberflächen der Bakterien und der Epithelien beschrieben[187, 201]. Es soll aus glykokalyxähnlichem Material bestehen. H. pylori besitzt ein Hämagglutinin *(Adhäsin)*, das einen Rezeptor *(N-Acetylneuraminyllaktose)* auf der Epitheloberfläche erkennt und darüber hinaus die rasche Internalisation von H. pylori durch HEp-2-Zellen ermöglicht[61]. Von anderen Autoren wurde ein anderer Rezeptor, nämlich ein H.-pylori-bindendes *Alkylacylglycerolipid,* aus Magenschleimhautepithelien extrahiert[116]. Ferner wurde gezeigt, daß sich bakterielle Lipopolysaccharide von H. pylori mit *Basalmembranlaminin* verbinden können[209]. Ob diese in vitro nachgewiesenen Adhäsine bzw. ihre Rezeptoren auch in vivo Bedeutung haben, ist nicht befriedigend geklärt.

  Nach elektronenmikroskopischen Untersuchungen liegen die Keime bevorzugt in den Einsenkungen *zwischen den Oberflächenepithelien*[97, 101]. Man vermutet, daß sie dort besonders günstige Lebensbedingungen vorfinden (Austritt nutritiver Metabolite[87, 97]). Ferner sollen sie an dieser Stelle der Hauptstromrichtung des Magenschleims, der apikal am stärksten ist und die Bakterien zur Schleimhautoberfläche, also zu der für sie unverträglichen Magensäure hin transportiert, ausweichen. In einer elektronenmikroskopischen Untersuchung nach vorheriger Stabilisierung des Magenschleims mittels eines spezifischen Antikörpers fanden sich allerdings nur 5% der Keime in einem Abstand von maximal 1μm zu den Nahtstellen der Epithelien[201]. Die meisten Erreger lagen in den *Foveolen,* vielleicht, weil sie dort gegen den bakteriziden Magensaft am besten geschützt sind[201].

  Die Frage, ob H. pylori sich auch *invasiv* verhalten, also aktiv zwischen und in die Oberflächenepithelien eindringen kann, wird uneinheitlich beantwortet. Einige Beobachtungen sprechen dafür[148, 187], von anderer Seite werden in solchen Fällen Semidünnschnittartefakte diskutiert[187]. In

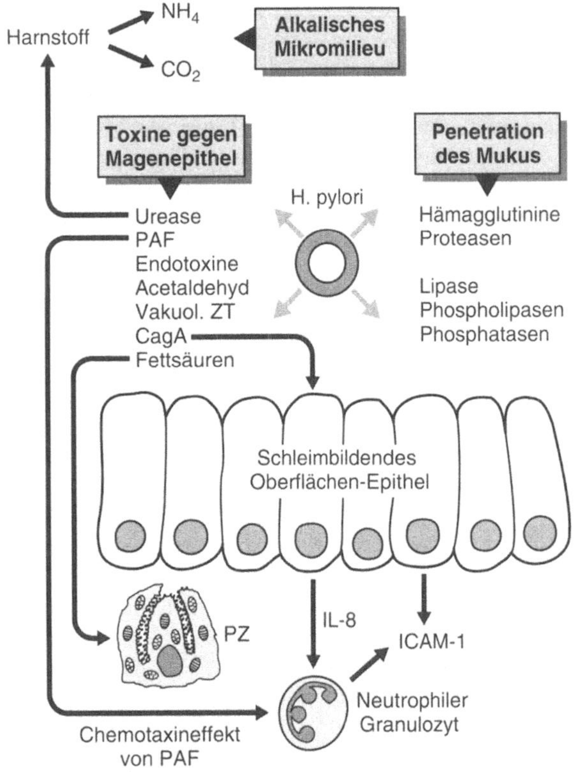

Abb. 3.14. Wirkung verschiedener, von H. pylori gebildeter Substanzen. **Penetration des Mukus:** *Hämagglutinine* sind Liganden, die von H. pylori gebildet werden und an Erythrozytenmembranen sowie Schleimbestandteile binden. – *Proteasen* spielen vielleicht eine nur untergeordnete Rolle für die Penetration des Magenschleims. – *Lipase, Phospholipasen* und *Phosphatasen* bahnen H. pylori den Weg durch die „surfactantähnliche" hydrophobe Phospholipidschicht an der Epitheloberfläche, ▷ Text. **Alkalisches Mikromilieu:** H. pylori enthält große Mengen an Urease, die den Harnstoff im Magenschleim zu Ammoniak und CO_2 spalten. Ammoniak hebt den pH-Wert so weit an, daß H. pylori überleben kann bis er, dem pH-Gradienten folgend (▷ S. 232), an das Oberflächenepithel gelangt. **Toxine gegen das Magenepithel** (*direkter* Mukosaschaden durch H. pylori): *Urease* wirkt zytotoxisch auf das Magenepithel, ebenso *PAF* (Plättchenaktivierender Faktor). PAF wirkt zugleich chemotaktisch für Neutrophile und Eosi-nophile, induziert die Bildung von TNF und ist an der Regulation der Lymphozytenproliferation beteiligt. – Lipopolysaccharidhaltige äußere Membranstrukturen von H. pylori wirken als *Endotoxine* (▷ Text). – *Acetaldehyd* wird durch die bakterielle Alkoholdehydrogenase gebildet und wirkt zellschädigend. – *Vakuolisierendes ZT (Zytotoxin)* und *CagA* kommen nur in einem Teil der H. pylori-Stämme vor. Das CagA-Gen ist offenbar für die verstärkte Interleukin 8-Bildung durch das Magenepithel verantwortlich. – Von H. pylori gebildete *Fettsäuren* blockieren die Protonenpumpe in den Belegzellen (PZ = Parietalzellen). – Die Magenepithelien bilden verstärkt *ICAM-1,* ein interzelluläres Adhäsionsmolekül für T-Zellen und neutrophile Granulozyten. Unter der Einwirkung von IL8 erfolgt eine verstärkte Bindung von Neutrophilen an ICAM-1

vitro kann H. pylori von HEp-2-Zellen internalisiert werden (s. o.). Es wird diskutiert, ob dies auch in vivo möglich ist und die auf diese Weise in die L. propria gelangten Erreger spezifische Immunreaktionen auslösen[61]. Bei interzellulärer Kolonisation sollen vorwiegend *schwere* Epithelschäden auftreten und *Magenulzera* etwa doppelt so häufig vorliegen wie in Fällen, die H. pylori nur frei innerhalb der Schleimschicht aufweisen[27]. Ein invasives Verhalten der Bakterien fand sich vor allem bei starker Keimbesiedlung der Mukosa[27]. H. pylori wird auch in den *Lumina der oxyntischen Korpusdrüsen* und manchmal innerhalb deren Canaliculi angetroffen[70a].

- *Schädigung der Schleimbarriere?* Hierüber gibt es widersprüchliche Befunde[128, 151, 153, 183]. Manche Untersuchungen lassen den Schluß zu, daß H. pylori Bestandteile des Magenschleims abbaut, möglicherweise vermittels der von ihm gebildeten *Proteasen*[151] und *lipolytischen Enzyme* (Lipase, Phospholipase A1, A2 und C[153, 185, 186]) bzw. durch die unter Phospholipasewirkung resultierenden *Lysophospholipide* (z. B. Lysolezithin). Nach in-vivo-Untersuchungen wird dies in Frage gestellt[128]. In vitro *beeinträchtigt H. pylori* die *Stimulation der Muzin-Exozytose* durch die schleimbildende Zellinie CL. 16E; dies deutet daraufhin, daß der Keim diese *wichtige Abwehrreaktion hemmt*[138a].
- *Zytotoxine: Das vakuolisierende Zytotoxin*[81, 157, 170] findet sich in 50–60% aller H.-pylori-Stämme (Tox^+-Stämme)[20]. Ein als Antigen wirkendes Protein mit einem MG von 128 kda, das von einem *„cytotoxin-associated gene"* = *cagA* kodiert wird, kommt ebenfalls nur in einem Teil der H. pylori-Stämme vor. Antikörper gegen das Genprodukt treten bei 100% der H. pylori-Stämme auf[20]. Es ist offenbar für die Interleukin A-Bildung durch das Magenschleimhautepithel verantwortlich[40a] und stellt einen wichtigen Virulenzfaktor von H. pylori dar.
- *Sonstige toxische Faktoren:* H. pylori bildet *lipopolysaccharidhaltige äußere Membranstrukturen,* die in das Kulturmedium übertreten und als *Endotoxine* wirken[19]. Die überschüssig erzeugte *Urease* wirkt ebenfalls zellschädigend, wahrscheinlich synergistisch zusammen mit den Zytotoxinen[199a]. Bestimmte H. pylori-Stämme erniedrigen die *HCl-Bildung der Belegzellen* durch direkte toxische Schädigung[89c, 96]. Unter ungünstigen Umweltbedingungen bildet H. pylori ein *Hitzeschockprotein,* das eine Immunreaktion auslöst. Eine Kreuzreaktion mit gastralen Hitzeschockproteinen ist vielleicht für die Schleimhautschädigung mitverantwortlich (Autoimmunpathogenese[199a]). Bestimmte, von H. pylori erzeugte *Fettsäuren* blockieren die *H^+/K^+-ATPase-Aktivität,* die *Protonenpumpe,* wirken also ähnlich wie das therapeutisch verwendete Omeprazol[116]. Diese

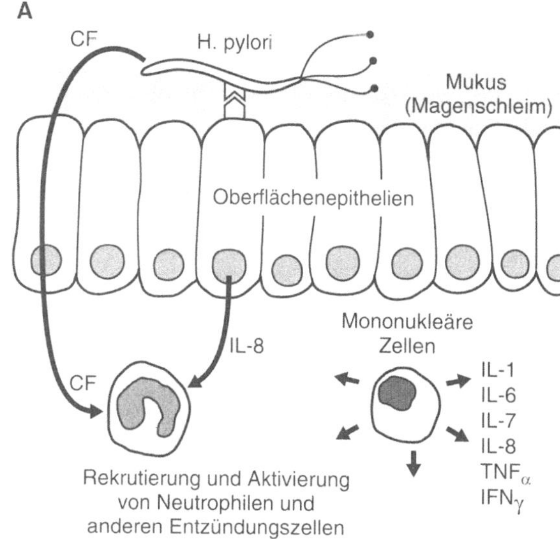

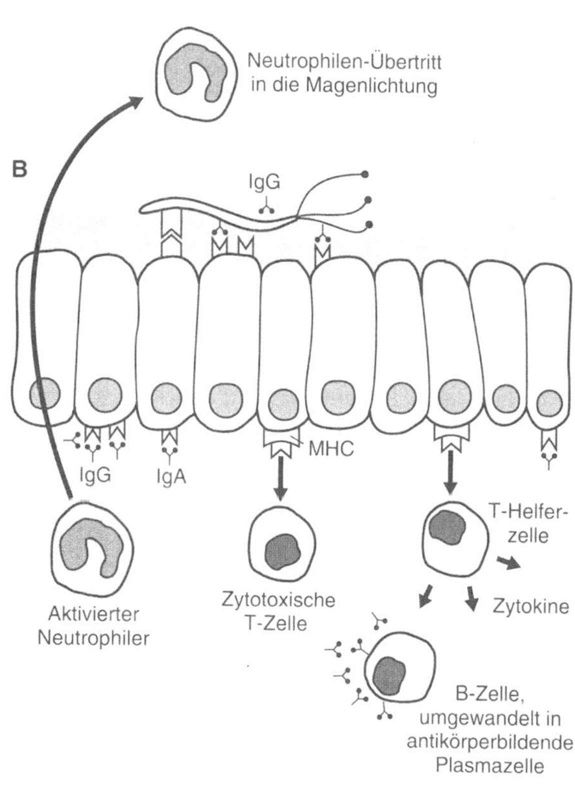

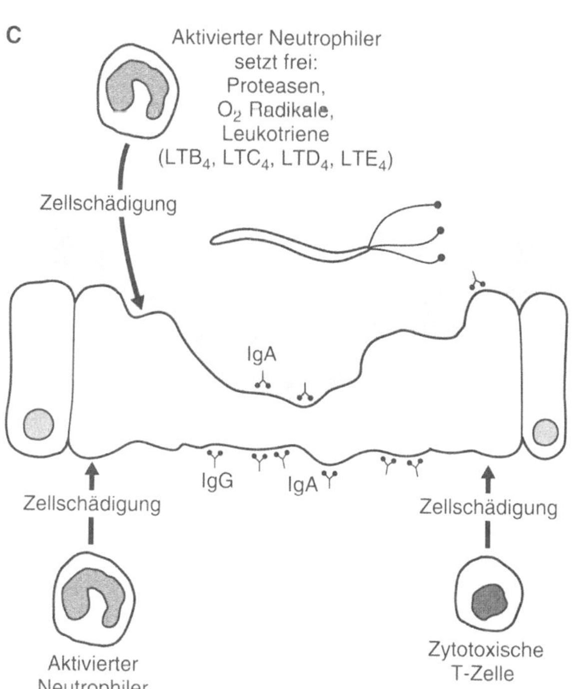

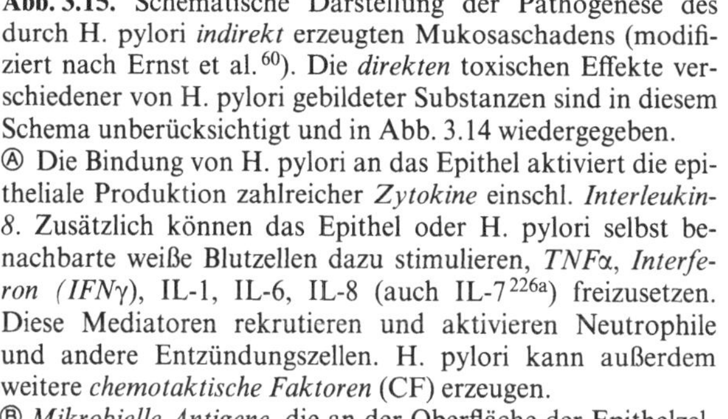

Abb. 3.15. Schematische Darstellung der Pathogenese des durch H. pylori *indirekt* erzeugten Mukosaschadens (modifiziert nach Ernst et al.[60]). Die *direkten* toxischen Effekte verschiedener von H. pylori gebildeter Substanzen sind in diesem Schema unberücksichtigt und in Abb. 3.14 wiedergegeben.
Ⓐ Die Bindung von H. pylori an das Epithel aktiviert die epitheliale Produktion zahlreicher *Zytokine* einschl. *Interleukin-8*. Zusätzlich können das Epithel oder H. pylori selbst benachbarte weiße Blutzellen dazu stimulieren, *TNFα*, *Interferon (IFNγ)*, IL-1, IL-6, IL-8 (auch IL-7[226a]) freizusetzen. Diese Mediatoren rekrutieren und aktivieren Neutrophile und andere Entzündungszellen. H. pylori kann außerdem weitere *chemotaktische Faktoren* (CF) erzeugen.
Ⓑ *Mikrobielle Antigene,* die an der Oberfläche der Epithelzellen (teilweise in Verbindung mit Molekülen des *Major Histocompatibility-Komplexes = MHC*) exprimiert werden, können von zytotoxischen T-Zellen und T-Helferzellen erkannt werden. Diese Zellen bilden zusätzlich Zytokine. Die *Zytokine* stimulieren die *B-Zellen zur Transformation in Plasmazellen* mit spezifischer Antikörperbildung. *IgG-* und *IgA-Antikörper* können die mikrobiellen Antigene an der Epitheloberfläche erkennen und mit ihnen reagieren. *Aktivierte Neutrophile* können in das Magenlumen übertreten.
© Die vermehrte Bildung von Antikörpern, speziell von IgG, führt zur *autodestruktiven Reaktion* zwischen Antikörpern und Epithel und damit zum Epithelschaden. Aktivierte Neutrophile erzeugen potentiell zellschädigende Produkte einschl. reaktiver Sauerstoffmetabolite und Proteasen, die imstande sind, die Epithelzellen zu schädigen. Aus den *Zellmembranen* der aktivierten Granulozyten wird außerdem *Arachidonsäure* freigesetzt, aus der unter der Einwirkung von *Lipoxygenase Leukotriene* entstehen. Diese Stoffe (*LTB_4 LTC_4, LTD_4* und *LTE_4*) spielen eine wichtige Rolle als *Entzündungsmediatoren.* Sie wirken u. a. *chemotaktisch* und unterhalten die chronische aktive Gastritis. Zellschädigend wirken auch *zytotoxische Zellen.* Die aggressive Natur der lokalen Immun- und Entzündungsreaktion in Verbindung mit der H. pylori-Infektion resultiert im Zelltod, im Auftreten von Erosionen und schließlich von Ulzera.

Fettsäuren haben außerdem eine *Detergentienwirkung* auf die apikale Belegzellmembran. Schließlich erzeugt H. pylori in großer Menge (0,5% der Zytosolproteine) *Alkoholdehydrogenase,* und der im Überschuß produzierte *Azetaldehyd* trägt zur Zellschädigung bei[79, 176, 177]. Andererseits scheint H. pylori die *gastrale* Bildung von Alkoholdehydrogenase zu senken[201a].

- *Immunologische Reaktionen*[60]: Zytotoxische *T-Zellen* und *T-Helferzellen* erkennen bakterielle Antigene an der Oberfläche der Schleimhautzellen Die *Zytokine* der T-Zellen stimulieren die Umwandlung von-B-Zellen in IgA- und IgG-bildende *Plasmazellen.* Diese Antikörper reagieren mit den mikrobiellen Antigenen an der Epitheloberfläche. Die Antikörper führen zur *Epithelschädigung,* teilweise dadurch, daß sie mit gastralen Autoantigenen kreuzreagieren[143].
- *Funktionelle Aktivierung der Neutrophilen:* Die Fähigkeit der verschiedenen H.-pylori-Stämme, Neutrophile zu aktivieren, variiert[20] . H.-pylori-Kulturen bilden Faktoren, die auf Neutrophile *chemotaktisch* wirken[106, 172] (s. u.). Spezifische IgG im Blutserum infizierter Personen stimulieren zusammen mit Komplement die *Phagozytose der Erreger* durch Neutrophile[19, 20]. Bei H.-pylori-Gastritis enthält die Magenschleimhaut (besonders des Antrum) signifikant gehäuft neutrophile Granulozyten und mononukleäre Zellen[11a].
- *Stimulierung der Eosinophilen und Blutbasophilen:* H. pylori fördert die Degranulation der eosinophilen Granulozyten und setzt aus ihnen basische Proteine mit potentiell entzündungssteigernder Wirkung frei[134]. H. pylori stimuliert die IgE-Bildung und dadurch die Freisetzung von *Histamin* aus den Blutbasophilen. Diese spiegelt sich in einem insgesamt verminderten Histamingehalt der Schleimhaut wider. Die Mechanismen, durch die aus den Mastzellen Histamin und Tryptase freigesetzt werden, sind im einzelnen noch nicht eindeutig geklärt[109, 133].
- *Aktivierung des Magenschleimhautepithels:* In-vitro-Untersuchungen an der Kato-III-Zellinie menschlicher Magenschleimhautepithelien ergaben, daß bei H. pylori-Infektion die *Zellen vermehrt Interleukin-8* und das *Adhäsionsmolekül 1 (ICAM-1)* bilden und daß die *Kulturflüssigkeit neutrophile Granulozyten stimuliert* sowie zur *Bildung von CD11b/D18 aktiviert*[41a]. Auswirkungen auf die *Epithelproliferation* ▷ S. 327.
- *Aktivierung des Monozyten-Makrophagen-Systems und der Neutrophilen:* H. pylori stimuliert das Monozyten-Makrophagensystem zur Bildung von *Superoxid, Interleukin 1, 6* und *8* und *Tumornekrosefaktor*[74]. Bei H.-pylori-Infektionen wurden in der Schleimhaut erhöhte Werte von TNFα, Interleukin-6 und Interleukin-8 bzw. von IL-7-mRNA und von IL-8-mRNA gefunden[41, 64, 74, 147, 226a]. IL-6 beeinflußt die B- und T-Zelldifferenzierung, IL-8 wirkt chemotaktisch und aktivierend auf Neutrophile (einschl. Förderung der Degranulation)[74]. Die Ergebnisse für *IL-1* sind widersprüchlich[74, 147]. Beim Zerfall der Entzündungszellen werden diese und andere Stoffe *(Leukotriene)* freigesetzt und schädigen die Schleimhaut.
- *Sonstige Befunde:* H.-pylori-Extrakte fördern die *Leukozytenadhärenz,* den *Albuminaustritt* aus den kleinen Gefäßen in das Gewebe sowie die Bildung von *Leukozyten-Thrombozyten-Aggregaten* in den *postkapillären Venolen*[109]. Der *AgNOR-Index* der Antrumschleimhaut ist erhöht, er normalisiert sich bei Eradikation des Keims[39]. Bei H.-pylori-Gastritis ist der *Askorbinsäuregehalt* des Magensaftes herabgesetzt[10, 172b, 175], wodurch möglicherweise die Karzinogenese gefördert wird (▷ S. 327). In gleicher Weise wirkt die Stimulierung der gastralen Produktion von *O_2-Radikalen* im Rahmen einer H.-pylori-Infektion[44]. H. pylori besitzt schließlich *immunsuppressive Eigenschaften,* die eine Erklärung für den *chronischen Verlauf* der Infektion abgeben könnten[199a].

Nach heutigem Wissensstand verursacht H. pylori die überwältigende Mehrheit der Typ-B-Gastritiden. *Diese Gastritisform ist also die weltweit häufigste Infektionskrankheit.* Der Zusammenhang zwischen H. pylori- und B-Gastritis wird u. a. belegt durch:

- *Selbstversuche,* bei denen die Ingestion von H. pylori zu einer passageren oder chronischen Gastritis führte[130, 141, 201],
- Verlaufsbeobachtungen bei spontan aufgetretener akuter H. pylori-Gastritis[68],
- das *parallele Verhalten von H.-pylori-Kolonisation* der Magenschleimhaut und *Schwere- sowie Aktivitätsgrad der Gastritis*[190, 192, 193, 197],
- die *Heilung der Gastritis* durch adäquate *medikamentöse Therapie* (▷ S. 201).

Das Vorkommen von H. pylori bei *Magengesunden* und *die unterschiedlich schweren* Gastritisformen bei H.-pylori-Infizierten stellen keinen Gegenbeweis dar, da es *apathogene Stämme* und *pathogene Stämme mit unterschiedlicher Virulenz* gibt und da ferner genetisch bedingte *Unterschiede der Immunitätslage* sowie der *gastralen Schutz- und Abwehrmechanismen* der mit dem Keim infizierten Individuen das Entzündungsbild maßgeblich beeinflussen können[20, 47]. 60% der Bakterienstämme enthalten beispielsweise das *cagA-Gen,* das für die Bildung hochmolekularer 120–140-kd-Proteine kodiert. Antikörper gegen diese Proteine werden in 60% bei chronischer Oberflächengastritis, aber in 100% bei Ulcus duodeni beobachtet. Stämme, die das cagA-Gen bilden, besitzen demnach wahrscheinlich eine

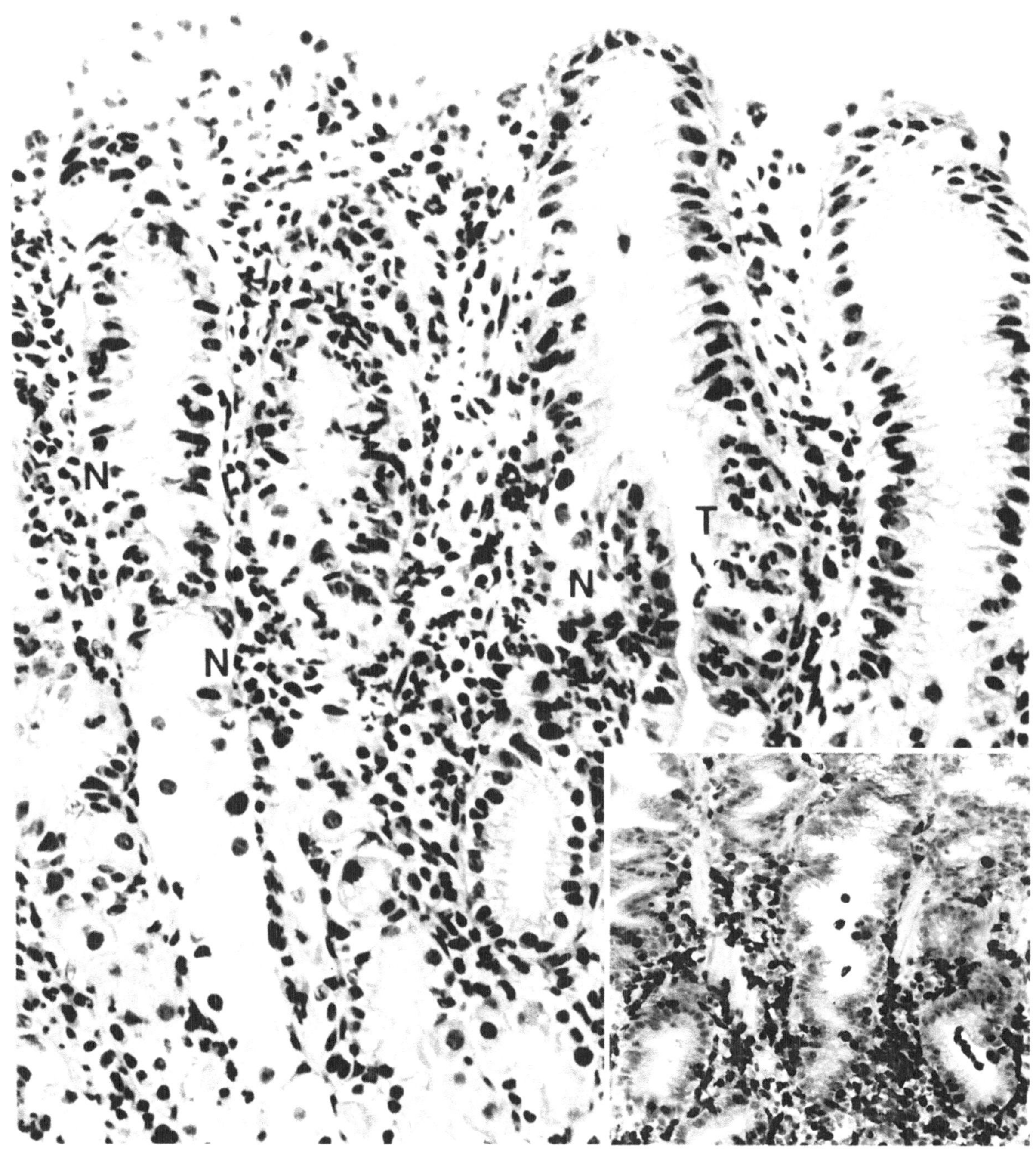

Abb. 3.16. Helicobacter-pylori-Gastritis der Korpusschleimhaut (Grad 2), Aktivitätsgrad 2. Chronische aktive Gastritis mit lymphohistiozytären und plasmozytären sowie neutrophilen Zellinfiltraten in der L. propria. N = Neutrophile Granulozyten. T = Transmigration der Foveolenwände (Foveolengrund) durch neutrophile Granulozyten. H.E. 450 ×. *Inset:* Darstellung der neutrophilen Granulozyten mittels der Chlorazetatesterase-Reaktion nach Leder. 180 ×

höhere Virulenz als solche, denen es fehlt. Ähnliches gilt für die oben erwähnten *Tox+-Stämme* sowie für Stämme, die eine besonders starke *Neutrophilenaktivierung* zeigen[20]. Umgekehrt zählen Rauchen, die Zugehörigkeit zum männlichen Geschlecht, das mittlere Erwachsenenalter und andere Faktoren zu den Faktoren, die auf Seiten des Wirts besonders schwere Folgen der H.-pylori-Infektion – v. a. peptisches Ulkus und Magenkarzinom – begünstigen[20].

Auf S. 237 ist das Zustandekommen der H.-pylori- Schäden der Magenschleimhaut anhand der Pathogenese der Erosionen und Ulzera synoptisch zusammengefaßt.

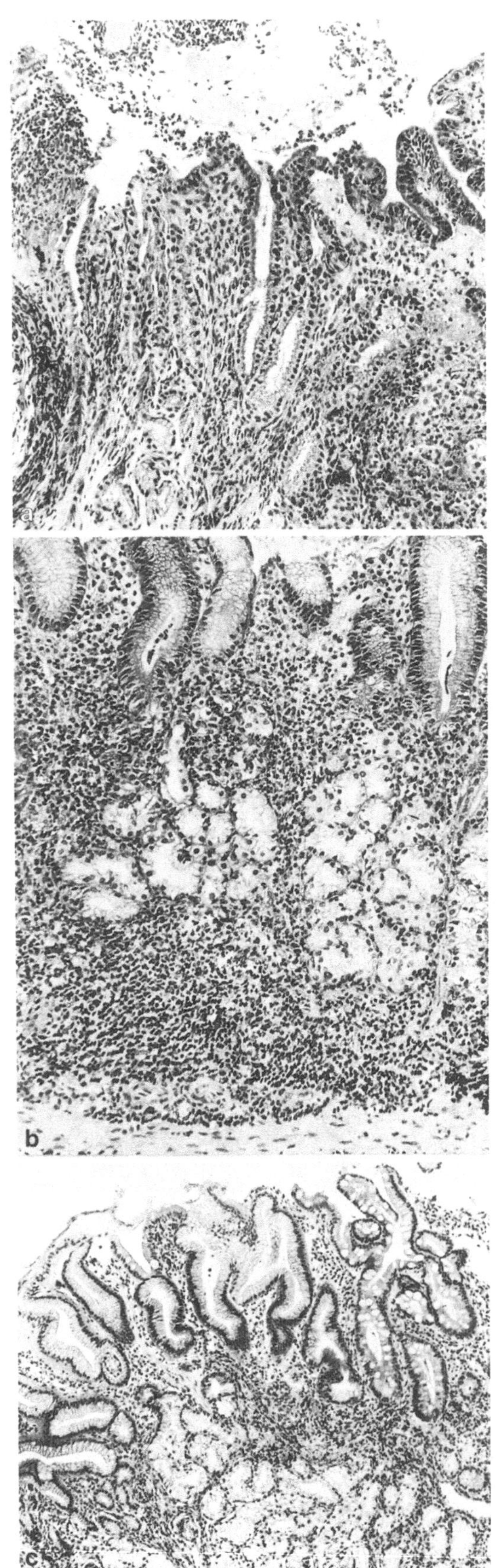

Morphologie der H.-pylori-Gastritis

Für die H.-pylori-Gastritis sind folgende histologische Veränderungen charakteristisch (Abb. 3.16 und 3.17):

- *Keimbesiedlung der Mukosaoberfläche,* ggf. Foveolen und tiefer gelegenen Drüsenanteile. Als Hinweis für den Kliniker und für wissenschaftliche Fragestellungen kann man die Kolonisation *in 4 Schweregrade* von 1–4 (minimal, gering-, mäßig- und hochgradig) einteilen[192, 193]. Dabei ist allerdings zu berücksichtigen, daß H. pylori nicht gleichmäßig über die Schleimhautoberfläche verteilt ist, so daß vor allem eine geringe Keimbesiedlung in den Schleimhautproben einen *insgesamt* stärkeren Bakterienbefall nicht ausschließt. Vor allem nach Eradikationstherapie sowie bei nur geringem Befall finden sich manchmal Strukturen, die fraglichen *degenerativ veränderten Bakterien* entsprechen. Wir sprechen in diesem Fall von einem *zweifelhaften Befund.* Er wird auch dann erhoben, wenn die Form der intakten Bakterien nicht dem typischen gekrümmten Bild von H. pylori entspricht, d. h. wenn andere Keime als H. pylori bakterioskopisch nicht auszuschließen sind (▷ S. 190).
- *Lymphohistioplasmozytäre Infiltration* (Abb. 3.18): Auch sie läßt sich subjektiv graduieren, womit dem Kliniker ein Hinweis auf die *Schwere der Gastritis* gegeben wird. Nicht selten bevorzugen die entzündlichen Infiltrate tiefere Teile der Mukosa und zwar die Region um die Drüsenhälse (▷ hierzu auch den folgenden Punkt).
- *Infiltration durch neutrophile Granulozyten:* Sie kennzeichnet den *Aktivitätsgrad* der Gastritis und wird ebenfalls in (meist 3 bis 4) Schweregrade unterteilt. Gewöhnlich sind die Leukozyten ungleichmäßig in der L. propria verteilt, stellenweise gehäuft, bei schwereren Graden mit Übertritt in die Foveolen (*„Foveolenabszesse"* ähnlich den Kryptenabszessen bei der Colitis ulcerosa). Die mittlere Schleimhautzone ist bevorzugt. Schweregrad und Aktivitätsgrad der Gastritis korrelieren signifikant mit dem Grad der H.-pylori-Besiedlung.

◄

Abb. 3.17. Verschiedene Phasen der H. pylori-Gastritis. **a** Floride chronische aktive Gastritis mit Leistenspitzenerosionen. **b** Chronische aktive Verlaufsform mit ausgeprägter interstitieller entzündlicher Infiltration zwischen dem Drüsenkörper der Antrumschleimhaut (Atrophie?). **c** Chronische Gastritis mit intestinaler Metaplasie (und partieller Atrophie?). H.E. 56 × (a), 140 × (b), 56 × (c)

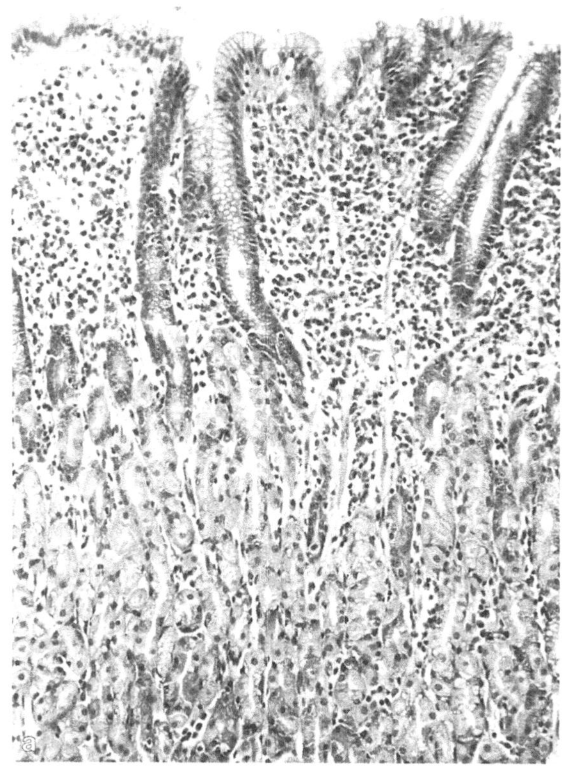

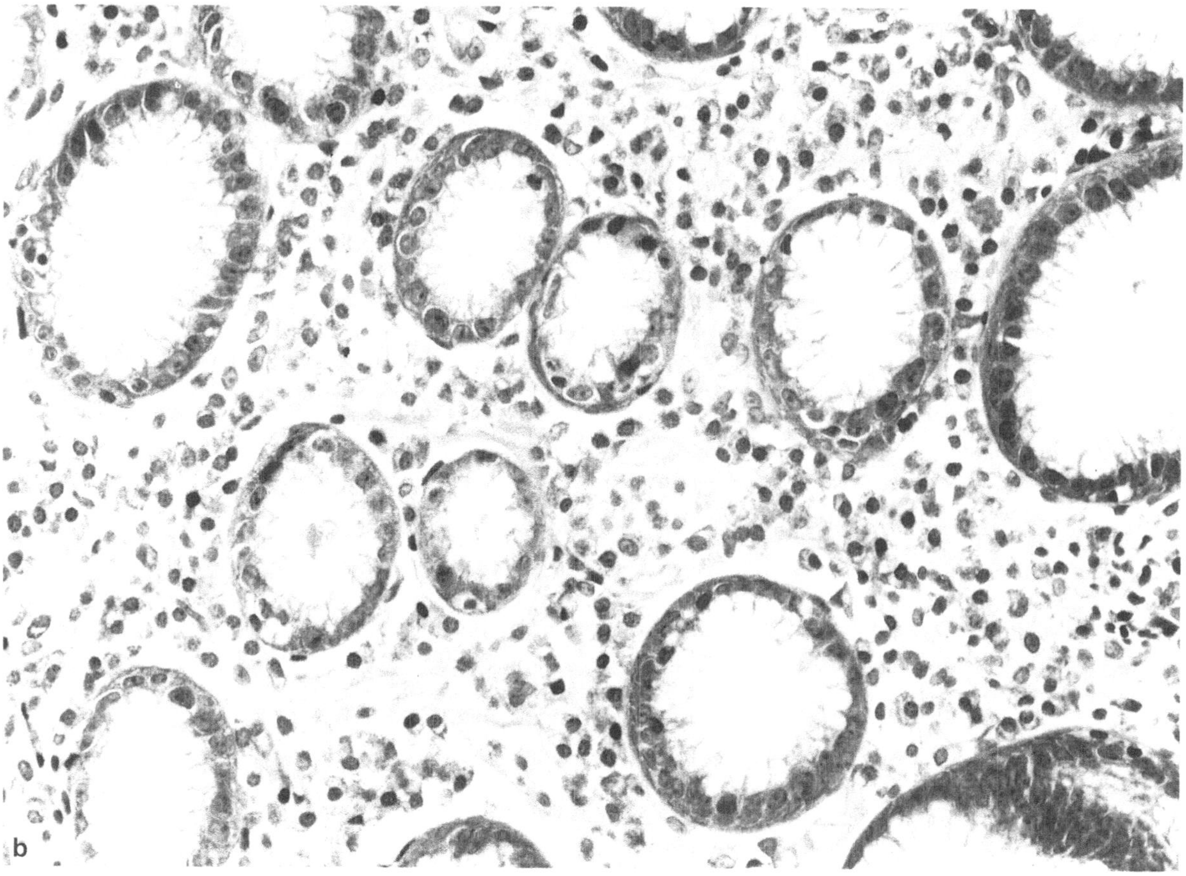

Abb. 3.18. a Chronische Gastritis der Korpusschleimhaut mit Infiltraten aus Lymphozyten, Histiozyten und Plasmazellen in der interfoveolären L. propria. H.E. 140 ×. **b** Chronisches entzündliches Infiltrat bei stärkerer Vergrößerung. Vorwiegend Lymphozyten und Plasmazellen, keine neutrophilen Granulozyten. H.E. 700 ×

In der überwiegenden Mehrzahl der H.-pylori-Gastritiden handelt es sich um *chronische aktive Formen* (mit wechselndem Gehalt an Neutrophilen), jedoch ist auch bei der *chronischen Gastritis* (ohne Neutrophile, mit rein lymphohistio-plasmozytärer Infiltration) eine H.-pylori-Gastritis sehr wahrscheinlich[100, 129, 161, 198, 208]. Dies hängt einerseits damit zusammen, daß die chronische aktive Form meist fleckförmig auftritt und die Neutrophilen daher nicht in jeder Gewebsprobe vorhanden sind[50, 161]. Zum anderen verschwinden im Zuge der Eradikation (und wohl auch der Spontanheilung) zuerst die Granulozyten, und das mononukleäre Infiltrat bleibt zurück[208]. Das Fehlen einer nennenswerten neutrophilen Infiltration kann auch auf dem Vorkommen *apathogener* bzw. *niedrig-virulenter H. pylori-Stämme* beruhen.

- *Auftreten von Lymphfollikeln:* Dieser Befund ist ein wichtiger Hinweis auf eine H.-pylori-Infektion[72]. In der normalen Magenschleimhaut kommen keine Lymphfollikel vor[190]. Die Antrummukosa enthält sie 1,5–4mal häufiger als die Korpusschleimhaut[70, 190, 227]. Das Ausmaß der Lymphfollikelbildung korreliert mit dem Grad der Kolonisation durch H. pylori sowie mit dem Schwere- und Aktivitätsgrad der B-Gastritis[85, 227]. Hyperplastische Lymphfollikel können die Schleimhautstrukturen so weit auseinanderdrängen, daß eine *Atrophie vorgetäuscht* wird[224]. Man findet die Lymphfollikel am häufigsten bei einer die gesamte Schleimhautdicke betreffenden entzündlichen Infiltration[47] und bei der Pangastritis im Vergleich zur antrumdominanten H. pylori-Gastritis[227]. Lymphozytenaggregate und Lymphfollikel bilden sich nach Eradikation des Erregers *langsam* – über Monate hinweg – zurück, während die sonstigen entzündlichen Veränderungen *rasch* und vollständig verschwinden. Ob Lymphfollikel bei Kindern häufiger oder seltener als bei Erwachsenen auftreten, ist umstritten[43, 70]. Sie sind bei Kindern oft besonders prominent[83, 124].
- *Epithelveränderungen*[65b, 197]: Licht- und elektronenmikroskopisch zeigen die Epithelien u. a. eine Zytoplasmaschwellung und -vakuolisierung, mikropapilläre Veränderungen, einen Schleimverlust, Defekte des juxtaluminalen Zytoplasmas und eine Zelldesquamation[65a]. Der Grad und die Aktivität der Gastritis, der Umfang des Ersatzes der foveolären Epithelien durch Regenerationsepithel mit fehlender/verminderter Schleimbildung und die Verminderung der Schleimbildung hängen vom Grad der H.-pylori-Besiedlung ab. Die Beurteilung dieser Parameter sagt etwas aus zur Pathogenität der H.-pylori-Stämme und zur Art der Lokalreaktion des Wirtes; sie liefert vielleicht Hinweise zur Ulkusgefährdung und zum Rezidivrisiko und damit auch zur Therapie[197].
- *Schleimhautatrophie?* Sie ist mit einem Fragezeichen versehen, weil eine echte Atrophie des Drüsenkörpers bei der H.-pylori-Gastritis umstritten ist[190]. Möglicherweise wird sie nur dadurch vorgetäuscht, daß das entzündliche Infiltrat die Drüsen auseinanderdrängt[224]. Tatsächlich kann man nach Eradikation von H. pylori eine Normalisierung des Schleimhautbildes beobachten. Ob es eine atrophisierende Autoimmungastritis mit Destruktion des Drüsenkörpers als Folge der H.-pylori-Gastritis gibt, ist eher unwahrscheinlich[190]. Blaser[19] geht von einem Modell der H.-pylori-Gastritis aus, in dem der Körper versucht, die Entzündungsreaktion herunterzusteuern, beispielsweise mittels der im Infiltrat nachweisbaren CD8-Lymphozyten. Dabei könne sich ein *Gleichgewichtszustand* ausbilden, bei dem *keine Granulozyten* mehr nachweisbar sind, aber eine *persistierende Oberflächengastritis* resultiert. In diesem Modell wäre die atrophische Gastritis durch *inadäquate Suppressormechanismen* bedingt. Allerdings fehlt für diese Hypothese bislang der Beweis.
- *Intestinale Metaplasie:* Sie ist Ausdruck der Regeneration nach erosiven Schleimhautdefekten und/oder Anpassungsphänomen des Körpers[47a], da *H. pylori* Darmschleimhaut nicht besiedelt[190]. Nach einer neuesten japanischen Untersuchung könnte dies einmal auf *einem Mangel an H.-pylori-Rezeptoren* im Vergleich zur normalen Schleimhaut beruhen. Für ein zweites Denkmodell (*höherer Gehalt an sekretorischem IgA* und deswegen verstärkte Abwehr gegen die Bakterien-Kolonisation) fanden sich *keine* Anhaltspunkte, da der sc-IgA-Gehalt der IM nicht signifikant von demjenigen der normalen Schleimhaut abwich[133c]. Zumindest der Typ 1 (kompletter Dünndarmtyp) ist nach erfolgreicher Behandlung rückbildungsfähig[184]. Der Typ I ist meist mit ausgeprägten entzündlichen Schleimhautveränderungen assoziiert, während der Typ III (inkompletter Kolontyp) gewöhnlich in einer entzündungsfreien atrophischen Schleimhaut entsteht[47]. Die intestinale Metaplasie korreliert positiv mit dem Schwere- und Aktivitätsgrad der Gastritis und dem Patientenalter[55, 190]. Im Antrum kommt sie häufiger (22,9%) vor als im Korpus (2,8%), nach Langzeitgabe von H2-Blockern und nach Vagotomie nimmt sie beträchtlich[190] zu. Bei H.-pylori-positiven Patienten ist sie häufiger als bei H.-pylori-negativen Personen[109a].
- *Erosionen* sind sehr häufig mit einer H.-pylori-Gastritis verknüpft, und diese ist statistisch signifikant stärker ausgeprägt und aktiver als die H.-pylori-Gastritis ohne Erosionen[53].
- *Hyperplastische Polypen?* Es gibt Hinweise darauf, daß hyperplastische Magenschleimhautpoly-

pen durch eine H.-pylori-Infektion verursacht und durch Eradikationstherapie zum Verschwinden gebracht werden können[217].

- *Granulomatöse Gastritis:* Ob die vereinzelt beschriebene granulomatöse Gastritis[46a] bei H.-pylori-Infektion tatsächlich durch den Keim hervorgerufen ist oder ob nur ein zufälliges Zusammentreffen mit einer anderen Form der granulomatösen Gastritis vorliegt, ist ungeklärt; die zweite Möglichkeit ist nur schwer auszuschließen.
- *Lymphozytäre Gastritis* ▷ S. 217.

Topographie der H.-pylori-Gastritis

H. pylori kommt entgegen seinem Namen im gesamten Magen, nicht nur in der Pylorus-Antrum-Region, vor. Er müßte daher richtiger *H. ventriculi* heißen[188]. Eine Zusammenstellung der Literatur ergab im Mittel in 82% eine Kolonisation von Antrum + Korpus, in 10% nur des Korpus und in 8% nur des Antrums[161].

> In rund 50 % der Fälle ist der *Grad* der H.-pylori-Besiedlung in beiden Regionen identisch, in knapp 40% ist das Antrum, in gut 10% das Korpus stärker betroffen[69, 194].

Sowohl im Antrum als auch im Korpus korrelieren der Grad der Keimbesiedlung und der Schwere- sowie Aktivitätsgrad der Gastritis statistisch signifikant miteinander[195]. Im *Antrum* sind der Grad der Kolonisation und der Schwere + Aktivität der Gastritis nicht altersabhängig, im *Korpus* nehmen diese Parameter mit steigendem Lebensalter zu[195]. Die Kardia soll nach einer amerikanischen Arbeit ebenso häufig und ebenso dicht befallen sein wie die übrigen Magenabschnitte[73]. Dies deckt sich nicht mi den eigenen Erfahrungen.

Die schwächere Entzündung der Korpusmukosa beruht möglicherweise auf folgenden Ursachen: stärkere *Pufferung des überschüssig gebildeten und schleimhautschädigenden Ammoniaks* durch die im Korpus/Fundus gebildete HCl[14, 188], *vermehrte Säuresekretion* infolge einer pH-Anhebung durch das Ammoniak und dadurch vermehrten Gastrinbildung[14], *vermehrte Gastrinfreisetzung* durch Interleukin-1 aus dem mononukleären Zellinfiltrat[14].

Umgekehrt beruht die zunehmende Schwere und Aktivität der Korpusgastritis mit steigendem Lebensalter vielleicht *auf verminderter* Säuresekretion. Mögliche Ursachen hierfür sind die zunehmende intestinale Metaplasie der Antrumschleimhaut mit Reduktion der G-Zellmasse oder ein schlechteres Ansprechen der G-Zellen auf geeignete Reize[194].

> Die Tatsache, daß H. pylori in einem Teil der Fälle nur in der Antrum- oder Korpusschleimhaut vorkommt, macht es notwendig,
> - *Schleimhautproben aus beiden Regionen histologisch zu untersuchen*, um die diagnostische Treffsicherheit für H. pylori zu steigern[152, 161]. Die von anderer Seite empfohlene Untersuchung nur *einer* präpylorischen Antrumschleimhautprobe reicht nicht aus[77].
> - Pro Region sollen *wenigstens 2 Schleimhautproben* gewonnen werden, da bei Entnahme einer einzigen Probe u. U. nur ein keimfreier intestinaler Metaplasieherd getroffen wird[189] und H. pylori außerdem inhomogen auf der Schleimhaut verteilt ist.

Die *„antrumdominante" H. pylori-Gastritis* kommt vor allem in den Ländern mit hohem Lebensstandard vor, bevorzugt das höhere Alter und beinhaltet ein hohes Ulcus-duodeni-Risiko. Demgegenüber tritt die das Antrum + Korpus beteiligende *Pangastritis* hauptsächlich in den Entwicklungsländern und bereits im Kindesalter auf; sie hat ein erhöhtes Risiko für Ulcus ventriculi und Magenkarzinom[109b].

Bei der *perniziösen Anämie* weist nicht nur die *Korpus-*, sondern auch die *Antrumschleimhaut* nur *selten* einen Befall mit H. pylori auf. Die *Ursachen* hierfür sind unbekannt. Diskutiert werden: das Vorkommen einer *intestinalen Metaplasie* (im Antrum bei der Perniziosa aber ungewöhnlich), die *Achlorhydrie* (overgrowth durch andere konkurrierende Bakterien), immunologisch bedingte *Störungen der Glykokalyx der Oberflächenepithelien* (→ Behinderung der bakteriellen Adhäsionsmechanismen), *Autoimmungastritis* auch der Antrumschleimhaut[65c, 65d].

Verlauf, Therapie, Prognose

Als *Indikationen zur Behandlung* einer H.-pylori-Gastritis gelten derzeitig[126]

- das *Ulcus duodeni*,
- das *Ulcus ventriculi*,
- die *chronische Gastritis mit Beschwerden (NUD)*,
- der *M. Ménétrier („Riesenfaltengastritis")*,
- das *Magenlymphom vom B-Zell-MALT-Typ*,
- *„Risikopatienten":* Kinder, Jugendliche, junge Erwachsene (z. B. unter 30 J.); evtl. Patienten mit H.-pylori-Gastritis im Restmagen nach Magenresektion wegen eines Karzinoms, H.-pylori-Gastritis bei Patienten aus Familien mit gehäuften Magenkarzinomen.

Eine *Monotherapie* mit Wismutpräparaten oder Antibiotika (Amoxicillin, Ofloxacin, Furazolidon) oder Protonenpumpeninhibitoren (Omeprazol, Lansoprazol) gilt nach heutiger Ansicht als unzureichend, da sie den Keim vorübergehend eliminieren, häufig aber nicht dauerhaft eradizieren kann[182]. Heute hat sich die *Kombinationstherapie* mit Antibiotika + Protonenpumpenhemmern weithin durchgesetzt[110, 192].

Unter der Omeprazoltherapie zeigen die Belegzellen eine *Pseudohypertrophie,* bedingt durch *geringere Schrumpfung* dieses Zelltyps bei der Paraffineinbettung. Nach Epoxideinbettung ist sie nicht nachweisbar[196]. Omeprazol*langzeit*therapie führt im Tierversuch zur Hypergastrinämie und Hyperplasie der argyrophilen Zellen[111], beim Menschen in 20% zu einer mäßigen Hypergastrinämie[41b], vermutlich aber nicht zu einer Hyperplasie der ECL-Zellen[45a]. Bei *kurzzeitiger* Gabe ist der Nüchtern-Gastrinspiegel normal oder nur gering erhöht, er normalisiert sich binnen weniger Tage. Das angebliche Auftreten von *Hör- und Sehstörungen* hält einer kritischen Prüfung *nicht* stand[41b, 192a, b].

Bei *Kindern* kommt es – häufiger als bei Erwachsenen – zur *Spontanheilung* der H.-pylori-Gastritis. In einer Studie an peruanischen Kindern betrug die Wahrscheinlichkeit, schon innerhalb der ersten 6 Lebensmonate an einer H.-pylori-Infektion zu erkranken, 0,28–0,38, die Wahrscheinlichkeit der Spontanheilung bis zum 18. Lebensmonat 0,22–0,45. Eine Spontanheilung wurde bereits bei einem Säugling mit leichter H.-pylori-Gastritis beschrieben. Transitorische Eiweißverlustgastropathie bei Kindern[89]. Unter Omeprazoltherapie sollen die Keimzahl und entzündliche Aktivität im Antrum ab- und im Fundusbereich zunehmen[121].

Bei lange Zeit persistierender H.-pylori-Infektion ist das Risiko, an einem *MALT-Lymphom vom B-Zelltyp*[159] oder an einem *Magenkarzinom* zu erkranken, erhöht.

Magenkarzinom ▷ S. 327
Für das *Karzinomrisiko* gibt es Schätzwerte (▷ S. 328). Man nimmt an, daß 70–80% der Magenkarzinome auf dem Boden einer H.-pylori-Gastritis entstehen[126]. Weitere Einzelheiten ▷ S. 327ff.

MALT-Lymphom
Für die Beziehungen zwischen einer H.-pylori-Gastritis und *MALT-Lymphomen* spricht eine ganze Reihe von Beobachtungen:

- das häufige Vorkommen *hyperplastischer Lymphfollikel* als möglicher Ausgangspunkt einer Lymphomentstehung[56, 192];
- die wiederholt beobachtete *Rückbildung von MALT-Lymphomen* unter einer H.-pylori-Eradikationstherapie[14a, 56, 90, 161a, 192, 202, 218, 223], in einem Fall mit einem erfolgreich zytostatisch behandelten Lymphomrezidiv nach H.-pylori-Eradikationstherapie[90]. Auch die Rückbildung einer Vorläuferläsion *(„Pseudolymphom")* unter Eradikationstherapie wurde beschrieben[221];
- das Vorkommen einer *chronischen aktiven Gastritis* mit H.-pylori-Besiedlung in fast allen MALT-Lymphom-Fällen[56];
- das signifikant häufigere Vorkommen einer *positiven Seroreaktion auf H. pylori in der Vorgeschichte von MALT-Lymphompatienten,* verglichen mit Kontrollen; die Magenlymphome traten im Mittel 14 Jahre nach der Serumgewinnung auf[159];
- eine *erhöhte Proliferationsrate der Zellen von gastralen B-Lymphomen* bei Anwesenheit von H. pylori in der Zellkultur[93].
- das *gemeinsame Vorkommen* von *H. pylori-positiven Adenokarzinomen* und *Lymphomen* des Magens[88a, 222a].

Für die niedrigmalignen B-Zell-MALT-Lymphome des Magens zeichnet sich ein *Therapiekonzept ab,* in dem eine H.-pylori-Eradikationstherapie eingreifenden chirurgischen bzw. zytostatisch-radiologischen Maßnahmen vorgeschaltet wird und letztere dann in einer noch unbekannten Zahl von Fällen überflüssig macht[126].

Als interessanter Nebeneffekt einer *Sulfasalazinbehandlung der Colitis ulcerosa bzw. des M. Crohn* wurde die Eradikation einer gleichzeitigen H.-pylori-Gastritis beschrieben[57]. Man nimmt an, daß das Medikament keine direkte bakterizide Wirkung ausübt, sondern die geweblichen Veränderungen der Gastritis abmildert und auf diese Weise den Bakterien Nährstoffe entzieht[57] bzw. als *Immunmodulator* wirkt (Suppression der B-Lymphozyten-Funktion und der Killer-Zellen)[127a].

Gegenwärtig ist ein Trend erkennbar, auch *andere Organerkrankungen* in eine Beziehung zu H. pylori zu bringen. Ob tatsächlich eine Verbindung zu infantilem *Minderwuchs*[160] oder zur *koronaren Herzkrankheit*[137] besteht, ist noch völlig ungeklärt. Auch der Zusammenhang zu *schweren neurologischen Störungen* (symptomatische Besserung bei den meisten Patienten nach Behandlung der H.-pylori-Gastritis) ist unklar[164]. Dies gilt letztlich auch für die Besserung der Krankheitssymptome unter einer H.-pylori-Eradikationstherapie bei 3 Patienten mit einem *Sjögren-Syndrom*[65a]. Daß der M. Sjögren häufig von einer chronischen atrophischen oder von einer Oberflächengastritis begleitet wird, ist seit langem bekannt. Bei jungen Patienten scheinen Antrum + Korpus, bei mittelalten Patienten bevorzugt das Antrum und bei älteren nur das Korpus betroffen zu sein (Lit. bei[182a]).

Eine wichtige Zukunftsperspektive ist die Herstellung einer Vakzine zur Immunisierung von High-risk-Populationen bzw. -Individuen. Sie stößt z. Z. noch auf methodische Schwierigkeiten, jedoch gibt es bereits hoffnungsvolle Ansätze[39a, 83a].

Literatur

1.–6. Weiterführende Literatur (▷ S. 154)
7. Aceti A, Attanasio R, Pennica A et al. (1987) Campylobacter pylori infection in homosexuals. Lancet II:154–155
8. Adamek RJ, Freitag M, Labenz J et al. (1994) Modifizierter 13C-Harnstoff-Atemtest in der Diagnostik der Helicobacter-pylori-Besiedlung der gastralen Mucosa. Dtsch Med Wochenschr 119:1569–1572
8a. Andersen LP, Holck S, Povlsen CO (1988) Campylobacter pylori detected by indirect immunohistochemical technique APMIS 96:559–564
8b. Andrew A, Wyatt JI, Dixon MF (1994) Observer variation in the assessment of chronic gastritis according to the Sydney system. Histopathology 25:317–322
9. Appelman HD (1994) Gastritis: terminology, etiology, and clinicopathological correlations: another biased view. Hum Pathol 25:1006–1019
9a. Asaka M, Kimura T, Kudo M et al. (1992) Relationship of Helicobacter pylori to serum pepsinogens in an asymptomatic Japanese population. Gastroenterology 102:760–766
10. Banerjee S, Hawksby C, Miller S et al. (1994) Effect of Helicobacter pylori and its eradication on gastric juice ascorbic acid. Gut 35:317–322
11. Barbosa AJA , Dulciene MMQ, Mendes EN et al. (1988) Immunocytochemical identification of Campylobacter pylori in gastritis and correlation with culture. Arch Pathol Lab Med 112:523–525
11a. Asaka M, Kudo M et al. (1994) The role of Helicobacter pylori infection in the pathogenesis of gastritis. J Gastroenterol 29 (Suppl 7):100–104
12. Bashir MS, Lewis FA, Quirke P et al. (1994) In situ hybridisation for the identification of Helicobacter pylori in paraffin wax embedded tissue. J Clin Pathol 47:862–864
13. Battan R, Ravigkione MC, Palagiano A et al. (1990) Helicobacter pylori infection in patients with acquired immune deficiency syndrome. Am J Gastroenterol 85:1576–1579
14. Bayerdörffer E, Lehn N, Hatz R et al. (1992) Difference in expression of Helicobacter pylori gastritis in antrum and body. Gastroenterology 102:1575-1582
14a. Bayerdörffer E, Neubauer A, Rudolph B et al. (1995) Regression of primary gastric lymphoma of mucosa-associated lymphoid tissue type after cure of Helicobacter pylori infection. Lancet 345:1591–1594
14b. Bechi P, Amorosi A, Mazzanti R et al. (1988) Short-term effects of bile diversion on postgastrectomy gastric histology. Dig Dis Sci 33:1288–1296
15. Beglinger C (1994) Helicobacter und peptisches Ulkusleiden: Historie, Diagnostik und Therapie – wann, bei wem und wie? Schweiz Med Wochenschr 124:426–428
16. Beil W, Birkholz C, Wagner S, Sewing K-F (1994) Interaction of Helicobacter pylori and its fatty acids with parietal cells and gastric H+/K+-ATPase. Gut 35:1176–1180
17. Bell GD, Weil J (1992) Detection of Helicobacter pylori by the 14C-urea breath test. In: Rathbone BJ, Heatley RV (eds) Helicobacter pylori and gastroduodenal disease, 2nd edn., Blackwell, Oxford, pp 74–87
18. Bizzozero G (1893) Über die schlauchförmigen Drüsen des Magendarmkanals und die Beziehungen ihres Epithels zu dem Oberflächenepithel der Schleimhaut. Arch Mikrobiol Anat 42:82–152
19. Blaser MJ (1992) Hypotheses on the pathogenesis and natural history of Helicobacter pylori-induced inflammation. Gastroenterology 102:720–727
20. Blaser MJ (1994) Helicobacter pylori phenotypes associated with peptic ulceration. Scand J Gastroenterol 29 (Suppl 205):1–5
20a. Blecker U, Keymolen K, Souayah H et al. (1993) Helicobacter pylori in children with acquired immunodeficiency syndrome. Pediatrics 91:1217
21. Blecker U, Lanciers S, Keppens E, Vandenplas Y (1994) Evolution of Helicobacter pylori positivity in infants born from positive mothers. J. Pediat Gastroenterol Nutrit 19:87–90
22. Borhan-Manesh F, Farnum JB (1993) Study of Helicobacter pylori colonization of patches of heterotopic gastric mucosa (HGM) at the upper esophagus. Dig Dis Sci 38:142–146
23. Braden B, Duan LP, Caspary WF, Lembcke B (1994) More convenient 13C-urea breath test modifications still meet the criteria for valid diagnosis of Helicobacter pylori infection. Z Gastroenterol 32:198–202
24. Burden WR, Hodges RP, Hsu M, O'Leary JP (1991) Alkaline reflux gastritis. Surg Clin North Am 71:33–44
24a. Burman P, Mårdh S, Norberg L, Karlsson FA (1989) Parietal cell antibodies in pernicious anemia inhibit H^+, K^+-adenosine triphosphatase, the proton pump of the stomach. Gastroenterology 96:1434–1438
24b. Carpenter HA, Talley NJ (1995) Gastroscopy is incomplete without biopsy: Clinical relevance of distinguishing gastropathy from gastritis. Gastroenterology 108:917–924
25. Cartun FM, Pedersen CA, Krzymowski GA et al. (1990) Immunocytochemical detection of Helicobacter pylori in formalin fixed tissue biopsy specimens. J Clin Pathol 43:518–520
25a. Caspary WF (1995) ^{13}C-Harnstoff-Atemtest. Patientenfreundlicher „Goldstandard" in der Diagnostik der Helicobacter-pylori-Infektion mit langfristigem Kostensparpotential. Dtsch Med Wochenschr 120:976–978
26. Cave DR, Vargas M (1989) Effect of campylobacter pylori protein on acid secretion by parietal cells. Lancet II:187–189
27. Chan WY, Hui PK, Leung KM, Thomas TMM (1992) Modes of Helicobacter colonization and gastric epithelial damage. Histopathology 21:521–528
28. Chan WY, Hui PK, Leung KM, Chow J et al. (1994) Coccoid forms of Helicobacter pylori in the human stomach. Am J Clin Pathol 102:503–507
29. Chang-Claude J, Raedsch R, Waldherr R et al. (1995) Prevalence of Helicobacter pylori infection and gastritis among young adults in China. Eur J Cancer Prevent 4:73–79
30. Cheli R, Perasso A, Giacosa A (1987) Gastritis. A critical review. Springer, New York, pp 115–130
31. Chen XG, Correa P, Offerhaus E et al. (1986) Ultrastructure of the gastric mucosa harbouring Campylobacter-like organisms. Am J Clin Pathol 86:585–592
32. Chittajallu RS, Neithercut WD, Macdonald AMI, McColl KEL (1991) Effect of increasing Helicobacter pylori ammonia production by urea infusion on plasma gastrin concentrations. Gut 32:21–24
33. Chodos JE, Dworkin BM, Smith F et al. (1988) Campylobacter pylori and gastroduodenal disease: a prospective endoscopic study and comparison of diagnostic tests. Am J Gastroenterol 83:1226–1230
34. Chong J, Marshall BJ, Barkin JS et al. (1994) Occupational exposure to Helicobacter pylori for the endoscopy professional: a sera epidemiological study. Am J Gastroenterol 89:1987–1992
34a. Clancy RL, Cripps AW, Taylor DC et al.(1994) Detection of antibody against Helicobacter pylori in the saliva of patients with dyspepsia. Can J Gastroenterol 8:408–412
35. Clayton C, Kleanthous K, Tabaqchali S (1991) Detection and identification of Helicobacter pylori by the polymerase chain reaction. J Clin Pathol 44:515–516
36. Correa P (1980) The epidemiology and pathogenesis of chronic gastritis: three etiologic entities. Front Gastrointest Res 6:98–108
37. Correa P (1988) Chronic gastritis: a clinico-pathological classification. Am J Gastroenterol 83:504–509
38. Correa P, Yardley JH (1992) Grading and classification of chronic gastritis: one American response to the Sydney system. Gastroenterology 102:355–359
39. Correa P, Ruiz B, Shi TY et al. (1994) Helicobacter pylori and nucleolar organizer regions in the gastric antral mucosa. Am J Clin Pathol 101:656–660
39a. Corthésy-Theulaz I, Porta N, Glauser M et al. (1995) Oral immunization with Helicobacter pylori urease B subunit as a

treatment against Helicobacter infection in mice. Gastroenterology 109:115–121
40. Craanen ME, Dekker W, Blok P et al. (1992) Intestinal metaplasia and Helicobacter pylori: an endoscopic bioptic study of the gastric antrum. Gut 33:16–20
40a. Crabtree JE, Covacci A, Farmery SM et al. (1995) Helicobacter pylori induced interleukin-8 expression in gastric epithelial cells is associated with CagA positive phenotype. J Clin Pathol 48:41-45
41. Crabtree JE, Shallcross TM, Heatley RV, Wyatt JI (1991) Mucosal tumour necrosis factor α and interleukin-6 in patients with Helicobacter pylori associated gastritis. Gut 32:1473–1477
41a. Crowe SE, Alvarez L, Dytoc M et al. (1995) Expression of interleukin 8 and CD54 by human gastric epithelium after Helicobacter pylori infection in vitro. Gastroenterology 108:65–74
41b. Creutzfeldt W (1994) Sind Protonenpumpeninhibitoren sicher? Internist 35:1137–1146
41c. Cutler AF, Havstad S, Ma CK et al. (1995) Accuracy of invasive and noninvasive tests to diagnose Helicobacter pylori infection. Gastroenterology 109:136–141
42. Cutler A, Schubert A, Schubert T (1993) Role of Helicobacter pylori serology in evaluating treatment success. Dig Dis Sci 38:2262–2268
43. D'Armiento FP, Insabato L, Orabona P, Cucchiara S (1994) Helicobacter pylori infection and follicular gastritis in childhood. Hum Pathol 25:622–623
44. Davis GR, Banatvala N, Collins CE et al. (1994) Relationship between infective load of Helicobacter pylori and reactive oxygen metabolite production in antral nucosa. Scand J Gastroenterol 29:419–424
44a. Debongnie JC, Bouckaert A (1993) Transmission of Helicobacter pylori by endoscopy? Endoscopy 25:436
45. Debongnie JC, Delmee M, Mainguet P et al. (1992) Cytology: a simple, rapid, sensitive method in the diagnosis of Helicobacter pylori. Am J Gastroenterol 87:20–23
45a. Delle Fave G, Helander H, Holt S et al. (1995) Acid suppression and gastric mucosal cell biology. Dig Dis Sci 40, 121S–131S
46. Desai HG, Gill HH, Shankaran K et al. (1991) Dental plaque: a permanent reservoir of Helicobacter pylori? Scand J Gastroenterol 26:1205–1208
46a. Dhillon AP, Sawyerr A (1989) Granulomatous gastritis associated with Campylobacter pylori. APMIS 97:723–727
46b. Dickey W, Collins JSA, Watson RGP et al. (1993) Secretor status and Helicobacter pylori infection are independent risk factors for gastroduodenal disease. Gut 34:351–353
46c. Dirschmid K, Sprenger R, Schobel B et al. (1989) Atrophie der Corpusschleimhaut des Magens unter dem Bild einer Polypose. Z Gastroenterol 27:633–637
47. Dixon MF (1992) Helicobacter pylori and chronic gastritis. In: Rathbone BJ, Heatley RV (eds) Helicobacter pylori and gastroduodenal disease 2nd edn. Blackwell, Oxford, pp 124–139
47a. Dixon MF (1994) Pathophysiology of Helicobacter pylori infection. Scand J Gastroenterol Suppl 201:7–10
48. Dixon MF, O'Connor HJ, Axon ATR et al. (1986) Reflux gastritis: distinct histopathological entity? J Clin Pathol 39:524–530
49. Doenges JL (1939) Spirochetes in the gastric glands of Macacus rhesus and of man without related disease. Arch Pathol 27:469–477
50. Dooley CP, Cohen H (1988) The clinical significance of Campylobacter pylori. Ann Intern Med. 108:70–79
50a. Dubois A, Fiala N, Heman-Ackah LM et al. (1994) Natural gastric infection with Helicobacter pylori in monkeys: a model for spiral bacteria infections in humans. Gastroenterology 106:1405–1417
51. Dwyer B, Nanxiong S, Kaldor J et al. (1988) Antibody response to Campylobacter pylori in an ethnic group lacking peptic ulceration. Scand J Infect Dis 20:63–68
52. Dye KR, Marshall BJ, Frierson HF, Pambianco DJ, McCallum RW (1990) Campylobacter pylori colonizing heterotopic gastric tissue in the rectum. Am J Clin Pathol 93:144–147
52a. Edwards PD, Carrick J, Turner J et al. (1991) Helicobacter pylori-associated gastritis is rare in AIDS: Antibiotic effect or a consequence of immunodeficiency? Am J Gastroenterol 86:1761–1764
53. Eidt S, Stolte M (1990) Chronische Erosionen der Magenschleimhaut – eine Helicobacter pylori-assoziierte Läsion. Verh Dtsch Ges Pathol 74:634
54. Eidt S, Stolte M (1993) Frühe und späte Stadien der Typ A-Gastritis. Verh Dtsch Ges Pathol 77:441
55. Eidt S, Stolte M (1994) Prevalence of intestinal metaplasia in Helicobacter pylori gastritis. Scand J Gastroenterol 29:607–610
56. Eidt S, Stolte M, Fischer R (1994) Helicobacter pylori gastritis and primary gastric non-Hodgkin's lymphomas. J Clin Pathol 47:436–439
57. El-Omar E, Penman I, Cruikshank G et al. (1994) Low prevalence of Helicobacter pylori in inflammatory bowel disease: association with sulphasalazine. Gut 35:1385–1388
58. Elster K (1968) Gastritis. Stadien und Formen. In: Demling L, Ottenjann R, Elster K(Hrsg) Die Gastrobiopsie. Erg Inn Med 27: 32–78
59. Elster K (1973) Histapathologie der Gastritis. In: Clémençon H (Hrsg) Gastritis. Karger, Basel München Paris S 17–28
59a. El-Zaatari FAK, Nguyen A-MH, Genta RM et al. (1995) Determination of Helicobacter pylori status by reverse transcrition-polymerase chain reaction. Comparison with urea breath test. Dig Dis Sci 40:199–213
60. Ernst PB, Jin Y, Reyes VE, Crowe SE (1994) The role of the local immune response in the pathogenesis of peptic ulcer formation. Scand J Gastroenterol 29 (Suppl 20):22–28
61. Evans DG, Evans DJ Jr, Graham DY (1992) Adherence and internalization of Helicobacter pylori by HEp-2 cells. Gastroenterology 102:1557–1567
62. Fabre R, Sobhani I, Laurent-Paig P et al. (1994) Polymerase chain reaction assay for the detection of Helicobacter pylori in gastric biopsy specimens: comparison with culture, rapid urease test, and histopathological tests. Gut 35: 905–908
63. Faisal MA, Russell RM, Samloff IM, Holt PR (1990) Helicobacter pylori infection and atrophic gastritis in the elderly. Gastroenterology 99:1543–1544
64. Fan X-G, Chua A, Fan X-J, Keeling PWN (1995) Increased gastric production of interleukin-8 and tumour necrosis factor in patients with Helicobacter pylori infection. J Clin Pathol 48:133–136
64a. Fantry GT, Zheng Q-X, James SP (1995) Conventional cleaning and disinfection techniques eliminate the risk of endoscopic transmission of Helicobacter pylori. Gastroenterology 90:227–232
65. Fiedorek SC, Evans DG, Evans DJ et al. (1990) H. pylori infection epidemiology in children: importance of socioeconomic status, age, gender and race. Gastroenterology 98:A44
65a. Figura N, Giordano N, Burroni D et al. (1994) Sjögren's syndrome and Helicobacter pylori infection. Eur J Gastroenterol Hepatol 6:321–322
65b. Fiocca R, Luinetti O, Villani L et al. (1994) Epithelial cytotoxocity, immune responses, and inflammatory components of Helicobacter pylori gastritis. Scand J Gastroenterol 29:11–21
65c. Fléjou J-F, Bahame P, Smith AC et al. (1989) Pernicious anaemia and Campylobacter like organisms: is the gastric antrum resistant to colonisation? Gut 30:60–64
65d. Fong T-L, Dooley CP, Dehesa M et al. (1991) Helicobacter pylori infection in pernicious anemia: a prospective controlled study. Gastroenterology 100:328–332
65e. Fox JG, Batchelder M, Marini R et al. (1995) Helicobacter pylori-induced gastritis in the domestic cat. Infect Immunol 63:2674–2681
66. Francis ND, Logan RPH, Walker MM et al. (1990) Campylobacter pylori in the upper gastrointestinal tract of patients with HIV-1 infection. J Clin Pathol 43:60–62

67. Freedberg AS, Barron LE (1940) The presence of spirochetes in human gastric mucosa. Am J Dig Dis 7:443–445
68. Frommer DJ, Carrick J, Lee A, Hazell SL (1988) Acute presentation of Campylobacter pylori gastritis. Am J Gastroenterol 83:1168–1171
69. Genta RM, Graham DY (1994) Comparison of biopsy sites for the histopathologic diagnosis of Helicobacter pylori: a topographic study of H. pylori density and distribution. Gastrointest Endsoc 40:342–345
70. Genta RM, Graham DY (1994) Letter zu D'Armiento et al. 1994. Hum Pathol 25: 623
70a. Genta RM, Graham DY (1994) Helicobacter pylori: the new bug on the (paraffin) block. Virchows Archiv 425:339–347
71. Genta RM, Hamner HW (1994) The significance of lymphoid follicles in the interpretation of gastric biopsy specimens. Arch Pathol Lab Med 118:740–743
72. Genta RM, Robason GO, Guaham DY (1994) Simultaneous visualization of Helicobacter pylori and gastric morphology: a new stain. Hum Pathol 25:221–226
73. Genta RM, Huberman RM, Graham DY (1994) The gastric cardia in Helicobacter pylori infection. Hum Pathol 25:915–919
74. Gionchetti P, Vaira D, Campieri M. et al. (1994) Enhanced mucosal interleukin-6 and -8 in Helicobacter pylori-positive dyspeptic patients. Am J Gastroenterol 89:883–887
75. Glass GBJ, Pitchumoni CS (1975) Atrophic gastritis. Hum Pathol 6:219–250
76. Goodwin CS, Armstrong JA, Chilvers T et al. (1989) Transfer of Campylobacter pylori and Campylobacter mustelae to Helicobacter gen. nov. and Helicobacter pylori comb. nov., as Helicobacter mustelae comb. nov., respectively. Int J System Bacteriol 39:397–405
77. Graham DY, Michaletz OA (1988) Should I search for Campylobacter pylori in my patients? Much ado about not much? Am J Gastroenterol 83: 481–483
78. Graham DY, Malaty HM, Evans DG et al. (1991) Epidemiology of Helicobacter pylori in an asymptomatic population in the United States. Effect of age, race, and socioeconomic status. Gastroenterology 100:1495-1501
79. Graham DY, Evans DJ Jr, Evans DG (1994) Helicobacter pylori alcohol dehydrogenase in perspective: an interesting finding of doubtful clinical significance. Scand J Gastroenterol 29:481–482
80. Gubbins GP, Moritz TE, Marsano LS et al. (1993) Helicobacter pylori is a risk factor for hepatic encephalopathy in acute alcoholic hepatitis: the ammonia hypothesis revisited. Am J Gastroenterol 88:1906–1910
80a. Gubbins GP, Schubert TT, Attanasio F et al. (1992) Helicobacter pylori-seroprevalence in patients with rheumatoid arthritis: effect of nonsteroidal anti-inflammatory drugs and gold compounds. Am J Med 93:412–418
81. Guerrant RL, Lingwood CA (1991) Interactions of microbial adhesins and toxins with the gastrointestinal mucosa. In: Marshall EJ, McCallum RW, Guerrant RL (eds) Helicobacter pylori in peptic ulceration and gastritis. Boston Oxford London Edinburgh, pp 66–80
82. Handt LK, Fox JG, Dewhirst FE et al. (1994) Helicobacter pylori isolated from the domestic cat: public health implications. Infect Immun 62:2367–2374
83. Hassall E, Dimmick JE (1991) Unique features of Helicobacter pylori disease in children. Dig Dis Sci 36:417–423
83a. Hatz R, Bayerdörffer E, Lehn N, Enders G (1994) Immune response in Helicobacter pylori infection. Implications for treatment of gastroduodenal disease. Clin Immunotherapeutics 2:295–306
83b. Haubrich P, Boeing H, Göres W et al. (1993) Prävalenz von Helicobacter pylori und Gastritis in der südlichen Bundesrepublik Deutschland. Ergebnisse einer repräsentativen Querschnittsstudie. Z Gastroenterol 31:432–436
84. Hauge T, Persson J, Kjerstadius T (1994) Helicobacter pylori, active chronic antral gastritis, and gastrointestinal symptoms in alcoholics. Alcoholism Clin Exp Res 18:886–888
85. Hauke C , Grabner W, Grosse M, Stolte M (1991) Zur Frage der Lymphfollikelbildung und der Entstehung der intestinalen Metaplasie in der Antrumschleimhaut als Reaktion auf eine Helicobacter pylori-Infektion. Leber Magen Darm 21:156–160
86. Hazell SL, Lee A (1986) Campylobacter pyloridis, urease, hydrogen ion back diffusion, and gastric ulcers. Lancet II:15–17
87. Hazell SL, Lee A, Brady L, Hennessy W (1986) Campylobacter pyloridis and gastritis: association with intercellular spaces and adaptation to an environment of mucus as important factors in colonization of the gastric epithelium. J Infect Dis 153:658–663
88. Heilmann KL, Stolte M, Borchard F et al. (1989) Gastritis – Graduierung und Klassifikation. Ergebnisse eines Workshops, veranstaltet von der Arbeitsgemeinschaft Gastroenterologische Pathologie in der Deutschen Gesellschaft für Pathologie am 10.12.1988 in Kronberg. Pathologe 10:194–196
88a. Herbay AV, Schreiter H, Rudi J (1995) Simultaneous gastric adenocarcinoma and MALT-type lymphoma in Helicobacter pylori infection. Virchows Archiv 427:445-450
89. Hill JD, Sinclair-Smith C, Lastovica AJ, Bowie MD, Emms M (1987) Transient protein losing enteropathy associated with acute gastritis and Campylobacter pylori. Arch Dis Childh 62:1215–1219
89a. Holcombe C (1992) Helicobacter pylori: the African enigma. Gut 33:429–431
89b. Holcombe C, Omotara BA, Eldridge J, Jones DM (1992) H. pylori, the most common bacterial infection in Africa: a random serological study. Am J Gastroenterol 87:28–30
89c. Hoffman JS, King WW, Fox J et al. (1995) Rabbit and ferret parietal cell inhibition by Helicobacter species. Dig Dis Sci 40:147–152
90. Horstmann M, Erttmann R, Winkler K (1994) Relapse of MALT lymphoma associated with Helicobacter pylori after antibiotic treatment. Lancet 343:1098–1099
91. Hui PK, Chan WY, Cheung PS et al. (1992) Pathologic changes of gastric mucosa colonized by Helicobacter pylori. Hum Pathol 23:548–556
92. Hurtado A, Owen RJ (1994) Identification of mixed genotypes in Helicobacter pylori from gastric biopsy tissue by analysis of urease gene polymorphism. FEMS Immunol Med Microbiol 8:307–313
93. Hussel T, Isaacson PG, Crabtree JE, Spencer J (1993) Cells from low grade B cell gastric lymphomas of mucosa associated lymphoid tissue proliferate in response to Helicobacter pylori. Lancet 342:571–574
94. Ikeda T, Senoue I, Hara M, Tsutsumi Y, Harasawa S, Miwa T (1985) Gastric pseudopolyposis: a new clinical manifestation of type A gastritis. Am J Gastroenterol 80:82-90
95. Isogai H, Isogai E, Kimura K et al. (1994) Helicobacter pylori induces inflammation in mouse urinary bladder and pelvis. Microbiol Immunol 38:331–336
96. Jablonowski H, Hengels KJ, Kraemer N et al. (1994) Effects of Helicobacter pylori on histamine and carbachol stimulated acid secretion by human parietal cells. Gut 15:755–757
97. Jones DM, Curry A (1992) The ultrastructure of Helicobacter pylori. In: Rathbone BJ, Heatley RV (eds) Helicobacter pylori and gastroduodenal disease 2nd edn. Blackwell, Oxford, pp 29–41
98. Karnes WE, Samloff IM, Siurala M et al. (1991) Positive serum antibody and negative tissue staining für Helicobacter pylori in subjects with atrophic body gastritis. Gastroenterology 101:167–174
99. Kawano S, Tsujii M, Fusamoto H et al. (1991) Chronic effect of intragastric ammonia on gastric mucosal structures in rats. Dig Dis Sci 36:33–38
100. Kazi JI, Sinniah R, Jaffrey NA et al. (1989) Cellular and humoral immune responses in Campylobacter pylori-associated chronic gastritis. J Pathol 159:231–237
101. Kazi JL, Sinniah R, Zaman V et al. (1990) Ultrastructural study of Helicobacter pylori-associated gastritis. J Pathol 161:65–70

102. Kelly SM, Crampton JR, Hunter JO (1993) Helicobacter pylori increases gastric antral juxtamucosal pH. Dig Dis Sci 38:129–131
103. Kelly SM, Pitcher MC, Farmery SM, Gibson GR (1994) Isolation of Helicobacter pylori from feces of patients with dyspepsia in the United Kingdom. Gastroenterology 107:1671–1674
104. Khakoo SI, Lobo AJ, Shepherd NA, Wilkinson SP (1994) Histological assessment of the Sydney classification of endoscopic gastritis. Gut 35:1172–1175
105. Kim H, Park C, Jang WI et al. (1990) The gastric juice urea and ammonia levels in patients with Campylobacter pylori. Am J Clin Pathol 94:187–191
105a. Kimura K, Satoh K, Taniguchi Y et al. (1994) Some personal comments on the Sydney system for the classification of chronic gastritis. J Gastroenterol 29 (Suppl):114–119
106. Kozol R, McCurdy B, Czanko R (1993) A neutrophil chemotactic factor present in H. pylori but absent in H. mustelae. Dig Dis Sci 38:137–141
107. Krajden S, Fusa M, Anderson J et al. (1989) Examination of human stomach biopsies, saliva and dental plaque for Campylobacter pylori. J Clin Microbiol 27:1397–1398
108. Kreuning J, Lindeman J, Biemond I, Lamers CBWH (1994) Relation between IgG and IgA antibody titres against Helicobacter pylori in serum and severity of gastritis in asymptomatic subjects. J Clin Pathol 47:227–231
109. Kurose I, Granger DN, Evans DJ Jr et al. (1994) Helicobacter pylori-induced microvascular protein leakage in rats: role of neutrophils, mast cells, and platelets. Gastroenterology 107:70–79
109a. Kuipers EJ, Uyterlinde AM, Pena AS et al. (1995) Long-term sequelae of Helicobacter pylori gastritis. Lancet 345:1525–1528
109b. Labenz J (1995) Helicobacter pylori – aktueller Stand. Fortbildg Med Klin Wiesbaden, 12. 10. 1995
110. Labenz J, Stolte M, Aygen S et al. (1993) Qualitative und semiquantitative invasive und nicht-invasive Diagnostik der Helicobacter pylori-Kolonisation der gastralen Mukosa. Z Gastroenterol 31:437–443
111. Lamberts R, Creutzfeldt W, Strüber HG et al. (1993) Long-term omeprazole therapy in peptic ulcer disease: gastrin, endocrine cell growth, and gastritis. Gastroenterology 104:1356–1370
112. Langenberg W, Rauws EAJ, Oudbier JH, Tytgat GNJ (199o) Patient-to-patient transmission of Campylobacter pylori infection by fiberoptic gastroduodenoscopy and biopsy. J Infect Dis 161:507–511
113. Lapertose G für die Gruppo operativo per lo studio delle precancerosi esofagee (Gospe) (1991) Helicobacter pylori in Barrett's oesophagus. Histopathology 18:568–570
114. Lee A, Hazell SL (1988) Campylobacter pylori in health and disease: an ecological perspective. Microb Ecol Health Dis 1:1–16
114a. Li YY, Hu PJ, Du GG, Hazell SL (1991) The prevalence of Helicobacter pylori infection in the Peoples Republic of China. Am J Gastroenterol 86:446–449
114b. Li C, Musich PR, Ha T et al. (1995) High prevalence of Helicobacter pylori in saliva demonstrated by a novel PCR assay. J Clin Pathol 48:662–666
115. Lin SK, Lambert JR, Schembri MA et al. (1994) Helicobacter pylori prevalence in endoscopic and medical staff. J Gastroenterol Hepatol 9:319–324
116. Lingwood CA, Law H, Pellizzari A et al. (1989) A novel gastric glycolipid is a receptor for Campylobacter pylori. Gastroduodenal disease and Campylobacter pylori. Charlottesville May 10–12,1989 (zit nach Guerrant u. Lingwood 1991)
117. Loffeld RJLF, Stobberingh E (1991) Helicobacter pylori and ABO blood groups. J Clin Pathol 44:516–517
118. Loffeld RJLF, Stobberingh E, Flendrig JA, Arends JW (1991) Helicobacter pylori in gastric biopsy specimens: comparison of culture, modified Giemsa stain, and immunohistochemistry. A retrospective study. J Pathol 165:69–73
119. Loffeld RJL, Tije BJT, Arends JW (1992) Prevalence and significance of Helicobacter pylori in patients with Barrett's esophagus. Am J Gastroenterol 87:1598–1600
120. Logan RPH (1992) Detection of Helicobacter pylori by the ^{14}C-urea breath test. In: Rathbone W, Heatley RV (eds) Helicobacter pylori and gastro-duodenal disease, 2nd edn. Blackwell, Oxford, pp 88–106
121. Logan RPH, Walker MM, Misiewicz JJ et al. (1995) Changes in the intragastric distribution of Helicobacter pylori during treatment with omeprazole. Gut 36:12–16
122. Ma J-Y, Borch K, Mårdh S (1994) Human gastric H,K-adenosine triphosphatase β-subunit is a major autoantigen in atrophic corpus gastritis. Expression of the recombinant human glycoprotein in insect cells. Scand J Gastroenterol 29:790–794
123. Maddocks AC (1990) Helicobacter pylori (formerly Campylobacter pyloridis/pylori) 1986–1989: a review. J Clin Pathol 43:353–356
124. Mahony MJ, Wyatt JI, Littlewood JM (1988) Campylobacter pylori gastritis. Arch Dis Childh 63:654–655
125. Malaty HM, Engstrand L, Pedersen NL, Graham DY (1994) Helicobacter pylori infection: genetic and enviromental influences. A study of twins. Ann Intern Med 120:982–986
125a. Malaty HM, Evans DJ, Abramovitch K, Evans DG, Graham DY (1992) Helicobacter pylori infection in dental workers: a seroepidemiology study. Am J. Gastroenterol 87:1728–1731
125b. Malaty HM, Graham DY, Klein PD et al. (1991) Transmission of Helicobacter pylori infection. Studies in families of healthy individuals. Scand J Gastroenterol 26:927–932
126. Malfertheiner P, Stolte M (1994) Indikationen zur Therapie der H.-pylori-Infektion. In: Malfertheiner P (Hrsg) (1994) Helicobacter pylori – von der Grundlage zur Therapie. Thieme, Stuttgart New York , S. 63–67
127. Mangham DC, Newbold KM (1989) Mucosal mast cells in reflux gastritis and chronic (type B) gastritis. Histopathology 15:531–535
127a. Mantzaris GJ, Archavlis E, Zografos CH et al. (1995) Low prevalence of Helicobacter pylori in inflammatory bowel disease: association with sulfasalazine. Am J Gastroenterol 90:1900
128. Markesich DC, Anad BS, Lew GM, Graham DY (1995) Helicobacter pylori infection does not reduce the viscosity of human gastric mucus gel. Gut 36:327–329
129. Marshall BJ, Warren JR (1984) Unidentified curved bacilli in the stomach of patients with gastritis and peptic ulceration. Lancet I:1311–1315
130. Marshall BJ, Armstrong JA, McGechie DB, Glancy RJ (1985) Attempt to fulfill Koch's postulates for pyloric Campylobacter. Med J Aust 142:436–439
131. Marshall BJ, Barrett LJ, Prakash C et al. (1990) Urea protects Helicobacter (Campylobacter) pylori from the bactericidal effect of acid. Gastroenterology 99:697–702
132. Marshall BJ, Plankey MW, Hoffman SR et al. (1991) A 20-minute breath test for Helicobacter pylori. Am J Gastroenterol 86:438–445
133. Masini E, Bechi P, Dei R et al. (1994) Helicobacter pylori potentiates histamine release from rat serosal mast cells induced by bile acids. Dig Dis Sci 39:1493–1500
133a. Matysiak-Budnik T, Megraud F (1994) Helicobacter pylori in eastern European countries: what is the current status? Gut 35:1683–1686
133b. Matysiak-Budnik T, Gosciniak G, Brugmann D et al. (1994) Seroprevalence of Helicobacter pylori infection in medical staff in Poland. Europ J Gastroenterol Hepatol 6:309–311
133c. Matsukura N, Onda M, Tokunaga A et al. (1995) Mucosal IgA antibody against Helicobacter pylori in chronic gastritis and intestinal metaplasia detected by the tes-tape method in resection specimens after gastrectomy for gastric cancer. Cancer 75:1472–1477
134. McGovern TW, Talley NJ, Kephart GM et al. (1991) Eosi-

nophil infiltration and degranulation in Helicobacter pylori-associated chronic gastritis. Dig Dis Sci 36:435–440
135. McNulty CAM (1992) Detection of Helicobacter pylori by the biopsy urease test. In: Rathbone BJ, Heatley RV (eds) Helicobacter pylori and gastroduodenal disease, 2nd edn. Blackwell, Oxford, pp 58–63
136. Megraud F (1992) Epidemiology of Helicobacter pylori infection. In: Rathbone BJ, Heatley RV (eds) Helicobacter pylori and gastroduodenal disease, 2nd edn. Blackwell, Oxford, pp 107–123
137. Mendall MA, Goggin PM, Molineaux N et al. (1994) Relation of Helicobacter pylori infection and coronary heart disease. Br Heart J 71: 437–439
138. Meyer B, Werth B, Beglinger C et al. (1991) Helicobacter pylori infection in healthy people: a dynamic process? Gut 32:347–350
138a. Micots I, Augeron C, Laboisse CL et al. (1993) Mucin exocytosis: a major target for Helicobacter pylori. J Clin Pathol 46:241–245
139. Misiewicz JJ, Tytgat GNJ, Goodwin CS et al. (1990) The Sydney System: A new classification of gastritis. Working Party Reports 1990:1–10
139a. Mitchell HM, Lee A, Carrick J (1989) Incerased incidence of Campylobacter pylori infection in gastroenterologists: further evidence to support person-to-person transmission of C. pylori. Scand J Gastroenterol 24:396–400
139b. Mitchell JD, Mitchell HM, Tobias V (1992) Acute Helicobacter pylori infection in an infant, associated with gastric ulceration and serological evidence of intra-familial transmission. Am J Gastroenterol 87:382–386
140. Montgomery EA, Martin DF, Pera DA (1988) Rapid diagnosis of Campylobacter pylori by Gram's stain. Am J Clin Pathol 90:606–609
141. Morris A, Nicholson G (1987) Ingestion of Campylobacter pyloridis causes gastritis and raised fasting gastric pH. Am J Gastroenterol 82:192–199
142. Nardone G, D'Armiento F, Corso G et al. (1994) Lipids of human gastric mucosa: effect of Helicobacter pylori in infection and nonalcolholic cirrhosis. Gastroenterology 107:362–368
143. Negrini R, Lisato L, Cavaggini L et al. (1989) Monoclonal antibodies for specific immunoperoxidase detection of Campylobacter pylori. Gastroenterology 96:414–420
144. Newell DG, Stacey AR (1992) The serology of Helicobacter pylori infections. In: Rathbone BJ, Heatley RV (eds) Helicobacter pylori and gastroduodenal disease, 2nd edn. Blackwell, Oxford, pp 64–73
145. Nichols L, Sughayer M, DeGirolami PC et al. (1991) Evaluation of diagnostic methods for Helicobacter pylori gastritis. Am J Clin Pathol 95:769–773
146. Niemelä S, Karttonen T, Heikkilä J, Lehtola J (1987) Characteristics of reflux gastritis. Scand J Gastroenterol 22:349–354
147. Noach LA, Bosma NB, Jansen J et al. (1994) Mucosal tumor necrosis factor-alpha, interleukin-1 beta, and interleukin-9 production in patients with Helicobacter pylori infection. Scand J Gastroenterol 29:425–429
148. Noach LA, Rolf TM, Tytgat GN (1994) Electron microscopic study of association between Helicobacter pylori and gastric and duodenal mucosa. J Clin Pathol 47:699–704
149. Nowottny U, Heilmann K (1990) Epidemiologie der Helicobacter-pylori-Infektion. Leber Magen Darm 20:180–186
149a. O'Connor JH, Newbold KM, Dumm J et al. (1988) Effect of bile diversion on Campylobacter pylori (CP). Gut 28:A713
149b. O'Connor HJ, Wyatt JI, Dixon MF, Axon ATR (1986) Campylobacter like organisms and reflux gastritis. J Clin Pathol 39:531–534
150. Oderda G, Vaira D, Holton J et al. (1991) Helicobacter pylori in children with peptic ulcer and their families. Dig Dis Sci 36:572–576
151. Ormand JE, Talley NS (1990) Helicobacter pylori: controversies and an approach to management. Mayo Clin Proc 65:414–426
152. Ormand JE, Talley NJ, Shorter RG et al. (1991) Prevalence of Helicobacter pylori in specific forms of gastritis. Further evidence supporting a pathogenic role for H. pylori in chronic nonspecific gastritis. Dig Dis Sci 36:142–145
153. Ottlecz A, Romero JJ, Hazell SL et al. (1993) Phospholipase activity of Helicobacter pylori and its inhibition by bismuth salts. Biochemical and biophysical studies. Dig Dis Sci 38:2071–2080
154. Owen RJ (1992) Taxonomy of Helicobacter pylori. In: Rathbone W, Heatley RV (eds) Helicobacter pylori and gastroduodenal disease, 2nd edn. Blackwell, Oxford, pp 5–18
155. Owen RJ, Fraser J, Costas M et al. (1990) Signature patterns of DNA restriction fragments of Helicobacter pylori before and after treatment. J Clin Pathol 43:646–649
156. Pambianco DJ, Dye KR, Marshall BJ et al. (1988) Gastritis in the rectum: Campylobacter-like organisms in heterotopic inflamed gastric mucosa. Gastroenterology 94:A340
157. Papini E, de Bernard M, Milia E et al. (1994) Cellular vacuoles induced by Helicobacter pylori originate from late endosomal compartment. Proc Natl Acad Sci USA 91:9720–9724
158. Parsonnet J, Blaser MJ, Perez-Perez GI et al. (1992) Symptoms and risk factors of Helicobacter pylori infection in a cohort of epidemiologists. Gastroenterology 102:41–46
159. Parsonnet J, Hansen S, Rodriguez L et al. (1994) Helicobacter pylori infection and gastric lymphoma. N Engl J Med 330:1267–1271
159a. Patel M, Mendall MA, Khulusi S et al. (1994) Salivary antibodies to Helicobacter pylori: screening dyspeptic patients before endoscopy. Lancet 344:511–512
160. Patel P, Mendall MA, Khulusi S et al. (1994) Helicobacter pylori infection in childhood: risk factors and effect on growth. BMJ 309:1119–1123
161. Paull G, Yardley JH (1989) Pathology of C. pylori-associated gastric and esophageal lesions. In: Blaser MJ (ed) Campylobacter pylori in gastritis and peptic ulcer disease. Igaku-Shoin New York Tokyo, pp 73–97
162. Pinkard KJ, Harrison B, Capstick JA et al. (1986) Detection of Campylobacter pyloridis by phase contrast microscopy. J Clin Pathol 39:112–113
163. Prewett EJ, Bickley J, Owen RJ, Pounder RE (1992) DNA patterns of Helicobacter pylori isolated from gastric antrum, body, and duodenum. Gastroenterology 102:829-833
164. Proujansky R, Shaffer SE, Vinton NE, Bachrach SJ (1994) Symptomatic Helicobacter pylori infection in young patients with severe neurologic impairment. J Pediatr 125:750–752
165. Queiroz DMM, Cabral MMDA, Nogueira AMMF, Barbosa AJA, Rocha GA, Mendes EN (1990) Mixed gastric infection by Gastrospirillum hominis and Helicobacter pylori. Lancet 336:507–508
166. Rademaker JW, Hunt RH (1991) Helicobacter pylori and gastric acid secretion: the ulcer link? Scand J Gastroenterol 26 (Suppl 187):71–77
167. Raedsch R, Pohl S, Plachky J et al. (1989) The growth of Campylobacter pylori is inhibited by intragastric bile acids. In: Megraud F, Lamouliatte H (eds) Gastroduodenal pathology and Campylobacter pylori. Elsevier Amsterdam, pp 409–412
168 Raedsch R, Stiehl A, Waldherr R et al. (1988) Intragastrale Konzentrationen individueller Gallensäuren und Lysolezithin bei Gastritis-Patienten mit und ohne Campylyobacter-pylori-Besiedelung des Magens. Inn Med 15:40–45
169. Rathbone BJ, Heatley RV (1992) The historical associations between bacteria and peptic-ulcer disease. In: Rathbone BJ, Heatley RV (eds) Helicobacter pylori and gastroduodenal disease 2nd edn. Blackwell, Oxford, pp 1–4
170. Rautelin H, Blomberg B, Jaernerot G, Danielsson D (1994) Nonopsonic activation of neutrophils and cytotoxin production by Helicobacter pylori: ulcerogenic markers. Scand J Gastroenterol 29:128–132

171. Rauws EAJ, Royen EAV, Langenberg W et al. (1989) ^{14}C-urea breath test in C. pylori gastritis. Gut 30:798–803
172. Reymunde A, Deren J, Nachamkin I et al. (1993) Production of chemoattractant by Helicobacter pylori. Dig Dis Sci 38:1697-1701
172a. Ritchie WP Jr (1994) Alkaline reflux gastritis. Gastroenterology Clin Nth Amer 23:281–294
172b. Rokkas T, Papatheodorou G, Karameris A et al. (1995) Helicobacter pylori infection and gastric juice vitamin C levels. Impact of eradication. Dig Dis Sci 40:615–621
173. Roosendaal R, Kuipers EJ, van den Brule AJ et al. (1994) Importance of the fiberoptic endoscope cleaning procedure for detection of Helicobacter pylori in gastric biopsy specimens by PCR. J Clin Microbiol 32:1123–1126
173a. Rudi J, Raedsch R (1995) Helicobacter pylori – Stand 1994. Arzt und Krankenhaus 68:144–150
174. Rühl GH (1993) Veränderungen des entzündlichen Infiltrats der Helicobacter pylori-Gastritis nach Therapie. Verh Dtsch Ges Pathol 77:440
175. Ruiz B, Rood JC, Fontham ET et al. (1994) Vitamin C concentration in gastric juice before and after anti-Helicobacter pylori treatment. Am J Gastroenterol 89:533–539
176. Salaspuro M (1994) Helicobacter pylori alcohol dehydrogenase. EXS 71:185–195
177. Salmela K, Roine RP, Hocoek-Nikanne J et al. (1994) Acetaldyhyde and ethanol production by Helicobacter pylori. Scand J Gastroenterol 29:309–312
178. Salomon H (1896) Über das Spirillum des Säugetiermagens und sein Verhalten zu den Belegzellen. Zentralbl Bakteriol 19:433–442
179. Schafer LW, Larson DE, Melton LJ, Higgins JA, Zinsmeister AR (1985) Risk of development of gastric carcinoma in patients with pernicious anemia: A population-based study in Rochester, Minnesota. Mayo Clin Proc 60:444
180. Schein W, Meryn S (1994) Helicobacter pylori und die Mundhöhle – Übersicht und Perspektiven. Wiener Klin Wochenschr 106:547-549
181. Schindler R (1947) Gastritis. Heinemann, London
182. Seifert E (1994) Die Wertigkeit der Helicobacter-pylori-Infektions-Monotherapien. In: Malfertheiner P (Hrsg) Helicobacter pylori – von der Grundlage zur Therapie. Thieme, Stuttgart New York, S 69–76
182a. Sheikh SH, Shaw-Stiffel TA (1995) The gastrointestinal manifestations of Sjögren's syndrome. Am J Gastroenterol 90:9–14
183. Sidebotham RL, Batten JJ, Karim QN et al. (1991) Breakdown of gastric mucus in presence of Helicobacter pylori. J Clin Pathol 44:52–57
184. Silva S, Filipe MJ, Pinho A (1990) Variants of intestinal metaplasia in the evolution of chronic atrophic gastritis and gastric ulcer. A follow up study. Gut 31:1097–1104
185. Slomiany BL, Nishikawa H, Piotrowski J et al. (1989) Lipolytic activity of Campylobacter pylori: effect of sofalcone. Digestion 43:33–40
186. Slomiany BL, Kasinathan C, Slomiany A (1989) Lipolytic activity of Campylobacter pylori: effect of colloidal bismuth subcitrate (De-Nol). Am J Gastroenterol 84:1273-1277
186a. Sobala GM, King RFG, Axon ATR, Dixon MF (1990) Reflux gastritis in the intact stomach. J Clin Pathol 43:303–306
186b. Sobala GM, Crabtree JE, Dixon MF et al. (1991) Acute Helicobacter pylori infection: clinical features, local and systemic immune response, gastric mucosal histology, and gastric juice ascorbic acid concentrations. Gut 32:1415–1418
187. Steer HW (1992) Ultrastructure of Helicobacter pylori in vivo. In: Rathbone W, Heatley RV (eds) Helicobacter pylori and gastroduodenal disease, 2nd edn. Blackwell, Oxford, pp 42–50
188. Stolte M (1991) Ulkus im Magen und Duodenum: Enormer Wandel in Diagnostik und Therapie. Leber Magen Darm 21:141–146
189. Stolte M (1991) Das „Sydney-System". Eine neue weltweite Gastritis-Klassifikation. Fortschr Med 109:407–409
190. Stolte M (1992) Helicobacter pylori: Hauptursache von Gastritis, Ulkus und Malignom? Verdauungskrankheiten 10:120–128
191. Stolte M (1992) Helicobacter pylori gastritis and gastric MALT-lymphoma. Lancet 339:745–746
192. Stolte M (1994) Pathologie der Helicobacter-pylori-Krankheiten. In: Malfertheiner P (Hrsg) Helicobacter pylori – von der Grundlage zur Therapie. Thieme, Stuttgart New York, S. 19-37
192a. Stolte M (1994) Ein krankes Amt wacht über die Gesundheit. Wie das frühere BGA die deutsche Medizin am Beispiel „Omeprazol und Blindheit" international zum Gespött macht. Leber Magen Darm 24:183–186
192b. Stolte M (1995) Noch einmal: „Ein krankes Amt wacht über die Gesundheit". Leber Magen Darm 25:150–155
193. Stolte M, Bethke B, Ritter M, Lauer E, Eidt H (1990) Praxis der Gastritis-Klassifikation. Endoskopie heute 4:228–230
194. Stolte M, Eidt S, Ohnsmann A (1990) Differences in Helicobacter pylori associated gastritis in the antrum and body of the stomach. Z Gastroenterol 28:229–233
195. Stolte M, Eidt S, Ritter M, Bethke B (1989) Campylobacter pylori und Gastritis. Assoziation oder Induktion? Pathologe 10:21–26
195a. Stolte M, Lauer E (1989) Campylobacter pylori in heterotoper Magenschleimhaut im Meckelschen Divertikel. Leber Magen Darm 19:209–210
196. Stolte M, Rühl G, Bethke B (1992) Hypertrophie der Parietalzellen unter Omeprazol-Therapie. Verh Dtsch Ges Pathol 76:407
197. Stolte M, Stadelmann O, Bethke B, Burkard G (1995) Relationships between the degree of Helicobacter pylori colonisation and the degree and activity of gastritis, surface epithelial degeneration and mucus secretion. Z Gastroenterol 33:89–93
198. Strickland RG, Fenoglio-Preiser CM (1991) Gastritis – classification and histology then and now. In: Marshall BJ, McCallum RW, Guerrant RL (eds) Helicobacter pylori in peptic ulceration and gastritis. Boston Oxford London Edinburgh, pp 1–18
199. Strickland RG, Mackay IR (1973) A reappraisal of the nature and significance of chronic atrophic gastritis. Dig Dis Sci 18:426–440
199a. Suerbaum S, Birkholz S, Geis G, Opferkuch W (1994) Mikrobiologische Aspekte von Helicobacter pylori. In Malfertheiner P (Hrsg) Helicobacter pylori – von der Grundlage zur Therapie. Thieme, Stuttgart New York, S 1–9
200. Tasman-Jones C, Maher C, Thomsen L, Lee SP, Vanderwee M (1987) Mucosal defences and gastroduodenal disease. Digestion 37 (Suppl 2):1–7
200a. The EUROGAST study group (1993) Epidemiology of, and risk factors for, Helicobacter pylori infection among 3194 asymptomatic subjects in 17 populations. Gut 34:1672–1676
201. Thomsen LL, Gavin JB, Tasman-Jones C (1990) Relation of Helicobacter pylori to the human gastric mucosa in chronic gastritis of the antrum. Gut 31:1230–1236
201a. Thuluvath P, Wojno KJ, Yardley JH, Mezey E (1994) Effects of Helicobacter pylori infection and gastritis on gastric alcohol dehydrogenase activity. Alcohol Clin Exp Res 18:795–798
202. Tho Pesch S, Müller W, Borchard F, Peters U (1994) Niedrigmalignes MALT-Lymphom des Magens: H.-pylori-Eradikation als therapeutisches Konzept? Z Gastroenterol 32:684–687
203. Tompkins DS (1992) Isolation and characteristics of Helicobacter pylori. In: Rathbone BJ, Heatley RV (eds) Helicobacter pylori and gastroduodenal disease, 2nd edn. Blackwell, Oxford, pp 19–28
204. Triebling AT, Korsten MA, Dlugosz JW et al. (1991) Severity of Helicobacter-induced gastric injury correlates with gastric juice ammonia. Dig Dis Sci 36:1089–1096
205. Tsugane S, Tei Y, Takahashi T et al. (1994) Salty food intake and risk of Helicobacter pylori infection. Jap J Cancer Res 85:474–478
206. Tsujii M, Kawano S, Tsuji S et al. (1992) Mechanism of ga-

stric mucosal damage induced by ammonia. Gastroenterology 102:1881–1888
207. Tytgat GNJ (1992) Endoscopic gastritis and duodenitis. Endoscopy 24:34–40
207a. Tytgat GNJ (1994) Long-term consequences of Helicobacter pylori eradication. Scand J Gastroenterol 29 (Suppl 205):38–44
208. Tytgat GNJ, Hofer S, Rauws EAJ (1990) Endoscopic and histologic aspects of gastritis. In: Malfertheiner P, Ditschuneit H (eds) Helicobacter pylori, gastritis and peptic ulcer. Springer, Berlin Heidelberg New York,pp 195–205
209. Valkonen KH, Wadstroem T, Moran AP (1994) Interaction of lipopolysaccharides of Helicobacter pylori with basement membrane protein laminin. Infect Immun 62:3640–3648
210. Van den Berg FM, Zijlmans H, Langenberg W et al. (1989) Detection of Campylobacter pylori in stomach tissue by DNA in situ hybridisation. J Clin Pathol 42:995–1000
211. Vargas JA, Alvarez-Mon M, Manzano L et al. (1995) Functional defect of T cells in autoimmune gastritis. Gut 36:171–175
212. Varoli O, Landini MP, LaPlaca M et al. (1991) Presence of Helicobacter pylori in gastric juice. Am J Gastroenterol 86:249
212a. Vincent P, Gottrand F, Pernes P et al. (1994) High prevalence of Helicobacter pylori infection in cohabiting children. Epidemiology of a cluster, with special emphasis on molecular typing. Gut 35:313–316
213. Wagner S, Haruma K, Gladziwa U et al. (1994) Helicobacter pylori infection and serum pepsinogen A, pepsinogen C, and gastrin in gastritis and peptic ulcer: significance of inflammation and effect of bacterial eradication. Am J Gastroenterol 89:1211–1218
214. Walker MM, Karim QN, Payne A, Baron JH (1990) Distribution of Campylobacter pylori in the upper and lower gastrointestinal tract: a microbiological and histological study. J Clin Pathol 43:82–84
215. Waring JP, Legrand J, Chinichian A, Sarowski RA (1990) Duodenogastric reflux in patients with Barrett's esophagus. Dig Dis Sci 35:759–762
216. Warren JR, Marshall B (1983) Unidentified curved bacilli on gastric epithelium in active chronic gastritis. Lancet I:1273–1275
217. Wauters GV, Ferrell L, Ostroff JW, Heyman MB (1990) Hyperplastic gastric polyps associated with persistent Helicobacter pylori infection and active gastritis. Am J Gastroenterol 85:1395–1397
218. Weber DM, Dimopoulos MA, Anandu DP et al. (1994) Regression of gastric lymphoma of mucosa-associated lymphoid tissue with antibiotic therapy for Helicobacter pylori. Gastroenterology 107:1835–1838
219. Weiss J, Mecca J, de Silva E, Gassner D (1994) Comparison of PCR and other diagnostic techniques for detection of Helicobacter pylori infection in dyspeptic patients. J Clin Microbiol 32:1663–1668
220. West AP, Millar MR, Tompkins DS (1990) Survival of Helicobacter pylori in water and saline. J Clin Pathol 43:809
221. Weston AP, Campbell DR, McGregor DH, Cherian R (1994) Endoscopic and histologic resolution of gastric pseudolymphoma (reactive lymphoid hyperplasia) following treatment with bismuth and oral antibiotics. Dig Dis Sci 39:2567–2574
222. Whitehead R, Truelove SC, Gear MWL (1972) The histological diagnosis of chronic gastritis in fiberoptic gastroscope biopsy specimens. J Clin Pathol 25:1–11
222a. Wotherspoon AC, Isaacson PG (1995) Synchronous adenocarcinoma and low grade B-cell lymphoma of mucosa associated lymphoid tissue (MALT) of the stomach. Histopathology 27:325–331
223. Wotherspoon AC, Doglioni C, Tiss DC et al. (1994) Regression of primary low-grade B-cell lymphoma of mucosa associated lymphoid tissue (MALT) type following eradication of Helicobacter pylori. Lancet 342:575–577
223a. Wyatt JI (1995) Histopathology of gastroduodenal inflammation: the impact of Helicobacter pylori. Histopathology 26:1–15
224. Wyatt JI, Dixon MF (1988) Chronic gastritis – a pathogenetic approach. J Pathol 154:113–124
225. Wyatt JI, Gray SF (1992) Detection of Helicobacter pylori by histology. In: Rathbone BJ, Heatley RV (eds) Helicobacter pylori and gastroduodenal disease, 2nd edn. Blackwell, Oxford, pp 51–57
226. Xia HX, Keane CT, O'Morain CA (1994) Culture of Helicobacter pylori under aerobic conditions on solid media. Eur J Clin Microbiol Infect Dis 13:406–409
226a. Yamaoka Y, Kita M, Kodama T et al. (1995) Expression of cytokine mRNA in gastric mucosa with Helicobacter pylori infection. Scand J Gastroenterol 30:1153–1159
227. Zaitoun AM (1995) The prevalence of lymphoid follicles in Helicobacter pylori associated gastritis in patients with ulcers and non-ulcer dyspepsia. J Clin Pathol 48:325–329
228. Zauli D, Tosti A, Biasco G et al. (1986) Prevalence of autoimmune atrophic gastritis in vitiligo. Digestion 34:169–172

Sonstige Formen der Typ-B-Gastritis

Gastrospirillum hominis- (Helicobacter-heilmannii-) Gastritis

Neben H. pylori gibt es noch mindestens einen weiteren spiralförmigen Keim, der beim Menschen eine Gastritis erzeugen kann. Wahrscheinlich handelt es sich um den gleichen Erreger, der schon vor über 100 Jahren bei Tieren und vor über 50 Jahren beim Menschen entdeckt worden war, danach aber nicht weiter beforscht wurde und in Vergessenheit geriet. (▷ Abb. 3.12). 1987 wurde diese Bakterienform von Dent et al.[9] wiederentdeckt und von der gleichen Arbeitsgruppe 1989 als *„Gastrospirillum hominis Gen. nov., Sp. nov."* bezeichnet[19]. Im gleichen Jahr berichteten auch mehrere andere Autoren über diesen Erreger[13, 16, 17]. Inzwischen wird er nach dem verstorbenen deutschen Pathologen K. Heilmann (1940–1990) auch als *„Helicobacter heilmannii"* bezeichnet[8a, 21a, 22].

Der Keim hat eine *Länge von* 3,5–10 μm und eine *Dicke von* durchschnittlich 0,65, maximal 0,9 μm. Er zeigt *4–7 Spiralwindungen* und trägt an beiden *Enden bis zu 12 Geißeln*[9, 11, 12, 19] (Abb. 3.19 u. 3.20). Bei sonst ähnlicher Morphologie fehlen ihm die periplasmischen Fibrillen von H. felis[11, 15].

H. heilmannii erzeugt, wenn auch in nicht näher bekanntem Prozentsatz, *Urease*[11, 15, 19] und ähnelt auch dadurch H. pylori. Die Urease-Aktivität kann beim ^{14}C-Harnstoffatemtest zu Verwechselungen mit einer H.-pylori-Infektion führen. Die bakteriologische Kultivierung ist bislang nicht geglückt, der Keim läßt sich jedoch im Magen von Nagern am Leben erhalten[15].

In Serienuntersuchungen an Patienten mit einer Oberbauchsymptomatik wird *H. heilmannii weit seltener gefunden als H. pylori.* Seine *Prävalenz* wird mit 0,05–0,5[8, 13a], in großen Kollektiven (1300[9] bzw. 11909 Fälle[11, 12]) mit etwa 0,25–0,35% angegeben. Gewöhnlich kommt der Erreger in den von ihm befallenen Mägen in weit geringer Zahl vor, als

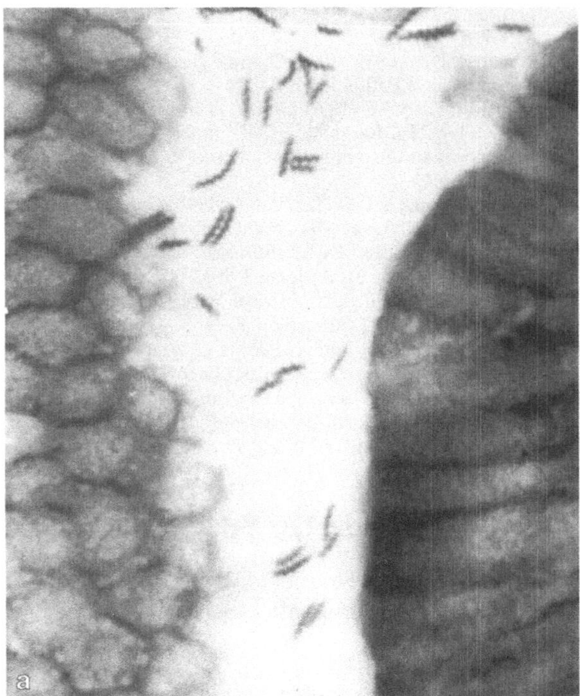

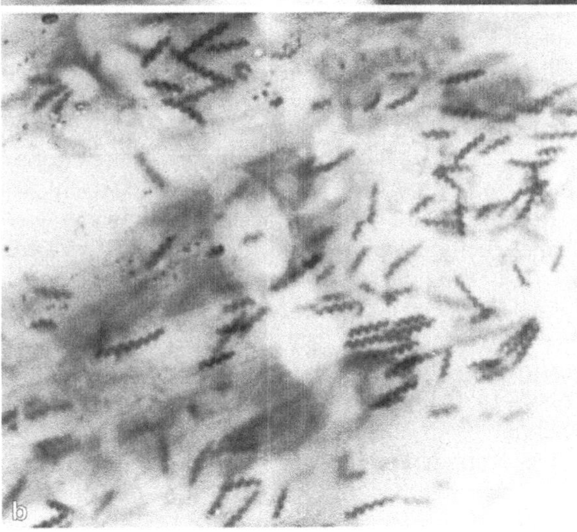

Abb. 3.19. Kolonisation der Magenschleimhautoberfläche durch Helicobacter heilmannii (Gastrospirillum hominis). **a** Löffler-Methylenblau ca. 1000 ×. **b** Bakterien im Schleim auf der Schleimhautoberfläche. Löffler-Methylenblau ca. 1000 ×

dies bei einer Infektion mit H. pylori der Fall ist[11] und soll daher in *Ausstrichen* von der Magenschleimhautoberfläche häufiger nachweisbar sein als in histologischen Präparaten[8a]. Er ist stets[17, 19, 20] oder fast stets[11, 18] mit einer *chronischen aktiven Gastritis* assoziiert. Diese ist meist leichter als *die H.-pylori-Gastritis*[7, 23] (dies gilt übrigens auch für die spontane Gastritis der Rhesusaffen durch Gastrospirillum-hominis-ähnliche Spiralbakterien[10]); jedoch gibt es auch Fälle mit *ausgeprägter Gastritis*[25]. Die Gastritis scheint zumindest in einem Teil der Fälle *ausgesprochen chronisch* zu verlaufen, so konnten die Erreger in Sequenzbiopsien mit einem zeitlichen Abstand von 5 Monaten[19] bis zu 10 Jahren[11] nachgewiesen werden. *Reinfektionen* sind dabei naturgemäß nicht sicher ausschließbar.

Im Gegensatz zu H. pylori bevorzugt der Keim die *tiefen Foveolen-Abschnitte* und besiedelt die *Canaliculi der Belegzellen*[11] stärker als H. pylori. Er kann in die Belegzellen der Korpusmukosa, in die mukopeptischen und (selten) auch in die endokrinen Tellen des Antrum eindringen und dort degenerative Zellveränderungen hervorrufen[11]. Nach anderen Angaben liegt er bevorzugt im *Schleim der Oberfläche*[20] ohne eindeutige Beziehungen zum Epithel (▷ auch Abb. 3.19).

Aus ungeklärten Gründen sind *Männer 3mal häufiger betroffen als Frauen*[22]. *Die Infektion des Menschen* erfolgt wahrscheinlich durch *Kontakt mit Haustieren*[11, 15, 22, 24]. Die Häufigkeit von Haustierkontakten ist bei Patienten mit einer H.-heilmannii-Gastritis signifikant größer als in der Allgemeinbevölkerung[22]. Keime gleicher Morphologie kommen u. a. bei *Affen, Hunden und Katzen* vor[11, 15, 21a, 22]. Auch bei diesen Tieren können Spiralbakterien in die Mukosazellen eindringen[11]. Eine Gastritis wird aber nicht konstant beobachtet. Bei einem Laborarbeiter mit chronischer aktiver Gastritis und Magenulkus, der mit Gastrospirillum-infizierten Katzen arbeitete, fanden sich die gleichen Keime wie im Magen der Katzen[14]. Gastrospirillen (Gastrospirillum sp., *„Gastrospirillum suis"*) können offenbar auch bei *Schweinen Magenulzera* der Pars oesophagea erzeugen[6a].

Nur ausnahmsweise liegt eine *simultane Infektion mit H. pylori* vor[12,21]. Möglicherweise schützt H. heilmannii gegen eine H.-pylori-Infektion. Stolte entwickelt daraus die spekulative Hypothese, daß die Seltenheit von Magenulzera bei Haustierhaltern weniger auf dem „Anti-Streß-Effekt" als vielmehr auf einer H. heilmannii- Infektion beruht. Ob H. heilmannii auch die *Entstehung von Magenkarzinomen* induzieren kann, ist ungeklärt. Die Assoziation von H. heilmannii mit einem Magenkarzinom (intestinaler Typ, G3) wurde zwar beschrieben, läßt aber nach Meinung der Autoren keine entsprechenden Schlüsse zu[26].

Die H.-heilmannii-Gastritis wird *in gleicher Weise behandelt wie die H.-pylori-Gastritis.*

Literatur

1.–6. Weiterführende Literatur (▷S. 154)

6a. Barbosa AJ, Silva JC, Nogueira AM et al. (1995) Higher incidence of Gastrospirillum sp. in swine with gastric ulcer of the pars oesophagea. Vet Pathol 32:134–139

7. Berndt R, Maier D, Schmiegelow P, Grouls V (1990) Gastrospirillum hominis als Gastritiserreger. Verh Dtsch Ges Pathol 74:636

8. Debongnie JC (1994) Gastrospirillum hominis prevalence. Dig Dis Sci 39:1618

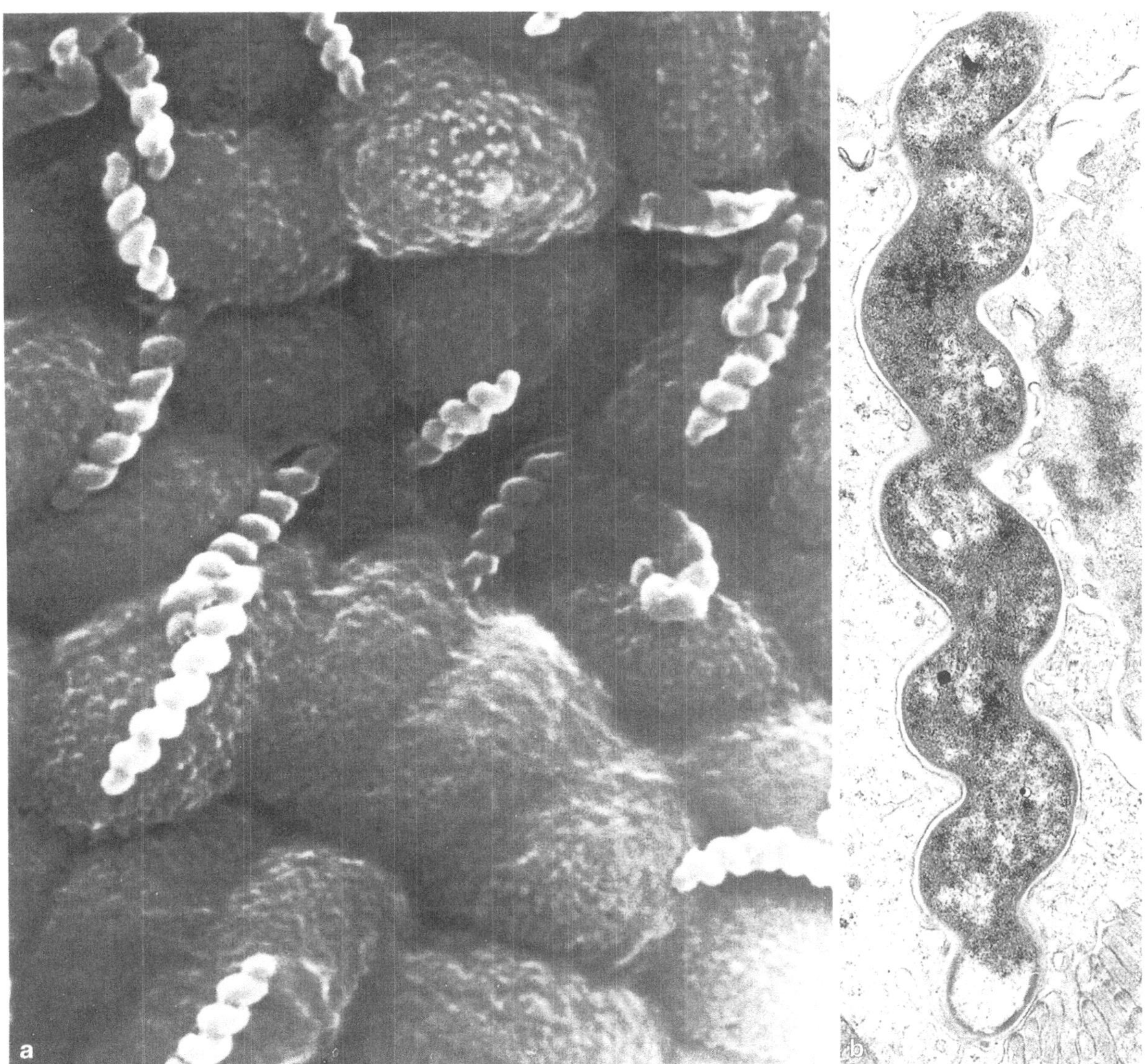

Abb. 3.20. Helicobacter heilmannii (Gastrospirillum hominis) im elektronenmikroskopischen Bild. **a** Darstellung der Erreger an der Schleimhautoberfläche. Rasterelektronenmikroskopie, 6500 ×. **b** Längsschnitt durch einen Keim. Transmissionselektronenmikroskopie, 22750 ×. (Aufnahmen freundlicherweise überlassen durch Herrn Prof. Dr. F. Borchard, Düsseldorf)

8a. Debongnie JC, Donnay M, Mairesse J (1995) Gastrospirillum hominis („Helicobacter heilmanni"): a cause of gastritis, sometimes transient, better diagnosed by touch cytology? Am J Gastroenterol 90:411–416

9. Dent JC, McNulty CAM, Uff JC, Wilkinson CP, Gear MWL (1987) Spiral organisms in the gastric antrum. Lancet II:96

10. Dubois A, Fiala N, Heman-Ackah LM et al. (1994) Natural gastric infection with Helicobacter pylori in monkeys: a model for spiral bacteria infection in humans. Gastroenterology 106:1405–1417

11. Heilmann KL, Borchard F (1991a) Gastritis due to spiral-shaped bacteria other than Helicobacter pylori: clinical, histological, and ultrastructural findings. Gut 32:137–140

12. Heilmann KL, Borchard F (1991b) Further observaticns on human spirobacteria. In: Malfertheiner P, Ditschuneit H (eds) Helicobacter pylori 1990. Springer, Berlin Heidelberg New York Tokyo, pp 63–70

13. Heilmann KL, Borchard F, Zeidler M (1989) Spiral-shaped organisms in the gastric mucosa. In: Mégraud F, Lamouliatte H (eds) Gastroduodenal pathology and Campylobacter pylori. Excerpta Medica, Amsterdam New York Oxford, pp 143–148

13a. Hilzenrat N, Lamoureux E, Weintrub I et al. (1995) Helicobacter heilmannii-like spiral bacteria in gastric mucosal biopsies. Prevalence and clinical significance. Arch Pathol Lab Med 119:1149–1153

14. Lavelle JP, Landas S, Mitros FA, Conklin JL (1954) Acute gastritis associated with spiral organisms from cats. Dig Dis Sci 39:744–750

15. Lee A, Fox J (1991) Heliccbacter pylori and other gastric spirilla. In: Malfertheiner P, Ditschuneit H (eds.) Helicobacter pylori 1990. Springer, Berlin Heidelberg New York, pp 52–62

16. Logan RPH, Karim QN, Polson RJ et al. (1989) Gastrospirillum hominis infection of the stomach. Lancet II:672

17. Lord MG, Taylor CJ, Nour S (1989) Gastrospirillum hominis infection of the stomach. Lancet II:672

18. Mazzucchelli L, Wilder-Smith CH, Ruchti C et al. (1993) Gastrospirillum hominis in asymptomatic, healthy individuals. Dig Dis Sci 38:2087–2089

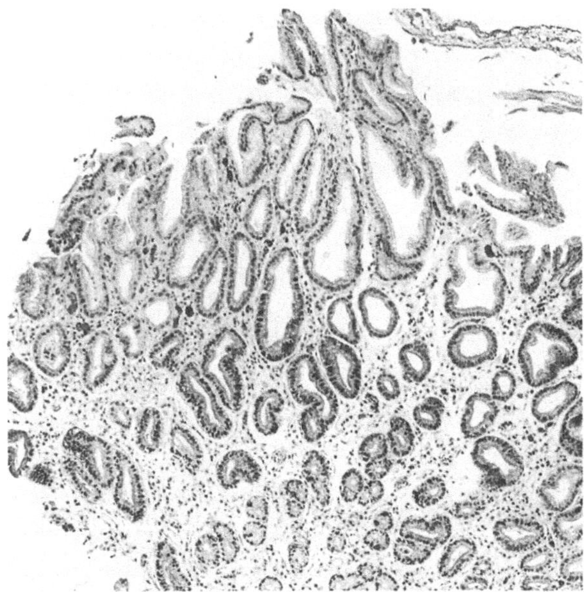

Abb. 3.21. Refluxgastritis (Typ C, chemisch induzierte Gastritis). Ödem, foveoläre Hyperplasie und nur geringe entzündliche Veränderungen der präpylorischen Antrumschleimhaut. H.E. 56 ×

19. McNulty CAM, Dent J, Curry A et al. (1989) New spiral bacterium in gastric mucosa. J Clin Pathol 42: 585–591
20. Morris A, Rafiq Ali M, Thomsen L, Hollis B (1990) Tigthly spiral-shaped bacteria in the human stomach: another cause of active chronic gastritis? Gut 31:139–143
21. Morvan J, Vialette G, Teyssou R et al. (1989) Spiral-shaped bacteria different from Campylobacter pylori observed in human stomach tissue. In: Megraud F, Lamouliatte H (eds) Gastroduodenal pathology and Campylobacter pylori. Excerpta Madica Amsterdam New York Oxford, pp 151–155

21a. Otto G, Hazell SH, Cox JG et al. (1994) Animal and public health implications of gastric colonization of cats by Helicobacter-like organisms. J Clin Microbiol 32:1043-1049

22. Stolte M, Willens E, Bethke B et al. (1994) Helicobacter heilmannii (formerly Gastrospirillum hominis) gastritis: an infection transmitted by animals? Scand J Gastroenterol 29:1061–1064
23. Tanaka M, Saitoh A, Narita T et al. (1994) Gastrospirillum-hominis-associated gastritis: the first reported case in Japan. J Gastroenterol 29:199–202
24. Thomson MA, Storey P, Greer R, Cleghorn GJ (1994) Canine-human transmission of Gastrospirillum hominis. Lancet 343:1605–1607
25. Yang H, Dixon MF, Li X et al. (1995) Acute gastritis associated with infection of large spiral-shaped bacteria. Am J Gastroenterol 90:307–309
26. Yang H, Li X, Xu Z, Zhou D (1995) „Helicobacter heilmannii" infection in a patient with gastric cancer. Dig Dis Sci 40:4013–4014

Typ C-Gastritis

(Alkalische) Refluxgastritis

Ein Reflux von Duodenalsaft in den Magen findet im wesentlichen *nach Magenoperationen* statt[48, 149a, 172a, 186a], während er im *intakten Magen* keine nennenswerte Rolle zu spielen scheint[186a]. Bei der 2. Gruppe läßt sich in der Tat kaum einmal ein erhöhter Gallensäurenwert im Magensaft nachweisen[186a]. Als mögliche Verursacher des Schleimhautschadens gelten *Lysolezithin* und toxische Gallensäuren, v. a. die *Lithocholsäure*[172a]. Dagegen scheint *H. pylori* keine oder nur in einem Teil der Fälle eine untergeordnete kausale Bedeutung zu haben. Der Nachweis des Keimes korreliert negativ mit den histologischen Befunden und mit einer erhöhten Gallensalzkonzentration im Magensaft[149b]. H. pylori findet sich ferner seltener bei symptomatischen als bei asymptomatischen Refluxpatienten nach Gastrektomie[149a]. Die negative Korrelation verwundert nicht, da Gallensalze das Wachstum von H. pylori hemmen (▷ S. 190).

Morphologisch (Abb. 3.21) ist nach den Untersuchungen von Dixon und seiner Arbeitsgruppe eine Reihe histologischer Veränderungen für die Refluxgastritis kennzeichnend[48, 149a, b, 186a]:

- *Foveoläre Hyperplasie* (▷ auch [146]): Sie bildet sich nach operativer Galleableitung zurück[14b].
- *Ödem und Vermehrung glatter Muskelfasern in der L. propria*
- *Kapillardilatation und -hyperämie*
- *Intestinale Metaplasie*
- *Nur geringes Vorkommen chronischer und akuter* (Neutrophile) *Entzündungszellen* in der L. propria. Diesem Befund kommt besondere Bedeutung zu. Offenbar führt die chemische Schleimhautschädigung vornehmlich zu *Epithelveränderungen* (foveoläre Hyperplasie, intestinale Metaplasie) und *Kreislaufstörungen* (Dilatation, Hyperämie, Ödem).

Die ersten vier Befunde lassen sich nach ihrem *zunehmendem* Schweregrad einteilen (0 = Fehlen der Veränderung, 1 = geringe, 2 = mäßige, 3 = schwere Veränderung), der zuletzt genannte Befund wird nach seinem *abnehmenden* Schweregrad graduziert (0 = hoher, 1 = mäßiger, 2 = geringer Gehalt an Entzündungszellen, 3 = Fehlen von Granulozyten)[149b]. Die Addition ergibt 0–15 Punkte. Ein Score von 10 und darüber spricht für eine Refluxgastritis, ohne sie jedoch zu beweisen.

Sonstige Formen der C-Gastritis

Als Ursachen einer C-Gastritis kommen ferner die *NSAR* und das *Rauchen* infrage. Diese Ursachen werden im Zusammenhang mit der Ätiopathogenese des Magenulkus eingehender besprochen (▷ S. 232 ff.). Vor allem die NSAR scheinen eine wichtige Rolle zu spielen[186a].

Literatur ▷ S.203–209

Sonderformen der Gastritis

Hämorrhagisch-erosive Gastritis

Bei dieser Form der Gastritis liegt eine besonders schwere Schleimhautschädigung mit mehr oder weniger tiefreichenden Defekten vor. Da die Schleimhauterosion das führende Merkmal darstellt, wird die hämorrhagisch-erosive Gastritis im Abschnitt „Magenschleimhauterosionen" abgehandelt (▷ S. 254).

Eitrige (phlegmonöse und abszedierende) Gastritis

Epidemiologie. Die Krankheit ist *selten.* Bis 1976 waren nur etwas mehr als 400 Fälle, darunter ca. 70 Abszesse, bekannt[103]. Aus der amerikanischen Literatur wurden zwischen 1945 und 1975 25 Fälle zusammengestellt[98]. *Frauen* sind 2mal häufiger betroffen als *Männer,* 2/3 der Patienten sind älter als 40 Jahre, 80% zwischen 30 und 60 Jahre alt.

Ätiologie, Pathogenese. Die Erreger gelangen über *Schleimhautdefekte oder hämatogen* in die Magenwand; in seltenen Fällen greift eine eitrige Entzündung aus der Umgebung (Gallenblasenempyem; Pankreatitis mit sekundär-infizierten Nekrosen?) *per continuitatem* auf den Magen über. Die Schleimhautdefekte (Erosionen, Ulzera) können *präexistent* (erosive Gastritis, Magenulkus, Karzinom) oder *traumatisch* (Fremdkörper, Schlundsonde, Operation, endoskopische Polypektomie[89], Verätzungen) bedingt sein. Alkoholiker und alte Menschen scheinen bevorzugt zu erkranken[141b]. Die *hämatogene* Keimeinschleppung erfolgt im Rahmen einer Septikopyämie.

Häufigste *Erreger* sind α-hämolytische Streptokokken *(„Erysipel des Magens"),* ferner St. aureus, Pneumokokken, E.coli, Cl. welchii, Proteus vulgaris und Bac. subtilis[98, 144]. *Hyp- und Anazidität* gehen mit erhöhtem Keimgehalt des Magensaftes einher[48, 91], so daß Patienten mit *atrophischer Gastritis* als besonders gefährdet gelten[114]. Auch bei *Magenkarzinom* und unter *Cimetidintherapie* ist der Keimgehalt des Magensaftes erhöht[48]. Phlegmonöse Gastritis bei AIDS[100] bzw. multiple *Magenwandabszesse um Fadenreste* nach vorangegangener selektiver proximaler Vagotomie[95d].

Klinik[98, 144]. Gewöhnlich besteht ein *akutes Abdomen* mit schwersten Oberbauchschmerzen, Bauchdeckenspannung, Fieber, Schüttelfrost, *Leukozytose über 10000/mm³* und gelegentlich quälendem Singultus. Zu ausführlicher Diagnostik bleibt gewöhnlich keine Zeit, die Diagnose wird meist *intra operationem* gestellt. Von manchen Autoren wird die Gastroskopie wegen der damit verbundenen Gefahr der Magenruptur als kontraindiziert angesehen.

Morphologie. *Makroskopisch* ist der Prozeß *diffus* (→ Phlegmone) oder *umschrieben* [11] (Abb. 3.22) und kann durch Granulationsgewebe begrenzt sein (→ Abszeß)[103].

Der *Abszeß* kann in die Magenwand vorspringen und einen Tumor vortäuschen. Die *diffuse Form* kann den ganzen Magen betreffen, bricht aber meist scharf am Pylorus ab. Auch der Ösophagus wird nur selten beteiligt (bis 1994 2mal unter 428 publizierten Fällen von phlegmonöser Gastritis[146]). Als Einzelfall wurde eine *diffuse eitrig-phlegmonöse Gastroenterokolitis* bis zum Colon descendens beschrieben[19].

Die Magenwand ist bis zu 2,5 cm dick. Die Schleimhaut ist entzündlich gerötet, entweder intakt oder weist Blutungen, Nekrosen, Erosionen und kleieartige Fibrinbeläge auf. Häufig zeigt die Serosa-Oberfläche Fibrin- oder Eiterbeläge (→ *eitrige Peritonitis*[114a]; klinisch: Peritonitiszeichen in 76% der Fälle)[98]. Der Übergang zur *Magengangrän* ist fließend[136].

Mikroskopisch (Abb. 3.22) ist die Submukosa am stärksten beteiligt, die Entzündung kann aber auch auf die Oberfläche (→ Nekrosen, Defekte) und die Tiefe (→ M. propria, Subserosa) übergreifen[144].

Verlauf, Prognose.

- *Letalität:* Sie liegt in älteren Statistiken zwischen 64 und 92%[98], aber auch heute noch über 50%[144]. Bei frühzeitiger Operation ist sie mit 18% wesentlich niedriger[98].
- *Ausheilung:* Ausnahmsweise kann die phlegmonöse Gastritis spontan abheilen, wobei eine *atrophische Gastritis* oder ein abgekapselter *Wandabszeß* zurückbleiben[98].

Emphysematöse Gastritis[12]

Diese Krankheit ist noch viel seltener als die eitrig-phlegmonöse Gastritis. Bis 1982 waren nur 12 gut dokumentierte Fälle mitgeteilt[84].

Erreger sind *gasbildende Bakterien,* die – wahrscheinlich nach vorangehender Wandläsion (Verätzung, v. a. mit Säuren; Ulkus, Neoplasma) – in die Magenwand gelangen[12]. Ferner wird die Entstehung einer emphysematösen Gastritis auch durch *Zirkulationsstörungen* (A.-coeliaca-Thrombose) und *vasoaktive Medikamente* (Dopamin) begünstigt (→ ischämische Nekrosen mit sekundärer Keimbesiedlung)[17, 20]. Auch nach *Alkoholabusus* und *NSAR-Medikation* wurde eine emphysematöse Gastritis beschrieben[95c]. Ausnahmsweise erfolgt die Keimeinschleppung hämatogen bei Septikopyämie. Die *klinischen Symptome* sind ähnlich denen der phlegmonösen Gastritis, die *Letalität* ist hoch (70–80%)[12].

Makroskopisch ist die Magenwand ödematös, nekrotisch, von Blutungen und Gasblasen durchsetzt.

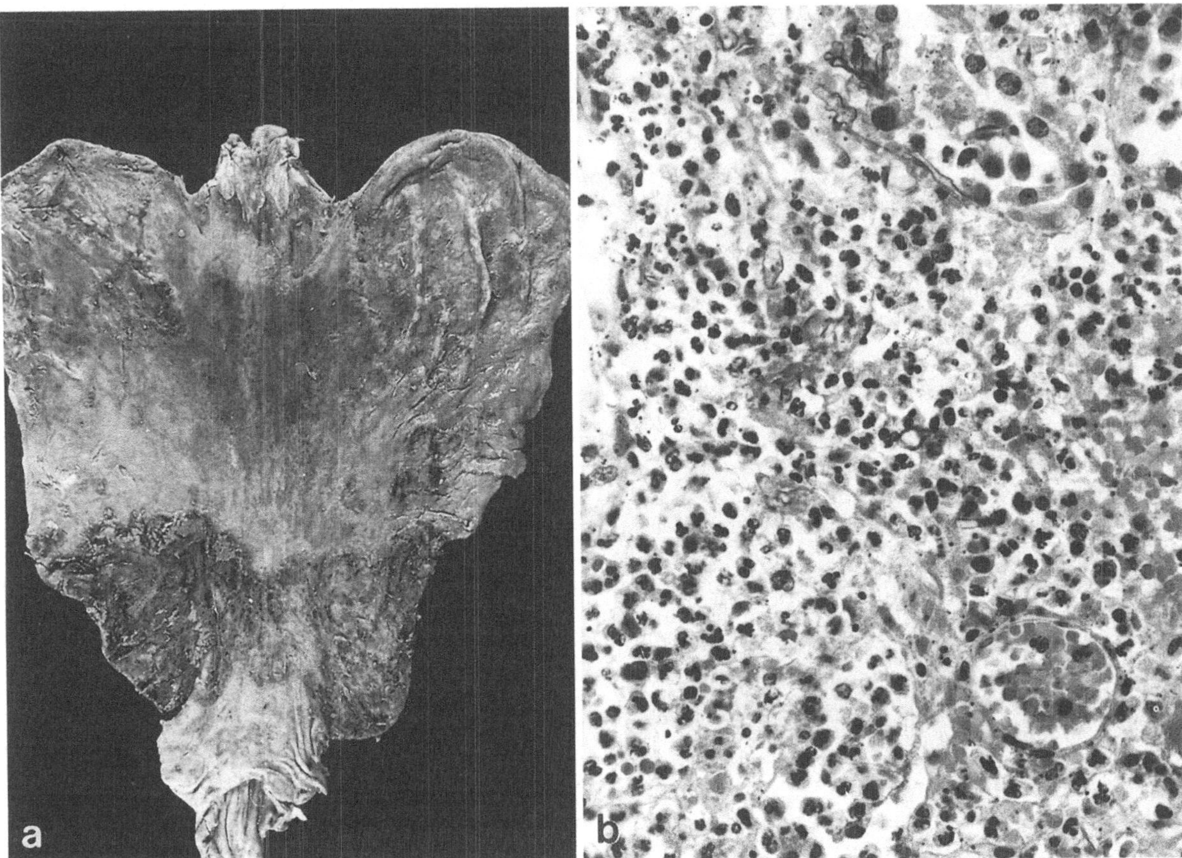

Abb. 3.22. Phlegmonöse Gastritis (Septikopyämie bei ulzeröspolypöser Endokarditis). **a** Makroskopisches Bild der Schleimhaut mit mehreren infarktähnlich begrenzten Schleimhautnekrosen, am deutlichsten im Antrumbereich. **b** Dichte granulozytäre Infiltration der Magenschleimhaut. Autolyse (Sektionsfall). H.E. 140 ×

Die Gasblasen lassen sich röntgenologisch als Füllungsdefekte nachweisen.

Mikroskopisch werden die gasgefüllten Hohlräume gelegentlich von Fremdkörperriesenzellen umgeben.

Differentialdiagnostisch müssen alle *nichtentzündlichen Formen des Magenwandemphysems* abgegrenzt werden. Gas kann aus folgenden Ursachen in die Magenwand übertreten[12]:

- bei *erhöhtem intraluminalem Druck* (obstruierende Prozesse wie Volvulus, Bridenileus, Gallensteinileus, stenosierende Tumoren; Erbrechen; iatrogen bei endoskopischen Untersuchungen),
- beim *Vorkommen definierter Schleimhautläsionen* (Ulzera, operative Eingriffe, Säure- und Laugenverätzungen, Ischämie und schwere Gastroenteritis, v. a. bei Kleinkindern) und
- entsprechend der Pneumatosis cystoides intestinalis (▷ S. 628) bei *Ruptur von Lungenemphysemblasen* (→ Mediastinum → Ösophaguswand → Retroperitoneum → Mesenterium → Magenwand).

Die *Prognose* wird von der Grundkrankheit bestimmt. Das Emphysem wird meist folgenlos *resorbiert*[12].

Milzbrandgastritis[45]

Extrem selten. Bis 1970 waren 4 Fälle bekannt. Die Infektion erfolgt im Zuge der *Anthrax-Septikämie,* wahrscheinlich aber auch durch Erregeraufnahme mit der *Nahrung.* Die Magenwand ist stark verdickt, sie enthält Blutungen und phlegmonöse Eiteransammlungen. In der Schleimhaut finden sich *serpiginöse Geschwüre.* Die stark erweiterten Lymphgefäße enthalten massenhaft Anthraxbakterien. Blutungen und Erreger finden sich auch in den *regionären Lymphknoten.*

Herpes-simplex-Gastritis

Im Gegensatz zur häufigeren Herpes-*Ösophagitis* ist die Herpes-simplex-*Gastritis* selten (3 Fälle bis 1977)[128]. Die Schleimhaut zeigt oberflächliche *Ulzera,* die *konfluieren* können. Ihr Durchmesser beträgt bis zu 3 cm[128]. Die Magenschleimhaut kann *pflastersteinähnlich* aussehen[67]. Zytologisch und manchmal auch histologisch lassen sich in den Schleimhautzellen *Milchglaskerne* und *eosinophile Einschlußkörper* nachweisen[67, 128].

Varizella-Zoster-Gastritis

Nach autologer Knochenmarkstransplantation wegen einer Lymphogranulomatose traten bei einem Patienten neben einer schweren vesikulären, elektronenmikroskopisch und immunfluoreszenzmikroskopisch Varizella-Zoster-positiven Dermatitis starke Leibschmerzen und Erbrechen auf. *Histologisch* fand sich eine unspezifische aktive Gastritis. Viruseinschlußkörper konnten nicht nachgewiesen werden. *Elektronenoptisch* fanden sich jedoch *virale Einschlußkörper* mit einem Durchmesser von 90–100 nm, und in einem Extrakt aus einer Magenbiopsie wurde *VZV-spezifische DNA* nachgewiesen[95b].

Zytomegalie-(CMV-)Gastritis

Etwa 50% der urbanen Bevölkerung und um die 100% weiblicher Prostituierter sowie homosexueller Männer besitzen CMV-Antikörper[40]. Die Viren bleiben lebenslang erhalten, die Krankheit flackert erst bei *Störungen der T-Zell-vermittelten Immunität* wieder auf[40]. Die CMV-Infektion wird v. a. bei *immundefizienten Patienten* angetroffen, z. B. bei immunsupprimierten Patienten nach Organtransplantationen[73, 79], heute aber hauptsächlich bei *AIDS* (2,2% gastrointestinale CMV-Manifestationen, davon 0,3% im Magen)[69]. Bei jedem 3. Fall war die gastrointestinale CMV-Infektion das erste Hinweiszeichen auf AIDS[69, 143a]. Selten findet sich eine CMV-assoziierte Gastritis oder Ulkusbildung auch bei Individuen ohne Immundefekte[9, 153].

Die Magenschleimhaut kann *intakt* sein, dann liegen die charakteristischen Einschlußkörper in den Epithelien *(Cowdry-A-Einschlüsse, „Eulenaugenzellen")*. Es können sich aber auch *multiple Erosionen/Ulzera* entwickeln[79, 129, 153], und dann findet man die Einschlußkörper vor allem in den *Endothelzellen* und *Fibroblasten* des Ulkusgrundes[7, 27, 64, 127]. Nicht immer ist klar, ob die Virusinfektion Ursache oder Epiphänomen der Ulkusbildung ist[127]. Die CMV-Infektion kann auch ein *noduläres*[124a] oder *tumorähnliches*[84a] Schleimhautbild hervorrufen. Kombination einer CMV-Gastritis mit einem Pseudolymphom des Magens[154]. Ausbildung einer *gastrokolischen Fistel*[8].

Für die histologische *CMV-Diagnostik* ist es wichtig zu wissen, daß im Magen-Darm-Trakt *„atypische" Einschlußkörper häufiger vorkommen als die typischen Eulenaugenzellen* (Abb. 3.23). Von ersteren wurden 3 Typen beschrieben[122]:

- *Typ 1:* Vergrößerte abgerundete Zellen, feines Kernchromatin, schlecht erkennbare Zellmembran, Fehlen eines Nukleolus; manchmal schlecht begrenzte eosinophile Einschlüsse in Kern bzw. Zytoplasma. Manchmal erinnern diese Zellen an Ganglienzellen. *Vorkommen* in mesenchymalen Zellen vom Ösophagus bis zum Kolon.
- *Typ 2:* Stark vergrößerter, dichter eosinophiler Kern mit wenig Zytoplasma. *Vorkommen* am häufigsten im Ösophagus und Kolon (L. muscularis mucosae).
- *Typ 3:* Zellen ohne deutlichen perinukleären Halo mit intrazytoplasmatischen eosinophilen Granula. *Vorkommen* in Duodenum und Kolon.

In allen diesen Einschlußkörpern lassen sich ebenso wie in virushaltigen, jedoch mikroskopisch sonst unauffälligen Zellen, die CMV-Viren durch in-situ-Hybridisierung nachweisen[96, 97]. Es erscheint nützlich, Antikörper gegen verschiedene CMV-Antigene parallel am gleichen Präparat einzusetzen[96].

Die *Sensitivität des Virusnachweises* ist am größten bei der *Virusanzucht* (95%), bei schweren Formen gefolgt von der *Immunhistochemie* (75%) und der *Histologie* (61%).

Kryptosporidiengastritis

Vorkommen bei HIV-Trägern bzw. AIDS. Sicher *selten,* wenn die exakte Häufigkeit auch unbekannt ist, aber *klinisch wichtig:* Mitteilung mehrerer Fälle mit einer *Antrumstriktur*[30, 53, 54, 93a].

Giardiasis des Magens[13, 42a, 88a, 111a]

Selten (0.37–0.5%) werden Giardien im Magen nachgewiesen (3mal unter 600 Bürstenabstrichen[88a], 40mal unter 15023 Magenbiopsien[42a]). Sie gelangen offenbar bei *Reflux von Duodenalsaft* oder als *Verunreinigung bei der Endoskopie* hierhin[88a]. Ob sie tatsächlich eine Gastritis verursachen können, ist fraglich. Die Giardiasis des Magens wird fast nur bei der atrophischen Gastritis[42a], ausnahmsweise auch bei einer akuten Helicobacter-Gastritis[111a], beobachtet.

Leishmaniose des Magens[38b]

Eine Leishmaniose des Magens tritt offenbar nur bei *AIDS-Patienten* im Rahmen einer generalisierten Infektion auf und ist dort *sehr selten.* Klinisch kann sie sich als *Magenulkus* manifestieren.

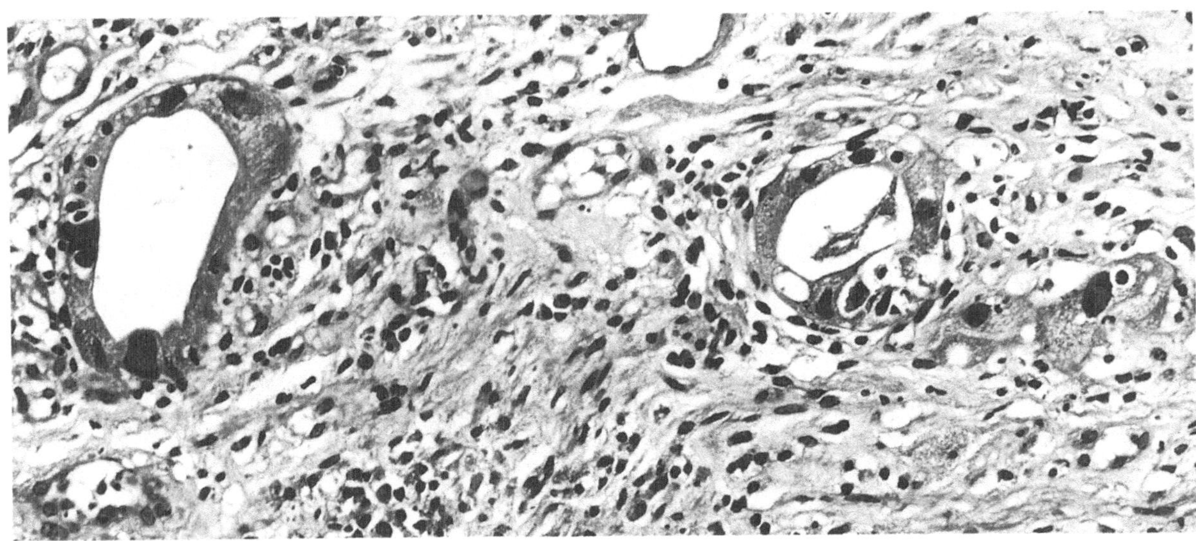

Abb. 3.23. Ulzeröse Antrumschleimhautgastritis (Ulkus im Bild nicht wiedergegeben) mit nukleären Einschlußkörpern in den Drüsenhalsepithelien bei CMV-Infektion. H.E. 350 ×

Mykotische Gastritis[126]

1–2% der Routinesektionen weisen eine Mykose auf. In ausgewählten Gruppen liegt die Häufigkeit weit höher (bei Erkrankungen der Leukämie/Lymphomgruppe 20% und darüber), wobei der Magen-Darm-Kanal zu den meistbetroffenen Organsystemen zählt[126].

Wichtigste Erreger sind *Monilia albicans* (Moniliasis = Candidiasis = Soormykose)[49] und *Phykomyzeten*[85].

- *Die Moniliasis*[49] erzeugt am häufigsten multiple *Ulzera* bzw. oberflächliche *Erosionen und Mikroabszesse* in der Mukosa [99]. Sie kann auch im Bereich von peptischen Magengeschwüren und Tumorkratern vorkommen. Bisweilen ist unklar, ob der Pilz ein Ulkus sekundär besiedelt oder ob er es primär erzeugt hat[49]. *Begünstigend* wirken konsumierende Krankheiten, Diabetes mellitus und die Behandlung mit Antibiotika, Kortikosteroiden, Zytostatika und Strahlen[49, 126] sowie vorausgegangene Magenoperationen[82]. Der *Bürstenabstrich* ist in der Diagnostik der gastroösophagealen Candidiasis der Histologie offenbar an Sensitivität überlegen[153a].
  In einer japanischen Sektionsstatistik der Jahre 1982–1991[53a] nimmt der *Magen* mit 44,2% der Fälle noch vor dem Ösophagus (> 34,7%), den Lungen und Nieren *den ersten Platz unter den Fällen mit tiefer Candidiasis* ein. Die Leukämiefälle führten mit rund 1/3 der Gesamtzahl vor den malignen Lymphomen und der Panmyelophthise. Bei *disseminierter Candidiasis* sowie bei *Granulozytopenie* und *Immundefizienz* wurden die schwersten Gewebsveränderungen und häufig eine *Gefäßinvasion* beobachtet.
- Bei den *Zygomykosen* reicht die Skala der Veränderungen von diskreten oberflächlichen *Erosionen* bis hin zu großen *Geschwüren*[85, 126, 141a]. Besonders charakteristisch ist der extrem harte Ulkusgrund, verbunden mit einer schwärzlichen Färbung sowohl des Ulkus als auch der Serosa. Das nekrotische Gewebe enthält reichlich Pilzmyzel. Die *invasive Form* geht mit ausgedehntem Pilzwachstum in der Wand und Lichtung der Blutgefäße einher → sekundäre Thrombose → Nekrose und Ulzeration, außerdem → Pilzsepsis. Die Zygomykose wird durch die gleichen Bedingungen *begünstigt* wie die Moniliasis: maligne Tumoren, Tuberkulose, Kwashiorkor, Diabetes mellitus, antibiotische und Kortikosteroidtherapie[85].
- *Histoplasmose (Histoplasma capsulatum):* Im Unterschied zur großen Häufigkeit der Lungenhistoplasmose in den USA (jährlich etwa 500000 neue Fälle, 90–95% asymptomatisch und selbstlimitierend[30a]) ist die gastrointestinale Histoplasmose sehr selten (bis 1988 nur 77 publizierte Fälle[27a]). Der Magen ist mit nur 7 Fällen (allein oder in Verbindung mit einem Dünn- oder Dickdarmbefall[27a]) eine ungewöhnliche Lokalisation. Die gastrointestinale Histoplasmose manifestiert sich gewöhnlich als *tumorartige Masse* oder als ein *Ulkus. Mikroskopisch* sieht man pilzhaltige Granulome, manchmal mit einer chronischen unspezifischen Begleitentzündung. Jeder 4. Fall einer gastrointestinalen Erkrankung ist mit einer immunologischen Störung assoziiert[27a].

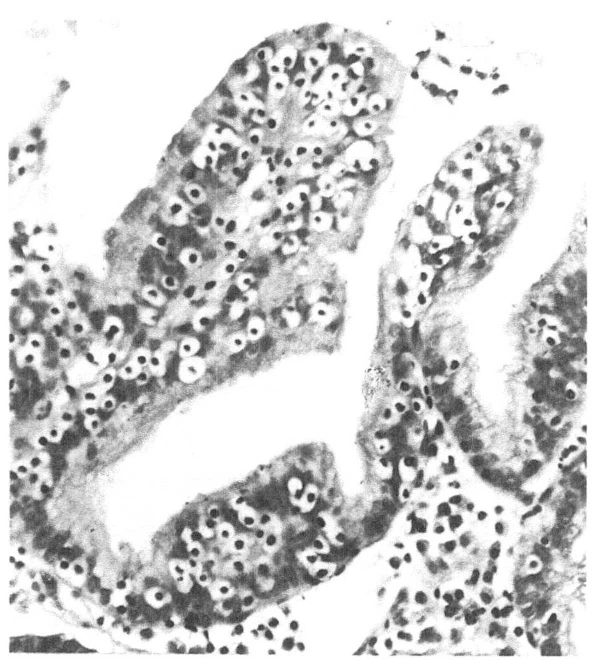

Abb. 3.24. Lymphozytäre Gastritis mit zahlreichen interepithelialen T-Lymphozyten (charakteristischer perinukleärer heller Hof). (Präparat Prof. Bettendorf, Wiesbaden. H.E. 350 ×)

Wurmbefall des Magens

- *Askariasis*[16, 32]: Nur selten „verirrt sich" Ascaris lumbricoides in den Magen. *Klinisch* kann es zu Blutungen (mechanische Schleimhautschädigung durch die Würmer mit Erosionen) und zur Magenausgangsstenose kommen. Die Extraktion ist auf endoskopischem Wege möglich[58]. Dies gilt auch für andere Rundwürmer, z. B. aus der Rhabditoidfamilie[102].
- *Anisakiasis*[68]: Intramurale Phlegmonen, Abszesse und granulomatöse Veränderungen mit nachweisbaren Wurmresten finden sich auch bei der *Anisakiasis des Magens* (Nematodenlarven der Familie Anisakis). Ein besonders häufiger Befall findet sich bei Hering, Lachs, Kabeljau, Tintenfisch, Makrele und Schellfisch. Die *gastrale Form* manifestiert sich meist schon 4–6 h nach Ingestion der Larven, die (in Europa und USA häufigere) *intestinale Form* nach einigen Tagen, meist unter dem Bild einer akuten Appendizitis oder regionalen Enteritis. In Japan, wo besonders reichlich roher Fisch verzehrt wird, ist die Erkrankung relativ häufig. In Greifswald wurden zwischen 1975 und 1992 8 intestinale Fälle beobachtet, die eosinophile Darmwandphlegmonen bzw. einen entzündlichen Konglomerattumor hervorgerufen hatten.
- *Strongyloidesstercoralis*[37a]: Einzelfallbeschreibung eines blutenden präpylorischen Ulkus (präexistent? Folge des Wurmbefalls?) bei massivem Magenbefall durch Strongyloides stercoralis.

Lymphozytäre Gastritis

1985 wurde von Haot et al.[60] eine Sonderform der Gastritis beschrieben, bei der das Oberflächenepithel zahlreiche Lymphozyten enthält. Sie ist *selten* und stellt nur 0,2–0,4% aller Gastritiden in Biopsiestatistiken[41, 133].

> Man spricht von einer „lymphozytären Gastritis" nur dann, wenn bei mikroskopischer Bewertung von mindestens 200 benachbarten Oberflächenepithelien wenigstens 10–30 Lymphozyten pro 100 Epithelien gefunden werden[12a, 62].

Morphologie. *Makroskopisch (endoskopisch)* liegt nach Haot et al.[62] im Regelfall ein Schleimhautbild vor, das schon 1947 als *„varioliforme Gastritis"*[104] bezeichnet worden war. Es ist gekennzeichnet durch *grobe Schleimhautfalten,* die *auf den Kuppen kleine Knötchen* mit grauweißen, von einem *hyperämischen Randsaum* umgebenen *Einsenkungen* aufweisen[41, 60, 61]. Auch ein pflastersteinähnliches Bild wird beschrieben[115a]. Die Veränderungen betreffen den *ganzen Magen,* am stärksten die Korpus- und Fundusregion, oder die letztere allein[12a]. Die Frage, ob die lymphozytäre Gastritis *das* mikroskopische Korrelat der varioliformen Gastritis schlechthin darstellt[62, 63] oder ob sie nur in einem Teil der Fälle das charakteristische endoskopische Bild aufweist[41], ist nicht abschließend geklärt. Unbestritten ist, daß es einen *rein antralen Typ* der varioliformen Gastritis gibt, der vermutlich nicht der lymphozytären Gastritis zuzurechnen ist[12a, 41, 62, 63].

Mikroskopisch enthält das Oberflächenepithel der Magenschleimhaut so viele Lymphozyten, daß der hohe Kerngehalt dieser Schleimhautschicht sofort ins Auge fällt. Die Lymphozyten liegen nach elektronenmikroskopischen Befunden nicht nur *inter-,* sondern auch *intraepithelial,* die interepitheliale Lagerung dürfte aber vorherrschen[115b]. Sie entsprechen ausschließlich *T-Lymphozyten* mit einem für diese Lage charakteristischen hellen Hof[41] (Abb. 3.24). In der Regel enthält auch die angrenzende Lamina propria zahlreiche Entzündungszellen, vor allem *Lymphozyten, Plasmazellen* sowie – auch beim Fehlen von H. pylori – *neutrophile Granulozyten*[41].

Ätiologie, Pathogenese. Die Ursachen der lymphozytären Gastritis sind *nicht befriedigend geklärt.* Der häufige Nachweis von *H. pylori* bzw. von *H.-pylori-IgG*[41] *sowie* die kasuistisch beobachtete *Heilung nach H.-pylori-Eradikationstherapie*[56] weisen vielleicht auf eine kausale Rolle einer H.-pylori-In-

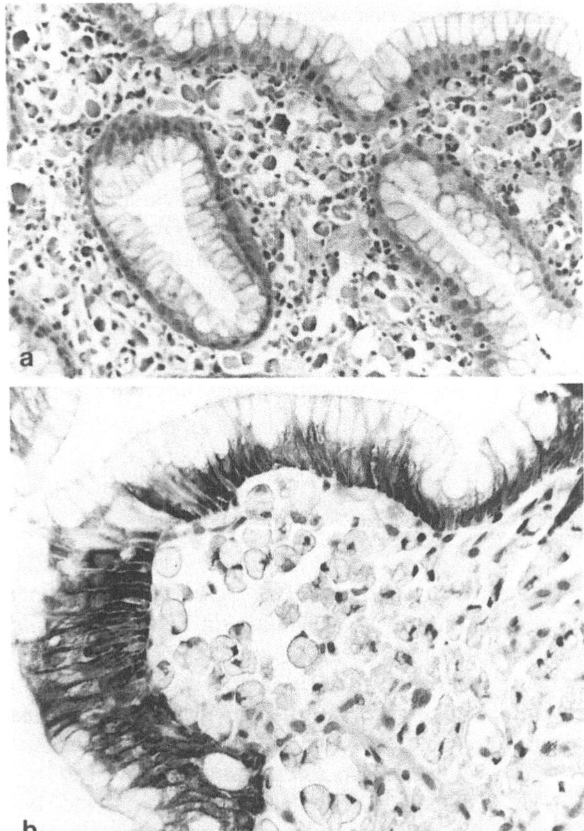

Abb. 3.25. Russellkörper-Gastritis. **a** Übersicht mit geringer chronischer entzündlicher Infiltration und zahlreichen Russellkörpern in der interfoveolären L. propria. H.E. 350 ×. **b** Stärkere Vergrößerung mit zahlreichen Russellkörpern. Panzytokeratin Lu-5. 700 ×. (Präparat Dr. Qasem (Biberach), Reproduktion mit freundlicher Genehmigung des Kollegen)

fektion hin. Dies trifft allerdings offenbar nicht für alle Fälle zu[41]. Andererseits gibt es Hinweise darauf, daß eine Beziehung zur *Zöliakie des Dünndarmes* besteht: Die morphologischen Befunde beider Krankheiten sind ähnlich[41, 74, 151]. In einer italienischen Studie bestand bei 9 von 25 Kindern mit einer Zöliakie gleichzeitig eine lymphozytäre Gastritis[38a]. Auch in einer britischen Studie[90b] fanden sich Kombinationsfälle mit einer *lymphozytären Duodenitis*, einer *Zottenatrophie* und abnormer Laktulose/Mannitol-Resorption, so daß eine durch Gluten oder andere Substanzen induzierte Gastroenteropathie diskutiert wurde. Schließlich wurde auch eine Kombination mit einer *lymphozytären Kolitis*, die in eine Kollagenkolitis überging, beschrieben[32a]. Diese Beobachtungen lassen sich unter einem Dach vereinigen, wenn man von einer *Immunreaktion der Magenschleimhaut gegen eines oder mehrere Antigene ausgeht* und annimmt, *H. pylori* sei *eines* dieser Antigene[41, 74]. Auch die häufige Kombination mit einem *Duodenalulkus* (28.5%[12a]) weist indirekt auf eine H. pylori-Infektion hin. Nach Untersuchungen an interepithelialen Dünndarm-Lymphozyten reagieren diese Zellen stärker als L. propria-Lymphozyten auf Chemokine mit Migration und Kalzium-Mobilisation[45a].

Klinik. Die klinische Symptomatik ist uncharakteristisch. 18% der Patienten weisen jedoch *abnorm niedrige Serumproteine* auf, 2/3 einen *Gewichtsverlust* und 1/3 eine *Anorexie*[62]. Die *Eiweißverlustgastropathie,* die diesen Symptomen zugrunde liegt, beruht offenbar auf der Faltenhypertrophie und den Erosionen, ähnlich wie beim M. Ménétrier (▷ S. 282)[62].

Eine Beobachtung aus jüngster Zeit, wonach *die lymphozytäre Gastritis bei Patienten mit einem Magenkarzinom oder Magenlymphom signifikant häufiger* gefunden wurde als in einem *unselektierten* Patientengut (12,3 vs. 13,7 vs. 0,8–2,5%)[55a] bedarf der Bestätigung an größeren Kollektiven. Sollte sie sich bestätigen, so wäre die lymphozytäre Gastritis unter die *präneoplastischen Läsionen* des Magens einzureihen, und Patienten mit dieser Krankheit müßten regelmäßig *endoskopisch-bioptisch kontrolliert* werden.

„Russellkörper-Gastritis"[152a]

Russellkörper finden sich bei etwa jeder 4. Magenbiopsie[152a]. Sie kommen am häufigsten bei *schwerer Oberflächen- oder atrophischer Gastritis* sowie bei der *intestinalen Metaplasie* vor (jeweils um 40%). Bei diesen drei Veränderungen trifft man auch die *höchsten* Zahlen innerhalb der L. propria an. Gastritisfälle mit *Vorherrschen der Russellkörper* (▷ Abb. 3.25) sind extrem selten. Warum in diesen Fällen so zahlreiche Russellkörper auftreten, ist unbekannt. Es handelt sich um *degenerativ veränderte Plasmazellen,* die immunhistochemisch ein *polyklonales Muster* bieten (eigene Untersuchungen an einem Fall). Cave Verwechslung mit einem Siegelringzellkarzinom!

Plasmazellgranulom des Magens[43]

Ungewöhnlich seltener Pseudotumor des Magens (bis 1982 nur 3 publizierte Fälle: 2mal Antrum, einmal Kardia), der endoskopisch und röntgenologisch ein ulzeriertes Karzinom vortäuschen kann.

Mikroskopisch besteht er vorwiegend aus reifen Plasmazellen, Russell-Körperchen und eingestreuten Lymphozyten und Histiozyten. Der Fasergehalt ist erhöht. Der Prozeß greift auf die M. propria über. Immunhistochemisch findet sich eine *polyklonale* Plasmazellproliferation. Wahrscheinlich handelt es sich somit um eine Extremform der plasmazellreichen „Russellkörper"-Gastritis (s. o.).

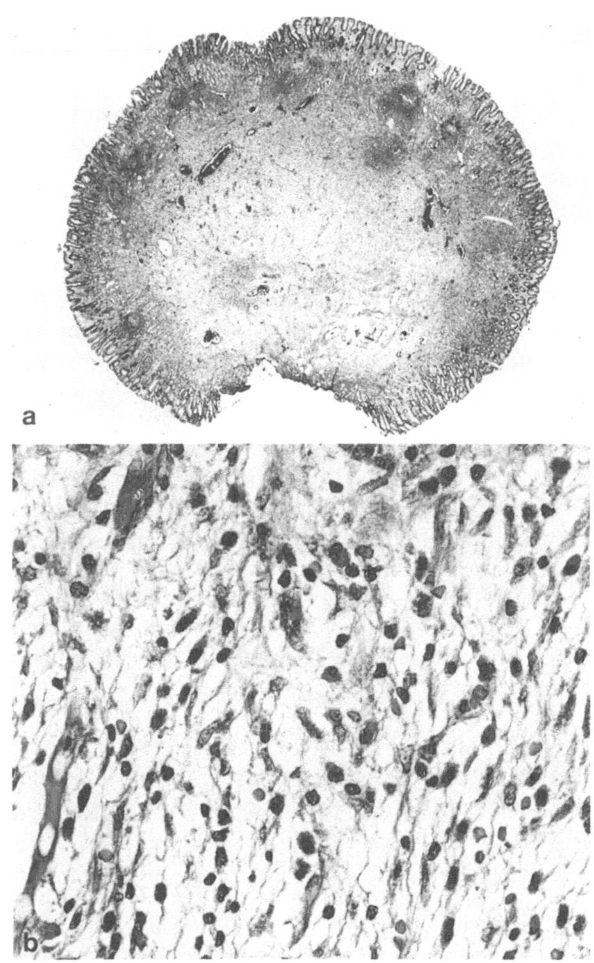

Abb. 3.26. Entzündlicher fibroider Polyp des Magens. **a** Hochgradige Auftreibung der Submukosa durch die chronische granulierende Entzündung. H.E. ca. 15 ×. **b** Ausschnitt aus der Submukosa. Fibroblasten, Kapillaren, Infiltration durch eosinophile Granulozyten, ausgeprägtes interstitielles Ödem. H.E. 350 ×

Entzündlicher fibroider Polyp

Synonyme: Polypöses Fibrom; submuköses Granulom mit eosinophiler Infiltration; polypoide eosinophile Gastritis, „eosinophiles Granulom" des Magens; umschriebene Form der gastrointestinalen eosinophilen Infiltration, Fibrohistiozytose (herdförmige tumorartige Bindegewebshyperplasie); Vanek-Tumor; eosinophiler Pseudotumor

Epidemiologie. Die Läsion ist ziemlich *selten.* In den letzten 40 Jahren wurden ca. 400 Fälle beschrieben, von denen allein 143 bzw. 42 aus 2 Serien stammen[81, 134]. Die Veränderung kann in *jedem Lebensalter* vorkommen, sie ist im *Kindesalter* jedoch extrem selten (jüngster Patient 5 Monate[14], ältester Patient 92 Jahre, Altersdurchschnitt bei Diagnosestellung ca. 60–64 Jahre[81, 134]). Das Verhältnis w:m wird mit 1,6:1[134] bzw. 0,8:1[81] angegeben.

Ätiologie, Pathogenese. Die *kausale Genese* ist umstritten[22, 25, 134]. Einerseits werden *mechanische Faktoren* (Mikrotraumen und Fremdkörper in Verbindung mit Magensaft), andererseits *allergische Reaktionen* angeschuldigt. Auch die Ansichten darüber, ob Beziehungen zur eosinophilen Gastroenteritis bestehen, sind geteilt. So soll es *Übergangsformen* geben. In der Serie von Stolte u. Finkenzeller[134] fand sich jedoch niemals eine Kombination mit einer eosinophilen Gastritis. Darüber, daß es sich bei dieser Läsion nicht – wie früher teilweise vermutet – um eine Neoplasie, sondern um einen *entzündlich-reaktiven Prozeß* handelt, besteht heute Übereinstimmung[134].

Lokalisation. Etwa 67–87% der Fälle sind im Antrum, nur jeder 9.–12. Fall ist im *Korpus* lokalisiert[18, 81, 134]. Ca. 2–5% verteilen sich auf Pylorus, Angulus, Fundus und Kardia, in knapp 20% fehlen Angaben zum Sitz[134] (*Devon-family-Syndrom* ▷ S. 298).

Morphologie. Jeder 4. Herd hat weniger als 1 cm *Durchmesser*, jeder 2. Herd weniger als 2 cm, nur selten wird ein Durchmesser von 4 cm überschritten[134] (Durchschnitt 1,2 cm)[81]. Der Herd kann in die Magenlichtung *vorspringen,* oder die Magenwand ist umschrieben verdickt. Die Oberfläche ist oft *erodiert* (26%) oder *ulzeriert* (4%).

Mikroskopisch (Abb. 3.26) wechselt das Bild zwischen einem gefäßreichen, faserarmen Bindegewebe einerseits und faser- und zellreichen Herden mit entzündlicher, vorwiegend eosinophiler Zellinfiltration, angioretikulären oder histiozytomähnlichen Strukturen andererseits[22, 81, 134, 137, 141]. Übergangsformen zum diffusen Typ können nekrotische Knötchen mit panarteriitischen Veränderungen aufweisen[137]. In 44% ist die Läsion auf die Mukosa beschränkt.

Elektronenmikroskopische und *immunhistochemische* Befunde sprechen für eine *myofibroblastäre* und *histiozyäre Herkunft* der proliferierenden Zellen. Alle Fälle sind Vimentin-positiv, jeder 4. Fall ist positiv für α-Muskelaktin und HHF-35, jeder 3. Fall für KP1 und jeder 7. Fall für Mac387[81]. Andere immunhistochemische und elektronenmikroskopische Befunde weisen eher auf eine *vaskuläre* Herkunft der Läsion hin[142a].

> Trotz der von manchen Autoren gewählten Bezeichnung „eosinophiles Granulom des Magens" ist die Läsion nicht mit dem eosinophilen Granulom des Skeletts identisch[141, 145]. Dieser Terminus sollte daher aufgegeben werden.

Beim eosinophilen Granulom ist die Langerhans-Zelle das Grundelement, während im Magen Fibroblasten, kollagene Fasern und Gefäße den geweblichen Hintergrund bilden. Bislang wurde m. W. nur ein einzelner Fall von echtem, d. h. mit dem gleichnamigen Prozeß des Skelettsystems identischem, eosinophilem Granulom des Magens beschrieben[145].

Verlauf, Prognose. Lokale Destruktion, Metastasen und Rezidive fehlen[22]. Der Prozeß läuft *stadienhaft* ab, mit progredienten und regressiven, oft nur Teile des Polypen betreffenden Phasen[22]. Die faserarmen Formen sind als die frühesten Jugendstadien anzusehen[22]. Bei den Übergängen zur diffusen Form und beim Vorkommen einer Panarteriitis ist die Prognose zwangsläufig getrübt. Bei Beschränkung auf Mukosa und Submukosa ist eine *endoskopische Abtragung* möglich[138].

Eosinophile Gastritis/Gastroenteritis

Synonyme: Diffuse (infiltrative) Form der gastrointestinalen eosinophilen Infiltration; diffuse eosinophile Infiltration des Magen-Darm-Traktes

Definition. Talley et al.[139] definieren die eosinophile Gastroenteritis durch folgende Kriterien:

- Vorhandensein *gastrointestinaler Symptome,*
- Nachweis *eosinophiler Zellinfiltrate* in einem oder mehreren Abschnitten des Magendarmtraktes zwischen Ösophagus und Kolon *oder* charakteristische Röntgensymptome zusammen mit *peripherer Eosinophilie,*
- *Fehlen parasitärer oder extraintestinaler Erkrankungen.*

Die *Bluteosinophilie* wird bewußt nicht als obligates Kriterium verwendet, da sie nur bei 20–90% der Patienten vorkommt[94, 139]. Der *Ausschluß parasitärer Krankheiten* aus der Definition wird nicht von allen Autoren geteilt[18, 143]. Sie rechnen auch solche Formen der eosinophilen Gastroenteritis dem Krankheitsbild insgesamt zu. In der Regel handelt es sich bei diesen um lokal begrenzte, durch das Vorkommen der Parasiten induzierte eosinophile Reaktionen.

Klassifikation. Aus einer gemeinsamen Bewertung von Ursachen und Morphologie der eosinophilen Gastroenteritis ergibt sich die Klassifikation der Tabelle 3.6.

Epidemiologie. Zuverlässige Häufigkeitsangaben fehlen, da zahlreiche Fälle bei milder Symptomatik unerkannt bleiben bzw. nicht publiziert werden. Die Zahl der veröffentlichten Fälle liegt unter 150[139]. *Männer* sollen häufiger erkranken als *Frauen* (1,3–1,4:1[139]). Das *2.–6. Lebensjahrzehnt* sind bevorzugt, vielleicht mit einem doppelten Altersgipfel im 3. und 6. Jahrzehnt. Im *Kindesalter* ist die eosinophile Gastroenteritis sehr selten (8 Monate altes Mädchen)[107].

Ätiologie, Pathogenese. Abgesehen von den parasitären Formen sind in den meisten Fällen die Ursachen *unbekannt*[18]. Nur etwa die Hälfte der Fälle weist *allergische Krankheiten* wie Heufieber, Asthma oder Urtikaria in der Vorgeschichte[21, 26, 42, 59, 121] auf. Wenn Nahrungsmittelallergene angeschuldigt werden, so handelt es sich gewöhnlich um Schweine- oder Rindfleisch, um Eier oder Milch[78]. Im Provokationsversuch wurde über eine Verstärkung der klinischen Symptome und Zunahme der Gewebseosinophilie berichtet[78]. Im Versuch am Kaninchen ließ sich nach 14tägiger intramuraler Injektion von Humanglobulin eine typische Gastritis hervorrufen, möglicherweise als Ausdruck einer allergischen Reaktion vom verzögerten Typ[34]. Der klinische Wert von Hauttests (positiv in 4% der nichtparasitären eosinophilen Gastroenteritiden) ist ebenso umstritten wie derjenige von IgE-Bestimmungen im Blutserum oder Magendarmsekret[143].

In der *Pathogenese* spielt vermutlich die Freisetzung des *„major basic protein“* aus den Eosinophilen eine wichtige Rolle → Schädigung der Schleimhautepithelien[76, 139].

Klinik. Klinisch[59, 78, 143] stehen Übelkeit, Erbrechen, Durchfall und Gewichtsverlust im Vordergrund. Bei *Mukosabefall* können eine Eiweißverlusgastropathie, ein Malabsorptionssyndrom und/oder eine Blutungsanämie hinzutreten. Bei *Muskularisbeteiligung* können sich Zeichen der Magen-Darm- oder Gallenwegsobstruktion[101], bei *Serosabefall* kann sich ein eosinophiler Aszites entwickeln. *Blutbild* und *Knochenmark* können eine Eosinophilie aufweisen. Die Bluteosinophilie ist bei der submukösen Variante mit Abstand am höchsten (Median 8413 gegenüber 2241 beim Mukosa- und 1303/µl beim Muskularistyp)[139].

Lokalisation. Weitaus am häufigsten ist der *Magen,* v. a. dessen Antrum-Pylorus-Region, entweder allein oder in Kombination mit dem *Dünndarm,* betroffen[78, 140]. Die Entzündung kann vom Magen kontinuierlich auf das Duodenum übergreifen[78]. Im übrigen ist der diskontinuierliche herdförmige Befall verschiedener Magen-Darm-Abschnitte charakteristisch.

Isolierter Dünndarmbefall kommt vor, ist jedoch selten[86]: Der Prozeß kann nach proximal auf den *Ösophagus*[42], nach distal auf das *Zökum* und die *rechte Kolonhälfte*[121, 140] übergreifen. Auch eine Beteiligung des *gesamten Magendarmtraktes* vom Ösophagus bis zum Kolon wurde beschrieben[95a].

Oft zeigen auch die *regionären Lymphknoten* eine Eosinophileninfiltration. Die *übrigen Organe* sind in der Regel unbeteiligt (eosinophile Granulome der Leber)[50].

Morphologie[34, 78]. *Makroskopisch* sind die antralen Schleimhautfalten vergröbert, manchmal pflaster-

Tabelle 3.6. Formen der eosinophilen Gastroenteropathien (Versuch einer Klassifikation)

Krankheit	Epidemiologie	Lokalisation	Verteilung	Morphologie	Ätiopathogenese
Entzündlicher fibroider Polyp	Jedes Lebensalter, Altersgipfel 7. Jz., Kinder extrem selten. w:m = 1,6:1	Am häufigsten Antrum (70%), Dünndarm (20%). Nur ausnahmsweise Ösophagus und Kolon[18]	Umschrieben	Fibrovaskuläres Stroma mit wechselndem Eosinophilengehalt	Unbekannt. Mechanische Ursachen? Allergische Reaktionen?
(Idiopathische) Eosinophile Gastroenteritis	2.–6. Jahrzehnt bevorzugt. 2 Altersgipfel? Kinder extrem selten. m:w = 1,3–1,4:1	Am häufigsten Antrum (70%), meist zusammen mit angrenzendem Duodenum[18]	Diffus	Meist hochgradige Eosinophilie. Morphologische Subklassifikation nach bevorzugter Schicht: – *Mukosa-/Submukosatyp* – *Muskularistyp* – *Subserosatyp* – *Transmuraler Typ*	Unbekannt. 50–70% der Patienten zeigen allergische Erkrankungen
Allergische eosinophile Gastroenteropathie	Jedes Lebensalter, v. a. Kinder und junge Erwachsene	Magen (wiederum v. a. Antrum), Ösophagus, Dünndarm, selten Kolorektum	Fokal, diffus	– *Leichte Form:* meist nur interepitheliale Eosinophilie im Provokationstest (meist fokal) – *Schwere Form:* Ödem, selten Ulzeration, Eosinophilenzahl niedrig bis hoch[a]	*Leichte Form:* Allergie gegen nur *ein* Antigen (meist Kuhmilch, Soja- oder Weizenmehl) *Schwere Form:* Allergie gegen *zahlreiche* Antigene
Parasitär bedingte eosinophile Enterokolitis[18]	Jedes Lebensalter	Dünn- und Dickdarm, Magen nicht betroffen	Fokal, diffus	Unterschiedlich schwere entzündliche Reaktionen mit wechselnder, meist hoher Eosinophilenzahl	Heringswurm (Eustoma rotundum: roher oder schwach gesalzener Hering), Schistosomen, Hakenwürmer
Eosinophile pseudotumoröse Enterokolitis[1, 92]		Dünn- und Dickdarm, Magen nicht betroffen		Tumorähnliche Granulome mit Blutungen und Eiweißverlust-Enteropathie	
Begleiteosinophilie bei anderen Magendarmkrankheiten[18, 139]				Wechselnd starke Begleiteosinophilie bei z.B. M. Crohn, Panarteriitis nodosa, Churg-Strauss-Syndrom, Magenlymphomen und -karzinomen sowie Hypereosinophiliesyndrom	

[a] Die morphologischen Veränderungen bei der schweren Form der allergischen Gastroenteropathie entsprechen dem Mukosa/Submukosa-Typ der eosinophilen Gastroenteritis.

steinartig, knotig und gerötet. Die Pylorus-/Antrumwand kann insgesamt verdickt und deformiert sein. *Ulzeröse Schleimhautdefekte* sind häufig[131]. Ausnahmsweise kann ein ulzero-polypöses Magenkarzinom vorgetäuscht werden[106].

Mikroskopisch lassen sich 3 Hauttypen unterscheiden, die durch vorwiegenden Befall *der Mukosa, Submukosa* und *Subserosa* gekennzeichnet sind und zu entsprechenden klinischen Krankheitszeichen führen (s. oben)[78, 93].

Die *eosinophilen Zellinfiltrate* sind gewöhnlich sehr dicht; bei Schleimhautbefall können kleine Erosionen und Nekrosen auftreten. Die Infiltrate enthalten meist einige *Lymphozyten* und *Plasmazellen.* Ein *Ödem* und eine *Gefäßhyperämie* können hinzutreten[78, 143].

Die *Diagnose* wird durch die histologische Untersuchung von Magenschleimhautbiopsien oder chirurgischen Operationspräparaten gestellt.

Verlauf, Prognose. Der *Krankheitsverlauf* kann über Wochen bis Jahrzehnte gehen (längste Verlaufsdauer nach Literaturangaben: 32 Jahre[59, 78, 150]), er ist *chronisch-rezidivierend. Steroidtherapie* gilt auch

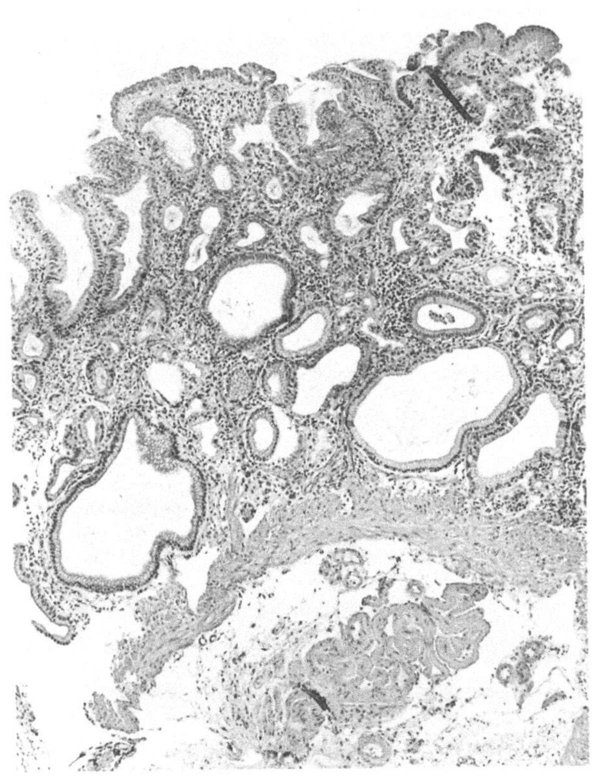

Abb. 3.27. Gastritis glandularis et cystica superficialis. Anastomosenschleimhaut eines Resektionsmagens. H.E. 56 ×. Die Veränderungen beschränken sich auf die Mukosa. H.E. 140 ×

heute noch[101, 139] als das Verfahren der Wahl, vereinzelt wurde auch über Erfolge mit dem Antiallergicum Chromoglycat berichtet[94, 139]. Bei Magen-Darm-Stenosen können chirurgische Eingriffe notwendig werden[115]. *Spontanremissionen* kommen vor[143], ausnahmsweise soll es auch tödliche Verläufe geben[83, 143].

Differentialdiagnose. Eine dichte Eosinophilen-Infiltration der Magen- oder Darmwand kann sich auch bei *malignen T-Zell-Lymphomen* finden (▷ S. 371 u. 374).

Sonderform: Allergische Gastroenteropathie

Ursache ist eine *Kuhmilch-, Soja- oder Weizen*[4]-*Allergie*[18]. *Klinisch* finden sich Anämie, Ödemneigung, Wachstumsverzögerung, Hypalbuminämie, Hypogammaglobulinämie, eine schwere Eiweißverlustgastroenteropathie und Anämie[147].

Morphologisch zeigen die *leichten* Formen (Tabelle 3.6) nur eine interepitheliale, im Provokationstest nachweisbare Eosinophilie, bei den *schwereren* Formen ist die Schleimhaut durch Eosinophile infiltriert. Eine Stenose der Lichtung fehlt[72, 83]. Von anderen Autoren wurden granulierende und vernarbende Prozesse in der Magen-Darm-Wand beschrieben.

Bei einem 8 Monate alten Mädchen mit *mechanischer Duodenalstenose* (partielle Malrotation des Dünndarms, Ladd-Bäner, Pancreas anulare) bestand eine schwere *erosive Antritis und Duodenitis* sowie eine ausgeprägte *eosinophile Infiltration der Ösophagus-, Magen- und Duodenalschleimhaut.* Nach operativer Beseitigung der Stenose bildete sie sich spontan zurück. Ob – wie von den Autoren vermutet – die lokale Obstruktion zur Stase und zu vermehrtem Übertritt von Allergenen in die Schleimhaut führte, bleibt offen[107].

Xanthogranulomatöse Gastritis[57a]

Einzelfallbeschreibung mit *entzündlichem Pseudotumor der Antrum-Pylorusregion* bei gleichzeitiger xanthogranulomatöser Cholezystitis und Adhärenz der Gallenblase am Antrum ventriculi (Übergreifen der Cholezystitis auf den Magen?).

Malakoplakie der Magenschleimhaut

Die Malakoplakie ist eine *seltene* Krankheit, die zu den chronischen Entzündungen gerechnet wird. Sie kommt in zahlreichen Organen vor, am häufigsten in den Harnwegen (58%), gefolgt von den Geschlechtsorganen (Hoden in 12%, Prostata in 10%, vom Retroperitoneum 12%, *Magen-Darm-Trakt* (8%), und von der Haut (unter 2%). In einer Übersicht von 153 Fällen war der *Magen* nur 3mal beteiligt[130]. Die *Diagnose* wird durch den Nachweis der charakteristischen Makrophagen *(v. Hansemann-Zellen)* mit intra- und extrazellulär liegenden *Michaelis-Gutmann-Körpern* gestellt (▷ S. 625).

Gastritis glandularis et cystica superficialis

Hierbei handelt es sich um eine Teilerscheinung des *Cronkhite-Canada-Syndroms* (▷ S. 296), das in aller Regel neben dem Magen den Dünn- und Dickdarm betrifft, ausnahmsweise aber als Forme fruste auch auf den Magen beschränkt sein kann[90]. Die *Magendrüsen* sind *zystisch erweitert,* die Schleimhaut ist verdickt und ödematös. Der Schweregrad der entzündlichen Reaktion wechselt[90]. Die *Ursache* ist unbekannt. Man denkt an eine qualitative oder quantitative Störung der Schleimsekretion mit Obstruktion und zystischer Erweiterung der Magendrüsen[90]. Welche Störung diesem Mechanismus zugrunde liegt, ist ungeklärt.

Als *umschriebene Form* kommt die *Gastritis cystica polyposa* außerdem im Bereiche von *Gastroenterostomien* (Abb. 3.27) und – sehr selten – *isoliert* vor (Magenfundus[152]).

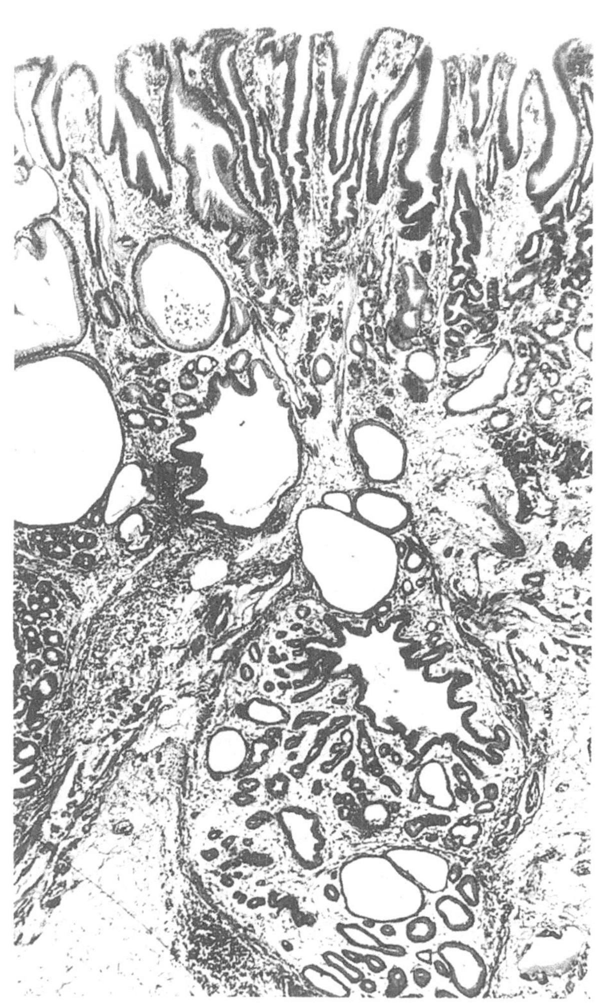

Abb. 3.28. Gastritis glandularis et cystica superficialis et profunda mit Verlagerung von Drüsen durch die M. mucosae in die Submukosa. Nebenbefund in einem Resektionsmagen. H.E. 56 ×

Gastritis glandularis et cystica profunda[52, 66, 123]

Die seltene Veränderung wurde unter dieser Bezeichnung bei 11 von 21 Angehörigen einer Rhesusaffenkolonie beschrieben[123], ist jedoch unter anderen Namen (u. a. „diffuse heterotopic cystic malformation of stomach", „diffuse submucosal cysts") schon länger auch beim Menschen bekannt[66].

Mikroskopisch (Abb. 3.28) finden sich 1) eine schwere, vorwiegend chronische Gastritis mit herdförmiger Atrophie und intestinaler Metaplasie und 2) eine Verlagerung von tiefen Magendrüsen *durch die M. mucosae in die Submukosa,* gewöhnlich entlang den Gefäßlücken in der M. mucosae. Die verlagerten Drüsen sind z. T. gering bis mäßig stark zystisch erweitert und zeigen gleichfalls metaplastische Veränderungen. Die Veränderungen kommen in allen Magenabschnitten vor. Die Gastritis gilt als *Ursache* der Läsion, die mit analogen Veränderungen bei der chronischen Cholezystitis (Rokitansky-Aschoff-Sinus), bei der Cystitis glandularis cystica (v. Brunn-Zellnester) und bei der Colitis cystica profunda verglichen wird[66]. *Die Läsion darf nicht mit einem (muzinösen) Adenokarzinom verwechselt werden.*

Faden- und andere Fremdkörpergranulome des Magens

Nahrungsbestandteile, die durch einen Schleimhautdefekt (z. B. peptisches Geschwür) in die Magenwand gelangen, können ebenso wie *Pilze* und *Würmer* dort eine granulomatöse Entzündung mit Fremdkörperriesenzellen verursachen.

Um *chirurgisches Nahtmaterial* können sich schwere entzündliche Veränderungen entwickeln (*„Fadenkrankheit":* 6,8% von 705 magenoperierten Patienten[39]).

Begleitfibrosen können Pylorusstenosen erzeugen[118]. Der Schweregrad der Entzündung hängt offenbar von der Art des Nahtmaterials und davon ab, ob (bei tiefgreifenden Nähten) Gefäße lädiert werden (Nekrosen → Erosionen). Ausnahmsweise können sich *Wandabszesse* entwickeln[95c].

Kollagene Gastritis/Gastroduodenitis

Während die Kollagenkolitis seit 1976 bekannt ist, wurden die ersten Fälle von kollagener Gastritis bzw. Gastroduodenitis erst seit 1989 beschrieben[23, 33, 135]. Demnach ist die kollagene Gastroduodenitis weit seltener als ihr Gegenstück im Kolorektum. Die bisher publizierten Fälle betrafen Frauen (15, 67 und 75 Jahre). Zweimal waren Antrum + Korpus, einmal nur das Korpus betroffen, zweimal war die kollagene Gastritis (Abb. 3.29) mit einer *kollagenen Duodenitis* kombiniert, wobei jedesmal nur der proximale Teil des Duodenums erkrankt war, in beiden Fällen mit einer Zottenatrophie, einmal bestand eine zusätzliche *Kollagenkolitis.* Die Dicke der *Kollagenschicht* betrug zwischen 30–60[136], 60[23] und 75 µm[33]. Im Gegensatz zu den beiden übrigen Fällen war die verbreiterte Kollagenlage in dem Fall von Stolte et al.[135] nicht unmittelbar unter dem Oberflächenepithel, sondern in Höhe des Foveolengrundes lokalisiert.

Die *Ursachen* sind ungeklärt. Die Anamnese der Patientinnen spricht eher gegen eine medikamentöse Verursachung. Stolte et al.[135] diskutieren andere *exogene Noxen* (z. B. *Infektionen*). In allen 3 Fällen bestand zusätzlich eine *chronische aktive Gastritis.* In jedem Fall wurde nach H. pylori gesucht, der Befund war jedoch negativ[23].

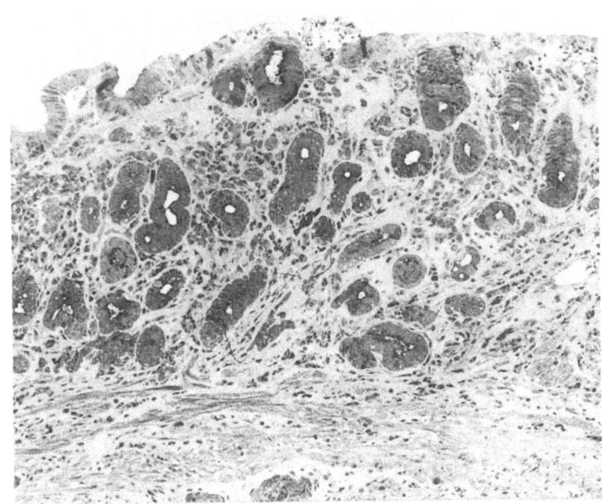

Abb. 3.29. Kollagene Gastritis. Semidünnschnittpräparat. Präparat Prof. Dr. F. Borchard (Düsseldorf), mit freundlicher Genehmigung des Autors

Spezifische Gastritis

Gastritis tuberculosa

Die Magentuberkulose ist *sehr selten*[55, 111]. In älteren Statistiken wurde ihre Häufigkeit im allgemeinen Obduktionsgut mit 0,02–0,2% [125], bei Lungentuberkulose mit 0,5% [110] und unter den tuberkulösen Infektionen des Verdauungstrakts mit 2% angegeben[105]. Beim Vorkommen einer Magen-Tbc muß heute auch an die Möglichkeit einer *HIV-Infektion* gedacht werden[24].

Die *Infektion* erfolgt gewöhnlich *hämatogen*, seltener *per continuitatem* (ausgehend von einer Lymphknoten-Tbc), *lymphogen* oder durch *direkte Inokulation* von der Schleimhaut aus (bei atrophischer Gastritis oder präexistentem Ulkus)[109, 125].

Die Tuberkulose betrifft am häufigsten das Antrum und Duodenum und kann dadurch eine *Magenausgangsstenose* hervorrufen.

Morphologisch überwiegt die *ulzeröse Form* mit 80–95%. Die *miliare, nodöse* und *hypertrophische (tumorähnliche) Form* sind seltener. Die Ulzera haben typischerweise einen *unterminierten Rand*, sie sind *serpiginös* und können *multipel* auftreten. Meist sind auch die *regionären LK* betroffen und können ein entzündliches Konglomerat bilden[95].

Gastritis durch Mycobacterium avium intracellulare (MAI-Gastritis)

Eine Infektion der Magenschleimhaut mit diesem Erreger kommt fast ausschließlich bei *AIDS* und *anderen Immundefekten* vor. Die säurefesten Stäbchen liegen v.a. in Makrophagen und kleinen schlecht begrenzten nichtnekrotisierenden Granulomen. Entzündliche Begleitreaktionen fehlen gewöhnlich. Die Erreger sind sehr ungleich im Gewebe verteilt, so daß Stufenschnitte für ihren Nachweis notwendig sein können. Therapieresistentes Magenulkus mit M.-avium-intracellulare-Infektion bei einem *Nicht-HIV-Patienten*[28].

Gastritis syphilitica (luica)

Auch die Lues des Magens ist *sehr selten*. Nur wenige Fälle stammen aus jüngerer Zeit[10, 15, 113, 117]. In den USA steigt die Zahl der Lues-Infizierten allerdings z.Zt. epidemieartig an; in einer Arbeit aus dem Staat Missisippi wird über 3 Fälle von gastraler Lues innerhalb eines einzigen Jahres berichtet und ausdrücklich darauf hingewiesen, daß die Gastritis luica als Differentialdiagnose zu anderen ulzerösen und hyperplastischen Schleimhautprozessen zunehmend erwogen werden müsse [90a]. H. heilmannii als bakteriologische Differentialdiagnose wird dabei bemekenswerterweise nicht erwähnt. Es bleibt unklar, ob alle rein bakterioskopisch als gastrale Luesfälle publizierte Beobachtungen tatsächlich diese Infektion repräsentieren oder zumindest teilweise Infektionen mit H. heilmannii entsprechen. Die häufigste Lokalisation ist die *Antrum-Pylorus-*Region[113, 117].

Morphologisch findet sich im *Sekundärstadium* das Bild einer *erosiven Gastritis* mit flachen, die Submukosa nicht überschreitenden Geschwüren und einer unspezifischen granulierenden Entzündung mit Panphlebitis[113].

Im *Tertiärstadium* treten *gummöse Infiltrate* auf, die sekundär ulzerieren oder das Bild einer diffusen hypertrophischen Magensklerose *(Linitis plastica luica)* hervorrufen können.

Die *Diagnose* ist nur durch den Nachweis der Treponemen im Gewebe (Silberfärbung nach Levaditi) zu sichern; er gelingt nur selten[117]. Es ist nicht auszuschließen, daß ein Teil der publizierten Fälle mit bakterioskopischem Spirochätennachweis de facto Fälle von H. heilmannii-Befall des Magens darstellte. Die Diagnose einer Gastritis luica ist wahrscheinlich, wenn positive Seroreaktionen und eine ulzeröse Entzündung des Magens mit entzündlichen Gefäßwandprozessen zusammentreffen. Kombination mit H.-pylori-Infektion[112].

Sarkoidose des Magens

Sie ist *selten*, v.a. in ihrer *isolierten*, auf den Magen beschränkten Form. Eine Arbeit aus dem Jahr 1967 registriert 50 Fälle, davon 30 mit anderen Organmanifestationen[37]. In klinischen Studien liegt die Magenbeteiligung bei *generalisierter* Sarkoidose unter 2% [82].

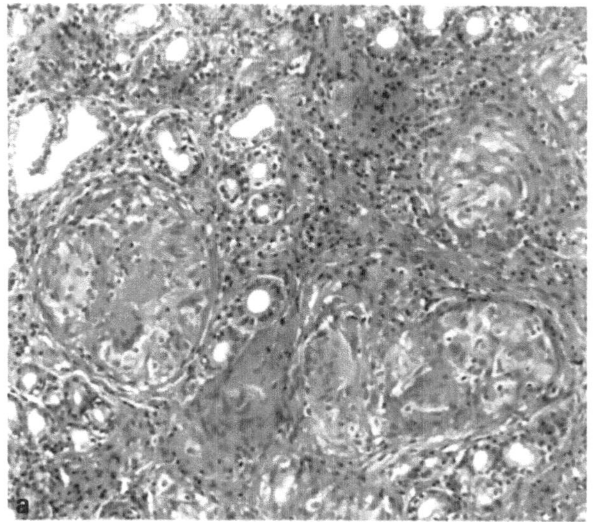

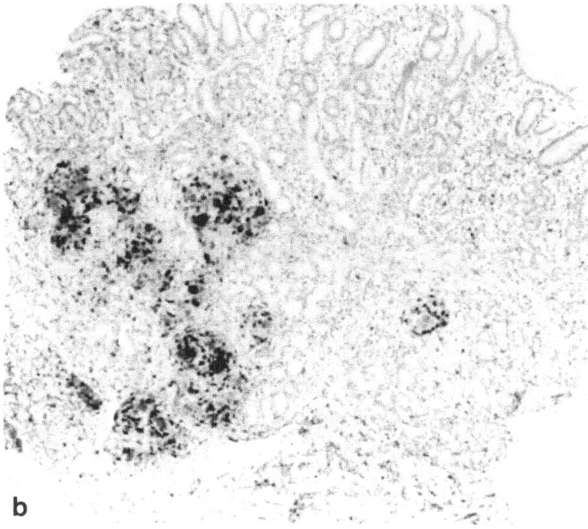

Abb. 3.30. Granulomatöse Gastritis (möglicherweise Sarkoidose, jedoch bei fehlendem Nachweis sonstiger Organmanifestationen). **a** H.E. 140 ×. **b** Immunhistochemischer Nachweis von CD68 mit positiver Reaktion der Epitheloidzellen in den Granulomen. 35 ×

Morphologisch (Abb. 3.30) handelt es sich um *ulzeröse* oder *produktive* Entzündungen, die das Bild einer Linitis plastica erzeugen und eine *Pylorusstenose* hervorrufen können[31, 38].

Differentialdiagnostisch[80] müssen andere epitheloidzellige Granulomatosen, speziell eine Tuberkulose und ein M. Crohn, ausgeschlossen werden. Dies geschieht unter Berücksichtigung des übrigen klinischen Bildes (Generalisation und positiver Kveim-Test → Hinweis auf Sarkoidose; segmentale Darmbeteiligung → Hinweis auf M. Crohn) und des histologischen (Verkäsungstendenz der Granulome und ggf. färberischer Bakteriennachweis → Tuberkulose) sowie bakteriologischen Befundes.

Die Sarkoidose führt nur selten zu Magenblutungen[108].

Kombination mit einem niedrig differenzierten Adenokarzinom vom diffusen Typ der Antrumregion[115].

Gastritis Crohn

Sie stellt jeden 2. Fall von granulomatöser Gastritis[46]. Duodenum und Magen sind in etwa 1–3% der Fälle von *Enteritis Crohn an dem Krankheitprozeß beteiligt*[35, 65]. Bis 1973 wurden aus der Weltliteratur 82 Fälle mitgeteilt[87]; die Häufigkeit ist jedoch weit größer, da viele Fälle nicht publiziert werden. Große endoskopische Serien umfassen 14 bzw. 40 Fälle[36, 116]. Kinder mit einem intestinalen M. Crohn zeigen besonders häufig (12%) auch einen Magenbefall[88]. Ein *isolierter M. Crohn des Magens* ist *sehr selten* (bis 1989 14 publizierte Fälle)[29]. Das *jüngere Erwachsenenalter* ist bevorzugt (Durchschnittsalter 23 Jahre)[116].

Makroskopisch liegen die Veränderungen am häufigsten in der *Pylorus-/Antrumregion* (Granulome sind dort mehr als 4mal häufiger als im Korpus/Fundus[120]) und imponieren als *pflastersteinähnliches* Bild, als multiple *aphthöse* und *lineare Ulzera bzw. Erosionen,* als *Verdickung* der Antrumfalten oder als *stenosierender Antrumprozeß* mit Zeichen verminderter Peristaltik. Von allen endoskopisch sichtbaren Veränderungen haben chronische Erosionen den größen Vorhersagewert für das Vorkommen von Granulomen. Wichtig ist, daß Granulome häufig auch in makroskopisch unauffälliger Magenschleimhaut vorkommen[120].

Mikroskopisch finden sich die typischen nicht verkäsenden kleinen Epitheloidzellgranulome mit einzelnen Riesenzellen und Lymphozyten (Abb. 3.31). In manchen Fällen erfordert der fortschreitende Krankheitsprozeß *chirurgische Intervention*[116].

Isolierte (idiopathische) granulomatöse Gastritis

Die Diagnose dieser Krankheit erfolgt *per exclusionem*[51], wenn eine Sarkoidose, ein M. Crohn oder erregerbedingte Granulomatosen (Tuberkulose, Histoplasmose, Lues) ausgeschlossen werden können[124]. Es dürfen *keinerlei Hinweise auf eine Beteiligung anderer Organe* bestehen (s. unten). In einer Serie von 71 granulomatösen Gastritiden stellte die isolierte idiopathische granulomatöse Gastritis 25% aller Fälle[46]. Granulomatöse Gastritis bei H.-pylori-Infektion[40a]. Vor dem 20. Lj. ist die idiopathische granulomatose Gastritis selten[64a].

Häufigste *Lokalisation* der Entzündung ist die *Antrum-Pylorusregion* (→ Stenose)[51]. Die Magenwand ist in 77% verdickt, Erosionen kommen in 26%, Ulzera in 32% vor.

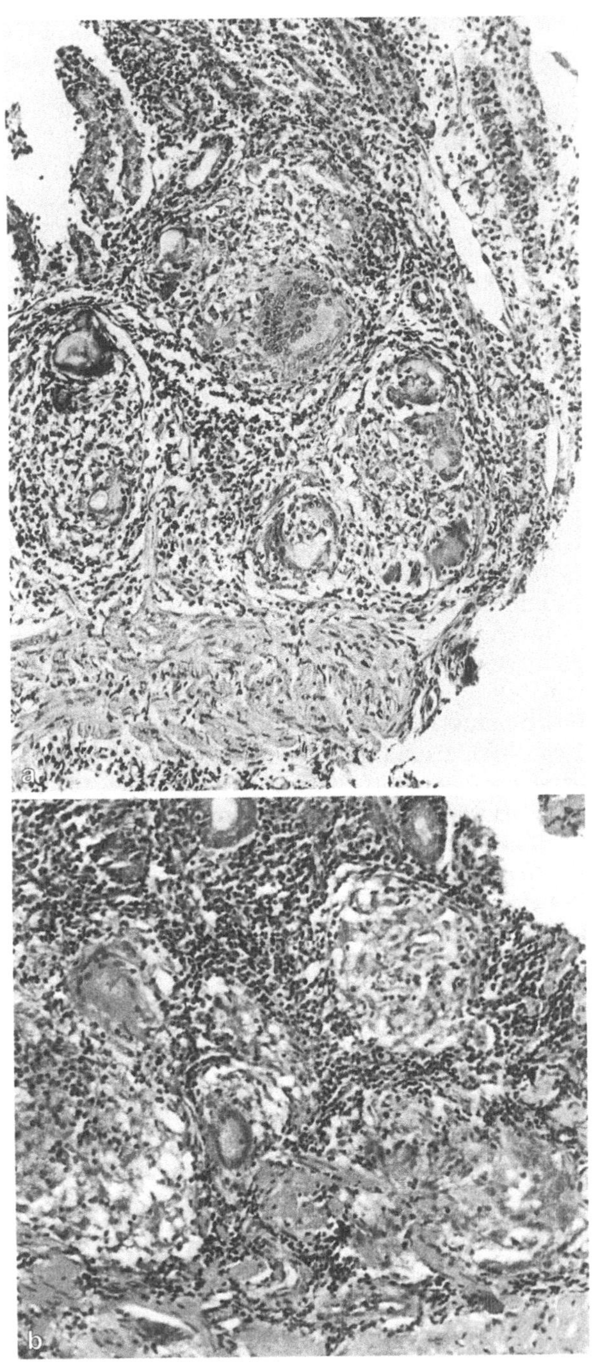

Abb. 3.31. a Idiopathische granulomatöse Gastritis. Riesenzellenhaltige Granulome mit Schaumannkörper (Bildrand Mitte) und chronischer unspezifischer Begleitentzündung. H.E. 140 ×. **b** Gastritis Crohn. Distaler Rand eines Magenresektionspräparates. Granulome mit Epitheloid- und Riesenzellen. H.E. 140 ×

Mikroskopisch liegen die nichtverkäsenden Granulome gewöhnlich in der Mukosa und Submukosa, manchmal aber auch in der M. propria und Serosa[51]. Jeder 4. Fall zeigt *Einschlußkörper (Schaumannkörper, „asteroid bodies")* in den Riesenzellen (Abb. 3.31), jeder 3. Fall Granulome auch in den *regionären Lymphknoten*[51]. Neben den Granulomen kommt eine meist nur geringe lymphoplasmazelluläre, neutro- und eosinophile Zellinfiltration vor[77, 110].

Es liegt auf der Hand, daß eine sichere Abgrenzung gegenüber einer Sarkoidose und einem M. Crohn oft kaum möglich ist; die Diagnose wird gestützt, wenn auch langfristige Untersuchungen keinen Hinweis auf Beteiligung anderer Organe geben[51]. Viele Patienten werden wegen klinischen Karzinomverdachts oder wegen der manifesten Pylorusstenose magenreseziert. Verlaufsbeobachtungen über mehrere Jahre haben keinen Hinweis auf ein Rezidiv der granulomatösen Gastritis ergeben[51, 77, 119]. Die Gastritis kann *spontan ausheilen*[149].

Differentialdiagnose. *Idiopathische granulomatöse Gastroenteritis* des Magens mit *Beteiligung von Ösophagus und Kolon*[155]. Solche Fälle sind von der *isolierten* granulomatösen *Gastritis* nur durch Endoskopie des gesamten Magendarmtraktes abzugrenzen.

Weitere seltene granulomatöse Gastritiden

Granulomatöse Gastritis bei progressiver septischer Granulomatose[71]. Auch bei dieser seltenen X-chromosomal vererbten Krankheit kann sich in der distalen Magenhälfte und im Darm eine schwere, teils *unspezifische,* teils *granulomatöse* Entzündung entwickeln. Die unspezifische Komponente manifestiert sich in Ödem, Bindegewebsvermehrung, Muskelnekrosen, Mikroabszessen und dichten Infiltraten aus neutro- und eosinophilen Granulozyten, Histiozyten, Plasmazellen und Lymphozyten. Der *spezifische* Anteil besteht aus Granulomen mit zahlreichen Riesenzellen. Die *Diagnose* muß durch funktionelle Untersuchungen an den Granulozyten des Patienten und seiner nächsten Verwandten gesichert werden.

Granulomatöse Gastritis bei M. Whipple. Einzelfallbeschreibung[47].

Granulomatöse Gastritis bei Vaskulitis. Einzelfallbeschreibung[43a]: Kombination einer extragastralen (aus einer Muskelbiopsie des M. deltoideus diagnostizierten) *Immunarteriitis* mit einer von zahlreichen Erosionen begleiteten granulomatösen Gastritis. Magenbeteiligung bei *Wegenerscher Granulomatose*[44].

Anhang: *Granulomatöse Entzündungen bei AIDS*[70]. Bei AIDS können bakterien- oder pilzhaltige Granulome in verschiedenen Organen auftreten (u. a. Lunge, Pleura, Knochenmark, Lymphknoten, Haut, Leber). M. W. liegen *keine entsprechenden Fallbeschreibungen vom Magen* vor. Mit dem Vorkommen solcher Granulome auch in diesem Organ muß jedoch gerechnet werden.

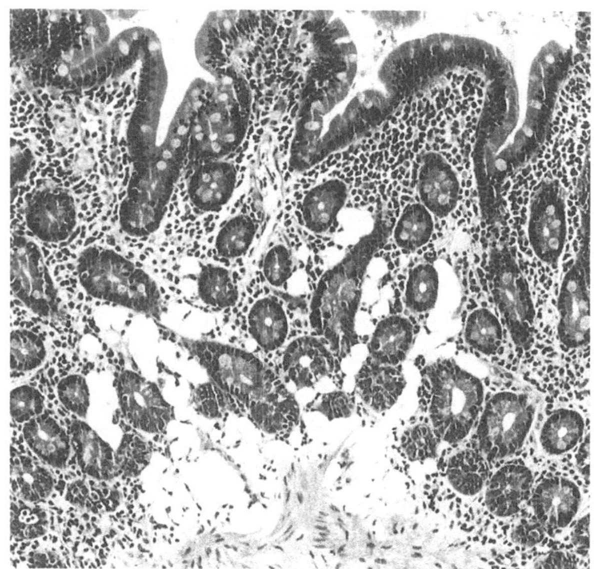

Abb. 3.32. Sog. Mikropneumatose der Magenschleimhaut bei atrophischer Gastritis mit intestinaler Metaplasie. H.E. 140 ×

Anhang: *Histiocytosis X (Langerhans-Zell-Histiozytose)* des *Magens* mit granulomatösen Veränderungen und Bildung von Magenpolypen[57]. Histiocytosis X *ohne* Granulome[68a].

Anhang: „Mikropneumatose" der Magen- und Duodenalschleimhaut[132a]

Selten findet man in der Magen- oder Duodenalschleimhaut kleine, unterschiedlich weite, optisch leere Hohlräume ohne entzündliche Begleitreaktion (Abb. 3.32). Auch Fremdkörperriesenzellen fehlen. Stolte[132a] bezeichnet den Befund als „Mikropneumatose" und denkt an zwei Entstehungsmechanismen, von denen er die erste favorisiert: Gasbildung durch Bakterien (deswegen wird der Befund hier anhangsweise bei der Gastritis erwähnt) oder Eintritt von Gas aus der Lichtung bei erhöhtem Druck. Differentialdiagnose: Fettzellen in der Mukosa.

Literatur

1.–6. Weiterführende Literatur (▷S. 154)

7. Allen JI, Silvis SE, Sumner HW, McClain CJ (1981) Cytomegalic inclusion disease diagnosed endoscopically. Dig Dis Sci 26:133–135

8. Aqel NM, Tanner P, Drury A, Francis ND, Henry K (1991) Cytomegalovirus gastritis with perforation and gastrocolic fistula formation. Histopathology 18:165–168

9. Arnar DO, Gudmundsson G, Theodors A et al. (1991) Primary cytomegalovirus infection and gastric ulcers in normal host. Dig Dis Sci 36:108–111

10. Atten MJ, Attar BM, Teopengco E, Nadimpalli V (1994) Gastric syphilis: a disease with multiple manifestations. Am J Gastroenterol 89:2227–2229

11. Avilés JF, Fernandez-Seara J, Barcena R et al. (1988) Localized phlegmonous gastritis: endoscopic view. Endoscopy 20:38–39

12. Becker HD (1978) Die emphysematöse Gastritis in der Differentialdiagnose des Magenwandemphysems. Leber Magen Darm 8:146–150

12a. Ben Rejeb A, Ebdell N, Bouali R et al. (1994) Gastrites varioliformes ou gastrites lymphocytaires? Étude anatomo-clinique. À propos de 14 cas. Arch Anat Cytol Path 42:103–108

13. Berney DM, Rampton D, van der Walt JD (1994) Giardiasis of the stomach. Postgrad Med J 70:237–238

14. Bertram U, Hüls G, Padberg W, Turski J, Altmannsberger M (1991) Entzündlich fibroider Polyp des Magens als ungewöhnliche Differentialdiagnose eines Oberbauchtumors. Monatsschr Kinderheilkd 139:151–153

15. Besses C, Sans-Sabrafen J, Badia X et al. (1987) Ulceroinfiltrative syphilitic gastropathy: silver stain diagnosis from biopsy specimen. Am J Gastroenterol 82:773–774

16. Bhasin DK, Chinna RS (1989) Hematemesis in gastric ascariasis. Am J Gastroenterol 84:12–13

17. Binmoeller KF, Benner KG (1992) Emphysematous gastritis secondary to gastric infarction. Am J Gastroenterol 87:526–529

18. Blackshaw AJ, Levison DA (1986) Eosinophilic infiltrates of the gastrointestinal tract. J Clin Pathol 39:1–7

19. Blei ED, Abrahams C (1983) Diffuse phiegmonous gastroenterocolitis in a patient with an infected peritoneo-jugular venous shunt. Gastroenterology 84:636–639

20. Bloodworth LL, Stevens PE, Bury RF et al. (1987) Emphysematous gastritis after acute pancreatitis. Gut 28:900–902

21. Bogomoletz WV, Penuela VJM, Velilla JP (1976) Eosinophilic infiltration of the gastro-intestinal tract (eosinophilic gastroenteritis). Beitr Pathol 158:203–211

22. Bolck F, Katenkamp D, Stiller D (1972) Herdförmige tumorartige Bindegewebshyperplasien des Magens. Virchows Arch (A) 357:299–318

23. Borchard F, Niederau C (1989) Kollagene Gastroduodenitis. Dtsch Med Wochenschr. 114:1345

24. Brody JM, Deborah KM, Zeman RK et al. (1986) Gastric tuberculosis: a manifestation of acquired immunodeficiency syndrom. Radiology 159:347–348

25. Bussmann JF, Fürstenberg HS, Höer PW (1969) Über die eosinophilen Pseudotumoren des Magens. Beitrag zur Differentialdiagnose des Magencarcinoms. Lagenbecks Arch Chir 325:607–613

26. Caldwell JH, Sharma HM, Hurtubise PE, Colwell DL (1979) Eosinophilic gastroenteritis in extreme allergy. Immunopathological comparison with nonallergic gastrointestinal disease. Gastroenterology 77:560–564

27. Campbell DA, Piercey JRA, Shnitka TK et al. (1977) Cytomegalovirus-associated gastric ulcer. Gastroenterology 72:533–535

27a. Cappell MS, Mandell W, Grimes MM, Neu HC (1988) Gastrointestinal histoplasmosis. Dig Dis Sci 33:353–360

28. Cappell MS, Taunk JL (1991) A chronic gastric ulcer refractory to conventional antiulcer therapy associated with localized gastric Mycobacterium avium intracellulare infection. Am J Gastroenterol 86:654

29. Cary ER, Tremaine WJ, Banks PM, Nagorney DM (1989) Isolated Crohn's disease of the stomach. Mayo Clin Proc 64:776–779

30. Cerosimo E, Wilkowske CJ, Rosenblatt JE (1992) Isolated antral narrowing associated with gastrointestinal cryptosporidiosis in AIDS. Mayo Clin Proc 67:553–556

30a. Chandler FW, Watts JC (1987) Pathologic diagnosis of fungal infections. ASCP Press, Chicago

31. Chinitz MA, Brandt LJ, Frank MS, Frager D, Sablay L (1985) Symptomatic sarcoidosis of the stomach. Dig Dis Sci 30:682–688

32. Choudhuri G, Saha SS, Tandon RK (1986) Gastric ascariasis. Am J Gastroenterol 81:788–790

32a. Christ AD, Meier R, Bauerfeind P et al. (1993) Gleichzeitiges Auftreten einer lymphozytären Gastritis und einer lymphozytären Kolitis mit Übergang in eine Kollagenkolitis. Schweiz med Wschr 123:1487–1490

33. Colletti RB, Trainer TD (1989) Collagenous gastritis. Gastroenterology 97:1552–1555
34. Cromwell TA, Campbell DA (1971) Eosinophilic gastritis: A case report and etiological investigation. Surgery 69:300–305
35. Dancygier H, Frick B (1992) Crohn's disease of the upper gastrointestinal tract. Endoscopy 24:555–558
36. Danzi JT, Farmer RG, Sullivan BH, Rankin GB (1976) Endoscopic features of gastroduodenal Crohn's disease. Gastroenterology 70:9–13
37. Debray C, Darnaud C, Voisin R, Martin E, Moreau G (1967) Les localisations sur le tube digestif de la maladie de Besnier-Boeck-Schaumann. Arch Malad App Dig 56:253–273
37a. Dees A, Batenburg PL, Umar HM et al. 81990) Strongyloides stercoralis associated with a bleeding ulcer. Gut 31:1414–1415
38. Dénitchine P, Batzélov M, Botév S (1978) Sarcoidose isolée de l'estomac. J Chir (Paris) 115:677–680
38a. De Giacomo C, Gianatti A, Negrini R et al. (1994) Lymphocytic gastritis: a positive relationship with celiac disease. J Pediatr 124:57–62
38b. Delsedime L, Coppola F, Mazzucco G (1991) Gastric localization of systemic leishmaniasis in a patient with AIDS. Histopathology 19:93–95
39. Dick W, Rösch W (1981) Rezidivulkus und -karzinom im operierten Magen. Med Welt 32: 611–612
40. Dieterich DT (1987) Cytomegalovirus: a new gastrointestinal pathogen in immunocompromised patients. Am J Gastroenterol 82:764–765
40a. Dhillon AP, Sawyerr A (1989) Granulomatous gastritis associated with Campylobacter pylori APMIS 97:723–727
41. Dixon MF, Wyatt JI, Burke DA, Rathbone BJ (1988) Lymphocytic gastritis – relationship to campylobacter pylori infection. J Pathol 154:125–132
42. Dobbins JW, Sheahan DG, Behar J (1977) Eosinophilic gastroenteritis with esophageal involvement. Gastroenterology 72:1312–1316
42a. Doglioni C, De Boni M, Cielo R et al. (1992) Gastric giardiasis. J Clin Pathol 45:964–967
43. Domenichini E, Martiarena HM, Rubio HH (1982) Gastric plasma cell granuloma (report of a case). Endoscopy 14:148–150
43a. Donovan C, Murray J, Staunton H et al. (1991) Granulomatous gastritis: part of a vasculitic syndrome. Hum Pathol 22:1057–1059
44. Duclos B, Baumann R, Sondag D et al. (1987) Localisation gastrique spécifique de la maladie de Wegener. Gastroenterol Clin Biol (Paris) 11:154–157
45. Dutz W, Saidi F, Kohout E (1970) Gastric anthrax with massive ascites. Gut 11:352–354
45a. Ebert EC (1995) Human intestinal intraepithelial lymphocytes have potent chemotactic activity. Gastroenterology 109:1154–1159
46. Ectors NL, Dixon MF, Geboes KJ, Rutgeerts PJ, Desmet VJ, Vantrappen GR (1993) Granulomatous gastritis: a morphological and diagnostic approach. Histopathology 23:55–61
47. Ectors N, Geboes K, Wynants P, Desmet V (1992) Granulomatous gastritis and Whipple's disease. Am J Gastroenterol 87:509–513
48. Editorial (1981) Bacteria in the stomach. Lancet II: 906–907
49. Eras Ph, Goldstein MJ, Sherlock P (1972) Candida infection of the gastrointestinal tract, Medicine 51:367–379
50. Everett GD, Mitros FA (1980) Eosinophilic gastroenteritis with hepatic eosinophilic granulomas. Arn J Gastroent 74:519–521
51. Fahimi HD, Deren JJ, Gottlieb LS, Zamcheck N (1963) Isolated granulomatous gastritis: Its relationship to disseminated sarcoidosis and regional enteritis. Gastroenterology 45:161–175
52. Fonde EC, Rodning CB (1986) Gastritis cystica profunda. Am J Gastroenterol 81:459–464
53. Forester G, Sidhom O, Nahass R, Andavolu R (1994) AIDS-associated cryptosporidiosis with gastric stricture and a therapeutic response to paromomycin. Am J Gastroenterol 89:1096–1098
53a. Furuta I, Obana Y, Yamazumi T et al. (1994) Retrospective analysis of deepseated candidiasis among cases autopsied between 1982 to 1991 (jap.). Kansenshogaku Zasshi 68:879–868 (zit. nach MEDLINE)
54. Garone MA, Winston BJ, Lewis JH (1986) Cryptosporidiosis of the stomach. Am J Gastroenterol 81:465–470
55. Göksoy E, Düren M, Uygun N (1994) Gastrointestinale Tuberkulose. 10 Jahre Erfahrung einer chirurgischen Universitätsklinik. Chirurg 65:546–550
55a. Griffiths AP, Wyatt J, Jack AS, Dixon MF (1994) Lymphocytic gastritis, gastric adenocarcinoma, and primary gastric lymphoma. J Clin Pathol 47:1123–1124
56. Groisman GM, George M, Berman D, Harpaz N (1994) Resolution of protein-losing hypertrophic lymphocytic gastritis with therapeutic eradication of Helicobacter pylori. Am J Gastroenterol 89:1548–1551
57. Groisman GM, Rosh JR, Harpaz N (1994) Langerhans cell histiocytosis of the stomach. A cause of granulomatous gastritis and gastric polyposis. Arch Pathol Lab Med 118:1232–1235
57a. Guarino M, Reale D, Micoli G et al. (1993) Xanthogranulomatous gastritis: association with xanthogranulomatous cholecystitis. J Clin Pathol 46:88–90
58. Gupta R, Daraswat VA (1993) Endoscopic diagnosis and removal of ascaris lumbricoides from the stomach. Endoscopy 25:378
59. Haberkern CM, Christie DL, Haas JE (1978) Eosinophilic gastroenteritis presenting as ileocolitis. Gastroenterology 74:896–899
60. Haot J, Wallez L, Jouret-Mourin A, Hardy N (1985) La gastrite à lymphocytes. Une nouvelle entité? Acta Endoscop 15:187–188
61. Haot J, Hamichi L, Wallez L, Mainguet P (1988) Lymphocytic gastritis: a newly described entity: a retrospective endoscopic and histological study. Gut 29:1258–1264
62. Haot J, Berger F, André C et al. (1989) Lymphocytic gastritis versus varioliform gastritis. A historical series revisited. J Pathol 158:19–22
63. Haot J, Jouret A, Willette M et al. (1990) Lymphocytic gastritis – prospective study of its relationship with varioliform gastritis. Gut 31:282–285
63a. Heise W, Mostertz P, Arasteh K et al. (1989) Gastrointestinale Zytomegalievirus-Manifestationen bei AIDS. Z Gastroenterol 27:725–730
64. Henson D (1972) Cytomegalovirus inclusion bodies in the gastrointestinal tract. Arch Pathol 93:477–482
65. Hirt HJ, Junginger TH, Frotz H, Tismer R (1976) Morbus Crohn des Magens. Leber Magen Darm 6:168–171
66. Honoré LH, Lewis AS, O'Hara KE (1979) Gastritis glandularis et cystica profunda. A report of three cases with discussion of etiology and pathogenesis. Dig Dis Sci 24:48–52
67. Howiler W, Goldberg HI (1976) Gastroesophageal involvement in Herpes simplex. Gastroenterology 70:775–778
68. Hsiu J-G, Gamsey AJ, Ives CE et al. (1986) Gastric anisakiasis: report of a case with clinical, endoscopic, and histological findings. Am J Gastroenterol 81:1185–1187
68a. Iwafuchi M, Watanabe H, Shiratsuka M (1990) Primary benign histiocytosis X of the stomach. A report of a case showing spontaneous remission after 5 1/2 years. Am J Surg Pathol 14:489–496
69. Jacobson MA, O'Donnell JJ, Porteous D et al. (1988) Retinal and gastrointestinal disease due to cytomegalovirus in patients with the acquired immune deficiency syndrom: prevalence, natural history, and response to Ganciclovir therapy. Q J Med 67:473–486
70. Jagadha V, Andavolu RH, Huang CT (1985) Granulomatous inflammation in the acquired immune deficiency syndrome. Am J Clin Pathol 84:598–602
71. Johnson FE, Humbert JR, Kuzela DC et al. (1975) Gastric outlet obstruction due to X-linked chronic granulomatous disease. Surgery 78:217–223

72. Johnstone JM, Morson BC (1978) Eosinophilic gastroenteritis. Histopathology 2:335–348
73. Kaplan CS, Petersen EA, Icenogle TB et al. (1989) Gastrointestinal cytomegalovirus infection in heart and heart-lung transplant recipients. Arch Intern Med 149:2095–2100
74. Karttunen T, Niemälä S (1990) Lymphocytic gastritis and coeliac disease. J Clin Pathol 43:436
75. Kasmin F, Reddy S, Mathur-Wagh U et al. (1992) Syphilitic gastritis in an HIV-infected individual. Am J Gastroenterol 87:1820–1822
76. Keshavarzian A, Saverymuttu SH, Tai P-C et al. (1985) Activated eosinophils in familial eosinophilic gastroenteritis. Gastroenterology 88:1041–1049
77. Khan MH, Lam R, Tamoney HJ (1979) Isolated granulomatous gastritis. Report of a case simulating gastric carcinoma. Am J Gastroenterol 1:90–94
78. Klein NC, Hargrove RL, Sleisenger MH, Jeffries GH (1970) Eosinophilic gastroenteritis. Medicine 49:299–319
79. Kodama T, Fukuda S, Takino T et al. (1985) Gastroduodenal cytomegalovirus infection after renal transplantation. Fiberoptic observations. Endoscopy 17:157–158
80. Kohout J (1974) Abdominelle Formen der Sarkoidose. Leber Magen Darm 4:330–336
81. Kolodzieczyk P, Yao T, Tsuneyoshi M (1993) Inflammatory fibroid polyp of the stomach. A special reference to an immunohistochemical profile of 42 cases. Am J Surg Pathol 17:1159–1168
82. Konok G, Haddad H, Strom B (1980) Postoperative gastric mycosis. Surg Gynccol Obstet 150:337–341
83. Konrad EA, Meister P (1979) Fatal eosinophilic gastroenterocolitis in a two-year-old child. Virchows Arch (A) 382:347–353
84. Kussin SZ, Henry C, Navarro C et al. (1982) Gas within the wall of the stomach. Report of a case and review of the literature. Dig Dis Sci 27:949–954
84a. Laguna F, Garcia-Samaniego J, Alonso MJ et al. (1993) Pseudotumoral appearance of cytomegalovirus esophagitis and gastritis in AIDS patients. Am J Gastroenterol 88:1108-1111
85. Lawson HH, Schmaman A (1974) Gastric phycomycosis. Br J Surg 61:743–746
86. Leinweber B, Wagner E, Kracht J, Steckenmesser R (1981) Ein Fall von stenosierender eosinophiler Enteritis. Inn Med 8:203–206
87. Lemmens HAJ (1973) Crohn's disease of the regio gastroduodenalis. Arch Chir neerland 25:1–12
88. Lenaerts C, Roy CC, Vaillancourt M et al. (1989) High incidence of upper gastrointestinal tract involvernent in children with Crohn disease. Pediatrics 83:777–781
88a. Libera MD, Scagliarini R, Ricci N et al. (1995) Brush cytology: Helicobacter pylori and unexpected Giardia. Gastrointest Endosc 41:617–618
89. Lifton LJ, Schlossberg D (1982) Phlegmonous gastritis after endoscopie polypectomy. Ann Intern Med 97:373–374
90. Lipper S, Kahn LB (1977) Superficial cystic gastritis with alopecia. Arch Pathol Lab Med 101:432–436
90a. Long BW, Johnston JH, Wetzel W et al. (1995) Gastric syphilis: endoscopic and histological features mimicking lymphoma. Am J Gastroenterol 90:1504–1507
90b. Lorenz G, Warzok R (1992) Morphologie der intestinalen Anisakiasis. Verh Dtsch Ges Path 76:415
90c. Lynch DAF, Sobala GM, Dixon MF et al. (1995) Lymphocytic gastritis and associated small bowel disease: a diffuse lymphocytic gastroenteropathy? J Clin Pathol 48:939–945
91. MacGregor AB, Ross PW (1972) Bacterial content of the gastric juice. Br J Surg 59:443–445
92. Male PJ, de Toledo F, Widgren S et al. (1983) Pseudo-tumoral enterocolitis and massive eosinophilia. Gut 24:345–350
93. Marshak RH, Lindner A, Maklansky D, Gelb A (1981) Eosinophilic gastroenteritis. JAMA 245:1677–1680
93a. Massimillo AJ, Chang J, Freedman L et al. (1995) Cryptosporidium gastropathy. Presentation of a case and review of the literature. Dig Dis Sci 40:186–190
94. Mastragelopulos N, Kienzle HF, Ritter M, Bähr R (1990) Die diffuse eosinophile Gastroenteropathie. Leber Magen Darm 20:90–95,
95. Mathis G, Dirschmid K, Sutterlütti G (1987) Tuberculous gastric ulcer. Endoscopy 19:133–135
95a. Matsushita M, Hajiro K, Morita Y et al. (1995) Eosinophilic gastroenteritis involving the entire digestive tract. Am J Gastroenterol 90:1868–1870
95b. McCluggage WG, Fox JD, Baillie KE et al. (1994) Varicella zoster gastritis in a bone marrow transplant recipient. J Clin Pathol 47:1054–1056
95c. McKelvie PA, Fink MA (1994) A fatal case of emphysematous gastritis and esophagitis. Pathology 26:490–492
95d. Messmann H, Hollerbach S, Gross V (1995) Multiple Magenwandabszesse – eine seltene endosonographische Differentialdiagnose submuköser Magentumoren. Z Gastroenterol 33:170–172
96. Meybehm M (1991) Zytomegalieinfektionen im Gastrointestinaltrakt. Bioptische und autoptische Befunde. Verh Dtsch Ges Pathol 75:392
97. Meybehm M, Kindermann D, Bierhoff E (1992) Zytomegalieinfektionen im Gastrointestinaltrakt. Leber Magen Darm 22:185–189
98. Miller Al, Smith B, Rogers Al (1975) Phlegmonous gastritis. Gastroenterology 68:231–238
99. Minoli G, Terruzzi V, Rossini A (1979) Gastroduodenal candidiasis occurring without underlying diseascs (primary gastroduodenal candidiasis). Endoscopy 11:18–22
100. Mittleman RE, Suarez RV (1985) Phlegmonous gastritis associated with the acquired immunodeficiency syndrome/pre-acquired immunodeficiency syndrome. Arch Pathol Lab Med 109:765–767
101. Mohandas KM, Swaroop VS, Desai DC et al. (1990) Pancreatic and biliary obstruction due to eosinophilic gastroenteritis. Am J Gastroenterol 85:1540–1541
102. Munoz-Navas M, Mavias E, Garcia-Villarreal L et al. (1993) Endoscopic diagnosis and extraction of gastric parasites. Endoscopy 25:491
103. Murphy JF, Graham DY, Frankel NB, Spjut HJ (1976) Intramural gastric abscess. Am J Surg 131:618–621
104. Noutier F, Martin J (1947) Deux cas de gastrite varioliforme. Arch Mal App Digestif 36:155–161
105. Novis BH, Bank S, Marks IN (1973) Gastrointestinal and peritoneal tuberculosis. Afr Med 47:365–372 (zit nach Page et al. 1975)
106. Örmeci N, Bayramoglu F, Tulunay Ö et al. (1994) Cancer-like eosinophilic gastroenteritis. Endoscopy 26:509
107. Olson AD, Fukui-Miner K (1994) Eosinophilic mucosal infiltrate in infants with congenital gastrointestinal obstruction. Am J Gastroenterol 89:934–936
108. Ona FV (1981) Gastric sarcoid. Unusual cause of upper gastrointestinal hemorrhage. Am J Gastroenterol 75:286–288
109. Page RE, Williams RE, Benson EA (1975) Primary gastric tuberculosis. A case report. Br J Surg 62: 618–620
110. Palmer ED (1950) Tuberculosis of stomach and stomach in tuberculosis; review with particular reference to gross pathology and gastroscopic diagnosis. Ann Rev Tuberc Pulm Dis 61:116–130
111. Perez-Piqueras J, Coca S, Silva C et al. (1993) Isolated gastric tuberculosis: a case report. Endoscopy 25:376
111a. Quincey C, James PD, Steele RJC (1992) Chronic giardiasis of the stomach. J Clin Pathol 45:1039–1041
112. Rank EL, Goldenberg SA, Hasson J et ak. (1992) Treponema pallidum and Helicobacter pylori recovered in a case of chronic active gastritis. Am J Clin Pathol 97:116–120
113. Reisman TN, Leverett LF, Hudson JR, Kalser MH (1975) Syphilitic gastropathy. Dig Dis Sci 20: 588–593
114. Remmele W, Heine M, Graeber U (1980) Gastritis phlegmonosa diffusa. Hess Ärztebl 41:1205–1208
114a. Ross DA, Vincenti AC (1994) Acute phlegmonous gastritis: a rare condition with a potentially common cause. Br J Hosp Med 52:115–116

115. Roth D, West B, Madison J, Cooper D (1994) Gastric carcinoma in a patient with sarcoidosis of the gastrointestinal tract. Am J Gastroenterol 89:1589–1591
115a. Rubio CA, Befritz R, Eriksson B et al. (1991) The topographic distribution of lymphocytic gastritic in gastrectomy specimens. APMIS 99:815–819
115b. Rubio CA, Öst Å, Larsson B (1988) The lymphoepithelial phenomenon of the stomach APMIS 96:898–900
115c. Rumans MC, Lieberman DA (1987) Eosinophilic gastroenteritis presenting with biliary and duodenal obstruction. Am J Gastroenterol 82:775–778
116. Rutgeerts P, Onette E, Vantrappen G et al. (1980) Crohn's disease of the stomach and duodenum: a clinical study with emphasis on the value of endoscopy and endoscopic biopsies. Endoscopy 12:288–294
117. Sachar DB, Klein RS, Swerdlow F et al. (1974) Erosive syphilitic gastritis: Dark-field and immunofluorescent diagnosis from biopsy specimen. Ann Int Med 80:512–515
118. Sanders I, Woesner ME (1972) „Stitch“ granuloma: A consideration in the differential diagnosis of the intramural gastric tumor. Am J Gastroenterol 57:558–562
119. Schinella RA, Ackert J (1979) Isolated granulomatous disease of the stomach. Report of three cases presenting as incidental findings in gastrectomy specimens. Am J Gastroenterol 73:30–35
120. Schmitz-Moormann P, Malchow H, Pittner PM (1985) Endoscopic and bioptic study of the upper gastrointestinal tract in Crohn's disease patients. Pathol Res Pract 178:377–378
121. Schulze K, Mitros FA (1979) Eosinophilic gastroenteritis involving the ileocecal area. Dis Colon Rectum 22:47–50
122. Schwartz DA, Wilcox CM (1992) Atypical cytomegalovirus inclusions in gastrointestinal biopsy specimens from patients with the acquired immunodeficiency syndrome. Diagnostic role of in situ nucleic acid hybridization. Hum Pathol 23:1019–1026
123. Scotti TM (1973) Simian gastropathy with submucosa glands and cysts. Arch Pathol 96: 403–408
124. Scully RE, McNeely BU (ed) (1974) Case records of the Massachusetts General Hospital, Case 46-1974. New Engl J Med 191:1127–1133
124a. Shuster LD, Cox G, Bhatia P, Miner PB Jr (1989) Gastric mucosal nodules due to cytomegalovirus infection. Dig Dis Sci 34:103–107
125. Siffert G (1974) Tuberculosis of the stomach. In: Bockus HL (ed) Gastroenterology, 3rd edn, vol 1. Saunders, Philadelphia London Toronto, pp 1059–1062
126. Smith JMB (1969) Progress report: Mycoses of the alimentary tract. Gut 10:1035–1040
127. Souza Andrade de J, Bambirra EA, Lima GF et al. (1983) Gastric cytomegalic inclusion bodies diagnosed by histologic examination of endoscopic biopsies in patients with gastric ulcer. Am J Clin Pathol 79: 493–496
128. Sperling HV, Reed WG (1977) Herpetic gastritis. Dig Dis Sci 22:1033–1034
129. Spiller RC, Lovell D, Silk DBA (1988) Adult acquired cytomegalovjrus infection with gastric and duodenal ulceration. Gut 20:1109–1111
130. Stanton MJ, Maxted W (1981) Malacoplakia: A study of the literature and current concepts of pathogenesis, diagnosis, and treatment. J Urol 125:139–146
131. Stolte M (1991) Ulkus im Magen und Duodenun: Enormer Wandel in Diagnostik und Therapie. Leber Magen Darm 24:141–146
132. Stolte M (1992) Helicobacter pylori: Hauptursache von Gastritis, Ulkus und Malignom? Verdauungskrankheiten 10:120–128
132a. Stolte M (1995) Persönl. Mitt.
133. Stolte M, Bethke B, Ritter M et al. (199o) Praxis der Gastritis-Klassifikation. Endoskopie heute 4:228–230
134. Stolte M, Finkenzeller G (1990) Inflammatory fibroid polyp of the stomach. Endoscopy 22:203–207
135. Stolte M, Ritter M, Borchard F, Koch-Scherrer G (1990) Collagenous gastroduodenitis on collagenous colitis. Endoscopy 22:186–187
136. Strauss RJ, Friedman M, Platt N, Gassner W, Wise L (1978) Gangrene of the stomach: a case of acute necrotizing gastritis. Am J Surg 135:253–257
137. Suen KC, Burton JD (1979) The spectrum of eosinophilic infitration of the gastrointestinal tract and its relationship to other disorders of angiitis and granulomatosis. Hum Pathol 9:31–43
138. Tada S, Iida M, Yao T et al. (1991) Endoscopic removal of inflammatory fibroid polyps of the stomach. Am J Gastroenterol 86:1247–1250
139. Talley NJ, Shorter RG, Phillips SF, Zinsmeister AR (1990) Eosinophilic gastroenteritis: a clinicopathological study of patients with disease of the mucosa, muscle layer, and subserosal tissues. Gut 31:54–58
140. Tedesco FJ, Huckaby CB, Hamby-Allen M, Ewing GC (1981) Eosinophilic ileocolitis. Expanding spectrum of eosinophilic gastroenteritis. Dig Dis Sci 26:943–948
141. Thomford NR, Beman FM (1970) Polypoid eosinophilic gastritis. Am J Dig Dis 15:296–300
141a. Thomson SR, Bade PG, Taams M, Chrystal V (1991) Gastrointestinal mucormycosis. Br J Surg 78:952–954
141b. Tierney LM, Gooding G, Bottles K et al. (1987) Phlegmonous gastritis and Hemophilus influenzae peritonitis in a patient with alcoholic liver disease. Dig Dis Sci 32:97–101
142. Tompkins DS, Dave J, Mapstone NP (1994) Adaptation of Helicobacter pylori to aerobic growth. Eur J Clin Microbiol Infect Dis 13:409–412
142a. Trillo AA, Rowden G 81991) The histogenesis of inflammatory fibroid polyps of the gastrointestinal tract. Histopathology 19:431–436
143. Tygat GNJ, Mathus-Vliegen EMH (1983) Eosinophile Gastroenteritis. In: Schwiegk H (Hrsg) Dünndarm, Springer, Berlin Heidelberg New York (Handbuch der inneren Medizin 5. Aufl., Bd III/3B, S 366–387
143a. Vachon GC, Brown BS, Kim Ch et al. (1995) CMV ulcer as the presenting manifestation of AIDS. Am J Gastroenterol 90:319–321
144. Valencia-Parparcen J (1974) Acute gastritis. In: Bockus HL (ed) Gastroenterology, 3rd edn, vol 1. Saunders, Philadelphia London Toronto, pp 515–526
145. Vazquez JJ, Ayestaran JR (1975) Eosinophilic granuloma of the stomach similar to that of bone. Virchows Arch [A] 366:107–111
146. Wakayama T, Watanabe H, Ishizaki Y et al. (1994) A case of phlegmonous esophagitis associated with diffuse phlegmonous gastritis. Am J Gastroenterol 89:804–806
147. Waldmann TA, Wochner RD, Laster L, Gordon RS (1967) Allergic gastroenteropathy. A cause of excessive gastrointestinal protein loss. N Engl J Med 276:761–769
148. Weingart J, Busse R, Kunert H et al. (1978) Histotopographie der chronischen Gastritis bei umschriebenen Magenwandprozessen und im Stumpfmagen. Münch Med Wochenschr 120:57–60
149. Weinstock JV (1980) Idiopathic isolated granulomatous gastritis. Spontaneous resolution without surgical intervention. Dig Dis Sci 25:233–235
150. Weisberg SC, Crosson JT (1973) Eosinophilic gastroenteritis. Report of a case of thirty-two years' duration. Dig Dis Sci 18:1005–1014
151. Wolber R, Owen D, DelBuono L et al. (1990) Lymphocytic gastritis in patients with celiac sprue or spruelike intestinal disease. Gastroenterology 98:310–315
152. Wu MT, Pan HB, Lai PH et al. (1994) CT of gastritis cystica polyposa. Abdomin Imag 19:8–10
152a. Yoshida T, Landgraf J, Heinkel K et al. (1964) Die sog. Russellschen Körperchen in der Magenschleimhaut. Ergebnisse bioptischer Untersuchungen. Münch Med Wochenschr 106:1350–1353
153. Yoshinaga M, Nakate S, Motomura S et al. (1994) Cytomegalovirus-associated gastric ulcerations in a normal host. Am J Gastroenterol 89:448–449
153a. Young JA, Elias E (1985) Gastro-oesophageal candidiasis: diagnosis by brush cytology. J Clin Pathol 38:293–296

154. Zucker GM, Otis C, Korowski K, Navab F (1994) Cytomegalovirus gastritis associated with pseudolymphoma. J Clin Gastroenterol 18:222–226
155. Zuckerman MC, Al-Samman M, Boman DA (1994) Granulomatous gastroenteritis. Case report with comparison to idiopathic isolated granulomatous gastritis. Dig Dis Sci 39:1649–1654

Magen- und Duodenalulkus

Vorbemerkung. Das Magen- und Duodenalulkus haben ätiopathogenetisch, klinisch und morphologisch wesentliche Eigenschaften gemeinsam, zeigen andererseits aber auch manche Unterschiede. Wegen der überwiegenden Gemeinsamkeiten werden beide Ulkuslokalisationen zusammen in diesem Kapitel besprochen und nicht, der Organsystematik entsprechend, getrennt dargestellt.

Definition. Unter einem Ulkus des Magens oder des Duodenums versteht man einen von der Schleimhaut ausgehenden *Substanzdefekt, der die L. muscularis mucosae überschreitet.*

Die auch heute noch weithin gebräuchliche Bezeichnung *„peptisches"* Ulkus ist historisch begründet, da man annahm, daß das physiologische Gleichgewicht zwischen den protektiven und aggressiven *körpereigenen* Mechanismen *(„Waage-Modell")* gestört sei, indem die aggressiven Faktoren überwögen. Nach heutigem Wissensstand muß diese Ansicht für das Magenulkus revidiert und für das Duodenalulkus zumindest relativiert werden. Die sog. peptische Läsion ist nach dem derzeitigen Wissensstand nicht mehr das *primäre Ereignis,* sondern die *sekundäre Folge* einer auf andere Weise verursachten Epithelschädigung. Zum besseren pathogenetischen Verständnis wäre es daher besser, das Adjektiv „peptisch" zu streichen. Da dies bei einem so lange in der medizinischen Terminologie verankerten Begriff kaum eine Erfolgschance hätte, sollte zumindest begriffen werden, daß die peptische Läsion gewöhnlich erst in einem *2. Akt der Schleimhautschädigung* Bedeutung gewinnt.

Erosionen und Ulzera können sich außer im Magen und Duodenum überall dort entwickeln,

- wo *säuresezernierende Magenschleimhaut* vorkommen kann: im *proximalen Duodenum* (heterotope Magenschleimhautinseln), im *unteren Ösophagus* (vor allem beim Barrett-Syndrom), in *Meckel-Divertikeln* und im *Kolorektum* (▷ S. 161),
- wo *hyperazider Magensaft auf daran nicht angepaßte Darmschleimhaut einwirkt:* im tiefen Duodenum und Jejunum beim *Zollinger-Ellison-Syndrom* und
- wo sich unter der *Einwirkung von hyperazidem Magensaft im Duodenum* eine *gastrale Metaplasie* entwickelt, die zur *sekundären Besiedlung mit H. pylori* führt.

Epidemiologie

Morbiditäts- und Mortalitätsstatistik. Die Ulkuskrankheit hat in den letzten Jahrzehnten ihr Gesicht gewandelt. Das Magenulkus ist eine „alte", schon in der Antike bekannte Krankheit, das Duodenalulkus hingegen eine „junge", erstmals in der ersten Hälfte des 19. Jahrhunderts beschriebene Krankheit[18]. *Heute ist das Duodenalulkus etwa 3- bis 4mal häufiger als das Magenulkus*[2,3]. In Nordamerika und Westeuropa zeigt die Häufigkeit des Duodenalulkus sinkende Tendenz[15,18]. In den USA rechnet man mit 350000 neuen Ulkusfällen pro Jahr, ein aktives Duodenalulkus wird bei 1%, ein aktives Magenulkus bei 0,5% der Bevölkerung angenommen[2]. Die Häufigkeit der Ulzera geht auch aus Sektionsstatistiken hervor: Eine schwedische Sektionsstatistik von 1978/80 gibt für die über 20jährigen 17,9% gastroduodenale Ulzera oder Ulkusnarben an[15], jedoch mit einem umgekehrten Zahlenverhältnis (10,7% Magen[16], 5,5% Duodenum[17]). Häufigkeit in verschiedenen Ländern und volkswirtschaftliche Folgen[7].

Alters- und Geschlechtsverteilung. Beim *Magenulkus* überwiegt das männliche Geschlecht im Verhältnis 1,1–2,2:1[2,3,8,9], beim *Duodenalulkus* ist die Verschiebung zugunsten der Männer noch deutlicher (2–4:1)[3].

Das *Duodenalulkus* ist mehr eine Krankheit des *jüngeren* Lebensalters (Gipfel um das 40. Lj.), das *Magenulkus* eine Krankheit des *höheren* Lebensalters (Gipfel um das 60. Lj)[2]. Vom 40. Lj. an nimmt die Häufigkeit des Magenulkus merklich zu.

Ulkuskrankheit im Kindesalter. Im Kindesalter sind beide Ulkusformen selten. Die Duodenalulzera *überwiegen* bei weitem. In 2 Arbeiten, beide aus HongKong, fanden sich 30 bzw. 46 Duodenalulzera gegenüber 7 bzw. 2 Magenulzera und jeweils 2 Fällen von kombiniertem Auftreten[21,23].

Knaben waren weitaus häufiger betroffen als *Mädchen* (27:12 bzw. 45:5)[21,23]. Vor dem 7. Lj handelt es sich gewöhnlich um *Streßulzera* mit hohem Blutungs- und Perforationsrisiko[14,22], nicht selten werden die Ulzera auch durch Gabe von *NSAR* oder *Steroiden* verursacht[12].

Geographische Häufung. Während bei uns und in den USA das Duodenalulkus bei weitem überwiegt, ist das Magenulkus in Japan, in Küstengemeinden des nördlichen Norwegen und im Hochland von Peru häufiger.

Jahreszeitliche Häufung[10,11,20]. Ob eine jahreszeitliche Häufung der Ulkuskrankheit besteht, ist *umstritten.* Den Angaben über eine statistisch signifikante Häufigkeitszunahme im November für alle Duodenalulzera und für Patienten mit erstmaligem Ulcus duodeni oder einmaligem Ulkusrezidiv[20] stehen andere Ergebnisse gegenüber, die eine statistisch signifikante saisonale Häufung von Magen- und Duodenalulzera verneinen und allenfalls in den kälteren Monaten des Jahres eine *tendenzielle* Häufigkeitszunahme diskutieren[10]. Israelische Autoren haben einen ganz neuen Aspekt zur saisonalen Häufung des Duodenalulkus in Israel beigesteuert: Sie fanden parallel hierzu eine saisonale Häufung der H.-pylori-Infektion[18a].

Literatur

1.–6. Weiterführende Literatur (▷ S. 154)
7. Bloom BS (1991) Cross-national changes in the effects of peptic ulcer disease. Ann Intern Med 114:558–562
8. Bonnevie O (1975a) The incidence of gastric ulcer in Copenhagen County. Scand J Gastroenterol 10:231–239
9. Bonnevie O (1975b) The incidence in Copenhagen County of gastric and duodenal ulcers in the same patient. Scand J Gastroenterol 10:529–536
10. Coenen C, Börsch G (1986) Ist das Gastroduodenalulkus eine saisonale Erkrankung? Med Klin 81:555–559
11. Demling L, Lux G (1982) Ulcus duodeni – Internistische Behandlung, Erfolge und Grenzen. Chirurg 53:1–8
12. Dunn S, Weber TR, Grosfeld JL, Fitzgerald JR (1983) Acute peptic ulcer in childhood. Emergency surgical therapy in 39 cases. Arch Surg 118:656–660
13. Gustavsson S, Nyrén O (1989) Time trends in peptic ulcer surgery, 1956 to 1986. A nation-wide survey in Sweden. Ann Surg 210:704–709
14. Langman MJS (1974) Epidemiology of peptic ulcer. In Bockus HL (ed) Gastroenterology, 3rd edn, vol 1. Saunders, Philadelphia London Toronto pp166–172
15. Langman MJS (1980) The tide of peptic ulcer. Scand J Gastroenterol 15 (Suppl 63):149–156
16. Lindström CG (1978) Gastric and duodenal peptic ulcer disease in a well-defined population. A prospective necropsy study in Malmö, Sweden. Scand J Gastroenterol 13:139–143
17. Lindström CG (1980) Duodenal ulcer in a necrospy study. Scand J Gastroenterol 15 (Suppl 63):157–162
18. Mendeloff AI (1980) Epidemiology of duodenal ulcer. Scand J Gastroenterol 15 (Suppl 63):145–148
18a. Moshkowitz M, Konikoff FM, Arber N et al. (1994) Seasonal variation in the frequency of Helicobacter pylori infection: a possible cause of the seasonal occurrence of peptic ulcer disease. Am J Gastroenterol 89:731–733
19. Paimela H, Tuompo PK, Peräkylä T et al. (1991) Peptic ulcer surgery during the H2-receptor antagonist era: a population-based epidemiological study of ulcer surgery in Helsinki from 1972 to 1987. Br J Surg 78:28–31
20. Scholtyssek S, Allmendinger G, Blaich E, Schmid E (1986) Jahreszeitliche Häufung von Ulcera duodeni – ein Mythos? Z Gastroenterol 24:175–178
20a. Stermer E, Hardoff D, Zuckerman E, Miselevich I (1994) Helicobacter pylori-associated peptic ulcer in heterotopic gastric mucosa within ileal duplication. J Clin Gastroenterol 18:133–135
21. Tam PKH, Saing H, Lau JTK (1986) Diagnosis of peptic ulcer in children: the past and present. J Pediat Surg 21:15–16
22. Tolia V, Dubois RS (1983) Peptic ulcer disease in children and adolescents. Clin Pediatr (Phila) 22:665–669
23. Tsang T-M, Saing H, Yeung Ch-K (1990) Peptic ulcer in children. J Pediatr Surg 25:744–748

Magenulkus

Vorbemerkungen zur Zytoprotektion der Magenschleimhaut

Die Entstehung des Magenulkus läßt sich nur begreifen, wenn man die physiologischen Schutzmechanismen der Mukosa gegenüber den auf sie einwirkenden Noxen kennt. Sie fallen unter den Begriff der *„Zytoprotektion"*. Er ist weitgehend identisch mit dem Begriff der *„gastralen Adaptation"*[60]. Diese Bezeichnung drückt noch deutlicher als die erste aus, daß die Schutzmechanismen gemeint sind, welche die *Anpassung* der Magenschleimhaut an äußere Schädigungen bewirken.

Teilfaktoren der Zytoprotektion

- *Magenschleim*[29,51,88,117], *Bikarbonatsekretion*[29]: Der Magenschleim ist ein Glykoproteintetramer, dessen Struktur seine physikalischen Eigenschaften der Adhärenz, der Elastizität und der Permeabilität bestimmt[29]. Die einzelnen Glykoproteinmoleküle bilden ein *Gel*, das den H^+-Ionenfluß von der Schleimoberfläche zur Schleimhautoberfläche hin erheblich reduziert. Die *Dicke der Schleimschicht* wurde beim Menschen mit 5–200 µm ermittelt[29]. Die Schleimsekretion folgt bei der Ratte einem zirkadianen Rhythmus[64]. Als 2. protektiver Faktor, der die H^+-Ionendiffusion von innen nach außen verlangsamt, kommt die gastrale *Bikarbonatsekretion* hinzu[34a, 108, 108a]. Innerhalb des Schleimgels konnte mit Mikroelektroden ein *pH-Gradient* nachgewiesen werden[10]. Es ist jedoch klar, daß die Schleim-Bikarbonat-Barriere nicht der einzige Schutzmechanimus für die Magenschleimhaut sein kann: Sie kann bei pH-Werten unter 1,5 durchbrochen werden, sie vermag den pH-Gradienten bei zu geringer Dicke nicht aufrechtzuerhalten, und die Zellen der Magendrüsen sind trotz eines pH von 150 mMol HCl lebensfähig, obgleich sie nicht vom Magenschleim bedeckt werden[29].
- *Prostaglandine, SH-Donatoren:* Zu den zytoprotektiven Faktoren rechnet man auch eine Reihe von *Prostaglandinen,* die unter physiologischen Bedingungen in der Magenschleimhaut vorkommen (PGE_2, PGI_2, $PGF_{1\alpha}$) sowie *Sulfhydryldonatoren* Die Prostaglandine[96] erhöhen die Schleim- und Bikarbonatsynthese und -sekretion und fördern die Schleimhautdurchblutung[29, 34, 46, 82, 98, 107]. Dies gilt jedoch nicht für *alle* Prostaglandine (s. unten). Auch *hydrophobe Phospholipide* an der Schleimhautoberfläche wirken protektiv[41].
- *Epidermal growth factor (EGF):* Der nicht im Magen selbst, sondern in den *Speicheldrüsen* und in den *Brunner-Drüsen* des Duodenums gebildete EGF hemmt die gastrale Säurebildung und för-

dert die Heilung von Magen- und Duodenalulzera[17, 56, 103], möglicherweise durch Stimulierung der DNA-Synthese[56], sowie vermutlich auch von NSAR-Läsionen der Magenschleimhaut[52]. Bei Patienten mit einer *Leberzirrhose* ist der *EGF-Gehalt der Duodenalschleimhaut vermindert;* dies erklärt vielleicht z. T. die größere Häufigkeit von Duodenalulzera bei Zirrhotikern. Im Tierexperiment schützt EGF die Magenschleimhaut vor aspirin- und streßbedingten Läsionen[17a]. Bei Magenulzera ist er im Speichel bzw. im Magensaft[70] in verminderter Menge nachweisbar. Nach Sialadenektomie ist die Ulkusheilung verzögert[17, 86]. Bei der *Heilung* von (peptischen) Magen- und (M.-Crohn-verursachten) Darmgeschwüren bildet sich in der Ulkusumgebung im Umkreis von 1 cm *eine völlig neue, EGF/Urogastron-bildende Zellinie*[121]. Sie geht von knospenförmigen Ausstülpungen der Drüsen in die L. propria hinein aus, gewinnt Kontakt zur Oberfläche und nimmt offenbar wesentlich an der Ulkusheilung teil. Vielleicht entfaltet EGF seine zytoprotektive Wirkung nicht direkt, sondern über *eine vermehrte Bildung endogener SH-Gruppen,* von *Prostaglandinen* und von *Somatostatin*[55, 103]. Das zur Ulkustherapie verwendete *Wismutsubzitrat* stabilisiert nicht nur den Magenschleim und hemmt nicht nur das Wachstum von H. pylori; es bindet auch pH-abhängig EGF, akkumuliert EGF im Ulkusbezirk und fördert so die Ulkusheilung[60].

- *Neuropeptide:* Neuerdings werden auch vasodilatorisch wirkende *Neuropeptide (CGRP: „Calciton-gene-related peptide"; Neurotensin)* als zytoprotektive Faktoren benannt[59]. Sie lassen sich in den marklosen, peptidergen, afferenten Nervenfasern (C-Fasern) nachweisen, und sie wirken bei exogener Zufuhr zytoprotektiv,
- *Trefoil-Peptide*[92a]: Die Bedeutung dieser neuentdeckten Peptidklasse für die *Zytoprotektion*[53a] bzw. die *Reparation von Schleimhautdefekten*[39a] ist noch nicht befriedigend geklärt. Ihr gehören *pS2,* das *spasmolytische Polypeptid (hSP)* und das *Xenopus-laevis-Spasmolysin* an. PS2 und das spasmolytische Polypeptid werden von normaler Antrum- und Fundusmukosa sezerniert. Das spasmolytische Polypeptid hemmt die Säuresekretion, wirkt als Wachstumsfaktor und ist ungewöhnlich resistent gegen enzymatische Verdauung. Die Trefoil-Polypeptide sind vielleicht *strukturelle Bestandteile des Magenschleims.* Die sog. „ulkusassoziierte Zellinie" bei peptischen Magenulzera und anderen entzündlichen Prozessen exprimiert sowohl mRNA für verschiedene Trefoil-Polypeptide als auch diese Peptide selbst[92a]. Die gastrale Metaplasie in der Umgebung von Duodenalulzera zeigt immunhistochemisch einen erhöhten Gehalt an pS2 und vielleicht auch an hSP[52a]. Möglicherweise sind diese Trefoilpeptide somit an der Heilung von Mukosadefekten beteiligt[52a].
- *Basischer Fibroblastenwachstumsfaktor (bFGF):* Diese Substanz kommt normalerweise in der Magenschleimhaut von Mensch und Ratte vor. Als *potenter angiogener* Faktor fördert sie die Ulkusheilung durch Bildung eines gefäßreichen Granulationsgewebes[57, 110a] und schützt die Magenschleimhaut im Tierexperiment an der Ratte gegen streßinduzierte Läsionen, nicht aber gegen akute Schäden durch Aspirin-Instillation[17a]. Bemerkenswert ist, daß auch die operative Anheftung von *Netzgewebe* an die Serosaoberfläche des Ulkusareals die Ulkusheilung beschleunigt und daß der Vorgang der Einwirkung des bFGF ähnelt; Omentektomie verzögert umgekehrt die Ulkusheilung[57].
- *Autonomes Nervensystem:* Tierexperimentelle Befunde weisen daraufhin, daß für eine intakte Zytoprotektion auch ein *intaktes sympathisches und parasympathisches Nervensystem* notwendig ist[30, 35].
- *Mikrozirkulation:* Der Mikrozirkulation wird heute i. a. eine *relativ geringe zytoprotektive Wirkung* beigemessen, jedoch sprechen zahlreiche Befunde dafür, daß eine intakte Mikrozirkulation die Bewahrung einer intakten Mukosa wesentlich mitbestimmt (▷ auch[37, 43, 54, 108]).

Störungen der Zytoprotektion als Ursache von Erosion und Ulkus der Magenschleimhaut

H. pylori. Nach heutiger Ansicht spielt H. pylori in der Genese der meisten „hochsitzenden" Magenulzera eine entscheidende Rolle.[89]. „Hochsitzendes" Magenulkus ist zunächst *eine rein topographische Angabe*, die nichts über die *Schleimhautbeschaffenheit* in dem betroffenen Areal ausagt. Tatsächlich liegt das „hochsitzende" Magenulkus stets innerhalb von *Antrumschleimhaut.* Dort aber ist die H.-pylori-Gastritis stärker und auch aktiver als in der Korpusschleimhaut, und dies macht auch verständlich, warum Erosionen und Ulzera dort häufiger vorkommen. Ganz so schematisch, wie es nach dieser Beobachtung den Anschein hat, läuft die Entstehung des Magenulkus jedoch nicht ab; dies zeigt Tabelle 3.7. Für die meisten Ausnahmen von dieser Regel gibt es einsehbare Erklärungen oder zumindest Erklärungsversuche. So hängen die *unterschiedliche Häufigkeit von H.-pylori-Gastritis und Magenulkus* sowie das *Ausbleiben eines Ulkus trotz jahre- und jahrzehntelanger Keimbesiedlung* des Magens wohl mit der unterschiedlichen *Virulenz der Erreger*[28] und der unterschiedlichen *Immunitätslage* des individuellen Organismus zusammen: Die Ulkusentstehung wird eben nicht nur von *aggressiven,* sondern auch von *protektiven* Mechanismen bestimmt und moduliert. Das Auftreten *H.-pylori-ne-*

Tabelle 3.7. Beziehungen zwischen H. pylori und Magenulkus

Argumente *dafür*	Argumente *dagegen* bzw. *offene Fragen*
Lokalisation in der Antrumschleimhaut mit häufigerer H. pylori-Besiedlung sowie stärkerer und aktiverer Gastritis.	Prävalenz der H.-pylori-Besiedlung beim Magenulkus nicht viel höher als in der Allgemeinbevölkerung[76].
Eradikation von H. pylori beschleunigt die Ulkusheilung und vermindert die Zahl der Ulkusrezidive[62, 62a, 76]	Vorkommen H.-pylori-negativer Magenulzera (38%)[16].
Die Eradikation von H. pylori ist bei einer Untergruppe *therapiefraktärer* Magenulzera *hocheffektiv für die Ulkusheilung.*[33b]	Gastritis (diffuser Prozeß), Ulkus (umschriebene Läsion mit Prädilektionsstellen).
Eine schwere Kolonisation der Antrum- und Korpusmukosa 1–6 Jahre nach der Erstdiagnose eines Magenulkus ist der wichtigste Befund bei den Patienten mit hohem Ulkusrezidiv-Risiko.[69a]	Völliges Fehlen von Magenulzera trotz H.-pylori-Gastritis bei Kindern, die über 6 Jahre hinweg beobachtet wurden[40].
H. pylori-Nachweis bei 80–100% der Magenulzera[11].	Nicht jede H.-pylori-Gastritis führt zu einem Magenulkus[89].
H. pylori führt zu Hypergastrinämie und Hyperpepsinogenämie, die sich nach Eradikation des Keims zurückbildet und in beiden Richtungen dem Schweregrad der Gastritis parallel verläuft[118].	Bei Patienten mit Leberzirrhose besteht keine Korrelation zwischen Prävalenz der H.-pylori-Infektion und Magenulkus[24].
Das Magenulkusrisiko ist bei der H. pylori-Gastritis um den Faktor 10–20 erhöht; die Häufigkeitsunterschiede gleichen sich bei Langzeitbeobachtung deutlich aneinander an.	

gativer Magenulzera erklärt sich in vielen Fällen aus der Einwirkung anderer Noxen, z. B. NSAR; allerdings bleibt ein Rest von etwa 10% *„idiopathischen" Magenulzera*[15]. Die *Bevorzugung bestimmter Magenabschnitte* hängt vermutlich mit *Besonderheiten der anatomischen Struktur und der Gefäßversorgung* (*„Steal-Phänomen"* ▷ S. 242) zusammen. Die Magenulzera bei Leberzirrhose scheinen unabhängig von H. pylori zu entstehen[24]. – Der Zusammenhang zwischen einer H. pylori-Infektion und einem Magenulkus wird auch durch *Langzeit-Verlaufsuntersuchungen* an infizierten Männern bestätigt[11a].

Nichtsteroidale Antirheumatika (**NSAR,** im angloamerikanischen Schrifttum **NSAID:** „nonsteroidal anti-inflammatory drugs")[87]: Die Liste der NSAR umfaßt heute um die 50 Substanzen, darunter *Aspirin, Indomethacin, Butazon* und *Phenylbutazon, Naproxen und Piroxicam.* Allein in den USA werden jährlich 70 Mio. Rezepte für diese Medikamentengruppe ausgestellt, der globale Umsatz wird auf 2 Mrd. US$ jährlich geschätzt[97]. Bei *Langzeitbenutzern* liegt die *Ulkushäufigkeit* um 14–31% (Lit. bei[106]). Das Risiko einer *tödlichen Ulkuskomplikation* beträgt nach Fallkontrollstudien 1,0–29,5% (Aspirin) bzw. 1,1–13,6% (andere NSAR, Lit. bei[106]). Kohorten-(Inzidenz-)studien ergaben ein um das 3fache erhöhtes Risiko einer *Ulkusperforation*[106]. Nach anderen Angaben liegt die Inzidenz von Blutung bzw. Tod für Azetylsalizylsäure (ASS) bei gelegentlicher Einnahme um 25/2,5%, bei regelmäßiger Einnahme um 28,2/8,2%, für alle NSAR bei 57/5,7%. Bei *täglicher Einnahme über mindestens 4 Wochen* ist die *Blutungshäufigkeit* schon bei *niedrigen Dosen* gegenüber gesunden Kontrollpersonen signifikant *erhöht.*[119a] Endoskopische Serien enthalten *4–20% chronische Ulzera nach NSAR-Gabe*[95]. NSAR *hemmen die Angiogenese* im oberflächlichen Granulationsgewebe von Magenulzera und verzögern so die Ulkusheilung[45a]. – Neuerdings werden NSAR auch für Blutungen aus dem *tiefen* Verdauungstrakt verantwortlich gemacht[42].

Morphologie: Innerhalb von Stunden finden sich als erstes Zeichen einer Schleimhautschädigung subepitheliale *petechiale Blutungen,* die überall im Magen auftreten können und gewöhnlich bald wieder verschwinden. Bei etwa 1/3 der Patienten entstehen daraus jedoch flache *Erosionen,* aus denen *akute und chronische Ulzera* hervorgehen können. Die Erosionen bevorzugen den Fundus, die Ulzera das Antrum; nur Ulzera verursachen gewöhnlich lebensbedrohliche *Komplikationen.*

Hinweis für die bioptische Diagnostik: Soweit es sich nicht um präexistente, z. B. H.-pylori-assoziierte Erosionen oder Ulzera handelt, liegen sie gewöhnlich in einer *entzündungsfreien Schleimhaut* (▷ S. 256).

Die Erosionen heilen rasch, die Ulzera dagegen nur langsam ab. – Nach einer Studie aus den USA *heilen* NSAR-induzierte Ulzera unter Therapie mit *Protonenpumpen-Inhibitoren rascher* ab als unter Therapie mit H_2-Antagonisten[98a]. Im Tierversuch an der Ratte ist die *Proliferationsrate der Fundusschleimhautzellen* in den ersten 8 Std. nach Aspiringabe nicht erhöht. Nach 15 Std. ist sie signifikant vermehrt, ihr Maximum erreicht sie nach 16 Std., aber noch nach 48 Std. besteht eine signifikante Erhöhung[83a].

Pathogenese: Aspirin erzeugt eine *akute direkte lokale Schleimhautschädigung*[48, 106], es hemmt ferner die Prostaglandinsynthese, die Schleim- und Bikarbonatsekretion und den Zellturnover, außerdem schädigt es irreversibel die Plättchenfunktion[48]. Demgegenüber scheinen zumindest einzelne NSAR wie Indomethacin ihre Wirkung *systemisch* zu entfalten[105]. Indomethacin senkt aber auch die gastroduodenale Bikarbonatsekretion[73a]. Die Nichtsalicylat-NSAR haben gemeinsam, daß sie die Zyklooxygenese und damit die *Prostaglandinsynthese hemmen*[106], ferner bilden sie *O_2-freie* Radikale und Produkte des Lipoxygenasestoffwechsels[106]. Therapeutische Prostaglandingaben schwächen die Entstehung akuter und chronischer Magenschleimhautschäden ab oder verhindern sie ganz[106]. Unter Aspirin steigt die Neutrophilen-Plättchenadhärenz signifikant an, die Mikrozirkulation der Mukosa wird erhöht, ihre DNA-Synthese und RNA-Konzentration nehmen zu[58]. In diesen Befunden spiegelt sich eine Adaptation der Schleimhaut an den chemisch verursachten Schaden wider[58]. Andere Autoren fanden allerdings keine erhöhte DNA-Synthese und sehen gerade in der fehlenden Epithelregeneration einen wichtigen Teilfaktor der NSAR-Schädigung[80]. *Risikofaktoren* für einen NSAR-induzierten Schleimhautschaden *sind hohes Lebensalter*[36, 101]; *Prednisongaben, frühere NSAR-Nebenwirkungen, frühere Hospitalisation wegen Magendarmerkrankungen* und die *NSAR-Dosis*[36]. Das höchste Risiko wurde bei Azapropazon (23,4mal) und Piroxicam (18mal) beobachtet[94]. Neuerdings wird das NSAR Ketorolac-Tromethamin als mögliche Ursache gastraler *Riesenulzera* angeschuldigt[93] (▷ S. 243). Ein interessanter Befund ist der, daß *scharfe Gewürze (roter und schwarzer Pfeffer)* eine aspirinähnliche Wirkung haben; ihre Langzeiteffekte sind jedoch unbekannt[79]. Umgekehrt soll reichlicher *Chiligenuß* protektiv wirken und die Ulkusheilung fördern[49a, 122].

Beziehungen zu H. pylori: Der hohe Anteil H.-pylori-positiver Individuen in der Allgemeinbevölkerung läßt von vornherein ein *häufiges Zusammentreffen mit einer NSAR-Medikation* erwarten. Nach mehreren neuen Arbeiten erhöht das Vorkommen von H. pylori *nicht* das durch NSAR bedingte Risiko von Magenschleimhautschäden[38, 53, 68, 101, 115]. Bei *NSAR-Langzeit-Medikation* entwickeln sich jedoch gehäuft Ulzera, wenn gleichzeitig eine H.-pylori-Infektion besteht[92h, 111]. Die Frage, ob H. pylori für *dyspeptische Symptome* bei NSAR-Therapie verantwortlich sei, wird kontrovers beantwortet (ja[38]; nein[115]). Ob die bei NSAR-behandelten Patienten mit gleichzeitiger H.-pylori-Infektion auftretenden *Magenulzera* tatsächlich H.-pylori-verursachte, unter NSAR lediglich exazerbierte Ulzera sind, ist gleichfalls ungeklärt[39].

Alkohol (Äthanol). Während die Bildung hämorrhagischer Magenschleimhaut*erosionen* durch Alkohol nachgewiesen ist (Elektronenmikroskopie[31]), gilt dies nicht für Magen- oder Duodenal*ulzera*[75]. Lokal aufgebrachtes Äthanol führt binnen 1 min zur kompletten Stase und danach zu erhöhter Kapillarpermeabilität[84]. Beim Zustandekommen der Magenschleimhautschäden spielen verschiedene Faktoren eine Rolle, wobei vielfach unklar ist, ob sie kausal oder nur modulierend wirken. Zu ihnen zählen *vasoaktive Neuropeptide* wie Vasopressin[65], Serotonin[120] und Substanz P[50], wobei die beiden letztgenannten Substanzen auch Histamin freisetzen. Die *Säuresekretion* und die *Glykoproteinsynthese* werden durch Alkohol in niedriger Konzentration bzw. durch alkoholarme Getränke (Wein, Bier) stimuliert, bei höherer Alkoholkonzentration bzw. durch alkoholreiche Getränke (Rum, Whisky) erniedrigt[23, 116]. Alkohol stimuliert auch die *Freisetzung von Pepsinogen* aus isolierten Hauptzellen der Meerschweinchenmukosa[25]. *Glutathion*[78] und *Prostaglandine*[100] vermindern den alkoholbedingten Magenschleimhautschaden. Erstaunlicherweise schützt intragastral verabreichtes *Nikotin* vor dem Alkoholschaden, vermutlich infolge einer Erhöhung des Magenschleimvolumens[32, 33]. Die durch Aspirin hervorgerufenen Schleimhautschäden werden auf ungeklärte Weise durch vorherige Wodka-Gabe gemildert[27]. Eine *gesteigerte Aktivität der Magenmuskulatur* durch Äthanol scheint die Entstehung von Schleimhautschäden zu fördern, Hemmung der Muskelaktivität durch Dopamin und andere Katecholamine mildert sie[112]. Äthanol wirkt auch direkt auf die tieferen Wandschichten ein, da es – nachgewiesen im Tierversuch am Hund – *direkt in die M. propria diffundiert* und dort zu Konzentrationen führt, die weit über denen im Blutserum liegen[73].

Zigarettenrauchen, Nikotin. Es gilt als erwiesen, daß Zigarettenrauchen bzw. Nikotin die *Entstehung gastroduodenaler Ulzera begünstigen, die Heilung verzögern* und *die Rezidivquote erhöhen* (Lit bei[7, 33, 67, 114]). Die Ulkushäufigkeit betrug bei Beobachtung über 18 Monate hinweg bei aktiven Rauchern 11,9% Magen- und 12,8% Duodenalulzera, bei Exrauchern 7,7 bzw. 6,8%, bei Nichtrauchern 4,6% bzw. 6,1%[7]. In einer Studie nur an Frauen betrug die kumulative Ulkusinzidenz während einer 12,5jährigen Beobachtungszeit 10% für aktive, 6,4% für ehemalige und 5,4% für Nichtraucher[8]. Nach Ausschluß anderer Risikofaktoren (Alter, NSAR, Kaffee- und Alkoholkonsum) war *das Ulkusrisiko der aktiven Raucher um den Faktor 1,8 erhöht.* Es wurde geschlossen, daß 20% der Ulzera durch Rauchen bedingt sind. Für das Magen-, nicht für das Duodenalulkus wurde ferner eine signifikante Beziehung zwischen Ulkushäufigkeit und Menge des Zigarettenkonsums gefunden[109]. Nikotin *verstärkt die aggressiven Faktoren* (Säure- und Pepsinsekretion, Magenmotilität, duodenogastraler Reflux, Bildung freier O_2-Radikale, Bildung von plättchenaktivierendem Faktor, Endothelin und Vasopressin) *und hemmt die protektiven Faktoren* (Magendurchblutung, Bildung von Prostaglandinen und epidermal growth factor)[33, 72]. In einzelnen Arbeiten wird diesem Sachverhalt allerdings auch widersprochen (Lit. bei[33]). So werden auch die Häufigkeit der *H.-pylori-Gastritis* und der Einfluß von Nikotin auf die *Schleimbildung* unterschiedlich angegeben[32, 33, 67]. Die Raucherulzera bevorzugen die *höheren Magenabschnitte* bei relativ kleinem säurebildendem Areal. Sie heilen schneller und rezidivieren seltener, wenn das Rauchen eingestellt wird[144].

Kortikosteroide. Bis heute sind die Beziehungen zwischen Kortikosteroidgaben und Magenschleimhautschäden nicht endgültig geklärt. Das Ulkusrisiko soll um den Faktor 2,3, das Blutungsrisiko um den Faktor 1,5 erhöht sein[15, 74]. Nach neueren Angaben sollen Kortikosteroide das Ulkusrisiko nur bei gleichzeitiger NSAR-Gabe erhöhen. Offensichtlich ist die Kortikosteroiddosis von Bedeutung. Die Kortikoide senken vermutlich die Membranstabilität, steigern die Freisetzung lysosomaler Enzyme[77], verlängern den Zellzyklus – vor allem die G1- und die DNA-Synthesephase – den Zellturnover und die Kollagensekretion[15, 45, 61].

Gallereflux. Die Assoziation von Magenulkus und duodenogastralem Gallereflux ist seit langem bekannt[14, 20, 69, 90, 102]. Der Gallereflux ist Folge einer *Funktionsstörung des Sphincter pylori*[14]. Zugleich besteht eine *Hypomotilität der Antrumregion*, so daß die Refluxflüssigkeit sowohl im Nüchternzustand als auch postprandial länger als bei Kontrollen mit der Magenschleimhaut in Kontakt bleibt[90]. Der Gallereflux scheint aber nicht die beim hochsitzenden Magenulkus in der Regel bestehende Hypazidität zu verursachen; diese beruht vielmehr auf *verminderter Säuresekretion*[20, 90]. Die Motilitätsstörungen sind wahrscheinlich *Folge* des Ulkusleidens, die nach dessen Heilung teils verschwinden[90], teils persistieren[14]. Die ursprünglich von du Plessis postulierte *kausale* Rolle des Gallereflux für die Ulkusgenese wird heute mehr denn je in Frage gestellt.

Mikrozirkulationsstörungen. Eine Vielzahl *chemischer Substanzen* [z. B. Azetylsalizylsäure (ASS), Essigsäure, NaOH, Äthanol, hypertone Kochsalzlösung, NSAR; körpereigene Stoffe wie Endothelin 1, plättchenaktivierender Faktor, Leukotriene, Taurocholat, Neuropeptid Y, Thromboxane, Azetylcholin, Histamin, Vasopressin], ferner *Bakterien* und deren *Toxine* (H. pylori, E. coli) schädigen *binnen Sekunden* die Schleimhaut *direkt*, während eine Stase *der Mikrozirkulation frühestens nach einer Minute* eintritt. Einige dieser Stoffe (z. B. Histamin, ASS, Äthanol) steigern anfangs sogar die Durchblutung. Die Mikrozirkulationsstörungen kommen durch den Übertritt schädigender chemischer Substanzen in die tieferen Schleimhautschichten zustande. Ein 2. Mechanismus besteht darin, daß es bei einem Verlust der Koordination von Motorik und Säuresekretion – bedingt durch die besondere Gefäßarchitektur des Magens – zur Schleimhautischämie und damit zur Konditionierung für andere Noxen kommt (sog. *Steal-Phänomen* ▷ S. 242).

Streß- und Schocksituationen. Man kennt eine Reihe *konditionierender Faktoren*, die das Auftreten von Streßläsionen fördern (Lebensalter über 70 Jahre, Reoperation bzw. postoperative Komplikationen, akutes Nierenversagen, Hypotonie, Verminderung der Thrombozytenzahl, -adhäsivität und -aggregation)[95]. Ausgelöst wird das Geschehen durch Verbrennungen (sog. *Curling-Ulkus*), Schädelhirn-Traumen (sog. *Cushing-Ulkus*), Sepsis, ein Polytrauma, Ateminsuffizienz oder Leberversagen[95]. Die Blutungshäufigkeit beträgt 20–70% (hohe Prozentzahlen v. a. bei Verbrennungen und beim Leberversagen). Von den unbehandelten Patienten einer Intensivstation wiesen 60–100% kurz nach der Aufnahme Streßläsionen auf. 10–20% der Patienten bluteten aus diesen Läsionen, nur 2% oder weniger hatten eine schwere Blutung[47, 95]. Die Pathogenese der Streß- und Schockerosionen/-ulzera ist komplex. Streß führt wahrscheinlich über die Erregung hypothalamischer Zentren zur Vagusstimulierung mit verstärkter Säuresekretion, Hypermotilität des Magens und Freisetzung von Heparin, Histamin und Leukotrienen, wodurch es zur Vasokonstriktion und zur Ischämie kommt. Die zelluläre ATP-Konzentration nimmt ab, ATP wird zu Hypoxanthin metabolisiert, und nach Reperfusion entstehen aus dem Hypoxanthin Oxidradikale mit zytotoxischer Wirkung[26, 71]. Aus der geschädigten Mukosa werden fluoreszierende Porphyrine freigesetzt[71]. Die Schleimbildung nimmt ab[22, 26], die Pepsinkonzentration in den Hauptzellen dagegen zu[81]. Tierexperimentell läßt sich nachweisen, daß im hämorrhagischen Schock der Endothelin 1-Gehalt im Blutplasma und in der Magenschleimhaut ansteigt und ET-1 offenbar eine wichtige Rolle für die schockbedingten Störungen der Mikrozirkulation spielt[53b, 74a].

Synopsis der Genese von Magenschleimhauterosionen und -ulzera

(▷ Abb. 3.33)

Faßt man die Beobachtungen beim Menschen und im Tierexperiment zusammen, so hat sich die seit Jahrzehnten gültige Lehrmeinung über die Pathoge-

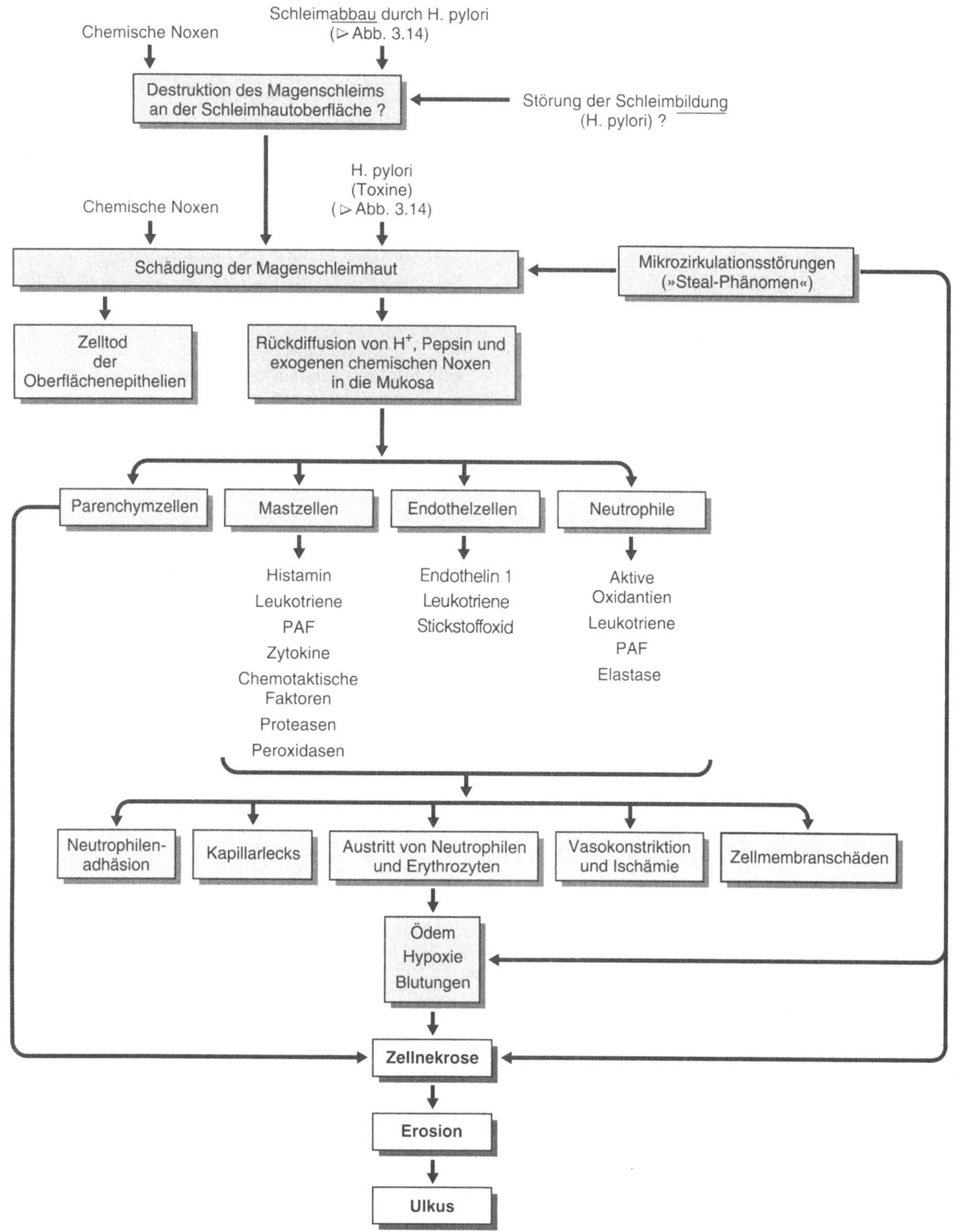

Abb. 3.33. Schema der Entstehung von Magenschleimhauterosionen und Magenulzera. (Ergänzt und modifiziert nach Jacobson[49])

nese der Magen- und Duodenalulzera von Grund auf gewandelt. Das bisherige, auf den Untersuchungen vor allem der Pathologen Ludwig Aschoff und Franz Büchner beruhende *„Waage-Modell"* der Ulkusentstehung, bei dem angenommen wurde, das Gleichgewicht zwischen den *körpereigenen* aggressiven und defensiven (protektiven) Faktoren sei zugunsten der aggressiven Faktoren verschoben, ist nicht mehr generell aufrechtzuerhalten. Nach heutiger Ansicht stehen *körperfremde aggressive Faktoren* (H. pylori, NSAR, Nikotin etc.) im Mittelpunkt bzw. – chronologisch gesehen – am Anfang der Ulkusentstehung. Ihre Wirkung wird durch anatomische und funktionelle Kreislaufstörungen in der Magenschleimhaut und sicher auch durch immunologische Mechanismen moduliert.

- In der *Phase 1* wird die aus Magenschleim und Oberflächenepithel bestehende Schutzschicht zerstört, das fein abgestimmte, aus vielen Teilfaktoren bestehende System der Zytoprotektion bricht zusammen. Die äußeren Noxen schlagen die Bresche für die Einwirkung der Magen-HCl, des Pepsins, der Gallensäuren und anderer zytotoxisch wirkender Noxen (z. B. auch der Zytotoxine von H. pylori).
- In der *Phase 2* wirken diese Noxen auf die Strukturen der L. propria ein. Aus *Mastzellen* werden Histamin, Leukotriene, Interleukin 1, PAF, Proteasen und Peroxidasen freigesetzt, aus *Endothelien* Leukotriene, Endothelin 1 und NO, aus *Neutrophilen* Elastase, Leukotriene, Oxidantien und PAF[49, 91]. Ferner reagiert die von der *Myeloperoxidase der Neutrophilen* gebildete Hypochlorsäure mit dem durch die Helicobacter-Urease erzeugten Ammoniak, wodurch *Monochloramin* entsteht. Monochloramin wirkt im Tierversuch an isolierten Magenschleimhautepithelien stark zytotoxisch und führt zur *Zytolyse*[29a]. Diese Entzündungsmediatoren erhöhen die *Kapillarpermeabilität* (→ Übertritt von Flüssigkeit aus dem intra- in den extravasalen Raum → *Ödem*). Die *Stase der Mikrozirkulation* wird durch die Adhäsion von Neutrophilen an die Endothelien akzentuiert.
- In der *Phase 3* schließlich wird das ischämische Gewebe nekrotisch, teilweise bis in die tiefen Mukosaschichten hinein. Der Weg ist frei für die Bildung einer Erosion oder eines akuten Ulkus.

Im Prinzip kommen die Schleimhautdefekte also auch nach der heutigen Ansicht durch ein Ungleichgewicht zwischen aggressiven und protektiven Mechanismen zustande. Der *entscheidende Unterschied* gegenüber dem alten Waagemodell besteht aber darin, *daß bei den aggressiven Faktoren nicht mehr die körpereigenen, sondern vielmehr körperfremde Faktoren in den Vordergrund getreten sind.* Die körpereigenen aggressiven Faktoren sind wortwörtlich „an die 2. Stelle" gerückt: Sie bekommen erst dann Gewicht, wenn die körperfremden Faktoren die Bresche in die Mukosabarriere geschlagen haben. *Die „peptischen" Ulzera sind nur noch in 2. Linie „peptisch".* An 1. Stelle stehen exogene Noxen, angeführt von H. pylori und gefolgt von den NSAR.

In frühen Phasen der Defektbildung mit zunächst noch oberflächlichen Schleimhautdefekten kann sich über diesen Defekten eine *„mukoide Kappe"* ausbilden[119]. Sie besteht aus Schleim, Fibrin und Zelldetritus und besitzt einen relativ hohen pH-Wert. Nach tierexperimentellen Befunden bei der Ratte verschwindet diese Kappe rasch nach *Arterienligatur* oder nach der Gabe *von Endothelin 1,* und es entwickelt sich eine *hämorrhagische Erosion.* Auch die intraperitoneale Gabe von *NSAR* beseitigt die Kappe, womit ein weiterer Mechanismus der NSAR-bedingten Schleimhautläsion sichtbar wird[119]. Die Folgen der Arterienligatur belegen die Minderdurchblutung als „Kofaktor" der Ulkusgenese.

Literatur

1.–6. Weiterführende Literatur (▷ S. 154)
7. Ainley CC, Forgacs IC, Keeling PWN, Thompson RPH (1986) Outpatient endoscopic survey of smoking and peptic ulcer. Gut 27:648–651
8. Anda RF, Williamson DF, Escobedo LG, Remington PL (1990) Smoking and risk of peptic ulcer disease among women in the United States. Arch Intern Med 150:1437–1441
9. Arakawa T, Nakamura A, Yamada H et al. (1988) Protection of gastric surface epithelial cells of rats by 16,16-Dimethyl prostaglandin E2 and sofalcone, a synthetic flavonoid derivate of sophoradin, against ethanol. Digestion 41:61–67
10. Bahari HM, Ross IN, Turnberg IA (1982) Demonstration of a pH gradient across the mucus layer on the surface of human gastric mucosa in vitro. Gut 23:513–516
11. Berstad K, Berstad A (1993) Helicobacter pylori infection in peptic ulcer disease. Scand J Gastroenterol 28:561–567
11a. Blaser MJ, Chyou PH, Nomura A (1995) Age at establishment of Helicobacter pylori infection and gastric carcinoma, gastric ulcer, and duodenal ulcer risk. Cancer Res 55:562–565
12. Bloom BS (1988) Direct medical costs of disease and gastrointestinal side effects during treatment for arthritis. Am J Med 84 (Suppl A):20–24
13. Bloom BS (1989) Risk and cost of gastrointestinal side effects associated with nonsteroidal anti-inflammatory drugs. Arch Intern Med 149:1019–1022
14. Blum AL, Peter P, Krejy GJ (1975) Pathogenesis and aetiology of ulcer disease. Part I: Gastric ulcer. Acta Hepatogastroenterol 22:47–54
15. Börsch G, Schmidt G (1985) What's new in steroid and nonsteroid drug effects on gastroduodenal mucosa. Pathol Res Pract 180:437–444
16. Borody TJ, Brandl S, Andrews P et al. (1992) Helicobacter pylori-negative gastric ulcer. Am J Gastroenterol 87:1403–1406
17. Brzozowski T, Konturek SJ, Majka J et al. (1993) Epidermal growth factor, polyamines, and prostaglandins in healing of stress-induced gastric lesions in rats. Dig Dis Sci 38:276–283

17a. Brzozowski T, Majka J, Konturek SJ et al. (1994) Gastroprotective activity and receptor expression of transforming growth factor alpha, epidermal growth factor and basic fibroblast growth factor in the rat stomach. Eur J Gastroenterol Hepatol 6:337–343
18. Burman P, Mårdh S, Lööf L et al. (1991) Peptic ulcer disease: absence of antibodies stimulating the histamine sensitive adenylate cyclase of gastric mucosal cells. Gut 32:620–623
19. Calabro A, Orsini B, Brocchi A et al. (1990) Gastric juice immunoreactive epidermal growth factor levels in patients with peptic ulcer disease. Am J Gastroenterol 85:404–407
20. Campos RR, Paricio PP, Mompéan JAL et al. (1990) Quantification of duodenogastric reflux in gastroduodenal peptic ulcer and in gastric operation patients, using a 24-h gastric pH measurement as a quantification technique. Br J Surg 77:428–431
21. Carson JL, Strom BL, Skhinnar R, et al. (1991) The low risk of upper gastrointestinal bleeding in patients dispensed corticosteroids. Am J Med 91:223–228
22. Cathcart RS, Fitts CT, McAlhany JC, Spicer SS (1974) Histochemical changes in gastric mucosubstances in patients with acute and chronic ulcer disease. Ann Surg 180:1–8
23. Chacin J, Cardenas P, Lobo P, Hernandez 1 (1991) Secretory and metabolic effects of ethanol in the isolated amphibian gastric mucosa. Gastroenterology 100:1288–1295
24. Chen J-J, Changchien C-S, Tai D-I et al. (1994) Role of Helicobacter pylori in cirrhotic patients with peptic ulcer. A serological study. Dig Dis Sci 39:1565–1568
25. Cherner JA (1991) Ethanol stimulates pepsinogen release from isolated guinea pig chief cells. Gastroenterology 101:589–595
26. Cho CH, Koo MWL, Garg GP, Ogle CW (1992) Stress-induced gastric ulceration. Scand J Gastroenterol 27:257–262
27. Cohen MM, Yeung R, Kilam S, Wang H-R (1988) Aspirin-induced human antral injury is reduced by vodka pretreatment. Dig Dis Sci 33:513–517
28. Crabtree JE, Taylor JD, Wyatt JI et al. (1991) mucosal IgA recognition of Helicobacter pylori 120 kDa protein, peptic ulceration, and gastric pathology. Lancet 338:332–335
29. Crampton JR (1988) Gastroduodenal mucus and bicarbonate: the defensive zone. Q J Med 67:269–272
29a. Dekigai H, Murakami M, Kita T (1995) Mechanisms of Helicobacter pylori-associated gastric mucosal injury. Dig Dis Sci 40:1332–1339
30. Derelanko MJ (1990) Gastric mucosa protection with β-phenylethylamine (PEA) and other sympathomimetic amines against absolute ethanol in the rat. Dig Dis Sci 35:769–773
31. Eastwood GL (1985) Ultrastructural effects of ulcerogens. Dig Dis Sci 30:95S–104S
32. Endoh K, Baker M, Leung FW (1991) Mechanism of intragastric nicotine protection against ethanol-induced gastric injury. Dig Dis Sci 36:39–46
33. Endoh K, Leung FW (1994) Effects of smoking and nicotine on the gastric mucosa: a review of clinical and experimental evidence. Gastroenterology 107:864–878
33a. Fitzpatrick LR, Jakubowska A, Martin GE et al. (1992) Acidic fibroblast growth factor accelerates the healing of acetic-acid-induced gastric ulcers in rats. Digestion 53:17–27
34. Flemström G (1986) Gastroduodenal mucosal secretion of bicarbonate and mucus. Physiologic control and stimulation by prostaglandins. Am J Med 81 (Suppl 2A):18–22
34a. Forssell H, Olbe L (1990) Investigation of human gastric mucosal bicarbonate secretion. Front Gastrointest Res 17:127–140
35. Foschi D, Castoldi P, Del Soldato P et al. (1989) Effects of autonomic nervous system on gastric damage by ethanol in the rat. Dig Dis Sci 34:688–693
36. Fries JF, Williams CA, Bloch DA, Michel BA (1991) Nonsteroidal antiinflammatory drug-associated gastropathy: incidence and risk factor models. Am J Med 91:213–222
37. Frydman GM, Penney AG, Malcontenti C, O'Brien PE (1991) Inability of cytoprotection to occur during a period of gastric ischemia. Dig Dis Sci 36:1353–1360
38. Goggin PM, Collins DA, Jazrawi RP et al. (1993) Prevalence of Helicobacter pylori infection and its effect on symptoms and non-steroidal antiinflammatory drug induced gastrointestinal damage in patients with rheumatoid arthritis. Gut 34:1677–1680
39. Graham DY, Lidsky MD, Cox AM et al. (1991) Long-term nonsteroidal anti-inflammatory drug use and Helicobacter pylori infection. Gastroenterology 100:1653–1657
39a. Hanby AM, Poulsom R, Elia G et al. (1993) The expression of the trefoil peptides pS2 and human spasmolytic polypeptide (hSP) in „gastric metaplasia“ of the proximal duodenum: implications for the nature of „gastric metaplasia“. J Pathol 169:355–360
40. Hassall E, Dimmick JE (1991) Unique features of Helicobacter pylori disease in children. Dig Dis Sci 36:417–423
41. Hills BA, Butler ED, Lichtenberger LM (1983) Gastric mucosal barrier: hydrophobic lining to the lumen of the stomach. Am J Physiol 244:G561–G568
42. Holt S, Rigoglioso V, Sidhu M et al. (1993) Nonsteroidal antiinflammatory drugs and lower gastrointestinal bleeding. Dig Dis Sci 38:1619–1623
43. Hottenrott Ch, Seufert RM, Becker H (1978) The role of ischaemia in the pathogenesis of stress induced gastric lesions in piglets. Surg Gynecol Obstet 146:217–220
44. Hotz J (1992) Peptische Läsionen an Magen und Zwölffingerdarm. In: Goebell H (Hrsg) Gastroenterologie, Bd 11, Teil C/D. Urban & Schwarzenberg, München Wien Baltimore S. 434–453
45. Hotz J, Goebell H (1982) Akute gastroduodenale Streßerosionen und -ulzerationen. Dtsch Ärztebl 79:33–42
45a. Hudson N, Balsitis M, Everitt S, Hawkey CJ (1995) Angiogenesis in gastric ulcers: impaired in patients with taking nonsteroidal anti-inflammatory drugs. Gut 37:191–194
46. Ishihara K, Kuwata H, Ohara S, Okabe H, Hotta K (1988) Changes of rat gastric mucus glycoproteins in cytoprotection: influences of prostaglandin derivatives. Digestion 39:162–171
47. Ivey KJ (1988) Mechanisms of nonsteroidal anti-inflammatory drug-induced gastric damage. Actions of therapeutic agents. Am J Med 84 (Suppl 2A):41–48
48. Ivey KJ (1989) Pathophysiology of acute gastric lesions induced by exogenous and endogenous noxae. Z Gastroenterol 27 (Suppl 1):8–12
49. Jacobson ED (1992) Circulatory mechanisms of gastric mucosal damage and protection. Gastroenterology 102:1788–1800
49a. Kang JY, Yeoh KG, Chia HP et al. (1995) Chili – protective factor against peptic ulcer? Dig Dis Sci 4o:576–579
50. Karmeli F, Eliakim R, Okon E, Rachmilewitz D (1991) Gastric mucosal damage by ethanol is mediated by substance P and prevented by ketotifen, a mast cell stabilizer. Gastroenterology 100:1206–1216
51. Kauffman GL Jr (1985) The gastric mucosal barrier. Component control. Dig Dis Sci 30:69S–76S
52. Kelly SM, Jenner JR, Dickinson RJ, Hunter JO (1994) Increased gastric juice epidermal growth factor after non-steroidal antiinflammatory drug ingestion. Gut 35:611–614
52a. Khulusi S, Hanby AM, Marrero JM et al. (1995) Expression of trefoil peptides pS2 and human spasmolytic polypeptide in gastric metaplasia at the margin of duodenal ulcers. Gut 37:205–209
53. Kim JG, Graham DY and The Misoprostol Study Group (1994) Helicobacter pylori infection and development of gastric and duodenal ulcer in arthritic patients receiving chronic NSAID therapy. Am J Gastroenterol 89:203–207
53a. Kindon H, Pothoulakis C, Thim L et al. (1995) Trefoil peptide protection of intestinal epithelial barrier function: cooperative interaction with mucin glycoprotein. Gastroenterology 109:516–523
53b. Kitajima T, Tani K, Yamaguchi T et al. (1995) Role of endogenous endothelin in gastric mucosal injury induced by hemorrhagic shock in rats. Digestion 56:111–116

54. Klein HJ, Gheorghiu Th, Hübner G, Eder M (1971) Zur Pathogenese streßbedingter Magenulcera. Morphologische und pathophysiologische Untersuchungen an Ratten in Zwangshaltung. Virchows Arch (A) 352:195–208
55. Konturek SJ, Brzozowski T, Konturek SJ, Dembinski A (1990) Role of epidermal growth factor, prostaglandin, and sulfhydryls in stress-induced gastric lesions. Gastroenterology 99:1607–1615
56. Konturek SJ, Brzozowski T, Majka J et al. (1992) Transforming growth factor alpha and epidermal growth factor in protection and healing of gastric mucosal injury. Scand J Gastroenterol 27:649–655
57. Konturek SJ, Brzozowski T, Majka I et al. (1994) Omentum and basic fibroblast growth factor in healing of chronic gastric ulcerations in rats. Dig Dis Sci 39:1064–1071
58. Konturek JW, Dembinski A, Stoll R et al. (1994) Mucosal adaptation to aspirin induced gastric damage in humans. Studies on blood flow, gastric mucosal growth, and neutrophil activation. Gut 35:1197–1204
59. Konturek S, Dembinski A, Warzecha Z et al. (1988) Epidermal growth factor (EGF) in the gastroprotective and ulcer healing actions of colloidal bismuth subcitrate (De Nol) in rats. Gut 29:894–902
60. Konturek SJ, Konturek JW (1994) Gastric adaptation: basic and clinical aspects. Digestion 55:131–138
61. Kuwayma H, Eastwood GL (1988) Effects of parenteral hydrocortisone sodium succinate on epithelial renewal in hamster gastric mucosa. Dig Dis Sci 33:1064–1069
62. Labenz J, Börsch G (1994a) Evidence for the essential role of Helicobacter pylori in gastric ulcer disease. Gut 35:19–22
62a. Labenz J, Börsch G (1994b) Highly significant change of the clinical course of relapsing and complicated peptic ulcer disease after cure of Helicobacter pylori infection. Am J Gastroenterol 89:1735–1738
63. Lacy ER (1985) Prostaglandins and histological changes in the gastric mucosa. Dig Dis Sci 30:83S–94S
64. Larsen KR, Moore JG, Dayton MT (1991) Circadian rhythms of gastric mucus efflux and residual mucus gel in the fasting rat stomach. Dig Dis Sci 36:1550–1555
65. Laszlo F, Karacsony G, Szabo E et al. (1991) The role of vasopressin in the pathogenesis of ethanol-induced gastric hemorrhagic erosions in rats. Is vasopressin an endogenous aggressor toward the gastric mucosa? Gastroenterology 101:1242–1248
66. Leung KM, Hui PK, Chan WY, Thomas TMM (1992) Helicobacter pylori-related gastritis and gastric ulcer. A continuum of progressive epithelial degeneration. Am J Clin Pathol 98:569–574
67. Lindell G, Hesselvik M, Schalén C, Wilander M, Graffner H (1991) Helicobacter pylori, smoking and gastroduodenitis. Digestion 49:192–197
68. Loeb DS, Talley NJ, Ahlquist DA et al. (1992) Long-term nonsteroidal anti-inflammatory drug use and gastroduodenal injury: the role of Helicobacter pylori. Gastroenterology 102:1899-1905
69. Lorusso D, Pezzolla F, Montesani C et al. (1990) Duodenogastric reflux and gastric histology after cholecystectomy with or without sphincteroplasty. Br J Surg 77:1305–1307
69a. Maaroos HI, Kekki M, Vorobjova T et al. (1994) Risk of recurrence of gastric ulcer, chronic gastritis, and grade of Helicobacter pylori colonization. A long-term follow-up study of 25 patients. Scand J Gastroenterol 29:532–536
70. Maccini DM, Veit BC (1990) Salivary epidermal growth factor in patients with and without acid peptic disease. Am J Gastroenterol 85:1102-1104
71. Matsui H, Yamagata S Jr, Hirano K-I et al. (1994) Autofluorescence in onset of gastric mucosal injury induced by hemorrhagic shock in rats. Dig Dis Sci 39:116–123
72. MdCready DRM, Clark L, Cohen MM (1985) Cigarette smoking reduces human gastric luminal prostaglandin E2. Gut 26:1192–1196
73. McGregor B, Morris L, Russell P, Sanders K (1990) Ethanol diffuses across the gastric muscle wall. Am J Surg 160:567–570
73a. Mertz-Nielsen A, Hillingsø J, Bukhave K, Rask-Madsen J (1995) Indomethacin decreases gastroduodenal mucosal bicarbonate secretion in humans. Scand J Gastroenterol 40:1160–1165
74. Messer J, Reitman D, Sacks HS, Smith H Jr, Chalmers TC (1983) Association of adrenocorticosteroid therapy and peptic ulcer disease. N Engl J Med 30:21–24
74a. Michida T, Kawano S, Masuda E et al. (1994) Role of endothelin 1 in hemorrhagic shock-induced gastric mucosa injury in rats. Gastroenterology 106:988–993
75. Misiewicz JJ (1990) Aetiological factors in duodenal ulcer: In Malfertheiner P, Ditschuneit H (Hrsg) Helicobacter pylori, gastritis and peptic ulcer. Springer Berlin Heidelberg New York Tokyo, pp 271–278
76. Moss S, Lam JCA (1992) Helicobacter pylori and peptic ulcers: the present position. Gut 33:289–292
77. Mowat CE, Himal HS (1983) The effect of methylprednisolone on bile-treated gastric mucosa lysoscmes. Am J Gastroenterol 78:554–556
78. Mutoh H, Hiraishi H, Ota S et al. (1990) Protective role of intracellular glutathione against ethanol-induced damage in cultured rat gastric mucosal cells. Gastroenterology 98:1452–1459
79. Myers BM, Lacey-Smith J, Graham DY (1987) Effect of red and black pepper on the stomach. Am J Gastroenterol 82:211–214
80. Myszor M, Hodgson HJF (1990) Non-steroidal anti-inflammatory drugs and gastric DNA synthesis. Scand J Gastroenterol 25:197–202
81. Nagamuchi Y, Nakamura T (1979) Role of gastric mucosal pepsin in the pathogenesis of acute stress ulceration. World J Surg 3:215–221
82. O'Brien P, Schultz C, Gannon B, Browning J (1986) Protective effects of the synthetic prostaglandin enprostil on the gastric microvasculature after ethanol injury in the rat. Am J Med 81 (Suppl 2A): 12–17
83. Ohmura E, Emoto N, Tsushima T et al. (1987) Salivary immunoreactive human epidermal growth factor (IR-hEGF) in patients with peptic ulcer disease. Hepatogastroenterology 34:160–163
83a. Ohning GV, Guth PH (1995) Time course of mucosal cell proliferation following acute aspirin injury in rat stomach. Dig Dis Sci 40:1351–1356
84. Ohya Y, Guth PH (1988) Ethanol-induced gastric mucosal blood flow and vascular permeability changes in the rat. Dig Dis Sci 33:883–888
85. Oi M, Ito Y, Kumagai F et al. (1969) A possible dual control mechanism in the origin of peptic ulcer. Gastroenterology 57:280–289
86. Olsen PS, Poulsen SS, Therkelsen K, Nexø E (1986) Effect of sialadenectomy and synthetic human urogastrone on healing of chronic gastric ulcers in rats. Gut 27:1443–1449
87. Paul G, Yardley JH (1989) Chronic gastritis and ulceration from aspirin and other nonsteroidal anti-inflammatory drugs (NSAIDs). In: Blaser MJ (ed.) Campylobacter pylori in gastritis and peptic ulcer disease. Igaku-Shoin, New York Tokyo pp 85–86
88. Pearson JP, Ward R, Allen A, Roberts NB, Taylor WH (1986) Mucus degradation by pepsin: comparison of mucolytic activity of human pepsin 1 and pepsin 3: implications in peptic ulceration. Gut 27:243–248
89. Peura DA, Graham DY (1994) Helicobacter pylori: consensus reached: peptic ulcer is on the way to becoming an historic disease. Am J Gastroenterol 89:1137–1139
90. Pieramico O, Malfertheiner P (1990) Gastroduodenal motility in relation to peptic ulcer pathogenesis and Helicobacter pylori infection. In: Malfertheiner P, Ditschuneit H (eds) Helicobacteri pylori, gastritis, and peptic ulcer. Springer Berlin Heidelberg New York Toky, pp 306–311
91. Pihan G, Rogers C, Szabo S (1988) Vascular injury in acute gastric mucosal damage. Mediatory role of leukotrienes. Dig Dis Sci 33:625–632

92. Piper JM, Ray WA, Daugherty JR, Griffin MR (1991) Corticosteroid use and peptic ulcer disease: role of nonsteroidal anti-inflammatory drugs. Ann Intern Med 114:735–740
92a. Poulsom R, Wright NA (1993) Trefoil peptides: a newly recognized family of epithelial mucin-associated molecules. Am J Physiol 265:G205–G213
92b. Publig W, Wüstinger C, Zandl C (1994) Nicht-steroidale Antirheumatika (NSAID) verursachen vorwiegend bei Helicobacter pylori-Trägern Ulzera im oberen Gastrointestinaltrakt. Wien Klin Wochenschr 106:276–279
93. Quigley EMM, Donovan JP, Livingston WC (1994) Ketorolac-related giant gastric ulcers. Am J Gastroenterol 89:631–632
94. Rodriguez LAG, Jick H (1994) Risk of upper gastrointestinal bleeding and perforation associated with individual nonsteroidal antiinflammatory drugs. Lancet 343:769–772
95. Rösch W (1989) Akute Schleimhautläsionen unter dem Einfluß endogener und exogener Noxen. Z Gastroenterol 27 (Suppl 1):16–18
96. Rogers C, Brown A, Szabo S (1988) Gastric mucosal protection by new aryl sufhydryl drugs. Dig Dis Sci 33:324–329
96a. Romano M, Meise KS, Suozzo R et al. (1995) Regional distribution of transforming growth factor-alpha and epidermal growth factor in normal and portal hypertensive gastric mucosa in humans. Dig Dis Sci 40:263–267
97. Roth SH (1988) Nonsteroidal anti-inflammatory drugs: gastropathy, deaths, and medical practice. Ann Intern Med 109:353–354
98. Russcll RI (1986) Protective effects of the prostaglandins on the gastric mucosa. Am J Med 81 (Suppl 2A):2–4
98a. Scheiman JM (1994) NSAID-induced peptic ulcer disease: a critical review of pathogenesis and management. Dig Dis 12:210–222
99. Schindlbeck NE, Heinrich C, Stellaard F et al. (1987) Healthy controls have as much bile reflux as gastric ulcer patients. Gut 28:1577–1583
100. Schmidt KL, Henagan JM, Smith GS et al. (1985) Prostaglandin cytoprotection against ethanol-induced gastric injury in the rat. A histologic and cytologic study. Gastroenterology 88:649–659
101. Schubert TT, Bologna SD, Nensey Y et al. (1993) Ulcer risk factors: interactions between Helicobacter pylori infection, nonsteroidal use, and age. Am J Med 94:413–418
102. Schumpelick V, Rauchenberger B (1976) Duodenogastraler Reflux und Streßulkus. Dtsch Med Wochenschr 101:1647–1649
103. Shorrock CJ, Rees WDW (1988) Overview of gastroduodenal mucosal protection. Am J Med 84 (Suppl 2A):25-34
104. Sipponen P, Seppälä K, Äärynen M et al. (1989) Chronic gastritis and gastroduodenal ulcer: a case-control study on risk of coexisting duodenal or gastric ulcer in patients with gastritis. Gut 30:922–929
105. Skeljo MV, Giraud AS, Yeomans ND (1993) Gastric mucosal damage induced by nonsalicylate nonsteroidal antiinflammatory drugs in rats is mediated systemically. Dig Dis Sci 38:2038–2042
106. Soll AH, Weinstein WM, Kurata J, McCarthy D (1991) Nonsteroidal antiinflammatory drugs and peptic ulcer disease. Ann Intern Med 114:307–319
107. Sontag SJ (1986) Prostaglandins and acid peptic disease. Am J Gastroenterol 81:1021–1028
108. Starlinger M, Jakesz R, Matthews JB et al. (1981) The relative importance of HCO_3- and blood flow in the protection of rat gastric mucosa during shock. Gastroenterology 81:732–735
108a. Starlinger M, Schiessel R (1988) Bicarbonate (HCO_3) delivery to the gastroduodenal mucosa by the blood: its importance for mucosal integrity. Gut 29:647–654
109. Stemmermann GN, Marcus EB, Buist AS, MacLean CJ (1989) Relative impact of smoking and reduced pulmonary function on peptic ulcer risk. A prospective study of Japanese men in Hawaii. Gastroenterology 96:1419–1424
110. Stolte M (1991) Ulkus im Magen und Duodenum: Enormer Wandel in Diagnostik und Therapie. Leber Magen Darm 21:141–146
110a. Szabo S, Folkman J, Vattay P et al.(1994) Accelerated healing of duodenal ulcers by oral administration of a mutein of basic fibroblast growth factor in rats. Gastroenterology 106:1106–1111
111. Taha AS, Sturrock RD, Russell RI (1995) Mucosal erosions in longterm non-steroidal anti-inflammatory drug users: predisposition to ulceration and relation to Helicobacter pylori. Gut 36:334–336
112. Takeuchi K, Nishiwaki H, Okabe S (1988) Effects of dopamine on gastric mucosal lesions induced by ethanol in rats. Possible involvement of antigastric motor acrivity mediated with α2-adrenoreceptors. Dig Dis Sci 33:1560–1568
113. Tasman-Jones C, Maher C, Thomsen L et al. (1987) Mucosa defences and gastroduodenal disease. Digestion 37 (Suppl 2):1–7
114. Tatsuda M, Iishi H, Okuda S (1987) Effects of cigarette smoking on the location, healing and recurrence of gastric ulcers. Hepatogastroenterology 34:223–228
115. Thillainayagam AV, Tabaqchali S, Warrington SJ, Farthing MJG (1994) Interrelationships between Helicobacter pylori infection, non-steroidal antiinflammatory drugs and gastroduodenal disease. A prospective study in healthy volunteers. Dig Dis Sci 39:1085–1089
116. Tsukada H, Zielinski J, Mizuta K et al. (1987) Prostaglandin protection against ethanol-induced gastric injury: regulatory effect on the mucus glycoprotein metabolism. Digestion 36:201–212
117. Venables CW (1986) Mucus, pepsin, and peptic ulcer. Gut 27:233–238
118. Wagner S, Haruma K, Gladziwa U et al. (1994) Helicobacter pylori infection and serum pepsinogen A, pepsinogen C, and gastrin in gastritis and peptic ulcer: significance of inflammation and effect of bacterial eradication. Am J Gastroenterol 89:1211–1218
119. Wallace JL, McKnight GW (1990) The mucoid cap over superficial gastric damage in the rat. A high-pH microenvironment dissipated by nonsteroidal antiinflammatory drugs and endothelin. Gastroenterology 99:295–304
119a. Weil J, Colin-Jones D, Langman M et al. (1995) Prophylactic aspirin and risk of peptide ulcer bleeding. BMJ 310·827–830
120. Wong SH, Cho CH, Ogle CW (1990) The role of serotonin in ethanol-induced gastric glandular damage in rats. Digestion 45:52–60
121. Wright NA, Pike CM, Elia G (1990) Ulceration induces a novel epidermal growth factor-secreting cell lineage in human gastrointestinal mucosa. Digestion 46 (Suppl 2):125-133
122. Yeoh KG, Kang JY, Yap I et al. (1995) Chili protects against aspirin-induced gastroduodenal mucosal injury in humans. Dig Dis Sci 40:580–583

Morphologie und Klinik

Akutes Magenulkus

Lokalisation. Die meisten Ulzera liegen im Grenzbereich zwischen Antrum- und Korpusmukosa, noch innerhalb der *Antrumschleimhaut*. Da diese Grenze an der kleinen Kurvatur weit proximal gelegen ist, finden sich Ulzera auch jenseits der *Incisura angularis*. Die 2. Prädilektionsstelle ist die *präpylorische Antrumschleimhaut*.

In diesem Zusammenhang ergibt sich die Frage (▷ Tabelle 3.7), warum die *H.-pylori-Gastritis* ein

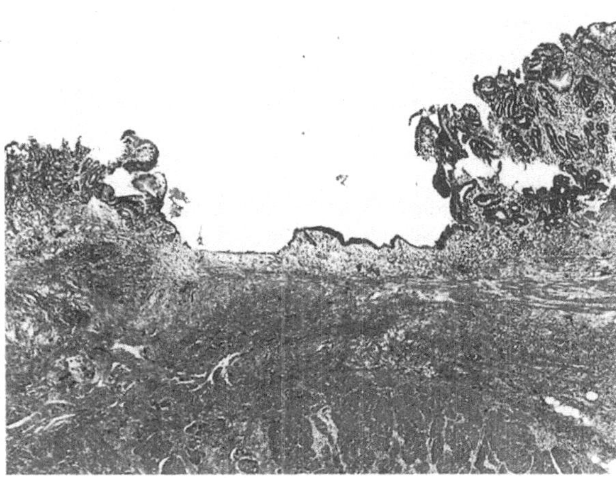

Abb. 3.34. Frisches Magenulkus. Flaches Ulkus mit teilweise erfolgter Reepithelialisierung. H.E. 35 ×

diffuser Prozeß ist, während das *Magenulkus* eine *lokal begrenzte Läsion* darstellt. Hierfür gibt es eine Reihe von Erklärungsversuchen, die auf den *Besonderheiten der anatomischen Magenarchitektur* bzw. der *gastralen Gefäßversorgung* beruhen.

- Die generelle Lokalisation innerhalb der *Antrumschleimhaut* beruht auf der dort schwereren und aktiveren H.-pylori-Gastritis.
- Die Bevorzugung der *kleinen Kurvatur* ist sehr wahrscheinlich Folge der hier zusammenfließenden Säurestraßen, die durch die Anatomie der Längsfalten und Täler der Korpusschleimhaut bedingt sind[55]. Sie erklärt sich ferner ebenso wie
- der bevorzugte Ulkussitz im Bereiche der *Incisura angularis* aus anatomischen Besonderheiten des Gefäß- und Muskelverlaufes[49-51]: An der kleinen Kurvatur penetrieren die Gefäße die M. propria fast senkrecht, und die Hauptstämme des submukösen Plexus verlaufen in der Längsrichtung. Bei *fehlender Muskelkontraktion* ist die Blutversorgung der kleinen Kurvatur ähnlich wie diejenige der Magenseitenwände, welche die Belegzellmasse beherbergen[51], nicht oder zumindest nicht *kritisch* vermindert, obgleich sie in endoskopischen Untersuchungen im Antrum und an der kleinen Kurvatur an Gesunden gegenüber dem Korpus und der großen Kurvatur vermindert gefunden wurde[32]. Fallen aber die Säuresekretion mit ihrem hohen Energiebedarf von 1,5 kcal/l Magensaft und die Muskelkontraktion zusammen, so entwickelt sich in Längsrichtung des Magens ein *Steal-Phänomen,* das eine Minderdurchblutung der proximalen Antrumschleimhaut zugunsten der säuresezernierenden Korpusschleimhaut bewirkt[51]. Beim Menschen fand sich eine Minderdurchblutung *aller* Magenabschnitte, wenn ein aktives Ulkus vorlag[32]. Vermutlich wirkt sie sich jedoch nur an der ohnehin schlechter mit Blut versorgten Antrumschleimhaut nachteilig aus. Über das Bindeglied der Schleimhautischämie wird den von der Schleimhautseite her einwirkenden Noxen (H. pylori, NSAR etc.) das Terrain bereitet.

Die Entstehung der *peripylorischen Ulzera* (präpylorisches Antrum, Pylorus und Bulbus duodeni) ist in gleicher Weise erklärbar, da auch in dieser Region eine *komplexe Gefäßversorgung* besteht und bei weit nach distal reichender Belegzellmasse mit einem *Steal-Phänomen* zu rechnen ist[51].

Natürlich können diese *passageren, funktionell bedingten Durchblutungsstörungen nicht der einzige Faktor* in der Ulkusgenese sein, da sonst jeder Mensch ein Magenulkus entwickeln müßte. Offenbar spielen *Störungen der Koordination zwischen Motorik und Säuresekretion,* die individuell verschieden ausfallen, ebenso eine wichtige Rolle wie *Störungen des Gleichgewichtes zwischen protektiven und aggressiven Faktoren,* die sich auf die Ischämie aufpfropfen.

Magenulzera und -erosionen in Zwerchfellhernien. Bis 1992 waren zwar nur etwa 150 Fälle publiziert, jedoch wird die *Häufigkeit* mit 6–8% der Zwerchfellhernien, vielleicht sogar mit bis zu 15–48% angenommen[26a]. Die Umgebung zeigt meist *schwere entzündliche Veränderungen mit Adhäsionen* zu den thorakalen Nachbarorganen bzw. karzinomverdächtigen *Pseudotumoren.* Die Operation erfordert daher großes technisches Können des Chirurgen[26a].

Morphologie. *Makroskopisch* ist das akute Ulkus rund, oval oder seltener polyzyklisch begrenzt. Es liegt meist im Schleimhautniveau (Abb. 3.34). Der Ulkusrand ist graugelb oder, nach Abstoßung der Nekrose, graurot.

Mikroskopisch zeigt der Ulkusgrund eine typische *Quellungsnekrose,* die durch die Einwirkung der Magen-HCl auf das Gewebe hervorgerufen wird. Entzündliche Veränderungen sind anfangs nicht oder nur in geringem Umfang nachweisbar. Deutlichere Granulozyteninfiltrate kennzeichnen bereits den Übergang in das subakute Stadium, Granulationsgewebe (Abb. 3.35) kann einerseits einen Heilungsprozeß, andererseits den Übergang in das chronische Stadium anzeigen. Nach Abheilung akuter Ulzera bleiben flache, strahlige, reepithelialisierte Narben zurück.

Chronisches Magenulkus

Lokalisation ▷ akutes Ulkus.

Morphologie. *Makroskopisch* ist das chronische Ulkus häufig *kreisrund* und im Längsschnitt *trichter- oder treppenförmig* gebaut (Abb. 3.35). Die Schleimhautränder können *lippenförmig* über den Ulkusrand hinüberragen (Abb. 3.36), wodurch die Öff-

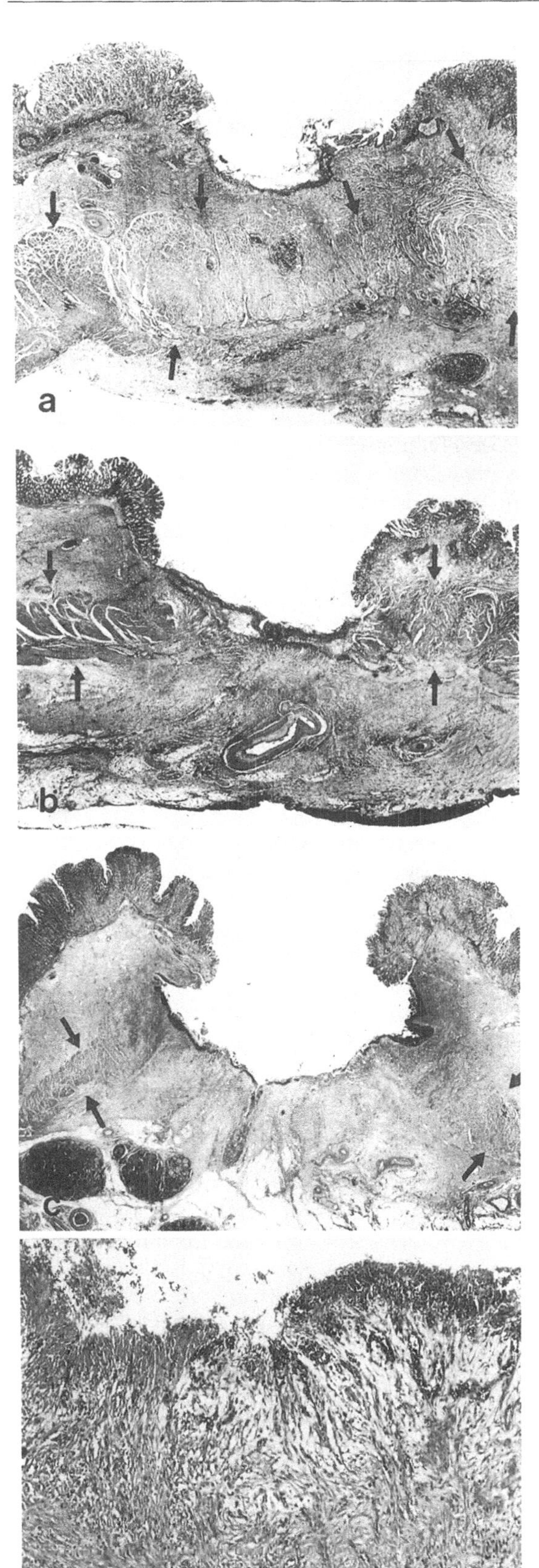

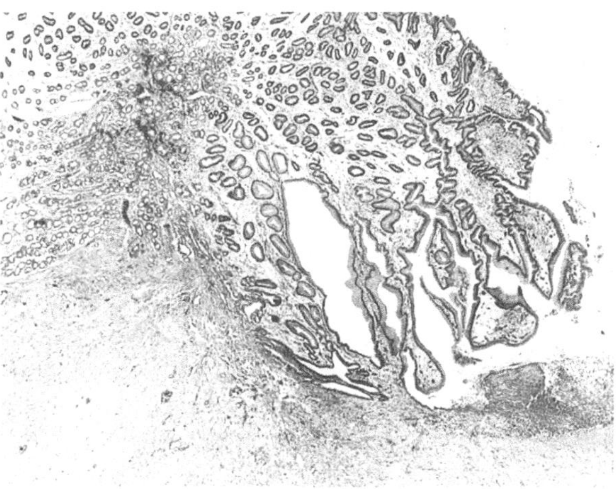

Abb. 3.36. Chronisches Magenulkus mit Hyperplasie der Schleimhaut im Randbereich, die lippenartig weit über den Ulkusgrund hinüberreicht. H.E. 35 ×

nung zur Magenlichtung hin stark verkleinert, im Extremfall verschlossen werden kann. Der Ulkusgrund zeigt eine graugelbe *Nekrose*.

Als *Riesenulzera* bezeichnet man Magenulzera mit einem Durchmesser ab 3 cm und Duodenalulzera mit einem Durchmesser ab 2 cm[22]. Eine Geschlechtsprädisposition ist nicht gesichert[9, 22]. Die *Häufigkeit* wird mit ca. 0,5% der Gastroduodenoskopien[9] bzw. 10% der Ulkusoperationen[22] angegeben. Meist, keineswegs immer, ist *chirurgische Therapie* erforderlich[9]. Riesenulzera neigen verstärkt zu Komplikationen, v. a. zu Blutungen, Penetration und maligner Entartung, nicht aber zur freien Perforation[15]. Das chronische Magenulkus tritt in 10%, das akute in 25% *multipel* auf.

Mikroskopisch zeigt das Ulkus eine typische Schichtung des Grundes (Abb. 3.35). Von innen nach außen finden sich folgende Zonen:

- *Exsudatschicht:* Belag des Ulkusgrundes mit Fibrin, Granulozyten, Erythrozyten und Zelldetritus („Innenmüll")[10],
- *fibrinoide Nekrosezone (Quellungsnekrose):* Ausfällung der Eiweißkörper der Submukosa und des Blutplasmas durch die Magen-HCl,
- *Granulationsgewebsschicht:* Zone der Reparation (Organisation der fibrinoiden Nekrose),

◄

Abb. 3.35. Chronisches Magenulkus. **a** Relativ flaches Ulkus. Tiefenausdehnung bis in das untere Drittel der Submukosa. M. propria unbeteiligt. **b** Tieferreichendes Ulkus mit Durchsetzung der M. propria. Starke Fibrose des subserösen Fettgewebes. **c** Tiefreichendes kallöses Ulkus mit lippenförmig überhängenden Rändern und seitlich in den Ulkusgrund hochgezogener M. propria. Narbige Fibrose der Subserosa. a–c H.E. ca. 5 ×. **d** Ulkusgrund mit wenig aufgelagertem Schorf (links oben), fibrinoider Nekrosezone, Granulations- und Narbengewebe (von innen nach außen). H.E. 56 ×

- *Narbenzone:* Endprodukt der granulierenden Entzündung. Ist das Narbengewebe sehr breit, so spricht man von einem *Ulcus callosum.*

Das schrumpfende Narbengewebe zieht die *Muskulatur* seitlich in den Ulkusgrund hoch. Dieser enthält weiterhin Gefäße mit oft starker Intimaproliferation *(unspezifische Endarteriitis)*. Die Endarteriitis führt zu weitgehender oder totaler Obliteration der Gefäßlichtung und kann beim Übergreifen des Ulkus auf die Arterienwand somit eine Arrosionsblutung verhindern. Weiterhin finden sich entzündliche und proliferative Veränderungen an den kleinen *Nervenstämmen* des Ulkusgrundes.

Die *angrenzende Mukosa* zeigt eine mehr oder weniger schwere Gastritis, oft auch eine intestinale Metaplasie und dysplasie*ähnliche* Epithelveränderungen, die sich in der Mehrzahl der Fälle während der weiteren Ulkusheilung zurückbilden[17].

Die *Serosa* zeigt eine reaktive Hyperplasie. Die hyperplastischen Zellen gehen offenbar aus *multipotenten Zellen der Subserosa* hervor, die sich teils zu *Serosadeckzellen,* teils zu *Myofibroblasten* differenzieren. Sie dürfen in der Biopsie nicht mit Zellen eines Karzinoms oder eines glatten Muskeltumors verwechselt werden[48a].

Verlauf, Ulkusheilung

Grundsätzlich neigt das unbehandelte Ulkus dazu, über lange Zeit zu *persistieren* und sich zu *vergrößern.* Seine *Heilungstendenz* ist von einer bestimmten Größe und von einem bestimmten Grad der Bindegewebsneubildung an nur noch gering[26, 48, 53]. Alter, Geschlecht und Rassenzugehörigkeit haben keine statistisch signifikanten Auswirkungen auf den Heilungsverlauf[26, 48, 51a].

In der Ulkusheilung spielen zahlreiche Faktoren eine Rolle. Die wesentlichen Mechanismen bestehen in der *Eradikation von H. pylori,* ferner in einer *Wiederherstellung der Schutzschicht* an der Schleimhautoberfläche und in einer *Stimulierung der Zellregeneration.* Zu diesen Faktoren zählen u. a. der *epidermal growth factor (EGF)* und die *Prostaglandine*[41]. Im Tierversuch *verzögert Zinkmangel die Ulkusheilung,* was sich daraus erklärt, daß Zink bei mehr als 200 in das Zellwachstum und die Proteinsynthese involvierten Metalloenzymen einen Kofaktor darstellt[58a]. Als entscheidende Therapie ist heute die *Eradikation von H. pylori* anzusehen. Dabei scheint sich gegenüber der früheren Tripeltherapie (kolloidales Wismut, Tetrazykline, Metronidazol) die vorwiegend in Deutschland entwickelte Kombinationstherapie mit Omeprazol und Amoxicillin international durchzusetzen[33, 56]. Omeprazol wirkt antisekretorisch, es hemmt die Protonenpumpe (H+/K+-ATPase)[28], die den letzten Schritt der Säurebildung durch die Belegzellen katalysiert. Das Medikament mildert auch NSAR-induzierte Schleimhautschäden[52, 53a] und beschleunigt die Ulkusheilung[53a]. Eine angenäherte Kosten-Nutzen-Analyse ergibt für die alten Länder der BRD bei adäquater konservativer Therapie der Gastritis und des Ulkusleidens eine Senkung der vorherigen Kosten von jährlich 4 Mrd. DM auf unter 1 Mrd. DM[54]. *Die Ulkusbehandlung in der Schwangerschaft* stellt einen Sonderfall dar, da Omeprazol nach Tierversuchen keimschädigend wirken kann[40]. Bevor die Zusammenhänge zwischen einer H.-pylori-Infektion und Ulkusentstehung bekannt waren, wurden Magen- und Duodenalulzera v. a. mit *H_2-Antagonisten, Antazida, Sukralfat* und *Wismutpräparaten* behandelt. Die Heilungsquoten innerhalb von 4 Wochen lagen im Mittel beim Duodenalulkus (70 bis über 90%) über denjenigen beim Magenulkus (50–70%), allerdings mit teilweise erheblicher Rezidivquote[39].

Im *Tierversuch* an der Ratte beginnt die *Regeneration der Belegzellen* nach 90 Tagen[12]. *Muzinöse Drüsenstrukturen* finden sich bereits nach 3 Wochen[25]. Ist das Ulkus abgeheilt, so bleibt meist nur eine flache, strahlig eingezogene *Narbe* zurück. Vor allem kleinere Narben können bei oberflächlicher Inspektion im Sektionssaal leicht übersehen werden. *Kallöse Ulzera* haben kaum eine Chance, vollständig auszuheilen.

Nach einer neuen japanischen Untersuchung[51b] hinterlassen die *mit H. pylori assoziierten* Ulzera vorwiegend Narben mit einer *zentralen Einsenkung (Typ Sa* = Scar a), oder mit *groben regenerierenden Schleimhautfalten* bis in das Zentrum der Narbe *(Typ Sb)*, während bei *H. pylori-negativen* Patienten Narben mit einem *zarten Schleimhautbild* bei weitem überwiegen *(Sc). Ulkusrezidive in der H. pylori-positiven Gruppe traten nur bei den Sa- und Sb-Fällen auf.* Die Patienten wurden nur mit H_2-Antagonisten und nicht antibiotisch behandelt, um den natürlichen Ablauf der Magenulzera und das weitere Schicksal der Narben nicht zu beeinflussen. Das *Narbenbild Sa und Sb weist auf eine noch aktive Entzündung hin;* dies steht mit den histologischen Befunden in der Narbenumgebung in Einklang.

Komplikationen

Ulkusrezidiv. Die früher hohe Rezidivquote liegt heute weitaus niedriger, wenn es gelingt, H. pylori zu eradizieren[8a, 31].

Narbenstenosen der Magenlichtung (Abb. 3.37). Eine benigne *Pylorusstenose* entwickelt sich in 2,1% der Magenulzera, meist in Verbindung mit einem noch floriden Ulkus. Demgegenüber wird die *pyloroantrale Hypertrophie* (Abb. 3.38) von Ulkusmägen, an der Muskulatur, Submukosa und Mukosa teilnehmen, wegen der fehlenden Korrelation zum

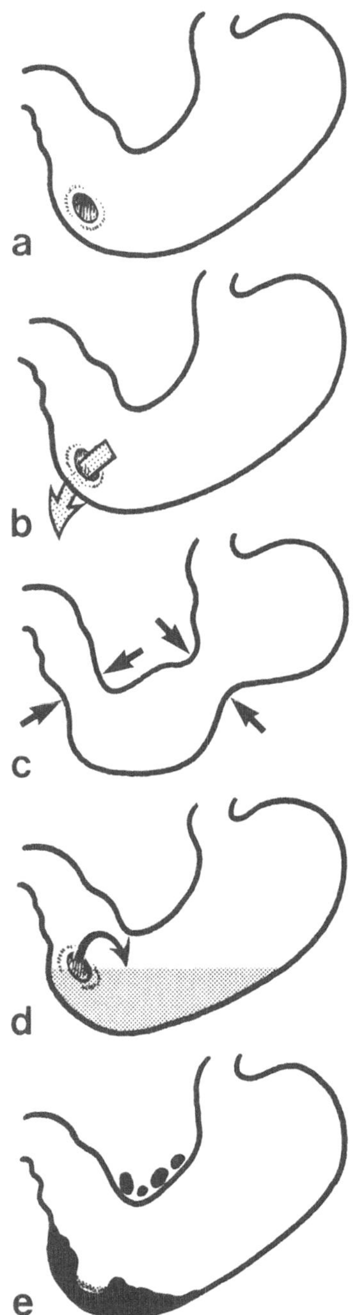

Abb. 3.37. Komplikationen des Magenulkus (schematisch). Von oben nach unten: **a** Unkompliziertes Ulkus, **b** Perforation, **c** Narbenstenose (sog. Sanduhrmagen bzw. benigne Pylorusstenose), **d** Blutung und **e** Ulkuskarzinom mit Lymphknotenmetastasen

Ulkussitz eher als Ursache und nicht als Folge des Ulkusleidens betrachtet[36].

Sanduhrstenosen des Magens sind zwar eindrucksvoll, aber weitaus seltener als die Pylorusstenose. Sie werden durch Ulzera mit Sitz in der Mitte der kleinen Kurvatur erzeugt. Die zirkuläre Stenose ist Folge von Muskelspasmen und Narbenzug. Der orale Teil der Sanduhr ist wegen seiner Reservoirfunktion größer als der aborale[24].

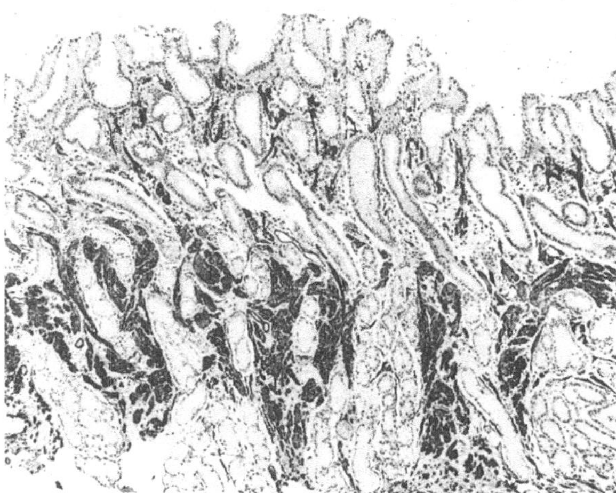

Abb. 3.38. Arbeitshypertrophie der glatten Muskulatur innerhalb der Mukosa des Antrum ventriculi bei benigner Pylorusstenose. Immunhistochemischer Nachweis von Desmin. 56 ×

Pylorusinsuffizienz. Ulzera der Pylorusregion neigen dazu, die distale muskuläre Pylorusschlinge zu zerstören, die Schleimhautnarben verhindern ferner den für den physiologischen Pylorusverschluß notwendigen Schleimhautprolaps in den Pyloruskanal. Die *Pylorusinsuffizienz* mit der möglichen Folge von Dumping und Gallereflux ist daher *vielleicht eine bedeutendere Folge pylorischer Ulzera* als die allgemein bekannte *Pylorusstenose*[36a].

Blutungen[8, 18, 30, 34, 37]. *Sickerblutungen* aus dem Granulationsgewebe sind häufig und können zu chronischer Blutungsanämie führen. *Arterielle Blutungen* aus arrodierten Gefäßen des Ulkusgrundes (Abb. 3.37 u. 3.39) sind demgegenüber eine akut lebensbedrohliche Komplikation. Rasch fortschreitende Ulzera (z. B. Streßulzera) sind dabei weit stärker gefährdet, da sich die auf S. 244 beschriebenen endarteriitischen Gefäßveränderungen noch nicht ausgebildet haben. Das peptische Ulkus ist eine der häufigsten Blutungsquellen bei oberer gastrointestinaler Blutung (▷ Tabelle 3.3).

In den *USA* rechnet man jährlich mit ca. 150000 Krankenhausaufnahmen wegen einer Ulkusblutung; der Gipfel liegt in den Wintermonaten[33a].

In *Großbritanien* erliegen jährlich etwa 4500 Menschen einer Ulkuskomplikation, wobei etwa die Hälfte auf Blutungen entfallen dürfte[37]. *In etwa 60% der Fälle geht der Komplikation eine NSAR-Einnahme voraus*[37]. *Gastroskopisch* unterscheidet man bei der Notfallgastroskopie folgende Befunde (*Stigmata*): ein sichtbares blutendes Gefäß am Ulkusgrund, ein adhärentes Gerinnsel, eine Verfärbung der Ulkusbasis und einen sauberen Ulkusgrund[18, 30]. Ein sichtbares Gefäß ist schon vor der

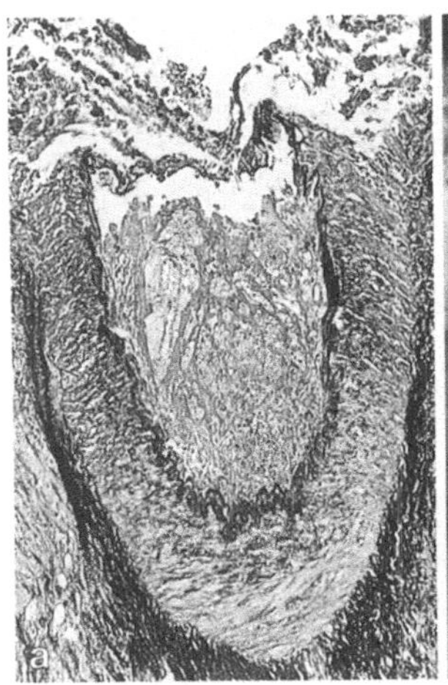

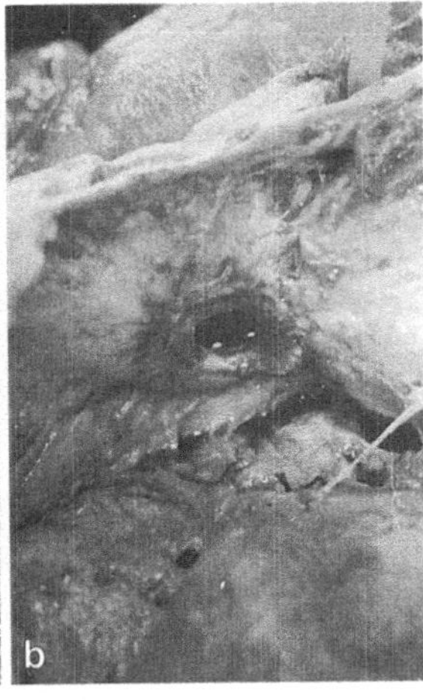

Abb. 3.39. Komplikationen von Magenulzera. **a** Arrodierte Arterie am Grund eines Ulkus (klinisch: massive Magenblutung). Frische Thrombose des erhaltenen Gefäßstumpfes. **b** Penetration eines Magenulkus durch das Zwerchfell in den Herzbeutel (seltene Perforationsrichtung). Magen abgelöst, Zwerchfell hochgezogen, Blick auf die Perforationsöffnung von unten. Sektionspräparat

Endoskopie zu erwarten, wenn der Patient NSAR genommen hat und bei der Klinikaufnahme Blut erbricht bzw. massiv blutet[18]. *Sichtbare Gefäße* sieht man bei *Anastomosenulzera viel häufiger als bei Magen- und Duodenalulzera*[18].

80% der blutenden Arterien haben einen Durchmesser unter 1 mm und sind eher einer endoskopischen Therapie zugänglich als größere Gefäße[34]. *Die Gefahr einer Nachblutung ist am größten bei posterioren inferioren Duodenalulzera und bei hochsitzenden Magenulzera der kleinen Kurvatur*[34]. Ältere Patienten und solche mit einem Ulkus über 2 cm Durchmesser sowie mit schon bekannten Ulkuskomplikationen neigen am ehesten zu *Blutungsrezidiven*[37]. *Rezidivblutungen* haben eine viel höhere Letalität als Erstblutungen[14].

Nach einer deutschen Multicenter-Studie an 1139 Fällen betrug die *Gesamtletalität 11%, bei Rezidivblutung über 30%. Prognostisch ungünstig* waren höheres Lebensalter, ein Hb-Gehalt von unter 8 g% bei der Aufnahme, eine initiale Blutungsaktivität entsprechend dem Forrest-Stadium Ia sowie eine Rezidivblutung[16].

Nach den Ergebnissen mehrerer Interventionsstudien senkt eine *konsequente H. pylori-Eradikationstherapie* das Risiko eines Blutungsrezidivs auf Null[33a]. Nur dann, wenn die Eradikation nicht gelingt oder wenn eine Langzeitbehandlung mit ASS/NSAR erforderlich ist, sollte eine Langzeittherapie mit Omeprazol erfolgen[33a].

Freie Perforation[11, 13, 23, 27, 29, 38, 57, 58]. Das Ulkus kann in die freie Bauchhöhle durchbrechen (→ akutes Abdomen). Die Perforationsöffnung mißt meist nur 2–5 mm im Durchmesser und wirkt wie ausgestanzt.

Das *Duodenalulkus* perforiert häufiger als das Magenulkus[29, 58]. Bei Patienten mit perforiertem Magenulkus überwiegt im Gegensatz zum perforierten Duodenal- und präpylorischen Ulkus das *weibliche Geschlecht* (1,5 : 1 vs. 1 : 2,1), die Patienten sind im Durchschnitt älter (63 vs. 54 J.), und ihre Letalität ist ca. 4 mal höher (23 vs. 6%)[29, 57, 58]. Bei beiden Ulkustypen ist die Letalität nach Resektion geringer als nach nach Übernähung, sofern keine gravierende Risikofaktoren bestehen[13, 27, 38].

Gedeckte Perforation/Penetration. Das Ulkus kann auf Nachbarorgane übergreifen. Magenulzera penetrieren am häufigsten in das Pankreas und in das Lig. gastrohepaticum, aber auch in Leber[36b], Gallenwege, Netz und Bauchwand[24]. Selten erfolgt die Perforation transdiaphragmal [Herzbeutel (Abb. 3.39) → evtl. Pneumoperikard[20]; Pleurahöhle → Spannungspneumothorax[43]] oder in das Kolon (→ gastrokolische Fistel).

Ulkuskarzinom. Das Entartungsrisiko chronischer Magenulzera wird mit 1–7% angegeben. Selten kann ein Karzinom auch in einer *Ulkusnarbe* entstehen[45]. Teilweise wird das Vorkommen von Ulkuskarzinomen generell bestritten und vermutet, daß kleinere Karzinome vom Magensaft angedaut werden; auf diese Weise soll das Nebeneinander von Ulkus und Karzinom zustandekommen[59]. Diese grundsätzliche Ablehnung des Ulkuskarzinoms wird jedoch von anderen Autoren nicht geteilt[59]. Nachuntersuchungen an 2529 Patienten mit einem Magenulkus vor 9–23 Jahren ergaben allerdings nur 17 Fälle mit einem vermutlichen Ulkuskarzinom; die Zahl lag weit unter der erwarteten Häufigkeit von 28,8 Fällen. Das Ulkuskarzinom wird somit zu Recht als ein *seltenes Ereignis* bezeichnet[35].

Ein Ulkuskarzinom darf nur dann angenommen werden, wenn folgende Befunde erhoben werden (Abb. 3.40):

- *Der Defekt reicht tiefer als bis zur M. mucosae* und zeigt in der Umgebung eine *deutliche narbige Fibrose* und *endarteriitische Gefäßveränderungen.*
- *Bei tieferreichenden Geschwüren ist die M. propria seitlich zum Ulkusgrund hin hochgezogen.*
- *Das Karzinomgewebe findet sich nur im Randwall des Ulkuskraters, nicht am Ulkusgrund;* es soll möglichst nur Teile des *Randwalls* erfassen und die übrige Zirkumferenz aussparen.

Die *Prognose* des Ulkuskarzinoms ist mit einer Fünfjahresüberlebensrate von über 40–60% weit besser als die des üblichen Magenkarzinoms (unter 20%)[19, 47].

Soormykose des Ulkus. Etwa 5% der peptischen Magengeschwüre zeigen einen Soorbefall[44, 46], der

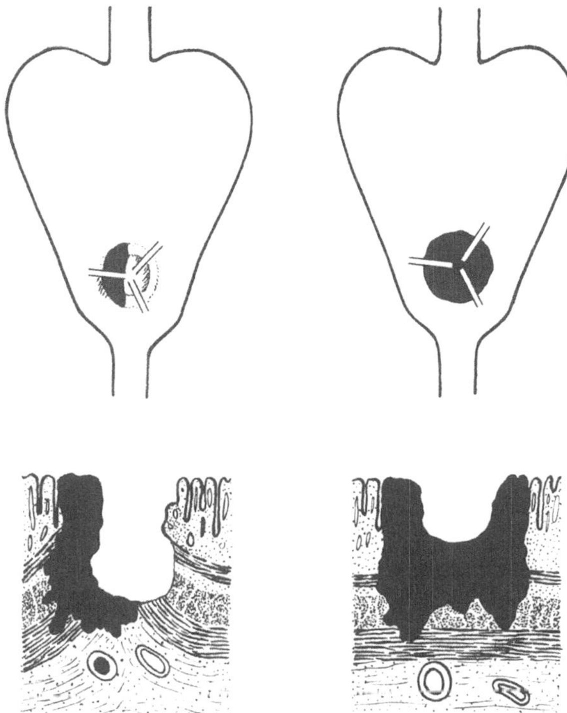

Abb. 3.40. Differentialdiagnose zwischen *Ulkuskarzinom* (= Karzinom auf dem Boden eines lange Zeit bestehenden Magenulkus, links) und *ulzeriertem Karzinom* (primäres Karzinom, sekundär ulzeriert, rechts) (schematisch). Das Ulkuskarzinom enthält Residuen des Ulkus am Tumorgrund (narbige Fibrose, hochgezogene Muskulatur, obliterative Endarteriitis), Teile der Zirkumferenz zeigen Ulkusveränderungen *ohne* Karzinom. Das ulzerierte Karzinom läßt Ulkusreste vermissen und zeigt in allen Schnitten nur Karzinomgewebe. Ulkuskarzinome sind selten!

im Biopsiematerial innerhalb des Zelldetritus und der fibrinoiden Nekrosezone nachweisbar ist[46], aber auch die Submukosa und Muskulatur betreffen[42] und so vielleicht zum Ausgangspunkt einer systemischen Mykose werden kann[46]. In 2 Arbeiten wird die Häufigkeit des Soorbefalles peptischer Magenulzera sogar mit 36% bzw. 47%[20a, 21] angegeben. Riesenulzera sind noch häufiger (75%) von einer Soormykose betroffen. Die Häufigkeit der Soorbesiedlung des Ulkus liegt weit über derjenigen in Mägen mit einer funktionellen Dyspepsie[20a].

Da Magenkarzinome 2 mal häufiger als Magenulzera befallen sind, sollte eine Soormykose im Biopsiematerial so lange als Hinweis auf ein Karzinom gelten, bis ein solches durch gezielte weitere Untersuchungen gesichert oder ausgeschlossen ist[46].

Literatur

1.–6. Weiterführende Literatur (▷ S. 154)
7. Antonioli DA (1994) Precursors of gastric carcinoma: a critical review with a brief description of early (curable) gastric cancer. Hum Pathol 25:994–1005
8. Armstrong CP, Whitelaw S (1988) Death from undiagnosed peptic ulcer complications: a continuing challenge. Br J Surg 75:1112–1114
8a. Asaka M, Ohtaki T, Kato M et al. (1994) Causal role of Helicobacter pylori in peptic ulcer relapse. J Gastroenterol 29 [Suppl 7]:134–138
9. Barragry TP, Blatchford JW, O'Connor Allen M (1986) Giant gastric ulcers. A review of 49 cases. Ann Surg 203:255–259
10. Becker V (1972) Die fibrinoide Nekrosezone beim Ulcus ventriculi. Leber Magen Darm 2:241–244
11. Bianchi A, Ubach M (1991) Giant gastric ulcer penetrating into heart as a late complication of Nissen fundoplication. Eur J Surg 157:61–62
12. Blom H, Helander HF (1981) Quantitative ultrastructural studies on parietal cell regeneration in experimental ulcers in rat gastric mucosa. Gastroenterology 80:334–343
13. Boey J, Wong J (1987) Perforated duodenal ulcers. World J Surg 11:319–324
14. Branicki FJ, Coleman SY, Fok PJ et al. (1990) Bleeding peptic ulcer: a prospective evaluation of risk factors for rebleeding and mortality. World J Surg 14:262–270
15. Chua CL, Jeyaraj P-R, Low C-H (1992) Relative risks of complications in giant and nongiant gastric ulcers. Am J Surg 164:94–98
16. Ell C, Hagenmüller F, Schmitt W et al. (1995) Multizentrische prospektive Untersuchung zum aktuellen Stand der Therapie der Ulcusblutung in Deutschland. Dtsch Med Wochenschr 120:3–9
17. Farini R, Farinati F, Leandro G et al. (1982) Gastric epithelial dysplasia in relapsing and nonrelapsing gastric ulcer. Am J Gastroenterol 77:844–853
18. Fuster F, Piqué JM, Teres J et al.(1987) Predictive clinical factors of visible vessel in bleeding peptic ulcer. Endoscopy 19:11–13
19. Gebhardt Ch, Moschinski D, Hoffmann E, Gebhardt G (1977) Das Ulcuscarcinom des Magens. Langenbecks Arch Chir 343:113–122
20. Ghahremani GG, Yaghmai I, Brooks JW, Hutton CF (1976) Pneumopericardium due to transdiaphragmatic perforation of a gastric ulcer. Dig Dis Sci 21:586–591
20a. Ghoshal UC, Kochhar R, Goenka MK et al. (1994) Fungal colonization of untreated peptic ulcer. Indian J Gastroenterol 13:115–117
21. Gotlieb-Jensen K, Andersen J (1983) Occurrence of Candida in gastric ulcers. Significance for the healing process. Gastroenterology 85:535–537
22. Gustavsson S, Kelly KA, Hench VS, Melton J (1987) Giant gastric and duodenal ulcers: a population-based study with a comparison to nongiant ulcers. World J Surg 11:333–338
23. Hansen CP, Lanng C, Christensen A et al. (1988) Gastrocolic fistulas. Acta Chir Scand 154:287–289
24. Haubrich WS (1974) Complications of peptic ulcer disease. In: Bockus HL (ed) Gastroenterology Saunders, Philadelphia London Toronto, 3rd edn, vol 1. pp 720–762
25. Helpap B, Hattori T, Gedigk P (1981) Repair of gastric ulcer. A cell kinetic study. Virchows Arch [A] 392:159–170
26. Herrmann RP, Piper DW (1973) Factors influencing the healing rate of chronic gastric ulcer. Dig Dis Sci 18:1–6
26a. Hirshberg A, Schein M (1992) Gastric ulcer in diaphragmatic hernia. Surg Gynecol Obstet 174:165–171
27. Hodnett RM, Gonzalez F, Lee WC et al. (1989) The need for definitive therapy in the management of perforated gastric ulcers. Review of 202 cases. Ann Surg 209:36–39
28. Holt S, Howden CW (1991) Omeprazole. Overview and opinion. Dig Dis Sci 38:385–393

29. Horowitz J, Kukora JS, Ritchie WP Jr (1989) All perforated ulcers are not alike. Ann Surg 209:693–696
30. Hunt PS (1987) Bleeing gastroduodenal ulcers: selection of patients for surgery. World J Surg 11:289–294
31. Johnson AG (1994) Management of peptic ulcer. Br J Surg 81:161–163
32. Kawano S, Sato N, Tsuji S et al. (1991) Two-dimensional computer color graphics of gastric mucosal blood distribution in normal subjects and ulcer patients. Endoscopy 23:317–320
33. Labenz J, Stolte M (1994) Aktuelle Therapie der Helicobacter pylori-Infektion. Leber Magen Darm 24:5–9
33a. Labenz J, Tillenburg B, Peitz U et al. (1995) Blutende peptische Ulzera – wie lassen sich Rezidivblutungen verhindern? Leber Magen Darm 25:27–33
33b. Lanas AI, Remacha B, Esteva F, Sainz R (1995) Risk factors associated with refractory peptic ulcers. Gastroenterology 109:1124–1133
34. Laurence BH, Cotton PB (1987) Bleeding gastroduodenal ulcers: nonoperative treatment. World J Surg 11:295–303
35. Lee S, Iida M, Yao T et al. (1990) Long-term follow-up of 2529 patients reveals gastric ulcers rarely become malignant. Dig Dis Sci 35:763–768
36. Liebermann-Meffert D, Allgöwer M (1976) Ulkuslage im Magen und pyloroantrale Hypertrophie: Zur Frage des Zusammenhangs von Ulkussitz und Wandhypertrophie beim Ulcus ventriculi. Z Gastroenterol 14:613–619
36a. Lu CC, Schulze-Delrieu K (1990) Pyloric deformation from peptic disease. Radiographic evidence for incompetence rather than obstruction. Dig Dis Sci 35:1459–1467
36b. Matsuoka T, Nagai Y, Mugurama K et al. (1995) Liver penetration and gastrobronchial fistula: unusual complication of a peptic ulcer. Am Surg 61:492–494
37. Matthewson K, Pugh S, Northfield TC (1988) Which peptic ulcer patients bleed? Gut 29:70–74
38. McGee GS, Sawyers JL (1987) Perforated gastric ulcers. Arch Surg 122:555–561
39. McQuaid KR, Isenberg JI (1992) Medical therapy of peptic ulcer disease. Surg Clin Nth America 72:285–316
40. Michaletz-Onody PA (1992) Peptic ulcer disease in pregnancy. Gastroenterol Clin North Am 21:817–826
41. Mine T, Kataoka A, Fujisaki J et al. (1994) Healing of chronic gastric ulcer depends on gastric mucosal prostaglandin synthesis. Hepatogastroenterology 41:111–115
42. Mohtashemi H, Davidson FZ (1973) Candidiasis and gastric ulcer. Dig Dis Sci 18:915–919
43. Nayak IN, Lawrence D (1976) Tension pneumothorax from a perforated gastric ulcer. Br J Surg 63:245–247
44. Neeman A, Abidor I, Kadish U (1981) Candidal infection of benign gastric ulcers in aged patients. Am J Gastroenterol 75:211–213
45. Novis BH, Burns DG (1982) Adenocarcinoma at the site of a healed gastric ulcer after 10 years of endoscopic observations. Am J Gastroenterol 77:99–100
46. Oehlert W, Preuss B (1980) Häufigkeit und Bedeutung der Soormykose im Biopsie-Material des Ulcus ventriculi. Dtsch Med Wochenschr 105:1773–1776
47. Öhman U, Wetterfors J, Moberg A (1972) Ulcer-cancer of the stomach. Acta Chir Scand 138:391–395
48. Piper DW, Hunt J, Heap TR (1980) The healing rate of chronic gastric ulcer in patients admitted to hospital. Scand J Gastroenterol 15:113–117
48a. Pitt MA, Haboubi NY (1995) Serosal reaction in chronic gastric ulcers: an immunohistochemical and ultrastructural study. J Clin Pathol 48:226–228
49. Rau W (1982) Zur Formursache des Magengeschwürs. Langenbecks Arch Chir 360:43–57
50. Rau W (1986) Funktionelle Anatomie der Magenstrombahn: Lokalisierende Faktoren in der Pathogenese des Magengeschwürs. Langenbecks Arch Chir 367:129–138
51. Rau W, Eichelkraut W, Rasche A (1986) Experimentelle Bedingungen zur Reproduktion eines submukösen Steal-Phänomens am Hundemagen. Langenbecks Arch Chir 367:139–145
51a. Roth HP (1971) Healing of initial ulcers in relation to age and race. Gastroenterol 61:570–575
51b. Sakaki N, Momma K, Yamada Y et al. (1995) An endoscopic study on relationship between Helicobacter pylori infection and endoscopic gastric ulcer scars. Dig Dis Sci 40:1087–1092
52. Scheiman JM, Behler EM, Loeffler KM, Elta GH (1994) Omeprazole ameliorates aspirin-induced gastroduodenal injury. Dig Dis Sci 39:97–103
53. Scheurer U, Witzel L, Halter F et al. (1977) Gastric and duodenal ulcer healing under placebo treatment. Gastroenterol 72:838–841
53a. Schmassmann A, Tarnawski A, Peskar B et al. (1995) Influence of acid and angiogenesis on kinetics of gastric ulcer healing in rats: interaction with indomethacin. Am J Physiol 268:G276–285
54. Schütz E, Stolte M (1994) Zur Kosten-Nutzen-Analyse der konservativen Therapie der Gastritis und des Ulkusleidens. Leber Magen Darm 24:147–149
55. Stolte M (1992) Helicobacter pylori: Hauptursache von Gastritis, Ulkus und Malignom? Verdauungskrankheiten 10:120–128
56. Stolte M (1994) Helicobacter pylori: Die deutsche Therapie setzt sich international durch! Leber Magen Darm 24:42
57. Svanes C, Salvesen H, Stangeland L et al. (1993) Perforated peptic ulcer over 56 years. Time trends in patients and disease characteristics. Gut 34:1666–1671
58. Walt R, Katschinski B, Logan R et al. (1986) Rising frequency of ulcer perforation in elderly people in the United Kingdom. Lancet I:489–492
58a. Watanabe T, Arakawa T, Fukuda T (1995) Zinc deficiency delays gastric ulcer healing in rats. Dig Dis Sci 40:1340–1344
59. Yamagata S, Masuda H (1973) Magenkarzinom. In: Demling L (Hrsg) Klinische Gastroenterologie, Bd I. Thieme, Stuttgart S 238–239

Duodenalulkus

Ätiologie, Pathogenese

Während beim *Magenulkus* die *H.-pylori-Besiedlung* der Schleimhaut das *primum movens* darstellt, ist es beim *Duodenalulkus* zumeist eine *Hyperazidität des*

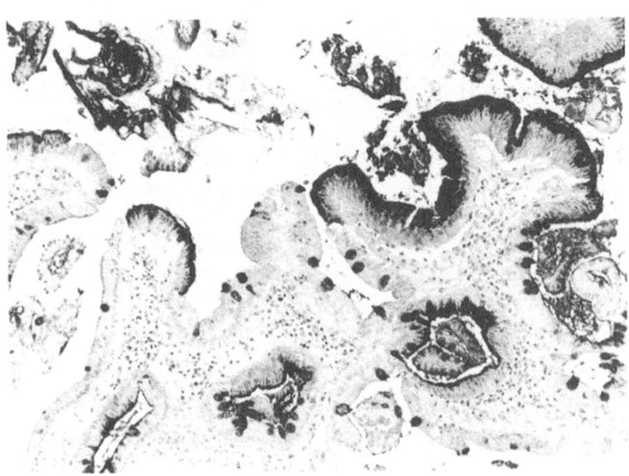

Abb. 3.41. Gastrale Metaplasie der Schleimhaut des Bulbus duodeni. Links erhaltene Duodenalschleimhaut mit einem kleinen Areal von gastraler Metaplasie, erkennbar an dem im Bild schwarzen (im Original roten) Oberflächenepithel. Rechts ausgedehnte gastrale Metaplasie. PAS 56 ×

Duodenalinhaltes, die den 1. Schritt in der Ulkusgenese markiert. Duodenalulzera gehen mit einer verstärkten basalen Säuresekretion einher, die über derjenigen von Magenulzera – auch bei präpylorischem Sitz – liegt[24]. Auf das Duodenalulkus trifft also die alte *Hyperaziditätstheorie* der Ulkusentstehung von Cruveilhier zu, allerdings in *modifizierter Form*[46a, 69]:

> Das Ulkus selbst wird in der Regel *nicht* durch die Magen-HCl ausgelöst; diese bereitet lediglich hierfür den Boden, indem sie die *Schleimhautoberfläche verändert.* Die Säure erzeugt oberflächliche *Erosionen,* die dann nicht mehr durch übliches Epithel der Duodenalschleimhaut, sondern durch *Oberflächenepithel vom Magenschleimhauttyp* überkleidet werden. Man spricht daher von einer *gastralen Metaplasie (GM).* Diese schafft die Voraussetzungen zur *Besiedlung mit H. pylori,* und von diesem Punkt an läuft die gleiche Kette von Gewebsschädigung und Gewebsreaktionen wie beim Magenulkus ab. Nach heute vorherrschender Meinung entsteht die Mehrzahl der Duodenalulzera auf diese Weise.

Mikroskopisch läßt sich die GM am besten und einfachsten mittels der *PAS-Färbung* nachweisen. Dabei zeigt das Oberflächenepithel eine *gleichmäßige starke Rotfärbung,* während die *Enterozyten* der Duodenalschleimhaut nur eine *lumenwärts gelegene schwächere Färbung* und stark angefärbte eingelagerte *Becherzellen* enthalten (Abb. 3.41).

> Die GM muß morphologisch scharf von *heterotopen Magenschleimhautinseln im Bulbus duodeni* abgegrenzt werden, die viel seltener und durch das Vorkommen vollentwickelter Korpusschleimhautinseln mit Haupt- und Belegzellen gekennzeichnet sind.

Die GM kommt bei *Gesunden* in bis zu 64%, bei der *Duodenitis* in bis zu 94% und beim *Duodenalulkus* in bis zu 100% vor.[68a] Die unterschiedlichen Häufigkeitsangaben erklären sich großenteils aus dem ausgesprochen fleckförmigen Auftreten der GM. Die *Häufigkeit* der GM korreliert mit dem Erwachsenenalter, der Zugehörigkeit zum männlichen Geschlecht und einem niedrigen pH des Magensaftes, ihr *Ausmaß* mit einer aktiven Duodenitis und einer H.-pylori-assoziierten Gastritis[68]. Nach Eradikationstherapie soll ihr Umfang unverändert bleiben[51a].

Häufigste, wenn auch sicher nicht alleinige *Ursache* der GM-Entstehung ist, wie oben erwähnt, eine *Hyperazidität des Bulbusinhaltes,* wobei mehrere Faktoren zusammenspielen:

- eine *vermehrte Säuresekretion*[46], die allerdings nicht konstant gefunden wird[36] und offenbar nichts mit den zirkadianen Schwankungen der Säurebildung zu tun hat[63]. Sie ist auch unabhängig von einer H.-pylori-Infektion[17, 27].
- eine *verminderte Bikarbonatsekretion*[46a],
- eine (ebenfalls nicht immer nachweisbare)[39] *beschleunigte Entleerung des Magens,* wodurch große Mengen sauren Mageninhaltes in das Duodenum gelangen[47],
- eine *fehlende Hemmung der antralen G-Zellstimulation und Gastrinfreisetzung* durch Dilatation des Antrum → verstärkte Säuresekretion[59].
- eine *Hyperstimulation der Säurebildung durch H. pylori selbst* auf dem Wege einer postprandialen Steigerung der Gastrinausschüttung[48] (widersprechende Ergebnisse[37b]).

Es gibt *Ausnahmefälle ohne Hyperazidität,* selbst nach Pentagastrinstimulierung[35], obgleich bei dem einzigen mitgeteilten Fall mit pentagastrinrefraktärer Achlorhydrie Inseln einer GM nachweisbar waren. Dies läßt daran denken, daß eine GM auch auf *andere Weise* als durch Hyperazidität, z. B. durch *Pepsin* oder *NSAR,* verursacht werden kann; allerdings fehlt dafür bislang ein Beweis. Neueste Befunde zeigen darüber hinaus an, daß *H. pylori selbst* die Entstehung und Ausbreitung der GM steigern kann (s. unten)[42]. Es wird diskutiert, daß die *GM lediglich eine unspezifische Reaktion auf verschiedene Arten der Schleimhautschädigung* darstellen könnte. U. a. wird erwogen, daß *Entzündungsmediatoren,* die aus der entzündlich veränderten *Magenschleimhaut* in das Duodenum gespült werden, die Duodenalschleimhaut für die Ulkusentstehung konditionieren.[45]

Beim *Zollinger-Ellison-Syndrom* ist die GM erwartungsgemäß besonders stark ausgeprägt. Sie fehlt in der Regel (Ausnahme[35]) bei der *Achlorhydrie* sowie bei *atrophischer Gastritis mit intestinaler Metaplasie der Korpusschleimhaut,* und sie ist auch *nach hoher selektiver Vagotomie* seltener.

Zur *Histogenese* der GM gibt es aufschlußreiche Untersuchungen von Liu u. Wright[45]. Anhand von PAS-gefärbten Serienschnitten durch einzelne Duodenalzotten konnten Zottenmodelle hergestellt werden. Dabei zeigte sich, daß die Zellen der GM aus den *basalen Kryptenanteilen bzw. aus den Ausführungsgängen der Brunnerschen Drüsen* stammen und daß die Matrixzellen aus einer einzigen Kryptengruppe in mehreren Zotten zur Oberfläche hin aszendieren können. Dies bedeutet, daß die eingebürgerte Bezeichnung *gastrale* Metaplasie streng genommen *unzutreffend* ist, auch wenn die Epithelien der GM nicht von Magenschleimhautepithelien unterscheidbar sind. Die Herkunft der „gastralen Metaplasie" aus den Ausführungsgängen der Brunner-drüsen wird auch durch ein ähnliches Verhalten des *Trefoil-Profils* (▷ S. 233) in den Zellen der gastralen Metaplasie, der Ausführungsgänge der Brunnerdrüsen und des Oberflächenepithels der Magenschleimhaut nahegelegt. Es wird vermutet, daß die Trefoilpeptide in Reparationsvorgänge eingeschaltet sind.[37a]

Bedeutung von H. pylori

Es gibt eine ständig wachsende Zahl von Beobachtungen, die auf einen Kausalzusammenhang zwischen einer H.-pylori-Infektion und der Entstehung eines Duodenalulkus hinweisen[50].

- H. pylori kommt im *Duodenum nur im Bereich einer GM* vor[46b].
- *H. pylori selbst fördert* die *Entstehung und Ausbreitung der GM* entweder, indem der Keim die *Säureproduktion erhöht* (s. unten) oder eine *Duodenitis erzeugt,* die reaktiv die Fläche an GM vermehrt[42].
- In den *Randbereichen eines Duodenalulkus* ist fast stets H. pylori nachweisbar.
- Zwischen einer *H.-pylori-Gastritis,* einer *aktiven Duodenitis,* einer *GM* und einem *Duodenalulkus* besteht ein *hochsignifikanter Zusammenhang*[62].
- *96% aller Duodenalulzera* sind mit einer *H. pylori-Infektion* assoziiert[9a]. Die Eradikationstherapie mit Omeprazol und Amoxicillin führt binnen 6 Wochen in *100% zur Ulkusheilung,* in *88–90% zur H. pylori-Eradikation, Rezidive* sind in 98% mit einer *H. pylori-Neuinfektion* assoziiert.[9a]
- Die *Dichte der antralen H.pylori-Besiedlung* bestimmt die Häufigkeit gleichzeitiger Duodenalulzera[7a, 41b].
- Bei *persistierendem oder rezidivierendem positivem H.-pylori-Befund rezidiviert das Duodenalulkus häufiger* als bei H.-pylori-negativem Befund nach Eradikationstherapie (Lit. bei[9, 22, 23, 32, 40, 54]).
- *H.-pylori-positive Patienten* zeigen neben einer *Hypergastrinämie* auch eine *Hyperpepsinogenämie I und II*[18, 42a, 49, 64], und zwischen der Pepsinogenkonzentration im Blutplasma und der Häufigkeit des Duodenalulkus bestehen Beziehungen[21]. Die Hypergastrinämie und Säuresekretion bilden sich nach Eradikation von H. pylori zurück[47a].
- Die erdrückende Mehrheit von Ulcus-duodeni-Patienten zeigt *IgG-Antikörper im Serum gegen H. pylori*[52, 64a], und mit *steigendem Titer nimmt auch das Ulkusrisiko zu*[52].
- Die *Dichte der somatostatinbildenden Zellen* im Antrum und der *Gehalt an Somatostatin-rNA* nehmen nach Eradikationstherapie beträchtlich zu. Es wird diskutiert, daß *H. pylori die Somatostatinbildung bremst* und damit die Säure- und Gastrinsekretion steigert, da Somatostatin die gastralen Sekretionsvorgänge hemmt[48a].

Daß *H. pylori jedoch nicht die alleinige* Ursache eines Duodenalulkus darstellen kann, geht daraus hervor, daß es *Duodenalulzera ohne H.-pylori-Nachweis* gibt[51, 57a] und daß die *H.-pylori-Ausbeute* in Duodenalschleimhautbiopsien von Ulcus-duodeni-Patienten häufig *nur gering* ist[43]. Andere Befunde sprechen dafür, daß zu H. pylori noch andere, *konditionierende, Faktoren* hinzutreten müssen:

- *H. pylori ist bei beiden Geschlechtern gleich häufig, das Duodenalulkus* bevorzugt aber Männer;
- *H. pylori* bevorzugt das höhere Lebensalter, das *Duodenalulkus* jüngere Altersgruppen;
- *Duodenalulzera* können auch bei *persistierendem H.-pylori-Befund abheilen;* die *meisten H.-pylori-Träger entwickeln lebenslang kein Duodenalulkus*[28, 47, 51, 57].
- *Clearing* bzw. *Eradikation von H. pylori* und *Ulkusheilung* gehen einander *nicht immer parallel*[9a, 14].
- Die H. pylori-Gastritis geht im Gegensatz zum Duodenalulkus trotz Hypergastrinämie *nicht* mit einer Erhöhung des basalen oder maximalen Säure-Output einher[37b].

Eine interessante Frage ist die, ob *H. pylori* die *Neigung von Duodenalulzera zum Wechsel zwischen Remission und Rezidiv* erklären kann. Theoretisch gibt es hierfür 3 Erklärungsmöglichkeiten:

- H. pylori *triggert eine Abfolge immunologischer Reaktionen,* die von der *Ulzeration* über die *Heilung* bis zu einer *Periode der Resistenz* gegenüber neuen Schleimhautschäden reichen.
- Der *Ausgangspunkt des Ulkus, die GM,* wird durch die Ulzeration *vollständig zerstört.* Ein neues Ulkus kann erst dann entstehen, wenn sich nach Abheilung des ursprünglichen Ulkus ein *neuer GM-Bezirk gebildet* hat, der von H. pylori kolonisiert wird.
- Die *Schleimhaut der GM* ist aus unbekannten Gründen *empfindlicher gegenüber äußeren Noxen als die Magenschleimhaut,* entweder wegen einer generell *verminderten Resistenz* oder wegen *höherer Empfindlichkeit* gegenüber bestimmten H.-pylori-Stämmen bzw. *H.-pylori-Stämmen mit hoher Toxizität.*

> *Zusammenfassend* kann festgestellt werden, daß eine Vielzahl von Argumenten *für die kausale Rolle von H. pylori* in der Genese des Duodenalulkus spricht[50], auch wenn dies nicht unbedingt für *jedes* Ulcus duodeni gilt[56]. Die sich daraus ergebenden therapeutischen Konsequenzen sind offenbar unter den Ärzten noch nicht hinreichend akzeptiert[19].

Andere ätiologisch bedeutsame Faktoren

- *Hyperazidität allein* kann Duodenalulzera erzeugen. Paradebeispiel ist das Ulkus beim *Zollinger-Ellison-Syndrom.*

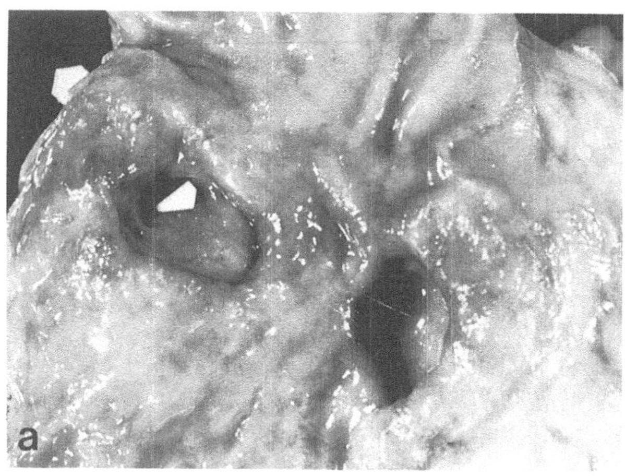

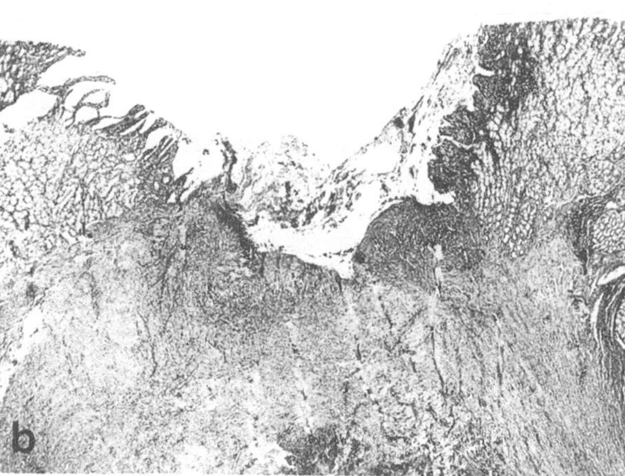

Abb. 3.42. Duodenalulkus. **a** Je ein Ulkus der Bulbusvorder- und hinterwand („kissing ulcers"), das Vorderwandulkus perforiert (Pfeil in der Perforationsöffnung. **b** Duodenalulkus mit narbiger Fibrose des Ulkusgrundes. Operationspräparat. H.E. ca. 4 ×

- *NSAR verzögern die Ulkusheilung*[44] und erhöhen das *Blutungsrisiko von Duodenalulzera*[2]. Die Ulkushäufigkeit ist jedoch bei Patienten mit und ohne NSAR-Einnahme gleich[62]; nach Armstrong et al.[8] soll bei fehlender NSAR-Einnahme des Rezidivrisiko gegenüber Patienten mit NSAR-Medikation sogar erhöht sein.
- *Sonstige chemische Noxen:* Wodurch die *Hyperkalzämie* beim primären Hyperparathyreoidismus ulzerogen wirkt, ist letztlich noch nicht geklärt[20]. Tierexperimentell lassen sich mit *Cysteamin* und *Propionitril* Duodenalulzera[33, 60, 61] erzeugen. Ob *Zigarettenrauchen* die Ulkusheilung behindert, ist umstritten[10, 29, 37, 41], ebenso wie die Frage, ob es die Ulkusentstehung selbst beeinflußt[8, 41, 43a, 67]. Im Tierversuch lassen Duodenalulzera nach Exposition von Ratten gegenüber *Tabakrauch* einen *hyperämischen Randsaum vermissen;* diese Beobachtung weist auf eine durch das Rauchen bedingte *Störung der Ulkusheilung* hin.[41a] Nach erfolgreicher H.-pylori-Eradikation scheint Zigarettenrauchen die Rezidivquote nicht zu beeinflussen[13]. *Dopamin* und eine Vielzahl dopaminverwandter chemischer Verbindungen hemmen die Bildung von Magen- und Duodenalulzera bei der Ratte (Lit. bei[38]), und die Duodenal- (nicht die Magen-)Schleimhaut von Patienten mit einem Duodenalulkus zeigt in vitro eine verstärkte Dopaminbindung. Daher wird diskutiert, ob ein Dopaminmangel im Gehirn und Darm bei Streß und anderen Situationen die Entstehung von Duodenalulzera begünstigen kann[38]. Patienten mit einer *Leberzirrhose* als Folge einer chronisch-aktiven Hepatitis, eines Alkoholschadens oder einer primären sklerosierenden Cholangitis zeigen ein signifikant erhöhtes Risiko, ein Duodenalulkus zu erwerben[56a].
- *Psychische Faktoren*[2, 7, 8, 40]: Die Bedeutung *wiederholter kleiner täglicher Streßsituationen* ist eher unwahrscheinlich, die Verarbeitung psychisch belastender Situationen bei Ulcus-duodeni-Patienten ist jedoch gestört.
- *Genetische Faktoren:* Das Duodenalulkus tritt manchmal *familiär gehäuft* auf, es ist außerdem häufiger bei Trägern der *Blutgruppe 0,* vor allem bei jenen, die das Blutgruppenantigen nicht in den Speichel sezernieren können[4]. *Verwandte* von Duodenalulkuspatienten haben ein 2–3 fach erhöhtes Risiko, ebenfalls ein Duodenalulkus zu bekommen[4]. Schließlich finden sich Duodenalulzera bei manchen *hereditären Erkrankungen* gehäuft, z. B. beim *MEN 1-Syndrom* und bei der *systemischen Mastozytose*[4].
- *Verminderte Sekretion der Brunner-Drüsen:* Sie geht tierexperimentell mit einer Vermehrung von Duodenalulzera einher[53]. Dies erklärt sich daraus, daß das Sekret *Bikarbonat* und *EGF* enthält. Manche Patienten mit Duodenalulkus zeigen eine verminderte Bikarbonatbildung der Duodenalschleimhaut[31a] Die morphometrisch nachweisbare *Hyperplasie der Brunner-Drüsen* beim Duodenalulkus, speziell in Ulkusnähe, kann als *kompensatorischer Prozeß* gedeutet werden[34].

Morphologie

Lokalisation. Das Ulcus duodeni bevorzugt einen Bereich, der *bis 2 cm distal des Pylorus* reicht. Es tritt häufiger (10–45%) als das Magenulkus *multipel* auf[4, 30]. Wenn 2 Ulzera an der Bulbusvorder- und -hinterwand einander gegenüberliegen, spricht man auch von *kissing ulcers* (Abb. 3.42).

Postbulbäre Ulzera – der Bulbus endet ca. 3–5 cm hinter dem Pylorus, wo die Längsfalten der Duodenalschleimhaut in die querstehenden Kerckring-Falten übergehen – sind *seltener* (2–10%)[4, 10]. Sie liegen *meist posterior-medial*[10]. Ulzera *jenseits der*

Ampulla Vateri sind *extrem selten*[10] und werden fast nur beim *Zollinger-Ellison-Syndrom* angetroffen.

Morphologie. Sie unterscheidet sich nicht grundsätzlich von derjenigen des Magenulkus (Abb. 3.42). Die große *Mehrheit* der Ulzera mißt *unter 1 cm Durchmesser. Riesenulzera* haben einen Durchmesser über 2 cm und können bis 6 cm messen[31]. Sie stellen 2–3% aller Duodenalulzera[55]. In ihrer Pathogenese und bei der Entstehung ihrer lebensbedrohenden Komplikationen (Blutung, Perforation) spielen ein ungewöhnlich hoher Grad von *gastraler Hypersekretion*[26] sowie eine *NSAR-Medikation*[25, 65] möglicherweise eine wichtige Rolle.

Verlauf, Ulkusheilung

Unter geeigneter medikamentöser Therapie heilen die meisten Duodenalulzera rezidivfrei aus. Sie zielt auf die *Eradikation* von *H. pylori*. Bei einer kombinierten Omeprazol-Amoxicillin-Therapie beträgt die *Eradikationsrate* 80–90%, die *Rate der Ulkusheilungen* um 100%, *Nebenwirkungen* sind selten (3–5%)[9a]. In licht- und elektronenmikroskopischen Untersuchungen wurde von der Gruppe um Malfertheiner[11] gezeigt, daß in der Abheilungsphase 4 Wochen nach Behandlung mit einem Antazidum oder H_2-Antagonisten noch immer *strukturelle Schäden* nachweisbar sind: Im Ulkusrandbereich fand sich eine *gastrale Metaplasie*, die *Mikrovilli* waren *verkürzt*, und das *Epithel* enthielt *vermehrt lysosomenähnliche Strukturen*. Der *Magenschleim* hatte jedoch seine normale netzförmige Struktur zurückgewonnen[11]. Bei der Ulkusheilung spielt das EGF-haltige Sekret der Brunner-Drüsen offenbar eine nicht unwesentliche Rolle[16, 33]. Nach einer französischen Studie scheinen *kleine* (bis 1 cm ∅), *runde Ulzera der Bulbusvorderwand* die *beste Heilungstendenz* aufzuweisen[9a].

Komplikationen (▷ auch S. 244, Magenulkus)

- *Blutungen. Das Duodenalulkus neigt weit mehr als das Magenulkus zu Blutungen. Die Prävalenz* der Blutung wird mit 16%, diejenige der *Rezidivblutung mit 23–32%* angegeben[15].

Eine Hypersekretion von Magensäure (über 10 meq/h) scheint die Blutungsneigung zu fördern[24]. Die *Letalität* der Blutung ist am höchsten bei Patienten jenseits des 60. Lj., mit internistischen Vor- oder Begleiterkrankungen sowie bei einem Ulkusdurchmesser über 1 cm[15].

- *Perforation/Penetration:* Die *freie* Perforation ist selten (3%)[30], die *gedeckte* Perforation (Penetration) betrifft in über 50% der Fälle das Pankreas, in knapp 20% die Gallenwege, seltener die Leber, das Kolon, die Bauchwand oder andere Bauchorgane[30]. Die *Bedeutung von H. pylori* für eine Ulkusperforation ist zweifelhaft, da der Keim bei akuter Perforation seltener gefunden wurde als bei sonstigen Duodenalulzera[57].
- Die *Pylorusstenose/Duodenalstenose* ist als Spätfolge (noch) *relativ häufig* (7–12% gegenüber weniger als 1% beim Magenulkus[30, 66]). Bei erfolgreicher Eradikationstherapie von H. pylori ist mit einem Rückgang dieser Spätkomplikationen auf Werte nahe Null zu rechnen.
- *Maligne Entartung:* Akzeptable Fälle einer malignen Entartung von Duodenalulzera sind *nicht bekannt*.

Todesursachen

Abgesehen von tödlichen Ulkuskomplikationen (s. oben) gibt es einige Studien zu den *übrigen Todesursachen*. Nach Bonnevie[12] finden sich als Todesursachen häufig eine *chronische Bronchitis* bzw. ein *Lungenemphysem*, eine *Leberzirrhose* und ein *Pankreaskarzinom*. Eine neuere britische Studie an 2241 wegen eines Duodenalulkus *operierter* Patienten beschreibt *innerhalb des 1. postoperativen Jahres* eine gesteigerte Letalität an Kreislauf-, Atemwegs- und gastrointestinalen Erkrankungen, *danach* an Leberzirrhose und raucherassoziierten Karzinomen (Lunge, Ösophagus, Pankreas, Rektum, Harnblase[46]). Demnach sind diese Todesursachen *unabhängig vom Ulcus-duodeni-Leiden*.

Literatur

1.–6. Weiterführende Literatur (▷ S. 154)

7. Adami H-O, Bergström R, Nyrén O et al. (1987) Is duodenal ulcer really a psychosomatic disease? A population-based case-control study. Scand J Gastroenterol 22:889–896

7a. Alam K, Schubert TT, Bologna SD, Ma CK (1992) Increased density of Helicobacter pylori on antral biopsies is associated with severity of acute and chronic inflammation and likelihood of duodenal ulceration. Am J Gastroenterol 87:424–428

8. Armstrong D, Arnold R, Classen M et al. und die RUDER study group (1994) RUDER – a prospective, two-year, multicenter study of risk factors for duodenal ulcer relapse during maintenance therapy with ranitidine. Dig Dis Sci 39:1425–1433

9. Asaka M, Ohtaki K, Kato M et al. (1994) Causal role of Helicobacter pylori in peptic ulcer relapse. J Gastroenterol 29 suppl 8:134–138

9a. Bayerdörffer E, Mannes GA (1994) Das neue Konzept in der Therapie des peptischen Ulkus: Protonenpumpenblocker und Antibiotika. In: Malfertheiner H (Hrsg) Helicobacter pylori – Von der Grundlage zur Therapie. Thieme, Stuttgart New York, S 87–99

9b. Bergmann JF, Barbier JP, Abitbol V, Hamelin B (1995) Facteurs prognostiques de la rapidité de cicatrisation de l'ulcère duodénal. Essai controlé oméprazole versus ranitidine. Presse Méd 24:559–562

10. Blum AL, Peter P, Krejs GJ (1975) Pathogenesis and aetiology of ulcer disease. Part II: Duodenal ulcer. Acta Hepatogastroenterol 22:123–128

11. Bode G, Malfertheiner P, Mader U et al. (1991) Fine structure of active and healed duodenal ulcer. Am J Gastroenterol 86:179–186
12. Bonnevie O (1977) Causes of death in duodenal and gastric ulcer. Gastroenterology 73:1000-1004
13. Borody TJ, George LL, Brandl S et al. (1992) Smoking does not contribute to duodenal ulcer relapse after Helicobacter pylori eradication. Am J Gastroenterol 87:1390–1393
14. Boyd HK, Zaterka S, Eisig JN et al. (1994) Helicobacter pylori and refractory duodenal ulcers: cross-over comparison of continued cimetidine with cimetidine plus amtimicrobials. Am J Gastroenterol 89:1505–1510
15. Branicki FJ, Boey J, Fok PJ et al. (1990) Bleeding duodenal ulcer. A prospective evaluation of risk factors for rebleeding and death. Ann Surg 211:411–418
16. Challacombe DN, Wheeler EE (1991) Trophic action of epidermal growth factor on human duodenal mucosa in vitro. Gut 32:991–993
17. Chandrakumaran K, Vaira D, Hobsley M (1994) Duodenal ulcer, Helicobacter pylori, and gastric secretion. Gut 35:1033–1036
18. Chen T-S, Tsay S-H, Chang F-Y, Lee S-D (1994) Effect of eradication of Helicobacter pylori on serum pepsinogen I, gastrin, and insulin in duodenal ulcer patients: a 12-month follow-up study. Am J Gastroenterol 89:1511–1514
19. Christensen AH, Logan RP, Noach LA, Gjorup T (1994) Do clinicians accept the role of Helicobacter pylori in duodenal ulcer disease: a survey of European gastroenterologists and general practitioners. J Intern Med 236:501–505
20. Christiansen J (1980) Hypercalcaemia and duodenal ulcer. Scand J Gastroenterol 15 [Suppl 63]:42–44
21. Chuong JJH, Fisher RL, Chuong RLB, Spiro HM (1986) Duodenal ulcer. Incidence, risk factors, and predictive value of plasma pepsinogen. Dig Dis Sci 31:1178–1184
22. Coelho LGV, Passos MCF, Chausson Y et al. (1992) Duodenal ulcer and eradication of Helicobacter pylori in a developing country. An 18-month follow-up study. Scand J Gastroenterol 27:362–366
23. Coghlan JG, Gilligan D, Humphries H et al. (1987) Campylobacter pylori and recurrence of duodenal ulcers – a 12-month follow-up study. Lancet#:1109–111
24. Collen MJ, Kalloo AN, Sheridan MJ (1993) Bleeding duodenal ulcer. Role of gastric acid hypersecretion. Dig Dis Sci 38:269–275
25. Collen MJ, Santoro MJ, Chen YK (1994) Giant duodenal ulcer. Evaluation of basal acid output, nonsteroidal antiinflammatory drug use, and ulcer complications. Dig Dis Sci 39:1113–1116
26. Collen MJ, Sheridan MJ (1993) Gastric ulcers differ from duodenal ulcers. Evaluation of basal acid output. Dig Dis Sci 38:2281–2286
27. Collen MJ, Strong RM (1993) Helicobacter pylori in duodenal ulcer patients with idiopathic gastric acid hypersecretion. Dig Dis Sci 38:132–136
28. Collins JSA, Hamilton PW, Watt PCH et al. (1990) Quantitative histological study of mucosal inflammatory cell densities in endoscopic duodenal biopsy specimens from dyspeptic patients using computer linked image analysis. Gut 31:858–861
29. Demling L, Lux G (1982) Ulcus duodeni – Internistische Behandlung, Erfolge und Grenzen. Chirurg 53:1–8
30. Demling L, Rösch W (1974) Peptisches Ulcus. In: Schwiegk H (Hrsg) Springer, Berlin Heidelberg New York (Handbuch der inneren Medizin, 5. Aufl, Bd III/2, S 659–772)
31. Eisenberg RL, Margulis AR, Moss AA (1978) Giant duodenal ulcers. Gastrointest Radiol 2:347–353
31a. Feldman M (1991) Helicobacter pylori and the etiology of duodenal ulcer: necessary but not sufficient. Am J Med 91:563–565
32. Forbes GM, Glaser ME, Cullen DJE et al. (1994) Duodenal ulcer treated with Helicobacter pylori eradication: seven-year follow-up. Lancet 343:258–260
33. Fuse Y, Tsuchihashi Y, Sugihara H et al. (1988) Autoradiographic study on healing process of cysteamine-induced duodenal ulcer in the rat. Possible importance of Brunner's glands in ulcer healing. Dig Dis Sci 33:1081–1088
34. Fuse Y, Tsuchihashi Y, Takamasu M et al. (1990) Thickness of Brunner's glands and its clinical significance in duodenal ulcer disease. Scand J Gastroenterol 25:165–172
35. Goldschmiedt M, Peterson WL, Vuitch F, Feldman M (1989) Postbulbar duodenal ulcer in a patient with pentagastrin-fast achlorhydria. Gastroenterology 97:771–774
36. Gompertz RHK, Michalowski AS, Man Wk et al. (1992) Duodenal ulcer: a model of impaired mucosal defence. Gut 33:1044–1049
37. Gugler R, Rohner H-G, Kratochvil P et al. (1982) Effect of smoking on duodenal ulcer healing with cimetidine and oxmetidine. Gut 23:866–871
37a. Hanby AM, Poulsom R, Elia G et al. (1993) The expression of the trefoil peptides pS2 and human spasmolytic polypeptide (hSP) in "gastric metaplasia" of the proximal duodenum: implications for the nature of "gastric metaplasia". J Pathol 169:355–360
37b. Haruma K, Kawaguchi H, Kohomoto K et al. (1995) Helicobacter infection, serum gastrin, and gastric acid secretion in teen-age subjects with duodenal ulcer, gastritis, or normal mucosa. Scand J Gastroenterol 30:322–326
38. Hernandez DE, Walker CH, Valenzuela JE, Mason GA (1989) Increased dopamine receptor binding in duodenal mucosa of duodenal ulcer patients. Dig Dis Sci 34:543–547
39. Holt S, Heading RC, Taylor TV et al. (1986) Is gastric emptying abnormal in duodenal ulcer? Dig Dis Sci 31:685–692
40. Hui WM, Shiu LP, Lok ASF, Lam SK (1992) Life events and daily stress in duodenal ulcer disease. Digestion 52:165–172
41. Hull DH, Beale PJ (1985) Cigarette smoking and duodenal ulcer. Gut 26:1333–1337
41a. Iwata F, Scremin OU, Leung FW (1995) Tobacco cigarette smoke attenuates duodenal ulcer margin hyperemia in the rat. Comparison of IAP clearance and hydrogen gas clearance techniques for measurements of gastrointestinal blood flow. Dig Dis Sci 40:1112–1117
41b. Khulusi S, Mendall MA, Patel P et al. (1995) Helicobacter pylori infection density and gastric inflammation in duodenal ulcer and non-ulcer subjects. Gut 37:319–324
42. Khulusi S, Mendall MA, Badve S et al. (1995) Effect of Helicobacter pylori eradication on gastric metaplasia of the duodenum. Gut 36:193–197
42a. Kimura M, Uemura N, Sumii K et al. (1993) Characteristics of teen-age patients with juvenile duodenal ulcer. Relation between hyperpepsionogenemia I and duodenal ulcer. Scand J Gastroenterol 28:25–30
43. Kozol RA, Dekhne N (1994) Helicobacter pylori and the pathogenesis of duodenal ulcer. J Lab Clin Med 124:623–626
43a. Leoci C, Ierardi E, Chiloiro M et al. (1995) Incidence and risk factors of duodenal ulcer. A retrospective cohort study. J Clin Gastroenterol 20:104–109
44. Levi S, Goodlad RA, Lee CY et al. (1992) Non-steroidal anti-inflammatory drugs inhibit the processes of mucosal cell proliferation associated with duodenal ulcer healing. Digestion 53:129–133
45. Liu KC, Wright NA (1990) The histogenesis of gastric metaplasia in chronic non-specific duodenitis. In: Malfertheiner P, Ditschuneit H (eds) Helicobacter pylori, gastritis and peptic ulcer. Springer, Berlin Heidelberg, pp 279–291
46. MacIntyre IMC, O'Brien F (1994) Death from malignant disease after surgery for duodenal ulcer. Gut 35:451–454
46a. Malfertheiner P, Bode G, Stanescu A, Ditschuneit H (1989) Gastric metaplasia and Campylobacter pylori in duodenal ulcer disease: an ultrastructural analysis. Gastroenterol Clin Biol (Paris) 13:71B–74B
46b. Madsen JE, Vetvik K, Aase S (1991) Helicobacter-associated duodenitis and gastric metaplasia in duodenal ulcer patients. APMIS 99:997–1000
47. McColl KEL, El-Nujumi AM, Chittajallu RS et al. (1993) A study of the pathogenesis of Helicobacter pylori negative chronic duodenal ulceration. Gut 34:762–768

47a. McColl KEL, Fullerton GM, Nujumi AME et al. (1989) Lowered gastrin and gastric acidity after eradication of Campylobacter pylori in duodenal ulcer. Lancet 1989/II:499–500
48. Moss SF, Playford RJ, Ayesu K et al. (1992) pH-dependent secretion of gastrin in duodenal ulcer disease: effect of suppressing Helicobacter pylori. Digestion 52:173–178
48a. Moss SF, Legon S, Bishop AE et al. (1992) Effect of Helicobacter pylori on gastric somatostatin in duodenal ulcer disease. Lancet 340:930–932
49. Mossi S, Mayer-Wyss B, Rebber EL et al. (1993) Influence of Helicobacter pylori, sex, and age on serum gastrin and pepsinogen concentrations in subjects without symptoms and patients with duodenal ulcers. Gut 34:752–756
50. National Institutes of Health Consensus Statement (1994) 12:1–22
51. Nensey YM, Schubert TT, Bologna SD, Chan K (1991) Helicobacter pylori-negative duodenal ulcer. Am J Med 91:15–18
51a. Noach LA, Rolf TM, Bosma TM, Bosma NB et al. (1993) Gastric metaplasia and Helicobacter pylori infection. Gut 34:1510–1514
52. Nomura A, Stemmermann GN, Chyou PH et al. (1994) Helicobacter pylori infection and the risk for duodenal and gastric ulceration. Ann Intern Med 120:977–981
53. Olsen PS, Poulsen SS, Kirkegaard P (1985) Adrenergic effects on secretion of epidermal growth factor from Brunner's glands. Gut 26:920–927
54. Patchett S, Beattie S, Leen E et al. (1992) Helicobacter pylori and duodenal ulcer recurrence. Am J Gastroenterol 87:24–27
55. Porro GB, Lazzaroni M, Petrillo M (1984) Giant duodenal ulcers. Dig Dis Sci 29:781
56. Rabeneck L, Ransohoff DF (1991) Is Helicobacter pylori a cause of duodenal ulcer? A methodologic critique of current evidence. Am J Med 91:566–572
56a. Rabinovitz M, Schade RR, Dindzans V et al. (1990) Prevalence of duodenal ulcer in cirrhotic males referred for liver transplantation. Does the etiology of cirrhosis make a difference? Dig Dis Sci 35:321–326
57. Reinbach DH, Cruickshank G, McColl KEL (1993) Acute perforated duodenal ulcer is not associated with Helicobacter pylori infection. Gut 34:1344–1347
57a. Saita H, Murakami M, Yoo JK et al. (1993) Link between Helicobacter pylori-associated gastritis and duodenal ulcer. Dig Dis Sci 38:117–122
58. Sonnenberg A (1989) Costs of medical and surgical treatment of duodenal ulcer. Gastroenterology 96:1445–1452
59. Sjövall M, Lindstedt G, Olbe L, Lundell L (1992) Defective inhibition of gastrin release by antral distension in duodenal ulcer patients. Digestion 51:1–9
60. Szabo S (1978) Animal model of human disease: Duodenal ulcer disease. Am J Pathol 93:273–276
61. Szabo S, Selye H (1972) Duodenal ulcers produced by propionitril in rats. Arch Pathol 93:390–391
62. Taha AS, Dahill S, Nakshabendi I et al. (1993) Duodenal histology, ulceration, and Helicobacter pylori in the presence or absence of non-steroidal anti-inflammatory drugs. Gut 34:1162–1166
63. Wagner S, Gladziwa U, Gebel M, Schüler A, Freise J, Schmidt FW (1991) Circadian pattern of intragastric acidity in duodenal ulcer patients: a study of variations in relation to ulcer activity. Gut 32:1104–1109
64. Wagner S, Haruma K, Gladziwa U et al. (1994) Helicobacter pylori infection and serum pepsinogen A, pepsinogen C, and gastrin in gastritis and peptic ulcer: significance of inflammation and effect of bacterial eradication. Am J Gastroenterol 89:1211–1218
64a. Wirth HP, Zala G, Flury R et al. (1994) Ulcus-duodeni-Erkrankung; ein Defekt in der sekretorischen Immunantwort auf Helicobacter pylori? Schweiz med Wochenschr 124:615–619
65. Wolfe PA, Polhamus CD, Kubik C et al. (1994) Giant duodenal ulcers associated with the postoperative use of Ketorolac: report of three cases. Am J Gastroenterol 89:1110–1111
66. Wormsley KG (1974) The pathophysiology of duodenal ulceration. Gut 15:59–81
67. Wormsley KG (1978) Smoking and duodenal ulcer. Gastroenterology 75:139–152
68. Wyatt JI, Rathbone BJ, Sobala GM et al. (1990) Gastric epithelium in the duodenum: its association with Helicobacter pylori and inflammation. J Clin Pathol 43:981–986
68a. Wyatt JI, Rathbone BJ (1989) Gastric metaplasia in the duodenum and Campylobacter pylori. Gastroenterol Clin Biol 13:78B–82B

Magenschleimhauterosionen

Definition. Eine Erosion ist ein Schleimhautdefekt, der die Muscularis mucosae nicht überschreitet.

Epidemiologie. Magenschleimhauterosionen sind *häufig*, was sich aus den Ursachen (v. a. H. pylori, NSAR) erklärt. Sie werden je nach Zusammensetzung des Patientengutes (elektive oder Notfallgastroskopie) in 2–16% angetroffen (Lit. bei [14]). Man findet sie häufiger bei *Männern* als bei *Frauen*[9, 14]. Der *Altersgipfel* liegt um das 50. Lj., nur für die chronischen Erosionen im 5.–6. Jz [8, 10, 11, 15].

Klassifikation. Frühere Klassifikationen verwenden eine völlig unterschiedliche Terminologie und widersprechen einander teilweise (Lit. bei [14] und [7]). Daher unternahm die Arbeitsgemeinschaft für Gastroenterologische Pathologie der Deutschen Gesellschaft für Pathologie 1991 den Versuch, eine dem heutigen Kenntnisstand entsprechende, möglichst einfache Klassifikation zu entwickeln[7]. Das Ergebnis ist in Tabelle 3.8 zusammengefaßt. Die Klassifikation umfaßt einen endoskopischen (linke Tabellenhälfte) und einen pathomorphologischen (rechte Tabellenhälfte) Teil, ähnlich wie die Sydney-Klassifikation der Gastritiden (▷ S. 184). Die endoskopische Diagnose „Erosion" wird nach einer norwegischen Studie[13] in 88%, nach einer Multicenter-Studie[9] nur in 45,3% (0–85,4%) der biopsierten Läsionen histologisch bestätigt, auch wenn die Blöcke in Stufenschnitten aufgearbeitet werden. Dies beruht offensichtlich darauf, daß manche Schleimhautveränderungen eine Erosion nur vortäuschen. Zu ihnen zählen u. a. Vorstadien der Erosion (akute entzündliche Schleimhautveränderungen ohne Oberflächendefekt), kleine Tumoren (z. B. Karzinoide) und Lipidinseln[9, 12].

Morphologie. Die wichtigsten morphologischen Befunde sind in der rechten Hälfte der Tabelle aufgelistet. Sie sollten sich stets auf die sorgfältige klinisch-endoskopische Information der linken Tabellenhälfte stützen können. Erst die Kombination beider Befunde ergibt eine optimale Gesamtdiagnose. Die klinischen Angaben sollten auch Hinweise zur möglichen Ätiologie (z. B. NSAR/ASS) enthalten.

Tabelle 3.8. Endoskopische und morphologische Klassifikation der Magenschleimhauterosionen (AG für Gastroenterologie der Deutschen Ges. f. Pathologie, Frankfurt am Main 1991)[7]

Endoskopische Klassifikation		Morphologische Klassifikation	
Form	Flach Erhaben	Form und Verlauf[a]	Akute Erosion – akute hämorrhagische Erosion – akute nichthämorrhagische Erosion
Größe	≦ 4mm		
Oberfläche	Hämorrhagisch/hämatinisiert Nichthämorrhagisch – ohne Beläge – mit Belägen (z. B. Fibrin)	Tiefenausdehnung[a]	Leistenspitzenerosion Foveoläre Erosion Tiefe Erosion
Lokalisation	Pyloruskanal Präpylorisches Antrum Übriges Antrum Korpus Fundus Kombinierte Lokalisationen	Entzündung im Bereich der Erosion[a] Helicobacter pylori im Bereich der Erosion	Vorhanden Nicht vorhanden Vorhanden Nicht vorhanden
Anzahl	Solitär 2–5 Mehr als 5	Abheilungszeichen[a]	Vorhanden Nicht vorhanden
Assoziierte Läsionen	*Duodenale* Erosion/Ulzeration *Magen*ulkus Andere	Morphologie in der Umgebung der Erosionen[a]	Entzündung (Angabe anhand der Sydney-Klassifikation)

[a] Einzelheiten ▷ Text.

Kürzlich wurde von japanischen Autoren mitgeteilt, daß die für die Homeostase wichtigen *gap junctions* zwischen Foveolarepithelien in der Umgebung von Erosionen vermindert sind oder fehlen. Ob dies auf gesteigertem Abbau oder verminderter Bildung beruht, ist unklar. Die Störung der interzellulären Verbindungen kann jedoch bewirken, daß sich die schädigenden Faktoren aus dem Bereich der Erosion auf die benachbarten intakten Zellen ausbreiten[17].

Erläuterungen zur morphologischen Beurteilung

- Eine Erosion ist das Ergebnis einer *vitalen Reaktion* auf eine Schleimhautschädigung. Ihre Diagnose erfordert daher entsprechende morphologische Veränderungen (Fibrinexsudation, Granulozyteninfiltration). Diese fehlen bei *autolytischen* Schleimhautdefekten (z. B. bei mangelhafter Fixierung der Gewebeproben).
- Zur Diagnose „Erosion" gehört der *Gewebsdefekt*. Aus diesem Grunde ist das Vorkommen nur von *Schorf* für die Diagnose unzureichend, sondern es muß auch Gewebe vom Grund der Erosion vorliegen. Auch die *alleinige Durchwanderung des Epithels durch Granulozyten* erlaubt die Diagnose ebensowenig wie das Vorkommen *abgelöster Oberflächenepithelstreifen*, die z. B. auf eine oberflächliche Zangenbiopsie zurückgehen können.

> - Enthält das eingesandte Material *nur Exsudatanteile* (Fibrin und/oder Granulozyten), so kann über den zugrundeliegenden Prozeß nichts ausgesagt werden. Dieser kann ein sog. peptisches *Ulkus*, eine *Erosion* oder ein *erodierter benigner oder maligner Tumor* sein. Daher ist in solchen Fällen stets eine *umgehende Wiederholung der Gastrobiopsie* zu empfehlen, damit ein Tumor ausgeschlossen werden kann.

- *Akute hämorrhagische/hämatinisierte Erosionen* finden sich zumeist multipel im Korpus/Fundus, *akute nichthämorrhagische Erosionen* solitär oder ebenfalls multipel im präpylorischen Antrum. Diese Betrachtung hängt mit Unterschieden in der Ätiologie und Pathogenese zusammen (s. unten). *Chronische Erosionen* liegen v. a. im Antrum.
- Die Beurteilung der *Tiefenausdehnung* ist schon deswegen wichtig, weil eine Destruktion der Drüsenhalsregion mit hoher Wahrscheinlichkeit den *Übergang in eine chronische Erosion* anzeigt. In diesem Falle ist die Regenerationszone zerstört und eine Restitutio ad integrum nicht mehr zu erwarten.
- Die *Art der Entzündung im Bereich der Erosion* selbst gibt *Hinweise auf die Ätiologie („kom-*

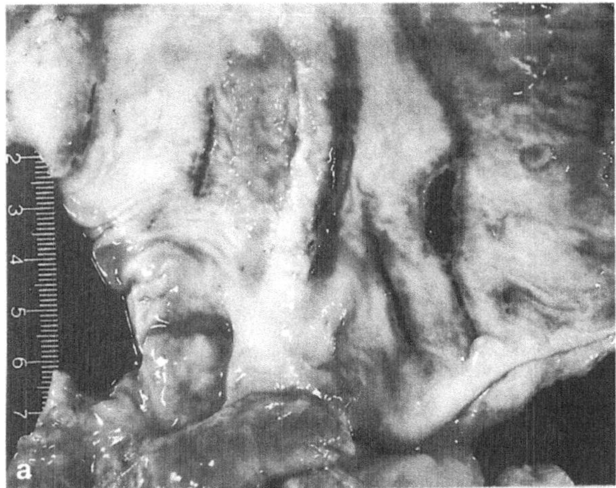

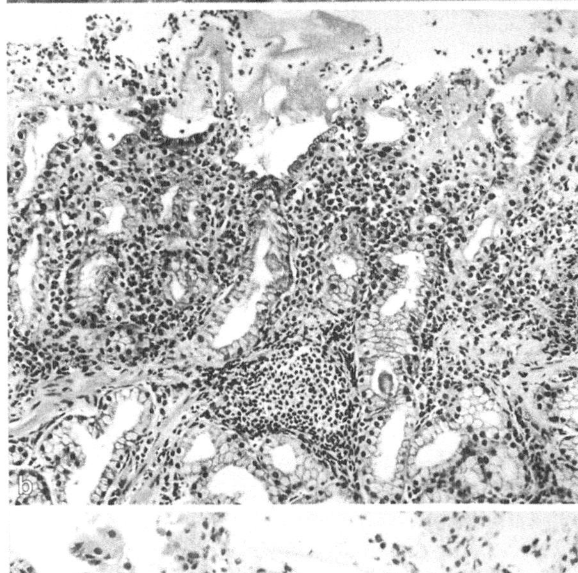

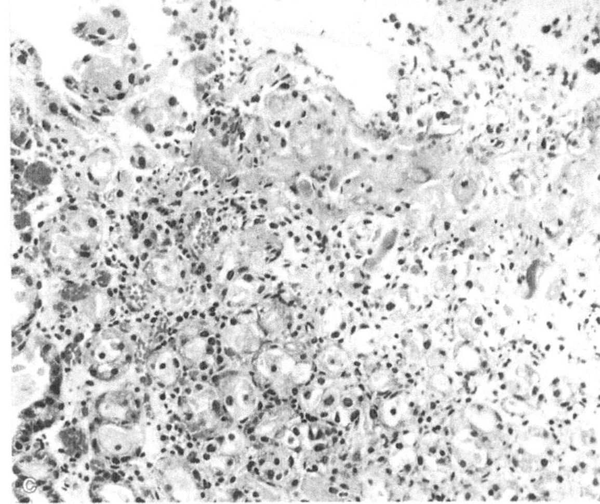

Abb. 3.43. Erosionen der Antrumschleimhaut. **a** Makroskopisches Bild (Sektionspräparat) mit mehreren längsgestellten hämorrhagischen Erosionen. **b** H. pylori-induzierte Erosion: Ausgeprägte Entzündung, granulozytenreiches Exsudat. H.E. 56 × **c** NSAR-induzierte Erosion: Ausgeprägte Koagulationsnekrose der oberflächlichen Schleimhaut, nur geringe Entzündung. H.E. 56 ×

pakte" homogene Nekrose ohne nennenswerte Begleitentzündung bei NSAR/ASS; *lockere* fibrinoide Nekrose mit reichlich Granulozyten v. a. bei H.-pylori-Erosion). *Unbedingt ist auf H. pylori zu achten.*

- In *Abheilungsstadien* können sich *Regenerationszeichen* mit *Invaginationszysten* des Oberflächen- und *Retentionszysten* des Drüsenepithels, mit *foveolärer Hyperplasie, verstärkter Basophilie* des Epithels, *intestinaler Metaplasie* sowie *Unregelmäßigkeiten der Kern- und Zellform* ausbilden. Letztere sollten nicht als „Dysplasie" bezeichnet werden. Die tiefe L. propria kann eine *Siderose, Fibrose* und *Hyperplasie der M. mucosae* mit Einstrahlen von Fasern in die oberen Schleimhautschichten aufweisen. Sobald das Oberflächenepithel wiederhergestellt ist, kann definitionsgemäß nicht mehr von einer floriden Erosion gesprochen werden.
- *Zusätzliche Informationen (z. B. H. pylori? lymphozytäre Gastritis?)* ergibt die mikroskopische Untersuchung der *umgebenden Schleimhaut.*

Daraus leiten sich *folgende Forderungen des Pathologen an den Gastroskopiker* ab: Entnahme ausreichender (Zahl, Tiefe) Gewebsproben sowohl *aus der Erosion* als auch (mindestens 2 Proben) *aus der Umgebung.*

Ätiologie, Pathogenese.

- *Akute hämorrhagische/hämatinisierte Erosionen:* Diese Erosionen entstehen meist unter der Einwirkung schleimhautschädigender Medikamente (vor allem *Azetylsalizylsäure/NSAR,* ▷ S. 234) oder von *Alkohol* (▷ S. 235), ferner unter *Streß- und Schocksituationen (*▷ S. 236). Die hämorrhagische Komponente weist darauf hin, daß der Mikrozirkulationsstörung eine größere Bedeutung zukommt als bei anderen Erosionsformen.
- *Akute nichthämorrhagische Erosionen:* Neben den genannten medikamentösen Ursachen kommen *H. pylori* (▷ S. 200) und wahrscheinlich auch der duodenogastrale *Gallereflux* (▷ S. 212) ursächlich in Frage.
- *Chronische Erosionen:* Morphologisch kann diese Erosionsform als Polyp imponieren, bedingt durch Ödem, entzündliche Infiltration, Bindegewebsvermehrung und – besonders wichtig – foveoläre Hyperplasie der Magenschleimhaut. Das Zentrum des Polypen ist dabei oft eingesunken *(„Dellenpolyp", „varioliforme Gastritis/Erosion").* Ursache dieser Polypenform ist vermutlich meist eine H.-pylori-Infektion neben medikamentös-toxischen Schleimhautschädigungen der oben genannten Art.

Der *makro- und mikroskopische Aspekt* einer Schleimhauterosion erlaubt stets nur eine *Wahr-*

scheinlichkeitsaussage zur Ätiopathogenese. Dies gilt selbst für H. pylori, da natürlich z. B. eine medikamentöse Erosion auch in einer primär von H. pylori besiedelten Mukosa auftreten kann. NSAR-assoziierte Erosionen scheinen weniger starke entzündliche Begleitveränderungen aufzuweisen als H.-pylori-induzierte Erosionen (Abb. 3.43). Den letzten Beweis liefern die *klinischen Angaben* (Medikamentengabe?) und der Erfolg der *Therapie* (Weglassen der Medikamente, Eradikation von H. pylori).

Verlauf, Prognose. Die *akuten* hämorrhagischen und nichthämorrhagischen Erosionen heilen gewöhnlich in wenigen Tagen folgenlos ab[7]. Oberflächliche Erosionen, z. B. durch Streß oder NSAR, können schon binnen Stunden reepithelialisiert werden[16]. Die akute Erosion kann aber auch in eine chronische Erosion oder in ein akutes Ulkus übergehen. Der Übergang einer *chronischen* Erosion in ein chronisches Ulkus ist möglich.

Magenschleimhauterosionen sind eine häufige Quelle oberer gastrointestinaler Blutungen (▷ S. 169).

Erosionen durch andere Schleimhautnoxen. Erosionen können auch bei *spezifischen Entzündungen*, am häufigsten bei der *Gastritis Crohn*, oder bei Infektionskrankheiten, z. B. bei der *Zytomegalie*, sowie bei der *Amyloidose* auftreten. Ferner kann die *Mukosa über Tumoren* erodieren, oder es liegt unmittelbar ein *erodierter Schleimhauttumor* (z. B. ein Magenfrühkarzinom oder Magenlymphom) vor.

Daraus folgt, daß jeder endoskopisch sichtbare Schleimhautdefekt bioptisch abgeklärt werden muß.

Literatur

1.–6. Weiterführende Literatur (▷ S. 154)
7. Borchard F, Malfertheiner P, v Herbay F et al. (1992) Klassifikation der Erosionen des Magens. Pathologe 13:249–251
8. Freise J, Hofmann R, Gebel M, Huchzermeyer H (1979) Follow-up study of chronic gastric erosions. Endoscopy 1:13–17
9. Gad A (1986) Erosion: a correlative endoscopic histopathologic multicenter study. Endoscopy 18:76–79
10. Karvonen AL (1982) Occurrence of gastric mucosal erosions in association with other upper gastrointestinal disease, especially peptic ulcer disease, as revealed by elective gastroscopy. Scand J Gastroenterol 17:977–984
11. Karvonen AL, Sipponen B, Lehtola J, Ruokonen A (1983) Gastric mucosal erosions. An endoscopic, histological, and functional study. Scand J Gastroenterol 18:1051–1056
12. Maratka Z (1986) Erosion – an endoscopic-histological puzzle. Endocopy 18:75
13. Nesland AA, Perstad A, Serck-Hanssen A (1986) Histological findings in erosive prepyloric changes. Scand J Gastroenterol 21:239–245
14. Remmele W (1984) Magenschleimhaut-Erosionen. In: Remmele W (Hrsg) Pathologie, Bd 2. Springer, Berlin Heidelberg New York, S 174–177
15. Rösch W, Ottenjann R (1970) Gastric erosions. Endoscopy 2:93–98
16. Schauer A, Kunze E (1983) Pathologie des Streßulkus. In Kecker HD (Hrsg) Streßulkus. Thieme, Stuttgart New York, S 26–53
17. Uchida Y, Matsuda K, Sasahara K et al. (1995) Immunohistochemistry of gap junctions in normal and diseased gastric mucosa of humans. Gastroenterology 109:1492–1496

Funktionelle Dyspepsie

Synonyme: „non-ulcer dyspepsia" (NUD), essentielle/idiopathische Dyspepsie, Pseudo-Ulkus-Syndrom, nervöse Dyspepsie, „Gastritis", „Duodenitis", „irritable stomach"

Definition[2, 5, 6, 24]. *Dyspepsie: chronische* (d. h. länger als 3 Monate bestehende) oder *rezidivierende Oberbauchschmerzen, sonstige Oberbauchbeschwerden* (z. B. Übelkeit, Sodbrennen, Erbrechen) oder *retrosternale Schmerzen*, die den Patienten und den Arzt an eine Oberbaucherkrankung denken lassen und Beziehungen zur Nahrungsaufnahme haben können (nicht müssen!).

- *Organische Dyspepsie:* Dyspepsie mit *faßbarer organischer Grundlage* (z. B. Refluxösophagitis, Cholelithiasis, „histologische" Gastritis).
- *Funktionelle Dyspepsie:* Dyspepsie *ohne faßbare organische Ursache* und nach Ausschluß anderer funktioneller Störungen (z. B. eines irritablen Kolon).

Das vor allem im amerikanischen Schrifttum für die „funktionelle Dyspepsie" benutzte Synonym *„non-ulcer dyspepsia"* ist wenig sinnvoll, da es begrifflich nur eine einzige organische Oberbaucherkrankung, nämlich das peptische Ulkus, ausschließt. Mit dem gleichen Recht könnte man von einer „Non-gallstone"- oder „Non-pancreatic"-Dyspepsie sprechen[20].

Epidemiologie. Die *Prävalenz* der Dyspepsie in der Allgemeinbevölkerung wird meist mit 20–30% angegeben[24] (41%[17], 12–30%[20]). Die jährliche *Inzidenz* beträgt 1–2%, d. h. die lebenslängliche Inzidenz kann einen Wert von 100% erreichen. Die funktionelle Dyspepsie stellt 14–95%, in den meisten Arbeiten über 50%, aller Dyspepsien.

Volkswirtschaftliche Bedeutung[10]. Die genannten Zahlen charakterisieren die funktionelle Dyspepsie als *echte Volkskrankheit*. In den *USA* wurden 1976 37 000 Patienten mit „psychogenen gastrointestinalen Störungen" hospitalisiert. 19 000 von ihnen wegen „Magenbeschwerden". Für *Schweden* mit 8 Mio. Einwohnern entstehen jährliche Kosten in Höhe von 47 Mio. US$ für Medikamente; rechnet man den Arbeitsausfall hinzu, so kommen weitere

500 Mio. US$ hinzu. Hochgerechnet für die *Bundesrepublik Deutschland* ergeben sich Kosten in 10facher Höhe.

Klinik. Man hat versucht, Subtypen der funktionellen Dyspepsie zu definieren: *„ulkus-", „reflux-", „dysmotilitätsähnlicher Typ"*[2, 12], jedoch überschneiden sich diese Subtypen in fast der Hälfte der Fälle[16, 26].

Die funktionelle Dyspepsie neigt dazu, *lebenslang zu persistieren*[20]. 5–6 Jahre nach der Erstdiagnose klagen noch immer 24–74% der Patienten über entsprechende Beschwerden[11, 20]. Der *Langzeitverlauf* wird von *Alter, Geschlecht und Länge der Dyspepsieanamnese,* nicht beeinflußt[3, 23], die *Lebenserwartung* ist nicht beeinträchtigt[20].

Trotz vielfältiger Bemühungen ist unklar – und nur für den Einzelfall zu beantworten – welche Methoden aus dem Arsenal der klinischen Diagnostik zur Klärung der Symptome eingesetzt werden sollen; die Bedeutung dieser Frage wird durch die notwendige Kostendämpfung im Gesundheitswesen unterstrichen[2, 12].

Pathophysiologie, Ätiologie, Pathogenese. Bei einem Teil der Patienten ist die *Magenmotilität gestört*[7, 16] (verzögerte Entleerung, postprandiale Hypomotilität). Die *Magensäuresekretion* ist i. a. ungestört[12]. Die mögliche Bedeutung einer *H.-pylori-Infektion* ist nicht befriedigend abgeklärt[8, 15a, 15b, 19-22, 28, 11a]. Angeblich soll eine H.-pylori-Infektion eher das Bild einer „ulkusähnlichen" als einer „reflux-" oder „dysmotilitätsähnlichen" NUD hervorrufen[27]. Etwa die Hälfte der H. pylori-positiven Dyspepsie-Patienten zeigt nach Stimulation der Säurebildung mittels GRP (Gastrin Releasing Peptide) *ähnliche Störungen der Säurebildung wie Patienten mit einem Duodenalulkus.*[7a] Auch die Zusammenhänge zwischen H.-pylori-Infektion und *Typ der intestinalen Gasbildung* bei NUD-Patienten sind ungeklärt[14]. Für eine *Dysfunktion des M. sphincter Oddi* oder eine *Entleerungsstörung der Gallenblase* gibt es keine eindeutigen Hinweise[12]. Die Rolle eines *gastroösophagealen Refluxes* ist fraglich[12]. Bei manchen Patienten bestehen Beziehungen zum *Kaffee-, Alkohol-* oder *Tabakkonsum*[12], was in einigen Studien aber nicht gesichert werden konnte[15, 24, 26a]. Auch die mögliche Bedeutung von *Nahrungsmittelallergien* ist unklar[5]. *Psychische Faktoren* sind nicht eindeutig belegt[1, 5, 9, 25]; sie scheinen jedoch die Entscheidung für einen Arztbesuch zu beeinflussen. In jüngerer Zeit fand sich eine *herabgesetzte Wahrnehmungsschwelle für eine Magendehnung* (mittels eines luftgefüllten Ballons)[4, 12]. Die möglichen Erklärungen reichen von abnormer viszeraler Rezeption bis zu gestörter zentraler Verarbeitung der afferenten Signale.

Morphologie. Eindeutige Ergebnisse fehlen, was ja bei einer funktionellen Störung auch nicht anders zu erwarten ist. Die mitgeteilten Befunde sind *uncharakteristisch,* ihr Zusammenhang zur klinischen Symptomatik ist mehr als fraglich (*Mastzellenvermehrung* in der Schleimhaut[13], *intestinale Metaplasie* der Antrumschleimhaut und *gastrale Metaplasie* der Duodenalschleimhaut[18]).

Verlauf, Prognose ▷ Klinik.

Literatur

1. Andersson SI, Hovelius B, Moelstad S, Wadstroem T (1994) Dyspepsia in general practice: psychological findings in relation to Helicobacter pylori serum antibodies. J Psychosom Res 38:241–247
2. Barbara L, Camilleri M, Corinaldesi R et al. (1989) Definition and investigation of dyspepsia. Consensus of an International ad hoc Working Party. Dig Dis Sci 34:1272–1276
3. Bonnevie O (1982) Outcome of non-ulcer disease. Scand J Gastroenterol 17 [Suppl 79]:135–138
4. Bradette M, Pare P, Douville P et al. (1991) Visceral perception in health and functional dyspepsia: crossover study of gastric distension with placebo and domperidone. Dig Dis Sci 36:52–58
5. Jones DG et al. (1988) Management of dyspepsia: report of a working party. Lancet I:576–579
6. Drossman DA, Thompson WG, Talley NJ et al. (1990) Identification of subgroups of functional gastrointestinal disorders. Gastroenterol Intern 3:159–172
7. Duan LP, Zheng ZT, Li YN (1993) A study of gastric emptying in non-ulcer dyspepsia using a new ultrasonographic method. Scand J Gastroenterol 28:355–360

7a. El-Omar E, Penman I, Ardill JE, McColl KE (1995) A substantial portion of nonulcer dyspepsia patients have the same abnormality of acid secretion as duodenal ulcer patients. Gut 36:534–538

8. Holtmann G, Goebell H, Holtmann M, Talley NJ (1994) Dyspepsia in healthy blood donors. Pattern of symptoms and association with Helicobacter pylori. Dig Dis Sci 39:1090–1098
9. Hui WM, Shiu LP, Kum Lam S (1991) The perception of life events and daily stress in nonulcer dyspepsia. Am J Gastroenterol 86:292–296
10. Kahn K, Greenfield S (1985) Endoscopy in the evaluation of dyspepsia. Ann Intern Med 102:266–269
11. Kay L, Jørgensen T (1994) Epidemiology of upper dyspepsia in a random population. Prevalence, incidence, natural history, and risk factors. Scand J Gastroenterol 29:1–6

11a. Kemmer TP, Dominguez-Munoz JE, Klingel H et al. (1994) The association between non-ulcer dyspepsia and Helicobacter pylori infection. Eur J Gastroenterol Hepatol 6:571–577

12. Kreiss C, Fried M (1994) Funktionelle Dyspepsie. Alter Wein in neuen Schläuchen? Schweiz Med Wochenschr 124:391–401
13. Matter SE, Bhatia PS, Miner PB Jr (1990) Evaluation of antral mast cells in nonulcer dyspepsia. Dig Dis Sci 35:1358–1363
14. Minocha A, Siddiqi S, Rahal PS, Vogel RL (1994) Helicobacter pylori is associated with alterations in intestinal gas profile among patients with nonulcer dyspepsia. Dig Dis Sci 39:1613–1617
15. Rydén CI, Janzon L (1987) Social and demographic characteristics of 20-29-year olds attending the emergency room for dyspepsia. Acta Chir Scand 153:209–213

15a. Schlemper RJ, van der Werf SDJ, Vandenbroucke JP (1995) Nonulcer dypepsia in a Dutch working population and Helicobacter pylori. Arch Intern Med 155:82–87

15b. Schubert TT, Schnell GA (1989) Prevalence of Campylobac-

ter pylori in patients undergoing upper endoscopy. Am J Gastroenterol 84:637–642
16. Scott AM, Kellow JE, Shuter B et al. (1993) Intragastric distribution and gastric emptying of solids and liquids in functional dyspepsia. Lack of influence of symptom subgroups and H.-pylori-associated gastritis. Dig Dis Sci 38:2247–2254
17. Shallcross TM, Rathbone BJ, Heatley RV (1992) Helicobacter pylori and non-ulcer dyspepsia. In: Rathbone BJ, Heatley RV (eds) Helicobacter pylori and gastroduodenal disease, 2nd edn. Blackwell, Oxford, pp 165–176
18. Shousha S, Barrison IG, El-Sayeed W et al. (1984) A study of incidence and relationship of intestinal metaplasia of gastric antrum and gastric metaplasia of duodenum in patients with nonulcer dyspepsia. Dig Dis Sci 29:311–316
19. Strauss RM, Wang TC, Kelsey PB et al. (1990) Association of Helicobacter pylori infection with dyspeptic symptoms in patients undergoing gastroduodenoscopy. Am J Med 89:464–469
20. Talley NJ (1991a) Non-ulcer dyspepsia – epidemiology, natural history, and association with Helicobacter pylori. In: Marshall BJ, McCallum RW, Guerrant RL (eds) Helicobacter pylori in peptic ulceration and gastritis. Blackwell, Boston, pp 34–45
21. Talley NJ (1991b) Optimal study design for therapeutic trials in Helicobacter pylori-associated non-ulcer dyspepsia. In: Menge H, Gregor M, Tytgat GNJ, Marshall BJ, McNulty CAM (eds) Helicobacter pylori 1990. Springer, Berlin Heidelberg New York Tokyo, S 252–259
22. Talley NJ (1994) A critique of therapeutic trials in Helicobacter pylori-positive functional dyspepsia. Gastroenterology 106:1174–1183
23. Talley NJ, McNeil D, Hayden A et al. (1987) Prognosis of chronic unexplained dyspepsia. A prospective study of potential predictor variables in patients with endoscopically diagnosed non-ulcer dyspepsia. Gastroenterology 92:1060–1066
24. Talley NJ, Phillips SF (1988) Non-ulcer dyspepsia: potential causes and pathophysiology. Ann Intern Med 108:865–879
25. Talley NJ, Piper DW (1986) Major life event stress and dyspepsia of unknown cause. a case control study. Gut 27:127–134
26. Talley NJ, Zinsmeister AR, Schleck CD, Melton LJ III (1992) Dyspepsia and dyspepsia subgroups: a population-based study. Gastroenterology 102:1259–1268
26a. Talley NJ, Zinsmeister AR, Schleck CD, Melton LJ III (1994) Smoking, alcohol, and analgesics in dyspepsia and among dyspepsia subgroups: lack of an association in a community. Gut 35:619–624
27. Trespi E, Broglia F, Villani L et al. (1994) Distinct profiles of gastritis in dyspepsia subgroups. Their different clinical responses to gastritis healing after Helicobacter pylori eradication. Scand J Gastroenterol 29:884–888
28. Wilhelmsen I, Tangen Haug T, Sipponen P, Berstad A (1994) Helicobacter pylori in functional dyspepsia and normal controls. Scand J Gastroenterol 29:522–527

Metaplasien der Magenschleimhaut

Definitionsgemäß werden bei den Metaplasien der Magenschleimhaut *ortsübliche Zellen durch ortsunübliche ersetzt.* Dies geschieht durch eine *Änderung der Differenzierungsrichtung auf Stammzellebene.* Die Vorgänge sind im einzelnen nicht abschließend geklärt[4].

Man kennt mehrere Formen der Magenschleimhautmetaplasie; einen *intestinalen,* einen *pseudopylorischen* und einen *pylorischen,* einen *Flimmerepitheltyp,* einen *Plattenepitheltyp* und einen *pankreatischen Azinuszelltyp.* Die drei ersteren sind mit einer chronischen, meist atrophischen Gastritis assoziiert und daher häufig, die drei letzteren sind hingegen selten.

Differentialdiagnostisch müssen die Magenschleimhautmetaplasien von einer *Pseudometaplasie* abgegrenzt werden, bei der lediglich eine *Grenzflächenverschiebung* vorliegt. Rein begrifflich muß noch die *gastrale Metaplasie* unterschieden werden, bei der es sich trotz der verwirrenden Namensähnlichkeit nicht um einen metaplastischen Prozeß der *Magen*schleimhaut, sondern vielmehr um eine Metaplasie der *Duodenal*schleimhaut mit Ausbildung eines Oberflächenepithels vom gastralen Typ handelt (▷ S. 249).

Intestinale Metaplasie (IM)

Definition. „Intestinale Metaplasie" bedeutet einen Ersatz der ortsständigen Magenschleimhaut durch eine Schleimhaut, die vollständig oder unvollständig dem Aufbau der *Dünn- bzw. Dickdarmschleimhaut* entspricht. Von einer intestinalen Metaplasie sollte nur dann gesprochen werden, wenn wenigstens *eine* Foveole vollständig metaplastisch umgewandelt ist[16].

Epidemiologie. Die IM ist *ungemein häufig,* was sich aus ihren Entstehungsursachen erklärt (s. unten). Sie findet sich v.a. in *Karzinom-* und *Ulcus-ventriculi-Mägen* (Antrum: 84 bzw. 80%, Korpus: 66 bzw. 22%), während sie beim *Ulcus duodeni* viel seltener vorkommt (Antrum: 47%, Korpus 6%)[16]. Sie korreliert statistisch signifikant mit der H.-pylori-Gastritis[8b], auch mit deren *Schweregrad* und *Aktivität* sowie mit ihrer *Dauer* und daher auch mit dem *Lebensalter*[12b, 28, 29]. Nach dem 40. Lj. ist sie viel häufiger als vorher[30].

Ätiologie, Pathogenese. Nach heutiger Ansicht – teilweise durch Serienschnittuntersuchungen gestützt[19] – sind *erosive Schleimhautdefekte* der auslösende Faktor für die Entstehung einer IM[28], gleichgültig, ob sie durch *H. pylori*[24] *(glanduläre Erosionen* am Foveolengrund), durch eine *autoaggressive Destruktion* der Korpus- und Fundusdrüsen bei der Typ-A-Gastritis oder durch *chemische Noxen (Gallereflux, NSAR)* bei der C-Gastritis hervorgerufen sind. Diese Noxen triggern die Umschaltung der normalen Zellregeneration in Richtung auf eine metaplastische Regeneration im Sinne einer IM. Die IM geht von der Regenerationszone der Magendrüsen, den Drüsenhälsen, aus, also von der Stelle, die Sitz der oben erwähnten glandulären Erosionen ist[13]. Neuerdings wird vermutet, daß eine *vorübergehende* Schleimhautschädigung, hauptsächlich als Folge eines *Gallerefluxes,* über die Heilung von Erosionen zunächst eine fokale Typ-II-IM auslöst, die im Laufe der Zeit wieder durch eine normale Mukosa ersetzt wird. Bei *wiederholter* Schleimhautschädigung, v. a. durch *H. pylori,* soll sich daraus aber eine ausgedehntere IM des Typs I oder III entwickeln[26].

Die Frage nach der *biologischen Bedeutung* der IM wird kontrovers beantwortet. Wenn man den erosiven Schleimhautdefekt in das Zentrum der Überlegungen stellt, so handelt es sich am ehesten um *Anpassungsvorgänge an veränderte Milieubedingungen*[4] („changes in gastric microenvironment“[9]). Im Falle der *H.-pylori-Gastritis* wäre daran zu denken, daß die weitere Kolonisation von H. pylori verhindert wird, da IM-Herde keine H.-pylori-Besiedlung aufweisen. Es wird aber auch diskutiert, daß H. pylori die *Epithelregeneration stimuliert* und die IM im weiteren Verlauf als Ausdruck einer Fehlregeneration entsteht[12a]. Bei der *Typ-C-Gastritis* könnte die IM möglicherweise die Schleimhaut gegenüber den chemischen Noxen resistenter machen. Bei der *Typ-A-Gastritis* mit Schleimhautatrophie könnte die enterokolische Metaplasie (Typ III, s. unten) eine Reaktion auf fäkale Organismen in dem atrophischen Magen mit Hypochlorhydrie darstellen[9].

Lokalisation. Insgesamt ist das *Antrum häufiger betroffen als das Korpus*[28, 29]. Die *komplette intestinale Metaplasie* (Typ I) bevorzugt jedoch die Übergangszone zwischen Antrum und Korpus sowie das präpylorische Antrum, während die *inkomplette intestinale Metaplasie* eher in Antrum und Kardia auftritt[20].

Morphologie[1, 8, 12–18, 21]**.** Man unterscheidet *3 Typen der IM,* die als *Typ I* (Abb. 3.44), *II (ursprünglich IIA)* und *III (ursprünglich IIB)* (Abb. 3.45) bezeichnet werden (Tabelle 3.9). Normalerweise bilden die Oberflächen- und Foveolenepithelien der Magenschleimhaut *neutrale* (PAS-positive) Glykoproteine, Becherzellen kommen nicht vor. Die Becherzellen des Darmes bilden hingegen (Alcianblau-positive) *saure Muzine,* im Dünndarm hauptsächlich *Sialo-,* im Dickdarm *Sulfomuzine.* Die letzteren lassen sich mit der High-iron-Diamin-Färbung (→ schwarze Färbung) nachweisen. Die Alcianblau- und High-iron-Diamin-Färbung können in einem einzigen Arbeitsgang miteinander kombiniert werden. Bei den *Sialomuzinen* gibt es 2 Unterformen *(N- und O-azylierte Sialomuzine),* von denen sich die O-azylierten Formen mit der Perjodsäure-Borhydrid-Kaliumhydroxyd-PAS-Färbung identifizieren lassen. Manche Formen der IM Typ II/III zeichnen sich durch eine erheblich gesteigerte Proliferationsaktivität aus (*„proliferierende IM“,* Abb. 3.44).

Die vereinfachenden Bezeichnungen Dünndarmtyp und Kolontyp sind nach Ansicht von Filipe u. Jass[14] *irreführend.* So kommen Sulfomuzine nicht nur im Kolon vor, und O-azylierte Sialomuzine finden sich zwar in der normalen Kolonmukosa, nicht aber bei der inkompletten IM. Umgekehrt kann die komplette IM vom Typ I Sulfomuzine und O-azylierte Sialomuzine enthalten, die im normalen Dünndarm fehlen. Die IM-Subtypen spiegeln also nicht den vollständigen Phänotyp der normalen Darmschleimhaut wider. *Wichtiger ist der zunehmende Grad der morphologischen und funktionellen Atypien vom Typ I hin zum Typ III,* der den prämalignen Charakter vor allem des Typs III andeutet[14].

Unter allen IM-Typen ist der Typ I am häufigsten, die Häufigkeit des Typs III variiert in Low- und High-risk-Regionen für das Magenkarzinom[15]. In Low-risk-Regionen macht er um 10%, in High-risk-Regionen bis über 40% aller IM-Typen aus[15]. Bei der Gallerefluxgastritis ist der Typ II am häufigsten, gefolgt vom Typ I[26].

Von Ming[18] stammt eine weitere Einteilung in 5 IM-Typen (2mal komplett: enteral und kolisch; 3mal inkomplett; gastral, enteral und kolisch). Sie versucht, der morphologischen Vielfalt, die durch Überschneidungen zwischen den IM-Typen noch akzentuiert wird, besser gerecht zu werden. Praktische Vorteile, etwa für die Beurteilung des Karzinomrisikos bzw. der Prognose, sind jedoch noch nicht nachgewiesen.

Beziehungen zwischen IM und Magenkarzinom[11, 14, 15, 22, 25]

Es gibt eine Vielzahl von Befunden, die auf eine *Beziehung zwischen dem Typ III und der Entstehung der Magenkarzinome vom intestinalen Typ* hindeuten:

- In einer Verlaufsstudie an 990 Patienten mit einer IM I-III ergab sich ein um den Faktor 4.58 (Typ III) und 2.14 (Typ II) erhöhtes Karzinomrisiko, verglichen mit dem Typ I[14a]. Auch andere Untersuchungen an großen Fallzahlen bestätigen eine statistisch signifikante Korrelation zwischen der IM III und einem Magenkarzinom.[8a, 22a]
- Das *häufigere Vorkommen des Typs III in High-risk-Regionen* wurde bereits erwähnt.
- Der Typ III findet sich *statistisch signifikant häufiger in Verbindung mit Magenkarzinomen* als bei chronischer Gastritis und Magenulkus (35 vs. 7%)[14]. Demgegenüber kommen die Typen I und II hauptsächlich bei nichtneoplastischen Magenerkrankungen vor. Die *Spezifität* des Typs III für einen malignen Prozeß ist hoch (93–95%), die *Sensitivität* jedoch zu gering[14]. Für die geringe Sensitivität werden verantwortlich gemacht: die unterschiedliche Inzidenz beim intestinalen und diffusen Typ, die topographische Verteilung und Fehler im Rahmen der Gewebsentnahme („samp-

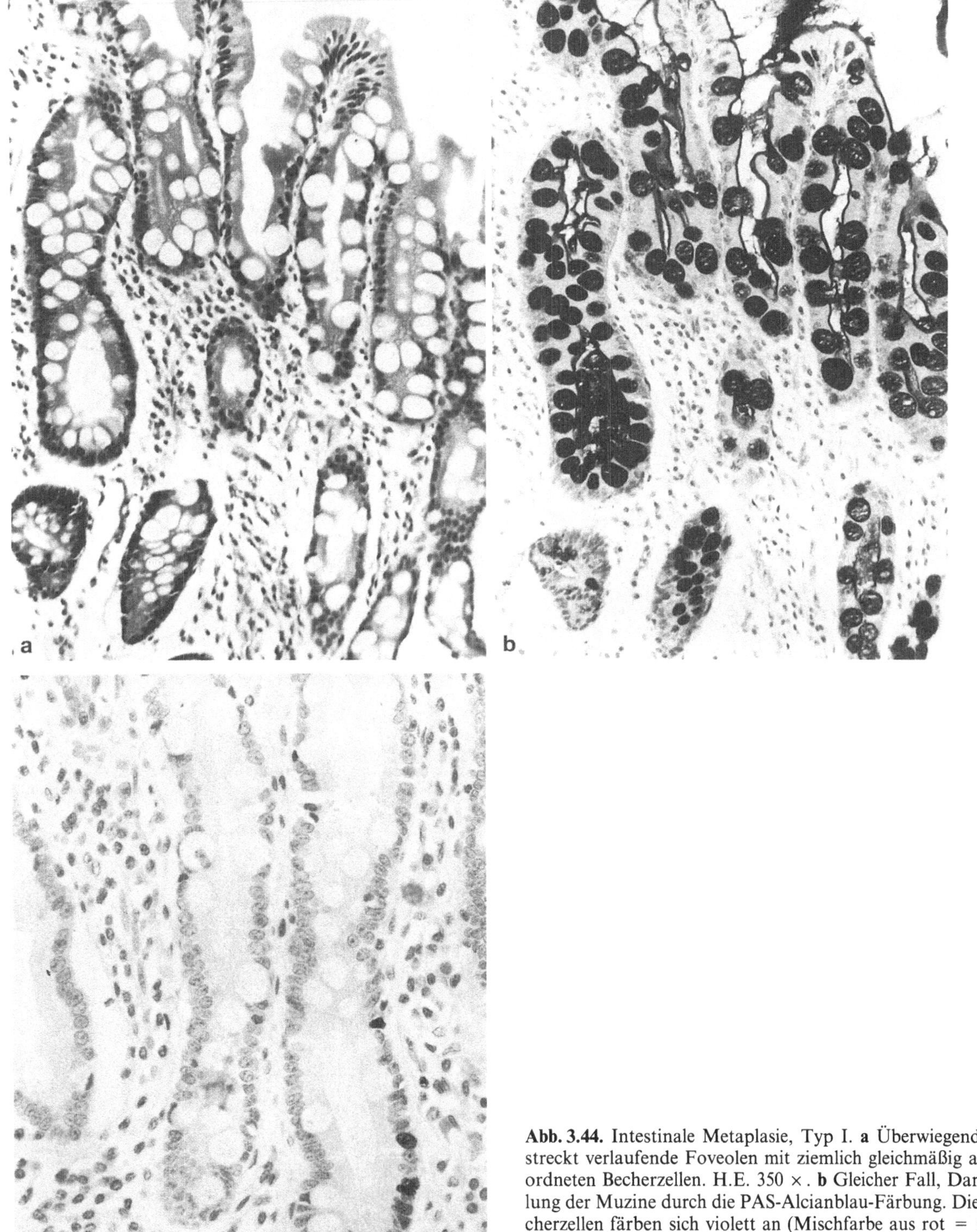

Abb. 3.44. Intestinale Metaplasie, Typ I. **a** Überwiegend gestreckt verlaufende Foveolen mit ziemlich gleichmäßig angeordneten Becherzellen. H.E. 350 ×. **b** Gleicher Fall, Darstellung der Muzine durch die PAS-Alcianblau-Färbung. Die Becherzellen färben sich violett an (Mischfarbe aus rot = neutrale und blau = saure Mukopolysaccharide). An der inneren Oberfläche sieht man einen schmalen Saum aus schwarz angefärbtem (im Original rotem) Material = Glykokalyx. 350 ×. **c** Darstellung der Proliferationsaktivität mit dem Marker MIB-1. Nur wenige markierte Zellkerne am Foveolengrund. 350 ×

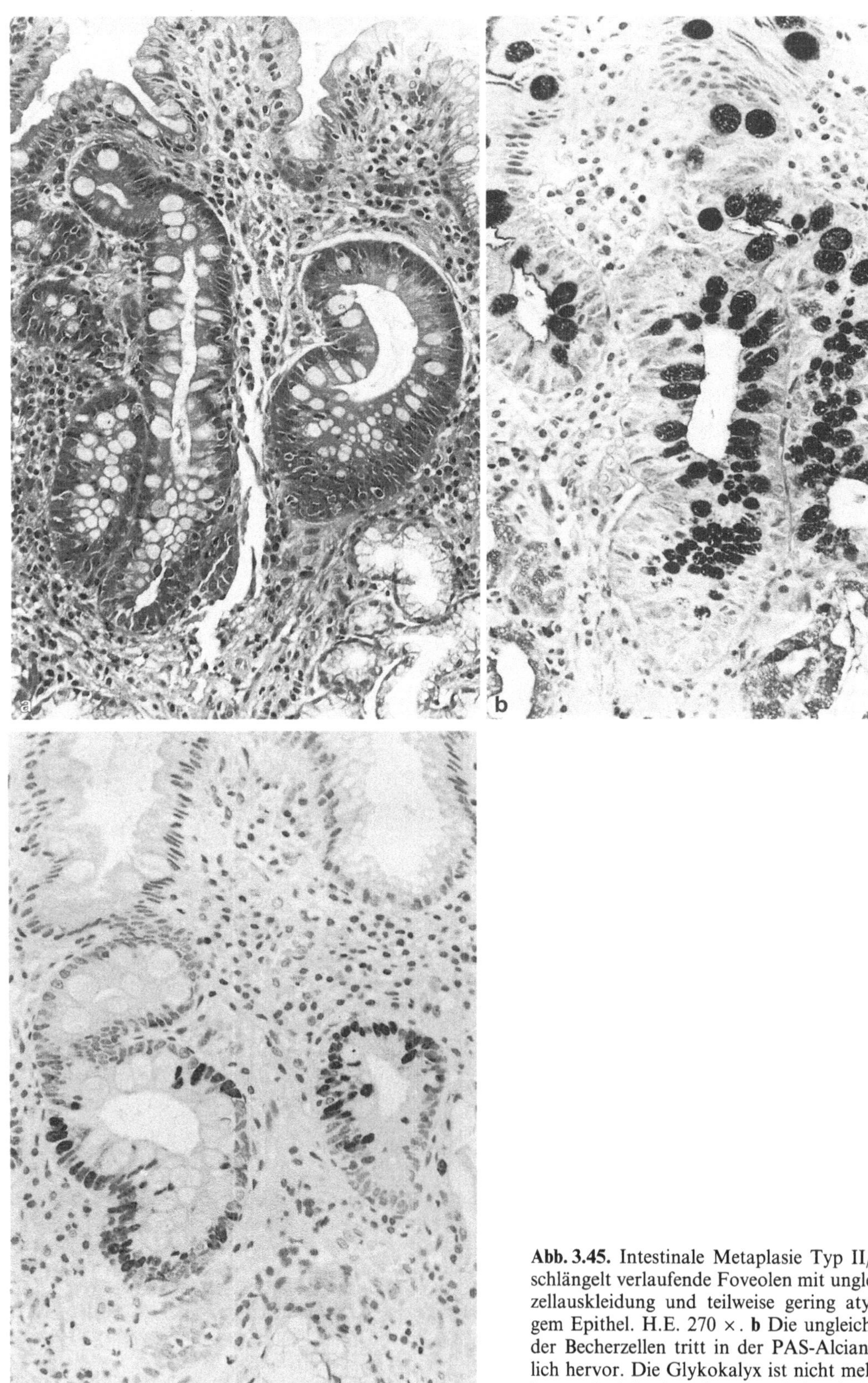

Abb. 3.45. Intestinale Metaplasie Typ II/III. **a** Teilweise geschlängelt verlaufende Foveolen mit ungleichmäßiger Becherzellauskleidung und teilweise gering atypischem mehrreihigem Epithel. H.E. 270 ×. **b** Die ungleiche Größe und Form der Becherzellen tritt in der PAS-Alcianblau-Färbung deutlich hervor. Die Glykokalyx ist nicht mehr überall nachweisbar und viel schwächer angefärbt als beim Typ I. 350 ×. **c** Das MIB-1-Präparat zeigt eine im Vergleich zur IM Typ I gesteigerte Proliferationsaktivität. 270 ×

Tabelle 3.9. Formen der Intestinalen Metaplasie (IM). (Nach Angaben von [1, 8, 14–18]) [a]

	Typ I Komplette intestinale Metaplasie („Dünndarmtyp“)	Typ II Inkomplette intestinale Metaplasie („Enterogastrischer Typ“) [a]	Typ III Inkomplette intestinale Metaplasie („Enterokolischer“ oder „Kolon-“-Typ) [a]
Charakterisierung des Gesamtbildes	Dünndarm*ähnlich*. Gestreckt verlaufende regelmäßige Krypten. Manchmal angedeutet villöse Oberfläche.	Magen*ähnlich*, aber mit Becherzellen. Leichte Störung der Kryptenstruktur mit etwas irregulärem geschlängeltem Verlauf	Kolon*ähnlich* mit Becherzellhaltigen Krypten. Variabel gestörte Kryptenstruktur und stärkere Entdifferenzierung als bei Typ II
Vorkommende Zellformen			
– Enterozyten mit Bürstensaum (Saumzellen)	Reichlich vorhanden, ausgereift	Fehlen oder in geringer Zahl vorhanden	Fehlen oder in geringer Zahl vorhanden
– Schleimbildende Foveolarzellen („muköse Zellen“)	Fehlen	Vorhanden, verschiedener Differenzierungsgrad	Vorhanden, verschiedener Differenzierungsgrad
– Becherzellen	Reichlich vorhanden	Reichlich vorhanden, verschiedener Differenzierungsgrad	Reichlich vorhanden, verschiedener Differenzierungsgrad
– Panethzellen	Oft vorhanden	Fehlen gewöhnlich oder in geringer Zahl vorhanden	Fehlen gewöhnlich
Art der Schleimbildung			
– in den Foveolarzellen	(Zelltyp nicht vorhanden)	*Neutrale Muzine* (wie im normalen Oberflächen- und Foveolarepithel) und *Sialomuzine* (keine O-azylierten Formen)	v. a. *Sulfomuzine*
– in den Becherzellen	*Sialomuzine* (hoher Anteil N-azylierter Formen), gelegentlich *Sulfomuzine*	*Sialomuzine* (keine O-azylierten Formen), gelegentlich *Sulfomuzine*	*Sialo-* und/oder *Sulfomuzine*
Sonstige Befunde (Immunhistochemie)			
– CEA (immunhistochemisch)	Fehlt/vorhanden	Vorhanden	Vorhanden
– M1-Muzin (foveolär)	–	+	(+)
– M2-Muzin (tief)	–	–	–
– IgA und SC	+ + + in den Kryptenepithelien	+ in den basalen Kryptenepithelien	+ in den basalen Kryptenepithelien
(Enzymnachweis)			
– Bürstensaumenzyme (alkalische Phosphatase, LAP, Trehalase)			

[a] Kritik ▷ Text.

ling error“) [14]. Der zuletzt genannte Punkt hat zu der Forderung geführt, *multiple Schleimhautproben* aus *verschiedenen Regionen* zu entnehmen, *2 oder mehr Stufenschnitte pro Biopsie* herzustellen und die Proben mindestens mit *einer HE- und PAS-Alcianblau-Färbung* zu untersuchen [14].

- Der Typ III bei *chronischer atrophischer Gastritis* kann sich in eine *Schleimhautdysplasie* fortentwickeln [15]. Von der Kernstruktur und Architektur her erfüllt die IM III die Kriterien einer Low-grade-Dysplasie [33]. Auch wenn der Typ III nicht durch große pleomorphe Kerne gekennzeichnet ist, so zeigt er doch signifikant häufiger als der Typ I eine stärkere Kernpolymorphie, eine erhöhte Kern-Plasma-Relation und weniger zahlreiche Vakuolen in den Becherzellen der Krypten. [32a]
- Der Typ III findet sich oft in Verbindung mit *verzögert heilenden und rezidivierenden Magenulzera;* das Screening dieser Patienten ist daher von Bedeutung [15].
- Der Typ III ist bei Patienten mit *perniziöser Anämie* gehäuft, ebenso *bei nahen Verwandten von Magenkarzinompatienten* [15].
- *Dysplastische Veränderungen* in flacher Mukosa oder in Adenomen zeigen oft ein *Muzinprofil* ähnlich demjenigen bei der IM vom Typ III [15]. Bei intestinaler Metaplasie zeigt das Epithel eine

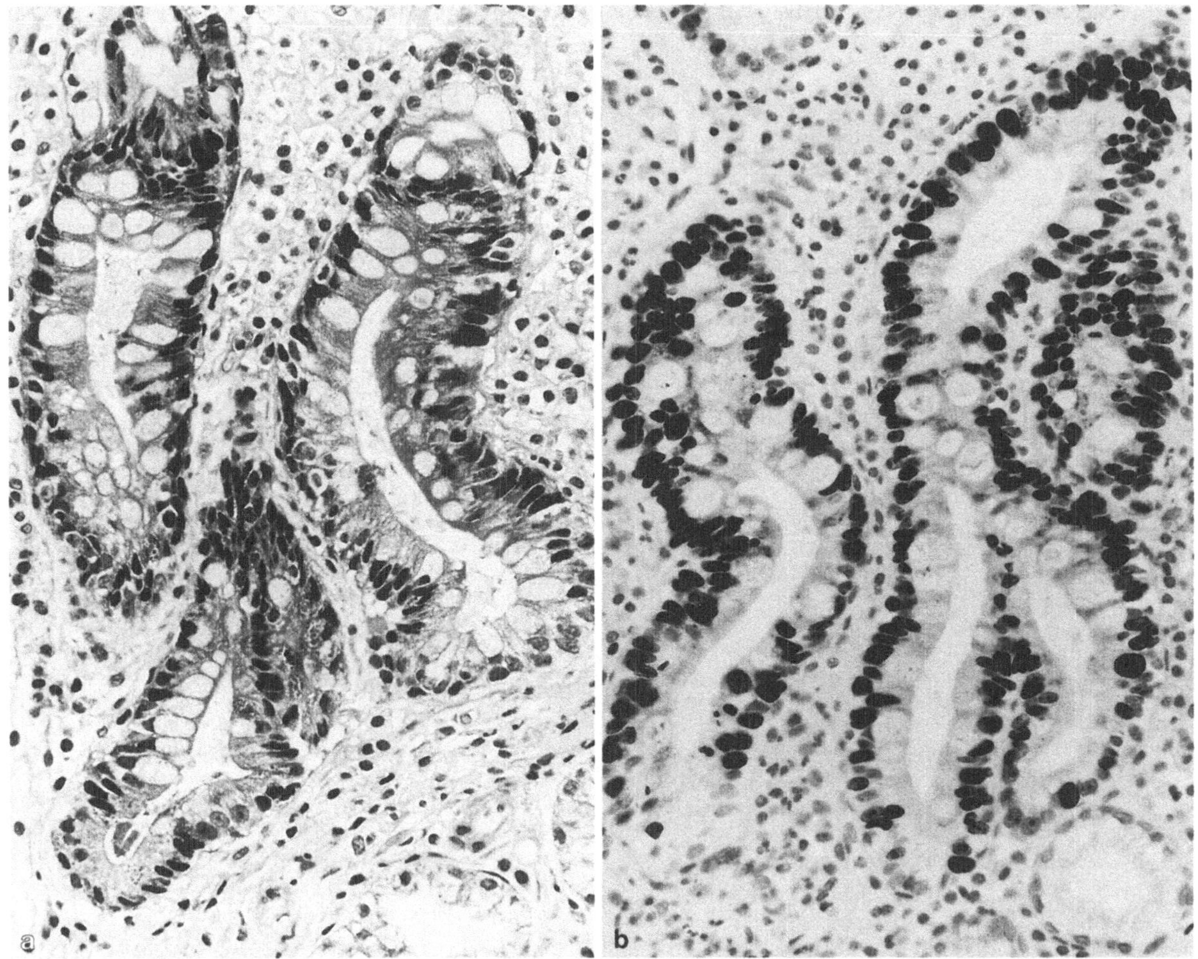

Abb. 3.46. Proliferierende und teilweise gering atypische intestinale Metaplasie des Typs II/III. **a** Der Atypiegrad ist nur gering stärker als in Abb. H.E. 350 ×. **b** Die Zellen zeigen bei immunhistochemischer Darstellung des Proliferationsmarkers MIB-1 jedoch eine deutlich gesteigerte Proliferationsrate, die bei über 90% der Zellen liegt. 350 ×

Neoexpression von Zytokeratin 7[29a]. Da CK 7 im Magen sonst nur (inkonstant) in Adenomen und Karzinomen sowie in dysplastischen Randbezirken von Ulzera vorkommt, gibt der CK7-Nachweis in den Zellen intestinaler Metaplasien einen weiteren Hinweis auf die prämaligne Natur dieser Läsion.[29a]

- *Karzinome in hyperplastischen Polypen* entstehen offenbar in umschriebenen Bezirken einer IM vom Typ III[15].
- Magenkarzinome, v.a. vom intestinalen Typ, produzieren die *gleichen Muzinantigene* (M3C) *wie die umgebende IM*[15].
- Nach neuesten Untersuchungen über den *AgNOR-Gehalt* verschiedener Magenschleimhautläsionen[27a] ergeben sich folgende Clusters: (1) Normale Mukosa und Gastritis Grad I, (2) Gastritis Grad II und III, IM Typ I und Magenulkus, (3) *IM Typ III und Dysplasie Grad I-III* sowie (4) Karzinome vom intestinalen und diffusen Typ. Diese Untersuchungen stützen nicht nur die Annahme einer Gastritis-Karzinom-Sequenz, sondern belegen auch, daß die *IM III enge Beziehungen zu den Dysplasien* aufweist und daher offenbar einen *Risikofaktor für die Entstehung von Magenkarzinomen* darstellt. Schon 1985 hatte Hattori[15a] darauf hingewiesen, daß die Dysplasie III eine niedriger differenzierte Form der IM mit hoher Proliferationsaktivität darstellen und zu einem adenomatösen Wachstum führen könne.
- Bei *Japanern* wurde die *Zahl der Mitosen* und der *Anteil der atypischen Mitosen* in den Herden einer intestinalen IM signifikant höher gefunden als in einer *schwedischen Population (mit 4fach niedrigerem Magenkarzinomrisiko)*. Da atypische Mitosen als Kennzeichen einer Neoplasie gelten, wird die IM mit atypischen Mitosen der Japaner als *genuine Präkanzerose* bewertet[23a].

Angesichts dieser Befunde ist die Angabe, die IM Typ III stelle kein erhöhtes Karzinomrisiko dar[7, 11], zumindest nicht ausreichend gestützt. Vielmehr muß jeder Patient mit einer *ausgedehnten* IM III als Hochrisiko-Patient gelten und sollte periodisch kontrolliert werden[27b].

Pseudopylorische Metaplasie[1-3, 27]

Hierunter versteht man einen bei der *chronischen atrophischen Typ A-Gastritis* auftretenden Umbau der ortsständigen belegzellhaltigen Hauptdrüsen zu schleimbildenden (mukösen) Drüsen. Er wird als pseudopylorisch bezeichnet, weil die metaplastischen Drüsen *an Drüsen der Pylorusschleimhaut erinnern.* Es besteht jedoch auch Ähnlichkeit mit den *Kardiadrüsen* bzw. den *Brunner-Drüsen* des Bulbus duodeni, da es sich um einen völlig *unspezifischen Umbauprozeß* handelt. Er geht von den Drüsenhalszellen aus, die normalerweise den Nachschub für die spezialisierten Zellen der Hauptdrüsen liefern und die bei der pseudopylorischen Metaplasie aus ungeklärten Gründen einen Differenzierungsverlust erleiden. Ob dieser mit einer echten Hyperplasie der Drüsenhalszellen verknüpft ist, wie durch das Synonym *Drüsenhalshyperplasie*[27] unterstellt wird, ist nicht hinreichend geklärt. Die pseudopylorische Metaplasie beginnt an der *Antrum-Korpus-Grenze* und dehnt sich von hier aus bis in die Kardiaregion hinein aus.

Die pseudopylorischen Drüsen, die ja aus Drüsenhalszellen der Korpusdrüsen hervorgehen, verhalten sich immunhistochemisch wie die Drüsenhalszellen normaler Hauptdrüsen: Man findet *Pepsinogen-I-bildende Zellen und ECL-Zellen,* die den pylorischen Drüsen fehlen. Im Gegensatz zu letzteren enthalten sie aber keine gastrinbildenden Zellen. Dagegen bilden beide Zelltypen Pepsinogen II und Perjodsäure-Concanavalin-A-haltigen Schleim.

Pylorische Metaplasie

Bei der *chronischen atrophischen Gastritis* soll es aber auch eine *echte pylorische Metaplasie* geben[27]. Ihre Drüsen sollen sich von denen der pseudopylorischen Metaplasie durch *stärkere Aufzweigung und Schlängelung,* durch ein *helleres Zytoplasma* und *abgeflachte basalständige Kerne* unterscheiden. Daneben gibt es immunhistochemische Unterschiede, welche die Herkunft der schleimbildenden Drüsen aus differenten Stammzellen eindeutig belegen[27].

Flimmerepithel-Metaplasie[1, 31a]

Eine Flimmerepithelmetaplasie findet man abseits des Hauptbefundes bei *Magenulzera* und *Magenkarzinomen.* Sie betrifft die Schleimhautoberfläche und die angrenzenden Teile der Foveolen. Nicht selten finden sich Flimmerepithelmetaplasien bei *intestinaler Metaplasie,* und zwar in den basalen Teilen der Pylorus- und seltener der Kardiadrüsen. Die Zilien entsprechen weitgehend denen des respiratorischen Epithels und können *parakristalline Einschlüsse* enthalten[31, 32]. Ferner kann es in *zystisch erweiterten Drüsen* zu einer Flimmerepithelmetaplasie kommen[22b, 23], möglicherweise als ein Versuch, den retinierten Schleim nach außen zu transportieren. Bei erhöhtem Innendruck atrophiert das Epithel, und die Zilien gehen verloren.

Eine Flimmerepithelmetaplasie wurde ferner in den *zystisch erweiterten Drüsen unterhalb eines tubulären Adenoms* bei je einem amerikanischen[23] und schwedischen[22b] Patienten beschrieben.

Flimmerepithelmetaplasien scheinen *bei Japanern* (10% der Fälle von intestinaler Metaplasie, 43% der Adenome, 15% der Frühkarzinome vom diffusen und 42% der Frühkarzinome vom intestinalen Typ) *viel häufiger* vorzukommen *als bei Weißen* (bis 1988 4 publizierte Fälle). Die Ursachen (*echte* oder beim Fehlen gezielter Studien nur *vorgetäuschte* geringere Häufigkeit bei Weißen) sind ungeklärt[23].

Pankreas-(Azinuszell-)Metaplasie der Magenschleimhaut[10]

In 101 von 8556 Magenbiopsien und Magenresektaten (1,2%) fanden sich in der Magenschleimhaut zwischen den Magendrüsen nest- oder azinusförmig gelagerte Azinuszellen vom Pankreastyp, die in 100% für Pankreaslipase und Trypsinogen und in 75% für pankreatische Alpha-Amylase immunhistochemisch positiv waren. Die Veränderung war signifikant korreliert mit einer chronischen Gastritis sowie mit dem Vorkommen einer intestinalen und pseudopylorischen Metaplasie. Die klinische Bedeutung des Befundes ist ungeklärt.

Plattenepithel-Metaplasie der Magenschleimhaut

Die Plattenepithelmetaplasie der Magenschleimhaut ist *selten.* Als *fokale Metaplasie* wurde sie im *Randgebiet peptischer Ulzera* sowie bei *Tuberkulose, Lues* und *extremer Kachexie* beschrieben, ebenso nach *Einwirkung ätzender Säuren* und bei *perniziöser Anämie* (Lit bei[30a]). Die *diffuse Form* ist extrem selten.

Literatur

1.–6. Weiterführende Literatur (▷ S. 154)
7. Antonioli DA (1994) Precursors of gastric carcinoma: A critical review with a brief description of early (curable) gastric cancer. Hum Pathol 25:994–1005

8. Borchard F, Stolte M (1993) Histopathologie des Magen-Darm-Traktes. 71. Tutorial der IAP, Deutsche Abteilung eV, Bonn, 4.-5.12.1993

8a. Craanen ME, Block P, Dekker W et al. (1991) Prevalence of subtypes of intestinal metaplasia in gastric antral mucosa. Dig Dis Sci 36:1529–1536

8b. Craanen ME, Dekker W, Block P et al. (1992) Intestinal metaplasia and Helicobacter pylori: an endoscopic bioptic study of the gastric antrum. Gut 33:16–20

9. Dixon MF (1992) Helicobacter pylori and chronic gastritis. In: Rathbone BJ, Heatley RV (eds) Helicobacter pylori and gastrointestinal disease, 2nd edn. Blackwell, Oxford, pp 124–139

10. Doglioni C, Laurino L, DeiTos AP et al. (1993) Pancreatic (acinar) metaplasia of the gastric mucosa. Histology, ultrastructure, immunocytochemistry, and clinicopathological correlations of 101 cases. Am J Surg Pathol 17:1134–1143

11. Ectors N, Dixon MF (1986) The prognostic value of sulphomucin positive intestinal metaplasia in the development of gastric cancer. Histopathology 10:1271–1277

12. Eder M, Wiebecke B, Klein HJ (1970) Pathologisch-anatomische Aspekte der Krebsvorstufen des Gastrointestinaltraktes. Chirurg 41:97–103

12a. Eidt S, Stolte M (1994a) Antral intestinal metaplasia in Helicobacter pylori gastritis. Digestion 55:13–18

12b. Eidt S, Stolte M (1994b) Prevalence of intestinal metaplasia in Helicobacter pylori gastritis. Scand J Gastroenterol 29:607–610

13. Elster K (1973) Histopathologie der Gastritis. In: Clemencon G (Hrsg) Gastritis. Karger, Basel München Paris London, pp 17–28

14. Filipe MI, Jass JR (1986) Intestinal metaplasia subtypes and cancer risk. In: Filipe MI, Jass JR (eds) Gastric carcinoma. Edinburgh London Melbourne New York: Churchill Livingstone

14a. Filipe MI, Munoz N, Matko I et al. (1994) Intestinal metaplasia types and the risk of gastric cancer: a cohort study in Slowenia. Int J Cancer 57:324–329

15. Filipe MI, Ramachandra S (1995) The histochemistry of intestinal mucins; changes in disease. In: Whitehead R (ed) Gastrointestinal and oesophageal pathology, 2nd edn. Churchill Livingstone, Edinburgh Hong Kong London Madrid Melbourne New York, pp 73–95

15a. Hattori T (1985) Histological and autoradiographic study on development of group III lesion (dysplasia grade III) in the stomach. Pathol Res Pract 180:36–44

16. Heilmann KL (1978) Gastritis – intestinale Metaplasie – Karzinom. Thieme, Stuttgart

17. Heilmann KL, Stolte M, Borchard F et al. (1989) Gastritis – Graduierung und Klassifikation. Pathologe 10:194–196

18. Ming SC (1994) Intestinal metaplasia: its heterogenous nature and significance. In Ming SC (ed) Precursors of gastric cancer. Praeger, New York, pp 219–231 (zit nach Ming SC 1992)

19. Morson BC (1962) Precancerous lesions of upper gastrointestinal tract. JAMA 179–311 (zit nach Fenoglio-Preisser)

20. Nakahara K (1978) Special features of intestinal metaplasia and its relation to early gastric carcinoma in man: observation by a method in which leucin aminopeptidase activity is used. J Natl Cancer Inst 61:693

21. Oehlert W (1978) Klinische Pathologie des Magen-Darm-Traktes. Histologische Diagnose und Differentialdiagnose am gastroenterologischen Biopsiematerial. Schattauer, Stuttgart New York

22. Ramesar KCRB, Sanders DSA, Hopwoood D (1987) Limited value of type III intestinal metaplasia in predicting risk of gastric carcinoma. J Clin Pathol 40:1287–1290

22a. Rothery GA, Day DW (1985) Intestinal metaplasia in endoscopic biopsy specimens of gastric mucosa. J Clin Pathol 38:613–621

22b. Rubio CA (1988) Ciliated metaplasia in a gastric adenoma in a Swedish patient. APMIS 96:895–897

23. Rubio CA, Antonioli D (1988) Ciliated metaplasia in the gastric mucosa in an American patient. Am J Surg Pathol 12:786–789

23a. Rubio CA, Kato Y, Kitagawa T (1994) Frequency of atypical mitosis in intestinal metaplasia of the gastric mucosa in Japanese patients. Jpn J Cancer Res 85:284–289

24. Rugge M, di Mario F, Cassaro M (1993) Pathology of the gastric antrum and body associated with Helicobacter pylori infection in non-ulcerous patients: is the bacterium a promoter of intestinal metaplasia? Histopathology 22:9–15

25. Silva S, Filipe MI (1986) Intestinal metaplasia and its variants in the gastric mucosa of Portuguese subjects: a comparative analysis of biopsy and gastrectomy material. Hum Pathol 17:988–995

26. Sobala GM, O' Connor HJ, Dewar EP et al. (1993) Bile reflux and intestinal metaplasia in gastric mucosa. J Clin Pathol 46:235–240

27. Solcia E, Capella C, Fiocca R et al. (1990) Exocrine and endocrine epithelial changes in types A and B chronic gastritis. In: Malfertheiner P, Ditschuneit H (eds) Helicobacter pylori, gastritis and peptic ulcer. Springer, Berlin Heidelberg New York Tokyo, pp 245–258

27a. Steininger H, v. Streitberg U, Wunder I et al. (1995) Inflammatory, preneoplastic, and neoplastic changes of the gastric mucosa. Examination by the AgNOR-technique. Gen Diagn Pathol 141:15–19

27b. Stemmermann GN (1994) Intestinal metaplasia of the stomach. A status report. Cancer 74:556–564

28. Stolte M (1992) Helicobacter pylori: Hauptursache von Gastritis, Ulkus und Malignom? Verdauungskrankheiten 10:120–128

29. Stolte M (1992) Helicobacter-pylori-Syndrom: von der Gastritis bis hin zum Malignom. Leber Magen Darm 22:91–94

29a. Stosiek P, Kasper M (1990) Neoexpression von Cytokeratin 7 bei der chronisch-atrophischen Gastritis mit perniziöser Anämie. Pathologe 11:14–17

30. Tatsuta M, Okuda S, Taniguchi H, Tamura H (1979) Relation of intestinal metaplasia to the acid-secreting area. Endoscopy 3:166–171

30a. Tolia V, Chang C-H, Emami A (1986) Juvenile onset pernicious anemia, partial intestinal villous atrophy, ulcerative colitis, and squamous metaplasia of the stomach. Am J Gastroenterol 81:803–807

31. Torikata C, Mukai M (1989) Paracrystalline inclusions in metaplastic ciliated cells of the human gastric mucosa. An ultrastructural study. Virchows Arch [A] 415:145–149

31a. Torikata C, Mukai M (1992) Pathology of ciliated metaplasia of the human stomach. Pathol Annu 2:187–212

32. Torikata C, Mukai M, Kawakita H (1989) Ultrastructure of metaplastic ciliated cells in human stomach. Virchows Arch [A] 414:113–119

32a. Tosi P, Filipe MI, Baak JPA et al. (1990) Morphometric definition and grading of gastric intestinal metaplasia. J Pathol 161:201–208

33. Tosi P, Filipe MI, Luzi P et al. (1993) Gastric intestinal metaplasia type III cases are classified as low-grade dysplasia on the basis of morphometry. J Pathol 169:73–78

Der operierte Magen [11, 12, 13, 14, 40, 41, 49, 50]

Klinik. 80–90% der magenresezierten Patienten werden beschwerdefrei [12, 14]. Andererseits können operative Eingriffe am Magen (Gastrektomie, Resektion, Pyloroplastik, trunkuläre und hohe selektive Vagotomie) erhebliche *Funktionsstörungen* zur Folge haben [49].

- *Störungen der Speicher- und Entleerungsfunktion: postprandiales Völlegefühl und Erbrechen* (20–

30% der Resezierten, 10–20% der Vagotomierten), *postalimentäres Frühsyndrom* (Früh-Dumping) in 15–66%[51] der Resezierten und 1–10% der Vagotomierten, *postalimentäres Spätsyndrom* (Spät-Dumping) in 2–5% nach Resektion oder Vagotomie, *Diarrhöen* (in 2–6% nach Resektion, in 20–30% nach trunkulärer und in 12% nach selektiver Vagotomie), *chronische Magenatonie* (Völlegefühl, Übelkeit, Erbrechen; nach proximaler selektiver Vagotomie in 0,7–3%, nach trunkulärer Vagotomie häufiger), *Syndrom des kleinen Magenrestes* (nach Resektion von 80% oder mehr des Magens: frühes Sättigungsgefühl, Erbrechen, seltener Gewichtsverlust und Malnutrition)[14].

- *Störungen der digestiv-resorptiven Funktionen:* Gewichtsverlust (20–40%), Steatorrhö (häufig nach Resektion, 1% nach Vagotomie), Anämie (meist Eisenmangelanämie: 20–30%, seltener megaloblastäre Anämie wegen Vitamin B12- oder Folsäuremangels, nicht selten Kombinationen aus beiden Formen) und *Störungen des Kalziumstoffwechsels* (10–15% der Resezierten). In Tierversuch an der Ratte wurden vor kurzem *atrophische Veränderungen der Schädelkalotte* beschrieben, die durch Kalziumgaben unbeeinflußt blieben und möglicherweise auf dem Ausfall endokriner Funktionen des Magens beruhten[30a].
- *Operationstechnisch bedingte Störungen: Akutes Syndrom der zuführenden Schlinge* (sehr seltenes, lebensbedrohliches Krankheitsbild durch Invagination, Torsion, Volvulus oder innere Hernienbildung der zuführenden Jejunalschlinge), *chronisches Syndrom der zuführenden Schlinge* (ebenfalls selten, klinisch gekennzeichnet durch Erbrechen galligen Sekretes oder galliger Speisen); *Syndrom der abführenden Schlinge*[14] (Leibschmerzen, galliges Erbrechen, meist durch Verwachsungsstränge, aber auch durch Herniation, Invagination und Anastomosenulkus oder -karzinom hervorgerufen); *Roux-Stase-Syndrom*[14] (verzögerte Magenentleerung, Erbrechen, Gewichtsverlust, Gefahr der Bezoarbildung); *Anastomosenprolaps; alkalische Refluxgastritis* (s. unten) und *Rezidivulkus* (s. unten). Die postoperative Refluxgastritis tritt in bis zu 50% der Fälle auf[51], ihre schwere Form meist erst nach vielen Jahren. Die entzündlichen Infiltrate korrelieren *nicht* mit dem Refluxgrad, sondern mit der Besiedlung durch H. pylori[10].
- *Folgeerkrankungen an anderen Organen: Zunahme von Gallenblasenerkrankungen* (infolge von Tonusverlust und Dilatation) nach trunkulärer Vagotomie; 3mal größere Häufigkeit von *Lungentuberkulose* bei Magenrezesierten (wahrscheinlich infolge mehrerer Ursachen: Mangel an Magen-HCl, Unterernährung, sozioökonomische Faktoren, Alkoholismus).

Morphologie

- *Magenteilresezierte Patienten* zeigen eine Häufigkeitszunahme der *chronischen Gastritis*[39], insbesondere ihrer *atrophischen Form, und hauptsächlich im Anastomosenbereich*[19]. Diese zeigt außerdem meist eine ausgeprägte *foveoläre Hyperplasie* (Abb. 3.47c) und manchmal auch eine *zystische Erweiterung der mukoiden Drüsen* (*Drüsenkörperzysten der Antrumschleimhaut* (Abb. 3.47d))[27]. Auch die Häufigkeit der *intestinalen Metaplasie* ist erhöht. Im Foveolenepithel treten submukleäre Vakuolen auf[44]. Ursache der chronischen Anastomosen- und Stumpfgastritis ist der *Reflux von gallehaltigem Duodenalsaft*[19, 43]. Der Nüchterngastrinspiegel und die Zahl der argyrophilen Zellen in der Fundusschleimhaut nehmen ab, während sich die Mastzellenzahl, der basale Histamingehalt und die Aktivität der Histidindekarboxylase nicht verändern[11].
- *Vagotomie:* Die Folgen der Vagotomie für den Magenbefund sind nicht eindeutig zu bewerten, wenn gleichzeitig eine *Antrektomie* vorgenommen wurde, wie dies bei der *trunkulären Vagotomie* (Durchtrennung des Vagusstammes mit Auswirkungen nicht nur auf den Magen, sondern auch auf andere Bauchorgane wie Leber, Gallenwege, Pankreas, Dünn- und oberer Dickdarm) und *selektiven Vagotomie* (Durchtrennung der gastralen Vagusäste = *Latarjet-Nerven* einschl. derjenigen, die Antrum und Pylorus versorgen) der Fall ist, falls alternativ keine Drainage des Mageninhaltes erfolgt. Die Folgen der Vagotomie und Antrektomie überschneiden einander dabei. Dies gilt z. B. für die verstärkte Proliferation der Fundusmukosa bei Vagotomie + Antrektomie[8]. Bei *trunkulärer Vagotomie mit oder ohne Pyloroplastik* wurde beim Menschen[42] und beim Hund[26] 3 bzw. 2 Monate nach der Operation eine normale Belegzelldichte bzw. Belegzellmasse beobachtet, ferner eine unveränderte Schleimhautdicke[42] bzw. antrale G-Zellmasse[26], trotz verminderter Säure- und Pepsinsekretion[41] bzw. trotz Hypergastrinämie[26]. Die Vagotomie führte also zu tiefgreifenden Funktionsänderungen der Zellen, aber nicht zu parallelen morphologischen Befunden. Dies gilt jedoch offenbar nicht für das frühe Lebensalter, da bei Welpen in den ersten 4 Monaten nach trunkulärer Vagotomie eine signifikante Abnahme der Belegzellzahl gegenüber Kontrollen bestand und erst danach eine Anpassung an das Niveau der Kontrollen erfolgte[7]. Dieser Befund wurde mit einer Regeneration von Vagusfasern und/oder einer Änderung der Reaktionsschwelle der Belegzellen gegenüber humoralen Faktoren interpretiert. Bei der Ratte war die Zahl der enterochromaffinen Zellen im Magen-Darm-Trakt 6 Wochen nach trunkulärer Vagotomie nicht vermindert[38]. Beim Hund führte die trunkuläre Vagotomie zu degenerativen Veränderungen gro-

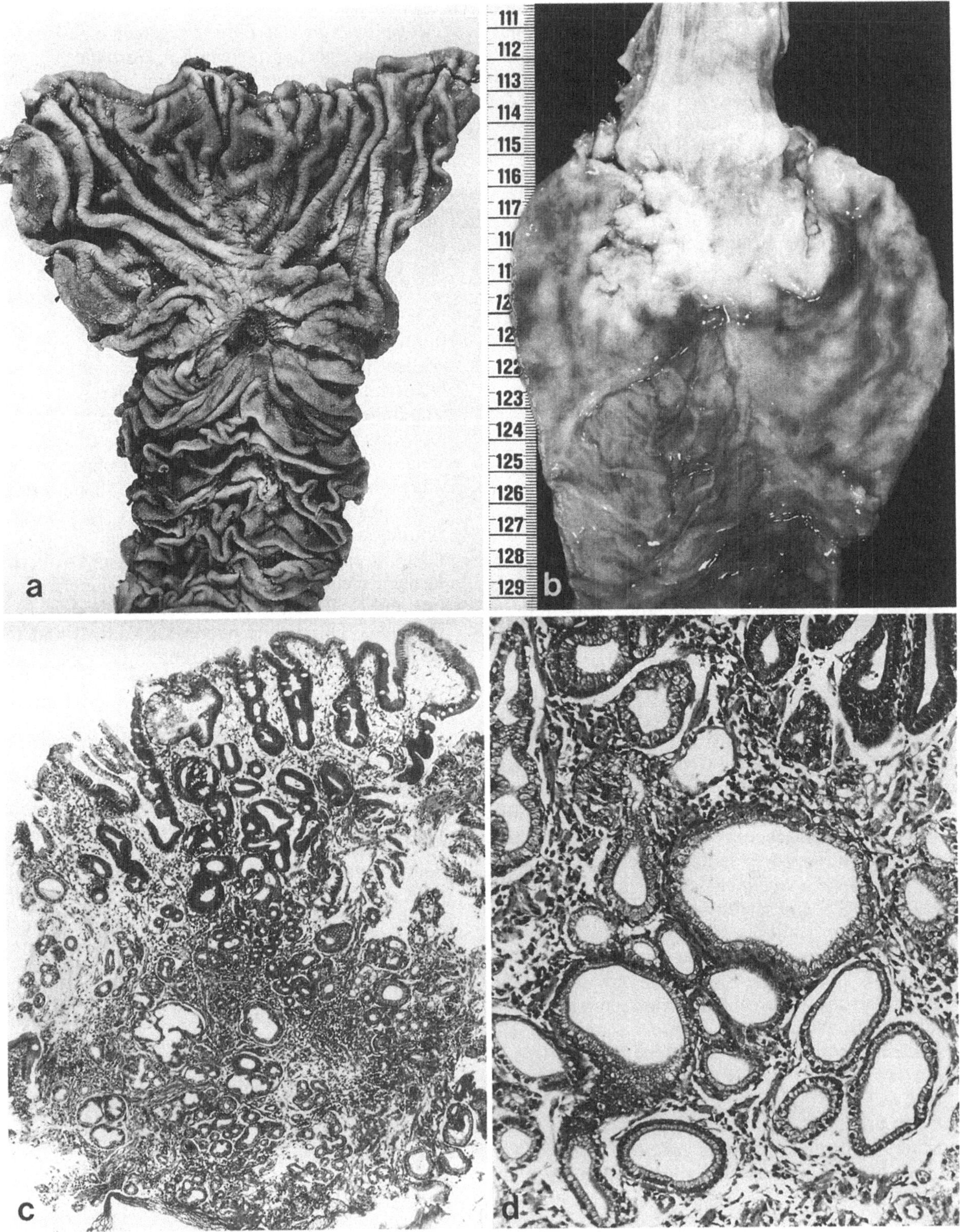

Abb. 3.47. Komplikationen in operierten Mägen. **a** Ulkusrezidiv knapp oberhalb der Anastomose in einem Billroth I-Magen. **b** Magenstumpfkarzinom in einem Billroth I-Magen. **c** Chronische atrophische Gastritis mit foveolärer Hyperplasie, intestinaler Metaplasie und Zysten der Antrummukosa in einem Billroth II-Magen. H.E. 35 ×. **d** Foveolen-Zysten der Antrummukosa im Bereiche einer Anastomose. H.E. 140 ×

ßer motorischer Neurone des Auerbach- und Meißner-Plexus; sensorische Neurone blieben von der Vagotomie unbeeinflußt[37]. Bei *selektiver proximaler Vagotomie* (Durchtrennung nur der Vagusäste, welche die säurebildende oxyntische Mukosa versorgen) *mit oder ohne Pyloroplastik* entwickelte sich innerhalb von 1–5 Jahren beim Menschen eine atrophische Antrumgastritis, im Korpus eine Oberflächengastritis[29,40], bei bis 9jähriger Beobachtungszeit eine mäßige G-Zellhyperplasie der Antrumschleimhaut, und die in der Frühphase (s. oben) beobachteten vegetativen Nervenveränderungen waren wieder verschwunden[34]. Autoradiographisch war die Zellproliferation sowohl im Antrum als auch im Korpus vermehrt[22]. Die Antrumbefunde wurden von anderen Autoren bestätigt, die Korpusbefunde dagegen nicht[21]. Nach 2–9 Jahren war die intestinale Metaplasie nicht vermehrt[18]. Wie bei trunkulärer Vagotomie waren die Schleimhautdicke und mittlere Belegzellzahl nach 3 Monaten nicht erhöht[42]. Eine *postoperative alkalische Refluxgastritis* ist am häufigsten nach trunkulärer Vagotomie + Gastrojejunostomie, seltener nach trunkulärer Vagotomie + Pyloroplastik; sie fehlt vollständig nach proximaler selektiver Vagotomie[10a].

Komplikationen

- *Rezidivulkus* (Abb. 3.45 a): Die Rezidivquote beträgt im *Billroth-I-Magen* 0–3%, im *Billroth-II-Magen* 3% und 30% bei *Gastroenterostomie* ohne Vagotomie[20]. Nach tierexperimentellen Untersuchungen wirkt der duodenale Reflux ulkusprotektiv; nach refluxverhütender Rekonstruktion waren Anastomosenulzera häufig[54]. Nach *selektiver Vagotomie* liegt die Langzeitrezidivquote bei bis zu 20%[30], bei *selektiver proximaler Vagotomie* um 8–15%[10b,25,30], in einer Europäischen Multizenterstudie an 71 Patienten nach 5 Jahren bei 17,5%[23], beim präpylorischen/pylorischen Ulkus weit höher (16–34%). Die Zahlen für das *Duodenalulkus* sind günstiger (6–21 Jahre nach selektiver proximaler Vagotomie Rezidivquote von 5–19,4%)[24,25,28,31,32,48]. Die *trunkuläre Vagotomie* hat zwar eine niedrigere Rezidivquote von 1–2%, ist jedoch mit einer höheren Letalität und höheren Komplikationsrate bzw. häufigeren Folgeerkrankungen belastet[48]. Bemerkenswert ist, daß die Rezidivulzera nach selektiver proximaler Vagotomie nicht den ursprünglichen Sitz, sondern das Nachbarorgan (Duodenum bei primärem Magenulkus, Magen bei primärem Duodenalulkus) betreffen können[25]. Die Ulkusrezidivquote wird entscheidend von der Erfahrung des Chirurgen bestimmt: In 60–90% sind technische Mängel bei der Erstoperation dafür verantwortlich[25,33], und die Rezidivquote betrug in einer Serie bei verschiedenen Chirurgen zwischen 5,3 und 25,6% (▷ auch[32]). Inwieweit Rezidivulzera durch eine *peristierende* oder *Reinfektion mit H. pylori* verursacht sind, ist ungeklärt. Möglicherweise verändern sich die genannten Zahlen in der Zukunft beträchtlich, wenn nach der Magenoperation für eine *dauerhafte Eradikation von H. pylori* gesorgt wird.
- *Magenstumpfkarzinom* (Abb. 3.45 b): Es stellt die folgenschwerste Langzeitkomplikation der Magenresektion dar (▷ S. 361).
- *Magenkarzinom nach Vagotomie:* Seine Existenz wird als fraglich[31a,52] und nur in einer skandinavischen Serie als statistisch gesichert bezeichnet[13]. Einzelne Fälle wurden auch von Holle et al.[25] und Jorde et al.[30] beschrieben. Nach selektiver und proximaler selektiver Vagotomie wurden in 16,6 bzw. 8,3% leichte bis mäßige dysplastische Magenschleimhautveränderungen beobachtet, jedoch ist deren Zuordnung (reaktiv? präneoplastisch?) zweifelhaft, zumal keine histologischen Abbildungen beigefügt sind und die Autoren selbst angeben, wie schwierig die Abgrenzung gegenüber reaktiven benignen Veränderungen sei.
- *Pankreaskarzinom nach partieller Gastrektomie?:* Eine Autopsiestudie an Verstorbenen mit einem Pankreaskarzinom[36] ergab nach lange Zeit zurückliegender Magenteilresektion ein *dreifach erhöhtes Risiko* für die Entstehung eines Pankreaskarzinoms. Ursächlich wird folgende *Pathogenese* diskutiert: Vermehrte Bildung von Karzinogenen im Magenstumpf → Exkretion der Karzinogene durch die Leber in die Galle → Gallereflux in den Pankreasgang.
- *Kolorektales Karzinom nach Magenresektion:* Auch das Risiko kolorektaler Karzinome scheint nach Magenresektion, etwa um den Faktor 2, erhöht zu sein (Lit. bei[36]).
- *Magenwandnekrose der kleinen Kurvatur mit Perforation:* Seltene (bei 0,8%) der Patienten, aber lebensbedrohliche Komplikation bei *selektiver proximaler Vagotomie* (▷ S. 163). Sie tritt in der Regel zwischen dem 1. und 6. postoperativen Tag auf und wird im allgemeinen nur bei Patienten mit Urämie, Diabetes mellitus, nach Splenektomie oder bei fortgeschrittener Arteriosklerose beobachtet[40]. In einigen großen Statistiken (z. B. 600 Fälle[45]) fehlt sie völlig. Nach Holle et al.[22] kommt die Magenwandnekrose bei der selektiven proximalen Vagotomie nicht durch diesen Eingriff allein zustande, sondern wird durch ein zusätzliches mechanisches Trauma verursacht.
- *Verstärkte Keimbesiedlung:* Der operierte Magen wird verstärkt von Bakterien besiedelt. Häufigkeit und Intensität der Keimbesiedlung korrelieren mit dem pH-Wert (bei pH 1–2 sind 90% der Magensäfte steril, bei pH 4–8 enthalten 94% der Mägen Bakterien[35]) bzw. mit dem Zustand der Mukosa: Bei *atrophischer Gastritis* findet sich in über 90% ein Bakterienwachstum[46]. 15–20 J. nach Billroth-II-Resektion ist bei nahezu jedem

Patienten ein Bakterienwachstum (1/3 der Stämme Anaerobier) nachweisbar[15]. Nach Vagotomie sind die Magensäfte weitgehend steril[46], die Keimzahl ist geringer als nach resezierenden Eingriffen[35]. Im Versuch an der Ratte ist die Keimzahl nach selektiver proximaler Vagotomie ohne Pyloroplastik hingegen auf Werte ähnlich denen nach Resektion erhöht, was auf eine verzögerte Magenentleerung mit Retention von Speisebrei zurückgeführt wird (→ Begünstigung des Bakterienwachstums)[16]. Bei pH 1–3 sind nur in 3,4% der Magensäfte nitratreduzierende Bakterien und nur in 12,4% Nitritkonzentrationen über 10 mol/l nachzuweisen; bei pH 4–8 betragen die Vergleichswerte 89,5 bzw. 75,4%[35]. Möglicherweise tragen die Bakterien durch die N-Nitrosation (Nitrosaminbildung aus Nitriten und Nitraten der Nahrung) zur *Karzinomentstehung im operierten Magen* bei. Ein zweiter denkbarer Mechanismus ist die *Dekonjugation konjugierter Gallensäuren*[35, 46] durch bestimmte Bakterien wie Bacteroides spp., E. coli und Str.faecalis[35]. Alle diese Angaben stammen aus der „Prä-Helicobacter-pylori-Ära" und müssen daher relativiert werden, da sie sich z. T. auf H. pylori beziehen dürften. Auch eine *Magenmykose durch Hefepilze* kann im operierten Magen auftreten (15%[40a]), bevorzugt nach kombinierter Antrektomie und Vagotomie. Eine *Aktinomykose* des Magenstumpfes wurde bislang nur einmal beschrieben[55]. Nach neueren Untersuchungen ist bei magenresezierten Patienten auch im *Jejunum* der Gehalt an Bakterien und der relative Anteil der Anaerobier vermehrt[9].

- *Magen-Bezoare* ▷ S. 271

Literatur

1.–6. Weiterführende Literatur (▷ S. 154)
7. Argov S, Hershlag A, Mordohovich D (1986) What happens to the parietal cell following truncal vagotomy? World J Surg 10:450–453
8. Assad RT, Eastwood GL (1980) Epithelial proliferation in human fundic mucosa after antrectomy and vagotomy. Gastroenterology 79:807–811
9. Bjørneklett A, Fausa O, Midtvedt T (1983) Small-bowel bacterial overgrowth in the postgastrectomy syndrome. Scand J Gastroenterol 18:277–287
10. Borchard F, Schröders ChE (1993) Reaktive Gastritis im resezierten und nicht-resezierten Magen. Verh Dtsch Ges Pathol 77:443
10a. Charitopoulos NC, Karkanias GG, Dimitraki TV et al. (1994) Postoperative alkaline reflux gastritis following vagotomy. Hepatogastroenterology 41:542–545
10b. Cohen F, Valleur P, Serra J et al. (1993) Relationship between gastric acid secretion and the rate of recurrent ulcer after parietal cell vagotomy. Ann Surg 217:253–259
11. Courillon-Mallet A, Callebert J, Roucayrol AM et al. (1992) Argyrophil cells, mast cells, and histamine in the fundic mucosa of antrectomized patients. Scand J Gastroenterol 27:656–660
12. Dick W, Rösch W (1981) Rezidivulkus und -karzinom im operierten Magen. Med Welt 32:611–612
13. Ditlevsen S (1989) Survival after vagotomy: results of the Aarhus County vagotomy trial. World J Surg 13:776–781
14. Eagon JC, Miedema BW, Kelly KA (1992) Postgastrectomy syndromes. Surg Clin North Am 72:445–465
15. Enander L-K, Nilsson F, Rydén A-C, Schwan A (1982) The aerobic and anaerobic microflora of the gastric remnant more than 15 years after Billroth II resection. Scand J Gastroenterol 17:715–720
16. Falter E, Preac-Mursic V, Hellerer O, Brückner WL (1982) Bakterielle Besiedlung nach resezierenden und nichtresezierenden Magenoperationen. Z Gastroenterol 20:33–39
17. Fujii I, Watanabe H, Naito M et al. (1985) The induction of intestinal metaplasia in rats by pyloroplasty or pyloroplasty plus vagotomy. Pathol Res Pract 180:502–505
18. Fujita H, Kusama J (1986) Endoscopic study of the stomach after selective proximal vagotomy in patients with duodenal ulcer. Endoscopy 18:46–48
19. Geboes K, Rutgeerts P, Broeckaert L et al. (1981) Histologic appearances of endoscopic gastric mucosal biopsies 10-20 years after partial gastrectomy. Ann Surg 192:179–182
20. Gowen GF, Campbell RE, McFarland MM, Alman BA (1994) Giant marginal ulcer. Surg Endosc 8:107–110
21. Gutierrez O, Lehy T, René E et al. (1985) Epithelial cell proliferation in human fundic and antral mucosae. Influence of superselective vagotomy and relationship with gastritis. Dig Dis Sci 30:1034–1042
22. Hart Hansen O, Larsen JK, Svendsen LB (1978) Changes in gastric mucosal cell proliferation after antrectomy or vagotomy in man. Scand J Gastroenterol 13:947–952
23. Heberer G, Teichmann RK (1987) Recurrence after proximal gastric vagotomy for gastric, pyloric, and prepyloric ulcers. World J Surg 11:283–288
24. Herrington JL, Davidson J III, Shumway SJ (1986) Proximal gastric vagotomy. Follow-up of 109 patients for 6-13 years. Ann Surg 204:108–113
25. Holle GE, Frey KW, Thieme C, Holle FK (1988) Recurrence of peptic ulcer after selective proximal vagotomy and pyloroplasty in relation to changes in clinical signs and symptoms between 1969 and 1983. Surg Gynecol Obstet 167:271–281
26. Inman L, Lee SK, Shah IA et al. (1990) Effect of truncal vagotomy on p arietal cell mass and antral gastrin cell mass in dogs: Gastroenterology 99:1581–1592
27. Janunger K-G, Domellöf L, Eriksson S (1978) The development of mucosal changes after gastric surgery for ulcer disease. Scand J Gastroenterol 13:217–223
28. Johnston GW, Spencer EFA, Wilkinson AJ, Kennedy TL (1991) Proximal gastric vagotomy: follow-up at 10-20 years. Br J Surg 78:20–23
29. Jönsson K-Å, Ström M, Bodemar G, Norrby K (1988) Histologic changes in the gastroduodenal mucosa after long-term medical treatment with cimetidine or parietal cell vagotomy in patients with juxtapyloric ulcer disease. Scand J Gastroenterol 23:433–441
30. Jorde R, Johnson JA, Bostad LH, Burhol PG (1987) An endoscopic study of ulcer recurrence and mucosal changes following vagotomy and excision of gastric ulcer. Acta Chir Scand 153:297–302
30a. Klinge B, Lehto-Axelius D, Åkerman M, Håkanson R (1995) Structure of calvaria after gastrectomy. An experimental study in the rat. Scand J Gastroenterol 30:952–957
31. Koruth MM, Dua KS, Brunt PW, Matheson NA (1990) Comparison of highly selective vagotomy with truncal vagotomy and pyloroplasty: results at 8-15 years. Br J Surg 77:70–72
31a. Lundegardh G, Ekbom A, McLaughlin JK, Nyren O (1994) Gastric cancer risk after vagotomy. Gut 35:946–949
32. MacIntyre IMC, Millar M, Smith AN, Small WP (1990) Highly selective vagotomy 5-15 years on. Br J Surg 77:65–69
33. McFadden DW, Zinner MJ (1991) Reoperation for recurrent peptic ulcer disease. Surg Clin North Am 71:77–92
34. Mitschke H (1979) Morphologische Veränderungen der Magenschleimhaut nach Vagotomie. Z Gastroenterol 17:493–502
35. Muscroft TJ, Deane SA, Youngs D et al. (1981) The microflora of the postoperative stomach. Br J Surg 68:560–564
36. Offerhaus GJA, Giardiello FM, Moore GW, Tersmette AC

(1987) Partial gastrectomy: a risk factor for carcinoma of the pancreas? Hum Pathol 18:285–288
37. Oki M, Daniel EE (1977) Effects of vagotomy on the ultrastructure of the nerves of dog stomach. Gastroenterology 73:1029–1040
38. Portela-Gomes GM, Grimelius L, Johansson H et al. (1984) Enterochromaffin cells in the rat gastrointestinal tract after vagotomy. Acta Chir Scand 150:69–74
39. Pulimood BM, Knudsen A, Coghill NF (1976) Gastric mucosa after partial gastrectomy. Gut 17:463–470
40. Rehner M, Soehendra N, Mitschke H (1973) Mittelfristige funktionelle und bioptisch-morphologische Kontrollstudie nach selektiver gastraler Vagotomie. Dtsch Med Wochenschr 98:2440–2442
40a. Rhenberg O, Faxen A, Haglund U, Kewenter J et al. (1982) Gastric mycosis following gastric resection and vagotomy. Ann Surg 196:21–25
40b. Rinecker H (1983) Verzögerte Magenwandnekrose nach Vagotomie bei Pankreatitis. Diagnostik Intensivther 9:1–2
41. Roland M (1976) A secretory and histological study of the stomach before and after truncal vagotomy and pyloroplasty in duodenal ulcer patients. Scand J Gastroenterol 11:65–71
42. Roland M, Berstad A, Liavag I (1975) A histological study of gastric mucosa before and after proximal gastric vagotomy in duodenal ulcer patients. Scand J Gastroenterol 10:181–186
43. Rothmund M, Deisler G, Kaufmann A, Höhn P (1976) Duodenogastrischer Reflux nach Vagotomie und Pyloroplastik. Langenbecks Arch Chir 340:167–178
44. Rubio CA, Slezak P (1988) Foveolar cell vacuolization in operated stomachs. Am J Surg Pathol 12:773–776
45. Schröder D, Ungeheuer E (1982) Die chirurgische Therapie des Ulkusleidens. Dtsch Ärztebl 79:31–37
46. Schumpelick V, Schassan HH (1980) Bakteriologie des operierten Magens. Langenbecks Arch Chir 350:271–279
47. Schwöbel M, Uhlschmid G, Largiadér F (1981) Über die Pathogenese der Magenwandnekrose nach selektiv-proximaler Vagotomie. Chirurg 52:328–331
48. Stabile BE (1992) Current surgical management of duodenal ulcers. Surg Clin North Am 72:335–356
49. Steinhagen P, Riecken E-O (1975) Der Kranke mit operiertem Magen. Internist 16:252–259
50. Summers GE Jr, Hocking MP (1992) Preoperative and postoperative motility disorders of the stomach. Surg Clin North Am 72:467–486
51. Tacke W, Hausmann L (1990) Das Postgastrektomiesyndrom. Med Klin 85:616–621
52. Thaler W, Riedler L (1986) Über die Entstehung von Magenkarzinomen nach Vagotomie. Med Klin 81:505–506
53. Valen B, Horn A, Øverland GB et al. (1991) Ischaemic necrosis of lesser curve of stomach after proximal gastric vagotomy. Eur J Surg 157:481–483
54. Walgenbach S, Junginger Th, Hage C et al. (1991) Tierexperimentelle Untersuchungen zur Genese von Anastomosenulzera nach refluxbelasteter und refluxverhütender Magenresektion. Langenbecks Arch Chir 376:69–76
55. Werbe G, Städtler F, Viets HC (1982) Aktinomykose im Resektionsmagen. Leber Magen Darm 12:122–127

Fremdkörper im Magen

Es gibt kaum einen Fremdkörper passender Größe, der nicht auch schon einmal im Magen gefunden worden wäre. Etwa *80–90% der Fremdkörper passieren den Magen-Darm-Trakt ohne Komplikationen,* die übrigen können meist endoskopisch entfernt werden. Die *Zahl der Fremdkörper* kann unvorstellbar groß sein (n = 2533[11], wobei der Magen wegen seines hohen Gewichtes im Becken lag; n = 500[16]). Die Palette reicht von Stecknadeln, Haarklammern und Taschenmessern über Teile des Eßbesteckes bis zu Armbändern, Schlüsseln und Schrauben[36]. Im Extremfall kann der Magen *„einem Werkzeugkasten ähneln"*[36]. In neuerer Zeit ist ein Fremdkörper hinzugekommen, den es früher nicht gab: *Knopfbatterien* z. B. aus Computerspielen, Kameras, Hörhilfen, Digitaluhren und Taschenrechnern. Sie werden v. a. von Kindern verschluckt, besonders häufig – nachteiliger Nebeneffekt des technischen Fortschritts – in Japan[18]. Aus ihnen kann *Alkali freigesetzt* werden und die *Magenwand erodieren.* Auch *Nekrosen* und *Todesfälle* wurden beschrieben. Ferner droht die Gefahr einer *Schwermetallvergiftung.* Die Batterien lassen sich aus dem Magen endoskopisch oder mit Hilfe eines Magneten entfernen[18, 32]. Die *Perforationsrate verschluckter Fremdkörper* liegt unter 10% (1–7%), bei scharfen Fremdkörpern um 15–35%[16].

Bezoare

Sie nehmen eine Sonderstellung ein. Ursprünglich verstand man darunter nur die aus harzigem Material bestehenden, konzentrisch geschichteten Konkremente in den Mägen von Bergziegen und Gazellen, denen man Zauberkraft nachsagte (Bezoar leitet sich von dem persischen padzahr ab = Gegengift). In der Humanmedizin wurde der Begriff auf alle konkrementartigen Fremdkörper in der Magenlichtung ausgeweitet.

Der klassische Bezoar ist der aus Haaren bestehende *Trichobezoar* (Abb. 3.48 b), der aber heute durch die häufigeren, aus pflanzlichen Bestandteilen aufgebauten *Phytobezoare* vom ersten Platz verdrängt ist. In neuerer Zeit sind neben den auf das Säuglingsalter beschränkten *Laktobezoaren* vor allem 2 Bezoargruppen ins Rampenlicht gerückt: die *Arzneibezoare* (Abb. 3.48 a) und eine Gruppe von Bezoaren, die aus Baustoffen und anderen Werkstoffen besteht und die man folgerichtig als *Werkstoffbezoare (Technobezoare)* bezeichnen kann. Der am längsten bekannte Bezoar dieses Typs ist der *Schellackbezoar,* zu den obskursten neuen Formen zählen der *Zement-* und der *Kokosmattenbezoar.*

Tabelle 3.10 gibt eine Übersicht der wichtigsten Bezoartypen. Bezoare kommen auch im *Ösophagus*[7, 24a, 29], in *Meckel-Divertikeln*[27a], im *Dünndarm*[23a, b; 27] und im *Rektum*[24b] vor. *Rapunzel-Syndrom* ▷ Tabelle 3.10 u. Abb. 3.48 c.

Klinik, Verlauf, Prognose. Bezoare können ein Völlegefühl, Übelkeit, Erbrechen, eine Dysphagie, Oberbauchschmerzen und (als Folge erosiver und ulzeröser Schleimhautprozesse) obere gastrointestinale Blutungen hervorrufen. Die Obstruktion führt zu frühem Sättigungsgefühl und bei 1/3 der Patienten

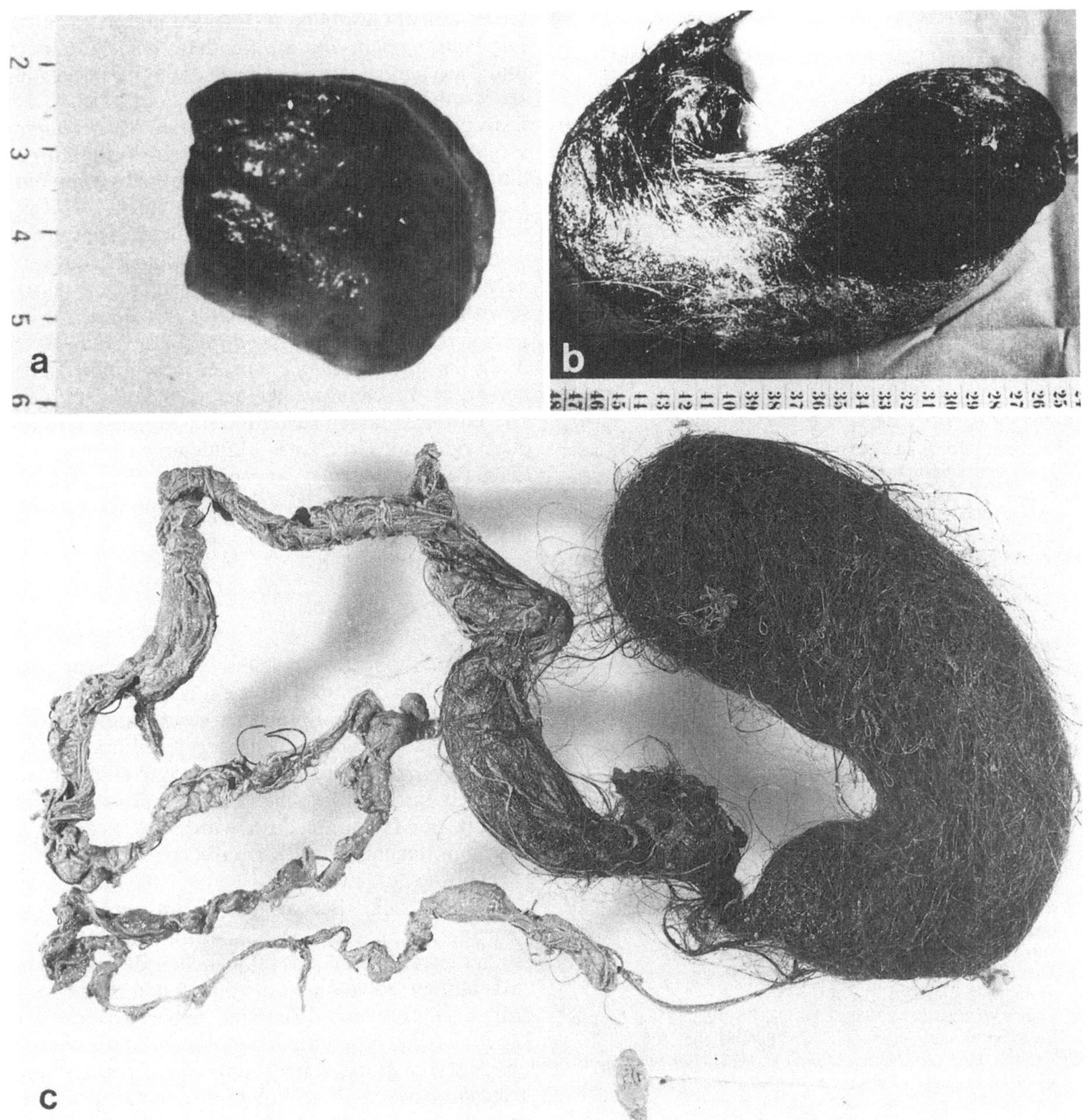

Abb. 3.48. Bezoare. **a** Arzneimittelbezoar (Polystyrol-Natriumsulfonat). Neugeborenes nach viermaliger Medikation am 5. und 6. Lebenstag wegen Hyperkaliämie. Exitus letalis am 8. Tag. Magen bei der Sektion dilatiert, mit einem 4 × 3 × 3 cm großen Arzneimittelbezoar (aus Menke et al. [23c] mit freundlicher Erlaubnis des Autors und des Verlages). **b** Trichobezoar (Fall Schippers u. Langer [28], Abbildung freundlicherweise überlassen durch Herrn Prof. Dr. Peters, Wiesbaden). 11j. Mädchen. Palpatorisch im Epigastrium faustgroße, derbe, gut verschiebliche, gering druckdolente Resistenz. **c** Sog. Rapunzel-Syndrom. 14j. Mädchen mit lange bestehender Trichophagie. Sektionspräparat. 120 cm langer Trichobezoar im Magen, gesamten Dünndarm und Kolon bis zum Colon transversum. (Aus Deslypere et al. [12] mit freundlicher Genehmigung der Autoren und des Verlages)

zum Gewichtsverlust. Arzneimittel- und Werkstoffbezoare können zu Vergiftungen führen. Der Tod kann an Unterernährung eintreten [8, 26]. – Therapie ▷ Tabelle 3.10. In einem Fall (Zusammensetzung des Bezoars nicht angegeben) wurde der Bezoar durch Schockwellenlithotripsie zertrümmert [9].

Literatur

1.–6. Weiterführende Literatur (▷ S. 154)

7. Anderson W, Weatherstone G, Veal C (1989) Esophageal medication bezoar in a patient receiving enteral feedings and sucralfate. Am J Gastroenterol 84:205–206

8. Andrus CH, Ponsky JL (1988) Bezoars: classification, pathophysiology, and treatment. Am J Gastroenterol 83:476–478

Tabelle 3.10. Bezoare (Formen und Ursachen)

Bezoartyp	Zusammensetzung, Pathogenese	Epidemiologie	Therapie
Trichobezoar	Abkauen und Verschlucken von Körper- oder Puppenhaaren (gewöhnlich bei psychischen Störungen).	Insgesamt selten (unter 100 publizierte Fälle), naturgemäß fast nur bei Mädchen und Frauen (90%)[30]. Früher häufigster Bezoartyp, heute durch Phytobezoar verdrängt. „Riesenbezoar" von 700 g bei einem 9j. Mädchen[10a]	Endoskopische Zerkleinerung + Extraktion[26, 31], ggf. chirurgische Eingriffe[8, 15, 26] Chirurgische Entfernung (Gastrotomie)
– Sonderform: Rapunzelsyndrom	Trichobezoar des Magens mit zopfartiger Verländerung bis in den Dünn- oder Dickdarm.	Extrem selten (bis 1987 nur 7 publizierte Fälle)[12, 13a, 20, 37]	Chirurgische Entfernung
Phytobezoar	Pflanzliche Bestandteile in übergroßer Menge (v. a. Datteln, Zitrusfrüchte). Unter der Einwirkung der Magen-HCl Polymerisation der Tanninmonomere zu einem klebrigen Tannin-Zellulose-Hemizellulose-Protein-Komplex.	Heute häufigster Bezoartyp, v. a. bei magenresezierten Patienten (ca. 50% aller gastrointestinalen Bezoare nach bilateraler Vagotomie mit Pyloroplastik[27]), mit Magenausgangsstenose, ferner bei Magenkarzinom, diabetischer Gastroparese und nach bariatrischer Chirurgie (▷ S. 180) sowie nach Cimetidintherapie.	Enzymatische Verdauung[8, 22, 26], Auflösen mit scharfem Wasserstrahl[13, 22, 26], Endoskopische Entfernung[33]
– Sonderform: Mykobezoar	Hefepilze.	Ebenfalls am häufigsten bei magenresezierten Patienten.	Endoskopische Zerkleinerung und Extraktion?
Laktobezoar[8, 34]	Eingedickte Milch bzw. Milchprodukte (geronnenes Kasein), v. a. bei Milchpräparaten mit hoher Kaseinkonzentration, aber auch bei normaler Brusternährung.	Neugeborene, v. a. untergewichtige Frühgeborene. Entstehungsmechanismen unbefriedigend geklärt (zu hohe Milchkonzentration? Gestörte Säurebildung? Gestörte Magenmotilität?)	Ernährungsumstellung, i. v. Flüssigkeitszufuhr.
Arzneibezoare („Pharmabezoare")	Beschrieben wurden u. a. *Karbonatbezoare* (nach übermäßiger Einnahme von Natrium-, Kalzium- oder Magnesiumkarbonat bei Hyperazidität). – *Polystyrolnatriumsulfonatbezoar* (Bestandteil von Kationenaustauschern)[19, 24]. – *Aspirinbezoar* (nach Einnahme zahlreicher dünndarmlöslicher, d. h. mit einer Cellulose-Azetat-Phthalat-Hülle versehener Aspirintabletten[10]). – *Sukralfatbezoar* (umstritten)[25]. – *Eisenbezoar* (nach Ingestion zahlreicher Eisentabletten)[21]. – *Lezithinbezoar* (nach Einnahme großer Mengen eines Pflanzenöls)[17]. Die Therapie der Arzneimittelbezoare richtet sich u. a. nach ihrer Löslichkeit und Toxizität: rasches Eingreifen erforderlich bei Eisenbezoaren!		
Werkstoffbezoare („Technobezoare")	Beschrieben wurden: *Zementbezoare* (bei psychisch und intellektuell gestörten Individuen)[35]. – *Polystyrolbezoar* (nach mehrjährigem Kauen und Verschlucken von Styroporteilchen)[14]. – *Kokosmattenbezoar* (bei einem Patienten, der als Kind ferner an seinem Dufflecoat gekaut hatte)[23]. – *Schellackbezoare* (Einnahme durch Alkoholiker wegen des Alkoholgehaltes)[30]. – *Plastikbezoare*[26]		

9. Benes J, Chmel J, Jodl J et al. (1991) Treatment of gastric bezoar by extracorporal shock wave lithotripsy. Endoscopy 23:346–348
10. Bogacz K, Caldron P (1987) Enteric-coated aspirin bezoar: elevation of serum salicylate level by barium study. Am J Med 83:783–788
10a. Canavese F, Maiullari E, Costantino S et al. (1994) Tricobezoar gastrico: descrizione di un caso clinico a presentazione anomala. Pediatr Med Chir 16:289–291
11. Chalk SG, Foucar HD (1928) Foreign bodies in the stomach: Report of a case in which more than 2.500 foreign bodies were found. Arch Surg 16:494–500 (zit nach Henderson et al. 1987)
12. Deslypère JP, Praet M, Verdonk G (1982) An unusual case of the trichobezoar: the Rapunzel syndrome Am J Gastroenterol 77:467–470
13. Diettrich NA, Gau FC (1985) Postgastrectomy phytobezoars-endoscopic diagnosis and treatment. Arch Surg 120:432–435
13a. Duncan ND, Aitken R, Venugopal S et al. (1994) The Rapunzel syndrome. Report of a case and review of the literature. West Indian Med J 43:63–65 (zit. nach MEDLINE)
14. Finley CR, Hellmuth EW, Schubert TT (1988) Polystyrene bezoar in a patient with polystyrenomania. Am J Gastroenterol 83:74–76
15. Gürses N, Gürses N, Özkan K, Özkan A (1987) Bezoars – analysis of seven cases. Z Kinderchir 42:291–292
16. Henderson CT, Engel J, Schlesinger P (1987) Foreign body ingestion: review and suggested guidelines for management. Endoscopy 19:68–71
17. Hsu HH, Grove WE, Mindulzun R, Knauer CM (1992) Gastric bezoar caused by lecithin: an unusual complication of health faddism. Am J Gastroenterol 87:794–796
18. Ito Y, Ihara N, Sohma S (1985) Magnetic removal of alkaline batteries from the stomach. J Pediat Surg 20:250–251

19. Künzel W, Meißner D (1986) Bezoar aus Partikeln des Kationenaustauschers Elutit. Z Klin Med 41:1483-1484
20. Lamerton AJ (1984) Trichobezoar: two case reports - a new physical sign. Am J Gastroenterol 79:354-356
21. Landsman I, Bricker JT, Reid BS, Bloss RS (1987) Emergency gastrostomy: treatment of choice for iron bezoar. J Pediat Surg 22:184-185
22. Lang V (1986) Gastric phytobezoar: an endoscopic technique for removal. Endoscopy 18:195-196
23. Levison DA, Crocker PR, Boxall TA, Randall KJ (1986) Coconut matting bezoar identified by a combined analytical approach. J Clin Pathol 39:172-175
23a. Lo CY, Lau PW (1994) Small bowel phytobezoars: an unusual cause of small bowel obstruction. Aust N Z J Surg 64:187-189
23b. Martin-Gil FJ, Blanco-Alvarez JI, Barrio-Arredondo MT et al. (1995) Bezoard du jejunum provoqué par une eplochure de pomme. Presse Méd 24:326
24a. Perez-Piqueras J, Silva C, Jaqueti J et al. (1994) Endoscopic diagnosis and treatment of an esophageal bezoar resulting from bulk laxative ingestion. Endoscopy 26:710
24b. Purcell L, Gremse DA (1995) Sunflower seed bezoar leading to fecal impaction. South Med J 88:87-88
25. Reddy AN (1986) Sucralfate gastric bezoar. Am J Gastroenterol 81:149-150
26. Rider JA, Foresti-Lorente RF, Garrido J et al. (1984) Gastric bezoars: treatment and prevention. Am J Gastroenterol 79:357-359
27. Robles R, Parrilla P, Escamilla C et al. (1994) Gastrointestinal bezoars. Br J Surg 81:1000-1001
27a. Rosin D, Korianski Y, Ayalon A (1994) Intestinal obstruction due to phytobezoar in a Meckel's diverticulum. Harefuah 127:225-227, 286 (zit nach MEDLINE)
28. Schippers E, Langer S (1982) Trichobezoar: Ein seltenes chirurgisches Krankheitsbild. Acta Chir 17:130-132
29. Shueke M, Mihas AA (1991) Esophageal bezoar due to sucralfate. Endoscopy 23:305-306
30. Siffert G (1974) Foreign bodies in the stomach. In: Bockus HL (ed) Gastroenterology, 3rd edn, vol 1. Saunders Philadelphia London Toronto, pp 1065-1071
31. Soehendra N (1989) Endoscopic removal of a trichobezoar. Endoscopy 21:201
32. Studley JGN, Linehan IP, Ogilvie AL, Dowling BL (1990) Swallowed button batteries: is there a consensus on management? Gut 31:867-870
33. Tisanos EB, Drosos AA (1988) Gastroscopic removal of a phytobezoar formed in a patient with mixed connective tissue disease. Endoscopy 20:122-123
33a. Tsai CJ (1994) Bezoar in a Zenker's diverticulum. Am J Gastroenterol 89:944-946
34. Usmani SS, Levenbrown J (1989) Lactobezoar in a full-term breast-fed infant. Am J Gastroenterol 84:647-649
35. Visvanathan R (1986) Cement bezoars of the stomach. Br J Surg 73:381-382
36. Wanke M (1971) Magen. In: Doerr W, Seifert G, Uehlinger E (Hrsg) Spezielle pathologische Anatomie, Bd II/1. Springer, Berlin Heidelberg New York. S 117-1044
37. Wolfson PJ, Fabius RJ, Leibowitz AN (1987) The Rapunzel syndrome: an unusual trichobezoar. Am J Gastroenterol 82:365-367

Traumatische Magenveränderungen

- *Stumpfe Bauchtraumen*[13] gehen nur in 0,4-1,7% mit Magenverletzungen einher, da der Magen durch die Rippen relativ gut geschützt liegt und oben, unten und seitlich durch Ligamente locker aufgehängt ist. Schäden werden am häufigsten bei *Automobil-* und *Motorradunfällen*, aber auch als Folge von *Reanimationsmaßnahmen* und *direkter Gewalteinwirkung*, beobachtet. Sie kommen einerseits durch akuten intraluminalen Druckanstieg, andererseits (selten) durch Kompression gegen die Wirbelsäule, (ebenfalls selten) durch Dezeleration mit Einwirkung von Scherkräften und (ausnahmsweise) durch Gefäßabrisse mit nachfolgender Magenwandnekrose zustande[13]. Die *Letalität* liegt zwischen 0 und 66%, meist um 50% bei Erwachsenen und um 20% bei Kindern. Häufige *Komplikation* (um 50%) ist ein abdominelles Empyem[13]. Die Ruptur vollzieht sich in der Reihenfolge Mukosa → Serosa → M. propria. Der Magen ist weit seltener von einem stumpfen Trauma betroffen als Ileum, Duodenum und Jejunum (4, 30, 34 und 38% in einer Serie von 53 Kindern)[19].
- *Scharfe (penetrierende) Bauchtraumen*[13]: Hierbei ist der Magen mit 7-20% weit häufiger beteiligt als bei stumpfen Bauchtraumen. Gewöhnlich handelt es sich um *Schuß- oder Stichverletzungen*, wobei der Umfang des Schadens bei Stichwunden gewöhnlich geringer ist. Die *Letalität* liegt um 14%, meist nicht wegen der Magenverletzung, sondern wegen der anderen Verletzungen. Abdominelle Empyeme sind selten (4%). Bei gleichzeitiger Verletzung des Zwerchfells können sich große Mengen von Mageninhalt in die Brusthöhle ergießen (Empyemhäufigkeit 12,5%)[13, 14].
- *Chirurgische Operationswunde:* Sie stellt einen Sonderfall einer scharfen Magenwandverletzung dar und heilt nach dem Ergebnis von Tierversuchen in 10 Tagen ab[27]. Durch Kollagenvermehrung nimmt ihre Festigkeit bis zum 80. postoperativen Tag weiter zu[17].
- *Neonatale Magenperforation*[30]: Sie ist selten und hat eine hohe Letalität (in einer nur aus Frühgeborenen bestehenden Serie 60%[30]). Als Ursachen kommen v. a. *iatrogene Schäden* in Frage (mechanische Beatmung, Tubusimplantation bei Ösophagotrachealfistel)[30].
- *Sonstige iatrogene Schäden:* Die Häufigkeit der Magenperforation bei der *Gastroskopie* beträgt sowohl mit starren als auch mit flexiblen Instrumenten 0,004-0,11%[12]. Wenn es zu einer Perforation kommt, so liegt sie in knapp der Hälfte der Fälle 2-3 cm aboral der Z-Linie in der Hinterwand nahe der kleinen Kurvatur[12]. Weiterhin wurde über Magenperforationen bei *Sengstaken-Blakemore-Tamponade* wegen einer Ösophagusvarizenblutung durch einen *PEG-Tubus* berichtet[26]. In einem Fall entwickelte sich nach Einlegen eines Gastrostomietubus eine *aortogastrische Fistel* mit tödlicher Blutung[32]. Bei *künstlicher Beatmung* kann es zu *massiver Überblähung* des Magens, ggf. mit *Ruptur*, kommen, wenn eine Verbindung zum Magen-Darm-Trakt (Ösophagotra-

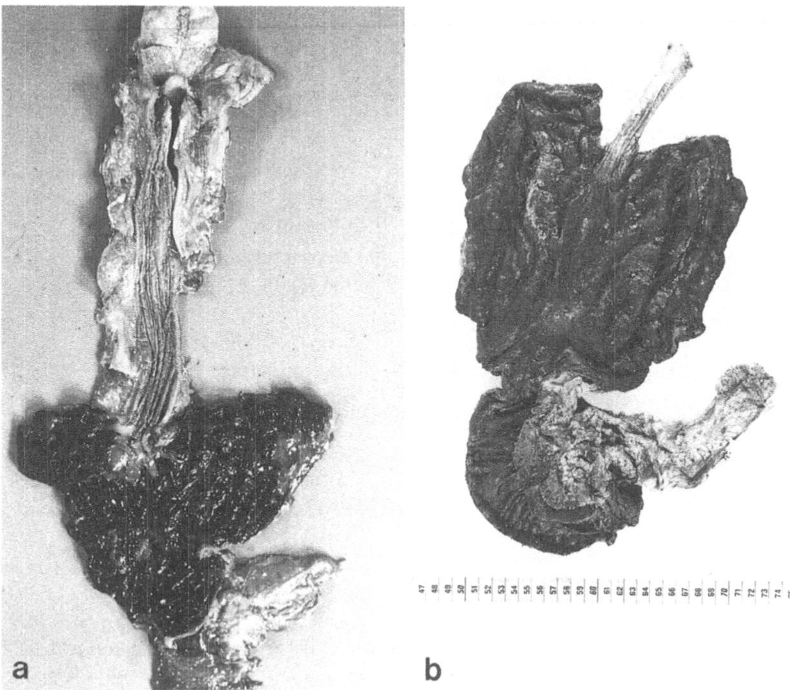

Abb. 3.49. Verätzungen der Magenwand. **a** Essigsäureverätzung. **b** Salzsäureverätzung. Schwarze Koagulationsnekrose der Schleimhaut in beiden Fällen, jeweils mit Beteiligung der Duodenalschleimhaut, in b stärker als in a

chealfistel) oder eine fehlerhafte Intubation in den Ösophagus anstatt in die Trachea vorliegt[31]. Rarität: Akute Magendilatation *nach Gastroskopie* (▷ S. 277). Einen Sonderfall iatrogener Schäden stellen *Infektionen* im Zuge einer Gastroskopie dar. Die Häufigkeit einer *Bakteriämie,* vorwiegend durch Strepto- und Staphylokokken, wird mit 4,2–29% (bei operativer Endoskopie)[9, 22, 29] angegeben. Bei Patienten mit einer Klappenendokarditis, mit Herzklappenprothesen oder einer immunologischen Störung wird daher eine Antibiotikaprophylaxe empfohlen[28, 29]. Die *Übertragung von Viren (Hepatitis B, HIV)* kann bei adäquater Reinigung und Desinfektion der Geräte ausgeschlossen werden[22], jedoch gibt es Hinweise darauf, daß diese Maßnahmen vor allem dann, wenn in der betreffenden Einrichtung nur eine begrenzte Zahl von Endoskopien vorgenommen wird und wenn es sich um Patienten mit unbekanntem HIV-Risiko handelt, nicht immer gewährleistet sind. Diese Tatsache wurde 1989 im Rahmen einer Übersichtsarbeit als alarmierend bezeichnet[16].

- *Ätzgifte* können zur Magenperforation führen. *Kolliquationsnekrosen* (Abb. 3.49) durch Laugenverätzung sind stärker perforationsgefährdet als säurebedingte *Koagulationsnekrosen.* Von 41 Patienten mit Säureverätzung wiesen jeweils über 80% Ösophagus- und Magenschäden, 1/3 zusätzlich eine Schädigung des Duodenums auf. Bestanden flächenhafte Nekrosen oder Ulzerationen, so entwickelten sich bei den überlebenden Patienten stets später Narbenstenosen, die endoskopische oder chirurgische Therapie erforderten[34]. *Ätzgifte im Haushalt* ▷ Tabelle 3.11[8]. Eine Sonderform stellen Magenperforationen durch alkalihaltige *Knopfbatterien* (▷ S. 271) und nach *Drogenmißbrauch (Crack)*[24] dar.
- *Barotrauma:* Bei *Sporttauchern* kann sich die unter Überdruck verschluckte Luft beim Tauchaufstieg ausdehnen und zur *Magenruptur* führen (→*Pneumoperitoneum*). Die Rupturstelle liegt unterhalb der Kardia an der kleinen Kurvatur.[23]
- *Strahlenschäden* sind jenseits der Toleranzdosis von 45 Gy zu erwarten. Nach Magendosen von 55 Gy und mehr ist bei 50% der Patienten mit Schleimhautschäden (Gastritis, Erosionen, vorwiegend antrale Ulzera von 0,5-2 cm Durchmesser) zu rechnen. Auch eine *Strahlenhyalinose* kann sich entwickeln (▷ S. 177).

Anhang: Spontanruptur des Magens

- *Erwachsene:* Bis 1984 waren weniger als 70 Fälle dieses Ereignisses bekannt[21], in 3 von 4 Fällen sind Frauen betroffen. Eine spontane Magenruptur kann unter 2 Bedingungen auftreten: bei *massiver Überdehnung durch den Mageninhalt* und durch *massives Erbrechen bei nichtdilatiertem Magen.* Eine Überdehnung tritt v. a. bei Kompression des Magenein- und -ausganges auf und kann dann schon durch Husten oder Erbrechen ausgelöst werden[21]. Als kritische Volumengrenze galten bisher 4 l Mageninhalt. Diese durch lange zurückliegende Untersuchungen an Leichen ermittelte Menge ist möglicherweise zu hoch. In Versuchen am Lebenden war schon bei 1 l das

Tabelle 3.11. Haushalts- und Hobbymittel als Ursachen akuter Verätzungen[8]

Verwendungszweck	Wirkstoffe	Gefährdungsgrad
Abbeiz-, Ablaugemittel	Laugen bis pH 14	erheblich
Abflußreiniger	Laugen bis pH 14	erheblich
Backofengrillreiniger	Laugen bis pH 12,5	erheblich
Bleichmittel (perborathaltig)	Oxidantien	mäßig
Bügeleisenreiniger	Säuren bis pH 3–4	mäßig
Entkalkungsmittel	Säuren bis pH 1	erheblich
Geschirreinigungsmittel		
– Abwaschmittel	Anorganische Salze	mäßig bis erheblich
– für Automaten	Laugen/Säuren	mäßig
– Glanztrockner	Anorganische Salze	mäßig
Rostentferner		
– für Metalle	Starke Säuren bis pH 1	erheblich
– für Textilien	Ammoniumhydrogenfluorid, Oxalsäure	mäßig
Waschmittel	Oxidantien	mäßig bis erheblich
WC-Reiniger	Säuren bis pH 1	erheblich

Volumen erreicht, bei dem Schmerzen, Übelkeit und Erbrechen auftraten[18]. Die Ruptur betrifft hierbei in 2/3 der Fälle die kleine Kurvatur[25]. Eine Ruptur bei massivem Erbrechen setzt einen hohen transmuralen Druckgradienten voraus, z. B. bei Hernienbildung in den Thoraxraum. Daher betrifft die Ruptur hierbei in 80% den Fundusbereich bzw. die große Kurvatur[25]. Der Mechanismus gleicht demjenigen bei der spontanen Ösophagusruptur (Boerhaave-Syndrom). Die Letalität liegt ohne Operation bei 100%, mit Operation bei 75–85%[11,21].

- *Neugeborene:* Auch hier ist die Spontanruptur des Magens selten (bis 1979 ca. 200 Fälle[7]). Sie tritt am häufigsten in der 1. Lebenswoche auf, v. a. bei Frühgeborenen, hypotrophen Neugeborenen und Neugeborenen mit belasteter Neonatalperiode. 69% der Kinder weisen Asphyxiezeichen auf[33]. Im übrigen sind die zur Ruptur führenden Mechanismen umstritten und offenbar uneinheitlich. Angeschuldigt werden Streßulzera, Magenwandischämie und Traumen. Schon im Säuglingsalter kann sich eine gastrokolische Fistel ausbilden[20]. Die Letalität liegt bei 25-50%[33].

Literatur

1.–6. Weiterführende Literatur (▷ S. 154)
7. Bayatpour M, Bernard L, McCune F, Bariel W (1979) Spontaneous gastric rupture in the newborn. Am J Surg 137:267–269
8. Bielecki JW, Filippini L (1994) Akute Verätzungen von Ösophagus, Magen und Duodenum. Schweiz Med Wochenschr 124:327–334
9. Botoman VA, Surawicz CM (1986) Bacteremia with gastrointestinal endoscopic procedures. Gastrointest Endosc 32:342
10. Bui HD, Dang CV, Schlater T, Nghiem CH (1988) A new complication of percutaneous endoscopic gastrostomy. Am J Gastroenterol 83:448–451
11. Chandrasekhara KL, Iyer SK, Sutton AL, Stanek AE (1986) Spontaneous rupture of the stomach. Am J Med 81:1062–1064
12. Demling L, Ottenjann R, Elster K (1972) Endoskopie und Biopsie der Speiseröhre und des Magens. Schattauer, Stuttgart New York
13. Durham R (1990) Management of gastric injuries. Surg Clin North Am 70:517–527
14. Durham RM, Olson S, Weigelt JA (1991) Penetrating injuries to the stomach. Surg Gynecol Obstet 172:298–302
15. Feussner H, Hannig Ch, Weiser HF (1989) Transgastric perforation of a percutaneous endoscopic feeding tube with a fatal outcome. Endoscopy 21:45–46
16. Frank U, Daschner FD (1989) Disinfection in gastrointestinal endoscopy: current status. Endoscopy 21:276–279
17. Gottrup F (1983) Healing of incisional wounds in stomach and duodenum: influence of long-term healing on mechanical strength and collagen distribution. Acta Chir Scand 149:57–62
18. Granström L, Backman L (1985) Stomach distension in extremely obese and in normal subjects. Acta Chir Scand 151:367–370
19. Grosfeld JL, Rescorla FJ, West KW, Vane DW (1989) Gastrointestinal injuries in childhood: analysis of 53 patients. J Pediat Surg 24:580–583
20. Hager J, Gassner I (1994) Gastrocolic fistula in a 7 week old: a rare complication of gastric perforation. J Pediat Surg 29:1597–1598
21. Harling H (1984) Spontaneous rupture of the stomach. A case report. Acta Chir Scand 150:101–103
22. Hart R, Classen M (1990) Complications of diagnostic gastrointestinal endoscopy. Endoscopy 22:229–233
23. Käch K, Russi E (1991) Die Magenruptur durch ein Barotrauma. Chirurg 62:698–699
24. Lee HS, Lamaute HR, Pizzi WE et al. (1990) Acute gastroduodenal perforations associated with use of Crack. Ann Surg 211:15–17
25. Matikainen M (1979) Spontaneous rupture of the stomach. Am J Surg 138:451–452
26. Rabl W, Tributsch W, Ambach E (1991) Iatrogenic ruptures of the stomach after balloon tamponade – two case reports. Gastroenterology 100:1157
27. Rosin RD, Exarchakos G, Ellis H (1976) An experimental study of gastric healing following scalpel and diathermy incisions. Surgery 79:555–559

28. Shorvon PJ, Eykyn SJ, Cotton P (1983) Gastrointestinal instrumentation, bacteremia, and endocarditis. Gut 24:1078–1093
29. Sontheimer J, Salm R, Friedrich G et al. (1991) Bacteremia following operative endoscopy of the upper gastrointestinal tract. Endoscopy 23:67–72
30. Tan CEL, Kiely EM, Agrawal M et al. (1989) Neonatal gastrointestinal perforation. J Pediat Surg 24:888–892
31. Tessler S, Kupfer Y, Lerman A, Arsura EL (1990) Massive gastric distention in the intubated patient. A marker for a defective airway. Arch Intern Med 150:318–320
32. Ware R, Vuksanaj D, McGill C (1989) Aortogastric fistula: a complication of tube gastrostomy. J Pediat Surg 24:1149–1151
33. Zamir O, Hadary A, Goldberg M, Nissan S (1987) Spontaneous perforation of the stomach in the neonate. Z Kinderchir 42:43–45
34. Zargar SA, Kochhar R, Nagi B, Mehta SK (1989) Ingestion of corrosive acids. Spectrum of injury to upper gastrointestinal tract and natural history. Gastroenterology 97:702–707

Pathologische Veränderungen der Magenlichtung

Einige dieser Veränderungen (Divertikel, Duplikaturen, konnatale infantile hypertrophische Pylorusstenose, membranöse Stenosen) sind *angeboren* und wurden daher unter den Fehlbildungen abgehandelt. Soweit gleichartige Befunde *erworben* sein können, wurden sie an gleicher Stelle differentialdiagnostisch erwähnt. Nachfolgend sind noch einige weitere *erworbene* Lichtungsänderungen nachzutragen:

Akute Magendilatation

Synonyme: Akute Gastrektasie; akute postoperative Magendilatation; akute gastroduodenale Atonie; cast syndrome

Hierbei handelt es sich um eine unter den heutigen postoperativen Behandlungsmaßnahmen selten gewordene Störung, die folgende mögliche Ursachen hat:

- *reflektorische Hemmung der Magenmotilität,*
- *partielle Kompression* der im spitzen Winkel zwischen Aorta und A.mesenterica superior gelegenen *Pars ascendens duodeni* durch die Mesenterialwurzel, z. B. bei Abmagerung, Hyperlordose und ausgedehnten Gipskorsetts (cast = Gipsverband: cast syndrome) und
- *Insuffizienz des oberen Ösophagus-Sphinkters* (in Narkose mit Unterdruckbildung und Ansaugen von Luft in Ösophagus und Magen).

Der Magen, manchmal auch das Duodenum, enthalten reichlich Flüssigkeit und Gas. Die *Letalität* ist heute geringer als früher (60%), aber noch immer hoch[10]. Der Tod tritt im schweren *Kreislaufschock* ein.

Auch bei *Anorexia nervosa* wurde eine akute Magendilitation mit totaler Magengangrän und Perforation beschrieben[28]. Akute Magendilatation nach Gastroskopie[7].

Diabetische Gastroparese[13, 19, 30]

Magenentleerungsstörung, die bei insulinpflichtigem Diabetes mellitus auftritt und vermutlich eine vielschichtige Pathogenese besitzt: autonome Neuropathie (Schädigung des N. vagus), Hyperglykämie, Elektrolytstörungen, Mikroangiopathie. Ein vergleichbares klinisches Bild kennzeichnet die *idiopathische Gastroparese* bei der funktionellen Dyspepsie (▷ S. 257). *Ischämische Gastroparese*[25] ▷ S. 164. *Passagere viral bedingte Gastroparese* (bei vermutlicher Infektion des 6.–8. thorakalen Dermatoms) im Zuge einer kutanen *Herpes-zoster-Infektion*[15a]. Klinisch bestanden postprandiale Übelkeit und Erbrechen.

Invagination und Intussuszeption

Definition[13]
- *Invagination* ist die Verlagerung des Magens selbst in andere, benachbarte Organe,
- *Intussuszeption* die Einstülpung benachbarter Organe in den Magen hinein.

Invagination. Bei der seltenen *gastroösophagealen Invagination* stülpen sich Teile der Magenwand durch die Kardia in den Ösophagus hinein. Der Vorgang wird durch Antiperistaltik bei Erbrechen und Singultus begünstigt. Bei der häufigeren *gastrogastralen Invagination* wird ein Teil der Magenwand nach proximal oder distal in einen anderen Teil hineingestülpt. Sie entsteht gewöhnlich dadurch, daß ein Magenpolyp von der Peristaltik erfaßt wird und die Magenwand seiner Basis hinter sich herzieht. Auch die *gastroduodenale Invagination* wird gewöhnlich durch Polypen hervorgerufen. Patienten mit Peutz-Jeghers-Polypen gelten als besonders gefährdet[13](▷ S. 294).

Die Invagination kann sich *spontan zurückbilden,* chronisch-intermittierend *rezidivieren* oder *persistieren* und erfordert dann operatives Eingreifen.

Intussuszeption. Sie ist insgesamt häufiger als die Invagination. Eine *ösophagogastrale Intussuszeption* gibt es v. a. bei axialer Gleithernie; sie bildet sich meist spontan zurück. Bei der *postoperativen jejunogastralen Intussuszeption* schiebt sich die abführende oder zuführende Dünndarmschlinge in den Magen hinein; diese Form wird am häufigsten nach Gastroenterostomie ohne Resektion, am zweithäufigsten nach Billroth-II-Resektion beobachtet.

Meist stülpt sich die die abführende Schlinge in den Magen hinein. Die Intussuszeption kann wenige Tage bis 35 Jahre nach der Operation erfolgen[20]. Bei früherem Auftreten innerhalb der ersten Tage nach der zur Intussuszeption führenden Magenoperation kann unter konservativen Maßnahmen die Rückbildung abgewartet werden. Danach ist die Laparotomie indiziert[20].

Schleimhautprolaps

Im Gegensatz zur Invagination und Intussuszeption, die per definitionem Verlagerungen der *gesamten* Magenwand betreffen, werden hierbei nur *Anteile der Schleimhaut* in ein Nachbarorgan verlagert.

- Der *gastroduodenale Schleimhautprolaps* ist am häufigsten (röntgenologisch nach den meisten Angaben < 1–5%)[32], er hat seinen Altersgipfel im 4.–6.Jz. und ist bei Männern etwa 2- bis 5 mal häufiger als bei Frauen. Er gewinnt erst dann Krankheitswert, wenn er *inkarzeriert* → u. U. unstillbares Erbrechen, Blutungen. Er wird als *primär* bezeichnet, wenn eine konnatale Variante des Magenausganges vorliegt, und als *sekundär,* wenn eine erworbene Grundkrankheit (Gastritis, Ulkus, Tumor) besteht. Wenzel[32] fand bei 17 von 100 Mägen aus dem unausgewählten Sektionsgut anatomische Ursachen für einen Schleimhautprolaps.
- Der *gastroösophageale Schleimhautprolaps* ist meist mit Hiatusgleithernien kombiniert. Die Behandlung erfolgt gewöhnlich konservativ, bei Inkarzeration durch endoskopische Reposition oder Operation.
- Ein *gastrojejunaler* oder *jejunogastraler Schleimhautprolaps* kann am operierten Magen vorkommen[13].

Volvulus

Epidemiologie. Der Magenvolvulus ist *selten.* Bis 1974 waren annähernd 300 Fälle publiziert[18, 24]. Bei Neugeborenen und Kleinkindern wurden etwa 100 Fälle mitgeteilt[8, 9, 14, 15, 22, 29]. Bei Erwachsenen liegt der *Altersgipfel* im 5 Jz.[31]. Beide Geschlechter sind etwa gleich häufig betroffen[31].

Ätiologie, Pathogenese[8, 9, 17, 18, 22]**.** Voraussetzung für die Achsendrehung des Magens ist eine *pathologisch erhöhte Beweglichkeit.* Sie kann angeboren oder erworben sein. Wichtige Beispiele sind *Zwerchfelldefekte* und *Hiatushernien,* Verlängerung oder Fehlen der *Haltebänder,* konnatale *Adhäsionen, Überfüllung des Magens* mit Flüssigkeit oder Luft, *protrahiertes Erbrechen* mit intraabdominellem Druckanstieg. 65% der Fälle im Kindesalter (85% der unter 1jährigen)[18] sind mit einer Zwerchfellhernie kombiniert. Der Volvulus in Verbindung mit einer Hiatushernie kann *familiär* auftreten[33]. Auch *andere Fehlbildungen,* die teilweise eine erhöhte Magenmobilität bewirken, können vorkommen (Malrotation von Dünn- und Dickdarm, Rektumatresie, Asplenie, kardiale Fehlbildungen)[8]. Bei assoziierter *hypertrophischer konnataler Pylorusstenose* kann eine akute Überfüllung des Magens mit Milch, bei pathologischer *Aerophagie* eine Überfüllung mit Luft den Volvulus auslösen.

Klassifikation

- Nach dem *Befund am Magen und den übrigen Bauchorganen* unterscheidet man einen *sekundären* Volvulus[24] (mit pathologischen Zusatzveränderungen wie Magenulzera, Magentumoren, Kolonmeteorismus, Splenomegalie, Bauchwand- und Zwerchfellhernien, die für den Volvulus pathogenetische Bedeutung haben können), und einen *idiopathischen (primären) Volvulus*[24] *ohne solche Begleitveränderungen.*
- nach dem *klinischen Verlauf* einen *akuten* und einen *chronischen (intermittierenden)* Volvulus,
- nach dem *Umfang der Magenbeteiligung* einen *totalen* oder *partiellen* Volvulus, je nachdem, ob der ganze Magen oder nur ein Teil (meist die Pylorusregion) der Achsendrehung unterliegt,
- nach der *Rotationsachse*[11, 33] eine *organoaxiale* Rotation um die *Längsachse* (echter Volvulus, 60-65% der Fälle), eine *mesenterioaxiale* Rotation um die Längsachse des kleinen Netzes (eher Torsion als Volvulus, 30–35% der Fälle) und (selten) Kombinationsformen dieser beiden Rotationstypen (2%), sowie
- nach der *Rotationsrichtung* eine *vordere (anteriore)* und *hintere (posteriore)* Rotation (Abb. 3.50).

Klinik. Der akute Volvulus (30% der Erwachsenenfälle[17]) verläuft unter dem Bild eines *akuten Abdomens,* wobei sich die Schocksymptomatik gewöhnlich später entwickelt als bei einer Mesenterialvenenthrombose. Es kann zu massiver *Hämatemesis* kommen[21]. Beim *chronischen* Volvulus ist die Symptomatik weniger dramatisch, sondern häufig geprägt durch *jahrelange intermittierende epigastrische Schmerzen.* Diese Form kann auch weitgehend symptomlos verlaufen[24, 31].

Morphologie. *Makroskopisch* zeigt der Magen bei der Operation meist eine *starke Füllung mit Flüssigkeit und Gas.* In fortgeschrittenen Stadien kommt es zur *Gefäßthrombose* sowie zu Schleimhaut- und tiefgreifenden *Magenwandnekrosen.*

Das *mikroskopische* Bild hängt von Dauer und Schweregrad des Volvulus ab. Die schwersten Veränderungen sind die genannten *Magenwandnekrosen.*

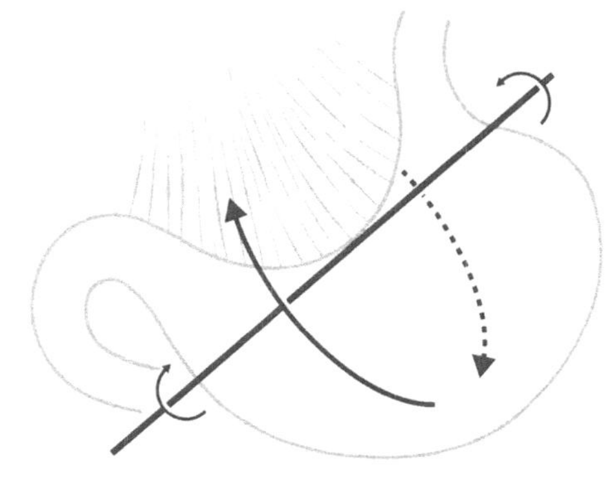

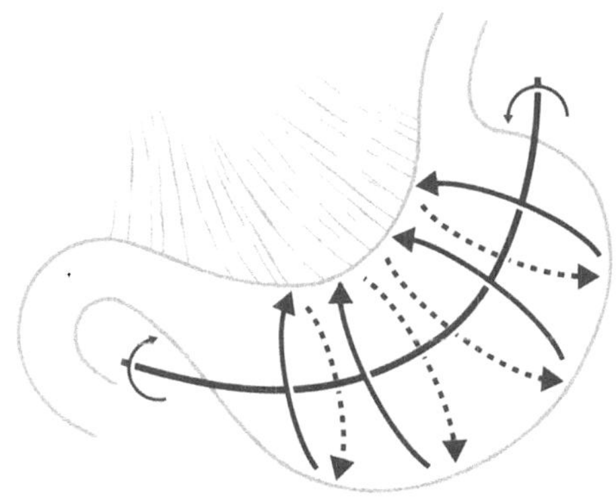

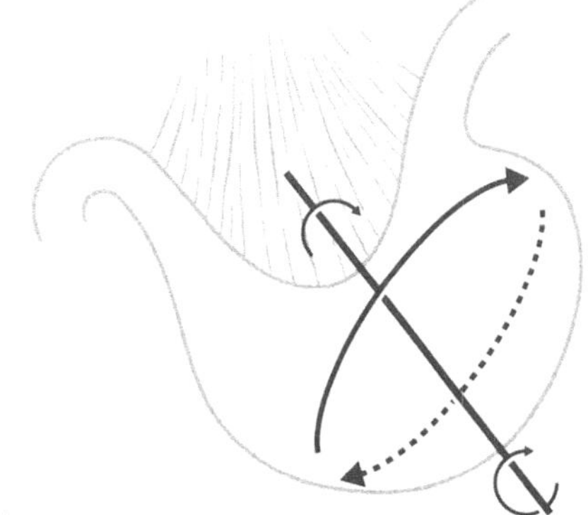

Abb. 3.50. Formen des Magen-Volvulus (umgezeichnet nach Nielsen[16]). **a** und **b** Vordere (anteriore) organo-axiale Rotation (= Drehung um die Längsachse des Magens) **c** Mesentero-axiale Rotation (= Drehung um die Längsachse des kleinen Netzes)

Verlauf, Prognose. Die *Letalität* des *akuten Volvulus* liegt bei 56% (mesenterioaxiale Form)[31] bzw. 42% (organoaxiale Form)[18], nach anderen Angaben um 30%[24]. Beim *chronischen Volvulus* ist sie deutlich niedriger: 13% (mesenterioaxiale Form) 10% (organoaxiale Form)[31].

Für das Kindesalter wird die Letalität des akuten Volvulus mit 7% (vor 1951: 57%) angegeben[22].

Magenausgangsstenosen

Stenosen im Antrum-Pylorus-Bereich werden am häufigsten durch tiefsitzende *Ulzera* oder *Tumoren,* zumeist *Karzinome,* verursacht. Eine seltene Ursache, die bisher nur bei 7 Knaben im Alter von 3–5 Jahren beobachtet wurde, ist die *progressive septische Granulomatose*[23]. Das Antrum ist ringförmig eingeengt, die proximale Grenze ist scharf. Submukosa und innere Schichten der M. propria sind entzündlich infiltriert und enthalten lipidhaltige pigmentierte Histiozyten und Granulome[23]. *Weitere seltene Ursachen: M. Behçet*[27]*, systemischer Lupus erythematodes*[26]*, Kryptosporidiose bei AIDS* (▷ S. 215).

Linitis plastica

Der Terminus *Linitis plastica* besagt im weitesten Sinne lediglich, daß ein kleiner Magen mit verdickter Wand und eingeengter Lichtung vorliegt.

Hinter einem solchen *„Feldflaschenmagen"* können sich ebensogut ein *diffus infiltrierendes Karzinom* (Abb. 3.51) wie eine unspezifische oder spezifische fibrosierende *Entzündung* verbergen (Linitis plastica carcinomatosa, luica, tuberculosa). Ohne näheren Zusatz versteht man darunter gewöhnlich die karzinomatöse Form. Rarität: *Kaposi-Sarkom des Magens* unter dem Bild einer Linitis plastica (▷ S. 307).

Viszerale Sklerodermie

Eine *isolierte* Erkrankung des Magens an viszeraler Sklerodermie ist *unbekannt.* Dagegen kann der Magen selten bei Befall anderer Organe des Magen-Darm-Trakts *miterkranken.* Dabei finden sich eine Schleimhautatrophie, submuköse und subseröse Fibrose, Fibrose und Atrophie der Muskulatur (v. a. der Ringmuskulatur) und häufig eine charakteristische muzinöse Veränderung der Intima kleiner Arterien. Der Pyloruskanal scheint bevorzugt zu sein.

Divertikel (▷ Tabelle 3.2 auf S. 160)

Gallensteinileus (▷ Bd. 3)

Anhang. *Gastrales autonomes Nervensystem bei Achalasie des Ösophagus*[9a]
Bei Achalasie des Ösophagus fehlten die Ganglienzellen des Plexus myentericus Auerbach nicht nur im distalen Ende des Ösophagus (in 91%), sondern in 20% auch im mittleren Drittel des Magens. Die Säureabgabe und die Entleerungszeit des Magens für solide Nahrung waren nicht beeinträchtigt.

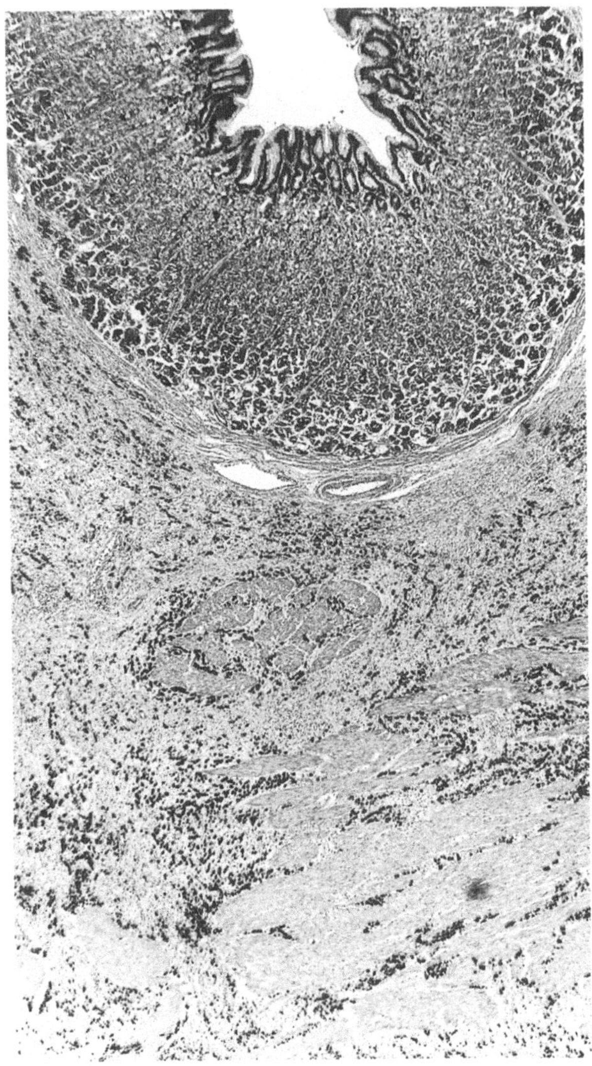

Abb. 3.51. Linitis plastica: Disseminiertes Tumorwachstum in der Submukosa, M. propria und (im Bild nicht mehr dargestellt) der Subserosa bei undifferenzierten diffusen) Magenkarzinom. Magenkorpus. Tumorzellnachweis mit einer Panzytokeratin-Reaktion (Lu-5). 35 ×

Literatur

1.–6. Weiterführende Literatur (▷ S. 154)

7. Ahmed MEK, Ahmed ME, Fedail SS (1985) Acute gastric dilatation following upper gastrointestinal endoscopy. Endoscopy 17:117–118
8. Aoyama K, Tateishi K (1986) Gastric volvulus in three children with asplenic syndrome. J Pediat Surg 21:307–310
9. Cameron AEP, Howard ER (1987) Gastric volvulus in childhood. J Pediat Surg 22:944–947

9a. Csendes A, Smok G, Braghetto I et al. (1992) Histological studies of Auerbach's plexuses of the oesophagus, stomach, jejunum, and colon in patients with achalasia of the oesophagus: correlation with gastric acid secretion, presence of parietal cells and gastric emptying of solids. Gut 33:150–154

10. Clearfield HR, Stahlgren LH (1974) Acute dilatation, injuries and rupture of the stomach. In: Bockus HL (ed) Gastroenterology. Saunders, Philadelphia London Toronto, 3rd edn, vol 1. pp 1115–1123
11. Cole BC, Dickinson SJ (1971) Acute volvulus of the stomach in infants. Surgery 70:707–717
12. Eren R, Nassehi P, Walser F (1983) Der Magenvolvulus. Ein Fallbericht. Chirurg 54:818–820
13. Heer M, Müller-Duysing W, Benes I et al. (1983) Diabetic gastroparesis: treatment with domperidone – a double-blind, placebo-controlled trial. Digestion 27:214–217
14. Honna T, Kamii Y, Tsuchida Y (1990) Idiopathic gastric volvulus in infancy and childhood. J Pediat Surg 25:707–710
15. Idowu J, Aitken DR, Georgeson KE (1980) Gastric volvulus in the newborn. Arch Surg 115:1046–1049

15a. Kebede D, Barthel JS, Singh A (1987) Transient gastroparesis associated with cutaneous herpes zoster. Dig Dis Sci 32:318–322

16. Koelsch KA (1974) Anomalien der Magenwand. In: Schwiegk H (Hrsg) Handbuch der inneren Medizin. Springer, Berlin Heidelberg New York, 5. Aufl, Bd III/2, S. 383–448
17. Kröpfl A, Oberhammer E (1985) Der Magenvolvulus. Fallbericht einer rezidivierenden, akuten Achsendrehung des Magens. Acta Chir 20:101–104
18. Kufaas T, Kekomäki M (1974) Volvulus of the stomach, a rarity in paediatric surgery. Z Kinderchir 14:391–398
19. Malagelada JR (1994) Diabetic gastroparesis in perspective. Gastroenterology 107:581–583
20. Meister H (1983) Jejunogastrische Invagination als Spätkomplikation nach Magenresektion. Dtsch Z Verdau Stoffwechselkr 43:168–172
21. Metcalfe-Gibson C (1975) A case of hemorrhages from volvulus of the gastric fundus. Br J Surg 62:224–225
22. Miller DL, Pasquale MD, Seneca RP, Hodin E (1991) Gastric volvulus in the pediatric population. Arch Surg 126:1146–1149
23. Mulholland MW, Delaney JP, Simmons RL (1983) Gastrointestinal complications of chronic granulomatous disease: surgical implications. Surgery 94:569–575
24. Nielsen OF (1974) Anomalies of the stomach. In: Bockus HL (ed) Gastroenterology, 3rd edn, vol 1. Saunders, Philadelphia London Toronto, pp 1099–1114
25. Ogorek CP, Davidson L, Fisher RS, Krevsky B (1991) Idiopathic gastroparesis is associated with a multiplicity of severe dietary deficiencies. Am J Gastroenterol 86:423–428
26. Posthuma EFM, Warmerdam P, Chandie Shaw MP et al. (1994) Gastric outlet obstruction as a presenting manifestation of sytemic lupus erythematosus. Gut 35:841–853
27. Satake K, Yada K, Ikehara T et al. (1986) Pyloric stenosis: an unusual complication of Behcet's disease. Am J Gastroenterol 81:816–818
28. Saul SH, Dekker A, Watson CG (1981) Acute gastric dilatation with infarction and perforation. Gut 22:978–983
29. Senocak ME, Büyükpamukcu N, Hicsönmez A (1990) Chronic gastric volvulus in children – a ten-year experience. Z Kinderchir 45:159–163
30. Varis K (1989) Diabetic gastroparesis. Scand J Gastroenterology 24:897–903
31. Wastell Ch, Ellis H (1971) Volvulus of the stomach. A review with report of 8 cases. Br J Surg 58:557–562
32. Wenzel H-J (1971) Anatomische Voraussetzungen zur Entstehung des Magenschleimhautprolapses. Virchows Arch A 353:128–140
33. Yin RL, Nowak TV (1988) Familial occurrence of intrathoracic gastric volvulus. Dig Dis Sci 33:1483–1487

Tabelle 3.12. Formen und Ursachen der Riesenfaltengastropathie (RFGP)

Morphologischer Grundtyp	Morphologischer Subtyp	Krankheitsbezeichnung	Lokalisation	H.-pylori-Befund
Foveoläre Hyperplasie	RFGP *ohne* nennenswerte Gastritis	*M. Ménétrier* (bei gleichzeitigem gastralem Eiweißverlustsyndrom)	Korpus, Fundus seltener: gesamter Magen	meist negativ
	RFGP *mit* mäßiger/schwerer chronischer aktiver Gastritis	*M. Ménétrier* (bei gleichzeitigem gastralem Eiweißverlustsyndrom) *Riesenfaltengastritis*	Korpus, Fundus selten: gesamter Magen	meist positiv (Korpus: 90%, Antrum: 75%)
	RFGP bei *varioliformer (lymphozytärer) Gastritis*	*Lymphozytäre Riesenfaltengastritis* M. Ménétrier (Sonderform)	Korpus, Fundus selten: gesamter Magen	positiv/negativ
	Isolierte antrale RFGP ohne/mit Gastritis	*Antrale RFGP* (M. Ménétrier – Sonderform?)	nur Antrum	positiv/negativ
	Isolierte antrale RFGP bei *varioliformer (lymphozytärer) Gastritis*	*Antrale lymphozytäre Riesenfaltengastritis* (M. Ménétrier – Sonderform?)	nur Antrum	häufig positiv
	Infantile RFGP	M. Ménétrier – Sonderform?	Korpus, Fundus seltener: ges. Magen	?
Glanduläre Hyperplasie	RFGP ohne nennenswerte Gastritis	*Zollinger-Ellison-Syndrom* (bei Hypergastrinämie)	Korpus, Fundus	positiv, negativ
Kombinierte foveoläre + glanduläre Hyperplasie			Korpus, Fundus Antrum	positiv/negativ
Hyperplastisch-polypöse RFGP	Magenschleimhautpolypen (nichtneoplastisch)	Verschiedene Typen der *Magenschleimhautpolypen*	Korpus, Fundus, Antrum	polypen-unabhängig
Neoplastische RFGP	Magentumoren (benigne, maligne)	z. B. diffus wachsendes *Magenkarzinom, Lymphome, Adenome*	Korpus, Fundus Antrum	tumor-unabhängig

Riesenfaltengastropathie (RFGP)

Definition. Unter einer RFGP versteht man eine Verbreiterung der Magenschleimhautfalten auf *mehr als 1 cm,* d. h. eine erhebliche, im *Extremfall hirnwindungsähnliche Vergröberung* des Schleimhautreliefs[31]. Sie kann *lokal begrenzt* oder *diffus* auftreten und bestimmte Magenabschnitte bevorzugen. Ihre Ursachen sind uneinheitlich. RFGP ist daher *niemals eine abschließende Diagnose,* sondern ein makroskopischer/endoskopischer Befund, hinter dem sich *reaktive* oder (gut- bzw. bösartige) *neoplastische* Prozesse verbergen können und der daher stets einer sorgfältigen weiteren Abklärung bedarf.

Morphologische Grundlagen. Der Faltenvergröberung können die in Tabelle 3.12 genannten Veränderungen zugrundeliegen:
- eine *foveoläre (muköse) Hyperplasie,*
- eine *glanduläre Hyperplasie,*
- eine *Kombination beider Hyperplasieformen* (selten),
- eine *Verbreiterung der L. propria* bei *schwerer chronischer bzw. chronischer aktiver Gastritis* (i. a. H. pylori-Gastritis)[24a].
- umschriebene polypös-hyperplastische Prozesse (*nichtneoplastische Magenschleimhautpolypen* ▷ S. 286) und
- *neoplastische Infiltrate,* etwa durch ein diffus wachsendes Magenkarzinom, ein Magenlymphom oder Magenschleimhautadenome.

Aus der Kombination mit anderen anatomischen bzw. funktionellen Veränderungen resultieren bestimmte Krankheitsbilder, unter denen der *M. Ménétrier,* das *Zollinger-Ellison-Syndrom* und die *lymphozytäre (varioliforme) Riesenfaltengastritis* hervorzuheben sind.

M. Ménétrier

Definition. Der M. Ménétrier ist *morphologisch* durch eine starke Vergrößerung der Magenschleimhautfalten, speziell im Korpus-Fundus-Bereich, charakterisiert. Histologisch beruht die Faltenvergröberung auf einer *foveolären Hyperplasie.*
Pathophysiologisch führt die foveoläre Hyperplasie gewöhnlich zu einer *Eiweißverlustgastropathie* durch die stark vermehrte Schleimsekretion und eine erhöhte Kapillarpermeabilität. Diese wiederum führt dann zu einer *Hypochlorhydrie.*

Manche Autoren (Lit. bei[41]) fordern den Nachweis der *Hypoproteinämie* und/oder *Hypochlorhydrie* für die Diagnose. Eine einheitliche Meinung hierüber besteht nicht. Auch die Bedeutung einer *entzündlichen Infiltration* als Kriterium für oder gegen die Diagnose eines M. Ménétrier ist umstritten (s. unten)[36, 41].

Epidemiologie. Die Krankheit ist *selten* und betrifft vorwiegend *Männer* (im Verhältnis 2–3:1)[12, 39, 41]. Der *Altersgipfel* liegt zwischen dem 30. und 60. Lj., bei Männern 10 Jahre später als bei Frauen[3]. Erkrankungen im *Kindesalter* sind sehr selten und vermutlich mit dem Erwachsenen-Ménétrier nicht vergleichbar (s. unten). *Familiär gehäufte* Fälle kommen vor[24], fraglich ist jedoch, ob sie genetisch oder z. B. durch eine gemeinsame H. pylori-Infektion bedingt sind (s. unten).

Klinik[3, 12, 41]. Die Krankheit beginnt meist schleichend mit epigastrischen Schmerzen, Gewichtsverlust, Erbrechen und Durchfällen. Der *Eiweißverlust* (in schweren Fällen bis 200 g/Tag[18]) zieht in 80% eine Hypoproteinämie nach sich, wobei im Magensaft *alle* Bluteiweißkörper (Albumine, Globuline) nachweisbar sind. In schweren Fällen kommt es zu *Ödemen* und zum *Marasmus. Ebenfalls rund 80% der Patienten weisen eine Hypochlorhydrie* auf[12]. Sie beruht auf einer gestörten Permeabilität der Mukosa mit Rückdiffusion von H^+-Ionen sowie auf Säurebindung an den übermäßig produzierten Schleim. In umgekehrter Richtung dringen Nahrungsantigene in die Schleimhaut ein und führen zur Bildung *zirkulierender Antikörper* u. a. gegen Milch, Gliadin und Rinderserumalbumin[12].

Ätiologie, Pathogenese. Die Annahme, daß der M. Ménétrier am ehesten auf einer *IgE-vermittelten immunologischen Reaktion* (ähnlich der eosinophilen Gastroenteritis) beruhen könnte, ist noch immer aktuell. Alternativ wird an eine *unspezifische Reaktion z. B. auf NSAR,* gedacht[41]. Neuerdings wird diskutiert, daß eine *H. pylori-Infektion* kausale Bedeutung haben könnte, da die RFGP der Korpusschleimhaut im Vergleich zur gewöhnlichen B-Gastritis statistisch signifikant häufiger eine H. pylori-Kolonisation sowie eine stärkere und aktivere Entzündung aufweist; im Antrum fehlen diese Unterschiede zwischen den beiden Krankheitsformen. Ferner ist bemerkenswert, daß wiederholt Fälle beschrieben wurden, in denen es gelang, eine RGFP mit H. pylori-Infektion durch Eradikation des Keims erfolgreich zu behandeln[8, 35a, 36]. Allerdings weist nicht jeder M.Ménétrier-Patient eine H.-pylori-Infektion auf[41]. Auch weitere Beobachtungen sprechen gegen einen generellen Zusammenhang, so etwa die unterschiedliche Geschlechtsverteilung bei der H. pylori-Gastritis und beim M. Ménétrier sowie die Besserung und Heilung mancher Fälle allein mit H_2-Blockern (Cimetidin, Ranitidin)[28]. Es ist auch daran zu denken, daß eine primäre Foveolenhyperplasie erst *sekundär* durch H. pylori besiedelt wird.

Wie eng die Beziehungen zwischen einer H. pylori-Infektion und dem M. Ménétrier sind, kann gegenwärtig noch nicht sicher gesagt werden. Möglicherweise wird die Zunkunft zeigen, daß *nach Herausnahme der H. pylori-Gastritis* und *bestimmter Polyposeformen* nur ein kleiner Teil *„idiopathischer" Ménétrier-Fälle* zurückbleibt.

Morphologie. *Makroskopisch* sind die Schleimhautfalten 1–3 cm breit. Sie können an Hirnwindungen erinnern und palpatorisch einem „Sack voll Würmern ähneln"[3, 4].

Mikroskopisch sind für den klassischen M. Ménétrier folgende Veränderungen kennzeichnend: eine starke foveoläre Hyperplasie (Abb. 3.52b), eine deutliche *Drüsenatrophie,* ein ausgeprägtes *Ödem* und (nach Wolfsen et al.[41]) eine fehlende oder nur geringe Entzündung, wobei das Infiltrat vor allem *Eosinophile* enthält. Charakteristisch sind ferner *Mukosazysten,* die unter dem Bild einer *Gastritis cystica profunda* bis in die Submukosa hineinreichen können[1, 3, 41]. Das schleimbildende Foveolenepithel gibt eine *stark positive PAS-Reaktion* (normales Epithel: schwächere und vorwiegend apikale Reaktion)[3]. Zur Sicherung der Diagnose ist eine Gewebsentnahme einschl. der L. muscularis mucosae notwendig.

Verlauf, Prognose

- *Schleimhautbefund:* Die RFGP kann über Jahre hinweg *persistieren,* sie kann sich aber auch spontan *zurückbilden* oder *fortschreiten.* Bei starkem Eiweißverlust kann eine partielle oder totale *Gastrektomie* notwendig werden, wenn die konservative Therapie versagt[12]. Sie ist allerdings die ul-

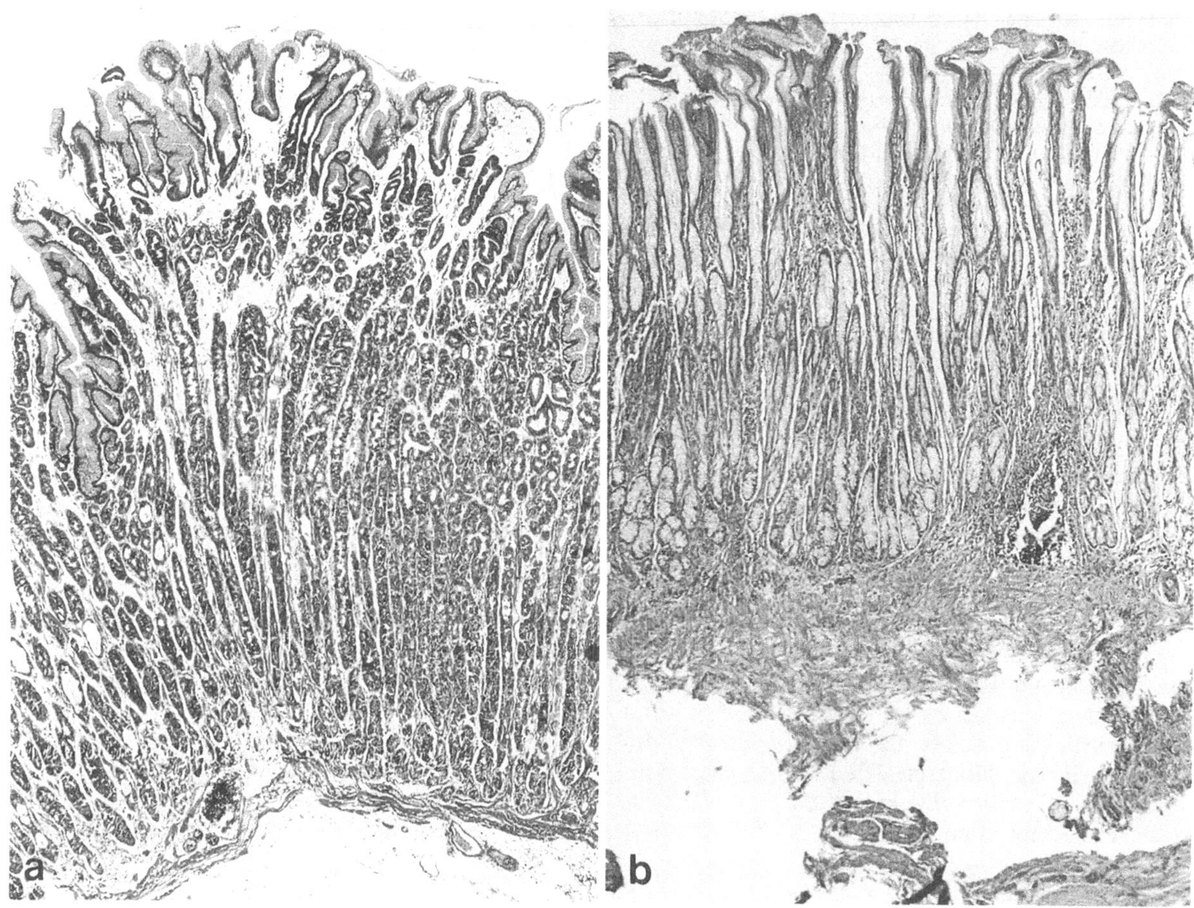

Abb. 3.52. Epitheliale Hyperplasien der Magenschleimhaut. **a** Glanduläre Hyperplasie der Korpusmukosa bei Zollinger-Ellison-Syndrom (Präparat freundlicherweise überlassen durch Herrn Prof. Mitschke, Saarbrücken). H.E. 56 ×. **b** Foveoläre Hyperplasie der Antrummukosa bei Morbus Ménétrier. H.E. 56 ×

tima ratio und erst dann vertretbar, wenn alle konservativen Maßnahmen einschl. der Behandlung mit H_2-Blockern und der Eradikation einer H. pylori-Infektion, falls vorhanden, versagt haben.

- *Magenkarzinom:* Ob die bisherige Annahme zutrifft, daß etwa jeder 10. Kranke nach 10 oder mehr Jahren ein Magenkarzinom entwickelt, wird neuerdings eher bezweifelt[3,7]. Die Frage kann nicht als entschieden gelten. Bei transgenen Mäusen wurde ein Ménétrier-ähnliches Magenschleimhautbild beschrieben, das mit einer vermehrten TGFα-Expression einherging[37]. In einem Kommentar zu dieser Arbeit wird jedoch zu Recht davor gewarnt, hieraus zwangsläufig auf eine erhöhte Malignitätsrate beim M. Ménétrier des Menschen zu schließen[25]. Bei einem 73j. Mann wurde eine Kombination von M. Ménétrier, lymphozytärer Gastritis, H. pylori-Besiedlung des Magens und einem Magenfrühkarzinom beschrieben[22a].
- *Beziehung zu anderen Krankheiten:* Es gibt Kombinationsfälle eines M. Ménétrier mit *Tumoren anderer Organe* sowie mit *Erkrankungen anderer Bauchorgane* (z. B. Colitis ulcerosa, Dünndarm-Divertikulose). Sie dürften zufällig bedingt sein. Auch wurden Fälle mit *Hypergastrinämie* bzw. *Hyperazidität*, z. T. kombiniert mit *endokrinen Adenomen*, beschrieben[4]. Sie dürften zumindest teilweise in die Rubrik der kombinierten foveolären und glandulären Hyperplasie fallen (s. unten). Allgemeine pathogenetische Rückschlüsse sind daraus nicht möglich.

Sonderformen

Unter diese Überschrift werden aus rein didaktischen Gründen Krankheitsbilder zusammengefaßt, die als *klinische oder morphologische Sonderfälle* beschrieben wurden. Es ist zumindest bei ihrer Mehrzahl wahrscheinlich, daß es sich nur um besondere *Spielarten ein und derselben Krankheit* handelt.

Tabelle 3.13. Kriterien für die Diagnose eines ZE-Syndroms: F = Farley et al. (Mayo Clinic)[16]. N = Norton et a. (National Cancer Institute)[29]

Kriterium	
1) Hypergastrinämie (Nüchternserum) über 100[N] bzw. 200[F] pg/ml	F, N
2) Basale Säureproduktion von über 15 mEq/h (bei Patienten ohne vorherige Magenoperation) bzw. 5 mEq/h (bei Patienten nach vorausgegangener Magenoperation)	F, N[a]
3) Serumgastrinanstieg von mehr als 200 pg/ml (nach i.v.-Injektion von 2 U Sekretin/kg KG) oder von 395 pg/ml (nach i.v.-Kalzium-Infusion)	F, N.
4) Anamnestisch schwere peptische Ulkuserkrankung oder unerklärte Diarrhö	F
5) Histologische Bestätigung eines neuroendokrinen Tumors	F

[a] Unterteilung in nichtoperierte und operierte Patienten nur bei Norton et al. – Farley et al. geben einen Grenzwert von 15 mEq/h ohne nähere Unterteilung an. Farley et al. fordern für die Diagnose, daß wenigstens 2 der 4 Kriterien erfüllt sind (1 + 2 gelten als *ein* Kriterium). Norton et al. fordern für die Diagnose, daß wenigstens 2 der von ihnen angegebenen 3 Kriterien (Ziffer 1–3) erfüllt sind, die Kriterien 4 und 5 fehlen in ihrer Auflistung.

Lymphozytäre Riesenfaltengastritis mit gastralem Eiweißverlustsyndrom[13, 27]

Diese Erkrankung weicht vom gewöhnlichen M. Ménétrier nur insofern ab, als sie anstelle einer banalen chronischen oder chronischen aktiven Gastritis eine lymphozytäre (varioliforme) Riesenfaltengastritis (▷ S. 217) aufweist. Die Kombination von RFGP und Eiweißverlustsyndrom entspricht dagegen dem klassischen M. Ménétrier. Man kann diese Erkrankung daher als eine Sonderform des M. Ménétrier klassifizieren. Die Existenz einer lymphozytären Gastritis sollte in jedem Fall in der Diagnose vermerkt werden.

Isolierte antrale RFGP ohne oder mit (banaler) Gastritis

Im Gegensatz zum klassischen M. Ménétrier ist bei dieser seltenen Form der RFGP nicht bevorzugt die Korpus-Fundus-Region betroffen, sondern der RFGP-Befund beschränkt sich auf das Antrum. Die Falten können ebenfalls 2 cm und darüber messen[35]. Obgleich keine entsprechenden Befunde vorliegen, ist zu vermuten, daß es sich zumindest bei einem Teil der Fälle um hyperplastische Schleimhautveränderungen im Gefolge einer *H. pylori-Infektion* handelt.

Isolierte antrale RFGP bei lymphozytärer Gastritis

Die Existenz dieser Krankheit ist umstritten. Es wird eher vermutet, daß es sich um *Varianten der gewöhnlichen H. pylori-Gastritis* handelt[3]. Die präzisere immunhistochemische Klassifikation der interepithelialen Lymphozyten (α/ß-T-Zellen?)[27] dürfte geeignet sein, die möglichen Beziehungen zur lymphozytären Gastritis aufzudecken, falls solche tatsächlich vorhanden sind.

Infantiler M. Ménétrier (infantile RFGP mit Eiweißverlustsyndrom)

Eine RFGP mit foveolärer Hyperplasie und gastralem Eiweißverlust ist beim Kind *selten*. Sie kann bereits im 2. Lj. auftreten[17, 43], der *Altersdurchschnitt* beträgt *etwa 6 Jahre*[17]. Im Unterschied zum M. Ménétrier des Erwachsenen verläuft die Krankheit *selbstlimitierend* mit einer Normalisierung des Schleimhautbefundes binnen einiger Wochen, *Rezidive* treten *nicht* auf[3, 43], Manchmal schließt die Krankheit an einen *Atemwegsinfekt* an und wird von einer *Bluteosinophilie* begleitet[3]. Ob daraus Rückschlüsse auf eine mögliche immunologische Genese gezogen werden können, ist fraglich. Über H. pylori liegen m. W. keine Befunde vor. Klinisches Bild und Verlauf lassen es zweifelhaft erscheinen, ob über die Grundsymptomatik RFGP + Eiweißverlustsyndrom hinaus ätiopathogenetische Beziehungen zum M. Ménétrier des Erwachsenen bestehen[3, 33].

Zollinger-Ellison-Syndrom (ZES)

Definition. In der ursprünglichen Definition durch Zollinger und Ellison (1955) umfaßte das ZE-Syndrom folgende *Trias:* fulminantes peptisches Ulkus + massive gastrale HCl-Sekretion auf dem Boden eines Non-β-Inselzellentumors des Pankreas[29]. Inzwischen wird die Diagnose weiter gefaßt, ohne daß sie einheitlich definiert wäre. Tabelle 3.13 nennt die *Kriterien für die Diagnose* anhand zweier neuerer Arbeiten aus der Mayo Clinic und dem National Cancer Institute[16, 29].

Epidemiologie. Die Häufigkeit des ZES wird mit 0,1–0,5/Mio. Einwohner (Dänemark, Irland), die Inzidenz mit 1-3/Mio. Einwohner/Jahr (Schweden) angegeben[30]. Nach mehreren Statistiken (Lit. bei[30]) sind *Männer* etwa 1,5 mal häufiger betroffen als Frauen. Das *mittlere Erkrankungsalter* liegt um das 45.–50. Lj.[30]. Das ZES wird in jedem Lebensalter von der frühen Kindheit bis ins Greisenalter hinein beobachtet[16]. 76–82% der Fälle kommen *sporadisch,* 18-25% im Rahmen eines *MEN 1-Syndroms* vor[30] (Übersicht zum MEN-1-Syndrom[32]).

Klinik. Leibschmerzen, allein oder in Verbindung mit einer *Diarrhö*, sind die häufigsten Symptome, eine alleinige Diarrhö ist viel seltener[30]. In neueren Statistiken sind Symptome seitens des Ösophagus (*Dysphagie*, endoskopisch nachgewiesene *Ösophagitis*) zunehmend häufiger als früher (bis zu 61%)[26]. 90–95% der Patienten entwickeln irgendwann im Krankheitsverlauf ein *peptisches Ulkus*. Jeder 4.–5. Patient hatte zum Zeitpunkt der Diagnosestellung bereits eine bis mehrere Voroperationen wegen eines peptischen Ulkus hinter sich[16], aber bei 14–25% der Patienten war zum gleichen Zeitpunkt ein Ulkus nicht nachweisbar[30].

Das Fehlen eines Ulkus – in Ausnahmefällen auch das Fehlen einer Nüchternserumhypergastrinämie[40, 42] – schließt also ein ZES keineswegs aus!

Kombination mit einer *Neurofibromatose v. Recklinghausen*[10].

Ätiologie, Pathogenese. Die meisten klinischen Symptome (abgesehen von den Spätfolgen metastasierender maligner Tumoren, z. B. einer Kachexie) erklären sich aus der *Hypergastrinämie* und *Hyperchlorhydrie*[30]. Diese beruht in aller Regel (nachweisbar in über 90%) auf einem *gastrinbildenden Tumor (Gastrinom)*. Gastrinome liegen am häufigsten im *Pankreaskopf* und in der *Duodenalwand*, seltener in *anderen Pankreasabschnitten*, im *Magen*, *Jejunum*, *Mesenterium*, *Retroperitoneum*, in der *Milz* oder im *Ovar*. Ferner kommen Gastrinome nicht nur als Metastasen, sondern auch primär in peripankreatischen, periduodenalen, perigastrischen, mesenterialen und Gallenwegs-*LK* vor (Übersicht bei[23]). In etwa 10% der Patienten findet sich im Pankreas eine *Inselzellhyperplasie*, die jedoch als Folgeerscheinung und nicht als Ursache des ZES betrachtet wird[30]. Hingegen kann ein ZES selten auf dem Boden einer *antralen G-Zellhyperplasie*[2] entstehen. Umgekehrt kann beim ZES die Hypergastrinämie eine ECL-Zellhyperplasie und neuroendokrine Tumoren des Magens hervorrufen (▷ S. 316).

Morphologie

- *Gastrinom:* ▷ S. 406. *Immunhistochemisch* lassen sich in den Tumorzellen Gastrin und andere Peptide nachweisen [2]. *Biochemisch* wurden bei 62% der sporadischen und MEN-1-ZES-Patienten 1 oder 2 weitere Peptide (Motilin, humanes Pankreaspolypeptid, Neurotensin, gastrin-releasing peptide) im Blutserum nachgewiesen, wobei die MEN-1-Fälle nicht häufiger betroffen waren[11]. Eine *Malignitätsdiagnose* ist *histologisch* praktisch unmöglich und stützt sich allein auf das *organüberschreitende Wachstum* und den Nachweis von *LK- oder Lebermetastasen*[16].
- *Magenschleimhaut:* Charakteristische Folge der Hypergastrinämie ist eine *Hyperplasie der Belegzellen (glanduläre Hyperplasie)*, die makroskopisch zu einem der foveolären Hyperplasie ähnlichen Bild mit RFGP führen *kann*[21] (Abb. 3.52a). Die Drüsen sind oft erweitert. Die Foveolen sind üblich lang oder verkürzt. Entzündliche Veränderungen gehören nicht zum Bild der glandulären Hyperplasie. Das Antrum ist unauffällig oder zeigt ZES-unabhängige Veränderungen.
  Die *ECL-Zellen* der Korpusmukosa zeigen eine Erhöhung der Zelldichte auf $65 \pm 15\%$ der Gesamtmasse der endokrinen Zellen und nehmen an Größe zu, bei den übrigen endokrinen Zelltypen (P, D, D1, X, nichtgranulierte Zellen) ist die Volumenfraktion vermindert[15]. Die Granula der ECL-Zellen zeigen Veränderungen ähnlich denen in Karzinoiden der Fundusmukosa. Aus Untersuchungen an Ratten mit kongenitaler Hypergastrinämie und linearer/mikronodulärer ECL-Zellhyperplasie wird geschlossen, daß die ECL-Vermehrung durch die Hypergastrinämie akzeleriert wird[38].
  Bei 4 Patienten mit ZE-Syndrom als Teil eines MEN-1-Syndroms wurden *multiple Magenkarzinoide* sowie zahllose *disseminierte hyper- und dysplastische argyrophile Zellinfiltrate* in der gesamten oxyntischen Mukosa beschrieben, wobei die ECL-Zellen am stärksten vertreten waren[34].

Verlauf, Prognose, Therapie. Klinischer Verlauf und Überlebenszeit werden von der *Dignität des Gastrinoms* sowie davon bestimmt, *ob es gelingt, den Tumor aufzufinden und zu entfernen*. Die Trefferquote liegt beim Einsatz modernster Methoden heute bei 50–92%[16, 22, 29]. Um die Operationsergebnisse zu verbessern, ist eine sorgfältige intraoperative visuelle und palpatorische Suche nach den Primärtumoren unerläßlich. Zu den *intraoperativen Suchmethoden* zählen die *Sonographie* und die *endoskopische Transillumination des Duodenums* mit dem Ziel, auch kleine Tumoren der Duodenalwand zu erkennen. Die Tumoren können sehr klein sein (0,2 mm[16]). Die *Ovarien* müssen sorgfältig palpiert werden[29]; es stellt sich die Frage, ob bei fehlendem Nachweis eines Gastrinoms an anderer Stelle bei postmenopausalen Frauen die Ovarien nicht grundsätzlich mitentfernt werden sollten. Jeder bei der Operation festgestellte verdächtige Knoten in Pankreas, Magen, Leber, Duodenum, Darmwand oder LK muß entfernt und histologisch untersucht werden, da es sich um ein *ektopes extragastrointestinales Gastrinom* handeln kann[7a]. Es muß ferner bedacht werden, daß Gastrinome *multipel* auftreten können, v. a. beim MEN-1-Syndrom, und dort speziell im Pankreas, aber auch im Duodenum bei sporadischen Gastrinomen. Die *totale Gastrektomie* ist nur noch in bestimmten Situationen (palliative Tumorresektion, MEN-1-Syndrom) zu diskutieren[9]. Etwa

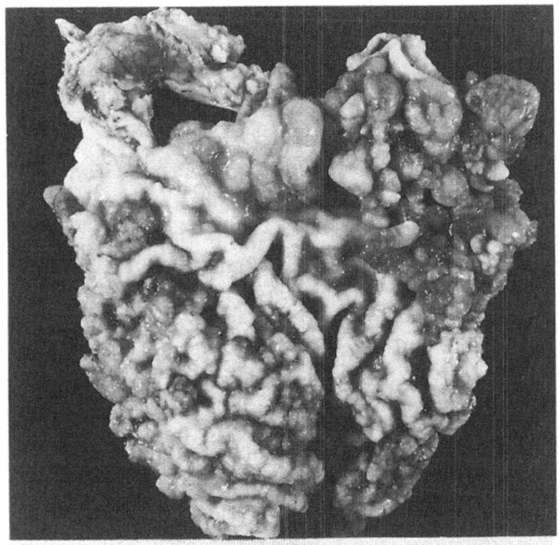

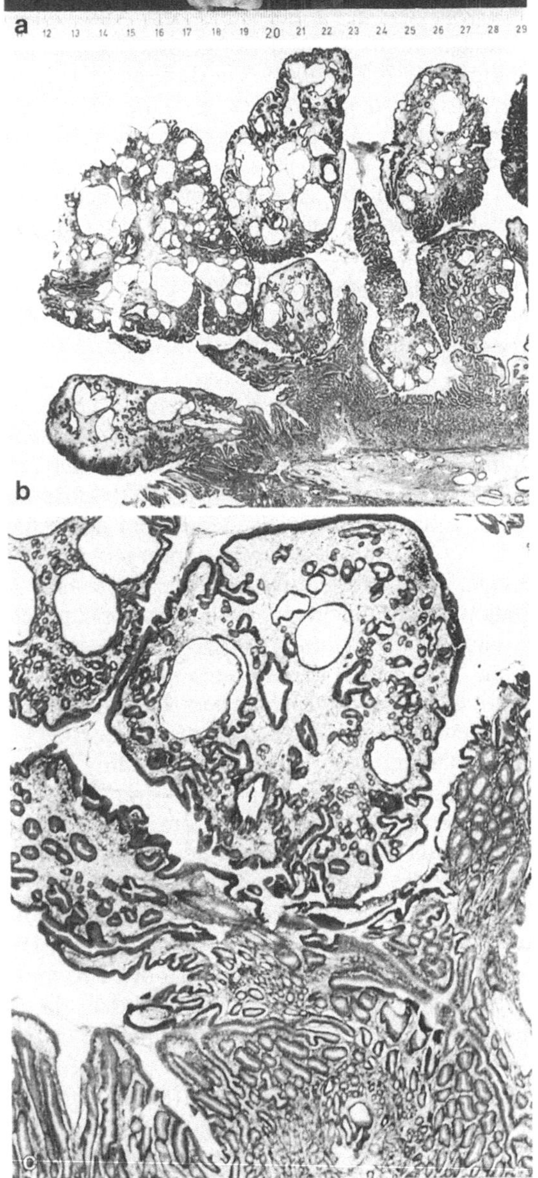

jeder 3. Patient hat bei der Diagnosestellung bereits *Metastasen,* v. a. in LK, Leber, Nebennieren und/oder Lungen[16, 30]. Obgleich die *Metastasierungsquote* bei Duodenaltumoren (55%) mehr als doppelt so hoch ist wie bei Pankreastumoren (25%)[30], ist die Zehnjahresüberlebenswahrscheinlichkeit bei ihnen mit ca. 90% deutlich höher als bei Pankreaskopf- (um 40%) und Pankreasschwanztumoren (um 20%)[16]. Neben der *Tumorlokalisation* sind die *Tumorgröße* (starke Abnahme der Überlebenswahrscheinlichkeit bei 1 cm Durchmesser und darüber) und das Vorkommen von *Metastasen* (40% Zehnjahresüberlebenswahrscheinlichkeit bei LK- und unter 20% bei Lebermetastasen gegenüber ca. 80% beim Fehlen von Metastasen) statistisch signifikante Prognosefaktoren[16]. Die *Fünf- bzw. Zehnjahresüberlebensrate* beträgt für *alle* Fälle 62–75 bzw. 47–53%[30]. Bei kurativer Resektion beträgt sie 90–100%, bei inkompletter Resektion bzw. bei Rezidiv und bei Inoperabilität liegt sie mit 50 bzw. 25% weit niedriger[30]. Bei *ZES im Rahmen eines MEN-1-Syndroms* ist die Prognose nicht schlechter als bei sporadischem ZES[30].

Als primärer Test für die Abgrenzung eines Ulcus duodeni als Folge einer H. pylori-Infektion oder eines ZE-Syndroms wird die Magenuntersuchung auf H. pylori empfohlen[3, 19]. Ein negatives Resultat erhöht die Wahrscheinlichkeit eines ZE-Syndroms von 10–20 auf 61–78%[34a].

Sonstige Formen der RFGP

- *Kombinierte foveoläre + glanduläre Hyperplasie*[3, 19]: Kombinationsfälle dieser Art sind selten und schwierig einzuordnen. Die pathophysiologischen Symptome einer Hypergastrinämie bzw. eines Eiweißverlustsyndroms können fehlen. Vielleicht handelt es sich um Sonderformen einer H. pylori-Gastritis[19].
- *Hyperplastisch-polypöse RFGP:* ▷ Magenschleimhautpolypen (▷ S. 288 ff. u. Abb. 3.53)
- *Neoplastische RFGP:*(▷ entsprechende Teilabschnitte (Magenlymphom ▷ S. 369, Magenkarzinom ▷ S. 331 etc.).

RFGP bei H. pylori-Gastritis[24a, 42a]

Vergrößerte Schleimhautfalten im Corpus ventriculi wurden im Rahmen eines Massenscreenings auf Magenkarzinom in 15% der Fälle angetroffen[42a]. Angesichts der hohen Prävalenz der H. pylori-In-

◀

Abb. 3.53. Riesenfaltengastropathie bei juveniler Polypose des Magens. **a** Makroskopisches Bild mit stark vergrößerten und vergrößerten Schleimhautfalten. **b** und **c** Mikroskopisches Bild mit Polypen, die stark erweiterte Foveolen enthalten. H.E. 35 ×

fektion in der Bevölkerung war ein Zusammenhang zwischen beiden Befunden zu vermuten. Tatsächlich konnte gezeigt werden, daß bei *starker Faltenverbreiterung* (> 1 cm ∅) eine *dichtere Schleimhautinfiltration* mit neutrophilen Granulozyten und mononukleären Zellen vorlag als bei *mäßiger Verbreiterung (0,6–1 cm ∅)*. In der 1. Gruppe war die granulozytäre Infiltration im Korpus signifikant stärker als im Antrum. In beiden Gruppen *bildete sich* die entzündliche Infiltration *nach erfolgreicher Eradikationstherapie* fast vollständig oder *vollständig zurück*, und die *Faltenbreite nahm erheblich ab*[42a]. Auch von der Arbeitsgruppe um Stolte wurde eine deutliche Befundänderung nach erfolgreicher Eradikationstherapie von H. pylori beschrieben.[35a, 36] Damit stellt die RFGP bei H. pylori-Infektion eine wegen ihrer großen Häufigkeit *wichtige Differentialdiagnose* gegenüber den anderen Formen der RFGP dar[24a, 42a].

Der Besserung des histologischen Bildes nach erfolgreicher Eradikationstherapie ging ein *signifikanter Anstieg der basalen und maximalen Säureabgabe* und ein (vermutlich hierdurch sowie durch das Abklingen der Entzündung bedingtes) *Absinken der Serumgastrinkonzentration* parallel.[42a]

Diese Befunde werfen zusätzlich die Frage auf, ob die schwere Korpusgastritis zur *Korpusdrüsenatrophie führen und ob die anhaltende Hemmung der Säuresekretion über eine vermehrte Bildung von N-Nitroso-Verbindungen die Karzinogenese begünstigen* kann.

Literatur

1.–6. Weiterführende Literatur (▷ S. 154)

7. Antonioli DA (1994) Precursors of gastric carcinoma: A critical review with a brief description of early (curable) gastric cancer. Hum Pathol 25:994–1005
8. Bayerdörffer E, Ritter MM, Hatz R et al. (1993) Ménétrier's disease and Helicobacter pylori. New Engl J Med 329:60
9. Brennan MF, Sloan AP, Friesen SR et al. (1986) Is total gastrectomy still acceptable in the treatment of the Zollinger-Ellison syndrome? Langenbecks Arch Chir 367:215–221
10. Chagnon J-P, Barge J, Hénin D, Blanc D (1985) Maladie de Recklinghausen à localisations digestives associée à une hypersécrétion gastrique acide évoquant un syndrome de Zollinger-Ellison. Gastroenterol Clin Biol 9:65–69
11. Chiang H-CV, O'Dorisio TM, Huang SC et al. (1990) Multiple hormone elevations in Zollinger-Ellison syndrome. Prospectivy study of clinical significance and of the development of a second symptomatic pancreatic endocrine tumor syndrome. Gastroenterology 99:1565–1575
12. Cooper BT, Chadwick VS (1981) Ménétrier's disease. In: Baron JH, Moddy FG (eds) Gastroenterology 1, Foregut, Butterworths, London Boston Sydney, pp 141–191
13. Crampton JR, Hunter JO, Neale G, Wight DGD (1989) Chronic lymphocytic gastritis and protein losing gastropathy. Gut 30 Suppl:71–64
14. D'Adda T, Corleto V, Pilato FP, et al. (1990) Quantitative ultrastructure of endocrine cells of oxyntic mucosa in Zollinger-Ellison syndrome. Correspondence with light microscopic findings. Gastroenterology 99:17–26
15. De Vita VT Jr, Hellman S, Rosenberg SA (eds) (1993) Cancer. Principles and practice of oncology. 4th edn. Lippincott, Philadelphia
16. Farley DR, van Heerden JA, Grant CS et al. (1992) The Zollinger-Ellison syndrome. A collective surgical experience. Ann Surg 215:561–569
17. Floret D, Renand H, Hage G et al. (1978) Gastrite avec hypoprotéinémie chez l'enfant. Rapport avec la maladie de Ménétrier et la maladie des inclusions cytomégaliques. Arch Fr Pediatr 35:82–89
18. Günther E, Heyser K, Ulrich B, Nier H (1975) Gastropathia hypertrophica gigantea (Morbus Ménétrier). Radiologe 15:360–363
19. Häntzschel U, Mehlhorn J, Voight H-U et al. (1990) Kombination von glandulärer und foveolärer Hyperplasie der Magenschleimhaut – eine seltene Mischform. Gastroenterol J 50:97–100
20. Hart Hansen O, Jensen KB, Larsen JK, Søltoft J (1977) Gastric mucosal cell proliferation and immunoglobulin-containing cells in Ménétrier's disease. Digestion 16:293–298
21. Helander HF, Rutgersson K, Helander KG et al. (1992) Stereologic investigations of human gastric mucosa. II. Oxyntic mucosa from patients with Zollinger-Ellison syndrome. Scand J Gastroenterol 27:875–883
22. Howard TJ, Zinner MJ, Stabile BE, Passaro E Jr (1990) Gastrinoma excision for cure. A prospective analysis. Ann Surg 211:9–14

22a. Johnson MI, Spark JI, Ambrose NS, Wyatt JI (1995) Early gastric cancer in a patient with Ménétrier's disease, lymphocytic gastritis and Helicobacter pylori. Eur J Gastroenterol Hepatol 7:187–190

23. Kitagawa M, Hayakawa T, Kondo T et al. (1989) Gastrinoma in a mesenteric lymph node. Am J Gastroenterol 84:660–662
24. Klein O, Colombel JF, Maunoury V et al. (1989) Familial Ménétrier's disease. Am J Gastroenterol 84:575–576

24a. Komorowski RA, Caya JG (1991) Hyperplastic gastropathy. Clinicopathologic correlation. Am J Surg Pathol 15:577–585

25. Lamberts R, Ramadori G (1994) Kommentar zur Arbeit von Takagi et al. (1992). Z Gastroenterol 32:33–35
26. Miller LS, Vinayek R, Frucht H et al. (1990) Reflux esophagitis in patients with Zollinger-Ellison syndrome. Gastroenterology 98:341–346
27. Mosnier JF, Fléjou JF, Amouyal G et al. (1991) Hypertrophic gastropathy with gastric adenocarcinoma: Ménétrier's disease and lymphocytic gastritis? Gut 32:1565–1567
28. Nitsche R, Siegel EG, Creutzfeldt W (1989) Langzeittherapie des Morbus Ménétrier mit Ranitidin. Z Gastroenterol 27:686–689
29. Norton JA, Doppman JL, Jensen RT (1992) Curative resection in Zollinger-Ellison syndrome. Results of a 10-year prospective study. Ann Surg 215:8–18
30. Norton JA, Levin B, Jensen RT (1992) Cancer of the endocrine system. In: DeVita VT, Hellman S, Rosenberg SA (eds) Cancer. Principles and practice of oncology, 4th edn, vol 2. Lippincott, Philadelphia, pp 1333–1435
31. Seifert E (1984) Riesenfalten des Magens. In: Demling L (Hrsg) Klinische Gastroenterologie, 2. Aufl, Thieme Stuttgart New York, Bd 1. S. 342–348
32. Sheperd JJ, Challis DR, Davies PF et al. (1993) Multiple endocrine neoplasm, type I. Gastrinomas, pancreatic neoplasm, microcarcinoids, the Zollinger-Ellison syndrome, lymph nodes, and hepatic metastases. Arch Surg 128:1133–1142
33. Simson JNL (1985) Hyperplastic gastropathy. Br Med J 291:198–199
34. Solcia E, Capella C, Fiocca R et al. (1990) Gastric argyrophil carcinoidosis in patients with Zollinger-Ellison syndrome due to type 1 multiple endocrine neoplasia. A newly recognized association. Am J Surg Pathol 14:503–513

34a. Sonnenberg A, Townsend WF (1991) Testing for Helicobacter pylori in the diagnosis of Zollinger-Ellison syndrome. Am J Gastroenterol 86:606–608

35. Stamp GWH, Palmer K, Misiewicz JJ (1985) Antral hypertrophic gastritis: a rare cause of iron deficiency. J Clin Pathol 38:390–392

35a. Stolte M, Bätz C, Eidt S (1993) Giant fold gastritis – a special form of Helicobacter pylori associated gastritis. Z Gastroenterol 31:289–293

36. Stolte M, Bätz Ch, Bayerdörffer E, Eidt S (1995) Helicobacter pylori eradication in the treatment and differential diagnosis of giant folds in the corpus and fundus of the stomach. Z Gastroenterol 33:198–201

37. Takagi H, Jhappan C, Sharp R, Merlino G (1992) Hypertrophic gastropathy resembling Ménétrier's disease in transgenic mice overexpressing transforming growth factor in the stomach. J Clin Invest 90:1161–1167

38. Tielemans Y, Håkanson R, Willems G (1994) Hyperplastic manifestations of enterochromaffin-like cells in the stomach of rats with congenital moderate hypergastrinemia. Scand J Gastroenterol 29:219–225

39. Vilardell F (1974) Chronic gastric disease and suction biopsy. I. Chronic gastritis. Giant hypertrophy of the gastric mucosa (Ménétrier's disease). In: Bockus HL (ed) Gastroenterology, 3 rd edn, vol 1. Saunders, Philadelphia London Toronto, pp 565–571

40. Wolfe MM, Jain DK, Edgerton JR (1985) Zollinger-Ellison syndrome associated with persistenly normal fasting serum gastrin concentrations. Ann Int Med 103:215–217

41. Wolfsen HC, Carpenter HA, Talley NJ (1993) Ménétrier's disease: a form of hypertrophic gastropathy or gastritis? Gastroenterology 104:1310–1319

42. Yanda RJ, Ostroff JW, Ashbaugh CD et al. (1989) Zollinger-Ellison syndrome in a patient with normal screening gastrin level. Dig Dis Sci 34:1929–1932

42a. Yasunaga Y, Shinomura Y, Kanayama S et al. (1994) Improved fold width and increased acid secretion after eradication of the organism in Helicobacter pylori associated enlarged fold gastritis. Gut 35:1571–1574

43. Zenkl B, Zieger MM (1988) Ménétrier disease in a child of 18 months: diagnosis by ultrasonography. Eur J Pediatr 147:330–331

Magenschleimhautpolypen

Definition des Begriffes Polyp. Als *Polyp* wird *jede Erhebung über ein Schleimhautniveau* bezeichnet, ohne Rücksicht auf den zugrundeliegenden Prozeß. Es kann sich um hyperplastische oder neoplastische, um epitheliale oder mesenchymale Veränderungen, um Läsionen der Schleimhaut oder – soweit hierdurch die Oberfläche vorgebuckelt wird – der tieferen Magenwandschichten handeln. *Magenpolyp ist daher stets nur eine makroskopische Diagnose, die unbedingt der mikroskopischen Präzisierung bedarf.*

Die Abhandlung der Magenpolypen in einem *gemeinsamen Kapitel* hat *rein praktische Gründe,* da sie zugleich die *endoskopische Differentialdiagnose* berücksichtigt. Sie ist dennoch unvollständig: Die *mesenchymalen Tumoren,* die gleichfalls die Schleimhautoberfläche vorwölben können, sind an anderer Stelle geschlossen dargestellt, ebenso die *neuroendokrinen Tumoren* und die *malignen epithelialen Magentumoren* (Karzinom, Metastasen). Auch sie müssen selbstverständlich in die gastroskopische Differentialdiagnose einbezogen werden.

Epidemiologie[3, 38, 46]. Die Häufigkeit von Magenpolypen, ohne Rücksicht auf deren Morphologie, beträgt in *Sektionsstatistiken* 0,1-0,71 (0,4)%, in *Röntgenstatistiken* 0-0,47 (0,3)% und – wenn man das Ergebnis eines Massenscreenings in Japan zugrunde legt – in der Durchschnittsbevölkerung 0,23%. Bei gastroskopierten Patienten, also beim Vorliegen einer auf den Magen hinweisenden klinischen Symptomatik, liegt die Prävalenz bei 3–9%, gewöhnlich bei 3–5%.

Bei bestimmten *Grundkrankheiten* liegt die Prävalenz weit höher: 6% bei der chronischen atrophischen Gastritis, 4–20% in Magenstümpfen nach vorausgegangener Resektion (abhängig vom Intervall zur Operation), 22–37% bei perniziöser Anämie und über 40% in Resektionsmägen mit Karzinom[3].

Die *Alters-* und *Geschlechtsverteilung* ist bei den einzelnen Polypenformen verschieden.

Klassifikation. Man teilt die Polypen in 2 Hauptformen ein:

- *neoplastische* Polypen,
- *nichtneoplastische* Polypen.

Diese Einteilung schließt jedoch nicht aus, daß sich auf dem Boden bestimmter nichtneoplastischer Polypen in Ausnahmefällen Karzinome entwickeln können.

Tabelle 3.14 gibt eine Übersicht der Magenpolypen[38]. Frühere, mit dieser Einteilung weitgehend oder teilweise identische bzw. nichtidentische Klassifikationen stammen in chronologischer Reihenfolge von Goldman u. Appelman[14], Elster[11], Kozuka et al.[31], Ming[37], Koch et al. [28], Nakamura u. Nakano[41] und Snover[55]. Ming[38] stellt diese Klassifikationen in einer Tabelle einander gegenüber, die es erlaubt, die verschiedenen Nomenklaturen ineinander zu übersetzen (Tabelle 3.15).

In den Tabellen 3.16 und 3.17 sind die Häufigkeitsverteilungen sowie die wichtigsten Eigenschaften der häufigsten Formen der Magenpolypen zusammengefaßt[57]. In diesen Tabellen sind nicht erfaßt: die MALT-Lymphome, die mesenchymalen Tumoren, hyperplastische Lymphfollikel bei der H. pylori-Gastritis sowie die fokale foveoläre Hyperplasie, die nach Ansicht der Autoren nicht mehr den Magenpolypen hinzugerechnet werden sollte.

Tabelle 3.14. Vergleich der Klassifikationen hyperplastischer und adenomatöser Magenpolypen. (Nach Ming[37])

Autoren	Nichtneoplastischer Polyp			Neoplastischer Polyp		
Ming[36]	— Hyperplastischer (Regenerations-)Polyp —			Adenom		
	Polypoide foveoläre Hyperplasie	— Hyperplastischer Polyp —		Adenomatöse Läsion in einem hyperplastischen Polypen	Flaches Adenom	Papilläres (villöses) Adenom
Elster[11]	Fokale foveoläre Hyperplasie	Hyperplasiogener Polyp	Hochdifferenziertes Adenom		„Borderline lesion", „protruded type"	Mäßig differenziertes Adenom
Koch et al.[27a]	Polypoide foveoläre Hyperplasie	Hyperplastischer Polyp	Hyperplastisch-adenomatöser Polyp	Adenomatöser villöser Polyp		Villöser Polyp
Snover[54]	Foveoläre Hyperplasie	— Hyperplastischer Polyp —		Gemischt adenomatöser-hyperplastischer Polyp		Adenomatöser, villoglandulärer, villöser Polyp
Nakamura Typ-IV-Polyp u. Nakano[41]	Typ-II-Polyp	—— Typ-I-Polyp ——				Typ-III-Polyp
Kozuka et al.[30]	—— Hyperplastischer Polyp (Magentyp) ——			Hyperplastischer Polyp mit Adenom	Adenomatöser (metaplastischer) Polyp	
Goldman u. Appelman[14]	—— Polyp ohne atypische Hyperplasie ——			—— Polyp mit atypischer Hyperplasie ——		

Tabelle 3.15. Histologische Klassifikation der epithelialen Magenpolypen. (Nach Ming[37])

Neoplastische Polypen	Benigne (Adenome)	Tubuläres (flaches) Adenom Villöses (papilläres) Adenom Tubulovillöses Adenom
	Maligne	Primär polypoides Karzinom Primär polypoides Karzinoid Sekundäre Tumoren (Metastasen)
Nichtneoplastische Polypen	Hyperplastischer Polyp	Polypoide (fokale) foveoläre Hyperplasie Hyperplastischer (Regenerations-)Polyp Hyperplastischer Polyp mit dysplastischen (adenomatösen) Veränderungen
	Hamartomatöser Polyp	Peutz-Jeghers-Polyp Juveniler Polyp Fundusdrüsenpolyp (Mukosazysten) Foveolärer Polyp
	Entzündlicher Polyp	Entzündlicher (Retentions-)Polyp Polyp beim Cronkhite-Canada-Syndrom
	Heterotoper Polyp	Ektopes Pankreasgewebe Ektope Hyperplasie der Brunnerdrüsen Adenoleiomyom

Tabelle 3.16. Häufigkeitsverteilung der Magenpolypen bei 4852 Patienten, mit und ohne Einschluß der Drüsenkörperzysten [57]

Polypentyp	n (total)	Anteil [%]	Anteil ohne Drüsenkörperzyten [%]
Tumorähnliche Veränderungen			
Gesamt	3928	81,0	64,0
Drüsenkörperzysten	2281	47,0	–
Hyperplasiogene Polypen	1373	28,3	53,4
Entzündliche fibroide Polypen	151	3,1	5,9
Heterotopie Brunnerscher Drüsen	58	1,2	2,3
Heterotopes Pankreasgewebe	41	0,8	1,6
Peutz-Jeghers-Polypen	16	0,3	0,6
Cronkhite-Canada-Polypen	1	0,1	0,1
Juvenile Polypen	7	0,1	0,3
Neoplasien			
Gesamt	924	19,0	36,0
1. Epithelial	495	10,2	19,3
– *Benigne*	495	10,2	19,3
Tubuläre Adenome	438	9,0	19,3
Tubulopapilläre Adenome	48	1,0	1,9
Papilläre Adenome	5	0,1	0,2
Pylorusdrüsenadenome	4	0,1	0,2
– *Maligne*			
Adenokarzinome	348	7,2	13,5
2. Endokrin			
Karzinoidtumoren	81	1,7	3,2

Tabelle 3.17. Wichtige Eigenschaften häufiger Polypentypen im Magen. (Mod. nach [57])

Polypentyp	Altersdurchschnitt	Mittlere Größe [mm]	M:F	Hauptlokalisation [%]	Multipel/Polypose [%]
Drüsenkörperzysten	57	4	1,9:1	Nur Korpus/Fundus	13,7/48,9
Hyperplastische Polypen	72	11	2,4:1	Kardia/Fundus/Korpus (56%)	26,0/8,0
Entzündliche fibroide Polypen	64	10	1,7:1	Antrum/Pylorus (81%)	10,0/0,4
Heterotopie der Brunner-Drüsen	60	7		Antrum (81%)	
Tubuläre Adenome	70	8	1:1	Kardia/Fundus/Korpus (55%)	14,4/–
Tubulopapilläre Adenome	70	16	1:1	Kardia/Korpus/Fundus (63%)	–/–
Adenokarzinome	69	17	0,9:1	Kardia/Fundus/Korpus (54%)	13,2/–
Karzinoid	64	8	2,2:1	Kardia/Korpus/Fundus (96%)	21,0/30,0

Adenome

Definition. Nach der WHO-Klassifikation von 1990 ist ein Magenschleimhautadenom ein umschriebener benigner Tumor, der aus tubulären und/oder villösen Strukturen mit einer Auskleidung durch dysplastisches Epithel besteht.

Adenome sind *weitaus seltener als alle nichtneoplastischen Polypen zusammen* und haben die *relativ höchste Quote einer malignen Entartung.*

Tubuläres Adenom

Dieser Typ ist der häufigste Adenomtyp im Magen. In Anlehnung an die Formen des Magenfrühkarzinoms kann man folgende Subtypen unterscheiden [3]:

- Is-ähnlicher Typ (9,4%): vorgewölbte, breitbasige (s:sessile) Form,
- Ip-ähnlicher Typ (0,9%): vorgewölbte, gestielte (p:pedunculated) Form,
- IIa-ähnlicher Typ (68,1%): *damit weitaus häufigste Form):* oberflächliche erhabene Form,
- IIb-ähnlicher Typ (13,6%): flache Form, im Niveau der benachbarten Mukosa gelegen (Abb. 3.54 u. 3.55c u. d,

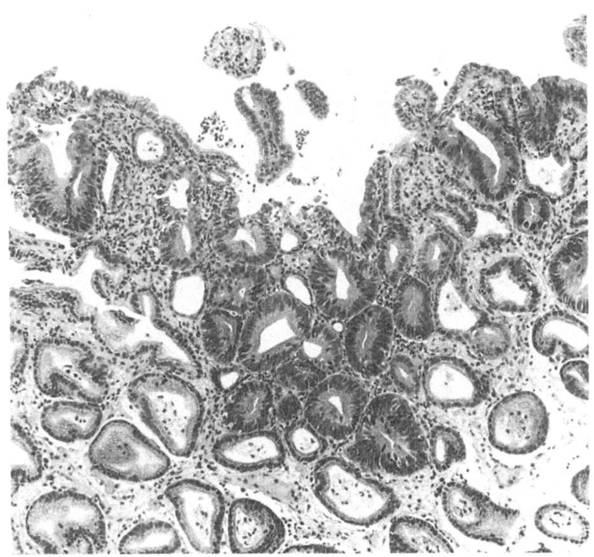

Abb. 3.54. Flaches tubuläres Adenom der Antrumschleimhaut bei familiärer Adenomatosis coli. Das Adenom entspricht dem selteneren Typ IIb/IIc (flach, teilweise oberflächlich eingesenkt). H.E. 56 ×

- IIc-ähnlicher Typ (5,2%): oberflächliche eingesenkte Form.

Die Auflistung der Subtypen zeigt, daß die von der WHO gewählte Bezeichnung *tubuläres Adenom* – hergeleitet vom führenden histologischen Kennzeichen – den Sachverhalt besser trifft als die ursprüngliche, von Ming[37] stammende Bezeichnung *flaches Adenom.* Sie ersetzt zugleich ältere Bezeichnungen wie den im deutschen Sprachraum weit verbreiteten Begriff der *borderline lesion*[11] (▷ Tabelle 3.14).

Mikroskopisch ist das tubuläre Adenom nach der WHO-Klassifikation als ein Adenom charakterisiert, das aus Tubuli besteht, die von Lamina propria umgeben werden. Die Zellen besitzen *längliche hyperchromatische Kerne* und ein *dunkles basophiles Zytoplasma*[38, 41]. Eine Polymorphie oder erhöhte Mitosefrequenz fehlen jedoch. Die Kerne können *mehrreihig angeordnet* sein, manchmal finden sich eingelagerte *Becherzellen* oder *Panethzellen,* auch Zellen mit einem *Bürstensaum* können vorkommen[41]. Die in der Tiefe gelegenen Drüsen sind zytologisch unauffällig, können aber einzelne Zysten aufweisen. Alle 7 tubulären Adenome einer japanischen Serie enthielten in den tieferen Abschnitten der Adenomdrüsen serotoninhaltige Zellen[21].

Für viele tubuläre Adenome, v. a. für den Subtyp IIa, ist charakteristisch, daß die Adenomtubuli nur das obere Drittel bis die obere Hälfte der Mukosadicke einnehmen. Dadurch kommt ein *Zweischichten-Bild* zustande mit einer adenomatösen Innenzone (zur Schleimhautoberfläche hin) und einer unauffälligen Außenzone (zur Submukosa hin). Das Adenom kann aber auch die *ganze* Schleimhautdikke einnehmen.

Nach morphometrischen Untersuchungen ist bei den IIc-Adenomen sowohl die Länge der Adenomdrüsen halb so groß wie bei den IIa-Typen als auch die Dicke der Schleimhaut unterhalb des Adenoms stark verringert (0,18 vs. 1,07 mm)[22].

Die tubulären Adenome liegen vor allem in der *Antrum-Pylorus-Region,* kommen meist *solitär* vor und sind gewöhnlich *breitbasig*[41]. Knapp 50% sind bis 1 cm groß, 86% haben einen Durchmesser von maximal 2 cm[41].

Eine herdförmige *maligne Umwandlung* findet sich in etwa 6–18% dieses Adenomtyps. Bei Verlaufskontrolle über 1/2-12 Jahre entwickelte sich in ca. 10% der Adenome ein Karzinom[26]. Eine Mutation des p53-Gens findet sich nur in Karzinomen, nicht in reinen Adenomen[58]. *p53-Punktmutationen* spielen in der gastralen *Adenom-Karzinom-Sequenz* im Unterschied zu den Verhältnissen im Kolon offenbar keine bedeutende Rolle. *Ki-ras-Genmutationen* wurden bei 19 Frühkarzinomen auf dem Boden von Adenomen überhaupt nicht angetroffen[51b]. Eine Überexpression von p53 findet sich jedoch v. a. bei Adenomen mit späterer maligner Transformation. Auch ein erhöhter PCNA-Index weist in die gleiche Richtung[28]. Es wurde vermutet, daß das tubuläre Adenom die Vorstufe des villösen Adenoms sei. Dies hat sich in Verlaufsuntersuchungen nicht bestätigt[38, 41].

Villöses (papilläres) Adenom

Das villöse Adenom ist *breitbasig* oder *gestielt,* besitzt eine *weiche Konsistenz* und eine *baumähnlich verzweigte Oberfläche.* Die Papillen werden von einem häufig *mehrreihigen Zylinderepithel* mit länglichen Kernen bedeckt. Im Gegensatz zum tubulären Adenom findet man eine *Polymorphie* und *Mitosen.* (Abb. 3.64). Auch bei diesem Adenomtyp können wiederum *Becherzellen* und *Paneth-Zellen* vorkommen. Die Umgebung zeigt oft eine *intestinale Metaplasie.*

Villöse Adenome bevorzugen ebenfalls das *Antrum.* Ihr *Durchmesser* liegt im Durchschnitt deutlich über dem der tubulären Adenome (4 cm mit Maximalwerten bis zu 15 cm).

Karzinomherde werden in 33–75% gefunden[38, 41].

Tubulo-villöses Adenom

Ebenso wie beim kolorektalen Adenom dieses Typs sieht man *nebeneinander tubuläre und villöse Strukturen,* wobei nach der WHO-Klassifikation jede Komponente wenigstens 20% des Tumors stellen soll.

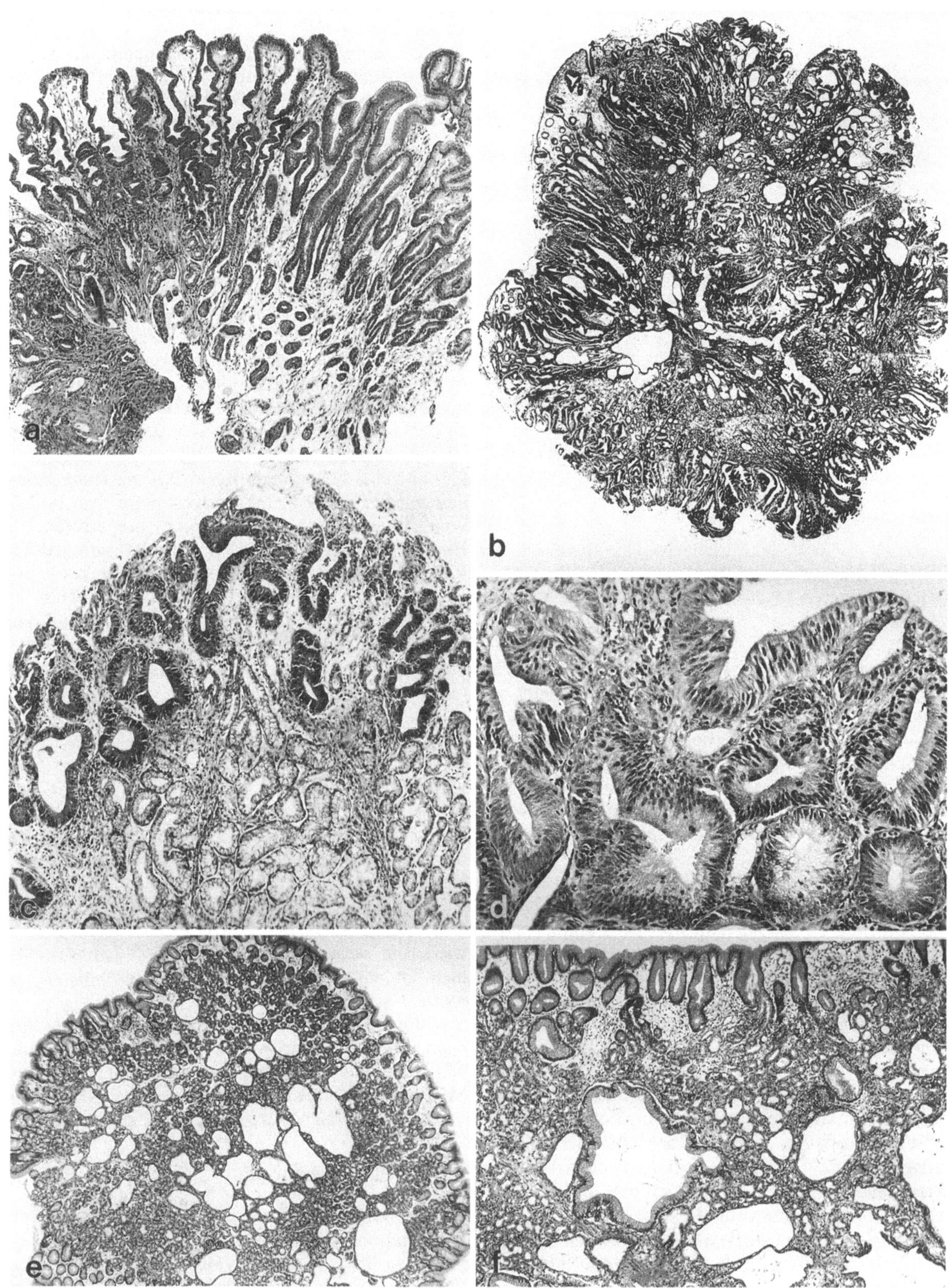

Abb. 3.55. Epitheliale Polypen und Drüsenkörperzysten der Magenschleimhaut **a** Foveoläre Hyperplasie mit stark verlängerten, geschlängelten und verstärkt basophilen Foveolen. H.E. 56 ×. **b** Hyperplasiogener Polyp mit foveolären Zystenbildungen. H.E. ca. 15 ×. **c** und **d** Tubuläres Adenom. Makroskopisch breitbasiger Polyp. Atypische Proliferation der Drüsenhalszellen. H.E. **c** 56, **d** 140 ×. **e** und **f** Drüsenkörperzysten der Korpusmukosa. e 27 ×, f 68 ×

Hyperplastischer Polyp

Definition. Die WHO-Klassifikation von 1990 kennzeichnet den hyperplastischen Polypen als *„einen benignen breitbasigen oder gestielten Polypen,* der aus *irregulären hyperplastischen Drüsen* aufgebaut ist und dessen Epithel meist dem *foveolären* (oberflächlichen gastralen) Typ entspricht, jedoch können auch *Pylorus-Antrum-Drüsen, Hauptzellen und Belegzellen* vorkommen. *Nach Erosion* kommen häufig *regeneratorische Epithelatypien* (unreifes Regenerationsepithel) und *atypische reaktive Stromazellen"* vor.

Es handelt sich also um
- einen *nichtneoplastischen* Polypen, der
- *Epithel- und Stromaatypien* als Regenerationszeichen aufweisen kann.

Die Definition nimmt ferner indirekt Bezug auf die folgenden *Subtypen:*
- die *fokale (polypoide) foveoläre Hyperplasie* (Abb. 3.55a), d. h. die Proliferation der *oberflächlichen* Schleimhautanteile: Sie findet sich am häufigsten als Folgezustand einer abgeheilten Erosion und im Anastomosenbereich von Resektionsmägen und ist die häufigste Form der Magenpolypen überhaupt. Die Polypen sind klein, ihr Durchmesser überschreitet nur gelegentlich 1-1,5 cm, die Oberfläche ist glatt. *Diese Läsion sollte nach Stolte*[56, 57, 58a] *nicht mehr zu den Magenpolypen gerechnet werden* (▷ unten). Im Gegensatz zum klassischen hyperplastischen Polypen liegen die Veränderungen im Antrum (HPG-Polypen im Korpus), zeigen ein höheres Zylinderepithel und keine Übergänge zum HPG-Polypen[56, 57].
- den von Elster[11] als *hyperplasiogenen Polypen* bezeichneten *hyperplastischen Polypentyp* (Abb. 3.55b). Diese Polypen können größer sein (bis zu 17 cm Durchmesser)[44], die größeren Varianten können auch eine papilläre Oberfläche besitzen. Sie sind meist *breitbasig,* können aber auch *gestielt* sein. Sie können auch *multipel* auftreten, bei mehr als 50 Polypen spricht man von einer *hyperplastischen Polypose* (selten). Die Polypen kommen im gesamten Magen vor und bevorzugen im Korpus die Kuppen der Schleimhautfalten. Die hyperplastischen *Foveolen* sind ungleichmäßig *zystisch* erweitert, sie können durch unauffällige Oberflächenepithelien, durch hohes Zylinderepithel mit reichlich Zytoplasma (bisweilen auch durch Zellen mit eosinophilem Zytoplasma und hyperchromatischen Kernen mit Nukleolen) ausgekleidet sein. Soweit in der Tiefe Drüsen vorkommen, sind sie fast stets vom *Pylorustyp,* auch im Korpus, hier offenbar als Ausdruck einer pseudopylorischen Metaplasie. Wenn sehr viele Drüsen vorkommen, hat man auch von einem *hyperplastisch-adenomatösen Polypen* gesprochen, da er oberflächlich an ein Adenom erinnert. Die Bezeichnung ist unglücklich, da der Drüsenreichtum offenbar Ausdruck der Hyperplasie und nicht einer autonomen neoplastischen Drüsenproliferation ist. Ferner sieht man oft *glatte Muskelfasern,* die aus der L. muscularis mucosae in die tiefen Polypenanteile einstrahlen. Im Unterschied zur fokalen foveolären Hyperplasie ist das foveoläre Epithel signifikant höher (37,7 vs. 24,3 μm). Der Befund ist in der histologischen Differentialdiagnose zwischen der fokalen foveolären Hyperplasie und oberflächlichen Zangenbioptaten aus hyperplastischen Polypen verwertbar[7a, 58].
Immunhistochemisch (PCNA, BrdU) ist die Generationszone deutlich verbreitert, und auch im Bereich von Erosionen zeigen sowohl das Epithel als auch das Stroma verstärkte Proliferationszeichen[38a].

Die WHO-Klassifikation nennt diese Subtypen nicht ausdrücklich beim Namen, sie kennt nur den Sammelbegriff des *hyperplastischen Polypen.*

Allen Formen des hyperplastischen Polypen ist gemeinsam:
- Im Stroma sieht man gewöhnlich *entzündliche Infiltrate* einschl. reaktiver Keimzentren, sowie ein *Ödem,* jedoch in ganz unterschiedlichem Umfang. Oft ist der Polyp im Zentrum an der Oberfläche erodiert, er zeigt dann auch eine *Gefäßvermehrung und -erweiterung.*
- *Zytologische* Atypien können vorkommen. *Dysplastische* (*nach der WHO-Klassifikation* zytologische und strukturelle) Veränderungen gehören hingegen nicht zum gewöhnlichen Bild des hyperplastischen Polypen.

Eine *maligne Transformation* hyperplastischer Polypen ist *selten.* Sie soll sich in der Größenordnung von 1–2% bewegen[38, 43a, 47]. Wichtiger ist, daß der hyperplastische Polyp eine *Indikatorveränderung* für das Vorliegen eines Karzinoms an anderer Stelle des Magens darstellt (5-22%)[11, 38]. Hyperplastische, speziell sog. hyperplasiogene Polypen sollten daher in toto entfernt und histologisch untersucht werden, und der übrige Magen bedarf weiterer endoskopischer Kontrolle.

Hamartomatöse Polypen

Hamartome sind tumorähnliche Veränderungen, die zwar ortsübliches, aber fehlerhaft angeordnetes Gewebe enthalten.

Peutz-Jeghers-Polyp. Beim Peutz-Jeghers-Syndrom *(gastrointestinale Polypen + mukokutane Pigmentierung)* liegen die Polypen meist im Dünndarm, können aber auch im Magen vorkommen ($^1/_4$–$^1/_2$ der Fälle). Das Syndrom manifestiert sich in einer *frühen Lebensphase,* meist in den ersten 3 Dezennien. Die Polypen sind *meist kleiner als 1 cm ∅.* Sie zeigen eine *Foveolen- und Drüsenproliferation* sowie als herausragendes diagnostisches Kriterium *prominente Bündel aus glatten Muskelfasern,* die sich verzweigen und oft bis unter die Polypenoberfläche reichen. Entzündungszeichen fehlen. Die Diagnose eines Peutz-Jeghers-Polypen setzt eine mukokutane Pigmentierung *nicht* voraus, da beide Symptome isoliert vorkommen können. Das Risiko einer *malignen Entartung* wurde früher sicher überschätzt[38]. Es wird neuerdings mit < 1–3% angegeben[45]. Bei Polypen unter 3 cm ∅ ist es gering[60]. Die *gastroduodenale Invagination* ist eine seltene Komplikation[64]. Karzinome können sich schon im frühen Erwachsenenalter entwickeln. Ausnahmsweise kann ein Peutz-Jeghers-Polyp solitär ohne familiäre Polypose und ohne mukokutane Pigmentierung vorkommen[16, 33].

Juveniler Polyp. Der Magen ist von dieser hauptsächlich im Kolorektum anzutreffenden Polypenform bei 2 Syndromen beteiligt: bei der *juvenilen gastrointestinalen Polypose* (Magen, gesamter Darmtrakt) und bei der *familiären juvenilen Magenpolypose* (nur Magen)[38]. Juvenile Polypen können aber auch *solitär* im Magen vorkommen[36].

Kausalgenetisch werden juvenile Polypen teils als *Hamartome* (mit kolonähnlicher Differenzierung), teils als *entzündlich-hyperplastische* Polypen gedeutet. Ming[38] weist darauf hin, daß das Fehlen entzündlicher Veränderungen in frühen Stadien der Polypenbildung und das Vorkommen der juvenilen Polypose im Kindesalter eher für die erste Annahme sprechen.

Mikroskopisch besteht der juvenile Polyp aus 2 Komponenten:
- aus *reichlich vorhandenem* lockerem ödematösem Stroma der *L. propria* und
- aus hyperplastischen, teilweise zystisch erweiterten *Foveolen,* deren Epithel später atrophieren kann.

Daraus ergibt sich eine gewisse *Ähnlichkeit mit hyperplastischen Polypen,* jedoch ist das im Übermaß vorhandene und ödematöse Stroma ein wichtiges Merkmal zugunsten des juvenilen Polypen. Bei schweren, manchmal mit Erosion und Granulationsgewebsbildung einhergehenden *entzündlichen Veränderungen*[58b] ist die Abgrenzung von entzündlichen Polypen schwierig.

Dysplastische Veränderungen sind selten. Das Risiko einer *malignen Entartung* ist außerordentlich gering. Dies gilt zumindest für die solitären juvenilen Polypen. Bei generalisierter juveniler gastrointestinaler Polypose liegt hingegen wahrscheinlich ein höheres Entartungsrisiko vor[64]. Zumindest scheint in solchen Familien die Inzidenz eines Magenkarzinoms (auch außerhalb der Polypen) erhöht zu sein.

Solitäres polypoides Hamartom der Korpusmukosa des Magens. Submuköse Proliferation von Hauptdrüsen und (in geringerer Zahl) Drüsen vom Antrum-Pylorus-Typ mit myofibrillärem Stroma bei einem 66 j. Mann[7b].

Fundusdrüsenpolyp (Drüsenkörperzysten)

Synonyme: Fundushamartom, Fundusdrüsenhamartom, zystisches Hamartom, Mukosazysten, Elster-Polyp[3, 57].

Diese Veränderung stellt *im weitesten Sinne* eine epitheliale *Polypenform* dar, also eine Erhebung über das Schleimhautniveau, jedoch liegt ihr *kein Proliferationsprozeß* zugrunde[12]. Wahrscheinlich beruht die zystische Erweiterung der Drüsen auf *funktionell-sekretorischen Störungen der (vermehrt stimulierten?) Korpusmukosa,* zumal die Größe der DKZ unter Pentagastringabe zunehmen kann[18]. DKZ werden auch nach *Omeprazoltherapie* beschrieben, jedoch ist ein kausaler Zusammenhang eher unwahrscheinlich[58]. Die bei der Grimelius-Silberfärbung nachweisbaren endokrin aktiven Zellen der Antrummukosa sind zwar nicht vermehrt, jedoch spricht dieser Befund ohne gleichzeitige Bestimmung des Gastrinspiegels im Serum nicht gegen eine funktionelle Überstimulation der Korpusmukosa[18]. Es bestehen keine Beziehungen zu entzündlichen Schleimhautveränderungen, die DKZ können sich vollständig zurückbilden. Als nichtproliferative Veränderung sind sie absolut *harmlos.*

DKZ sind überzufällig gehäuft mit epithelialen kolorektalen Tumoren, v. a. Adenomen, assoziiert (in etwa $^1/_3$–$^2/_3$ der Patienten), so daß eine Koloskopie empfohlen wird[57].

Makroskopisch handelt es sich um multiple kleine, die Magenschleimhaut vorbuckelnde glasige Polypen. *Mikroskopisch* (Abb. 3.55e u. f) findet sich nichts außer einer Erweiterung der Hauptdrüsen bzw. Foveolen, die von regelrechtem, allenfalls abgeflachtem Epithel ausgekleidet werden[18]. Die meisten DKZ sind keine echten Zysten, sondern erweiterte Foveolen oder Drüsenschläuche[18]. Sie liegen vor allem im oberen Anteil des Drüsenkörpers und sind hier auch am größten. 77% der Zysten zeigen einen schwach H.E.- und PAS-positiven Inhalt (Mukosubstanzen der Oberflächenepithelien oder Nebenzellen?)[18]. Vielleicht erklärt sich die Entstehung der DKZ somit durch einen Sekretstau im Foveolen- oder Drüsenhalsbereich[18]. Selten ist die Wand papillär gefaltet (Variante der DKZ? Kleine papilläre Kystome?)[18].

DKZ der Korpusschleimhaut sind *sehr häufig* (13,0–31,3% aller nichtmesenchymalen Magenpolypen[47]). Sie bevorzugen das *höhere Lebensalter* (mittl. Alter 57,1 Jahre) und sind bei *Frauen* etwa doppelt so häufig wie bei Männern[10].

Sonstige Zystenbildungen der Magenschleimhaut

- *Mukosazysten der Antrumschleimhaut* (meist im Anastomosenbereich von Resektionsmägen): Anastomosenzysten sind ein häufiger Befund. Ihre Entstehungsweise ist unbekannt. Auch sie sind völlig harmlos.
- *Antrale Mukosazysten mit Ausdehnung auf die Submukosa:* In Resektionsmägen finden sich häufig (9 von 41 Fällen[50]) bei Serienschnittuntersuchung auch Zysten in der *Submukosa.* Sie entstehen offenbar dadurch, daß Pylorusdrüsen durch Muskellücken der L. muscularis mucosae in die Submukosa verlagert werden. Diese Zysten sind stets von M. mucosae umgeben, im strengen Sinne handelt es sich also nicht um Submukosa-, sondern um Mukosazysten mit submuköser Ausbreitung[50]. Damit entspricht das Bild der sog. *Gastritis glandularis et cystica profunda* bei Rhesusaffen[53] bzw. der *diffuse heterotopic cystic malformation of stomach* oder der *diffuse submucosal cysts* beim Menschen[19]. In der WHO-Klassifikation sind diese Zysten eine Variante der *Magendrüsenheterotopie.* Die andere Variante sind kompakte Pylorusdrüsenproliferate in der Submukosa (sog. *Heterotopie der Brunner-Drüsen).* Die Verbindung zur Oberfläche geht auch daraus hervor, daß sich das atypische Epithel erhabener oberflächlicher Schleimhautläsionen von der Oberfläche her auf die Zystenwände ausbreiten kann[51].
- *Disseminierte Erweiterung der Magendrüsen nach Magenresektion:* Nicht nur die Antrum-Pylorus-Drüsen der Anastomosenregion, sondern auch die Drüsen des Restmagens sind nach *mikrometrischen* Untersuchungen von Nässberger u. Rubio[42] in Billroth-I- und -II-Mägen insgesamt erweitert. Die zystische Erweiterung ist nach Billroth-II-Resektion stärker ausgeprägt als nach Billroth-I-Operation und nimmt mit zeitlichem Abstand zur Magenoperation zu. Die Pathogenese (Folge einer entzündlichen Foveolenkompression oder echte Zellproliferation) ist ungeklärt[42].
- *Zystenbildungen in anderen Polypenformen* (z. B. hyperplastische oder juvenile Polypen) ▷ bei den einzelnen Polypenformen.

Foveolärer Polyp[38]

Bei dieser von Goldman u. Appelman (1972)[14] beschriebenen Polypenform handelt es sich um dichtgelagerte verzweigte Foveolen, die von unauffälligem hochzylindrischem schleimbildendem Epithel bedeckt werden. Der Polyp kommt im *Antrum* vor, jedoch gibt es auch eine Fallbeschreibung im *Korpus*[55]. Das Fehlen von Regenerationsepithel, von Entzündungszeichen und Zysten unterscheidet den Polypen von der fokalen foveolären Hyperplasie.

Entzündlicher Polyp[38]

Diese Polypengruppe ist heterogen zusammengesetzt. Zu ihr gehören *Granulationsgewebspolypen* als Folge unterschiedlicher Schleimhautschädigungen, ferner der *entzündliche fibroide Polyp* (▷ S. 219) und der (seltene) *Retentionspolyp* mit schleimgefüllten, zystisch erweiterten Foveolen, fehlendem Drüsenkörper sowie einem Ödem und einer entzündlichen Infiltration der L. propria. Zum letzteren Polypentyp zählen die Polypen des *Cronkhite-Canada-Syndroms* (s. unten). Seine Abgrenzung gegenüber hyperplastischen und juvenilen Polypen kann schwierig sein. Auch der sog. *Refluxpolyp im Bereiche der Z-Linie,* bei dem schwere entzündliche Veränderungen (einschl. Erosionen) des plattenepithelialen Überzuges vorliegen können und zudem eine ausgeprägte foveoläre Hyperplasie besteht, kann dieser Polypengruppe hinzugerechnet werden.

Cronkhite-Canada-Syndrom

▷ Polyposesyndrome (S. 296)

Heterotope Polypen

- *Heterotopes Pankreasgewebe*[38] ▷ S. 161.
- *Hyperplasie (sog. Adenom) der Brunner-Drüsen in der präpylorischen Antrumregion:*[38] Diese Läsion kann außer im Duodenum gelegentlich auch im präpylorischen Antrum vorkommen. Ihre Deutung als Hyperplasie oder Hamartom ist umstritten.
- *Adenoleiomyom:* Die selten über 2 cm (bis 5 cm)[38] im Durchmesser großen Knoten bestehen aus irregulär angeordneten Gängen und glatten Muskelfaserbündeln (▷ auch S. 161). Die Gänge stellen wahrscheinlich Pankreasanteile dar, die bei der Rotation des Vorderdarms vom Pankreas getrennt werden[2]. Man trifft sie beiderseits des Pylorus an, am häufigsten im Antrumbereich der großen Kurvatur[2]. Etwa 1/3 der Fälle enthält auch exo- und/oder endokrines Pankreasgewebe[2].

Tabelle 3.18. Befunde bei 56 Patienten mit Cronkhite-Canada-Syndrom (24 Frauen, 32 Männer)[34]

Symptome und Befunde (+ vorhanden, – nicht vorhanden, ○ keine Aussage)	Patienten (n)		
	+	–	○
Klinische Symptome			
Diarrhö	47	4	5
Anorexie	21	4	31
Alopezie	50	1	5
Onychodystrophie	%!	$	1
Hyperpigmentation	46	7	3
Ödeme	31	3	22
Erniedrigtes Gesamtprotein	46	3	7
Albumin (< 3 g/dl)	30	9	17
Hypothyreose	2	13	41
Lokalisation der Polypen			
Ösophagus	1	55	–
Magen	54	2	–
Duodenum	42	14	–
Jejunum	30	26	–
Ileum	32	24	–
Kolon	54	2	–
Rektum	38	18	–

Formen der Magenpolypose

Hyperplastische Polypose

Der hyperplastische Magenpolyp ist *mukosaspezifisch,* er kommt nur dort vor, wo es Magenschleimhaut gibt (also neben dem Magen selbst gelegentlich z. B. auch im Duodenum ▷ S. 415). Damit ist auch die hyperplastische Polypose eine histologisch und topographisch für den Magen bzw. das Vorkommen von Magenschleimhaut typische Erkrankung. Sie ist *selten* und wird nur dann diagnostiziert, wenn wenigstens 50 Polypen vorhanden sind[49]. Multiple Polypen sind häufiger (25%) als solitäre Polypen mit einer chronischen Korpusgastritis assoziiert[2]. Die hyperplastische Polypose beinhaltet wahrscheinlich ein *erhöhtes Karzinomrisiko,* auch wenn prospektive Studien fehlen[8, 56] und die Rolle einer begleitenden H.-pylori-Gastritis nicht geklärt ist[56]. Regelmäßige endoskopische Kontrolluntersuchungen sind angezeigt[56].

Drüsenkörperzysten- (Mukosazysten-) Polypose

▷ S. 294. Auch diese Polyposeform ist für die Magenschleimhaut *spezifisch* und kann ebenso wie die hyperplastische Polypose auch auf Magenschleimhaut außerhalb des Magens (Duodenum) vorkommen. In Verbindung mit einer familiären Adenomatosis coli wurden bis zu 1800, als isolierte Erkrankung bis zu 50 Polypen beobachtet[20]. Diese Polyposeform fand sich in 0,085% von 27000 gastroskopierten Patienten ohne Adenomatosis coli, aber in 38,7% von 31 Adenomatosepatienten[20].

Alle nachfolgenden gastralen Polypenformen sind hingegen nur *Teilmanifestationen* von Polypose-Syndromen, die regelmäßig auch andere Abschnitte des Magen-Darm-Traktes betreffen.

Cronkhite-Canada- (oder Canada-Cronkhite-)Syndrom[8a]

Definition. Bei dieser *nichterblichen, ätiologisch ungeklärten* Polypose kommen nebeneinander vor:

- eine *(ösophago-) gastrointestinale Polypose,*
- eine *Hyperpigmentation* der Haut, der Schleimhäute und Netzhaut sowie herdförmige *Vitiligo und*
- eine *Alopezie* und *Onychodystrophie.*

Epidemiologie. Das Syndrom ist *selten.* Bis 1986 waren etwas mehr als 50 Fälle bekannt[34, 43]. *Männer* erkranken etwas häufiger als Frauen[43]. Das *Patientenalter* betrug 31–86, im Mittel 60 Jahre[43]. Über 80% der Patienten sind älter als 50 Jahre[38].

Klinik. Leitsymptom ist eine *wäßrige Diarrhö* (bis 4–6 l/Tag), manchmal mit Blutbeimengungen, die Ausdruck einer *exsudativen Gastroenteropathie* ist und zu *Elektrolytverlust* und *Hypoproteinämie* führt. Sie verläuft nicht parallel zur zeitlichen Entwicklung und zum Schweregrad der Polypose. Tabelle 3.18 gibt die wichtigsten klinischen Symptome wieder[34].

Lokalisation. Die Beteiligung des Ösophagus ist fraglich (keine histologischen Befunde bei dem einen unter 55 ausgewerteten Fällen, ▷ Tabelle 3.18). Magen und Kolon sind jeweils in mehr als der Hälfte, das Duodenum in 42% und das Jejunum, Ileum und Rektum in jeweils 30–38% befallen[34].

Morphologie[2-4, 57]**.** Die Polypen entsprechen weitgehend *juvenilen Polypen* mit zystisch erweiterten, schleimgefüllten Drüsen (Abb. 3.56). Die Lamina propria ist *ödematös* und enthält wechselnd dichte *entzündliche Infiltrate.* Manchmal sollen auch *adenomatöse Veränderungen* in den Polypen vorkommen[23, 27], ausnahmsweise auch echte *Adenome*[39, 43] (zufälliges Zusammentreffen?).

Neuerdings wird diskutiert, daß die Polypose auf einer *Schädigung des Krypten-Compartments* mit degenerativen Epithelveränderungen bei vermindertem, jedoch ultrastrukturell unauffälligem Zotten-Compartment beruht[13] bzw. daß die schleimbildenden Epithelien *gealterte Zellen* darstellen und ihre Entstehung möglicherweise auf ein *Fehlen von Wachstumsfaktoren* bzw. auf eine *Resistenz gegenüber diesen Faktoren* zurückzuführen ist[24].

Verlauf, Prognose. Die Polypen können sich binnen weniger Tage dramatisch *zurückbilden*[25]. Im Zuge

Tabelle 3.19. Therapieempfehlungen für die wichtigsten Formen der epithelialen Magenpolypen[53, 55]

Drüsenkörperzysten	→ Koloskopie (größere Häufigkeit kolorektaler epithelialer Tumoren bei dieser Polypenform).
Hyperplastische Polypen	→ Polypektomie, Gastritisklassifikation, endoskopische Verlaufskontrolle.
Karzinoid (neuroendokriner Tumor)	• Sporadischer NET, sonst unauffällige Mukosa oder bei H. pylori-Gastritis → Magenresektion • Multiple winzige NET bei Typ-A-Gastritis → Jährliche Kontrolluntersuchung (auch im Hinblick auf den präkanzerösen Charakter der Typ-A-Gastritis). Magenresektion nur bei Tumoren über 1 cm Durchmesser und Infiltration der Submukosa.
Adenom	→ Endoskopische Polypektomie + endoskopische Verlaufskontrolle.
Polypoides Adenokarzinom	→ Bei G1/G2-Adenokarzinom, das auf die Mukosa begrenzt ist (Frühkarzinom vom Mukosatyp), kann bei ausreichend breiter Resektion im Gesunden auf Resektion verzichtet werden. Regelmäßige endoskopisch-bioptische Verlaufskontrolle jedoch erforderlich (▷ S. 358).

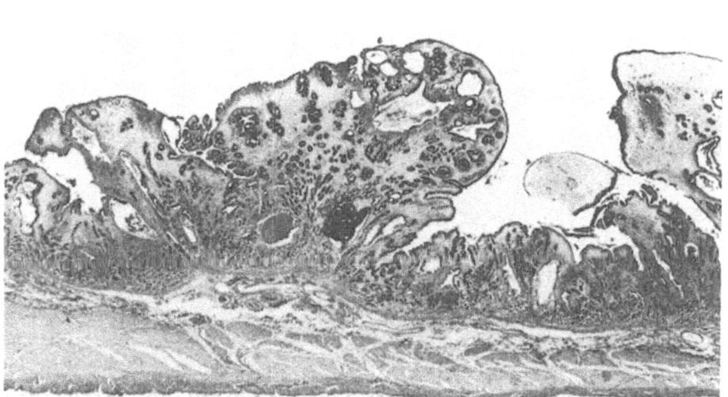

Abb. 3.56. Magenpolypen beim Cronkhite-Canada-Syndrom Das histologische Bild entspricht überwiegend juvenilen Polypen mit zystisch erweiterten Drüsen und einem Stromaödem. H.E. (Abbildung freundlicherweise überlassen von Herrn Prof. Dr. H. F. Otto, Patholog. Inst. d. Univ. Heidelberg)

solcher Spontanremissionen kann sich auch die Alopezie bessern[38]. Die Polypen können ferner *prolabieren, invaginieren* und *bluten*. Die *Prognose* wird im wesentlichen von dem schweren gastroenteralen Eiweiß- und Elektrolytverlust bestimmt. Sie ist im ganzen *schlecht*. Etwa die Hälfte der Patienten stirbt innerhalb von Monaten bis Jahren[9]. Das Risiko einer *malignen Entartung* ist unklar. Rund 15% der Fälle entwickeln ein *gastrointestinales (meist kolorektales) Karzinom,* ohne daß im Einzelfall gewöhnlich entschieden werden kann, ob inner- oder außerhalb eines Polypen[43]. Diese Entscheidung wird auch dadurch erschwert, daß die *Schleimhaut zwischen den Polypen* ebenfalls krankhaft verändert ist (Ödem, Hyperämie, entzündliche Infiltrate, Erosionen)[9, 43].

Die *Therapie* orientiert sich an den Besonderheiten bzw. Erfordernissen des Einzelfalles (chirurgische Intervention bei lokalen Polypenkomplikationen bzw. Karzinom; Elektrolyt- und Eiweißsubstitution; Cortison → Rückbildung von Polypen; Antiplasmin → Besserung der ektodermalen Befunde und des Proteinverlustes)[9, 34, 43].

Beschrieben wurde auch die Kombination mit einem *Lupus erythematodes,*[32] wobei sich Polypose und Erythematodes unter Prednisolontherapie vollständig zurückbildeten, und die Assoziation mit einem *Harnblasenkarzinom.*[34]

Von Scharf et al.[52] wurde ein *juveniles* Cronkhite-Canada-Syndrom bei einem 6 Monate alten Knaben beschrieben. Die Arbeit enthält allerdings keine histologischen Abbildungen der bei der Sektion 8 Monate später entfernten Polypen.

Klinische Konsequenzen der endoskopisch-bioptischen Polypen-Diagnose

In Tabelle 3.19 sind einige wichtige Empfehlungen für die weitere Diagnostik und Therapie epithelialer Magenpolypen zusammengefaßt.

Der Empfehlung, nur solche Polypen, die anhand einer Biopsie als *Adenome* klassifiziert oder durch Blutung bzw. Obstruktion symptomatisch werden, in toto zu exstirpieren[39a], kann nicht vorbehaltlos zugestimmt werden. Zumindest die *hyperplastischen Polypen* sollten möglichst durch eine *Schlingenektomie* abgetragen werden. Die Möglichkeit, daß ein *hybrider Polyp* mit hyperplastischen, adenomatösen und hamartomatösen Arealen vorliegt, ist niemals anhand einer Biopsie sicher auszuschließen[43b].

Sonstige gastrointestinale Polyposen mit Magenbeteiligung[17]

- *Familiäre Adenomatosis coli* (▷ S. 639)[17, 61]: 62–90% der gastroskopierten Patienten zeigen Magenpolypen: in 23–45% Mukosazysten (sog. Drüsenkörperzysten, ▷ S. 294), in 4–44% Adenome. Auch hyperplastische Polypen und Karzinoide sowie Magenkarzinome wurden beschrieben[17].
- *Gardner-Syndrom* (▷ S. 642): Auch bei diesem Syndrom können im Magen Mukosazysten oder Adenome vorkommen[17, 38].

- *Turcot-Syndrom* (▷ S. 643): Im Magen können ebenfalls Adenome vorkommen[1].
- *Hereditäres flaches-Adenom-Syndrom (HFAS)*[35]: Bei diesem *autosomal-dominant* vererbten, ebenfalls mit einem *erhöhten Karzinomrisiko* behafteten Syndrom enthält das Kolon (vor allem proximal) bis zu 100, überwiegend *flache* Adenome. Im Magen können Drüsenkörperzysten mit dysplastischen Adenomanteilen vorkommen.
- *Peutz-Jeghers-Syndrom* (▷ S. 294): 64–96% der Fälle weisen Dünndarmpolypen auf, aber Magen und Kolon sind nur wenig seltener betroffen[17]. Das Peutz-Jeghers-Syndrom kann mit *Magen-* und *Kolon-Karzinomen, Pankreas-, Mamma-* und *verkalkenden Keimleistentumoren der Ovarien* bzw. mit ebenfalls benignen *feminisierenden* ein- oder doppelseitigen *Keimleistentumoren bei Knaben* einhergehen[65].
- *Familiäre juvenile Polypose* (▷ S. 669): Kolon und Rektum sind am häufigsten befallen, aber auch Magen und Dünndarm können Polypen enthalten[17]. Eine juvenile Polypose liegt vor bei mehr als 5 juvenilen Polypen im Kolorektum, und/oder juvenilen Polypen im gesamten Magen-Darm-Trakt und/oder juvenilen Polypen in beliebiger Zahl bei entsprechender Familienanamnese (Lit bei[18a]). Die Polypose wird vermutlich *autosomal-dominant* vererbt. Durch Blut- und Proteinverlust kann sie einen M. Ménétrier vortäuschen. In einem Fall gelang es, den Proteinverlust durch Omeprazolgabe zu verringern[40].
- *Cowden-Krankheit* (▷ S. 675):[15, 63, 68] Neben anderen Organen kann der Magen-Darm-Trakt (in 35%) Hamartome enthalten[15]. Histologisch sind sie schlecht definiert. Beschrieben werden eine Fibrose der L. propria, eine zystische Erweiterung der Drüsen, ein Einstrahlen glatter Muskelfasern der M. mucosae in die L. propria sowie eine Hyperplasie von Fettzellen und von lymphatischem Gewebe[17]. In den einzelnen Publikationen werden die Polypen als *Adenome, hyperplastische entzündliche, hamartomatöse* oder *lymphoide Polypen* beschrieben[36a]. Die Cowden-Krankheit geht *gehäuft mit Mammaturmoren,* gelegentlich auch mit *Schilddrüsen-* und *Uteruskarzinomen* einher; ob auch ein erhöhtes *Kolonkarzinom*-Risiko besteht, ist umstritten[36a].
- *Devon-family-syndrome*[7, 17]. Beschreibung einer Familie über 3 Generationen hinweg mit multiplen *fibroiden Polypen,* meist im Ileum, aber auch im Antrum ventriculi. Die genetischen Zusammenhänge sind ungeklärt.

Literatur

1–6. Weiterführende Literatur (▷ S. 154)
7. Anthony PP, Morris DS, Vowles KDJ (1984) Multiple and recurrent inflammatory fibroid polyps in three generations of a Devon family: a new syndrome. Gut 25:854–862
7a. Bethke B, Stolte M (1992) Zur Unterscheidung der fokalen foveolären Hyperplasie vom hyperplasiogenen Polypen der Magenschleimhaut. Verh Dtschs Ges Path 76:408
7b. Carfagna G, Pilato FP, Bordi C (1987) Solitary polypoid hamartoma of the oxyntic mucosa of the stomach. Pathol Res Pract 182:326–330
8. Carneiro F, David L, Seruca R et al. (1993) Hyperplastic polyposis and diffuse carcinoma of the stomach. Cancer 72:323–329
8a. Cronkhite LW, Canada WJ (1955) Generalized gastrointestinal polyposis. An unusual syndrome of polyposis, pigmentation, alopecia and onychotrophia. N Engl J Med 252:1011–1015
9. Daniel ES, Ludwig SL, Lewin KJ et al. (1982) The Cronkhite-Canada syndrome. An analysis of clinical and pathologic features and therapy in 55 patients. Medicine 61:293–309
10. Eidt S, Stolte M (1989) Gastric glandular cysts – investigations into their genesis and relationship to colorectal epithelial tumors. Z Gastroenterol 27:212–217
11. Elster K (1977) Histologic classification of gastric polyps. Curr Top Pathol 63:77–93
12. Elster K, Eidt H, Ottenjann R et al. (1977) Drüsenkörperzysten, eine polypoide Läsion der Magenschleimhaut. Dtsch Med Wochenschr 102:183–187
13. Freeman K, Anthony PP, Miller DS, Watin AP (1985) Cronkhite Canada syndrome: a new hypothesis. Gut 26:531–536
14. Goldman DS, Appelman HD (1972) Gastric mucosal polyps. Am J Clin Pathol 58:434–444
15. Gorensek M, Matko I, Skralovnik A et al. (1984) Disseminated hereditary gastrointestinal polyposis with orocutaneous hamartomatosis (Cowden's disease): Endoscopy 16:59–63
16. Grisendi A, Lonardo A (1990) Solitary Peutz-Jeghers type polyp of the stomach. Endoscopy 22:153
17. Haggitt RC, Reid BJ (1986) Hereditary gastrointestinal polyposis syndromes. Am J Surg Pathol 10:871–887
18. Heilmann KL, Schmuckermeier J (1983) Die Drüsenkörperzysten der Magenschleimhaut. Pathologe 4:271–280
18a. Höfting I, Pott G, Schrameyer B, Stolte M (1993) Familiäre juvenile Polyposis mit vorwiegender Magenbeteiligung. Z Gastroenterol 31:480–483
19. Honoré LH, Lewis AS, O'Hara KE (1979) Gastritis glandularis et cystica profunda. A report of three cases with discussion of etiology and pathogenesis. Dig Dis Sci 24:48–52
20. Iida M, Yao T, Watanabe H et al. (1984) Fundic gland polyposis in patients without familial adenomatosis coli: its incidence and clinical features. Gastroenterology 86:1437–1442
21. Ito H, Hata J, Oda N et al. (1986) Serotonin in tubular adenomas, adenocarcinomas and endocrine tumours of the stomach. An immunohistochemical study. Virchows Arch 410:239–245
22. Ito H, Yyasui W, Yoshida K et al. (1990) Depressed tubular adenoma of the stomach: pathological and immunohistochemical features. Histpathology 17:419–426
23. Järvinen H, Myberg M, Peltokallio P (1983) Upper gastrointestinal tract polyps in familial adenomatosis coli. Gut 24:333–339
24. Jenkins D, Stephenson PM, Scott BB (1985) The Cronkhite-Canada syndrome: an ultrastructural study of pathogenesis. J Clin Pathol 38:271–276
25. Johnson GK, Soergel KH, Hensley GT et al. (1972) Cronkhite-Canada syndrome: Gastrointestinal pathophysiology and morphology, Gastroenterology 63:140–152
26. Kamiya T, Morishita T, Asakura H et al. (1982) Long-term follow-up on gastric adenoma and its relation to gastric protruded carcinoma. Cancer 50:2493–2503
27. Katayama Y, Kimura M, Konn M (1985) Cronkhite-Canada syndrome associated with a rectal cancer and adenomatous changes in colonic polyps. Am J Surg Pathol 9:65–71
28. Koch HK, Lesch R, Cremer M, Oehlert W (1979) Polyp and polypoid foveolar hyperplasia in gastric biopsy specimens and their precancerous prevalence. Front Gastrointest Res 4:183–191

29. Kolodzieczyk P, Yao T, Oya M et al. (1994) Long-term follow-up study of patients with gastric adenomas with malignant transformation. An immunohistochemical and histochemical analysis. Cancer 74:2896-2907
30. Kozuka S (1986) Gastric polyps. In: Filipe MI, Jass JR (eds) Gastric carcinoma. Churchill-Livingston, London, pp 132-151
31. Kozuka S, Masamoto K, Suzuki S et al. (1977) Histogenetic types and size of polypoid lesion of the stomach, with special reference to cancerous changes. Gann 68:267-274
32. Kubo T, Hirose S, Aoki S et al. (1986) Canada-Cronkhite syndrome associated with systemic lupus erythematosus. Arch Intern Med 146:995-996
33. Kuwano H, Takano H, Sugimachi K (1989) Solitary Peutz-Jeghers type polyp of the stomach in the absence of familial polyposis coli in a teenage boy. Endoscopy 21:188-190
34. Lorenz R, Gulotta U, Becker K et al. (1986) Neue Beobachtung bei einem Fall von Cronkhite-Canada-Syndrom. Z Gastroenterol 24:85-92
35. Lynch HT, Smyrk TC, Lanspa SJ et al. (1993) Upper gastrointestinal manifestations in families with hereditary flat adenoma syndrome. Cancer 71:2709-2714
36. Marcheggiano A, Inannoni C, Agnello M et al. (1986) Solitary juvenile polyp of the stomach. Hum Pathol 17:1077-1078
36a. Marra G, Armelao F, Vecchio FM et al. (1994) Cowden's disease with extensive gastrointestinal polyposis. J Clin Gastroenterol 18:42-47
37. Ming SC (1977) The classification and significance of gastric polyps. In: Yardley JH, Morson BM (eds) The gastrointestinal tract. Williams & Wilkins, Baltimore, pp 149-175
38. Ming S-C (1992) Epithelial polyps of the stomach. In: Ming S-C, Goldman H (eds) Pathology of the gastrointestinal tract. Saunders, Philadelphia London Toronto Montreal Sydney Tokyo, pp 547-569
38a. Mitsufuji S, Tschuhashi Y, Kädama T (1994) Histogenesis of hyperplastic polyps of the stomach in terms of cellular proliferation. J Gastroenterol 29:559-568
39. Miyoshi M, Fujii H, Iwasa N et al. H (1975) Two autopsy cases of diffuse gastrointestinal polyposis with ectodermal changes. Cronkhite-Canada syndrome. Am J Gastroenterol 64:357-364
39a. Mühldorfer SM, Fleig WE, Hahn EG (1993) Magenpolypen: biopsieren oder ektomieren? Endoskopie heute 2:129-133
40. Muller AF, Pinder S, Toghill PJ (1994) Juvenile gastric polyposis: reduction in blood- and protein-losing gastropathy with omeprazole. Am J Gastroenterol 89:444-446
41. Nakamura T, Nakano G-I (1985) Histopathological classification and malignant change in gastric polyps. J Clin Pathol 38:754-764
42. Nässberger L, Rubio CA (1982) The intramucosal cysts of the stomach. II. Late glandular changes after partial gastrectomy. Scand J Gastroenterol 17:791-794
43. Nomomura A, Ohta G, Ibata T et al. (1980) Cronkhite-Canada syndrome associated with sigmoid cancer. Case report and review of 54 cases with the syndrome. Acta Pathol Jpn 30:825-845
43a. Orlowska J, Tomecki R, Butruk E (1991) Carcinoma in hyperplastic polyps of the stomach. An underestimated possibility. APMIS 99:398-404
43b. Ottenjann R (1993) Sind nonneoplastische Polypen immer benigne? Endoskopie heute 4:225-227
44. Radhi JM, Coop FW, Dubois PM (1993) Giant gastric polyp. Histopathology 23:570-572
45. Reid JD (1974) Intestinal carcinoma in the Peutz-Jeghers syndrome. JAMA 229:833-834
46. Remmele W (1984) Epitheliale Polypen und Drüsenkörperzysten der Magenschleimhaut. In: Remmele W (Hrsg) Pathologie, Band 2, 201-205. Springer, Berlin Heidelberg New York Tokyo
47. Remmele W, Kolb EF (1978) Malignant transformation of hyperplasiogenic polyps of the stomach. Case report. Endoscopy 10:63-65
48. Remmele W, Pfannkuche S (1979) Epitheliale Polypen und Drüsenkörperzysten der Magenschleimhaut. Untersuchungen an 352 Polypen und Literaturübersicht. Pathologe 1:25-39
49. Rösch W (1980) Epidemiology, pathogenesis, diagnosis, treatment of benign gastric tumours. Front Gastrointest Res 6:167-184
50. Rubio CA (1989) Intramucosal gastric cysts simulating submucosal cysts. Pathol Res Pract 184:418-421
51. Rubio CA, Kato Y, Sugano H (1984) The intramucosal cysts of the stomach. VI. Their quantitative and qualitative characteristics in focal (elevated) neoplastic lesions. Pathol Res Pract 179:105-109
51a. Ruckdeschel P, Ottenjann R (1990) Der Refluxpolyp - eine häufig übersehene Läsion an der gastroösophagealen Epithelgrenze. Endoskopie heute 4:223-227
51b. Sakurai S, Sano T, Maeshima A et al. (1995) Gastric adenoma-carcinoma sequence with special reference to p53 and Ki-ras gene alterations. Virchows Arch 427:119-124
52. Scharf GM, Becker JHR, Laage NJ (1986) Juvenile gastrointestinal polyposis or the infantile Cronkhite-Canada syndrome. J Pediat Surg 21:953-954
53. Scotti TM (1973) Simian gastropathy with submucosal glands and cysts. Arch Pathol 96:403-408
54. Seifert E, Gail K, Weismüller J (1983) Gastric polypectomy - long term results (survey of 23 centres in Germany). Endoscopy 15:8-11
55. Snover DC (1985) Benign epithelial polyps of the stomach. Pathol Annu 20:303-329
56. Stolte M (1995) Clinical consequences of the endoscopic diagnosis of gastric polyps. Endoscopy 27:32-37
57. Stolte M, Sticht T, Eidt S et al. (1994) Frequency, location, and age and sex distribution of various types of gastric polyp. Endoscopy 26:659-665
58. Stolte M, Bethke B, Seifert E et al. (1995) Observation of gastric glandular cysts in the corpus mucosa of the stomach under omeprazole treatment. Z Gastroenterol 33:146-149
58a. Stolte N, Bethke B, Stich Th, Burkhard U (1995) Differentiation of focal foveolar hyperplasia from hyperplastic polyps in gastric biopsy material. Path Res Pract 191:1198-1202
58b. Subramony Cl, Scott-Conner CEH, Skelton D, Hall TJ (1994) Familial juvenile polyposis. Study of a kindred: evolution of polyps and relationship to gastrointestinal carcinoma. Am J Clin Pathol 102:91-97
59. Tohdo H, Yokozaki H, Haruma K et al. (1993) p 53 gene mutations in gastric adenomas. Virchows Archiv B 63:191-195
60. Utsunomiya J, Gocho H, Miyanaga T et al. (1975) Peutz-Jeghers syndrome: its natural course and management. Johns Hopkins Med J 136:71-82
61. Watanabe H, Enjoji M, Yao T, Ohsato K (1978) Gastric lesions in familial adenomatosis coli. Their incidence and histologic analysis. Hum Pathol 9:269-308
62. Watanabe H, Jass JR, Sobin LH et al. (1990) Histological typing of esophageal and gastric tumours. WHO International histological classification of tumours. Springer, Berlin Heidelberg New York Tokyo
63. Weinstock JV, Kawanishi H (1978) Gastrointestinal polyposis with orocutaneous hamartomas (Cowden's disease). Gastroenterology 74:890-895
63a. Wu Y-K, Tsai C-T, Yang J-C, Hwang M-H (1994) Gastroduodenal intussusception due to Peutz-Jeghers syndrome. A case report. Hepatogastroenterology 41:134-136
64. Yoshida T, Haraguchi V, Tanaka et al. (1988) A case of generalized juvenile gastrointestinal polyposis associated with gastric carcinoma. Endoscopy 20:33-35
65. Young S, Gooneratne S, Straus FH et al. (1995) Feminizing Sertoli cell tumors in boys with Peutz-Jeghers syndrome. Am J Surg Pathol 19:50-58

Tabelle 3.20. Tumoren und tumorähnliche Verlängerungen des Magens (WHO-Klassifikation von 1990, ergänzt durch weitere Literaturangaben). Hinter jeder Läsion ist der Code nach der ICD-O von 1990 angegeben.

Tumoren	Gutartig	Bösartig
Mesenchymal	*Leiomyom ○ (8890/0)	*Leiomyosarkom ○ (8890/3)
	*Zellreiches Leimyom (8892/0)	Rhabdomyosarkom[23a, 70] (8900/3)
	'Leiomyoblastom ○ (Abb. 3.59)[23, 75] (8891/0)	
	*Neurinom (Abb. 3.61) (9560/0)	*Neurogenes Sarkom (Abb. 3.61) (9540/3)
	*Neurofibrom (9540/0)	
	Granularzellenmyoblastom (Abrikossoff-Tumor)[7, 26] (9580/0)	
Fibrom (8810/0)	Fibrosarkom (8810/3	Malignes fibröses Histiozytom[10] (8830/3)
Myxom (8840/0)	Myxosarkom (8840/3)	
	Osteom (9180/0)	
Osteochondrom (9210/0		
	Lipom[39] (8850/0)	
*Hämangiom (9120/0)		Angiosarkom (9120/3)
	Hämangioperizytom[15] (9150/1) Kaposi-Sarkom (9140/3)	
	Lymphangiom (9170/0)	
	*Benignes Mesenchymom[33] (8990/0)	Spindelzelliges Sarkom (8801/3)
		Polymorphzelliges Sarkom (8802/3)
		Rundzelliges Sarkom (8803/3)
		*Maligne Lymphome (9590/3)
Mesenchymal-epithelial	*Myoepitheliales Hamartom (Adenoleiomyom) (SNOMED 75500)	Karzinosarkom (8980/3)
	*Teratom (9080/1)	
Epithelial	*Tubuläres Adenom ○ (▷ S. 290) (8211/0)	*Adenokarzinom ○(8140/3)
	*Tubulo-villöses Adenom ○ (▷ S. 291) (8263/0)	*Adenokarzinom, papillär ○ (8260/3)
	*Villöses Adenom ○ (▷ S. 291) (8261/1)	*Adenokarzinom, tubulär ○ (8211/3)
		*Adenokarzinom, muzinös ○ (8480/3)
		*Siegelringzellenkarzinom ○ (8490/3)
	*Karzinoid (8240/3)	*Adenosquamöses Karzinom ○ (8560/3)
		*Plattenepithelkarzinom ○ (8070/3)
		*Undifferenziertes Karzinom ○ (8020/3)
		*Unklassifiziertes Karzinom ○ (8010/3)
		Choriokarzinom[27, 47, 79] (9100/3)
		Sonderformen ▷ Text
		Metastasen (8000/6)
Tumorähnliche Veränderungen	*Hyperplastischer Polyp ○ (▷ S. 293)	
	*Hyperplasiogener Polyp (▷ S. 293)	
	*Entzündlicher fibroider Polyp ○ (▷ S. 219)	
	*Benigne lymphoide Hyperplasie ○	
	*Heterotopien: Pankreasgewebe ○, Brunner-Drüsen ○, Submuköse Heterotopie von Magendrüsen ○ (▷ S. 295)	
	Hamartome: Peutz-Jeghers-Polyp ○ (▷ S. 294), sonstige ○	
	*Juveniler Polyp ○ (▷ S. 294)	
	*Riesenfalten-Gastropathie ○ (M. Ménétrier, ▷ S. 282)	
	Sonstige ○	

* Die mit einem Stern markierten Tumoren und tumorähnlichen Veränderungen sind im Text näher besprochen.
○ Die mit einem Kreis markierten Tumoren und tumorähnlichen Veränderungen sind in der WHO-Klassifikation enthalten.

Tumoren

Klassifikation. Tabelle 3.20 gibt eine Übersicht der im Magen vorkommenden Geschwülste. Die *bösartigen Tumoren sind häufiger als die gutartigen.* In den Sektionsstatistiken beträgt das *Verhältnis etwa* 4–8:1.

Die in der Tabelle 3.20 mit einem Stern versehenen Tumoren werden wegen ihrer klinischen Bedeutung oder ihrer besonderen Eigenschaften nachfolgend etwas ausführlicher besprochen.

Abb. 3.57. Gastrointestinale Stromatumoren (GIST) des Magens. **a** „Insulärer" Typ mit herdförmigen mesenchymalen Zellproliferaten, die von kollagenem Bindegewebe gegeneinander begrenzt sind. H.E. 35 ×. **b** Ausschnitt aus einem GIST (G 1) mit ziemlich gleichförmigen Spindelzellen ohne vermehrte Mitosen. H.E. 140 ×. **c** und **d** Ausschnitt aus einem GIST mit mäßiger Kernpolymorphie und vermehrten Mitosen (G 2/3). H.E. 350 ×. **e** Lebermetastase des gleichen Tumors wie c und d. Links oben wenig erhaltenes Leberparenchym. Mehrere Mitosen im Tumorgewebe. Dieses ist gegen die erhaltene Leber durch eine bindegewebige Pseudokapsel teilweise begrenzt. H.E. 140 ×

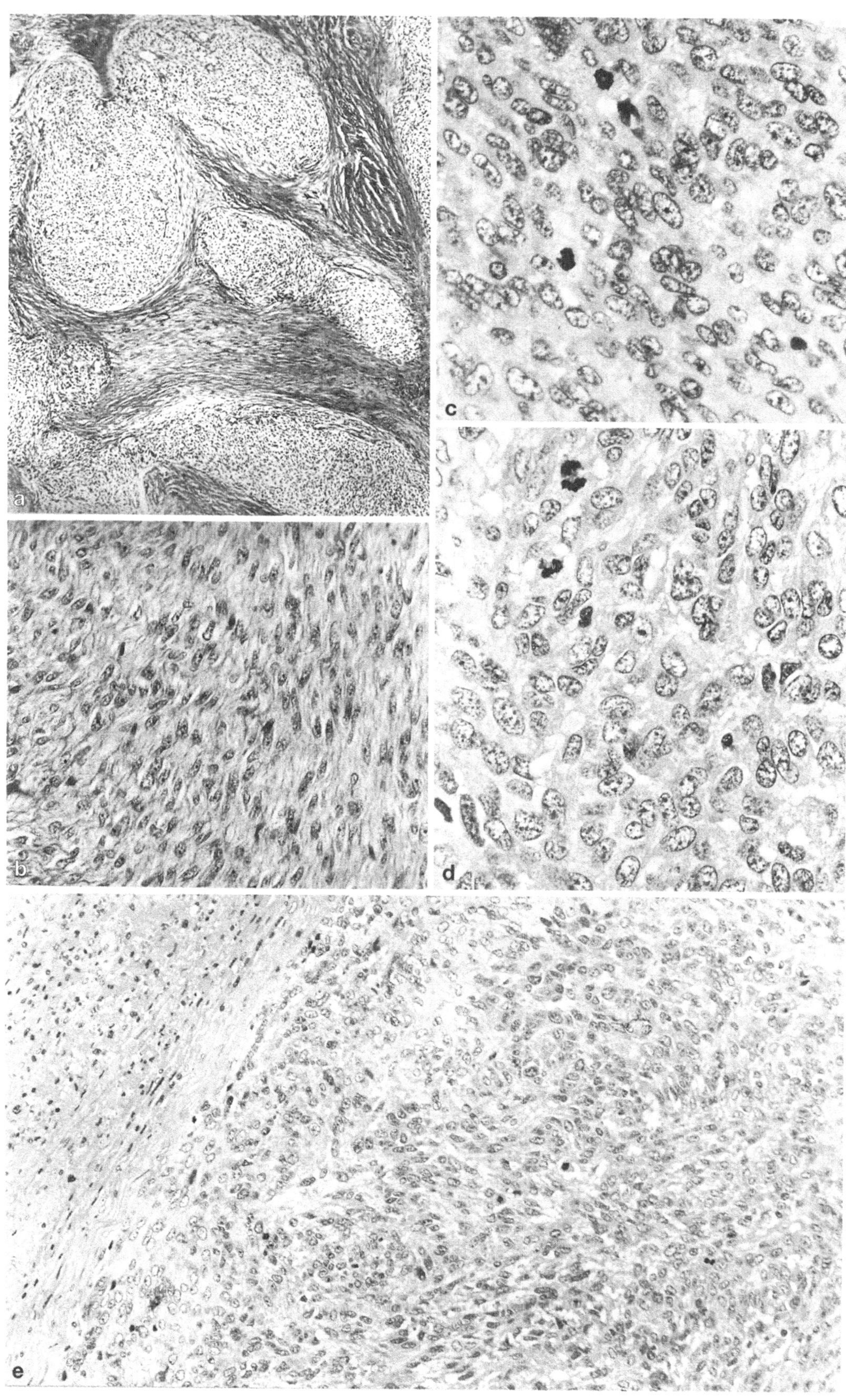
a
b
c
d
e

Ein Teil der Tumoren und tumorähnlichen Veränderungen mit polypösem Wachstum ist im vorangehenden Abschnitt Magenschleimhautpolypen bereits dargestellt.

Mesenchymale Tumoren

(Gastrointestinale) Stromatumoren (GIST)

Definition. Man versteht unter GIST
- *zellreiche spindelzellige Tumoren*[2, 24] des Ösophagus, Magens und Darmes, die früher pauschal den glatten Muskeltumoren hinzugerechnet wurden, sich aber im klinischen Verhalten von glatten Muskeltumoren anderer Lokalisation unterscheiden und deren
- *histogenetische Herkunft* wegen des *Fehlens spezifischer Differenzierungsmerkmale* und eines oft *mehrdeutigen immunhistochemischen Verhaltens unklar* ist[2, 24, 52c, 73]. Insofern könnte man auch von *undifferenzierten* mesenchymalen Tumoren sprechen, jedoch kann dies zu falschen Schlußfolgerungen führen, da der Begriff „undifferenziert" auch auf maligne Tumoren mit aggressivem Wachstum angewandt wird. Man sollte dieses Adjektiv daher nicht verwenden[2].

Mit der Bezeichnung GIST wurde ein *Sammelbegriff* geschaffen, der alle diese Tumoren einschließt und ihrem unsicheren klinischen Verhalten sowie ihrem unsicheren Phänotyp Rechnung trägt[24] (Abb. 3.57). Die Gleichsetzung des Begriffes mit glatten Muskeltumoren unter ausdrücklichem Ausschluß z. B. auch der neurogenen Tumoren[6] ergibt hingegen wenig Sinn.

Dabei ist unbestritten, daß die *große Mehrheit* der Stromatumoren *Marker für glatte Muskelfasern* und nur ein kleiner Teil auch Marker für neurogene Tumoren exprimiert[24, 37, 57]. Die meisten benignen mesenchymalen Magentumoren lassen sich mit konventionellen und immunhistochemischen Verfahren histogenetisch definieren, bei den malignen Tumoren gelingt dies nur in etwa 1/3 der Fälle[64]. Die Problematik der histogenetischen Zuordnung besteht einerseits darin, daß mesenchymale Tumoren einen *Antigenverlust* (besonders häufig von Desmin) erleiden können: die Desminexpression hängt außerdem von der Fixierung, der Gewebepräparation und der immunhistochemischen Methodik ab[57]. Andererseits sieht man häufig eine *Koexpression verschiedener mesenchymaler Marker*. Sie deutet darauf hin, daß die verschiedenen mesenchymalen Tumoren auf eine *gemeinsame undifferenzierte Stromazelle als Stammzelle* zurückgehen[48].

Aus der Vielfalt der differentialdiagnostisch verwendbaren Antikörper eignen sich diejenigen gegen

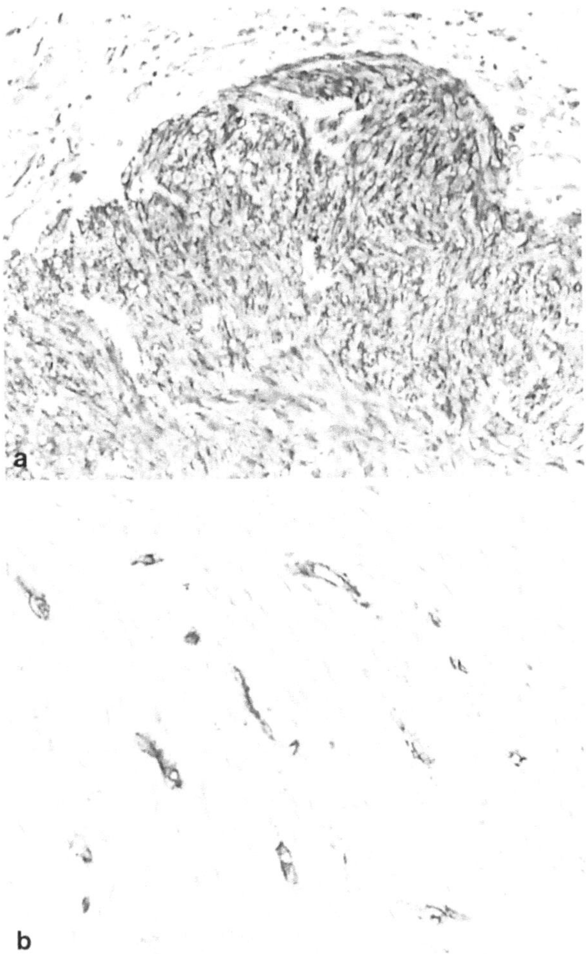

Abb. 3.58. Immunhistochemischer Nachweis von CD34 in einem GIST des Magen (a) im Gegensatz zum negativen Färberesultat in einem Leiomyom des Uterus (b). In b färben sich nur die Gefäßwände an, die Tumorzellen reagieren negativ. **a** und b jeweils 56 ×

Desmin, Muskelaktin und *Protein S-100* am besten, um mit guten Erfolgsaussichten einen Klassifikationsversuch zu unternehmen[64].

Für die *Differentialdiagnose* zwischen myogenen und neurogenen GIST einerseits und epitheloiden mesenchymalen Tumoren (epitheloiden Leiomyomen) und Karzinomen andererseits hat sich der *immunhistochemische Nachweis von CD34* als nützlich erwiesen[49a, 51, 73] (Abb. 3.58). CD34 ist am häufigsten zusammen mit Markern für glatte Muskulatur nachweisbar. CD34 ist ein 110-kd-Glykoprotein, das auf Zellen der Blutbildung, auf Endothelien, Gefäßtumoren (Kaposi-Sarkom, Angiosarkom), epitheloiden Sarkomen und einer Minderheit glatter (v. a. epitheloider) Muskeltumoren vorkommt. In typischen Leiomyomen vom Spindelzelltyp und Neurinomen ist CD34 negativ, in spindelzelligen und epitheloiden (benignen und malignen) GIST in 50–85% positiv.[49a] Das Antigen der Stromatumoren ist mit demjenigen der hämopoietischen Zellen identisch[73]. In den Zellen der mesenterialen Fibromatose konnte es nicht nachgewiesen werden[51].

Als Sonderfall des myogenen GIST wurde kürzlich ein „*GIST mit prominenter myxoider Matrix*" beschrieben[67a]. Beim *Typ I* liegen die Zellen weit verstreut in einer myxoiden Matrix, beim *Typ II* werden Nester aus epitheloiden Zellen von reichlich myxoider Matrix umgeben, und der *Typ III* zeigt vornehmlich Spindelzellen innerhalb der reichlich vorhandenen myxoiden Matrix. Die Tumoren haben eine unterschiedliche Prognose (1mal peritoneale Metastasen) und müssen histologisch v. a. von GAN-Tumoren (▷ S. 309) und Schwannomen abgegrenzt werden.

Glatte Muskeltumoren

Sie stellen die Mehrheit der benignen mesenchymalen Tumoren des Magens (70–80%) und sind im Magen häufiger als in allen anderen Abschnitten des Magen-Darm-Traktes zusammen (ca. 50–60%)[1,4,52]. Wahrscheinlich sind in diesen Zahlen auch GIST enthalten, die nicht als solche erkannt wurden. Immunhistochemisch erweisen sich nicht wenige zunächst als glatte Muskeltumoren angesprochene Tumoren tatsächlich als GIST. Die Abgrenzung benigner und maligner Formen kann sehr schwierig sein, zumal auch hochdifferenzierte Tumoren metastasieren können.

Leiomyom

(ICD-O M-8890/0)

Das Leiomyom ist bei Frauen 3mal häufiger als bei *Männern* und bevorzugt das *höhere Erwachsenenalter.*

Man findet es am häufigsten in den *proximalen Magenabschnitten* (Korpus, Fundus, Kardia), es kann von der M. propria, der M. mucosae und von den Gefäßwänden ausgehen.

Makroskopisch kann es *stecknadelkopf-* bis *über faustgroß* sein. Ihm fehlt eine bindegewebige Kapsel, im Gegensatz zum Neurinom. Es kann *submukös, intramural* und *subserös* wachsen. *Kombinationsformen* sind keineswegs selten, sie ähneln einer *Sanduhr* mit den beiden kolbigen Auftreibungen über die Schleimhaut- und über die Serosaseite hinaus. Größere Tumoren mit submuköser Lage sind häufig *zentral ulzeriert*[4]. Aus dem ulzerierten Bereich kann es massiv *bluten* (→ Anämie, Teerstuhl)[58]. Die Blutungen können durch Aspirin oder andere NSAR oder durch Kortikoide provoziert werden[67]. Kleine Leiomyome können *multipel* auftreten und bei subseröser Lage Tumormetastasen vortäuschen[4].

Mikroskopisch ist das Bild sehr variabel. Als nahezu „magenspezifisch" gilt die

- *zellreiche spindelzellige Variante*[3] (ICD-O M-8892/0). Sie besteht aus dichtgelagerten schlanken Spindelzellen, die oft *wirbelförmig, wagenradähnlich* oder *faszikulär* angeordnet sind und nicht selten eine *pallisadenförmige Kernanordnung* erkennen lassen, wie sie sonst in neurogenen Tumoren beobachtet wird[3]. Das Zellbild ist uniform, ein allenfalls vorhandener Polymorphiegrad gering. Die Zellen besitzen häufig *perinukleäre Vakuolen,* und obgleich diese als Artefakt gelten, scheinen sie ein wichtiger Hinweis auf die Gutartigkeit des Tumors zu sein, da sie in Leiomyosarkomen fehlen[3]. Regressive Tumorveränderungen (Verflüssigung, Hyalinisierung, ältere und frische Blutungen) sind häufig und ausgedehnt. Die Mitosezahl liegt in aller Regel unter 1/10 HPF[4] bzw. 1/50 HPF[13] (s. unten). Eine seltene Variante ist das ossifizierende Leiomyom.[30a]
  Differentialdiagnostisch müssen andere Spindelzelltumoren abgegrenzt werden, v. a. neuro- und fibrogene Tumoren (▷ Tabelle 3.21). Abgrenzung gegenüber dem Leiomyosarkom s. unten.
  Die *Prognose* ist gut, es gibt nur einen Fall in der Literatur, der metastasierte (Durchmesser 17 cm, 5 Mitosen/50 HPF)[3]. Nach der weiter unten gegebenen Einteilung fällt dieser Tumor nicht nur wegen seiner Größe, sondern auch wegen der Mitosezahl jedoch in die Gruppe der Tumoren mit *unsicherer maligner Potenz.* Nach neuen japanischen Untersuchungen entstehen die Leiomyosarkome *de novo* oder in *zellreichen Leiomyomen* und können sich von low-grade zu high-grade-Sarkomen fortentwickeln[47a]. Die *mittlere Tumorverdoppelungszeit* beträgt nach einer japanischen Studie 51 Monate (bei Leiomyoblastomen 11.3 und bei Leiomyosarkomen 15.5 Monate)[37a].
- *Atypisches Leiomyom* (ICD-O M-8893/0: Morson et al.[4] erwähnen das Vorkommen *bizarrer Riesenzellen und -kerne,* die sie als Degenerationsfolge deuten und als Malignitätskriterium ausschließen. Dieses Bild entspricht damit prinzipiell dem atypischen (bizarren, symplastischen) Leiomyom des Myometrium.
- *Epitheloides Leiomyom (Leiomyoblastom)*[2,8,23,35,52,64,68,75] (ICD-O M-8891/0): Diese Tumoren können die Umgebung infiltrieren, auch sie wachsen submukös oder subserös und treten meist erst nach dem 50. Lj. auf[8,23]. Sie sind etwa 10- bis 20mal seltener als die spindelzellige Variante[35,52]. Neben erbsgroßen Tumoren wurden Riesenformen mit 35 cm Durchmesser und 3,5 kg Gewicht beschrieben[8]. 7% der Tumoren wachsen primär multipel[8].
  Mikroskopisch finden sich runde oder polygonale, scharf begrenzte Tumorzellen, die dadurch an Epithelzellen erinnern und dem Tumor seinen Namen gegeben haben. Im Paraffinschnitt zeigen sie ein helles vakuolisiertes Zytoplasma, meist mit einer dunkleren, unmittelbar perinukleären Zone (Abb. 3.59). Das Bild erinnert an eine „Pfanne

Tabelle 3.21. Differentialdiagnose der spindelzelligen Stromatumoren des Magens. (Verkürzt und mod. nach[1])

	Glatte Muskulatur	Neural	Fibroblastär
Histologie	Spindelzellentumor, oft mit Pallisadenstellung	Spindelzellentumor, oft mit Pallisadenstellung	Spindelzellentumor ohne Pallisadenstellung
Kerne	Zigarrenförmig, perinukleärer Hof	Kommaförmig, kein Hof	Fusifom, kein Hof
Trichromfärbung	Rötliches Zytoplasma	Bläuliches Zytoplasma	Bläuliches Zytoplasma
Epitheliale/epitheloide Differenzierung	+/−	+/−	−
Heterotope mesenchymale Differenzierung	−	+/−	−
Retikulinfärbung	Mesenchymales oder epitheliales Bild	Mesenchymales Bild außer in epithelialen Bezirken	Mesenchymales Bild
Immunhistochemie			
Vimentin	+	+	+
Desmin	+	+ nur beim Tritontumor	−
Protein S-100	−	+	−
Neurofilamentprotein	−	+	−
Aktin	+	+ nur beim Tritontumor	+/−

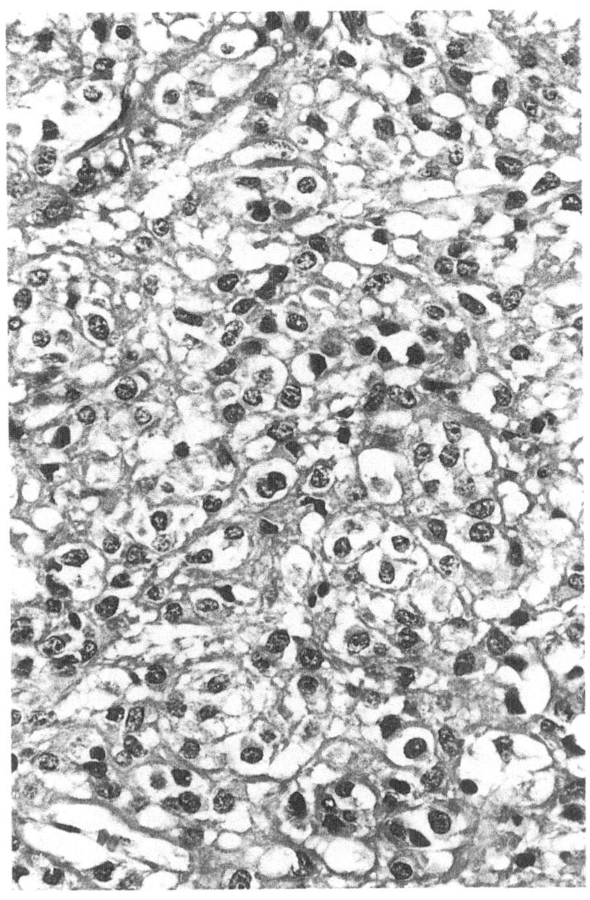

Abb. 3.59. Epitheloides Leiomyom des Magens (Operationspräparat). Das Bild erinnert an eine „Pfanne mit Spiegeleiern" (▷ Text). H.E. 350 ×

mit Spiegeleiern"[2]. Diese helle Zone ist ein *Fixierungsartefakt* und fehlt daher im Kryostatschnitt. Die vakuolisierten Zellen können auch an *Fett- oder Siegelringzellen erinnern* und dürfen auf keinen Fall mit diesen verwechselt werden. Während epitheloide Leiomyome beispielsweise des Uterus in den epitheloiden Zellen eine Neoexpression von *Zytokeratin* aufweisen können, ist dies bei den gastralen epitheloiden Leimyomen offenbar *nicht* der Fall[64]. *Tumorriesenzellen* sind selten[23]. Die *Mitosezahl* liegt wie beim spindelzelligen Typ unter 1–5/50 HPF[8,23] (s. unten).

Leiomyoblastome kommen außerhalb des Magens u. a. auch im Mesenterium, Retroperitoneum, Duodenum, Jejunum und Uterus vor. Der jüngste mitgeteilte Fall betrifft einen 1jährigen Jungen[68].

Differentialdiagnose gegenüber dem Leiomyosarkom ▷ S. 305. Als *sicher maligne* gelten nur die etwa 10% aller Leiomyoblastome, die *metastasieren bzw. die sich gegenüber den Umgebungsorganen grob-invasiv* verhalten.

Leiomyosarkom und epitheloides Leiomyosarkom[21,28,35,52]

(ICD-O M-8890/3 und ICD-O M-8891/3)

Leiomyosarkome beider Subtypen sind im Magen seltener als ihre benignen Gegenstücke. In 2 Arbeiten aus dem MGH über eine Zeitspanne von jeweils 24 Jahren wurden 81 Leiomyome[52] und 25 maligne Stromatumoren (in über 90% Leiomyosarkome)[21] registriert. In einer Untersuchung aus Shanghai werden allerdings 23 Leiomyome (davon 2 epitheloide Leiomyome) 34 Leiomyosarkomen des Magens gegenüber gestellt[35]. Es ist anzunehmen, daß unterschiedliche Angaben über die Häufigkeitsverteilungen von gut- und bösartigen glatten Muskeltumoren teilweise auch auf unterschiedlichen Klassifikationskriterien beruhen, obgleich in den beiden genannten Studien ein Grenzwert von 2 Mitosen/50 HPF als Trennlinie der benignen und malignen Variante angenommen wurde[21, 35, 52] (s. auch weiter unten). Gastrale Leiomyosarkome sind etwa 100 mal seltener als Magenkarzinome. In der BRD ist mit einer jährlichen Inzidenz von etwa 200 Sarkomen (Lymphome ausgenommen) zu rechnen[43b].

Mikroskopisch können *zellreiche spindelzellige, epitheloide* und *pleomorphe* Leiomyosarkomtypen unterschieden werden. Gewöhnlich fehlt eine nennenswerte Zellpolymorphie, dies gilt besonders für die epitheloiden Varianten[2]. Pleomorphe Sarkome mit ausgedehnten Arealen pleomorpher Zellen und manchmal auch *metaplastischen Veränderungen (chondro- und liposarkomatöse Anteile)* sind selten[2]. Manche Autoren[2] werten auch das nur gelegentliche Vorkommen bizarrer pleomorpher Zellen als Zeichen eines pleomorphen Leiomyosarkoms, während andere[4] darin eher regressive Veränderungen und nicht einen Malignitätsbeweis erblicken (▷ *atypisches Leiomyom,* s. oben). Die epitheloiden Leiomyosarkome zeigen meist kleinere, zytoplasmaärmere Zellen, die manchmal alveolär oder gruppenförmig (Zellballen) angeordnet sind[2, 3].

Leiomyosarkome sind meist größer als Leiomyome, jedoch gibt es auch sehr große Leiomyome und kleine Leiomyosarkome.

Mitosezahl und Prognose

- *Leiomyosarkome:* Ein wichtiges, aber nicht in jedem Einzelfall beweisendes Kriterium für die Unterscheidung benigner und maligner glatter Muskeltumoren ist die Mitosezahl: Bereits bei 2 und mehr Mitosen/50 HPF entwickelt jeder 6. Patient später Lebermetastasen[52]; nach anderen Angaben aus dem USAFIP sind Tumoren mit bis zu 5 Mitosen/50 HPF i. a. benigne, sollten aber mit einer Anmerkung versehen werden, daß sie sich gelegentlich als maligne herausstellen[20]. Bei 10 und mehr Mitosen/50 HPF wird ein Leiomyosarkom angenommen[20]. Bei 5–9 Mitosen/50 HPF sprechen Cunningham et al.[20] von einem glatten Muskeltumor mit unsicherer maligner Potenz, Grant et al.[30] bezeichnen Tumoren mit 5–15 Mitosen/50 HPF bereits als Leiomyosarkom Grad 1; der höchste Malignitätsgrad 4 weist in ihrer Einteilung über 30 Mitosen/50 HPF auf. Die Zahlenangaben von Cooper et al.[19] sowie von Franquemont u. Frierson[25] fallen demgegenüber völlig aus der Reihe: Danach gelten Muskeltumoren mit weniger als 15 Mitosen/50 HPF noch als benigne, die intermediären Typen mit 15–45 Mitosen/50 HPF als unsicher und nur solche mit über 45 Mitosen/50 HPF als bösartig. Andere Autoren sprechen hierbei schon von einem Leiomyosarkom mit hohem Malignitätsgrad[21, 35]. Die Arbeit von Franquemont u. Frierson[25] unterscheidet nur Fälle mit weniger und mehr als 25 Mitosen/50 HPF und ist daher nicht verwertbar. 4 von 8 Fällen mit weniger als 25 Mitosen verhielten sich klinisch maligne.

Tabelle 3.22. Klinisches Verhalten gastrointestinaler Stromatumoren: Beurteilung des Risikos eines aggressiven Verhaltens. (Mod. nach Franquemont[24]). Franquemont gibt die Mitoserate in x/10 HPF an. Da 10 HPF möglicherweise für eine prognostische Aussage nicht ausreichen, wurden die Zahlen in x/50 HPF umgerechnet

Risikogruppe	Morphologische Kriterien	Aggressives Verhalten %	n
Niedriges Risiko	Tumorgröße < 5 cm *und* Mitoserate < 10/50 HPF PCNA-Index unter 10%	0	(0/5)
Intermediäres Risiko	Tumorgröße ≧ 5 cm *oder* Mitoserate ≧ 10/50 HPF	56	(10/18)
Hohes Risiko	Tumorgröße ≧ 5 cm *und* Mitoserate ≧ 10/50 HPF PCNA-Index über 10%	92	(12/13)

Möglicherweise erklären sich die hohen Mitosezahlen bei diesen Autoren aus einer unterschiedlichen Definition des Begriffes „High Power Field", für den es keine einheitliche Definition gibt.

Mit aller Vorsicht läßt sich aus diesen Angaben ableiten:

- Tumoren mit *weniger als 2 Mitosen/50 HPF* sind i. a. *benigne (= Leiomyome),* wenn es auch Ausnahmen von dieser Regel gibt[19, 20, 52].
- Tumoren mit *2–9 Mitosen/50 HPF* müssen prinzipiell als *Tumoren mit unsicherer maligner Potenz* betrachtet werden. Vor allem bei mehr als 5 Mitosen/50 HPF ist die prognostische Aussage stark eingeschränkt.
- Tumoren mit *10 und mehr Mitosen/50 HPF* sind als *Leiomyosarkome* einzustufen. Ihr Rezidiv- und Metastasierungsrisiko ist deutlich erhöht.

- *GIST:* Für die gastrointestinalen Stromatumoren gilt möglicherweise eine höhere Mitoserate als Grenzwert zwischen benignen und malignen Tumoren.[24]
In einer ausführlichen Übersichtsarbeit nimmt Franquemont[24] eine Unterteilung in 3 Risikogruppen vor (niedriges, hohes und intermediäres Risiko), wobei er 2 Kriterien verwendet (Tabelle 3.22):

– die *Tumorgröße* (unter oder über 5 cm ⌀)
– die *Mitoserate* (unter oder über 10/50 HPF).
Danach haben Tumoren mit *bis zu 10 Mitosen/50 HPF ein niedriges Risiko,* v. a. dann, wenn die Tumoren unter 5 cm ⌀ aufweisen. Bei *10 oder mehr Mitosen/50 HPF* wird ein *intermediäres Risiko* angenommen. Erst bei *mehr als 10 Mitosen/50 HPF* und einem Tumordurchmesser über 5 cm besteht, ähnlich wie beim Leiomyosarkom, ein *hohes Risiko.* Ob bei bis zu 10 Mitosen/50 HPF tatsächlich ein nur geringes Risiko besteht, muß jedoch an größeren Fallzahlen überprüft werden. In einer spanischen Arbeit wurde eine schlechtere Prognose erst bei Zahlen von 25 Mitosen/50 HPF beobachtet. Ob bei Mitosezahlen bis zu dieser Höhe tatsächlich eine günstige Prognose gestellt werden kann, erscheint sehr zweifelhaft[43c]. Nach einigen Erfahrungen kann auch bei einer Mitosezahl von 6/50 HPF bereits eine Metastasierung erfolgen. Aus praktischen Gründen (Verlaufskontrolle bei den Patienten) erscheint es *ratsam,* auch bei den GIST bis zum Beweis des Gegenteils die für die Leiomyome/Leiomyosarkome geltende *niedrigere Meßlatte* anzulegen.

Die Klassifikation eines glatten Muskeltumors oder GIST als mitosenarm und aller Voraussicht nach benigne erfordert in jedem Fall die *Untersuchung zahlreicher Stellen des Tumors,* da das zytologische Bild und die Mitosezahl innerhalb des gleichen Tumors variieren können. Aber selbst dann sollte der Kliniker auf die Notwendigkeit weiterer Überwachung und das allerdings sehr geringe *Restrisiko* sowie die daraus abgeleitete Notwendigkeit, den Patienten *weiter zu überwachen,* hingewiesen werden.

Verlauf, Prognose. Leiomyosarkome können rasch wachsen. In einem Fall wurde eine Tumorverdopplungszeit von 5 Monaten errechnet[34].

Nimmt man alle Leiomyosarkome zusammen, so liegt die Fünfjahresüberlebensrate bei etwa 40%[21, 35] (s. unten). Eine *Tumorgröße* über 5 bzw. 6 oder 8 cm und *eine hohe Mitosefrequenz* gelten als schlechte prognostische Kriterien (s. oben). *Metastasen* finden sich v. a. in der Leber, im Pankreas und Retroperitoneum[4] sowie auf dem Peritoneum (36%)[30] In 16% werden Nachbarorgane infiltriert[30]. *LK-Metastasen sind selten* (8%)[30] bzw. wurden bei 83 Fällen überhaupt nicht beobachtet[56b]. Dies erklärt auch, warum die Lymphonodektomie die Prognose statistisch ebensowenig verbessert wie die Radikaloperation; eher *konservativ-chirurgisches Vorgehen* wird als ausreichend erachtet[30]. Da die meisten Leiomyosarkome langsam wachsen, sollte der Primärtumor auch bei bereits vorhandenen Metastasen entfernt werden, und die *Metastasenchirurgie* gilt als sinnvoll[35, 52a, 56]. Von den *epitheloiden Leiomyosarkomen* metastasiert weniger als $^1/_3$[29]. Die Patienten mit Fernmetastasen (meist Lebermetastasen) überleben im Mittel 7 Monate[21], aber es gibt auch seltene Langzeitverläufe von 3–8 und in einem Fall von 36 Jahren[74], gelegentlich bis zu 48 Jahren bzw. 27 Jahren nach Auftreten der ersten Metastasen[52b]. *Chemoembolisation* der Leber kann das Metastasenwachstum erheblich verzögern[47b]. Leiomyosarkome gelten sonst als resistent gegen *Strahlen- und Chemotherapie*[21, 35]. Von Dougherty et al.[21] wird jedoch diskutiert, daß die Strahlenresistenz auf einer inadäquaten Strahlendosis beruhen könnte. Sie empfehlen eine intraoperative Bestrahlung mit einer Dosis von über 6000 Gy.

Als prognostisches Kriterium gilt auch die *DNA-Flow-Zytophotometrie* mit Bestimmung des Ploidiegrades[41a, 63a, 67b]. Die Häufigkeit diploider Histogramme nimmt von den benignen Leiomyomen über die benignen Leiomyoblastome zu den Leiomyosarkomen hin von 85 über 65 auf 45% ab, die Häufigkeit aneuploider Befunde in der gleichen Reihenfolge zu, und bei den Leiomyosarkomen korreliert der Ploidie-Befund signifikant mit der Überlebenszeit[64] (keine deutliche Korrelation zur Prognose[43c, 52d]).

Als diagnostisch verwertbar (für die GIST) gelten auch der *AgNOR-Befund* (Zahl, Größe und Form der AgNOR)[65] und der *PCNA-Proliferationsindex*[11a, 55a] . Der Wert der PCNA-Methode wird jedoch durch technische Probleme der immunhistochemischen Reaktion eingeschränkt[25a]. Der *Ki67-Index* eignete sich zur Abschätzung der Malignität (21/10 HPF als Grenzwert benigne/maligne glatte Muskeltumoren)[47a]. Der *MIB1-Index* erlaubte keine statistisch signifikante Aussage zur Prognose[52d].

Anhang: Seltene Befunde

- *Leiomyom/Leiomyoblastom im Kindesalter*[31, 46, 68];
- Ulzeriertes Leiomyosarkom in einem posttraumatischen *Upside-down-Magen* (nach Explosivgeschoßverletzung) mit rezidivierender Blutung[44];
- *Carney- (Carney-Tisell-) Syndrom:* 1978 wurde von Tisell et al.[71] die Kombination *epitheloides Leiomyosarkom + multiple pulmonale Chondrome (Hamartome),* 1979 von Carney[17] die Trias epitheloides *Leiomyosarkom + extraadrenales Paragangliom + pulmonales Chondrom* beschrieben. Das Syndrom tritt v. a. bei jungen Frauen (13jähriges Mädchen[54]) auf, das gastrale Leiomyosarkom manifestiert sich meist als primär-multipler kleinknotiger Tumor mit geringer Metastasierungstendenz[3]. Als Konsequenz ergibt sich, daß beim Nachweis der einen Komponente des Syndroms nach einem möglichen Vorkommen der anderen gefahndet werden sollte.
- *Rhabdomyosarkom*[70].

Lipom[3, 4, 18, 22, 39, 43, 66]

(ICD-O M-8850/0)

Magenlipome sind *selten* (bis 1983 nur ca. 115 Fälle im englischsprachigen Schrifttum)[18]. Sie stellen etwa 3–7% aller benignen Magentumoren[3, 43], können sehr groß sein und besitzen eine gelappte Oberfläche[4]. Selten sind sie gestielt (→ Gefahr der Stieldrehung und Invagination). *Mikroskopisch* bestehen sie aus üblichen univakuolären gelben Fettzellen. Sie scheinen das *Antrum* zu bevorzugen[4], nach anderen Angaben liegen sie am häufigsten im *Kor-pus*[9, 22]. Die meisten Tumoren treten *solitär* auf, *multiples* Vorkommen ist sehr selten (bis 1983 nur 6 bekannte Fälle)[66].

Liposarkom[4, 43]

(ICD-O M-8850/3)

Diese Tumorform ist im Magen *extrem selten*[4]. Sie soll 1–3% aller malignen Magentumoren repräsentieren, was eher noch zu hoch gegriffen erscheint[43]. Die *klinische Symptomatik* gleicht derjenigen bei anderen Magensarkomen. Auch dieser Tumor bevorzugt das Antrum[43]. Im gleichen Tumor können Züge eines myxoiden, pleomorphen und hochdifferenzierten Liposarkoms zusammentreffen[43].

Gefäßtumoren

- *Glomustumor* (*Glomangiom*[1–3, 38, 40, 42]) (ICD-O M-8712/0): Der Magen ist der häufigste Sitz gastrointestinaler Glomangiome[1], insgesamt ist der Tumor jedoch *selten* (bis 1975 67 publizierte Fälle)[40]. Er liegt meist in der Submukosa oder M. propria[38], bevorzugt das *Antrum* und mißt zwischen 0,7 und 20 cm im Durchmesser[40]. Die meisten Tumoren sind nicht größer als 2–2,5 cm[3]. Sie bestehen aus endothelbegrenzten Gefäßspalten, in deren Umgebung Stränge und Nester uniformer runder Zellen mit gleichförmigen Kernen und blaß-eosinophilem oder hellem Zytoplasma angeordnet sind[2]. Das Bild kann an ein Karzinoid erinnern[1], es entspricht voll und ganz demjenigen des Glomustumors der Haut. Obgleich die Zellen ultrastrukturelle Eigenschaften glatter Muskelzellen[2, 11, 40, 41] besitzen, kann der immunhistochemische Nachweis von muskelspezifischem *Aktin* negativ sein[2]. Die von Endothel ausgekleideten Gefäßspalten lassen sich hingegen mit *Ulex-europaeus-Lektin* oder *Faktor-VIII-Antigen* nachweisen[2]. Die Tumoren gelten als durchweg gutartig, wobei allerdings fraglich ist, ob dies ohne weiteres auch für die seltenen Tumoren mit einem Durchmesser über 5 cm postuliert werden kann[2]. Auch bei multiplem Auftreten von Glomustumoren im Magen mit Gefäßinvasion und Zellatypien kann nicht ohne weiteres von einem benignen Verhalten ausgegangen werden[32]. Gastraler Glomustumor mit sekundärer Infiltration durch ein gastrointestinales Mantelzell-Lymphom[6a].
- *Hämangiom/Lymphangiom*[14, 49] (ICD-O M-9120/0; ICD-O M-9170/0): Unter diese Überschrift fallen spezielle Gefäßproliferate, die als *Angiodysplasie* (▷ S. 166) und bei der *Dieulafoy-Läsion* (▷ S. 172) bereits besprochen wurden. Grundsätzlich kann es sich, wie auch in anderen Teilen des Körpers, um *kapilläre* und *kavernöse* Hämangiomtypen handeln. Es gibt auch Fallberichte über eine disseminierte Hämangiomatose vom Magen bis zum Anus im Kindesalter[14], wobei über 200 Hämangiome gefunden wurden[49].
- *Hämangioperizytom*[3, 15, 16] (ICD-O M-9150/1): Die meisten in früheren Jahren publizierten Hämangioperizytome des Magens dürften in Wirklichkeit epitheloide Leiomyome bzw. Leiomyosarkome gewesen sein[3]. Das Vorkommen dieses Tumortyps im Magen ist damit jedoch nicht ausgeschlossen. Unter 686 Hämangioperizytomen der Weltliteratur bis 1983 fanden sich nur 20 des Magens (2,9%), im Krankengut der Chirurgischen Universitätsklinik Münster/Westf. unter 762 malignen Magentumoren nur ein einziger Fall[16]. Die Antrumregion und dort v. a. die kleine Kurvatur scheinen bevorzugt betroffen zu sein[16].
- *Kaposi-Sarkom*[3, 20a, 42, 45, 53, 69] (ICD-O M-9140/3): Erst seit Einsetzen der AIDS-Epidemie hat das Kaposi-Sarkom des Gastrointestinaltraktes Bedeutung gewonnen (Übersicht[25a]). Es findet sich in etwa 50% der Patienten mit Hautbeteiligung[3, 45] und geht gelegentlich dem Kaposi-Sarkom der Haut zeitlich voraus[3]. In 30% stellt es die Erstmanifestation von AIDS dar[45]. Der Tumor kann aber auch sporadisch und unabhängig von einer HIV-Infektion vorkommen[69]. Mit nur 25% ist die diagnostische Ausbeute bei Probeentnahmen recht gering[45], da die Tumoren vor allem submukös liegen und nicht immer sicher von entzündlich-granulierenden Veränderungen abzugrenzen sind[3]. Im oberen Magen-Darm-Trakt sind der *Magen* (Antrum, Korpus) und das proximale *Duodenum*[3], nach anderen Angaben auch der *Ösophagus*[53], etwa gleich häufig betroffen. *Makroskopisch* sieht man dunkelrote makulopapulöse Infiltrate oder größere nodöse Schleimhautpolypen, oft mit zentraler Ulzeration[3, 53]. Die Manifestation als Linitis plastica ist offenbar extrem selten[31a]. *Mikroskopisch* wechselt das Bild zwischen angiomatoiden Herden mit Gefäßspalten, die von unauffälligen und atypischen Endothelien ausgekleidet werden, bis zu atypischen Spindelzellproliferaten (Abb. 3.60).
- *Malignes Hämangioendotheliom*[62] (ICD-O M-9130/3): Der Tumor ist im Magen *extrem selten* (in Japan bis 1985 ca. 10 publizierte Fälle)[62]. Als diagnostisch wertvoll, wenn nicht sogar spezifisch, gilt das Vorkommen kleiner rötlich-grauer bis

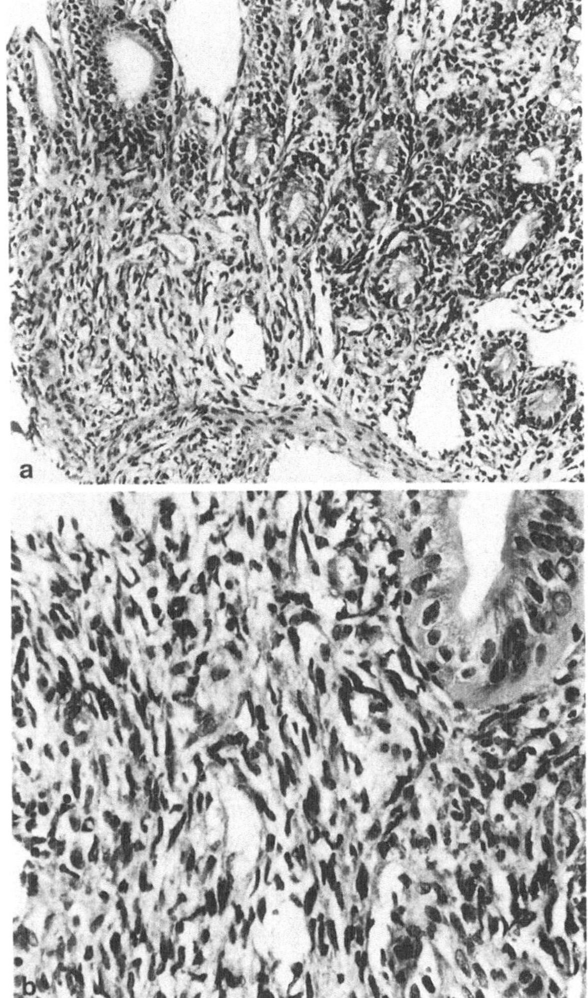

Abb. 3.60. Kaposi-Sarkom des Magens bei AIDS. Atypische Spindelzellproliferation mit einigen engen Gefäßspalten in der Mukosa. **a** H.E. 140 ×. **b** H.E. 350

dunkelroter, bis zu 3 cm im ⌀ großer Metastasen auf dem großen Netz bzw. im viszeralen und parietalen Peritoneum.

Neurogene Tumoren

Angesichts der selbst mit immunhistochemischen Methoden vielfach problematischen Charakterisierung der gastralen Stromatumoren (▷ S. 302) sind ältere Angaben zur Häufigkeit neurogener Tumoren fragwürdig. Danach sollen sie ca. 0,5% aller Magentumoren und 10–15% der gutartigen Formen darstellen[9, 61]. Man unterscheidet heute 3 Hauptformen: *Tumoren der Schwann-Zellen* (Neurinom, Neurilemmom, Schwannom sowie dessen maligne Variante, das maligne Neurilemmom oder Schwannom bzw. neurogene Sarkom), Tumoren der *autonomen Nervenplexus* (Plexosarkome) und *Neurofibrome* sowie Neurofibrosarkome.

- *Neurilemmom (Neurinom, Schwannom)*[1, 4, 76, 78] (ICD-O M-9560/0): Der Tumor soll bei sorgfältiger Suche *relativ häufig* im Magen angetroffen werden[4]. In einem Kollektiv von 150 mesenchymalen Magentumoren war er allerdings nur 6mal vertreten (4%)[56a]. Er ist bei Frauen häufiger als bei Männern[4], tritt v. a. zwischen dem 40. und 60. Lj. in Erscheinung und liegt am häufigsten *proximal* und im Bereich der *Magenkurvaturen*. Die subseröse Lage überwiegt über die intramurale und submuköse (Abb. 3.61 a) Lokalisation[1]. Das histologische Bild entspricht demjenigen der Neurinome anderer Organe einschl. der Haut. *Immunhistochemisch* sind die Tumoren positiv für Protein S-100 sowie fokal für GFAP und Leu7, negativ für Desmin, Aktin und auch für CD34[56a]. Eine *maligne Entartung* soll praktisch nicht vorkommen[1, 56a]. Als Sonderfall wurde ein *pigmentiertes melanozytäres Schwannom* des Magens beschrieben[4]. Polypoide Tumoren können auch mit dem Laser abgetragen werden[76]. *Multiple Neurinome* sind selten und werden im Gegensatz zu den solitären Formen v. a. bei jugendlichen Patienten beobachtet[76]. Bei multiplem, aber auch bei solitärem Vorkommen muß an die Möglichkeit einer *Neurofibromatose v. Recklinghausen* gedacht werden[1].
- *Malignes Neurilemmom*[1, 20b] (ICD-O M-9560/3): Blutungen und Nekrosen (Abb. 3.61 b) weisen auf eine maligne Entartung hin, diagnostisch maßgebend ist die *Mitosezahl,* da Kernatypien auch bei benignen Schwannomen vorkommen können.
- *Tritontumor*[1, 50a, 60a]: Unter diesem Namen wurden maligne (ICD-O M-9561/3) und benigne Tumoren beschrieben, die aus Zellen der *Nervenscheide* und *quergestreiften Muskelfasern* bestehen. Bei den malignen Formen zeigen die Muskelfasern das Bild eines Rhabdomyosarkoms; dieser Tumortyp findet sich v. a. bei der *Neurofibromatose.* Die benignen Formen werden auch als *„neuromuskuläre Choristome"* bezeichnet. Die Tritontumoren treten v. a. im *1. Lebensjahrzehnt* an großen Nervenstämmen auf. Der *Name „Tritontumor"* ist von dem gleichnamigen Salamander abgeleitet, der verlorene Gliedmaßen durch die induktive Wirkung verbliebener oder implantierter Nerven regenerieren kann.[50a]
- *Neurofibrom*[1, 3, 4] (ICD-O M-9540/0): Außerhalb der Neurofibromatose v. Recklinghausen sind Neurofibrome des Magens extrem selten[3]. Bei Neurofibromatose findet man sie oft multipel[1]. Sie entsprechen häufig dem plexiformen Typ[3]. *Makroskopisch* wachsen sie oft polypös in die Magenlichtung oder über die Serosaoberfläche hinaus[4]. Eine Kapsel kann vorhanden sein oder (v. a. bei Neurofibromatose) fehlen[1, 4].

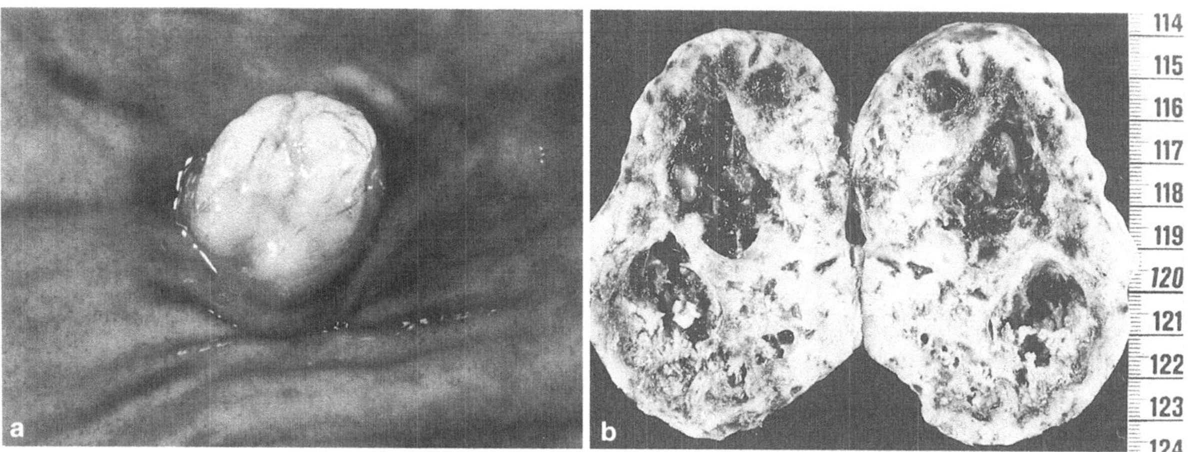

Abb. 3.61. **a** Submuköses Neurinom (Sektionspräparat). **b** Neurogenes Sarkom (Operationspräparat). Bunte Schnittfläche mit Blutungen und Nekrosen

- *Neurofibrosarkom*[1, 3, 4] (ICD-O M-9540/3): Etwa 10–15% der bei der Neurofibromatose auftretenden Neurofibrome sollen maligne entarten[1, 4]. Die Dokumentation solcher Sarkome im Magen-Darm-Trakt gilt jedoch als unzulänglich[3].
- *Ganglioneurome*[1] (ICD-O M-9490/0) kommen solitär und im Rahmen der Neurofibromatose auch im Magen vor. Sowohl die solitäre Form (polypoides Ganglioneurom) als auch die diffuse Ganglioneuromatose treten im Magen weitaus seltener als im übrigen Gastrointestinaltrakt, speziell im Kolorektum, auf[63].
- *Paragangliom*[60] (ICD-O M-9680/1): Im Gegensatz zum Duodenum extrem seltener Tumor im Magen (bis 1990 nur 2 publizierte Fälle).
- *Plexosarkome (gastrointestinale autonome Nerventumoren, GAN-Tumoren)*[36, 80] sind maligne Tumoren, die von den autonomen Nervenstrukturen des Magens oder Darmes ausgehen. Von dem seltenen Tumor (bis 1989 nur 8 publizierte Fälle [36]) sind bisher nur wenige Beispiele im Magen bekannt[15a, 20c, 42a, 43a]. Es wird ferner diskutiert, daß ein Teil der gastralen Paragangliome als Plexosarkome anzusehen ist[36]. Ein zumindest sehr ähnlicher Tumortyp mit elektronenmikroskopischen Merkmalen von Schwann-Zellen und postganglionären neuroaxonalen Komponenten wurde von japanischen Autoren[80] im Magen beschrieben. Bemerkenswert ist, daß alle diese Tumoren *lichtmikroskopisch als Leiomyome, zellreiche Leiomyome oder Leiomyosarkome fehlgedeutet* worden waren. Die 12 Fälle dieser Autoren waren wie folgt verteilt: 1 mal präpylorisches Antrum, 4 mal Antrum, 3 mal Korpus, 3 mal Fundus, 1 mal Kardia. Die Tumoren sind positiv für Vimentin[36] und NSE[36, 80], bisweilen[20c, 36] bzw. stets[80] auch für Protein S-100, aber negativ für Desmin[20c, 36, 80]. Die intestinalen Formen verhielten sich aggressiv mit lokalen oder Fernmetastasen[36]; für die Magentumoren machen Yagihashi et al.[80] keine Verlaufsangaben. Die 7 Fälle (4 × Magen, 3 × Jejunum) von Dhimes et al[20c] waren 6 Monate bis 10 Jahre nach chirurgischer Radikaloperation rezidiv- und metastasenfrei.
- *Granularzelltumoren (granuläres Neurom, Granularzellenmyoblastom, Abrikossoff-Tumor)*[1–3, 26, 50, 77] (ICD-O M-9580/0): Nur 1–6% aller Granularzelltumoren betreffen den Magen-Darm-Trakt[77]. Der Tumor ist im Magen *sehr selten* (bis 1972 13 bekannte Fälle[7, 26]). Er bevorzugt die L. propria und Submukosa. Wie auch an anderen Orten besitzen die breitplasmatischen Zellen ein feingranuläres eosinophiles Zytoplasma, sie sind PAS-, Protein S100- und auch NSE-positiv[1–3]. Wichtige *Differentialdiagnose:* Onkozytom des Magens[50].

Sonstige Tumoren

▷ Tabelle 3.20 auf S. 300.

- *Malignes fibröses Histiozytom*[10, 55] (ICD-O M-8830/3)
- *Systemische Mastozytose*[12] (ICD-O M-9741/3)
- *Benignes und malignes Mesenchymom*[2, 33] (ICD-O M-8990/0 und ICD-O M-8990/3). Ein Mesenchymom ist ein Tumor, der außer Bindegewebe mindestens 2 weitere Mesenchymderivate enthält. Das histologische Bild ist sehr variabel und kann Fettgewebe, Blutgefäße, glatte und quergestreifte Muskelfasern, Knorpel- und lymphatisches Gewebe sowie Blutbildungsherde umfassen. Daher wird je nach der individuellen Struktur auch von einem *Angiomyolipom*, *Lipomyohämangiom* etc. gesprochen[33]. Dem Tumor fehlt eine Kapsel, die Zellen zeigen weder eine Polymorphie noch eine Anaplasie oder eine vermehrte Mitosezahl. Bisher wurden zwar nur 2 Fälle beschrieben, der Tumor dürfte aber tatsächlich häufiger vorkommen[33]. Man muß die hochmalignen Leiomyosarkome des Magens mit partieller *chondro-/liposarkoma-*

töser Differenzierung wohl dieser Gruppe hinzurechnen[2].

Maligne Lymphome

▷ S. 364

Literatur

1.–6. Weiterführende Literatur (▷ S. 154)
7. Abdelwahab IF, Klein MJ (1983) Granular cell tumor of the stomach: a case report and review of the literature. Am J Gastroenterol 78:71–76
8. Abramson DJ (1973) Leiomyoblastomas of the stomach. Surg Gynecol Obstet 136:118–125
9. Ackerman NB, Chugtai SQ (1975) Symptomatic lipomas of the gastrointestinal tract. Surg Gynecol Obstet 141:565–568
10. Adams HW, Adkins JR, Rehak EM (1983) Malignant fibrous histiocytoma presenting as a bleeding gastric ulcer. Am J Gastroenterol 78:212–213
11. Almagro UA, Schulte WJ, Norback DH, Turcotte JK (1981) Glomus tumor of the stomach. Histologic and ultrastructural features. Am J Clin Pathol 75:415–419
11a. Amin MB, Ma CK, Linden MD et al. (1993) Prognostic value of proliferating cell nuclear antigen index in gastric stromal tumors. Correlation with mitotic count and clinical outcome. Am J Clin Pathol 100:428–432
12. Ammann RW, Vetter D, Deyhle P et al. (1976) Gastrointestinal involvement in systemic mastocytosis. Gut 17:107–112
13. Appelman H, Helwig EB (1977) Cellular leiomyomas of the stomach in 49 patients. Arch Pathol Lab Med 101:373–377
14. Basaklar AC (1990) Haemangiomas of the gastrointestinal tract in children. Z Kinderchir 45:114–116
15. Berner H, Streicher H-J (1977) Das Hämangiopericytom des Magens. Chirurg 48:400–402
15a. Böhm J, Radebold K, Meister P, Höfler H (1991) Tumor des autonomen enterischen Nervensystems des Magens (GAN-Tumor): Fallbericht einer seltenen und neuen Entität. Verh Dtsch Ges Pathol 75:238
16. Böttcher K, Reers B, Langhans P, Rühland D (1986) Das Hämangioperizytom des Magens. Akt Chir 21:215–218
16a. Buhr J, Fischer HP (1990) Immunhistologische Analyse gastrointestinaler Stromatumoren. Verh Dtsch Ges Pathol 74:520
17. Carney JA (1979) The triad of gastric epithelioid leiomyosarcoma, functioning extra-adrenal paraganglioma, and pulmonary chondroma. Cancer 43:374–382
18. Chu AG, Clifton JA (1983) Gastric lipoma presenting as peptic ulcer: case report and review of the literature. Am J Gastroenterol 78:615–618
19. Cooper PN, Quirke P, Hardy GJ, Dixon MF (1992) A flow cytometric, clinical, and histological study of stromal neoplasms of the gastrointestinal tract. Am J Surg Pathol 16:163–170
20. Cunningham RE, Federspiel BH, McCarthy WF et al. (1993) Predicting prognosis of gastrointestinal smooth muscle tumors. Role of clinical and histologic evaluation, flow cytometry, and image cytometry. Am J Surg Pathol 17:588–594
20a. Danzig JB, Brandt LJ, Reinus JF, Klein RS (1991) Gastrointestinal malignancy in patients with AIDS. Am J Gastroenterol 86:715–718
20b. Decker P, Nikorowitsch R, Kratzsch H-Ch, Hirner A (1992) Malignes Schwannom des Magens. Akt Chir 27:133–135
20c. Dhimes P, López-Carreira M, Ortega-Serrano MP et al. (1995) Gastrointestinal autonomic nerve tumours and their separation from other gastrointestinal stromal tumours: an ultrastructural and immunohistochemical study of seven cases. Virchows Archiv 426:27–35
21. Dougherty MJ, Compton C, Talbert M, Wood WC (1991) Sarcomas of the gastrointestinal tract. Separation into favorable and unfavorable prognostic groups by mitotic count. Ann Surg 214:569–574
22. Fernandez MJ, Davis RP, Nora PF (1983) Gastrointestinal lipomas. Arch Surg 118:1081–1083
23. Fischer H-P, Stambolis C (1983) Epitheloides Leiomyom des Magens – Differentialdiagnose und Dignität. Pathologe 4:252–256
23a. Fox KR, Moussa SM, Mitre RJ et al. (1990) Clinical and pathologic features of primary gastric rhabdomyosarcoma. Cancer 66:772–778
24. Franquemont DW (1995) Differentiation and risk assessment of gastrointestinal stromal tumors. Am J Clin Pathol 103:41–47
25. Franquemont DW, Frierson HF Jr (1992) Muscle differentiation and clinicopathologic features of gastrointestinal stromal tumors. Am J Surg Pathol 16:947–954
25a. Franquemont GW, Geary WA (1993) Gastrointestinal stromal tumors and proliferating cell nuclear antigen. Prognostic challenges. Am J Clin Pathol 100:369–370
25b. Friedman SL (1988) Gastrointestinal and hepatobiliary neoplasms in AIDS. Gastroenterol Clin North Am 17:465–486
26. Goodman MD, Cooper PH (1972) Granular cell tumor (myoblastoma) of the stomach. A case report with ultrastructural findings and review of the literature. Dig Dis Sci 17:1117–1126
27. Goussot JF, de Mascarel A, Maree D et al. (1984) Choriocarcinome primitif de l'estomac. Etude immunohistochimique d'un cas et revue de la littérature. Ann Pathol (Paris) 4:43–48
28. Graham SM, Ballantyne GH, Modlin IM (1987) Gastric epithelioid leiomyosarcoma: a curable gastric neoplasm. Am J Gastroenterol 82:82–85
29. Graham SM, Ballantyne GH, Modlin IM (1987) Gastric epithelioid leiomyomatous tumors. Surg Gynecol Obstet 164:391–397
30. Grant CS, Kim CH, Farrugia G et al. (1991) Gastric leiomyosarcoma. Prognostic factors and surgical management. Arch Surg 126:985–990
30a. Gupta AK, Berry M, Mitra DK (1995) Ossified gastric leiomyoma in a child: a case report. Pediatr Radiol 25:48–49
31. Gysler R, Gloor F, Morger R (1986) Seltener Magentumor – Zystisches Leiomyom im Kindesalter. Z Kinderchir 41:176–177
31a. Hadjiyane C, Lee Y, Stein L et al. (1991) Kaposi's sarcoma presenting as linitis plastica. Am J Gastroenterol 86:1823–1825
32. Haque S, Modlin IM, West AB (1992) Multiple glomus tumors of the stomach with intravascular spread. Am J Surg Pathol 16:291–299
33. Haqqani MT, Krasner N, Ashworth M (1983) Benign mesenchymoma of the stomach. J Clin Pathol 36:504–507
34. Haruma K, Shimamoto T, Sumii K et al. (1990) A case of rapidly growing gastric leiomyosarcoma: observations over 18 months. Am J Gastroenterol 85:1176–1178
35. He L-J, Wang B-S, Chen C-C (1988) Smooth muscle tumours of the digestive tract: report of 160 cases. Br J Surg 75:184–186
36. Herrera GA, Cerezo L, Jones JE et al. (1989) Gastrointestinal autonomic nerve tumors. „Plexosarcomas". Arch Pathol Lab Med 113:846–853
37. Hjermstad BM, Sobin LH, Helwig EB (1987) Stromal tumors of the gastrointestinal tract: myogenic or neurogenic? Am J Surg Pathol 11:383–386
37a. Ichimaru T, Fuchigami K et al. (1995) Natural history of smooth muscle tumor of the stomach – developmental differences of benign and malignant tumor analyzed by retrospective radiographic study. (Orig. japan. mit englischer Zusammenfassung). Stomach and Intestine 30:1151–1162
38. Imamura A, Tochihara M, Natsui K et al. (1994) Glomus tumor of the stomach: endoscopic ultrasonographic findings. Am J Gastroenterol 89:271–272
39. Johnson DCI, DeGennaro VA, Pizzi WF, Nealon TF Jr (1981) Gastric lipomas. A rare cause of massive upper gastrointestinal bleeding. Am J Gastroenterol 75:299–301

40. Kanwar YS, Manaligod JR (1975) Glomus tumor of the stomach. An ultrastructural study. Arch Pathol 99:392–397
41. Kim B-H, Rosen Y, Suen KC (1975) Endocrine-type granules in cells of glomus tumor of the stomach. Arch Pathol 99:544–547
41a. Kiyabu MT, Bishop PC, Parker JW et al. (1988) Smooth muscle tumors of the gastrointestinal tract. Flow cytometric quantitation of DNA and nuclear antigen content and correlation with histologic grade. Am J Surg Pathol 12:954–960
42. Kleyn KA, Mandell GH, Sakwa S, Kobernick SD (1968) Glomus tumor of the stomach. Report of a case. Arch Surg 97:111–113
42a. Kodet R, Snajdauf J, Smelhaus V (1994) Gastrointestinal autonomic nerve tumor: a case report with electron microscopic and immunohistochemical analysis and review of the literature. Pediatr Pathol 14:1005–1016
43. Laky D, Stoica T (1986) Gastric liposarcoma. A case report. Pathol Res Pract 181:112–115
43a. Lauwers GY, Erlandson RA, Casper ES et al. (1993) Gastrointestinal autonomic nerve tumors. A clinicopathological, immunohistochemical, and ultrastructural study of 12 cases. Am J Surg Pathol 17:887–897
43b. Lehnert T (1993) Spezielle Probleme gastrointestinaler Weichteilsarkome. Chirurg 64:535–543
43c. Lerma E, Oliva E, Tugués D, Prat J (1994) Stromal tumours of the gastrointestinal tract: a clinicopathogical and ploidy analysis of 33 cases. Virchows Archiv 424:19–24
44. Letsch R, Kort J (1985) Posttraumatischer Upside-down-Magen mit Blutung aus einem exulzerierten Leiomyosarkom. Akt Chir 20:187–190
44a. Lew EA, Dieterich DT (1992) Severe hemorrhage caused by gastrointestinal Kaposi's syndrome in patients with the acquired immunodeficiency syndrome: treatment with endoscopic injection sclerotherapy. Am J Gastroenterol 87:1471–1474
45. Lustbader I, Sherman A (1987) Primary gastrointestinal Kaposi's sarcoma in a patient with acquired immune dificiency syndrome. Am J Gastroenterol 82:894–895
46. Luzzatto G, Galligioni A, Candiani F, Previtera C (1989) Gastric leiomyoblastoma in childhood – a case report and review of the literature. Z Kinderchir 44:373–376
47. Mály L, Vanek J (1981) Primäres Chorionepitheliom und tubuläres Adenokarzinom des Magens. Zentralbl Allg Pathol 125:161–163
47a. Matsuda K, Watanabe H, Nishikura K et al. (1995) Gastric myogenic tumors – its Ki67 mitotic count, myogenic markers, histogenesis of sarcoma and differentiation from gastric stromal tumor. (Orig. japan. mit engl. Zusammenfassung). Stomach and Intestine 30:1109–1124
47b. Mavligit GM, Zukwiski AA, Ellis LM et al. (1995) Gastrointestinal leiomyosarcoma metastatic to the liver. Durable tumor regression by hepatic chemoembolization infusion with cisplatin and vinblastine. Cancer 75:2083–2086
48. Mazur MT, Clark HB (1983) Gastric stromal tumors. Reappraisal of histogenesis. Am J Surg Pathol 7:507–519
49. Mellish RWP (1971) Multiple hemangiomas of the gastrointestinal tract in children. Am J Surg 121:412–417
49a. Miettinen M, Virolainen M, Sarlomo-Rikala M (1995) Gastrointestinal stromal tumors – value of CD34 antigen in their identification and separation from true leiomyomas and schwannomas. Am J Surg Pathol 19:207–216
50. Millard PR, Bishop HM (1984) Oncocytoma of the stomach: a case report. Histopathology 8:1053–1058
50a. Mitchell A, Scheithauer BW, Ostertag H et al. (1995) Neuromuscular choristoma. Am J Clin Pathol 103:460–465
51. Monihan JM, Carr NN, Sobin LH (1994) CD34 immunoexpression in stromal tumours of the gastrointestinal tract and in mesenteric fibromatosis. Histopathology 24:469–473
52. Morgan BK, Compton C, Talbert M et al. (1990) Benign smooth muscle tumors of the gastrointestinal tract. A 24-year experience. Ann Surg 211:63–66
52a. Ng E-H, Pollock RE, Romsdahl MM (1992) Prognostic implications of patterns of failure for gastrointestinal leiomyosarcomas. Cancer 69:1334–1341
52b. Persson S, Kindblom L-G, Angervall L, Tisell L-E (1992) Metastasizing gastric epithelioid leiomyosarcomas (leiomyoblastomas) in young individuals with long-term survival. Cancer 70:721–732
52c. Pike AM, Lloyd RV, Appelman HD (1988) Cell markers in gastrointestinal stromal tumors. Hum Pathol 19:830–834
52d. Nikaido T, Yamada T, Shimoda T et al. (1995) An analysis of predicting prognostic factors of the gastric leiomyosarcoma – a comparative study of their proliferative activity using mitotic index, MIB-1, DNA flow cytometry, and p53 immunostaining. (Orig. japan. mit engl. Zusammenfassung). Stomach and Intestine 30:1125–1132
53. Prantl F (1988) Kaposi-Sarkom des Gastrointestinaltraktes bei AIDS. Morphologische Befunde, differentialdiagnostische Aspekte. Z Gastroenterol 26:351–357
54. Raafat F, Salman WD, Roberts K et al. (1986) Carney's triad: gastric leiomyosarcoma, pulmonary chondroma and extra-adrenal paraganglioma in young females. Histopathology 10:1325–1333
55. Radner H, Beham A, Weybora W (1985) Malignes fibröses Histiozytom des Magens. Ein Fallbericht mit Literaturübersicht. Pathologe 6: 313–318
55a. Ray R, Tahan SR, Andrews C, Goldman H (1994) Stromal tumors of the stomach: prognostic value of the PCNA index. Mod Pathol 7:26–30
56. Rehm W, Kienzle H-F, Bähr R (1990) Das gastrointestinale Leiomyosarkom. Leber Magen Darm 20:270–277
56a. Sarlomo-Rikala M, Miettinen M (1995) Gastric schwannoma – a clinicopathologic analysis of six cases. Histopathology 27:355–360
56b. Sasako M et al. (1995) Surgical treatment of gastric leiomyosarcoma. (Orig. japan. mit engl. Zusammenfassung). Stomach and Intestine 30:1169–1174
57. Saul SH, Rast ML, Brooks JJ (1987) The immunohistochemistry of gastrointestinal stromal tumors. Evidence supporting an origin from smooth muscle. Am J Surg Pathol 11:464–473
58. Schaube H, Nemsmann B, Wirtz H-J (1985) Ulzerationen auf großen Leiomyomen des Magens. Leber Magen Darm 15:157–159
59. Schirmer G, Kozuscheck W, Helpap B (1975) Neurogene Magentumoren: Solitäre Schwannome und Neurinome. Fortschr Röntgenstr 122:534–541
60. Schmid C, Beham A, Steindorfer P et al. (1990) Non-functional malignant paraganglioma of the stomach. Virchows Arch A 417:261–266
60a. Schmidt D, Harms D, Leuschner I (1990) Cytokeratin expression in malignant Triton tumor. Pathol Res Pract 186:507–511
61. Schumpelick V, Winkler R (1975) Das Neurinom des Magens. Langenbecks Arch Chir 338:201–213
62. Seki K, Inui Y, Kariya Y et al. (1985) A case of malignant hemangioendothelioma of the stomach. Endoscopy 17:78–80
63. Shekitka KM, Sobin LH (1994) Ganglioneuromas of the gastrointestinal tract. Relation to von Recklinghausen disease and other multiple tumor syndromes. Am J Surg Pathol 18:250–257
63a. Shimamoto T, Haruma K, Sumii K et al. (1992) Flow cytometric DNA analysis of gastric smooth muscle tumors. Cancer 70:2031–2034
64. Sinn HP, Kandetzki C, Lehnert Th, Waldherr R (1989) Zur immunhistochemischen Klassifikation der Stromatumoren des Magens. Pathologe 10:244–251
65. Sinn HP, Lehnert Th, Kandetzki C, Waldherr R (1989) Nucleolar organizer regions in myogenic stromal tumours of the stomach. Virchows Arch A 415:317–321
66. Skinner MS, Broadaway RK, Grossman P, Seckinger D (1983) Multiple gastric lipomas. Dig Dis Sci 28:1147–1149
67. Stalnikowicz R, Eliakim R, Ligumsky M, Rachmilewitz D (1987) Drug-induced bleeding of gastric leiomyoma. Am J Gastroenterol 82:419–420
67a. Suster S, Sorace D, Maran CA (1995) Gastrointestinal stromal tumors with prominent myxoid matrix. Clinicopathologic, immunohistochemical, and ultrastructural study of nine

cases of a distinctive morphologic variant of myogenic stromal tumor. Am J Surg Pathol 19:59–70
67b. Suzuki H, Sugihara N (1993) Prognostic value of DNA ploidy in primary gastric leiomyosarcoma. Br J Surg 80:1549–1550
68. Tamate S, Lee N, Sou H et al. (1994) Leiomyoblastoma causing acute gastric outlet obstruction in an infant. J Pediat Surg 29:1306–1307
69. Taxy JB, Battifora H (1988) Angiosarcoma of the gastrointestinal tract. A report of three cases. Cancer 62:210–216
70. Templeton AW, Heslin DJ (1961) Primary rhabdomyosarcoma of the stomach and esophagus. Am J Roentgenol 86:896–899
71. Tisell L-E, Angervall L, Dahl I et al. (1978) Recurrent and metastasizing gastric leiomyoblastoma (epithelioid leiomyosarcoma) associated with multiple pulmonary chondrohamartomas. Cancer 41:259–265
72. Tsushima K, Rainwater LM, Goellner JR et al. (1987) Leiomyosarcomas and benign smooth muscle tumors of the stomach: nuclear DNA patterns studied by flow cytometry. Mayo Clin Proc 62:275–280
73. Van der Rijn M, Hendrickson MR, Rouse RV (1994) CD34 expression by gastrointestinal tract stromal tumors. Hum Pathol 25:766–771
74. Van Steenbergen W, Kojima T, Geboes K et al. (1985) Gastric leiomyoblastoma with metastases to the liver. A 36-year follow-up study. Gastroenterology 89:875–881
75. Volk BA, Schölmerich J, Farthmann E et al. (1983) Leiomyoblastoma of the stomach – a case report on ultrasonographic differential diagnosis of cystic lesions in the abdomen. Hepatogastroenterology 30:33–35
76. Weber J, Neuhauser S, Kohler B, Riemann JF (1987) Endoskopische Laserabtragung eines Magenneurinoms. Med Klin 82:719–720
76a. West AB, Buckley PJ (1992) Mantle zone lymphoma in a gastric glomus tumor. Cancer 70:2246–2249
77. White JG, El-Newihi HM, Hauser CJ (1994) Granular cell tumor of the stomach presenting as gastric outlet obstruction. Am J Gastroenterol 89:2259–2260
78. Winter J (1986) Multiple blutende Magenneurinome. Eine seltene Indikation zur Gastrektomie. Akt Chir 21:129–130
79. Wurzel J, Brooks JH (1981) Primary gastric choriocarcinoma: immunohistochemistry, postmortem documentation, and hormonal effects in a postmenopausal female. Cancer 48:2756–2761
80. Yagihashi S, Kimura M, Kurotaki H et al. (1987) Gastric submucosal tumours of neurogenic origin with neuroaxonal and Schwann cell elements. Histopathology 153:41–50

Neuroendokrine Tumoren *

Anatomisch-physiologische Vorbemerkungen[17, 33, 39, 41]. In der Magenschleimhaut kommen verschiedene endokrine Zellen vor (▷ Tabelle 3.1). In der Antrummukosa überwiegen bei weitem die gastrinbildenden G-Zellen, in der oxyntischen Mukosa die ECL-Zellen (30–60%), gefolgt von den Somatostatin-bildenden D-Zellen (10–30%), den funktionell ungeklärten P-, D- und X-(A-ähnlichen) Zellen (15–25%) sowie den EC-Zellen. Die endokrinen Zellen der Magenschleimhaut sind Bestandteil des *GEP- (Gastro Entero Pankreatischen) endokrinen Zellsystems*[39a]. Dieses bildet zusammen mit neuralen Elementen (cholinergen, adrenergen und peptidergen Nerven) das *neuroendokrine System,* das maßgeblich an der Steuerung der Nahrungsaufnahme und -verwertung (Digestion, Resorption), des Nahrungstransportes (gastrointestinale Motilität) und des Intermediärstoffwechsels beteiligt ist.

Formen der endokrinen Zellproliferation

Endokrine Zellen des Magens können
- *reaktiv* (→ Hyperplasie) und
- *autonom-neoplastisch* (→ Tumoren) proliferieren.

Die morphologische Abgrenzung ist in vielen Fällen schwierig. Solcia et al.[39] haben versucht, die verschiedenen Proliferationsformen besser zu definieren. (▷ auch Abb. 3.62 a–c). Als wesentliches Unterscheidungskriterium gilt die *Größe der Proliferate:*
- *Hyperplasie:* maximal 0,15 mm Durchmesser,
- *Dysplasie:* unter 0,5 mm Durchmesser,
- *Neoplasie:* über 0,5 mm Durchmesser.

Der Begriff *Dysplasie* wird synonym für *Präneoplasie* verwendet. Zusätzlich ist er dadurch definiert, daß gewöhnlich bereits *Zellatypien* vorliegen.

Nomenklatur der neuroendokrinen Tumoren

- *Karzinoid* (ICD-O M-8240/3): Diese auch heute noch weithin gebräuchliche Bezeichnung geht auf Oberndorfer (1907) zurück und bezieht sich auf das weniger aggressive Verhalten dieser Tumoren im Vergleich zu Karzinomen.
- *APUDom* (ICD-O M-8248/a): Dieser Terminus wurde von Pearse (1969) geprägt und bezeichnet die Fähigkeit von Zellen dieser Tumorart, aus bestimmten Vorstufen biogene Amine zu synthetisieren (*A*mine *P*recursor *U*ptake and *D*ecarboxylation). Der Begriff wird heute kaum noch verwendet.
- *Neuroendokriner Tumor* (NET): Mit dieser Bezeichnung wird im Gegensatz zu den vorigen die Herkunft der Tumoren bzw. ihrer Zellen angesprochen. Sie ist inzwischen weitverbreitet und geeignet, die früheren Bezeichnungen zu ersetzen[8]. Stattdessen kann man auch einfach von *„Endokrinen Tumoren“* sprechen[50]. Auf die invasive (jenseits der Submukosa), angioinvasive und/oder metastasierende Form dieser Tumoren trifft folgerichtig der Name *(neuro)endokrines Karzinom* (NEC) zu (ICD-O M-8246/3).

* Siehe hierzu die „Wichtigen Hinweise für die Benutzer von Band 2 und Band 4 der PATHOLOGIE“ (Pathologe 1998, S. 11–12). Die nachfolgende Fassung des Textes zu den gastralen NET (S. 312–319) beschränkt sich auf einen Nachdruck von Band 2 (Dezember 2000) und wurde von Herrn Prof. Dr. Klöppel (Kiel) revidiert und aktualisiert.

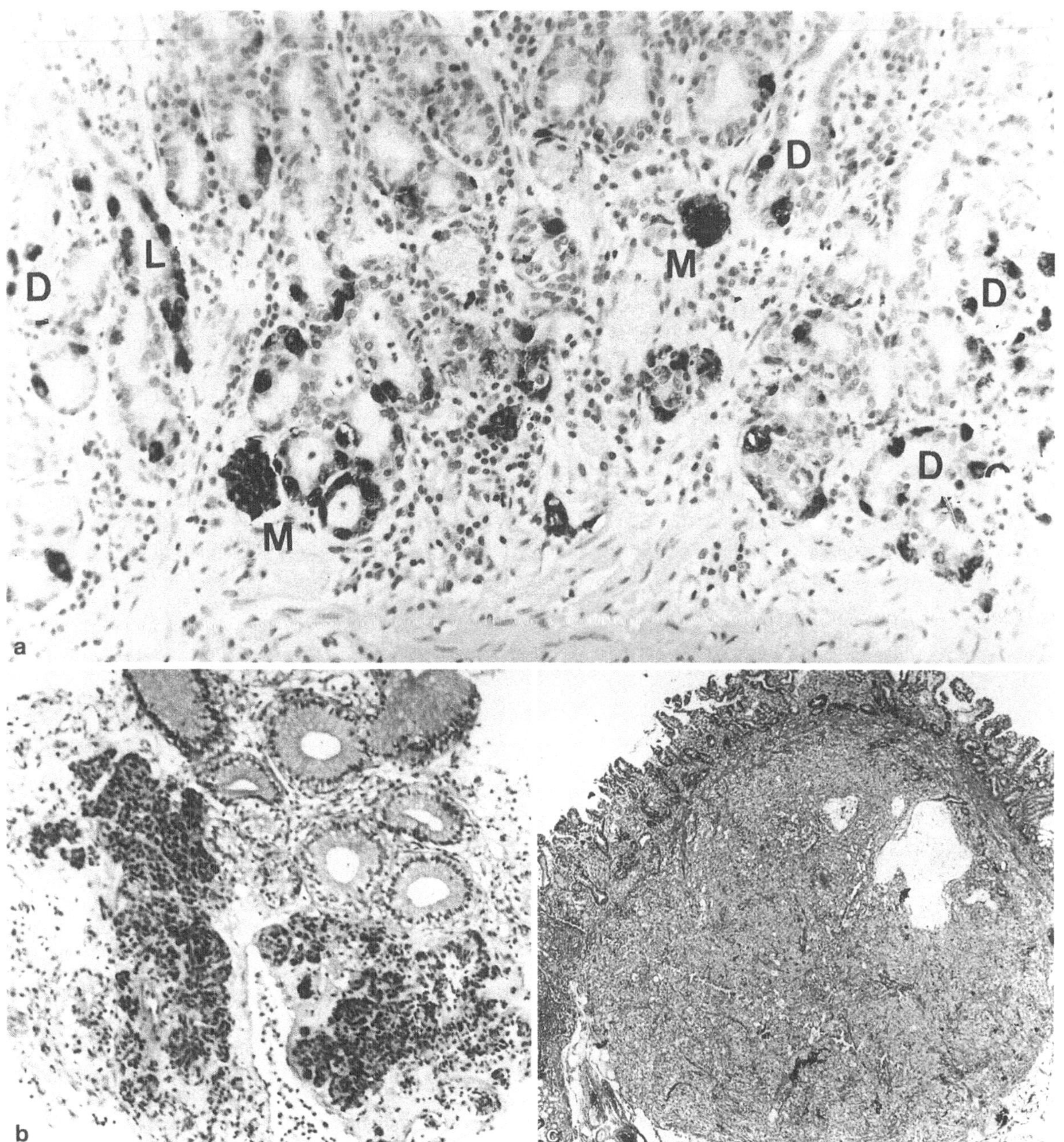

Abb. 3.62. Formen der Proliferation neuroendokriner Zellen des Magens. **a** Chronische atrophische Korpusschleimhautgastritis bei perniziöser Anämie (Typ 1). Diffuse (D), lineare (L) und mikronoduläre (M) Hyperplasie. In der Abbildung ist nur *eine* Kette mit linear angeordneten Zellen (L) erkennbar. Chromogranin A 350 ×. **b** Gleicher Magen. Adenomatöse Hyperplasie. Chromogranin A 140 ×. **c** Sporadischer gut differenzierter NET-(Karzinoid) Typ 2 mit Infiltration von Mukosa und (bevorzugt) Submukosa des Magens. Chromogranin A 35 ×

Epidemiologie der gastralen NET

NET sind im Magen *selten*. Sie stellen nur 2,2–3,7% aller (nach einer neuen Arbeit angeblich bis zu 10–30%)[12a] gastrointestinalen NET[13, 45, 45a], verglichen mit 43,9% in der Appendix, 15% im Rektum und 10,8% im Ileum. Nur 0,3% aller Magentumoren sind NET[11, 13].

Am häufigsten findet man gastrale NET bei Kranken mit einer *chronischen atrophischen Typ-A-Gastritis* bzw. bei *perniziöser Anämie* und zwar in 2–9% der Fälle[18, 20, 26, 37], häufig *multipel*. Nach der Übersicht von Rindi et al.[36] entfallen fast 80% aller NET des Magens (außer NEC) auf diese Gruppe. NET entwickeln sich vor allem bei frühzeitig einsetzender und lange bestehender perniziöser Anämie, d.h. bei langdauernder atrophischer Gastritis bzw. Magenschleimhautatrophie.

Sporadische NET (Abb. 3.62c) und *NET beim Zollinger-Ellison-Syndrom* sind etwa gleich häufig, beide aber insgesamt weit seltener als *NET bei chronischer atrophischer Gastritis* (Tabelle 3.23). In einer Arbeit an 31 sporadischen und 17 Kombinationsfällen eines ZE-Syndroms mit einem MEN 1-Syndrom (16mal assoziiert mit einem Hyperparathyreoidismus) fanden sich beim sporadischen ZE-Syndrom nur diffuse (71%) bzw. lineare (13%) Hyperplasien, niemals aber Dysplasien oder NET. Demgegenüber wiesen 5 der ZE-Patienten in Kombination mit einem MEN 1-Syndrom Fundus-NET und ein weiterer Patient eine endokrine Dysplasie auf, eine Hyperplasie bestand bei allen Patienten (53% diffus, 47% linear). Demnach ist das *NET-Risiko bei Fällen mit einem MEN 1-Syndrom deutlich höher* und zwingt zu regelmäßiger Kontrolle der Patienten[27]. Es gibt jedoch Einzelfälle von vermutlich sporadischem ZE-Syndrom, die ebenfalls einen NET entwickeln.[7c]

Alters- und Geschlechtsverteilung. Bei den prognostisch günstigen NET-Typen 1 und 3 überwiegt das weibliche (nach Lehy et al.[27] das männliche: 31:17) Geschlecht, bei den ungünstigen Formen (NET-Typ 2 und NEC) das männliche Geschlecht.

Tabelle 3.23. Revidierte Klassifikation der neuroendokrinen Magentumoren. (Mod. nach Capella et al.[8, 49])

Dignität	Endokrine Aktivität, Differenzierungsgrad	Größe, Lokalisation, Ausbreitung	Vorkommen, Prognose
Benignes Verhalten	Funktionell inaktive, kleine und hochdifferenzierte Tumoren	*bis zu 1 cm ∅* Mukosa/Submukosa Keine Angioinvasion	Gewöhnlich ECL-Tumoren der Fundusmukosa in Verbindung mit einer chronischen atrophischen Gastritis (CAG) oder Hypergastrinämie
Benignes oder niedrigmalignes Verhalten	Funktionell inaktive, hochdifferenzierte Tumoren	Intermediäre Größe *(bis 1–2 cm ∅) Mukosa/Submukosa Angioinvasion, i. allg. lokal begrenzt*	Gewöhnlich ECL-Tumoren der Fundusmukosa in Verbindung mit CAG und Hypergastrinämie
Niedrigmalignes Verhalten[a]	Funktionell inaktive, hochdifferenzierte Tumoren	*Bis 2 cm ∅* oder *Ausbreitung über die Submukosa hinaus*	Gewöhnlich sporadische ECL-Tumoren; selten serotoninbildende Tumoren[b] oder andere, selten MEN-1- oder CAG-assoziierte ECL-Tumoren
	Funktionell aktive, hochdifferenzierte Tumoren	*Größe und Ausdehnung beliebig*	Sporadisches Gastrinom, serotoninbildender Tumor[b] oder andere
Hochmalignes Verhalten	Funktionell aktive/inaktive Tumoren vom intermediären oder kleinzelligen Typ	*Größe und Ausdehnung beliebig*	3/4 der Patienten erliegen der Krankheit innerhalb des 1. Jahres nach Diagnosestellung an multiplen Metastasen

[a] Beim Vorkommen von Metastasen oder einer makroskopisch erkennbaren Invasion sollte der Tumor als „niedrigmalignes neuroendokrines Karzinom“ bezeichnet werden.

[b] Andere Bezeichnung: EC-Zelltumor.

Bei den NEC ist das mittlere Patientenalter am höchsten. NET des Magendarmtraktes (einschl. Pankreas) im *Kindesalter*[31b].

Pathogenese. *Typ 1 (NET bei chronischer atrophischer Typ-A-Gastritis)* [22b]: Die Entstehung der NET wird bei dieser Konstellation auf dem Boden einer *Achlorhydrie-Hypergastrinämie-Karzinoid-Sequenz* erklärt[11]. Gastrin wirkt wachstumsfördernd auf die Magenschleimhaut[12a, 14, 19]. Die mögliche kausale Rolle einer Hypergastrinämie für die NET-Entstehung wird durch verschiedene Beobachtungen nahegelegt: Bei NET-Patienten mit einer chronischen Typ-A-Gastritis findet sich in 100% eine Hypergastrinämie[9, 36]; durch Langzeitgabe von Ranitidin[16] bzw. Omeprazol[11] lassen sich bei der Ratte eine Hypergastrinämie, ECL-Zell-Hyperplasie und NET hervorrufen. Auch beim Menschen wurde nach 6- bis 84 monatiger Omeprazoltherapie eine signifikante, mit dem Grad der Korpusgastritis korrelierende und von einer mäßigen Hypergastrinämie begleitete Hyperplasie der gastralen argyrophilen Zellen beobachtet[24]. Auf der anderen Seite wird diskutiert, daß die ECL-Zellhyperplasie und die Hypergastrinämie eine gemeinsame, übergeordnete Ursache haben könnten[35]. Unklar ist auch, ob die NET-Bildung nicht einfach auf einem erhöhten neoplastischen Potential der atrophischen Schleimhaut beruht, und es stellt sich die Frage, warum nicht jeder Patient mit einer chronischen Typ-A-Gastritis NET entwickelt. Möglicherweise trifft die Achlorhydrie-Hypergastrinämie-Karzinoid-Sequenz nur auf einen Teil der Patienten und auch nur dann zu, wenn die Hypergastrinämie lange Zeit (10 und mehr Jahre) besteht[11].

Typ 2 [22b] *(sporadische NET) und NEC:* Bei *sporadischen* NET wurde nur selten eine Hypergastrinämie beobachtet (1 von 7 Fällen[36]) und dann auf eine im Tumorgewebe enthaltene Subpopulation gastrinbildender Zellen zurückgeführt[36]. Offenbar manifestiert sich hierin das autonome, von vermehrter Gastrinbildung und damit von humoralen Einflüssen unabhängige Wachstum der meisten sporadischen NET und (aller?) NEC. Die Pathogenese dieser NET/NEC-Formen bleibt unklar. Möglicherweise spielt eine H.-pylori-Infektion in Verbindung mit Umweltfaktoren auch bei den NEC eine kausale Rolle[40].

Typ 3 [22b] *(NET bei Zollinger-Ellison- und MEN-1-Syndrom):* Die endokrine Proliferation erfolgt in einer hypertrophischen entzündungsfreien Schleimhaut. Dieser Befund spricht somit eher gegen die Annahme, daß die NET bei der chronischen atrophischen A-Gastritis durch die Gastritis und weniger durch die Hypergastrinämie bedingt seien. Andererseits fand sich nach mehrjähriger Omeprazoltherapie bei 2 Patienten eine Atrophie der oxyntischen Drüsen und eine Hyperplasie der endokrinen Zellen[10]. Unklar ist, warum das *sporadische* ZE-Syndrom weniger als das ZE-Syndrom bei *MEN 1-Syndrom* zur NET-Bildung neigt (s. oben)[11]. Vermutlich entstehen auch beim ZE-Syndrom NET erst nach mehrjähriger (mehr als 10 Jahre?) *Hypergastrinämie*[11]. Für eine Steigerung des Magen*karzinom*risikos durch Gastrin bzw. eine Hypergastrinämie gibt es bislang keine hinreichenden Anhaltspunkte[11]. Die Tumorentstehung beim Typ 3-NET vollzieht sich offenbar auf der Basis der *genetischen Veränderungen*, die dem MEN-1-Syndrom zugrundeliegen.

Klassifikation. 1994 wurde eine neue Klassifikation der NET des Magens vorgeschlagen (▷ Tabelle 3.23)[8]. Inzwischen wurde sie nochmals revidiert und ergänzt[50] (Tabelle 3.24).

Lokalisation, Morphologie. Die meisten NET (ca. 80%) sind im Korpus, rund 10% im Fundus + Korpus und weniger als 10% im Antrum *lokalisiert*[42]. Bei chronischer atrophischer A-Gastritis und beim ZE-Syndrom liegen die NET in der Korpus/Fundus-Region, sporadische (gewöhnlich atypische) NET und NEC kommen auch im Antrum vor[36].

Die *Größe* der Tumoren steht in Beziehung zum NET-Typ. Die NET des Typs 1 und 3 messen gewöhnlich weniger als 1 cm, diejenigen des Typs 2 über 1,5 cm im Durchmesser[36]. Den größten mittleren Durchmesser besitzen atypische NET des Typs 2 und NEC (4 bzw. 3,5 cm)[36]. Die Bandbreite ist jedoch groß, und es gibt sowohl große Typ-1- (gewöhnlich nicht über 2 cm) als auch kleine Typ-2-(1,2 cm)-NET. Für die undifferenzierten NEC werden Größen von 1,5–7 cm Durchmesser angegeben[36]. NET können flach erhaben oder polypoid gestaltet sein[42].

Mikroskopisch sind die weitaus meisten NET auf Mukosa und Submukosa beschränkt[43a]. NET aller 3 Typen, auch solche des Typs 1, können aber auch die tieferen Wandschichten beteiligen, bei den NEC ist dies die Regel[36]. Eine *Gefäßinvasion* fanden Rindi et al.[36] nur bei 3 atypischen sporadischen NET und bei 7 der 9 NEC. Die kleinen und meist uniformen Tumorzellen sind nest-, strang- oder girlandenförmig angeordnet. Als Einzelfall wurde ein *klarzelliges Karzinoid* beschrieben[34]. Atypien finden sich bei NET des Typs 2 und bei NEC[11, 36, 39]. Undifferenzierte NEC bestehen aus anaplastischen, kleinen bis mittelgroßen Zellen mit reichlichem Vorkommen von Mitosen und Neigung zur Tumornekrose[36] (Abb. 3.63).

Immunhistochemisch sind die *NET* positiv für NSE (100%)[36], Synaptophysin (100%)[12] und Chromogranin A (86–100%[31a, 36, 43a]), etwa zu einem Drittel bis zur Hälfte auch für 5-Hydroxytryptamin, in 33–80% für EMA, in ~40% für CEA sowie gelegentlich für α-HCG, Somatostatin, Gastrin oder pankreatisches Polypeptid[36, 43a]. Auch alle *NEC* geben eine positive Reaktion für NSE und Chromogranin A sowie fast immer für EMA[46]. Dagegen gelang in keinem der 9 Fälle von Rindi et al.[36] der Nachweis von Gastrin oder pankreatischem Polypeptid. Hyperplasien und NET der ECL-Zellen können den *basischen Fibroblasten-Wuchsfaktor (bFGF)* bilden. Diese Fähigkeit ist vielleicht für die begleitende *Fibro- und Angioplasie* verantwortlich[7b].

Tabelle 3.24. Klinisch-pathologische Klassifikation der endokrinen Magentumoren[50]

1.1 Hochdifferenzierter Tumor (Karzinoid)

Benignes Verhalten: funktionell inaktiv, beschränkt auf Mukosa/Submukosa, nicht angioinvasiv, ≤ 1 cm Größe

- ECL-Zell-Tumoren der Korpus- und Fundusregion, assoziiert mit Hypergastrinämie, chronischer atrophischer Gastritis (CAG, oft mit perniziöser Anämie) oder MEN-1-Syndrom
- Serotonin-produzierender Tumor
- Gastrin-produzierender Tumor

Unsicheres Verhalten: begrenzt auf Mukosa/Submukosa, >1 cm Größe oder angioinvasiv

- ECL-Zell-Tumoren mit/ohne CAG oder MEN-1-Syndrom
- Sporadische Gastrin-, Somatostatin- oder Serotonin-produzierende Tumoren (selten)

1.2 Hochdifferenziertes endokrines Karzinom (malignes Karzinoid)

Niedrig-maligne: Ausbreitung über die Submukosa hinaus, angioinvasiv oder metastasierend

Funktionell inaktiv

- ECL-Zell-Karzinom, gewöhnlich sporadisch, selten bei CAG oder MEN-1-Syndrom
- Gastrin-, Somatostatin- oder Serotonin-produzierende Tumoren (selten)

Funktionell aktiv

- Gastrinom
- Serotonin-produzierendes Karzinom mit Karzinoid-Syndrom
- ECL-Zell-Karzinom mit atypischem Karzinoid-Syndrom
- ACTH-produzierendes Karzinom mit Cushing-Syndrom

Niedrig differenziertes endokrines Karzinom

Hochmalignes (klein- und intermediärzelliges) Karzinom

Gewöhnlich funktionell inaktiv, gelegentlich mit Cushing-Syndrom

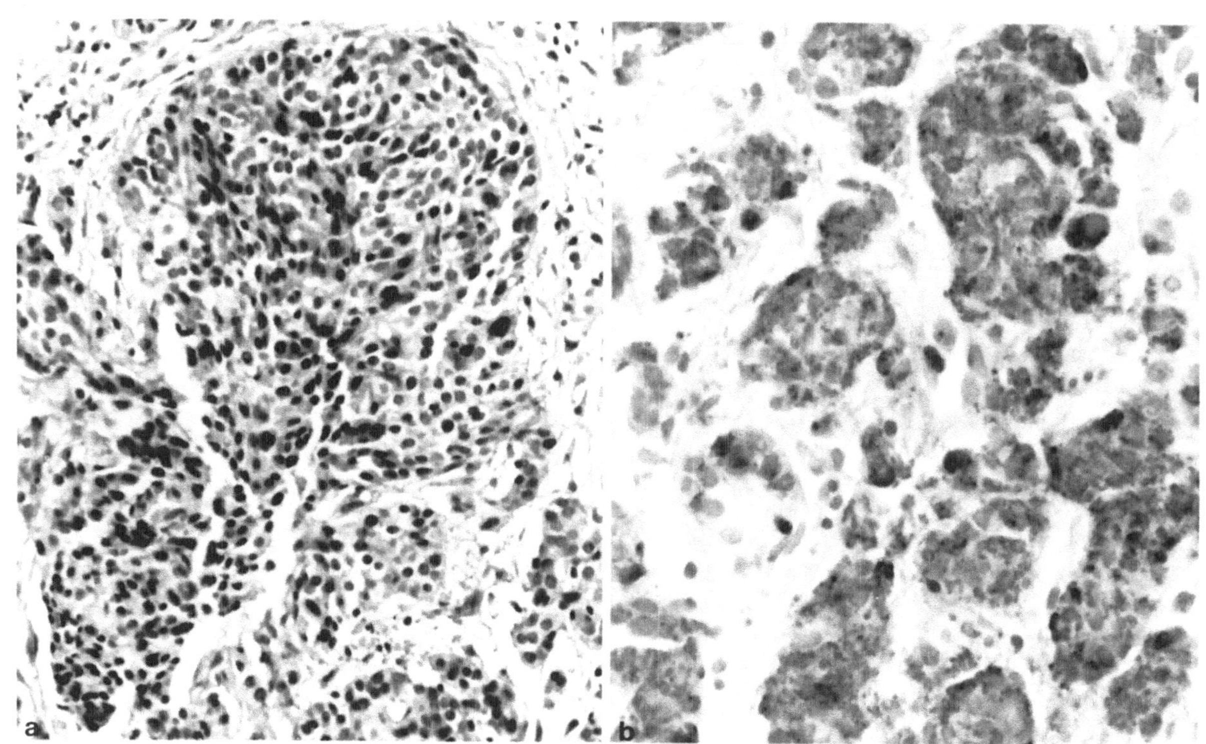

Abb. 3.63. Neuroendokrines Karzinom (NEC) des Magens. **a** H.E. 140 ×. **b** Chromogranin A 350 ×

Die *tumorfreie Schleimhaut* zeigt beim *Typ 1* und *Typ 3* stets, beim *Typ 2* und beim *NEC* nur ausnahmsweise eine Hyperplasie endokriner Zellen[36]. Auch dysplastische Veränderungen sind beim Typ 1 und 3 so gut wie immer vorhanden, während sie beim NEC fehlen[36]. Dies kann als Hinweis darauf gelten, daß die NEC nicht über das Vorstadiun einer Dysplasie (Präneoplasie) bzw. einer Hyperplasie endokriner Zellen entstehen.

Selten kommen *Kombinationstumoren aus Adenokarzinom und Karzinoid* vor (composite carcinoma-carcinoid tumors, composite (adenocarcinoid) tumors, mixed/composite glandular-endocrine cell tumors mit dem Subtyp: adenoendocrine cell tumors)[21, 25, 27a]. Sie sind im Magen weit seltener (6,6% der gastrointestinalen Tumoren dieses Typs) als beispielsweise in der Appendix (80,9%). Die beiden Tumorkomponenten lassen sich *immunhistochemisch* (CEA, Chromogranin A) sowie *elektronenmikroskopisch* (Granula in den endokrinen Zellen) auseinanderhalten. Die meisten Fälle weisen Metastasen auf, die Überlebenszeit ähnelt derjenigen des Magenadenokarzinoms. *Differentialdiagnostisch* müssen die Tumoren von *malignen NET mit unterschiedlichem Differenzierungsgrad* der Zellen und von *Kollisionstumoren* aus Adenokarzinom + Karzinoid[47] abgegrenzt werden.

Klinik, Ausbreitung, Prognose. Die meisten NET sind *klinisch stumm,* einerseits ihrer geringen Größe, andererseits der fehlenden Hormonbildung wegen. Sie werden dann rein zufällig bei einer Routinegastroskopie, etwa bei Patienten mit einer perniziösen Anämie, gefunden. Die endoskopische Ultrasonographie eignet sich zur Bestimmung der Invasionstiefe und zum Aufspüren von LK-Metastasen[48]. Die *Metastasierungsneigung* ist in Tabelle 3.24 angegeben. Beim Vorkommen von Lebermetastasen[18a] kann sich selten ein *atypisches Karzinoidsyndrom* mit Flush- und Asthmaattacken ausbilden, vermutlich infolge einer Histamin- und 5-Hydroxytryptaminbildung durch die Tumorzellen. Bei ektoper ACTH-Bildung kann sich ein *Cushing-Syndrom* entwickeln[29]. Einmal wurde eine *Acanthosis nigricans* beschrieben[33].

Wichtig ist, daß sich die Dignität nach den in Tabelle 3.24a wiedergegebenen Kriterien abschätzen läßt[50]. In der Serie des USAFIP (104 Patienten) traten tödliche Verläufe nur bei einem Tumordurchmesser von mehr als 2 cm auf[43a].

Die *Proliferationsaktivität* der Tumoren ist außerordentlich variabel bzw. heterogen. Vielleicht sollten die verfügbaren immunhistochemischen Methoden (Ki-67, MIB-1) in die Therapieplanung einbezogen werden.

- Bei kleinen NET des *Typs 1* mit einem Durchmesser unter 1 cm[12a] – auch bei mehr als 3–5 Läsionen im Magen[22a] – reicht vielleicht die lokale endoskopische Abtragung[22a, 42, 43] oder die Keilexzision aus der Magenwand[43, 44] mit nachfolgender regelmäßiger endoskopischer Kontrolle als Therapie aus. In einer finnischen Verlaufsstudie wurden 3 Jahre nach der ersten Endoskopie bei 2 von 56 Patienten mit perniziöser Anämie (=3,6%) NET entdeckt[38].

- Angesichts der guten Prognose des *Typs 3* ist die gleiche Therapie (zusammen mit der Entfernung der gastrinbildenden Zellen) auch für ihn denkbar. Entwickelt sich ein *Tumorrezidiv*, so wird bei den *Typen 1 und 3* die Exzision + Antrektomie zur Beseitigung der gastrinbindenden Zellen empfohlen[12a]. Diese Empfehlung gilt von vornherein für Tumoren über 1 cm ∅[12a], nicht unbedingt aber für Fälle mit mehr als 3–5 Tumoren[22a].
- Beim risikoreicheren *Typ 2* ist die Entscheidung schwieriger, eingreifende chirurgische Maßnahmen erscheinen prognostisch vorteilhafter. Neuerdings wird hierfür bei *Läsionen unter 1 cm ∅* mit normaler umgebender Schleimhaut und normalem Gastrinspiegel die *en bloc-Resektion* einschl. der regionären LK empfohlen.[12a]
- Das *hochdifferenzierte NEC* sollte durch *Entfernung im Gesunden,* das *niedrig-differenzierte NEC* stets *wie ein Magenkarzinom* behandelt werden[50].

Die *Chemotherapie* metastasierender NET ist wenig erfolgversprechend, die Therapie mit Interferon vielleicht besser geeignet, aber noch nicht genügend abgesichert. Die Symptomatik des *Karzinoidsyndroms* ist durch Somatostatingaben zu bessern[31, 32].

NET des Typs 1 können sich *spontan zurückbilden,* selbst bei einem Durchmesser über 1,5 cm[15]. Auch *nach Antrektomie* können sich NET[18, 20] bzw. die vermehrten endokrinen Zellen im Restmagen[28] zurückbilden. Diese Beobachtung stützt wiederum die Annahme, daß nicht alle endokrinen Zellproliferate oberhalb einer bestimmten Größe echte Tumoren sind.

Im Widerspruch zu den Ergebnissen früherer Autoren (Lit bei[45a]) *verneint* eine dänische Studie von 1995 ein erhöhtes *Risiko für spätere Karzinome* anderer Organe[45a].

Tiermodell: Mastoyms natalensis[23, 30]. Die bei 2 Inzuchtstämmen dieses Nagers spontan auftretenden NET (Stamm Z: Antrum + Korpus; Stamm Y: nur Korpus) liefern ein für die weitere NET-Forschung nützliches Tiermodell.

Literatur

1.–6. Weiterführende Literatur (▷ S. 154)

7. Ahlman H, Kölby L, Lundell L et al. (1994) Clinical management of gastric carcinoid tumors. Digestion 55 [Suppl 3]:77–85

7a. Bhagvan BS, Slavin RE, Goldberg J, Rao RN (1986) Ectopic gastrinoma and Zollinger-Ellison syndrome. Hum Pathol 17:584–592

7b. Bordi C, Falchetti A, Buffa R et al. (1994) Production of basic fibroblast growth factor by gastric carcinoid tumors and their putative cells of origin. Hum Pathol 25:175–180

7c. Cadiot G, Vissuzaine C, Potet F, Mignon M (1995) Fundic argyrophil carcinoid tumor in a patient with sporadic-type Zollinger-Ellison syndrome. Dig Dis Sci 40:1275–1278

8. Capella C, Heitz PhU, Höfler H et al. (1994) Revised classification of neuroendocrine tumors of the lung, pancreas and gut. Digestion 55 [Suppl 3]:1–23

9. Carney JA, Go VLW, Fairbanks VF et al. (1983) The syndrome of gastric argyrophil carcinoid tumors and nonantral gastric atrophy. Ann Int Med 99:761–766

10. Caruana P, Azzoni C, Bertelé A et al. (1992) Focal oxyntic gland atrophy with endocrine cell hyperplasia in Zollinger-Ellison syndrome during omeprazole treatment. Histopathology 21:359–363

11. Creutzfeldt W (1988) The achlorhydria-carcinoid sequence: role of gastrin. Digestion 39:61–79

12. Eberlein-Gonska M, Wiedenmann B, Waldherr R (1989) Synaptophysin, Chromogranin A und neuronenspezifische Enolase als Tumormarker bei neuroendokrinen Tumoren des Gastrointestinaltraktes und der Lunge. Eine immunhistochemische Untersuchung. Pathologe 10:228–233

12a. Gilligan CJ, Lawton GP, Tang LH et al. (1995) Gastric carcinoid tumors; the biology and therapy of an enigmatic and controversial lesion. Am J Gastroenterol 90:338–352

13. Godwin DJ (1975) Carcinoid tumors: an analysis of 2837 cases. Cancer 36:560–569

14. Håkanson R, Blom H, Carlsson E et al. (1986) Hypergastrinaemia produces trophic effects in stomach but not in pancreas and intestines. Regul Pept 13:225–233

15. Harvey RF, Bradshaw MJ, Davidson CM et al. (1985) Multifocal gastric carcinoid tumours, achlorhydria, and hypergastrinaemia. Lancet I:951–954

16. Havu N, Mattsson H, Ekman L, Carlsson E (1990) Enterochromaffin-like cell carcinoids in the rat gastric mucosa following long-term administration of ranitidine. Digestion 45:189–195

17. Herbay Av, Otto HF (1991) Aktuelle Probleme neuroendokriner Tumoren des Magens. Chirurg 62:289–292

18. Hirschowitz BI, Griffith J, Pellegrin D, Cummings OW (1992) Rapid regression of enterochromaffinlike cell gastric carcinoids in pernicious anemia after antrectomy. Gastroenterology 102:1409–1418

18a. Ihse I, Persson B, Tibblin S (1995) Neuroendocrine metastases of the liver. World J Surg 19:76–82

19. Johnson LR, Lichtenberger LM, Copeland EM et al. (1975) Action of gastrin on gastrointestinal structure and function. Gastroenterology 68:1184–1192

20. Kern SE, Yardley JH, Lazenby AJ et al. (1990) Reversal by antrectomy of endocrine cell hyperplasia in the gastric body in pernicous anemia: a morphometric study. Mod Pathol 3:561–566

21. Klappenbach RS, Kurman RJ, Sinclair CF, James LP (1985) Composite carcinoma-carcinoid tumors of the gastrointestinal tract. A morphologic, histochemical, and immunocytochemical study. Am J Clin Pathol 84:137–143

22. Klöppel G (1989) Kommentar zu Solcia et al. Leber Magen Darm 19:284–287

22a. Klöppel G (1996) Persönl. Mitt.

22b. Klöppel G, Clemens A (1996) The biological relevance of gastric neuroendocrine tumors. Yale J Biol Med 69:69–74

23. Kumazawa H, Takagi H, Sudo K et al. (1989) Adenocarcinoma and carcinoid developing spontaneously in the stomach of mutant strains of Mastomys natalensis. Virchows Arch [A] 416:141–151

24. Lamberts R, Creutzfeldt W, Strüber HG et al. (1993) Long-term omeprazole therapy in peptic ulcer disease: gastrin, endocrine cell growth, and gastritis. Gastroenterology 104:1356–1370

25. Lebendoglu H, Cox CA, Nadimpalli V (1990) Composite

(adenocarcinoid) tumors of the gastrointestinal tract. Dig Dis Sci 35:519–525

26. Lehtola J, Karttunen T, Krekelü I et al. (1985) Gastric carcinoids with minimal or no macroscopic lesion in patients with pernicious anemia. Hepatogastroenterology 32:72–76
27. Lehy T, Cadiot G, Mignon M et al. (1992) Influence of multiple endocrine neoplasia type I on gastric endocrine cells in patients with the Zollinger-Ellison syndrome. Gut 33:1275–1279

27a. Lewin K (1987) Carcinoid tumors and the mixed (composite) glandular-endocrine cell carcinomas. Am J Surg Pathol 11 (suppl 1):71–86

28. Magnusson I, Uvnäs-Moberg K, Öst Å (1986) Gastric carcinoid tumors: endoscopic removal or gastric resection? Acta Chir Scand 152:707–708
29. Marcus FS, Friedman MA, Callen PW et al. (1980) Successful therapy of an ACTH-producing gastric carcinoid APUD tumor: report of a case and review of the literature. Cancer 46:1263–1269
30. Modlin IM, Lawton GP, Tang LH et al. (1994) The Mastomys gastric carcinoid: aspects of enterochromaffin-like cell function. Digestion 55:31–37
31. Müller MK, Niederle N (1990) Gastrointestinale hormonaktive Tumoren. Teil II: Systemische Therapie. Med Klin 85:665–671

31a. Nash SV, Said JW (1986) Gastronteropancreatic neuroendocrine tumors. A histochemical and immunohistochemical study of epithelial (keratin proteins, carcinoembyronic antigen) and neuroendocrine (neuron specific enolase, bombesin and chromogranin) markers in foregut, midgut and hindgut tumors. J Clin Pathol 86:415–422

31b. Nelson-Piercy C, Hammond PJ, Bloom SR (1992) Gastrointestinal endocrine tumours during childhood. Front Gastrointest Res 21:170–181

32. Niederle N, Mengelkoch B, Doberauer C et al. (1994) Behandlung des metastasierenden Karzinoidtumors und des Karzinoidsyndroms mit rekombinantem Interferon alpha. Tumordiagn Ther 15:192–196
33. Öberg K, Eriksson B, Lundqvist M (1988) Neuroendocrine tumours of the upper gastrointestinal tract and pancreas. Acta Chir Scand Suppl. 541:76–85
34. Ordonez NG, Mackay B, El-Naggar A et al. (1993) Clear cell carcinoid tumour of the stomach. Histopathology 22:190–193
35. Penston J, Wormsley KG (1987) Achlorhydria: hypergastrinaemia: carcinoids – a flawed hypothesis? Gut 28:488–505

35a. Rindi G (1995) Clinicopathologic aspects of gastric neuroendocrine tumors. Am J Surg Pathol 19 (suppl 1):S20–29

36. Rindi G, Luinetti O, Cornaggia M et al. (1993) Three subtypes of gastric argyrophil carcinoid and the gastric neuroendocrine carcinoma: a clinicopathologic study. Gastroenterology 104:994–1006
37. Sjöblom S-M, Haapiainen R, Miettinen M, Järvinen H (1987) Gastric carcinoid tumours and atrophic gastritis. Acta Chir Scand 153:37–43
38. Sjöblom SM, Sipponen P, Järvinen H (1993) Gastroscopic follow-up of pernicious anaemia patients. Gut 34:28–32
39. Solcia E, Bordi C, Creutzfeldt W et al. (1988) Histopathological classification of nonantral gastric endocrine growths in man. Digestion 41:185–200

39a. Solcia E, Capella C, Fiocca R et al. (1989) The gastroenteropancreatic endocrine system and related tumors. Gastroenterol Clin North Am 18:671–693

40. Solcia E, Rindi G, Fiocca R et al. (1992) Distinct patterns of chronic gastritis associated with carcinoid and cancer and their role in tumorigenesis. Yale J Biol Med 65:793–804
41. Solcia E, Rindi G, Fiocca R, Villani L, Riva C, Capella C (1993) Endocrine proliferations and carcinoids in hypergastrinemia. In: Walsh JH (ed) Gastrin. Raven, New York, pp 361–371
42. Stolte M, Ebert D, Seifert E, Schulte F, Rode J (1988) Zur Prognose der Karzinoidtumoren des Magens. Leber Magen Darm 18:246–256
43. Storck M, Jauch KW, Wiebeke B, Denecke H (1991) Das Carcinoid des Magens – Aspekte zur chirurgischen Therapie. Chirurg 62:284–288

43a. Thomas RM, Baybick JH, Elsayed AM, Sobin LH (1994) Gastric carcinoids: an immunohistochemical and clinicopathologic study of 104 patients. Cancer 73:2053–2058

44. Walters JM, McCarthy CF (1985) Multifocal carcinoids of the stomach. Lancet I:1272
45. Watson RGP, Johnston CF, O'Hare MMT et al. (1989) The frequency of gastrointestinal endocrine tumours in a welldefined population – Northern Ireland 1970-1985. Quart J Med NS 72:647–657

45a. Westergaard T, Frisch M, Melbye M (1995) Carcinoid tumors in Denmark 1978-1989 and the risk of subsequent cancers. A population based study. Cancer 76:106–109

46. Wiedenmann B, Waldherr R, Buhr H et al. (1988) Identification of gastroenteropancreatic neuroendocrine cells in normal and neoplastic human tissue with antibodies against synaptophysin, chromogranin A, secretogranin I (chromogranin B), and secretogranin II. Gastroenterology 95:1364–1374
47. Yamashina M, Flinner RA (1985) Concurrent occurrence of adenocarcinoma and carcinoid tumor in the stomach: a composite tumor or collision tumors? Am J Clin Pathol 83:233–236
48. Yoshikane H, Tsukamoto Y, Niwa Y et al. (1993) Carcinoid tumors of the gastrointestinal tract: evaluation with endoscopic ultrasonography. Gastrointest Endosc 39:375–383
49. Capella C, Heitz PhU, Höfler H et al. (1995) Revised classification of neuroendocrine tumors of the lung, pancreas and gut. Digestion 55 (Suppl 3):1–23 (1994); Virchows Arch 425:547–560
50. Klöppel G (1997) Classification of neuroendocrine tumors. Verh Dtsch Ges Pathol 81:111–117

Verschiedene seltene Magentumoren

Adenoleiomyom (myoepitheliales Hamartom)

▷ S. 161. (SNOMED M-75500)

Teratom

(ICD-O M-9080/1)

Von diesem *extrem seltenen* Tumor waren bis 1983 nur 51 Fälle bekanntgeworden[9], inzwischen sind nur wenige weitere hinzugekommen[7, 12, 18]. Das Teratom tritt fast nur bei *Knaben* auf (52 der 54 Fälle), zu 85% im 1. Lj. Erwachsenenfälle sind exzeptionell[9]. Die Tumoren liegen meist im Bereich der großen Kurvatur (90%), ihr Durchmesser kann bis zu 20 cm, ihr Gewicht bis zu 1700 g betragen[13]. Sie bestehen aus zystischen und soliden Anteilen und enthalten reife Gewebsbestandteile aller 3 Keimblätter *(tridermale Teratome)*. Sie gelten generell als *benigne*[2, 3, 11, 13, 16]. In 2 Fällen fanden sich neuroblastomähnliche Strukturen; der eine wird von den Autoren als vielleicht maligne[18], der andere als maligne[7] bezeichnet. In beiden Fällen sind die dafür angeführten Indizien jedoch zweifelhaft. Metastasen fanden sich nicht, das Kind mit dem gekapselten, 750 g schweren, 15 : 11 : 7 cm großen „malignen" Teratom war nach chirurgischer Entfernung des Tumors und ohne nachfolgende Strahlen- oder Chemotherapie nach 12 Jahren bei guter Gesundheit, für das 2. Kind fehlen Angaben zum weiteren Verlauf. Kürzlich wurde allerdings ein *Adenokarzinom auf dem Boden eines unreifen Teratoms* beschrieben (83j. Mann, zugleich ältester Fall der Literatur).[14a] *Klinische Leitsymptome* sind in vielen Teratomfällen eine gastrointestinale Blutung und/oder ein palpabler Tumor.

Anhang: Gastrointestinales Gewebe in Ovarialteratomen
Dermoidzysten (reife Teratome) des Ovars enthalten häufig reifes Gewebe, das Strukturen des Magen-Darm-Traktes entspricht. Als Rarität wurde ein Fall bei einer 32jährigen Frau beschrieben, bei der in dem Teratom Gewebe des *gesamten* Magen-Darm-Traktes, vom Ösophagus bis zum Kolon, repräsentiert war[22].

Choriokarzinom

(ICD-O M-9100/3)

Primär gastrale Choriokarzinome sind *extrem selten* (bis 1986 47 Fälle[17]). Sie kommen hauptsächlich bei Männern vor. Das Durchschnittsalter beträgt 55 (Männer) bzw. 58 (Frauen) Jahre. In der Regel ist das *Choriokarzinom Bestandteil eines Adenokarzinoms, reine Choriokarzinome* sind selten[17]. *Metastasen* können beide Tumorkomponenten oder nur Zellen des Choriokarzinoms enthalten[17]. Es wird vermutet, daß die Choriokarzinomzellen durch Retrodifferenzierung der Karzinomzellen zu primitiven ektodermalen Zellen entstehen, welche Trophoblastzellen bilden können[3, 17]. Die reinen Choriokarzinome sollen dadurch entstehen, daß die Adenokarzinomkomponente durch den rascher wachsenden Choriokarzinomanteil ausgelöscht wird[17]. Immunhistochemisch läßt sich in den Trophoblastzellen α-HCG und β-HCG (auch Plazentalaktogen sowie schwangerschaftsspezifisches Glykoprotein) nachweisen[2, 3].

Endodermaler Sinustumor[15]

(ICD-O M-9071/3)

Auch dieser Tumor wurde als *große Rarität* im Magen beschrieben. Er zeigt die charakteristischen Merkmale des ovariellen endodermalen Sinustumors einschl. *Schiller-Duval-Körpern, PAS-positiven hyalinen Tropfen* und immunhistochemisch nachweisbarem *AFP*.

Primäres malignes Melanom?

(ICD-O M-8720/3)

Die Literatur enthält nur ganz wenige Fälle[8, 14], für die ein primäres malignes Melanom des Magens *diskutiert*, aber keineswegs behauptet wird. Trotz des jeweils fehlenden Nachweises eines Primärtumors dürfte es sich um gastrale Metastasen bei nicht nachgewiesenem oder spontan zurückgebildetem Primärmelanom anderer Lokalisation handeln.

Karzinosarkom

(ICD-O M-8980/3)

Karzinosarkome des Magens sind selten (24 Fälle bis 1967)[20, 21]. Es wurden sowohl *Kollisionstumoren* (getrenntes Karzinom + Sarkom mit Grenzflächenkontakt) als auch *Kombinationstumoren* (gleichmäßige Durchmischung beider Komponenten) beschrieben. Es erscheint fraglich, ob alle publizierten Fälle tatsächlich Karzinosarkome sind oder nicht zumindest in einigen Fällen Karzinome mit spindelzelliger *pseudosarkomatöser* Differenzierung darstellen, zumal in den spindelzelligen Arealen bisweilen auch Zytokeratin nachgewiesen werden konnte[19]. Vereinzelt wurde aber elektronenmikroskopisch und immunhistochemisch auch eine eindeutige glattmuskuläre Differenzierung nachgewiesen[10, 20].

Literatur

1.–6. Weiterführende Literatur (▷ S. 154)
7. Balik E, Tuncyürek M, Sayan A et al. (1990) Malignant gastric teratoma in an infant. Z Kinderchir 45:383–385
8. Banzet F, Delarue J, Chapellart P et al. (1953) Un cas de mélanome à localisations gastrointestinales multiples apparemment primitives. Presse méd 82:1732
9. Cairo MS, Grosfeld JL, Weetman RM (1981) Gastric teratoma: unusual cause for bleeding of the upper gastrointestinal tract in the newborn. Pediatrics 67:721–724
9a. Cho KJ, Myong NH, Choi DW, Jang JJ (1990) Carcinosarcoma of the stomach. A case report with light microscopic, immunohistochemical, and electron microscopic study. APMIS 98:991–995
10. Dundas SAC, Slater DN, Wagner BE, Mills PA (1988) Gastric adenocarcinoleiomyosarcoma: a light, electron microscopic and immunohistochemical study. Histopathology 13:347–350
11. Greco P, Cutrona D, Russo A, Grasso G (1979) A case of gastric teratoma. J Pathol 129:121–123
12. Haley T, Dimler M, Hollier P (1986) Gastric teratoma with gastrointestinal bleeding. J Pediat Surg 21:949–950
13. Höllwarth M, Haselbach M (1974) Das Magenteratom. Z Kinderchir 15:155–162
14. Hofmann GO (1990) Primäres malignes Melanom des Magens? Eine literaturgestützte Kasuistik. Chirurg 61:77–80
14a. Matsukuma S, Wada R, Daibou M (1995) Adenocarcinoma arising from gastric immature teratoma. Report of a case in an adult and a review of the literature. Cancer 75:2663–2668
15. Motoyama T, Saito K, Iwafuchi M (1985) Endodermal sinus tumor of the stomach. Acta Pathol Jpn 39:497
16. Purvis JM, Miller RC, Blumenthal BI (1979) Gastric teratoma: First reported case in a female. J Pediat Surg 14:86–87
17. Ramponi A, Angeli G, Arceci F, Pozzuoli P (1986) Gastric choriocarcinoma: an immunohistochemical study. Pathol Res Pract 181:390–396
18. Ravikumar VR, Ragupathy R, Das L et al. (1986) Gastric teratoma in an infant. J Pediat Surg 21:948
19. Robey-Cafferty SS, Grignon DJ, Ro JY et al. (1990) Sarcomatoid carcinoma of the stomach: A report of three cases with immunohistochemical and ultrastructural observations. Cancer 65:1601–1606

20. Siegal A, Freund U, Gal R (1988) Carcinosarcoma of the stomach. Histopathology 13:350–353
21. Tanimura H, Furura M (1967) Carcinosarcoma of the stomach. Am J Surg 113:702–709
22. Woodfield B, Katz DA, Cantrell CJ, Bogard PJ (1985) A benign cystic teratoma with gastrointestinal tract developmant. Am J Clin Pathol 83:236–240

Magenschleimhautdysplasie

Vorbemerkung. Die Dysplasie ist zwar eine *präneoplastische* Läsion, wird aber als mögliche Vorstufe des im nächsten Abschnitt besprochenen Magenkarzinoms als „Vorspann" zum Karzinomkapitel abgehandelt.

Definition. Der Dysplasiebegriff wird in der Literatur uneinheitlich definiert. Im weiteren Sinne besagt Dysplasie eine *exzessive Zellproliferation, die zu einer erhöhten Zahl unreifer Zellen führt*[3]. Die Dysplasie steht damit in der Mitte zwischen (atypischer) Regeneration am einen und Karzinom am anderen Ende des Spektrums[3]. Vor allem an endoskopischen Biopsiepräparaten kann die Differentialdiagnose enorm schwierig und bisweilen unmöglich sein[3].

Heute wird der Dysplasiebegriff enger gefaßt: Man versteht unter Dysplasie eine
- *eindeutig (prä)neoplastische Zellproliferation ohne Zeichen der Invasion*[12].

Diese Definition *beinhaltet die Entwicklungsrichtung,* sie *schließt nichtneoplastische Proliferate aus,* und sie setzt entsprechende *zytologisch/histologische Veränderungen* voraus. Sie erfordert die *Erfassung vieler morphologischer Einzelbefunde,* die Histologie ist also der Goldstandard und rangiert in der Bedeutung weit vor Methoden, die nur Einzelparameter erfassen (Kernmorphometrie[20, 31], Zytophotometrie, begrenzte histochemische und immunhistochemische Befunde)[12].

Der Dysplasiebegriff darf *nicht zur Verlegenheitsdiagnose werden,* wenn ein Karzinom erwogen wird, aber das Tüpfelchen auf dem i fehlt. Er kann dann zu einer *Unterdiagnose* führen. In solchen Fällen muß im histologischen Befund der *Verdacht auf ein Karzinom* eindeutig ausgesprochen werden, damit unverzüglich weitere Maßnahmen (neuerliche Gastroskopie + Biopsie) erfolgen und ein Karzinom nicht übersehen wird. Aus medizinischen und forensischen Gründen sollten derartige zweifelhafte Präparate möglichst von *mehr als einem erfahrenen Pathologen* bewertet werden.

Morphologie. Eine Dysplasie liegt vor, wenn sich folgende zytologische bzw. histologische Veränderungen finden, wobei nicht in jedem Einzelfall alle Kriterien vorhanden sind[3, 23]:
- *gestörte Kern-Plasma-Relation* und leichtgradige *Kern- und Zellpolymorphie,*
- *Pseudomehrreihigkeit* der Zellen,
- *Verlust der Kernpolarität,*
- Auftreten von *Nukleolen,*
- *erhöhte Mitosefrequenz,*
- *Knospenbildung, Aufzweigung* und *dichtere Lagerung der Drüsen.*

  Ob *Riesenkerne* und *atypische Mitosen* noch einer Dysplasie zugerechnet werden dürfen, ist umstritten (nein[3], ja[24a]). Rubio et al.[24a] fanden atypische Mitosen in 27-41% der leichten bis mäßigen, in 52% der schweren Dysplasien und in 1,5% außerhalb der Dysplasie in der umgebenden Mukosa.

  Andere Autoren beschränken den Dysplasiebegriff ausschließlich auf zytologische Kriterien und nehmen Fälle mit gestörter Drüsenstruktur hiervon aus[17]. *Auf keinen Fall dürfen Invasionszeichen vorliegen.* Dysplastische Epithelveränderungen können sowohl im *gewöhnlichen Foveolenepithel* als auch in einer *intestinalen Metaplasie* auftreten[23b].

Man kann die Dysplasie in 2 (*Dysplasie Typ I und II*[21], *low-grade* und *high-grade*[23] bzw. *mäßige* bzw. *schwere* Dysplasie[19]) oder in 3 Formen *(leichte, mäßige* und *schwere Dysplasie)*[1, 23b] unterteilen. Es gibt jedoch zwischen den einzelnen Formen keine scharfen Grenzen. Hinzu kommt, daß leichte Formen am schlechtesten von hyperplastischen und regeneratorischen Prozessen abzugrenzen sind[19]. Daher erscheint es besser und zumindest ehrlicher, nur eine
- *low-grade (leichte bis mäßige) Dysplasie* und eine
- *high-grade (schwere) Dysplasie* zu unterscheiden (Abb. 3.64). Dies wird auch durch morphometrische Befunde gestützt[31a]. Selbst hierbei können sich die Veränderungen noch überlappen. Die Unterteilung wird auch noch dadurch erschwert, daß innerhalb der gleichen Läsion der Atypiegrad wechseln kann[14]. In Hinblick auf die prospektive Potenz sollte in solchen Fällen der höchste Schweregrad die Klassifikation bestimmen.

Diese Dysplasieformen gelten als Vorläufer des *glandulären* (nach Laurén intestinalen) Karzinoms und manifestieren sich makroskopisch/endoskopisch gewöhnlich als *flache tubuläre Adenome vom Borderline-Typ,* sie stellen 75% aller Magenschleimhautdysplasien[12]. Nach unserem Wissen über die Histogenese der Magenfrühkarzinome ist aber anzunehmen, daß sich Dysplasien auch aus *flacher Mukosa* heraus *(de novo)* entwickeln können. Schließlich gibt es seltene *eingesenkte Formen,* die oft in atrophischer Schleimhaut entstehen und im

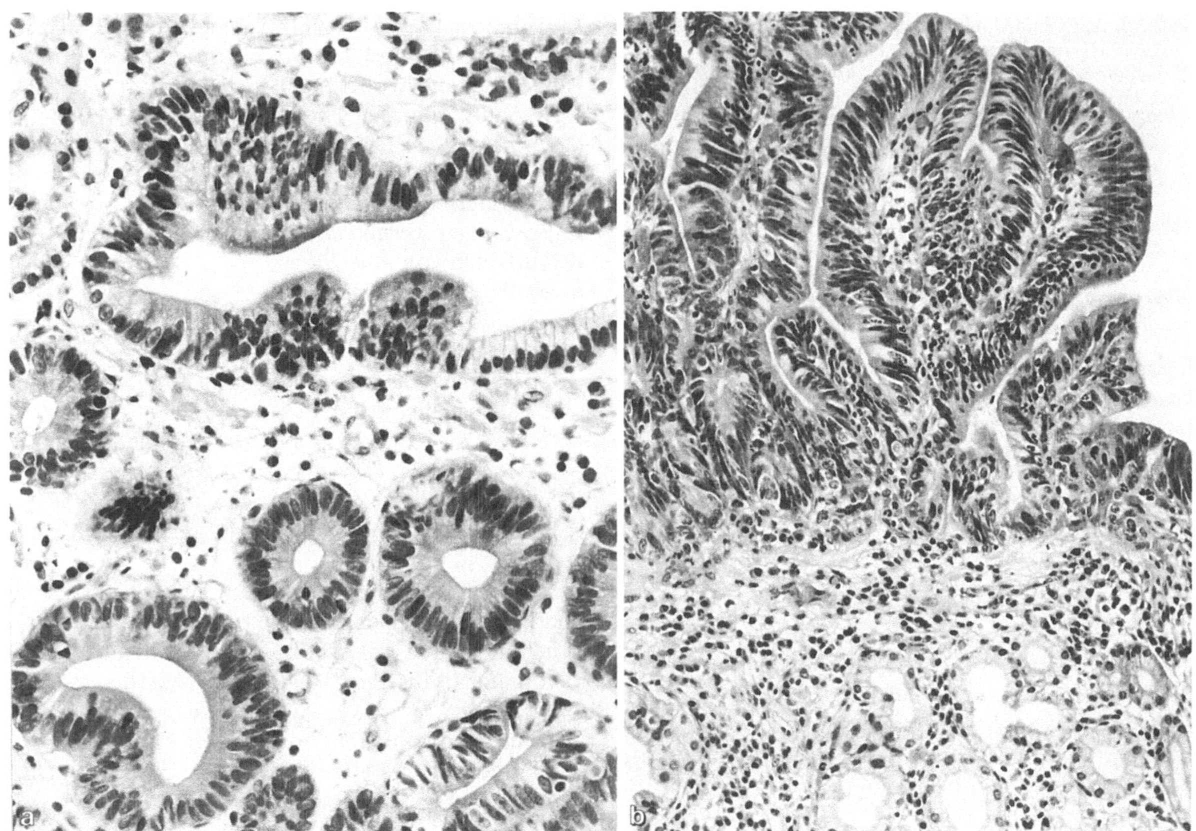

Abb. 3.64. Dysplasie der Magenschleimhaut bei zwei Fällen mit einem tubulären Magenkarzinom vom intestinalen Typ. **a** Leichte/mäßige Dysplasie des Foveolenepithels abseits des Karzinoms. H.E. 350 ×. **b** Villöse Formationen der Schleimhautoberfläche mit schwerer Dysplasie, ebenfalls abseits des Karzinoms. H.E. 140 ×

Vergleich zu den Adenomen ein zweifach erhöhtes Karzinomrisiko besitzen[12].

Mögliche Vorläufer des *diffusen* Karzinomtyps nach Laurén sind sog. *globoide Dysplasien*[11, 23b] (Abb. 3.65). Die Foveolen und Drüsenhälse enthalten dabei noch im Verband gelegene Zellen mit einem aufgetriebenen, in die Lichtung vorspringenden blaß-eosinophilen Zytoplasma, das histochemisch anstelle von intestinalem Alcianblau-positivem Schleim PAS-positiven Schleim enthält. Der Übergang in Frühkarzinome vom Siegelringzelltyp wurde sowohl beim Menschen[11, 18, 30] als auch beim Hund[32] beschrieben; dabei sieht man ein Abtropfen der Zellen in die Lamina propria.

Kathepsin D und E lassen sich nicht in normaler Magenschleimhaut, bei intestinaler Metaplasie, Dysplasie und hochdifferenziertem Adenokarzinom, sondern nur bei niedrigdifferenziertem Adenokarzinom und Siegelringzellkarzinom in den Zellen nachweisen[26]. Leichte und mäßige Dysplasien exprimieren in bis zu 100% *Zytokeratin 7*, bei schwerer Dysplasie ist die Häufigkeit rückläufig (82%), die meisten Magenkarzinome sind negativ. Die Befunde sprechen für eine während der Karzinogenese entstehende Neoexpression von CK7, die in den meisten Fällen reversibel ist. Der Nachweis von CK7 ist einem Differenzierungsverlust des Epithels gleichzusetzen[28].

Differentialdiagnose gegenüber reaktiv-hyperplastischen Prozessen. Die foveoläre Hyperplasie zeigt ein *Korkenzieherbild* der hyperplastischen Foveolen und gewöhnlich eine *erkennbare Ausreifung zur Oberfläche* hin. *Nukleolen* kommen vor, sind aber nicht vergrößert. Eine *Zell- und Kernpolymorphie* fehlt, die *Mitosezahl* ist meist niedriger als bei der Dysplasie, und *atypische Mitosen fehlen*. Dennoch gibt es Grenzfälle zur Dysplasie, die nicht eindeutig zu klassifizieren sind. Inwieweit der immunhistochemische Nachweis der *Proliferationsaktivität* (Ki-67, MIB-1, PCNA) für die Differentialdiagnose in der Praxis geeignet ist, ist nicht ausreichend geklärt.

Risiko der malignen Entartung. Im Einzelfall ist das Risiko, ob eine Dysplasie in ein Magenkarzinom übergeht, nicht abzuschätzen. Statistisch gesehen, beträgt

- das Risiko einer *schweren* Dysplasie, binnen etwa ½–4 Jahren in ein Karzinom überzugehen, 31–85%,
- das Risiko einer *mäßigen* Dysplasie hingegen nur etwa 2–32%. Es ist noch niedriger bei der
- *leichten* Dysplasie (2–5%)[3, 10a, 12, 15, 16a, 21a, 23, 27, 29].

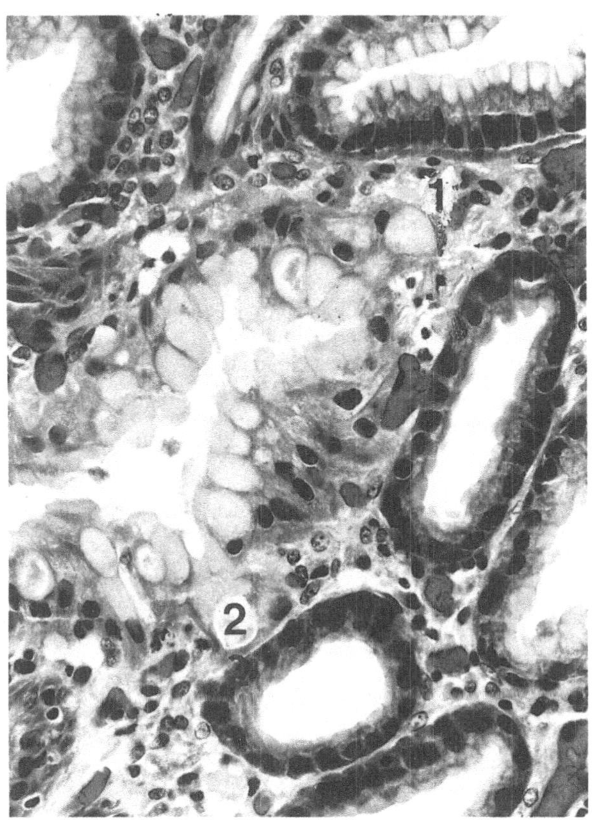

Abb. 3.65. Globoide Dysplasie der Magenschleimhaut. Gering wechselnde Kerngröße der Zellen. Unscharfe Grenze zwischen Epithel und L. propria bei 1 und 2 (fragliche beginnende Infiltration). Im Befund wurde sorgfältige weitere endoskopisch-bioptische Kontrolle angeraten. H.E. 560 ×

Dysplasiegrad und Karzinomrisiko korrelieren also miteinander (s. auch [16a]). Bei kurzen zeitlichen Intervallen zwischen der Erst- und der Folgeuntersuchung ist es allerdings sehr wahrscheinlich, daß das Karzinom schon beim ersten Mal vorhanden war, aber nicht erfaßt wurde[29]. Dafür spricht auch, daß 50–60% der schweren Dysplasien mit makroskopisch faßbaren Läsionen (Erosion, Ulkus, Polyp) assoziiert sind[8]. In diesem Zusammenhang muß nochmals auf die großen Schwierigkeiten bei der Abgrenzung der unterschiedlichen Dysplasiegrade untereinander und der Dysplasie vom Frühkarzinom hingewiesen werden: Selbst bei schwerer Dysplasie liegt die Interobserver-Übereinstimmung nur bei 66–75% [16].

Schon bei der *Erstuntersuchung* enthielten nahezu 30% der Mägen mit einer schweren oder mäßigen Dysplasie ein Karzinom[10]. Eine andere Serie enthielt 5 Karzinome (davon 4 Frühkarzinome) unter 6 Patienten mit schwerer Dysplasie[23].

Auf der anderen Seite können sich Magenschleimhautdysplasien auch ganz oder in Richtung auf niedrigere Dysplasiegrade *zurückentwickeln.* Für die *schwere* Dysplasie soll die Rückbildungsrate innerhalb von 1–4 Jahren etwa 5–40% (in einer neuen Arbeit jedoch Null % [25a]), für die *mäßige* Dysplasie 12–90% betragen[7, 10, 10a, 15, 24, 25, 25a, 29]. Die erhebliche Streuung der Zahlen erklärt sich aus den unterschiedlich langen Kontrollzeitspannen, sicher aber auch aus der uneinheitlichen Definition der Dysplasie und ihrer Graduierung. Die Dysplasie kann ferner über Monate und Jahre hinweg unverändert *persistieren*[7, 15, 25a, 29].

Diese Beobachtungen erklären, warum das weitere ärztliche Vorgehen vor allem bei mäßigen und schweren Dysplasien umstritten ist. *Für* eine Operation sprechen das hohe Entartungsrisiko und die häufige Koinzidenz mit einem schon vorhandenen Magenkarzinom, *dagegen* die grundsätzlich vorhandene Rückbildungsfähigkeit. Für die Praxis erscheint folgendes Handeln begründet und sinnvoll:

- Der Nachweis einer *schweren Dysplasie* erfordert eine *sofortige nochmalige gründliche endoskopisch-bioptische Suche nach einem möglicherweise koinzidenten Magenkarzinom.* Unerläßlich sind die *Entnahme zahlreicher Gewebsproben* aus der makroskopisch verdächtigen Läsion und im Sinne von Random-Biopsien aus der übrigen, makroskopisch unverdächtigen Schleimhaut sowie die technische *Aufarbeitung in Stufenschnitten.*
- Die Präparate der 1. und 2. Biopsieserie dürfen nur von *erfahrenen Pathologen* bewertet werden, die *Begutachtung durch mindestens 2 Pathologen* sollte obligat sein; sie ist unerläßlich, wenn eine Gastrektomie erwogen wird[23]. Als selbstverständlich ist weiterhin vorauszusetzen, daß an der 2. Gastroskopie ein *erfahrener Gastroskopiker* teilnimmt. Außerdem muß der *Ort der Gewebsentnahme präzise vermerkt* werden, um die Beziehung zu einem evtl. später auftretenden Karzinom herstellen zu können[23a].
- Es sind *regelmäßige Kontrolluntersuchungen* erforderlich. Da in mehreren Studien bereits nach wenigen Monaten Karzinome entdeckt wurden, darf das *Zeitintervall zwischen den einzelnen Untersuchungen nicht zu lang* sein. Denkbar wären folgende Intervalle: zuerst 3, dann 6 und nachfolgend je 12 Monate. Rugge et al.[25a] halten bei der leichten Dyplasie 12 Monate für ausreichend (bei Patienten über 60 J. und atrophischer Gastritis 6 Monate) und empfehlen bei der schweren Dysplasie den chirurgischen Eingriff.
- Stets sollte auch schon bei der Erstuntersuchung sorgfältig nach *H. pylori* gefahndet und bei positivem Befund eine *Eradikationstherapie* angeschlossen werden, damit infektionsbedingte Epithelveränderungen ausgeschlossen bzw. beseitigt werden.[12a]

Tabelle 3.26. Empfehlungen zum diagnostisch/therapeutischen Vorgehen bei histologischer Dysplasiediagnose und ergänzendem EUS (Endoskopische Ultrasonographie) – Befund (modifiziert nach [18a]).

EUS	Histologie	Weiteres Vorgehen
Infiltration nur der *Mukosa*		
– kleiner, begrenzter Herd	Unauffällige Mukosa *oder* Carcinoma in situ *oder:* Mukosakarzinom vom differenzierten Typ	Keine weiteren Maßnahmen erforderlich, falls Herd durch Schlingenbiopsie in toto entfernt ist
– großer, flächenhaft ausgedehnter Herd	Dysplasie	Striktes Follow-up in kurzen Intervallen (Gastroskopie + multiple Biopsien)
Infiltration der *Submukosa*[a] oder *tiefer*	Dysplasie	Behandlung wie bei Karzinom (▷ auch S. 358).

[a] Infiltration der Submukosa bedeutet Invasion (= Frühkarzinom vom Submukosatyp)

- Obgleich einzelne Untersucher eine schwere Dysplasie bereits als *Indikation zur Gastrektomie* ansehen – jedoch nur bei Nachweis in wiederholten Biopsien![15, 16b, 23] – halten andere die *engmaschige Kontrolle für ausreichend*[3]. Da die Gastrektomie u. U. eine Übertherapie mit erheblichem Mortalitäts- und Morbiditätsrisiko für den Patienten darstellt, ist eher der 2. Vorgehensweise zuzustimmen.

Die korrekte Diagnose, zugleich Voraussetzung dafür, daß der einzelne Fall adäquat behandelt werden kann, wird durch *ergänzende klinische Untersuchungen* gefördert. Als wertvoll gilt die *endoskopische Ultrasonographie,* da sie mit hoher Genauigkeit (accuracy 80%) eine Karzinomdiagnose erlaubt (Tabelle 3.26).

Die Beziehung zwischen Dysplasie und Magenkarzinom wird nicht nur durch die histologischen und zytologischen Übergänge, sondern auch dadurch unterstrichen, daß beide Veränderungen den *distalen Magenabschnitt bevorzugen,* das *gleiche Geschlechtsverhältnis* aufweisen und daß sich die *Altersverteilung* von der mäßigen hin zur schweren Dysplasie den Verhältnissen beim Magenkarzinom annähert[21a].

Bei Patienten mit einer *perniziösen Anämie* ist das Entartungsrisiko vorhandener Dysplasien nur gering. Patienten mit schwerer Dysplasie oder Adenomen, die nicht entfernt werden können, sollten innerhalb einiger Monate regastroskopiert werden. Bei leichter oder mäßiger Dysplasie reicht – solange Symptomfreiheit besteht – eine Kontrolle alle 5 Jahre aus[9].

Anhang: Magenschleimhautatypien nach hepatischer arterieller Infusionschemotherapie

Unter der Chemotherapie von Lebermetastasen kolorektaler und anderer Karzinome mit 5-Fluorouracil + Leukovorin oder Mitomycin C[22] oder Floxuridin[25b] können sich Magenerosionen und -ulzera entwickeln. *Histologisch* wurden Störungen der Drüsenstruktur, Zellatypien und vermehrte Mitosen beschrieben[22, 25b].

Literatur

1.–6. Weiterführende Literatur (▷ S. 154)
7. Andersson AP, Lauritsen KB, West F, Johansen A (1987) Dysplasia in gastric mucosa: prognostic significance. Acta Chir Scand 153:29–31
8. Antonioli DA (1994) Precursors of gastric carcinoma: A critical review with a brief description of early (curable) gastric cancer. Hum Pathol 25:994–1005
9. Armbrecht U, Stockbrügger RW, Rode J et al. (1990) Development of gastric dysplasia in pernicious anaemia: a clinical and endoscopic follow-up study of 80 patients. Gut 31:1105–1109
10. Aste H, Sciallero S, Pugliese V, Gennaro M (1986) The clinical significance of gastric epithelial dysplasia. Endoscopy 18:174–176
10a. Bearzi I, Brancorsini D, Santinelli A et al. (1994) Gastric dysplasia: a ten year follow-up study. Pathol Res Pract 190:61–68
11. Borchard F, Mittelstaedt A, Stux G (1979) Dysplasien im Resektionsmagen und Klassifikationsprobleme verschiedener Dysplasieformen. Verh Dtsch Ges Pathol 63:250–257
12. Borchard F, Heilmann KL, Hermanek P et al. (1991) Definition und klinische Bedeutung der Dysplasie im Verdauungstrakt. Ergebnisse einer Sitzung der Arbeitsgemeinschaft für Gastroenterologische Pathologie der Deutschen Gesellschaft für Pathologie am 25.11.1989 in Kronberg. Pathologe 12:50–56
12a. Ching C-K (1995) Can we justify resecting all gastric epithelial dysplastic lesions? Gastroenterology 108:1955–1956
13. Coma del Corral MJ, Pardo-Mindan FJ, Razquin S, Ojeda C (1990) Risk of cancer patients with gastric dysplasia. Cancer 65:2078–2085
14. Correa P, Tahara E (1993) Stomach. In: Henson DE, Albores-Saavedra J (eds) Pathology of incipient neoplasia. Saunders, Philadelphia London Toronto Montreal Sydney Tokyo, pp 85–103
15. Di Gregorio C, Morandi P, Fante R, De Gaetani C (1993) Gastric dysplasia. A follow-up study. Am J Gastroenterol 88:1714–1719
16. Falck VG, Novelli MR, Wright NA, Alexander N (1990) Gastric dysplasia: interobserver variation, sulphomucin staining and nucleolar-organizer region counting. Histopathology 16:141–149

16a. Farinati F, Rugge M, di Mario F et al. (1993) Early and advanced gastric cancer in the follow-up of moderate and severe gastric dysplasia patients. A prospective study. Endoscopy 25:261–264

16b. Fertitta AM, Comin U, Terruzzi V et al. (1993) Clinical significance of gastric dysplasia: a multicenter follow-up study. Endoscopy 25:265–268

17. Ghandur-Mnaymneh L, Paz J, Roldan E, Cassady J (1988) Dysplasia of nonneoplastic gastric mucosa. A proposal for its classification and its possible relationship to diffuse-type gastric carcinoma. Am J Surg Pathol 12:96–114

18. Grundmann E, Schlake W (1982) Histological classification of gastric cancer from initial to advanced stages. Pathol Res Pract 173:260–274

18a. Habu Y, Kawai K (1993) The clinical significance of gastric dysplasia: the gastroenterologist's view. Endoscopy 25:296–297

19. Hattori T (1986) Development of adenocarcinomas of the stomach. Cancer 57:1528–1534

20. Jarvis LR, Whitehead R (1985) Morphometric analysis of gastric dysplasia. J Pathol 147:133–138

21. Jass JR (1983) A classification of gastric dysplasia. Histopathology 7:181–193

21a. Koch HK, Oehlert M, Oehlert W (1990) An evaluation of gastric dysplasia in the years 1986 and 1987. Pathol Res Pract 186:80–84

22. Kwee WS, Wils JA, Schlangen J et al. (1994) Gastric epithelial atypia complicating hepatic arterial infusion chemotherapy. Histopathology 24:151–154

23. Lansdown M, Quirke P, Dixon MF et al. (1990) High grade dysplasia of the gastric mucosa: a marker for gastric carcinoma. Gut 31:977–983

23a. Ming S-C (1993) The importance of follow-up studies in gastric dysplasia: the pathologist's view. Endoscopy 25:294–295

23b. Ming S-Ch (1985) Tumors of the esophagus and stomach. Suppl., Fasc 7, 2nd series, Atlas of tumor pathology, AFIP (Washington)

23c. Morson BC, Sobin LH, Grundmann E et al. (1980) Precancerous conditions and epithelial dysplasia in the stomach. J Clin Pathol 33:711–721

24. Oehlert W, Keller P, Henke M, Strauch M (1979) Gastric mucosal dysplasia: what is its significance? Front Gastrointest Res 4:173–182

24a. Rubio CA, Hirota T, Itabashi T (1985) Atypical mitoses in elevated dysplasias of the stomach. Pathol Res Pract 180:372–376

25. Rugge M, Farinati F, Baffa R et al. (1994) Gastric epithelial dysplasia in the natural history of gastric cancer: a multicenter prospective follow-up study. Gastroenterology 107:1288–1296

25a. Rugge M, Leandro G, Farinati F et al. (1995) Gastric epithelial dysplasia. How clinicopathologic background relates to management. Cancer 76:376–382

25b. Safi F, Roscher R, Heymer B et al. (1988) Erosive Gastroduodenitis mit schweren Epitheldysplasien als Komplikation der lokoregionalen intraarteriellen Chemotherapie bei Lebermetastasen. Akt Chir 23:69–73

26. Saku T, Sakai H, Tsuda N et al. (1990) Cathepsin D and E in normal, metaplastic, dysplastic, and carcinomatous gastric tissue: an immunohistochemical study. Gut 31:1250–1255

27. Saraga EP, Gardiol D, Costa J (1987) Gastric dysplasia: a histological follow-up study. Am J Surg Pathol 11:788–795

28. Stosiek P, Kasper M (1993) Transitorisches Auftreten von Zytokeratin 7 bei der Entstehung des Magenkarzinoms. Pathologe 14:71–73

29. Stosiek P, Ziesch C (1988) Zur biologischen Wertigkeit von Dysplasien der Magenschleimhaut. Pathologe 9:193–198

30. Taki K, Kuwabara N (1981) Studies on histogenesis of the gastric carcinoma using minute cancers. Pathol Res Pract 172:176–190

31. Tosi P, Luzi P, Baak JPA et al. (1987) Gastric dysplasia: a stereological and morphometrical assessment. J Pathol 152:83–94

31a. Tosi P, Baak JPA, Luzi P et al. (1989) Morphometric distinction of low- and high-grade dysplasias in gastric biopsies. Hum Pathol 20:839–844

32. Watanabe H, Hirose F, Takizawa S et al. (1979) A mode of incipient growth in chemically induced signet ring cell carcinoma of the canine stomach. Pathol Res Pract 164:216–233

Magenkarzinom

Morbiditätsstatistik: Das nordbadische Krebsregister Heidelberg verzeichnete zwischen 1971 und 1975 jährlich 29,5–36,2/100 000 Neuzugänge an Magenkarzinomen[61, 62]. Ähnliche Zahlen stammen aus dem saarländischen Krebsregister (1971: 30,9/100 000) und dem Hamburger Krebsregister (1960-1962: 49,0/100 000). Wenn man von regional bedingten Unterschieden absieht, zeigt der Vergleich Hamburg/Heidelberg bereits einen deutlichen Rückgang der Erkrankungsziffern innerhalb etwa einer Dekade. Ähnliches wird in den letzten Jahrzehnten weltweit aus den Industriestaaten berichtet[14, 110], so z. B. aus der ehemaligen DDR[14]: bei den Männern von 58,4/100 000 (1964–1966) auf 45,5/100 000 (1973–1977), und aus den USA[110] (Rochester/Minnesota): bei den Männern von 39,8/100 000 (1935–1944) auf 11,7/100 000 (1975–1979). Dieser Rückgang ist nicht allein auf die verbesserte Erfassung der Karzinompatienten zurückzuführen[14, 110]. Für die USA wurde 1994 mit 24 000 Neuerkrankungen und 14 000 Todesfällen an Magenkarzinom gerechnet[9]. Weltweit wurden 1984 etwa 682 000 Neuerkrankungen erwartet[27a].

Todesursachenstatistik: In der BRD (alte Länder) betrug die Zahl der Sterbefälle an bösartigen Neubildungen des Magens 1970/1977/1980 23815/19265/18045. Auch diese Zahlen spiegeln den Rückgang in der Häufigkeit des Magenkarzinoms wider, selbst wenn man in Rechnung stellt, daß die Grundlagen der Statistik (Auswertung der Leichenschauscheine) mit erheblichen Fehlern behaftet ist.

Todesursachenstatistik: Die Mortalität am Magenkarzinom zeigt weltweit erhebliche Unterschiede (s. unten). Für die alten Bundesländer der BRD betrug die Mortalität an bösartigen Neubildungen des Magens, also überwiegend am Magenkarzinom, 1991 insgesamt 13 401 (Männer: 6737, Frauen: 6664). In den letzten 17 Jahren ist eine Halbierung der Sterbeziffern zu verzeichnen (1965: 28 358), und in Kanada sank die Mortalität bei den Männern von 1931 bis 1984 um 73% von 33,2/100 000 auf 9,1/100 000 und bei den Frauen um 83% von 21,2 auf 3,7/100 000[11]. Nach der WHO-Statistik von 1986 nimmt die BRD sowohl bei den Männern als auch bei den Frauen einen unteren Mittelplatz ein (ca. 30/100 000 Männer, ca. 10/100 000 Frauen).

Alters- und Geschlechtsverteilung: Vor dem 30. Lj. ist das Magenkarzinom selten. Danach steigt seine

Häufigkeit sprunghaft an. Die jährliche Inzidenz/100000 Einwohner beträgt bei den über 75jährigen nach der Mayo-Clinic-Statistik ca. 100, der Altersgipfel liegt nach der DDR-Statistik von 1982 mit ca. 175/100000 bei den 80–84jährigen[14]. In den USA verschob sich das Geschlechtsverhältnis von m:w = 1,84:1 (1950) auf 2,15:1 (1979)[110]. Eine US-Studie an 18365 Fällen aus den Jahren 1982 und 1987 ergab ein Geschlechtsverhältnis von 1,7:1[165a]. In der Todesursachenstatistik für die alten Bundesländer war es 1991 mit nahezu 1:1 nahezu ausgeglichen. 1965 betrug es noch 1,2:1. Eine große Autopsiestudie aus Triest gibt für die über 30jährigen in der Zeit zwischen 1971 und 1981 ein Geschlechtsverhältnis von 1,33:1 (m:w) an. Es ist unklar, worauf die erheblichen Unterschiede in der Geschlechtsverteilung beruhen[142]. Bei unter 35j. Patienten ist das Geschlechtsverhältnis ausgeglichen oder zugunsten des weiblichen Geschlechtes verschoben (1,0–1,2:1)[51, 86].

Im *Kindesalter* ist das Magenkarzinom extrem selten, die jüngsten Fälle wurden im 1. und 2. Lj. beschrieben. Siegelringzellkarzinom bei einem 12jährigen Jungen[111].

Geographische Unterschiede: Es gibt erhebliche geographische Häufigkeitsunterschiede. In Japan ist die Mortalität etwa doppelt so hoch wie in der BRD und 8 mal so hoch wie in den USA[3]. Neben Japan sind Südamerika (v. a. Chile und Costa Rica) sowie einige osteuropäische Staaten (Ungarn, Polen, Tschechoslowakei) besonders häufig betroffen. Das Magenkarzinom ist nach den USA in Australien, Kuba und Kanada am seltensten[3].

Rassische und ethnische Faktoren: Die gelbe Rasse, v. a. die Bevölkerung von Japan, zeigt eine hohe, die schwarze Rasse (schwarze Bevölkerung der USA) eine niedrige Erkrankungsrate. Bei Einwanderern aus Ländern mit hoher Karzinomrate in solche mit niedriger Rate gleicht sich die Karzinomquote häufig innerhalb von 1–2 Generationen an diejenige des neuen Heimatlandes an, erreicht aber nicht immer das dortige niedrige Niveau. Dies weist auf die Bedeutung von Umweltfaktoren hin, läßt aber auch genetische Faktoren nicht sicher ausschließen.

Genetische Faktoren[73, 88, 94, 158, 186]: Die Bedeutung genetischer Faktoren für die Entstehung des Magenkarzinoms ist nicht zufriedenstellend geklärt. Fälle familiärer Häufung – historisch interessantes Beispiel: Magenkarzinom bei Napoleon Bonaparte, seinem Vater und Großvater – können auch durch Umweltfaktoren (Ernährung, H.-pylori-Infektion) bedingt sein. Man nimmt jedoch an, daß etwa 10% der Magenkarzinome einen genetischen Hintergrund haben[83b].

Ätiologie, Pathogenese

- *Alimentäre Risikofaktoren:* Die Bedeutung einer *proteinreichen oder -armen Ernährung* für die Entstehung des Magenkarzinoms ist umstritten, die Ergebnisse sind uneinheitlich[15]. *Kohlenhydratreiche Ernährung* scheint hingegen das Karzinomrisiko zu erhöhen[15, 66]. Für den *Fettgehalt* der Nahrung liegen widersprüchliche Befunde vor[15]: so soll einerseits Fettmangel, andererseits auch zu reichliche Fettzufuhr das Risiko erhöhen[15]. Als Risikofaktoren gelten *geräucherter, gegrillter und gepökelter Fisch bzw. Fleisch*[122a]; dabei scheint die Art des Räucherns wichtig zu sein (größere Gefahr bei Verwendung von Fichtenholz)[15]. Auch *nitrathaltiges Trinkwasser*[76] soll das Risiko erhöhen, ausreichende Zufuhr von *Vitamin C*[48b, 169] mindert dieses Risiko[15]. Das Magenkrebsrisiko nimmt generell ab bei hoher Zufuhr von Vitamin C oder *Karotin*[76] ferner bei reichlichem Verzehr von *frischem Obst (v. a. Zitrusfrüchten)* und *Gemüse* sowie bei *faserreichem (ballastreichem) Brot*[15, 76]. Bei *chronischer Gastritis* ist die Vitamin C-Konzentration des Magensaftes *erniedrigt*, vielleicht infolge Oxidation durch bakterielle Nitrite[140c]. Selbst die überreichliche Zufuhr von *Kochsalz* erhöht nach mehreren Studien das Magenkrebsrisiko[15, 34].
- *Sonstige chemische Risikofaktoren:* Während Alkohol allein offenbar keine Rolle spielt, steigert das *Zigaretten- und Pfeifenrauchen* das Magenkarzinomrisiko[15, 34, 48a, 56b]. *Alkohol* verstärkt jedoch die Wirkung des Rauchens, besonders in Hinblick auf das Kardiakarzinom[56b]. *Chilipfeffer,* der das möglicherweise karzinogene Capsaicin enthält, erhöht vielleicht das Magenkarzinomrisiko, jedoch ist die Beziehung nicht zweifelsfrei gesichert[78b]. Erstaunlicherweise soll das gleiche Gewürz das Risiko eines Magenulkus senken (▷ S. 235). Ferner scheinen bestimmte *Berufsgruppen* (Bergarbeiter, Arbeiter der Koks- und Gasindustrie, der Metall-, Textil-, Asbest- und Gummiindustrie) ein erhöhtes Magenkarzinomrisiko zu besitzen[3]. Der Kausalzusammenhang zu bestimmten physikochemischen Noxen ist jedoch nur schwer zu beweisen. So wird beispielsweise das erhöhte Risiko in einigen Zweigen der holzverarbeitenden Industrie eher auf allgemeine sozioökonomische Faktoren zurückgeführt als auf bestimmte berufsbedingte Noxen.
- *Sozioökonomischer Status:* Bei niedrigem sozioökonomischen Status, bei der Landbevölkerung und bei städtischen Industriearbeitern ist das Magenkrebsrisiko erhöht. Diese Beobachtung muß jedoch andere Faktoren berücksichtigen, die mit einem niedrigen sozioökonomischen Status assoziiert sind oder zumindest sein können: z. B. schlechtere Ernährung, niedriger hygienischer Standard, verstärkter Kontakt mit Umweltgiften und gehäufte Infektionen mit H. pylori.

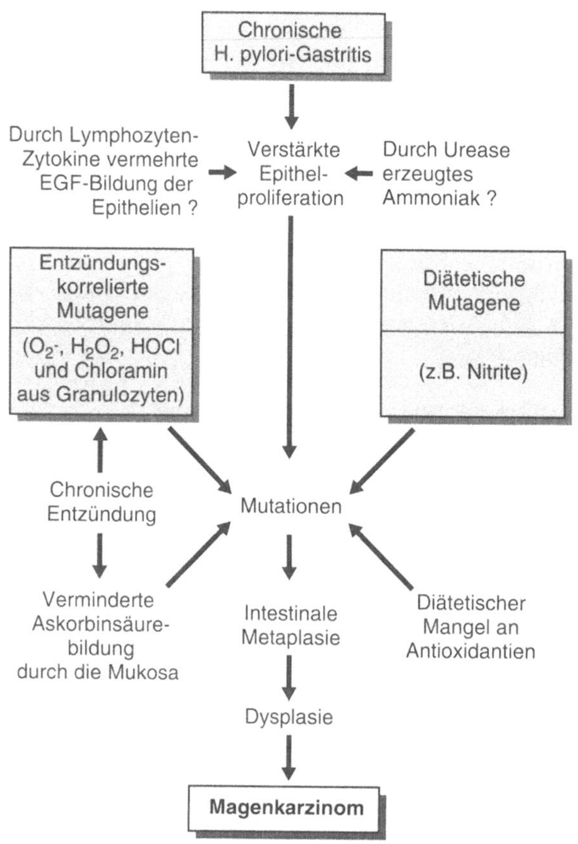

Abb. 3.66. Vereinfachtes Schema der möglichen Beziehungen zwischen einer chronischen H. pylori-Infektion und der Entstehung eines Magenkarzinoms

- *Bakterielle Ursachen*[47, 76]: Schon lange gibt es Hinweise darauf, daß bei bakteriellem overgrowth in atrophischen Mägen mit Hypochlorhydrie *karzinogene N-Nitrosoverbindungen* entstehen. Die Bakterien reduzieren die mit der Nahrung und dem Trinkwasser aufgenommenen Nitrate zu Nitriten, und diese reagieren mit stickstoffhaltigen Substanzen (Amiden) aus der Nahrung, aus Medikamenten und Gallensäuren unter Bildung mutagener und karzinogener *N-Nitrosoverbindungen.* So entsteht aus Favabohnen das hochmutagene N-Nitrosochloroindol (wahrscheinlich wichtige Karzinomursache in Kolumbien), und auch beim Grillen von Fisch und Fleisch bilden sich hochmutagene aromatische Aminverbindungen (s. oben). Die N-Nitrosoverbindungen scheinen eine wesentliche Rolle in der Genese der intestinalen Metaplasie und gastralen Dysplasie zu spielen. Es gibt allerdings auch Hinweise darauf, daß die Nitrosation nicht vorwiegend bakteriell, sondern chemisch bewirkt wird, da in hypaziden Mägen die Bakterienmenge und der Nitritgehalt höher, der Gehalt an N-Nitrosoverbindungen aber niedriger gefunden wurde als in hyperaziden Mägen[48].

- *Helicobacter pylori* (Lit. bei[76]): Neuerdings häufen sich die Befunde, die auf eine Beziehung zwischen H. pylori und Magenkarzinom, speziell hochdifferenzierten Karzinomen[151a] vom intestinalen Typ, hindeuten (Lit. bei Leiß[76], ferner[10, 23, 28, 29, 32a, 35a, 46, 64a, 78, 140, 140a, 163]). Es gibt eindrucksvolle *geographische Parallelen* zwischen der Prävalenz/Inzidenz der H.-pylori-Infektion und der Magenkarzinomquote[92a]. So ist beispielsweise bei 100%iger Durchseuchung der Bevölkerung mit H. pylori das Magenkarzinomrisiko im Vergleich zu H.-pylori-freien Populationen um den Faktor 6 erhöht[76]. In einer Bevölkerung mit hohem Karzinomrisiko war die *Infektionsrate* größer als bei niedrigem Karzinomrisiko[28]. Einer Abnahme der Quote H.-pylori-positiver Kinder über 3 Generationen hinweg ging eine signifikante Abnahme der Zahl der Magenkarzinome parallel[76]. In prospektiven Studien erwies sich *bei Magenkarzinompatienten* das 6–14 Jahre früher entnommene und eingefrorene *Serum signifikant häufiger als H.-pylori-positiv* als das Serum von Kontrollpersonen[105]. Das erhöhte Karzinomrisiko beschränkte sich dabei auf die Karzinome von Antrum, Korpus und Fundus, während die kardia- und gastroösophagealen Karzinome ausgespart blieben (Lit. bei[76]). In einer Studie aus Taiwan korrelierte die Rate der für H. pylori seropositiven Personen gut mit der Häufigkeit des Magenkarzinoms in drei verschiedenen Gemeinden.[77a] Der intestinale Typ zeigt eine stärkere eindeutige Beziehung zu H. pylori als der diffuse Typ[23, 35a, 64a, 78].

Auch neuere Laborbefunde weisen auf einen Zusammenhang zwischen H.-pylori-Infektion und Magenkarzinom hin: Bei Patienten mit einer durch PCR nachgewiesenen H.-pylori-Infektion finden sich *Punktmutationen des H-ras-Onkogens* und eine *Überexpression von ras-p21-Protein*[184]. Monoklonale Antikörper gegen Milzzellen von Kranken mit Magenkarzinom und H.-pylori-Gastritis zeigen eine *Kreuzreaktion mit H. pylori und Magenkarzinomzellen* und *stimulieren die Proliferation der Tumorzellen*[163a]. Die *Kausalkette von der H.-pylori-Infektion hin zum Magenkarzinom* wird vermutlich durch eine *verstärkte Epithelproliferation* eingeleitet[19a, 24a, 79, 80], als deren Ursachen u. a. *Zytokine* der T-Lymphozyten oder das durch die bakterielle Urease gebildete *Ammoniak* in Frage kommen. Die erhöhte Proliferationsrate läßt sich mit verschiedenen Verfahren *(DNA-Messung, Ki-67, ^{3}H-Thymidin, AgNOR-Auswertung*[28a, 35b] etc.) nachweisen (▷ S. 339). Ihre Existenz wird nur ausnahmsweise bestritten[26c]. In einem nächsten Schritt verursachen *entzündungsassoziierte* und/oder *diätetische Mutagene pathologische Mutationen* (▷ Abb. 3.66). Zu nennen sind u. a. *O_2, H_2O_2, HOCl* und *Chloramin* aus den Neutrophilen im entzündlichen Infiltrat bzw. *Ni-*

trite aus der Nahrung. Mit zunehmender Dauer der Entzündung und mit steigendem Lebensalter werden diese *Replikationsfehler* nicht mehr repariert, v. a. dann nicht, wenn die Wirkung von *Antioxidantien* (z. B. endogene Bildung bzw. exogene Zufuhr von Vitamin C[48a]) insuffizient ist. Auf dem Weg über die *intestinale Metaplasie* und die *Dysplasie* entsteht schließlich das *Magenkarzinom* (Abb. 3.66). Nach erfolgreicher Eradikationstherapie von H. pylori steigt der Vitamin C-Spiegel im Magensaft zumeist an.[140b]
Man muß jedoch festhalten, daß *nur ein kleiner Teil der H.-pylori-Infektionen in die Karzinogenese einmündet*. Das *Entartungsrisiko* wird nach etwa 15- bis 20jährigem Bestehen einer chronischen atrophischen Gastritis mit 8–13% angegeben (Lit. bei[76]). Diese Tatsache beweist, daß die *H.-pylori-Infektion allein nicht ausreicht*, um ein Magenkarzinom hervorzurufen, sondern daß es für diesen Vorgang der *Mitwirkung von Kofaktoren* bedarf. Sie erklärt andererseits, warum das Karzinomrisiko in den letzten Jahren in den westlichen Ländern abgenommen hat: Die Quote der Infizierten ist niedriger, und die Primärinfektion findet nicht überwiegend im Kindesalter, sondern später – bis in das mittlere Erwachsenenalter hinein – statt. Bei einer mittleren Lebenserwartung von 72 Jahren erreichen daher viele Infizierte nicht das Lebensalter, in dem sich das Karzinom realisiert. Die *Zeitspanne zwischen Infektion und Karzinomentstehung* läßt sich grob auf *40 Jahre* schätzen: *20 Jahre von der Infektion bis zur persistierenden chronischen atrophischen Gastritis, weitere 20 Jahre bis zur Entstehung von Dysplasie und Karzinom*[76]. Zudem wirkt die *bessere Ernährung* (vitaminreiche Kost, Ersatz des Pökelns durch Kühlschrank- und Tiefkühllagerung) der Bildung kanzerogener Nitrosamine entgegen.
Mit der Bedeutung einer H.-pylori-Infektion für Entstehung des Magenkarzinoms ist auch die gleichgroße Erkrankungshäufigkeit von Männern und Frauen in der BRD an diesem Tumor vereinbar, da auch die H.-pylori-Infektion keine Geschlechtsdisposition zeigt.
Insgesamt weist eine Vielzahl von Beobachtungen auf eine kausale Beziehung zwischen einer H.-pylori-Infektion und der späteren Entstehung eines Magenkarzinoms hin. H. pylori ist dabei nur ein Glied in einer langen Kette, dessen Rolle im einzelnen noch nicht abschließend geklärt ist.

- *Virale Ursachen/immunologische Faktoren*[26, 30, 121, 123]: Im neueren Schrifttum wird über einzelne Fälle von Magenkarzinomen bei *jungen HIV-Patienten* berichtet[26, 123]. In allen 3 Fällen handelte es sich um niedrigdifferenzierte muzinöse Adenokarzinome, 2 mal mit Vorkommen von Siegelringzellen. Alle Patienten wiesen zum Zeitpunkt der Operation bzw. kurz danach LK-, 2 Patienten zudem Fernmetastasen auf, so daß ein aggressiver Krankheitsverlauf vorlag. Ob es sich um Zufallsbeobachtungen handelte oder ob das HIV-Virus selbst bzw. die durch die Infektion ausgelösten immunologischen Defekte zur Karzinomentstehung beitrugen, ist eine offene Frage. Für die Bedeutung des Immundefektes könnte sprechen, daß auch bei der *gewöhnlichen variablen Immundefizienz (CVID)* das Magenkarzinomrisiko erhöht gefunden wurde[121]. *EBV-Infektion* und lymphoepitheliomähnliches Magenkarzinom ▷ S. 334. Adenokarzinom bei *X-linked-Agammaglobulinämie*[74].

Sonstige ätiopathogenetische Faktoren

- *Familiäre Adenomatosis coli/Gardner-Syndrom:* Es gibt Einzelbeobachtungen über eine maligne Entartung von Magenadenomen bzw. über das Vorkommen von Magenkarzinomen bei den genannten Syndromen (Lit bis 1985[27], ferner[34b, 56, 120]). In einer auf 157 Stammbäume mit familiärer Adenomatose gegründeten Statistik ergab sich jedoch, daß eine *statistisch signifikante Häufung nur bei Karzinomen des Duodenums und der Ampulle, nicht aber bei Magen- und nichtduodenalen Dünndarmkarzinomen* bestand[115].
- *Cholelithiasis*[135]: In Untersuchungen an 157 wegen eines Magenkarzinoms operierten Patienten fand sich eine statistisch signifikante Häufung der Cholelithiasis bei antropylorischem Karzinom, bei Frauen und bei über 65jährigen Patienten. Möglicherweise soll die *Cholezystektomie* demnach das *Magenkarzinomrisiko senken.* Zu dieser Frage gibt es eine umfangreiche Literatur, jedoch keine befriedigenden definitiven Resultate[135].
- *Atomare Strahlung*[147]: Von 608 Magenkarzinompatienten, die zwischen 1970 und 1980 in Hiroshima operiert worden waren, waren 135 (68 Männer, 67 Frauen) Atombombenopfer. Im Vergleich zu 377 nichtstrahlenexponierten Magenkarzinompatienten waren die Atombombenopfer etwas älter, der Anteil der niedrigdifferenzierten und undifferenzierten Karzinome sowie der LK-Metastasen signifikant niedriger. Die postoperative Morbidität und Mortalität sowie die Überlebenszeit wichen nicht signifikant voneinander ab. Hingegen war die Inzidenz weiterer Primärtumoren bei den Atombombenopfern 5 mal höher als bei den Kontrollen.
- *Strahlentherapie bei peptischem Ulkus*[45c]: Zwischen 1937 und 1965 wurden in den USA zahlreiche Patienten mit einem peptischen Ulkus bestrahlt (mittlere Dosis 14,8 Gy), um die exzessive Säurebildung zu drosseln. In einer Untersuchung an 1831 bestrahlten und an 1778 auf andere Weise behandelten Ulkuspatienten waren das *relative Magenkarzinomrisiko um den Faktor 2,77, das Pankreaskarzinomrisiko um den Faktor 1,87 und das Leukämierisiko um den Faktor 3,28 erhöht.*

Die Kombination von Strahlentherapie und Magenresektion erhöhte das Risiko um den Faktor 10, was über der Summe aus beiden Risiken lag. Patienten mit einem *Magenulkus waren stärker gefährdet als solche mit einem Duodenalulkus.*

- *Tumoren der Ewing-Sarkom-Familie:* Nach einer umfassenden Übersicht an 4678 Familienmitgliedern von Patienten mit einem Tumor aus der Ewing-Sarkom-Familie ist bei dieser Personengruppe das *Magenkarzinomrisiko* (ebenso wie das Risiko für ein *Melanom,* einen *Hirntumor* oder einen *malignen Knochentumor)* statistisch signifikant erhöht[111a].
- *Duodenogastraler Reflux*[151]: Im Tierexperiment an der *Ratte* erzeugte ein chronischer duodenogastraler Reflux (ohne Gabe von Karzinogenen) konstant eine Hyperplasie der Drüsenhalszone. Nach 16 Wochen wurden dysplastische Veränderungen, nach 32 Wochen die ersten Karzinome gefunden (hochdifferenzierte muzinöse Adenokarzinome[16]). Inwieweit sich aus diesen Befunden Rückschlüsse auf die Entstehung des Magenstumpfkarzinoms beim *Menschen* ziehen lassen, ist fraglich. Die Möglichkeit wird jedoch auch in einer neuesten Übersicht grundsätzlich bejaht[99a].
- *Barrett-Syndrom:* Nach einer neuesten Arbeit aus der Mayo Clinic entstehen die meisten *Adenokarzinome des gastroösophagealen Überganges* auf der Grundlage eines Barrett-Syndroms[24b]. Nur bei sehr großen Tumoren ließ sich Barrett-Epithel nicht nachweisen, vermutlich deswegen, weil es vom Karzinom überwuchert und zerstört war.
- *Steroidhormone:* In mehreren Arbeiten wird bestätigt, daß Magenkarzinomgewebe biochemisch bzw. immunhistochemisch nachweisbare *Östrogen-, Progesteron-* und *Androgenrezeptoren* enthalten kann. Welche Bedeutung dieser Beobachtung für die Pathogenese des Magenkarzinoms zukommt bzw. ob bestimmte Karzinomtypen bevorzugt Rezeptoren enthalten, wird noch kontrovers diskutiert, auch die Ergebnisse einer Tamoxifentherapie des Magenkarzinoms sind uneinheitlich[49a, 87, 101, 120a, 156, 172-174]. *ER-positive Karzinome* kommen bei *beiden Geschlechtern* etwa gleich häufig vor (25 bzw. 27%), annähernd 9 von 10 ER+ Fällen sind im Zytoplasma zugleich *Kathepsin-D*-positiv. *Kathepsin-D-positive Tumoren* hatten gegenüber Kathepsin-D-negativen Tumoren eine *bessere Prognose.*[154a] Auch die mögliche Bedeutung anderer Hormone *(Gastrin, Somatostatin, Prostaglandine)* ist ungeklärt[58, 84, 103].

Molekularpathologische Befunde[36, 43, 64, 149, 149a, 171]. Man weiß heute, daß auch normale Zellen *Onkogene,* d. h. DNA-Sequenzen, enthalten können (c-onc), die Analoge der retroviralen Onkogene (v-onc) darstellen. Diese zellulären Onkogene und ihre Genprodukte haben große Bedeutung für die *Wachstumsregulation,* da sie *Wachstumshormone* bzw. *Rezeptoren von Wachstumshormonen* bilden. Die heutige Suche gilt molekularbiologischen Markern, die es erlauben, gut- und bösartige Prozesse und besondere Eigenschaften bösartiger Tumoren (z. B. Invasions- und Metastasierungstendenz, Ansprechen auf bestimmte Behandlungsformen) zu erkennen[171]. Es ist zwar noch nicht gelungen, die Gene zu identifizieren, die für die erbliche Neigung zur Entstehung von Magenkarzinomen verantwortlich sind, jedoch kennt man bereits Unterschiede zwischen den histologischen Haupttypen des Magenkarzinoms, zwischen Früh- und Spätformen des Magenkarzinoms sowie zwischen Magen- und anderen (speziell kolorektalen) Karzinomen[171].

Beim Magenkarzinom sind *Veränderungen multipler Onkogene, multipler Wachstumsfaktoren und multipler Tumorsuppressorgene beschrieben.* Besonders betroffen sind die *Chromosomen 5q (APC-Locus), 17p (p53-Locus)* und *18q (DCC-Locus).* Die Genalterationen umfassen Mutation, Deletion, Amplifikation und abnorme Expression[149]. Die Ergebnisse aus verschiedenen Laboratorien sind jedoch vor allem aus methodischen Gründen nur schwer oder nicht miteinander vergleichbar, u. a. wegen unterschiedlicher Studienpopulationen, unterschiedlicher Analyseverfahren (z. B. Immunhistochemie, PCR, Gensequenz-Techniken), zu kleiner Patientenzahlen und unterschiedlichen Untersuchungsmaterials[144].

- *p53-Mutationen* kommen nicht nur bei fortgeschrittenen[136a], sondern auch bei Frühkarzinomen[180] und schweren Dysplasien vor, während sie bei leichten und mäßigen Dysplasien, in reinen Adenomen[155] und in normaler Magenschleimhaut[59] fehlen. p53-Anomalien treten offenbar schon früh in der Karzinogenese auf[51a, 138a, 144, 145a]. Stufenweise soll daraus eine Hyperproliferation resultieren bzw. die Zellen sollen gegenüber anderen genetischen Störungen empfänglicher werden. Dies soll dann zur Aneuploidie führen[144]. Eine *p53-Überexpression* findet sich immunhistochemisch bei rund $^2/_3$ der intestinalen, aber nur bei ~$^1/_{10}$–$^1/_3$ der diffusen Typen[43e, 52, 93]. Sie scheint ferner, unabhängig vom Ploidiestatus, Tumorstadium und Differenzierungsgrad, bei *Kardiakarzinomen häufiger* vorzukommen als bei *Antrumkarzinomen,* ein möglicher Hinweis auf eine unterschiedliche Karzinogenese in diesen beiden Lokalisationen[42]. Mögliche prognostische Bedeutung bei schwerer Dysplasie in der Tumorumgebung[21]. Immunhistochemische Untersuchungen zur p53- und c-erb B2-Überexpression bei *britischen* und *japanischen* Patienten ergaben *keine genetischen Unterschiede*[93]. Der immunhistochemischen Ermittlung der p53-Expression scheint nach dem gegenwärtigen Stand *keine prognostische Bedeutung* zuzukommen[43f, 52] (gegenteilige Meinung:[43]). Nach neuen Untersuchungen werden die p53-Mutationen möglicherweise

Tabelle 3.27. Nachsorgeschema für Patienten mit präkanzerösen Konditionen und Läsionen. (Mod. und ergänzt nach Riemann[124a])

Präkanzeröse Kondition	
M. Ménétrier	Jährlich
Chronische atrophische A-Gastritis	< 60 J.: 3jährlich > 60 J.: 5jährlich
Zustand nach abgelaufener (H. pylori-eradizierter) B-Gastritis mit morphologischen Residuen (z. B. intestinale Metaplasie)	z. Zt. keine einheitliche Meinung
Nichtneoplastische Polypen	2–3jährlich?
Operierter Magen	3jährlich
Chronisches kallöses Ulkus	Resektion, falls in 12 Wochen nicht abgeheilt
Präkanzeröse Läsionen	
Adenome	Zuerst $^1/_2$ Jahr (nach Abtragung), dann nach 1 und danach nach jeweils 2 Jahren

durch alimentäre Mutagene (N-nitroso-Verbindungen) hervorgerufen.[120b]

- *Mutationen* von Onkogenen der *ras-Familie* kommen in 20% der Adenokarzinome des Magens, und zwar bevorzugt beim intestinalen Typ, vor[143, 144]. Eine *ras-Überexpression* ist dagegen vermutlich beim diffusen Typ (44%) häufiger als beim intestinalen (20%)[153]. Sie ist jedoch nicht karzinomspezifisch, sondern wurde auch beim Magenulkus, bei intestinaler Metaplasie, Dysplasie, im Regenerationsepithel und in der normalen Mukosa der Karzinomumgebung beschrieben[177]. Die *ras*-Befunde beim Magenkarzinom sind wegen der oben genannten methodischen Vorbehalte unsicher[144].
- Das *erbB2-Protoonkogen*[37] ist am häufigsten in Adenokarzinomen des intestinalen Typs *überexprimiert*[144]. Immunhistochemisch ist die Überexpression in bis zu 90% der intestinalen Karzinomtypen[93, 144], jedoch nur in unter 10% der diffusen Typen nachweisbar[100, 161]. Sie zeigt nach mehreren Studien eine *schlechtere Prognose an,* da sie mit größeren Tumoren, Lymphgefäß- und Serosainvasion sowie Metastasen verknüpft ist[100, 144, 161]. Die Überexpression beruht überwiegend auf einer *Genamplifikation,* ausnahmsweise auf Überexpression des Transkriptionsfaktors[144]. Die Bedeutung des *mm23 H-1-RNA-Spiegels* und der *MDR1-Gen-Expression*[165] für die Prognose der Magenkarzinompatienten ist noch nicht befriedigend geklärt.
- *TGFα* kommt nicht nur in Magenkarzinomen, sondern in etwa gleicher Häufigkeit auch in normaler Mukosa, in Dysplasien und in verschiedenen Magenkarzinom-Typen vor[104, 108].

Die molekulargenetischen Untersuchungen gewinnen zunehmend an Bedeutung auch für die Klinik. Eine neueste japanische Arbeit, die eine ausführliche Darstellung des gegenwärtigen Wissensstandes über die (Proto-)Onkogene, Wachstumsfaktoren und Zytokine, Zellzyklusregulatoren, Tumorsuppressorgene, Zelladhäsionsmoleküle und metastasierungskorrelierten Gene enthält, zeichnet bereits ein Szenario für die Diagnostik und Therapie des Magenkarzinoms, in dem die molekulargenetischen Untersuchungen einen festen Platz nach der initialen histologischen Diagnose einnehmen und das therapeutische Vorgehen entscheidend mitbestimmen[149a]. Für die histologische und die molekulargenetische Untersuchung wird ein Zeitraum von jeweils einer Woche veranschlagt.

Präkanzeröse Konditionen und Läsionen

Definition

- *Präkanzeröse Konditionen (Bedingungen)* sind krankhafte Magenschleimhautveränderungen, die i. allg. ein nur gering erhöhtes *Karzinomrisiko* beinhalten[124a]. Zu ihnen zählen die *Riesenfaltengastropathie vom Typ des M. Ménétrier* (▷ S. 282), die *chronische atrophische A-Gastrititis* bzw. die *Perniziosa* (▷ S. 185), das *chronische kallöse Magenulkus* (▷ S. 244), die *nichtneoplastischen Magenpolypen* (▷ S. 293 ff.) sowie der *operierte Magen* (▷ S. 266) (Tabelle 3.27).
- *Präkanzeröse Läsionen* sind demgegenüber histopathologisch definierte Gewebsveränderungen im Magen, die *irreversible Zellveränderungen* umfassen, bei denen *wenigstens eine Zelle der betroffenen Population ein hohes Entartungsrisiko* aufweist, so daß die Entstehung eines Karzinoms (hoch)wahrscheinlich ist. Hierher gehören die *Magenadenome* (▷ S. 290 ff.) und die *schwere Dysplasie* (▷ S. 321).

Welche Stellung der Zustand nach H. pylori-eradizierter B-Gastritis mit morphologischen Residuen in diesem dualen System einnimmt, ist noch offen. Im Lichte der neueren Erkenntnisse über die Beziehungen zwischen einer H.-pylori-Infektion und chronischer B-Gastritis ist der Stellenwert dieser Gastritisform erheblich gestiegen, sie stellt sicher die häufigste präkanzeröse Kondition der Magenschleimhaut dar. Auch wenn das Entartungsrisiko nur mit etwa 10% zu veranschlagen ist, muß die chronische B-Gastritis doch als eine langzeitkontrollbedürftige Erkrankung angesehen werden.

Definitionsbedürftig ist auch noch die Stellung der *intestinalen Metaplasie* (IM) in diesem System. Nach heutigem Wissen gilt die *ausgedehnte* IM als bedeutender Risikifaktor, und der Grad der Flächenausdehnung ist vermutlich wichtiger als der Typ der IM[143]. Es ist bemerkenswert, daß die *gap*

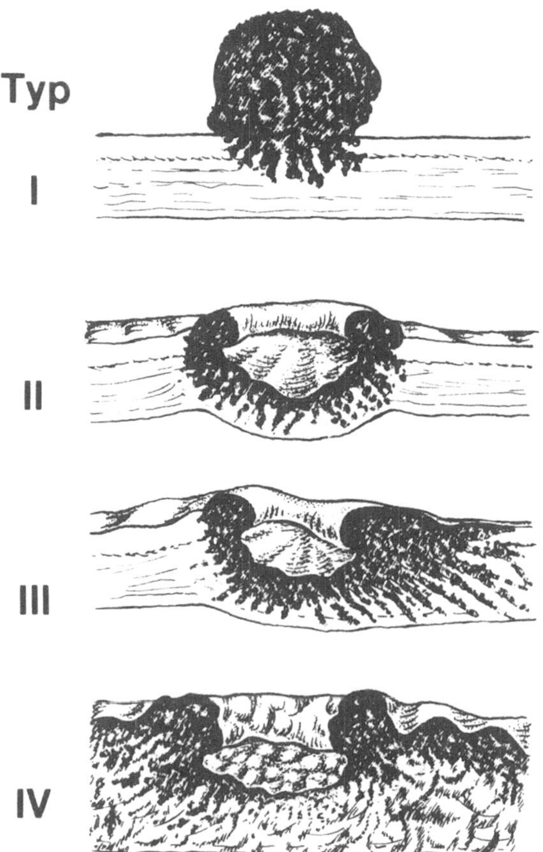

Abb. 3.67. Makroskopische Typen des Magenkarzinoms nach Borrmann[13] (umgezeichnet aus Palmer WL, in Bockus HL (ed) Gastroenterology, 3rd edn, Saunders, Philadelphia London Toronto, vol 1, p 954, 1974). Typ I = polypöses Karzinom. Typ II = schüsselförmig ulzeriertes Karzinom. Typ III = unscharf begrenztes ulzeriertes Karzinom. Typ IV = diffus infiltrierendes Karzinom

junctions zwischen benachbarten Foveolarepithelien sowohl bei der IM als auch beim Magenkarzinom stark vermindert sind oder fehlen[160a]. Dieser Befund zeigt, daß eine gestörte Verbindung der Zellen untereinander beim Fortschreiten eines Mukosaschadens von der Erosion über die IM zum Karzinom eine Rolle spielt.

Nach einer britischen Studie von 1993 zeigt die Schleimhaut in der weiteren Umgebung eines Magenkarzinoms und bei intestinaler (vor allem bei inkompletter intestinaler Metaplasie der Typen II und III) sowie dysplastischer Schleimhautbezirke ein quantitativ und qualitativ abnormes Proliferationsverhalten bei Untersuchung auf PCNA[39].

Lokalisation. Die anhand von 5000 Fällen ermittelte Verteilung des Magenkarzinoms aus dem Jahre 1926[19] (50% Pylorusregion, 10% Kardia) trifft heute nicht mehr zu. Die Zahl der Kardiakarzinome hat in den letzten Jahrzehnten erheblich zugenommen, nach den meisten Statistiken hat sie sich verdoppelt bis verdreifacht[45, 54, 119]. Die Mehrzahl der Magenkarzinome ist aber auch heute noch im Antrum-/Korpusbereich lokalisiert, wobei die Einzelangaben über diese beiden Magenabschnitte wechseln. Von 18365 Karzinomen einer Übersichtsarbeit aus den USA waren 31% im oberen, 14% im mittleren und 26% im unteren Drittel lokalisiert; in 10% war der ganze Magen betroffen, in 19% war der Sitz nicht angegeben[165a]. 2,1–8,6% der Magenkarzinome sind primär multipel (Lit. bei[99]).

Morphologie. *Makroskopisch* unterscheidet man 4 *Hauptformen*[19] (Abb. 3.67 u. 3.68):

- *Typ I = polypöses Karzinom* mit knotigem, seltener blumenkohlartigem Wachstum in die Magenlichtung,
- *Typ II = schüsselförmig ulzeriertes Karzinom* mit Rändern, die steil zur umgebenden Schleimhaut hin abfallen,
- *Typ III = unscharf begrenztes ulzeriertes Karzinom* mit kontinuierlichem Übergang in die angrenzende Schleimhaut, und
- *Typ IV = diffus infiltrierendes Karzinom,* bei dem sich flache oder auch tiefe Ulzerationen ausbilden können.

Die *relative Häufigkeit* der einzelnen Formen variiert von einer Statistik zur anderen. Teils führt der Typ II, teils der Typ IV; der Typ I ist am seltensten.

In einer großen japanischen Statistik an 3868 Magenkarzinomen[107] war der Typ III mit 41,4% am häufigsten, gefolgt vom Typ II (31,7%) und Typ IV (8,1%). 3,3% gehörten dem Typ I an, 15,5% waren nicht sicher klassifizierbar.

Die *Linitis plastica (carcinomatosa)* ist eine Form des diffus infiltrierenden Karzinoms, bei der sich der Tumor horizontal und vertikal (transmural) in der Magenwand ausbreitet. Das Resultat ist der sog. *Feldflaschenmagen* mit verdickter starrer Wand und eingeengter Lichtung (▷ S. 279). Ausnahmsweise kann sich das Karzinom über den gesamten Dünn- und Dickdarm ausbreiten[41].

Mikroskopie. Die neue WHO-Klassifikation von 1990 unterscheidet die in Tabelle 3.28 aufgeführten Karzinomtypen.

Ergänzend zu den Angaben der Tabelle sind folgende Hinweise zu einigen dort aufgeführten Tumortypen sowie zu histologischen Sonderformen, die auch in der WHO-Klassifikation nicht unter „Sonstige Tumoren" erwähnt sind, nachzutragen (Ulkuskarzinom ▷ S. 246):

- *Adenosquamöses Karzinom*[31, 101, 102] (ICD-O M-8560/3): Die neoplastische adenomatöse und plattenepitheliale Komponente sind meist *sehr eng durchmischt,* es kommen auch *mukoepidermoide Abschnitte* vor. Die *adenokarzinomatöse Kompo-*

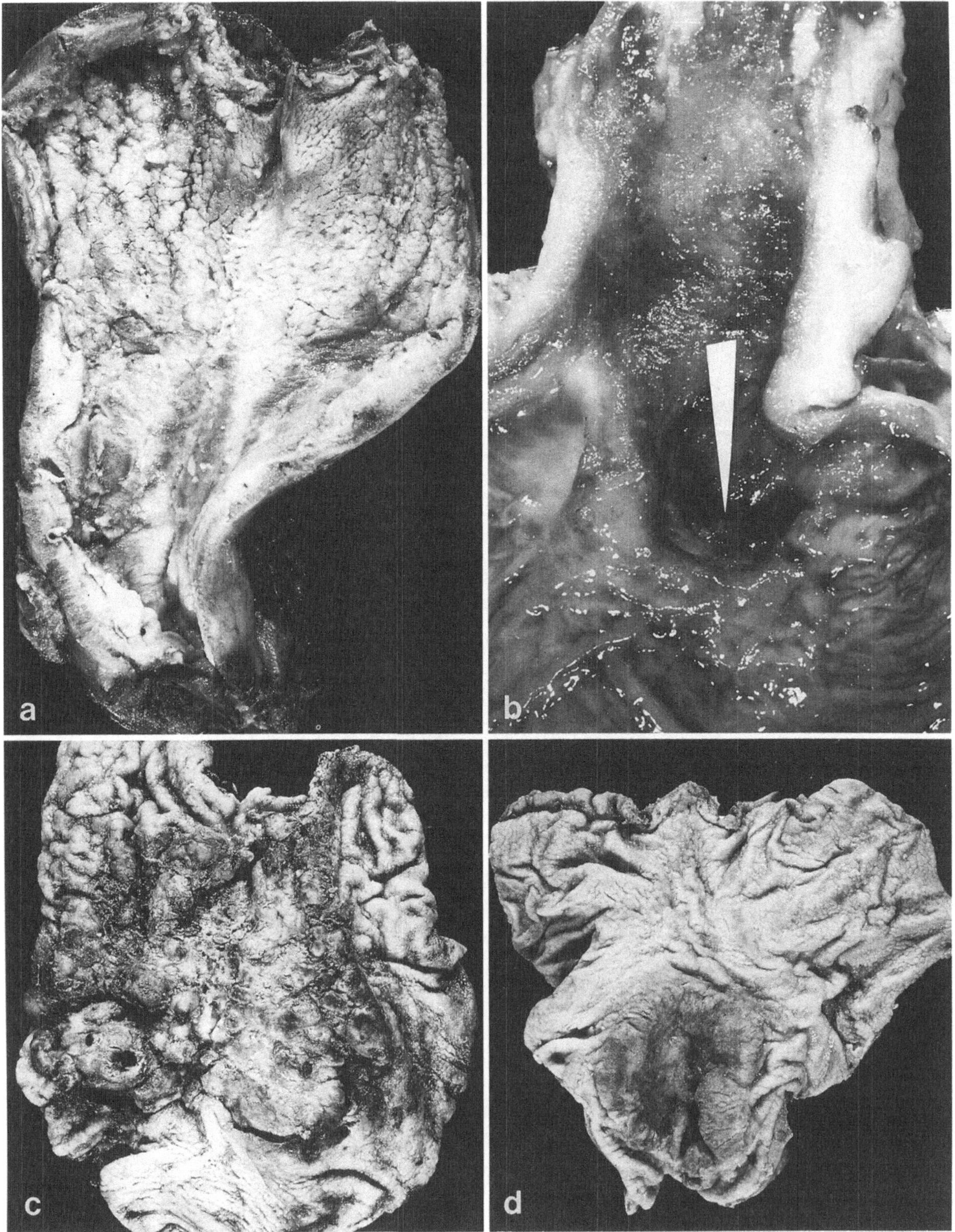

Abb. 3.68. Makroskopische Typen des Magenkarzinoms. **a** Diffus infiltriender Typ (Typ IV nach Borrmann). **b** Ulzeriertes Kardiakarzinom (Typ III nach Borrmann). **c** Unscharf begrenztes ulzeriertes Karzinom (Typ III nach Borrmann). **d** Schüsselförmig ulzeriertes Karzinom (Typ II nach Borrmann)

Tabelle 3.28. Histologische Klassifikation des Magenkarzinoms nach der WHO-Klassifikation von 1990, ergänzt durch einige Literaturangaben. Weitere Hinweise zu einzelnen Karzinomtypen ▷ Text.

Histologischer Typ/Subtyp	ICD-O	Definition (WHO)	Zusatzangaben (WHO)
Adenokarzinom	8140/3	Maligner Tumor des Drüsenepithels, aufgebaut aus tubulären, azinären oder papillären Strukturen[17]	Struktur und Funktion der Tumorzellen erinnern an Darm- oder Magenepithel. Das Vorkommen eingestreuter Panethzellen, endokriner Zellen[17], Belegzellen oder AFP-sezernierender Zellen ändert nichts an der Klassifikation. – Histologischer Typ und Differenzierungsgrad wechseln oft stark innerhalb des Tumors: Histologische Diagnose stützt sich auf *vorherrschende* Eigenschaften, Nebenbefunde in der Beschreibung erwähnen.
– Papilläres Adenokarzinom	8260/3	Adenokarzinom mit schlanken oder plumpen fingerförmigen Epithelstrukturen mit fibrovaskulärem Stroma	Tumorzellen sind zylindrisch oder kubisch, gewöhnlich mit gut erhaltener polarer Lage zur Oberfläche. Manchmal starke Zell- und Kernpolymorphie. Bei teilweiser tubulärer Differenzierung: papillotubuläres Karzinom. – Wachstum typischerweise polypoid in die Magenlichtung. Tiefeninvasion oft scharf begrenzt, ggf. Infiltration durch akute/chronische Entzündungszellen.
– Tubuläres Adenokarzinom	8211/3	Adenokarzinom mit vorwiegendem Aufbau aus verzweigten Tubuli, eingebettet in oder umgeben von fibrösem Stroma	Wechselnde Querschnitte der Tubuli, zystische Erweiterung möglich. Epithelien zylindrisch, kubisch oder (bei luminaler Schleimansammlung) flach. In diese Kategorie gehören auch • *Adenokarzinome mit azinären (glandulären) soliden Anteilen* sowie • *Adenokarzinome mit lymphoidem Stroma.*
– Muzinöses Adenokarzinom	8480/3	Adenokarzinom mit beträchtlicher *extrazellulärer* Schleimbildung (über 50% des Tumors). 3,2% aller Magenkarzinome, m:w = 2:1. Prognose abhängig vom Differenzierungsgrad, nicht vom Schleimgehalt[7].	Schleim gewöhnlich schon makroskopisch erkennbar. Zwei Wachstumstypen: a) *Gut differenzierter Typ:* Drüsen mit schleimbildendem Zylinderepithel + interstitiellem Schleim. b) *Schlecht differenzierter Typ:* Stränge und Nester aus Zellen, die von Schleim umgeben werden. – Kombinationen sowie Vorkommen von Siegelringzellen (unter 50%) möglich. – Synonyme: Mukoides, Kolloid-, mukonoduläres Karzinom.
– Siegelringzell-karzinom	8490/3	Adenokarzinom, bei dem mehr als 50% aus isolierten oder in kleinen Gruppen liegenden Tumorzellen mit *intrazytoplasmatischem Muzin* bestehen	*Vier Typen von Tumorzellen:* a) mit saurem Muzin gefüllte intrazytoplasmatische Zyste. b) Sekretgranula mit saurem oder neutralem Muzin. c) Eosinophile Zytoplasmagranula mit neutralem Muzin. d) Zellen ohne Muzin. – Siegelringzellen bilden keine Tubuli, haben aber Drüsenfunktion; außerdem findet man in den tiefen Teilen von Siegelringzellfrühkarzinomen oft Drüsen (daher Klassifikation als Adenokarzinome). – Starke Fibrose möglich (*szirrhöses Karzinom,* bei Beteiligung des gesamten Magens: *„Linitis plastica".* Fibrose kann Tumorzellen überdecken: Schleimfärbung, Zytokeratinnachweis!) Die starke Bindegewebsneubildung wird vermutlich u. a. durch eine erhöhte Stimulation der regionalen Fibroblasten bewirkt; in diesen Fällen bilden die Tumorzellen vermehrt Transforming Growth Factor β1.[82a] *Differentialdiagnose:* Lipid- oder muzinhaltige Makrophagen; desquamierte + degenerierte Epithelien; Siegelringzell-Lymphom.
Adenosquamöses Karzinom	8560/3	Karzinom, in dem eine Adeno- und Plattenepithelkarzinom-Komponente durchmischt oder gut gegeneinander begrenzt vorkommen	Die adenokarzinomatöse Komponente ist gewöhnlich vom tubulären Typ.
Plattenepithel-karzinom	8070/3	Maligner Tumor, dessen Zellen an Plattenepithel erinnern	In den meisten Fällen finden sich kleine Adenokarzinomherde. – Differentialdiagnose bei Kardiakarzinomen: Auf den Magen übergreifendes Ösophaguskarzinom!

Tabelle 3.28 (Fortsetzung)

Histologischer Typ/Subtyp	ICD-O	Definition (WHO)	Zusatzangaben (WHO)
Kleinzelliges Karzinom	8041/3	Maligner Tumor, der sich histologisch, histochemisch, ultrastrukturell und klinisch wie ein kleinzelliges Bronchialkarzinom verhält	Tumor aus soliden, strangförmigen, gelegentlich azinär angeordneten Zellen aufgebaut, vaskuläres Stroma. Zytoplasma spärlich oder eosinophil granuliert. Kerne rund/oval, ziemlich monomorph, gewöhnlich größer als in Karzinoiden. Chromatin fein, diffus verteilt, Nukleoli klein, unscharf, basophil. Zahlreiche Mitosen. Viele Zellen sind argyrophil (Grimelius-positiv). – Einzelne Zellen können Serotonin-, Peptid-YY-, Somatostatin- oder Gastrin-positiv sein. Die meisten Tumoren sind Chromogranin- und NSE-positiv[86a]. *Synonyme:* neuroendokrines Karzinom, endokrines Zellkarzinom. 0,6% aller malignen epithelialen Magentumoren. Oft, v. a. in der Mukosa, adenokarzinomatöse Komponente („adenokleinzelliges Karzinom" – vermutlich identisch mit der Mehrzahl der sog. gemischten Karzinoidadenokarzinome der Literatur. Dieser Begriff sollte für die echten Kombinationsformen aus Karzinoid + Adenokarzinom reserviert bleiben. – Klinisch zeigt das kleinzellige Magenkarzinom einen aggressiven Verlauf[86a].
Undifferenziertes Karzinom	8020/3	Maligner epithelialer Tumor ohne Drüsenstrukturen oder sonstige eindeutige Differenzierungsmerkmale	Differentialdiagnose: niedrigdifferenziertes Adenokarzinom, kleinzelliges Karzinom, Lymphom, Leukämie (Spezialfärbungen einschl. Immunhistochemie).
Sonstige	–	Die WHO-Klassifikation führt hier das *primäre Choriokarzinom des Magens* (▷ S. 320), und das *embryonale Karzinom* an und weist daraufhin, daß diese Tumoren gewöhnlich eine adenokarzinomatöse Komponente haben. Eine Reihe weiterer Sonderformen, die überwiegend nicht in der WHO-Klassifikation enthalten sind, wird im Text besprochen (▷ S. 331 ff.).	

nente kann hoch- oder niedrigdifferenziert sein und *bestimmt das biologische Verhalten.* Die Mehrzahl der adenosquamösen Karzinome wird von Plattenepithelmetaplasien in einem Adenokarzinom hergeleitet. *Elektronenmikroskopisch* kann der Tumor Zellen sowohl mit Tonofibrillen als auch mit Schleimvakuolen enthalten. Man nimmt an, daß sich die Stammzellen des Tumors zuerst drüsig differenzieren und daß einige der Tumorzellen später einen plattenepithelialen Phänotyp exprimieren. Dafür spricht auch, daß es gelang, in reinen Adenokarzinomen ohne histologische Hinweise auf Plattenepithel die für nichtverhornendes Plattenepithel charakteristischen *Zytokeratine 13 und 16 nachzuweisen*[77]. Die Grenzen zum mukoepidermoiden Karzinom erscheinen fließend.

- *Lymphoepitheliomähnliches Karzinom (lymphoepitheliales Magenkarzinom, Magenkarzinom mit lymphoidem Stroma)*[43d, 49, 54, 56a, 77, 97, 113, 125, 130, 150, 157, 176, 185] (ICD-O M-8512/3): Hierunter versteht man Karzinome, die *mit den undifferenzierten lymphoepithelialen Karzinomen des Nasophaynx morphologisch identisch* sind[54]. Inzwischen wurden mehr als 100 derartige Tumoren veröffentlicht[54]. 92 von ihnen waren EBV-positiv. Bei der *In-situ-Hybridisierung* waren in allen untersuchten EBV-positiven Tumoren Virusgenome nachweisbar, und mit der *Southern-blot-Hybridisierung* konnte eine singuläre episomale Bande nachgewiesen werden. Dies gilt als wichtiger Hinweis darauf, daß eine *frühzeitige Infektion des Tumorklons, wahrscheinlich einer einzelnen Vorläuferzelle,* stattgefunden hat. Vermutlich kommt ihr daher *onkogene Bedeutung* zu[49, 56a, 113]. Das lymphoepitheliale Magenkarzinom besitzt *undifferenzierte polygonale Tumorzellen,* die schlecht begrenzte Stränge bilden und von *zahlreichen T- und B-Lymphozyten* durchsetzt werden[167, 185] (Abb. 3.69). Ob es einen (stets EBV-positiven) *westlichen* und einen (manchmal EBV-negativen) *östlichen (asiatischen) Typ* des lymphoepithelialen Karzinoms gibt oder ob diese Unterschiede zufällig sind, ist bei der geringen bisher untersuchten Fallzahl nicht sicher zu entscheiden. EBV läßt sich nicht nur in den typischen lymphoepithelialen, sondern auch in *undifferenzierten Magenkarzinomen* (ohne oder mit nur geringer Lymphozyteninfiltration) und manchmal auch in *glandulär differenzierten Karzinomen* nachweisen. Der niedrige Anteil (ca. 10–20%) der letzteren Tumoren mit EBV-Nachweis läßt daran denken, daß hierbei die Tumorzellen erst *später* mit EBV infiziert werden[125]. Es darf nicht vergessen werden, daß wenigstens 90%

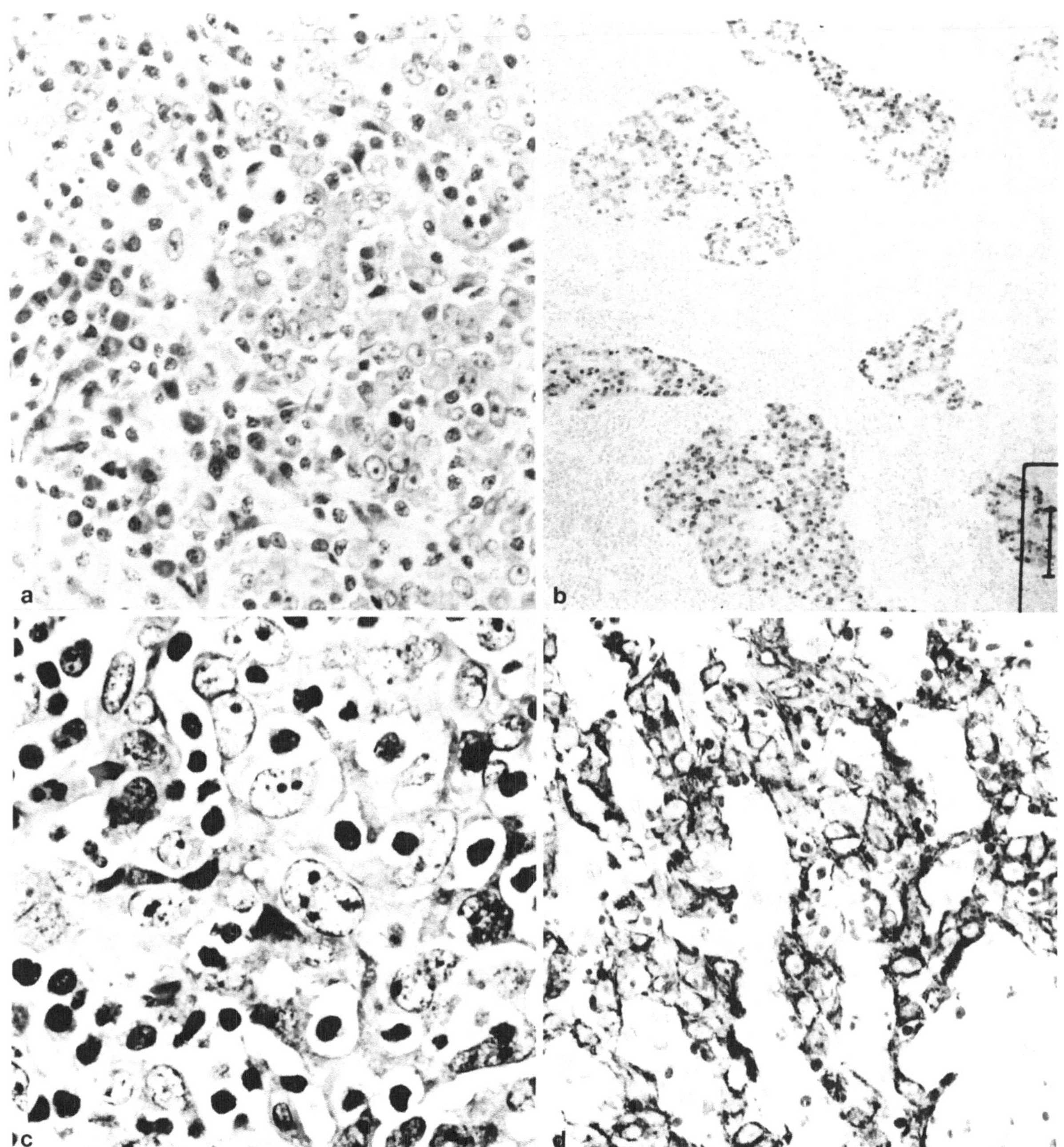

Abb. 3.69. Lymphoepitheliales Magenkarzinom Schlecht begrenzte Tumorzellstränge (DD: Lymphom!) und interstitielle lymphoplasmazelluläre Infiltration. Giemsa 140 ×. **b** in-situ-Hybridisierung für EBV (Präparat freundlicherweise überlassen von Herrn Dr. Greiner, Patholog. Inst. d. Univ. Würzburg). **c** Tumorzellen bei stärkerer Vergrößerung: Kerne mit lockerem Chromatin und meist mehreren kleinen Nukleolen. Giemsa 560 ×. **d** Immunhistochemischer Nachweis der epithelialen Natur der Tumorzellen mit einem Panzytokeratin-Antikörper (CK-KL1) 140 ×

aller Menschen bis zum frühen Erwachsenenalter eine EBV-Infektion erleiden[54]. Ein Einfluß *geographischer Faktoren* oder eine mögliche *prognostische Bedeutung* der EBV-Infektion auf die Karzinomprognose ist zweifelhaft. *Magenstumpfkarzinome* sind *signifikant häufiger EBV-positiv* als sonstige Magenkarzinome. Daraus wird gefolgert, daß das Epstein-Barr-Virus in der Entstehung der Magenstumpfkarzinome eine wichtige Rolle spielen dürfte[176]. Im Gegensatz zum Magenkarzinom ist das *maligne Lymphom* des Magens nur selten mit einer EBV-Infektion verknüpft[118a]. In einem Kombinationsfall von MALT-Lymphom und multiplen Lymphoepitheliom-ähnlichen Karzinomen des Magens bei einem 65j. Patienten waren fast alle Karzinomzellen, nicht aber die Zellen des Lymphoms oder der nichtneoplastischen Mukosa, EBV-positiv[43a].

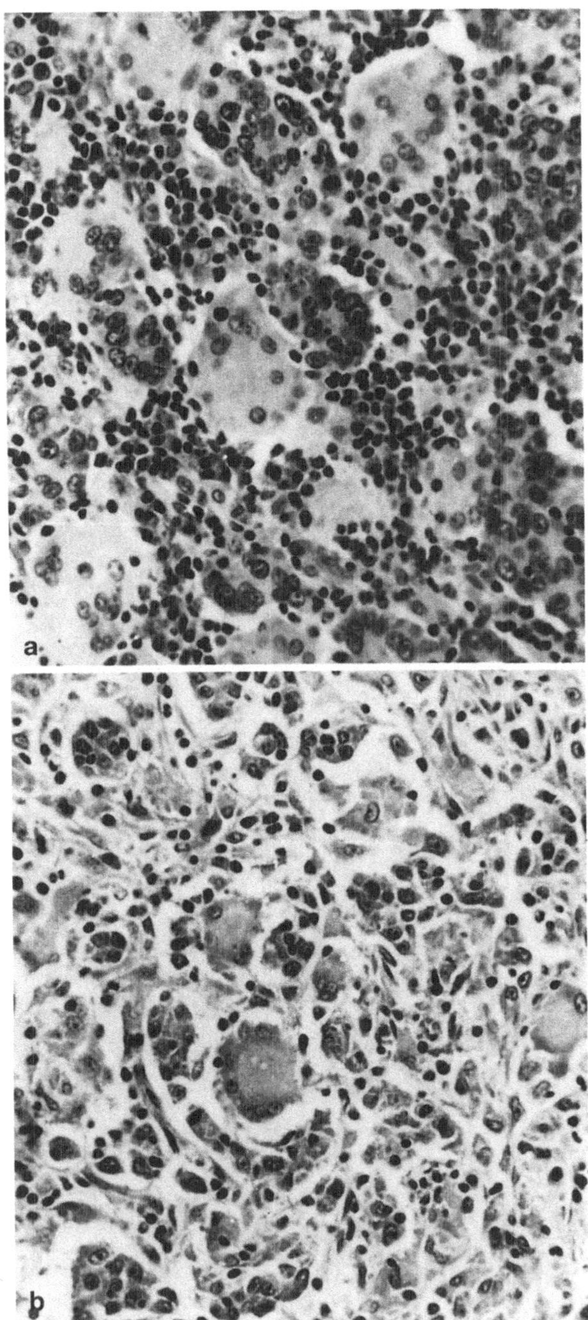

Abb. 3.70. Magenkarzinom mit osteoklastenähnlichen Riesenzellen. H.E. a und b jeweils 140 ×. (Abbildung freundlicherweise überlassen von Herrn Dr. Stracca-Pansa, Venedig)

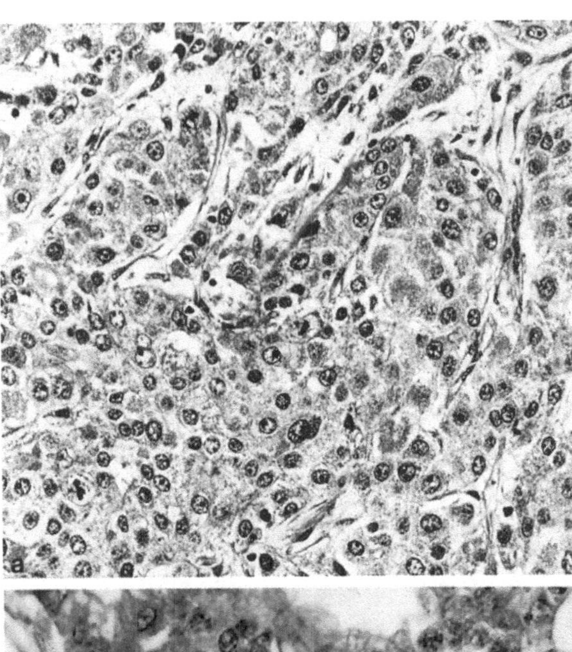

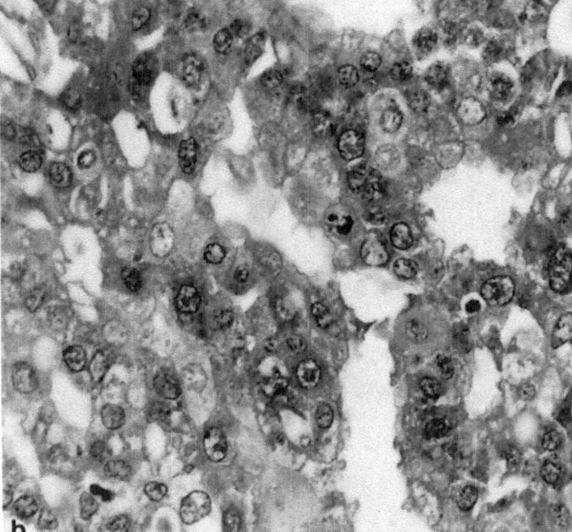

Abb. 3.71. Hepatoides Magenkarzinom. **a** H.E. 140 ×. **b** Immunhistochemischer Nachweis von AFP 350 ×. (Präparat freundlicherweise überlassen von Herrn Dr. Ishikura (Boston/Hokkaido))

Eine andere neuere Arbeit gibt für 7 von 11 Magenkarzinomen EBV-positive Zellen in der *normalen Magen- und Duodenalschleimhaut der Tumorumgebung* an.[139b]

- *Magenkarzinom mit osteoklastenähnlichen Riesenzellen*[145]: Kürzlich wurden 4 Fälle dieser neuen Entität beschrieben: *niedrigdifferenzierte Tumorzellen* mit zahlreichen eingestreuten *Riesenzellen vom Osteoklastentyp (positiv* für α_1-Antichymotrypsin, α_1-Antitrypsin, CD 68, *negativ* für Zytokeratin, Muskelaktin und andere Marker) (Abb. 3.70). Die übrigen Tumorzellen waren positiv für Zytokeratin, CEA und in Einzelfällen auch für HLA-DR, NSE, Vimentin und Lysozym. In einem Fall war *Epstein-Barr-Membranprotein nachweisbar. Alle Patienten wiesen bereits LK-Metastasen* auf, 3 Patienten verstarben nach 13, 15 und 24 Monaten, der 4. war nach 120 Monaten ohne klinische Symptome noch am Leben.
- *Hepatoides Adenokarzinom* (ICD-O M-8214/3): AFP-bildende Zellen können in zahlreichen Magenkarzinomen vorkommen[57], etwa 6% der Magenkarzinome bilden AFP[85]. Dies erklärt sich daraus, daß *Magen und Leber Derivate des em-*

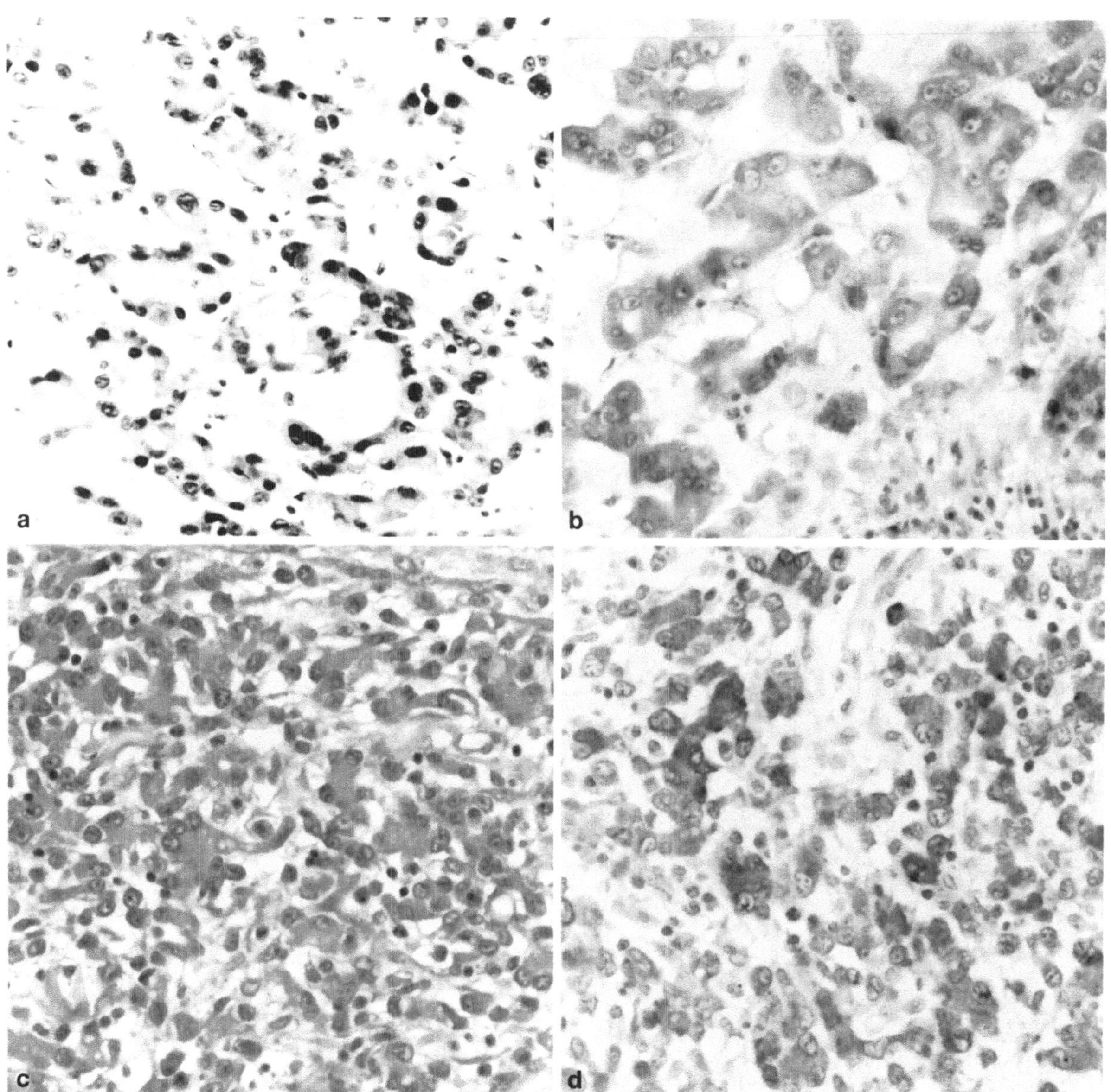

Abb. 3.72. Panethzellkarzinom des Magens. **a** und **b** Fall Kazzaz u. Eulderink[63], Präparat freundlicherweise überlassen von Herrn Dr. Kazzaz (Leiden). **b** Eigene Beobachtung mit elektronenmikroskopisch gesicherten Panethzell-Granula. **a** und **c** jeweils H.E. 140 ×, **b** und **d** jeweils immunhistochemischer Lysozym-Nachweis. b 560 ×, d 240 ×

bryonalen Vorderdarmes darstellen. Beim Vorkommen nur einiger AFP-bildender Zellen fällt der Tumor in die Gruppe der gewöhnlichen Adenokarzinome (▷ Tabelle 3.28). Selten (bis 1993 16 publizierte Fälle)[33, 55] gibt es jedoch Adenokarzinome mit ausgedehnten hepatoiden Anteilen, d. h. mit reichlichem Vorkommen von Zellen, die an Hepatozyten erinnern. Diese Tumoren werden als hepatoide Adenokarzinome des Magens bezeichnet. Man findet sie v. a. bei älteren Menschen, sie betreffen meist das *Antrum* und wachsen *nodulär* oder *polypoid.* Der *Differenzierungsgrad* der hepatoiden Komponente wechselt stark, polymorphe Tumorzellen und *Tumorriesenzellen* kommen vor. Die Zellen enthalten *PAS-positive Kugeln,* sie sind meist *AFP-positiv* (15 von 16 Fällen, Abb. 3.71) und können ferner *AAT,* α_1-Antichymotrypsin, Albumin und *Präalbumin* sowie *Ferritin, Transferrin* und *Prothrombin* bilden. Eine Tumorinvasion von Venen innerhalb des Karzinoms ist häufig und erklärt die i. allg. *schlechte Prognose*[106]. In einem Fall gelang es, ein zunächst inoperables Antrumkarzinom durch palliative Chemotherapie so zu verkleinern, daß anschließend die Operation möglich wurde[55, 55a]. Der Patient verstarb jedoch nach einem Jahr[55a].

- *AFP-bildendes klarzelliges Karzinom mit enteroblastischer Differenzierung:*[89] Zweiter AFP-pro-

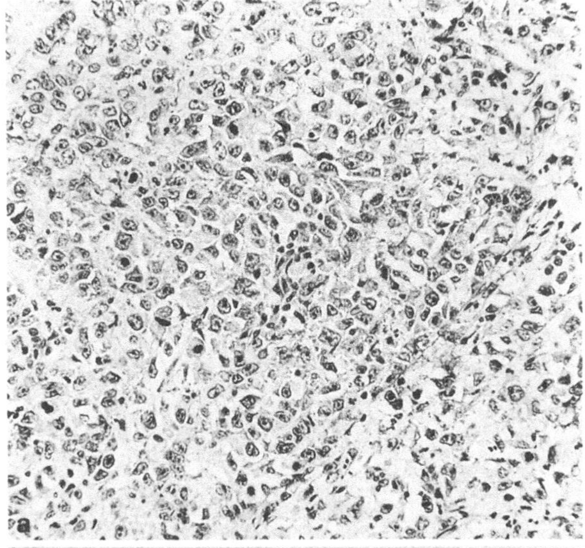

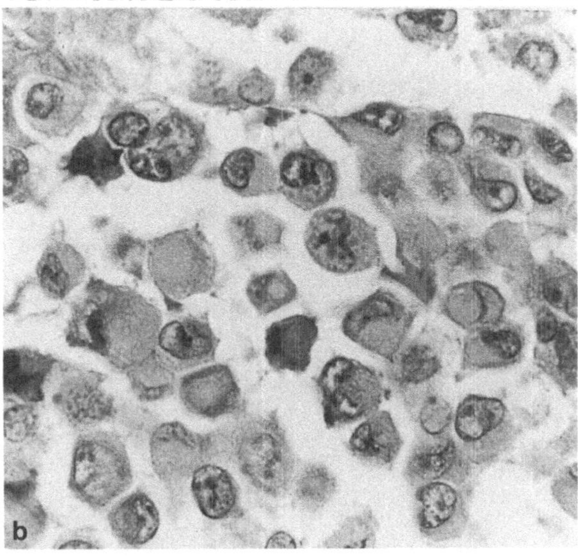

Abb. 3.73. Vimentin-positives Magenkarzinom mit rhabdoiden Zügen. **a** und **b** H.E., a 85 ×, b 450 ×. (Abbildungen freundlicherweise überlassen von Herrn Prof. M. Tsuneyoshi und Herrn Dr. T. Ueyama, Kyushu Univ., 2nd Dept of Pathology, Japan)

duzierender Tumortyp neben dem hepatoiden Karzinom. Die *Zellen* entsprechen *morphologisch* denen des *fetalen Darmes*. Das helle Zytoplasma enthält *Glykogen*, aber *kein Muzin*. Der Wachstumstyp ist hauptsächlich *tubulopapillär* und *glandulär*. Die Zellen bilden *AFP* und *CEA*. Im Tumorgewebe können *Knorpelinseln* vorkommen[89].

- *Panethzellreiches Karzinom:* Während auch in gewöhnlichen Adenokarzinomen einzelne Paneth-Zellen auftreten können, handelt es sich bei Karzinomen mit überwiegendem Aufbau aus diesem Zelltyp um eine große Rarität[63]. *Mikroskopisch* entspricht das Bild meist einem undifferenzierten *Siegelringzell-Karzinom mit herdförmiger tubulärer Differenzierung* (Abb. 3.72a u. b[63, 117b]). Die Mehrzahl der Tumorzellen[63] enthielt einerseits Schleim, andererseits grobe eosinophile Granula. Diese färbten sich mit der Phloxin-Tartrazin-Färbung, waren immunhistochemisch *lysozympositiv* und enthielten elektronenmikroskopisch große homogene osmiophile Granula mit einem maximalen Durchmesser von 0,8 µm. Bei dem 57jährigen Patienten fanden sich keine Hinweise auf Metastasen oder auf ein Tumorrezidiv. Möglicherweise stellen das seltene *Paneth-Zelladenom*[131] bzw. die *Paneth-Zelldysplasie* Vorstufen des Paneth-Zellkarzinoms dar[38]. Vielleicht sind Panethzell-Karzinome häufiger als bekannt: Unter 171 Magenkarzinomen fanden sich 65 Fälle mit Lysozym-positiven Tumorzellen, davon 21 mit mäßigem und 5 mit hohem Gehalt an solchen Zellen[149b]. Abb. 3.72c u. d zeigt einen eigenen Fall, bei dem die elektronenmikroskopische Untersuchung (Prof. Kaiserling/Tübingen) ebenfalls die Panethzellnatur sicherte.
- *Vimentinpositives, niedrigdifferenziertes Adenokarzinom mit überwiegend soliden Anteilen und rhabdoider Differenzierung*[162] (Abb. 3.73): Unter 5437 Adenokarzinomen des Magens fanden sich 71 vom soliden Typ des niedrigdifferenzierten Adenokarzinoms und darunter 6 Fälle mit folgenden Eigenschaften: *Diffuse* oder *alveoläre Anordnung der Tumorzellen,* die *rund* oder *polygonal* waren und nur eine *geringe Drüsenbildung* zeigten, ihr *Zytoplasma war hell oder eosinophil, wechselnd breit.* Die *Kerne* waren vesikulär mit *prominenten Nukleolen.* In 4 Fällen enthielt das tiefeosinophile und *glasartige Zytoplasma große runde hyaline Massen* ähnlich denen beim malignen Rhabdoidtumor der Niere. Einige Tumorzellen enthielten *Schleim.* Es kamen auch *einzelne Tumorriesenzellen* vor. Das spärliche *Stroma* bestand aus dünnen fibrösen Septen. Die Zellen waren Grimelius-negativ, immunhistochemisch waren zahlreiche oder einige Zellen *Vimentin-positiv. Zytokeratin* und/oder *EMA* waren diffus oder fokal positiv, 3 mal fanden sich *NSE-* und *CEA-positive* Zellen. In keinem der Fälle war *Muskelaktin* oder *Desmin* nachweisbar. 5 Patienten waren Männer, das Lebensalter lag zwischen 55 und 74 Jahren. 5 mal lag ein transmural gewachsenes Karzinom vor, einmal ein Magenfrühkarzinom des Typs IIa/IIc. ImVergleich zu Vimentin-negativen Tumoren war die *Fünfjahresüberlebensrate* auf nahezu die Hälfte reduziert. Eine *schlechtere Prognose bei vimentinpositiven Magenkarzinomen* wird auch von anderen Autoren bestätigt.[150a] Adenokarzinome mit rhabdoiden Zügen kommen auch in anderen Organen des Magendarmtraktes, z. B. *im Kolon,* vor. Ihr Hauptsitz ist jedoch die Niere.[26b]
- *Belegzellkarzinom*[25, 50, 131a] (ICD-O M-8213/3): Reine Belegzellkarzinome sind extrem selten (bis 1991

9 publizierte Fälle[131a]). 8 der 9 Fälle betrafen Männer im Alter von 43–85 Jahren. Die Überlebenszeiten sind trotz fortgeschrittener Krankheitsstadien relativ lang[131a]. Die bis zu 25 cm großen, ulzerierten, transmural wachsenden Tumoren bestehen aus Strängen und Nestern *runder, polygonaler* oder *spindeliger Zellen,* die gelegentlich *Spalten* oder *Tubuli* bilden. Die Tumoren können mit Lymphomen und Leiomyoblastomen verwechselt werden[131a]. Die *Kerne* sind hyperchromatisch, die *Mitosezahl* wechselt, Tumornekrosen sind häufig. Die Tumorzellen neigen zur *Gefäßinvasion.* Das *Zytoplasma* ist eosinophil und feingranulär. Es färbt sich positiv mit PTAH und Luxol-fast-blue, nicht aber mit Schleimfärbungen. Einzelne Tumorzellen können PAS-positiv sein[131a]. *Elektronenmikroskopisch* fehlen Schleimgranula; man sieht reichlich zytoplasmatische Kanalikuli mit Mikrovilli, Tubulovesikel und Mitochondrien. Die Drüsenhälse in der Tumorumgebung können dysplastische Veränderungen aufweisen. *LK-Metastasen* sind relativ spärlich, *Fernmetastasen* wurden nicht beschrieben. Soweit die kleine Fallzahl Aussagen erlaubt, könnte die *Prognose* vergleichsweise günstig sein[25, 44].

- *Ossifizierendes Magenkarzinom:* Magenkarzinome mit heterotoper Ossifikation sind selten. Die Tumoren können parathormonkorreliertes Protein (PTHrP) enthalten[178].
- *Gemischtes glanduläres/endokrines (adenoendokrines) Magenkarzinom*[179] (ICD-O M-8245/3): Während viele Magenkarzinome einzelne endokrine Zellen enthalten, sind gemischte (mixed, composite) Karzinome mit etwa gleichem Anteil beider Komponenten *sehr selten* (bis 1991 21 Fälle). Sie betreffen das mittlere/hohe Erwachsenenalter (Mittel: 52,5 J.) und bevorzugen Männer im Verhältnis 1,3:1. Man findet sie gleich häufig im Antrum und Korpus. Ihre *Prognose* ist schlecht.
- *Interleukin-6-bildendes undifferenziertes Magenkarzinom*[150c] Fallbericht über einen 42j. Japaner, der rezidivierende Fieberschübe bei unbekanntem Primärtumor mit LK- und Lebermetastasen aufwies. 15 Monate nach Chemotherapie massive polyklonale Hypergammaglobulinämie mit 30% Knochenmarksplasmozytose. Im Serum Nachweis von Interleukin 1β, IL-3, IL-4, IL-6 und TNFα. Bei der Sektion Feststellung eines szirrhösen Magenkarzinoms, dessen Tumorzellen immunhistochemisch IL-6 enthielten.
- *IGF-II-bildendes Magenkarzinom mit Hypoglykämie:* Fallbericht über einen 82j. Japaner mit morgendlichen Hypoglykämiewerten (24 mg/dl) und erniedrigtem Insulin-Serumspiegel (2,5 μU/ml). Immunhistochemische und molekularbiologische Befunde ergaben, daß der Primärtumor und seine Lebermetastasen IGF-II (Insulin-like growth factor II) bildeten.[51c]

AgNOR-Befunde

Als AgNOR bezeichnet man die mittels einer Silberfärbung (Ag) als schwarze Tüpfelung in den Zellkernen nachweisbaren nukleolären Organizerregionen (NOR). Bei ihnen handelt es sich um DNA-Schlingen, die auf den kurzen Armen der akrozentrischen Chromosomen 13–15, 21 und 22 lokalisiert sind und ribosomale RNA-Gene (rRNA-Gene) enthalten, die für rRNA transkribieren. Eine *erhöhte AgNOR-Zahl* in den Zellkernen weist auf eine *verstärkte rRNA-Gentranskription* hin, sie ist daher bei malignen Tumoren zu erwarten. Für das Magenkarzinom bei Ratte und Mensch wurde gezeigt, daß zwar zwischen *Karzinom, Dysplasie, intestinaler Metaplasie und normaler Schleimhaut* teilweise signifikante Unterschiede des AgNOR-Scores bestehen, daß sich die Befunde jedoch erheblich *überlappen*[128, 137, 146]. Aneuploide Magenkarzinome besitzen höhere AgNOR-Scores als diploide, jedoch ist der Unterschied ebensowenig signifikant wie die Relation der AgNOR-Werte zum DNA-Index bzw. zur S + G_2M-Phase[129].

DNA-Messungen, sonstige Proliferationsmarker

48–70% der Magenkarzinome sind *aneuploid*[65, 75, 136]. Die glandulär differenzierten Karzinome sind häufiger aneuploid[75, 136, 181], die diffus infiltrierenden Karzinome häufiger diploid[136]. Frühkarzinome vom Siegelringzelltyp sind meist diploid (1/30 Fälle), fortgeschrittene Siegelringzellkarzinome aneuploid (8/15), die letzteren weisen häufig in den oberflächlichen Teilen noch diploide Zellen auf. Demnach entwickelt sich die Aneuploidie der Siegelringzellkarzinome erst im Krankheitsverlauf, und die aneuploiden Zellklone scheinen besonders aggressiv in die Tiefe vorzudringen[68, 114, 148]. Auch bei den gutdifferenzierten Adenokarzinomen war die Aneuploidie mit lymphohämatogenen Metastasen verknüpft[95], selbst dann schon, wenn der Tumor auf die Submukosa begrenzt, also noch als Frühkarzinom anzusprechen war[68]. Selbst bei Frühkarzinomen vom Mukosatyp mit einem Durchmesser unter 5 mm ließ sich eine Aneuploidie nachweisen[69]. In *LK-Metastasen* finden sich – verglichen mit den Primärtumoren – vor allem Zellen mit niedrigerem DNA-Gehalt; offenbar neigen diese Tumorzellen besonders zur Metastasenbildung[12]. Die aneuploiden Karzinome scheinen insgesamt eine schlechtere Prognose zu haben[68, 116, 181].

Aneuploide Tumoren haben einen signifikant höheren *Ki-67-Index* als diploide Tumoren[182]. Bei einem Ki-67-cut-off-Wert von 22% zeigten 67% der Karzinome mit höherem Index, aber nur 33% der Karzinome mit niedrigerem Index LK-Metastasen. Bei den Fällen mit Gefäßinvasion war der Ki-67-Index unter den aneuploiden Karzinomen mit 25,0% höher als bei den diploiden (19,7%)[182].

Auch das *proliferationsassoziierte Antigen p105* ist gewöhnlich bei aneuploiden bzw. in die LK metastasierenden Magenkarzinomen erhöht und gilt daher als nützlicher prognostischer Marker[183]. Die *Pyridinnukleotidsynthese* ist bei aneuploiden und bei fortgeschrittenen Karzinomen ebenfalls gegenüber den Befunden bei diploiden Tumoren erhöht und kann daher als prognostischer Marker verwendet werden[181]. Die Befunde können ferner als Hinweis darauf gelten, daß die niedriger differenzierten Karzinome besser auf eine zytostatische Therapie mit solchen Medikamenten ansprechen, die in die DNA-Synthese eingreifen (z. B. Cisplatin und 5-Fluorouracil)[81].

Das Gewebe von Magenkarzinomen zeigt weitaus häufiger als nichtneoplastisches Schleimhautgewebe eine *Koexpression von transforming growth factor (TGFα)* und *epidermal growth factor receptor (EGFR)*. Dieser Befund weist darauf hin, daß beim Tumorwachstum andere Mechanismen wirksam werden als bei der normalen Zellproliferation[13]. 26% der Magenkarzinome enthalten EGF, ihre Prognose ist schlechter als bei Patienten mit einem EGF-negativen Befund, 15% der Karzinome exprimieren zusätzlich EGFR, ihre Prognose ist gleichfalls schlecht. 12% sind positiv für *c-erbB-2* (▷ auch S. 330). Durch Blockade des EGFR und von c-erbB-2 mittels monoklonaler Antikörper ergeben sich zukünftige therapeutische Ansatzmöglichkeiten[157a].

Sonstige immunhistochemische und biochemische Befunde

Magenkarzinome können im Sinne einer paraneoplastischen Reaktion *plazentare alkalische Phosphatase* (PLAP) exprimieren[167], signifikant häufiger in hoch- als in niedrigdifferenzierten Karzinomen. Nur in Tumoren des intestinalen Typs wurde ferner *Laktoferrin* nachgewiesen; es fand sich auch in Adenomen mit leichter bis schwerer Dysplasie, in unreifen intestinalen Metaplasien und in den Drüsenhalszellen der normalen Mukosa, nicht aber in den Zellen der kompletten intestinalen Metaplasie, hyperplastischer Polypen und im Foveolenepithel[160]. Die *Lektinbindung* ist im Vergleich zum normalen Oberflächenepithel vermindert[22]. Das *HLA-DR-Antigen* ist beim intestinalen Typ häufiger anzutreffen als beim diffusen Typ[152]. *Bovines Chymosin (Rennin)* findet sich in etwa der Hälfte der Adenokarzinome, unabhängig vom Subtyp und Differenzierungsgrad, sowie in den Drüsenhalszellen und Hauptzellen der normalen Fundusmukosa; es fehlt in den Zellen der intestinalen Metaplasie[166]. *β-HCG-bildende Zellen* kommen hauptsächlich in den Drüsenhalszellen (vorwiegend der Pylorusdrüsen) und in etwa der Hälfte der Adenokarzinome vor[175]. *Endokrine* Zellen wurden in 13% der Magenkarzinome gefunden, 2 mal mehr als ein Peptid, Gastrin nur einmal, die folgenden Hormone niemals: Glukagon, Cholezystokinin, Insulin, Substanz P, ACTH. Alle 13 Tumoren waren im übrigen CEA-negativ. Das Vorkommen endokriner Zellen beeinflußte nicht die Prognose[16]. Die endokrinen Zellen nehmen nicht am Zellzyklus teil[118]. Bei ossifizierenden Karzinomen wurde *PTHrP* nachgewiesen. Rund ¾ der Karzinome enthalten *Aromatase,* das Schlüsselenzym der Östradiolbildung; in mehr als jedem 2. Fall war gleichzeitig *Östradiol* nachweisbar. Diese Befunde sprechen dafür, daß das Östradiol von der Aromatase der Tumorzellen de novo gebildet wird[133]. Die östradiolpositiven Karzinome hatten eine bessere Prognose. *Östrogenrezeptoren* konnten in dieser Studie nicht nachgewiesen werden[133] (▷ auch S. 329).

> Ein für die Praxis wichtiger Befund ist der, daß *niedrigdifferenzierte Karzinome unterschiedlicher Organlokalisation nicht immer alle epithelialen Marker exprimieren* und daß ein negativer Befund, z. B. für Zytokeratin, daher nichts besagt. Zur Identifikation unklarer Zellen als Karzinomzellen ist es in solchen Fällen notwendig, *mehrere* Marker einzusetzen. Die besten Ergebnisse wurden mit der *Kombination von CAM 5,2* (Nachweis der 39-, 43- und 50-kd-Zytokeratine) *und EMA* erzielt (99% Erfolgsquote)[60].

Pepsinogene ▷ S. 341.

Nachweis einer Soormykose: diagnostische Relevanz

Der Nachweis einer Soormykose (grundsätzlich am H.E.-Präparat möglich, leichter zu erkennen in der PAS-Färbung) ist *stets karzinomverdächtig,* besonders bei *ulzerösen Magenschleimhautprozessen.* In solchen Fällen muß die Gewebeprobe in *Stufenschnitten* aufgearbeitet werden, wobei sich ein Wechsel von HE- und PAS-Färbung empfiehlt (PAS auch zur besseren Erkennung von *Siegelringzellen*). Wir selbst kontrollieren jeden ulzerösen Magenschleimhautprozeß zusätzlich *immunhistochemisch* (s. o.)

Prognostisch relevante Klassifikationen des Magenkarzinoms

Klassifikation nach Laurén (1965)[71]

Laurén unterschied 2 Haupttypen,

- das *intestinale* (ICD-O M-8144/3) und
- das *diffuse* Magenkarzinom (ICD-O M-8145/3).

Der *intestinale* Typ, etwa 2- bis 3 mal häufiger als der diffuse Typ, zeichnet sich histologisch durch folgende Eigenschaften aus: *Bildung von Drüsen, ggf.*

auch von Papillen, hochzylindrisches eosinophiles Epithel mit Bürstensaum, eingestreute Becherzellen, Bildung von vorwiegend saurem Schleim, Schleimsekretion vorwiegend in Drüsenlichtungen (luminal), *expansives Wachstum,* oft ausgeprägte lymphohistiozytäre Stromareaktion. *Prognose* relativ günstig (vorwiegend expansives Wachstum, geringe Neigung zu Lymph- und Gefäßinvasion).

Der *diffuse* Typ zeigt hingegen *einzeln* oder in *kleinen Nestern gelegene Tumorzellen,* meist von geringer Größe, mit Bildung von überwiegend gemischtem (saurem + neutralem) Schleim und Schleimsekretion in das umgebende Stroma bzw. Schleimretention in den Tumorzellen *(Siegelringzellen).* Das Wachstum ist *stärker invasiv, Lymph- und Gefäßeinbrüche* sind häufiger, die entzündliche Stromareaktion ist gewöhnlich diskreter. Entsprechend seinem Wachstumsverhalten ist die *Prognose* dieses Karzinomtyps schlechter, und operationstaktisch sind höhere Sicherheitsabstände erforderlich.

Ob die Laurén-Klassifikation tatsächlich, wie aus einer umfangreichen deutschen Studie hervorgeht, keine Relevanz für die Prognose hat[126], erscheint zunächst nicht hinreichend gestützt, da zahlreiche Befunde anderer Autoren dagegen sprechen.

Etwa 4–16% der Magenkarzinome lassen sich nicht in den einen oder anderen Typ einordnen.

Nach einer finnischen Studie von 1993 ist der intestinale Typ in dem Dezennium von 1980-1989 gegenüber 1950-1959 bei den unter 50jährigen nahezu verschwunden, bei den unter 60jährigen wurde der diffuse Typ zum häufigsten Typ[72]. Bei den über 60jährigen blieb der intestinale Typ zwar am häufigsten, nahm aber relativ zum diffusen Typ an Häufigkeit ab. Der Rückgang des intestinalen Typs wird auf den Rückgang der chronischen Gastritis bezogen und damit in Verbindung zur H.-pylori-Gastritis gebracht. Weltweit war in High-risk-Regionen der Anteil der intestinalen Typen höher als in Low-risk-Regionen[72].

Zytogenetisch bewegt sich der Chromosomensatz bei Karzinomen vom *diffusen Typ,* besonders bei Siegelringzellkarzinomen, im diploiden Rahmen. Bei diesem Typ finden sich fast ausschließlich numerische Störungen an den Gonosomen. Umgekehrt zeigen die Karzinome vom *intestinalen Typ* nicht nur numerische Aberrationen (hyperdiploide und hypotetraploide Chromosomenzahlen), sondern auch strukturelle Chromosomenveränderungen an den akrozentrischen Chromosomen der D-Gruppe sowie an den Chromosomen 1, 6 und 12. Die Unterscheidung der beiden Karzinomtypen nach Laurén schlägt sich also auch zytogenetisch nieder. Eine am Anfang des Tumorleidens stehende chromosomale Veränderung ist jedoch *nicht* zu erkennen[132].

In ihrer ursprünglichen Form ist die Laurén-Klassifikation heute wohl nicht mehr zeitgemäß. Wir wissen inzwischen, daß nicht alle sog. *intestinalen* Typen tatsächlich die Merkmale von Dickdarmzellen tragen, sondern daß darunter auch echte *gastrale* Typen enthalten sind, deren Zellen magentypische Merkmale aufweisen; so lassen sich in ihnen u. a. oberflächliche und tiefe *gastrale Muzine* (M1-Typ[40], MAk R3C4; M2-Typ, MAk 2B5) und *Pepsinogen II*[18] sowie gelegentlich *Pepsinogen I* immunhistochemisch nachweisen[24, 139]. Diese Tumortypen wurden wegen der Ähnlichkeit der hellen Zellen mit denen der mukoiden Drüsen der Pylorus- und Kardiaregion früher als *pylorokardiale* Magenkarzinome bezeichnet und können heute mit voller Berechtigung als *gastrale Karzinomtypen* gelten (Abb. 3.74). Die *Tumorzellkerne* liegen oft parallel zur Basalmembran, besitzen rundlich-ovale Form, kleine Nukleolen und ein grobkörniges Chromatin[17a].

Zahlreiche hochdifferenzierte Adenokarzinome fallen in die Gruppe der gastralen Adenokarzinome. Von den Karzinomen, die in hyperplastischen Polypen entstehen, gehören über 75% dem gastralen Typ an[69a]. Möglicherweise kann der gastrale Typ in einen intestinalen Typ oder in ein undifferenziertes Karzinom übergehen[69a]. Die *Proliferationsrate* der gastralen Typen scheint unter derjenigen der intestinalen Karzinome zu liegen.[69a]

Etwa 70% der gastralen Karzinomtypen sind papillär gebaut, über 50% der Magenkarzinome sind gemischt gastral/intestinal zusammengesetzt.

Histogenetisch lassen sich daher heute unterscheiden:

- ein *intestinaler* Typ,
- ein *gastraler* Typ (Abb. 3.75) und (häufig papillär)[18]
- ein *intestinal-gastraler Mischtyp.*

Alle diese 3 Typen können

- *diffus* oder
- *glandulär*

wachsen.

Entsprechende Ergebnisse wurden von verschiedenen Arbeitsgruppen mitgeteilt[17a-c, 39b, 139, 150b]. Neben der „*bidirektionalen*" Differenzierung (gastral + intestinal) gibt es Magenkarzinome mit „*multidirektionaler*" Differenzierung, die z. B. auch *neuroendokrine* und *hepatoide* Zellen enthalten[17b, 18].

Die *Prognose der Pepsinogen II-bildenden gastralen Magenkarzinome* ist, gemessen am Grad der Tumorausbreitung[39b] und an der Überlebenszeit[17b], *signifikant schlechter* als diejenige der intestinalen Karzinomtypen.

Ein *glanduläres* Wachstum liegt vor, wenn eine Drüsenbildung erkennbar ist[117]. Sie beruht darauf, daß die Tumorzellen *E-Cadherin* bilden. Cadherine sind eine Familie von 120-kd-Glykoproteinen[20], die für die kalziumabhängige interzelluläre Adhäsion verantwortlich sind, also den interzellulären Zusammenhang realisieren. E-Cadherin ist der epitheliale

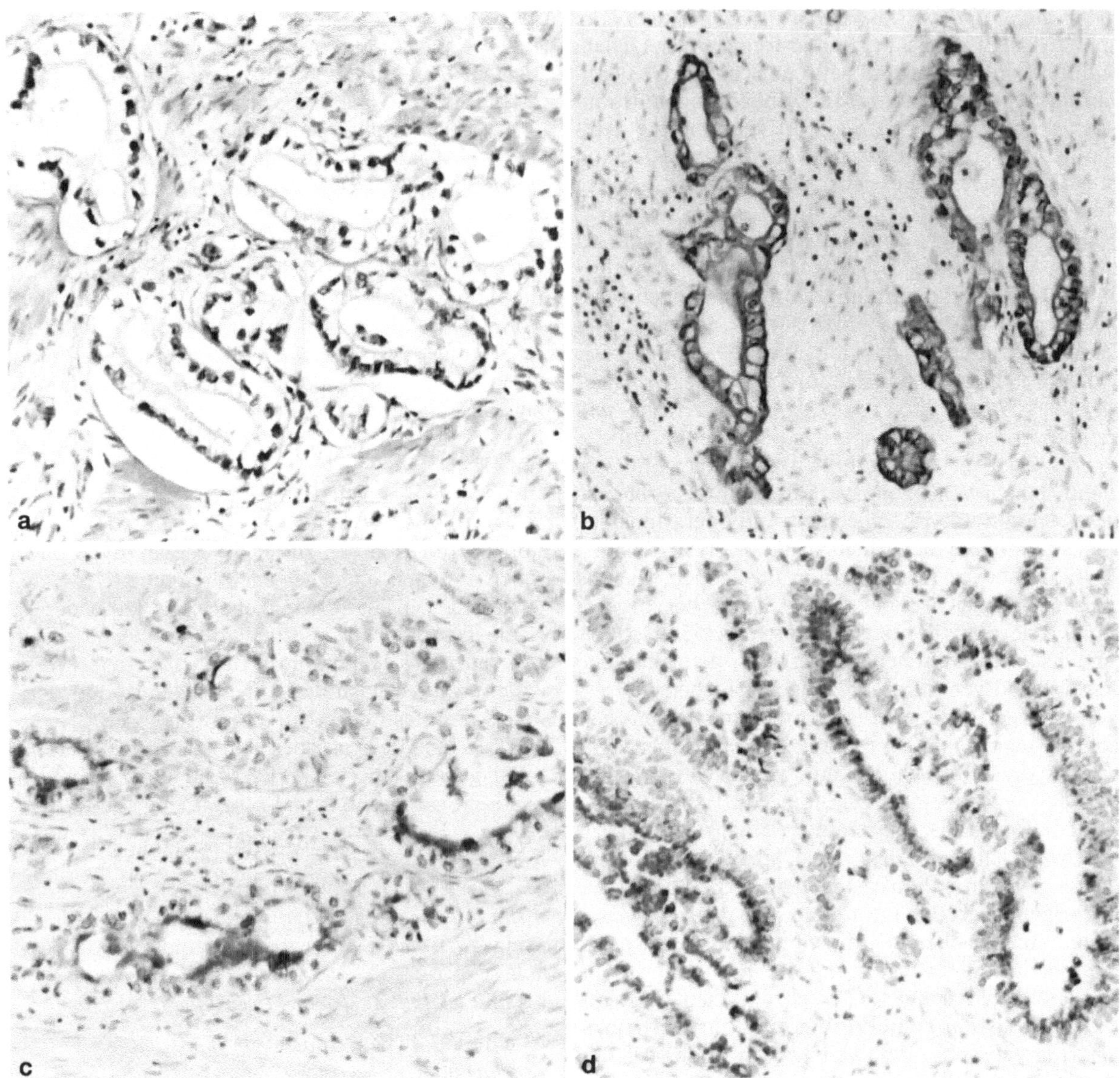

Abb. 3.74. Magenkarzinom vom gastralen glandulären Typ. **a** H.E. 230 ×. **b** Immunhistochemischer Nachweis von Zytokeratin 7, 140 ×. **c** Immunhistochemischer Nachweis von M1-Muzinen (▷ Text). 140 ×. **d** Immunhistochemischer Nachweis von M2-Muzinen (▷ Text). 140 ×. (Präparat freundlicher Weise überlassen von Herrn Prof. Dr. F. Borchard, Düsseldorf)

Typ, N-Cadherin der neurale und P-Cadherin der plazentare Typ. 70–75 der papillären und tubulären Karzinome produzieren E-Cadherin, beim niedrigdifferenzierten Adenokarzinom sind es nur 8%, beim Siegelringzellkarzinom 29% [117], jedoch handelt es sich hier um biologisch inerte Mutanten [18]. Bei expansiv wachsenden Karzinomen ist E-Cadherin in 88%, bei infiltrierend wachsenden Karzinomen nur in 13% nachweisbar [117]. E-Cadherin spielt demnach vermutlich eine Schlüsselrolle bei der histologischen Differenzierung bzw. der strukturellen Entwicklung der Magenkarzinome und bei der Neigung zu Invasion und Metastasierung [20, 28b, 87a, 117]. Während E-Cadherin die Tumorinvasion unterdrückt, wird sie

Abb. 3.75. Verschiedene Typen des Magenkarzinoms (intestinaler und diffuser Typ nach Laurén). **a** Papilläres Adenokarzinom. H.E. 140 ×. **b** Tubuläres Adenokarzinom (G2). H.E. 350 ×. **c** Muzinöses Adenokarzinom (G2) mit drüsenähnlichen Formationen, die Schleim enthalten. H.E. 140 ×. **d** Diffuser Typ (wegen der hellen Zellen vermutlich Karzinom mit gastraler Differenzierung). H.E. 140 ×. **e** Siegelringzellkarzinom. H.E. 140 ×. **f** Siegelringzellen bei stärkerer Vergrößerung. 560 ×. **g** Positive Reaktion der Siegelringzellen bei der PAS-Färbung. 350 ×. **h** Soormykose in dem nekrotischen Material an der Oberfläche eines Magenkarzinoms. PAS ca. 60 ×

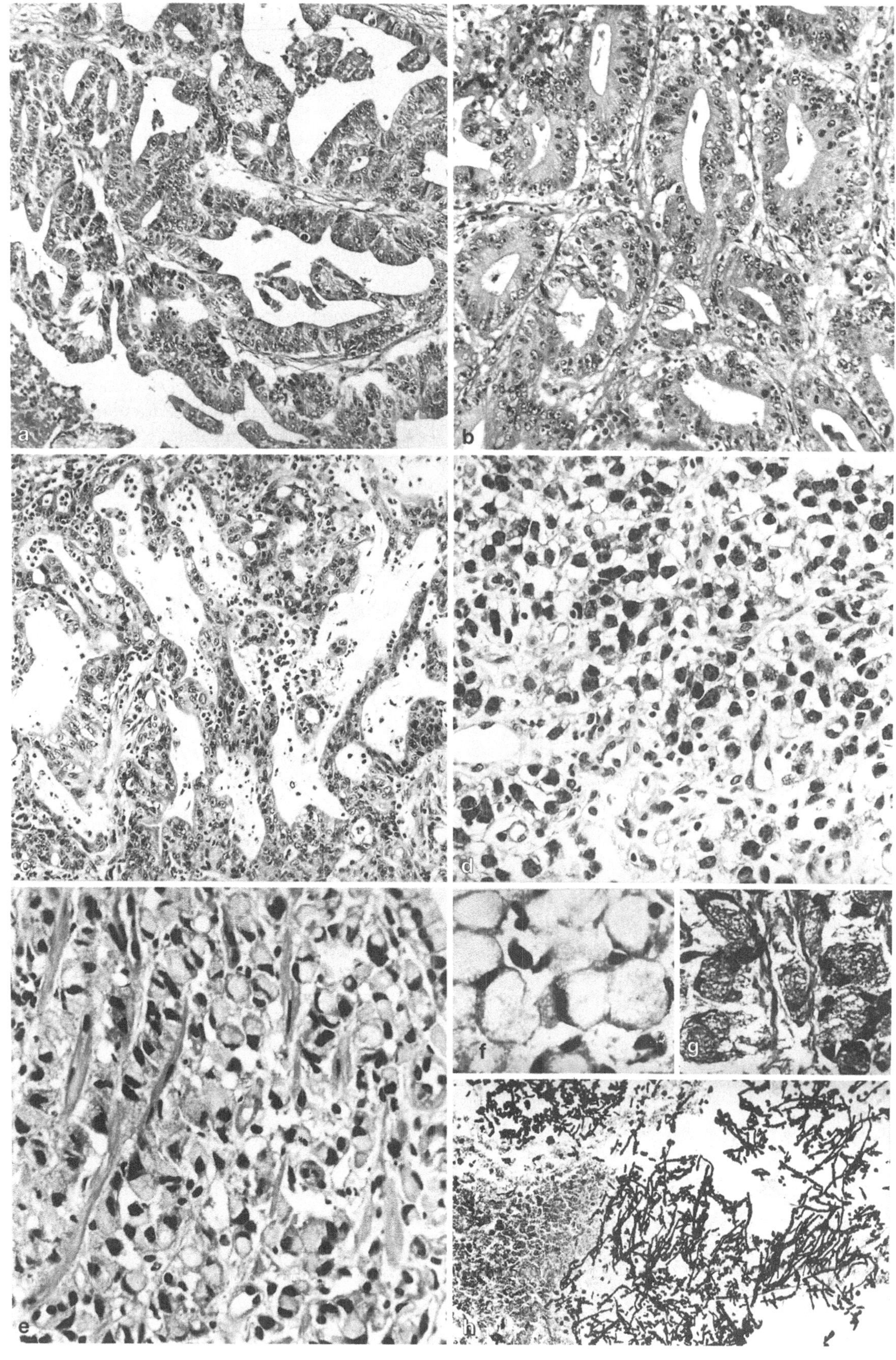
a
b
c
d
e
f
g
h

vom *Urokinase-Typ-Plasminogenaktivator (uPA)* gefördert. Folgerichtig besitzen E-Cadherin-negative/uPA-positive Magenkarzinome eine weit schlechtere Prognose als E-Cadherin-positive/uPA-negative Karzinome; die Sterblichkeit in der ersten Gruppe ist vierfach höher[181a].

Modifizierte Laurén-Klassifikation nach Borchard u. Stolte (1993)[18]

Anstelle des intestinalen Typs tritt der glanduläre Typ, der *diffuse Typ* bleibt erhalten. Beide Typen können histogenetisch dem *intestinalen,* dem *gastralen* oder dem *intestinal-gastralen Mischtyp* angehören. Die irreführende Zweiteilung in einen intestinalen und einen diffusen Typ entfällt. Weitere Einzelheiten s. oben

Klassifikation der Magenkarzinome nach Ming (1977)[98]

In dieser Klassifikation wird nur die Tumor*begrenzung* zur Umgebung hin berücksichtigt:

- Beim *expansiven* Typ sind die Tumormassen relativ gut begrenzt mit einem „pushing margin" zur Umgebung hin, während
- beim *infiltrativen* Typ der Tumor unscharf in die Umgebung übergeht („infiltrating margin").

Es verwundert nicht, daß die meisten expansiven Formen dem intestinalen Typ von Laurén und die meisten infiltrativen Formen dem diffusen Typ angehören.

An *kleinen Biopsiepräparaten* läßt sich der Typ nach der Ming-Klassifikation oft nicht verwertbar definieren, dies gelingt dann erst am *Resektionsmagen.* Auch die *histogenetische* Klassifikation ist wegen der variablen Zusammensetzung der Tumoren an kleinen Gewebsproben oft nicht befriedigend zu klären. Dennoch sollte versucht werden, dem Kliniker zu sagen, ob in der Gewebsprobe ein *glandulärer* oder *diffuser (gastraler, intestinaler* oder *Mischtyp)* vorliegt, um ihm damit einen Hinweis für die Operationsplanung zu geben.

Klassifikation der Magenkarzinome nach Goseki et al. (1992)[45b]

1992 wurde von japanischen Autoren eine neue histologische Klassifikation der Magenkarzinome vorgeschlagen, die sich

- auf den *Grad der intrazytoplasmatischen Schleimbildung* und
- den *Grad der tubulären Differenzierung* stützt.

Danach werden 4 Gruppen unterschieden:

- *Gruppe 1:* hochdifferenzierte Tubuli, wenig intrazellulärer Schleim;
- *Gruppe 2:* hochdifferenzierte Tubuli, reichlich intrazellulärer Schleim;
- *Gruppe 3:* geringe tubuläre Differenzierung, wenig intrazellulärer Schleim und
- *Gruppe 4:* niedrige tubuläre Differenzierung, reichlich intrazellulärer Schleim.

Die verschiedenen Gruppen korrelierten mit dem Bild der Tumorausbreitung bei der Sektion. Inzwischen konnte von einer britischen Gruppe aus Leeds[83a] gezeigt werden, daß die Klassifikation gut geeignet ist, um *Patienten mit schlechter Prognose zu definieren* und daß sie darin die TNM-Klassifikation übertrifft. Die praktische Bedeutung dieser Aussage liegt darin, daß diese Patienten *nach kurativer Chirurgie* für eine *adjuvante Chemotherapie* ausgewählt werden können. Die Goseki-Klassifikation korreliert hochsignifikant mit der WHO- und Laurén-, jedoch nicht mit der Ming-Klassifikation.[35]

Zytodiagnostik

Die Zytodiagnostik des Magenkarzinoms spielt heute keine nennenswerte Rolle mehr, da sich die bioptische Gewebsentnahme allgemein durchgesetzt hat. In der Hand des erfahrenen Zytologen soll die Treffsicherheit der Zytologie jedoch mit 88–93% sogar höher sein als diejenige der Mehrfachbiopsie (80–85%)[138, 164,170]. Dies soll darauf beruhen, daß die *flächenhafte* Zellentnahme (Bürstenabstrich) bei der Zytologie einen größeren Teil der Magenoberfläche erfaßt als die eher *punktförmige* Gewebsentnahme bei der Biopsie[170].

Ausbreitung

- *Per continuitatem* kann das Magenkarzinom auf die Nachbarorgane (z. B. Leber, Milz, Pankreas, Colon transversum, Netz, Zwerchfell, Bauchwand) übergreifen. Dabei können sich *gastrokolische Fisteln* entwickeln[83]. Der Pylorus stellt keineswegs, wie früher behauptet, eine Art Barriere gegenüber der Karzinomausbreitung auf das Duodenum dar: er wird in etwa 20% der Fälle zumindest mikroskopisch überschritten[96]. *Magenausgangsstenosen* sind in über 50% der Fälle durch einen malignen Tumor bedingt.[139a]
- *Lymphknotenmetastasen* (ca. 60–83%) der Operationspräparate) betreffen die regionären LK der großen und kleinen Kurvatur, der Leberpforte und der Pankreasumgebung[43b]. Die Lokalisation hängt vom Sitz des Primärtumors ab. Bei den Karzinomen des *proximalen Magendrittels* sind v. a. die LK an den beiden Kurvaturen und perikardial befallen, bei denen des *mittleren Drittels* die LK an den Kurvaturen und entlang der

A. gastrica sinistra und bei den Karzinomen des *unteren Drittels* die infrapylorischen und an den beiden Kurvaturen gelegenen LK. Die in den D. thoracicus gelangten Tumorzellen können in die linksseitigen supraklavikulären LK metastasieren *(„Virchow-Drüse“)*. In 5% der Fälle liegt die Virchow-Drüse rechts, wenn der D. thoracicus in den rechten Venenwinkel mündet. Die Virchowdrüse wird nicht nur beim Magenkarzinom, sondern auch bei zahlreichen anderen oralen, nasopharyngealen, thorakalen, abdominellen und urogenitalen Karzinomen befallen; an der Spitze rangieren nach einer Übersicht an Feinnadelpunktaten das *Lungen-*, *Zervix-* und *Mammakarzinom*.[26a]

- *Hämatogene Metastasen* finden sich am häufigsten in der Leber (ca. 40–50%), in den Lungen (ca. 10–20%) und in der Pleura sowie in den Nebennieren (ca. 5–15%) und im Skelettsystem. Rarität: Doppelseitige Hodenmetastasen[111b].
- *Peritoneale Metastasen* betreffen die Serosa von Peritoneum (ca. 20–25%), Netz (ca. 10–20%), Mesenterium (ca. 10%) sowie von Darm und Bauchwand. Im amerikanischen Schrifttum werden die durch peritoneale Aussaat entstandenen periumbilikalen Metastasen als *„Sister-Joseph-Knoten“* bezeichnet. Sie zeigen an, daß der Patient selbst bei resektablem Primärtumor inoperabel ist.
- *Ovarialmetastasen* werden v. a. bei Siegelringzellen-Karzinomen beobachtet und als *„Krukenberg-Tumoren“* bezeichnet. Auch sie sind ein Signum mali ominis und machen eine Heilung unwahrscheinlich. Da die meisten Magenkarzinome beim weiblichen Geschlecht postmenopausale Frauen betreffen, stellt sich die Frage – ähnlich wie beim Kolonkarzinom –, ob im Rahmen der Operation nicht die Ovarien mitentfernt werden sollten. Rarität: Virilisierender Krukenbergtumor bei einer Schwangeren.[34a]

Das *Metastasierungsmuster* hängt offensichtlich vom *histologischen Typ nach Laurén*[168]ab: Lebermetastasen sind beim *intestinalen* Typ, Wirbelsäulenmetastasen und eine Peritonealkarzinose beim *diffusen* Typ signifikant häufiger.

pTNM-Klassifikation (▷ Tabelle 3.29).

Die pTNM-Klassifikation ist die auf die *postoperative histologische* Untersuchung des Operationspräparates gegründete Variante der *klinischen* TNM-Klassifikation. Tumorgröße und -ausbreitung werden in Stadien zusammengefaßt und erlauben eine statistische Aussage zur Prognose.

Die R-Klassifikation zur Beurteilung der Resektionsränder stellt eine wichtige Ergänzung dar:

R0: Tumorfreie Resektionsränder am Operationspräparat.

R1: Resektionsränder mit *histologisch* nachweisbaren Tumorresten.

R2: Resektionsränder mit *makroskopisch* nachweisbaren Tumorresten.

Die R-Klassifikation am histologischen Präparat kann durch zytologische Abstrichuntersuchungen der Resektionsränder und der peritonealen Spülflüssigkeit sinnvoll ergänzt werden.[50a]

Nicht kurativ resezierbare Tumoren fallen automatisch in das Stadium IV. Die Stadieneinteilung nach der UICC-Klassifikation ist in Tabelle 3.30 wiedergegeben.

Seltene Begleitveränderungen bzw. Komplikationen

Neben den „klassischen“ Komplikationen wie *Blutung, Tumorstenose, Penetration* und (selten) *Perforation* gibt es einige seltene Begleitveränderungen und Komplikationen:

- *Acanthosis nigricans*[21a, 124b]. Hierunter versteht man charakteristische Hautveränderungen (Papillarhyperplasie, Hyperkeratose, Hyperpigmentation) v. a. in den Axillae, am Nacken, in der Leistenregion, an den Innenseiten der Oberschenkel, perigenital und perianal, im Hypogastrium, perimamillär und unterhalb der Mamillen. Hinzu kommen ein Haarverlust in den Achselhöhlen und am Genitale sowie eine allgemeine Dunkelpigmentierung und Trockenheit der Haut. Die *„benigne“ Form* findet sich hauptsächlich bei Jugendlichen im Zusammenhang mit Stoffwechsel- und endokrinen Störungen, die *„maligne“ Form* hauptsächlich nach dem 40. Lj. bei malignen Tumoren, wobei 85–90% im Bauchraum (davon ca. 60% im Magen, 30% im Ösophagus, Darm, Pankreas, in den Gallenwegen oder in der Leber, 10% extragastrointestinal) lokalisiert sind. Bei den Tumoren handelt es sich fast stets um Adenokarzinome (des Magens, der Prostata, Mamma oder Schilddrüse), aber auch um Plattenepithelkarzinome (Lunge, Uterus) oder maligne Lymphome. *Die Bezeichnungen „benigne“ und „maligne“ beziehen sich auf die Grundkrankheit und nicht auf die in beiden Fällen isomorphe Hautveränderung!* Die Acanthosis nigricans kann der Manifestation des Tumors zeitlich vorausgehen. Ihre Ursachen sind letztlich noch immer ungeklärt.

Für bestimmte „benigne“ Varianten (Hypothyreose mit Acanthosis nigricans, Stein-Leventhal-Syndrom mit Acanthosis nigricans) wurde ein Hyperinsulinismus als mögliche Ursache angeschuldigt[91]. Während in diesen Fällen keine Insulin- oder Insulinrezeptorantikörper nachweisbar waren, fanden sich bei einem Patienten mit „maligner“ Acanthosis nigricans (bei metastasierendem Phäochromozytom) und insulinresistentem Diabetes mellitus niedrige Titer von Antiinsulin-

Tabelle 3.29. pTNM-Klassifikation (UICC, 4. Aufl., 2. Revision 1992). Springer, Berlin Heidelberg New York 1993

pT X Primärtumor kann nicht beurteilt werden.
pT is Präinvasives Karzinom/Carcinoma in situ ohne Infiltration der Lamina propria (also *nicht:* Magenfrühkarzinom!).
pT 1 Tumor infiltriert L. propria oder Submukosa (Magenfrühkarzinom).
pT 2 Tumor infiltriert M. propria oder Subserosa.
pT 3 Tumor penetriert Serosa (viszerales Peritoneum), infiltriert aber nicht benachbarte Strukturen (1–3) (s. unten).
pT 4 Tumor infiltriert benachbarte Strukturen (2, 3)

1) Ein Tumor kann sich über die M. propria in das Lig. gastrocolicum oder hepatogastricum oder in das große oder kleine Netz ausbreiten, ohne das diese Strukturen bedeckende viszerale Peritoneum zu penetrieren. In diesem Fall wird der Tumor als pT 2 klassifiziert. Findet sich eine Perforation des viszeralen Peritoneums über den gastrischen Ligamenten oder dem großen oder kleinen Netz, ist der Tumor als pT 3 zu klassifizieren.
2) Benachbarte Strukturen des Magens sind Milz, Colon transversum, Leber, Zwerchfell, Pankreas, Bauchwand, Nebennieren, Niere, Dünndarm und Retroperitoneum.
3) Intramurale Ausbreitung in Duodenum oder Ösophagus wird (ausschließlich) nach der tiefsten Infiltration in diesen Organen oder im Magen klassifiziert. Ösophagus bzw. Duodenum gelten in dieser Hinsicht *nicht* als „benachbarte Strukturen“, die es rechtfertigen würden, ein solches Karzinom eo ipso als pT 4 zu klassifizieren[164a].

pN X Regionäre LK können nicht beurteilt werden.
pN 0 Keine regionären LK-Metastasen.
pN 1 (1) Metastasen in perigastrischen LK innerhalb 3 cm vom Rand des Primärtumors.
pN 2 (1, 2) Metastasen in perigastrischen LK weiter als 3 cm vom Rand des Primärtumors oder in LK entlang den Aa. gastrica sinistra, hepatica communis, lienalis oder coeliaca.

1) Die pN 1- und pN 2-LK gelten als *regionäre* LK (LK entlang der kleinen und großen Kurvatur und entlang der Aa. gastrica sinistra, hepatica communis, lienalis und coeliaca).
2) Befall von *anderen intraabdominalen* LK, wie hepatoduodenalen, retropankreatischen, mesenterialen oder paraortalen LK, gilt als *Fernmetastasierung (pM 1)!*

pM X Das Vorliegen von Fernmetastasen kann nicht beurteilt werden.
pM 0 Keine Fernmetastasen.
pM 1 Fernmetastasen.

Tabelle 3.30. UICC-Klassifikation

Stadium 0	pT is	pN 0	pM 0
Stadium I A	pT 1	pN 0	pM 0
Stadium I B	pT 1	pN 0	pM 0
	pT 2	pN 0	pM 0
Stadium II	pT 1	pN 2	pM 0
	pT 2	pN 1	pM 0
	pT 3	pN 0	pM 0
Stadium III A	pT 2	pN 2	pM 0
	pT 3	pN 1	pM 0
	pT 4	pN 0	pM 0
Stadium III B	pT 3	pN 2	pM 0
	pT 4	pN 1	pM 0
Stadium IV	pT 4	pN 2	pM 0
	jedes pT	jedes pN	pM 1

und hohe Titer von Antiinsulinrezeptorantikörpern[90].

- *Mikroangiopathische hämolytische Anämie*[43c, 162]. Metastasierende Magenkarzinome können auf dem Wege über eine Lymphangiosis carcinomatosa und/oder eine Verbrauchskoagulopathie mit DIC eine mechanisches Erythrozytendestruktion und damit eine traumatische hämolytische Anämie hervorrufen. Die DIC soll durch *Thromboplastin*[43c] oder *thromboplastisch wirkende Schleimsubstanzen* der Tumorzellen[162a] ausgelöst werden. In Fällen ohne oder mit nur minimalem Resttumor ist die Pathogenese unklar[68a].
- *Paraneoplastische Hormonbildung*[164b, c]: Magenkarzinome können ACTH, MSH, PTH bzw. diesen Hormonen ähnliche Substanzen erzeugen. Bei PTH-Bildung wurde das Bild einer akuten hyperparathyreoten Krise mit schwerer Hyperkalzämie und Hyperphosphatämie beschrieben[164b]. Kranke mit Magenkarzinom zeigen überdurchschnittlich häufig eine *Akromegalie.* Die Akromegaliehäufigkeit ist noch größer beim Kolon- und beim Ösophaguskarzinom[127].
- *Paraneoplastische Bildung von CFS:* Die Transplantation von Tumorgewebe eines Patienten mit hoher Leukozytose (58 000/μl beim Fehlen einer Infektion) auf die Nacktmaus ergab auch bei den Tieren eine Leukozytose und in dem Kulturmedium der Tumorzellen den Nachweis von CSF (colony-stimulating factor). Ähnliche Ergebnisse liegen von einzelnen anderen Karzinomen vor (Lunge, Schilddrüse, Gallenblase)[112].

Literatur

1.–6. Weiterführende Literatur (▷ S. 154)
7. Adachi Y, Mori M, Kido A et al. (1992) A clinicopathologic study of mucinous gastric carcinoma. Cancer 69:866–871
8. Akoh JA, MacIntyre IMC (1992) Improving survival in gastric cancer: review of 5-year survival rates in English language publications from 1970. Br J Surg 79:293–299
9. Antonioli DA (1994) Precursors of gastric carcinoma: a critical review with a brief description of early (curable) gastric cancer. Hum Pathol 25:994–1005.

10. Asaka M, Kimura T, Kato M et al. (1994) Possible role of Helicobacter pylori infection in early gastric cancer development. Cancer 73:2691–2694
11. Ayiomamitis A (1987) The epidemiology of malignant neoplasms of the stomach in Canada during the period 1931–1984. Am J Gastroenterol 83:26–31
12. Baba H, Korenaga D, Okamura T, Sugimachi K (1990) Comparison of DNA content in gastric cancer cells between primary lesions and lymph node metastases. Cancer 66:1775–1780.
13. Bennett C, Paterson IM, Corbishley CM, Luqmani YA (1989) Expression of growth factor and epidermal growth factor receptor encoded transcripts in human gastric tissues. Cancer Res 49:2104–2111
14. Berndt H, Hendel V (1982) Die Inzidenz an bösartigen Neubildungen des Verdauungstraktes in der DDR. Dtsch Z Verdau Stoffwechselkr 42:154–160
15. Boeing H (1991) Epidemiological research in stomach cancer: progress over the last ten years. J Cancer Res Clin Oncol 117:133–143
16. Bonar SF, Sweeney EC (1986) The prevalence, prognostic significance and hormonal content of endocrine cells in gastric cancer. Histopathology 10:53–63
17. Borchard F (1988) Über neuroendokrine Differenzierung in Magenkarzinomen. Verh Dtsch Ges Pathol 72:481
17a. Borchard F, Hengels K-J (1988) Sind alle drüsenbildenden Magenkarzinome intestinal differenziert? Kritische Bemerkungen zur Laurnschen Klassifikation. Verh Dtsch Ges Path 72:614
17b. Borchard F, Müller W, Hengels K-J, Koldovsky U (1990) Uni-, bi- oder multidirektionale Differenzierung in Magenkarzinomen? Verh Dtsch Ges Path 74:639
18. Borchard F, Stolte N (1993) Histopathologie des Magen-Darm-Traktes. 71. Tutorial der Internat Akad Pathol, Dtsch Abt, 4. und 5. Dez. 1993, Bonn
19. Borrmann R (1926) Geschwülste des Magens und Duodenums. In: Henke F. Lubarsch O (Hrsg) Handbuch der speziellen pathologischen Anatomie und Histologie, Bd I/1. Springer, Berlin, S 812–1064
19a. Brenes F, Ruiz B, Correa P et al. (1993) Helicobacter pylori causes hyperproliferation of the gastric epithelium: pre- and post-eradication indices of proliferating cell nuclear antigen. Am J Gastroenterol 88:1870–1875
20. Bresalier RS (1994) Adhesion molecules and gastrointestinal malignancies. Gastroenterology 106:1378–1382
21. Brito MJ, Williams GT, Thompson H, Filipe MI (1994) Expression of p53 in early (T1) gastic carcinoma and precancerous adjacent mucosa. Gut 35:1697–1700
21a. Brown J, Winkelmann RK (1968) Acanthosis nigricans: a study of 90 cases. Medicine 47:33–51
22. Bur M, Franklin WA (1985) Lectin binding to human gastric adenocarcinomas and adjacent tissues. Am J Pathol 119:279–287
23. Buruk F, Berberoglu U, Pak I et al. (1993) Gastric cancer and Helicobacter pylori infection. Br J Surg 80:378–379
24. Busby-Earle RMC, Williams ARW, Piris J (1986) Pepsinogens in gastric carcinomas. Hum Pathol 17:1031–1035
24a. Cahill RJ, Sant S, Beattie S et al. (1995) Helicobacter pylori and increased epithelial cell proliferation: a risk factor for cancer. Europ J Gastroenterol Hepatol 6:1123–1127
24b. Cameron AJ, Lomboy CT, Pera M, Carpenter HA (1995) Adenocarcinoma of the esophagogastric junction and Barrett's esophagus. Gastroenterology 109:1541–1546
25. Capella C, Frigerio B, Cornaggia M et al. (1984) Gastric parietal cell carcinoma – a newly recognized entity: light microscopic and ultrastructural features. Histopathology 8:813–824
26. Cappell MS (1990) A highly aggressive gastric adenocarcinoma associated with human immodeficiency virus infection. Am J Gastroenterol 85:1199–1200
26a. Cervin JR, Silverman JF, Loggie BW, Geisinger KM (1995) Virchow's node revisited. Analysis with clinicopathologic correlation of 152 fine-needle aspiration biopsies of supraclavicular lymph nodes. Arch Pathol Lab Med 119:727–730
26b. Chetty R, Bhathal PS (1993) Caecal adenocarcinoma with rhabdoid phenotype: an immunohistochemical and ultrastructural analysis. Virchows Archiv A Pathol Anat 422:179–182
26c. Chow KW, Bank S, Ahn J et al. (1995) Helicobacter pylori infection does not increase gastric antrum mucosal cell proliferation. Am J Gastroenterol 90:64–66
27. Coffey RJ Jr, Knight CD Jr, van Heerden JA, Weiland LH (1985) Gastric adenocarcinoma complicating Gardner's syndrome in a North American woman. Gastroenterology 88:1263–1266
27a. Correa P (1991) The epidemiology of gastric cancer. World J Surg 15:228–234
28. Correa P, Fox J, Fontham E et al. (1990) Helicobacter pylori and gastric carcinoma. Serum antibody prevalence in populations with contrasting cancer risks. Cancer 66:2569–2574
28a. Correa P, Ruiz B, Shi T-Y et al. (1994) Helicobacter pylori and nuclear organizer regions in the gastric mucosa. Am J Clin Pathol 101:656–660
28b. Correa P, Shiao Y-h (1994) Phenotypic and genotypic events in gastric carcinogenesis. Cancer Res (Suppl) 54:1941s–1943s
29. Craanen ME, Blok P, Dekker W, Tytgat GN (1994) Helicobacter pylori and early gastric cancer. Gut 35:1372–1374
30. Creagan ET, Fraumeni JF Jr (1973) Familial gastric cancer and immunologic abnormalities. Cancer 32:1325–1331
31. Cremer H, Joneleit V, Seyfarth KA, Vollbrecht J-D (1985) Das mukoepidermoide Magenkarzinom. Leber Magen Darm 15:148–151
32. David L, Nesland JM, Funderud S, Sobrinho-Simoes M (1993) CDw75 antigen expression in human gastric carcinoma and adjacent mucosa. Cancer 72:1522–1527
32a. De Koster E, Buset M, Fernandes E, Deltenre M (1994) Helicobacter pylori: the link with gastric cancer. Eur J Cancer Prevent 3:247–257
33. De Lorimier A, Park F, Aranha GV, Reyes C (1993) Hepatoid carcinoma of the stomach. Cancer 71:293–296
34. Demirer T, Uzunalimoglu O, Kucuk O (1990) Diet and stomach cancer incidence. A case-control study in Turkey. Cancer 65:2344–2348
34a. De Palma P, Wronski M, Bifernino V, Bovani I (1995) Krukenberg tumor in pregnancy with virilization. A case report. Eur J Gynaecol Oncol 16:59–64
34b. Desigan G, Wang M, Dunn GD, Halter S, Vaughan S (1986) Intramucosal gastric carcinoma in a patient with familial polyposis coli. Am J Gastroenterol 81:19–22
35. Dixon MF, Martin IG, Sue-Ling HM et al (1994) Goseki grading in gastric cancer. Comparison with existing systems of grading and its reproducibility. Histopathology 25:309–316
35a. Endo S, Ohkusa T, Saito Y et al. (1995) Detection of Helicobacter pylori infection in early stage gastric cancer. A comparison between intestinal- and diffuse-type gastric adenocarcinomas. Cancer 75:2203–2208
35b. Eidt S, Eidt H, Stolte M (1995) Analyse der entzündlichen Reaktion und Epithelproliferation in der Korpusmukosa des Magens. Pathologe 16:192–196
36. Ernberg IT (1991) Oncogenes and growth factors – an updating. Eur J Surg [Suppl 561]:15–20
37. Falck VG, Gullick WJ (1989) c-erbB-2 oncogene product staining in gastric adenocarcinoma. An immunohistochemical study. J Pathol 159:107–111
38. Falck VG, Wright MA (1990) Paneth cell dysplasia in the stomach. Am J Surg Pathol 14:200–201
39. Filipe MI, Mendes R, Lane DP, Morris RW (1993) Assessment of proliferating nuclear antigen expression in precursor stages of gastric carcinoma using the PC10 antibody to PCNA. Histopathology 22:349–354
39a. Fiocca R, Cornaggia M, Villani L et al. (1988) Expression of pepsinogen II in gastric cancer. Its relationship to local invasion and lymph node metastases. Cancer 61:956–962
40. Fiocca R, Villani L, Tenti P et al. (1990) The foveolar cell component of gastric cancer. Hum Pathol 21:260–270

41. Flatau E, Resnitzky P, Grishkan A et al. (1982) Linitis plastica infiltrating the entire gut. Am J Gastroenterol 77:559–561
42. Fléjou J-F, Muzeau F, Potet F et al. (1994) Overexpression of the p53 tumor suppressor gene product in esophageal and gastric carcinomas. Pathol Res Pract 190:1141–1148
43. Fonseca L, Yonemura Y, de Aretxabala X et al. (1994) p53 detection as a prognostic factor in early gastric cancer. Oncology 51:485–490
43a. Greiner A, Kirchner T, Ott G et al. (1995) Occurrence of multiple lymphoepthelioma-like carcinomas and MALT type lymphoma in the stomach: Detection of EBV in carcinomas but not in lymphoma. Histopathology (im Druck)
43b. Giedl J, Hermanek P, Husemann B (1980) Häufigkeit und Typ der lymphogenen Metastasierung des Magenkrebses. Langenbecks Arch Chir 350:191–197
43c. Fung WP, Barr A (1979) Fulminant disseminated intravascular coagulation in advanced gastric carcinoma. Am J Gastroenterol 71:210–212
43d. Fukayama N, Hayashi Y, Iwasaki Y (1994) Epstein-Barr virus-associated gastric carcinoma and Epstein-Barr virus infection of the stomach. Lab Invest 71:73–81
43e. Fukunaga M, Monden T, Nakanishi H (1994) Immunohistochemical study of p53 in gastric carcinoma. Am J Clin Pathol 101:177–180
43f. Gabbert HE, Müller W, Schneiders A et al. (1995) The relationship of p53 expression to the prognosis of 418 patients with gastric carcinoma. Cancer 76:720–726
44. Gaffney EF (1987) Favourable prognosis in gastric carcinoma with parietal cell differentoation. Histopathology 11:217–218
45. Golematis B, Tzardis P, Hatzikostas P et al. (1990) Changing pattern of distribution of carcinoma of the stomach. Br J Surg 77:63–64
45a. Gonzalez CA, Riboli E, Badosa J et al. (1994) Nutritional factors and gastric cancer in Spain. Am J Epidemiol 139:466–473
45b. Goseki N, Takizawa T, Koike M (1992) Differences in the mode of the extension of gastric cancer classified by histological type: new histological classification of gastric carcinoma. Gut 33:606–612
45c. Griem ML, Kleinerman RA, Boice JD Jr et al. (1994) Cancer following radiotherapy for peptic ulcer. J Natl Cancer Inst 86:842–849
46. Guarner J, Mohar A, Parsonnet J, Halperin D (1993) The association of Helicobacter pylori with gastric cancer and preneoplastic gastric lesions in Chiapas, Mexico. Cancer 71:297–301
47. Hall CN, Darkin D, Brimblecombe R et al. (1986) Evaluation of the nitrosamine hypothesis of gastric carcinogenesis in precancerous conditions. Gut 27:491–498
48. Hall CN, Kirkham JS, Northfield TC (1987) Urinary N-nitrosoproline excretion: a further evaluation of the nitrosamine hypothesis of gastric carcinogenesis in precancerous conditions. Gut 28:216–220
48a. Hansson LE, Baron J, Nyren O et al. (1994) Tobacco, alcohol and the risk of gastric cancer. A population-based case-control study in Sweden. Int J Cancer 57:26–31
48b. Hansson LE, Nyren O, Bergström R et al. (1994) Nutritients and gastric cancer risk. A population-based case-control study in Sweden. Int J Cancer 57:638–644
49. Harn H-J, Chang J-Y, Wang M-W et al. (1995) Epstein-Barr virus-associated gastric adenocarcinoma in Taiwan. Hum Pathol 26:267–271
49a. Harrison JD, Morris DL, Ellis IO et al. (1989) The effect of tamoxifen and estrogen receptor status on survival in gastric carcinoma. Cancer 64:1007–1010
50. Hedenbro JL, Hägerstand I, Rychterova V (1990) Parietal cell carcinoma. A new differential diagnosis for submucosal gastric tumors. Endoscopy 22:47–48
50a. Hermanek P, Wittekind Ch (1994) The pathologist and the residual tumor (R) classification. Path Res Pract 190:115–123
51. Holburt E, Freedman SI (1987) Gastric carcinoma in patients younger than age 36 years. Cancer 60:1395–1399
51a. Hong SI, Hong WS, Jang JJ (1994) Alterations of p53 gene in primary gastric cancer tissues. Anticancer Res 14:1251–1255
51b. Horiuchi K, Mishima K, Ohsawa M, Aozasa K (1994) Carcinoma of stomach and breast with lymphoid stroma: localisation of Epstein-Barr virus. J Clin Pathol 47:538–540
51c. Horiuchi T, Shinohara Y, Sakamoto Y et al. (1994) Expression of insulin-like growth factor II by a gastric carcinoma associated with hypoglycaemia. Virchows Archiv 424:449–452
52. Hurlimann J, Saraga EP (1994) Expression of p53 protein in gastric carcinomas. Association with histologic type and prognosis. Am J Surg Pathol 18:1247–1253
53. Hussein AF, Otrakji CL, Hussein BT (1990) Small cell carcinoma of the stomach. Case report and review of the literature. Dig Dis Sci 35:513–518
54. Iezzoni JC, Gaffey MJ, Weiss LM (1995) The role of Epstein-Barr virus in lymphoepithelioma-like carcinomas. Am J Clin Pathol 103:308–315
55. Ihling Ch, Riede UN, Baumgartner U, Schaefer HE (1992) Das sogenannte hepatoide Magenkarzinom. Verh Dtsch Ges Pathol 76:412
55a. Ihling Ch, Schaefer H-E, Baumgartner U, Riede U-N (1995) Hepatoid adenocarcinoma of the stomach: a case report. Gen Diagn Pathol 141:61–65
56. Iida M, Yao T, Itoh H et al. (1988) Natural history of gastric adenomas in patients with familial adenomatosis coli/Gardner's syndrome. Cancer 61:605–611
56a. Imai S, Koizumi S, Sugiura M et al. (1994) Gastric carcinoma: monoclonal epithelial malignant cells expressing Epstein-Barr virus latent infection protein. Proc Natl Acad Sci 91:9131–9135
56b. Inoue M, Tajima K, Hirose K et al. (1994) Life-style and subsite of gastric cancer – joint effect of smoking and drinking habits. Int J Cancer 56:494–499
57. Ishikura H, Kirimoto K, Shamomoto M et al. (1986) Hepatoid adenocarcinoma of the stomach. An analysis of seven cases. Cancer 58:119–126
58. Ishizuka J, Martinez J, Townsend CM, Thompson JC (1992) The effect of gastrin on growth of human stomach cancer cells. Ann Surg 215:528–534
59. Joypaul BV, Newman EL, Hopwood D et al. (1993) Expression of p53 protein in normal, dysplastic, and malignant gastric mucosa: an immunohistochemical study. J Pathol 170:279–283
60. Kamel OW, Rouse RV, Warnke RA (1991) Heterogeneity of epithelial marker expression in routinely processed, poorly differentiated carcinomas. Arch Pathol Lab Med 115:566–570
61. Kayser K, Burkhardt H-U, Boschmann W (1978) Incidenz und Obduktionsfrequenz maligner Tumoren von Magen, Colon, Rectum und Lunge 1900-1975, Raum Heidelberg. Virchows Arch [A] 380:163–175
62. Kayser K, Burkhardt H-U, Jacob W (1978) The regional registry of gastrointestinal cancer. North Baden (2,2 million inhabitants). Virchows Arch [A] 380:155–162
63. Kazzaz BA, Eulderink F (1989) Paneth cell-rich carcinoma of the stomach. Histopathology 15:303–311
64. Kiefer P, Havemann K (1988) Wachstumsfaktoren, Rezeptoren und Krebs. Internist 29:430–437
64a. Kikuchi S, Wada O, Nakajima T et al. (1995) Serum-anti-Heliobacter pylori antibody and gastric carcinoma among young adults. Cancer 75:2789–2793
65. Kimura H, Yonemura Y, Epstein AL (1991) Flow cytometric quantitation of the proliferation-associated nuclear antigen p105 and DNA content in advanced gastric cancers. Cancer 68:2175–2180
66. Kneller BW, McLaughlin JK, Bjelke E et al. (1991) A cohort study of stomach cancer in a high-risk American population. Cancer 68:672–678
67. Kodera Y, Isobe K-I, Yamauchi M et al. (1994) Expression of mm23 H-1 RNA levels in human gastric cancer tissues. A negative correlation with nodal metastasis. Cancer 73:259–265

68. Korenaga D, Haraguchi M, Okamura T et al. (1989) DNA ploidy and tumor invasion in human gastric cancer. Histopathologic differentiation. Arch Surg 124:314–318

68a. Kressel BR, Ryan KP, Duong AT, Berenberg J, Schein PS (1982) Microangiopathic hemolytic anemia, thrombocytopenia, and failure in patients treated for adenocarcinoma. Cancer 48:1738–1745

69. Korenaga D, Mori M, Okamura T et al. (1986) DNA ploidy in clinical malignant gastric lesions less than 5 mm in diameter. Cancer 58:2542–2545

69a. Kushima R, Hattori T (1993) Histogenesis and characteristics of gastric-type adenocarcinom in the stomach. J Cancer Res Clin Oncol 120:103–111

70. Langman MJS (1985) Antisecretory drugs and gastric cancer. Br Med J 290:1850–1852

71. Laurén F (1965) The two histological main types of gastric carcinoma: diffuse and so-called intestinal type carcinoma. An attempt at a histoclinical classification. Acta Pathol Microbiol Scand 64:31–40

72. Laurén PA, Nevalainen TJ (1993) Epidemiology of intestinal and diffuse types of gastric carcinoma. A time-trend study in Finland with comparison between studies from high- and low-risk areas. Cancer 71:2926–2933

73. LaVecchia C, Negri E, Franceschi S, Gentile A (1992) Family history and the risk of stomach and colorectal cancer. Cancer 70:50–55

74. Lavilla P, Gil A, Rodriguez MCG et al. (1993) X-linked agammaglobulinemia and gastric adenocarcinoma. Cancer 72:1528–1531

74a. Layer P, Grandt D, Goebell H (1994) Update Gastroenterologie. Med Klin 89:18–24

75. Lee KH, Lee JS, Suh C et al. (1993) DNA flow cytometry of stomach cancer. Prospective correlation with clinicopathologic findings. Cancer 72:1819–1826

76. Leiß O (1995) Pathogenese des Magenkarzinoms – Bedeutung von Nitraten, N-Nitroso-Verbindungen, Nahrungsfaktoren und einer Helicobacter pylori-induzierten chronisch-aktiven und chronisch-atrophischen Gastritis. Z Gastroenterol 33:173–179

77. Levy R, Czernobilsky B, Geiger J (1992) Cytokeratin polypeptide in gastrointestinal adenocarcinomas displaying squamous differentiation. Hum Pathol 23:695–702

77a. Li J-T, Wang L-Y, Wang J-T et al. (1995) Ecological study of association between Helicobacter pylori infection and gastric cancer in Taiwan. Dig Dis Sci 40:385–388

78. Loffeld RJLF, Willems I, Flendrig JA, Arends JW (1990) Helicobacter pylori and gastric carcinoma. Histopathology 17:537–541

78a. Longmire WP Jr (1993) A current view of gastric cancer in the US. Ann Surg 218:579–582

78b. Lopez-Carrillo L, Hernandes-Avila M, Dubrow R (1994) Chili pepper consumption and gastric cancer in Mexico: a case-control study. Am J Epidemiol 139:263–271

79. Lynch DAF, Mapstone NP, Clarke AMT et al. (1995) Cell proliferation in the gastric corpus in Helicobacter pylori associated gastritis and after gastric resection. Gut 36:351–353

80. Lynch DAF, Mapstone NF, Clarke AMT et al. (1995) Cell proliferation in Helicobacter pylori associated gastritis and the effect of eradication therapy. Gut 36:346–350

81. Maehara Y, Kusumoto T, Sakaguchi Y et al. (1989) Pyrimidine nucleotide synthesis is more extensive in poorly differentiated than in well-differentiated human gastric carcinoma. Cancer 63:96–101

82. Maehara Y, Sakaguchi Y, Moriguchi S et al. (1992) Signet ring cell carcinoma of the stomach. Cancer 69:1645–1650

82a. Mahara K, Kato J, Terui T et al. (1994) Transforming growth factor β_1 secreted from scirrhous gastric cancer cells is associated with excess collagen deposition in the tissue. Br J Cancer 69:777–783

83. Mallaiah L, Fruchter G, Brozinsky S, Uddin MS (1980) Malignant gastrocolic fistula. Case report and review of the literature. Am J Proctol Gastroenterol Colon Rectum Surg 12–17

83a. Martin IG, Dixon MF, Sue-Ling H et al. (1994) Goseki histological grading of gastric cancer is an important predictor of outcome. Gut 35:758–763

83b. Martin IG, Quirke P (1994) Genetic predisposition and abnormalities in gastric cancer. Eur J Gastroenterol Hepatol 6:1111–1116

84. Materia A, Silecchia G, Spaziani E et al. (1989) Role of prostaglandins in the early phases of experimental gastric carcinogenesis in the rat. J Cancer Res Clin Oncol 115:253–258

85. Matias-Guiu X, Guix M (1989) Hepatoid gastric adenocarcinoma. Pathol Res Pract 185:397–400

86. Matley PJ, Dent DM, Madden MV, Price SK (1988) Gastric carcinoma in young adults. Ann Surg 208:593–596

86a. Matsui K, Kitagawa M, Miwa A et al. (1991) Small cell carcinoma of the stomach: a clinicopathologic study of 17 cases. Am J Gastroenterol 86:1167–1175

87. Matsui M, Kojima O, Uehara Y, Takahaski T (1991) Characterization of estrogen receptor in human gastric cancer. Cancer 68:305–308

87a. Matsui S, Shiozaki H, Inoue M et al. (1994) Immunohistochemical evaluation of alpha-catenin expression in human gastric cancer. Virchows Arch [A] 424:375–381

88. Matsukura N, Onda M, Tokunaga A et al. (1988) Simultaneous gastric cancer in monozygotic twins. Cancer 62:2430–2435

89. Matsunou H, Konishi F, Jalal REA et al. (1994) Alpha-fetoprotein-producing gastric carcinoma with enteroblastic differentiation. Cancer: 73:534–540

90. Matsuoka LY, Wortsman J, Gavin JR et al. (1986) Acanthosis nigricans, hypothyroidism, and insulin resistance. Am J Med 81:58–62

91. Matsuoka LY, Goldman J, Wortsman J et al. (1987) Antibodies against the insulin receptor in paraneoplastic acanthosis nigricans. Am J Med 82:1253–1256

92. Matsusaka T, Watanabe H, Enjoji M (1976) Oat-cell carcinoma of the stomach. Fukuoka Acta Med 67:65–73

92a. Matysiak-Budnik T, Mégraud F (1994) Helicobacter pylori in eastern European countries: what is the current status? Gut 35:1683–1686

93. McCulloch PG, Ochiai A, O' Dowd GM et al. (1995) Comparison of the molecular genetics of c-erbB2 and p53 expression in stomach cancer in Britain and Japan. Cancer 75:920–925

94. Mecklin J-P, Järvinen HJ, Peltokallio P (1986) Cancer family syndrome. Genetic analysis of 22 Finnish kindreds. Gastroenterology 90:328–333

95. Mellin W, Heidl G, Keller R et al. (1993) DNA-Ploidie und Prognose der Kardia- und Magenkarzinome. Eine vergleichende fluß- und bildzytometrische Untersuchung an paraffineingebetteten Tumorresektaten. Zentralbl Pathol 139:449–455

96. Menuck L (1978) Transpyloric extension of gastric carcinoma. Dig Dis Sci 23:269–274

97. Min K-W, Holmquist S, Peiper SC, O'Leary TJ (1991) Poorly differentiated adenocarcinoma with lymphoid stroma (lymphoepithelioma-like carcinomas) of the stomach. Report of three cases with Epstein-Barr virus genome demonstrated by the polymerase chain reaction. Am J Clin Pathol 96:219–227

98. Ming S-C (1977) Gastric carcinoma. A pathobiological classification. Cancer 39:2475–2485

99. Mitsudomi T, Watanabe A, Matsusaka T et al. (1989) A clinicopathological study of synchronous multiple gastric cancer. Br J Surg 76:237–240

99a. Miwa K, Hattori T, Miyazaki I (1995) Duodenogastric reflux and foregut carcinogenesis. Cancer 75:1426–1432

100. Mizutani T, Onda M, Tokunaga A et al. (1993) Relationship of C-erbB-2 protein expression and gene amplification to invasion and metastasis in human gastric cancer. Cancer 72:2083–2088

101. Mori M, Fukuda T, Enjoji M (1986) Adenosquamous carcinoma of the stomach. Histogenetic and ultrastructural studies. Gastroenterology 92:1078–1082

102. Mori M, Iwashita A, Enjoji M (1986) Adenosquamous carcinoma of the stomach. A clinicopathologic analysis of 28 cases. Cancer 57:333–339
103. Morris DI, Watson SA, Durrant IG, Harrison JD (1989) Hormonal control of gastric and colorectal cancer in man. Gut 30:425–429
103a. Morson BC, Sobin LH, Grundmann E et al. (1980) Precancerous conditions and epithelial dysplasia in the stomach. J Clin Pathol 33:711–721
104. Müller W, Borchard F (1992) Expression of transforming growth factor-alpha in gastric carcinoma and normal gastric mucosa cells. Cancer 69:2871–2875
105. Munoz B (1994) Is Helicobacter pylori a cause of gastric cancer? An appraisal of the seroepidemiological evidence. Cancer Epidemiol Biomark Prevent 3:445–451
106. Nagai E, Ueyama Y, Yao T, Tsuneyoshi M (1993) Hepatoid adenocarcinoma of the stomach. A clinicopathologic and immunohistochemical analysis. Cancer 72:1827–1835
107. Nakamura K, Ueyama T, Yao T et al. (1992) Pathology and prognosis of gastric carcinoma. Findings in 10000 patients who underwent primary gastrectomy. Cancer 70:1030–1037
108. Nasim MM, Thomas DM, Alison MR, Filipe MI (1992) Transforming growth factor expression in normal gastric mucosa, intestinal metaplasia, dysplasia and gastric carcinoma – an immunohistochemical study. Histopathology 20:339–343
109. Nishi K, Tokunaga A, Shimizu Y et al. (1987) Immunohistochemical study of intracellular estradiol in human gastric cancer. Cancer 59:1328–1332
110. Nobrega FT, Sedlack SD, Sedlack RE et al. (1983) A decline in carcinoma of the stomach. A diagnostic artifact? Mayo Clin Proc 58:255–260
111. Nottingham J (1994) Signet-ring carcinoma of stomach in a child. Histopathology 24:490–491
111a. Novakovic B, Goldstein AM, Wexler LH, Tucker MA (1994) Increased risk of neuroectodermal tumors and stomach cancer in relatives of patients with Ewing's sarcoma family of tumors. J Natl Cancer Inst 86:1702–1706
111b. Nozawa M, Nishimura K, Hara T, Oka T (1995) A case of bilateral testicular metastases from carcinoma of the stomach. Hinyokika-Kiyo 41:137–139 (zit nach MEDLINE)
112. Obara T, Ito Y, Kodama T et al. (1985) A case of gastric carcinoma associated with excessive granulocytosis. Production of a colony-stimulating factor by the tumor. Cancer 56:782–788
113. Oda K, Tamaru J, Takenouchi T et al. (1993) Association of Epstein-Barr virus with gastric carcinoma with lymphoid stroma. Am J Pathol 143:1063–1071
114. Oda N, Tahara E, Taniyama K (1989) Cytophotometric analysis on nuclear DNA contents of human scirrhous gastric carcinomas. Pathol Res Pract 184:390–401
115. Offerhaus GJA, Giardiello FM, Krush AJ et al. (1992) The risk of upper gastrointestinal cancer in familial adenomatous polyposis. Gastroenterology 102:1980–1982
116. Ohyama S, Yonemura Y, Miyazaki I (1990) Prognostic value of S-phase fraction and DNA ploidy studied with in vivo administration of bromodeoxyuridine on human gastric cancers. Cancer 65:116–121
117. Oka H, Shiozaki H, Kobayashi K et al. (1992) Immunohistochemical evaluation of E-cadherin adhesion molecule expression in human gastric cancer. Virchows Arch [A] 421:149–156
117a. Ooi A, Nakanishi I, Itoh T et al. (1991) Predominant Paneth cell differentiation in an intestinal-type gastric cancer. Pathol Res Pract 187:220–225
118. Ooi A, Hayashi H, Katsuda S, Nakanishi I (1992) Gastric carcinoma cells with endocrine differentiation show no evidence of proliferation. Hum Pathol 23:736–741
118a. Ott G, Kirchner Th, Seidl S, Müller-Hermelink HK (1993) Primary gastric lymphoma is rarely associated with Epstein-Barr virus. Virchows Arch [B] 64:287–291
119. Paterson IM, Easton DF, Corbishley CM, Gazet J-C (1987) Changing distribution of adenocarcinoma of the stomach. Br J Surg 74:481–482
120. Polensky A, Nekarda H, Riecken EO (1988) Diffuses Magenkarzinom bei der Minor-Form der familiären Adenomatosis coli. Zusammenhang oder Zufall? Z Gastroenterol 26:737–743
120a. Polimeno L, Silecchia G, Spaziani E (1994) Estrogens, androgens, and EGF receptor expression in gastric carcinoma induced by N-methyl-N-nitro-N-nitrosoguanidine. Dig Dis Sci 39:635–640
120b. Poremba Ch, Yandell DW, Huang Q et al. (1995) Frequency and spectrum of p53 mutations in gastric cancer – a molecular genetic and immunohistochemical study. Virchows Archiv 426:447–455
121. Purtilo DT, Merino F (1985) Immunodeficiency and stomach cancer. Lancet I:751
121a. Raderer M, Scheithauer W (1994) Helicobacter pylori, ein Risikofaktor für das Magenkarzinom und primäre Magenlymphom? Wien Klin Wochenschr 106:556–558
122. Ramón JM, Serra L, Cerdó C, Oromí J (1993) Dietary factors and gastric cancer risk. A case-control study in Spain. Cancer 71:1731–1735
123. Ravalli S, Chabon AB, Khan AA (1989) Gastrointestinal neoplasia in young HIV antibody-positive patients. Am J Clin Pathol 91:458–461
124. Rew DA, Taylor I, Cox H et al. (1991) *c-myc* protein product is a marker of DNA synthesis but not of malignancy in human gastrointestinal tissues and tumours. Br J Surg 78:1080–1083
124a. Riemann JF (1986) Präkanzerosen im Verdauungstrakt: Echtes Risiko oder Papiertiger? Magen. Leber Magen Darm 16:146–150
124b. Ritter U (1982) Acanthosis nigricans maligna – Neoplasie des Gastrointestinaltrakts. Z Gastroenterol 20:368–372
125. Roblick U, Ott G, Ott MM et al. (1994) Assoziation des Epstein-Barr-Virus zu Magenkarzinomen: Monoklonale EBV-Genome ohne Nachweis viraler Proteinexpression. Verh Dtsch Ges Pathol 78:509
126. Roder JD, Böttcher K, Siewert JR et al. (1993) Prognostic factors in gastric carcinoma. Results of the German gastric carcinoma study 1992. Cancer 72:2089–2097
127. Ron E, Gridley G, Hrubec Z et al. (1991) Acromegaly and gastrointestinal cancer. Cancer 68:1673–1677
128. Rosa J, Mehta A, Filipe MI (1990a) Nucleolar organizer regions in gastric carcinoma and its precursor stages. Histopathology 16:265–269
129. Rosa I, Mehta A, Filipe MI (1990b) Nucleolar organizer regions, proliferative activity and DNA index in gastric carcinoma. Histopathology 16:614–616
130. Rowlands DC, Mangham DC, Reynolds G et al. (1993) Epstein-Barr virus and carcinomas: rare association of the virus with gastric adenocarcinomas. J Pathol 170 (suppl) 336A
131. Rubio CA (1989) Paneth cell adenoma of the stomach. Am J Surg Pathol 13:325–328
131a. Rychterova V, Hägerstrand I (1991) Parietal cell carcinoma of the stomach. APMIS 99:1008-1012
132. Saal K, Vollmers HP, Müller J et al. (1991) Cytogenetische Befunde bei Magenkarzinomen vom intestinalen und diffusen Typ. Verh Dtsch Ges Pathol 75:261
133. Saitoh Y, Sasano H, Naganuma H et al. (1992) De novo expression of aromatase in gastric carcinoma. Light and electron microscopic immunohistochemical and immunoblot studies. Pathol Res Pract 188:53–60
134. Sandler RS, Holland KL (1987) Trends in gastric cancer sex ratio in the United States. Cancer 59:1032–1035
135. Sarli L, Gafa M, Lupi M et al. (1986) Gallstones and gastric cancer: a matched case-control study. World J Surg 10:884–891
136. Sasaki K, Takahashi M, Hashimoto T, Kawachnino K (1989) Flow cytometric DNA measurement of gastric cancers. Clinico-pathologic implication of DNA ploidy. Pathol Res Pract 184:561–566
136a. Seruca R, David L, Holm R et al. (1992) p53 mutations in gastric carcinomas. Br J Cancer 65:708–710
137. Seven R, Mercan S, Özarmagan S et al. (1993) Nucleolar or-

ganizer regions in the operated rat stomach: relationship to metaplasia, dysplasia and carcinoma. Br J Surg 80:57–59

138. Shanghai gastrointestinal endoscopy cooperative group (1982) Value of biopsy and brush cytology in the diagnosis of gastric cancer. Gut 23:774–776

138a. Shiao YH, Rugge M, Correa P et al. (1994) p53 alteration in gastric precancerous lesions. Am J Pathol 144:511–517

139. Shiraishi T, Samloff IM, Taggart RT, Stemmermann GN (1988) Slow moving proteinase in gastric cancer and its relationship to pepsinogen I and II. An immunohistochemical study. Dig Dis Sci 33:1466–1472

139a. Shone DN, Nikoomanesh P, Smith-Meek MM, Bender JS (1995) Malignancy is the most common cause of gastric outlet obstruction in the era of H2 blockers. Am J Gastroenterol 90:1769–1770

139b. Shousha S, Luqmani YA (1994) Epstein-Barr virus in gastric carcinoma and adjacent normal gastric and duodenal mucosa. J Clin Pathol 47:695–698

140. Sipponen P (1994) Gastric cancer – a long-term consequence of Helicobacter pylori infection? Scand J Gastroenterol [Suppl 201]:24–27

140a. Sipponen P, Riihela M, Hyvärinen H, Seppälä K (1994) Chronic nonatrophic („superficial") gastritis increases the risk of gastric carcinoma. A case-control study. Scand J Gastroenterol 29:336–340

140b. Sobala HM, Schorah CJ, Shires S et al. (1993) Effect of eradication of Helicobacter pylori on gastric juice ascorbic acid concentrations. Gut 34:1038–1041

140c. Sobala GM, Schorah CJ, Sanderson M et al. (1989) Ascorbic acid in the human stomach. Gastroenterology 97:357–363

141. Spandidos DA, Karayiannis M, Yiagnisis M et al. (1991) Immunohistochemical analysis of the expression of the *c-myc* oncoprotein in human stomach cancers. Digestion 50:127–134

142. Stanta G, Sasco AJ, Riboli E et al. (1986) Prevalence of gastric cancer in a large necropsy series. Lancet I:624

143. Stemmermann GN (1994) Intestinal metaplasia of the stomach. A status report. Cancer 74:556–564

144. Stemmermann G, Heffelfinger SC, Noffsinger A et al. (1994) The molecular biology of esophageal and gastric cancer and their precursors. Oncogenes, tumor suppressor genes, and growth factors. Hum Pathol 25:968–981

145. Stracca-Pansa V, Menegon A, Donishi PM et al. (1995) Gastric carcinoma with osteoclast-like cells. Report of four cases. Am J Clin Pathol 103:453–459

145a. Strickler JG, Zheng J, Shu Q et al. (1994) p53 mutations and microsatellite instability in sporadic gastric cancer when guardians fail. Cancer Res 54:4750–4755

146. Suarez V, Newman J, Hiley C et al. (1989) The value of NOR numbers in neoplastic and non-neoplastic epithelium of the stomach. Histopathology 14:51–66

147. Suehiro S-I, Nagasue N, Abe S-I et al. (1986) Carcinoma of the stomach in atomic bomb survivors. A comparison of clinicopathologic features to the general population. Cancer 57:1894–1898

148. Sugihara H, Hattori T, Fujita S et al. (1990) Regional ploidy variations in signet ring cell carcinomas of the stomach. Cancer 65:122–129

149. Tahara E (1993) Molecular mechanism of stomach carcinogenesis. J Cancer Res Clin Oncol 119:265–272

149a. Tahara E (1995) Genetic alterations in human gastrointestinal cancers. The application to molecular diagnesis. Cancer 75:1410–1417

149b. Tahara E, Ito H, Shimamoto F et al. (1982) Lysozyme in human gastric carcinoma: a retrospective immunohistochemical study. Histopathology 6:409–421

150. Takano Y, Kato Y (1995) Epstein-Barr virus association with early cancers found together with gastric medullary carcinomas demonstrating lymphoid infiltration. J Pathol 175:39–44

150a. Takemura K, Hirayama R, Hirokawa K et al. (1994) Expression of vimentin in gastric cancer: a possible indicator for prognosis. Pathobiology 62:149–154

150b. Tatematsu M, Ichinose M, Miki K et al. (1990) Gastric and intestinal phenotypic expression of human stomach cancers as revealed by pepsinogen immunohistochemistry and mucin histochemistry. Acta Pathol Jpn 40:494–504

150c. Tatsuno I, Nishikawa T, Sasano H (1994) Interleukin-6 producing gastric carcinoma with fever, hypergammaglobulinemia, and plasmacytosis in bone marrow. Gastroenterology 107:543–547

151. Taylor PR, Mason RC, Filipe MI et al. (1991) Gastric carcinogenesis in the rat induced by duodenogastric reflux without carcinogens: morphology, mucin histochemistry, polyamine metabolism, and labelling index. Gut 32:1447–1454

151a. Tatsuta M, Iishi H, Okuda S et al. (1993) The association of Helicobacter pylori with differentiated-type early gastric cancer. Cancer 72:1841–1845

152. Teh M, Lee YS (1992) HLA-DR antigen expression in intestinal-type and diffuse-type gastric carcinoma. Cancer 69:1104–1107

153. Teh M, Lee YS (1993) An immunohistochemical study of *ras* oncoprotein expression in gastric carcinoma. Cancer 72:1846–1848

154. Thomas RM, Sobin LH (1995) Gastrointestinal cancer. Cancer 75:154–170

154a. Theodoropoulus GE, Lazaris AC, Panossopoulus D et al. (1995) Significance of estrogen receptors and cathepsin D tissue detection in gastric adenocarcinoma. J Surg Oncol 58:176–183

155. Tohdo H, Yokozaki H, Jaruma K et al. (1993) p53 gene mutations in gastric adenomas. Virchows Arch [B] 63:191–195

156. Tokunage A, Nishi K, Matsukura N et al. (1986) Estrogen and progesterone receptors in gastric cancer. Cancer 57:1376–1379

157. Tokunaga M, Land CE, Uemura Y et al. (1993) Epstein-Barr virus in gastric carcinoma. Am J Pathol 143:1250–1254

157a. Tokunaga A, Onda M, Okuda T et al. (1995) Clinical significance of epidermal growth factor (EGF), EGF receptor, and *c-erbB-2* in human gastric cancer. Cancer 75:1518–1425

158. Triantafillidis JK, Kosmidis P, Kottaridis S (1993) Familial stomach cancer. Am J Gastroenterol 88:1789–1790

159. Tso PL, Bringaze WL III, Dauterive AH et al. (1987) Gastric carcinoma in the young. Cancer 59:1362–1365

160. Tuccari G, Barresi G, Arena F, Inferrera C (1989) Immunocytochemical detection of lactoferrin in human gastric carcinomas and adenomas. Arch Pathol Lab Med 113:912–915

160a. Uchida Y, Matsuda K, Sasahara K (1995) Immunohistochemistry of gap junctions in normal and diseased gastric mucosa of humans. Gastoenterology 109:1492–1496

161. Uchino S, Tsuda H, Maruyama K et al. (1993) Overexpression of *c-erbB-2* protein in gastric cancer. Its correlation with long-term survival of patients. Cancer 72:3179–3184

162. Ueyama T, Nagai E, Yao T, Tsuneyoshi M (1993) Vimentin-positive gastric carcinomas with rhabdoid features. A clinicopathologic and immunohistochemical study. Am J Surg Pathol 17:813–819

162a. Urbanitz D, Klein PJ, Mödder U et al. (1976) Lymphangiosis carcinomatosa mit kardiopulmonalem Schock als Leitbefund beim Magenkarzinom. Leber Magen Darm 6:130–135

163. Veldhuyzen van Zanten SJO, Sherman PM (1994) Helicobacter pylori infection as a cause of gastritis, duodenal ulcer, gastric cancer and nonulcer dyspepsia: a systematic overview. Can Med Ass J 150:177–185

163a. Vollmers HP, Dämmrich J, Ribbert H et al. (1994) Human monoclonal antibodies from stomach carcinoma patients react with Helicobacter pylori and stimulate stomach cancer cells in vitro. Cancer 74:1525–1532

164. Vyberg M, Hougen HP, Tønnesen K (1983) Diagnostic accuracy of endoscopic gastrobiopsy in carcinoma of the stomach. A histopathological review of 101 cases. Acta Path Microbiol Scand A91:483–487

164a. Wagner G (DKFZ Heidelberg) (1994) Persönl. Mitt.

164b. Wahl AR, Röher H-D (1973) Pseudohyperparatyreoidismus als paraneoplastisches Syndrom bei einem Fall von Magenkarzinom. Dtsch Med Wochenschr 98:565–568

164c. Waldum HL, Burhol PG, Johnson JA, Smith AG (1977) MSH-producing gastric tumor. Acta Hepatogastroenterol 24:386–388
165. Wallner J, Depisch D, Gsur A et al. (1993) MDR1 gene expression and its clinical relevance in primary gastric carcinomas. Cancer 71:667–671
165a. Wanebo HJ, Kennedy BJ, Chmiel J et al. (1993) Cancer of the stomach: a patient care study by the American College of Surgeons. Ann Surg 218:583–592
166. Warner TF, Donnelly WJ, Hafez GR et al. (1986) Immunocytochemical evidence for gastric proteases in adenocarcinoma of the stomach. Cancer 58:1328–1332
167. Watanabe H, Tokuyama H, Ohta H et al. (1990) Expression of placental alkaline phosphatase in gastric and colorectal cancers. Cancer 66:2575–2582
168. Weiss M, Eder M, Bassermann R (1993) Charakterisierung verschiedener Magenkarzinomtypen mit unterschiedlicher Metastasierung in Leber, Peritoneum und Knochen. Pathologe 14:260–263
169. Williams GM, Weisburger JH (1986) Food and cancer: cause and effect? Surg Clin North Amer 66:873–889
170. Witte S (1978) Magenzytologie. Witzstrock, Baden-Baden Köln New York
171. Wright PA, Williams GT (1993) Molecular biology and gastric carcinoma. Gut 34:145–147
172. Wu C-W, Chang H-M, Kao H-L et al. (1992) The nontransformed progesterone and estrogen receptors in gastric cancer. Gastroenterology 102: 1639–1646
173. Wu Ch-W, Chang Y-F, Yeh T-H et al. (1994) Steroid hormone receptors in three human gastric cancer cell lines. Dig Dis Sci 39:2689–2694
174. Wu C-W, Chi CW, Chang T-J et al. (1990) Sex hormone receptors in gastric cancer. Cancer 65:1396–1400
175. Yakeishi Y, Mori M, Enjoji M (1990) Distribution of β-human chorionic gonadotropin-positive cells in noncancerous gastric mucosa and in malignant gastric tumors. Cancer 66:695–701
176. Yamamoto N, Tokunaga M, Uemura Y et al. (1994) Epstein-Barr virus and gastric remnant cancer. Cancer 74:805–809
177. Yamamoto T, Hattori T, Tahara E (1988) Interaction between transforming growth factor-alpha and c-Ha-ras p21 in progression of human gastric carcinoma. Pathol Res Pract 183:663–669
178. Yamamura-Idei Y, Kitazawa S, Kitazawa R et al. (1993) Parathyroid hormone-related protein in gastric cancers with heterotopic ossification. Cancer 72:1849–1852
179. Yang GCH, Rotterdam H (1991) Mixed (composite) glandular-endocrine cell carcinoma of the stomach. Report of a case and review of literature. Am J Surg Pathol 15:592–598
180. Yokozaki H, Kuniyasu H, Kitadai Y et al. (1992) p53 point mutations in primary human gastric carcinomas. J Cancer Res Clin Oncol 119:67–70
181. Yonemura Y, Sugiyama K, Fujimura T et al. (1988) Correlation of DNA po lidy and proliferative activity in human gastric cancer. Cancer 62:1497–1502
181a. Yonemura Y, Nojima N, Kaji M et al. (1995) E-cadherin and urokinase-type plasminogen activator tissue status in gastric carcinoma. Cancer 76:941–953
182. Yonemura Y, Ohoyama S, Sugiyama K et al. (1990) Growth fractions in gastric carcinomas determined with monoclonal antibody Ki-67. Cancer 65:1130–1134
183. Yonemura Y, Ohoyama S, Kimura H et al. (1991) The expression of proliferative-associated nuclear antigen p105 in gastric carcinoma. Cancer 67:2523–2528
184. Yu J, Zhang JK (1994) Study on the association between Helicobacter pylori infection and the pathogenesis of gastric cancer by using molecular biological techniques. J Tongji Med Univ 14:65–70
185. Yuen ST, Chung LP, Leung SY et al. (1994) In situ detection of Epstein-Barr virus in gastric and colorectal adenocarcinomas. Am J Surg Pathol 18:1158–1163
186. Zangheri G, DiGregorio C, Sacchetti C et al. (1990) Familial occurrence of gastric cancer in the 2-year experience of a population-based registry. Cancer 66:2047–2051

Therapie, Prognose

Zu diesem Thema gibt es in den letzten 10 Jahren eine derartige Fülle neuer Arbeiten (Auswahl:[7, 8, 11, 13, 17a, 18, 19, 22, 23, 25-29, 31, 33-35, 38a, 40, 43–45, 47, 50, 50b]), daß im Rahmen dieses Beitrages nur ein kleiner Teil exemplarisch erwähnt werden kann. Nach großen europäischen und US-Statistiken an jeweils weit mehr als 1000 (n = 31716[9], n = 18365[50b]) Fällen beträgt die Fünfjahresüberlebensrate in den westlichen Ländern, unabhängig vom Tumorstadium bzw. bei fortgeschrittenen Karzinomen, zwischen 3 und 50%. Statistiken aus Japan[31, 35, 38] und Korea[23] geben höhere Zahlen an (46 bis über 60%). Als Gründe werden eine bessere Früherkennung, z. T. durch Massenscreening, und die größere Radikalität der Operation genannt[31]. Nach einer vergleichenden Arbeit von 1993 ist die Prognose japanischer[7] und deutscher Magenkarzinompatienten jedoch nicht verschieden[13]. Bei kurativer Resektion beträgt auch in den westlichen Ländern die Fünfjahresüberlebensrate 80–90% (im Stadium I und II). Im Stadium III sind es nur noch 15–20%, im Stadium IV unter 5%[19]. Bei RO-Resektionen lokal fortgeschrittener Karzinome liegt die mediane Überlebenszeit bei 7–12 Monaten, bei nichtkurativ resezierbaren Tumoren um 4–6 Monate[19]. Leider befinden sich zum Zeitpunkt der Erstdiagnose bereits 70–80% der Patienten im Stadium III und IV und kommen deswegen für eine *adjuvante oder palliative Chemotherapie* in Frage. Bei adjuvanter Chemotherapie ergibt sich bisher kein überzeugender Hinweis auf einen Überlebensvorteil oder eine Verlängerung des rezidivfreien Intervalls, jedoch weisen die Untersuchungen teilweise methodische Mängel auf. Die *präoperative (neoadjuvante) Chemotherapie* ist vielleicht dazu geeignet, das Tumorvolumen zu verkleinern[19], die kurative Resektinsrate zu erhöhen und die Überlebenszeit zu verlängern. Die *zytostatische Polychemotherapie* gilt als überholt. Neuere Bestrebungen zielen auf eine *Biomodulation* von Fluorouracil mit Folinsäure und alpha-2b-Interferon[19]. Als erfolgversprechend gilt auch die – allerdings des technischen und Kostenaufwandes wegen nicht allgemein anwendbare – *intraoperative Radiotherapie* bei den Stadien II–IV[15].

In einer umfassenden Erhebung an annähernd 2000 wegen eines Karzinoms magenresezierten Patienten wurden bei multivariater Analyse folgende unabhängige, *prognostisch ungünstige Faktoren* ermittelt[40]: *LK-Status* (Metastasen in mehr als 20% der untersuchten LK), *unvollständige Tumorresektion, Fernmetastasen* (pM1 oder LK Compartment III), *pT-Kategorie, mehr als 3 präoperative Risikofaktoren* und *postoperative Komplikationen.* Für die im Gesunden resezierten Patienten (UICC-R0) ergaben sich ähnliche Befunde. Nach der großen US-Statistik von 1993 war die Überlebensrate bei *R0*-Resektion 35%, bei *R1*-Resektion 13% und bei *R2*-Resektion 3%[50b]. Bei den Patienten *ohne LK-Metastasen* bzw. mit *N1- oder N2-LK* betrug die Fünfjahresüberlebensrate im Mittel 72, 36 und 27%. Eine *ausgiebige LK-Dissektion* während der Operation ist nicht nur wichtig für ein korrektes Tumorstaging, sondern bringt auch 5– >10% der Patienten einen Überlebensgewinn[11a, 17, 21a, 34, 40a, 45, 50a]. Ein prognostischer Nutzen der erweiterten LK-Dissektion wird für die LK des Compartment II allerdings auch bezweifelt[42]. In der deutschen Studie von 1990 erwies sich der *Tumortyp nach Laurén* als prognostisch irrelevant, was allerdings im Gegensatz zu vielen anderen Arbeiten steht. Das *Kardiakarzinom* hat von allen Typen des Magenkarzinoms die schlechteste Prognose[9, 12, 20, 36, 38b, 41, 50a]. Der Wert *subsequenter postoperativer endoskopischer Kontrolluntersuchungen* für die Verbesserung der Prognose ist unbewiesen[16].

Weitere Prognosefaktoren, die in der deutschen Studie nicht berücksichtigt wurden, sind der *makroskopische (Borrmann-)Typ* (schlechtere Prognose beim Typ III und IV[23, 30, 38, 44]), das *Tumorgrading*, die *Invasion der Blut- und Lymphgefäße* sowie des *Perineurium*[37, 46], die *Dissoziation der Tumorzellen* an der Invasionsfront, die Dichte und Zusammensetzung der *entzündlichen Stromareaktion*[43, 44] sowie die *DNA-Ploidie*[24, 52]. In einer separaten Studie aus Düsseldorf erwiesen sich bei multivariater Analyse nur die *Tumorgröße* sowie die *Zahl der befallenen LK* als prognostisch relevant.[17a]

Die *Splenektomie* sollte nach[17b] als *Routinemaßnahme* bei der radikalen Gastrektomie *unterbleiben*, da sie die Prognose verschlechtert.

Immunhistologische Prognosemarker

- *Proliferationsmarker:* ▷ S. 339.
- Die Bindung von *Helix-pomatia-Agglutinin* (59% bei 163 Primärtumoren)[21] ist prognostisch verwertbar: Das Risiko von LK-Metastasen und stärkerem Tiefenwachstum ist erhöht. Dagegen bestehen keine Beziehungen zu Alter, Geschlecht, histologischem Tumortyp und peritonealer oder hämatogener Metastasierung.
- Der Nachweis von *Laminin* in den tiefen peripheren Tumoranteilen scheint ein expansives Wachstum und erhöhtes Metastasierungsrisiko (LK, Leber) anzuzeigen[39]. Von anderen Autoren wurde ein solcher Zusammenhang vermißt[14]. Dies galt auch für den Nachweis von *Kollagenase IV*, während *Fibronektin* an der Invasionsfront auf ein expansives Wachstum hinwies[14].
- Die Expression von *CDw75-Antigen* war mit einem infiltrativen Wachstumsverhalten, Lymphgefäßeinbrüchen und Aneuploidie assoziiert[14].
- Der Grad der Expression von *CD44*, einem Adhäsionsmolekül der Zelloberfläche, korreliert mit der Prognose: Bei schwacher Expression betrug die mittlere Überlebenszeit 23, bei starker Expression nur 11 Monate[32, 51]. Darüber hinaus haben Isoformen von CD44 offenbar Bedeutung für die Entwicklung und Differenzierung des Magenkarzinoms[17c].
- Die Zelldichte der *dendritischen Zellen* (DC, nachweisbar mit Protein S-100) im Tumorgewebe korreliert gut mit der Überlebenszeit; dies gilt nur für das Tumorstadium III (nicht I, II und IV)[48, 49]. DC hemmen offenbar die Tumorausbreitung auf die LK, nicht aber das Tiefenwachstum in der Magenwand. Das Vorkommen der DC nimmt von den peritumoralen LK über die primären und sekundären zu den tertiären LK hin ab; die Infiltration der peritumoralen LK entspricht derjenigen des Primärtumors. Die peritumoralen LK dienen als Überträger der DC vom Primärtumor in die regionären LK, wo sie die *immunologische Abwehrreaktion gegen die Tumorzellen* in Gang setzen. Die DC bewerkstelligen den Transport der Tumorantigene zu den T-Helferzellen[49a]. Kasuistisch wurden aus DC bestehende *Granulome* in enger Beziehung zum Primärtumor und den LK-Metastasen beschrieben[10]. Von den Epitheloidzellgranulomen der „sarcoid-like lesion" unterscheiden sie sich durch die *positive S-100-* und die *negative Lysozymreaktion;* sie enthalten außerdem eosinophile Granulozyten und Riesenzellen[10].

Anhang: Magenkarzinom und Schwangerschaft

Die Assoziation eines Magenkarzinoms mit einer Schwangerschaft ist naturgemäß *sehr selten*. Eine Auswertung der Krankheitsverläufe bei 61 Japanerinnen ergab[49], daß die diagnostischen Möglichkeiten wegen der Schwangerschaft eingeschränkt waren und daß die *Prognose ungünstig* war (22,7% postoperative Todesfälle, 21,3% 3-Jahresüberlebensrate). Über 96% der Tumoren waren bei der Diagnosestellung bereits weit fortgeschritten, weniger als die Hälfte resektabel. Die *niedrige Resektionsrate* und die ebenfalls *niedrige Fünfjahresüberlebensrate* bei Schwangeren mit einem Magenkarzinom wird in einer 2. japanischen Arbeit bestätigt[16a]. Nach einer dritten japanischen Arbeit sollen Schwangere mit *kurativ operiertem* Magenkarzinom eine *gute Prognose* haben[30a].

Literatur

1.–6. Weiterführende Literatur (▷ S. 154)
7. Akoh JA, MacIntyre IMC (1992) Improving survival in gastric cancer: review of 5-year survival rates in English language publications from 1970. Br J Surg 79:293–299
8. Allum WH, Powell DJ, McVonkey CC, Fielding JWL (1989) Gastric cancer: a 25-year review. Br J Surg 76:535–540

9. Allum WH, Rogonski Cl, Fielding JWL et al. (1986) Adenocarcinoma of the cardia: a 10-year regional review. World J Surg 10:462–467
10. Arrinda JM, Vilanova JR, Zabalza IE et al. (1985) Solitary Langerhans granulomatosis of the stomach associated with gastric carcinoma. Virchows Arch [A] 408:323–328
11. Arveux P, Faivre J, Boutron M-C et al. (1992) Prognosis of gastric carcinoma after curative surgery. A population-based study using multivariate crude and relative survival analysis. Dig Dis Sci 37:757–763
11a. Baba H, Maehara Y, Takeuchi H (1995) Effect of lymph node dissection on the prognosis in patients with node-negative early cancer. Surgery 117:165–169
12. Blomjous JGAM, Hop WJC, Langerhorst BLAM et al. (1992) Adenocarcinoma of the gastric cardia. Cancer 70:569–574
13. Bollschweiler E, Boettcher K, Hoelscher AH et al. (1993) Is the prognosis for Japanese and German patients with gastric cancer really different? Cancer 71:2918–2925
14. David L, Nesland JM, Holm R, Sobrinho-Simoes M (1994) Expression of laminin, collagen IV, fibronectin and type IV collagenase in gastric carcinoma. An immunohistochemical study of 87 patients. Cancer 73:518–527
15. Eble MJ, Hensley FW, Schlag P et al. (1992) The role of intraoperative radiotherapy in the management of gastric cancer. Onkologie 15:92-100
16. Eckardt VF, Gießler W, Kanzler G, Bernhard G (1992) Does endoscopic follow-up improve the outcome of patients with benign gastric ulcers and gastric cancer? Cancer 69:301–305
16a. Furukawa H, Iwanaga T, Hiratsuka M et al. (1994) Gastric cancer in young adults: growth accelerating effect of pregnancy and delivery. J Surg Oncol 55:3–6
17. Gall FP, Hermanek P (1988) Die erweiterte Lymphknotendissektion beim Magen- und colorectalen Carcinom – Nutzen und Risiken. Chirurg 59:202–210
17a. Gardovskis J, Horstmann O, Ohmann C et al. (1995) Prognostische Faktoren beim kurativ resezierten Magenkarzinom. Eine uni- und multivariate Analyse. Langenbecks Arch Chir 380:75–81
17b. Griffiths JP, Sue-Ling HM, Martin I et al. (1995) Preservation of the spleen improves survival after radical surgery for gastric cancer. Gut 36:684–690
17c. Harn HJ, Ho LI, Chang JY et al. (1995) Differential expression of the human metastasis adhesion molecule CD44V in normal and carcinomatous stomach mucosa of Chinese subjects. Cancer 75:1065–1071
18. Heberer G, Teichmann RK, Krämling H-J, Günther B (1988) Results of gastric resection for carcinoma of the stomach: the European experience. World J Surg 12:374–381
19. Jäger E, Knuth A (1995) Adjuvante und palliative Chemotherapie des Magenkarzinoms. Dtsch Med Wochenschr 120:491–497
20. Jakl RJ, Miholic J, Koller R et al. (1995) Prognostic factors in adenocarcinoma of the cardia. Am J Surg 169:316–319
20a. Jatzko GR, Lisborg PH, Denk H et al. (1995) A 10-year experience with Japanese type-radical lymph node dissecrition for gastric cancer outside of Japan. Cancer 76:1302–1312
21. Kakeji Y, Tsujitani S, Mori M et al. (1991) Helix pomatia agglutinin binding activity is a predictor of survival time for patients with gastric carcinoma. Cancer 68:2438–2442
21a. Keller E, Stutzer H, Heitmann K et al. (1994) Lymph node staging in 872 patients with carcinoma of the stomach and the presumed benefit of lymphadenectomy. German stomach cancer TNM study group. J Am Coll Surg 178:38–46
22. Kim J-P, Kim Y-W, Yang H-K, Noh D-Y (1994) Significant prognostic factors by multivariate analysis of 3926 gastric cancer patients. World J Surg 18:872–878
23. Kim J-P, Kwon OH, Oh ST, Yang HK (1992) Results of surgery on 6589 gastric cancer patients and immunochemosurgery as the best treatment of advanced gastric cancer. Ann Surg 216:269–278
24. Kimura H, Kanno M, Takamura H et al. (1994) Implications of flow cytometry in preoperative detection of biologic variables of gastric cancer and malignant condition of gastric remnant cells obtained by endoscopic biopsy. Oncology 51:479–484
25. Korenaga D, Orita H, Okuyama T et al. (1992) Quality of life after gastrectomy in patients with carcinoma of the stomach. Br J Surg 79:248–250
26. Korenaga D, Tsujitani S, Haraguchi M et al. (1988) Long-term survival in Japanese patients with far advanced carcinoma of the stomach. World J Surg 12:236–240
27. Lund O, Hasenkam JM, Aagaard MT, Kimose HH (1989) Time-related changes in characteristics of prognostic significance in carcinomas of the oesophagus and cardia. Br J Surg 76:1301–1307
28. Lundegårdh G, Adami H-O, Malker B (1986) Gastric cancer survival in Sweden. Lack of improvement in 19 years. Ann Surg 204:546–550
29. MacIntyre IMC, Akoh JA (1991) Improving survival in gastric cancer: review of operative mortality in English language publications from 1970. Br J Surg 78:773–778
30. Maehara Y, Moriguchi S, Orita H et al. (1992) Lower survival rate for patients with carcinoma of the stomach of Borrmann type IV after gastric resection. Surg Gynecol Obstet 175:13–16
30a. Maeta M, Yamashiro H, Oka A et al. (1995) Gastric cancer in the young, with special reference to 14 pregnancy-associated cases: analysis based on 2325 consecutice cases of gastric cancer. J Surg Oncol 58:191–195
31. Maruyama K, Okabayashi K, Kinoshita T (1987) Progress in cancer surgery in Japan and its limits of radicality. World J Surg 11:418–425
32. Mayer B, Jauch KW, Günthert U et al. (1993) De-novo expression of CD44 and survival in gastric cancer. Lancet 342:1019–1022
33. Milewski PJ, Bancewicz J (1989) Improving the results of treating gastric cancer demands earlier diagnosis and better surgery. Brit Med J 299:278–279
34. Mishima Y, Hirayama R (1987) The role of lymph node surgery in gastric cancer. World J Surg 11:406–411
35. Mitsudomi T, Matsusaka T, Wakasugi K et al. (1989) A clinicopathological study of gastric cancer with special reference to age of the patients: an analysis of 1630 cases. World J Surg 13:225–231
36. Moreaux J, Msika S (1988) Carcinoma of the gastric cardia: surgical management and long-term survival. World J Surg 12:229–235
37. Mori M, Adachi Y, Kamakura T et al. (1995) Neural invasion in gastric carcinoma. J Clin Pathol 48:137–142
38. Nakamura K, Ueyama Y, Yao T et al. (1992) Pathology and prognosis of gastric carcinoma. Findings in 10000 patients who underwent primary gastrectomy. Cancer 70:1030–1037
38a. Oertli D, Herzog U, Tondelli P (1994) Prognostische Faktoren beim resezierten Magenkarzinom. Schweiz Med Wochenschr 124:945–952
38b. Ohno S, Tomisaki S, Oiwa H et al. (1995) Clinicopathologic characteristics and outcome of adenocarcinoma of the human gastric cardia in comparison with carcinoma of other regions of the stomach. J Am Coll Surg 180:577–582
39. Orita H, Korenaga D, Maehara Y et al. (1993) Laminin distribution patterns are closely related to liver metastasis in gastric cancer. Cancer 71:1201–1206
40. Roder JD, Böttcher K, Siewert JR et al. and the GGCSG (1993) Prognostic factors in gastric carcinoma. Results of the German gastric carcinoma study 1992. Cancer 72:2089–2097
41. Rohde H, Bauer P, Stützer H et al. and the German Gastric Cancer TNM Study Group (1991) Proximal compared with distal adenocarcinoma of the stomach: differences and consequences. Br J Surg 78:1242–1248
42. Roukos DH, Hottenrott C, Lorenz M, Koutsogiorgas-Couchell A (1990) A critical evaluation of effectivity of extended lymphadenectomy in patients with carcinoma of the stomach. An analysis of early results and long-term survival. J Cancer Res Clin Oncol 116:307–313

43. Schmitz-Moormann P, Pohl C, Himmelmann GW, Neumann K (1986) Morphological predictors of survival in advanced gastric carcinoma. Univariate and multivariate analysis. J Cancer Res Clin Oncol 112:156–164
44. Schmitz-Moormann P, Hermanek P, Himmelmann GW (1992) Morphological predictors of survival in early and advanced gastric carcinoma. J Cancer Res Clin Oncol 118:296–302
45. Siewert JR, Böttcher K, Roder JD et al. and the German Gastric Carcinoma Study Group (1993) Prognostic relevance of systematic lymph node dissection in gastric carcinoma. Br J Surg 80:1015–1018
46. Tanaka A, Watanabe T, Okuno K, Yasutomi M (1994) Perineural invasion as a predictor of recurrence of gastric cancer. Cancer 73:550–555
46a. Takeda J, Koufuji K, Kodama I et al. (1994) Total gastrectomy for gastric cancer: 12-year data and review of the effect of performing lymphadenectomy. Kurume Med J 41:15–21 (zit nach MEDLINE)
47. Thompson GB, van Heerden JA (1993) Adenocarcinoma of the stomach: are we making progress? Lancet 342:713–717
48. Tsujitani S, Furakawa T, Tamada R, Okamura T, Yasumoto K, Sugimachi K (1985) Langerhans cells and prognosis in patients with gastric carcinoma. Cancer 59:501–505
49. Tsujitani S, Kakeji Y, Watanabe A et al. (1990) Infiltration of dendritic cells in relation to tumor invasion and lymph node metastasis in human gastric cancer. Cancer 66:2012–2016
49a. Tsujitani S, Oka A, Kondo A et al. (1995) Infiltration of dendritic cells into regional lymph nodes in gastric cancer. Cancer 75 [Suppl]:1478–1483
49b. Ueo H, Matsuoka H, Tamura S et al. (1991) Prognosis in gastric cancer associated with pregnancy. World J Surg 15:293–298
50. Valen P, Viste A, Haugstvedt T et al. (1988) Treatment of stomach cancer, a national experience. Br J Surg 75:708–712
50a. Viste A, Svanes K, Janssen CW Jr et al. (1994) Prognostic importance of radical lymphadenectomy in curative resections for gastric cancer. Eur J Surg 160:497–502
50b. Wanebo HJ, Kennedy BJ, Chmiel J et al. (1993) Cancer of the stomach: a patient care study by the American College of Surgeons. Ann Surg 218:583–592
51. Washington K, Gottfried MR, Telen MJ (1994) Expression of the cell adhesion molecule CD44 in gastric adenocarcinoma. Hum Pathol 25:1043–1049
52. Wyatt JI, Quirke P, Ward DC et al. (1989) Comparison of histopathological and flow cytometric parameters in prediction of prognosis in gastric cancer. J Pathol 158:195–201

Frühkarzinom (early cancer) des Magens

Definition. Nach der international anerkannten Definition der Japanischen Gesellschaft für Gastroenterologische Endoskopie aus dem Jahre 1962 ist das Frühkarzinom *„ein Karzinom des Magens, dessen Invasion auf die Mukosa und Submukosa beschränkt ist"*, unabhängig davon, ob Lymphknotenmetastasen vorhanden sind oder nicht.

Dies bedeutet:

- *Das Frühkarzinom ist ein invasives Karzinom* mit begrenztem Tiefenwachstum. Es ist *keine Präkanzerose, kein Carcinoma in situ, kein „Oberflächenkarzinom"* (sofern dieser Begriff analog zur Portio uteri synonym für Carcinoma in situ verwendet wird). *Als invasives, potentiell metastasierendes Karzinom bedarf es in aller Regel der umgehenden operativen Beseitigung.*
- Die *Flächenausdehnung* spielt für die Definition *keine Rolle*. Das Frühkarzinom kann wenige Quadratmillimeter bis handflächengroß sein[12a].
- „Frühkarzinom" bedeutet lediglich, daß dieses Tumorstadium eine i. allg. *gute Prognose* hat und *meist heilbar* ist. Über den *zeitlichen Ablauf* sagt der Terminus *nichts* aus, er ist in dieser Hinsicht irreführend. Frühkarzinome können über mehrere Jahre verlaufen (s. unten).

- Die Diagnose „Frühkarzinom" kann *niemals am Biopsiepräparat mit Sicherheit gestellt werden*, da darin nur Teile der Mukosa und allenfalls der Submukosa enthalten sind. In Verbindung mit einem zuverlässigen gastroskopischen Befund kann allenfalls die *Möglichkeit* angedeutet werden, daß ein Frühkarzinom vorliegen *könnte*. Die endgültige Diagnose – ob Frühkarzinom oder fortgeschrittenes Karzinom – kann erst an dem *per Schlingenektomie in toto entfernten* Tumor oder am *Resektionspräparat* gestellt werden.

Epidemiologie. Während das Frühkarzinom in der präendoskopischen Ära weniger als 1% aller operierten Magenkarzinome ausmachte[14], stellte es nach einer europäischen Übersichtsstatistik der Jahre 1968–1973 bereits 6,3%[31]. Mit fortschreitender Zunahme der Gastroskopien sind inzwischen 50% der Magenkarzinome als Frühkarzinome zu klassifizieren[22] – ein ganz entscheidender Fortschritt in der Diagnostik und im weiteren Gefolge natürlich auch der Therapie und der Prognose. In manchen Statistiken liegt der Anteil der Frühkarzinome an der Gesamtzahl aller Magenkarzinome teilweise noch höher. Patienten mit einem Frühkarzinom sind im Mittel *jünger* als solche mit einem fortgeschrittenen Karzinom[39a].

Histogenese. Nach Studien an „winzigen" („minute")Karzinomen mit einem Durchmesser unter 5 mm und an „kleinen" („small") Karzinomen mit einem Durchmesser zwischen 6 und 10 mm[21] gehen die Frühkarzinome überwiegend *de novo* aus flacher Schleimhaut hervor und werden erst sekundär zu einem erhabenen oder eingesenkten/ulzerösen Typ, beim kolorektalen Karzinom überwiegen hingegen bei weitem die aus Adenomen hervorgehenden Karzinome. Bei den drüsig differenzierten Karzinomen ist die Assoziation mit einer intestinalen Metaplasie häufig. Dies geht auch aus Follow-up-Untersuchungen an Patienten mit einer intestinalen Metaplasie Typ III hervor[40]. Ausgangspunkt der undifferenzierten Karzinome ist das Epithel der Drüsen-

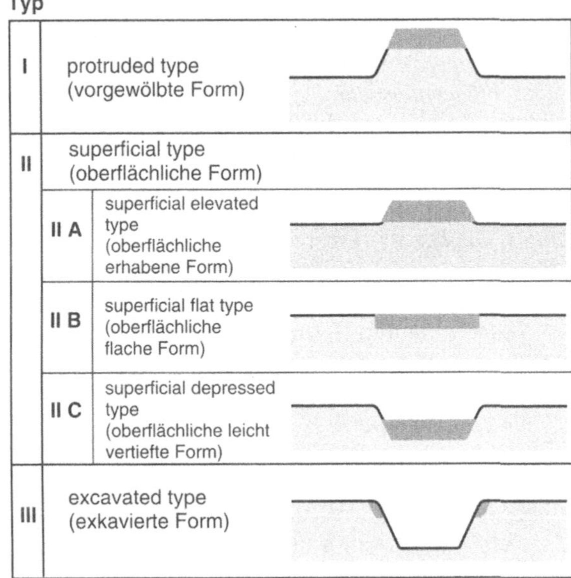

Abb. 3.76. Klassifikation des Magenfrühkarzinoms

hälse[18, 20, 48]. Nach Serienschnittuntersuchungen an einem sehr kleinen Frühkarzinom breitet sich der Tumor aus der Mukosa entlang den Gefäßen, welche die M. mucosae penetrieren, in die Submukosa aus und kann schon frühzeitig in die Blutgefäße einbrechen[41].

Klinik. Die Symptome des Frühkarzinoms sind uncharakteristisch wie Nüchternschmerz, Völlegefühl, Erbrechen, Übelkeit, Magenbrennen, Anorexie sowie postprandiale und vom Essen unabhängige Oberbauchbeschwerden. Nicht selten soll auch schon ein Gewichtsverlust auftreten. Der Wert eines Massenscreenings erscheint nicht abgesichert, zumindest nicht für andere Länder als Japan[23,30].

Lokalisation. Im Gegensatz zum fortgeschrittenen Karzinom bevorzugt das Frühkarzinom deutlich das *untere* und *mittlere Drittel* des Magens[39a], gefolgt von der Korpusregion[22, 39a]. Annähernd jeder 2. Fall liegt an der kleinen Kurvatur im Bereiche der Magenstraße[22].

2,5% aller Magenkarzinome[37] bzw. 8–24% aller Frühkarzinome[9, 22, 39a] sind *primär multipel*. In 70% finden sich 2, in 19% 3 und in 6% 4 Frühkarzinome[37]. Nach dem 65. Lj. ist die Zahl der multiplen Frühkarzinome doppelt so hoch wie vor dem 65. Lj[22]. Das mittlere Erkrankungsalter liegt bei multiplen Frühkarzinomen 8 Jahre über demjenigen mit einem einzelnen Frühkarzinom (57 vs. 49 J.)[37], das Geschlechtsverhältnis ist stark zugunsten der Männer verschoben[37]. Sonderfall: Primär multiples Frühkarzinom im Magen und in duodenalen (metaplastischen oder heterotopen) Magenschleimhautinseln[46].

Das häufige Vorkommen multipler Frühkarzinome im gleichen Magen muß zu *sorgfältiger gastroskopischer* und *mikroskopischer Untersuchung* veranlassen. *Übersehene Mehrfachkarzinome* können zu *Karzinom-„Rezidiven"* post operationem führen[24].

Morphologie. *Makroskopisch* unterscheidet man die in Abb. 3.76 u. 3.77 dargestellten Typen der japanischen Nomenklatur. Wichtig ist, daß häufig Kombinationsformen vorkommen (v. a. zwischen den Untertypen von Typ II und beim Typ III[22]. Bei den Frühkarzinomen insgesamt überwiegt der Typ IIc (unter 3163 Fällen mit 69,3%)[36a], unter den „winzigen" Karzinomen überwiegt der oberflächliche flache Typ IIB, bei den größeren Tumoren bis 10 mm Durchmesser dominieren die leicht vertiefte (IIC) und exkavierte (III) Form, während der Typ IIB überhaupt nicht mehr vertreten ist[21]. Dies gilt als Hinweis darauf, daß die Frühkarzinome überwiegend de novo aus flacher Schleimhaut hervorgehen und sich erst sekundär über die Oberfläche erheben oder ulzerieren[21]. Bei den kombinierten Fällen wird üblicherweise derjenige zuerst genannt, der die größte Ausdehnung hat[21].

Nach dem Grad der Tiefenausbreitung unterscheidet man

- einen *Mukosatyp* und
- einen *Submukosatyp*.

In den letzten Jahrzehnten werden zunehmend Frühkarzinome mit einem Durchmesser unter 2 cm diagnostiziert, ihr Anteil lag in Japan zwischen 1962 und 1963 bei 14% und zwischen 1979 und 1983 bereits bei 36,4%[22]. In diesen Zahlen spiegelt sich die verbesserte Diagnostik wider. Eine deutsche Übersichtsarbeit mit Frühkarzinomen der Jahre 1982–1989 gibt in 3/4 der Fälle noch einen Durchmesser von über 2 cm an[39a].

Frühkarzinome können handflächengroß sein (24 cm^2)[9a], jedoch dürften solche Fälle heute zu den großen Ausnahmen zählen. Der Anteil der Frühkarzinome mit einem Durchmesser über 5 cm hat sich in dem oben genannten Zeitraum von 40 auf 14,6% um 2/3 vermindert[22].

Mikroskopisch finden sich grundsätzlich alle Typen, die auch beim fortgeschrittenen Magenkarzinom (▷ Tabelle 3.28) vorkommen[22]. Nach japanischen Untersuchungen an 2210 Frühkarzinomen überwiegt das tubuläre Adenokarzinom mit der Hälfte der Fälle (52%), gefolgt vom Siegelringzelltyp mit rund einem Viertel (26%). Niedrigdifferenzierte Adenokarzinome stellen rund 1/8 (13,6%), papilläre Adenokarzinome und muzinöse Karzinome folgen in großem Abstand (7,5 bzw. 0,8%). Alle anderen Formen sind sehr selten (Plattenepithelkarzi-

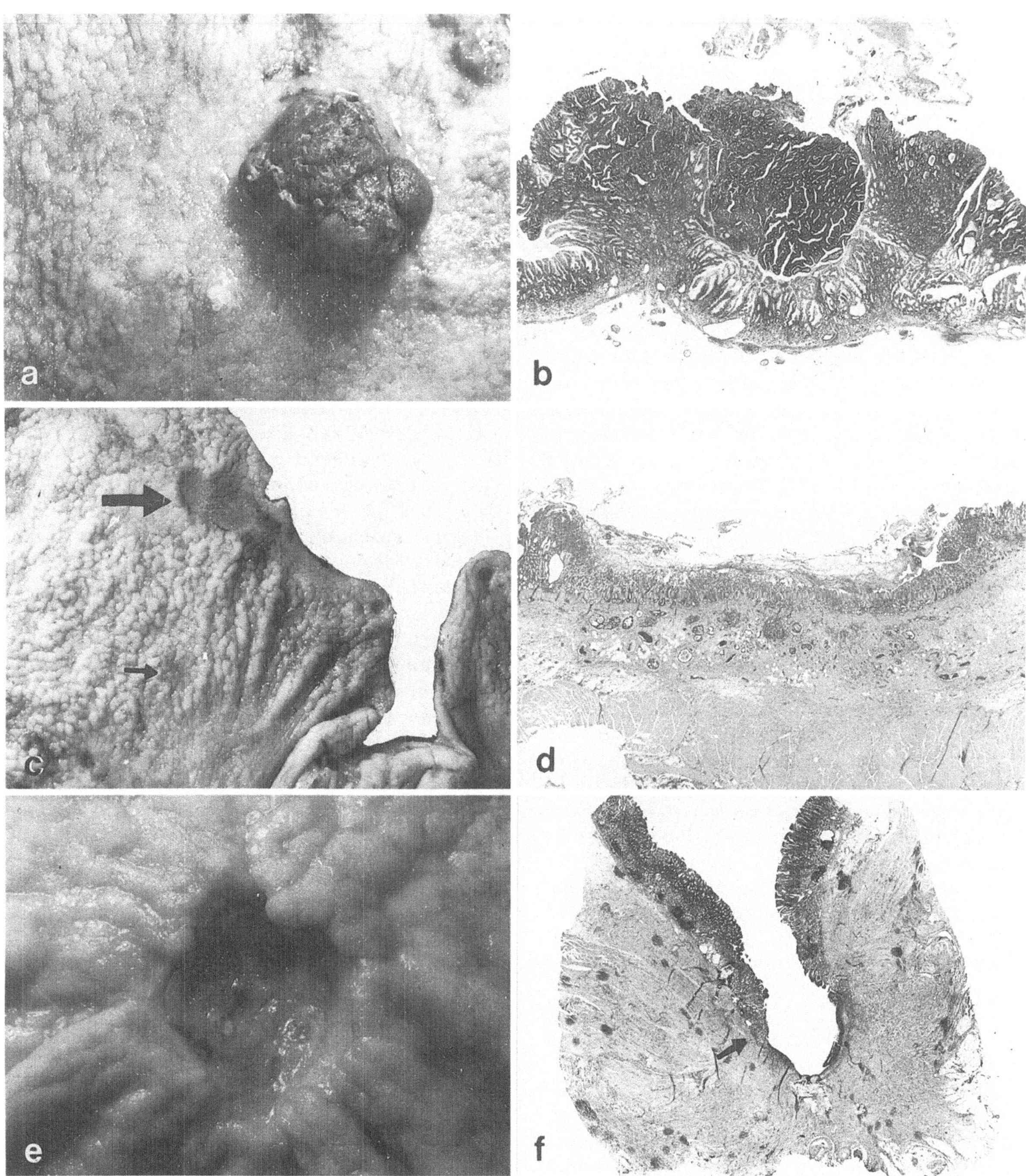

Abb. 3.77. Verschiedene Formen des Magenfrühkarzinoms. **a** und **b** Typ I = protruded type (vorgewölbte Form). Histologisch (b) Mukosatyp. **c** und **d** Typ IIc = superficial depressed type (oberflächliche, leicht vertiefte Form). Histologisch (d) Submukosatyp mit schleimbildenden Karzinomdrüsen bis kurz oberhalb der M. propria. **e** und **f** Typ III = excavated type (exkavierte Form). Histologisch (f) Mukosatyp, bei der schwachen Vergrößerung nicht sicher erkennbar. (Abb. a–c und e aus Johansen[4]

nom[22], adenosquamöses Karzinom[22], undifferenziertes Karzinom[21], Choriokarzinom[21], kleinzelliges Karzinom[16]).

Sondertyp: 6 Fälle von Siegelringzellkarzinom unter erhaltenem Oberflächenepithel mit folgenden Besonderheiten: kompakte uniforme Siegelringzellnester ohne desmoplastische Stromareaktion und mit vorwiegend neutralem Schleim[51]. Natürlich kann nicht ausgeschlossen werden, daß es sich um die passagere Heilungsphase von Frühkarzinomen im Rahmen des sog. *malignen Zyklus* handelt (s. unten).

Mikroskopische Differentialdiagnose. Das *gastroskopische* Bild kann erheblich täuschen. Einerseits können typische Veränderungen fehlen, andererseits können sich hinter dem Bild eines angeblichen „Frühkarzinoms" – keineswegs selten – fortgeschrittene Karzinome verbergen[35]. Immerhin lassen sich von erfahrenen Endoskopikern Frühkarzinome und frühkarzinomähnliche fortgeschrittene Karzinome mit einer Treffsicherheit von 83,6% unterscheiden[42]. Die Abgrenzung von *fortgeschrittenen Magenkarzinomen* ist nur am Resektionspräparat des Magens möglich (s. oben).

Am *Biopsiepräparat* müssen Frühkarzinome von *gutartigen Veränderungen* (Lipidinseln, DD: Siegelringzellkarzinom; Regenerationsepithel; Adenome; Dysplasie) abgegrenzt werden. Die Unterscheidung der Dysplasie III von einem hochdifferenzierten tubulären Adenokarzinom kann außerordentlich schwierig sein[4] (▷ S. 321). Frühkarzinome können das Oberflächenepithel verschonen und daher der Erkennung entgehen (s. o.)[45, 51].

Ausbreitung

- *Regionäre LK-Metastasen:* Sie finden sich beim *Mukosatyp* in 0–11%, beim *Submukosatyp* in 4–19%[22]. Die Häufigkeit nimmt mit der *Größe des Primärtumors*[22, 39], dem Vorkommen *niedrigdifferenzierter Karzinomanteile,* der Höhe der *Ki-67-* und *PCNA-Proliferationsrate*[39] und wahrscheinlich auch mit der *Sorgfalt der Untersuchung* (29% bei Untersuchung von durchschnittlich 16 LK pro Fall) zu, sie ist ferner bei *ulzerierten Tumoren* höher als bei nichtulzerierten[22]. Beim Submukosatyp werden auch die sekundären und tertiären LK-Stationen befallen[22]. Bei ihm sieht man auch manchmal *Lymph- und Blutgefäßeinbrüche,*[26, 41, 44], die – selten – zu
- *hämatogenen und Peritonealmetastasen* führen können[26, 36].
- Hochdifferenzierte Frühkarzinome zeigen oft eine *Hyper-,* undifferenzierte Karzinome eine *Hypovaskularisation*[7]. Darin kann eine der Ursachen dafür liegen, daß hochdifferenzierte papilläre Karzinome mehr als undifferenzierte Siegelringzellkarzinome zur hämatogenen Metastasierung neigen und deswegen eine schlechtere Prognose haben[49a].

Verlauf, Prognose

- *Persistenz:* Frühkarzinome können bis zu 8 Jahre in diesem Stadium verharren[8, 11]; fast stets handelt es sich dabei um Frühkarzinome des makroskopischen Typs IIC und histologisch um hochdifferenzierte Adenokarzinome. Es kann sich aber auch um ein Siegelringzellkarzinom handeln[11]. Nach einer Studie an 43 nichtoperierten Frühkarzinomen gingen innerhalb von ca. 3 Jahren 50%, innerhalb von 4–5 Jahren 80–90% in ein fortschreitendes Karzinom über[50]. Zumindest für einen Teil dieser Fälle ist anzunehmen, daß sie über lange Zeit hinweg einen „malignen Zyklus" durchmachen, mit wiederholter Ulzeration und intermittierender Abheilung.
- *Rezidive*[25, 43]: Die rezidivbedingte Letalität beträgt beim *Mukosatyp* 2,2%, beim *Submukosatyp* 8,4% nach 8–9 Jahren. Meist manifestiert sich das Rezidiv in Form von Fernmetastasen, seltener durch ein *Lokalrezidiv* im Restmagen oder durch *LK-Metastasen.* Die Rezidivquote ist signifikant höher beim Submukosatyp, bei LK-Metastasen und beim Nachweis von Gefäßeinbrüchen. Ein Teil der „Rezidive" kommt vermutlich dadurch zustande, daß im Restmagen *primär multiple Frühkarzinome übersehen wurden*[25].
- *Spontanheilung:* Ob es auch eine Spontanheilung von Magenfrühkarzinomen gibt, ist fraglich. Denkbar ist, daß kleine Karzinomherde durch eine *Erosion* oder *Ulkusbildung* an gleicher Stelle zerstört werden können[27]. Vielleicht erklärt sich die niedrige Frequenz von Magenkarzinomen beim Duodenalulkus in dieser Weise (Hyperazidität des Magensaftes)[45]. Nach einer italienischen Untersuchung an 4 Frühkarzinomen spielen auch *aktivierte neutrophile Granulozyten* eine Rolle, indem sie die Tumorzellen angreifen und ihnen strukturelle Schäden zufügen[9a].
- *Operative Heilungsquote:* Die *Fünfjahresüberlebensrate* ist insgesamt nicht schlechter als etwa beim Magenulkus (83,4 vs. 82,9%)[10a], sie beträgt in der größten japanischen Serie beim *Mukosatyp* annähernd 100% gegenüber 83% beim *Submukosatyp*[22]. Sie ist am höchsten beim Typ IIC (91,1%), bei den übrigen Typen liegt sie zwischen 82,1 und 85,6%[36a]. Eine deutsche Übersicht von 1991 gibt nur 84% für den Mukosa- und 69% für den Submukosatyp an[39a]. Bei *LK- und Fernmetastasen* ist die Prognose deutlich schlechter[13, 19, 24, 29, 36]. Neuerdings schlagen japanische Autoren daher vor, die *Definition des Frühkarzinoms* auf die Fälle mit Mukosa- und Submukosa-Invasion, *jedoch ohne LK-Metastasen,* zu beschränken, da die Prognose der letzteren nicht günstiger sei als bei fortgeschrittenen Karzinomen[24].

Andere Autoren mit weit niedrigeren Fallzahlen bestreiten den Einfluß von LK-Metastasen auf die Prognose[17, 32]. Die hohe Metastasenfrequenz (19–28%) in diesen Fällen weist jedoch daraufhin, daß es sich schon um fortgeschrittene Tumorstadien handelte[10]. Für *kleine (bis 0,3 cm ⌀)* Frühkarzinome, speziell des *Typs I und IIA,* kann nur dann, wenn es sich um *solitäre Formen von Mukosatyp* und histologisch um *Adenokarzinome G1/G2* handelt, eine *eingeschränkte Therapie* (endoskopische Abtragung, lokale chirurgische Exzision) erwogen werden, falls das Operationsrisiko höher eingeschätzt wird als das Metastasierungsrisiko[47]. Japanische Autoren ziehen den Kreis für die endoskopische Mukosa-Resektion bereits weiter *(bis 1 cm und mehr ∅)*, sie fordern jedoch unbedingt eine gründliche *Aufarbeitung des Operationspräparates*[8a, 47a]. Auch *hochdifferenzierte* Adenokarzinome mit nur *minimaler Submukosa-Invasion* gelten als Kandidaten für eine endoskopische Therapie, wenn andere Risikofaktoren fehlen[36b]. Der *Grad der Tiefeninvasion* muß vorher durch *Endosonographie* ermittelt werden[17a]. Als weitere schonende Resektionsmethode wird die *laparoskopische Keilresektion* des betroffenen Magenabschnittes diskutiert[37b]. Schließlich ist die *photodynamische Therapie* von Magenfrühkarzinomen als eine offensichtlich wertvolle neue Bereicherung der therapeutischen Palette zu erwähnen.[16a] Inwieweit diese neuen Verfahren geeignet sind, in der Zukunft die bisher übliche *Gastrektomie mit LK-Dissektion*[8b, 24, 25, 28, 39a] zu ersetzen, kann bis heute noch nicht beantwortet werden. Das Restrisiko, daß bereits vorhandene LK-Metastasen in situ verbleiben, kann nicht sicher ausgeräumt werden. Von Ichikura et al.[23b] wurde neuerdings ein Score entwickelt, der das Risiko einer LK-Beteiligung mit einer Wahrscheinlichkeit von rund 75% vorhersagen läßt. In den Score gehen ein: der Tumortyp nach der japanischen Nomenklatur sowie der Grad der Lymphgefäßinvasion und die maximale Ausdehnung des Tumors in der Submukosa.

Die Überlebensrate ist bei *über 50jährigen* geringer als bei unter 50jährigen[19]. Bei *unter 30jährigen* ist sie gut (Fünfjahresüberlebensrate 100%)[33].

Ob die *Überexpression von p53* prognostisch verwertbar ist, wird widersprüchlich beantwortet[15, 23a, 37a]. Bei *Frühkarzinomen* mit eher *oberflächlicher Ausbreitung* (Durchmesser über 4 cm, Infiltration nur der Mukosa oder auch von Teilen der Submukosa) fanden sich im Vergleich zu *„penetrierenden" Formen* (Durchmesser unter 4 cm, breite Infiltration der Submukosa) seltener eine p53-Überexpression (16 vs. 43%) und ein Tumorrezidiv (7 vs. 16%) sowie ein längeres krankheitsfreies Intervall (2926 vs. 574 Tage)[37a].

Pathologisch-anatomische Untersuchung

- *Biopsiediagnostik:* Die Trefferquote liegt zwischen 55 und 98%[49], je nach der Erfahrung des Diagnostikers, der Zahl und Größe der Biopsiepartikel und der Qualität der pathologisch-anatomischen Bearbeitung. Es sollten wenigstens 6–10 Partikel gewonnen und bei ulzerösen Prozessen Proben sowohl vom Rand als auch vom Grund des Ulkus entnommen werden. Bei negativem histologischem Befund sind Kontrolluntersuchungen *zwingend erforderlich.*

> Es muß stets bedacht werden, daß eine im Verlauf festgestellte Abheilung des Ulkus auch bei Karzinomen vorkommt *(„maligner Zyklus")*[45] und nicht generelle Entwarnung bedeutet.

- *Untersuchung des Resektionsmagens* (ergänzt nach Elster[12]): Der *Chirurg* sollte den Magen entlang der großen Kurvatur (bzw. bei Tumorlokalisation in diesem Bereich) zirkulär am Tumor vorbei aufschneiden, in ausgebreitetem Zustand auf Pappe oder Styropor mit Glaskopfstecknadeln fixieren und (mit der Schleimhautseite nach unten) 2 Tage in 10%iges Formalin legen. Es empfiehlt sich, klinisch suspekte Areale (aufgrund des Endoskopiebefundes oder der makroskopischen Beurteilung des Resektates) zu markieren (farbiger Faden). Von vornherein sollte auch auf Mehrfachläsionen geachtet werden. Versand nach Abtropfen des Formalins in einem Plastikbeutel, der in einen gefütterten Umschlag gegeben wird. Fettgewebe und Lymphknoten nicht vorher abpräparieren! Getrennt entnommene zusätzliche Gewebsproben nach dem Entnahmeort beschriften und in getrennten Behältern einschicken. Falls die Klinik über ein eigenes Institut für Pathologie verfügt, kann die Fixierung dort erfolgen, nachdem der Magen vorher in der beschriebenen Weise präpariert und die verdächtigen Bezirke markiert wurden. Das Operationspräparat sollte dann so rasch wie möglich zur Fixierung und weiteren Bearbeitung an den Pathologen weitergereicht werden. Im *Institut für Pathologie* empfiehlt sich die Anfertigung einer Skizze. Alle makroskopisch verdächtigen Bezirke sind getrennt zu entnehmen und zu untersuchen. Auch bei nur *einem* makroskopisch erkennbaren Herd unbedingt Gewebsproben aus anderen Regionen entnehmen, v. a. aus den Prädilektionsstellen (s. Lokalisation). Resektionsränder und LK getrennt untersuchen.

Literatur

1.–6. Weiterführende Literatur (▷ S. 154)
7. Adachi Y, Mori M, Enjoji M, Sugimachi K (1993) Microvasculare architecture of early gastric carcinoma. Microvascular-histopathologic correlates. Cancer 72:32–36
8. Adachi Y, Mori M, Sugimachi K (1990) Persistence of mucosal gastric carcinomas for 8 and 6 years in two patients. Arch Pathol Lab Med 114:1046–1048
8a. Ashida K, Zanaka M, Ohshiba S (1995) Endoscopic surgery for early gastric cancer by endoscopic mucosa resection (EMR). Gan-To-Kagaku-Ryoho 22:196–201 (zit nach MEDLINE).
8b. Baba H, Maehara Y, Takeuchi H et al. (1995) Effect of lymph node dissection on the prognosis in patients with node-negative early gastric cancer. Surgery 117:165–169
9. Bearzi I, Ranaldi R (1986) Multifocal early gastric cancer: morphology and histogenesis. Pathol Res Pract 181.144–147
10. Eckardt V (1990) Reply. Gastroenterology 99:1541
10a. Echardt VF, Giessler W, Kanzler G et al. (1990) Clinical and morphological characteristics of early gastric cancer. A case-control study. Gastroenterology 98:708–714
11. Eckardt VF, Willems D, Kanzler G et al. (1984) Eighty-month persistence of poorly differentiated early gastric cancer. Gastroenterology 87:719–724

12. Elster K (1975) Morphologie und klinische Wertung des Magen-Frühkarzinoms. Dtsch Ärztebl 72:3033–3040
13. Endo M, Habu H (1990) Clinical studies of early gastric cancer. Hepato-gastroenterol 37:408–410
14. Evans DMD, Craven JL, Murphy F, Cleary BK (1978) Comparison of „early gastric cancer“ in Britain and Japan. Gut 19:1–9
15. Fonseca L, Yonemura Y, De Aretxabala X et al. (1994) p53 detection as a prognostic factor in early gastric cancer. Oncology 51:485–490
16. Fukuda T, Ohnishi Y, Nishimaki T et al. (1988) Early gastric cancer of the small cell type. Am J Gastroenterol 83:1176–1179
16a. Gossner L, Stolte M, Seitz G et al. (1995) mTHPC for photodynamic therapy of early gastric cancer. Gastroenterology (in press).
17. Green PHR, OToole KM, Slonim D, Wang T, Weg A (1988) Increasing incidence and excellent survival of patients with early gastric cancer: experience in a United States medical center. Am J Med 85:658–661
17a. Greenberg J, Durkin M, van Drunen A, Aranha GV (1994) Computed tomography or endospcopic ultrasonography in preoperative staging of gastric and esophageal tumors. Surgery 116:696–701
18. Grundmann E (1975) Histological types and possible initial stages in early gastric carcinoma. Beitr Pathol 154:256–280
19. Guadagni S, Reed PI, Johnston BJ et al. (1993) Early gastric cancer: follow-up after gastrectomy in 159 patients. Br J Surg 80:325–328
20. Hattori T (1986) Development of adenocarcinoma of the stomach. Cancer 57:1528–1534
21. Hirota T, Itabashi M, Suzuki K, Yoshida S (1980) Clinicopathologic study of minute and small early gastric cancer. Histogenesis of gastric cancer. Pathol Annu 15:1–19
22. Hirota T, Ming S-C (1992) Early gastric carcinoma. In: Ming S-C, Goldman H (eds) Pathology of the gastrointestinal tract. Saunders, Philadelphia London Toronto Montreal Sydney Tokyo, pp 570–582
23. Hisamichi S (1989) Screening for gastric cancer. World J Surg 13:31–37
23a. Hurlimann J, Saraga EP (1994) Expression of p53 protein in gastric carcinomas. Association with histologic type and prognosis. Am J Surg Pathol 18:1247–1253
23b. Ichikura T, Uefuji K, Tomimatsu S et al. (1995) Surgical strategy for patients with gastric carcinoma with submucosal invasion. A multivariate analysis. Cancer 76:935–940
24. Inoue K, Tobe T, Kan N et al. (1991) Problems in the definition and treatment of early gastric cancer. Br J Surg 78:818–821
25. Ichiyoshi Y, Toda T, Minamisono Y, Nagasaki S, Yykeishi Y, Sugimachi K (1990) Recurrence in early gastric cancer. Br J Surg 77:684–690
26. Kobori I, Machida T, Hosaka S et al. (1979) Kritische Untersuchung der Todesfälle bei rezidivierten Magenfrühcarcinomen. Langenbecks Arch Chir 348:167–175
27. Kodamo Y, Inokuchi K, Soejima K et al. (1983) Growth patterns and prognosis in early gastric carcinoma. Superficially spreading and penetrating growth types. Cancer 51:320–326
28. Korenaga D, Haraguchi M, Tsujitani S et al. (1986) Clinicopathological features of mucosal carcinoma of the stomach with lymph node metastasis in eleven patients. Br J Surg 73:431–433
29. Lawrence M, Shiu MH (1991) Early gastric cancer. Twenty-eight-year experience. Ann Surg 213:327–334
29a. Lazaratos S, Yoko S, Nobuhiro K et al. (1994) Endoscopic mucosal resection for the treatment of early gastric cancer. Hellenic J Gastroenterol 7:296–300
30. Miller AB (1989) Screening for cancer: state of the art and prospects for the future. World J Surg 13:79–83
31. Miller G, Kaufmann M (1975) Das Magenfrühkarzinom in Europa. 1170 Fälle aus den Jahren 1968-1973. Dtsch Med Wochenschr 100:1946–1949
32. Moreaux J, Bougaran J (1993) Early gastric cancer. A 25-year surgical experience. Ann Surg 217:347–355
33. Mori M, Sugimachi K, Ohiwa T et al. (1985) Early gastric carcinoma in Japanese patients under 30 years of age. Br J Surg 72:289–291
34. Mori M, Kitagawa S, Iida M et al. (1987) Early carcinoma of the gastric cardia. A clinicopathologic study of 21 cases. Cancer 59:1758–1766
35. Mori M, Adachi Y, Nakamura K et al. (1990) Advanced gastric carcinoma simulating early gastric carcinoma. Cancer 65:1033–1040
36. Murakami T (1979) Early cancer of the stomach. World J Surg 3:685–692
36a. Nakamura K, Ueyama T, Yao T (1992) Pathology and prognosis of gastric carcinoma. Findings in 10,000 patients who underwent primary gastrectomy. Cancer 70:1030–1037
36b. Nishida T, Tanaka S, Haruma K et al. (1995) Histologic grade and cellular proliferation at the deepest invasive portion correlate with the high malignancy of submucosal invasive gastric carcinoma. Oncology 52:340–346
37. Noguchi Y, Ohta H, Takagi K et al. (1985) Synchronous multiple early gastric carcinoma: a study of 178 cases. World J Surg 9:786–793
37a. Oiwa H, Maehara Y, Ohno S et al. (1995) Growth pattern and p53 overexpression in patients with early gastric cancer. Cancer 76 [Suppl]:1454–1459
37b. Ohgami M, Kcmai K, Otani Y et al. (1994) Laparoscopic wedge resection of the stomach for early gastric cancer using a lesion-lifting method. Dig Surg 11:64–67
38. Oya M, Yao T, Nagai E, Tsuneyoshi M (1995) Metastasizing transmucosal gastric carcinomas. Well differentiated type and proliferative activity using proliferative cell nuclear antigen and Ki-67. Cancer 75:926–935
39. Parsonnet J (1993) Helicobacter pylori and gastric cancer. Gastroenterol Clin North Am 22:89–104
39a. Rohde H, Stützer H, Bauer P et al. (1991) Das Magenfrühkarzinom im Vergleich zum fortgeschrittenen Magenkarzinom. Ergebnisse einer prospektiven Studie zur Diagnostik und Fünfjahresüberleben von 131 Patienten mit Magenfrühkarzinom (EGC) und 795 Patienten mit fortgeschrittenem Magenkarzinom (AGC). Langenbecks Arch Chir 376:16–22
40. Rokkas T, Filipe MI, Sladen GE (1991) Detection of an increased incidence of early gastric cancer in patients with intestinal metaplasia type III who are closely followed up. Gut 32:1110–1113
41. Sakuma A, Ouchi A, Sugawara T, Sato T (1985) Histologic infiltrating pattern of gastric microcarcinoma by means of serial sections. Cancer 55:1087–1092
42. Sano T, Okuyama Y, Kobori O et al. (1990) Early gastric cancer. Endoscopic diagnosis of depth of invasion. Dig Dis Sci 35:1340–1344
43. Sano T, Sasako M, Kinoshita T, Maruyama K (1993) Recurrence of early gastric cancer. Follow-up of 1475 patients and review of the Japanese literature. Cancer 72:3174–3178
44. Seifert E, Monreal A, Schulte F, Stolte M (1988) Das Frühkarzinom des Magens. Eine prospektive Studie an 63 Patienten. Med Klin 83:235–240
45. Shimizu S, Tada M, Kawai K (1995) Early gastric cancer: its surveillance and natural course. Endoscopy 27:27–31
46. Shousha S, Parkins RA (1987) Multicentric early adenocarcinoma involving stomach and duodenum. Arch Pathol Lab Med 111:875–876
47. Stolte M, Schott R, Altendorf-Hofmann A (1990) Magenfrühkarzinom vom Typ I oder IIa. Vergleichende Untersuchung zur Prognose nach eingeschränkter oder radikaler Therapie. Leber Magen Darm 20:281–288
47a. Takechi K, Mihara M, Saito Y et al. (1992) A modified technique for endoscopic mucosal resection of small early gastric carcinomas. Endoscopy 24:215–217
47b. Takehoshi T, Baba Y, Ota H et al. (1994) Endoscopic resection of early gastric carcinoma: results of a retrospective analysis of 308 cases. Endoscopy 26:352–358
48. Taki K, Kuwabara N (1981) Studies on histogenesis of the gastric carcinoma using minute cancers. Pathol Res Pract 172:176–190

49. Tanaka H, Fukumoto S, Okita E et al. (1973) Bioptische Diagnostik des Magenfrühkarzinoms. Leber Magen Darm 3:69–72
50. Tsukuma H, Mishima T, Oshima A (1983) Prospective study of „early" gastric cancer. Int J Cancer 31:421–426
51. Yamashina M (1986) A variant of early gastric carcinoma. Histologic and histochemical studies of early signet ring cell carcinomas discovered beneath preserved surface epithelium. Cancer 58:1333–1339

Karzinom im operierten Magen

Definition. In der Regel wird das Karzinom im operierten Magen wie folgt definiert:

- Auftreten nach *Erstoperation wegen einer gutartigen Magenerkrankung*, gewöhnlich eines Magenulkus,
- *Erstoperation vor 5 oder mehr Jahren*, damit die Entstehung aus einem okkulten Karzinom zum Zeitpunkt der Erstoperation ausgeschlossen werden kann.

Gelegentlich werden auch Karzinome einbezogen, die nach *Erstoperation wegen eines Magenkarzinoms* auftraten[14]. Dies sollte jedoch unterbleiben, da selbst bei Intervallen von 5 und mehr Jahren ein schon bei der Erstoperation vorhandenes Karzinom nicht ausgeschlossen werden kann. Dieser Verdacht liegt schon deswegen nahe, weil die Häufigkeit des Karzinoms im operierten Magen nach Voroperation *wegen eines Karzinoms* in den darauffolgenden Jahren kontinuierlich abnimmt, während sie nach Erstoperation *wegen gutartiger Magenprozesse* bis zum 20. postoperativen Jahr progredient ansteigt[14].

Die alleinige Gastroenterostomie als operativer Eingriff ist heute nicht mehr üblich. Dennoch kann der Begriff „Karzinom im operierten Magen" nicht ohne weiteres mit dem Begriff „Magenstumpfkarzinom" gleichgesetzt werden, weil auch nach anderen Operationen, z. B. nach der Vagotomie, das Karzinomrisiko erhöht zu sein scheint[10].

In der Regel wird das Zweitkarzinom *10–30*[21, 30] *(8,7–60)*[16, 30] Jahre nach der Erstoperation entdeckt. Das Invervall verkürzt sich mit zunehmendem Lebensalter bei der Erstoperation[31].

Das *männliche Geschlecht* überwiegt im Verhältnis von 8–36:1,[9, 21] worin sich wohl hauptsächlich die bei Männern häufigere Magenresektion wegen eines Ulkus widerspiegelt.

Risiko eines Karzinoms im operierten Magen

Seit langem wird diskutiert, ob das Karzinom im operierten Magen überhaupt eine Operationsfolge darstellt oder andere Ursachen hat bzw. – falls es auf die Erstoperation zurückzuführen ist – wie hoch das Risiko einzuschätzen ist. Bis heute werden diese Fragen kontrovers diskutiert, wobei die unterschiedlichen Auffassungen zu einem großen Teil darauf beruhen, daß den zugrundeliegenden statistischen Erhebungen methodische Mängel anhaften[7a].

Eine Reihe neuerer Studien läßt jedoch kaum noch begründete Zweifel daran, daß zwischen Erstoperation und Karzinomentstehung ein mehr als zeitlicher, d. h. auch ein *kausaler, Zusammenhang* besteht. Nimmt man alle Fälle zusammen, ohne Rücksicht auf die Besonderheiten des Einzelfalles (Art der Erstoperation, Anlaß zur Erstoperation, Alter und Geschlecht der Patienten etc.), so wird das *Risiko, nach 20–30 Jahren ein Karzinom im operierten Magen zu entwikkeln, mit etwa 2–5,5 : 1 beziffert*[10, 18, 19, 28-30]. Der Nachweis einer *mäßigen* und vor allem einer *schweren Dysplasie im Magenstumpf* zeigt ein *hohes Karzinomrisiko* an und erfordert eine sorgfältige endoskopisch-bioptische Kontrolle[27].

Die Diskussion darüber, ob Patienten mit einer Voroperation wegen eines *Magenulkus* im Vergleich zu Patienten mit einem *Duodenalulkus* ein höheres und schon in den ersten 20 Jahren post operationem manifestes Karzinomrisiko haben[7a, 10, 14] oder nicht[21, 31] und ob die *Art des operativen Eingriffes* das Risiko beeinflußt[10, 29] oder nicht[22, 31], ist nicht abgeschlossen. Es scheint so, als seien Frauen nach einer Billroth-II-Operation bzw. nach Vagotomie wegen eines Duodenalulkus besonders gefährdet[10].

In wenigen Arbeiten wird über *maligne Non-Hodgkin-Lymphome im Magenstumpf* berichtet[13a, 15a, 18, 25a]. Das Risiko, im Magenstumpf ein NHL zu entwickeln, ist jedoch offenbar nicht erhöht[18].

Ätiologie, Pathogenese. Die auf zahlreiche tierexperimentelle Untersuchungen gestützte Ansicht[15, 17, 19], ein *Reflux von Galle bzw. von Pankreassaft* löse das Karzinom im operierten Magen aus, läßt sich nicht ohne weiteres auf den Menschen übertragen; die Bedeutung des Refluxes für das Magenstumpfkarzinom des Menschen ist noch nicht bewiesen. Möglicherweise entstehen aus den *refluierten Gallensäuren* durch bakterielle Dekonjugation Kokarzinogene[19]. Andere Befunde an der Ratte sprechen für eine Bedeutung eher des *refluierten Pankreassaftes* als der Galle[17, 17a]. Tierexperimentelle Befunde an der Ratte deuten darauf hin, daß nicht nur der duodenogastrale Reflux, sondern vor allem auch die *Denervation der Magenschleimhaut* einen wichtigen kausalen Faktor darstellt. Dabei nimmt die Bildung von PAS-positivem neutralem Muzin ab und die Bildung von PAS-Alcianblau-positivem saurem Muzin zu, ein Hinweis auf die *Zunahme unreifer Zellen*[13b]. Weiterhin wird diskutiert, daß das *Epstein-Barr-Virus* die Karzinogenese im Restmagen begünstigen könnte[17b] (▷ S. 335).

Beim *Screening magenresezierter Patienten* 15–46 Jahre nach der Erstoperation fanden sich im Anastomosenbereich häufig folgende *Veränderungen: chronische aktive Gastritis* (72%), *zystische Drüsenerweiterung* (54%), *foveoläre Hyperplasie* (49%), *Atrophie* (45%) und *intestinale Metaplasie* (35%), ferner leichte und mäßige *Dysplasien* (zusammen 11,2%). 2–3 Jahre später ergab eine 2. Screeninguntersuchung vor allem eine Zunahme der intestinalen Metaplasie (auf 48%) und der foveolären Hyperplasie sowie der zystischen Drüsenerweiterung (auf jeweils 56%). Zu diesem Zeitpunkt hatte die Dysplasierate auf 21,3% zugenommen, darunter erstmals 1,1% schwere Dysplasien. Zusätzlich fanden sich bei der 1. Untersuchung 7 und bei der 2. 3 weitere Magenstumpfkarzinome. Von den 5 Patienten mit schwerer Dysplasie entwickelten 2 bei weiterem Follow-up ein Karzinom[20]. Auch eine andere Studie ergab eine starke Häufung intestinaler Metaplasien in den Resektionsmägen, jedoch nur selten eine IM vom Typ III[8].

Für die *Früherkennung von Magenstumpfkarzinomen*, die bei der schlechten Prognose dieses Tumors für die Patienten *lebensentscheidend* ist, ergeben sich folgende Forderungen:

- Entnahme von mindestens 6–8 Gewebsproben aus der Anastomose, da einzelne der aufgeführten Veränderungen nur *fokal* vorkommen und nicht jedes Frühkarzinom *makroskopisch* erkennbar ist [20,26].
- Besonderes Augenmerk ist erforderlich bei *schwerer Dysplasie* und bei der *Kombination aus Atrophie, intestinaler Metaplasie, Drüsenzysten und foveolärer Hyperplasie*[20]. In diesen Fällen ist eine engmaschige Kontrolle erforderlich, die sich nicht an den sonst üblichen Zeitintervallen orientiert (s. unten).

Lokalisation, Morphologie. Die Karzinome im operierten Magen bevorzugen die *Anastomosenregion* (33–75%)[11, 12, 25] (Abb. 3.47b), kommen aber auch im *übrigen Magen* (Korpus, Fundus, Kardia) vor. Falls die Erstoperation wegen eines Karzinoms erfolgte, verkehrt sich das Verhältnis in sein Gegenteil: 17% im Anastomosenbereich, 83% im übrigen Magen. Nach Furukawa et al.[12] ist dies zusammen mit dem häufigeren Vorkommen hochdifferenzierter Adenokarzinome ein Hinweis auf die *metachrone* Karzinomentstehung in solchen Mägen, verglichen mit der durch die *Magenresektion* hervorgerufenen Karzinomentstehung nach Erstoperation wegen benigner Erkrankungen[12]. *Multiple* Karzinome im Magenstumpf sind *extrem selten.* In einem Fall wurden *3 Frühkarzinome* (Typ I + IIc, IIa und IIc) beschrieben.[17b]

Makroskopisch überwiegen die Borrmann-Typen III und II (ulzeriertes Karzinom[25]), nach Heidl et al. die Typen I und II[13]. Der Tumordurchmesser liegt meist unter 4 cm[14]. Bei den Frühkarzinomen dominieren die Typen I und II[22]. Die *Histologie* unterscheidet sich nicht von derjenigen des üblichen Magenkarzinoms. Ob der *intestinale*[11, 21, 22, 23, 25] oder *diffuse Typ*[12, 13, 21] nach Laurén vorherrscht, wird unterschiedlich angegeben. Verteilungsunterschiede gegenüber dem gewöhnlichen Magenkarzinom fehlen jedoch oder sind nur gering[11, 21]. Sonderfall: Reines Plattenepithelkarzinom in einem Magenstumpf[21a, 24].

Verlauf, Prognose. Jenseits des Stadiums des Frühkarzinoms hat das Magenstumpfkarzinom eine *schlechte Prognose*. Im *Stadium T1 N0 und T1 N1* läßt sich eine 100%ige Heilung erzielen[22, 23, 25]. In den *fortgeschrittenen Stadien* liegt die Fünfjahresüberlebensrate zwischen 0 und 48%[11, 14, 21, 25, 30, 32] (meist unter 10%)[30], abhängig u. a. vom Tumorstadium und vom Lebensalter (bessere Werte bei jüngeren Patienten). Als Therapie der Wahl gilt heute die *totale Gastrektomie* mit LK-Dissektion[26].

Zur Früherkennung des Karzinoms im operierten Magen empfiehlt sich die endoskopisch-bioptische Kontrolle ab dem 15. Jahr post operationem (nach Erstoperation wegen eines Magenulkus schon früher?) bzw. ab dem 50. Lj. in Abständen von jeweils 1–3 Jahren[7a, 11, 20, 21, 29, 32]. Bei suspekten histologischen Befunden (s. oben) sind die Zeitintervalle zwischen den Gastroskopien zu verkürzen[20].

Im Hinblick auf die moderne Ulkustherapie und den damit verbundenen Rückgang der ulkusbedingten Magenresektion ist in den nächsten 20–30 Jahren damit zu rechnen, daß das Magenstumpfkarzinom erheblich an Häufigkeit abnimmt[19].

Literatur

1.–6. Weiterführende Literatur (▷ S. 154)
7. Arlt G, Schumpelick V (1989) Magenstumpfkarzinom. Leber Magen Darm 19:164–167
8. Bedossa P, Lemaigre G, Martin ED (1987) Histochemical study of mucosubstances in carcinoma of the gastric remnant. Cancer 60:2224–2227
9. Bogomoletz WV, Potet F, Barge J et al. (1985) Pathological features and mucin histochemistry of primary gastric stump carcinoma associated with gastritis cystica polyposa. A study of six cases. Am J Surg Pathol 9:401–410
10. Caygill CPJ, Hill MJ, Kirkham JS, Northfield TC (1986) Mortality from gastric cancer following gastric surgery for peptic ulcer. Lancet I:929–931
11. Coenen C, Börsch G, Reitemeyer E et al. (1986) Das Karzinom im operierten Magen. Eine retrospektive Studie. Med Klin 81:414–418
12. Furukawa H, Iwanaga T, Hiratsuka M et al. (1993) Gastric remnant cancer as a metachronous multiple lesion. Br J Surg 80:54–56
13. Heidl G, Stratmann M, Langhans P et al. (1988) Unterschiede zwischen dem Magenkarzinom und dem Magenstumpfkarzinom. Verh Dtsch Ges Pathol 72:456
13a. Honda K, Watanabe F, Nomizu T et al. (1994) Non-Hodgkin's lymphoma in the gastric stump developing 9 years after

a distal gastrectomy for a peptic ulcer: a case report and review of the literature. Surg Today 24:815–818

13b. Kaminishi M, Shimizu N, Shiomoyama S et al. (1995) Etiology of gastric remnant cancer with special reference to the effects of denervation on the gastric mucosa. Cancer 75:1490–1496

14. Kidokoro T, Hayashida Y, Urabe M (1985) Long-term surgical results of carcinoma of the gastric remnant: a statistical analysis of 613 patients from 98 institutions. World J Surg 9:966–971

15. Kuwahara A, Saito T, Kobayashi M (1989) Bile acids promote carcinogenesis in the remnant stomach of rats. J Cancer Res Clin Oncol 115:423–428

15a. Libson E, Dravid VS, Wechsler RJ, Bloom RA (1994) Gastric stump lymphoma. Leuk Lymphoma 15:357–360

16. Luukkonen P, Kalima T, Kivilaakso E (1990) Decreased risk of gastric stump carcinoma after partial gastrectomy supplemented with bile diversion. Hepatogastroenterology 37:392–394

17. Mason R, Filipe I (1990) The aetiology of gastric stump carcinoma in the rat. Scand J Gastroenterol 25:961–965

17a. Mason RC, Taylor PR, Filipe MI, McColl I (1988) Pancreaticoduodenal secretions and the genesis of gastric stump carcinoma in the rat. Gut 29:830–834

17b. Matsuda I, Konno H, Maruo Y et al. (1995) A case of triple early cancer in the remnant stomach. Am J Gastroenterol 90:1016–1018

18. Melato M, Laurino L (1990) Gastric stump: a malignancy promoter? Am J Surg Pathol 14:596–597

19. Northfield TC, Hall CN (1990) Carcinoma of the gastric stump: risks and pathogenesis. Gut 31:1217–1219

20. Offerhaus GJA, vd Stadt J, Huibregtse K et al. (1989) The mucosa of the gastric remnant harboring malignancy. Histologic findings in the biopsy specimens of 504 asymptomatic patients 15 to 46 years after partial gastrectomy with emphasis on nonmalignant lesions. Cancer 64:698–703

21. Ovaska JT, Havia TV, Kujari HP (1986) Retrospective analysis of gastric stump carcinoma patients treated during 1946–1981. Acta Chir Scand 152:199–204

21a. Piper MH, Ross JM, Bever FN et al. (1991) Primary squamous cell carcinoma of a gastric remnant. Am J Gastroenterol 86:1080–1082

22. Pointner R, Schwab G, Königsrainer A et al. (1988) Early cancer of the gastric remnant. Gut 29:298–301

23. Pointner R, Schwab G, Königsrainer A et al. (1989) Gastric stump cancer: etiopathological and clinical aspects. Endoscopy 2:115–119

24. Ruck P, Wehrmann M, Campbell M et al. (1989) Squamous cell carcinoma of the gastric stump. A case report and review of the literature. Am J Surg Pathol 13:317–324

25. Sasako M, Maruyama K, Kinoshita T, Okabayashi K (1991) Surgical treatment of carcinoma of the gastric stump. Br J Surg 78:822–824

25a. Sebagh M, Fléjou J-F, Potet F (1995) Lymphoma of the gastric stump. Report of two cases and review of the literature. J Clin Gastroenterol 20:147–150

26. Staël v Holstein C, Eriksson S, Hammar E (1991) Role of reresection in early gastric stump carcinoma. Br J Surg 78:1238–1241

27. Staël v. Holstein C, Hammar E, Eriksson S, Huldt B (1993) Clinical significance of dysplasia in gastric remnant biopsy specimens. Cancer 72:1532–1535

28. Stalnikowicz R, Benbassat J (1990) Risk of gastric cancer after gastric surgery for benign disorders. Arch Intern Med 150:2022–2026

29. Toftgaard C (1989) Gastric cancer after peptic ulcer surgery. A historic prospective cohort investigation. Ann Surg 210:159–164

30. Viste A, Bjørnestad E, Opheim P et al. (1986) Risk of carcinoma following gastric operations for benign disease. A historical cohort study of 3470 patients. Lancet II:502–505

31. Viste A, Eide GE, Glattre E, Søreide O (1986) Cancer of the gastric stump: analyses of 819 patients and comparison with other stomach cancer patients. World J Surg 10:454–461

32. Zuerlein N, Denzler T, Schenken JR (1985) Cancer arising in the gastric stump. Occurrence following resection for benign peptic ulcer disease. Arch Pathol Lab Med 109:958–960

Sekundäre Magentumoren (Metastasen im Magen)

(ICD-O M-8010/6)

0,7–1,7% aller malignen Tumoren metastasieren in die Magenwand, am häufigsten das *Mammakarzinom*, das *maligne Melanom* (Abb. 3.78) und das *Magenkarzinom*[7, 9a, 10, 13, 14a, 17, 19, 20]. Unter 144 Fällen mit Metastasen im Magen war das Mammakarzinom 63mal, das maligne Melanom 57mal und das Bronchialkarzinom 24mal vertreten[18]. In einer anderen Statistik über 67 Fälle führte das Bronchialkarzinom mit 35 Fällen (55%)[14]. Beim Bronchialkarzinom überwiegen als Primärtumoren die Plattenepithel- und großzelligen Karzinome. Beim Mammakarzinom kann eine derartig diffuse Infiltration der Magenwand zustande kommen, daß das

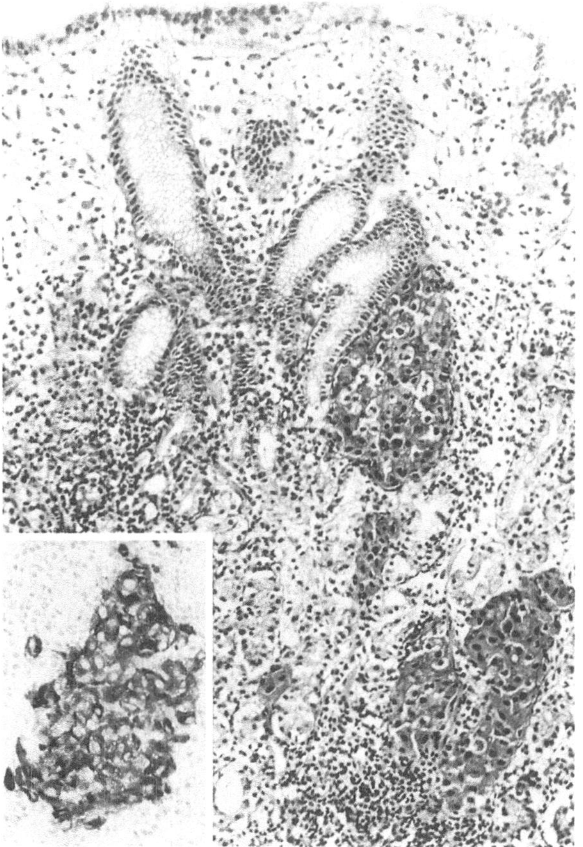

Abb. 3.78. Metastasen eines malignen Melanoms im Magen. Mehrere kleine Tumorzellherde in der Schleimhaut. **a** H.E. 140 ×. *Inset* Immunhistochemischer Nachweis von HMB-45 350 ×

Bild einer *Linitis plastica* entsteht[11]. Beim malignen Melanom bestehen keine Beziehungen zwischen dem Sitz des Primärtumors und der gastrointestinalen Metastasierung[11]. Dieser Tumor metastasiert im Magendarmtrakt am häufigsten in den Dünndarm (Verhältnis Magen:Dünndarm etwa 1:2–1:12)[11, 15, 16, 22]. Die Melanomzellen müssen u. a. von Lymphomzellen abgegrenzt werden[8]. Dies geschieht ggf. immunhistochemisch (HMB-45, Protein S-100, LCA, B- und T-Zellmarker).

Das *Ösophaguskarzinom* metastasiert gelegentlich (1,7% in einer Endoskopie- und 2,9% in einer Autopsieserie aus Japan[21]) in den Magen.

Zu den Tumoren, die seltener in den Magendarmtrakt metastasieren, gehören u. a. Urogenitalkarzinome, z. B. das *Nierenkarzinom* und das *Choriokarzinom*. Für die Metastasen dieser beiden Tumoren sind gastrointestinale Blutungen typisch[9, 12, 18]. Ferner wurden Magenmetastasen von Pankreas-, Ösophagus-, Kolon- und Leberkarzinomen beschrieben[14, 21]. *Makroskopisch* (endoskopisch) zeigen die Magenmetastasen in aller Regel „vulkanähnliche" Ulzera bzw. Tumorknoten mit einem „Krebsnabel" und aufgeworfenen Rändern[14].

Literatur

1.–6. Weiterführende Literatur (▷ S. 154)
7. Antler AS, Ough Y, Pitchumoni CS et al. (1982) Gastrointestinal metastases from malignant tumors of the lung. Cancer 49:170–172
8. Attanoos R, Griffiths DFR (1992) Metastatic small cell melanoma to the stomach mimicking primary gastric lymphoma. Histopathology 21:173–175
9. Bartenstein O, Schulz P (1988) Magenblutung – Leitsymptom eines metastasierenden Choriokarzinoms. Med Klin 83:473–474
9a. Brunner R, Böhm E, Brunner E, Fürst M (1991) Metastasen im Magen und Duodenum: Häufigkeit, Ursprung und mögliche Pathogenese bei 17322 Biopsien und 200 Obduktionen. Verh Dtsch Ges Pathol 75:527
10. Daugs J, Brandes J (1975) Melanoblastom-Metastasen der Magenschleimhaut. Gastroskopische Beobachtungen. Leber Magen Darm 5:100–102
11. Dirschmid K, Scheiden R, Stoß F (1988) Metastatische Linitis plastica des Magens. Med Klin 83:71–73
12. Eskreis D, Zinberg J, Manzione NC, Jones J (1988) Metastatic chorio-carcinoma to the stomach presenting as hematemesis. Dig Dis Sci 33:247–250
13. Fraser-Moodie A, Hughes RG, Jones SM et al. (1976) Malignant melanoma metastases to the alimentary tract. Gut 17:206–209
14. Green LK (1990) Hematogenous metastases to the stomach. A review of 67 cases. Cancer 65:1596–1600
14a. Ihde JK, Coit DG (1991) Melanoma metastatic to stomach, small bowel, or colon. Am J Surg 162:208–211
15. Khadra MH, Thompson JF, Milton GW, McCarthy WH (1990) The justification for surgical treatment of metastatic melanoma of the gastrointestinal tract. Surg Gynecol Obstet 171:413–416
16. Klaase JM, Kroon BBR (1990) Surgery for melanoma metastatic to the gastrointestinal tract. Br J Surg 77:60–61
17. Klein MS, Sherlock P (1972) Gastric and colonic metastases from breast cancer. Dig Dis Sci 17:881–886
18. Madeya S, Börsch G (1990) Der Gastrointestinaltrakt als Metastasensitz. Med Welt 41:729–734
19. Menuck LS, Amberg JR (1975) Metastatic disease involving the stomach. Dig Dis Sci 20:903–913
20. Meyer-Burg J, Treichel J, Ziegler U (1973) Gastrointestinal metastasis of a malignant melanoma. Endoscopy 5:160–161
21. Saito T, Iizuka T, Kato H, Watanabe H (1985) Esophageal carcinoma metastatic to the stomach. A clinicopathologic study of 35 cases. Cancer 56:2235–2241
22. Schmid A, Schmidt HG, König HJ, Riemann JF (1986) Gastrointestinale Melanommetastasen bei unbekanntem Primärtumor. Med Klin 81:623–624

Maligne Lymphome des Gastrointestinaltrakts

P. Möller

Weiterführende Literatur

1. Harris NL, Jaffe ES, Stein H et al. (1994) A revised European-American classification of lymphoid neoplasms: A proposal from the International Lymphoma Study Group. Blood 84:1361–1392
2. Isaacson PG, Norton JN (1994) Extranodal lymphomas. Churchill Livingstone, Edinburgh London Madrid
3. Orga PL, Mestecky J, Lamm ME et al. (Hrsg) (1994) Handbook of mucosal immunology. Academie Press, San Diego New York Boston
4. Sleisenger MH, Fordtran JS (Hrsg) (1993) Gastrointestinal disease, 5th edn. Saunders, Philadelphia London Toronto

Definition. Prinzipiell ist der *sekundäre Befall* des Magendarmtrakts in Rahmen einer nodalen und/oder leukämischen Lymphomerkrankung zu trennen von der *Primärmanifestation eines Lymphoms* in der Magen- und/oder Darmschleimhaut.

Der *sekundäre Befall* des Gastrointestinaltrakts bedeutet definitionsgemäß ein Stadium IV der Lymphomerkrankung und hat in Abhängigkeit vom Lymphomtyp eine sehr ungünstige Prognose. Ganz anders ist die Prognose des *primären* Magen-Darm-Lymphoms. Falls keine Immundefekterkrankung zugrunde liegt, haben gastrale B-Zell-Lymphome mit Ausnahme des Burkitt-Lymphoms *generell eine günstige Prognose*. Die Prognose des seltenen gastralen T-Zell-Lymphoms ist, wie bei T-Zell-Lymphomen allgemein, wohl deutlich schlechter. Auch im Darm ist die Prognose der T-Lymphome generell ungünstiger als die der B-Lymphome. Insofern sollte in jedem Fall die Linien-Zugehörigkeit des Lymphoms immunhistologisch bestimmt werden.

In der klinischen Literatur besteht derzeit weitgehender Konsens darüber, daß der Patient mit *primärem* gastrointestinalem Lymphom von einer primär chirurgischen Therapie profitiert[8,21,22,86,90]. Bei einem *Sekundärbefall* ist eine chirurgische Intervention dagegen im allgemeinen nicht indiziert.

Epidemiologie

Etwa 20–35% aller Non-Hodgkin-Lymphome entstehen *primär extranodal*, und von diesen wiederum ca. *30–40% im Gastrointestinaltrakt*[6, 114]. Es gibt offenbar erhebliche *geographische* und *ethnische Unterschiede* in der Inzidenz. Epidemiologisch relevant wird auch die Lymphomgenese im immunkompromittierten Patienten, etwa bei angeborenen Defektimmunopathien[56], besonders aber unter Immunsuppression, nach Transplantation und AIDS-assoziiert[12, 27, 78]. Diese *immundefektassoziierten Lymphome* zeichnet jeweils eine *hohe extranodale* wie auch gastrointestinale *Primärmanifestationsrate* aus[26, 43, 103]. *In der westlichen Welt sind derzeit ca. 12% der Non-Hodgkin-Lymphome primäre gastrointestinale Lymphome* (7% Magen, 4,5% Darm, 0,5% beide Lokalisationen)[7].

- *Magen*: Im Hinblick auf die Inzidenz ist das primäre Magenlymphom eine *seltene* Erkrankung. Einer US-amerikanischen Krebsstatistik aus dem Jahr 1985 zufolge sind etwa 7,1 Fälle pro 1 Mio. Einwohner und Jahr zu erwarten. Dies entspricht einer neueren dänischcn Statistik ($0{,}71/10^5$)[7]. In westlichen Ländern ist aber in den letzten Jahren eine *Inzidenzzunahme des primären Magenlymphoms* beobachtet worden[15, 36, 94, 114]. Die Ursache dafür ist derzeit nicht klar erkennbar: es werden *Asbestexposition*[91] und *Herbizidexposition* [2,4-Dichlorphenoxyacetat (2,4-D), Agent-Orange (dioxinhaltig)] diskutiert[57, 72, 112]. Kürzlich wurde auf die hohe Prävalenz eines begleitenden *H.-pylori-Befalls* der Magenschleimhaut bei primären Magenlymphom hingewiesen (s. unten), wobei die Inzidenz sowohl des Helicobacterbefalls als auch des Magenlymphoms in der untersuchten Region (Nordostitalien) vergleichsweise hoch waren[15]. *Primäre* maligne Magenlymphome treten *meist jenseits des 5. Lebensjahrzehnts* auf und haben ihren Häufigkeitsgipfel im *7. Dezenium*. *Männer* erkranken schätzungsweise *1,5mal häufiger als Frauen. Immundefektassoziierte Lymphome* entwickeln sich entsprechend der Manifestation der Grundkrankheit *u. U. sehr viel früher*.
- *Darm:* Die *jährliche Inzidenz* von *Darmlymphomen* liegt bei $0{,}5/10^5$, wobei Männer häufiger erkranken. Im Magen sind niedrigmaligne Lymphome häufiger als im Darm (38% vs. 19%)[7].

Konzepte zur formalen Pathogenese der primären Magen-Darm-Lymphome

Die unbestreitbare Tatsache des Vorkommens primär organbezogener Lymphome spiegelt sehr wahrscheinlich die *Ortsgebundenheit der zellulären Immunantwort* wider. Sowohl die physiologische B-Zellantwort als auch die physiologische T-Zellreaktion unterliegen der Kontrolle des T-Zellsystems. Die regulatorische Funktion der T-Zellen geschieht entweder über einen *direkten Zell-Zell-Kontakt* oder über *Zytokine*, die aufgrund der geringen Konzentration, in der sie vom Immunzellen sezerniert werden, nur über eine kurze Diffusionsstrecke hinweg wirksam sind. Der prinzipiell notwendige, aber sehr unwahrscheinliche Fall des Zusammentreffens einer antigenspezifischen T- oder B-Effektorzelle mit der sie kontrollierenden T-Zelle wird durch die Fähigkeit der Immunzellen realisiert, spezifische Mikromilieus zu erkennen, dort einzuwandern und dort sessil zu werden. Diese Funktionen werden aktuell als *„Homing"* bezeichnet. Momentan glauben viele, daß es *organgebundene Subsysteme im Immunsystem* gibt. Eines davon sei das *„mukosaassoziierte Immunsystem"* oder das *„mukosaassoziierte lymphatische Gewebe" (kurz MALT*, für „mucosa-associated lymphoid tissue").

Dieses Konzept beinhaltet die Annahme eines Organ- oder gewebespezifischen Homings. Es wurden sogar *organspezifische Homingrezeptoren auf Lymphozyten* beschrieben, die mit organspezifischen Liganden (den sog. *Adressinen*) auf dem Venolendothel des entsprechenden Mikromilieus interagieren sollen. Als Kandidaten für solch ein spezifisches Homing gelten auf der Lymphozytenseite derzeit LFA-1(CD11a/CD18), VLA-4 (CD49d/CD29), CD44 und L-Selektin (CD62L)[96]. Eigene immunhistologische Erfahrungen mit derzeit verfügbaren Antikörpern gegen diese Moleküle waren eher ernüchternd. Bezüglich der *Expression dieser Moleküle auf B-Lymphozyten* zeigte sich nämlich, daß sie *nicht organotypisch, sondern reifungs- bzw. differenzierungsabhängig* vorhanden oder nicht vorhanden sind. So ließen sich mit Hilfe dieser und anderer Adhäsionsrezeptoren extranodale Lymphome nicht von nodalen Lymphomen unterscheiden[17, 68, 69, 70].

Neueste *funktionelle Studien* ergeben kein einheitliches Bild. Während einige Arbeitsgruppen organspezifisches Homing beobachten und mit Antikörpern gegen die oben genannten Moleküle (bzw. deren Mausanaloga) inhibieren konnten[55], zeigen In-vivo-Zellverteilungsstudien keinen erkennbaren Organotropismus[9, 89, 106]. Die Frage, ob es organspezifische Erkennungsmoleküle gibt, muß derzeit offenbleiben, obwohl z. B. der spezifische und sehr selektive Thymotropismus unreifer T-Zellen eigentlich nicht anders erklärbar ist. Es ist insofern immer noch denkbar, daß es unter den Homingrezeptoren und deren Liganden organ- oder gewebsspezifische Isoformen gibt, die wir mit den derzeit vorhandenen Antikörpern als solche nicht diskriminieren können. So erweist sich z. B. CD44 nicht, wie anfangs gedacht, als ein einziges Molekül, sondern als eine sehr komplexe Molekülfamilie[28]. Alternativ könnte man die Ortsgebundenheit der Immunreaktion weitgehend über das Antigen erklären, ist doch das Antigen bekanntermaßen der eigentliche Auslöser

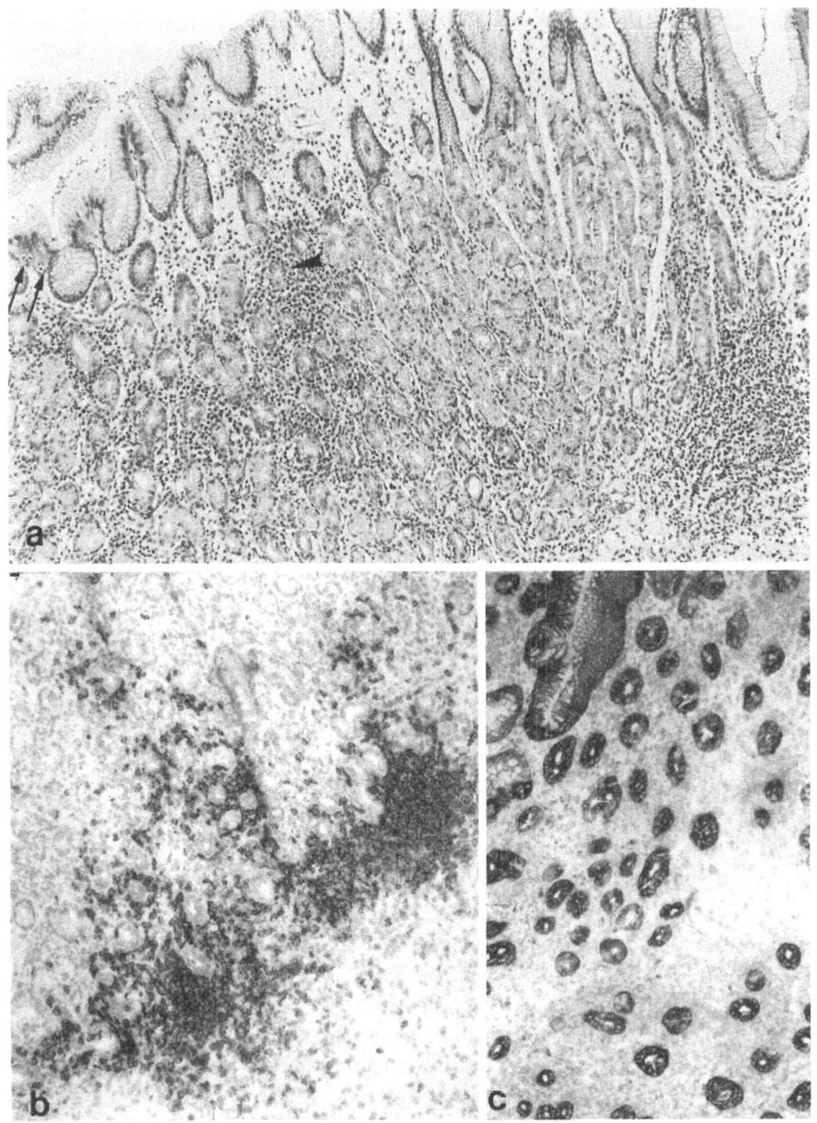

Abb. 3.79 a–c. a Chronische interstitielle, fraglich pharmakogene Gastritis bei einer älteren, dauerhospitalisierten Frau (Grundkrankheit: agitierte Depression). Das entzündliche Infiltrat ist rein lymphozytär. Es kommen vermehrt intraepitheliale (T-)Lymphozyten vor (*Pfeile*), und es sind sehr selten lymphoepitheliale Läsionen nachweisbar (*Pfeilspitze*); beides sind keine für ein Lymphom pathognomonische Aspekte. H.E. **b** Die Immunhistologie zeigte, daß das interstitielle Infiltrat aus T- und B-Lymphozyten besteht; abgebildet ist das B-Zell-spezifische CD 20-Antigen. Aminoäthlycarbazol/H. Eine Immunglobulin-Leichtkettenrestriktion bestand in diesem Fall nicht. **c** In der selektiven immunhistologischen Hervorhebung des Epithels (z. B. mit dem gegen das epithelspezifische Antigen Egp 34 gerichteten monoklonalen Antikörper HEA 125) kann das Ausmaß der (im speziellen Fall sehr geringen) Drüsendestruktion am besten beurteilt werden. Aminoäthlycarbazol/H. (Vergr. **a–c**: 76 : 1)

Tabelle 3.31. Klassifikation der MALT-Lymphome. (Nach Isaacson et al.[50])

B-Zell-Lymphome
Niedrigmalignes B-Zell-Lymphom des MALT
Hochmalignes B-Zell-Lymphom des MALT, mit oder ohne niedrigmaligne(r) Komponente
Mediterranes Lymphom (immunoproliferative Dünndarmerkrankung, IPSID), niedrigmaligne, Mischtyp: niedrig- und hochmaligne, hochmaligne
Lymphomatöse Polypose (Mantelzell-Lymphom) des Gastrointestinums
Burkitt-(ähnliches) Lymphom
Andere Typen von niedrig- und hochmalignen Lymphomen, die nodalen Lymphomtypen entsprechen

T-Zell-Lymphome
Enteropathieassoziiertes T-Zell-Lymphom (EATCL)
Andere, nicht-enteropathieassoziierte Typen

der Immunreaktion und der damit verbundenen Zellproliferation. Antigenstimulierte Lymphome zeigen Änderungen in ihrem Adhäsionsrezeptorprofil, was zur Zell-Zell- und/oder Zell-Matrix-Adhäsion führt[81]. Andererseits ist gezeigt worden, daß das *Endothel epitheloider Venolen Antigen prozessieren und präsentieren kann*[60]. Die Antigenabhängigkeit der Zellproliferation ist auch bei einigen Non-Hodgkin-Lymphomen noch vorhanden[113], evtl. gibt es (besonders bei Lymphomen niedrigen Malignitätsgrades ?!) eine (rudimentäre) T-Zell-Abhängigkeit[42, 111].

Tumorklassifikation

Aus gutem Grund sieht die derzeitig gültige WHO-Klassifikation der Tumoren bewußt *keine Kodierung der gastrointestinalen Lymphomen* i. S. einer ICD-O- oder SNOMED-Verschlüsselung vor[52]. Die Klassifikation der malignen Lymphome befindet sich immer noch in stetigem Umbruch.

Die gegenwärtig attraktivste Einteilung primär gastrointestinaler Lymphome wurde von *P.G. Isaacson* und *D.H. Wright* konzipiert und besonders von P.G. Isaacson et al. in zahlreichen Publikationen substantiiert[45, 50]. Mit dieser Klassifikation wird ein Fortschritt erzielt durch die Abwendung von der rein morphologisch orientierten Klassifizierung zu einer *komplexen Betrachtungsweise, die morphologische, immunologische und klinische Aspekte vereinigt.* So werden im Kern Krankheitsbilder beschrieben, die als solche tatsächlich erkennbar sind, wie z. B. die lymphomatoide Polypose des Gastrointestinums, das mediterrane B-Zell-Lymphom und das enteropathieassoziierte T-Zell-Lymphom (Tabelle 3.31). Was die B-Zellneoplasien betrifft, ist das mittlerweile sog. MALT-Konzept auch auf andere Organe ausgedehnt worden[32, 44, 50, 83].

Als allen diesen Lymphomen gemeinsam wird die *zentrozytoide Morphologie der Tumorzellen* und das *Auftreten lymphoepithelialer Läsionen* angesehen (Abb. 3.79). Kritisch muß allerdings angemerkt werden, daß die sog. zentrozytoide Lymphomzelle nicht pathognomonisch für MALT-B-Lymphome ist. *Morphologisch* und *immunologisch* gib es *weitgehende phänotypische Übereinstimmungen* mit den *neoplastischen Zellen des nodalen monozytoiden B-Zell-Lymphoms*[76, 95, 98], des sog. *Marginalzonenlymphoms der Milz*, des sog. *„Milzlymphoms mit zirkulierenden villösen Lymphozyten“*[51,61] und der *Haarzell-Leukämie*[101].

Immunologisch sind dies Lymphome, die den *Differenzierungsgrad extrafollikulärer B-Zellen* aufweisen[33, 65]. Immunhistologisch und molekularbiologisch kann darüber hinaus gezeigt werden, daß es z. B. zentroblastisch/zentrozytische Lymphome auch primär im Magen-Darm-Trakt gibt[62, 100, 104]. Dies schließt die o. g. Klassifikation zwar nicht aus, wird aber von Isaacson, obwohl auch er einen Fall eines Magenlymphoms mit der für follikuläre zentroblastisch/zentrozytische Lymphome typischen t(14;18)-Translokation beschrieben hat[14], wie auch von Wright angezweifelt[13, 79].

Der o. a. Situation scheint die neue sog. *„Revised European-American Lymphoma (REAL) Classification“*[34] Rechnung tragen zu wollen, indem sie die Einteilung in *primär nodale* und *primär extranodale Lymphome aufgibt* und das niedrigmaligne B-Zell-Lymphom des MALT unter dem *Marginalzonenlymphom* subsumiert.

Die differentialdiagnostische Grundproblematik

Differentialdiagnostische Probleme bestehen an beiden Enden des Spektrums: Es ist einerseits im Einzelfall sehr schwierig, *am Biopsiepräparat* eine *ausgeprägte reaktive lymphozytäre Infiltration* mit begleitendem Schleimhautumbau von einem *niedriggradig malignen, organoid strukturierten mukosaassoziierten Non-Hodgkin-Lymphom* zu unterscheiden (Abb. 3.80). Andererseits sind *extrem anaplastische, hochmaligne Tumoren* leicht als solche zu identifizieren, müssen aber sicherheitshalber zusätzlich immunhistologisch bezüglich ihrer *Linienzugehörigkeit* charakterisiert werden.

- B-Zell-Lymphome sind mit hoher Verläßlichkeit *CD20(L26)-positiv* und darum gut immunhistologisch definierbar.
- Intestinale T-Zell-Lymphome sind *mehrheitlich CD3-positiv*[74], können aber auch CD3-negativ sein, was die definitive immunhistologische Diagnose am Paraffinschnitt problematisch und eine DNA-Analytik zum Nachweis des Antigenrezeptorgenrearrangements notwendig macht.
- Schließlich gibt es offenbar ganz selten *Non-B/Non-T-Lymphome im Dünndarm*, die aufgrund der Expression histiozytenassoziierter Marker wie Lysozym, S-100 Protein und CD68 als *echte histiozytäre Lymphome* bezeichnet wurden[63, 64].

Stadieneinteilung

Den Besonderheiten der Tumorbiologie des primären Magenlymphoms versuchen die vorgeschlagenen Stadieneinteilungen gerecht zu werden. Die Einteilung nach Radaszkiewicz et al.[87] adaptiert die alte Ann-Arbor-Klassifikation (Tabelle 3.32). Der Einteilungsvorschlag nach Shimodaira et al.[97] übernimmt das TNM-Konzept (Tabelle 3.33).

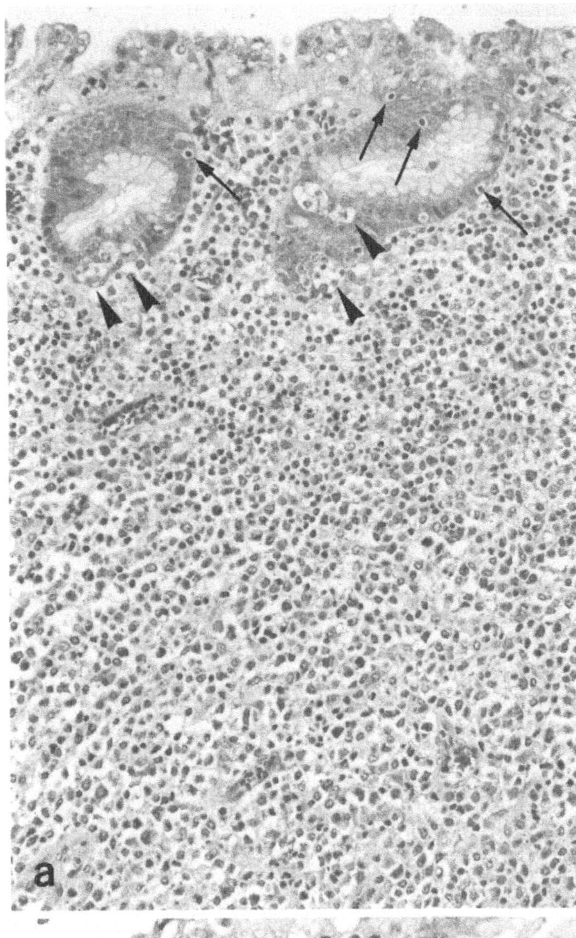

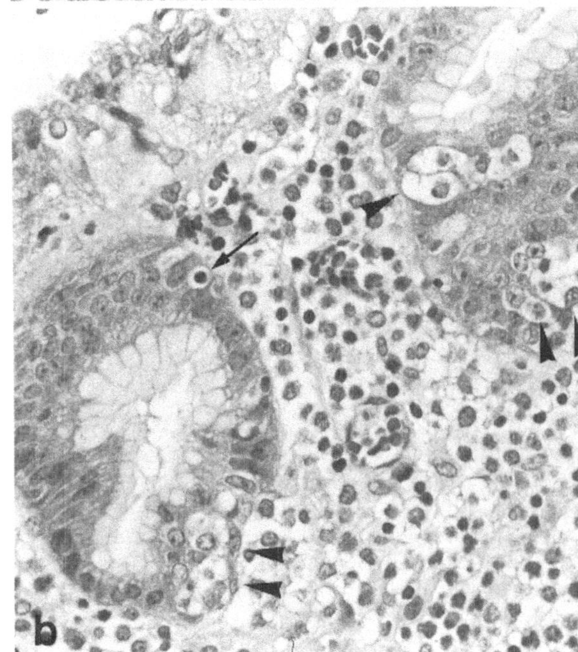

Abb. 3.80 a, b. Niedrigmalignes mukosaassoziiertes Magenlymphom vom B-Zell-Typ. **a** Die Lamina propria ist in diffuser Weise von kleinen bis mittelgroßen, zentrozytoiden Lymphomzellen besiedelt. Es zeigen sich ausgeprägte, typische lymphoepitheliale Läsionen (*Pfeilspitzen*). Diese dürfen nicht verwechselt werden mit intraepithelialen T-Zellen (*Pfeile*). H.E. (Vergr. 152:1). **b** Lymphoepitheliale Läsionen (*Pfeilspitzen*) bestehen aus Gruppen heller, relativ zytoplasmareicher B-Zellen, die das enterale Epithel verdrängen, was bis zur foveolären, glandulären resp. Krypten-Destruktion führen kann. Intraepitheliale T-Zellen (*Pfeile*), liegen immer singulär im Epithelverband. H.E. (Vergr. 304:1)

Tabelle 3.32. Stadieneinteilung der gastrointestinalen NHL. (Nach Radaszkiewicz et al. [87])

E I	Begrenzter Befall einer oder mehrerer gastrointestinaler Lokalisation(en), ohne Lymphknotenbeteiligung, auf eine Seite des Zwerchfells beschränkt
	$E\,I_1$ Mukosa und Submukosa
	$E\,I_2$ Jenseits der Submukosa
E II	E I + Lymphknotenbeteiligung; jegliche Infiltrationstiefe im Bereich der Darmwand
	$E\,II_1$ Infiltration regionärer Lymphknoten
	$E\,II_2$ Extraregionärer Lymphknotenbefall
E III	Befall des GI-Trakts und/oder Lymphknotenbefall auf beiden Seiten des Zwerchfells
E IV	Gastrointestinale lymphomatöse Tumormasse (Bulk) mit/ohne Lymphknotenbeteiligung, mit/ohne allgemeine(r) oder ausgedehnte(r) Dissemination

Zusatzfaktor „risk“ für das Stadium $E\,I_2$: Tumor > 5 cm; Serosapenetration; Multilokalität

Tabelle 3.33. Vorschlag zur Stadieneinteilung der primären Magenlymphome. (Nach Shimodaira et al. [97])

pT 1:	Invasion der Lamina propria oder der Submukosa
pT 2:	Invasion der Tunica muscularis propria
pT 3:	Invasion der Subserosa
pT 4:	Penetration der Serosa ohne Invasion benachbarter Strukturen
pT 5:	Invasion benachbarter Strukturen
pN 0:	Kein Lymphknotenbefall
pN 1:	Befall perigastraler Lymphknoten innerhalb eines 3-cm-Radius um den Tumor
pN 2:	Ausgedehnterer perigastraler Lymphknotenbefall und Befall der Lymphknoten entlang der A. gastrica sin., der A. hepatica comm., der A. lienalis oder des Truncus coeliacus
pN 3:	Befall der hepatoduodenalen und paraortalen Lymphknoten und/oder anderer intraabdominaler Lymphknoten
pN 4:	Befall extraabdominaler Lymphknoten
pM 0:	Keine Fernmetastasierung
pM 1:	Fernmetastasierung

Maligne Lymphome des Magens

Ätiologie und Pathogenese

Helicobacter-pylori-Gastritis. Für das primäre Magenlymphom gibt es sich verdichtende Hinweise, daß H. pylori, ein gramnegatives, spiralförmiges, mikroaerophiles Bakterium [19], und insofern die *H.-*

pylori-assoziierte Gastritis[18], das *Erkrankungsrisiko erhöht*[107]. Unbestritten ist, daß der Befall der Magenschleimhaut durch H. pylori mit dem Entstehen von Lymphfollikeln in der Lamina propria einhergeht[20]. Es ist gezeigt worden, daß dabei eine lokale Immunreaktion gegen H. pylori erfolgt und mit hoher Frequenz *spezifische Antikörper* entstehen[82]. Dabei entstehen möglicherweise wegen kreuzreagierenden Epitopen auf dem Erreger und auf Magenepithelien *Autoantikörper*[75].

- *Indirekte, epidemiologische Daten* legten einen Zusammenhang der Entstehung des primären B-Zell-Lymphoms des Magens mit einem Helicobacterbefall nahe[15]. Eine große (n = 230593!) retrospektive Fallkontrollstudie konnte zeigen, daß 33 Patienten mit primärem Magenlymphom, die in dem Beobachtungszeitraum von 14 Jahren identifiziert wurden, *häufiger eine serologisch nachgewiesene, anamnestische H.-pylori-Infektion* hatten als die „Matched-pairs"-Kontrollgruppe[83].
- *Direktere Hinweise* sind folgende Befunde: 1. *Immunglobulin von neoplastischen B-Lymphozyten aus einem Magenlymphom reagierte mit H. pylori*[24]. 2. In-vitro-Kulturen, bestehend aus *B-Lymphomzellen* und reaktiven intraläsionalen T-Lymphozyten von 3 Fällen von niedrigmalignem primärem Magenlymphom reagierten auf *Zugabe von H. pylori mit Proliferation und Interleukin-2-Sekretion*[40]. Dabei erwies sich diese Reaktion als T-Zell-restringiert. Die Tumorzellen dieser Fälle reagieren mit Aktivierung und Proliferation auf antiidiotypische Antikörper[41]. Beide Beobachtungen lassen den indirekten Schluß zu, daß diese *Tumoren von H. pylori als Antigen und von T-Zellhilfe abhängig* waren. 3. Unter einer gegen H. pylori gerichteten *Antibiotikatherapie* kam es zu kasuistisch dokumentierter *Tumorregression*[105, 108].
  Eine evtl. Helicobacter-inszenierte Autoimmunpathogenese des Magenlymphoms wird durch die Detektion von in situ an Magenzellen gebundenem Tumorimmunglobulin über antidiotypische Antikörper nahegelegt[39].
  Die relativ häufige Beobachtung von sekundär hochmalignen Lymphomen mit Resten von niedriggradig malignen Tumoranteilen legt die Vermutung nahe, daß es im Lauf der Zeit zu einer *progressiven Malignisierung* kommen kann.

Epstein-Barr-Virus. Indessen entstehen die stets *hochmalignen immundefektassoziierten B-Lymphome* des Magens ex nihilo, wobei dem *Epstein-Barr-Virus die zentrale ätiologische Rolle zukommt*[10, 11, 29, 53, 71].

Für das *seltene gastrale T-Zell-Lymphom*[110] gibt es derzeit *kein begründbares pathogenetisches Konzept.*

Klinik

Die klinischen Symptome, die aus *Bauchschmerzen, Nausea, Emesis* und *Gewichtsverlust* bestehen können, unterscheiden sich in keinem Aspekt von der Symptomatik des Magenkarzinoms. Auch *röntgenologisch-endoskopisch* bzw. *makroskopisch* gibt es keine verläßlichen morphologischen Charakteristika des Lymphoms. Primäre Magenlymphome tendieren wie andere extranodale-Lymphome dazu, *lange stationär* zu wachsen und später wie solide Tumoren in *lokoregionale Lymphknoten zu „metastasieren"*[84]. Gelegentlich kommt es zu einem *distanten Befall eines anderen Organes* mit konstitutivem oder erworbenem MALT. Es wurde aber auch kasuistisch die Generalisation eines primären gastralen B-Zell-Lymphoms mit *leukämischem Phänotyp* mitgeteilt[25]. Zur Häufigkeit einer frühen oder späten Generalisierung besonders von niedrigmalignen Magenlymphomen (z. B. i. S. eines Marginalzonenlymphoms mit Milzbefall etc.) gibt es derzeit keine verläßlichen Angaben.

Morphologie

Makroskopie, Lokalisation

Das Magenlymphom kann sowohl das Bild der Gastritis wie auch das eines Karzinoms imitieren. *Magenlymphome* sind indessen *häufig polytop* oder *wachsen flächenhaft,* können aber auch *polypös gestaltet* sein und *exulzerieren.* Große Tumormassen und diffuses, organübergreifendes infiltratives Wachstum werden fast nur bei hochmalignen Magenlymphomen beobachtet. *Korpus* und *Antrum* sind etwa gleich häufig involviert; es können aber alle anderen Magenregionen betroffen sein, wobei *Pylorus* und *Kardia* deutlich seltener als Tumorzentrum imponieren[7].

Histologische Differentialdiagnose

> *Niedriggradig maligne mukosaassoziierte B-Zell-Lymphome* nehmen im allgemeinen einen sehr langsamen Verlauf. Zum Zeitpunkt der Operation befinden sich noch über 90% der Tumoren in einem frühen, potentiell kurativ operierbaren Stadium[16]. Dies impliziert, daß *im Zweifelsfall eine reaktive Natur des lymphomverdächtigen Infiltrats unterstellt und abgewartet* werden sollte.

Das Konzept eines *„early gastric lymphoma"* ist, obgleich es fraglos ein auf Mukosa und Submukosa beschränktes Frühstadium bei mukosaassoziierten Lymphomen gibt, aus ärztlicher Sicht zu riskant, um in der Primärdiagnostik argumentativ vertreten werden zu können, es sei denn, man verfügte über eindeutige molekularbiologische oder molekulargenetische Argumente für Klonalität und/oder neo-

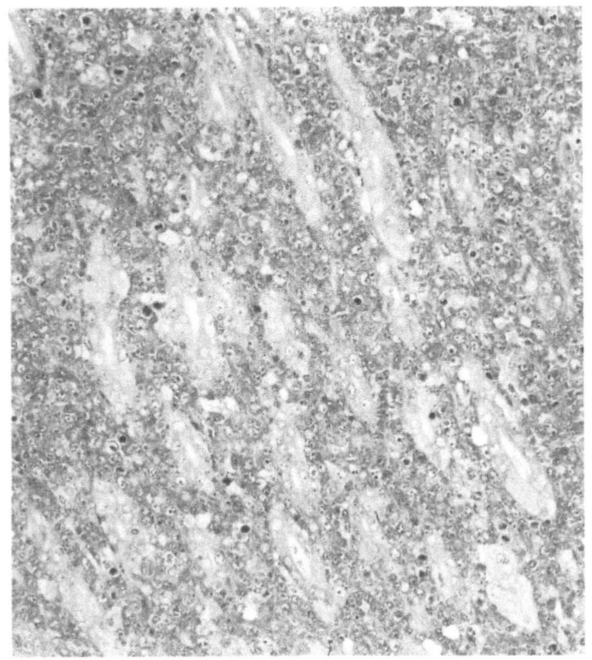

Abb. 3.81. Hochmalignes, großzelliges, CD 20-positives B-Zell-Lymphom bei einem AIDS-Patienten. Die AIDS-assoziierten B-Lymphome sind wie andere immundefektassoziierten Lymphome häufig, so auch das hier abgebildete, partiell immunoblastisch differenziert. Giemsa (Vergr. 152:1)

plastische Transformation. Ebenso ist der *Begriff „Pseudolymphom" problematisch,* reflektiert er doch lediglich die Unsicherheit des Diagnostikers angesichts einer histomorphologisch ambivalenten Situation.

> Wie auch Isaacson u. Norton[46] betonen, gibt es eine *morphologische Überlappung von extremer lymphoider Hyperplasie* (z. B. im Rahmen eines chronischen Ulcus pepticum) und einer *chronischen follikulären, Helicobacter-assoziierten Gastritis einerseits* und einem *niedrigmalignen B-Zell-Lymphom des Magens andererseits.* In diesem Zusammenhang ist beachtenswert, daß die sog. *lymphoepitheliale Läsion*[80] (s. unten) nicht mit Malignität des lymphoidzelligen Infiltrats gleichzusetzen ist, da sie *auch in Extremformen der Entzündung* beobachtet werden kann.

Auch dürfen große *intraepitheliale, helle Lymphozyten* (Abb. 3.24) nicht a priori als malignitätsverdächtig eingeschätzt werden, da diese Zellen – T-Lymphozyten im übrigen! – stark vermehrt bei der sog. *lymphozytären Gastritis*[30, 31] vorkommen (Abb. 3.24 und S. 217).

Histologie distinkter Lymphomformen im Magen

Niedrigmalignes B-Zell-Lymphom des MALT

- Dieses Lymphom zeigt ein *organoides,* in der Übersicht *an reaktives MALT erinnerndes* Muster. Die prävalierende *Lymphomzelle* ist *klein bis mittelgroß, zentrozytoid bis monozytoid,* okkupiert die Lamina propria und umgibt die Follikel, die häufig noch intakt erscheinen und gelegentlich durch Lymphomzellen „kolonisiert" werden.
- In der *Lamina propria* kann eine *reife Plasmazellsubpopulation* auftreten, die immunhistologisch die gleiche Leichtkettenrestriktion aufweist und somit *zum Lymphom gehört („plasmazelluläre Differenzierung").* Die Zugehörigkeit der Keimzentrumszellen ist innerhalb der Läsion in diesem Zusammenhang umstritten.
- *Lymphoepitheliale Läsionen* sind regelmäßig nachweisbar. Sie bestehen aus *kleinen Lymphomzellgruppen, die Magendrüsen invadieren und zerstören.*
- Häufig ist die Magenmukosa i. S. eines fortgeschrittenen *Schleimhautumbaus* (Drüsenatrophie, intestinale Metaplasie) umgestaltet, gelegentlich kommen *intraepitheliale (T-)Lymphozyten* gehäuft vor, und *Erosionen/Ulzerationen* sind häufig.
- Bei *perigastralem Lymphknotenbefall* sind die extrafollikulären Areale der B-Regionen neoplastisch besiedelt.
- *Immunhistologisch* exprimieren die zentrozytoiden/monozytoiden Lymphomzellen *CD20* und *Oberflächen-Ig* (IgM > IgG, IgA) sowie im typischen Fall *schwach CD11c* und *stark CD39.*

Hochmalignes B-Zell-Lymphom des MALT, mit oder ohne niedrigmaligne Komponente

- Im Falle einer *koexistenten niedrigmalignen Komponente* ist diese wie oben beschrieben gestaltet. Die *hochmaligne Komponente* wächst meist aggressiver und flächendeckend und ist zytomorphologisch sehr variabel (Abb. 3.81). Die Zellen können *zentrozytisch-anaplastisch, monozytoid, groß, atypisch* und *hell* oder *zentroblastisch* oder selten auch *plasmoblastisch* sein.
- *Lymphoepitheliale Läsionen* findet man in der hochmalignen Komponente kaum. Dafür sind komplette *erosive* und *ulzeröse Epitheldefekte* die Regel.
  Immunhistologisch fehlt nicht selten die Immunglobulinexpression. *CD20 ist* aber ein *stabiles Antigen* und belegt im Zweifelsfall die B-Zellnatur der Neoplasie.

Lymphomatöse Polypose (Mantelzell-Lymphom) des Gastrointestinums

Die lymphomatöse Polypose des Gastrointestinums ist eine *seltene Manifestationsform* des in Lymphknoten beschriebenen Mantelzell-Lymphoms des Lymphknotens (früher: zentrozytisches Lymphom).

- *Makroskopisch* wird die Krankheit der Bezeichnung Polyposis gerecht, indem sie der *adenomatösen Polyposis durchaus ähnelt.* Der Magen ist in ca. der Hälfte der Fälle mitbetroffen[58].
- Der Tumor zeigt auch in der Polyposisvariante die für das Mantelzellymphom typische *homogene Zytologie* aus *kleinen zentrozytoiden Zellen,* die kleine kugelrunde Nester bilden oder sich um restierende Keimzentren exzentrisch in der Lamina propria ausbreiten und dadurch zur Polypenbildung führen.
- *Lymphoepitheliale Läsionen* sind zwar beschrieben[58], gehören indessen nicht zum typischen Bild.

Immunhistologisch exprimieren die Zellen Mantelzellmarker wie *CD5, IgM* und *IgD* in Abwesenheit von Keimzentrumsmarkern wie CD10 und CD38.

Burkitt-(ähnliches) Lymphom

Das gastrointestinale Burkitt-(ähnliche) Lymphom ist seinem Typ entsprechend auch in dieser Primärlokalisation ein *hochaggressiver, schnellwachsender* und *zu Komplikationen* führender Tumor. Das histologische Erscheinungsbild und der Immunphänotyp [CD10+, IgM+, Vimentin- (Möller et al.[67], CD10+] entsprechen denen im Lymphknoten. Die autochthonen *Strukturen des Magens oder Darms werden verdrängt und destruiert;* typische Muster sind dabei nicht beschrieben.

Andere Typen von niedrig- und hochmalignen B-Lymphomen, die nodalen Lymphomtypen entsprechen

- Das *zentroblastisch-zentrozytische Lymphom* kommt durchaus im Magen vor, allerdings nicht so häufig, wie es vor der o. a. Beschreibung des niedriggradig malignen B-Zell-Lymphoms des Magens auf dem Hintergrund der Kiel-Klassifikation diagnostiziert wurde. Es hat dabei alle morphologischen, immunphänotypischen und sogar molekulargenetischen Merkmale dieses Lymphomtyps[62, 100].
- Bei retrospektiver Analyse müssen wohl alle ehemals als solche diagnostizierten *lymphoplasmozytoiden Immunozytome* des Magens *umklassifiziert* werden. Sie werden aktuell als *niedrigmalige Magenlymphome des B-Zelltyps* bezeichnet.
- Sehr selten, dann aber recht typisch gestaltet, ist das *primäre Plasmozytom des Magens.* Ein Fall der eigenen Beobachtung[66] manifestierte sich als singulärer großer, in das Magenlumen prolabierender, apikal ulzerierter *Magenpolyp.*
- Unter den *immundefektassoziierten,* durchweg *hochmalignen Magenlymphomen* sind neben dem *Burkitt-ähnlichen Lymphom* auch *immunoblastische, plasmoblastische, großzellig-anaplastische* (evtl. auch CD30-positive), auch *sarkomatoide Varianten,* in der Regel aber *(CD20-positive) B-Zelltumoren* zu erwarten.
- Eine Besonderheit der zugrundeliegenden Defektimmunopathie ist im *lymphoproliferativen Syndrom* zu sehen. Dabei handelt es sich um ein Mononucleosis-infectiosa-ähnliches, foudroyantes Krankheitsbild einer *poly- oder oligoklonalen, Epstein-Barr-Virus-induzierten, lymphoblastoiden B-Zellreaktion und -vermehrung*[54]. Die Histologie dieser Läsionen ist sehr bunt und wird auch als *„polymorphe immunoblastische Lymphoproliferation“* bezeichnet[46].

Gastrales T-Zell-Lymphom

Primäre T-Zell-Lymphome sind eine *Rarität.* Die von Moubayed et al.[73] mitgeteilten beiden Fälle waren CD2+, CD4+; der Fall von Homma et al.[38] war lediglich als CD20-, CD43+ charakterisierbar. Hey et al.[37] berichten von 2 CD3+ großzellig-anaplastischen primären Magenlymphomen. Der hier abgebildete Tumor (Abb. 3.82) ist einer von 2 Fällen der eigenen Beobachtung. Zwei weitere, gut dokumentierte und den eigenen Fällen sehr ähnliche gastrale T-Zell-Lymphome wurden von Yatabe et al.[110] mitgeteilt. Wichtig ist bei der Seltenheit der *immunhistologische Ausschluß eines B-Zell-Lymphoms* ($CD19^-$, $CD20^-$, $CD22^-$, Ig^-) und *der immunhistologische Nachweis von T-Zelleigenschaften der neoplastischen Zellen,* wie der *Nachweis von mindestens einem der folgenden Moleküle: CD3, CD2, CD4, CD7, CD8.* Die CD4-Expression allein kann nicht anerkannt werden, da auch andere Zellen, vornehmlich Histiozyten, aber auch B-Lymphozyten, $CD4^+$ sein können.

Auf einem immunologisch gesicherten T-Zellphänotyp kann die Histologie wie folgt beschrieben werden: *Mittelgroße bis große Lymphomzellen mit relativ hellem, breitem Zytoplasmasaum,* mit *sehr polymorphen, entrundeten, „knotigen“ Kernen.* Das Infiltratmuster ist *diffus;* die Schleimhaut ist flächenhaft *ulzeriert.* Zwischen den Lymphomzellen sind *eosinophile Granulozyten* häufig. Das vaskuläre Endothel ist prominent bzw. stellenweise eindeutig epitheloid transformiert. Die Adventitia und die Media größerer Gefäße sind stellenweise lymphomatös zersiedelt *(„Angiodestruktion“).*

Maligne Lymphome des Intestinums

Ätiologie und Pathogenese

- Die *Entstehungsursache* der *sporadischen,* lokale Tumoren bildenden *niedrig- und hochmalignen B-Zell-Lymphome des Darmes* ist derzeit unklar. Außer der *Immundefizienz* sind auch keine prädisponierenden Faktoren bekannt.

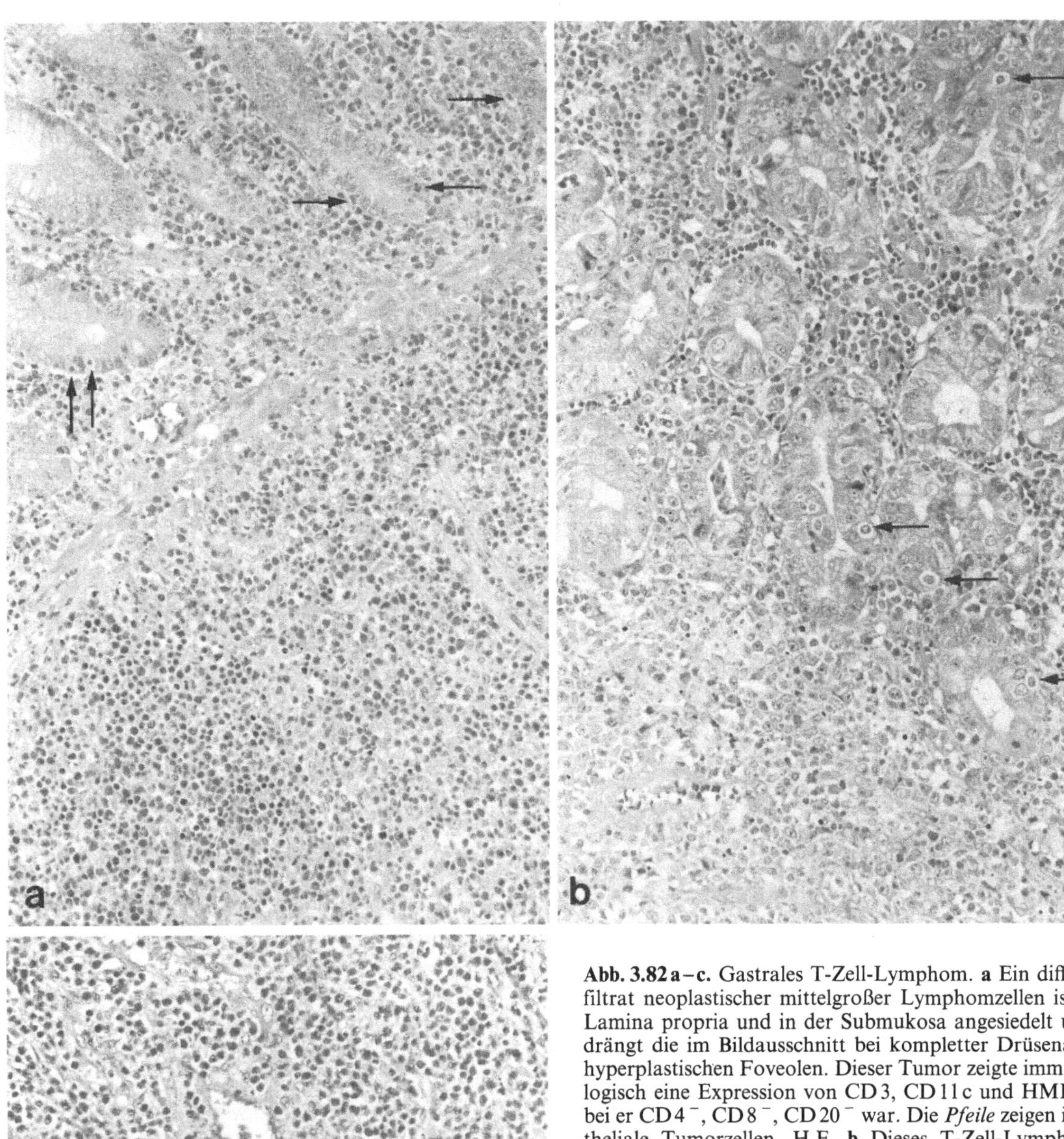

Abb. 3.82 a–c. Gastrales T-Zell-Lymphom. **a** Ein diffuses Infiltrat neoplastischer mittelgroßer Lymphomzellen ist in der Lamina propria und in der Submukosa angesiedelt und verdrängt die im Bildausschnitt bei kompletter Drüsenatrophie hyperplastischen Foveolen. Dieser Tumor zeigte immunhistologisch eine Expression von CD 3, CD 11 c und HML-1, wobei er CD 4$^-$, CD 8$^-$, CD 20$^-$ war. Die *Pfeile* zeigen intraepitheliale Tumorzellen. H.E. **b** Dieses T-Zell-Lymphom des Magens besteht aus mittelgroßen bis großen Lymphomzellen, die einen ausgeprägten Epitheliotropismus aufweisen. Die *Pfeile* markieren einige repräsentative intraepitheliale Tumorzellen. Dieses Lymphom war CD 3$^+$, CD 4$^+$, CD 8$^-$, CD 11 c$^+$, HML-1$^+$, CD 20$^-$. H.E. **c** In beiden Fällen ist ein angioaggressives Infiltratmuster auffällig. H.E. (Vergr. **a–c**: 152:1)

- Eine Ausnahme ist die *immunproliferative Dünndarmerkrankung*. Sie ist eine *progressive, neoplastische B-Zellerkrankung*, die dadurch charakterisiert ist, daß die Plasmazellen der L. propria ein *abnormes IgA* produzieren, das lediglich aus deletierten α1-Ketten besteht[85]. Im Frühstadium kann eine Remission durch Tetrazykline erreicht werden[88], was dafür spricht, daß die klonogene Zelle zu dieser Zeit noch von einem mikrobiellen Antigen abhängig ist. Die Entstehung klinisch und histologisch apparenter Lymphome ist die Regel und stellt eine *progressive Malignisierung* des primären malignen Klons dar[99]. Histologisch bestehen lt. Isaacson *erhebliche Entsprechungen zwischen diesem „mediterranen" Lymphomtyp und den gastrointestinalen Lymphomen der „westlichen" Länder.*
- Eine statistische Assoziation von Dickdarmlymphomen und chronisch-entzündlichen Darmerkrankungen wurde vorgebracht[23], die *idiopathischen Enterokolitiden* gelten aber *nicht als starke Risikofaktoren.* In der Weltliteratur sind derzeit

weniger als 70 Fälle von Colitis-ulcerosa- oder M.Crohn-assoziierten, sekundären Darmlymphomen mitgeteilt.

- Anders das *enteropathieassoziierte intestinale T-Zell-Lymphom:* Dieser früher *„maligne Histiozytose des Intestinums"* genannte Lymphomtyp hat lt. aktueller Datenlage einen pathogenetischen Bezug zur *glutensensitiven Enteropathie*[35, 49, 74, 102]. Etwa 2/3 der Patienten mit intestinalem T-Zell-Lymphom hatten eine Zöliakie in der Anamnese; die Latenz zwischen Malabsorptionsbeginn und Lymphomausbruch wird mit bis zu 34 Jahren (Median 7,3 Jahre) angegeben[102].

Klinik und Lokalisation

Dünndarmlymphome werden meist über die Symptomatologie der *Obstruktion* klinisch apparent, während das *Dickdarmlymphom,* das hinsichtlich der Häufigkeitsverteilung der Lokalisation im Kolon dem Kolonkarzinom ähnelt[7], häufiger durch *Hämatochezie* auffällig wird. Bei *Dünndarmlymphomen* ist die *singuläre segmentale Läsion* (evtl. mit freier Perforation) charakteristisch. Bei den *„enterokolitisassoziierten" Lymphomen* sei eine Kolokalisation der Tumoren mit den jeweiligen Schwerpunkten der Entzündung auffällig[5]. Die *immunproliferative Dünndarmerkrankung* beginnt mit einem Malabsorptionssyndrom im jugendlichen Erwachsenenalter. Die in ihrer intestinal limitierten Form seltene *lymphomatöse Polypose* befällt den gesamten Magen-Darm-Trakt (Polypendurchmesser 0,3–2,5 cm), soll aber den Schwerpunkt der Tumorbildung um die Ileozökalklappe haben. Meläna ist dabei ein häufiges Initialsymptom[48, 77].

Das *intestinale T-Zell-Lymphom* zeigt sich entweder als „late onset celiac disease"[109] oder als Exazerbation einer schon lange bekannten, diätetisch schlecht beherrschten, evtl. mit Dermatitis herpetiformis einhergehenden Zöliakie. Die Zöliakie ist aber weder eine unabdingbare Voraussetzung noch ein starker Risikofaktor im Hinblick auf dieses Lymphom. So hat etwa 1/3 der Patienten eine diesbezüglich leere Anamnese. *Gelegentlich verbirgt sich ein intestinales T-Zell-Lymphom hinter dem klinischen Bild der ulzerösen Jejunitis.* Der Verlauf ist unvorhersehbar. Die primäre Tumorchirurgie kann längere Remissionen erzielen, eine sekundäre Lungenbeteiligung wurde beobachtet; relativ häufig ist jedoch die multifokale Tumorbildung im Darm und in der Mesenterialwurzel. Insgesamt ist die *Prognose intestinaler T-Zell-Lymphome schlechter als die der B-Zell-Lymphome*[59].

Histologische Differentialdiagnose

Prinzipiell gilt das in dieser Hinsicht für Magenlymphome Angeführte.

> Problematisch kann anhand der Biopsie die *Unterscheidung einer extremen lymphofollikulären Hyperplasie von einem niedrigmalignen MALT-B-Lymphom,* z. B. der lymphomatoiden Polyposis, sein[92]. Die *zytologische Analyse der Keimzentren* (reaktiv hyperplastisch vs. strukturgestört), die zum Keimzentrumsquerdurchmesser *relative Breite der Mantelzone/Marginalzone* (schmal: reaktiv; breit: neoplasieverdächtig), Anwesenheit *lymphoepithelialer Läsionen* (fehlend/selten: reaktiv; mehrfach nachweisbar: neoplasieverdächtig) und die *immunhistologische Analyse der Ig-Leichtkettenexpression* ermöglichen i. d. R. die Dignitätsbeurteilung.

Die Diagnose der *immunproliferativen Dünndarmerkrankung* gelingt im frühen, prätumorösen Stadium lediglich über den quantitativen Vergleich der *IgA-positiven* gegenüber der Summe der *kappa- und lambda-positiven Plasmazellen* in der Lamina propria.

> Eine weitere, nicht zu unterschätzende *Schwierigkeit* ist die Abgrenzung einer *reaktiven Vermehrung intraepithelialer Lymphozyten* (z. B. bei der Zöliakie, bei der sog. lymphozytären Enteritis (Abb. 3.85) und der mikroskopischen Kolitis) von einer intraepithelialen Akkumulation *neoplastischer T-Lymphozyten der klein- und lymphoidzelligen Variante* des intestinalen T-Zell-Lymphoms. In dieser Situation ist die Beurteilung der Zellpopulation in der Lamina propria (zytologisch *heterogen = entzündlich* vs. *homogen, expansiv = neoplasieverdächtig) wichtig. Das Ausmaß der lokalen Eosinophilie* ist kein verläßliches Kriterium.

Histologie verschiedener Lymphomformen im Intestinum

Niedrigmalignes B-Zell-Lymphom vom MALT-Typ

Dieses im Magen *am häufigsten* zu beobachtende Lymphom kommt in histologisch quasi-identischer Form (s. oben) allerdings deutlich seltener auch im Dünn- und Dickdarm vor (Abb. 3.83). Eine *solitäre, polypoide Manifestationsform* wurde für den Dickdarm beschrieben[93].

(Multiple) lymphomatöse Polypose des Gastrointestinaltrakts

▷ oben.

Immunproliferative Dünndarmerkrankung (mediterranes Lymphom)

Im frühen, prätumorösen Stadium ist das neoplastische Infiltrat, bestehend aus *IgA⁺, Leichtketten⁻*-

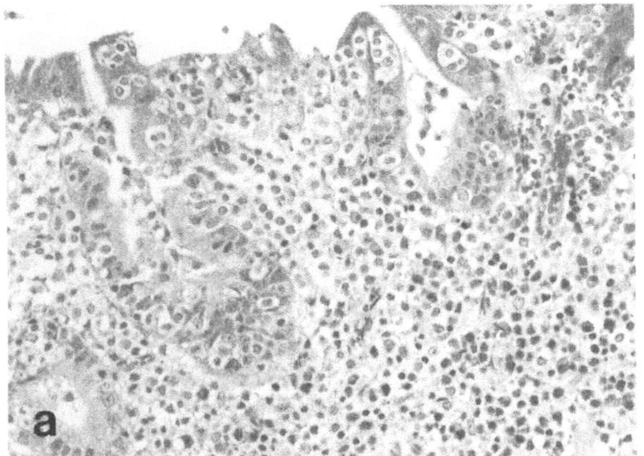

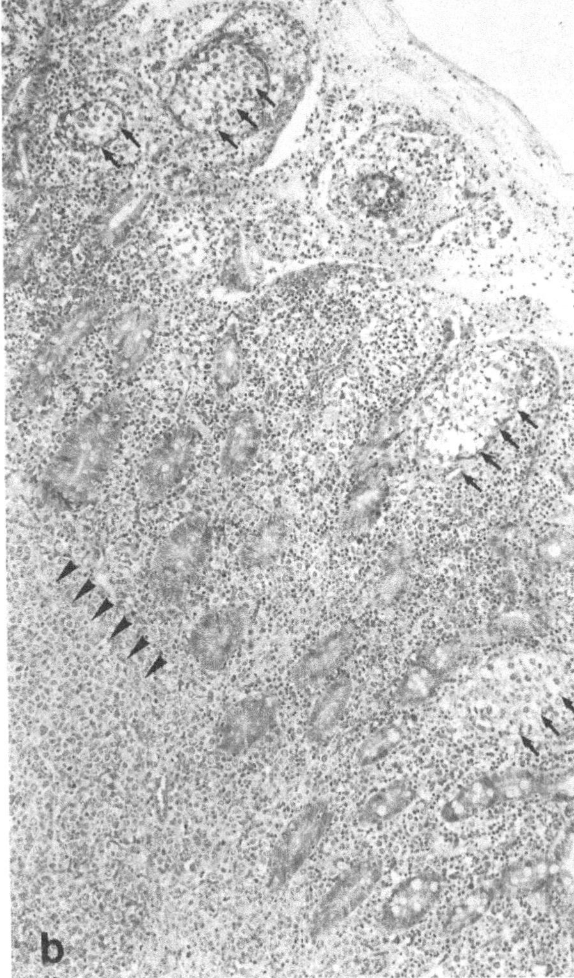

Abb. 3.83 a, b. Intestinale B-Zell-Lymphome. **a** Das niedrigmaligne intestinale B-Zell-Lymphom gleicht dem im Magen vorkommenden in allen Aspekten. Dazu kommen häufig ein Schleimhautumbau mit sekundärem Zottenverlust, Kryptenhyperplasie und Becherzellverlust. Lymphoepitheliale Läsionen sind dabei häufig. H.E. (Vergr. 152:1) **b** Das (sekundär) hochmaligne mukosaassoziierte B-Zell-Lymphom ist häufig ulzeriert oder erodiert und aufgrund einer intratumoralen Heterogenität im Zellbild meist nicht subklassifizierbar. Der abgebildete Fall zeigt sowohl zentroblastäre (*Pfeilspitzen*) als auch groß- und hellzellige, an monozytoide B-Zellen erinnernden Differenzierungen, letztere innerhalb von ektatischen Lymphspalten der Lamina propria (*Pfeile*). H.E. (Vergr. 76:1)

Plasmazellen und deren Vorläufern, auf die Lamina propria beschränkt. Die *Zotten* sind verplumpt (Abb. 3.84), der *Enterozytensaum* ist weitgehend intakt. Vereinzelt kommen *lymphoepitheliale Läsionen* an der Kryptenbasis vor (Abb. 3.83). *Intraepitheliale Lymphozyten* sind vermehrt. Die *Lymphfollikel* sind klein, zeigen hypozelluläre Keimzentren und spärliche Reste ihrer Mantelzone. Bereits in diesem Stadium können die *mesenterialen Lymphknoten* befallen sein. Im weiteren Verlauf dehnt sich das neoplastische Infiltrat auf die *Submukosa* und später auch auf die *äußere Darmwand* aus und bildet *Tumoren.* Die vorherrschende Lymphomzelle ist *zentrozytoid* gestaltet. Nicht selten ist im tumorbildenden Stadium allerdings eine *Transformation in ein hochmalignes B-Lymphom* eingetreten (Abb. 3.83).

Andere B-Zell-Lymphome

Das *Burkitt-(ähnliche) Lymphom* und andere im Lymphknoten geläufigere Lymphomtypen wie das *zentroblastisch-zentrozytische Lymphom* kommen auch im Intestinum vor. Weiter soll nicht verschwiegen werden, daß sich auch bei extensiver immunhistologischer Phänotypisierung und zytologischer Aufarbeitung zahlreicher Schnittpräparate aus einer Läsion ein erheblicher Anteil von intestinalen B-Lymphomen nicht eindeutig einem Reifungs- bzw. Aktivierungsstadium zuordnen und somit klassifizieren läßt. Dies gilt besonders für B-Lymphome hohen Malignitätsgrades (Abb. 3.83).

Enteropathieassoziiertes intestinales T-Zell-Lymphom

Dieser Lymphomtyp umspannt eine *erhebliche zytomorphologische Bandbreite.* Es gibt *einerseits* Fälle, deren Tumorzellen die Größe und Gestalt *intraepithelialer T-Zellen* haben (Abb. 3.85). Das *andere Extrem* ist das *groß- und hellzellige, pleomorphe T-Zell-Lymphom* mit oder ohne Hodgkin- und Sternberg-Reed-ähnlichen Zellen. Es liegt aber immer eine *hochkomplexe Kernmorphologie* vor (Abb. 3.85). Die Lymphomzellen sind meist, fallweise sogar ausgeprägt *epitheliotrop,* können *in dilatierten Lymphspalten akkumulieren* und führen zu einer Verdrängung der Krypten bei begleitendem Zotten- und Becherzellverlust. Das *vaskuläre Endothel* ist prominent bzw. epitheloid transformiert. Das Ausmaß der intraläsionalen *Eosinophilie* schwankt, kann aber extreme Ausmaße annehmen und so zu einem *Hodgkin-ähnlichen Aspekt* beitragen. Sind *mesenteriale Lymphknoten* mitbeteiligt, besiedelt das Lymphom zuerst die T-Regionen.

T-Zell-spezifische Oberflächenmoleküle wie *CD3* und *CD2* sind meist, aber nicht regelhaft, expri-

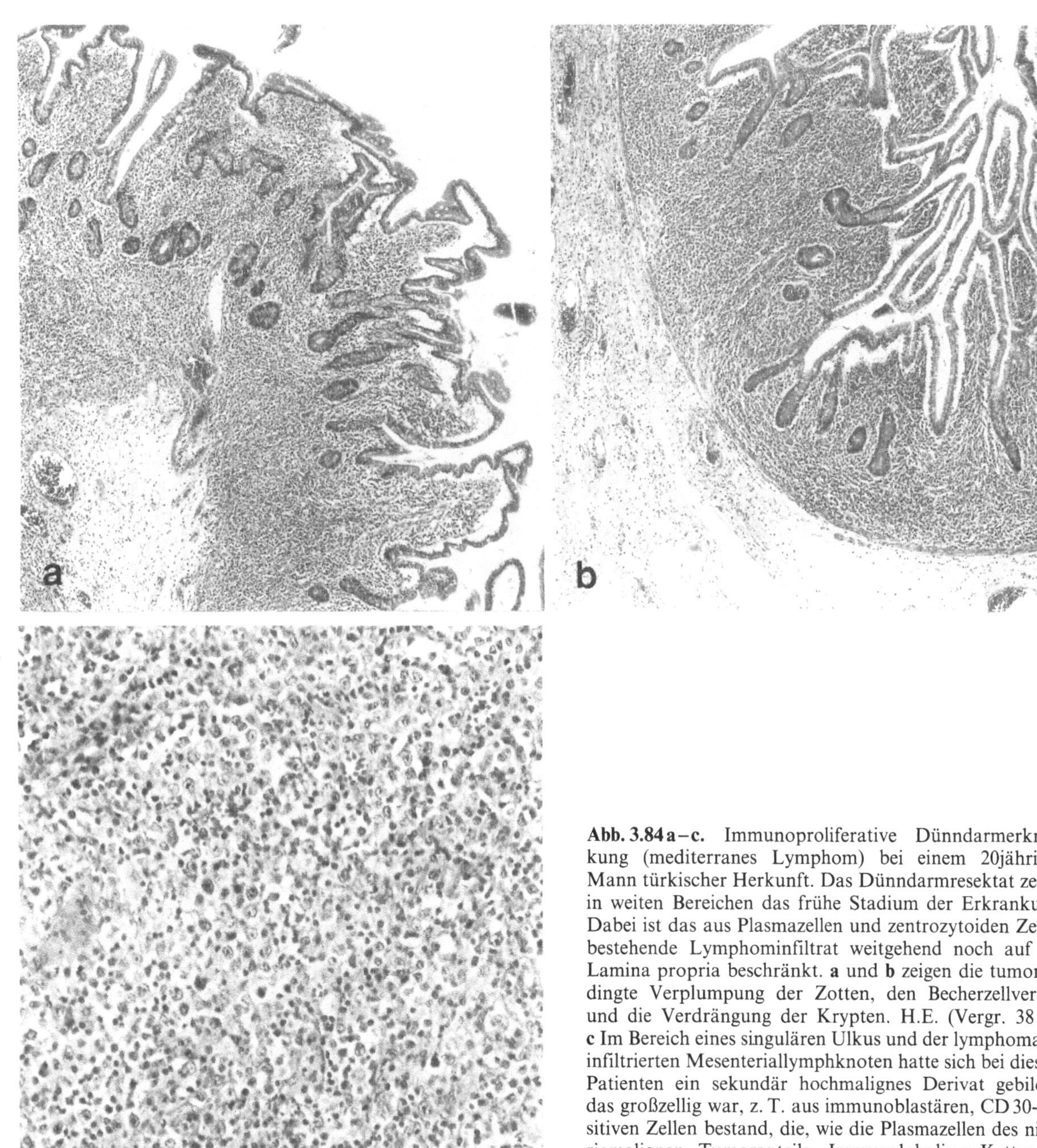

Abb. 3.84 a–c. Immunoproliferative Dünndarmerkrankung (mediterranes Lymphom) bei einem 20jährigen Mann türkischer Herkunft. Das Dünndarmresektat zeigte in weiten Bereichen das frühe Stadium der Erkrankung. Dabei ist das aus Plasmazellen und zentrozytoiden Zellen bestehende Lymphominfiltrat weitgehend noch auf die Lamina propria beschränkt. **a** und **b** zeigen die tumorbedingte Verplumpung der Zotten, den Becherzellverlust und die Verdrängung der Krypten. H.E. (Vergr. 38:1). **c** Im Bereich eines singulären Ulkus und der lymphomatös infiltrierten Mesenteriallymphknoten hatte sich bei diesem Patienten ein sekundär hochmalignes Derivat gebildet, das großzellig war, z. T. aus immunoblastären, CD 30-positiven Zellen bestand, die, wie die Plasmazellen des niedrigmalignen Tumoranteils, Immunglobulin-α-Ketten in Abwesenheit von leichten Ketten exprimierten. H.E. (Vergr. 152:1)

miert[74], die *großzellige, hochmaligne Variante* ist meist *CD30-positiv*.

Großzellige Non-B-Non-T- (histiozytische?) Lymphome des Darmes

Hier sind lediglich Kasuistiken anzuführen. Die Fälle mit überzeugender immunhistologischer Phänotypisierung waren durch *das Fehlen von CD20 bzw. CD3 (und/oder CD2) negativ* sowie durch den *Lysozymnachweis positiv definiert*[63, 64]. Histologisch waren diese Tumoren *ulzeriert*, wuchsen *transmural* und zeigten alle zumindest einen *mesenterialen Lymphknotenbefall*. Die Zytologie der Läsionen wurde jeweils als sehr bunt beschrieben, wobei die Tumorzellen sehr groß, bizarr und zum Teil mehrkernig waren und z. T. ein vakuolisiertes Zytoplasma aufwiesen. Insgesamt wurde das Bild in einer Arbeit mit dem des *malignen fibrösen Histozytoms* verglichen. Die Dignität dieses Tumortyps ist *nicht charakterisierbar*. Von den 4 beschriebenen Fällen (alles Männer zwischen 50 und 60 Jahren) waren 2 in längerer postoperativer Remission, die beiden anderen verstarben mit progredientem Tumor.

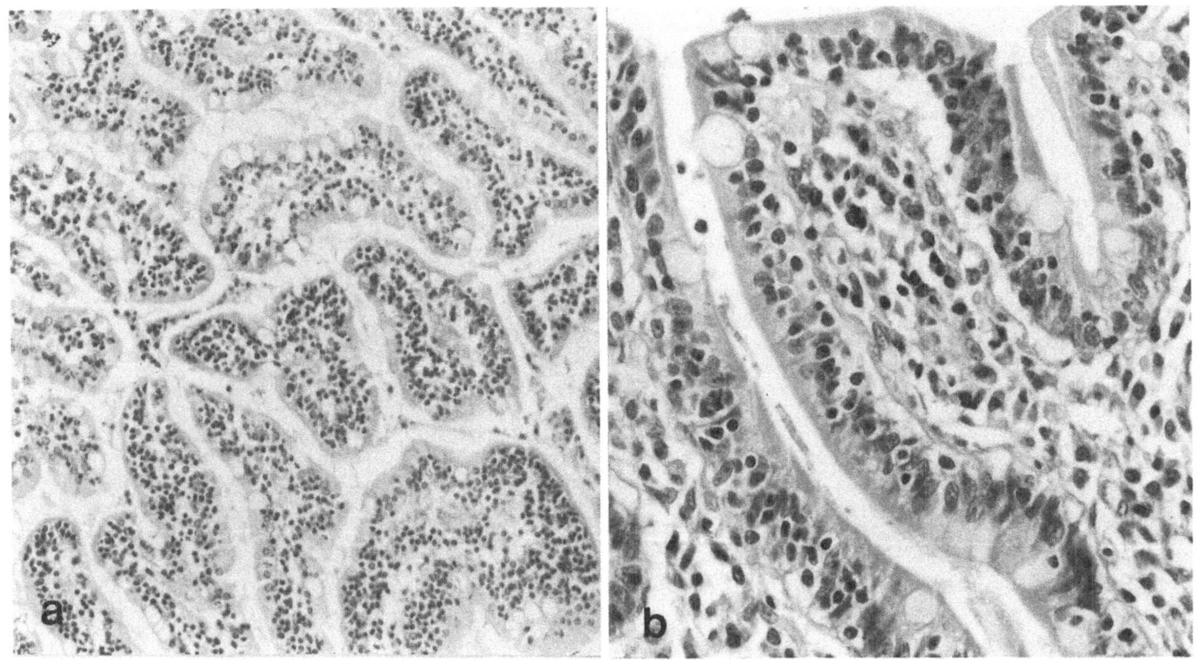

Abb. 3.85 a–c. Ähnlich der lymphozytären Enteritis (**a** H.E., Vergr. 152:1) ist bei dem enteropathieassoziierten T-Zell-Lymphom des Dünndarms der Gehalt an intraepithelialen T-Zellen auch außerhalb des eigentlichen Lymphoms stark vermehrt (**b**, Vergr. 304:1). **c** Die abgebildete Situation aus einem ulzerierten Dünndarmtumor einer 50jährigen Frau (ohne klinisch bekannte Sprueanamnese, aber mit sprueähnlichem Schleimhautumbau bei der initialen Gastroduodenoskopie) zeigt ein mittel- bis großzelliges, überwiegend hellzelliges Lymphom. Das Immunprofil der Tumorzellen war; CD 2^{+}, CD 3^{-}, CD 7^{+}, CD 4^{-}, CD 8^{-}, CD 30$^{+/-}$, CD 20^{-}. H.E. (Vergr. 152:1)

Literatur

1.–4. Weiterführende Literatur (▷ S. 364)
5. Adler G (1993) Morbus Crohn – Colitis ulcerosa. Springer, Berlin Heidelberg New York Tokyo, p 96
6. dAmore F, Christensen BE, Brincker H et al. (1991) Clinicopathologic features and prognostic factors in extranodal non-Hodgkin lymphomas: Eur J Cancer 27:1201–1208
7. dAmore F, Brinckert H, Gronbaek K et al. (1994) Non-Hodgkins lymphoma of the gastrointestinal tract: a population-based analysis of incidence, geographic distribution, clinicopathologic features, and prognosis. J Clin Oncol 12:1673–1684
8. Baildam AD, Williams GT, Schofield PF (1989) Abdominal lymphoma – the place for surgery. J R Soc Med 82:657–660
9. Binns RM, Licence ST, Pabst R (1992) Homing of blood, splenic, and lung emigrant lymphoblasts: comparison with the behaviour of lymphocytes from these sources. Int Immunol 4:1011–1019
10. Borisch-Chappuis B, Nezelof C, Müller H, Müller-Hermelink HK (1990) Different Epstein-Barr virus eypression in lymphomas from immunocompromized and immunocompetent patients. Am J Pathol 136:751–758
11. Boyle MJ, Sewell WA, Sculley TB et al. (1991) Subtypes of Epstein-Barr virus in human immunodeficiency virus-associated non-Hodgkin lymphoma. Blood 78:3004–3011
12. Castro CJ, Klimo P, Worth A (1985) Multifocal aggressive lymphoma of the gastrointestinal tract in a renal transplant patient treated with cyclosporin A and prednisone. Cancer 55:1665–1667
13. Clark HM, Jones DB, Wright DH (1992) Cytogenetic and molecular studies of t(14;18) and (14;19) in nodal and extranodal B-cell lymphoma. J Pathol 166:129–137
14. Cunningham D, Hickish T, Rosin RD et al. (1989) Polymerase chain reaction for detection of dissemiantion in gastric lymphoma. Lancer I:695–697
15. Doglioni C, Wotherspoon AC, Moschini A, de Boni M, Isaacson PG (1991) High incidence of primary gastric lymphoma in northeastern Italy. Lancet 339:834–835
16. Dragosics B, Bauer P, Radaskiewicz T (1985) Primary gastrointestinal Non-Hodgkin's lymphomas. A retrospective clinicopathologic study of 150 cases. Cancer 55:1060–1073
17. Eichelmann A, Koretz K, Mechtersheimer G, Möller P (1992) Adhesion receptor profile of thymic B-cell lymphoma. Am J Pathol 141:729–741
18. Eidt S, Stolte M, Fischer R (1994) Helicobacter pylori gastric and primary gastric non-Hodgkins lymphomas. J Clin Pathol 47:436–439
19. Genta RM, Graham DY (1994) Helicobacter pylori: the new bug on the (paraffin) block. Virchows Arch 425:339–347
20. Genta RM, Hamner HW, Graham DY (1993) Gastric lymphoid follicles in Helicobacter pylori infection: frequency, distribution, and response to triple therapy. Hum Pathol 24:577–583
21. Gobbi PG, Dionigi P, Barbieri F et al. (1990) The role of surgery in the multimodal treatment of primary gastric non-Hodgkins lymphomas. A report of 78 cases and review of the literature. Cancer 65:2528–2536
22. Gospodarowicz MK, Sutcliffe SB, Clark RM et al. (1990) Outcome analysis of localized gastrointestinal lymphoma treated with surgery and postoperative radiation. Int J Radiat Biol Phys 19:1351–1355
23. Greenstein AJ, Mullin GE, Strauchen JA et al. (1992) Lymphomas inflammatory bowel disease. Cancer 69:1119–1123
24. Greiner A, Marx A, Heesemann J, Leebmann, Schmaußer B, Müller-Hermelink H-K (1994) Idiotype identity in a MALT-type lymphoma and B cells in Helicobacter pylori-associated gastritis. Lab Invest 70:572–578
25. Griesser H, Kaiser U, Augener W, Tiemann M, Lennert K (1990) B-cell lymphoma of the mucosa-associated lymphatic tissue (MALT) presenting with bone marrow and peripheral blood involvement. Leukemia Res 14:617–622
26. Guarner J, del Rio C, Carr D, Hendrix LE, Eley JW, Unger ER (1991) Non-Hodgkins lymphomas in patients with human immunodeficiency virus infection. Presence of Epstein-Barr virus by in situ hybridization, clinical presentation, and follow-up. Cancer 68:2460–2465
27. Guettier C, Hamilton-Dutoit S, Guillemain R et al. (1992) Primary gastrointestinal malignant lymphomas associated with Epstein-Barr virus after heart transplantation. Histopathol 20:21–28
28. Günthert U (1993) CD44: A multitude of isoforms with diverse functions. Curr Top Microbiol Immunol 184:47–63
29. Hamilton-Dutoit SJ, Pallesen G, Franzmann MB et al. (1991) AIDS-related lymphoma. Histopathology, immunophenotype, and association with Epstein-Barr virus as demonstrated by in situ nucleic acid hybridization. Am J Pathol 138:149–163
30. Haot J, Jouret A, Willette M, Gossuin A, Maingute P (1990) Lymphocytic gastritis. Prospective study of its relationship with varioliform gastritis. Gut 31:282–285
31. Haot J, Bogomoletz WV, Jouret A, Mainguet P (1991) Menetriers disease with lymphocytic gastritis: an unusual association with possible pathogenic implications. Hum Pathol 22:379–386
32. Harris NL (1991) Extranodal lymphoid infiltrates and mucosa-associated lymphoid tissue (MALT). Am J Surg Pathol 15:879
33. Harris NL (1993) Low-grade B-cell lymphoma of mucosa-associated lymphoid tissue and monocytoid B-cell lymphoma. Related entities that are distinct from other low-grade B-cell lymphomas. Arch Pathol Lab Med 117:771–775
34. Harris NL, Jaffe ES, Stein H et al. (1994) A revised European-American classification of lymphoid neoplasms: A proposal from the International Lymphoma Study Group. Blood 84:1361–1392
35. Harris OD, Cooke WT, Thompson H, Waterhouse JAH (1967) Malignancy in adult celiac disease and ideopathic steatorrhea: Am J Med 42:899–901
36. Hayes J, Dunn E (1989) Has the incidence of primary gastric lymphoma increased? Cancer 63:2073–2076
37. Hey M, Feller AC, Kichner T, Müller J, Müller-Hermelink H-K (1990) Genomic analysis of T-cell receptor and immunoglobulin cluster regions in gastral lymphomas. Hum Pathol 21:1283–1287
38. Homma K, Umezu H, Nemoto K, Ohnishi Y, Sekine A, Yoshioka K (1991) Angiocentric immunoproliferative lesion of the stomach. Virchows Arch [A] 418:267–270
39. Hussell T, Isaacson PG, Crabtree JE, Dogan A, Spencer J (1992) Immunoglobulin specificity of low-grade B-cell gastro-intestinal lymphoma of MALT type. Am J Pathol 142:285–992
40. Hussell T, Isaacson PG, Crabtree J, Spencer J (1993) The response of cells from low grade B-cell gastric lymphomas of mucosa-associated lymphoid tissue to Helicobacter pylori. Lancet 342:571–574
41. Hussell T, Isaacson PG, Spencer J (1993) Proliferation and differentiation of tumour cells from B-cell lymphoma of mucosa associated lymphoid tissue in vitro. J Pathol 169:221–227
42. Hussell T, Isaacson PG, Spencer J (1995) Tumour infiltrating T-cells in gastric lymphoma. Virchows Arch 426:1–2
43. Ioachim HL, Dorsett B, Cronin W, Maya M, Wahl S (1991) Acquired immunodeficiency syndrome-associated lymphomas: clinical, pathologic, immunologic, and viral characteristics of 111 cases. Hum Pathol 22:659–673
44 Isaacson PG (1990) Lymphomas of the mucosa-associated lymphoid tissue (MALT). Histopathol 16:617–619
45. Isaacson PG (1994) Gastrointestinal lymphoma. Hum Pathol 25:1020–1029
46. Isaacson PG, Norton JN (1994) Extranodal lymphomas. Churchill Livingstone, Edinburgh London Madrid
47. Isaacson PG, Spencer J (1987) Malignant lymphoma of mucosa-associated lymphoid tissue. Histopathol 11:445–462

48. Isaacson PG, MacLennan KA, Subbuswamy SG (1984) Multiple lymphomatous polyposis of the gastrointestinal tract. Histopathol 8:641–656
49. Isaacson PG, Spencer J, Connolly CE et al. (1985) Malignant histiocytosis of the intestine: a T cell lymphoma, Lancet II:688–691
50. Isaacson PG, Spencer J, Wright DH (1988) Classifying primary gut lymphomas Lancet II:1148–1149
51. Isaacson PG, Matutes E, Burke M, Catovsky D (1994) The histopathology of splenic lymphoma with villous lymphocytes. Blood 84:3828–3834
51a. Ishido T, Mori N (1992) Primary gastric plasmacytoma: a morphological and immunohistochemical study of five cases. Am J Gastroenterol 87:875–878
52. Jass JR, Sobin LH, Watanabe H (1990) The World Health Organizations histologic classification of gastrointestinal tumors. A commentary on the second edition. Cancer 66:2162–2167
53. Joncas JH, Russo P, Brochu P et al. (1990) Epstein-Barr virus polymorphic B-cell lymphoma associated with leukemia and with congenital immunodeficiencies. J Clin Oncol 8:378–384
54. Kaplan MA, Ferry JA, Harris NL, Jacobson JO (1994) Clonal analysis of posttransplant lymphoproliferative disorders, using both episomal Epstein-Barr virus and immunoglobulin genes as markers. Am J Clin Pathol 101:590–596
54a. Kinoshita Y, Watanabe M, Takahashi H et al. (1991) A case of gastric plasmacytoma: genetic analysis and immunofixation electrophoresis. Am J Gastroenterol 86:349–353
55. Kishimoto TK, Jutila MA, Butcher EC (1990) Identification of a human peripheral lymph node homing receptor: a rapidly down-regulated adhesion molecule. Proc Natl Acad Sci USA 87:2244–2248
56. Laszewski MJ, Kamat D, Kemp JD et al. (1990) Immunophenotypic and genotypic characterization of primary non-Hodgkins lymphoma of the gastrointestinal tract. Am J Clin Pathol 94:338–343
57. La Vecchia, Negri E, DAvanzo B, Franceschi S (1989) Occupation and lymphoid neoplasms. Br J Cancer 60:385–388
58. Lavergne A, Brouland J-P, Launay E, Nemeth J, Ruskone-Fourmestraux A, Galian A (1994) Multiple lymphomatous polyposis of the gastrointestinal tract. Cancer 74:3042–3050
59. Li G, Ouyang Q, Liu K, Wang Y, Yang X (1994) Primary non-Hodgkins lymphoma of the intestine: a morphological, immunohistochemical and clinical study of 31 Chinese cases. Histopathol 25:113–121
60. Manolios N, Geczy C, Schrieber L (1988) Anti-Ia monoclonal antibody 102169 inhibits lymphocyte-high endothelial venule (HEV) interaction. Cell Immunol 117:152–159
61. Melo JV, Hedge U, Parreira A, Thompson I, Lampert IA, Catovsky D (1987) Splenic B cell lymphoma with circulating villous lymphocytes: Differential diagnosis of B cell leukaemias with large spleens. J Clin Pathol 40:642–649
62. Mielke B, Möller P (1991) Histomorphologic and immunophenotypic spectrum of primary gastro-intestinal B-cell lymphomas. Int J Cancer 47:334–343
63. Miettinen M, Fletcher CDM, Lasota J (1993) True histiocytic lymphoma of small intestine. Analysis of two S-100 protein-positive cases with features of interdigitating reticulum cell sarcoma. Am J Clin Pathol 100:285–292
64. Milchgrub S, Kamel OW, Wiley E, Vuitch F, Cleary ML, Warnke RA (1992) Malignant histiocytic neoplasms of the small intestine. Am J Surg Pathol 16:11-20
65. Möller P, Mielke B (1989) Extrafollicular peripheral B-cells report. In: Leukocyte Typing IV (Knapp W et al., eds) Oxford University Press, Oxford 213–215
66. Möller P, Matthaei-Maurer U, Moldenhauer G (1986) CD30(Ki-1) antigen expression in a subset of gastric mucosal plasma cells and in a primary gastric plasmacytoma. Am J Clin Pathol 91:18–23
67. Möller P, Momburg F, Hofmann WJ, Matthaei-Maurer DU (1988) Lack of vimentin occuring during the intracellular stages of B cell development characterizes follicular center cell lymphomas. Blood 71:1033–1038
68. Möller P, Eichelmann A, Mechtersheimer G, Koretz K (1991) Expression of Beta1-integrins, H-Cam (CD44) and LECAM-1 in primary gastro-intestinal B-cell lymphomas as compared to the adhesion receptor profile of the gut-associated lymphoid system, tonsil, and peripheral lymph node. Int J Cancer 49:846–855
69. Möller P, Eichelmann A, Koretz K, Mechtersheimer G (1992) Adhesion molecules VLA-1 to VLA-6 define discrete stages of peripheral B lymphocyte development and characterize different types of B cell neoplasia. Leukemia 6:256–264
70. Möller P, Eichelmann A, Leithäuser F, Mechtersheimer G, Otto HF (1992) Venular endothelium binding molecules CD44 and LECAM-1 in normal and malignant B-cell populations. A comparative study. Virchows Arch [A] 421:305–313
71. Montone KT, Friedman H, Hodinka RL, Hicks DG, Kant JA, Tomaszewski JE (1992) In situ hybridization for Epstein-Barr virus repeats in posttransplant lymphoproliferative disorder. Mod Pathol 5:292–302
72. Morrison HI, Wilkins K, Semenciw R, Mao Y, Wigle D (1992) Herbicides and cancer. J Natl Cancer Inst 84:1866–1874
73. Moubayed P, Kaiserling E, Stein H (1987) T-cell-lymphoma of the stomach: morphological and immunological studies characterizing two cases of T-cell lymphoma. Virchows Arch [A] 411:523–529
74. Murray A, Cuevas EC, Jones DB, Wright DH (1995) Study of the immunohistochemistry and T cell clonality of enteropathy-associated T cell lymphoma. Am J Pathol 146:509–519
75. Negrini R, Lisato L, Zanella I et al. (1991) Helicobacter pylori infection induces antibodies cross-reacting with human gastric mucosa. Gastroenterol 101:437–445
76. Ngan B-Y, Warnke RA, Wilson M, Tagaki K, Cleary ML, Dorman RF (1991) Monocytoid B-cell lymphoma: a study of 36 cases. Hum Pathol 22:409–421
77. OBrian DS, Kennedy MJ, Daly PA et al. (1989) Multiple lymphomatous polyposis of the gastrointestinal tract. A clinicopathologically distinctive Non-Hodgkins lymphoma of B-Cell centrocytic type. Am J Surg Pathol 13:691–699
78. Opelz G, Henderson R, for the Collaborative Transplant Study (1993) Incidence of non-Hodgkin lymphoma in kidney and heart transplant recipients. Lancer 342:1514–1516
79. Pan L, Diss TC, Cunningham D, Isaacson PG (1989) The bcl-2 gene in primary B cell lymphoma of mucosa-associated lymphid tissue (MALT). Am J Pathol 135:7–11
80. Papadaki L, Wotherspoon AC, Isaacson PG (1992) The lymphoepithelial lesion of gastric low-grade B-cell lymphoma of mucosa-associated lymphoid tissue (MALT): an ultrastructural study. Histopathology 21:415–421
81. Pardi R, Inverardi L, Bender JR (1992) Regulatory mechanisms in leukocyte adhesion: flexible receptors for sophisticated travellers. Immunol today 13:224–230
82. Parsonnet J, Friedman G, Vandersteen DP et al. (1991) Helicobacter pylori infection and the risk of gastric carcinoma. New Engl J Med 325:1127–1131
83. Parsonnet J, Hansen S, Rodriguez L et al. (1994) Helicobacter pylori infection and gastric lymphoma. New Engl J Med 330:1267–1271
84. Pelstring RJ, Essell JH, Kurtin PJ, Cohen AR, Banks PM (1991) Diversity of organ site involvement among malignant lymphomas of mucosa-associated tissues. Am J Clin Pathol 96:738–745
84a. Pimentel RR, van Stolk R (1993) Gastric plasmacytoma: a rare cause of massive gastrointestinal bleeding. Am J Gastroenterol 88:1963–1964
85. Price SK (1990) Immunoproliferative small intestinal disease: a study of 13 cases with alpha heavy chain disease. Histopathology 17:7–17

86. Rackner VL, Thilby RC, Ryan JA Jr (1991) Role of surgery in multimodal therapy for gastrointestinal lymphoma. Am J Surg 161:570–575
87. Radaszkievicz T, Dragosics B, Bauer P (1992) Gastrointestinal malignant lymphomas of the mucosa-associated lymphoid tissue: factors relevant to prognosis. Gastroenterology 102:1628–1638
88. Rambaud JC, Halphen M, Galian A, Tsapis A (1990) Immunoproliferative small intestinal disease (IPSID): Relatioships with alpha-chain disease and mediterranean lymphomas. Springer Semin Immunopathol 12:239–250
89. Reynolds JD, Kennedy L, Peppard J, Pabst R (1991) Ileal Peyers patch emigrants are predominantly B cells and travel to all lymphoid tissues in sheep. Eur J Immunol 21:283–289
90. Rosen CB, van Heerden JA, Martin JK, Wlod LE, Ilstrup DM (1987) Is an aggressive surgical approach to the patient with gastric lymphoma warranted? Ann Surg 205:634–640
91. Ross R, Dworks R, Nichols P et al. (1982) Asbestos exposure and lymphomas of the gastrointestinal tract and oral cavity. Lancet II:1118–1120
92. Rubin A, Isaacson PG (1990) Florid reactive lymphoid hyperplasia of the terminal ileum in adults. A condition bearing close resemblance to low-grade malignant lymphoma. Histopathol 17:19–26
93. Schmid C, Vasquez JJ, Diss TC, Isaacson PG (1994) Primary B-cell mucosa-associated lymphoid tissue lymphoma presenting as a solitary colorectal polyp. Histopathol 24:357–362
94. Severson RK, Davies S (1990) Increasing incidence of primary gastric lymphoma. Cancer 66:1283–1287
95. Sheibani K, Sohn CC, Burke JS, Winberg CD, Wu AM, Rappaport H (1986) Monocytoid B-cell lymphoma. A novel B-cell neoplasm. Am J Pathol 124:310–318
96. Shimizu Y, Newman W, Tanaka Y, Shaw S (1992) Lymphocyte interactions with endothelial cells. Immunol today 13:106–112
97. Shimodaira M, Tsukamoto Y, Niwa Y et al. (1994) A proposed staging system for primary gastric lymphoma. Cancer 73:2709–2715
98. Shin SS, Sheibani K (1993) Monocytoid B-cell lymphoma. Am J Clin Pathol 99:421–425
99. Smith WJ, Price SK, Isaacson PG (1987) Immunoglobulin gene rearrangement in immunoproliferative small intestinal disease (IPSID). J Clin Pathol 40:1291–1297
100. Straka C, Mielke B, Eichelmann A, Trede I, Ho AD, Möller P (1993) Bcl-2 gene rearrangements in primary B cell lymphoma of the gastrointestinal tract reveal follicular lymphoma as a subtype. Leukemia 7:268–273
101. Stroup R, Sheibani K (1992) Antigenic phenotypes of hairy cell leukemia and monocytoid B-cell lymphoma: an immunohistochemical evaluation of 66 cases. Hum Pathol 23:172–177
102. Swinson CM, Coles EC, Slavin G, Booth CC (1983) Coeliac disease and malignancy. Lancet I:111–115
103. Tirelli U, Vaccher E, Zagonel V et al. (1995) CD30(Ki-1)-positive anaplastic large-cell lymphomas in 13 patients with and 27 patients without human immunodeficiency virus infection: The first comparative clinicopathologic study from a single institution that also includes 80 patients with other human immunodeficiency virus-related systemic lymphomas. J Clin Oncol 13:373–380
104. Villuendas R, Piris MA, Orande JL, Mollejo M, Rodriguez R, Morente M (1991) Different bcl-2 protein expression in high-grade B-cell lymphomas from lymph node or mucosa-associated lymphoid tissue. Am J Pathol 139:989–993
105. Weber DM, Dimopoulos MA, Anandu DP, Rugh WC, Steinbach G (1994) Regression of gastric lymphoma of mucosa-associated lymphoid tissue with antibiotic therapy for Helicobacter pylori. Gastroenterology 107:1835–1838
106. Westermann J, Blaschke V, Zimmermann G, Hirschfeld U, Pabst R (1992) Random entry of circulating lymphocyte subsets into peripheral lymph nodes and Peyers patches: No evidence in vivo of a tissue-specific migration of B and T lymphocytes at the level of high endothelial venules. Eur J Immunol 22:2219–2223
107. Wotherspoon AC, Ortitz-Hidalgo C, Falzon MR, Isaacson PG (1991) Helicobacter pylori-associated gastritis and primary B-cell gastric lymphoma. Lancet 338:1175–1176
108. Wotherspoon A, Dogloni C, Diss T et al. (1993) Regression of primary low-grade B-cell gastric lymphoma of mucosa-associated lymphoid tissue after eradication of Helicobacter pylori. Lancet 342:575–578
109. Wright DH, Jones DB, Clark H, Mead GM, Hodgens E, Howell WM (1991) Is adult onset coeliac disease due to a low-grade lymphoma of intraepithelial T lymphocytes? Lancet 337:1373–1374
110. Yatabe Y, Mori N, Oka K, Nakazawa M, Asai J (1994) Primary gastric T-cell lymphoma. Morphological and immunohistochemical study of two cases. Arch Pathol Lab Med 118:547–550
111. Yumoto N, Araki A, Sumida T, Saito T, Taniguchi M, Mikata A (1995) Restricted Vβ gene usage of tumour-infiltrating T lymphocytes in primary gastric malignant B-cell lymphoma. Virchows Arch 426:11–18
112. Zahm SH, Weisenburger DD, Saal RC, Vaught JB, Babbitt PA (1990) The role of agricultural pesticide use in the development of non-Hodgkins lymphoma in woman. Epidemiology 1:349–356
113. Zelenetz AD, Chen TT, Levy R (1992) Clonal expansion in follicular lymphoma occurs subsequent to antigenic selection. J Exp Med 176:1137–1148
114. Zheng T, Taylor Mayne S, Boyle P, Holford TR, Liu WL, Flannery J (1992) Epidemiology of non Hodgkin lymphoma in Conneticut, 1935–1988. Cancer 70:840–849

Kapitel 4 Duodenum

W. Remmele

Inhaltsverzeichnis

Weiterführende Literatur

1. Fenoglio-Preiser CM, Lantz PE, Listrom MB, Davis M, Rilke FO (1989) Gastrointestinal pathology. An atlas and text. Raven, New York
2. Lewin KJ, Riddell RH, Weinstein WM (1992) Gastrointestinal pathology and its clinical implications. Igaku-Shoin, New York Tokyo
3. Ming S-C, Goldman H (eds) (1992) Pathology of the gastrointestinal tract. Saunders, Philadelphia London Toronto Montreal Sydney Tokyo
4. Morson BC, Dawson IMP, Day WD, Jass CR, Price AB, Williams GT (1990) Morson and Dawson's gastrointestinal pathology, 3rd edn. Blackwell, Oxford London Edinburgh Boston Melbourne
5. Otto HF, Wanke M, Zeitlhofer J (1976) Darm und Peritoneum. In: Doerr W, Seifert G, Uehlinger E (Hrsg) Spezielle pathologische Anatomie. Bd 2, Teil 2. Springer, Berlin Heidelberg New York, S 1–940
6. Whitehead R (ed) (1995) Gastrointestinal and oesophageal pathology, 2nd edn. Churchill Livingstone, Edinburgh Hongkong London Madrid Melbourne New York

Anatomisch-physiologische Vorbemerkungen

Das Duodenum ist ein Teil des Dünndarms. Seine Erkrankungen entsprechen daher weitgehend denjenigen der übrigen Dünndarmabschnitte. Es gibt jedoch eine Reihe von Erkrankungen, die ausschließlich oder überwiegend im Duodenum vorkommen, so daß sie es rechtfertigen, dem Duodenum ein eigenes Kapitel zu widmen.

Die *Erkrankungen der Papilla Vateri* werden in Band 3 im Anschluß an die Krankheiten der Gallenwege besprochen.

Anatomie

Topographie, Makroskopie. Das Duodenum liegt zwischen Pylorus und Flexura duodenojejunalis, seine Länge beträgt etwa 20–30 cm, sein Durchmesser bis etwa 5 cm[12]. Man unterscheidet 4 Abschnitte [12]:

- *1. Abschnitt: Pars superior (horizontalis cranialis,* im wesentlichen identisch mit dem *„Bulbus duodeni")*: ca. 5 cm langer, sich vom Pylorus an konisch verjüngender Anfangsteil, fast vollständig intraperitoneal gelegen und daher beweglichster Teil des Duodenums; direkt angrenzend an Leber und Gallenblase (oben) und Pankreaskopf (hinten unten).
- *2. Abschnitt: Pars descendens:* zwischen der 1. und 2. Flexur des Duodenums und retroperitoneal gelegen; etwa in der Mitte überkreuzt vom Mesokolon; Mündung von D. choledochus und D. pancreaticus maior auf der *Vater-Papille (Papilla duodeni maior)* etwa in der Mitte der Rückwand; ca. 2–3 cm weiter proximal evtl. Mündung des D. pancreaticus minor auf der *Papilla duodeni minor.*
- *3. Abschnitt: Pars horizontalis (horizontalis caudalis, transversa):* unten querverlaufender Teil, bis auf die Mesenterialwurzel des Dünndarms mit der A. und V. mesenterica superior (▷ arteriomesenterialer Darmverschluß, S. 387) retroperitoneal gelegen.
- *4. Abschnitt: Pars ascendens:* etwa bis zur Höhe des 2. LWK aufsteigender Teil, der dort in der Flexura duodenojejunalis abrupt nach vorn unten in das Jejunum übergeht. Die Flexur wird durch einen schräg nach unten ziehenden Ausläufer des rechten Zwerchfellschenkels, das *Treitz-Band,* fixiert.

Mikroskopie. Der mikroskopische Bau der Mukosa entspricht im Prinzip demjenigen der übrigen Dünndarmmukosa (▷ S. 418). Die Zotten sind überwiegend *blatt- und zungenförmig.* Die *Brunner-Drüsen* sind ein spezifisches Bauelement der Duodenalwand. Sie stellen verzweigte tubuloalveoläre Drüsen dar und liegen hauptsächlich in der *Submukosa unterhalb der M. mucosae,* aber auch in der M. propria. Ihre Zahl und die Dichte der Lagerung nehmen nach distal ab, ihr Vorkommen endet in der Regel an der Flexura duodenojejunalis[15, 17].

Bei der Ratte werden sie von einem *korbähnlichen Geflecht aus gefensterten Kapillaren* umgeben, das einen von den Krypten getrennten arteriolären Zufluß und venösen Abfluß aufweist; dieses Phänomen hat vermutlich physiologische Bedeutung[9].

Die *L. propria mucosae* enthält relativ wenig *solitäre Lymphfollikel.* Der Aufbau der tiefen Wandschichten (*M. propria, T. subserosa und serosa* der intraperitonealen Abschnitte) entspricht demjenigen des übrigen Dünndarms.

Blutgefäße[11]

- *Arterien:* In der Rinne zwischen Duodenum und Pankreaskopf verlaufen entlang der Konkavität der Duodenalschlinge die *A. pancreaticoduodenalis sup.* aus der A. gastroduodenalis, die ihrerseits dem Truncus coeliacus entstammt, und die *A. pancreaticoduodenalis inf.,* ein Ast der A. mesenterica sup. Beide Versorgungsbereiche berühren einander in der Pars descendens duodeni.
- *Venen:* Die beiden *gleichnamigen Venen* münden über die V. gastroepiploica dextra und die V. mesenterica sup. in das Pfortadersystem.

Lymphgefäße und Lymphknoten[11]**.** Die Lymphe aus dem Duodenum drainiert in die *Lnn. pancreatici supp. et inff.* am oberen und unteren Rand des Pankreaskopfes. Von dort aus führt der weitere Weg in die *Lnn. coeliaci.*

Innervation[11]**.** Der kraniale Teil des Duodenums wird vom *Pl. coeliacus,* der kaudale vom *Pl. mesentericus sup.* her nerval versorgt.

Physiologie

Motilität[21]**.** Die Motilität des Duodenums scheint sich in Einzelheiten von derjenigen des übrigen Dünndarms zu unterscheiden (unregelmäßiger basaler elektrischer Rhythmus, Fehlen einer regelmäßigen propulsiven Aktivität). Aus dem Magen in das Duodenum übertretende hyperosmolare Lösungen steigern die *duodenale motorische Aktivität* und den intraduodenalen Druck und tragen so zur Entleerung des Duodenums bei. Die motorische Aktivität verändert zugleich den postpylorischen Widerstand und trägt auf diese Weise dazu bei, die Magenentleerung zu kontrollieren[19]. Die *Entleerung* wird nach Befunden am isolierten Meerschweinchenduodenum sowohl durch antero- als auch durch retrograde Verlagerung des duodenalen Inhaltes bewirkt[17].

Sekretion und Resorption. Sie entsprechen den Verhältnissen im oberen Dünndarm, abgesehen davon, daß das Duodenum HCO_3^- sezerniert und nur wenig NaCl resorbiert und sezerniert[10]. Dem Duodenum werden nach einer Fleischmahlzeit etwa 2 l Chymus angeboten, der bis zum Treitz-Band auf 750 ml eingedickt wird[13].

Die *Brunner-Drüsen* bilden den *epidermalen growth-factor* (EGF)[15]. EGF steigert die Bikarbonatsekretion und fördert die Proliferation der Schleimhautepithelien[8]. Die EGF-induzierte Steigerung der *Bikarbonatsekretion* wird teilweise durch *Prostaglandine* vermittelt[14], Schleimgehalt, Sekretion und EGF-Bildung der Brunner-Drüsen werden durch Aktivierung *α-adrenerger Rezeptoren* vom sympathischen Nervensystem beeinflußt[15].

Endokrine Funktion[20]. Die Duodenalschleimhaut bildet eine Reihe von Hormonen, die für die Funktion anderer Verdauungsorgane von Bedeutung sind:

- *Cholezystokinin (CCM)* stimuliert u. a. die Pankreassekretion (v. a. die Enzymsekretion), die Gallenblasenkontraktion und die Erschlaffung sowohl des M. sphincter Oddi als auch des unteren Ösophagus-Sphinkters; es hemmt ferner die Flüssigkeitsentleerung aus dem Magen.
- *Sekretin* wird in den S-Zellen der Duodenal- und Jejunalmukosa gebildet. Es stimuliert die Bildung eines bikarbonathaltigen Pankreassaftes, die gastrale Pepsinsekretion, die Ausscheidung von Wasser, Bikarbonat und NaCl mit der Galle sowie die Diurese; es hemmt die Magensäuresekretion, die Dünndarmmotilität und senkt den Druck des unteren ösophagealen Sphinkters.
- Das *„gastric inhibitory polypeptide"* hemmt die Magen- und stimuliert die Dünndarmsekretion, es hemmt die intestinale Wasser- und Elektrolytresorption und steigert in Gegenwart erhöhter Glukosekonzentration die Insulinfreisetzung aus dem Pankreas *(„Inkretin")*.
- *Motilin* stimuliert die Bildung myoelektrischer Komplexe in der Antroduodenalregion, die auf den Dünndarm fortgeleitet werden, sowie die Kontraktion des unteren Ösophagusphinkters. Weiterhin fördert es die Flüssigkeitsentleerung aus dem Magen und stimuliert in vitro die Kontraktion der Magen- und Dünndarmmuskulatur.
- Als *„Substanz P"* wird ein aus 11 Aminosäureresten aufgebautes Peptid mit einem Molekulargewicht von 1348 bezeichnet. Es stimuliert die Kontraktion der glatten Muskulatur verschiedener Organe und erhöht die Speichelsekretion.
- *Enkephaline* steigern die Sekretion des Magensaftes und hemmen die sekretorische Pankreasreaktion auf Sekretin und CCK.

Literatur

1.–6. (weiterführende Literatur (S. 381)
7. Bucher O (1970) Cytologie, Histologie und mikroskopische Anatomie des Menschen, 7. Aufl. Huber, Bern Stuttgart Wien
8. Challacombe DN, Wheeler EE (1991) Trophic action of epidermal growth factor on human duodenal mucosa cultured in vitro. Gut 32:991-993
9. Gannon B (1995) The vasculature and lymphatic drainage. In: Whitehead R (ed) Gastrointestinal and oesophageal pathology, 2nd edn. Churchill Livingstone, Edinburgh Hong-Kong London Madrid Melbourne New York, pp 129–199
10. Ganong WF (1972) Medizinische Physiologie, 2. Aufl. Springer, Berlin Heidelberg New York
11. Hafferl A (1957) Lehrbuch der topographischen Anatomie, 2. Aufl. Springer, Berlin Göttingen Heidelberg
12. Haubrich WS (1976) Anatomy of the small intestine. In: Bockus HL (ed) Gastroenterology, 3rd edn, vol 2. Saunders, Philadelphia London Toronto, pp 42–45
13. Kreis GJ (1983) Dünndarm als Sekretionsorgan. In: Schwiegk H (Hrsg) Dünndarm, Springer, Berlin Heidelberg New York (Handbuch der inneren Medizin, 5. Aufl. Bd 3/3A, S. 434–463)
14. Marotta F, Chui DH, Fesce E et al. (1993) Duodenal bicarbonate secretion induced by human epidermal growth factor in rats is partially mediated by prostaglandins. Digestion 54:19–23
15. Olsen PS, Poulsen SS, Kirkegaard P (1985) Adrenergic effects on secretion of epidermal growth factor from Brunner's glands. Gut 26:920–927
16. Osborne R, Toffler R, Lowman RM (1973) Brunner's gland adenoma of the duodenum. Dig Dis Sci 18:689–694
17. Schulze-Delrieu K (1992) Clearance patterns of the isolated guinea pig duodenum. Gastroenterology 102:849–856
18. Shiner M (1976) The small intestine. Histologic structure. In: Bockus HL (ed) Gastroenterology, 3rd edn, vol 2. Saunders, Philadelphia London Toronto, pp 46–54
19. Thompson DG, Wingate DL (1988) Effects of osmoreceptor stimulation on human duodenal motor activity. Gut 29:173–180
20. Walsh JH (1981) Endocrine cells of the digestive system. In: Johnson LR (ed) Physiology of the gastrointestinal tract. Raven Press. New York, pp 59–144
21. Weisbrodt NW (1981) Motility of the small intestine. In: Johnson LR (ed) Physiology of the gastrointestinal tract, Raven Press, New York, pp 411–443

Fehlbildungen

Gewebsheterotopien

Am häufigsten handelt es sich um *Magenschleimhaut-* oder *Pankreasheterotopien.* Die Häufigkeit der Magenschleimhautheterotopie wird auf 2% der Bevölkerung geschätzt[42]. Sie kann nur dann diagnostiziert werden, wenn üblich breite, regelrecht strukturierte Fundusmukosa vorliegt (▷ S. 161). *Enzymhistochemisch* unterscheidet sich die heterotope Mukosa nicht von normaler Fundusmukosa[34]. *Endoskopisch* kann sie als mehr oder weniger stark erhabene polypoide Läsion imponieren[41, 58]. Ob die Magenschleimhautheterotopie tatsächlich rückbildungsfähig ist[55], erscheint fraglich[20]. Ausnahmsweise kann die Magenscheimhaut-Pankreas-Heteroto-

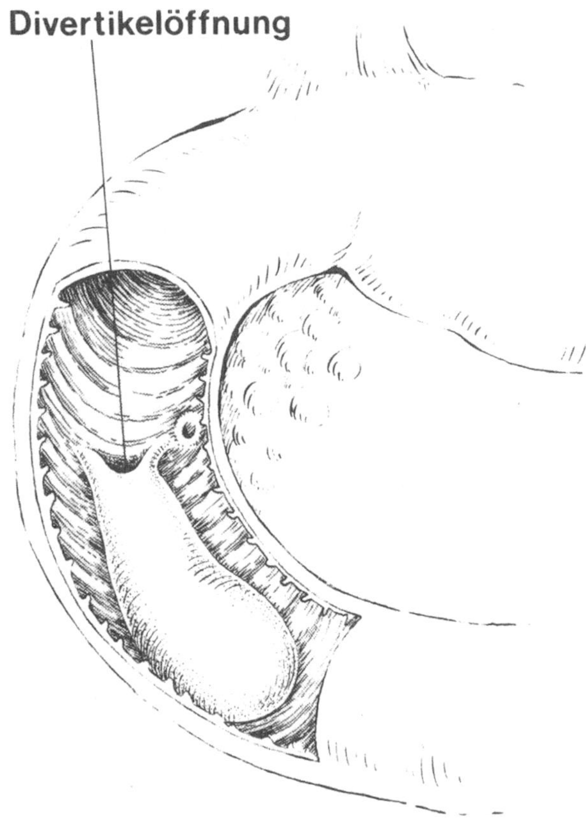

Abb. 4.1. Intraluminales Duodenaldivertikel (enterogene Zyste). (Umgezeichnet nach Economides et al., mit Genehmigung der Mayo Clinic Proceedings)

pie im Bulbus duodeni *tumorartige Ausmaße* annehmen (2,8 : 2,6 : 1,2 cm)[54]. In der Umgebung heterotoper Magenschleimhautinseln können sich Duodenalulzera[21], auf dem Boden solcher Gewebsinseln können sich ferner verschiedene Typen der *Magenschleimhautpolypen* entwickeln (foveoläre Hyperplasie, hyperplasiogener Polyp, Drüsenkörpersysten, ▷ S. 415).

Seltener als *Korpusschleimhaut* findet sich im Bulbus duodeni Schleimhaut vom *Antrum-Pylorus-Typ*[14]. Sie muß allerdings, v.a. beim gleichzeitigen Vorkommen entzündlicher Veränderungen, von *pseudopylorischen Drüsen* einer atrophischen Gastritis *abgegrenzt* werden. Heterotope Magenschleimhaut kann die Quelle einer *chronischen Blutung* sein (→ chronische Blutungsanämie)[18].

Malrotation

Bei der *Malrotation I* (▷ Tabelle 5.3) bleibt die normalerweise um 270° im umgekehrten Uhrzeigersinn erfolgende Rotation der Nabelschleife bei 180° stehen. Das Zökum bleibt im rechten Oberbauch liegen und kann das Duodenum von außen komprimieren[6]. Vom Zökum können peritoneale Bänder *(„Ladd-Bänder")* zur hinteren Bauchwand ziehen, dabei das Duodenum überkreuzen und strangulieren (→ Duodenalstenose, s. unten). Die Malrotation kann aber auch nur das Duodenum betreffen, das dann eine umschriebene Torsion und Abknikkung aufweist. Dabei kann jeder Teil vom Bulbus bis zur Pars ascendens isoliert betroffen sein. Diese *isolierten Malrotationen des Duodenums* sollen nach Röntgenuntersuchungen sehr häufig vorkommen, und zwar vor dem 20. Lj. häufiger (60%) als nach dem 35. Lj. (25%)[21]. Sie sind gehäuft mit Duodenalulzera kombiniert[31].

Intraluminale Duodenaldivertikel (enterogene Zysten)[8, 26, 41, 45, 53]

Sie sind *in der Duodenallichtung liegende sackförmige Gebilde* (bis 1977 ca. 40 Fälle[6, 53]), die der Duodenalwand an umschriebener Stelle oder zirkulär anhaften (Abb. 4.1). Sie sind bei beiden Geschlechtern gleich häufig und werden zwischen dem Kindes- und Greisenalter beobachtet[51]. Ihre Länge beträgt bis zu 12 cm, ihre Weite bis zu 6 cm[26], der Eingang in die Divertikeltasche ist meist 2–3 cm weit[26]. Die Divertikel werden *beidseits* von Duodenalschleimhaut bedeckt und besitzen eine dünne Wand mit wenigen zarten Muskelfasern und Gefäßen. Im Kuppenbereich können sich *Nekrosen* mit *Perforation* und sekundärer Öffnung zum Darmlumen hin ausbilden. Die intraluminalen Divertikel gehen entweder aus *Membranen* (s. unten) hervor, die sekundär durch den peristaltisch bewegten Speisebrei ausgeweitet werden, oder sie sind unmittelbare Folge einer *ungenügenden Rekanalisation des Duodenums während der Embryonalzeit*[40, 41, 53], teilweise werden sie auch als *Duplikaturen* des Duodenums aufgefaßt[19]. Sie bevorzugen ebenso wie die Membranen den *mittleren Abschnitt des Duodenums,* d.h. die Umgebung der Papilla Vateri[41], und sie sind oft mit *anderen Fehlbildungen,* z.B. mit einem Pancreas anulare[3], Magen-, Ileum- bzw. Gallenblasenduplikaturen, mediastinalen oder Ösophaguszysten, Ventrikelseptumdefekten oder offenem Ductus arteriosus Botalli[19], kombiniert.

Ausnahmsweise liegt das Divertikel nicht in der Lichtung, sondern *submukös* in der Wand des Duodenums *(„intramurales Divertikel")*[40] oder im Pankreaskopf[19].

Duodenalwandzysten bei chronischer Pankreatitis sind nach Stolte et al[52] dagegen am ehesten als *duktale Pankreasheterotopien* aufzufassen und sollen Folge, nicht Ursache der Pankreatitis sein (chronische Pankreatitis → Duodenalwandvernarbung → Retentionszysten vorbestehender Gangheterotopien[52]). Hiervon gibt es aber Ausnahmen (Heilung einer rezidivierenden Pankreatitis nach endoskopischer Inzision der Spitze eines intraluminalen Divertikels)[28].

Duplikaturen des Duodenums

Diese Fehlbildung ist *extrem selten*, an der Mayo Clinic wurde sie in 50 Jahren nur 3mal beobachtet[39]. 7–33% aller Duplikaturen des Verdauungstraktes sind im Duodenum lokalisiert[27, 39]. Die duodenalen Duplikaturen finden sich meist bei *Neugeborenen* und *Kindern*, nur selten bei *Erwachsenen*[39]. Beide *Geschlechter* sind gleich häufig betroffen. die Duplikaturen liegen meist in den *beiden ersten Abschnitten des Duodenums*[37, 39] und imponieren als *zysten- oder röhrenförmige Gebilde*, manchmal mit einer Öffnung zur Duodenallichtung hin. Die Diagnose erfordert den *Nachweis glatter Muskulatur* in der Wand[27, 57]. Die Schleimhaut kann (in 10–15%)[39] *heterotope Magenschleimhautinseln*, ausnahmsweise auch *Atemwegselemente* (Knorpel, respiratorisches Epithel)[49] enthalten. Häufige *klinische Symptome* sind ein Darmverschluß (durch Kompression der Lichtung), seltener können sich ein Verschlußikterus, eine Pankreatitis oder Blutungen entwickeln. *Ungewöhnliche Komplikationen* sind: segmentale portale Hypertension und massive Blutungen[24], hämorrhagische Infarzierung[27]. *Transdiaphragmale (intrathorakale) Duplikaturen* sind sehr selten und fast stets mit Anomalien der oberen Wirbelsäulenabschnitte assoziiert[50].

Konnatales Megaduodenum, Hypo- und Aganglionose

Sowohl die *obstruktive* als auch die *nichtobstruktive Form* des Megaduodenums können angeboren vorkommen: die obstruktive Form wird u. a. bei Atresien, Membranstenosen, Ladd-Bändern und beim Pancreas anulare beobachtet, während die *nichtobstruktive Form* bei Aganglionose und beim Ehlers-Danlos-Syndrom[13] beschrieben ist.

Familiäres Megaduodenum bei Hypoganglionose[36], Megaduodenum bei Anorexia nervosa[17], segmentale duodenale Aganglionose beim Erwachsenen[10].

Konnatale und erworbene Duodenalstenosen

Konnatale Stenosen finden sich bei 0,02% aller Neugeborenen[12]. In den meisten größeren Statistiken überwiegt das weibliche Geschlecht im Verhältnis von 1,1 : 1 bis 1,3 : 1[7, 9, 11]. *Pathogenetisch* unterscheidet man 2 Formen[33]:

- *Innere Duodenalstenose* mit folgenden wichtigen Ursachen: *Atresie* (s. unten), *Membranstenosen* (s. unten), *intraluminale Divertikel* (s. oben), *Duplikaturen* (s. oben), intramurales *Hämatom* als Geburtstrauma, sowie (extrem selten) das *konnatale Megaduodenum* und die *Invagination*.
- *Äußere Duodenalstenosen* infolge von *Malrotation* und *Kompression* des Duodenums von außen durch ein Pancreas anulare oder durch Ladd-Bänder, Gefäßkompression (arterio-mesenterialer Darmverschluß (▷ S. 387), präduodenaler Pfortaderverlauf, Aortenaneurysma), *Tumoren* oder *Treitz-Hernie*[33, 56, 58].

Sowohl die Gruppe der inneren als auch der äußeren Duodenalstenosen umfaßt also neben *angeborenen* auch *erworbene Ursachen*. Die Stenose führt in der Regel zu einer *prästenotischen Dilatation* des Duodenums (▷ Megaduodenum).

> *Häufigste Ursachen* sind *Atresie*, *Membranstenosen* und *Malrotation*, gefolgt vom *Pancreas anulare*. *Begleitmißbildungen* sind sehr häufig: Die Zahlenangaben schwanken zwischen 20 und 78%[7, 9, 11, 12, 23]. Eine *Trisomie 21 (Down-Syndrom)* findet sich in 11–69%[7, 9, 11]. Weitere häufige Fehlbildungen sind *Wirbelsäulen- oder Rippenanomalien*, Fehlbildungen des Herzens, Ösophagus oder der Nieren. Sonstige Fehlbildungen: u. a. Syndaktylie, Meckel-Divertikel, Analatresie, M. Hirschsprung, Cornelia-de-Lange-Syndrom[7, 11].

In etwa der Häfte der Fälle läßt sich eine Duodenalstenose bereits *ab dem 5. Schwangerschaftsmonat* sonographisch erkennen[32].

Duodenalatresie

Sie ist für ca. 10–37% der konnatalen Duodenalstenosen verantwortlich[12, 33] und kommt *einzeln* oder *multipel* vor[33]. Nach der Okklusionstheorie von Tandler (1902) beruht sie auf ungenügender Rekanalisation des Duodenallumens vom 3. Embryonalmonat an[33]. Kombination mit Polyspleniesyndrom[47]. *Familiäres Auftreten* als Hinweis auf einen möglicherweise autosomal-rezessiven Erbgang[29].

Unter den Begleitmißbildungen (in 30%[22]) nehmen Fehlbildungen der *Gallenwege* eine besondere Stellung ein, da sie die operative Beseitigung der Atresie erschweren und dabei zu Komplikationen führen können. Am häufigsten finden sich *Mündungsanomalien des D. choledochus*[43]. Die Gallenblasen- oder Gallengangsatresie sind hingegen selten[43]. Über das Gallengangsystem kann (z. B. bei doppeltem D. cysticus mit Mündung in den proximal und digital gelegenen Teil des Duodenums) zwischen beiden Duodenalabschnitten eine Verbindung hergestellt werden[38]. Eine seltene Anomalie ist die *präduodenale Lage des D. choledochus und der Pfortader*[46]. Selten sind auch das *VACTEL-Syndrom* („vertebral defects, atresia, cardiovascular anomalies", Tracheoösophagealfistel, limb defects[35]) und die Kombination mit einer *Pankreaslipomatose,* die mit gestörter Pankreassekreation einhergeht (im Rahmen des *Shwachman-Diamond-* bzw. des *Johanson-Blizzard-Syndroms)* [25].

Membranstenosen

Sie sind in 30% die Ursache angeborener duodenaler Passage-Hindernisse und besitzen *keine (komplette* Membranstenose) oder eine *kleine (inkomplette* Membranstenose), meist zentral gelegene, Öffnung. Aus der inkompletten (anatomischen) Membranstenose kann durch Stauung des Darminhalts vor der Stenose eine (funktionelle) Atresie hervorgehen [12].

Die *Membranen (Diaphragmen, „duodenal webs")* sind in über 80% im *mittleren Duodenum* nahe der Papille lokalisiert [44] und häufig mit anderen Fehlbildungen kombiniert. Sie werden auf beiden Seiten von Duodenalschleimhaut bedeckt, glatte Muskulatur ist nur selten in ihnen nachweisbar.

Atresien und Membranstenosen können eine (autosomal-rezessiv?) *erbliche Störung* darstellen oder aber *pränatal,* wahrscheinlich auch *postnatal, erworben* sein [12, 16]. Für die letztere Annahme sprechen das gelegentliche Vorkommen im *Erwachsenenalter* (bis zum 7. Jz.) [37] und der Nachweis entzündlicher Veränderungen in der Membran [16]. Vielleicht besteht in einigen Fällen ein Kausalzusammenhang zur Gabe von NSAR [15].

Literatur

1.–6. Weiterführende Literatur (▷ S. 381)
7. Akhtar J. Guiney EJ(1992) Congenital duodenal obstruction. Br J Surg 79:133–135
8. Alberti-Flor JJ, Johnson AC, Dunn GD (1985) Intraluminal duodenal diverticulum. Am J. Gastroenterol 80:500–502
9. Al-Salem AH, Kwaja S, Grant C, Dawodu A (1989) Congenital intrinsic duodenal obstruction: problems in the diagnosis and management. J. Pediat Surg 24:1247–1249
10. Al-Sulaimani SH, Alam MK, Soliman AAA, Sabahi DM (1986) Segmental duodenal aganglionosis in an adult. Br J Surg 73:43–44
11. Bailey PV, Tracy TF, Connors RH et al. (1993) Congenital duodenal obstruction: a 32-year review. J. Pediat Surg 28:92–95
12. Bachmann KD (1980) Die angeborene Duodenalstenose. Dtsch Med Wochenschr 105:1428–1430
13. Bain NH (1977) Ehlers-Danlos syndrome. Case report. Am J Gastroenterol 67: 167–170
14. Bayerdörffer E, Voeth C, Ottenjann R (1986) Antral mucosa heterotopy in the duodenal bulb. Hepatogastroenterology 33:278–279
15. Bilder CR, Morgante PE, Fernandez JL (1989) Duodenal diaphragmatic lesions and nonsteroidal antiinflammatory drugs. Gastroenterology 96:958
16. Bilton JL, Yap S (1971) Duodenal diaphragm. Am J Gastroenterol 56:457–462
17. Buchman AL, Ament ME, Weiner M et al. (1994) Reversal of megaduodenum and duodenal dysmotility associated with improvement in nutritional status in primary anorexia nervosa. Dig Dis Sci 39:433–440
18. Canelles P, Orti E, Tome A et al. (1992) Chronic anemia due to gastric ectopia within the duodenum. Endoscopy 24:294–295
19. Case Records of the Massachusetts General Hospital (1982) Case 48-1982. N Engl J Med 307:1438–1443.
20. Caselli M, Trevisani L, Stabellini G et al. (1988) Gastric metaplasia of the duodenal bulb. Endoscopy 20:163
21. Cynn WS, Rickert RR (1973) Heterotopic gastric mucosal polyp in the duodenal bulb associated with congenital absence of the gallbladder. Am J Gastroenterol 60:171–177
22. Danismend EN, Brown S, Frank JD (1986) Morbidity and mortality in duodenal atresia. Z Kinderchir 41:86–88
23. Daum R, Roth H, Schüler B, Bolkenius M (1982) Zur Problematik des kongenitalen Duodenalverschlusses. Bericht über 123 Fälle. Z Kinderchir 35:125–129
24. Dmitrewski J, Jurewicz WA (1993) Duodenal duplication causing segmental portal hypertension and massive intestinal haemorrhage. Br J Surg 80:1031
25. Dupont C, Sellier N, Chochillon C et al. (1989) Pancreatic lipomatosis and duodenal stenosis or atresia in children. J Pediatrics 115:603–605
26. Economides NG, Mc. Burney RP, Hamilton FH (1977) Intraluminal duodenal diverticulum in the adult. Ann Surg 185:147–152
27. Fan ST, Lau WY, Pang SW (1985) Infarction of a duodenal duplication cyst. Am J Gastroenterol 80:337–339
28. Finnie IA, Ghosh P, Garvey C et al. (1994) Intraluminal duodenal diverticulum causing recurrent pancreatitis: treatment by endoscopic incision. Gut 35:557–559
29. Gahukamble DB, Khamaga AS, Shaheen AQ (1994) Duodenal atresia: Ist occurrence in siblings. J Pediat Surg 29:1599–1600
30. Gravgaard E, Möller SH, Andersen D (1977a) Malrotation of the duodenum. Frequency in a radiographic control group. Scand J Gastroenterol 12:585–588
31. Gravgaard E, Möller SH, Andersen D (1977b) Malrotation of the duodenum and duodenal ulcer. Scand J Gastroenterol 12:589–592
32. Hancock BJ, Wiseman NE (1989) Congenital duodenal obstruction: the impact of an antenatal diagnosis. J Pediat Surg 24:1027–1031
33. Helbig D, Sallandt J (1980) Duodenalstenose und Duodenalatresie beim Neugeborenen. Münch Med Wochenschr 122:704–708
34. Johansen Aa (1974) Enzyme histochemical investigations of heterotopic gastric epithelium in the duodenum. Acta Pathol Microbiol Scand A 82:613–617
35. Kawana T, Ikeda K, Nakagawara A et al. (1989) A case of VACTEL syndrome with antenatally diagnosed duodenal atresia. J Pediat Surg 1158–1160
36. Kirk SJ, Lawson JT, Allen IV, Parks TG (1990) Familial megaduodenum associated with hypoganglionosis. Br J Surg 77:138–139
37. Klein P, Anetsberger R, Stangl R, Hümmer HP (1994) Kongenitale Duodenalstenose im Erwachsenenalter. Langenbecks Arch Chir 379:54–57
38. Knechtle SJ, Filston HC (1990) Anomalous bililary ducts associated with duodenal atresia. J Pediat Surg 25:1266–1269
39. Knight CD, Allen MJ, Nagorney DM et al. (1985) Duodenal duplication cyst causing massive bleeding in an adult: an unusual complication of a duplication cyst of the digestive tract. Mayo Clin Proc 60:772–775
40. Ladurner D, Bodner E, Thoma R (1977) Das intramurale Duodenaldivertikel, eine topographische Varietät des intraluminalen Duodenaldivertikels. Langenbecks Arch Chir 344:219–224
41. Lawson TL (1974) Intraluminal duodenal diverticulum. A rare cause of acute pancreatitis. Dig Dis Sci 19:673–677
42. Lessels AM, Martin DF (1982) Heterotopic gastric mucosa in the duodenum. J Clin Pathol 35:591–595

43. Lochbühler H, Joppich I, Diehm T (1988) Fehlbildungen des Ductus choledochus und der Papilla Vateri bei den verschiedenen Formen der Duodenalatresie. Z Kinderchir 44:13–16
44. Nance FC, Font RG (1969) Congenital duodenal web in an adult. Dig Dis Sci 14:678–682
45. Ortiz VM, Nealon TF Jr, Mitty WF Jr (1974) Enterogenous cyst of the duodenum. Am J Gastroentrol 61:276–281
46. Patti G, Marrocco G, Mazzoni G, Catarci A (1985) Esophageal and duodenal atresia with preduodenal common bile duct and portal vein in a newborn. J Pediat Surg 20:167–168
47. Raff LJ, Schwartz ST (1983) Polysplenia complex and duodenal atresia. Arch Pathol Lab Med 107:202–203
48. Rösch W, Höer P (1983) Hyperplasiogenic polyp in the duodenum. Endoscopy 15:117–118
49. Sommerschild H, Maurseth K, Skarstein A, Svendsen E (1986) Duodenal duplication – a case with special features. Z Kinderchir 41:52–55
50. Sonoda N, Takaya J, Okamaoto K et al. (1987) Transdiaphragmatic duodenal duplication in a premature infant. J Pediat Surg 22:372–373
51. Søreide JA, Seime S, Søreide O (1988) Intraluminal duodenal diverticulum: case report and update of the literature 1975–1986. Am J Gastroenterol 83:988–991
52. Stolte M, Zink W, Schaffner O (1983) Duodenalwandzysten und Erkrankungen der Bauchspeicheldrüse. Leber Magen Darm 13:140–149
53. Tandon VM, Oesau HT, Rassa R (1973) Intraluminal diverticulum of the duodenum. Ann Surg 178:787–790
54. Tanemura H, Uno S, Suzuki M et al. (1987) Heterotopic gastric mucosa accompanied by aberrant pancreas in the duodenum. Am J Gastroenterol 82:685–688
55. Terruzzi V (1987) Gastric metaplasia in the duodenal bulb. A prospective endoscopic study. Endoscopy 19:252–253
56. Tryfonas G, Young DG (1975) Extrinsic duodenal obstruction in infants and children. Br J Surg 62:125–129
57. Walker J, Kapilla L (1986) Duodenal duplication. 3 new cases. Z Kinderchir 41:338–339
58. Wayne ER, Burrington JD (1973) Extrinsic duodenal obstruction in children. Surg Gynecol Obstet 136:87–91

Erworbene Lichtungsänderungen

Arteriomesenterialer Darmverschluß (chronischer intermittierender arteriomesenterialer duodenaler Ileus)

Die A. mesenterica sup. kreuzt vor der Aorta und der Wirbelsäule das Duodenum in Höhe des Übergangs zwischen dessen 3. und 4. Abschnitt (Pars horizontalis caudalis/Pars ascendens). Da dieser Teil retroperitoneal fixiert ist, kann er der Arterie nicht ausweichen und wird komprimiert, wenn der Winkel zwischen dem mesenterialen Gefäßstiel vorn und der Aorta hinten zu spitz wird.

Als *ursächliche Faktoren* kommen in Betracht: Lagerung im Gipsbett bzw. langfristige Bettlägerigkeit in Rückenlage, schwere Skoliose (und Skolioseoperation), erheblicher vorheriger Gewichtsverlust (zusammen etwa 25% der Fälle[7, 9, 21]. *Mögliche prädisponierende Faktoren* sind: Malrotation, Arteriosklerose und abdominelles Aortenaneurysma, paraduodenale Hernie und psychogene Faktoren (zusammen 9%), Gewichtsverlust nach Einsetzen

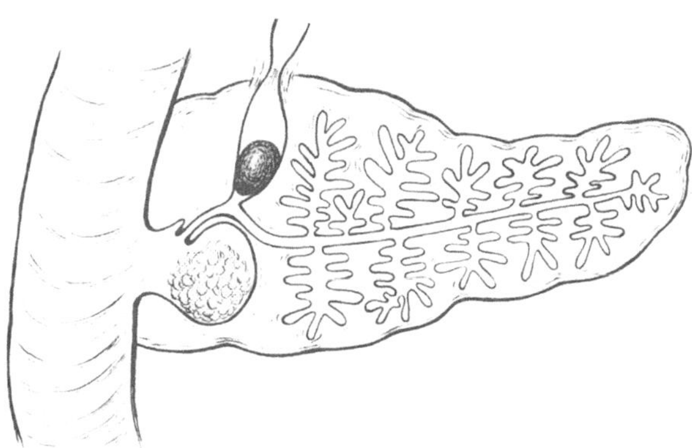

Abb. 4.2. Juxtapapilläres Duodenaldivertikel mit Kompression des D. choledochus und des D. pancreaticus. Intraduktaler Gallenstein als Komplikation. Erläuterung s. Text. (Umgezeichnet nach Langhans et al.[15], mit freundlicher Genehmigung des Autors)

der ersten Symptome (25%). Über 40% sind idiopathisch. Hier werden z.T. ein kurzes Mesenterium und schlaffe Bauchdecken (kein Gegenhalt für das Mesenterium) verantwortlich gemacht[9, 21]

Häufige *klinische Symptome* der Duodenalstenose sind Völlegefühl und Flatulenz nach den Mahlzeiten, Schmerzen und Erbrechen[9].

Man rechnet unter 300 Röntgenuntersuchungen des oberen Verdauungstrakts mit einem Fall von arteriomesenterialem Duodenalverschluß[9]. Bis 1976 waren etwa 400 Fälle publiziert[7]. Die Störung ist beim *weiblichen Geschlecht häufiger* (ca. 1,3–1,6:1)[7]. Sie manifestiert sich manchmal schon in früher Kindheit, gelegentlich erst im Erwachsenenalter[9]. Die *Behandlung* ist konservativ, nur in Ausnahmefällen chirurgisch[9, 21].

Erworbene Divertikel und Pseudodivertikel

- *Pulsionspseudodivertikel*[22] sind die *weitaus häufigste* Form. Sie entsprechen hernienartigen *Ausstülpungen der Mukosa und Submukosa durch Muskellücken nach außen.* 50–70% liegen *juxtapapillär* in der Pars descendens duodeni (Abb. 4.2), die Papille kann direkt in den Divertikelsack münden. Als Ursache der Pseudodivertikel nimmt man *intraluminale Drucksteigerungen* im Duodenum an, die sich im höheren Lebensalter (Atrophie und Turgorverlust des perivaskulären Binde- und Fettgewebes) besonders an den Durchtrittsstellen größerer Gefäße durch die Duodenalwand und im Papillenbereich bemerkbar machen. Dementsprechend nimmt die *Häufigkeit* der Pulsions-Pseudodivertikel *vom 50. Lj.* an stark zu. Beide *Geschlechter* sind gleich häufig betroffen. Die *Prävalenz* wird in *Röntgenstatistiken* mit durchschnittlich 2–5% (0,016–20,1%)[20], in *Sektionsstatistiken* mit 8–9%[22] (5,8–15,5%[22]) und im *Massenscreening* an 700000 gesunden Personen (Japan) mit 0,18%[22] angegeben, wobei auch die selteneren Pseudodivertikelformen eingeschlossen sind. Im hochselektierten Untersuchungsgut liegt sie natürlich höher: 23% (91% davon juxtapapillär) unter 624 Patienten mit Endoskopie wegen Verdachtes auf Gallen- oder Pankreaserkrankung[18]; 5% unter 755 ERCP-Untersuchungen[8].

Das *häufige (10–60%) Vorkommen von Gallensteinen*[20] wird mit folgenden möglichen *Mechanismen* erklärt: Kompression des D. choledochus durch das Pseudodivertikel; Papillitis und Cholangitis mit Auswirkungen auf den Gallensäurenpool; gleichzeitige Entstehung von Pseudodivertikel und Gallensteinen als Folge neuromuskulärer Störungen. 2/3 der Konkremente sind *Pigmentsteine,* was auf aszendierende Cholangitiden durch β-Glukuronidase-produzierende Keime zurückgeführt wird[17]. Patienten mit einer Choledocholithiasis haben ein 2,6fach erhöhtes Risiko, ein periampulläres Divertikel zu bekommen[15]. Umgekehrt haben Patienten mit einem Duodenaldivertikel eine 50%-Chance, einen Gallen*gangs*stein aufzuweisen[15]. Das Vorkommen von Gallen*blasen*steinen ist nicht erhöht[13].

Über 90% der Duodenaldivertikel verursachen keine Symptome. Mögliche *Komplikationen* sind: *Ulzeration mit Blutungen, Divertikulitis, Ileus* (bei entzündlichem Pseudotumor) sowie eine *retroperitoneale Perforation mit Hautemphysem* bzw. *Phlegmone*[10]. Die Perforation ist trotz der Häufigkeit der Duodenaldivertikel sehr selten (bis 1992 101 mitgeteilte Fälle[11]). Weitere Komplikationen sind *bakterielle Besiedlung* (→ Malabsorptionssyndrom) und *Pankreatitits*[22, 23] (postoperativ). Die Kombination mit einer *Dickdarmdivertikulose* (56%), *Hiatushernie* (50%) sowie *Fehlbildungen der Gallenwege und des Pankreas* (13%) ist häufig[14]. Seltene Komplikation: *Bezoarbildung aus* unverdauten Zerealien mit Darmobstruktion[19].

- *Traktionsdivertikel (-pseudodivertikel)* kommen durch *Narbenzug* von außen zustande, z. B. als Folge einer Pankreatitis[16].
- *Ulkusdivertikel* entstehen auf dem Boden peptischer Geschwüre und liegen deswegen so gut wie immer im *Bulbus duodeni*[16, 22].

Bezoare[18a]

Bezoare können eine *Stenose der Duodenallichtung* hervorrufen. Sie entstehen nicht an dieser Stelle, sondern gelangen aus dem Magen dorthin. Ein Bezoarabgang aus dem Magen in das Duodenum oder tiefere Abschnitte des Dünndarmes erfolgt v. a. bei *weitem Magenausgang* und *intaktem N. vagus,* während bei Patienten mit einem Magenrest nach Vagotomie der Bezoar eher im Magen liegenbleibt (▷ S. 273). Im Duodenum wird der Bezoar am häufigsten an der *engsten Stelle (3. Abschnitt)* eingeklemmt.

Literatur

1.–6. Weiterführende Literatur (▷ S. 381)
7. Akin JT, Gray SW, Skandalakis JE (1976) Vascular compression of the duodenum: Presentation of ten cases and review of the literature. Surgery 79:515–522
8. Afridi SA, Fichtenbaum CJ, Taubin H (1991) Review of duodenal diverticula. Am J Gastroenterol 86:935–938
9. Bockus HL (1976) Chronic duodenal dilatation and stasis. In: Bockus HL (ed) Gastroenterology, 3rd edn, vol 2. Saunders, Philadelphia London Toronto, pp 417–432
10. Dahl HD, Hirner A (1990) Das komplizierte Duodenal-Divertikel – eine Fallbeschreibung. Akt Chir 25:228–231
11. Duarte B, Nagy KK, Cintron J (1992) Perforated duodenal diverticulum. Br J Surg 79:877–881
12. Gore RM, Ghahremani GG, Kirsch MD et al. (1991) Diverticulitis of the duodenum: clinical and radiological manifestation of seven cases. Am J Gastroenterol 86:981–985
13. Hagège H, Berson A, Pelletier G et al. (1992) Association of juxtapapillary diverticula with choledocholithiasis but not with cholecystolithiasis. Endoscopy 24:248–251
14. Hoffmann L, Weiss W, Classen M (1978) Untersuchungen zum juxtapapillären Duodenaldivertikel. Inn Med 5:22–26
15. Kennedy RH, Thompson MH (1988) Are duodenal diverticula associated with choledocholithiasis? Gut 29:1003–1006
16. Langhans P, Clemens M, Schomacher P-H et al. (1978) Juxtapapilläre Duodenaldivertikel und biliopankreatische Symptome. Leber Magen Darm 8:160–164
17. Løtveit T (1982) The composition of biliary calculi in patients with juxtapapillary duodenal diverticula. Scand J Gastroenterol 17:653–656
18. Løtveit T, Skar V, Osnes M (1988) Juxtapapillary duodenal diverticula. Endoscopy 20:175–178
18a. Saeed ZA, Rabassa AA, Anand BS (1995) An endoscopic method for removal of duodenal phytobezoars. Gastrointest Endosc 41:74–75
19. Shocket E, Simon SA (1982) Small bowel obstruction due to enterolith (bezoar) formed in a duodenal diverticulum: a case report and review of the literature. Am J Gastroenterol 77:621–624
20. Skar V, Løtveit T, Osnes M (1989) Juxtapapillary duodenal diverticula predispose to common bile duct stones. Scand J Gastroenterol 24:202–204
21. Wayne ER, Burrington JD (1973) Extrinsic duodenal obstruction in children. Surg Gynecol Obstet 136:87–91
22. Weiss W, Hoffmann L (1978) Zur klinischen Bedeutung juxtapapillärer Duodenaldivertikel. Inn Med 5:41–47
23. Wilk PJ, Mollura J, Danese CA (1973) Jaundice and pancreatitis caused by a duodenal diverticulum. Am J Gastroenterol 60:273–279

Stoffwechselstörungen

(Pseudo-)Melanose des Duodenums[2–5]

Synonym: Melanin-ähnliche Pigmentierung des Duodenums[1]

Bei der seltenen Veränderung (bis 1988 nur 15 veröffentlichte Fälle) wird ein *dunkelbraun-schwarzes Pigment in den Makrophagen der duodenalen L. propria* abgelagert. Das Pigment ist ausgesprochen *fleckförmig* verteilt (Kolon: diffus) und besteht überwiegend aus *Eisensulfid* mit kleinen Mengen von *Kalzium, Kalium, Aluminium, Magnesium, Silizium und Silber*[4]. Es ist PAS-positiv und positiv bei der Masson-Fontana-Färbung[1]. Es läßt sich mit Kaliumpermanganat, aber nicht mit H_2O_2, bleichen (gegenteilige Angabe: Bleichen mit H_2O_2 möglich[1]). Die Berlinerblau-Reaktion ist negativ oder in der Umgebung einiger Granula schwach positiv[3,5]. Das Pigment ist ferner negativ bei der v. Kossa-Färbung. *Elektronenmikroskopisch*[3] sind die Granula im Zytoplasma der Makrophagen unterschiedlich groß und verschieden geformt mit einer einzelnen Grenzmembran. *Elektronendichte Granula* mit einem hohen Eisen- und niedrigen Schwefelgehalt, mit regelmäßigem Vorkommen von Kalzium und gelegentlich geringem Vorkommen von Magnesium und Aluminium sind auch im *Zytoplasma der Enterozyten* nachweisbar. Das Eisen in den Enterozyten entspricht wahrscheinlich *Ferritin* und stammt aus der Darmlichtung, Ferritinabgabe in die L. propria führt sekundär zur Eisenspeicherung in den Makrophagen. Schwefel und Kalzium stammen vermutlich aus physiologischen endogenen Pools. Die *Ätiopathogenese* der Pigmentablagerung ist unklar[3-5]. 9mal war sie mit *Erosionen/Ulzera des Duodenums,* 7mal mit einem *chronischen Nierenversagen* assoziiert, 12 der 15 Patienten erhielten *Antihypertensiva,* im Gegensatz zur Melanosis coli besteht *keine Beziehung zu einem Laxantientabusus.* Bei *Verlaufsuntersuchungen* kann das Pigment verschwunden oder noch vorhanden sein. Die Assoziation mit Schleimhautdefekten, Nierenversagen und Hypertonie könnte auf *chronische Schleimhautblutungen* als Ursache der Eisenablagerung hindeuten.

Hämosiderose

Nach *Eisenmedikation* und *Transfusionen* können die Makrophagen der Zottenspitzen Hämosiderin enthalten. Bei der *Hämochromatose* liegt das Hämosiderin im Oberflächenepithel und in den Makrophagen der tiefen L. propria[4].

Brown-bowel-Syndrom ▷ S. 447

Amyloidose ▷S. 177

Leichtketten-Ablagerungserkrankung (LCDD)[1]

Die erstmals 1976 beschriebene Krankheit geht im Gegensatz zur AL-Amyloidose mit einem *Niederschlag abnormer Leichtketten,* zumeist des *Typs kappa,* in zahlreichen Organen einschl. des Magendarmtraktes einher. So gut wie immer sind die *Nieren* beteiligt. In der Mehrzahl der Fälle ist die Krankheit mit einem *Plasmozytom,* seltener mit einem *M. Waldenström* und mit einer *AL-Amyloidose* assoziiert. Der klinische Verlauf wird wesentlich vom Nierenbefall beeinflußt. Die *Prognose* ist schlecht. Bis 1995 waren 87 Fälle dieser seltenen Erkrankung beschrieben.

Literatur

1. Köster H-J (1993) Gastrointestinale und Leberbeteiligung als führendes Symptom und prognosebestimmender Faktor einer Leichtketten-Ablagerungserkrankung. Med Inaug Diss Bonn (1996)
2. Minocha A, Fearneyhough PK, McClave SA, Parker JC (1995) Melanin-like pigmentation of the duodenum. Am J Gastroenterol 90:1018–1020
3. Rex DK, Jersild RA Jr (1988) Further characterization of the pigment in pseudomelanosis duodeni in three patients. Gastroenterology 95:177–182
4. Whitehead R (1995) The alimentary tract in systemic disease and miscellaneous lesions. In: Whitehead R (ed) Gastrointestinal and oesophageal pathology, 2nd edn, Churchill-Livingstone, Edinburgh HongKong London Madrid Melbourne New York, pp 973–980
5. Yamase H, Norris M, Gillies C (1985) Pseudomelanosis duodeni: a clinico-pathologic entity. Gastrointest Endosc 31:83–86

Kreislaufstörungen

Duodenale Varizen

Duodenale Varizen zählen zu den *„ektopen" Varizen,* d. h. zu denjenigen Varizen, die außerhalb des Ösophagus und der Kardiaregion des Magens vorkommen[25]. Sie sind nach einer Studie an 5664 endoskopischen Untersuchungen rund 50mal seltener als Ösophagusvarizen (13 vs. 598 Fälle)[7], vielleicht liegt die tatsächliche Zahl aber etwas höher, da die endoskopische Trefferquote nur 44% beträgt[13]. In den meisten Fällen sind die Duodenalvarizen mit Ösophagusvarizen kombiniert, die isolierte Form ist selten[16]. Auch Blutungen sind selten[8], oft ist die Blutungsquelle nicht schon bei der ersten Gastroduodenoskopie erkennbar. Sie können tödlich verlaufen[8]. Neuerdings wird als Therapie die endoskopische Ligatur empfohlen[34a].

Duodenale Varizen kommen bei *portaler Hypertension* mit prä-, intra- oder posthepatischem Block vor (am häufigsten bei der Leberzirrhose, gefolgt von Pankreatitis und Pankreaspseudozysten sowie von der Pfortaderthrombose)[8], bei der *Schistosomiasis* und sehr selten bei langdauerndem *Verschluß der V. cava inferior.*

Angiodysplasie

Im Duodenum und Jejunum ist die Angiodysplasie *viel seltener als im Kolon* (▷ S. 554). Es ist unklar, ob sie eine Fehlbildung oder eine erworbene Störung darstellt. Im Duodenum handelt es sich vorwiegend um *konnatale Läsionen* bei jungen Patienten. Selbst bei kleinen Herden können erhebliche *Blutungen* zustande kommen. Die *Therapie* besteht in der chirurgischen Exzision[34].

Intramurales Hämatom

Diese Kreislaufstörung ist sicher häufiger als es nach der bis 1980 beschriebenen Zahl von etwa 200 Fällen erscheint[37].

- *Stumpfe Bauchtraumen* sind die häufigste Ursache[21, 27, 39]. Weitere Ursachen sind:
- Blutungen *nach Antikoagulantientherapie*[10, 18] (jährliche Inzidenz intestinaler Hämatome geschätzt auf 1:25000 bei in dieser Weise behandelten Patienten)[9]
- *hämorrhagische Diathese,* u. a. bei Hämophilie[18] (auch in Verbindung mit HIV-Infektion)[31] und anderen Blutkrankheiten[31],
- Ruptur von *Aneurysmen der Aorta* bzw. *Gefäßprothesen* (s. unten),
- selten auch: *akute Pankreatitis, Pankreasfisteln, Panarteriitis nodosa*[18] sowie
- *endoskopische Biopsie* bei Erwachsenen und Kindern[23, 26, 30, 40].

Aortoduodenale Fistel

- *Primäre aortoduodenale Fistel:* Sie besteht in einer Verbindung zwischen einem *Aneurysma der Bauchaorta* und dem 3. (weit seltener dem 2. oder 4.) Teil des Duodenums bzw. der Flexura duodenojejunalis[17]. Bis 1987 waren etwa 120 Fälle bekannt[20, 38]. Dem Aneurysma kann eine *Arteriosklerose,* eine *Aortitis* oder ein *Trauma* zugrunde liegen[12, 15, 17]. Unbehandelt führt die Fistel zum Verblutungstod[17, 24]. Bei hoher Operationsletalität (Ersatz durch Gefäßprothese) ist die Langzeitprognose jedoch gut[15]. Von 100 aortoenterischen Fisteln betreffen ca. 80 das Duodenum, 10–20 den übrigen Dünndarm und jeweils 5 den Magen bzw. das Kolon[28]. Eine aortoenterische Fistel soll sich bei 0,04–0,8% aller Aortenaneurysmen entwickeln[19, 28].
- *Sekundäre aortoduodenale Fistel: Aortenprothesen* sind heute die häufigste Ursache aortoduodenaler Fisteln (57%[24]); diese Fistel wird als „sekundär" bezeichnet. Die Häufigkeit beträgt ca. 0,2–0,5% der Fälle von *aortalem Bypass* und 1% der Fälle mit Operation eines *Aneurysmas mit Gefäßprothese.* Sie ist geringer nach Operation wegen eines *nichtrupturierten* als wegen eines *rupturierten* Aneurysmas (0,7 vs. 1,7%)[24]. Zur *Prophylaxe* ist es wichtig, die Gefäßprothese und deren proximale Anastomose sowie das Aneurysma mit Peritoneum und retroperitonealem Gewebe zu ummanteln[24]. Die meisten Fisteln entstehen im *proximalen Anastomosenbereich*[24]. Als *Hauptursache* der Fistelbildung gelten *umschriebene Infektionen der Gefäßnaht,* die allmählich eine Erosion der Darmwand herbeiführen, aber auch die *mechanische Läsion der Darmwand* durch die *ständige Pulsation*[38]. Das *Zeitintervall* zwischen der Gefäßimplantation und dem Beginn der Fistelbildung liegt zwischen 2 Wochen und 8 Jahren[32]. *Haupttodesursache* ist die *akute Verblutung* in den Darmtrakt. Daher ist eine *frühzeitige Diagnose* (unklare intestinale Blutung bei Prothesenträgern!) und *rasche chirurgische Intervention lebensentscheidend*[11, 24]. Die *Therapie* besteht im Anlegen eines axillofemoralen Bypass[11, 35, 36], aber auch schonendere lokale chirurgische Maßnahmen (Nahtverschluß des Defektes) werden empfohlen[35].

Anhang: Auch Katheter, die zum Zweck der *Zytostatikainfusion* in die *A. hepatica* eingelegt werden, können in das Duodenum perforieren und mit einer schweren Allgemeininfektion einhergehen[14].

Intraluminale Blutungen

Häufigste Ursachen sind ein blutendes *Duodenalulkus* bzw. der Übertritt von Blut aus dem Magen in das Duodenum bei blutendem *Magenulkus.* Weitere Ursachen sind *Tumoren des Magens, des Duodenums* (einschl. *Karzinoid*[22] und *Metastasen*[33]) oder der *Umgebung (Pankreas)* sowie die oben aufgeführten *Gefäßläsionen,* die *aortoduodenale Fistel* und schließlich auch die duodenale Manifestation einer *Dieulafoy-Läsion* (▷ S. 172)[29].

Literatur

1.–6. Weiterführende Literatur (▷ S. 381)
7. Al-Mofarreh M, Al-Moagel-Alfarag M, Ashoor T, Shadoochy F (1986) Duodenal varices. Report of 13 cases. Z Gastroenterol 24:673–680
8. Amin R, Alexis R, Korzis J (1985) Fatal ruptured duodenal varix: a case report and review of literature. Am J Gastroenterol 80:13–18
9. Bettler S, Montani S, Bachmann F (1993) Fréquence de l'hématome intramural digestif au cours de l'anticoagulation. Schweiz Med Wochenschr 113:630
10. Botzler R, Wagner Th, Ritter U (1986) Endoscopic finding of an intramural haemorrhage in the duodenum under anticoagulant therapy with Phenprocoumon. Endoscopy 18:64–65
11. Breuer N, Erhard J. Balzer K et al. (1988) Aorto-duodenale Fistel als Ursache einer akuten Gastrointestinalblutung. Med Klin 83:750–752
12. Case Records of the Massachusetts General Hospital (1981) N Engl J Med 305:1205–1211
13. Chandra-Sekhar HB, Alstead EM, Kumar PJ, Farthing MJG (1992) Duodenal varices. A neglected cause of massive, recurrent gastrointestinal bleeding. Dig Dis Sci 37:449–451
14. Cherqui D, Garden OJ, Bismuth H (1988) Duodenal erosion complicating an implanted hepatic arterial access device. Br J Surg 75:556
15. Daugherty M, Shearer GR, Ernst CB (1979) Primary aorto-

duodenal fistula: Extra-anatomic vascular reconstruction not required for successful management. Surgery 86:399–401
16. Eleftheriadis E (1988) Duodenal varices after sclerotherapy for esophageal varices. Am J Gastroenterol 83:439–441
17. Evans DM, Webster JHH (1972) Spontaneous aortoduodenal fistula. Br J Surg 59:368–372
18. Fingerhut A, Rouffet F, Eugene C et al. (1983) Nontraumatic intramural hematoma of the duodenum. Report of 4 cases and review of the literature. Digestion 26:231–235
19. Franke S, Debus ES, Voit R (1995) Aortointestinale Fistel als mögliche Ursache einer endoskopischen unklaren gastrointestinalen Blutung. Chirurg 66:112–119
20. Freyberger H, Kuntz H-D, May R (1987) Primäre aorto-enterische Fistel. Med Welt 1987:676
21. Fullen WD, Selle JG, Whitely DH et al. (1974) Intramural duodenal hematoma. Ann Surg 179:549–556
22. Gencsi E, Lux E, Kaduk B et al. (1986) Upper gastrointestinal bleeding as an unusual presentation of a duodenal carcinoid. Endoscopy 18:105–107
23. Ghishan FK, Werner M, Vieira P et al. (1987) Intramural duodenal hematoma: an unusual complication of endoscopic small bowel biopsy. Am J Gastroenterol 82:368–370
24. Grande JP, Ackermann DM, Edwards WD (1989) Aortoenteric fistulas. A study of 28 autopsied cases spanning 25 years. Arch Pathol Lab Med 113:1271–1275
25. Heaton ND, Khawaja H, Howard ER (1991) Bleeding duodenal varices. Br J Surg 78:1450–1451
26. Hermier M, Foasso MF, Louis JJ et al. (1984) Hématome intramural du duodénum et pancréatite chronique après biopsie jéjunale. Arch Fr Pediatr 41:127–129
27. Jewett TC, Caldarola V, Karp MP et al. (1988) Intramural hematoma of the duodenum. Arch Surg 123:54–58
28. Lenzen R, Hengels KJ, Kniemeyer H-W, Berges W (1989) Die aortoenterische Fistel – eine seltene, aber wichtige Ursache oberer gastrointestinaler Blutungen. Z Gastroenterol 27:267–271
29. McClave SA, Goldschmid S, Cunningham JT, Boyd WP Jr (1988) Dieulafoy's cirsoid aneurysm of the duodenum. Dig Dis Sci 33:801–805
30. Middleton PH, Jones EW, Fielding JF (1972) Intramural hematoma of the duodenum complicating peroral intestinal biopsy with a Crosby capsule. Gastroenterology 63:869–871
31. Nogués A, Eizaguirre I, Sunol M, Tovar JA (1989) Giant spontaneous duodenal hematoma in hemophilia A. J Pediat Surg 24:406–408
32. O'Mara CS, Williams GM, Ernst CB (1981) Secondary aortoenteric fistula. Am J Surg 142:203–209
33. Steinhart HA, Cohen LB, Hegele R, Saibil FG (1991) Upper gastrointestinal bleeding due to superior mesenteric artery to duodenum fistula: rare complication of metastatic lung carcinoma. Am J Gastroenterol 86:771–774
34. Tai D-I, Chou F-F, Lee T-S, Lin C-C (1987) Vascular ectasia of the duodenum detected by duodenoscopy. Am J Gastroenterol 82:1071–1073
34a. Tazawa J, Sakai Y, Koizumi K et al. (1995) Endoscopic ligation for ruptured duodenal varices. Am J Gastroenterol 90:677–678
35. Thomas WEG, Baird RN (1986) Secondary aorto-enteric fistulae: towards a more conservative approach. Br J Surg 73:875–878
36. Umpleby HC, Britton DC, Turnbull AR (1987) Secondary aorto-enteric fistulae: a surgical challenge. Br J Surg 74:256–259
37. Vellacott KD (1980) Intramural haematoma of the duodenum. Br J Surg 67:36-38
38. Vollmar JF, Belz R, Balmer K (1985) Aorto-enterische Fisteln – Pathogenese, Klinik und Therapie. Langenbecks Arch Chir 365:249–266
39. Winthrop AL, Wesson DE, Filler RM (1986) Traumatic duodenal hematoma in a pediatric patient. J Pediat Surg 21:757–760
40. Zineles SA, Hershenson LM, Ennis MF et al. (1989) Intramural duodenal hematoma following upper gastrointestinal endoscopy biopsy. Dig Dis Sci 34:289–291

Duodenitis

Definition. Die Duodenitis ist ein Entzündungsprozeß der Duodenalschleimhaut, der – ebenso wie die Gastritis – einzig und allein *morphologisch* diagnostiziert und objektiviert werden kann. Die *endoskopische* Duodenitisdiagnose korreliert häufig *nicht* mit den histologischen Befunden. Hinter der *klinischen* Duodenitisdiagnose verbergen sich oft andere Oberbaucherkrankungen, die Mehrzahl der Fälle gehört in die Gruppe der nichtulzerösen Dyspepsie (▷ S. 257).

Epidemiologie. Es gibt keine großen Statistiken, die endoskopische, makroskopische (endoskopische) und histologische Duodenalschleimhautbefunde miteinander und mit der klinischen Symptomatik vergleichen. Die meisten Statistiken beruhen auf vergleichsweise kleinen Fallzahlen und beschränken sich auf Befunde bei Patienten mit Dyspepsiesymptomatik (▷ S. 257). Eine „signifikante" Duodenitis fand sich dabei in weniger als 3% (von 502 Patienten)[73]. Andere Arbeiten an Dyspepsiepatienten kommen zu weit höheren Zahlen: 57,6% akute und chronische Duodenitis[13] bzw. 91,8% kumulative Häufigkeit bei Verlaufsuntersuchungen an 219 Dyspepsiepatienten über 3–36 Monate[66]. Diese Widersprüche sind nur aus einer heterogenen Zusammensetzung des Patientengutes und aus wechselnden Kriterien für die histologische Duodenitisdiagnose erklärbar.

Ätiologie, Pathogenese. Für eine Reihe von Duodenitiden gibt es eindeutig faßbare Ursachen. Hierher gehören die *infektiösen Enteritiden* (z. B. Salmonellosen, Shigellosen, Cholera, Virusinfektionen), die erosiven Schleimhautdefekte nach Einwirkung *bekannter chemischer Noxen (Alkohol, NSAR)*, *Streß- und Schocksituationen* sowie *zentralnervöse Schäden*. Nach Tierversuchen wirken Streß und zentralnervöse Störungen möglicherweise über eine *Senkung der duodenalen Bikarbonatsekretion,* indem sie efferente sympathische Fasern aktivieren und Noradrenalin sowie Vasopressin freisetzen[42]. Beim Menschen setzt auch *Indomethacin* nach 2maliger Gabe von jeweils 50 mg die Bikarbonatsekretion herab und beeinträchtigt somit einen wichtigen duodenalen Abwehrmechanismus[64].

Eine enge Beziehung besteht zwischen Duodenitis und *Duodenalulkus*[27, 66, 74a]. Nach Sircus [66] ist die *Duodenitis* in 80% der Fälle nichts anderes als *„ein Stadium im Lebenszyklus und Ablauf des Duodenalulkus"*. *Dagegen* spricht allerdings, daß nach anderen Untersuchungen selbst die *erosive Duodenitis* in 32–54% nicht mit einem Ulkus as-

Tabelle 4.1. Klassifikation der Duodenitis anhand morphologischer Befunde (Diskriminanzanalyse mit Bildung dreier signifikant voneinander verschiedener Gruppen). (Nach Angaben von Jenkins et al.[35])

Diagnose	Morphologische Befunde
Normalbefund	*Einige* Plasmazellen (Reihenfolge der Häufigkeit: IgA, IgE, IgM, IgG), *einige* Eosinophile, *wenige* Granulozyten möglich, gastrale Metaplasie möglich. Kein nennenswertes Ödem. Keine Zottenatrophie.
Leichte/mäßige Duodenitis	*Deutliche Zunahme der Plasmazellzahl:* im Mittel am stärksten bei IgG (+ 224%) und IgE (+ 182%). IgA + 107%, IgM + 40%. *Geringe Vermehrung* eosinophiler und neutrophiler Granulozyten möglich. Geringes Ödem. Keine nennenswerte Zottenatrophie.
Schwere Duodenitis	Deutliche *Abnahme* der Plasmazellzahl (alle 4 Plasmazelltypen) unter die Werte der Normalgruppe. *Geringe* Eosinophilie möglich. *Deutliche Vermehrung der neutrophilen Granulozyten* in der L. propria sowie im Zotten- und Kryptenepithel. Geringes Ödem. *Ausgeprägte Zottenatrophie.*

Tabelle 4.2. Mittelwerte und Streubreite der Zahl der Entzündungszellen (in Klammern)[17]

	Neutrophile Granulozyten/mm²		*Mononukleäre Zellen/mm²*	
	1. Entnahmeort*	2. Entnahmeort**	1. Entnahmeort*	2. Entnahmeort**
Duodenalulkus	287 (0–1413)	100 (0–1535)	2744 (1083–8805)	3214 (591–5578)
Duodenitis	209 (61–1346)	152 (0–429)	3500 (533–6000)	2767 (361–6538)
Nicht-ulzeröse Dyspepsie	208 (0–643)	185 (0–667)	3391 (769–7900)	3048 (1818–5267)
Gesunde Kontrollen	48 (0–214)	100 (0–370)	3340 (1809–6428)	2733 (1607–5333)

* 1. Entnahmeort: Ulkusrand beim Duodenalulkus; Ort der stärksten endoskopischen Duodenitis bei der Duodenitis; endoskopisch normale Mukosa bei der NUD und bei den Kontrollen

** 2. Entnahmeort: Endoskopisch normale Mukosa in allen Gruppen.

soziiert ist[33]. Die Ansicht, daß es *2 erosive Duodenitis-Subtypen* gibt[33]: eine im *Rahmen des Ulkusleidens*, eine andere *„autonome" aus anderen Ursachen*, deckt sich durchaus mit der bekannten Vielfalt von Schäden, die eine erosive (und nichterosive) Duodenitis hervorrufen können. Wie groß der Anteil der peptisch verursachten Duodenitiden an der Gesamtzahl ist, bleibt offen.

Eine Duodenitis kann ferner bei Erkrankungen der *Nachbarorgane* (Magen, Pankreas, Gallenwege) auftreten. Die zugrundeliegenden Mechanismen sind im einzelnen ungeklärt und sicher vielschichtig. *H. pylori* scheint keine wesentliche Beziehung zur Duodenitis aufzuweisen. Sein Vorkommen ist selten (0–22%), selbst in Arealen mit gastraler Metaplasie[17].

Morphologie. *Makroskopisch* gibt es, wenn man von den erosiven Formen absieht, keinen Beweis für eine Duodenitis. Die *Schleimhautrötung* kann fehlen, sie kann andererseits auf einer Stauung beruhen, ohne daß nennenswerte entzündliche Veränderungen vorliegen. Ein knötchenförmiges Schleimhautbild *(„noduläre Duodenitis")* ist ebenfalls kein sicherer Hinweis auf eine Entzündung (s. unten).

Mikroskopisch finden sich die auch von anderen Schleimhautentzündungen her bekannten Veränderungen: *Ödem, entzündliche Zellinfiltration, Kapillarhyperämie, Schäden des Oberflächen- und Kryptenepithels,* schließlich *Erosion* und ggf. *Ulzera.* Die Unterteilung in eine *oberflächliche, „interstitielle"* (vorwiegend in der Umgebung der L. muscularis mucosae gelegene) und in eine *atrophische* Duodenitis[14] hat sich nicht durchgesetzt.

In einer Studie an 219 Patienten mit *nichtulzeröser Dyspepsie* mit und ohne Erosionen bzw. Ulkus ließen sich nach quantitativer histologischer Bestimmung wichtiger morphologischer Entzündungskriterien *3 verschiedene Befundkonstellationen* herausarbeiten, die als *„normal",* als *„leichte"* bzw. *„mäßige"* und als *„schwere" Duodenitis* bezeichnet wurden (Tabelle 4.1)[35]. Leider fehlen in diesem Kollektiv gesunde Kontrollpersonen ohne NUD-Symptomatik, so daß die Einrichtung einer „Normal"-Gruppe diskussionsfähig ist; man könnte diese Fälle aufgrund ihrer Morphologie auch als „leichte Duodenitis" bezeichnen. Vermutlich markieren sie aber, wie die Autoren betonen, nur die normale Bandbreite. Die Einteilung nach Jenkins et al.[35] vermeidet die Begriffe „akut" und „chronisch", die morphologischen Befunde der „leichten" Duodenitis entsprechen jedoch denen einer chronischen,

Tabelle 4.3. Vorschlag zur Klassifikation der Duodenitis aufgrund morphologischer Kriterien (analog der Gastritisklassifikation)

	Plasmazellen	Lymphozyten	Makrophagen	Eosinophile Granulozyten	Neutrophile Granulozyten	Epithelläsionen	Zottenödem	Zottenatrophie	Graduierung
Normalbefund	(+)	(+)	(+)	–/(+)	–/(+)	–	–	–	–
Chronische Duodenitis	+ bis + + +	+ bis + + +	+ bis + +	–/+	–/(+)	–/(+)	–/(+)	–/(+)	*Zelldichte* Geringgradig: G1 Mäßiggradig: G2 Hochgradig: G2
Chronische aktive Duodenitis	+ bis + + +	+ bis + + +	+ bis + +	–/+	+ + bis + + +	– bis + +	+/+ +	–/+	*Zelldichte* wie chronische Duodenitis *Neutrophilengehalt (Aktivitätsgrad)* Geringgrad: Akt.-Grad 1 Mäßiggrad. Akt.-Grad 2 Hochgrad: Akt.-Grad 3

Zusatzbefunde (getrennt erwähnen):
Gastrale Metaplasie – heterotope Magenschleimhautinseln.
Ausgeprägte Zottenatrophie (DD: Zöliakie!).
Erosion(en)/Ulkus.
Spezielle Erreger: H. pylori bei gastraler Metaplasie, Giardia lamblia.
Follikuläre lymphatische Hyperplasie (DD: MALT-Lymphom!)

diejenigen der „schweren" Duodenitis denen einer akuten Entzündung. Die Einteilung sagt auch nichts aus zur Ätiologie. Da es sich durchweg um Patienten mit einer nichtulzerösen Dyspepsie (NUD) handelt, kommt eine Vielzahl von Grunderkrankungen in Frage.

In einer neueren Arbeit ist der Mangel an einem gesunden Kontrollkollektiv behoben, auch wenn dieses nur 9 Fälle umfaßt[17]. Die in Tabelle 4.2 wiedergegebenen Befunde lassen Folgendes erkennen:

> Auch bei *klinisch Gesunden* können in der Duodenalschleimhaut *zahlreiche mononukleäre Zellen,* aber nur *wenige Granulozyten* vorkommen. Diese Festellung deckt sich mit der Alltagserfahrung des Pathologen, wonach die Duodenalschleimhaut stets deutlich mehr Zellen enthält als etwa die Magenschleimhaut: *Was im Magen als krankhaft gilt, ist im Duodenum normal* (▷ auch[35]).

NUD-Patienten zeigen *keinen vermehrten Gehalt an mononukleären Zellen, sondern lediglich an Granulozyten.* Patienten mit *„endoskopischer" Duodenitis* weisen keinen über die NUD hinaus erhöhten Zellgehalt auf. Lediglich bei *floridem Duodenalulkus* nimmt die Zahl der Granulozyten im Ulkusrandbereich weiter zu[17].

Vorschlag für eine Duodenitis-Klassifikation. Die einfache Einteilung in „leichte" und „schwere" Fälle[35] läßt die Zusammensetzung des entzündlichen Infiltrates und damit die Akuität bzw. Chronizität der Entzündung außer acht. Tabelle 4.3 enthält einen Vorschlag zur Klassifikation der Duodenitis, der sich auf die genannten histologischen Befunde stützt und dessen Terminologie sich an diejenige der Gastritis anlehnt (Abb. 4.3). Ein vergleichbarer Vorschlag stammt von Taha et al. (1993)[71]. Die Klassifikation präjudiziert nichts zur Ätiologie im Einzelfall. Bei der *chronischen aktiven Duodenitis* mit einem Aktivitätsgrad 2 und 3 ist mit dem baldigen Auftreten von Schleimhautdefekten zu rechnen. Die *chronische Duodenitis* kann einem primär oder sekundär chronischen Entzündungsprozeß oder dem Restzustand nach abgeheilten Schleimhautdefekten entsprechen.

- *Noduläre Duodenitis (besser: noduläres Duodenum*[74, 76]): Bei dieser Veränderung sieht der Endoskopiker 2 oder mehr gerötete Knötchen mit einem Durchmesser von 2–10 mm, manchmal mit Erosionen im Kuppenbereich[74, 76]. Die *Prävalenz* unter 2040 NUD-Patienten betrug 83 (4%). *Nur*

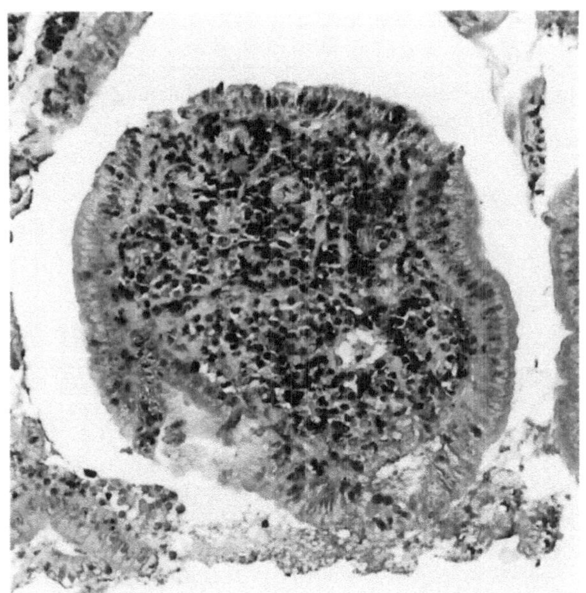

Abb. 4.3. Mäßig schwere chronische aktive Bulbitis (Grad 2) mit mäßiger Aktivität (ebenfalls Grad 2). Chlorazetatesterase-Reaktion, 35 ×

in 58% ergab die Histologie eine chronische Entzündung. In 26% fand sich eine normale Mukosa, in 7% eine heterotope Magenschleimhaut und in 9% eine Hyperplasie von Brunner-Drüsen. Die Kombination mit einer *chronischen Nierenerkrankung im Endstadium* ist möglich[76], aber offenbar nicht gehäuft[74], wie von einigen Autoren angenommen[24, 44, 76]. Dagegen enthält die Anamnese häufig ein *peptisches Ulkus* (58%), eine *Gastritis* (32%) und einen *gastroösophagealen Reflux* (33%)[74]. Ein Teil der Fälle ist dementsprechend mit H^2-Antagonisten bzw. mit Omeprazol zu heilen bzw. zu bessern[74]. Eine Sonderform der nodulären Duodenitis ist die *noduläre lymphatische Hyperplasie* (▷ S. 397).

Sonderformen

Hämorrhagische Erosionen

Sie können durch *Alkohol, NSAR* und *schwere Streß-/Schocksituationen* hervorgerufen werden[29a]

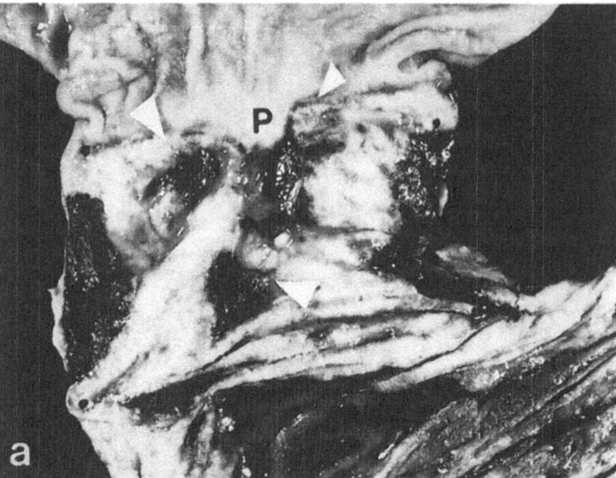

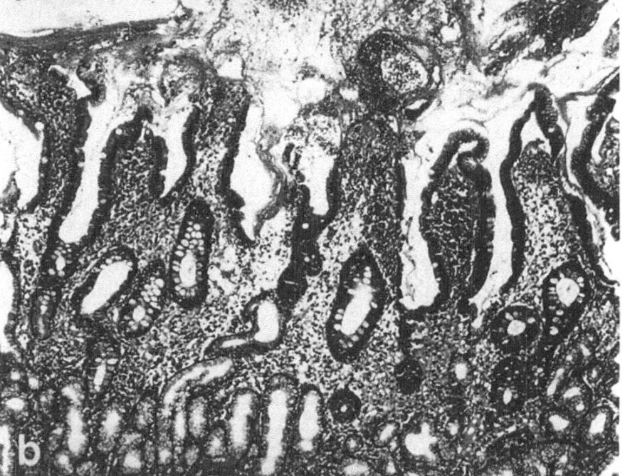

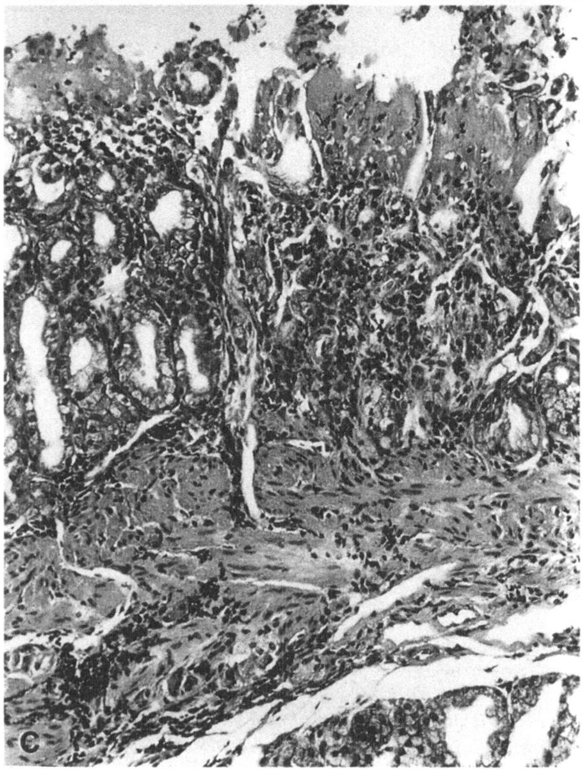

Abb. 4.4. Hämorrhagische Erosionen der Duodenalschleimhaut. **a** Makroskopisches Bild mit mehreren Erosionen unmittelbar postpylorisch und im Bulbus duodeni. **b** Frische oberflächliche Erosion mit aufgelagertem schmalem Schorf aus Fibrin, Erythrozyten und wenigen Granulozyten. H.E. 56 ×. **c** Tiefreichende Erosion mit völliger Abschmelzung der Zotten und fibrinoider Nekrose der Mukosa am Grund der Erosion. Unten rechts Anschnitt einer Brunnerdrüse unmittelbar unterhalb der stark verbreiterten L. muscularis mucosae. H.E. 140 ×

und zu lebensbedrohenden Blutungen führen (Abb. 4.4). Zu den wichtigsten Ursachen zählt heute die *Besiedlung gastraler Metaplasien durch H. pylori.* Grundsätzlich können sich die Erosionen in Ulzera fortentwickeln. Wie häufig und unter welchen Bedingungen dies geschieht, ist ungeklärt[67a].

Giardiasis (Lambliasis)

Epidemiologie. Giardia lamblia (Lamblia intestinalis) ist ein Protozoon aus der Gruppe der Flagellaten. die Giardiasis zählt zu den *„top ten" der Infektionskrankheiten:* Die Zahl der jährlichen Neuerkrankungen in Afrika, Asien und Lateinamerika wird auf 200 Mio. geschätzt[23]. In den westlichen *Industrieländern* einschl. der USA wird die Prävalenz mit 2–7%[19, 67], in den *Entwicklungsländern* mit über 10–30% angenommen[51]. Daher ist die Infektionsgefahr bei Reisen in Länder mit niedrigem Hygienestandard[37] erhöht, besonders dann, wenn individuelle Faktoren wie *Drogenmißbrauch, Hypazidität und Eiweißmangel* hinzutreten. Hier liegt der Grund für die hohe Giardiasisquote auf dem sog. *„Hippy Trail"* durch Indien und Nepal während der frühen 70er Jahre[26]. Im Hinblick auf die Infektionswege und die infektionsbegünstigenden Faktoren (s. unten) ist es leicht verständlich, daß folgende Gruppen als *besonders gefährdet* gelten: Touristen, Camper, Insassen von Pflegeheimen und Tagesstätten für geistig Behinderte und Kinder, Patienten mit Immundefekten (Dysgammaglobulinämie, IgA-Mangel, HIV-Infektion)[28] sowie mit Hypochlorhydrie, ferner Homosexuelle[72].

Infektionswege, Pathogenese. Giardia lamblia kommt in 2 Formen vor: Aus den oral aufgenommenen *Zysten* entwickeln sich im Duodenum und oberen Jejunum jeweils 2 *Trophozoiten* (Abb. 4.5a und b). Im Dünn- und Dickdarm erfolgt dann wiederum die Zystenbildung (Abb. 4.5c), womit der Parasit seinen Lebenszyklus beschließt. Giardien lassen sich auch im *terminalen Ileum* nachweisen, ohne daß entzündliche Schleimhautveränderungen vorliegen[54a]. Die Zysten gelangen mit dem Kot nach außen, sie stellen die Infektionsquelle dar.

Die Infektion des Menschen erfolgt direkt oder indirekt *fäkal-oral,* hauptsächlich durch *kontaminiertes Trinkwasser,* durch *Salat* und *Gemüsepflanzen*[9] sowie bei mangelhafter Hygiene. *Trinkwasserepidemien* sind in zivilisierten Ländern mit hygienisch einwandfreier Trinkwasseraufbereitung selten. Bei Mängeln in der Trinkwasseraufbereitung (bis Ende 1986 allein in den USA 90 Giardiasisepidemien mit annähernd 24000 Erkrankten[21]) oder bei Installationsarbeiten an der Hauptleitung trotz hygienisch einwandfreien Wasserreservoirs[36] können in den angeschlossenen Haushalten massenhafte Erkrankungen an Giardiasis auftreten. Die Übertragung ist beim Menschen ferner durch *oral-genitale* und *oral-anale Sexualpraktiken* möglich (→ besondere Gefährdung von Homosexuellen, s. oben). Giardia kann schließlich auch durch *Haus- und Wildtiere*[28, 51], ja sogar durch *Fliegen*[51] übertragen werden.

Die Kolonisierung der Duodenal- und oberen Jejunalschleimhaut erfolgt in 3 Schritten:[28]

- *Auflösung der aus Chitin bestehenden Zystenwand („Exzystation"):* Sie geschieht unter der Einwirkung der *Magen-HCl* und der in der Duodenallichtung enthaltenen *Hydrolasen des Pankreas,* speziell durch *Trypsin.*
- *Anheftung an die Darmepithelien:* An diesem Vorgang sind *mechanische* (Saugplatte an der ventralen Oberfläche des Parasiten) und vermutlich auch *chemische* (Interaktion zwischen einem mannosebindenden Lektin des Erregers[34] und entsprechenden Bindungsstellen der Epithelien) Prozesse beteiligt.
- *Intraluminale Vermehrung:* Hierfür sind *Phospholipide aus der Galle* (v.a. Lezithin) von Bedeutung, da der Parasit nicht selbst Membranphospholipide synthetisieren kann. Die Abhängigkeit von den Gallephospholipiden erklärt den bevorzugten Befall des oberen Dünndarmes durch die Giardiasis.

- Die Konfrontation mit dem Erreger löst sowohl *lokale* als auch *systemische Immunreaktionen* aus[28]. In der *Mukosa* lassen sich Ig-bildende Plasmazellen nachweisen, wobei die *IgM-Bildung* besonders frühzeitig erfolgt und in vielen Fällen auch danach das Bild beherrscht. Vermehrt sind jedoch auch die *IgA- und IgG-bildenden Zellen.* In der *Darmlichtung* ist das sekretorische IgA *(sIgA)* nicht insgesamt vermehrt, es treten aber spezifische Anti-Giardia-sIgA auf. In der *Brustmilch* wurde *anti-Giardia-sIgA* und *IgG* nachgewiesen; daraus und vermutlich auch aus dem Vorkommen einer giardiaabtötenden *Lipase* in der Brustmilch erklärt sich die *Protektion Neugeborener* gegen eine Giardiainfektion[23]. Im *Blutserum* lassen sich mittels des ELISA Anti-Giardia-IgM, -IgG und -IgA, gelegentlich auch -IgE nachweisen. IgA und IgM zeigen am ehesten eine akute Infektion an, die Spezifität und Sensitivität von IgM liegt bei 96%[32]. IgG bleibt über Monate bis Jahre erhöht und ist daher zum Nachweis von aktuellen Infektionen ungeeignet[28, 32].

Die Bedeutung *zellulärer Immunreaktionen* äußert sich in einem *vermehrten interepithelialen Lymphozytengehalt* (ähnlich demjenigen bei der unbehandelten Zöliakie) und in *tierexperimentellen Beobachtungen* (prolongierte Giardiainfektion bei kongenital hypothymischen, T-Zell-defizienten sowie bei immunsupprimierten Mäusen; vermehrte Lymphozyten im Epithel und in den

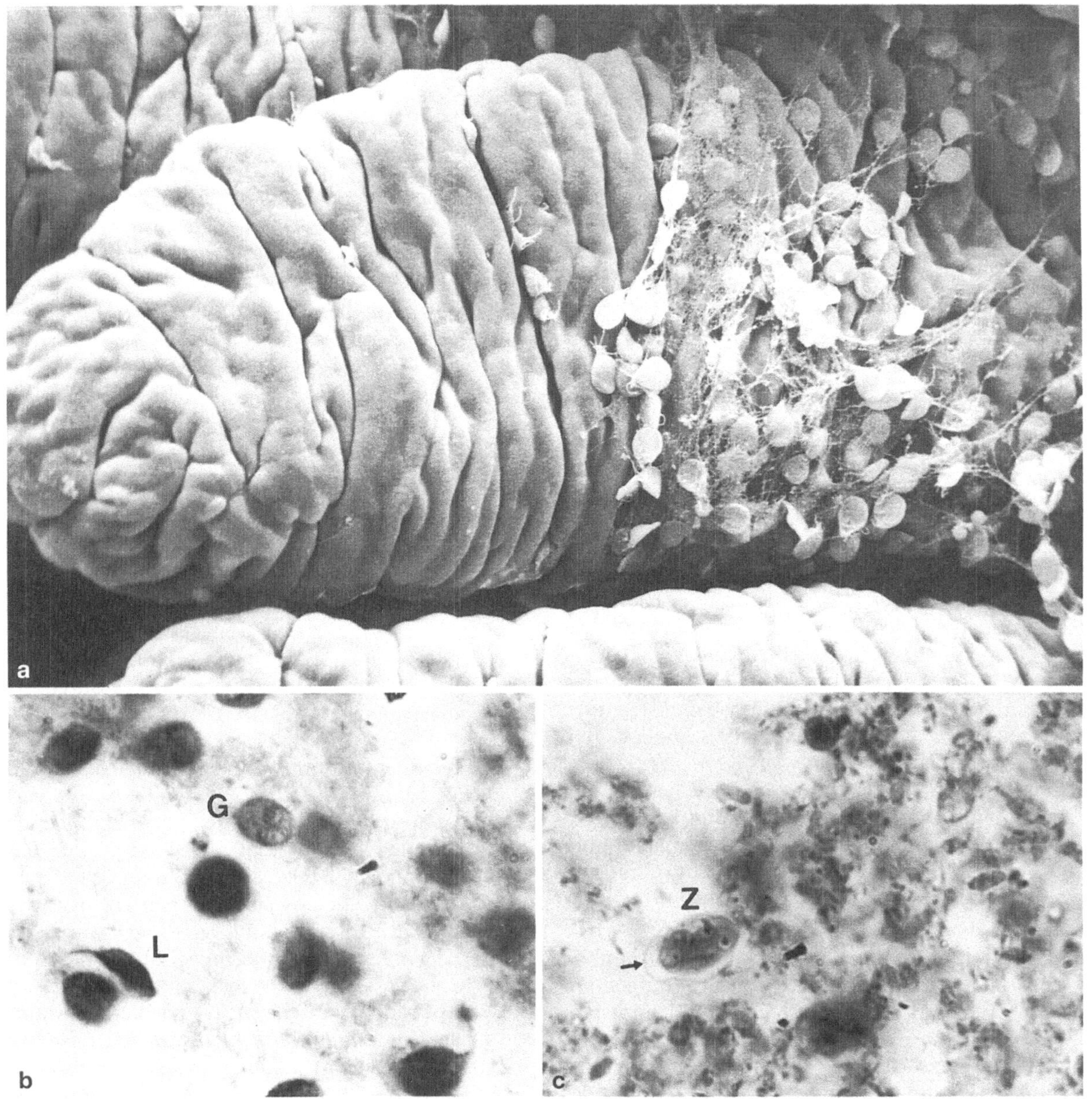

Abb. 4.5. Giardiasis. **a** Jejunum der Maus mit zahlreichen, der Zottenoberfläche im Bereiche der Zottenbasis (rechts) anhaftenden Protozoen. Rasterelektronenmikroskopische Aufnahme. 7085 ×. (Abb. aus Owen et al.[44], freundlicher Weise überlassen durch die Autoren). **b** Duodenalsaft (Aspirat) mit zwei Trophozoiten (G, L), davon der eine (L) in Seitenlage getroffen. Eisen-Hämatoxilin. **c** Giardia lamblia-Zyste (Z) aus geformter Stuhlprobe; die 4 Kerne liegen an den beiden Enden. Das Zytoplasma ist in charakteristischer Weise von der Zystenwand retrahiert (Pfeil). Schmutziger Hintergrund des Präparates. Trichrom. (Vergrößerung in b und c nicht angegeben; beide Abbildungen aus Sun[56] mit freundlicher Genehmigung des Autors)

Peyer-Plaques). Vereinzelt wurde ferner über eine Giardiasis bei M. Whipple und bei M. Crohn berichtet[22, 61]. Auch die *Mastzellen* spielen eine Rolle (prolongierte Infektion bei Mäusen mit Mastzellenverminderung)[28].

- Ferner sind *genetische Faktoren* für die Infektion von Bedeutung: Die *HLA-Antigene A1, A2, B8 und* B_{12} werden bei Giardiasisträgern häufiger beobachtet als bei Gesunden. Ob die *Blutgruppe A,* wie früher vermutet, zur Giardiasis disponiert, ist neuerdings wieder umstritten[28].
- *Direkte Effekte auf Darminhalt und Darmepithel*[39, 51]*:* Es gibt Hinweise darauf, daß *Giardia lamblia* verstärkt *Gallensalze metabolisiert* und *dekonjugiert,* einen *bakteriellen overgrowth* fördert, sowie die *Pankreaslipase* und *Trypsin* hemmt. Ferner sind bei der Giardiasis die *Bürstensaumenzyme* (Saccharase, Laktase, Maltase; alkalische Phos-

phatase) *signifikant vermindert*[40], und der *Glukosetransport* ist gestört. Dadurch kommt es einerseits zur *Steatorrhö*, andererseits zur *Malabsorption* von D-Xylose, Vitamin A, Folsäure, Vitamin B_{12} und Thiamin.

Klinik. Häufigste Symptome der Giardiasis sind *Durchfall, Oberbauchbeschwerden, Gewichtsverlust, Übelkeit* und *Erbrechen, Anorexie, Flatulenz* und *Meteorismus* sowie die *Obstipation.*[69] Die Inkubationszeit beträgt 6–15 Tage, das akute Krankheitsbild dauert selten länger als einige Tage. Das uncharakteristische klinische Bild erklärt, warum die Giardiasis in vielen Fällen nicht bedacht und deswegen auch nicht diagnostiziert wird.

Die *chronische* Giardiasis (Krankheitsdauer über 6 Monate) zeichnet sich hauptsächlich durch *Obstipation* und *Oberbauchbeschwerden* aus. Sie kann jahrelang unerkannt verlaufen[16].

Morphologie. In der Regel fehlen bei der Giardiasis lichtmikroskopisch faßbare Schleimhautveränderungen. In Vergleichsuntersuchungen an jeweils 80 Giardiasiskranken und gesunden Kontrollen fanden sich keine Unterschiede der Zottenstruktur oder der Zahl der interepithelialen Lymphozyten[54] bzw. der Lymphozyten und Granulozyten in der L. propria. Die Zahl der Lymphfollikel war bei der Giardiasis zwar vermehrt, jedoch nicht statistisch signifikant. Andere Autoren beschreiben jedoch entzündliche Infiltrate der L. propria[39, 51, 55, 57, 59, 62].

In der aktiven Krankheitsphase wurde die Zottenhöhe als vermindert, in der Clearancephase der Giardiasis die Kryptenlänge als erhöht beschrieben[87]. Eine totale Zottenatrophie ist extrem selten[55].

Erregernachweis. Für den histologischen Nachweis von Giardia in *Duodenalbiopsien* reichen nach Oberhuber u. Stolte[54] 2 Biopsien aus. Die Diagnostik erfolgt am *H.E.-*, in Zweifelsfällen zusätzlich am *Giemsa-Präparat*. Die meisten Fälle zeigen eine mäßige bis schwere Kolonisation der Schleimhaut. In 76,2% der Fälle ließen sich die Erreger in beiden Gewebsproben nachweisen. Der histologische Nachweis ist jedoch nicht immer erfolgreich und oft zeitraubend[38]. Die Binnenstruktur der Lamblien mit den Doppelkernen läßt sich u. U. mit der *Methylenblau-* oder *Giemsafärbung* besser darstellen[62].

Die Trophozoiten lassen sich auch in *Tupfpräparaten* nachweisen. Die Methode soll besser geeignet sein als die Erregersuche im Schnittpräparat[70]. Der *Zystennachweis* im Stuhl gelingt bei mehrmals wiederholten Untersuchungen über Wochen in 76–98%[67, 70].

Verlauf, Prognose. Mit einer geeigneten *Therapie (Nitroimidazolpräparate)* liegt die Heilungsquote über 90%[51]. Wasser muß zur Giardiasisprophylaxe abgekocht oder mit geeigneten Chemikalien, die auch die Zysten abtöten, versetzt werden. In Endemiegebieten mit ungenügendem hygienischem Standard ist die *Reinfektionsquote* hoch, selbst bei medikamentöser Prophylaxe[30]. Touristen sollten in diesen Regionen den Verzehr ungekochter bzw. ungeschälter Gemüse und Früchte vermeiden[51, 72].

Es ist bemerkenswert, daß Giardia lamblia in vitro und in vivo sein *Antigenprofil verändern* kann. Diese Tatsache kann einen *mangelhaften Therapieeffekt* bei bestimmten Patienten erklären. So gelang es bei einem Patienten, 2 phäno- und genotypisch verschiedene Giardiastämme zu isolieren, von denen nur der eine Metronidazol-empfindlich war[11].

Noduläre lymphatische (lymphoide) Hyperplasie

Bei dieser *relativ seltenen* Form der Duodenitis findet sich eine Lymphfollikelhyperplasie. Sie ist oft – keineswegs immer[75] – mit einer *Dysgammaglobulinämie* im Bereich von IgA, IgG oder IgM vergesellschaftet[7, 8] und kommt vom Kleinkindes- bis zum hohen Erwachsenenalter vor[8]. Sie geht in bis zu 90% mit einer *Giardiasis* einher[7] und kann von einer Steatorrhö begleitet werden[8].

Diffuse intestinale lymphoide Infiltration bei nicht immundefizienten Erwachsenen[46]

Unter dieser Bezeichnung wurden 2 Fälle (37j. und 69j. Frau) mit folgenden Dünndarm- (einschl. Duodenal-) Veränderungen beschrieben: vergröberte, rarefizierte Schleimhautfalten mit *dichter lymphoidzelliger Infiltration der L. propria* ohne Hinweis auf Zottenatrophie oder malignes Lymphom. *Immunhistochemisch* handelte es sich beim 1. Fall um eine *polyklonale B-Zellproliferation,* beim 2. Fall um eine polyklonale B-Zellinfiltration mit Beteilung von T-Lymphozyten. Die LK waren nicht vergrößert, Leber, Knochenmark und Kolon unauffällig. *Klinisch* bestand in beiden Fällen seit langem ein *Malabsorptionssyndrom.* Die Autoren interpretieren den Befund als ein Äquivalent der vorwiegend lymphozytären Variante der in den Entwicklungsländern auftretenden IPSID.

Chronische unspezifische ulzeröse Duodeno-Jejuno-Ileitis

Synonyme: nichtgranulomatöse ulzeröse Jejunoileitis[20], diffuse mukoerosive Jejunoileitis[45], chronische ulzeröse Enteritis

Diese *seltene* Krankheit (bis 1980 im englischsprachigen Schrifttum 32 Fälle)[48] ist *klinisch* durch Leibschmerzen, Fieber und ein Malabsorptionssyndrom, *morphologisch* durch *unterschiedliche Zottenbefunde* (von normal bis Atrophie) und *Ulzera* (selten auch im Kolon) gekennzeichnet[50]. Die Geschwüre können flach oder tief (bis zur Serosa) sein und zeigen eine schwere granulierende und vernarbende Randentzündung. Sie lassen sich meist erst im Operations- oder Sektionspräparat nachweisen, nicht in den vorangehenden blinden Saugbiopsien[50]. Ihre *Entstehungsursachen* sind unbekannt[50].

Die Beziehung der Krankheit zur Zöliakie ist unklar. Die *Prognose* ist schlecht; fast 2/3 der Patienten erliegen der Krankheit[48, 50]. Wahrscheinlich gehört zumindest die Mehrzahl der Fälle dieser Erkrankung in die Gruppe der *intestinalen malignen Lymphome*.

Duodenitis Crohn[29, 52, 53, 65]

Nur bei etwa 1–2% der Crohn-Patienten ist das Duodenum *mitbeteiligt*, dabei kann jeder Abschnitt betroffen sein[29, 53]. Die *isolierte* Duodenitis Crohn ist hingegen selten. In 60% der duodenalen Crohn-Erkrankungen ist das *Antrum ventriculi* mitbefallen[53]. 2/3 der Patienten klagen über Übelkeit, Erbrechen und Gewichtsverlust, Blutungen treten in 17% auf[53].

Über 90% der Fälle zeigen *endoskopisch* sichtbare Veränderungen mit einem *granulären/nodulären Schleimhautbild* sowie *aphthösen, linearen, sternförmigen* und/oder *serpiginösen Defekten*[53]. Bisweilen entwickelt sich ein typisches Pflastersteinbild[53].

Mikroskopisch zeigt nur etwa jeder 3.–4. Fall *Granulome* oder granulomähnliche Entzündungsherde, in chirurgischen Resektionspräparaten ist die Ausbeute mit 75% deutlich höher[53].

Die *Prognose* ist zweifelhaft. *Medikamentöse Therapie* ist nicht immer erfolgreich, jeder 3. Fall erfordert *chirurgisches Eingreifen* wegen *unerträglicher Schmerzen* oder einer *Duodenalstenose, Blutungen oder Fistelbildungen* zu Nachbarorganen (Ileum, Pankreas, Gallenwege, Haut). Umgekehrt können auch Fisteln, die vom Ileum oder Kolon ausgehen, auf das Duodenum übergreifen, wobei sich im Duodenum selbst gewöhnlich *keine* Crohn-charakteristischen Veränderungen finden[53, 65]. Eine weitere Komplikation ist die *Pankreatitis*[53].

Sarkoidose

Der Dünndarm ist vermutlich das *am seltensten* von der Sarkoidose *betroffene intraabdominelle Organ*[68]. Die Literatur enthält nur wenige Fallbeschreibungen, teils zusammen mit einem Befall anderer Organe (Magen, Ösophagus, Kolorektum, Leber, Milz und/oder Lymphknoten)[58, 68]. Die gastrointestinale Manifestation geht gewöhnlich mit Leibschmerzen, Durchfall, Fieber, Malabsorption und Gewichtsverlust einher[68].

Im Gegensatz zum *M. Crohn* beschränken sich die *Granulome* gewöhnlich auf die *Mukosa*. *Schaumann-Körper* können vorkommen. Die Granulome können IgA, IgM, IgG und IgD enthalten (nicht nachweisbar in den Crohn-Granulomen)[68]. Der *ACE-Spiegel im Serum* ist erhöht (nicht beim M. Crohn, wohl aber auch bei der Tuberkulose).

Duodenitis tuberculosa

Mit nur 144 bis 1974 mitgeteilten Fällen ist diese Form der Duodenitis *sehr selten*[43, 49]. *Morphologisch* finden sich *ulzerierende* und/oder *hyperplastische* sowie *stenosierende* Formen[31, 43]. Die Duodenaltuberkulose kann ohne gleichzeitige Lungentuberkulose auftreten[49]. Im Unterschied zum M. Crohn und zur Sarkoidose neigen die Granulome zur *Verkäsung*[43, 49].

MAI-Duodenitis

Bei HIV-infizierten Personen kann sich eine noduläre oder erosive Duodenitis durch Mycobacterium avium intracellulare entwickeln[10a] (Abb. 4.6).

Anhang. Nachweis von HIV-1-Viren in enterochromaffinen Zellen der Duodenalschleimhaut bei HIV-1-seropositiven Patienten (durch Immunhistochemie und in-situ-Hybridisierung → Änderung der Zellfunktion? → Teilursache der Diarrhö?)[8a].

Schistosomiasis

Einzelfallbeschreibungen (2 Fälle)[12, 18] mit multiplen inneren *Fistelbildungen* und zahlreichen Eiern von S. mansoni sowie *granulomatöser* Entzündung der Jejunalwand.

Strongyloides-stercoralis-Duodenitis

Die Infektion der Mukosa mit Larven von Strongyloides stercoralis ist *in Entwicklungsländern häufig*. Das endoskopische Bild reicht von einer Hyperämie über *Blutungen* bis zu *Ulzera* und späteren *Strikturen*[15].

Phlegmonöse Duodenitis

Die akute eitrig-phlegmonöse Duodenitis ist *selten*. Nach einer Statistik von 1923 ist das Duodenum in etwa 25% der Fälle von phlegmonöser Enterokolitis beteiligt. Die neuere Literatur enthält m. W. nur einen Fall (58j. Patient mit zytostatisch behandeltem Plasmozytom)[41]. Betroffen waren die beiden distalen Drittel des Duodenums. β-hämolytische B-Streptokokken wurden nachgewiesen. Das Duodenum wurde reseziert, und der Patient überlebte.

Kollagene Duodenitis[10, 25, 47]

Eine kollagene Duodenitis ist *noch seltener als die kollagene Gastritis*. Die wenigen bisherigen Beobachtungen betrafen Fälle, in denen das Duodenum

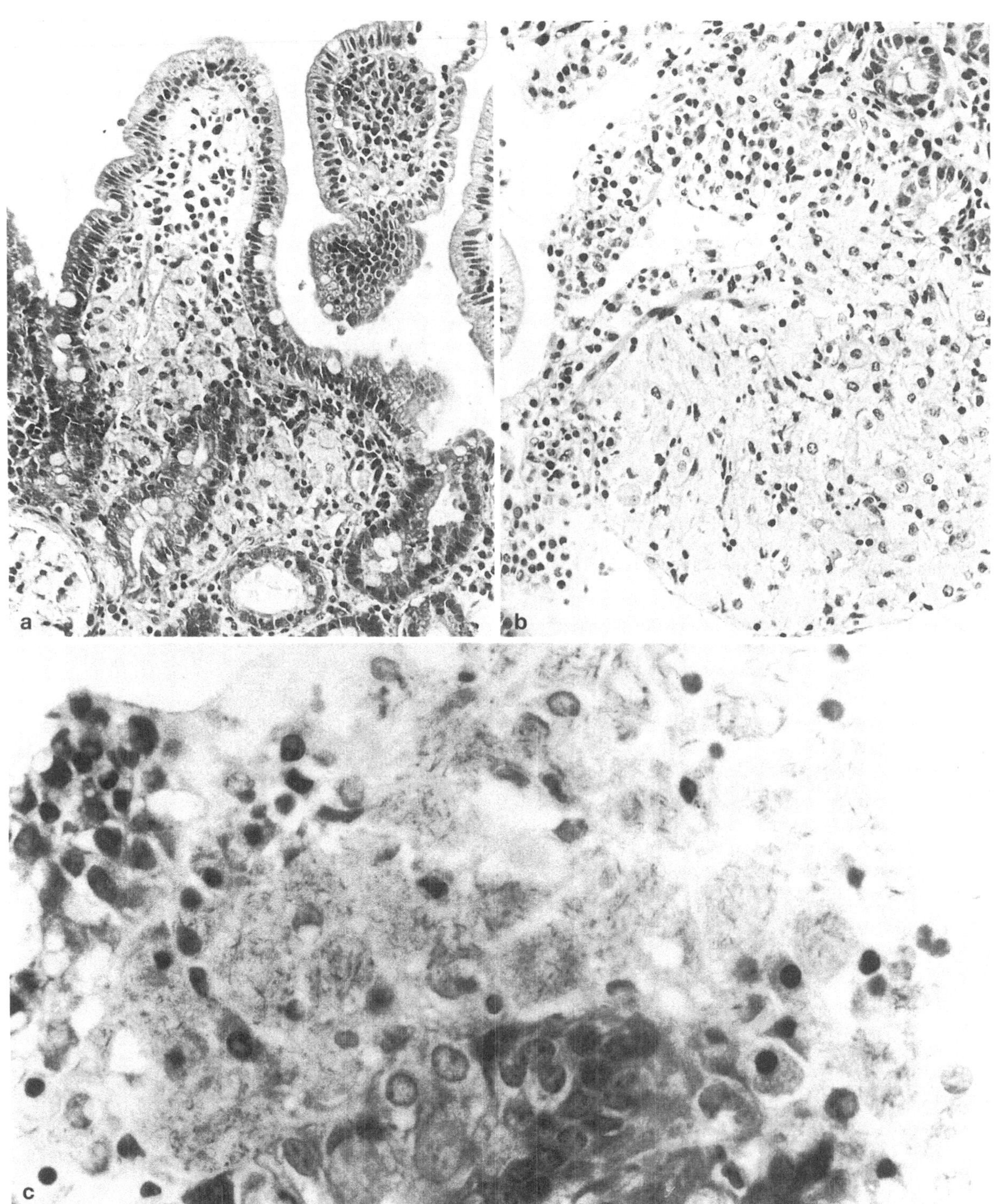

Abb. 4.6. MAI-Duodenitis (Mycobacterium avium intracellulare) bei AIDS. Die oberflächlichen (a) und tiefen (b) Schleimhautschichten enthalten zahlreiche große Makrophagen, die säurefeste Stäbchen enthalten (c). **a** und **b** H.E. 90 ×. **c** Ziehl-Neelsen, 560 ×

an einer kollagenen Kolitis oder Gastritis *mitbeteiligt* war. Ein *isolierter Befall* des Duodenums wurde m. W. noch *nicht* beschrieben.

Eosinophile Gastroenteritis mit Duodenalbeteiligung[60]

▷S. 220 u. Tabelle 3.6. Während eine *Obstruktion des Duodenums beim Muskularistyp* häufig ist, zählt die *Gallengangsobstruktion* zu den großen Seltenheiten.

Literatur

1.–6. Weiterführende Literatur (▷ S. 381)

7. Amaru OB, Krause H (1978) Lymphfollikelhyperplasie des Duodenums bei Immunglobulindefekt. Leber Magen Darm 8:28–31

8. Adjukiewicz AB, Youngs GR, Bouchier IAD (1972) Nodular lymphoid hyperplasia with hypogammaglobulinaemia. Gut 13:589–595

8a. Bigornia E, Simon D, Weiss LM et al. (1992) Detection of HIV-1 protein and nucleic acid in enterochromaffin cells of HIV-1-seropositive patients. Am J Gastroenterol 87:1624–1628

8b. Bohmansson G (1923) On acute purulent processes in the intestinal wall: A contribution to the knowledge of phlegmonous enteritis. Acta chir scand 55:437–489 (zit nach [41])

9. Bommer W, Mergerian H (1983) Parasitosen des menschlichen Dünndarms. In Schwiegk H (Hrsg) Dünndarm. Springer, Berlin Heidelberg New York (Handbuch der inneren Medizin, 5. Aufl, Bd III/3B, S. 106–164)

10. Borchard F (1989) Kollagene Gastroduodenitis. Eine neue Entität. Verh Dtsch Ges Pathol 73:667

10a. Bosch O, Porres JC, Martinez Quesada G et al. (1994) Endoscopic appearance of a duodenal infection by Mycobacterium avium-intracellulare in AIDS. Endoscopy 26:506

11. Butcher PD, Cevallos AM, Carnaby S et al. (1994) Phenotypic and genotypic variation in Giardia lamblia isolates during chronic infection. Gut 35:51–54

12. Cheever AW, Kamel IA, Elwi AM et al. (1977) Schistosoma mansoni and S. haematobium infections in Egypt – quantitative parasitological findings at necropsy. Am J Trop Med Hyg 26:702–716

13. Cheli R (1985) Is duodenitis always a peptic disease? Am J Gastroenterol 80:442–444

14. Cheli R, Giacosa A (1979) Die chronische Duodenitis. Dtsch Ärztebl 2555–2559

15. Chen J-J, Lee C-M, Changchan C-S (1994) Duodenal Strongyloides stercoralis infection. Endoscopy 26:272

16. Chester AC, Macmurray FG, Restifo MD, Mann O (1985) Giardiasis as a chronic disease. Dig Dis Sci 30:215–218

17. Collins JSA, Hamilton PW, Watt PCH et al. (1990) Quantitative histological study of mucosal inflammatory cell densities in endoscopic duodenal biopsy specimens from dyspeptic patients using computer linked image analysis. Gut 31:858–861

18. Contractor QQ, Benson L, Schulz TB, Contractor TQ, Kasturi N (1988) Duodenal involvement in Schistosomiasis mansoni infection. Gut 29:1011–1012

19. Cooper III RF, Allison B, Bowles CC et al. (1983) Giardiasis: a common, sexually transmissible parasitic diarrhea with pitfalls in diagnosis. South Med J 76:863–865

20. Corlin RF, Pops MA (1972) Nongranulomatous ulcerative jejunoileitis with hypogammaglobulinemia. Clinical remission after treatment with γ-globulin. Gastroenterology 62:473–478

21. Craun GF (1986) Waterborne giardiasis in the United States 1965–84. Lancet II: 513–514

22. Cruz I, Ricardo JL, Nunes JFM et al. (1991) Giardia and immune deficiency. Am J Gastroenterol 86:1554–1555

23. Deckelbaum RJ, Korman SH (1986) Giardia lamblia: new outlooks. Front Gastrointest Res 13:387–397

24. Dorph S, Oigaard A, Pedersen G et al. (1972) Gastroduodenal mucosal changes in uremia. Scand J Gastroenterol 7:589–592

25. Eckstein RP, Dowsett BS, Riley JW (1988) Collagenous enterocolitis. A case of collagenous colitis with involvement of the small intestine. Am J Gastroenterol 83:767–771

26. Editorial (Lancet) (1982) Battles against Giardia in gut mucosa. Lancet II: 527–528

27. Editorial (1985) Duodenitis – any progress? Lancet II: 1222–1223

28. Farthing MCG (1989) Host-parasite interactions in human giardiasis. Quart J Med NS 70:191–204

29. Frandsen PJ, Jarnum S, Malmström J (1980) Crohn's disease of the duodenum. Scand J Gastroenterol 15:683–688

30. Gilman RH, Marquis GC, Miranda E et al. (1988) Rapid reinfection by Giardia lamblia after treatment in a hyperendemic third world community. Lancet I: 343–345

31. Gleason T, Prinz RA, Kirsch EP et al. (1979) Tuberculosis of the duodenum. Am J Gastroenterol 72:36–40

32. Goka AKJ, Rolston DDK, Mathan VI, Farthing MJG (1986) Diagnosis of giardiasis by specific IgM antibody enzyme-linked immunosorbent assay. Lancet II: 184–186

33. Guslandi M (1985) Duodenitis. Lancet II: 1437

34. Inge PMG, Edson CM, Farthing MJG (1988) Attachment of Giardia lamblia to rat intestinal epithelial cells. Gut 29:795–801

35. Jenkins D, Goodall A, Gillet FR, Scott BB (1985) Defining duodenitis: quantitative histological study of mucosal responses and their correlations. J Clin Pathol 38:1119–1126

36. Jephcott AE, Begg NT, Baker IA (1986) Outbreak of giardiasis associated with mains water in the United Kingdom. Lancet II: 730–732

37. Jokipii AMM, Hemilä M, Jokipii L (1985) Prospective study of acquisition of cryptosporidium, Giardia lamblia, and gastrointestinal illness. Lancet II: 487–489

38. Kamath KR, Murugasu R (1974) A comparative study of four methods for detecting Giardia lamblia in children with diarrheal disease and malabsorption. Gastroenterology 66:16–21

39. Katelaris PH, Farthing MJG (1992) Diarrhoea and malabsorption in giardiasis: a multifactorial process? Gut 33:295–297

40. Khanna R, Vinayak VK, Mehta S et al. (1988) Giardia lamblia infection in immunosuppressed animals causes severe alterations to brush border membrane enzymes. Dig Dis Sci 33:1147–1152

41. Kneafsay PD, Kelly JK, Church DL (1987) Phlegmonous duodenitis complicating multiple myeloma: a successfully treated case. Am J Gastroenterol 82:1322–1325

42. Lenz HJ, Brown MR (1990) Cerebroventricular calcitonin gene-related peptide inhibits rat duodenal bicarbonate secretion by release of norepinephrine and vasopressin. J Clin Invest 85:25–32

43. Lockwood CM, Forster PM, Catto JVB, Stewart JS (1974) A case of duodenal tuberculosis. Dig Dis Sci 19:575–579

44. Mangla JC, Pereira M, Bhargava A (1985) Nodular duodenitis in chronic maintenance hemodialysis patients. Gastrointest Endosc 31:318–321

45. Matuchansky C, Martin E, Libeskind M et al. (1972) Jéjunoiléite mucoérosive diffuse d'étiologie inconnue. Etude anatomo-clinique d'une observation. Arch Fr Mal App Dig 61:129–144

46. Matuchansky C, Touchard G, Babin P et al. (1988) Diffuse small intestinal lymphoid infiltration in nonimmunodeficient adults from Western Europe. Gastroenterology 95:470–477

47. Meier PN, Otto P, Ritter M, Stolte M (1991) Kollagene Duodenitis und Ileitis bei einer Patientin mit kollagener Kolitis. Leber Magen Darm 21:231–232

48. Mills PR, Brown IL, Watkinson G (1980) Idiopathic chronic ulcerative enteritis. Report of five cases and review of the literature. Quart J Med NS 49:133–149

49. Misra D, Rai RR, Nundy S, Tandon RK (1988) Duodenal tuberculosis presenting as bleeding peptic ulcer. Am J Gastroenterol 83:203–204

50. Modigliani R, Poitras P, Galian A et al. (1979) Chronic nonspecific ulcerative duodenojejunoileitis: report of four cases. Gut 20:318–328

51. Mühldorfer S, Schmid A, König H, Schmidt H (1988) Giardiasis. Med Klin 83:219–222

52. Nugent FW, Richmond M, Park SK (1977) Crohn's disease of the duodenum. Gut 18:115-120

53. Nugent FW, Roy MA (1989) Duodenal Crohn's disease: an analysis of 89 cases. Am J Gastroenterol 84:249–254

54. Oberhuber M, Stolte M (1990) Giardiasis: analysis of histological changes in biopsy specimens of 80 patients. J Clin Pathol 43:641–643

54a. Oberhuber G, Stolte M (1995) Histologic detection of trophozoites of Giardia lamblia in the terminal ileum. Scand J Gastroenterol 30:905–908
55. Orth T, Protzer U, Mayet W-J, Meyer zum Büschenfelde K-H (1995) Langanhaltende Schädigung der Duodenalschleimhaut mit Malabsorptionssyndrom als Folge einer Infektion mit Giardia lamblia. Z Gastroenterol 33:166–169
56. Owen RL, Nemanic PC, Stevens DP (1979) Ultrastructural observations on giardiasis in a murine model. I. Intestinal distribution, attachment, and relationship to the immune system of Giardia muris. Gastroenterology 76:757–769
57. Randhawa VS, Sharma VK, Malhotra V, Vij JC (1994) Human giardiasis. A morphometric study of duodenal biopsy specimens in relation to the trophozoite count in the duodenal aspirate. Arch Pathol Lab Med 118:891–894
58. Rauf A, Davis P, Levendoglu H (1988) Sarcoidosis of the small intestine. Am J Gastroenterol 83:187–189
59. Rosekrans PCM, Lindeman J, Meijer CJLM (1981) Quantitative histological and immunohistochemical findings in jejunal biopsy specimens in giardiasis. Virchows Arch (A) 303:145–151
60. Rumans MC, Lieberman DA (1987) Eosinophilic gastroenteritis presenting with biliary and duodenal obstruction. Am J Gastroenterol 82:775–778
61. Scheurlen C, Kruis W, Spengler U et al. (1988) Crohn's disease is frequently complicated by giardiasis. Scand J Gastroenterol 23:833–839
62. Schnabel A, Grouls V (1993) Nachweis von Lamblien in der tiefen Duodenalbiopsie. Ärztebl Rheinland-Pfalz: 359–364
63. Scott BB, Goodall A, Stephenson P, Jenkins D (1985) Duodenal bulb plasma cells in duodenitis and duodenal ulceration. Gut 26:1032–1037
64. Selling JA, Hogan DL, Aly A et al. (1987) Indomethacin inhibits duodenal mucosal bicarbonate secretion and endogenous prostaglandin E2 output in human subjects. Ann Intern Med 106:368–371
65. Simmonds SD, Pitman RG, Machan L, Helparin LS (1989) Duodenopancreatic fistula accompanying Crohn's disease of the distal duodenum. Am J Gastroenterol 84:800–803
66. Sircus W (1985) Duodenitis: a clinical, endoscopic and histophathologic study. Quart J Med NS 56:593–600
67. Spech HJ (1978) Lambliasis. Das Profil einer Durchfallserkrankung. Dtsch med Wochenschr 103:2008–2012
67a. Stadelmann O (1994) Spektrum der Helicobacter-pylori-assoziierten Erkrankungen. In: Malfertheiner P (Hrsg) Helicobacter pylori – Von der Grundlage zur Therapie. Thieme, Stuttgart New York, S 39–54
68. Stampfl DA, Grimm IS, Barbot DJ et al. (1990) Sarcoidosis causing duodenal obstruction. Case report and review of gastrointestinal manifestations. Dig Dis Sci 35:526–532
69. Stolte M, Vögele-Dirks H (1991) Giardiasis – a simple diagnosis that is often delayed. Z Gastroenterol 29:373–377
70. Sun T (1980) The diagnosis of giardiasis. Am J Surg Pathol 4:265–271
71. Taha AS, Dahill S, Nakshabendi I et al. (1993) Duodenal histology, ulceration, and Helicobacter pylori in the presence or absence of non-steroidal anti-inflammatory drugs. Gut 34: 1162–1166
72. Tanowitz HB, Weiss LM, Wittner M (1988) Diagnosis and treatment of protozoan diseases. Am J Gastroenterol 83:339–350
73. Thomson WO, Joffe SN, Robertson AG et al. (1977) Is duodenitis a dyspeptic myth? Lancet I: 1197–1198
74. Triadafilopoulos G (1993) Clinical and pathological features of the nodular duodenum. Am J Gastroenterol 88:1058–1064
74a. Venables CW (1985) Duodenitis. Scand J Gastroenterol 20 (Suppl 109):91–97
75. Ward H, Jalan KN, Maitry TK et al. (1983) Small intestinal nodular lymphoid hyperplasia in patients with giardiasis and normal serum immunoglobulins. Gut 24:120–126
76. Zukerman GR, Mills DBA, Koehler RE et al. (1983) Nodular duodenitis. Pathologic and clinical characteristics in patients with end-stage renal disease. Dig Dis Sci 28:1018–1024

Duodenalulkus ▷ S. 248

Traumatische Veränderungen

Penetrierende Verletzungen (Schuß- und Stichwunden) stellen etwa 85% aller traumatischen Schädigungen des Duodenums, beim Rest von 15% handelt es sich um *stumpfe Traumen,* wobei Verkehrsunfälle mit 85% weit an der Spitze liegen[15]. Stumpfe Traumen kommen durch Quetschungen, intraluminale Druckerhöhung mit Berstung und durch Scherkräfte zustande. Beispiel für eine direkte *Quetschung* ist die Kompression des Duodenums durch das *Lenkrad* gegen die Wirbelsäule, Beispiel für eine *Berstung* bei intraluminaler Druckerhöhung[15] ist die *Kompression durch den Sitzgurt.* Scherkräfte wirken sich hauptsächlich auf andere Dünndarmabschnitte aus, können aber auch das Treitz-Band, die Ampullenumgebung oder die intramuralen Blutgefäße des Duodenums (→ intramurales Hämatom) betreffen. *Das Duodenum stellt nur etwa 2% aller abdominellen Schäden bei Einwirkung stumpfer Traumen*[7, 17]. *Retroperitoneale* Rupturen haben ein charakteristisches *symptomfreies Intervall*[2], röntgenologisch läßt sich meist perirenale Luft nachweisen[15].

Die *Letalität* ist *hoch* (13–28%), meist an einem hämorrhagischen Schock. Läßt man die Verblutung außer acht, so beträgt die Letalität 6,5–12,5%. Die *Spätletalität* geht überwiegend zu Lasten begleitender Organschäden oder einer Sepsis. Die Letalität ist bei penetrierenden Verletzungen geringer als bei stumpfem Trauma, wahrscheinlich wegen der diagnostischen Verzögerung im 2. Fall[15]. Sie ist besonders hoch bei *Mehrfachverletzungen* und bei Patienten, die einer Pankreatoduodenektomie unterzogen werden müssen[13].

Zu den *postoperativen Komplikationen* gehören biliäre oder pankreatische *Fisteln, lokale Infekte* einschl. *Abszeßbildungen,* eine *Bronchopneumonie* und das *akute Nierenversagen.* Die Häufigkeit von Fistelbildungen wird mit 2–14% angegeben[15]. Bei Abriß des Duodenums mit Gefäßdurchtrennung wurde eine Nekrose der Duodenalwand beschrieben, die erst einen Tag nach dem Unfall klinisch manifest wurde[14].

Sonderfälle: Penetration einer aortohepatischen Goretex-Prothese in das Duodenum[13a], duodenale *Perforation* durch einen *Infusionskatheter* bei einem Patienten mit Lebermetastasen[11], Perforation des Duodenums durch einen *Linton-Nachlas-Ballonkatheter* bei Ösophagusvarizen[9], *Einklemmung von peroral aufgenommenen Fremdkörpern* (Gummihandschuh, Gabel, Bleistifte) im Duodenum[8]. Die Einklemmung besonders von langen dünnen Objekten im Duodenum erklärt sich aus dessen Anatomie (relativ fixierte Winkelbildungen am Übergang vom 2. und 3. Abschnitt und in der Höhe des Treitz-Bandes). *Strahlenschaden* mit paralytischem Ileus des

Duodenums nach Bestrahlung wegen eines Nierenkarzinoms[10]. *Perforation* unter *Tolazolintherapie* (Stimulation gastraler H_2-Rezeptoren mit vermehrter Magensekretion) bei einem Neugeborenen[16].

Literatur

1.–6. Weiterführende Literatur (▷ S. 381)
7. Dauterive AH, Flancbaum L, Cox EF (1985) Blunt intestinal trauma. A modern-day review. Ann Surg 201:198–203
8. Joseph AE, Crampton AR, Agha FP, Tsang T-K (1987) Impacted foreign bodies in the duodenum. Am J Gastroenterol 82:1074–1077
9. Kandel G, Gray R, Mackenzie RL, Carruthers JS (1988) Duodenal perforation by a Linton-Nachlas balloon tube. Am J Gastroenterol 83:442–444
10. Kiff HS (1986) Functional duodenal obstruction caused by radiotherapy after nephrectomy. Br J Surg 73:592–593
11. Lima MAS, Matthew GM, Brokaw BF, Hux RH (1985) Duodenal perforation by an infusion catheter for hepatic chemotherapy. Ann Intern Med 103:472
12. Lüdtke-Handjery A (1983) Die retroperitoneale Duodenalruptur nach stumpfem Bauchtrauma. Chirurg 54:341–344
13. Martin TD, Feliciano DV, Mattox KL, Jordan GL Jr (1983) Severe duodenal injuries. Arch Surg 118:631–635
13a. Monson JRT, Courtney DF, Jones NAG, Kester RC (1985) Cannibalization of a Gore-tex aortohepatic graft by the duodenum. Br J Surg 72:101–102
14. Schwarz N, Loddel JV (1985) Nekrose des Duodenums nach stumpfem Trauma. Akt Chir 20:105–106
15. Weigelt JA (1990) Duodenal injuries. Surg Clin North Am 70:529–539
16. Wilson RO, George RJ, McCormick WJ, Raine PAM (1985) Duodenal perforation associated with tolazoline. Arch Dis Childh 60:878–879
17. Wisner DH, Chun Y, Blaisdell FW (1990) Blunt intestinal injury. Arch Surg 125:1319–1323

Tumoren

Klassifikation. ▷ Tabelle 4.4.
Duodenaltumoren sind *selten,* annähernd 40mal seltener als Dickdarmtumoren. Benigne und maligne Formen stellen je etwa 0,02–0,12% im Sektionsgut[28], die malignen Formen 0,019–0,5% aller bei der Sektion gefundenen malignen Tumoren[99]. Etwa jeder 5. Dünndarmtumor liegt im Duodenum[28].

Duodenale (gastrointestinale) Stromatumoren (GIST)

Neben Einzelkasuistiken gibt es m. W. bislang nur eine einzige Übersichtsarbeit von gastrointestinalen Stromatumoren (GIST) *ausschließlich des Duodenums*[41a]. Sie umfaßt 20 Fälle (je 10 benigne und maligne Formen). Zur Unterscheidung der beiden Varianten erwiesen sich folgende Kriterien als nützlich:

- *Benigne Formen* waren mit *2–4,5 cm (im Mittel 3 cm) Durchmesser* kleiner als maligne Formen. Die Zellen waren *spindelförmig,* mit elongierten Kernen und *reichlich blaß-eosinophilem Zytoplasma,* das niemals so dicht oder dunkel erschien wie das Zytoplasma der glatten Muskelzellen. Die Zellen bildeten *kurze Faszikel,* getrennt durch zarte *fibrovaskuläre Septen,* so daß ein *organoider Aufbau* resultierte. *Epitheloide Zellen* waren nicht prominent. *Perinukleäre Vakuolen* fehlten im Gegensatz zu den GIST des Magens. Ebenso fehlten eine *Kernpolymorphie* und *Koagulationsnekrosen.* Die *Mitosezahl* war *spärlich (0–2/50 HPF).* Stets fanden sich hyaline Kügelchen (sog. *skenoide Fasern*) zwischen den Tumorzellen.
- *Maligne Formen* maßen hingegen *4–12 (im Mittel 6,5)* cm im Durchmesser, waren *zellreicher,* die Zellen *zytoplasmaärmer,* die *Kerne hyperchromatisch,* aber oft nicht polymorph. Oft kamen *epitheloide Tumorzellen* vor, einmal als alleiniger Zelltyp. Die *Mitosezahl* lag bei 2–22 (im Mittel 4,5)/50 HPF. Gelegentlich fanden sich *Nekrosen* oder eine *Mukosainvasion,* selten eine *Gefäßinvasion.* Das organoide Bild der benignen GIST fehlte, es kam nur stellenweise vor u. zw. in Resten einer benignen Tumorkomponente. Als *ungeeignet für die Differentialiagnose* zwischen benignen und malignen GIST erwiesen sich der *Grad der CD34-* bzw. der *S-100-Positivität,* ferner der *Ki-67-Index* (benigne: 0,2–45,4, im Mittel 18,2 bei den benignen und 0,3–80,2, im Mittel 20,3 bei den malignen Formen). Immerhin läßt sich aus diesen Befunden ablesen, daß ein *Ki67-Index über ca. 50 auf Malignität hinweist.*

Keiner der 15 *immunhistochemisch* untersuchten Tumoren reagierte positiv für *Desmin* oder *Muskelaktin,* während alle Tumoren stark *Vimentin*-positiv waren. Diese Befunde stehen in Widerspruch zu den Ergebnissen anderer Autoren an *Dünndarm*-GIST, die übereinstimmend einen hohen Prozentsatz positiver Tumoren für Vimentin, aber auch für Aktin, und nur einen niedrigen Prozentsatz für Desmin ergaben (Lit. bei [41a]). In keiner dieser Arbeiten wurde jedoch zwischen GIST des Duodenums und anderer Lokalisationen im Dünndarm unterschieden. Die divergierenden Befunde können methodisch bedingt sein oder einen echten Unterschied anzeigen, sie bedürfen der Abklärung an weiteren duodenalen GIST.

Die ältere, aber auch die neuere Literatur enthält zahlreiche Fallberichte über das

Leiomyosarkom

des Duodenums (ICD-O M-8890/3). Nach der heutigen Terminologie wären diese Tumoren zumindest

Tabelle 4.4. Tumoren und tumorähnliche Veränderungen des Duodenums nach Angaben der Literatur.

Tumoren	gutartig (ICD-O M-Nr.)	bösartig (ICD-O M-Nr.)
Mesenchymal	Leiomyom[109] (8890/0)	*Leiomyosarkom (8890/3)
	Leiomyoblastom[40a] (8891/0)	*„Stromasarkom" bei Carney-Trias[80] (8930/3)
	Duodenale Stromatumoren (GIST)	*Duodenale Stromatumoren (GIST)
	*Lipom (8850/0)	
	*Lymphangiom (9170/0)	
	Hämangiom[109] (9120/0)	
	Benignes Hämangioperizytom (9150/0)	*Malignes Hämangioperizytom (9150/3)
		*Hämangiosarkom (9120/3)
		*Kaposi-Sarkom (9140/3)
	„Reines", gewöhnlich nicht-chromaffines Paragangliom (8680/1)	
	*Benignes gangliozytisches Paragangliom (8683/0)	*Malignes gangliozytisches Paragangliom (selten) (8683/3)
	*Ganglioneurom (9490/0)	
	Neurofibrom (9540/0)	Neurofibrosarkom (9540/3)
	Neurinom (9560/0)[38a]	*Maligne Lymphome (9590/3)
Epithelial	*Neuroendokriner Tumor (Karzinoid), benigne (8240/3)	*Neuroendokriner Tumor (Karzinoid), maligne (8246/3)
	*Adenom (8140/0)	*Adenokarzinom (8140/3)
		Adenosquamöses Karzinom[103] (8560/3)
		Panethzell-Karzinom[74]
		Primäres duodenales Choriokarzinom[69] (9100/3)
		*Metastasen (8000/6)
Tumorähnliche Veränderungen	*Brunner-Polyp	
	Xanthofibrogranulom[32]	
	*Nicht-neoplastische Polypen auf dem Boden heterotoper Magenschleimhaut[14]	
	Peutz-Jeghers-Polyp[8]	

* Die mit einem Stern versehenen Formen sind im Text näher besprochen.

mehrheitlich als *GIST mit vorwiegend muskulärer Differenzierung* zu klassifizieren, falls es sich nicht überhaupt um *GIST ohne immunhistochemisch nachweisbare glatte Muskelantigene* handelt. Unter diesem Vorbehalt wird der Tumor nachfolgend abgehandelt.

Das Leiomyosarkom des Duodenums ist *selten*, eine Übersicht von 1971[70] enthält 95 Fälle (weitere 28 Beobachtungen aus der Folgezeit[7, 36, 50, 68, 72, 3, 78, 99, 100, 109]). Die meisten Fälle manifestieren sich im *5.–6. Lebensjahrzehnt*, beide *Geschlechter* sind gleich häufig betroffen[70]. Die beiden jüngsten Patienten waren 10 Jahre alt[68]. Der Tumor stellt etwa 10% aller malignen Duodenaltumoren sowie 28% der Leiomyosarkome des Dünndarms[70]. Er bevorzugt den 2. und 3. Abschnitt des Duodenums, der 4. und 1. Teil sind seltener betroffen[70]. Er kann subserös (63%), submukös (23%) oder „eieruhrartig" in beide Richtungen wachsen (14%)[70]. *Makroskopisch* kann er bis kindskopfgroß werden, die Schleimhaut *ulzerieren* oder *polypös/papillomatös* wachsen[50, 70]. *Blutungen* können zur chronischen Eisenmangelanämie führen[36]. Der Tumor kann auf die *Nachbarorgane* einschl. der *großen Blutgefäße* (z. B. Mesenterialgefäße, V. portae) übergreifen; 20% der Tumoren haben zum Zeitpunkt der Diagnostik metastasiert (je 1/3 in der Leber bzw. in die regionären LK)[70]. Als Sonderfall wurde ein *epitheloides Leiomyosarkom* (ICD-O M-8891-3) beschrieben[50].

„Stromasarkom" bei Carney-Trias
(ICD-O M-8930/3)

Kombiniertes Auftreten eines *epitheloiden Stromasarkoms* (positiv für Vimentin, Aktin, NSE und Protein S-100) mit zahlreichen Metastasen auf der Serosa von Magen, Dünn- und Dickdarm, Zwerch-

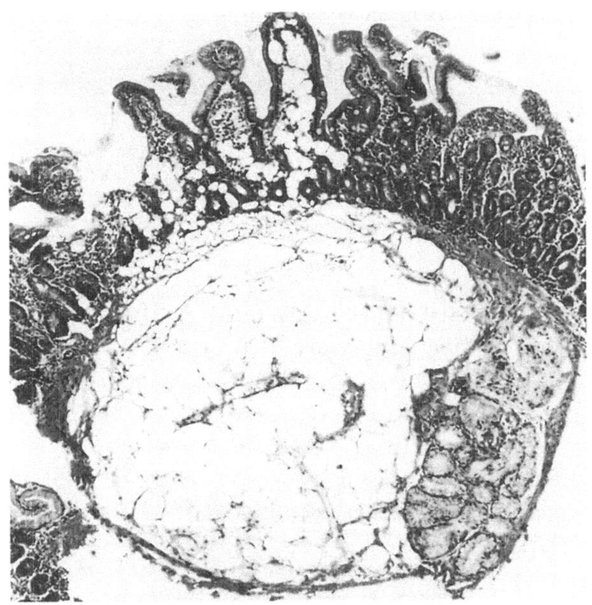

Abb. 4.7. Submuköses Lipom des Duodenums. H.E. 35 ×

fell, Mesenterium und Netz, eines *pulmonalen Adenochondroms* und eines endokrin inaktiven *pankreatischen Inselzelltumors*[80]. Die Autoren diskutieren eine Variante oder ein Analogon der Carney-Trias und denken wegen der Expression neuraler Marker in allen 3 Tumoren an eine Erkrankung der Neuralleiste.

Lipom[48, 61, 117]

(ICD-O M-8850/0)

Auch das duodenale Lipom (Abb. 4.7) ist *selten*. Es wächst bevorzugt *submukös* (breitbasig oder gestielt) und kann über eine Druckatrophie der Mukosa zur *Ulzeration* und zu *Blutungen* führen. Die endoskopische Diagnosestellung erfordert tiefe Biopsien[48, 117]. Bei *breitbasigen Tumoren,* die nicht endoskopisch abgetragen werden können, gelten die *chirurgische Ausschälung* mit Schnellschnittuntersuchung als adäquate, die Resektion oder Umgehungsanastomose als inadäquate Therapie[48]. *Duodenale Liposarkome* wurden m. W. bislang *nicht beschrieben*[48].

Gefäßtumoren

- *Lymphangiome*[9, 92, 93] (ICD-O M-9170/0) sind *selten* (bis 1986 13 Beobachtungen in der Literatur[9], 1 Fall/2100 Ösophagogastroskopien[93]). Der *Durchmesser* ist gewöhnlich kleiner als 1 cm, kann aber bis zu 15 cm erreichen. Ultrastruktur[9]. *Differentialdiagnose: Submuköse Lymphzysten* (nach Ansicht von Aneiros et al.[9] in der Mehrzahl der Fälle identisch mit submukösen Lymphangiomen) und *intestinale Lymphangiektasie*.
- *Hämangiosarkom:* (ICD-O M-9120/3): *Extrem seltener Befund* im Duodenum. Unter 11 aus der Literatur zusammengestellten Dünndarmfällen[67] war nur 1 Fall mit duodenaler Lokalisation.
- *Kaposi-Sarkom* (ICD-O M-9140/3): Das gastroduodenale Kaposi-Sarkom ist *am häufigsten bei AIDS*. Es wird jedoch auch bei *immunsupprimierten Patienten* mit Nierentransplantation sowie bei *anderen Krankheiten* (z. B. chronische Polyarthritis nach Kortikosteroidbehandlung)[49] beobachtet.
- *Hämangioperizytom* (ICD-O M-9150/1): *Extrem seltener* Tumor, der auch bei *Kindern* auftreten kann und bei ihnen teilweise als *konnatale* Tumorbildung interpretiert wird. Bis 1985 wurden 3 Fälle von duodenalem Hämagioperizytom (1 männliches Neugeborenes, 2 Erwachsene) mitgeteilt. Die beiden Erwachsenenfälle betrafen maligne Tumoren[47].

„Reines" und gangliozytisches Paragangliom

(ICD-O M-8680/1 und ICD-O M-8683/0)

Epidemiologie. Diese Tumoren sind *sehr selten*. Bis 1991 waren in einer Arbeit ca. 40 Fälle zusammengestellt[33], wozu mindestens weitere 84, in der genannten Publikation nicht enthaltene oder später veröffentlichte Beobachtungen kommen[8, 10, 14, 18, 25, 27, 29, 31, 46, 49a, 52, 83, 84, 94]. Die größte Serie von 51 gangliozytischen Paragangliomen (davon 49 im Duodenum und je 1 Fall im Pylorus- und Jejunumbereich) stammt aus dem USAFIP in Washington[18]. *Männer* erkranken 1,3- bis 2mal häufiger als *Frauen*[33] (weitere Lit. s. oben). Das *mittlere Lebensalter* beträgt 50–60 J., der jüngste Patient war 17 Jahre alt[52].

Klinik. Klinisch werden die meisten Tumoren *zufällig* bei einer Untersuchung oder bei der Sektion entdeckt. Häufige Symptome sind *Blutungen, krampfartige Leibschmerzen,* selten werden eine Magenausgangsstenose oder ein Gallenwegsverschluß beobachtet[18, 33]. Die Symptome erinnern meist an ein Ulcus duodeni.

Lokalisation. Die Tumoren liegen weit überwiegend im *2. Abschnitt des Duodenums,* können aber auch weiter proximal (bis zur Pylorusregion) oder distal (bis im oberen Jejunum) angetroffen werden. In einem Fall war der Duodenaltumor mit 2 weiteren *peripankreatischen* Paragangliomen assoziiert[57].

Morphologie. *Makroskopisch* handelt es sich meist um *gestielte polypoide,* seltener um *breitbasige* oder *intramurale* Läsionen. Die *Größe* liegt gewöhnlich zwischen 0,5 und 4 cm (mit einem Mittelwert von

2,5 cm), und ausnahmsweise bis zu einem Durchmesser von etwa 7 cm[52].

Mikroskopisch tritt das Paragangliom in 2 Formen auf:

- als *(seltenes) „reines", gewöhnlich nichtchromaffines Paragangliom*, aufgebaut aus uniformen *„Zellballen"* wie bei Paragangliomen anderer Lokalisation; ein chromaffiner Tumor mit Katecholaminbildung und einer Hypertonie wurde als Ausnahme beschrieben[3].
- als *(wesentlich häufigeres) „gangliozytisches" Paragangliom* mit einem Nebeneinander von *Zellballen, „epitheloiden" neuroendokrinen Zellen* vom Typ der Karzinoide in band- oder balkenförmiger Anordnung, schmalen, manchmal sichelförmigen *Stützzellen* und spindelförmigen *Schwannzellen* sowie als charakteristischer Zellform *Ganglienzellen*[18, 33, 44, 46, 52, 94]. Ob es sich bei diesen Tumoren tatsächlich um Paragangliome handelt oder ob die Bezeichnung „Paragangliom" wegen fehlender Herkunft der Tumoren aus Paraganglien irreführend ist, erscheint fraglich[83]. In der revidierten Klassifikation der neuroendokrinen Duodenaltumoren (Tabelle 4.5) wird das gangliozytische Paragangliom den (meist benignen) *NET des Duodenums* zugerechnet[21a]. Es stellt die dritthäufigste Form der duodenalen NET[4a].

Immunhistochemie: Die meisten Tumoren sind *Chromogranin-A-positiv*, v. a. in den Zellballen und epitheloiden Zellen[18]. *Synaptophysin* ist ebenfalls meist nachweisbar[18], jedoch nur fokal und gewöhnlich in den Ganglien-[10] und Spindelzellen. *Protein S-100* ist in den Spindel- und Sustentakularzellen vorhanden[10, 18], *NSE* am stärksten in den Ganglien- und epitheloiden Zellen, mit schwacher Reaktion auch in den Spindelzellen[18]. Einige Tumorzellen können *Zytokeratin*-positiv sein (negativ[10]). Einige Arbeiten berichten über den Nachweis zahlreicher *Hormone und gastrointestinaler Peptide* in duodenalen Paragangliomen[8, 18, 25, 27, 31, 52, 84, 94]. Nach Capella et al.[21a] exprimieren die gangliozytischen Paragangliome hauptsächlich *Somatostatin* und *PP*.

Histogenese. Die Histogenese der gangliozytischen Paragangliome ist *unklar*. Man diskutiert einen Ausgang von pluripotenten Stammzellen[52], von Pankreasinselgewebe[18] oder von embryonalen endodermalen-neuroektodermalen Komplexen (Van-Campenhout-Komplexen) im Duodenum[83].

Begleiterkrankungen. Als Rarität wurde die Kombination mit einer *Neurofibromatose v. Recklinghausen* beschrieben[18, 30]. Im Unterschied hierzu sind duodenale *Karzinoide* häufiger (8/115 Fälle) mit einer Neurofibromatose assoziiert[18]; Kombination *Neurofibromatose + gangliozytisches Paragangliom + Somatostatinom*[106], Kombination mit einem *juxtapapillären Duodenaldivertikel*[29] bzw. mit einem *duodenalen Adenokarzinom*[8].

Prognose: Tumor oder Hyperplasie? Der Aufbau sowohl aus endodermalen als auch als neuroektodermalen Strukturen deutet nach Perrone et al.[84] darauf hin, daß es sich beim gangliozytischen Paragangliom eher um eine *Hyperplasie* als um einen *echten Tumor (Hamartom/Choristom)* handelt. *Für einen echten Tumor* sprechen hingegen folgende Befunde: Das gangliozytische duodenale Paragangliom ist morphologisch mit einem gleichartigen Tumor der Cauda equina identisch[94]; es kann Mitosen enthalten und Wachstumstendenz besitzen, es kann in seltenen Fällen eine Tumorlymphangiose[52] und LK-Metastasen[31, 52] erzeugen. Die Metastasen enthalten epitheloide Zellen[15, 31, 52], z. T. auch ganglienzellenähnliche Elemente[31]. Sie können lange nach dem Primärtumor auftreten (11 Jahre[31]) und müssen von primär multizentrisch auftretenden Tumoren abgegrenzt werden[33].

Die *überwiegende Mehrheit* der gangliozytischen Paragangliome verhält sich jedoch *gutartig*[21a]. Aus dem seltenen Vorkommnis einer Metastasierung ist dennoch die Forderung abzuleiten, bei der Operation nach möglichen LK-Metastasen zu fahnden. Die einfache lokale Exzision[18, 49a, 94] wird von einigen Autoren[15, 52] als nicht generell vertretbar beurteilt. Der einfachen endoskopischen Polypektomie ohne Metastasensuche[14, 44, 94] kann ihrer Ansicht nach nicht vorbehaltlos beigepflichtet werden[15, 52].

Ganglioneurom

(ICD-O M-9490/0)

Dieser Tumortyp ist noch *viel seltener* als das gangliozytische Paragangliom. Bis 1993 wurden nur 4 Fälle publiziert[54]. Er besteht aus *reifen Nervenzellen* und einer wechselnden Zahl von *Nervenfasern*. Die *lokale Exzision* gilt als ausreichend. In der 48 Fälle umfassenden Serie von Shekita u. Sobin[98a] aus dem USAFIP war kein einziger Fall mit Duodenalbeteiligung enthalten. Im Dünndarm fanden sich nur 2 Fälle, jeweils mit Befall des terminalen Ileums.

Maligne Lymphome

Im Dünndarm kommen maligne Lymphome am häufigsten im Ileum vor[26, 76], gefolgt vom Jejunum. Das *Duodenum* ist eine *ungewöhnliche Lokalisation*[37, 76]. Maligne Lymphome des Dünndarms ▷ S. 371. *Extramedulläre Plasmozytome* wurden nur in Einzelfällen beschrieben[42].

Neuroendokriner Tumor (NET, Karzinoid)

(ICD-O M-8240/3)

Epidemiologie. NET des Duodenums sind *selten*. Sie stellen nur etwa *2% aller Karzinoide*[40] und 9% *aller gastrointestinalen Karzinoide*[77]. Ihre Häufigkeit im *Sektionsgut* beträgt ca. *0,03%*[40]. Etwa 60–70% kommen bei *Männern* vor, sie sind im *6. Lebensjahrzehnt* am häufigsten[20, 21].

Lokalisation. Die Mehrzahl der duodenalen NET liegt im *1. und 2. Abschnitt*. Die Häufigkeit *primär multipler Tumoren* wird mit 3–14%[20, 21] angegeben. Da unter bestimmten Bedingungen (beim Zollinger-Ellison-Syndrom ▷ S. 284) multiple und oftmals sehr kleine Mikrogastrinome vorkommen können, sind die Zahlenangaben zur primären Multiplizität vermutlich unzuverlässig.

Morphologie. *Makroskopisch* sind die meisten NET *unter 2 cm* groß[21], sie können aber auch größer (bis 5 cm[20]) sein, der Durchschnitt liegt bei 1,8 cm[20].

Mikroskopisch zeigen die Tumorzellen eine trabekuläre, insuläre, glanduläre und solide, häufig auch aus diesen Komponenten gemischte Anordnung[20, 21]. In über 90% beträgt die *Mitosezahl* unter 1/10 HPF, bei den übrigen Fällen bis zu 3/10 HPF[20]. Je etwa 40% sind auf die *Submukosa bzw. M. propria* beschränkt[20].

Histochemie/Immunhistochemie: Die meisten Karzinoide sind *argyrophil* (vor allem diejenigen in den beiden ersten Abschnitten des Duodenums), *argentaffine* Tumoren sind hingegen extrem selten[21]. Etwa jeder 3. Fall enthält *Chromogranin-A-* positive Zellen[21]. 50–63% der Tumoren sind teilweise *Gastrin-positiv*, 37–50% *Somatostatin*-positiv[20, 21].

> *Gastrinome* und *Somatostatinome* sind somit die beiden häufigsten Subtypen duodenaler NET, gefolgt vom gangliozytischen Paragangliom[21a] (siehe oben).

Gelegentlich ist *5-Hydroxytryptamin, Synaptophysin (Protein P 38), PP, CCK* und/oder *Protein S-100* nachweisbar[21]. In einigen Fällen der Serie von Capella et al.[21], bei denen immunhistochemisch nach Motilin, Sekretin, Glukagon, VIP, Insulin oder GIP gesucht wurde, hatten diese Untersuchungen ein *negatives* Ergebnis.

Sonderformen

- *(Mikro-)Gastrinome* (benigne: ICD-O M-8153/1; maligne: ICD-O M-8153/3) *bei MEN 1-Syndrom und Zollinger-Ellison-Syndrom*[84a] (▷ S. 284). Gastrinbildende Tumoren können *klinisch* eine *Hypergastrinämie* mit peptischen Ulzera aufweisen, oder sie sind *endokrin inaktiv*[21]. 3/4 dieser Tumoren liegen im *proximalen Duodenum*[21]. Ausmaß und Schweregrad des immunhistochemischen Gastrinnachweises korrelieren *nicht* mit der klinischen Symptomatik und haben daher nur geringe klinische Relevanz[20]. Die meisten Gastrinome exprimieren neben Gastrin auch *Gastrin-mRNA*, teilweise auch *ACTH* und/oder *α-HCG*[82a]. Duodenale Mikrogastrinome können dafür verantwortlich sein, daß die Operation beim ZE-Syndrom erfolglos ist. Sie messen oft unter 2–3 mm im Durchmesser, sind nicht palpabel[38, 110, 114], nur durch Duodenotomie mit endoskopischer Transillumination zu erfassen (Sensitivität: 83% vs. intraoperative Sonographie und Palpation mit nur 42%)[38] und können dann lokal exzidiert werden[38, 110] (▷ auch S. 285). Die Mehrheit (38–92%)[21, 82a] der duodenalen Gastrinome ist maligne. Im Gegensatz zu den pankreatischen Mikrogastrinomen *metastasieren* sie weit häufiger (43 vs. 12%) in die *regionären*[84a] *LK als in die Leber* (5 vs. 57%). Funktionell inaktive, gastrinbildende Tumoren des oberen Duodenums verhalten sich gewöhnlich benigne (▷ Tabelle 4.5).
- *Somatostatinome:* Etwa 15% der duodenalen Karzinoide bestehen ausschließlich oder hauptsächlich aus *Somatostatin-D-bildenden Zellen*. Diese Tumoren liegen bevorzugt im *Ampullenbereich*, neigen zur *lokalen Invasion* und zur *Metastasierung* in paraduodenale LK[31, 85]. Im Gegensatz zu den pankreatischen Somatostatinomen *fehlt* den duodenalen Somatostatinomen das Vollbild des *Somatostatinomsyndroms* mit Diabetes, Cholelithiasis oder Diarrhö[20, 21]. Ähnlich wie bei den gastrinbildenden Somatostatinomen besteht damit keine Korrelation zwischen dem Anteil der somatostatinbildenden Zellen und dem entsprechenden klinischen Bild. Die Somatostatinome finden sich oft in Verbindung mit einer *Neurofibromatose v. Recklinghausen*[21, 30, 105, 108]. Sie können *Psammomkörner* enthalten[11a, 23]. In einem Kombinationsfall mit einer Neurofibromatose wurde immunhistochemisch ferner *Kalzitonin* und *Amyloid* nachgewiesen[85]. Lebermetastasen sind selten[11a].
- *Duodenales Somatostatinom + Neurofibromatose + Phäochromozytom:* In 6 von 27 Fällen der Literatur mit Somastatinom bei M. v. Recklinghausen waren ein- oder doppelseitige Phäochromozytome nachweisbar. Diese Zahl (22,2%) liegt deutlich über derjenigen des Phäochromozytoms bei Neurofibromatose (1%), so daß ein *neuroendokrines Syndrom* wahrscheinlich ist[43].
- *Kleinzelliges neuroendokrines Karzinom mit Bildung von VIP* (ICD-O M-8041/3): Einzelfallbeschreibung eines periampullären Karzinoms mit multiplen LK-, Leber- und Knochenmarksmetastasen. 3 weitere Fälle kleinzelliger neuroendokriner Karzinome mit periampullärer Lokalisation wurden von Zamboni et al. beschrieben[118a] (▷ Bd. 3).

Tabelle 4.5. Revidierte Klassifikation der neuroendokrinen Duodenaltumoren. (Mod. nach Capella et al.[21a])

Benigne	Funktionell inaktive, hochdifferenzierte, kleine Tumoren (≤ 1 cm) in der Mukosa/Submukosa und ohne Angioinvasion – Gastrin- oder Serotonin[b]-bildende Tumoren im proximalen Duodenum – Gangliozytisches Paranangliom (jede Größe; periampulläre Lage)
Benigne oder niedrigmaligne	Funktionell inaktive, hochdifferenzierte Tumoren in der Mukosa/Submukosa von intermediärer Größe (> 1–2 cm) ohne Angioinvasion *oder* von intermediärer Größe (bis zu 2 cm) mit Angioinvasion – Serotonin-bildende[b] Tumoren oder andere (jede Lokalisation) – Somatostatinbildende Tumoren (Ampullenregion) mit oder ohne M. v. Recklinghausen
Niedrigmaligne[a]	Funktionell inaktive, hochdifferenzierte große Tumoren (> 2 cm) oder mit Ausdehnung über die Submukosa hinaus – Gastrin- oder Serotonin[b]-bildende Tumoren (jede Lokalisation) – Somatostatin-bildende Tumoren (Ampullenregion) mit oder ohne assoziierten M. v. Recklinghausen Funktionell aktive, hochdifferenzierte Tumoren jeder Größe und Ausdehnung – Sporadisches Gastrinom, Serotonin-bildender Tumor[b] oder andere – hereditäres MEN I-assoziiertes Gastrinom, gewöhnlich multipel
Hochmaligne	Funktionell aktive oder inaktive, niedrig differenzierte Tumoren vom intermediären oder kleinzelligen Typ (gewöhnlich Ampullenregion)

[a] Wenn Metastasen oder eine makroskopisch erkennbare Invasion vorliegen, sollte von einem niedrigmalignen neuroendokrinen Karzinom gesprochen werden.
[b] Andere Bezeichnung: EC-Zelltumor

Bei metastasierenden kleinzelligen Karzinomen ohne Nachweis eines pulmonalen Primärtumors kommen kleinzellige Karzinome des Magens (▷ S. 334) und des Duodenums als seltene, aber prinzipiell mögliche Primärtumoren in Betracht[107].

- *Becherzellkarzinoid (Adenokarzinoid)* (ICD-O M-8243/3): Bis 1990 waren nur 2 solche Fälle bekannt[19, 56]. Hauptsitz dieses Tumortyps ist die Appendix vermiformis (▷ S. 525).

1995 wurde von Capella et al.[21a] eine revidierte Klassifikation der duodenalen NET mitgeteilt. Sie ist in Tab. 4.5 wiedergegeben.

Verlauf, Prognose. In der 99 Fälle umfassenden Serie von Burke et al.[20] korrelierten die *Tumorgröße, der Grad der Tiefeninvasion* und das Vorkommen von *Mitosen* mit der Prognose. Metastasen waren bei Beschränkung auf die Submukosa, bei einer Tumorgröße unter 2 cm und beim Fehlen von Mitosen selten[20]. Die Prognose ist *besonders günstig* bei einer *Tumorgröße unter 1 cm*[20, 116]. Diese pauschalen Zahlenangaben entsprechen jedoch nicht mehr dem heutigen Wissensstand über die Subtypen der duodenalen NET, der eine differenzierte Bewertung der einzelnen Formen erfordert (▷ Tabelle 4.5).

Adenom

(ICD-O M-8140/0)

Epidemiologie. Adenome der Duodenalschleimhaut sind insgesamt *selten:* 35 Fälle, davon 9 tubulovillöse Adenome unter mehr als 40 000 Gastroduodenoskopien: (0,86%[12]) bzw. 2 Adenome unter 584 Endoskopien (=0,4%[53a]). Die *tubulovillösen* bzw. *villösen* Adenome sind die *häufigsten Formen.* Bis 1989 waren 161 Fälle beschrieben[22], jedoch liegt die tatsächliche Zahl sicher weit höher. Beide *Geschlechter* sind etwa gleich häufig[22, 39, 104] betroffen. Die meisten Patienten sind *älter als 50 Jahre*[104].

Lokalisation. Die meisten Adenome liegen *periampullär* (16 von 19 Fällen[91], 48%[22]). Die übrigen Abschnitte zwischen Bulbus und distalem Duodenum sind seltener befallen.

Morphologie. *Makroskopisch* liegt der *Durchmesser* zwischen etwa 1 und 11 cm mit einem Durchschnitt von 3,5–4 cm[22, 39]. Es gibt *Riesenadenome* mit einem Durchmesser von bis zu 13 cm, welche den gesamten periampullären Bereich bzw. fast die gesamte Bulbuswand[12] einnehmen können. Bei den tubulovillösen und villösen Adenomen ist die Oberfläche deutlich *zottenförmig* gestaltet.

Mikroskopisch zeigt das Oberflächenepithel mehr oder weniger stark ausgeprägte Atypien.

Am bioptisch gewonnenen Material ist das Vorkommen einer *malignen Entartung* häufig nicht zu erkennen. Der Anteil der herdförmig in ein invasives Karzinom transformierten Adenome, bei denen das Karzinom nicht erkannt wird, wird mit 25–56% angegeben[39, 91]. 27–85% der Adenome zeigen bei der Totaluntersuchung bereits ein Karzinom[22, 91, 98]. Auch die intraoperative Schnellschnittdiagnostik kann versagen (33% falsch negative Diagnosen[22]). Aus diesen Befunden ergeben sich *therapeutische Konsequenzen* (s. unten).

Verlauf, Prognose, Therapie. Die *Rezidivquote* liegt zwischen 5 und 28%[39, 91]. Rezidive treten am häufigsten nach lokaler Exzision[22, 39, 91] auf. Die *maligne Entartung* ist häufig. Die *Zwei- und Fünfjahresüberlebensrate* für die benignen Adenome einschl. derjenigen mit einem Carcinoma in situ wird mit jeweils 87% angegeben, während sie bei den Adenomen mit Karzinomanteilen nur 22 und 0% beträgt[39]. Die frühere Ansicht, bei einer Tumorgröße unter 4 cm und einem Lebensalter unter 50 J. sei das Entartungsrisiko gering[62], wird heute bezweifelt[22, 39, 73]. Die villösen Adenome im distalen Duodenum sollen besonders häufig maligne entarten, möglicherweise deswegen, weil sie oft erst später entdeckt werden[62].

Für die *Therapie* kommen die *endoskopische oder lokale chirurgische Exzision,* eine *Lasertherapie*[86] und die *Pankreatikoduodenektomie* in Frage[22]. Rückschlüsse aus den Therapieerfolgen bei lokaler Exzision kolorektaler Adenome auf duodenale Adenome sind nicht ohne weiteres möglich, da die Mukosa des Dünndarms im Gegensatz zu derjenigen des Kolorektums *Lymphgefäße* enthält, die bis unter die Schleimhautoberfläche reichen (▷ auch Papillenkarzinom, Bd. 3). Das *Metastasierungsrisiko* ist daher höher einzuschätzen, auch wenn dazu noch gezielte Untersuchungen fehlen. Das *therapeutische Vorgehen* sollte von der *Größe* und *Lokalisation* des Adenoms abhängig gemacht werden, eine *negative Histologie am Biopsiepräparat kann angesichts der hohen Entartungsquote nicht als definitiv gewertet werden.* Für kleine Tumoren ist die endoskopische Abtragung oder lokale chirurgische Exzision vertretbar[12]. Für größere Tumoren distal der Ampulle wird die Resektion des betroffenen Duodenalsegmentes diskutiert, jedoch gibt es auch Berichte über deren erfolgreiche endoskopische Abtragung (bei 4 cm Durchmesser[41]). Bei *periampullären villösen Adenomen* ist bei einer Operationsletalität von unter 5%[22] die Pankreatikoduodenektomie zu erwägen[22, 45], falls der Allgemeinzustand dies zuläßt.

Duodenale Adenome bei familiärer Adenomatosis coli und Gardner-Syndrom

Duodenale Adenome sind bei diesen beiden Polyposeformen außerordentlich häufig (Abb. 4.8 a, b). Sie finden sich in 39–100%. Meist handelt es sich um *tubuläre Adenome*[39, 51, 75, 102] (ICD-O M-8211/0), die häufigste Lokalisation ist die *Papillenregion*[51, 102]. Der Bulbus ist extrem selten betroffen[53]. In einer Studie enthielten die Adenome vermehrt argyrophile und argentaffine Zellen[75]. Die *flache, nichtadenomatöse Duodenalmukosa* von Patienten mit familiärer Adenomatose zeigte keine Veränderungen der Muzin-Histochemie oder der MIB1-Proliferationsrate, jedoch *vermehrt Panethzellen* und *endokrine Zellen*[80a]. 3–12% der Patienten sollen schließlich ein *periampulläres Karzinom* entwickeln.

Daher sollten Patienten mit einer familiären Adenomatose ein-[39] bis zweimal[16a] jährlich gastroduodenoskopiert werden. Sobald Adenome auftreten, sollten diese entfernt und die Kontrollintervalle danach auf 6 Monate verkürzt werden[39].

Die Prognose ist bei symptomfreien Adenomen deutlich besser als bei vorhandener klinischer Symptomatik, wodurch die Notwendigkeit regelmäßiger Kontrolluntersuchungen unterstrichen wird[13]:

Die *Rezidivquote* ist sehr hoch (100% innerhalb von 5–36 Monaten[82]), falls eine ausgedehnte Duodenalpolypose vorliegt. Die Therapie der Wahl ist für diese Patientengruppe ungeklärt[82]. Eine japanische Studie an 20 Patienten mit familiärer Adenomatose/Gardner-Syndrom und schwerer assoziierter Duodenal-Adenomatose mit bis zu > 100 Adenomen kommt bei im Mittel 7,1jähriger endoskopischer Verlaufsuntersuchung zu dem überraschenden Ergebnis, daß die *tubulären Adenome* keine nennenswerten Veränderungen nach Zahl und Größe aufwiesen und daß es daher gerechtfertigt sei, auf eine prophylaktische Chirurgie zu verzichten und *engmaschige endoskopisch-bioptische Kontrollen* vorzunehmen. Die Größe der Adenome war allerdings gering (unter 0,8 cm)[51]. In den duodenalen Adenomen bei familiärer Adenomatose wurden zahlreiche EGFR-positive Paneth-Zellen nachgewiesen; die Bedeutung dieses Befundes ist unklar[17]. *Segmentale polypöse Adenomatose des Duodenums mit periampullärem Karzinom ohne Hinweis auf eine Adenomatosis coli*[119].

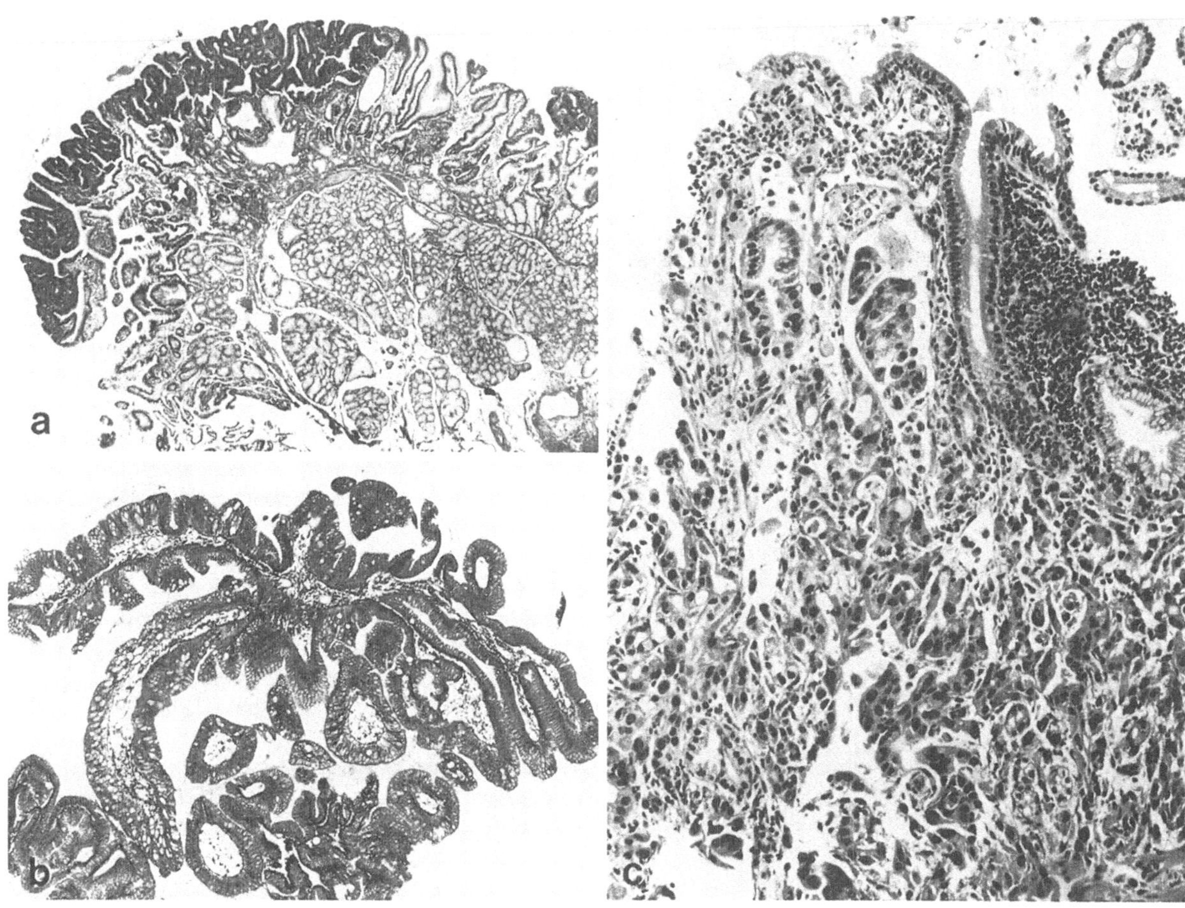

Abb. 4.8. Tumoren der Duodenalschleimhaut. **a** Tubulo-villöses Adenom bei Gardner-Syndrom. H.E. 17 ×. **b** Villöses Adenom. H.E. 17 ×. **c** Niedrig differenziertes Adenokarzinom G3. H.E. 140 ×

Adenom-Karzinom-Sequenz im Duodenum: Die häufige Kombination eines Karzinoms mit einem Adenom und der ebenfalls häufige Nachweis von Adenomanteilen im Duodenal- bzw. Papillenkarzinom (10 bzw. 72–91%) sprechen für eine *ähnliche Adenom-Karzinom-Sequenz wie im Kolorektum*[71, 97, 98, 101].

Sonderfälle:

- *Villöses Duodenaladenom mit Diarrhö* (ICD-O M-8261/1): Bisher wurde m. W. nur ein einziger Fall eines villösen Adenoms mit Diarrhö bekannt[115]. Die gehäuften wäßrigen Stühle des Patienten sistierten nach der Polypektomie, kehrten zusammen mit einem Tumorrezidiv wieder und verschwanden endgültig nach Entfernung des Rezidivs. Das Vorkommen *kolorektaler* Adenome mit Diarrhö und Elektrolytverlust ist dagegen besser bekannt (▷ S. 635).
- *Mischpolyp* aus *Adenom* und *hyperplastischem Polypen* auf dem Boden heterotoper Magenschleimhaut[90].

Adenokarzinom

(ICD-O M-8140/3)

Epidemiologie. Auch das primäre Duodenalkarzinom ist *extrem selten* (Sektionsstatistiken: 0,01–0,04%; 0,3% aller gastrointestinalen Karzinome[103]). Es stellt jedoch 33–50% aller Dünndarmkarzinome[60, 103]. Im Hinblick darauf, daß das Duodenum nur 8% der Dünndarmlänge repräsentiert, bedeutet dies, „daß jeder Zentimeter Duodenum mit höherer Wahrscheinlichkeit eine karzinomatöse Umwandlung erfährt, als dies im Jejunum oder Ileum der Fall ist"[53b]. Nach einigen großen Statistiken überwiegen die *Frauen* im Verhältnis von 1,2–1,5:1[103], nach anderen die Männer, oder die Relation beträgt 1:1[59]. Der *Altersgipfel* liegt im 5.–7. Jahrzehnt (Mittel: 59 J.)[59, 103]. Bei *Zöliakie* ist das Duodenalkarzinom extrem selten.

Lokalisation. Die meisten Tumoren (56%) liegen *infraampullär*, 32% *peri-* und 7% *supraampullär*[103]. Ein höherer Anteil periampullärer Karzinome in manchen Statistiken beruht wahrscheinlich darauf, daß Ampullen-, Gallenwegs- und Pankreaskarzi-

Tabelle 4.6. pTM-Klassifikation der Duodenaltumoren

pTM	Primärtumor kann nicht beurteilt werden
pT0	Kein Anhalt für Primärtumor
pTis	Carcinoma in situ
pT1	Tumor infiltriert L. propria oder Submukosa
pT2	Tumor infiltriert M. propria
pT3	Tumor infiltriert durch die M. propria in die Subserosa oder in das nicht peritonealisierte perimuskuläre Gewebe (Mesenterium oder Retroperitoneum), in einer Ausdehnung von 2 cm oder weniger
pT4	Tumor perforiert das viszerale Peritoneum oder infiltriert direkt in andere Organe oder Strukturen (schließt andere Dünndamrschlingen, Mesenterium oder Retroperitoneum mehr als 2 und Bauchwand auf dem Wege über die Serosa ein; auch Infiltration des Pankreas).
pNX	Regionäre LK können nicht beurteilt werden
pN0	Keine regionären LK-Metastasen
pN1	Regionäre LK-Metastasen
pMX	Das Vorliegen von Fernmetastasen kann nicht beurteilt werden
pM0	Keine Fernmetastasen
pM1	Fernmetastasen

pTM-Klassifikation

Stadium 0	pTis	pN0	pM0
Stadium I	pT1	pN0	pM0
	pT2	pN0	pM0
Stadium II	pT3	pN0	pM0
	pT4	pN0	pM0
Stadium III	jedes pT	pN1	pM0
Stadium IV	jedes pT	jedes pN	pM1

nome in die Statistik einbezogen sind[103]. Von 22 Fällen einer englischen Arbeit lagen 18 (82%) im 2. Abschnitt des Duodenums[96a].

Ätiologie, Pathogenese. Duodenalkarzinome, speziell periampulläre Karzinome, entstehen häufig aus den *Adenomen im* Rahmen einer *familiären Adenomatose* oder eines *Gardner-Syndroms* (s. oben), ferner[58] aus *solitären Adenomen,* unabhängig von einer familiären Adenomatose. Sie können auch als Folge einer *Zöliakie* [35, 65] auftreten (Ileum bevorzugt, gefolgt vom Jejunum), während sie beim M. Crohn m. E. bislang nicht beschrieben wurden[24]. Als große Raritäten wurden 2 Duodenalkarzinome *im ausgeschalteten Duodenalabschnitt nach Billroth-II-Resektion* des Magens beschrieben[66]. In den meisten Fällen sind die Ursachen unbekannt.

Morphologie. *Makroskopisch* wächst das Duodenalkarzinom *polypoid* (meist blumenkohlartig), *szirrhös* (→ Duodenalstenose) oder *„sessil"* als ein mehr umschriebener harter Knoten[103]. Es kann *ulzerieren*[69].

Mikroskopisch (Abb. 4.8c) liegt ein *Adenokarzinom* unterschiedlicher Differenzierungsgrads vor, teilweise mit *Schleimbildung* (besonders bei der „sessilen" Form)[103], ausnahmsweise als *adenosquamöse Variante*[103]. *Panethzelltumoren* sind eine exquisite Rarität[74]. In einem Fall fand sich nebeneinander eine glanduläre, plattenepitheliale und neuroendokrine Differenzierung (pluripotente intestinale Stammzelle als Ausgangspunkt des Tumors?)[11].

Ausbreitung. Zum Zeitpunkt der Diagnosestellung haben bereits 2/3 der Duodenalkarzinome *metastasiert*[103], v. a. in die *regionären Lymphknoten. Per continuitatem* greift der Tumor auf die Umgebung über und kann dabei auch eine *duodenokolische* oder *choledochoduodenale*[112] *Fistel* erzeugen[34]. *Fernmetastasen* (z. B. in die Leber) sind i. allg. selten[69, 103].

pTNM-Klassifikation. Dabei gelten die Regeln für die Klassifikation der Dünndarmtumoren, da das Duodenum einen anatomischen Bezirk (C17.0) dieses Darmabschnittes neben dem Jejunum (C17.1) und dem Ileum (C17.2) darstellt (Tabelle 4.6)

Verlauf, Prognose. Etwa 60–70% der Tumoren sind resektabel[60, 103]. Die *Fünfjahresüberlebensrate* wird sehr unterschiedlich hoch angegeben (10–25%[55, 60], in neueren Arbeiten 40–46%[88, 96a], bei Segmentresektion wegen eines Tumors im 3. oder 4. Duodenalabschnitt: 100%)[55]. Der Erfolg einer Pankreatikoduodenektomie hängt u. a. vom *LK-Befall* und vom *Grad der Tiefeninvasion ab: Mittlere Überlebenszeit* beim Fehlen von Metastasen 42 Monate, bei Beschränkung auf paraduodenale LK-Metastasen 16,5 Monate, bei Metastasierung in entfernte LK 6 Monate, bei Invasion nur der Duodenalwand 42 Monate, bei Übergreifen auf Nachbarorgane 10,5 Monate[63]. Eine neuere Studie an 66 kurativ resezierten Fällen ergab im Gegensatz hierzu *keine* Abhängigkeit der Prognose von diesen beiden und einer Reihe anderer Faktoren (u. a. Tumorgröße und -sitz, Pankreasinvasion)[88]. Der mögliche Wert einer Strahlen- oder Chemotherapie ist nicht geklärt[103]. Vereinzelt wurde über Remissionen unter Chemotherapie berichtet[79, 81].

Sonderfall: Kombination eines Pancreas anulare mit einem benachbarten Adenokarzinom des Duodenums[87].

Primäres duodenales Choriokarzinom

Extrem seltener Tumor[69].

Anhang. Duodenale Epithelatypien unter FUDR-Infusionstherapie: Ulzeröse und proliferative Schleimhautveränderungen mit Zellpleomorphie.
Cave: Fehlinterpretation als maligner Prozeß![96]

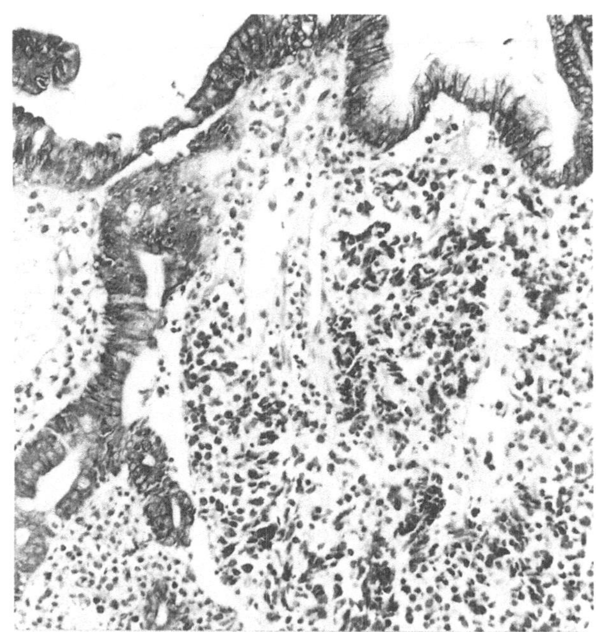

Abb. 4.9. Metastasen eines kleinzelligen Bronchialkarzinoms in der Duodenalschleimhaut. H.E. 56 ×

Metastasen in der Duodenalwand

(ICD-O M-8000/6)

Sie stammen am häufigsten von Karzinomen der rechten Kolonhälfte, der rechten Niere und der Gallenblase, ferner von Genitalkarzinomen (bei beiden Geschlechtern) und von malignen Melanomen[113] (Abb. 4.9).

Literatur

1.–6. Weiterführende Literatur (▷ S. 381)
7. Akwari OE, Dozois RR, Weiland LH, Beahrs OH (1978) Leiomyosarcoma of small and large bowel. Cancer 42:1375
8. Anders KH, Glasgow BJ, Lewin KJ (1987) Gangliocytic paraganglioma associated with duodenal adenocarcinoma. Arch Pathol Lab Med 111:49–52
9. Aneiros J, Pleguezuelos, Garcia del Moral R et al. (1986) Lymphangioma of the duodenum: am ultrastructural study. Endoscopy 18:245–248
10. Barbareschi M, Frigo B, Aldovini D et al. (1989) Duodenal gangliocytic paraganglioma. Virchows Arch A 416:81–89
11. Barnhill M, Hess E, Guccion JG et al. (1994) Tripartite differentiation in a carcinoma in the duodenum. Cancer 73: 266–272
11a. Barten M (1992) Das psammöse Karzinoid des Duodenums. Verh Dtsch Ges Path 76:414
12. Bayerdörffer E, Weingart J, Seib H-J (1987) Beetartiges tubulo-villöses Adenom im Bulbus duodeni. Leber Magen Darm 17:47–49
13. Beckwith PS, van Heerden JA, Dozois RR (1991) Prognosis of symptomatic duodenal adenomas in familial adenomatous polyposis. Arch Surg 126:825–828
14. Born P, Bauer M, Eimiller A et al. (1989) Gangliozytisches Paragangliom des Duodenums. Z Gastroenterol 27:339–340
15. Büchler M, Beger HG, Malfertheiner P (1989) Juxtapapilläres gangliozytisches Paragangliom des Duodenums. Dtsch Med Wochenschr 114:1138
16. Büchler M, Malfertheiner P, Baczako K et al. (1985) A metastatic endocrine neurogenic tumor of the ampulla of Vater with multiple endocrine immunoreaction. Malignant paraganglioma? Digestion31:54–59
16a. Bülow S, Alm T, Fausa O et al. (1995) Duodenal adenomatosis in familial adenomatous polyposis. DAF Project Group. Int J Colorectal Dis 10:43–46
17. Bülow S, Olsen PS, Poulsen SS, Kirkegaard P (1988) Is epidermal growth factor involved in development of duodenal polyps in familial polyposis coli? Am J Gastroenterol 83:404–406
18. Burke AP, Helwig EB (1989) Gangliocytic paraganglioma. Am J Clin Pathol 92:1–9
19. Burke A, Lee YK (1990) Adenocarcinoid (goblet cell carcinoid) of the duodenum presenting as gastric outlet obstruction. Hum Pathol 21:238–239
20. Burke AP, Sobin LH, Federspiel BH et al. (1990) Carcinoid tumors of the duodenum. A clinicopathologic study of 99 cases. Arch Pathol Lab Med 114:700–704
21. Capella C, Riva C, Rindi G et al. (1990) Endocrine tumors of the duodenum and upper jejunum. A study of 33 cases with clinico-pathological characteristics and hormone content. Hepatogastroenterology 37:247–252
21a. Capella C, Heitz PhU, Höfler H et al. (1995) Revised classification of neuroendocrine tumours of the lung, pancreas and gut. Virchows Archiv 425:547–560
22. Chappuis CW, Divincenti FC, Cohn I Jr (1989) Villous tumors of the duodenum. Ann Surg 209:593–599
23. Chen R, Tang C-K, Lee J Y-Y, Kurland CL (1985) Duodenal somatostatin-containing tumor with psammoma bodies. Hum Pathol 16:517–519
24. Collier PE, Turowski P, Diamond DL (1985) Small intestinal adenocarcinoma complicating regional enteritis. Cancer 55:516–521
25. Collina G, Maiorana A, Trentini GP (1991) Duodenal gangliocytic paraganglioma. Case report with immunohistochemical study on the expression of keratin polypeptides. Histopathology 19:476–478
26. Cooper BT, Read AE (1985) Small intestinal lymphoma. World J Surg 9:930–937
27. Cremer H, Addicks K (1985) Das polypoide, gangliozytische Paragangliom des Duodenums. Pathologe 6:211–216
28. Cremer M, Engelholm L, Govaerts JG (1974) Duodenale Tumoren. Literaturübersicht illustriert durch eigene Kasuistik. Inn Med 3:175–187
29. Damron TA, Rahman D, Cashman MD (1989) Gangliocytic paraganglioma in association with a duodenal diverticulum. Am J Gastroenterol 84:1109–1114
30. Dayal Y, Tallberg KA, Nunnemacher G et al. (1986) Duodenal carcinoids in patients with and without neurofibromatosis. A comparative study. Am J Surg Pathol 10:348–357
31. Dookhan DB, Miettinen M, Finkel G, Gibas Z (1993) Recurrent duodenal gangliocytic paraganglioma with lymph node metastases. Histopathology 22:399–401
32. Duba I, Maurer R (1977) Xanthofibrogranulom des Duodenums. Leber Magen Darm 7:54–57
33. Duff CA, v Segesser LK, Bino M et al. (1991) Das duodenale Paragangliom. Fallbericht und Literaturübersicht. Chirurg 62:144–147
34. Ergin MA, Alfonso A, Auda SP, Waxman M (1978) Primary carcinoma of the duodenum producing a malignant duodenocolic fistula. Fis Colon Rect 21:408–412
35. Farrell DJ, Shrimankar J, Griffin SM (1991) Duodenal adenocarcinoma complicating coeliac disease. Histopathology 19:285–287
36. Fleet M, Mellon AF, Lee JA et al. (1994) Duodenal leiomyosarcoma presenting with iron deficiency anemia. J Pediat Surg 29:1601–1603
37. Freeman HJ, Chiu BK (1986) Small bowel malignant lymphoma complicating celiac sprue and the mesenteric lymph node cavitation syndrome. Gastroenterology 90:2008–2012
38. Frucht H, Norton JA, London JF et al. (1990) Detection of duodenal gastrinomas by operative endoscopic transillumination. A prospective study. Gastroenterology 99:1622–1627

38a. Ein Schwannom des distalen duodenums: seltene Ursache einer gastrointestinalen Blutung. Akt Chir 24:204–207
39. Galandiuk S, Hermann RE, Jagelman DG et al. (1988) Villous tumors of the duodenum. Ann Surg 207:234–239
40. Gencsi E, Lux E, Kaduk B et al. (1986) Upper gastrointestinal bleeding as an unusual presentation of a duodenal carcinoid. Endoscopy 18:105–107
40a. Gerszien E, Kay S (1969) Light and electron microscopic study of a leiomyoblastoma of the duodenum. Dig Dis Sci 14:350–355
41. Ghilain JM, Dive C (1994) Endoscopic laser therapy for small villous adenomas of the duodenum. Endoscopy 26:308–310
41a. Goldblum JR, Appelman HD (1995) Stromal tumors of the duodenum. A histologic and immunohistochemical study of 20 cases. Am J Surg Pathol 19:71–80
42. Gradishar W, Recant W, Shapiro C (1988) Obstructing plasmacytoma of the duodenum: first manifestation of relapsed multiple myeloma. Am J Gastroenterol 83:77–79
43. Griffiths DFR, Williams GT, Williams ED (1987) Duodenal carcinoid tumours, phaeochromocytoma and neurofibromatosis: islet cell tumour, phaeochromocytoma and the van Hippel-Lindau complex: Two distinctive neuroendocrine syndromes. Quart J Med NS 64:769–782
44. Grouls V, Stein U, Vogel J (1989) Juxtapapilläres gangliozytisches Paragangliom des Duodenums. Dtsch med Wochenschr 114:584–588
45. Haglung U, Fork F-T, Genell S, Rehnberg O (1985) Villous adenomas in the duodenum. Br J Surg 72:26–27
46. Hamid QA, Bishop AE, Rode J et al. (1986) Duodenal gangliocytic paragangliomas: a study of 10 cases with immunocytochemical neuroendocrine markers. Hum Pathol 17:1151–1157
47. Hammoudi SM, Corkery JJ (1985) Congenital hemangiopericytoma of duodenum. J Pediat Surg 20:559–560
48. Hamperl W-D, Wagner T (1990) Das blutende Duodenallipom – ein seltener Befund. Chirurg 61:331–332
49. Hanid MA, Suleiman M, Haleem A et al. (1989) Gastrointestinal Kaposi's sarcoma in renal transplant patients. Quart J Med NS 73:1143–1149
49a. Hasse FM, Nürnberger HR, Lüttges J, Löhlein D (1991) Das gangliozytische Paragangliom des Duodenums. Akt Chir 26:146–148
50. Henne-Bruns D, Kraas E (1985) Das Leiomyosarkom des Duodenums als seltene Ursache der oberen gastrointestinalen Blutung. Akt Chir 20:29–31
51. Iida M, Yao T, Itoh H et al. (1989) Natural history of duodenal lesions in Japanese patients with familial adenomatosis coli (Gardner's syndrom). Gastroenterology 96:1301–1306
52. Inai K, Kobuke T, Yonehara S, Tokuoka S (1989) Duodenal gangliocytic paraganglioma with lymph node metastasis in a 17-year-old boy. Cancer 63:2540–2545
53. Itoh H, Iida M, Kuroiwa S et al. (1985) Gardner's syndrome associated with carcinoma of the duodenal bulb: report of a case. Am J Gastroenterol 80:248–250
53a. Jepsen JM, Persson M, Jakobsen NO et al. (1994) Prospective study of prevalence and endoscopic and histopathologic characteristics of duodenal polyps in patients submitted to upper endoscopy. Scand J Gastroenterol 29:483–487
53b. Jefferson G (1916) Duodenal carcinoma. Br J Surg 4:209–226
54. Jiang C-F, Wu C-S, Ng K-W et al. (1993) Ganglioneuroma of the duodenum. Report of a case and literature review. Dig Dis Sci 38:1554–1557
55. Joesting DR, Beart RW Jr, van Heerden JA, Weiland LH (1981) Improving survival in adenocarcinoma of the duodenum. Am J Surg 141:228–231
56. Jones MA, Griffith LM, West AB (1989) Adenocarcinoid tumor of the periampullary region: a novel duodenal neoplasm presenting as biliary tract obstruction. Hum Pathol 20:198–200
57. Kawaguchi K, Takizawa T, Koike M et al. (1985) Multiple paragangliomas. Virchows Arch (A) 406:373–380
58. Kelm C, Zimmermann T, Padberg W, Muhrer KH (1991) Magen- und Duodenalkarzinome bei familiärer Adenomatosis coli. Leber Magen Darm 21:281–283
59. Kenefick JS (1972) Carcinoma of the duodenum. Br J Surg 59:50–55
60. Kerremans RP, Lerut J, Penninckx FM (1979) Primary malignant duodenal tumors. Ann Surg 190:179–182
61. Kühn K, Paul F, Krause H, Boettcher D (1973) Monströse diffuse Duodenallipomatose mit Megaduodenum und Duodenaldivertikel. Leber Magen Darm 3:91–95
62. Kutin ND, Ranson JHC, Gouge TH, Localio SA (1975) Villous tumors of the duodenum. Ann Surg 181:164–168
63. Lai ECS, Doty JE, Irving C, Tompkins RK (1988) Primary adenocarcinoma of the duodenum: analysis of survival. World J Surg 12:695–699
64. Lehnert H, Klausmann G, Schrezenmeir J et al. (1987) Chronischer Oberbauchschmerz mit Eisenmangelanämie und analgetikainduzierten blutenden Magengeschwüren: Duodenalwandkarzinoid ohne Flush-Symptomatik. Med Klin 82:660–665
65. Levine ML, Dorf BS, Bank S (1986) Adenocarcinoma of the duodenum in a patient with nontropical sprue. Am J Gastroenterol 81:800–802
66. Lipper S, Graves GV Jr (1985) Villous adenocarcinoma arising in the bypassed duodenum 18 years after a Billroth II subtotal gastrectomy: report of a case and review of the literature. Am J Gastroenterol 80:174–176
67. Lüttges J, Bittinger A, Thomas C (1989) Angiosarkom des Duodenums. Med Welt 40:63–65
68. Marshall DG, Kim F (1987) Leiomyosarcoma of the duodenum. J Pediat Surg 22:1007–1008
69. Matthews TH, Heaton GE, Christopherson WM (1986) Primary duodenal choriocarcinoma. Arch Pathol Lab Med 110:550–552
70. McBrien MP, Jarrett PEM (1971) Leiomyosarcoma of the duodenum. Br J Surg 58:685–689
71. Meier H, Lohe B, Stock W (1990) Adenom-Carcinom-Sequenz im Duodenum. Ein kasuistischer Beitrag. Chirurg 61:333–335
72. Miles RM, Grawford D, Duras S (1979) The small bowel tumor problem. Ann Surg 189:732–738
73. Mir-Madjlessi S-H, Farmer RG, Hawk WA (1973) Villous tumors of the duodenum and jejunum. Report of four cases and review of the literature. Dig Dis Sci 18:467–476
74. Miyajima H, Takeuchi T (1976) Paneth cell tumor. An additional case of duodenal adenoma with malignant change. Beitr Pathol 157:419–425
75. Mogensen AM, Bülow S, Hage E (1989) Duodenal adenomas in familial adenomatous polyposis: their structure and cellular composition with particular reference to endocrine hyperplasia. Virchows Arch (A) 414:316–319
76. Morgan DR, Holgate CS, Dixon MF, Bird CC (1985) Primary small intestinal lymphoma: a study of 39 cases. J Pathol 147:211–221
77. Morgan JG, Marks C, Hearn D (1974) Carcinoid tumors of the gastrointestinal tract. Ann Surg 180:720–727
78. Nance K, Reddick RL (1987) Epithelioid leiomyosarcoma of the small intestine with oncocytic change. Arch Pathol Lab Med 111:1181–1182
79. Neumann R, Common H, Ricken D (1986) Metastasierendes primäres Duodenalkarzinom. Anhaltende Remission bei einem Patienten nach Chemotherapie. Onkologie 9:255–256
80. Ngadiman S, Horenstein MG, Campbell WG Jr (1994) The concurrence of duodenal epithelioid stromal sarcoma, pulmonary chondromatous hamartoma, and nonfunctioning pancreatic islet cell tumor. A possible analogue of Carney's triad? Arch Pathol Lab Med 118:840–843
80a. Odze RD (1995) Epithelial proliferation and differentiation in flat duodenal mucosa of patients with familial adenomatous polyposis. Modern Pathology 8:648–653
81. Ohkusa T, Ohtoma K, Yamamoto N, Fujimoto H (1991) Primary adenocarcinoma of duodenal bulb benefitted by chemotherapy. Dig Dis Sci 36:1653–1656

82. Penna C, Phillips RKS, Tiret E, Spigelman AD (1993) Surgical polypectomy of duodenal adenomas in familial adenomatous polyposis: experience of two European centres. Br J Surg 80:1027–1029
82a. Perkins PL, McLeod MK, Jin L et al. (1992) Analysis of gastrinomas by immunohistochemistry and in situ hybridization histochemistry. Diagnost Molec Pathol 1:155–164
83. Perrone T (1986) Duodenal gangliocytic paraganglioma and carcinoid. Am J Surg Pathol 10:147–150
84. Perrone T, Sibley RK, Rosai J (1985) Duodenal gangliocytic paraganglioma. An immunohistochemical and ultrastructural study and a hypothesis concerning ist origin. Am J Surg Pathol 9:31–41
84a. Pipeleers-Marichal M, Somers G, Willems G et al. (1990) Gastrinomas in the duodenums of patients with multiple endocrine neoplasia type I and the Zollinger-Ellison syndrome. N Engl J Med 322:723–727
85. Posalaky Z, Mulholland M, Kasperson E, Posalaky IP (1987) Duodenal carcinoid in neurofibromatosis: a calcitonin- and amyloid-containing tumor. World J Surg 11:120–124
86. Riard Ph, Hostein J, Fournet J (1990) A villous adenoma of the distal duodenum treated by Laser therapy. Dig Dis Sci 35:668
87. Rondhuis JJ, Castro WHM (1989) Primäres Adenocarcinom des Duodenums in Kombination mit einem Pancreas anulare. Chirurg 60:307–308
88. Rotman N, Pezet D, Fagniez P-L et al. (1994) Adenocarcinoma of the duodenum: factors influencing survival. Br J Surg 81:83–85
89. Rüfenacht H, Kasper M, Heitz PhU et al. (1986) „Brunneroma": hamartoma or tumor? Pathol Res Pract 181:107–109
90. Russin V, Krevsky B, Caroline DF et al. (1986) Mixed hyperplastic and adenomatous polyp arising from ectopic gastric mucosa of the duodenum. Arch Pathol Lab Med 110:556–558
91. Ryan DP, Schapiro RH, Warhsaw AL (1986) Villous tumors of the duodenum. Ann Surg 203:301–306
92. Salata HH, Mercader J, Navarro A et al. (1984) Lymphangioma of the duodenum. Endoscopy 16:30–32
93. Sauerbruch T, Keidisch E, Wotzka R, Kaess H (1977) Lymphangioma of the duodenum. Endoscopy 9:179–182
94. Scheithauer BW, Nora FE, LeChago J et al. (1986) Duodenal gangliocytic paraganglioma. Clinicopathologic and immunocytochemical study of 11 cases. Am J Clin Pathol 86:559–565
95. Schluger LK, Rotterdam H, Lebwohl O (1994) Gastrointestinal hemorrhage from a Brunner's gland hamartoma. Am J Gastroenterol 89:2088–2089
96. Schuger L, Peretz T, Goldin E et al. (1988) Duodenal epithelial atypia. A specific complication of hepatic arterial infusion chemotherapy. Cancer 61:663–666
96a. Scott-Coombes DM, Williamson RCN (1994) Surgical treatment of primary duodenal carcinoma: a personal series. Br J Surg 81:1472–1474
97. Seifert E, Schulte F, Stolte M (1992) Adenoma and carcinoma of the duodenum and papilla of Vater: a clinicopathologic study. Am J Gastroenterol 87:37–42
98. Sellner F (1986) Dünndarmadenome - eine Präkanzerose? Analyse einer Literaturübersicht. Med Klin 81:520–523
98a. Shekitka KM, Sobin LH (1994) Ganglioneuromas of the gastrointestinal tract. Relation to von Recklinghausen disease and other multiple tumor syndromes. Am J Surg Pathol 18:250–257
99. Shukla SK, Elias EG (1976) Primary neoplasms of the duodenum. Surg Gynecol Obstet 142:858–860
100. Sommer H-J (1987) Primäres infrapapilläres Leiomyosarkom des Duodenums, Chirurg 58:549–552
101. Spigelmann AD, Talbot JC, Williams CB et al. (1989) Upper gastrointestinal cancer in patients with familial adenomatous polyposis. Lancet II:783–785
102. Spigelman AD, Talbot IC, Penna C et al., The Leeds Castle Polyposis Group (1994) Evidence for adenoma-carcinoma sequence in the duodenum of patients with familial adenomatous polyposis. J Clin Pathol 47:709–710
103. Spira IA, Ghazi A, Wolff WI (1977) Primary adenocarcinomy of the duodenum. Cancer 39:1721–1726
104. Spira IA, Wolff WI (1977) Villous tumors of the duodenum. Am J Gastroenterol 67:63–68
105. Stamm B, Hedinger CE, Saremaslani P (1986) Duodenal and ampullary carcinoid tumors. A report of 12 cases with pathological characteristics, polypeptide content and relation to the MEN I syndrome and von Recklinghausen's disease (neurofibromatosis). Virchows Arch (A) 408:475–489
106. Stephens M, Williams GT, Jasani B, Williams ED (1987) Synchronous duodenal neuroendocrine tumors in von Recklinghausen's disease – a case report of co-existing gangliocytic paraganglioma and somatostatin-rich glandular carcinoid. Histopathology 11:1331–1340
107. Swanson PE, Dykoski D, Wick MR, Snover DC (1986) Primary duodenal small-cell neuroendocrine carcinoma with production of vasoactive intestinal polypeptide. Arch Pathol Lab Med 110:317–320
108. Taccagni GL, Carlucci M, Sironi M et al. (1986) Duodenal somatostatinoma with psammoma bodies: an immunohistochemical and ultrastructural study. Am J Gastroenterol 81:33–37
109. Taenzer V, Wöllgens P (1972) Der Duodenaltumor als kausalgenetisches und diagnostisches Problem. Dtsch Med Wochenschr 97:1413–1415
110. Thompson NW, Vinik AI, Eckhauser FE (1989) Microgastrinomas of the duodenum. A cause of failled operations for the Zollinger-Ellison syndrome. Ann Surg 209:396–404
111. Thomson WO, Carachi R, Wood CB, Short DW (1979) Neurofibrosarcoma of the duodenum in von Recklinghausen's disease. Br J Surg 66:29–30
112. Tsai C-J (1994) Primary adenocarcinoma of the duodenum with choledochoduodenal fistula. Scand J Gastroenterol 29:930–933
113. Veen HF, Oscarson JEA, Malt RA (1976) Alien cancers of the duodenum. Surg Gynecol Obstet 143:39–42
114. Vesoulis Z, Petras RE (1985) Duodenal microgastrinoma producing the Zollinger-Ellison syndrome. Arch Pathol Lab Med 109:40–42
115. Weiss JB, Semerdjian GG (1986) Recurrent villous adenoma of the duodenum. Gastroenterology 90:440–442
116. Wengrover D, Fich A (1987) Primary duodenal carcinoid. Am J Gastroenterol 82:1069–1070
117. Whetstone MR, Zuckerman MJ, Saltzstein EC, Boman D (1985) CT diagnosis of duodenal lipoma. Am J Gastroenterol 80:251–252
118. Yamada K, Douglass HO, Holyoke ED (1979) Rhabdomyosarcoma of the duodenum with sinus tract formation into the gastric wall, visualized by gastroduodenoscopy. Dig Dis Sci 20:871–875
118a. Zamboni G, Granzin G, Bonetti F et al. (1990) Small cell neuroendocrine carcinoma of the ampullary region: a clinicopathologic, immunohistochemical, and ultrastructural study. Am J Surg Pathol 14:703–713
119. Zschiedrich M, Nasseri M (1993) Segmentale adenomatöse Polyposis duodeni mit periampullärem Karzinom. Z Gastroenterol 31:739–741

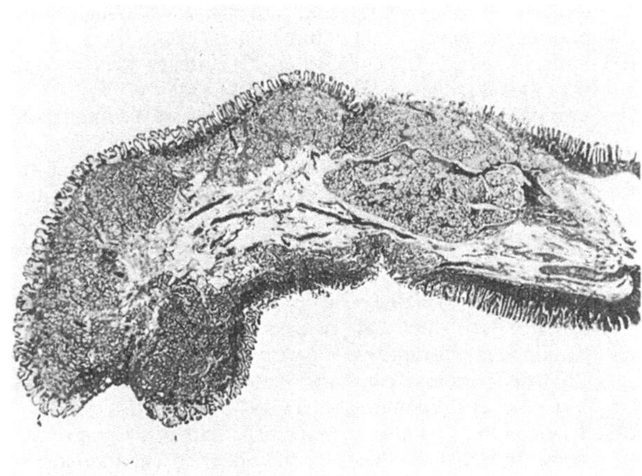

Abb. 4.10. Brunner-Polyp der Duodenalwand. H.E. ca. 8 ×

Tumorähnliche Veränderungen

Brunner-Polyp

Synonyme: Hyperplasie, Adenom oder Hamartom der Brunner-Drüsen, „Brunnerom"

Neben einer

- *disseminierten kleinknotigen Hyperplasie* der Brunner-Drüsen, die auf den *supraampullären Teil des Duodenums beschränkt* ist und Beziehungen zur chronischen Pankreatitis und zum Ulcus duodeni bzw. zur chronischen Niereninsuffizienz[13] aufweisen kann, gibt es eine
- *umschriebene, oft polypöse Knotenbildung* im Duodenum, die aus dichtgelagerten Brunner-Drüsen besteht und im Schrifttum als „Hyperplasie" oder als „Adenom" der Brunner-Drüsen bzw. – eine sprachliche Mißgeburt – auch als „Brunnerom" bezeichnet wird. Dieser Begriff ist in doppelter Hinsicht unkorrekt und sollte ein für allemal aus dem Vokabular gestrichen werden: Erstens ist es (ebenso wie bei dem Terminus „Schwannom") indiskutabel, einen Eigennamen mit dem für Tumorbildung vorgesehenen Wortende „-om" zu verknüpfen, zum anderen wird eben hierdurch ein keineswegs erwiesener und vermutlich sogar falscher Tumorcharakter der Läsion präjudiziert. Korrekter ist die Bezeichnung als *„Brunner-Polyp"*, womit sowohl die gestielten als auch diejenigen Formen erfaßt werden, die tiefer in der Wand liegen und die Schleimhautoberfläche vorbuckeln.

Epidemiologie. Im Sektionsgut fanden sich nur 0,07% Brunner-Polypen (2/2800 Sektionen)[8a], in einem großen *endoskopischen Untersuchungsgut* von 40000 Fällen war die Läsion 35mal vertreten (0,08%)[7]. Sie stellt etwa 5–7% aller Duodenalpolypen (Lit. bei[11, 12]).

Lokalisation. Entsprechend dem Vorkommen der normalen Brunner-Drüsen liegen die Knoten meist im Bulbus duodeni.

Morphologie. *Makroskopisch* imponieren sie in der Regel als kleine, manchmal gestielte Polypen mit einem Durchmesser von einigen Millimetern. Eine Größe von 1 cm wird selten überschritten, Läsionen von 2 cm Größe und darüber sind Ausnahmen[11a, 12]. In einem Fall wurde ein 55 g schwerer, 10:4.5:4 cm großer Knoten beschrieben[16].

Mikroskopisch bestehen die Knoten aus *dichtgepackten Brunner-Drüsen,* mit bloßen Auge läßt sich bisweilen eine *gelappte Schnittfläche* erkennen (Abb. 4.10). Zwischen den Drüsen können sich Ausführungsgänge finden, außerdem sieht man ein *fibröses Stroma* mit glatten Muskelfasern[9]. Häufig enthält das Stroma *Lymphozyteninfiltrate*, manchmal auch *Fettzellen*[11a]. Atrophische und *sklerosierte Drüsenanteile* können ein Adenokarzinom vortäuschen[11a]. Die bedeckende Schleimhaut kann *foveolär-hyperplastisch*[11a] oder *abgeflacht* (druckatrophisch) und *erodiert* oder *ulzeriert* sein. In einzelnen Fällen wurden in den Polypen *Urogastron* (epidermal growth factor)[16] bzw. *Mikrokarzinoide*[12] nachgewiesen. Neben den hyperplastischen Brunner-Drüsen kann heterotopes Pankreasgewebe (Acini + Gänge) vorkommen[11].

Klinik. Oftmals wird die Läsion nur *zufällig* bei der Röntgenuntersuchung oder Endoskopie gefunden. Manchmal werden uncharakteristische Oberbauchbeschwerden (z. B. Völlegefühl) angegeben, die nicht unbedingt dem Polypen zuzuordnen sind. Der Knoten kann die *Darmlichtung obstruieren* oder zur *Invagination* führen. Aus *Erosionen* bzw. *Ulzera* kann es akut oder chronisch *bluten* (Melaena, Eisenmangelanämie, akute Blutung mit Kreislaufschock)[8b, 11]. Der Polyp soll auch zum *Verschlußikterus* und zu rezidivierenden *Pankreatitiden* führen können[19].

Hyperplasie oder Tumor? Diese Frage ist bisher unentschieden, die meisten Autoren neigen jedoch zur Annahme einer *Hyperplasie,* nicht zuletzt wegen des organoiden Aufbaus, bzw. zur Annahme eines *Hamartoms*[7].

Prognose, Therapie. In der Regel ist die *endoskopische Abtragung* erfolgreich, soweit es sich um gestielte Läsionen mit einer Größe unter 3–4 cm handelt. Ab 4 cm Größe ist gewöhnlich die chirurgische Abtragung erforderlich. Breitbasige Formen können schon bei einer Größe von 2 cm aufwärts chirurgische Maßnahmen erfordern[7]. Die *Prognose* ist *gut.* Bei Verlaufsuntersuchungen an 27 Patienten über im Mittel 7 Jahre traten nach chirurgischer oder endoskopischer Entfernung *keine Rezidive* auf[11a]. Eine *echte maligne Entartung ist unbekannt*[7]. *Komplikationen* s. oben.

Sonstige nichtneoplastische Polypen

- *Polypen auf dem Boden heterotoper Magenschleimhaut:*[14]
Im Duodenum können Polypen auftreten, die aus heterotoper Magenschleimhaut hervorgegangen sind. Zu ihnen zählen: *Drüsenkörperzysten (Mukosazysten)*, die *fokale foveoläre Hyperplasie* und *hyperplasiogene Polypen*. Die Veränderungen sind wenig bekannt und vermutlich weit häufiger, als sie diagnostiziert werden. Dies erklärt sich u. a. daraus, daß bei der Biopsie oft nur oberflächliche Anteile (etwa eine foveoläre Hyperplasie) erfaßt werden. In der Differentialdiagnose gegenüber oberflächlichen Teilen der Duodenalschleimhaut ist die PAS-Färbung von Nutzen. Weitere Differentialdiagnose: Gastrale Metaplasie. Von Russin et al.[17] wurde ein gemischt hyperplastisch/adenomatöser Polyp auf dem Boden ektoper Magenschleimhaut beschrieben.
- *Solitärer Peutz-Jeghers-Polyp:* Einzelfall[8].

Literatur

1.–6. Weiterführende Literatur (▷ S. 381)

7. Bästlein Ch, Decking R, Voeth Ch, Ottenjann R (1988) Giant Brunneroma of the duodenum. Endoscopy 20:154–155

8. Bott SJ, Hanks JB, Stone DD (1986) Solitary hamartomatous polyp of the duodenum in absence of familial polyposis. Am J. Gastroenterol 81:993–994

8a. Feyrter F (1934) Über Wucherungen der Brunnerschen Drüsen. Virchows Arch Path Anat 293:509–526

8b. Hardt M, Kruis W, Eidt S (1994) Seltene Ursache einer oberen gastrointestinalen Blutung: Großes Adenom der Brunnerschen Drüsen. Z Gastroenterol 32:589–591

9. Kehl O, Bühler H, Stamm B, Ammann RW (1985) Endoscopic removal of a large, obstructing and bleeding duodenal Brunner's gland adenoma. Endoscopy 17:231–232

10. Khawaja HT, Deakin M, Colin-Jones DG (1986) Endoscopic removal of a large ulcerated Brunner's gland adenoma. Endoscopy 18:199–201

11. Kouraklis G, Kostakis A, Delladetsima J (1994) Hamartoma of Brunner's glands causing massive haematemesis. Scand J Gastroenterol 29:841–843

11a. Levine JA, Burgart LJ, Batts KP, Wang KK (1995) Brunner's gland hamartomas: clinical presentation and pathological features of 27 cases. Am J Gastroenterol 90:290–294

12. Matsui T, Iida M, Fujischima M et al. (1989) Brunner's gland hamartoma associated with microcarcinoids. Endoscopy 21:37–38

13. Pikielny SS, Bernheim I, Salomon H (1978) Hyperplasie des glandes de Brunner et insuffisance rénale chronique. J Radiol 59:493–496

14. Remmele W, Hartmann W, van der Laden U et al. (1989) Three other types of duodenal polyps: mucosal cysts, focal foveolar hyperplasia, and hyperplastic polyp originating from islands of gastric mucosa. Dig Dis Sci 34:1468–1472

15. Rieth KG, Abbott GF, Gray G (1977) Duodenal intussusception secondary to Brunner's gland hamartoma. A case report. Gastrointest Radiol 2:13–16

16. Rüfenacht H, Kasper M, Heitz Ph et al. (1986) „Brunneroma“: hamartoma or tumor? Pathol Res Pract 181:107–109

17. Russin V, Krevsky B, Caroline DF et al. (1986) Mixed hyperplastic and adenomatous polyp arising from ectopic gastric mucosa of the duodenum. Arch Pathol Lab Med 110:556–558

18. Schluger LK, Rotterdam H, Lebwohl O (1994) Gastrointestinal hemorrhage from a Brunner's gland hamartoma. Am J Gastroenterol 89:2088–2089

16. Scholz H-G (1976) Rezidivierende akute Pankreatitis – eine Komplikation von Brunneromen. Leber Magen Darm 6:300–302

Kapitel 5 Jejunum und Ileum

H. F. Otto, W. Remmele

Inhaltsverzeichnis

Weiterführende Literatur
(▷ auch Kap. 7)

1. Asquith P (ed) (1979) Immunology of the gastrointestinal tract. Churchill Livingstone, Edinburgh London New York
2. Caspary WF (Hrsg) (1983) Dünndarm A und B. In: Schwiegk H (Hrsg) Verdauungsorgane. Springer, Berlin Heidelberg New York Tokyo (Handbuch der inneren Medizin, 5. Aufl, Bd III/3 A,B)
3. Caspary WF (Hrsg) (1987) Struktur und Funktion des Dünndarms. Excerpta Medica, Amsterdam Hong Kong Princeton Sydney Tokyo
4. Haubrich WS, Schaffner F, Berk JE (eds) (1995) Bockus Gastroenterology, Vol 1 – 4, 5th edit. WB Saunders Comp., Philadelphia London Toronto Montreal Sydney Tokyo
5. Lewin KJ, Riddell RH, Weinstein WM (1992) Gastrointestinal pathology and its clinical implications. Igaku-Shoin, New York Tokyo
6. McGee JOD, Isaacson PG, Wright NA (eds) (1992) Oxford textbook of pathology, vol 2a: Pathology of Systems, Oxford Univ Press, Oxford New York Tokyo, pp 1175 – 1275
7. Ottenjann R, Classen M (Hrsg) (1991) Gastroenterologische Endoskopie. Lehrbuch und Atlas. Enke, Stuttgart
8. Otto HF, Gebbers JO (1977) Die Dünndarmbiopsie. Witzstrock, Baden-Baden Brüssel Köln New York
9. Polak JM, Bloom SR, Wright NA, Daly MJ (eds) (1982) Basic science in gastroenterology: Structure of the gut. Glaxo Group Research Ware, Herts (UK)
10. Rotterdam H, Sheahan DG, Sommers SC (1993) Biopsy diagnosis of the digestive tract, 2nd edn, vol 1 and 2. Raven Press, New York
11. Whitehead R (ed) (1989) Gastrointestinal and oesophageal pathology. Churchill Livingstone, Edinburgh London Melbourne New York

Anatomisch-physiologische Vorbemerkungen[4]

Der Dünndarm ist hinsichtlich seiner Funktionen ein komplexes Organ[15, 20]. Er steht einerseits im Dienste der *Digestion* und *Resorption* (Nahrungsaufnahme); er ist andererseits ein permanent exponiertes *immunologisches Kontaktorgan* [gut- bzw. *m*ucosa-*a*ssociated *l*ymphoid *t*issue (GALT bzw. MALT)] und insofern von entscheidender Bedeutung für die Entwicklung und Aufrechterhaltung der immunologischen Homoiostase[12, 13, 15, 18, 20]. Der Dünndarm ist schließlich ein *endokrines Organ*[17, 22–24].

Der am Gekröse frei beweglich fixierte Dünndarm reicht von der Flexura duodenojejunalis bis zur Valvula ileocoecalis (Bauhini). Seine Länge beträgt etwa 5 – 7 m. Am Dünndarm werden 2 ohne scharfe Grenze ineinander übergehende Abschnitte unterschieden: *Jejunum* (Leerdarm) und *Ileum* (Krummdarm). Üblicherweise werden dem Jejunum 2/5, dem Ileum 3/5 zugerechnet. Der Dünndarm ist durch quer zur Längsachse gestellte Falten, die Plicae circulares (Kerckringi), gekennzeichnet. Die *innere Oberfläche* des Dünndarms ist gegenüber einem glatten Zylinder durch verschiedene Konstruktionsprinzipien wenigstens um das 600- bis 800fache vergrößert. An dieser Oberflächenvergrößerung, die einen resorptionsphysiologisch optimalen Kontakt zwischen Nahrung und digestiv-resorbierender Oberfläche garantiert, sind im einzelnen die *Kerckring-Falten,* die *Schleimhautzotten* (Villi intestinales), die *Lieberkühn-Krypten* (Glandulae intestinales) und die *Mikrovilli* der Enterozyten beteiligt (Abb. 5.1 a – c).

Tabelle 5.1. Funktionelle Kompartimente der intestinalen Schleimhaut

Resorbierendes Kompartiment	Enterozyten (i. e. S.) Saumzellen „principal cells“ „brush border cells“ „villous columnar cells“
Sekretorisches Kompartiment	Becherzellen „immature obligomucous cells“ „mature goblet cells“ Paneth-Zellen
Endo-/parakrines Kompartiment	Enteroendokrine Zellen
Proliferatives Kompartiment	Undifferenzierte Kryptenzellen „immature/undifferentiated proliferative cells“ „intercalated cells“ (?)
Immunkompetentes/ immunassoziiertes Kompartiment	Lymphozyten (T und B) Plasmazellen Solitärfollikel Peyer-Plaques Immunassoziierte Zellsysteme M-(microfold-)Zellen Tuft-Zellen (?)

Unter funktionellen Aspekten kann die Darmwand in 2 Gewebeschichten untergliedert werden: in die Schleimhaut und in die Muskulatur. Diesen Gewebeschichten lassen sich die Hauptfunktionen des Organs zuordnen: die Motilität der Muskulatur und die digestiv-resorptiven, immunologischen und endokrinen Funktionen der Schleimhaut. Die mukosaassoziierten Funktionen ihrerseits sind bestimmten, morphologisch charakterisierbaren Zellen und Zellsystemen zugeordnet (Tabelle 5.1)

- *Resorbierendes Zellkompartiment.* Es wird durch die *Enterozyten* (i. e. S.) rekrutiert. Enterozyten[14, 25] sind polar, in apikobasaler Richtung differenziert (Zylinderzellen), 20 – 30 µm hoch, 6 – 9 µm breit. Apikal tragen sie einen regelmäßigen Besatz fingerförmiger Fortsätze: die sog. *Mikrovilli.* Der Oberfläche der Mikrovilli liegt eine 0,1 – 0,3 µm breite Schicht aus 5 nm dicken Filamenten auf, die als *Glykokalyx* bezeichnet wird. Histochemische Reaktionen zeigen, daß die Glykokalyx sowohl neutrale als auch saure Mukosubstanzen mit Carboxyl- und Sulfatgruppen und wahrscheinlich auch Immunglobulinrezeptoren enthält. Die Glykokalyx ist integraler Bestandteil der Enterozyten.

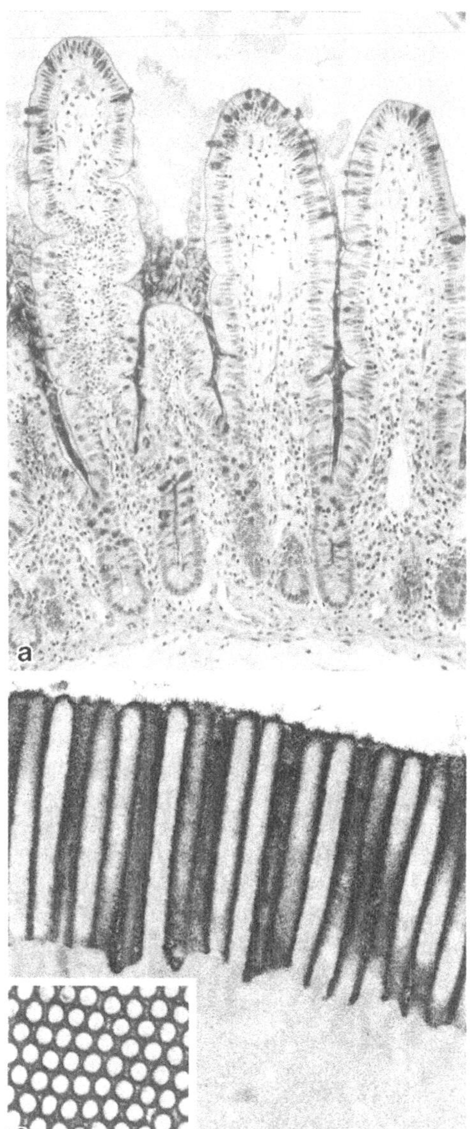

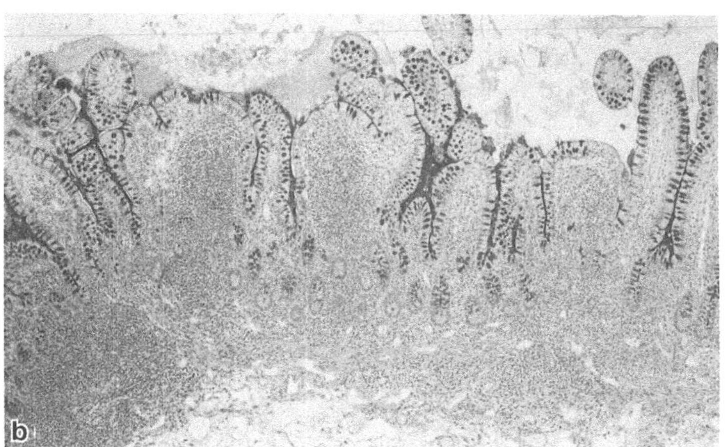

Abb. 5.1. **a** Normale Dünndarmschleimhaut (Jejunum) mit schlanken, fingerförmig konfigurierten Schleimhautzotten. Polare Differenzierung der Enterozyten. Innerhalb der Lamina epithelialis mucosae Becherzellen und im Grunde der Schleimhautkrypten Paneth-Zellen. PAS-Alzianblau (Vergr. 125 : 1). **b** Normale Dünndarmschleimhaut (Ileum). Im Schleimhautstroma massierte lymphatische Aggregationen [keine Enteritis (follicularis)]. Im Bereich der Lymphfollikel z. T. plumpe Schleimhautzotten, die durch sog. „Microfold"-(M-)Zellen begrenzt werden. PAS-Alzianblau (Vergr. 80 : 1). **c** Elektronenmikroskopische Darstellung des apikalen Bereiches einer enterozytären Zelle: Microvilli mit rutheniumrotmarkierter Glykokalyx (Inset: quer getroffen). Rutheniumrot, unkontrastiert (Vergr. 31 000 : 1)

Die *apikale Bürstensaumregion* der Enterozyten enthält eine Fülle *digestiver Enzyme,* wie Saccharidasen (Maltase, Isomaltase, Saccharase, Laktase), alkalische Phosphatase, verschiedene Peptidasen, Lipasen, den Intrinsic-Faktor-B_{12}-Komplex, aber auch Transportproteine (Carrier) und sog. Energiekonvertanten. Es gilt heute als gesichert, daß die digestiven Enzyme membranständig im Bürstensaum und in enger struktureller und funktioneller Nachbarschaft zu den verschiedenen Transportsystemen lokalisiert sind. Insofern stellt die Bürstensaummembran unter physiologischer Kondition eine digestiv-resorptive Grenzfläche und unter pathologischen Bedingungen die Nahtstelle von Maldigestion und Malabsorption (s. u.) dar.

- *Sekretorisches Zellkompartiment.* Zellen mit ausschließlich sekretorischer Leistung sind die *Becherzellen* und die seit 1872 bekannten oxyphilen *Paneth-Zellen.*

Becherzellen sind unizelluläre muköse Drüsen (merokrine Sekretionsmechanismen). Der Schleim haftet als feines elastisches Gel mit wichtigen mechanischen und chemischen Schutzfunktionen auf der Schleimhautoberfläche. Er stellt ein der resorbierenden Oberfläche vorgeschaltetes Filter dar.

Über die chemische Zusammensetzung des Dünndarmschleimes sowie über die Regulationsmechanismen der Schleimproduktion und -sekretion ist vergleichsweise wenig bekannt. Mechanische und chemische Reize sowie direkte Lazerationen der Schleimhaut führen zu einer gesteigerten Schleimsekretion. Ein direkter mikrobieller Einfluß auf die Synthese und Sekretion des Schleimes ist nicht bekannt. Luminale Immun-

Tabelle 5.2. Intestinales Immunsystem

Lymphozyten	interepithelial	
	diffus	Lamina propria
	follikulär	mucosae
Plasmazellen mit organotypischer IgA-Dominanz		
Monozytäre/makrophagozytäre Zellformen, Granulozyten		
Mastzellen		
Solitäre Lymphfollikel		
Peyer-Plaques		
Mesenteriale Lymphknoten		
Lymphatischer Apparat der Appendix vermiformis		
Lymphoretikuläres Zellsystem der Leber		
M-Zellen („microfold/membraneous cells")		
Tuft-Zellen (?)		

komplexe mit einem Antikörperüberschuß sowie IgE-vermittelte anaphylaktische Reaktionen stimulieren offensichtlich die Schleimproduktion.
Paneth-Zellen kommen regelmäßig im Duodenum, Jejunum und Ileum vor. Sie liegen in der Tiefe des Kryptengrundes. Die apikal granulierten Paneth-Zellen sezernieren Lysozym, ein niedermolekulares basisches Protein. Im Dünndarm eines gesunden Menschen findet man schätzungsweise 200 Mio Paneth-Zellen. In dieser Summation stellen sie ein durchaus effektives bakterizides Schutzsystem dar.

- *Endokrines Kompartiment.* Zytochemische, elektronenmikroskopische und immunhistologische Untersuchungen haben gezeigt, daß der Gastrointestinaltrakt auch ein endokrines Organ ist[22-24]. Die enteroendokrinen Zellen gehören zum System der *disseminierten (diffusen) endokrinen Zellen.* Zusammen mit den endokrinen Zellen des Pankreas werden sie derzeit unter dem Begriff des *gastroenteropankreatischen (G-E-P) endokrinen Zellsystems* zusammengefaßt. Unter funktionellen Aspekten sind die G-E-P-endokrinen Zellen zusammen mit cholinergen, adrenergen und peptidergen Nerven[17] als neuroendokrines System koordinierend an der Steuerung einer geregelten Nahrungsaufnahme, am Transport im Magen-Darm-Trakt sowie am Intermediärstoffwechsel beteiligt.
Bezüglich der derzeit gültigen Klassifikation der enteroendokrinen Zellen wird auf Kapitel 3 verwiesen.
- *Immunkompetentes bzw. immunassoziiertes Kompartiment*[12, 13, 15, 16, 18]. Der menschliche Organismus ist einer Vielzahl äußerer Einflüsse ausgesetzt, vor allem zahlreichen Mikroorganismen. Seine Integrität gegenüber diesen Einflüssen behauptet er durch ein komplexes Abwehrsystem, bei dem unspezifische Mechanismen und spezifische, d. h. antigengerichtete Immunreaktionen zusammenwirken. Besonders exponiert sind die sog. Grenzflächen des Organismus: die Haut sowie die bronchopulmonalen und intestinalen Schleimhäute. Sie stellen immunologische Kontaktorgane dar, die wesentlich an der Entwicklung und Aufrechterhaltung der immunologischen Homöostase des Organismus beteiligt sind. So sind etwa 90% aller im Organismus gebildeten Immunglobuline gegen *Antigene der intestinalen Mikroflora* gerichtet. Diese Tatsache verwundert nicht eingedenk der enormen Vielfalt und Menge potentieller Antigene, die der Darm beherbergt. Die innere Oberfläche des Darmes wird auf 200 – 300 m^2 geschätzt. Normalerweise sind nur Ösophagus und Magen keimarm. In anderen Abschnitten des Intestinaltraktes ist die Bakteriendichte außerordentlich groß. Sie nimmt vom proximalen Dünndarm distalwärts ständig zu.
Vom mikrobiologischen Standpunkt aus gesehen stellt der Intestinaltrakt als kontinuierliches Fließsystem ein ideales Kulturmedium für die zahlreichen Mikroorganismen dar. Unter normalen Bedingungen besteht zwischen Wirtsorganismus und intestinaler Mikroflora eine *symbiotische Beziehung.* Der Organismus ist von den auf seinen Oberflächen existierenden Mikroorganismen immunologisch nicht isoliert. Es besteht letztlich ein *ökologisches Gleichgewicht* zwischen der intestinalen Mikroflora *(milieu extérieur)* und dem Wirtsorganismus *(milieu intérieur).* Das gilt besonders für die Oberfläche des Magen-Darm-Traktes, für die auch unter physiologischen Konditionen eine kontrollierte Antigenresorption nachgewiesen werden kann. Das Resultat dieser Antigenresorption ist die Bildung spezifischer Antikörper, die sowohl im intestinalen Sekret als auch im Serum gefunden werden.
Träger der spezifischen Immunität ist das *darm-(mukosa-)assoziierte lymphatische Gewebe.* Dieses lokale Immunsystem (Tabelle 5.2) muß über sehr subtile Reaktions- und Regulationsmechanismen verfügen, die zum einen das ökologische Gleichgewicht aufrecht erhalten und zum anderen gegen normalerweise nicht vorkommende bzw. pathogene Keime einen effektiven Schutz bieten.
Das darmassoziierte lymphatische Gewebe ist der Ort, wo primäre Interaktionen zwischen antigenen Substanzen und immunkompetenten Zellen stattfinden, denenzufolge spezifische, also antigengerichtete Abwehrreaktionen eingeleitet werden. Die zellulär-strukturelle Konzeption des darmassoziierten lymphatischen Gewebes und die vielfältigen und komplexen Interaktionen der einzelnen zellulären Komponenten dieses Systems machen es verständlich, daß das darmassoziierte lymphatische Gewebe unter pathogenetischen Aspekten Ausgangspunkt zahlreicher krankhafter Reaktionen werden kann.

Literatur

1. – 11. Weiterführende Literatur (▷ S. 418)
12. Brandtzaeg P (1985) Research in gastrointestinal immunology. State of the art. Scand J Gastroenterol 20 [Suppl 114]:137 – 156
13. Brandtzaeg P, Nilssen DE, Rognum TO, Thrane PS (1991) Ontogenity of the mucosal immune system and IgA deficiency. Gastroenterol Clin North Am 20:397 – 439
14. Eastwood GL (1977) Gastrointestinal epithelial renewal. Gastroenterology 72:962 – 975
15. Gebbers JO, Laissue JA (1985) Immunreaktionen der Mukosa. Intestinales Immunsystem: Funktion und Morphologie. Fortschr Gastroenterol Endosk 14:174 – 189
16. Gebbers J-O, Laissue JA (1990) Postnatal immunomorphology of the gut. In: Hadziselimovic F (ed) Inflammatory bowel disease and coeliac disease in children. Kluwer, Dordrecht Boston London, pp 3 – 44
17. Gershon MD, Erde SM (1981) The nervous system of the gut. Gastroenterology 80:1571 – 1594
18. Jarry A, Cerf-Bensussan N, Flejou JF, Brousse N (1988) Le system lymphoidee du tube digestif chez l'homme. Ann Pathol 8:265 – 275
19. Laissue JA, Gebbers J-O (1992) The intestinal barrier and the gut-associated lymphoid tissue. In: Cottier H, Kraft R (eds) Gutderived infectious-toxic-shock. Curr Stud Hematol Blood Transfus 59:19 – 43
20. Otto HF (1991) Pathomorphologie von Jejunum und Ileum. In: Ottenjann R, Classen M (Hrsg) Gastroenterologische Endoskopie. Lehrbuch und Atlas. Enke, Stuttgart, S 367 – 380
21. Segal GH, Petras RE (1992) Small intestine. In: Sternberg SS (ed) Histology for pathologists. Raven Press, New York, pp 547 – 571
22. Sjölund K, Sanden G, Hakanson R, Sundler F (1983) Endocrine cells in human intestine: An immunocytochemical study
23. Solcia E, Capella C, Fiocca R, Cornaggia M (1989) The gastroenteropancreatic endocrine system and related tumors. Gastroenterol Clin North Am 18:671 – 693
24. Stamm B (1987) Das disseminierte endokrine System des Menschen. Schweiz med Wschr 117:1715 – 1722
25. Williamson RCN (1978) Intestinal adaption. Structural, functional and cytokinetic changes. New Engl J Med 198:1393-1402; 1444 – 1450

Kongenitale Fehlbildungen

Unter Fehlbildungen werden *Abweichungen von der normalen Morphologie eines oder mehrerer Organe* verstanden, *die auf Veränderungen der bis zur Reife sich abspielenden normalen Differenzierungs- und Wachstumsvorgänge zurückzuführen sind.* Wesentlich für Art und Ausmaß der Fehlbildung ist der *Zeitpunkt* der zur Entwicklungsstörung führenden Schädigung. Die schädigende Noxe hat offenbar keinen ausschließlichen Einfluß auf die Art der Fehlbildung.

Die wichtigsten Formen jejunoilealer Fehlbildungen sind in Tabelle 5.3 zusammengefaßt. Ihre klinische Relevanz hängt von der Art und Schwere der jeweiligen Fehlbildung und von möglichen Kombinationen mit Fehlbildungen anderer Organe ab. Die häufigste Fehlbildung ist das *Meckel-Divertikel.*

Meckel-Divertikel

Definition. Das Meckel-Divertikel ist ein *Relikt des Ductus omphaloentericus* und geht beim Neugeborenen 30 – 50 cm, beim Erwachsenen 60 – 90 cm proximal der Bauhin-Klappe und gegenüber dem Mesenterialansatz als meist fingerförmige Ausstülpung aus der Dünndarmwand hervor[29, 34]. Weitere Fehlbildungen des Ductus omphaloentericus sind in Abb. 5.2 zusammengefaßt.

Häufigkeit. In *pädiatrischen Autopsiestudien* wird die Häufigkeit mit 1,1 – 2,9%, in *chirurgischen Appendektomiestudien* mit 3,2 – 4,5% angegeben[29]. In einer *Obduktionsstudie* aus Japan (ausschließlich nur Feten und Neugeborene) wird über eine Häufigkeit von 3,4% berichtet[25]. Im allgemeinen Sektionsgut liegt die Häufigkeit bei 0,3 – 4%. Fast regelmäßig ($^{6}/_{7}$) wird ein Meckel-Divertikel bei der *Trisomie* 18 gefunden[25].

Morphologie. Das Meckel-Divertikel ist ein meist finger- oder walzenförmiger *Blindsack,* der mit der Bauchwand durch einen bindegewebigen Strang, das *Filum terminale,* verbunden sein kann. Die Länge beträgt 1 – 56 (im Mittel 2 – 8) cm, die Mündung in den Darm ist 0,2 – 6 cm weit und trichterförmig[28].

Das Divertikel wird im allgemeinen durch *Ileumschleimhaut* ausgekleidet. In relativ hohem Prozentsatz (10 – 85%) findet man *heterotope Magenschleimhaut* [überwiegend vom Korpustyp mit Haupt- und Belegzellen (peptische Ulzerationen → Perforationen → Peritonitis)] und *Pankreasgewebe* (1 – 10%)[14a, 14b]. Selten sind kolorektales [wahrscheinlich nur atrophische Ileumschleimhaut infolge einer bakteriellen Überwucherung *(bacterial overgrowth,* 6%)] und endometriales Schleimhautgewebe zu beobachten.

Verlauf, Komplikationen. In 4 – 46% der Fälle mit operativ nachgewiesenem Meckel-Divertikel ist das Divertikel selbst Anlaß des chirurgischen Eingriffs, in den übrigen Fällen ein zufälliger Nebenbefund bei Operationen aus anderer Ursache[26, 30, 31]. Bei etwa jedem 5. routinemäßig entfernten Divertikel ist ein pathologisch relevanter Befund zu erheben.

Häufige *Komplikationen* sind *Darmobstruktionen* durch Briden, Volvulus oder Invaginationen (34 – 43%), *Blutungen* (16 – 35%) oder *Entzündungen* (Divertikulitis: 13 – 38%). Dabei sind spezifische Entzündungen (Tuberkulose), M. Crohn und Parasitosen (Schistosomiasis mansoni) selten. Ebenso selten sind *Steinbildungen* und *Tumoren* [gut- und bösartige Stromatumoren, enteroendokrine Tumoren (Karzinoide)][18]. 20% der Karzinoide zeigen ein invasives Wachstum, 21% Metastasen (Leber,

Tabelle 5.3. Fehlbildungen des Jejunum und Ileum

Formanomalien	
Hypoplasie	Angeborener Kurzdarm: Länge 30–106 cm (normal beim Neugeborenen: 150–400 cm, beim Frühgeborenen: 160–240 cm). Fast immer mit einer angeborenen Verkürzung auch des Kolons kombiniert. Stets gleichzeitig Malrotation bzw. Coecum mobile.
Meckel-Divertikel	▷ Text
Atresien	Relativ häufig (0,015–0,07% aller Neugeborenen). Häufigste Lokalisation im Ileum (46%) und Duodenum (▷ S. 385). Multipel: 16–25%. Mehrere Formen: Typ I: bindegewebige Scheidewand (membranöse Atresie) Typ II: bds. blinde Darmenden, mit oder ohne bindegewebige Strangverbindung Typ III: multiple Atresien Typ IV: Apfelschalendeformität („apple peel deformity" oder „Christmas tree deformity") (schneckenartig gewundenes unteres Ileumsegment ohne dorsales Mesenterium, Variante von Typ II mit Unterbrechung der Darmwand). Jejunoileale Atresien entstehen wahrscheinlich in der späten Fetalzeit und haben eine um so bessere Prognose, je tiefer die Atresie lokalisiert ist. Atresien können mit einer segmentalen Muskelaplasie und mit einem M. Hirschsprung („Long-segment"-Typ) kombiniert sein.
Stenosen	*Innere* Stenosen sind teils membranös bedingt („milde" Form der Atresie Typ I mit Defekten in der Membran), teils beruhen sie auf muskulären Wanddefekten (infolge von Entwicklungsstörungen des intramuralen Nervensystems?) oder umgekehrt auf einer umschriebenen ringförmigen Muskelhypertrophie. *Äußere* Stenosen sind durch Briden, persistierende fetale Ligamente, durch einen arteriomesenterialen Darmverschluß bei Malrotation oder durch ein Pancreas anulare bedingt.
Lage- und Fixationsanomalien	
Situs inversus	Mehrere Typen: Situs inversus totalis: symmetrische seitenverkehrte Verlagerung der Baucheingeweide; Situs inversus partialis superior: symmetrische seitenverkehrte Verlagerung nur von Magen und Duodenum; Situs inversus partialis inferior: symmetrische seitenverkehrte Verlagerung von Dünn- und Dickdarm; Kartagener-Syndrom: Kombination vom Situs inversus totalis/partialis mit Bronchiektasien und Polyposis nasi.
Malrotation	Störungen der embryonalen Nabelschleifen- und Darmdrehung (▷ auch Abb. 5.4), etwa 1% aller Neugeborenen. Schwere Formen selten. m:w = 2:1. *Subtypen:* Fehlende Nabelschleifendrehung bei Omphalozele (Rotation 0°): Darmanlage entspricht derjenigen der 5. und 6. Fetalwoche. Nonrotation (pathologische +90°-Drehung): entspricht dem Zustand nach der initialen +90°-Drehung der Nabelschleife, d. h. Dünndarm rechts, Kolon links in der Bauchhöhle. Malrotation I (pathologische +180°-Drehung): Zökum und Colon ascendens liegen vor den Dünndarmschlingen, in der Mittellinie fixiert. Das Zökum liegt in Höhe des Duodenums („angeborener Zökumhochstand"). Gefahr: arteriomesenterialer Darmverschluß. Malrotation II: 1. Drehung regelrecht (+90°), folgende Drehungen falsch in entgegengesetzter Richtung, d. h. im Uhrzeigersinn (−90°). Das distale Duodenum liegt vor der Mesenterialwurzel, das proximale Kolon dahinter.
Mesenterium commune	Fehlende Verwachsung des Mesokolon mit der hinteren Bauchwand – schmale, stielförmige Radix mesenterii, an der das Colon ascendens und die Dünndarmschlingen frei beweglich aufgehängt sind. Zusammen mit dem Coecum mobile in 14% aller Kinder (Ileocoecalvolvulus!)
Coecum mobile	Partielle Anheftung des Mesokolon an der hinteren Bauchwand. Zökum und Anfangsteil des Colon ascendens bleiben daran frei beweglich aufgehängt. *Gefahr:* Coecum-mobile-Syndrom (rezidivierende Torsionen des Colon ascendens; klinisch: „Nabel"- und Unterbauchkoliken; morphologisch: Pericolitis fibrosa)
Numerische Anomalien	
Agenesie	Völliges Fehlen des Dünndarms. Nur bei Acardius amorphus oder bei Holo- bzw. Hemiacardius.
Duplikaturen	Selten (0,02% aller Säuglingssektionen). Man unterscheidet *sphärische* (84%) und *tubuläre* Duplikaturen. Diagnostisch entscheidend ist der histologische Wandaufbau (innen Darmschleimhaut, in der Wand glatte Muskulatur). Die Wand enthält häufig dystope Schleimhautinseln. Bei äußerer Ruptur kann sich ein Pseudomyxoma peritonei entwickeln.

Tabelle 5.3. Fortsetzung

Sonstige Fehlbildungen	
Dystopien	Meist Magenschleimhaut oder Pankreasgewebe. Außerhalb von Divertikeln und Duplikaturen selten (vgl. dagegen Duodenum). Dystope Magenschleimhaut kann Ulzera, Blutungen oder Invaginationen hervorrufen.
Aganglionose	In 7–10% (?) der Fälle von Aganglionose des kolorektalen Bereiches enthält auch der Dünndarm ein aganglionäres Segment. Neuronale intestinale Dysplasie (▷ S. 544).
Dysgenesie des Ileum	Selten. Segmentale, sackförmige oder tubuläre Erweiterung des terminalen Ileum. Wahrscheinlich Entwicklungsstörung im Bereich der Insertion des Ductus omphalo-entericus („Meckel-Riesendivertikel").
Omphalozele	▷ Text.
Gastroschisis	▷ Text.

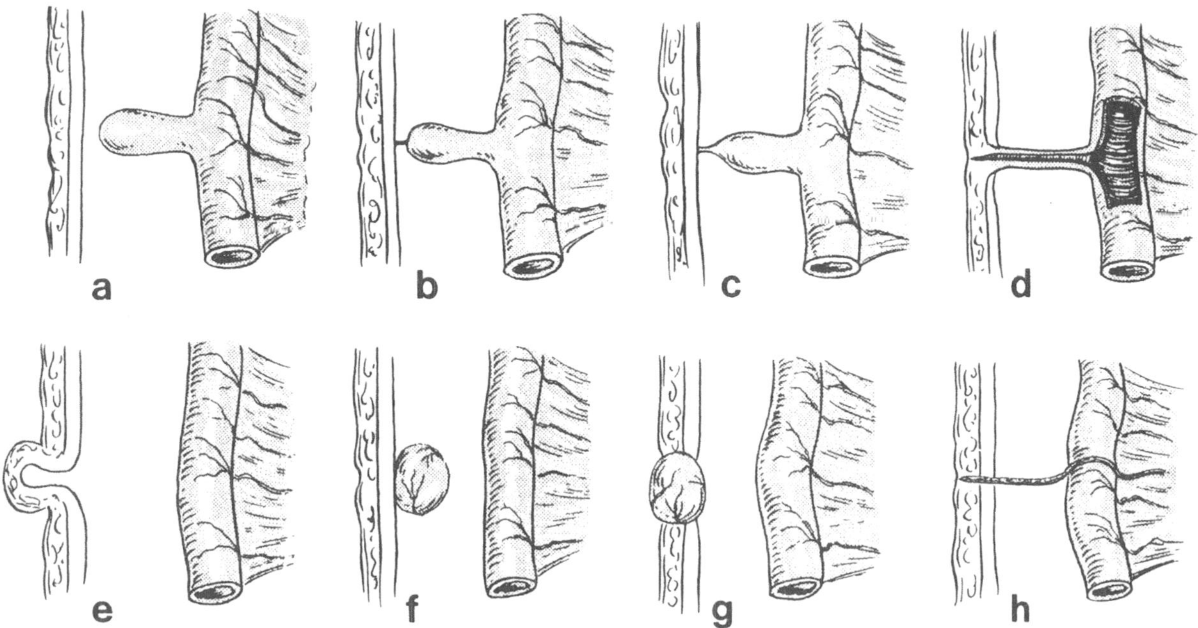

Abb. 5.2a–h. Anomalien des Ductus omphaloentericus. **a, b** Meckel-Divertikel mit und ohne Filum terminale. **c** Meckel-Divertikel mit einer Fistelverbindung zum Nabel. **d** Offener Ductus omphaloentericus (vollständiges Ausbleiben der Gangobliteration). **e** Nabelsinus (Enterotom): Persistenz des umbilikalen Gangendes, das durch den intraabdominalen Druck nach außen umgestülpt wird und ein himbeerartiges Aussehen hat („Nabelgranulom"). **f, g** Dottergangszyste (Enterozystozele, Nabelzyste) bei Verschluß beider Gangenden und Persistenz des intermediären Gangabschnittes retroumbilikal (**f** Enterozystozele) oder innerhalb des Nabels (**g** Nabelzyste). **h** Bindegewebsband als Rest des Ductus omphaloentericus oder seiner Gefäße mit Verlauf vom Nabel entweder zum Ileum oder zu einem beliebigen Teil des Mesenteriums (Gefahr des Strangulationsileus oder Volvulus)

Lymphknoten, Lunge, Wirbelsäule, Ileum). In extrem seltenen Fällen wurde über maligne Lymphome und Melanome sowie über neuromuskuläre Hamartome berichtet.

In etwa ²/₃ *der Fälle* ist das Meckel-Divertikel *mit anderen Fehlbildungen kombiniert,* v. a. mit Omphalozelen, Ösophagus- und/oder rektoanalen Atresien, schweren Fehlbildungen des ZNS oder des kardiovaskulären Systems, mit Hufeisennieren und/oder Poly- bzw. Oligodaktylien[25, 28]. Die Kombination mit kardiovaskulären Fehlbildungen könnte darauf hinweisen, daß Störungen des Dottersackkreislaufes kausalgenetisch eine Rolle spielen. Zur Kombination mit Trisomien s. oben.

In rechtsseitigen Hemikolektomiepräparaten von *M. Crohn*-Patienten (n = 294) fanden Andreyev et al.[18a] Meckel-Divertikel (ohne heterotope Magenschleimhaut, ohne ektopes Pankreasgewebe) in einer Häufigkeit von 5,8%. Dieser Wert liegt *über* den Häufigkeitsangaben des *allgemeinen Sektionsgutes und chirurgischer Appendektomiestudien* (s. oben). Die in der Studie von Andreyev et al.[18a] gefundene (erhöhte) Prävalenz von Meckel-Divertikeln bei Patienten mit M. Crohn bestätigt frühere

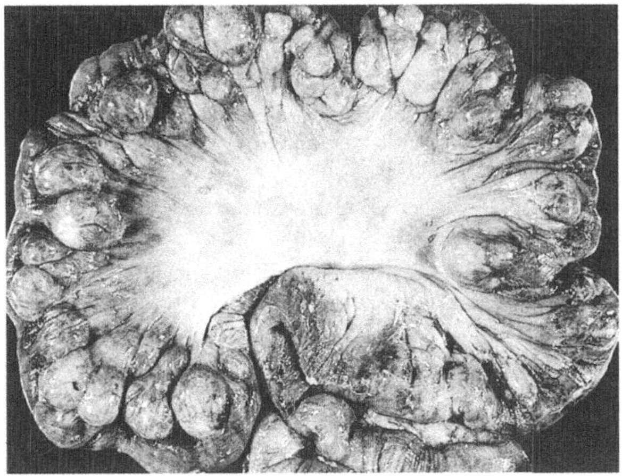

Abb. 5.3. Jejunumdivertikulose (Obduktionspräparat)

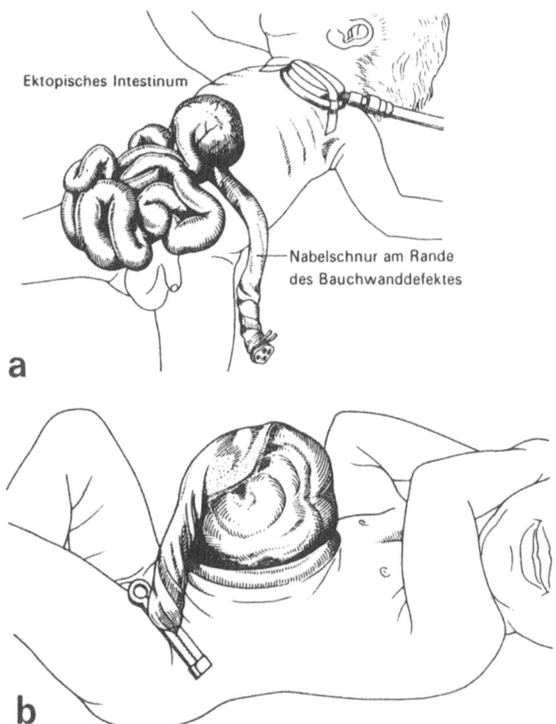

Abb. 5.4a, b. Gastroschisis und Omphalozele. **a** Gastroschisis: Die Nabelschnur inseriert am Rande des Bauchwanddefektes. **b** Omphalozele: Die Nabelschnur geht direkt in den Omphalozelensack über. Aus Willital HG, 1981, Atlas der Kinderchirurgie. Indikationen und Operationstechnik, Schattauer, Stuttgart New York. Mit freundlicher Genehmigung des Autors und des Verlages

anekdotische Berichte[33]. Ursächliche Beziehungen zwischen der in Rede stehenden Fehlbildung und einer Ileitis bzw. Ileokolitis Crohn dürften kaum bestehen; wahrscheinlich handelt es sich um ein zufälliges Zusammentreffen beider Befundkonstellationen.

Prognose. Die *Letalität* des komplizierten Meckel-Divertikels liegt heute bei 0 – 10%[28, 31]. Die Resektion des unkomplizierten Divertikels hat eine Letalität von 0%, aber eine *postoperative Morbidität* von 1,2 – 5%. Die Diskussion darüber, ob unter diesen Umständen jedes bei einer Bauchoperation zufällig entdeckte Divertikel entfernt werden sollte, ist noch immer nicht abgeschlossen. Die früher angenommene spontane Komplikationsrate von 25% liegt entschieden zu hoch. Sie beträgt allenfalls 4,2% (bis nahezu 0%). Unauffällige Divertikel mit weiter Öffnung und ohne Verwachsungen oder palpable Wandverdickungen können nach heute vorherrschender Meinung in situ belassen werden.

Nach einem 1983 erschienen Editorial[16] in Lancet soll dies zumindest für Patienten jenseits des 40. Lebensjahres gelten, wenn das Divertikel keine Adhäsionen aufweist und rein zufällig entdeckt wird. Unter diesem Gesichtspunkt stehen etwa 70 – 90% aller Divertikel zur Entfernung an. Andere Autoren raten nach wie vor zur systematischen Divertikelresektion[13].

Jujunumdivertikel (Divertikulose)

Sie sind *selten.* Häufigkeitsangaben liegen bei 0,1%[21]. Jejunumdivertikel können *angeboren (konnatal)* oder *erworben* sein.

- *Konnatale* Divertikel sind (häufig) kombiniert mit Duplikaturen und spinalen Defekten.
- *Erworbene* Divertikel, häufig multipel (Divertikulose) (Abb. 5.3), können kombiniert sein mit intestinalen Pseudoobstruktionen (familiäre viszerale Myopathien, Sklerodermien, M. Fabry)[17, 19]. Eine *klinische Symptomatik* ist selten (Blutungen, Perforationen, sekundäre Malabsorptionssymptome infolge eines Stagnant-loop-Syndroms).

Omphalozele

Die *Omphalozele*[15] *(Exomphalos) zählt, ebenso wie die Gastroschisis, nur indirekt zu den Fehlbildungen des Dünndarms. Primär handelt es sich um Bauchwanddefekte,* durch die Dünndarm nach außen verlagert werden kann.

Bei der Omphalozele handelt es sich um einen *vollständigen Defekt der vorderen Bauchwand* (Abb. 5.4), bei dem die Bauchwandmuskulatur, die Faszien, das subkutane Fettgewebe und die Haut fehlen: Der unterschiedlich große Defekt wird von einer *Membran* bedeckt, die innen vom parietalen Peritoneum *(Zölomepithel),* außen vom *Amnion* gebildet wird. Dazwischen liegt lockeres Bindegewebe *(intakte Omphalozele).* Bei der sog. *rupturierten Omphalozele* ist der schützende Bruchsack (pränatal, perinatal, postnatal) zerrissen.

Entwicklungsgeschichtlich entspricht die Omphalozele einer *Persistenz des sog. Bauchstiels* und der *physiologischen Nabelhernie*. Bei großen Defekten können allerdings neben Dünndarmschlingen auch weitere Teile des Magen-Darm-Traktes, von Leber und Milz in den Bruchsack verlagert sein. Kleine Omphalozelen enthalten dagegen nur die unterste Ileumschlinge, ggf. auch das Zökum.

Entsprechend den entwicklungsgeschichtlichen Grundlagen geht bei der Omphalozele die *Nabelschnur direkt in den Omphalozelensack* über.

Die Omphalozele ist etwa gleich häufig[24], nach anderen Angaben nur halb so häufig wie die *Gastroschisis*[23]. Sie ist in etwa 60 – 70% mit anderen, speziell mit *kardiovaskulären Fehlbildungen*, kombiniert. Angaben zu chromosomalen Aberrationen schwanken erheblich (z. B. 5 – 40% Trisomie 13 oder 18). Die Omphalozele soll stark gehäuft bei einer *Schwangerschaftstoxikose* auftreten.

Angaben zur *Letalität* schwanken beträchtlich (18 – 34%). Die Letalität hängt von der Größe des Bauchwanddefektes ab (13% bei einem Durchmesser unter 3 cm, 62% bei größerem Durchmesser)[23, 24, 27, 36].

Gastroschisis[22]

Synonyme: Laparoschisis, Paromphalozele, Abdominoschisis, rupturierte embryonale Omphalozele, paraumbilikaler Bauchwanddefekt

Im Gegensatz zur Omphalozele handelt es sich bei der Gastroschisis um einen etwa 2,5 – 4 cm großen paramedianen Bauchwanddefekt – gewöhnlich rechts von der Mittellinie –, dem ein Bruchsack fehlt. Die Nabelschnur inseriert an regelrechter Stelle (Abb. 5.4), also meist links von dem Defekt und nur selten von ihm durch einen schmalen Hautsaum getrennt.

Nach neueren Untersuchungen entsteht die Gastroschisis infolge einer *zeitlichen Diskordanz in der Gefäßversorgung der rechten Bauchwandseite* bei zu früher oder zu später Involution der rechten Umbilikalvene.

Durch den Bauchwanddefekt tritt ein verkürzter Darm mit verdickter Wand nach außen vor. Die *Häufigkeit* der Gastroschisis wird mit 1 : 5000 – 1 : 14000 Geburten angegeben. Die Kinder sind häufiger als bei der Omphalozele *Frühgeborene* (65% gegenüber 23%). Häufigste *Begleitfehlbildungen* sind die Nonrotation bzw. Malrotation und die Darmatresie. An weiteren Fehlbildungskombinationen[20, 32] werden vesikointestinale Fisteln, extrophe Harnblasen, Defekte des Diaphragma, kardiale Fehlbildungen, Trisomien (13, 18, 21) und das Beckwith-Wiedemann-Syndrom beschrieben. Die *Letalität* wird unterschiedlich beurteilt; sie soll teils höher, teils niedriger als bei der Omphalozele sein.

Literatur

1. – 11. Weiterführende Literatur (▷ S. 418)
12. Andreyev HJN, Owen RA, Thompson J, et al. (1994) Association between Meckel's diverticulum and Crohn's disease: a retrospective review. Gut 35:788 – 790
13. Carstensen G, Hess W (1983) Das Meckelsche Divertikel – Erfahrungen nach 155 Resektionen. Langenbecks Arch Chir 359:161 – 170
14. DeBartolo HM, van Heerden JA (1976) Meckel's diverticulum. Ann Surg 183:30 – 33
15. De Vries PA (1980) The pathogenesis of gastroschisis and omphalocele. J Pediatr Surg 15:245 – 251
16. Editorial (1983) Meckel's diverticulum: surgical guidelines at last? Lancet II: 438 – 439
17. Friedman LS, Kirkham SE, Thistlethwaite JR, Platika D, Koloday EH, Schuffler MD (1984) Jejunal diverticulosis with perforation as a complication of Fabry's disease. Gastroenterology 86:558 – 563
18. Jones EL, Thompson H, Alexander Williams J (1972) Argentaffin-cell tumor of Meckel's diverticulum. A report of 2 cases and review of the literature. Br J Surg 59:213 – 219
19. Krishnamurthy S, Kelly MM, Rohrmann CA, Schuffler MD (1983) Jejunal diverticulosis: a heterogenous disorder caused by a variety of abnormalities of smooth muscle or myenteric plexus. Gastroenterology 85:538 – 547
20. Luck SR, Sherman JO, Raffensperger JG, Goldstein JR (1985) Gastroschisis in 106 consecutive newborn infants. Surgery 98:677 – 683
21. Maglinte DDT, Chernish SM, DeWeese R, Kelvin FM, Brunelle RL (1986) Acquired jejunoileal diverticular disease: subject review. Radiology 158:577 – 580
22. Martin LW, Torres AM (1985) Omphalocele and gastroschisis. Surg Clin North Am 65:1235 – 1244
23. Mayer T, Black R, Matlak ME, Johnson DG (1980) Gastroschisis and omphalocele. An eight-year review. Ann Surg 192:783 – 787
24. Miholic J, Wurnig P, Hopfgartner L (1981) Prognostisch bedeutsame Faktoren bei Gastroschisis und Omphalozele. Z Kinderchir 34:235 – 240
25. Miyabara S, Okamoto N, Akimoto N, Satow Y, Hidaka N (1974) Meckel's diverticulum found at autopsy. A feto-pathological study of sixty-one cases. Hiroshima J Med Sci 23:179 – 190
26. Pellerin D, Harouchi A, Delmas P (1976) Le diverticule de Meckel. Revue de 250 cas chez l'enfant. Ann Chir Infant 17:157 – 172
27. Schäfer U, Rehbein F (1971) Omphalozele – Gastroschisis. Erfahrungen bei der Behandlung von 98 Fällen. Dtsch med Wochenschr 96:621 – 627
28. Simms MH, Corkery JJ (1980) Meckel's diverticulum; its association with congenital malformation and the significance of atypical morphology. Br J Surg 67:216 – 219
29. Soderlund S (1959) Meckel's diverticulum. A clinical and histological study. Acta Chir Scand 118 (Suppl 248):1 – 233
30. Soltero MJ, Bill AH (1976) The natural history of Meckel's diverticulum and its relation to incidental removal. Am J Surg 132:168 – 171
31. Stallkamp B, Grabitz K (1982) Das Meckelsche Divertikel. Eine retrospektive Studie über 20 Jahre. Med Welt 32:559 – 563
32. Toyama WM (1972) Combined congenital defects of the anterior abdominal wall, sternum, diaphragm, pericardium and heart: a case report and review of the syndrome. Pediatrics 50:778 – 792
33. Traube M, Iswara K, Reddy RS (1981) Meckel's diverticulum. Am J Gastroenterol 76:291 – 296
34. Trier JS, Winter HS (1989) Anatomy, embryology, and developmental abnormalities of the small intestine and colon. In: Sleisenger MH, Fordtran JS (eds) Gastrointestinal disease, 4th ed. Saunders, Philadelphia, pp 991 – 1021

35. Williams RS (1981) Management of Meckel's diverticulum. Br J Surg 68:477 – 480
36. Yazbeck S, Ndaye M, Khan AH (1986) Omphalocele: a 25 year experience. J Pediatr Surg 21:761 – 763

Mechanisch bedingte (Dünndarm-) Erkrankungen

Enteroptose

Die Enteroptose, an der neben dem Gastrointestinaltrakt auch Leber, Milz und Nieren (besonders die rechte Niere) beteiligt sein können, kann *konstitutionell* oder *mechanisch bedingt* sein. Sie wird als Ausdruck einer *allgemeinen Asthenie* gewertet. Die Enteroptose tritt auf beim Nachlassen des Muskeltonus, bei Erschlaffen der Bauchdecken nach wiederholten Schwangerschaften (materne Form der Enteroptose), bei sog. Altersveränderungen, bei Lockerung der peritonealen Verankerung unter Kachexie oder Zwerchfelltiefstand.

Die dem asthenischen Habitus zugeordnete Ptose wird als Lage- und Wuchsanomalie aufgefaßt (sog. *Stiller-Habitus*). Isolierte Senkungen des Magens (*Gastroptose*), des Zökums und des Colon transversum (*Koloptose*) kommen sehr selten vor. Klinisch bleibt die Enteroptose *zumeist symptomlos*.

Invagination (Intussuszeption)

Definition. Unter Invagination oder Intussuszeption wird die Einstülpung einer proximalen Darmschlinge (im Sinne der Peristaltik) in ein unmittelbar distal gelegenes Darmsegment verstanden (Abb. 5.5).

Als Folge dieser Einstülpung resultiert ein gleichsam aus 3 Zylindern aufgebautes, teleskopartig ineinander geschobenes Darmrohr, dessen äußerer Zylinder (in den die Einstülpung erfolgte) als *Scheide (Invaginans, Intussuscipiens)* bezeichnet wird. Die beiden innen gelegenen Zylinder stellen das *Invaginat* oder *Intussusceptum* dar. In der Regel erfolgt die Einstülpung einer Darmschlinge in eine andere gleichlaufend mit der Peristaltik, also *isoperistaltisch*. Damit liegt die Spitze des Invaginates distal- oder analwärts. Von diesen sog. vollständigen (zentralen) Invaginationen sind partielle (laterale) Invaginationen zu unterscheiden.

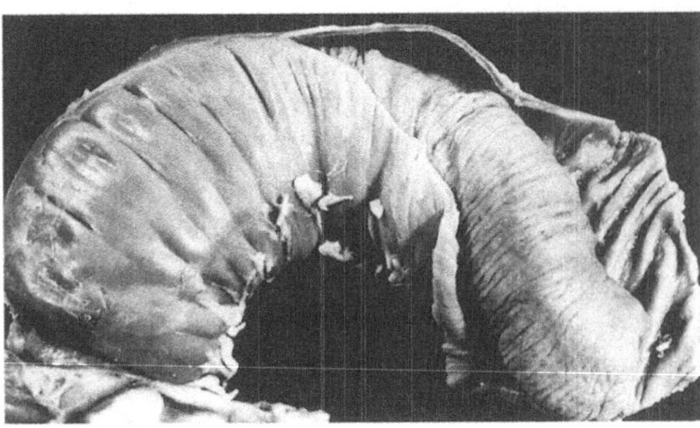

Abb. 5.5. Invaginatio ileocolica (aus Otto et al. 1976, Kap. 7[8])

Retrograde, antiperistaltische Invaginationen sind selten. Sie kommen vornehmlich in der Phase der Agonie vor.

Die Mehrzahl (etwa 85%) der Invaginationen betrifft das *späte Säuglingsalter* mit einem Maximum im 4. – 10. Lebensmonat.

Klassifikation. Nach der *Lokalisation* der Invagination werden folgende Formen unterschieden:

- *Invaginatio enterica* (Einstülpung von Dünn- in Dünndarmsegmente),
- *Invaginatio ileo-colica* (Einstülpung von Dünn- in Dickdarmsegmente),
- *Invaginatio colica* (Einstülpung von Dick- in Dickdarmsegmente).

In seltenen Fällen können *multiple Invaginationen* gleichzeitig beobachtet werden.

Verlauf, Komplikation. Die Folgen der durch die Invagination hervorgerufenen Veränderungen sind für den Darm in erster Linie vom Verhalten des Gekröses abhängig. Je weiter das Invaginat vorgeschoben wird, desto stärker wird der am Gekröse ausgeübte Zug, der vor allem eine Kompression der Mesenterialvenen bedingt. Daraus resultiert eine

- *venöse Stauung,* schließlich eine *hämorrhagische Darminfarzierung*. Bei Kompressionen der Mesenterialarterien ist eine zumeist foudroyant verlaufende Nekrose des Invaginates die Folge. Schließlich entwickelt sich eine
- *(Durchwanderungs-) Peritonitis.* Im Gegensatz zu Veränderungen des Invaginates sind solche des Invaginans von geringer Bedeutung. Selten sind bei längerem Bestehen der Invagination *Ulzerationen* zu beobachten, die infolge von Perforationen ebenfalls zu einer *Peritonitis* führen können.
- Die durch die Invagination bedingte Lichtungseinengung des Darmrohres kann unter den Zeichen der akuten inneren Einklemmung und des Schocks akut zum *Tode* führen. Sie kann jedoch auch, abhängig vom Ausmaß der Passagestörung, *chronisch* verlaufen, wobei es zur Dilatation und Wandhypertrophie oberhalb der durch die Invagination bedingten Stenose kommt.

Die *Prognose* der Invagination ist letztendlich abhängig vom *Grad* der Veränderungen am Darm und von der *Dauer* der Invagination. Wird innerhalb der ersten 12 h operiert, liegt die *Letalität* bei bzw. unter 10%. Später operierte Fälle sollen eine Letalität von über 60% aufweisen.

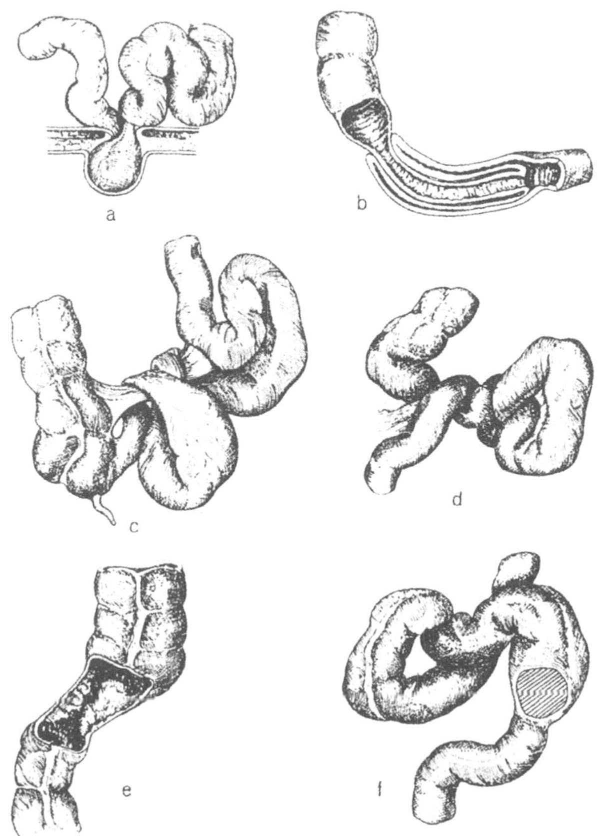

Abb. 5.6. Die wichtigsten Ursachen des mechanischen Ileus: **a** Inkarzeration. **b** Invagination. **c** Bridenileus. **d** Volvulus. **e** Tumorileus. **f** Gallenstein-Ileus (Aus Otto et al. 1976, Kap. 7[8])

Ursachen. Unkoordinierte bzw. gesteigerte peristaltische Kontraktionen oder lokale Spasmen *(paralytische bzw. spastische Invaginationstheorie)* infolge einer *fehlerhaften Ernährung* oder einer *Entzündung* (besonders bei Infektionen mit Adenoviren) oder einer *Überdosierung von Abführmitteln* werden ursächlich diskutiert. Größere Bedeutung besitzen offenbar *Fremdkörper* wie Obstkerne, Bezoare, Darmparasiten (Bolusobstruktion), gut- und bösartige Tumoren, in seltenen Fällen auch hyperplastische Lymphfollikel (Peyer-Plaques) im terminalen Ileum (Ileitis follicularis).

95% aller Invaginationen im Säuglings- und Kindesalter sind *idiopathisch,* haben also keine erkennbare Ursache. Dagegen lassen sich bei etwa 80% aller Invaginationen im Erwachsenenalter organische Ursachen (z. B. submuköse Tumoren) nachweisen.

Volvulus

Drehungen des Darmes (Volvulus) um seine Mesenterialachse (180° und mehr) können im Bereich ganzer Darmabschnitte oder kleinerer Segmente auftreten. Voraussetzung für die Entwicklung eines Volvulus ist die Beweglichkeit des betreffenden Darmabschnittes, seine leichte Dehnbarkeit, ein Mißverhältnis zwischen Gekröselänge und Gekrösestiel sowie eine besondere Länge des Darmes.

- Die *wichtigste anatomische Konstellation,* die für die Darmdrehung von Bedeutung ist, liegt in einer *ungewöhnlich kurzen Verbindungslinie zwischen den Fußpunkten zweier Darmschlingen.* Diese Situation ist häufig bereits kongenital determiniert.
- Entwicklungsbedingten Gekröseanomalien stehen *erworbene,* meist durch entzündliche Veränderungen (z. B. Peritonitis bzw. peritonitische *Narben* und *Verwachsungen,* aber auch *Peritonealkarzinosen* und *Mesenterialtumoren)* hervorgerufene Verkürzungen des Gekröses gegenüber.

Die Veränderungen an den gedrehten Darmschlingen sind abhängig vom Grad der Drehung sowie von der Stärke des am Gekröse wirksamen Zuges und von der Länge des betroffenen Darmabschnittes. Bei geringen Drehungen *(inkompletter Volvulus)* entwickeln sich *Wandödeme,* eine *Hyperämie* und *flächenhafte Blutungen.* Aus stärkergradigen Rotationen *(kompletter Volvulus)* resultiert eine *hämorrhagische Infarzierung.*

Klinisch stehen heftige Bauchschmerzen, später peritoneale und/oder Ileussymptome im Vordergrund. In der Regel handelt es sich um das Bild eines *akuten Abdomens.* Wird nicht operativ eingegriffen, kommt es zur Entwicklung einer *diffusen Peritonitis* und eines peritonealen *Schocks* mit häufig letalem Ausgang.

Ileus

> **Definition.** Unter Ileus (Darmruhe) wird eine *Störung der peristaltischen Beförderung des Darminhaltes* verstanden, eine *Schwächung der Darmtätigkeit* bis hin zum völligen *Sistieren* peristaltischer Kontraktionen.

Die *Ursachen* sind sehr verschieden: Adhäsionen und Briden, Hernien, Inkarzerationen, Invaginationen, Volvulus, Tumoren, Gallensteine (Abb. 5.6).

Klinik. Allen Ileusformen gemeinsam ist die *Behinderung der Darmpassage,* die zur Erweiterung des Darmlumens und zur Dehnung der Darmwand *(Distensionsenterokolitis)* führt. Betroffen sind Dünn- und Dickdarm mit einer jeweils unterschiedlichen klinischen Symptomatik. Das klassische *Ileussyndrom* mit aufgetriebenem Abdomen, sistierender Peristaltik, Miserere, Exsikkose, Kreislaufkollaps und Ateminsuffizienz stellt *bereits den Endzustand der Ileuskrankheit* dar.

- Der *hohe Dünndarmileus* (unter Mitbeteiligung des Magens) führt in der Regel zu einem *protrahierten Erbrechen.* Die sich rasch steigernde Ileus-

symptomatik umfaßt im weiteren kolikartige Schmerzen, Stuhl- und Windverhaltung *(Kahnbauch)* und in extremen Fällen eine Ateminsuffizienz infolge eines Zwerchfellhochstandes. Die Patienten sind alsbald schockiert. Im *Röntgenbild* (Abdomenübersicht) finden sich typische Spiegelbildungen. Fäkulentes Erbrechen (Miserere) kommt nur beim tiefen Dünndarmileus (z. B. Zökumkarzinom) vor.
- Der *Dickdarmileus* verläuft im allgemeinen wesentlich *protrahierter (relativ lange Anamnese, maximaler Meteorismus, Stuhlverhaltung, fehlendes Erbrechen)*.

Eine *Sonderstellung* nehmen die mit primären *Zirkulationsstörungen* einhergehenden Ileusformen (z. B. Strangulation) ein, bei denen Schmerzen mit heftigster Intensität plötzlich einsetzen und mit bedrohlichen Kollapszuständen verbunden sind. Frühzeitig entwickelt sich *eine Peritonitis (Durchwanderung)*.

Klassifikation. Im allgemeinen werden *2 Ileusformen* unterschieden: ein *mechanischer* und ein *funktioneller* oder *dynamischer* Ileus.

Mechanische Ileusformen. Ursache des mechanischen Ileus ist eine *Passagebehinderung*. Dabei kann es von der Darmlichtung oder von außen *(extraintestinal)* zur mechanischen Darmverlegung kommen.
- Wird die Passage des Darminhaltes durch einen die Darmlichtung ausfüllenden Fremdkörper (z. B. Gallensteine, Koprolithen, Bezoare) oder durch in die Darmlichtung sich vorwölbende tumoröse Wachstumsprozesse (z. B. Karzinome, gut- oder bösartige Stromatumoren) verursacht, spricht man von einem *Obturationsileus*. Zum Obturationsileus gehört auch der sog. *Mekoniumileus* der Neugeborenen, der bei der *Mukoviszidose* (Band 3) durch atypisch-visköse Schleimmassen entsteht. Der hochvisköse Schleim kann auch durch eine gesteigerte Peristaltik nicht bewegt werden. Es entwickeln sich Darmwandschäden und/oder Perforationen mit der Folge einer *Mekoniumperitonitis*.
- Lichtungseinengungen des Darmes, die durch Entzündungen oder durch tumoröse Wachstumsprozesse innerhalb der Darmwand selbst hervorgerufen werden, führen zum sog. *Obstruktionsileus*.

> Da im Einzelfall zwischen Obturation und Obstruktion kaum oder nur willkürlich unterschieden werden kann, werden beide Ileusformen häufig auch unter dem Begriff des *Okklusionsileus* zusammengefaßt.

- Der sog. *Kompressionsileus* ist eine besondere Form des mechanischen Ileus, der durch raumfordernde Prozesse in der Bauchhöhle hervorgerufen wird. Von der Kompression sind vor allem die fixierten Darmabschnitte, die der raumfordernden Kompression nicht ausweichen können, betroffen.
- Der sog. *Gallensteinileus* ist eine zwar seltene, aber akut bedrohliche *Komplikation der Cholezystolithiasis*. Unter allen mechanischen Ileusformen wird er in etwa 2% gefunden. Frauen sind besonders betroffen. Die Einklemmung der Gallensteine kann einen hohen oder tiefen *Dünndarmileus* verursachen. 59% der Steine werden im terminalen Ileum, 24% im oberen, 9% im unteren Jejunum und 3 – 5% im Kolon gefunden. Der Übertritt der Gallensteine in den Darm erfolgt in der Regel über eine *biliodigestive Fistel*, klinisch oft stumm. Nur bei 20 – 30% der Fälle wird ein kolikartiger Abdominalschmerz registriert. Im allgemeinen folgt ein für den Gallensteinileus typischer Verlauf: Durch die wandernde Stenose kommt es zu interemittierenden ileusartigen Beschwerden mit symptomfreien Intervallen *(off and on)*. Die *Therapie der Wahl* ist eine frühzeitige Laparotomie mit Enterolithotomie.

Neben der rein mechanischen Verlegung des Darmlumens durch Fremdkörper spielt beim Okklusionsileus auch eine *spastische Komponente*, die den Ileus gewissermaßen komplettiert, eine nicht unerhebliche Rolle.

Funktionelle/dynamische Ileusformen. Bei den funktionellen oder dynamischen Ileusformen wird eine *paralytische* von einer *spastischen Form* unterschieden.
- Der *paralytische* Ileus ist durch die Hemmung der motorischen Darmaktivität charakterisiert. Die Entwicklung der Motilitätsstörung bis zum komplett ausgebildeten paralytischen Ileus verläuft im allgemeinen über 24 – 48 h. Der paralytische Ileus kann *infektiös-toxisch* (diffuse eitrige Peritonitis) oder *nervös-reflektorisch* (Nieren- und Gallensteinkoliken) ausgelöst sein. Auf eine reflektorische Lähmung der Darmwandmuskulatur wird auch der *postoperative Ileus* zurückgeführt.
- Die rein *spastischen* Ileusformen sind sehr selten. Sie kommen als spastische Komponente beim Fremdkörperileus, selten bei Grippe, Bleivergiftungen, bei akuter Porphyrie oder Nikotinabusus vor.

Folgen des Darmverschlusses. Die Behinderung der Darmpassage kann initial mit einem Schock und mit einer *reflektorischen Darmlähmung* (Sympathikotonus, aktive Dilatation als gleichsam sympathikotone Notfallreaktion) einhergehen. Im paralysierten Darm *stauen* sich vor dem Hindernis *(prästenotisch) Darminhalt und Sekrete*. Das Stadium der Pa-

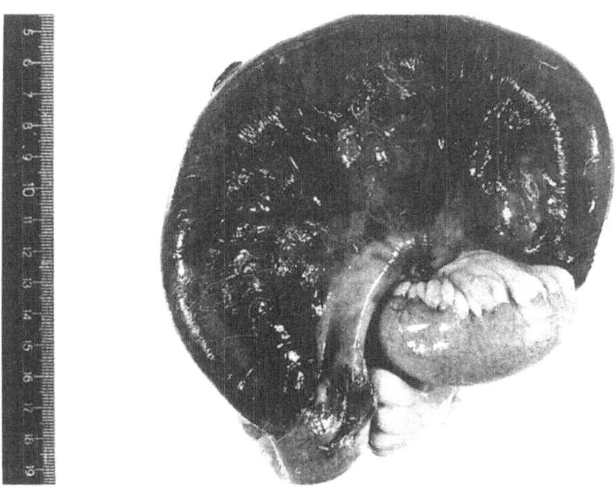

Abb. 5.7. Bridenileus mit hämorrhagischer Infarzierung eines großen Dünndarmsegmentes. *Rechts unten* intakter Darmteil, Operationspräparat

ralyse wird schließlich von einer *hyperperistaltischen Gegenregulation (Vagotonus)* abgelöst. Unter hohem Druck wird das Darmlumen weiter dilatiert, die Darmwand überdehnt. Die Dehnung wird intensiviert durch Gase, die aus fermentativen Prozessen des gestauten Darminhaltes stammen. Mit steigender Dehnung der Darmwand entwickelt sich eine ischämische Kapillarschädigung *(Distensionsenterokolitis)* (Abb. 5.7). Dadurch verliert der Organismus enorme Mengen an Wasser und Elektrolyten in das Darmlumen, aber auch in die freie Bauchhöhle *(Volumenmangel)*. Die Folgen sind Bluteindickung, Hypovolämie und eine verminderte Urinproduktion *(renal-metabolische Azidose)*. Besonders beim tiefen Dünndarm- und beim Dickdarmileus führen Produkte der Eiweißfäulnis zu *Intoxikationen*.

Ohne therapeutische (chirurgische) Intervention führt der Ileus zum *Tode*. Trotz vieler therapeutischer Fortschritte ist die Ileusletalität noch immer hoch (im Durchschnitt 20% beim klassischen, d. h. voll entwickelten Ileussyndrom). Säuglinge und alte Menschen sind besonders gefährdet. Die Letalität ist *direkt proportional* zur Dauer des Verschlusses, wobei der Dünndarmileus viel foudroyanter verläuft und häufiger einen letalen Verlauf zeigt als der Dickdarm-Ileus.

Literatur

Die inzwischen sehr umfangreiche Literatur zu diesem Kapitel wird nicht zuletzt aus Platzgründen nur sehr punktuell zitiert. Es wird einerseits auf die weiterführende Literatur 1.–11. (▷ S. 418, vor allem: 2., 5., 11.) und 1, 8, 9 [Colon und Rektum]), andererseits auf die aktuellen Lehrbücher zur Pathophysiologie und Chirurgie verwiesen.

12. Enke A (1982) Ileus: Grundlagen. In: Siewert JR, Blum AL, Farthmann EH, Lankisch PG (Hrsg) Notfalltherapie, Konservative und operative Therapie gastrointestinaler Notfälle. Springer, Berlin Heidelberg New York, S 536–544
13. Grund KE, Kümmerle F (1978) Ileus. Pathophysiologie und Symptomatik. Dtsch med Wochenschr 103:1711–1715 und 1754–1757
14. Kern E (1980) Postoperativer Ileus – Grundsätzliches zu Pathophysiologie und Klinik. Chirurg 51:193–197
15. Man DWK, Heath AL, Eckstein HB (1983) Intussusception in infancy and childhood. A 13-year review of 75 patients. Z Kinderchir 38:383–386
16. Neumayr A (1972) Ursachen, Klinik und Symptomatologie des mechanischen Ileus. Wien Klin Wochenschr 84: 442–446
17. Raudkivi PJ, Smith HLM (1981) Intussusception: analysis of 98 cases. Br J Surg 68:645–648
18. Tondelli P, Kohler O, Harder F, Allgöwer M (1983) Mechanischer Ileus: Analyse von 600 Operationen. Helv Chir Acta 49:833–838

Mucous cast (Schleimzylinder)

Extrem selten. Die Darmlichtung ist ausgefüllt mit einem gelatinösen, zäh-viskösen Material. Beobachtet bei *Mukoviszidose* und *atretischen Darmsegmenten.* Vergleichbare, allerdings *fibrinreiche* Ausgüsse der Darmlichtung, bis 100 cm lang, können bei schweren nekrotisierenden bzw. exsudativen (möglicherweise infolge eines besonderen Staphylokokkentoxins) *Enteritiden* und bei *Graft-versus-host-Reaktionen* gefunden werden.

Tabelle 5.4. Einteilung der familiären viszeralen Myopathien (nach [15])[a]

Typ	Erbgang	Gastrointestinale Befunde	Extraintestinale Manifestationen
I	Autosomal-dominant	Ösophagusdilatation Megaduodenum Redundantes Kolon	Große Harnblase Mydriasis
II	Autosomal-rezessiv	Magen- und Dünndarmdilationen Divertikel	Ptosis und externe Ophthalmoplegie
III	Autosomal-rezessiv	Magenatonie „tubulärer" Dünndarm	keine
IV	Autosomal-rezessiv	Dilatation des gesamten Gastrointestinaltraktes	keine

[a] ▷ auch Tabelle 5.5.

Tabelle 5.5. Klassifikation neuromuskulärer Krankheiten (nach [15,17])[a]

I. Erkrankungen des Plexus myentericus

A. Familiäre viszerale Neuropathien
  1) Rezessiv, mit intranukleären Einschlußkörpern.
  2) Rezessiv, mit mentaler Retardierung und Kalzifikationen der basalen Ganglien.
  3) Dominant, ohne die oben beschriebenen Assoziationen

B. Sporadische viszerale Neuropathien
  1) Degenerativ, nichtentzündlich
  2) Degenerativ, entzündlich
    a) Paraneoplastisch
    b) Nichtparaneoplastisch (Chagas-Krankheit, CMV, idiopathisch)
    c) isolierte inflammatorische Axonopathie

C. Entwicklungsbedingte Störungen
  1) M. Hirschsprung
  2) Zuelzer-Wilson-Syndrom
  3) Entwicklungsbedingte bzw. reifungsbedingte Störungen
    a) mit mentaler Retardierung
    b) mit anderen (komplexen) neurologischen Störungen
    c) isoliert den Plexus myentericus betreffend
  4) Neuronale intestinale Dysplasie
    a) Neurofibromatose-assoziiert
    b) assoziiert mit MEA II
    c) isoliert den Darmtrakt betreffend

D. Schwere idiopathische Obstipation

E. Medikamentös induzierte, toxische Schädigung

II. Erkrankungen der glatten Muskulatur

A. Primär
  1) Familiäre viszerale Myopathien (▷ Tabelle 5.4)
    a) Autosomal-dominant
    b) Autosomal-rezessiv mit Ptosis und externer Ophthalmoplegie
    c) Autosomal-rezessiv mit Magenatonie
    d) Autosomal-rezessiv mit Dilatation des gesamten Gastrointestinaltraktes
  2) Sporadische viszerale Myopathien

B. Sekundär
  1) Progressive systematische Sklerose/Polymyositis
  2) Myotonische Dystrophie
  3) Progressive muskuläre Dystrophie
  4) Amyloidose
  5) Zeroidose (?)

C. Diffuse lymphoide Infiltration

III. Dünndarmdivertikulose

  1) mit viszeraler Myopathie
  2) mit progressiver systemischer Sklerose
  3) mit viszeraler Neuropathie und neuronalen Einschlüssen
  4) sekundär in Verbindung mit einem M. Fabry

[a] ▷ Tabelle 5.4.

Intestinale Pseudoobstruktion

Definition. Sie ist definiert als ein Syndrom andauernder oder wiederkehrender Obstruktionen des Gastrointestinaltraktes ohne Nachweis einer mechanischen Blockade [15] (auch Kap. 7, S. 550).

Klassifikation, Ätiologie. Die intestinale Pseudoobstruktion tritt *akut* oder *chronisch* auf. Die akute Form ist praktisch identisch mit dem paralytischen Ileus [14].

Bezüglich der chronischen intestinalen Pseudoobstruktion [chronic idiopathic (primary) intestinal pseudo-obstruction [17](CIIP)] erscheint es nach wie vor sinnvoll, zwischen *primären (idiopathischen)* und *sekundären Formen* zu unterscheiden [15].

Nach der Lokalisation der Ursache (Darmwandmuskulatur, Nervenplexus) werden bei den chronischen intestinalen Pseudoobstruktionen *viszerale Myopathien* und *Neuropathien* unterschieden (Tabelle 5.4 und 5.5).

Viszerale Myopathien (Hohlorganmyopathien). Sie sind durch eine *Degeneration des glattmuskulären Gewebes,* vor allem der *Muscularis propria* (leere Sarkolemm-Schläuche, vakuoläre Degeneration, Atrophie, Fibrose), der Darmwand charakterisiert [13]. Aber auch die *Muscularis mucosae* kann betroffen sein [12]. Auf Grund des Erbganges und der klinischen Symptomatik lassen sich *4 Formen* unterscheiden (Tabelle 5.4). Außer den familiär gebundenen viszeralen Myopathien sind gelegentlich auch *sporadische Fälle* beobachtet worden [20]. Allerdings ist für diese Fälle ein *rezessiver Erbgang* derzeit noch nicht sicher auszuschließen.

Viszerale Neuropathien [16]. Sie sind durch einen *Verlust an Nervenzellen im Plexus myentericus* und durch eosinophile intranukleäre Einschlußkörper *(neuronal intranuclear inclusion disease)* sowohl im Plexus myentericus als auch im Plexus submucosus charakterisiert [16]. Vergleichbare Einschlußkörper findet man im *Gehirn,* im *Rückenmark,* im *autonomen Nervensystem* und in *peripheren Nerven.* Sie gelten als pathognomonisch für diese Form der familiären viszeralen Neuropathie mit autosomal-rezessivem Erbgang.

Eine derzeit weithin akezptierte Klassifikation neuromuskulärer Krankheiten ist in Tabelle 5.5 zusammengefaßt [17]. Zur häufig komplexen klinischen Symptomatik, Therapie und Prognose sei auf die gute Übersicht von Gerl [15] verwiesen.

Das *differentialdiagnostische Spektrum* umfaßt sekundäre viszerale Myopathien und Neuropathien, verschiedene Entwicklungsanomalien (M. Hirschsprung, Zuelzer-Wilson-Syndrom) sowie medikamentös und endokrin bedingte Störungen.

Literatur

1 - 11. Weiterführende Literatur (▷ S. 418)
12. Alstead EM, Murphy MN, Flanagan AM, Bishop AE, Hodgson HJF (1988) Familial autonomic visceral myopathy with degeneration of muscularis mucosae. J clin Pathol 41:424 - 429
13. Anuras S, (1988) Intestinal pseudo-obstruction syndrome. Ann Rev Med 39:1 - 15
14. Anuras S, Christensen J (1981) Recurrent or chronic intestinal pseudo-obstruction. Clin Gastroenterol 10:177 - 190
15. Gerl A (1992) Chronische intestinale Pseudoobstruktion. Dtsch med Wschr 117:1492 - 1498
16. Krishnamurthy S, Schuffler MD (1987) Pathology of neuromuscular disorders of the small intestine and colon. Gastroenterology 93:610 - 639
17. Krishnamurthy S, Heng Y, Schuffler MD (1993) Chronic intestinal pseudo-obstruction in infants and children caused by diverse abnormalities of the myenteric plexus. Gastroenterology 104:1398 - 1408
18. Lowsky R, Davidson G, Wolman S, Jeejeebhoy KN, Hegele RA (1993) Familial visceral myopathy associated with a mitochondrial myopathy. Gut 34:279 - 283
19. Ruchti C, Eisele S, Kaufmann M (1990) Fatal intestinal pseudo-obstruction in brown bowel syndrome. Arch Pathol Lab Med 114:76 - 80
20. Schuffler MD, Rohrmann CA, Chaffee RG, Brand DL, Delaney JH, Young JH (1981) Chronic intestinal pseudo-obstruction. Medicine 60.173 - 196

Vaskulär bedingte Darmerkrankungen[29]

Die Baucheingeweide sind außerordentlich gut durchblutet. Etwa 28% des Herzschlagvolumens gelangen in diese Kreislaufprovinz. Das entspricht einem durchschnittlichen *Minutenvolumen von 1,68 l.* Das Außmaß der sekretorischen und resorptiven Leistungen des Magen-Darm-Traktes steht in direkter Korrelation zur Durchblutung. Der Zufluß des Blutes erfolgt über die 3 *unpaaren Viszeralarterien (Truncus coeliacus, A. mesenterica superior und inferior)*, der venöse Abtransport über das *portale Strombett.* Zwischen beiden Gefäßregionen besteht ein erheblicher Druckgradient. Der Druck im portalen System beträgt nur etwa $^1/_{10}$ des viszeralarteriellen Druckes.

Die mesenteriale (intestinale) Blutzirkulation steht unter der Kontrolle des *autonomen Nervensystems.* Dabei erfolgt die Regulation der Blutzufuhr durch vasomotorische Reaktionen der kleinen Arterien. Dieser sog. Autoregulationsmechanismus der intestinalen Durchblutung ist sehr genau und außerordentlich empfindlich balanciert. Da der gesamte Mesenterialkreislauf auf Katecholamine reagiert, können schon kleine Mengen von Adrenalin und Noradrenalin eine erhebliche Vasokonstriktion verursachen. Dadurch erhöht sich der schon normalerweise beträchtliche Strömungswiderstand im viszeralen Strombett. Die intestinomesenteriale Zirkulation scheint *nicht* über sog. *Barorezeptoren* zu verfügen. Fällt der Aortendruck um 25% des Normwertes, können ischämische Darmwandläsionen entstehen.

Hinsichtlich der Pathogenese ischämischer Darmwandläsionen sind vor allem 2 Faktoren von essentieller Bedeutung:

- *arterielle Okklusionen* und
- *Hypotensionen* (nichtokklusive intestinale Ischämie). Hinzu kommen venöse Abflußbehinderungen. Das sozusagen gemeinsame Endergebnis ist die hämorrhagische Darmwandnekrose, der *hämorrhagische Infarkt.*

Arteriell lokalisierte Durchblutungsstörungen

Okklusiv bedingte arterielle Durchblutungsstörungen

Etwa die Hälfte aller ischämischen Darmwandläsionen beruht auf einer arteriellen Verschlußkrankheit, entweder infolge *arteriosklerotischer (stenosierender) Plaquebildungen*, ortsständiger *Thrombosen* oder infolge von *Thrombembolien* bzw. *entzündlich bedingter Gefäßverschlüsse* (z. B. Thrombangiitis obliterans Winiwarter-Bürger, Lupus erythematodes, Periarteriitis nodosa, anaphylaktoide Purpura Henoch-Schönlein). In neueren Statistiken wird der *nichtokklusive Infarkt* in einer Häufigkeit von 20 - 50 - 75% angegeben[12, 29].

Man kann zwischen *akuten* Gefäßverschlüssen und *chronischen* Durchblutungsstörungen unterscheiden.

Akute Gefäßverschlüsse

Epidemiologie. Der akute Mesenterialarterienverschluß stellt nur 0,4% aller akuten Abdominalerkrankungen dar. 75% der Patienten sind älter als 50 Jahre, Männer überwiegen im Verhältnis 3 : 1.

Der Anteil arterieller Gefäßverschlüsse als Infarktursache unter allen ursächlichen Faktoren schwankt in den Literaturangaben zwischen etwa 30 und 50%[12, 40]. Die nichtokklusiv bedingten Infarkte (s. unten) nehmen an Häufigkeit offenbar mehr und mehr zu (s. oben).

Ätiologie, Pathogenese

- Häufigste Ursache akuter Mesenterialinfarkte ist eine *Thrombembolie*, die sowohl die A. mesenterica superior als auch die A. ileocolica oder distale Arterienäste betreffen kann[12]. Die Emboli stammen meist aus der *linken Herzkammer (Myokardinfarkt)* oder aus dem *linken Vorhof (Vitien)*, nur ein kleiner Teil aus der *Aorta (arteriosklerotische Plaques, Cholesterinembolie, Arteriitis)*[14, 20].
- An zweiter Stelle nach der Thrombembolie folgt die *autochthone Mesenterialarterienthrombose.* Sachs et al.[34] fanden Embolien und Thrombosen als Infarktursache gleich häufig.

Je nach dem Versorgungsgebiet des verschlossenen Gefäßes betrifft der akute Infarkt nur den *Dünndarm* (60%) oder den *Dünn- und Dickdarm* (30%).

Klinik. Das *klinische* Bild des akuten arteriellen Gefäßverschlusses ist zunächst gekennzeichnet durch einen abrupt und mit voller Heftigkeit einsetzenden *Gefäßschmerz*. Es folgt die stumme Phase der Darmatonie (*Ileus*), die häufig mit einer erheblichen *Leukozytose* einhergeht. Schleimhautalterationen (gestörte Resorption, Aufnahme toxischer Substanzen und/oder pathogener Keime) und eine transmural entwickelte Darmwandnekrose führen entweder zu einer diffusen *Durchwanderungsperitonitis* oder *zu Perforationen*, denen ebenso eine diffuse und nicht selten foudroyant verlaufende *Peritonitis* folgen kann (akutes Abdomen).

Morphologie[36, 38]. Der Darm ist gebläht, die Wand *ödematös durchtränkt, düsterrot (hämorrhagischer Infarkt)*. In der Schleimhaut, z. T. aber auch in den tieferen Wandschichten findet man unterschiedlich stark ausgeprägte *Blutungen*. In der Folge entwickeln sich *Schleimhautnekrosen* und *granulozytäre Darmwandinfiltrate*. Die getrübte Serosa zeigt *Fibrinexsudationen*. In den Gefäßen der Darmwand findet man *sekundäre Thromben*.

Komplikationen, Prognose. Die Folgen des hämorrhagischen Dünndarminfarktes sind eine *diffuse Peritonitis*, ein *paralytischer Ileus, Blutungen* in die Darmlichtung und ein u. U. schwerer *Kreislaufschock* (s. oben).

Die *Letalität* hat sich trotz der Fortschritte der Gefäßchirurgie nicht entscheidend gebessert und wird nur von wenigen Autoren bei frühzeitiger Embolektomie (!) mit unter 30% angegeben[27, 30, 40]. Bei Spätoperationen liegt die Letalität zwischen 80 und 100%.

Die *Prognose* ist besonders schlecht bei primär arterieller Thrombose und am besten bei frühzeitiger Embolektomie ohne Darmresektion (Gefahr der Anastomoseninsuffizienz). Eine Second-look-Operation nach 24 h wird empfohlen, um zwischenzeitlich nekrotisierte Darmabschnitte resezieren zu können.

Die *Gesamtletalität* aller (arteriellen und venösen) Mesenterialgefäßverschlüsse beträgt nach den meisten Statistiken zwischen 65 und 98%[34].

Chronische Durchblutungsstörungen

Chronische Durchblutungsstörungen sind im allgemeinen die Folge von chronisch-stenosierenden Gefäßerkrankungen. In etwa 90% handelt es sich um degenerativ-arteriosklerotische Gefäßveränderungen. Entsprechend den jeweils betroffenen Gefäßregionen können sich unterschiedliche klinische Symptome manifestieren.

Angina abdominalis (Orthner-Krankheit)[16, 17, 31]

Epidemiologie. Betroffen sind vor allem Personen im *höheren Lebensalter*. Das männliche Geschlecht überwiegt im Verhältnis 4:1.

Klinik. Die chronischen (oder auch relativen) Durchblutungsstörungen werden klinisch nur dann manifest, wenn in den betroffenen Gefäßen ein Grenzwert von 30% unterschritten wird. Reicht die Kapazität der arteriellen Versorgung nicht mehr aus (z. B. wenn nach Nahrungsaufnahme der Blutbedarf im Intestinaltrakt u. U. drastisch ansteigt), dann entwickelt sich das Bild der *Dyspragia intermittens angiosclerotica intestinalis* (*Orthner-Krankheit*, Angina abdominalis, mesenteric vascular insufficiency, mesenteric vascular disease, chronisches Verschlußsyndrom der Eingeweideschlagadern, intestinale Claudicatio intermittens).

Ausdruck dieser chronischen Durchblutungs-(Belastungs-)Insuffizienz sind *krampfartige Schmerzen im Ober- und Mittelbauch* , die *15 – 30 min nach Nahrungsaufnahme* einsetzen. Charakteristisch für diese Form der Darmischämie ist der auffallende Gegensatz zwischen den starken Schmerzen und den nur spärlich objektivierbaren morphologischen Befunden (s. unten). Durch häufige, aber kleine Mahlzeiten (*small meal syndrom*) versuchen die Patienten die Schmerzen zu vermeiden. Aus Furcht vor den von der Nahrungsaufnahme abhängigen Schmerzen resultiert eine deutlich *reduzierte Nahrungsaufnahme*, die schließlich zum *progredienten Gewichtsverlust* führt.

Im Gefolge einer chronisch-progredienten Durchblutungsinsuffizienz können sich *ischämische Strikturen und/oder Stenosen* und *Ulzera* entwickeln. Die Darmwand ist in diesen Abschnitten deutlich *fibrosiert*. Nahezu regelmäßig findet man *hämosiderinhaltige Makrophagen*.

Prognose. Gefäßrekonstruktive Operationen, die durchaus auch einen infarktprophylaktischen Charakter haben, führen in 90% zu einer deutlichen Befundbesserung. Gleichwohl kann die chronische Durchblutungsstörung jederzeit durch eine Thrombembolie akut kompliziert werden (*catastrophic arterial occlusion*).

Arteria-coeliaca-Syndrom[13, 35]

Hierunter versteht man eine vor allem bei jüngeren Erwachsenen (meist Frauen im 2. – 4. Lebensjahrzehnt) auftretende intestinale Minderdurchblutung, die auf einer Kompression der A. coeliaca beruhen soll *(Zöliakakompressionssyndrom)*. Man nimmt an, daß dieses Gefäß durch das *Lig. arcuatum medianum* , das den Hiatus aorticus des Zwerchfells ventral begrenzt, oder durch das *Ganglion coeliacum* (evtl. mit Fibrose oder Neurinombildung) komprimiert wird.

Die Existenz dieses Syndroms wird teilweise mit großer Skepsis betrachtet, vor allem hinsichtlich der diskutierten pathophysiologischen Grundlagen. Unbestreitbar ist jedoch, daß viele Patienten die typischen Symptome einer Angina abdominalis aufweisen und daß die operative Beseitigung der Kompressionsursache die meisten Patienten (etwa 80%) beschwerdefrei macht.

Verschluß multipler kleiner Mesenterialarterienäste

Jenseits des 50. Lebensjahres findet man in hohem Prozentsatz morphologische Veränderungen der kleinen Mesenterialarterien im Sinne einer mehr oder weniger stark ausgeprägten und hämodynamisch u. U. durchaus wirksamen *okklusiven Vaskulopathie*[39, 40]. Die *Palette der Ursachen* ist vielfältig: Arteriosklerose, Thrombose, Embolie, Cholesterinembolisation, entzündliche Gefäßerkrankungen, fibröse Intimahyperplasie, Mediaverdickungen, periarterielle Fibrosen, Köhlmeier-Degos-Syndrom, Fabry-Syndrom, Moschcowitz-Syndrom, Amyloidosen. Am häufigsten sind arteriosklerotische Media- und Intimaveränderungen.

Morphologisch reicht das Bild der Darmveränderungen von *oberflächlichen Schleimhautnekrosen* bis zu *gangränösen Darmwandläsionen* (mit der Gefahr der Perforation und Peritonitis). Schließlich können sich ischämische Strikturen und segmentale Stenosen[41] entwickeln.

Durchblutungsstörungen ohne arteriellen Verschluß

Synonyme: Nekrotisierende, terminale, agonale ischämische Enteropathie, terminale hämorrhagisch-nekrotisierende Enteropathie, mesenteriale Gefäßinsuffizienz, pseudomembranöse Enterokolitis, nonocclusive mesenteric ischemia/infarction, Perfusionsischämie, Thorek-Wilson-Qualheim-Syndrom

In einem größeren Prozentsatz (30 – 40 – 50%) aller ischämischen Darmläsionen (einschl. kompletter hämorrhagischer Infarkte) fehlen Gefäßokklusionen jedweder Art[22, 33, 39–41]. Diese nichtokklusiv bedingten Durchblutungsstörungen findet man nahezu ausschließlich in höherem Lebensalter.

Ätiologie, Pathogenese. Die wichtigsten *Ursachen* der nichtokklusiven Darmischämie sind *kardialer Natur:* Herzinfarkte, Herzrhythmusstörungen, Vitien, verschiedene Formen der Herzinsuffizienz (Low-output-Syndrom), kardiovaskuläre (aber auch septische) Schockzustände. Bei einer Minderung der Herzauswurfleistung um 30% wird die Durchblutung im Gebiet der A. mesenterica superior um etwa 45% reduziert. Bei längerer (kardiogener) Schockdauer führt diese Mangeldurchblutung zur hämorrhagischen Darmwandnekrose.

Weitere Ursachen nichtokklusiver Ischämiereaktionen sind Hämokonzentrationen (z. B. nach Verbrennungen oder nach einer Überdosierung von Diuretika) und medikamentös bedingte Gefäßkonstriktionen im Splanchnikusgebiet (Digitalis, Oktapressin, Ergotamin, orale *Kontrazeptiva, Penicillin u. a.).*

Klinik. *Leichte Formen* gehen mit *Übelkeit, Erbrechen, Obstipation,* einer *Diarrhö* und anderen uncharakteristischen Darmsymptomen einher. *Schwere Formen* werden von *Fieber, blutigen Diarrhöen* und *Leibschmerzen* begleitet und können u. U. bis zum Vollbild des akuten Mesenterialinfarktes eskalieren.

Morphologie. Pathologisch-anatomisch findet man bei Durchblutungsstörungen ohne arterielle Okklusion *variable Bilder,* nicht selten allerdings komplette *hämorrhagische Darminfarkte.* Da die Läsionen nicht an bestimmte Versorgungsgebiete gebunden, sondern abhängig von der Intensität und Dauer des jeweiligen Schockgeschehens sind, finden sich teils *segmentale,* teils *totale hämorrhagische Infarzierungen.* Als Schockäquivalent sind intravasal nicht selten Fibrinthromben (disseminierte intravasale Gerinnung, DIC-Syndrom) nachweisbar.

Prognose. Sie ist schlecht. Die Letalität erreicht nahezu 100%. Wird die akute Krankheitsphase überlebt, bessert sich die Prognose deutlich.

Mesenteriales Entzugssyndrom (mesenteric steal syndrome)[18]

Eine Sonderstellung zwischen okklusiven und nichtokklusiven Durchblutungsstörungen nimmt das sog. *mesenteriale Entzugs-Syndrom (mesenteric steal syndrome)* ein. Dem Syndrom liegt eine Stenose im distalen Aortenbereich (Thrombose, Lériche-Syndrom) oder eine einseitige Iliakalstenose zugrunde. In jedem der beiden Fälle wird dem Mesenterialkreislauf über Anastomosen mit der A. iliaca int. und der A. mesenterica sup. Blut entzogen, sobald durch stärkere Belastungen der unteren Extremitäten ein vermehrter Sauerstoffbedarf entsteht. Das Syndrom ist selten.

Venöse Abflußbehinderungen – Mesenterialvenenthrombose

Epidemiologie. Etwa 5 – 15% der intestinalen Ischämien sind durch Thrombosen der Mesenterialvenen bedingt[40]. Eine Alters- und/oder Geschlechtsdisposition scheint nicht vorzuliegen. Im jüngeren Lebensalter ist die Mesenterialvenenthrombose jedoch selten.

Die meisten Fälle sind idiopathisch. Eindeutige ätiologische Faktoren sind nicht bekannt. Im übrigen kommen ursächlich in Betracht: *Polycythaemia vera rubra*, andere Zustände von *Hyperkoagulabilität* [z. B. angeborener Antithrombin-III-Mangel, Gravidität (?)], *portale Hypertensionen, Sepsis, Tumorkompressionen, Briden, direkte Schäden der Gefäßwände* und *Antikonzeptiva*.

Klinik. In der Regel entwickeln sich klinische Symptome schleichend mit kolikartigen Leibschmerzen und blutigen Durchfällen. Bei fulminanten Thrombosen unterscheiden sich die klinischen Symptome und morphologischen Befunde nicht von Befunden bei arteriellen Verschlüssen.

Morphologie. Die V. mesenterica sup. ist 2mal häufiger betroffen als die V. mesenterica inf.[21] Bemerkenswert ist, daß selbst obturierende Thrombosen des Stammes der V. mesenterica sup. dann nicht zur Infarzierung führen, wenn ein ausreichender Kollateralkreislauf über Arkaden bzw. Anastomosen besteht.

Prognose. Bei adäquater Therapie liegt die *Letalität* heute unter 20%, die *Rezidivquote* (bei entsprechender Prophylaxe) unter 25%[40].

Sonstige Gefäßerkrankungen und Kreislaufstörungen

Dünndarmvarizen[18]

Sie sind insgesamt selten, können aber massive Blutungen verursachen. 60% variköser Gefäßveränderungen sind im Duodenum lokalisiert (▷ S. 389), etwa 20% im Jejunum und Ileum. In sehr hohem Prozentsatz besteht eine portale Hypertension.

Angiodysplasie

Sie wird ausführlicher im Kapitel Kolon und Rektum besprochen. Dünndarmmanifestationen sind selten. Auch sie können zu chronischen (→ Eisenmangelanämie) oder akuten und massiven Blutungen führen. Die Therapie besteht in der Resektion des betroffenen Darmabschnittes.

Entzündliche Gefäßerkrankungen (Angiitiden)[15, 25]

Der Gastrointestinaltrakt kann bei zahlreichen Formen entzündlicher Gefäßerkrankungen beteiligt sein (vgl. Gefäßkapitel in Bd. 1). *Häufigkeitsangaben*, bezogen auf alle Formen der Vasculitiden, schwanken zwischen 11, 27 und 50%. Besonders häufig scheinen gastrointestinale Manifestationen bei der *Panarteriitis nodosa* und beim *Churg-Strauss-Syndrom* vorzukommen. Aber auch bei der *Thrombangiitis obliterans*, bei der *Riesenzellarteriitis*, beim *Lupus erythematodes*, der *chronischen Polyarthritis* und beim *Behçet-Syndrom* kommen gastrointestinale Manifestationen vor. Bezüglich der *AIDS-assoziierten CMV-Infektionen* von Endothelzellen wird auf den entsprechenden Abschnitt in Kap. 7 verwiesen.

Als Komplikationen können sich Ulzerationen, Blutungen, Infarkte und Perforationen einstellen.

Mesenteric inflammatory veno-occlusive disease

Isolierte intestinale Vaskulitiden sind *selten*. Isolierte entzündlich-okklusive Erkrankungen der mesenterialen Venen und Venolen sind *extrem selten*[19]. Häufiger werden entzündliche Venenerkrankungen als begleitende Phlebitis bei primär arteriellen Vaskulitiden (z. B. Lupus erythemotodes, rheumatoide Arthritis, M. Bürger) beobachtet[23, 27, 28, 37].
Flaherty et al.[19] beschrieben 7 Patienten mit einer sog. venookklusiven Erkrankung der mesenterialen und intestinalen Venen und Venolen mit z. T. ausgeprägten *intestinalen Ischämiereaktionen und Blutungen*. Ausschließlich im Bereich venöser Blutgefäße fanden die Autoren teils *lymphozytäre, teils granulomatöse, teils auch nekrotisierende Phlebitiden* mit unterschiedlich alten thrombotischen Okklusionen und einer myointimalen Hyperplasie. Neben z. B. *hämorrhagischen Darmwandödemen* waren *Schleimhautulzerationen*, aber auch *Darmwandstrikturen* mit ausgeprägter Fibrose der Submukosa und der Muscularis propria entwickelt. Ursächliche Faktoren für die isolierte Phlebitis bzw. Venulitis konnten nicht eruiert werden.

Intramurale Hämatome[32]

Sie werden u. a. nach *Antikoagulantienbehandlung* und nach *Traumen*, aber auch beim *Verschluß kleinerer Mesenterialarterien* und bei *nichtokklusiven Ischämiereaktionen* beobachtet. Sie können Ursache eines *mechanischen Ileus* sein.

Intramurale Blutungen

Sie sind im Dünndarm *selten*. Ursächlich in Frage kommen: *ulzeröse Enteritiden* (z. B. Typhus abdominalis, Tuberkulose), *Tumoren* (z. B. hämangiomatöse Tumoren), *mechanisch bedingte Dünndarmerkrankungen* (Volvulus, Invaginationen, Divertikel), *Duplikaturen, Fremdkörper*, primäre und sekundäre *aortoenterische Fisteln*[26], submuköse *Aneurysmen, Dünndarmvarizen*, alle Formen der *hämorrhagischen Diathese* und eine *Gefäßamyloidose*.

Darmwandödeme

Sie treten in 2 Formen auf: als *akute* Ödeme bei Entzündungen und venösen Abflußbehinderungen und als *chronische* Ödeme bei Leberzirrhosen und Herzinsuffizienz.

Literatur

1. – 11. Weiterführende Literatur (▷ S. 418)
12. Andersson R, Pärsson H, Isaksson B, Norgren L (1984) Acute intestinal ischemia. A 14-year retrospective investigation. Acta Chir Scand 150:217 – 221
13. Barakat M, Mahmoud J, Bentlif PS (1972) Celiac-axis compression syndrome. A report of 3 cases. Dig Dis Sci 17:373 – 377
14. Braun E, Schwechheimer K, Waldherr R, Otto HF (1987) Disseminierte Cholesterinembolisation. Eine klinisch zumeist verkannte Komplikation der Arteriosklerose. Pathologe 8:42 – 47
15. Camilleri M, Pusey CD, Chadwick VS, Rees J (1983) Gastrointestinal manifestations of systemic vasculitis. Quart J Med NS 52:141 – 149
16. Croft RJ, Menon GP, Marston A (1981) Does intestinal angina exist? A critical study of obstructed visceral arteries. Br J Surg 68:316 – 318
17. Dick AP, Gregg DMcC (1972) Chronic occlusions of the visceral arteries. Clin Gastroenterol 1:689 – 706
18. Falchuk KR, Aiello MR, Trey Ch, Costello P (1982) Recurrent gastrointestinal bleeding from ileal varices associated with intraabdominal adhesions: case report and review of the literature. Am J Gastroenterol 77:859 – 860
19. Flaherty MJ, Lie JT, Haggitt RC (1994) Mesenteric inflammatory veno-occlusive disease. A seldom recognized cause of intestinal ischemia. Am J Surg Pathol 18:779 – 784
20. Giessler R, Hoffmann K, Heberer G (1973) Akute und chronische Verschlüsse der Viszeralarterien, Dtsch Med Wochenschr 98:1112 – 1118
21. Grendell JH, Ockner RK (1982) Mesenteric venous thrombosis. Gastroenterology 82:358 – 3729
22. Haglund U, Lundgren O (1979) Non-occlusive acute intestinal vascular failure. Br J Surg 66:155 – 158
23. Helliwell TR, Flook D, Whitworth J, et al. (1985) Arteritis and venulitis in systemic lupus erythematosus resulting in massive lower intestinal hemorrhage. Histopathology 9:1103 – 1113
24. Krausz MM, Manny J (1978) Acute superior mesenteric arterial occlusion: A plea for early diagnosis. Surgery 83:482 – 485
25. Kumar PJ, Dawson AM (1972) Vasculitis of the alimentary tract. Clin Gastroenterol 1:719 – 743
26. Levy DJ, Franklin GO, Rosenthal WS (1982) Gastrointestinal bleeding and amyloidosis. Am J Gastroenterol 77:422 – 426
27. Lie JT (1988) Thromboangiitis obliterans (Buerger's disease) revisted. Pathol Annu 23:257 – 291
28. Lie JT (1989) Systemic and isolated vasculitis: a rational approach to classification and pathologic diagnosis. Pathol Annu 24:25 – 114
29. Marston A (1972) Introduction: basic structure and function of the intestinal circulation. Clin Gastroenterol 1:539 – 546
30. Mavor GE (1972) Acute occlusion of the superior mesenteric artery. Clin Gastroenterol 1:639 – 653
31. Nunn DB (1972) Chronic intestinal angina: a report of two patients treated successfully by operation. Ann Surg 175:523 – 527
32. O'Mara CS, Williams GM, Ernst CB (1981) Secondary aortoenteric fistula. Am J Surg 142:203 – 209
33. Renton CJC (1972) Non-occlusive intestinal infarction. Clin Gastroenterol 1:655 – 673
34. Sachs SM, Morton JH, Schwartz SI (1982) Acute mesenteric ischemia. Surgery 92: 646 – 653
35. Sleisenger MH (1977) The celiac artery syndrome – again? Ann Int Med 86:355 – 356
36. Thompson H (1972) Vascular pathology of the splanchnic circulation. Clin Gastroenterol 1: 597 – 612
37. Weiser MM, Andres GA, Brentjens JR, et al. (1981) Systemic lupus erythematosus and intestinal venulitis. Gastroenterology 81:570 – 579
38. Whitehead R (1972) The pathology of intestinal ischaemia. Clin Gastroenterol 1:613 – 637
39. Whitehead R (1976) The pathology of ischemia of the intestines. Pathol Ann 11:1 – 52
40. Williams LF (1971) Vascular insufficiency of the intestines. Gastroenterology 61:757 – 777
41. Windsor CWO (1972) Ischaemic strictures of the small bowel. Clin Gastroenterol 1:707 – 717

Tabelle 5.6. Maldigestionssyndrome

1. Gastrogene Maldigestion
   - Totale oder subtotale Gastrektomie
   - Ösophagogastrektomie
   - Vagotomie und Drainageoperationen
   - Chronisch-atrophische Gastritis (?)
2. Hepatobiliäre Maldigestion
   Obstruktionsikterus
   Biliäre Leberzirrhose
   Schwere Leberparenchymschäden unterschiedlicher Ursache
   Gallensäuremangel:
   kongenital
   Ileumresektion (z. B. M. Crohn)
   Gallenblase-Kolon-Fistel
   Cholestyramintherapie
3. Pankreatogene Maldigestion
   Chronische Pankreatitis
   Subtotale oder totale Pankreatektomie (Karzinome)
   Pankreasfisteln bzw. -Pseudozysten
   Pankreolithiasis
   Mukoviszidose
   Kwashiorkor

Malassimilation (Maldigestion und Malabsorption)

Definition. Entsprechend den digestiven und absorptiven (resorptiven) Funktionen des Dünndarms werden *Maldigestions-* und *Malabsorptionssyndrome* unterschieden. Beide werden im Oberbegriff der *Malassimilation* zusammengefaßt.

- Maldigestion *ist definiert als Störung der intraluminalen Aufspaltung (Hydrolyse) der verschiedenen Nahrungsstoffe* (Fette, Kohlenhydrate, Proteine). Sie kann pankreatogen, hepatobiliär und/ oder gastrogen bedingt sein (Tabelle 5.6).

Tabelle 5.7. Ätiologie und Pathogenese der Malabsorption, geordnet nach der Lokalisation der Störung in der Darmwand

Lokalisation	Ursachen
Epitheliale Störungen	*Kongenitale isolierte Enzymdefekte* • *Aminosäurenstoffwechsel:* z. B. Hartnup-Syndrom, Zystinurie, Syndrom der blauen Windel („blue diaper syndrome". Tryptophanmalabsorption), Methioninmalabsorption, sekundäre Störungen des Aminosäurentransportes (Phenylketonurie, Ahornsirupkrankheit) • *Fettstoffwechsel:* z. B. Abetalipoproteinämie (Bassen-Kornzweig- und Tangier-Syndrom) • *Kohlenhydratstoffwechsel:* Disaccharidase-Malabsorptionssyndrome, kongenitale Glukose-Galaktose-Malabsorption • *Mineralstoffwechselstörungen:* Vitamin-D-Mangelrachitis, Chloriddiarrhö (kongenitale Chloriddiarrhö, kongenitale Alkalose mir Diarrhö) • *Vitamine:* Selektive (isolierte) Vitamin-B_{12}-Malabsorption (Typ I + II = Imerslund-Syndrom) *Primäre Malabsorptionssyndrome:* Zöliakie (einheimische Sprue, Glutenenteropathie), tropische Sprue, Kollagensprue, Sojaproteinenteropathie *Sekundäre Malabsorptionssyndrome* • *Verkürzung oder Ausschaltung des Ileums:* Resektion: „Short-bowel"-Syndrom, angeborener Kurzdarm, intestinale Bypassoperationen (Syndrom der blinden, afferenten bzw. stagnierenden Schlinge) • *Entzündlich bedingt*[a]: M. Crohn, Ileocolitis ulcerosa, Tuberkulose, akute bakterielle Enteritiden, M. Whipple • *Tumoren des Dünndarmes,* v. a. Lymphome und Karzinome • *Kutointestinale Syndrome:* z. B. Dermatitis herpetiformis, Psoriasis, Köhlmeier-Degos-Syndrom, Acrodermatitis enteropathica • *Endokrinopathien:* Diabetes mellitus, Hyperthyreose, Hypoparathyreoidismus, NNR-Insuffizienz, Mauriac-, Verner-Morrison-, Zollinger-Ellison und Wermer-Syndrom • *Parasitosen:* Giardiasis, Ankylostomiasis, Infektion mit Strongloides stercoralis oder Dibotriocephalus latus • *Chemisch-physikalische Schäden:* Pharmaka (Neomycin, Zytostatika, Cholestyramin, Kolchizin, Phenolphthalein etc.), Strahlenenteritis[a] • *Vaskulär bedingt:* Orthner-Krankheit, intestinale Arteriitiden, aortofemorale Bypassoperationen (mesenteriale Ischämie?)
Störungen der L. propria/ Submukosa	*Sekundäre Malabsorptionssyndrome:* M. Whipple, M. Crohn, systemische Sklerose (viszerale Sklerodermie), Strahlenenteritis, Amyloidose
Behinderung des Lymphabflusses	*Sekundäre Malabsorptionssyndrome:* • *Darmwanderkrankungen:* M. Whipple, M. Crohn, intestinale Lymphangiektasie, Pneumatosis cystoides intestinalis • *Erkrankungen der Mesenteriallymphknoten:* Tuberkulose, Lymphome, Tumormetastasen, M. Whipple • *Kompression der Lymphgefäßstämme:* Retroperitoneale/mesenteriale Tumoren/Zysten • *Kardiale Stauung:* Schwere Rechtsherzinsuffizienz • *Portale Stauung:* Leberzirrhose
Störungen der Darmmotilität	• *Motilität vermindert:* Ileus, systemische Sklerose, Peritonealfibrosen verschiedener Ursache • *Motilität vermehrt:* Diabetes mellitus (diabetische Enteropathie), Verner-Morrison-Syndrom

[a] Häufig kombiniert mit Störungen in anderen Schichten der Darmwand bzw. mit extraintestinalen Störungen (▷ Text).

• Malabsorptionssyndrome (Tabelle 5.7) beruhen auf *Störungen des enterozytären Membrantransportes. Die Malabsorption kann als ungenügende Resorption genügend abgebauter Ingesta definiert werden. Es handelt sich um eine Mangelresorption,* die zu *globalen Defizitsymptomen* mit chronischer Diarrhö, Steatorrhö, Adynamie und progredientem Gewichtsverlust (Kachexie) führt.

Maldigestion und Malabsorption sind letztlich nur theoretisch zu trennen. Wesentliche Endphasen der Digestion vollziehen sich nicht intraluminär (in der Darmlichtung), sondern im Bereich des Bürstensaumes der Enterozyten, der die für den Endabbau der zugeführten Nahrungsstoffe erforderlichen Enzymsysteme und zugleich auch Transportsysteme (Carrier) enthält. Die Bürstensaummembran ist unter *normativen Bedingungen* eine digestiv – absorptiv/re-

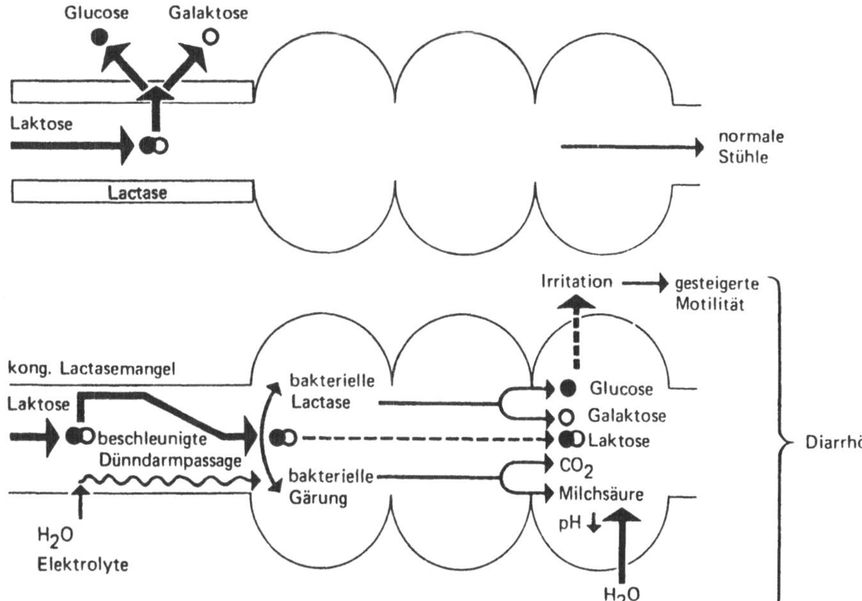

Abb. 5.8. Der pathophysiologische Mechanismus der Disaccharidmalabsorption, dargestellt am Beispiel der Laktosemalabsorption. (Aus Otto et al. 1976, Kap. 7[8]) Erläuterung ▷ Text.

Tabelle 5.8. Kongenitale Störungen der Darmresorption*

1. Disaccharidmalabsorption
   Laktosemalabsorption (Holzel-Syndrom)
   Laktoseintoleranz mit Laktosurie (Durand-Syndrom)
   Saccharosemalabsorption
   Saccharose-Isomaltose-Malabsorption
2. Glukose-Galaktose-Malabsorption
   (Glukosetransportstörung)
3. Störungen des Aminosäurestoffwechsels
   (Aminoazidurien)
   Zystinurie
   Hartnup-Syndrom
   Tryptophanmalabsorption („blue diaper-syndrome")
   Methioninmalabsorption („oast house-syndrome")
4. α-β-Lipoproteinämie (Bassen-Kornzweig-Syndrom)
5. Isolierte Vitamin-B_{12}-Malabsorption
6. Kongenitale Chloriddiarrhö
   (kongenitale Alkalose mit Diarrhö)

* Sowohl bei den Disaccharid-Malabsorptions-Syndromen als auch bei den Störungen des Aminosäurestoffwechsels gibt es zahlreiche erworbene und symptomatische Formen. Diese Störungen der Darmresorption werden vielfach als sekundäre Malabsorptionssyndrome zusammengefaßt

sorptive Oberfläche und unter *pathologischen Konditionen* die „Nahtstelle von Maldigestion und Malabsorption."

Kongenitale Störungen der Darmresorption

(Tabelle 5.8)

Es handelt sich um singuläre Resorptionsstörungen, die zumeist auf einem isolierten bzw. singulären Enzymausfall *(Enzymopathie, „brush border membrane disease")* beruhen (Übersichten: [14-18]). Neben den *kongenitalen Formen (primär)* treten diese Malabsorptionssyndrome auch als *erworbene (sekundäre)* Störungen [12, 13] der Nahrungsaufnahme auf, vorwiegend im Gefolge (infantiler) Gastroenteritiden.

Kongenitale Störungen der Nahrungsaufnahme sind durchweg *selten.* Am häufigsten sind die primären *Disaccharidmalabsorptionssyndrome,* die histologisch in der Dünndarmbiopsie überwiegend ein normales Schleimhaut – (Zotten –)Relief zeigen (histochemische bzw. biochemische Diagnose).

Die verschiedenen Formen der Disaccharidmalabsorption führen zu einer *Kohlenhydratintoleranz.*

Intoleranz ist in diesem Zusammenhang ein *unspezifischer Begriff,* der nichts über die jeweilige Pathogenese aussagt. Er ist *nicht identisch* mit dem Begriff der *Malabsorption.* Eine Milchintoleranz z. B. kann sehr verschiedene Ursachen haben. Sie kann Folge einer enzymatischen Störung des Intermediärstoffwechsels der Galaktose sein (kongenitale Galaktosämie), sie kann auf einer Laktosemalabsorption, auf einer echten Milchallergie oder auf einer direkt schleimhauttoxischen Milchwirkung beruhen.

Die *pathophysiologischen Mechanismen* (Abb. 5.8) der Disaccharidmalabsorption sind für alle Zucker gleichartig. Disaccharide werden unter normalen Bedingungen im Dünndarm enzymatisch gespalten. Sie werden als Monosaccharide resorbiert und gelangen in die Blutbahn. Fehlt eine Disaccharidase, gelangt der entsprechende Zucker unverändert in den Dickdarm. Dort wird er einerseits durch bakterielle Enzyme in *Monosaccharide,* andererseits durch die bakterielle Fermentation in *organische Säuren,* vor allem in Milch- und Essigsäure, abgebaut. Diese *niedermolekularen Säuren* wirken *stark osmotisch* und führen zu einer beträchtlichen Wassersekretion in das Darmlumen. Daraus resultieren *wäßrige Durchfälle*. Nichtresorbierte Zucker verursachen infolge ihrer osmotischen Wirkung bereits im proximalen Dünndarm einen verstärkten Wasser- und Elektrolyteinstrom in das Darmlumen. Dieser Effekt wird wahrscheinlich potenziert durch das geringe Vermögen des Dünndarms, Na-Ionen aktiv gegen ein Konzentrationsgefälle zu transportieren. Im Vergleich zu isotonen Lösungen wird auf diese Weise im Darm ein etwa 3mal größeres Flüssigkeitsvolumen retiniert. Die erhöhte intraluminale Flüssigkeitsmenge steigert die Darmpassage.

Die *morphologischen Veränderungen*[19, 23] an der Darmschleimhaut sind unterschiedlich, diagnostisch kaum je richtungsweisend. Man findet unterschiedlich schwere, meist nur partielle *Zottenatrophien* und *entzündliche Stromainfiltrate* unterschiedlicher Intensität. Nur selten sind sprueähnliche Schleimhautveränderungen zu beobachten. *Diagnostisch bedeutsam sind ausschließlich histochemische bzw. biochemische Untersuchungen mit dem Nachweis des jeweiligen Enzymdefektes*[20-22]

Literatur

1. – 11. Weiterführende Literatur (▷ S. 418)
12. Anad BS, Piris J, Jerrome DW, Offord RE, Truelove SC (1981) The timing of histological damage following a single challenge with gluten in treated coeliac disease. QJ Med 50:83 – 94
13. Bruce G, Woodley JF, Swan CHJ (1984) Breakdown of gliadin peptides by intestinal brush border from coeliac patients. Gut 25:919 – 924
14. Caspary WF (1975) Resorption von Kohlenhydraten und Proteinen im Dünndarm unter normalen und krankhaften Bedingungen. In: Bartelheimer H, Kühn HA, Becker V, Stelzner F (Hrsg) Gastroenterologie und Stoffwechsel, Bd 7, Thieme, Stuttgart
15. Caspary WF (1983) Malassimilationssyndrom (Maldigestion – Malabsorption). In: Schwiegk H (Hrsg) Verdauungsorgane. Springer, Berlin Heidelberg New York Tokyo (Handbuch der inneren Medizin, Bd III/3, S. 585 – 626)
16. Caspary WF (1983) Kohlenhydrationtoleranz. In: Schwiegk H (Hrsg) Verdauungsorgane. Springer, Berlin Heidelberg New York Tokyo (Handbuch der inneren Medizin, Bd III/3, S. 627 – 646)
17. Caspary WF (1987) Pathophysiologie und Klinik des Malassimilationssyndroms. In: Caspary WF (Hrsg) Struktur und Funktion des Dünndarms. Diabetes – Forum – Reihe, Bd I. Excerpta Medica, Amsterdam Hongkong Princeton Sydney Tokio, S. 223 – 253
18. Crane RK (1966) Enzymes and malabsorption: a concept of brush border membrane disease. Gastroenterology 50:245 – 262
19. Harrison M, Walker – Smith JA (1977) Reinvestigation of lactose intolerant children. Gut 18:48 – 52
20. Katz AJ, Grand RJ (1979) All that flattens is not „sprue". Gastroenterology 76:375 – 377
21. Lojda Z (1975) Suitability of the azocoupling reaction with 1-naphtyl-b-D-glucoside for the histochemical demonstration of lactase (lactase-B-glucosidase complex) in human enterobiopsies. Histochemistry 43:349 – 353
22. Lojda Z (1981) The application of enzyme histochemistry in diagnostic pathology. In: Stoward PJ, Polak JM (eds) Histochemistry – The widening horizons. Wiley, Chichester (GB)
23. Maiuri L, Raia V, Potter J et al. (1991) Mosaic patterns of lactase expression by villous enterocytes in human adult-type hypolactasia. Gastroenterology 100:359 – 369

Zöliakie

Synonyme: Einheimische, nichttropische, idiopathische, glutensensitive bzw. -induzierte, endemische Sprue, Gliadinintoleranz, idiopathische Steatorrhö; Infantilismus intestinalis, Gee-Heubner-Thaysen-Syndrom, („coeliac disease", „coeliac sprue")

Definition. Die Zöliakie[41, 59] ist definiert als *persistierende/permanente Glutenintoleranz der Dünndarmschleimhaut*, die im allgemeinen mit schweren *Malabsorptionssymptomen* einhergeht. Die Malabsorptionssymptome beruhen auf einer von entzündlichen Veränderungen (Lymphozyten, Plasmazellen, interepitheliale Lymphozyten) begleiteten totalen/subtotalen *Zottenatrophie* und *Kryptenhyperplasie* (Schleimhautumbau vom hyperregeneratorischen Typ) mit ausgeprägten enterozytären Defekten[24, 39, 40, 52, 53, 59]. Die Zottenatrophie beruht auf immunologisch begründeten Intoleranzreaktionen (s. unten) gegenüber *Gluten*[20], der alkohollöslichen, in hohem Maße aber wasserunlöslichen Fraktion des Klebereiweißes, die als *Gliadin* im Weizen- und Roggenmehl, als *Hordein* im Gersten- und als *Avenin* im Hafermehl vorkommt.

Epidemiologie. Die Krankheit manifestiert sich gewöhnlich *nach dem Säuglingsalter mit der Einführung einer glutenhaltigen Nahrung. Ein 1. Altersgipfel* liegt zwischen 9 Monaten und 3 Jahren, ein 2. im 3. Lebensjahrzehnt. *Inzidenz- und Prävalenzzahlen* zeigen außerordentlich große *geographische Unterschiede*. In bestimmten Ländern (Irland, Schottland: 1 : 300) ist die Zöliakie besonders häufig, in anderen (England, Schweden: 1 : 3000 bzw. 1 : 6500) weit seltener[36, 54]. Für *Deutschland* dürfte die Inzidenz bei *Kindern* bei etwa 1 : 1000, bei *Erwachsenen* bei 1 : 5000 liegen.

Ätiologie, Pathogenese. Unter ätiologischen Aspekten ist die Zöliakie definiert als permanente Intoleranzreaktion gegenüber verschiedenen Glutenfraktionen, die gewissermaßen das ätiologische Agens darstellen.

Die *Pathogenese* der Zöliakie ist *nicht restlos geklärt*. Es wird angenommen, daß bei einer vorwiegend im HLA-System verankerten Prädisposition (s. unten) der schädigende Einfluß des Gliadins zu komplexen und offenbar lokal gebundenen immunologischen Reaktionen in der intestinalen Schleimhaut führt[13, 23, 27, 40].

Ob sich die Hypothese, die Zöliakie sei eine auf die Darmwand beschränkte *Graft-versus-host-Reaktion*[44], wird beweisen lassen, bleibt abzuwarten und muß wohl eher skeptisch beurteilt werden.

Frühere Ansichten, die Zöliakie beruhe auf einem *Peptidasemangel,* mithin auf einer toxischen Wirkung der Glutenfraktionen auf die Enterozyten, ist weitgehend *widerlegt.* Der Enzymmangel bildet sich unter glutenfreier Diät zurück und stellt somit nicht die Ursache, sondern eine *Folge der Zöliakie* dar.

An der Bedeutung *hereditärer Faktoren* besteht kein Zweifel[55]. *Asymptomatische Verwandte* von Zöliakiepatienten zeigen in 6-18% einen spruetypischen Schleimhautbefund. Bei *eineiigen Zwillingen* beträgt die Häufigkeit 75%.

Seit 1973 ist bekannt, daß die genetische Disposition zur Zöliakie im HLA-System auf Chromosom 6 kodiert wird. Initial fand man, daß die Zöliakie in hohem Prozentsatz (45 – 90%) mit dem Histokompatibilitätsantigen HLA-B8 assoziiert ist. In späteren Untersuchungen wurde festgestellt, daß es nicht HLA-B8, sondern der mit HLA-B8 wiederum assoziierte Marker HLA-DR3 ist, der offenbar engste Beziehungen zur Zöliakie aufweist. Daneben ist die Zöliakie auch mit HLA-DR7 assoziiert. Schließlich fand man, daß der Heterozygotentyp DR3/DR7 eine besondere Zöliakiesuszeptibilität signalisiert. Aus dieser Tatsache wurde schon 1983 geschlossen, daß die Zöliakie primär mit einem Merkmal assoziiert ist, das heute als *DQw2* bezeichnet wird. Diese Schlußfolgerung ist zunächst durchaus einleuchtend, weil DQw2 sowohl mit DR3 als auch mit DR 7 assoziiert ist. Damit wäre die schwer verständliche Assoziation mit 2 verschiedenen Allelen des HLA-DR-Genortes weitgehend eliminiert und auf eine *einzige Assoziation mit HLA-DQw2 reduziert. Mit modernen Techniken und einem sehr viel größeren „Auflösungsvermögen" gelang es schließlich, einzelne Restriktionsfragmente von DQ-α* und DQ-β zu identifizieren und man fand, daß diese Fragmente hochgradig mit der Zöliakie assoziiert sind (zusammenfassende Literatur:[21, 42, 47, 49, 57]).

Neben den Assoziationen von HLA-DR und HLA-DQ ist auch über Beziehungen der Zöliakie zu *HLA-DP-Genen* berichtet worden[32, 45]. Man darf in der Tat annehmen, daß das 1986 von Howell et al. als DQ-β-Fragment identifizierte 4.0-kb-RSA-I-Fragment, das häufig bei Zöliakiepatienten vorkommt, tatsächlich einen DQ-β-Polymorphismus repräsentiert[33].

Gluten besitzt offenbar die Eigenschaft eines *Lektins mit Oligomannosylspezifität*[34]. Es wird in diesem Zusammenhang vermutet, daß Zöliakiekranke einen genetisch bedingten kompletten oder partiellen *Defekt der GlucNAc-Transferase-1* besitzen, der zu vermehrter lektinähnlicher Bindung von Gluten an die Bürstensaumglykoproteine der Enterozyten führt. Gluten soll auf diese Weise *toxisch* (?) wirken, vielleicht aber auch auf Grund seines Lektincharakters *humorale* und *zelluläre Immunprozesse initiieren.* Morphologisch ist bei der Zöliakie das Bindungsmuster von Peanutlektin, einem β-D-Galaktose-(1,3)-spezifischen Lektin der Erdnuß, an die Enterozyten massiv gestört. Die Befunde deuten darauf hin, daß die Störung der Glykokonjugatsynthese bereits die undifferenzierten, proliferationsaktiven Epithelzellen im Kryptengrund betrifft und daß bei der Zöliakie unvollständige Oligosaccharidketten unter den Glykoproteinen der Zellmembran zunehmen[16].

Klinik. Die klinischen Symptome sind vielfältig: *Durchfälle* mit unterschiedlich schwerer *Steatorrhö* (voluminöse, breiige, faulig oder sauer riechende Stühle), *Gewichtsverlust, Marasmus, aufgetriebenes tympanitisches Abdomen, Wachstumsretardierung.* In wechselnder Häufigkeit und Intensität wird über Abgeschlagenheit, Zungenbrennen, Völlegefühl und Meteorismus geklagt. Seltener sind Knochenschmerzen, Parästhesien und Blutungsneigungen. In den abhängigen Körperpartien entwickeln sich *Ödeme.* Störungen im Kalziumstoffwechsel führen zu *rachitischen Knochendeformierungen* und zur *Frakturneigung.* In den letzten Jahren werden zunehmend häufiger *oligosymptomatische* Zöliakiemanifestationen beobachtet[38]. Zudem wird in der Literatur mit unterschiedlichen Häufigkeitsangaben (maximal bis 20%) über *transitorische Gliadinintoleranzen* berichtet[37].

Diagnostik. Diagnostisch ist die *perorale Dünndarmbiopsie* mit dem Nachweis einer spruetypisch umgebauten Schleimhaut (Abb. 5.9) *zwingend erforderlich [European Society of Paediatric Gastroenterology and Nutrition: Revised diagnostic criteria for coeliac disease, 1990 (Interlaken-Kriterien)]*[24, 53, 59]. *Der Biopsiebefund ist die unabdingbare Voraussetzung für eine sichere Zöliakiediagnose. Eine sog. probatorische diätetische Behandlung bei Zöliakieverdacht ohne vorausgegangene Dünndarmbiopsie sollte unter allen Umständen vermieden werden.*

Diagnostisch hilfreich sind im weiteren *immunserologische Befunde.* In verschiedenen Zentren konnte gezeigt werden, daß unbehandelte Zöliakiepatienten im Säuglings- und Kleinkindesalter sehr hohe *Anti-Gliadin-(IgA und IgG)-, Anti-Retikulin-* und *Anti-Endomysium-Antikörpertiter* aufweisen[22, 40, 48, 53], die z. T. auch im intestinalen Sekret nachweisbar sind[12]. Diese *Antikörpertiter sind allerdings in 5 – 10% falsch-positiv (diagnostische Bedeutung der Dünndarmbiopsie!).* Immerhin können die Serumantikörper als Screeningverfahren (nichtsymptomatische Familienangehörige von Spruepatienten) und zur Verlaufskontrolle eingesetzt werden. Sie stellen

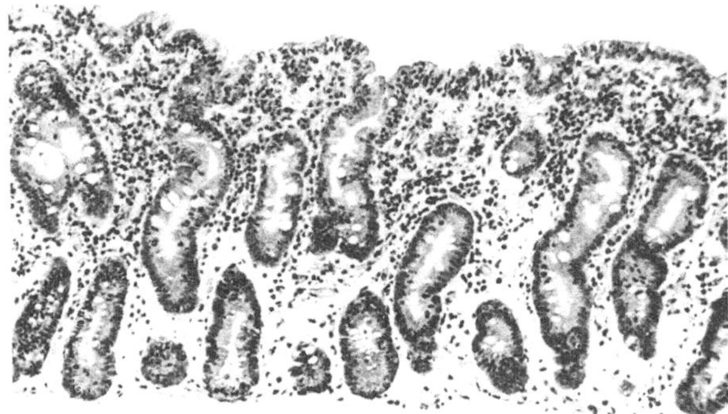

Abb. 5.9. Floride (unbehandelte) Zöliakie mit totaler Zottenatrophie und Kryptenhyperplasie (spruetypischer Schleimhautumbau). Innerhalb der Lamina epithelialis mucosae reichlich lymphoide Rundzellen. Im Schleimhautstroma Lymphozyten und Plasmazellen. H.E. (Vergr. 130 : 1)

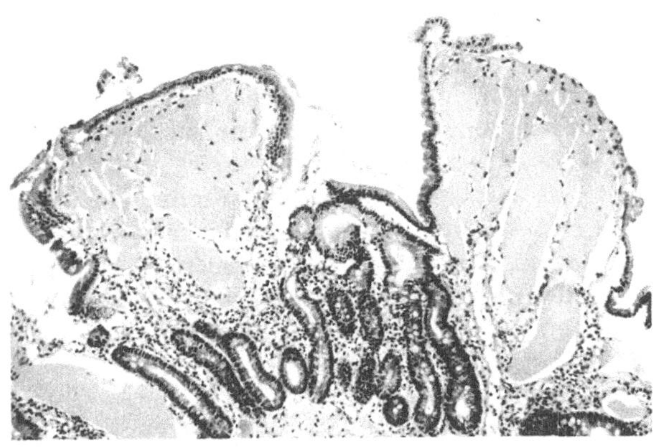

Abb. 5.10. M. Waldenström, Dünndarmbiopsie. Plump und kolbig aufgetriebene Schleimhautzotten. Im Schleimhautstroma einzelne Makrophagen mit „wabig-vakuolärem" Zytoplasma („foamy macrophages"), vor allem aber massive Ausscheidungen eines homogen-eosinophilen (Waldenström-pathognomonischen) Materials (Immunglobulinpräzipitate). H.E. (Vergr. 120 : 1)

bei pathologischen Werten oder bei Titerbewegungen unter strikt glutenfreier Diät eine gewissermaßen absolute Indikation zur Dünndarmbiopsie dar.

Bei Erwachsenen sind diese immunserologischen Befunde derzeit noch umstritten.

Morphologie. Morphologisch (lupen- und lichtmikroskopisch) zeigt die Dünndarmschleimhaut einen für die Zöliakie typischen, nicht aber pathognomonischen Befund in Form einer *totalen/subtotalen Zottenatrophie* und Kryptenhyperplasie (hyperregeneratorischer Schleimhautumbau [vgl. Kap. 7.: Anmerkungen zur morphologisch-bioptischen Diagnostik] „flat mucosa", Psilosis, „Kahlschlag der Dünndarmschleimhaut") (Abb. 5.10).

- *Zottenatrophie:* Der subjektive Eindruck ist *morphometrisch objektivierbar*[43, 46, 60]. Die *Mukosaoberfläche* nimmt aufgrund der Zottenatrophie um den Faktor 2,8 – 8,3 und die Zottenhöhe um den Faktor 345 – 588 ab. Die Kryptenlänge nimmt um den Faktor 1,8 – 2,7 und das Kryptenvolumen um den Faktor 1,7 zu. Allerdings nimmt die Zahl der Krypten pro Flächeneinheit ab. Innerhalb des proliferativen Kompartimentes ist die *mitotische Aktivität* erheblich gesteigert (Faktor 1,9 – 2,4). Die Mitoserate kann sowohl im Verhältnis der verlängerten Krypten als auch absolut pro Zellzahl in der Germinativzone erhöht sein (hyperregeneratorische Schleimhaut, *„Hyperplasie der Enteroblasten")*. Die *Mitosedauer* ist gegenüber der Norm nicht verändert, die *intermitotische Phase* ist auf die Hälfte verkürzt[61]. Als Folge des Mißverhältnisses zwischen Zottenhöhe und Kryptentiefe sinkt auch der Quotient aus dem Oberflächenepithel und dem Kryptenvolumen um den Faktor 8,3 beträchtlich ab. Ebenso ist aus diesem Grunde der Quotient Schleimhautoberfläche:Schleimhautvolumen um den Faktor 6,1 erniedrigt.
- Gelegentlich findet man eine Verminderung oder sogar einen kompletten *Verlust der Paneth-Zellen*. Ob dieser Befund tatsächlich mit einer schlechteren Prognose *(non-responder)* korreliert, wie lange Zeit vermutet, scheint eher fraglich. Die *enteroendokrinen Zellen* werden im allgemeinen als deutlich vermehrt beschrieben.
- Im *Schleimhautstroma* findet man ein dichtes *lymphoplasmozytäres Infiltrat*. Die Relation der immunglobulinbildenden Plasmazellen (IgA > IgM > IgG) wird teils als unauffällig, teils als zugunsten der IgM-Zellen verschoben angegeben. Systemisch findet man deutlich erhöhte IgG-Antikörpertiter gegen Gluten und andere Nahrungsantigene[51]. Die Höhe der glutenspezifischen IgG-Antikörper (ebenso der IgM-Antikörper, nicht aber der IgA-Antikörper) korreliert mit der Dichte und Intensität von subepithelialen Ablagerungen bestimmter Komplementfaktoren [C 3 b und TCC („terminal complement complex")][28]. *IgE-Plasmazellen* und *Mastzellen* sind offenbar nur selten vermehrt.
- Stark erhöht ist die Zahl der *interepithelialen Lymphozyten*, bei denen es sich überwiegend um *T-Lymphozyten* handelt[15, 28, 29]. Neuere Untersuchungen[12, 35] haben ergeben, daß die Zahl der interepithelialen T-Zellrezeptor-γ/δ^+-Zellen sowohl während der aktiven Krankheitsphase als auch unter glutenfreier Diät permanent deutlich erhöht ist (30%, normal etwa 10%). Demgegenüber zeigen die T-Zellrezeptor-α/β^+-Zellen eine deutliche Abhängigkeit von der Krankheitsaktivität. Diese Ergebnisse sprechen dafür, daß die Häufigkeit der α/β^+-Lymphozyten direkt durch Gluten „gesteuert" wird. In diesem Zusammenhang wird derzeit diskutiert, daß nur diese interepithelialen Lymphozyten gegen Gliadin sensibilisiert sind

und offenbar eine direkte pathogenetische Bedeutung für die Zotten-Atrophie haben[12, 35].

Enzymhistochemisch zeigen die meisten Bürstensaumenzyme eine *verminderte Aktivität*. Die *lysosomale saure Phosphatase* ist *erhöht*. Das normalerweise in den Enterozyten enthaltene *α-Antitrypsin* scheint bei der Zöliakie häufig zu *fehlen*. Unter glutenfreier Kost normalisieren sich die Bürstensaumenzyme weitgehend (s. oben).

Als ungewöhnliche Kasuistik wurde ein spruetypischer Schleimhautumbau mit einer *granulomatösen Entzündung* des Magens, des Dünndarms und der Leber publiziert[15]. Unter glutenfreier Diät waren alle Symptome rückläufig, so daß die Granulome als zöliakieimmanent interpretiert wurden (?).

Verlauf, Komplikationen. Unter einer strikt glutenfreien Diät kommt es zu einer *Normalisierung der Zottenarchitektur* und der *Enterozytenhöhe*. Allerdings ist das Ausmaß der Normalisierung unterschiedlich. *Kinder scheinen konstant besser und schneller zu reagieren als Erwachsene*. Korreliert mit diesen Befunden normalisiert sich in der Regel auch der Enzymbestand der Enterozyten. Selektive Enzymmangelzustände können allerdings lange Zeit persistieren. In Korrelation zur Normalisierung der Dünndarmschleimhaut ist die klinische Symptomatik weitgehend rückläufig. Dadurch können auch schwerwiegende Komplikationen wie Osteomalazie/Osteoporose und die Entwicklung maligner Lymphome bzw. Karzinome, vermieden werden.

- *Osteomalazie und Osteoporose* sind Folgen einer exzessiv gesteigerten Kalziumsekretion („kalziumverlierende Enteropathie") in den Darm bzw. einer verminderten Kalzium- und Vitamin-D-Resorption. Infolge der Hypokalziämie kann sich ein sekundärer (enteraler) Hyperparathyreoidismus entwickeln.
- *Maligne Lymphome* (▷ S. 374) und *Karzinome* werden bei Zöliakiepatienten derzeit in einer Häufigkeit von 10% gefunden[30, 31, 55]. Im Vordergrund stehen sog. *MALT-(„mucosa associated lymphoid tissue") bzw. enteropathieassoziierte maligne T-Zell-Lymphome*. Im weiteren werden *Plattenepithelkarzinome* der oropharyngealen Regionen und des Ösophagus sowie *Adenokarzinome* des Dünndarmes, des Magens und des Pankreas beobachtet.
  Durch eine strikt glutenfreie Diät können diese Komplikationen offenbar vermieden werden[31].
- An seltenen Komplikationen[40] wird in kasuistischen Beiträgen über *Amyloidosen, Panhypopituitarismus, Hypothreose*, über *neurologische Ausfallerscheinungen* und *Enzephalomyeloradikulopathien*, über die Entwicklung eines *chylösen Aszites* und einer *kollagenen Sprue* (s. unten) berichtet.

Unbehandelt führt die Zöliakie bei der Frau zu *erhöhter Abortrate*, zu relativer *Infertilität* (auch beim Mann) und zu einem vorzeitigen Einsetzen der *Menopause*.

Gelegentlich tritt die Zöliakie assoziiert mit einer *mikroskopischen (lymphozytären)* und *ulzerösen Colitis* und mit einem *M. Crohn*, mit ulzerösen Jejunoileitiden, mit kutanen *Angiitiden* und mit *myeloischen Leukämien* auf *(Begleitkrankheiten)*.

Differentialdiagnose. *Die totale/subtotale Zottenatrophie mit Kryptenhyperplasie ist keineswegs pathognomonisch für die glutensensitive Enteropathie.* Vergleichbare Schleimhautbefunde kommen auch bei der (malabsorptiven) Dermatitis herpetiformis Duhring, bei der sog. unklassifizierbaren Sprue, bei der Sojaproteinintoleranz, bei verschiedenen Defektimmunopathien, bei der chronisch-ulzerativen, nichtgranulomatösen Jejunoileitis und bei malignen Lymphomen vor (vgl. die jeweiligen Kapitel und Tabelle 5.9). Allerdings dürfte bei uns die totale/subtotale Zottenatrophie mit Kryptenhyperplasie in über 95% zöliakieassoziiert auftreten (spruetypischer Schleimhautumbau).

Problembereiche der Zöliakie: Kritische Anmerkungen

Die pathogenetische Bedeutung der Gliadine dürfte unbestritten sein. Bei genetisch prädisponierten Patienten werden Antikörper gegen Gliadin, die die Plazenta passieren können, in wesentlich höherem Ausmaß gebildet als bei normalen Personen. Elektrophoretisch wurden verschiedene Gliadinfraktionen (α, β, ω)[40, 51] beschrieben. Mit Hilfe der zweidimensionalen elektrophoretischen Auftrennung zeigte sich allerdings, daß *Gliadin* aus *wenigstens 50 verschiedenen Proteinen* besteht. Auch wenn die Toxizität und Immunogenetität des α-Gliadins gut bekannt ist, wurde bis heute nicht dasjenige Protein identifiziert, das letztlich zur Entstehung der Zöliakie führt.

Das in vielen Punkten noch offene Problem der *transitorischen Gliadinintoleranz* zeigt, daß eine im Kindesalter nachweisbare Gliadinintoleranz *nicht* zwangsläufig lebenslang *persistieren* muß. Bei einem Teil der Zöliakiepatienten entwickelt sich möglicherweise eine *immunogene Toleranz gegenüber Gliadin*. In diesem Zusammenhang erhebt sich die Frage, ob [auch unter onkologischen Aspekten (zöliakieassoziierte maligne Lymphome, Karzinome)] eine gliadinarme Kost einer gliadinfreien Diät äquivalent ist.

Tabelle 5.9. Morphologische Differentialdiagnose wichtiger Krankheitsbilder, die mit einem Malabsorptionssyndrom und einer Zottenatrophie einhergehen können (modifiziert nach: W. Remmele (Hrsg.) Pathologie, Bd. 2, 1. Aufl. 1984)

Krankheit	Zottenatrophie	Bevorzugte Lokalisation	Sonstige differentialdiagnostische Kriterien und Anmerkungen
Zöliakie	Subtotal/total („flat mucosa")	Proximaler Dünndarm (Duodenum, oberes Jejunum)	Hohe interepitheliale Lymphozytenzahl (>20–30/100 Epithelzellen); lymphoplasmazelluläre Infiltrate der L. propria, zytologische Veränderungen der Enterozyten.
Malabsorptive Dermatitis herpetiformis Duhring	Subtotal/total („flat mucosa"), betont fleckförmig („patchy lesions")	Proximaler Dünndarm (Duodenum, oberes Jejunum)	Interepitheliale Lymphozytenzahl erhöht (ähnlich wie bei der Zöliakie). Wahrscheinlich ist die intestinale Komponente der Krankheit identisch mit der Zöliakie.
Tropische Sprue	Meist partiell (selten „flat mucosa"), eher diffus	Meist ganzer Dünndarm (Jejunum meist stärker betroffen)	Interepitheliale Lymphozytenzahl erhöht. Ähnliches Bild wie bei der Zöliakie. Erhebliche regionale Unterschiede in den verschiedenen tropischen Ländern.
Kuhmilchprotein-allergie	Meist partiell, herdförmig entwickelt	Dünn- und Dickdarm (Dünndarm stärker betroffen)	Interepitheliale Lymphozytenzahl niedriger als bei der Zöliakie, ebenso geringere lymphoplasmazelluläre Infiltration der L. propria; z. T. nicht von der Zöliakie zu unterscheiden.
Kollagensprue	Meist total	Wie Zöliakie	Subepitheliales Kollagenband. Krankheit wahrscheinlich nur besondere Form der Zöliakie (Spätkomplikation ▷ S. 444).
M. Whipple	Zotten aufgetrieben	Duodenum, Dünndarm, Kolon, Rektum, extraintestinal	PAS-positive Makrophagen (SPC-Zellen), elektronenmikroskopisch extra- und intrazelluläre Bakterien und bakterielle Abbauformen.
AIDS	Partiell/total? Zotten aufgetrieben	Jejunum?	HIV-Enteropathie? Opportunistische Infektion (▷ Kap. 7, S. 576).
Mediterranes Lymphom bzw. α-Ketten-Krankheit	partiell/total	Mittleres / distales Duodenum und oberes Jejunum	Vorwiegend plasmazelluläre, anfangs reifzellige Infiltration der L. propria (▷ S. 373).
M. Waldenström (Abb. 5.10)	Plump, kolbig aufgetrieben	Ubiquitär?	Präzipitation eines homogen-eosinophilen Materials (Immunglobulinpräzipitate). „Foamy macrophages".
Giardiasis	Keine/partiell	Duodenum/oberes Jejunum	Manchmal follikuläre noduläre Hyperplasie der Schleimhaut. Giardiennachweis im histologischen Präparat nicht immer möglich.
Hypoglobulin-ämische Sprue	Ähnlich Zöliakie	Jejunum?	In der L. propria keine Plasmazellen nachweisbar. Oft Giardiasis.
Abetalipo-proteinämie	Keine Zottenatrophie	Jejunum?	Große, vakuolisierte, Sudanschwarz-positive Enterozyten an der Zottenoberfläche (im Paraffinschnitt optisch leer).

„Glutensensitivity complex"

Bezüglich der klinischen Vielfalt gliadin- bzw. gluteninduzierter Krankheitsmanifestationen spricht man heute von einem *„gluten sensitivity complex"* mit *kutanen* (Dermatitis herpetiformis Duhring; vgl. S. 446) *oralen* (rezidivierenden Aphthen), ren*alen* (IgA-Nephropathie), arthrogenen und intestinalen Manifestationen[12]. 50–60% der betroffenen Patienten bleiben *asymptomatisch.*

Die glutensensitive Enteropathie selbst zeigt im *klinischen Verlauf* („active", „silent", „latent", „potential celiac disease", „low-grade"-Enteropathie, „transient gluten intolerance")[12] und in der *morphologischen Befundkonstellation* (infiltrative, hyperplastische, destruktive, hypoplastisch-atrophische, präinfiltrative Läsionen (Typ 1-4, Typ 0)[40,41] durchaus *unterschiedliche Manifestationsformen.*

Schließlich wird neuerdings auf Grund verschiedener Gemeinsamkeiten die Hypothese einer sog. *„CCC-disease"* (Crohn, Colitis, Celiac) diskutiert.

Literatur

1. – 11. Weiterführende Literatur (▷ S. 418)
12. Arranz E, Ferguson A (1993) Intestinal antibody pattern of celiac disease: occurrence in patients with normal jejunal biopsy histology. Gastroenterology 104:1263 – 1272
13. Asquith P (1974) Immunology. Clin Gastroenterol 3:213 – 234
14. Barresi G, Tuccari G, Tedeschi A, Magazzu G (1988) Lectin binding sites in duodeno-jejunal mucosae from coeliac children. Histochemistry 88:105 – 112
15. Bjorneklett A, Fausa O, Refsum SB, Torsvik H, Sigstad H (1977) Jejunal villous atrophy and granulomatous inflammation responding to a gluten-free diet. Gut 18:814 – 816
16. Borisch B, Möller P, Oldigs HD (1983) Peanut-Lektin-Rezeptoren bei Zöliakie. Anmerkungen zur Pathogenese. Verh Dtsch Ges Pathol 67 – 726
17. Bürgin-Wolff A, Berger R, Gaze H, Huber H, Lentze MJ, Nussle D (1989) IgG, IgA und IgE gliadin antibody determination as screening test for untreated coeliac disease in children, a multicentre study. Eur J Pediatr 148:496 – 502
18. Calabuig M, Torregosa R, Polo P, Tuset L, Tomas C, Alvarez V, Garcia-Vila A, Brines J, Vilar P, Farre C, Varea V (1990) Serological markers and celiac disease: a new diagnostic approach? J Pediatr Gastroenterol Nutr 10:435 – 442
19. Corazza G, Valentini RA, Frisoni M, Volta U, Corrao G, Bianchi FB, Glasbarrini G (1992) Gliadin immune reactivity is associated with overt and latent enteropathy in realtives of celiac patients. Gastroenterology 103:1517 – 1522
20. Evens DJ, Patey AL (1974) Chemistry of wheat proteins and the nature of the demaging substances. Clin Gastroenterol 3:199 – 211
21. Falchuk ZM (1983) Gluten-sensitive enteropathy. Clin Gastroenterol 12:475 – 494
22. Ferreira M, Lloyd Davies S, Butler M, Scott D, Clark M, Kumar P (1992) Endomysial antibody: is it the best screening test for coeliac disease? Gut 33:1633 – 1637
23. Friis S, Dabelsteen E, Sjöström H, Noren O, Jarnum S (1992) Gliadin uptake in human enterocytes. Differences between coeliac patients in remission and control individuals. Gut 33:1487 – 1492
24. Guandalini S, Ventura A, Ansaldi N, Giunta AM, Greco L, Lazzari R, Mastella G, Rubino A (1989) Diagnosis of coeliac disease: time for a change? Arch Dis Childh 64:1320 – 1325
25. Hadziselimovic F (1989) Entzündliche Erkrankungen und Zöliakie im Kindesalter. Int. Falk-Symposium, Basel
26. Hällström O (1989) Comparison of IgA-class reticulin and endomysium antibodies in coeliac disease and dermatitis herpetiformis. Gut 30:1225 – 1232
27. Halstensen TS, Scott H, Brandtzaeg P (1989) Intraepithelial T cells of the TcR/+CD8- and V 1/J1+ phenotype are increased in coeliac disease. Scand J Immunol 30:665 – 672
28. Halstensen TS, Hvatum M, Scott H, Fausa O, Brandtzaeg P (1992) Association of subepithelial deposition of activated complement and immunoglobulin G and M response to gluten in celiac disease. Gastroenterology 102:751 – 759
29. Holmes GKT, Asquith P, Stokes PL, Cooke WT (1974) Cellular infiltrate of jejunal biopsies in adult coeliac disease in realtion to gluten withdrawal. Gut 15:278 – 283
30. Holmes GKT, Stokes PL, Sorahan TM, Prior P, Waterhouse JAH, Cooke WT (1976) Coeliac disease, gluten free diet and malignancy. Gut 17:612 – 619
31. Holmes GKT, Prior P, Lane MR, Pope D, Allan RN (1989) Malignancy in coeliac disease – effect of a gluten free diet. Gut 30:333 – 338
32. Howell MD, Austin RK, Nepom GT, Kagnoff MF (1986) An HLA-D region restriction fragment length polymorphism associated with coeliac disease. J Exp Med 164:333 – 338
33. Howell MD, Smith JT, Austin RK, Kelleher D, Nepom GT, Volk B, Kagnoff MF (1988) An extended haplotype associated with coeliac disease. PNAS USA 85:222 – 226
34. Köttgen E, Kluge F, Volk B, Gerok W (1983) The lectin properties of gluten as the basis of the pathomechanism of glutensensitive enteropathy. Klin Wochenschr 61:111 – 112
35. Kutlu T, Brousse N, Rambaud C, LeDeist F, Schmitz J, Cerf-Benussan N (1993) Numbers of T cell receptor (TCR) + but not of TcR + intraepithelial lymphocytes correlate with the grade of villous atrophy in coeliac patients on a long term normal diet. Gut 34:208 – 214
36. Lebenthal E, Branski D (1981) Childhood coeliac disease – a reappraisal. J Pediatr 98:681 – 690
37. Lindberg T, Meeuwisse G (1973) Transient coeliac disease – does it exist? Acta Paediatr Scand (Suppl 236):56
38. Maire R, Meyenberger Ch., Altorter J, Ammann R, Flury R, Greminger P, Vetter W (1992) Wie manifestiert sich die oligo- und asymptomatische nichttropische Sprue? Schweiz Med Wochenschr 122:1957 – 1960
39. Marsh MN (1988) Studies of intestinal lymphoid tissue. XI. The immunopathology of cell-mediated reactions in glutensensitivity and other enteropathies. Scanning Microsc 2:1663 – 1684
40. Marsh MN (ed) (1992) Coeliac disease. Blackwell, Oxford London Edinburgh
41. Marsh MN (1992) Gluten, major histocompatibility complex, and the small intestine. A molecular and immunobiologic approach to the spectrum of gluten sensitivity („celiac sprue") Gastroenterology 102:330 – 354
42. Mearin ML, Biemond I, Pena AS, Polanco I, Vasquez C, Schreuder GTM, de Vries RRP, van Rood JJ (1983) HLA-DR phenotypes in Spanish coeliac children: their contribution to the understanding of the genetics of the disease. Gut 24:532 – 537
43. Meinhard EA, Wadbrook DG, Risdon RA (1975) Computer card morphometry of jejunal biopsies in childhood coeliac disease. J Clin Pathol 28:85 – 93
44. Neild GH (1981) Coeliac disease: a graft-versus-host-like reaction localised to the small bowel wall? Lancet I:811 – 812
45. Niven MJ, Caffrey C, Sacks JA, Gassell PG, Gallagher RB, Kumar P, Hitman GA (1987) Susceptibility to coeliac disease involves genes in HLA-DP region. Lancet I – 805
46. Riecken EO, Sahlfeld M, Lorenz-Meyer H (1976) Quantitative Untersuchungen zur dreidimensionalen Struktur der Dünndamschleimhaut bei Gesunden und Patienten mit einheitlicher Sprue. Dtsch Med Wochenschr 101:51 – 53
47. Roep BO, Bontrop RE, Pena AS, van Eggermond MCJA, van Rood JJ, Giphart MJ (1988) An HLA-DQ alpha allele identified at DNA and protein level is strongly associated with coeliac disease. Hum Immunol 23:271 – 279
48. Rossi TM, Kumar V, Lerner A, Heitlinger LA, Tucker N, Fisher J (1988) Relationship of endomysial antibodies to jejunal mucosal pathology: Specificity towards both symptomatic and asymptomatic celiacs. J Pediatr Gastroenterol Nutr 7:858 – 863
49. Sacks SH, Bushell A, Rust NA et al (1987) Functional and biochemical subtypes of the haplotype HLA-DR3 in patients with coeliac disease or idiopathic membranous nephropathy. Hum Immunol 20:175 – 187
50. Scott H, Kett K, Halstensen TS, Hvatum M, Rognum TO, Brandtzaed P (1992) The humoral immune system in coeliac disease. In: Marsh MN (ed) Coeliac disease. Oxford, pp 239 – 282
51. Shewry PR, Tatham AS, Kasarda DD (1992) Cereal proteins and coeliac disease. In: Marsh MN (ed) Coeliac disease, pp 305-348. Blackwell Scientific Publications, Oxford London Edinburgh Boston Melbourne Paris Berlin Vienna
52. Shmerling DH, Franckx J (1986) Childhood celiac disease: A long-term analysis of relapses in 91 patients. J Pediatr Gastroenterol Nutr 5:565 – 569
53. Shmerling DH, Winklhofer-Roob B (1990) Diagnose und Behandlung der Zöliakie – Wo stehen wir 1990? Monatschr Kinderheilkd 138:369 – 371
54. Stirum J von, Baerlocher K, Fanconi A, Gugler E, Tönz O, Shmerling DH (1982) The incidence of coeliac disease in children in Switzerland. Helv Paed Acta 37:421 – 430

55. Stokes PL, Holmes GKT (1974) Malignancy. Clin Gastroenterol 3:159 – 170
56. Stokes PL, Ferguson R, Holmes GKT, Cooke WT (1976) Familial aspects of coeliac disease. Quart J Med NS 45:567 – 582
57. Tosi R, Vismara B, Tanigaki N et al. (1983) Evidence that celiac disease is primary associated with a DC locus allelic specificy. Clin Immunol Immunopathol 28:395 – 404
58. Valletta EA, Trevisiol D, Mastella G (1990) IgA anti-gliadin antibodies in the monitoring of gluten challenge in celiac disease. J Pediatr Gastroenterol Nutr 10:169 – 173
59. Walker-Smith JA, Guandalini S, Schmitz J, Shmerling DH, Visakorpi JK (1990) Revised criteria for diagnosis of coeliac disease. Report of Working Group of European Society of Paediatric Gastroenterology and Nutrition. Arch Dis Child 65:909 – 911
60. Watson AJ, Wright NA (1974) Morphology and cell kinetics of the jejunal mucosa in untreated patients. Clin Gastroenterol 3:11 – 31
61. Wright N, Watson A, Morley A, Appleton D, Marks J, Douglas A (1973) The cell cycle time in the flat (avillous) mucosa of the human small intestine. Gut 14:603 – 606

Kollagene Sprue

Es gibt wenige Fälle mit den Symptomen einer schweren Malabsorption und einer bioptisch nachweisbaren subtotalen/totalen Zottenatrophie der Dünndarmschleimhaut, die unter glutenfreier Diät keine oder nur inkomplette Remissionen erzielen.

Dünndarmbioptisch findet man neben der subtotalen/totalen Zottenatrophie, vergleichbar den Schleimhautbefunden bei unbehandelter Zöliakie, ein *extrem breites, subepithelial* und teilweise auch *perikryptal gelegenes Kollagenband.* In Extremfällen beträgt die Breite dieses Kollagenbandes *1/3 – 2/3 der Mukosahöhe.* In der HE-Färbung stellt sich dieses kollagene Faserband homogen, hyalinähnlich dar. Eindrucksvoll ist die tiefblaue Färbung in der Trichromfärbung nach Masson. Wenigstens in einem Teil der Fälle findet man *elektronenmikroskopisch* eine regelmäßige Kollagenfaserperiodizität von 640 Å. Das enterozytäre Oberflächenepithel ist kubisch abgeflacht, es zeigt ausgeprägte degenerative Veränderungen auch der mikrovillösen Strukturen. Gelegentlich entwickelt sich eine Kryptenatrophie. Aus diesen proliferationskinetischen Unterschieden zur Zöliakie darf nicht zwangsläufig auf eine besondere nosologische Entität geschlossen werden (s. unten). In den unteren Schichten des Schleimhautstromas findet man ein nur *gering* entwickeltes *mononukleäres Entzündungsinfiltrat.*

Es ist bis heute umstritten, ob die kollagene Sprue eine eigenständige Erkrankung oder eine nur besonders schwer verlaufende Variante (oder auch Komplikation) der Zöliakie darstellt. Vereinzelt sind Kombinationen mit einer *kollagenen Kolitis* (▷ S. 579) oder einer *myotonen Dystrophie* beschrieben worden.

Infolge der progressiven, therapeutisch kaum beeinflußbaren (Kortikosteroide?, parenterale Ernährung?) Malabsorption ist die Prognose infaust. Auch hinsichtlich dieses Aspektes sollte die Diagnose „kollagene Sprue" nur dann gestellt werden, wenn die oben beschriebene, extrem breite „Kollagenisierung" des subepithelialen Schleimhautstromas *zweifelsfrei* nachgewiesen werden kann.

Therapierefraktäre Sprue

Eine kleine Gruppe von Patienten mit schweren malabsorptiven Symptomen und bioptisch nachgewiesener spruetypisch umgebauter Dünndarmschleimhaut erzielt unter einer gliadinfreien Diät letztlich keine Remission. Diese mutmaßlich heterogene Krankheitsgruppe wird teils als *unklassifizierbare Sprue,* teils als *„refractory celiac sprue",* teils auch als *idiopathische Steatorrhö* bezeichnet[60, 69]. Es handelt sich bei dieser Diagnose letztlich immer um eine *Ausschlußdiagnose.* Ein Teil der Patienten spricht initial offenbar gut auf eine glutenfreie Diät an. Es entwickelt sich dann aber ein therapierefraktäres Stadium, so daß stets auch an maligne Lymphome (▷ S. 373) bzw. an eine sog. kollagene Sprue gedacht werden muß. Bei einigen Patienten fehlen in der Tiefe der Schleimhautkrypten Paneth-Zellen. Bei diesen Patienten sollen vermehrt erosive Schleimhautdefekte entwickelt sein. Singuläre Beobachtungen sprechen dafür, daß das Fehlen der Paneth-Zellen eine schlechte Prognose impliziere (umstritten!).

Bei einem Teil der Patienten dürfte die wiederkehrende malabsorptive Symptomatik auf einer sehr unzulänglich eingehaltenen glutenfreien Diät beruhen. Bei anderen werden kombinierte Nahrungsmittelallergien vermutet. Vereinzelt sind *Komplikationen* mit einer Colitis ulcerosa bzw. mit einer sog. mikroskopischen (lymphozytären) Kolitis[25] mit Entzündungen der Magenschleimhaut und mit Immundefekten [enterozytäre Autoantikörper, T-Zelldefekte (immunologische Epiphänomene ?)] beschrieben worden.

Tropische Sprue

Bei der tropischen Sprue sind *Ätiologie und Pathogenese* sowie das Phänomen der geographischen Verteilung *nicht restlos geklärt.* Wahrscheinlich spielen *bakterielle, virale* und/oder *parasitäre Infektionen* (mit primären oder sekundären Störungen der Darmflora?) eine Rolle. Primäre Ernährungsschäden (Folsäuremangel, Mangel an Vitamin B_{12}) sind wahrscheinlich sekundärer Natur.

In neueren Publikationen wird folgende *Kausalkette* diskutiert: Akute bakterielle, virale oder parasitäre Darminfektion → stark vermehrte Enteroglukagonausschüttung → Herabsetzung der Dünndarmtransitzeit mit Stase des Inhaltes → gesteigerte bakterielle Kolonisation („bacterial owergrowth") → weiterer Mukosaschaden. Die Schleimhautschädigung wird durch den sekundär sich entwickelnden

Folatmangel weiter verstärkt. Der beschriebene Circulus vitiosus endet erst nach antibiotischer Therapie (Beseitigung des „bacterial owergrowth“).

Die Erkrankung beginnt meist mit einer *akuten Diarrhö*, der alsbald eine *Hepatosplenomegalie*, eine *Glossitis* und *Stomatitis* folgen. Die persistierende Form gleicht der einheimischen Sprue (Anorexie, Gewichtsverlust), ohne daß immer auch eine massive Steatorrhö entwickelt ist.

Die *histologisch nachweisbaren Läsionen* der Dünndarmschleimhaut sind *außerordentlich variabel*. Nur teilweise und eher selten findet man das Bild einer spruetypisch umgebauten Schleimhaut. Zumeist sind Jejunum und Ileum betroffen. Enzymhistochemisch sind verschiedene Bürstensaumenzyme deutlich vermindert. Im Vordergrund der klinischen und oft auch der morphologischen Befunde stehen *Folgekrankheiten* wie *megalozytäre Anämien, Vitaminmangelsyndrome* und *aphthöse Stomatitiden*.

Kwashiorkor („protein-calorie-malnutrition“)[17, 21]

Der Kwashiorkor ist ein chronisches Eiweißmangelsyndrom, das vornehmlich bei *Kindern in Zentral- und Südamerika, Afrika und Südostasien* auftritt und nach wie vor durch eine außerordentlich *hohe Letalität* belastet ist. Die Kinder erhalten (nach zu frühem Abstillen) eine kalorisch zwar ausreichende, aber praktisch eiweißfreie Nahrung („severe protein-caloric malnutrition“ mit ausgeprägtem Folatmangel). Die Krankenbezeichnung ist der Gha-Sprache entlehnt und bedeutet *„roter Junge“(pellagroide Dermatose)*. Das Krankheitsbild war vor der Jahrhundertwende in Europa als „Mehlnährschaden“ bekannt, allerdings wohl nie in so massiver Ausprägung.

In der Dünndarmbiopsie findet man unterschiedlich schwere, partielle bis subtotale Atrophieformen der intestinalen Schleimhaut mit teilweise deutlich verlängerten Schleimhautkrypten und dichter lymphoplasmozytärer Stromainfiltration. Häufig ist ein *sekundärer Disaccharidasemangel* zu beobachten. Die Darmwandmuskulatur ist meist hochgradig atrophisch und braun pigmentiert *(„brown bowel syndrome“*; ▷ S. 447).

Andere Proteinintoleranzen, Nahrungsmittelallergien[23]

Proteinintoleranzen bzw. Nahrungsmittelallergien kommen wesentlich häufiger bei Kindern als bei Erwachsenen vor. Vor allem Milch- und Sojaprodukte werden als *Ursache hypersensitiver Schleimhautreaktionen* diskutiert. Möglicherweise beruht auch die sog. *„intractable diarrhoea“* („severe protracted diarrhea in infancy“) wenigstens z. T. auf allergischen Reaktionen gegen Kuhmilchproteine (wahrscheinlich kombiniert mit enterozytären Enzymdefekten)[15, 36].

1972 beschrieben Ament u. Rubin[13] erstmals eine Unverträglichkeit gegenüber Sojaproteinprodukten *(Sojaproteinintoleranz)*. Ein 6 Wochen alter Säugling entwickelte 24 h nach der Aufnahme eines Sojamilchpräparates ein dramatisches Krankheitsbild mit Fieber, Leukozytose, Zyanose, Erbrechen, massiven blutig-schleimigen Diarrhöen, Exsikkose und metabolischer Azidose. Nach Absetzen der Nahrung bildeten sich die Symptome sehr bald zurück. Gezielte Belastungsproben führten zu Rezidiven. Biopsien der Jejunumschleimhaut zeigten 12 h nach Exposition eine der floriden Zöliakie vergleichbare Schleimhautschädigung.

Die *morphologisch faßbaren Schleimhautveränderungen* dürften *ausgesprochen variabel* sein, vielfach *unspezifisch* und diagnostisch kaum wegweisend. Nicht selten findet man eine ausgeprägte Gewebseosinophilie *(eosinophile Enteritis* bzw. *Enterokolitis)*, kombiniert mit einer Bluteosinophilie und erhöhten Serum-IgE-Werten. Diese eosinophile Enterokolitis wird bei Unverträglichkeiten gegenüber zahlreichen Nahrungsprodukten und Medikamenten (Gold, Salvarsan, Naproxen, Trimethoprim, Aspirin), aber auch bei parasitären Infestationen [Eustoma rotundatum („hering worm disease“), Ascaris lumbricoides, Ancylostoma caninum u. a.] beobachtet (▷ S. 220) (Übersicht:[32, 50]).

Die eosinophile Enteritis steht klinisch und morphologisch in enger Beziehung zur *allergischen Gastroenteritis der Kinder*, wie sie u. W. erstmals von Waldmann et al.[70] beschrieben wurde. Sie beruht offenbar auf einer *echten Milchallergie* (s. oben) und ist häufig mit weiteren allergischen Stigmata wie Asthma, Heufieber, Urtikaria oder ekzematösen Dermatopathien kombiniert.

„Microvillous inclusion disease“

Diese offenbar *genetisch bedingte* („congenital microvillous atrophy“), sehr seltene Dünndarmerkrankung wurde erstmals 1978 beschrieben[24]. Schon im Säuglingsalter treten *schwere Malabsorptionssymptome* mit nahezu therapierefraktären *sekretorischen Diarrhöen* auf[16, 59]. Neuerdings werden gewisse therapeutische Erfolge mit Somatostatin und seinen Analoga erzielt[22]. Gleichwohl ist die Prognose nahezu infaust.

Lichtmikroskopisch findet man eine *Zottenatrophie*, jedoch keine Kryptenhyperplasie und nur geringe entzündliche Stromainfiltrate (DD: Zöliakie). Pathognomonisch sind *ultrastrukturelle Befunde* mit Disruptionen und mikrovillösen Inklusionen („disorders of the cytoskeleton“[18]) in Enterozyten[16, 18, 59, 63]. Nach neueren Untersuchungen werden *unter-*

Tabelle 5.10. Kutointestinale Syndrome

Gefäßkrankheiten
Teleangiectasia hereditaria (M. Osler)
Syndrom der „blauen Gummibläschen" („blue rubber bleb naevus syndrome")
Papulosis atrophicans maligna (Köhlmeier-Degos-Syndrom)
Anaphylaktoide Purpura Schönlein-Henoch
Dysplastische Angiopathien

Speicher- bzw. Stoffwechselkrankheiten
Amyloidose
Angiokeratoma corporis diffusum (Fabry-Syndrom)
Primäre Xanthomatosen
Porphyrien
Hämochromatose
Acrodermatitis enteropathica (▷ S. 447)

Kollagenkrankheiten
Progressive Sklerodermie (▷ S. 447)
Dermatomyositis
Lupus erythematodes disseminatus

(Hereditäre) Erkrankungen des Bindegewebes
Pseudoxanthoma elasticum (Grönlad-Strandberg-Syndrom)
Cutis hyperelastica (Ehlers-Danlos-Syndrom)
Cutis laxa

Hamartien bzw. Phakomatosen (▷ auch Tabelle 18)
Neurofibromatosis generalisata Recklinghausen
Peutz-Jeghers-Syndrom (▷ S. 484)
Hämangiomatöse Läsionen
Lymphangiomatöse Läsionen

Retikulosen/Lymphome (▷ Beitrag Möller, S. 371)

Infektiös- und allergotoxische Krankheiten
Urticaria acuta
Generalisierte Arzneimittelexantheme
Erythema exsudativum multiforme

Bullöse Dermatopathien
Epidermolysis bullosa
Dermatitis herpetiformis Duhring (s. unten)

Verschiedene Krankheitsbilder
Sarkoidose
Psoriasis

schiedliche klinische und morphologische („congenital microvillous atrophy" – „late-onset microvillous atrophy" – „atypical microvillous atrophy") *Formen* der „microvillous inclusion disease" postuliert[54, 58].

Primäres Gallensäurenmalabsorptionssyndrom

Über eine primäre (idiopathische) Malabsorption von Gallensäuren im Ileum als Ursache chronisch-wäßriger Diarrhöen wurde erstmals 1976 berichtet[68]. Seither konnte bei mehreren Patienten, auch im Alter von über 50 Jahren, die chronische Diarrhö diesem Syndrom zugeordnet werden. Häufiger ist jedoch eine *sekundäre Malabsorption* von Gallensäuren bei morphologisch definierten Ileopathien sowie nach Cholezystektomie[30].

Beim primären Gallensäurenmalabsorptionssyndrom sind die im Kolon und Ileum röntgenologisch und endoskopisch erhobenen Befunde unauffällig[68]. *Histologisch* jedoch finden sich u. U. richtungsweisende Befunde mit *sprueähnlichen Schleimhautveränderungen*[56]. Dieser histologische Befund ermöglicht es, jene Patienten auszuwählen, bei denen der szintigraphische 75Se-Homocholsäure-Resorptions-Test (HCAT) indiziert ist[62]. Die histologische Untersuchung ergänzt den HCAT insofern, als andere Ileumerkrankungen mit sekundärer Gallensäuremalabsorption (z. B. M. Crohn) abgegrenzt werden können[37].

Kutointestinale Syndrome[47, 48]

Bei verschiedenen, teilweise syndromartig auftretenden Krankheiten sind sowohl Haut als auch Gastrointestinaltrakt betroffen (Tabelle 5.10). Dabei unterliegen die jeweiligen Organmanifestationen z. T. wenigstens einer gegenseitigen Beeinflussung *(dermatogenic enteropathy, enteropathie dermatogène)*. Es handelt sich um durchweg *seltene Krankheitsbilder*. Zusammengenommen stellen sie jedoch einen nicht unerheblichen Anteil vor allem problematischer Magen-Darm-Erkrankungen dar. Bei vielen dieser Krankheitsbilder bleibt die Dünndarmbiopsie ohne diagnostisch wegweisenden Befund, entweder weil die Läsionen zu uncharakteristisch oder nur herdförmig entwickelt oder bioptisch insofern nicht erfaßt werden, weil sie vor allem in den tieferen Darmwandschichten lokalisiert sind.

Die Vielzahl der kutointestinalen Krankheitsmanifestationen kann im Rahmen dieses Beitrages nicht besprochen werden. Es sei auf die nach wie vor hervorragende Übersicht von Marks u. Shuster[48] verwiesen [Phakomatosen bzw. Hamartien (z. B. Peutz-Jeghers-Syndrom): S. 484].

(Malabsorptive) Dermatitis herpetiformis Duhring

Diese ausgesprochen polymorphe Hauterkrankung[12] kann mit intestinal-morphologischen und klinisch-symptomatischen Befunden einer *glutensensitiven Sprue* einhergehen, *z. T. subklinisch,* in etwa 25% mit einer deutlich ausgeprägten *Steatorrhö.* Wahrscheinlich liegt beiden Erkrankungen (Dermatitis – Sprue) eine gleichartige genetische Disposition zugrunde, da beide Erkrankungen in hohem Prozentsatz mit den Histokompatibilitätsantigenen HLA-B8 und DRw3T assoziiert sind[35].

Immunhistologische Untersuchungen haben gezeigt, daß es sich bei der Dermatitis herpetiformis

Duhring wahrscheinlich um *2 distinkte Formen* handelt.

- 85–90% der Duhring-Patienten haben *granuläre* IgA-Ablagerungen entlang der dermoepidermalen Grenzlinie, und ausschließlich diese Patienten haben der Sprue vergleichbare intestinale Befunde.
- 10–15% der Duhring-Patienten haben *lineare* IgA-Ablagerungen entlang der dermoepidermalen Grenze [35]. Sie zeigen keine Assoziationen mit spruetypischen intestinalen Schleimhautveränderungen.

Die intestinalen Schleimhautveränderungen bei der malabsorptiven Dermatitis herpetiformis Duhring treten bemerkenswert *fleckförmig* auf *(patchy lesions)* [53, 64]. Daraus ergibt sich die diagnostische Notwendigkeit *multipler intestinaler Biopsien*. Duodenum und proximales Jejunum sind am häufigsten und stärksten betroffen. Nach eigener Erfahrung sollten Patienten mit einer malabsorptiven Dermatitis herpetiformis Duhring strikt und dauerhaft glutenfrei ernährt (behandelt) werden, da sich sonst, ebenso wie bei der Sprue, *intestinale Lymphome* entwickeln können.

Acrodermatitis enteropathica

Das hereditäre Krankheitsbild [57] ist charakterisiert durch typische Hautveränderungen (▷ Bd. 4) und durch abdominelle Symptome mit einer unterschiedlich schwer ausgeprägten Malabsorption, die durchaus an Symptome der Zöliakie erinnern. Das Krankheitsbild manifestiert sich um die *Zeit des Abstillens*. Die Symptome sind unter einer Therapie mit Zinksulfat reversibel. Der Akrodermatitis liegt wahrscheinlich eine *(isolierte?) Zinkmalabsorption* zugrunde.

Histologisch [44] findet man in der Dünndarmbiopsie allenfalls eine partielle Zottenatrophie. *Elektronenmikroskopisch* können in den Enterozyten zahlreiche *multi-vesicular bodies* gefunden werden. Die Paneth-Zellen enthalten heteromorph strukturierte Zytoplasmaeinschlüsse (sekundäre Lysosomen?) sowie pleomorphe Sekretgranula. Diese Veränderungen sollen unter einer Zinksulfattherapie reversibel sein. Möglicherweise stellen diese im Experiment durch zinkfreie Ernährung reproduzierbaren Strukturalterationen einen für die Akrodermatitis enteropathica spezifischen Befund dar.

Progressive Sklerodermie

Im Rahmen progressiver Sklerodermieformen kann es zur Mitbeteiligung der inneren Organe kommen *(viszerale Sklerodermie)*. In etwa 10% der Fälle besteht eine primär viszerale Manifestation. [20, 49].

Vergleichbar den kutanen Sklerodermien findet sich auch zu Beginn der viszerointestinalen Manifestation eine ödematöse Verbreiterung vor allem der Submukosa mit fibrinoiden Verquellungen des Bindegewebes. Später steht eine *progressiv-sklerosierende Fibrose* im Vordergrund. Die *submukösen Lymphgefäße* sind meist extrem erweitert *(sekundäre Lymphangiektasie)*. Die Muscularis propria ist atrophisch und bindegewebig durchsetzt. Man findet das Bild eines *Brown-bowel-Syndroms* (▷ unten).

Die Zottenarchitektur kann lange Zeit erhalten bleiben. Der Intestinaltrakt ist durchaus auch nicht immer generalisiert betroffen (Stufenbiopsien!). Herdförmig besonders stark ausgeprägte Fibrosierungen können zur Bildung von Pseudodivertikeln mit den Symptomen eines *Stagnant-loop-Syndroms* (abnorme Bakterienbesiedlung, bacterial overgrowth) führen.

Generalisierte Mastozytose (Urticaria pigmentosa)

Die Urticaria pigmentosa ist eine relativ seltene Dermatose. Sie wird heute allgemein den Retikulosen zugerechnet. *Nur selten* verläuft sie unter dem Bild einer *generalisierten Mastozytose* mit Befall von Knochen, Leber, Milz, Pankreas und des Gastrointestinaltraktes [19, 28, 41]. *Uncharakteristische Magen-Darm-Beschwerden* (Bauchschmerzen, Erbrechen, episodenhafte Durchfälle) finden sich in der Hälfte dieser Fälle. Ausgeprägte Malabsorptionssymptome sind *selten*. Gelegentlich erinnert das klinische Bild mit einer vorherrschenden Flushsymptomatik an ein sog. Karzinoidsyndrom.

Morphologisch findet man zumeist ein ausgeprägtes Ödem des Schleimhautstromas mit einer Infiltration eosinophiler Granulozyten und Mastzellen (inkonstant!). Die oft betonte Gewebseosinophilie wirft *differentialdiagnostische* Fragen zur eosinophilen Gastroenteritis (▷ S. 220) und zur allergischen Gastroenteropathie (▷ S. 221) auf, die im Einzelfall aus den bioptischen Darmbefunden nicht zu beantworten sind. Diffuse und schwere Veränderungen der Zottenarchitektur und des enterozytären Epithels liegen in der Regel nicht vor.

Anhang

Brown-bowel-Syndrom

Das seltene sog. Brown-bowel-Syndrom stellt nach wie vor eine ätiologisch nicht geklärte Erkrankung des Gastrointestinaltraktes dar [14, 29, 31, 42]. Das Syndrom geht häufig mit intestinalen Pseudoobstruktionen einher [61]. *Morphologisch* findet man eine bräunliche Verfärbung der Muscularis propria (Abb. 5.11 und 5.12) des gesamten Gastrointestinaltraktes oder nur einzelner Segmente. Nahezu immer ist der Dünndarm betroffen. Neben intestinalen

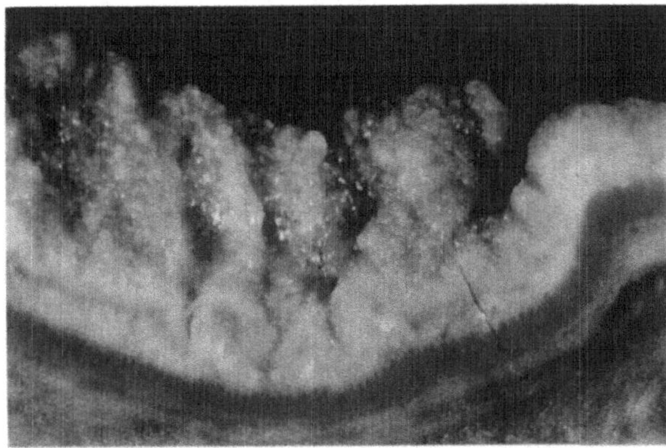

Abb. 5.11. Brown-bowel-Syndrom mit charakteristischer Braunfärbung der Muscularis propria (2 Jahre alt gewordenes Kleinkind. Tod in extremer Kachexie). Obduktionspräparat, Dünndarm
◀

▼
Abb. 5.12. Brown-bowel-Syndrom (gleicher Fall wie Abb. 5.10). Körnige Degradation zahlreicher Muskelzellen. Nicht betroffen sind die Strukturen des Plexus myentericus. PAS (Vergr. 470 : 1). *Inset:* Orange-gelbe Eigenfluoreszenz der körnigen Pigmentablagerungen in den Muskelzellen (Vergr. 240 : 1)

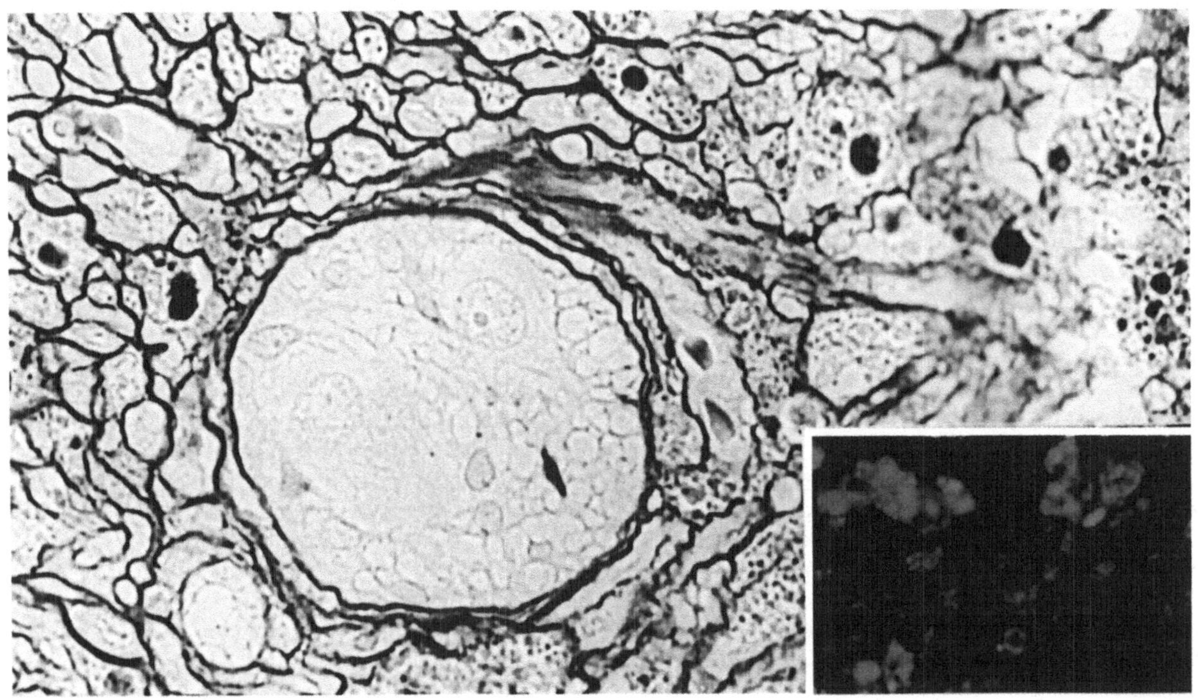

Pseudoobstruktionen können sich Malabsorptionssymptome entwickeln. Derzeit werden *2 Hypothesen* hinsichtlich der Entstehung eines Brown-bowel-Syndromes diskutiert, wobei einerseits von einem *chronischen Vitamin-E-Mangel* und damit verbundenen Oxydationsstörungen ausgegangen wird. Die zweite Hypothese geht von einer primär *die Mitochondrien betreffenden Schädigung* aus, die dann jedoch auch zu einer Störung der Oxydationsvorgänge und dadurch zu einer Degradation von Fettsäuren mit konsekutiver Ansammlung von Lipofuszin und lipofuszinähnlichen Pigmenten führt.

Syndrom der blinden Schlinge[33, 40, 45]

Synonyme: blind loop syndrome, stagnant loop syndrome, small bowel stasis, bacterial overgrowth

Definition. Unter einem Blindsacksyndrom *(im engeren Sinne)* sind lediglich diejenigen malabsorptiven Funktionsstörungen zu verstehen, die bei funktioneller oder anatomischer Ausschaltung einzelner Darmabschnitte zustande kommen. Heute und *in weiterem Sinne* versteht man unter einem Blindsacksyndrom die Folgezustände einer überschießenden bakteriellen Besiedlung *(bacterial overgrowth)* des Dünndarms bzw. einzelner Segmente mit *vorwiegend apathogenen Keimen.*

Eine überschießende Keimbesiedlung findet man unter den in Tabelle 5.11 aufgeführten und in Abb. 5.13 dargestellten Konditionen. Die Folge ist ein *Malabsorptionssyndrom,* dessen einzelne Komponenten (Störungen der Resorption von Fettsubstanzen, Kohlenhydraten, Proteinen, Vitaminen,

Tabelle 5.11. Ursachen des Syndroms der blinden Schlinge bzw. eines „bacterial overgrowth" (In Anlehnung an King u. Toskes[45] sowie Isaacs u. Kim[40]), vgl. auch Abb. 5.13

Stagnation des Darminhaltes	Anatomisch bedingt	Afferente Schlinge nach Billroth-II-Operationen („afferent loop syndrome": Syndrom der zuführenden Schlinge) Chirurgisch blinde Schlinge (End-zu-Seit-Anastomose) Chirurgisch rezirkulierende Schlinge (Seit-zu-Seit-Anastomose) Jejunoilealer Bypass Obstruktionen (Strikturen, Verwachsungen, Entzündungen, Karzinome) Divertikel
	Motorisch bedingt	Diabetische Neuropathie Viszerale Sklerodermie Idiopathische intestinale Pseudoobstruktion Fehlen des „intestinalen housekeepers" Medikamentös (z. B. Phenothiacin)
Abnorme Verbindungen zwischen proximalem und distalem Magen-Darm-Trakt		Gastrokolische und jejunokolische Fisteln Resektion der Ileozökalklappe
Störungen der Abwehrmechanismen		Achlorhydrie/Hypochlorhydrie Immundefekte Tropische Sprue u. a. m.

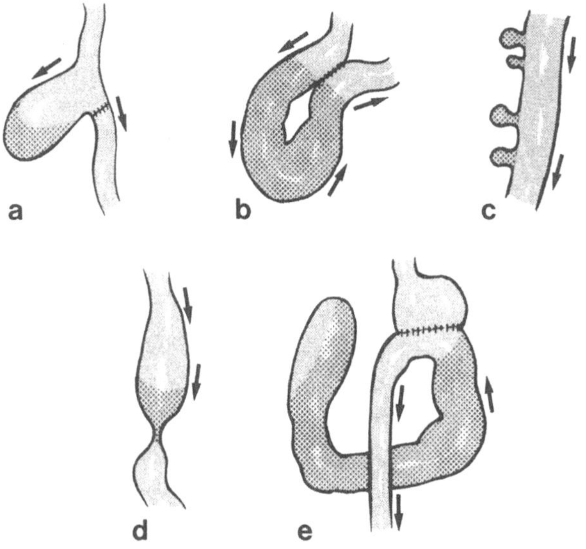

Abb. 5.13. Beispiele von Darmwandveränderungen, die einer Stase und damit einem bakteriellen „overgrowth" Vorschub leisten. **a** Blinde Tasche. **b** Enteroenterische Anastomose oder Fistel. **c** Divertikel. **d** Strikturen. **e** Dysfunktion der afferenten Schlinge (die *Pfeilrichtung* gibt die Richtung der Peristaltik an). Die *dunkel schraffierten Abschnitte* entsprechen den Orten des bakteriellen „overgrowth". (Modifiziert nach Goldstein[33])

Mineralien) eine *komplexe und multifaktorielle Genese* aufweisen. Dabei wirken *intraluminale Prozesse* (z. B. bakterielle Hydrolyse konjugierter Gallensalze) und eine *Schädigung der Darmschleimhaut* (durch toxische Nebenprodukte des bakteriellen Abbaus von Darminhalt und/oder durch die Bakterien bzw. deren Toxine selbst) zusammen.

In pathophysiologischer Hinsicht werden *isoperistaltische* und *antiperistaltische Blindschlingen* unterschieden.

Die *morphologischen Befunde,* die in der Literatur mitgeteilt werden und die teilweise an tierexperimentellen Modellen erhoben wurden, sind *widersprüchlich:* Schleimhauthypertrophie, Megalozytose, Zottenatrophie (?). Enzymaktivitäten sollen im Bürstensaum, in den Mitochondrien und im endoplasmatischen Retikulum vermindert sein. Sekundär entzündliche Schleimhautschäden mit der Entwicklung entzündlicher Granulationspolypen sollen relativ häufig auftreten.

Die Therapie der Wahl ist zunächst eine antibiotische Behandlung. Chirurgische Therapiemaßnahmen sind stets dann indiziert, wenn eine mit chirurgischen Maßnahmen korrigierbare Störung (z. B. gastrojejunale Fistel) vorliegt.

Intestinaler Bypass wegen extremer Fettsucht[27, 38, 43, 46, 52, 55, 64, 66] (▷ auch S. 180)

Etwa seit 1956 wurden Operationsverfahren entwikkelt, um größere Abschnitte des Dünndarms und damit der resorbierenden Darmoberfläche funktionell auszuschalten. Von den verschiedenen Operationsmethoden wurde vor allem der jejunoileale Bypass durchgeführt. Schwere und z. T. lebensbedrohliche Komplikationen haben die jeweiligen Techniken diskreditiert und frühzeitig zu scharfer Kritik bzw. zur Aufgabe der meisten Verfahren geführt.

Unter den Komplikationen muß zwischen Früh- und Spätkomplikationen unterschieden werden.

- *Frühkomplikationen:* Wundinfektionen (E. coli, Enterobacter, Klebsiella), Thrombosen, Lungenembolien, Pneumonien, Harnwegsinfekte, ga-

strointestinale Blutungen, Ileus, Invaginationen, Pankreatitiden, enterokutane Fisteln. Postoperativ besteht meist ein wäßriger Durchfall mit 20–30 Entleerungen pro Tag.
Die *postoperative Letalität* wurde teilweise mit 11% angegeben. Todesursachen: Mesenterialinfarkte, Herzinfarkte, Lungenembolien, Pneumonien, Leberversagen und lokale Komplikationen im Operationsbereich.

- *Spätkomplikationen:* Sie treten in unterschiedlicher Häufigkeit und variabler Organ-Kombination auf.
  - *Leber:* etwa 3–40% der Patienten entwickeln Leberfunktionsstörungen. Die in 60% schon präoperativ vorhandene *Leberverfettung* nimmt zu, hinzu kommen fokale und zonale *Lebernekrosen* und *leukozytäre Infiltrate* (vergleichbar einer alkoholischen Hepatitis). Ursächlich werden ein Mangel an Eiweiß, essentiellen Fettsäuren und lipotropen Substanzen bzw. ein bakterieller overgrowth diskutiert, der entweder indirekt (Bildung von Alkohol bzw. von hepatotoxischen Steroiden aus Gallensäuren) oder direkt (Endotoxine) hepatotoxisch wirken soll.
  - *Niere: Entzündungen* (interstitiell, glomerulär) und *Nierensteine* (vor allem Kalziumoxalatsteine) findet man in unterschiedlicher Häufigkeit, teilweise bis zu 33%.
  - *Gelenke:* In etwa 20–25% werden *Polyarthritiden* beobachtet, teilweise temporär, teilweise persistierend. Gelegentlich sind sie kombiniert mit einer *Tendosynovitis,* mit *Schleimhautulzerationen* und *Vaskulitiden (Netzhaut)* und erinnern in dieser Kombination an das Bild eines M. Behçet.

An weiteren Komplikationen findet man *hämatologische Störungen* (immunhämolytische Anämien, Thrombozytopenien, Leukopenien, Eisenmangelanämien), *persistierende Diarrhöen, akute Kolondilatationen* und *Invaginationen, Elektrolytstörungen, anorektale Störungen* (Fissuren, Pruritus) und eine *Pneumatose* (▷ S. 628).
Die *Gewichtsabnahme* ist häufig nur passagerer Natur.

- *Spätletalität:* Sie beruht in erster Linie auf *persistierenden Elektrolytstörungen,* einem *globalen Eiweißmangel* und einer z. T. komplexen *Funktionsstörung der Leber.*

Morphologische Befunde. Sie sind in den funktionierenden und ausgeschalteten Darmabschnitten unterschiedlich. In den *funktionierenden* Darmabschnitten kommt es nach Jahren offenbar zu einer adaptiven Organvergrößerung (Länge, Durchmesser, Zottenhöhe). In den *ausgeschalteten* Darmabschnitten wird z. T. eine Schleimhautatrophie beschrieben.

Literatur

1.–11. Weiterführende Literatur (▷ S. 418)
12. Alexander JOD (1975) Dermatitis herpetiformis. In: Major Problems in Dermatology, vol 4. Sunders, London Philadlphia Toronto
13. Ament M, Rubin CE (1972) Soy protein – another cause of the flat intestinal lesion. Gastroenterology 62:227–234
14. Amman K, Otto HF (in press) Histochemical and immunohistological investigations in 7 cases or brown syndrome. Z Gastroenterol
15. Avery GB, Villavicencio O, Lilly JR, Randolph JG (1968) Intractable diarrhoea in early infancy. Pediatrics 41:712–722
16. Bell SW, Kerner JA, Sibley RK (1991) Microvillous inclusion disease. The importance of electron microscopy for diagnosis. Am J Surg Pathol 15:1157–1164
17. Brunser O, Reid A, Monckeberg F, Maccioni A, Contreras I (1968) Jejunal mucosa in infant malnutrition. Am J Clin Nutr 21:976–983
18. Carruthers L, Dourmashkin R, Philips A (1986) Disorders of the cytoskeleton of the enterocyte. Clin Gastroenterol 15:105–120
19. Cherner JA, Jensen JT, Dubois A, O'Dorisio TM, Gardner JD, Metcalfe DD (1988) Gastrointestinal dysfunction in systemic mastocytosis. A prospective study. Gastroenterology 95:657–667
20. Cohen S, Laufer I, Snape WJ, Shiau YF, Levine GM, Jimenez S (1980) The gastrointestinal manifestations of scleroderma: pathogenesis and management. Gastroenterology 79:155–166
21. Cook GC, Lee FD (1966) The jejunum after kwashiorkor. Lancet II: 1263–1267
22. Couper RTL, Berzen A, Berall G, Sherman PM (1989) Clinical response to the long acting somatostatin analogue SMS 201–995 in a child with congenital microvillous atrophy. Gut 30:1020–1024
23. Crowe SE, Perdue MH (1992) Gastrointestinal food hypersensivity: basic mechanisms of pathophysiology. Gastroenterology 103:1075–1095
24. Davison GP, Cutz E, Hamilton JR, Gall DG (1978) Familial enteropathy. A syndrome of protracted diarrhea from birth, failure to thrive, and hypoplastic villous atrophy. Gastroenterology 75:783–790
25. DeBois RN, Lazenby AJ, Yardley JH, Hendrix TR, Bayless TM, Giardiello FM (1989) Lymphocytic enterocolitis in patients with refractory sprue. JAMA 262:935–937
26. Eckstein RP, Dowsett JR, Riley JW (1988) Collagenous enterocolitis: A case of collagenous colitis with involvement of the small intestine. Am J Gastroenterol 83:767–771
27. Fikri E, Cassella RR (1974) Jejunoileal bypass for massive obesity: results and complications in fifty-two patients. Ann Surg 179:460–464
28. Fishman RS, Fleming CR, Li CY (1979) Systemic mastocytosis with review of gastrointestinal manifestations. Mayo Clin Proc 54:51–54
29. Foster CS (1979) The brown bowel syndrome: a possible smooth muscle mitochondrial myopathy? Histopathology 3:1–17
30. Fromm H, Malavolti M (1986) Bile-acid induced diarrhea. Clin Gastroenterol 15:567–582
31. Gallager RL (1980) Intestinal ceroid deposition – brown bowel syndrome. Virchows Arch [A] 389:143–151
32. Goldman H, Proujansky R (1986) Allergic proctitis and gastroenteritis in children. Clinical and mucosal biopsy features in 53 cases. Am J Surg Pathol 10:75–86
33. Goldstein F (1976) Bacterial populations of the gut in health and disease: clinical aspects. In: Bockus HL (ed) Gastroenterology, 3rd edn, vol 2. Saunders, Philadelphia London Toronto, pp 153–173
34. Guller R, Anabitarte M, Mayer M (1986) Kollagensprue und ulzerierende Jejunoileitis bei einem Patienten mit gluteninduzierter Enteropathie. Schweiz Med Wochenschr 116:1343–1349

35. Hall RP (1987) The pathogenesis of dermatitis herpetiformis; Recent advances. J Am Acad Dermatol 16:1129 – 1144
36. Harms HK, Bertele RM (1983) Die schwere protrahierte Säuglingsdiarrhoe (intractable diarrhoea). Monatsschr Kinderheilkd 131:428 – 435
37. Herbay A von, Singer R, Otto HF (1989) Chronische Diarrhoe – neue histologische Differentialdiagnosen. Dtsch Med Wochenschr 114:1328 – 1329
38. Hocking MP, Duerson MC, O'Leary JPO, Woodward ER (1983) Jejunoileal bypass for morbid obesity. Late follow-up in 100 cases. N Engl J Med 308:995 – 999
39. Holdstock DJ, Olesky S (1973) Successful treatment of collagenous sprue with combination of prednisolone and gluten-free diet. Postgrad Med 49:664 – 667
40. Isaacs PET, Kim YS (1983) Blind loop syndrome and small bowel bacterial contamination. Clin Gastroenterol 12:395 – 414
41. Jarnum S, Zachariae HP (1967) Mastocytosis (urticaria pigmentosa) of skin, stomach and gut with malabsorption. Gut 8:64 – 68
42. Kaiserling E, Schäffer R, Weckermann J (1988) Brown bowel syndrome in the gastrointestinal tract and thyroid gland. Pathol Res Pract 183:65 – 74
43. Kantor S (1978) Intestinal bypass operation experience for obesity fourteen years with 120 patients. Am J Proctol Gastroenterol Col Rect Surg 29:19 – 25
44. Kelly R, Davidson GP, Townley RRW, Campbell PE (1976) Reversible intestinal mucosal abnormality in acrodermatitis enteropathica. Arch Dis Childr 51:219
45. King CE, Toskes PP (1979) Small intestinal bacterial overgrowth. Gastroenterology 76:1035 – 1055
46. Maclean LD (1976) Intestinal bypass operation for obesity: a review. Can J Surg 19:387 – 399
47. Marks J (1983) The relationship of gastrointestinal disease and the skin. Clin Gastroenterol 12:693 – 712
48. Marks J, Shuster S (1971) Progress report: Intestinal malabsorption and the skin. Gut 12:938-947
49. Meyers AR (1979) Progressive systemic sclerosis: gastrointestinal involvement. Clin Rheum Dis 5:115 – 129
50. Miniciu O, Wegmann D, Gebbers JO (1992) Eosinophile Kolitis – eine seltene Ursache des akuten Abdomens. Schweiz Med Wochenschr 122:1402 – 1408
51. O'Brien W (1979) Tropical sprue. A review. J R Soc Med 72:916 – 920
52. Organ CH, Cegielski MM, Grabner BJ, Keig HE, Saporta JA (1982) Jejunoileal bypass. Long-term results. Ann Surg 192:38 – 43
53. Otto HF, Sack J, Gebbers J-O, Schulz KH, Müller-Wieland K (1979) Über die malabsorptive Dermatitis herpetiformis Duhring. Eine katamnestische Studie unter besonderer Berücksichtigung dünndarmbioptischer Befunde. Virchows Arch [A] 383:195 – 206
54. Philips AD, Schmitz J (1992) Familial microvillous atrophy: a clinicopathological survey of 23 cases. J Pediatr Gastroenterol Nutr 1438 – 39
55. Polak JM, Bloom SR, Wright NA, Daly MJ (1982) Jejunoileal bypass: clinical and experimental aspects. Scand J Gastroenterol 17 [Suppl 74]:129 – 147
56. Popovic OS, Kostic KM, Milovic VB, et al. (1987) Primary bile acid malabsorption. Histologic and immunologic study in three patients. Gastroenterology 92:1851 – 1858
57. Prasad AS (1983) The role of zinc in gastrointestinal and liver disease. Clin Gastroenterol 12:713 – 741
58. Raafat F, Green NJ, Nathavitharana KA, et al. (1994) Intestinal microvillous dystrophy: a variant of microvillous inclusion disease or a new entity? Hum Pathol 25:1243 – 1248
59. Rhoads JM, Vogler RC, Lacey SR, Reddick RL, Keku EO, Azizkhan RG, Berschneider HM (1991) Microvillous inclusion disease. In vitro jejunal electrolyte transport. Gastroenterology 100:811 – 817
60. Rubin CE, Eidelman A, Weinstein WM (1970) Sprue by any other name. Gastroenterology 58:409 – 413
61. Ruchti C, Eisele S, Kaufmann M (1990) Fatal intestinal pseudo-obstruction in brown bowel syndrome. Arch Pathol Lab Med 114:76 – 80
62. Schiller LR, Hogan RB, Morawski SG, et al. (1987) Studies on the prevalence and significance of radiolabeled bile acid malabsorption in a group of patients with idiopathic chronic diarrhea. Gastroenterology 92:151 – 160
63. Schofield DE, Agostini RM, Yunis EJ (1992) Gastrointestinal microvillous inclusion disease. Am J Clin Pathol 98:119 – 124
64. Scott BB, Losowsky MS (1976) Patchiness and duodenal-jejunal variation of the mucosal abnormality in coeliac disease dermatitis herpetiformis. Gut 17:984 – 992
65. Scott HW, Dean RH, Shull HJ, Gluck F (1977) Results of jejunoileal bypass in two hundred patients with morbid obesity. Surg Gynecol Obstet 145:661 – 673
66. Stock-Damge C, Haegel P, Aprahamian A, Humbert W, Grenier JF (1984) Protein malnutrition after jejunoileal bypass in the rat. Possible contribution of the exocrine pancreas and the included intestine. Eur Surg Res 16:31 – 39
67. Swanson VL, Thomasson RW (1965) Pathology of the jejunal mucosa in tropical sprue. Am J Pathol 46:511 – 536
68. Thaysen EH, Pedersen L (1976) Idiopathic bile acid catharsis. Gut:17:965 – 970
69. Trier JS, Falchuk ZM, Carey MC, Schreibers DS (1978) Coeliac sprue and refractory sprue: Clinical conference. Gastroenterology 75:307 – 316
70. Waldmann TA, Wochner RD, Laster L, Gordon RS (1967) Allergic gastroenteropathy. N Engl J Med 267:761 – 769
71. Weinstein WM, Saunders DR, Tytgat GN, Gubin CE (1970) Collagenous sprue – an unrecognized type of malabsorption. N Engl J Med 283:1297 – 1301
72. Woods CA, Foutch PG, Kerr DM, Haynes WC, Sanowski RA (1988) Collagenous sprue as a cause of malabsorption in a patient with myotonic dystrophy: A new association. Am J Gastroenterol 83:765 – 766

Anmerkungen zur morphologisch-bioptischen Diagnostik

Mit der Entwicklung endoskopisch-bioptischer Methoden wurde der morphologische Befund fest in das methodische Repertoire der klinischen Diagnostik integriert. Funktionsanalytische und morphologische Methoden sind derzeit die wichtigsten diagnostischen Verfahren in der Abklärung vieler Gastroenteropathien. Diagnostische Dünndarmbiopsien bzw. die Methoden, die heute zur Bearbeitung und diagnostischen Auswertung bioptischer Präparate zur Verfügung stehen, sind bezüglich ihres Informationsgehaltes für die klinische Medizin so umfassend, daß mit einer rückläufigen Tendenz auch bei politisch forcierter Kostendämpfung nicht zu rechnen ist.

> Die Dünndarmbiopsie ist entweder in Form der gezielten gastroduodenoskopischen Zangenbiopsie oder der blinden Saugbiopsie bei allen Formen einer chronischen Verdauungsinsuffizienz und persistierender Abdominalbeschwerden insofern notwendig und indiziert, als sie eine organspezifische Diagnostik erlaubt und als Ausschlußverfahren wichtige diagnostische Hinweise liefert.

- *Der diagnostische Informationsgehalt bioptisch gewonnener Dünndarmschleimhaut ist in erster Linie vom Erhaltungszustand des Gewebes abhängig*[17]. Das enterozytäre Epithel unterliegt außerordentlich schnell autolytischen, also irreversiblen Veränderungen, die im allgemeinen bereits 5 min nach der Gewebeentnahme einsetzen. Sie können die diagnostische Effizienz erheblich beeinträchtigen. Eine *möglichst schnelle und optimale Fixierung der Biopsiepräparate* ist deshalb unbedingt erforderlich. Sie sollte auf jeden Fall *vor* einer lupenmikroskopischen Beurteilung und einer evtl. photographischen Dokumentation erfolgen. Die stereomikroskopische Beurteilung der Oberflächenstruktur wird durch die Fixierung nicht beeinträchtigt. Es tritt zwar eine gewisse Trübung der Präparate infolge einer fixationsbedingten Eiweißfällung auf, die Reliefstrukturen (Zottenarchitektur) indessen werden nicht beeinflußt.

  Üblicherweise werden die Biopsiepartikel *in Formalin* (4 – 10%, wenn möglich neutral, gepuffert) fixiert. Vergleichbare Untersuchungen haben gezeigt, daß verschiedene *andere Fixierlösungen* (Äthanol, Bouin, Sublimat-Formaldehyd, Paraformaldehyd-Pikrinsäure, Paraform-Glutaraldehyd) eine *bessere Gewebserhaltung,* somit eine bessere Beurteilung und damit im Einzelfall eine höhere diagnostische Effizienz garantieren.
- Für die Beurteilung der Zottenarchitektur ist eine möglichst *orthograde Schnittführung* durch das Biopsiepräparat erforderlich. Das fixierte und in Paraffin (Paraplast) eingebettete Gewebe sollte in Stufen von wenigstens *20 Schnittserien* (elektrisches Mikrotom) aufgearbeitet werden. Standardfärbungen in der sog. Routinediagnostik sind
  1) *Hämatoxylin-Eosin,* gewissermaßen als Übersichtsfärbung,
  2) *Perjodsäurereaktionen* (PAS) zur Darstellung neutraler Mukosasubstanzen,
  3) *Trichromfärbungen* zur Darstellung des Bindegewebes (z. B. kollagene Sprue).

  Weitere Färbetechniken und immunhistologische Reaktionen müssen sich aus der jeweiligen klinischen Fragestellung (z. B. Amyloidose, maligne Lymphome) ergeben.

  Kryostatschnitte zum Nachweis von Neutralfetten und/oder Lipoiden sind selten indiziert, beispielsweise bei einigen Speicherkrankheiten, wie der familiären An-α-Lipoproteinämie (Tangier disease), der Wolman-Cholesterinlipoidose oder der Cholesterinspeicherkrankheit, bei verschiedenen Neurolipoidosen oder bei der A-β-Lipoproteinämie (Bassen-Kornzweig-Syndrom).
- Für den gelegentlich schwer zu erbringenden Nachweis von *Parasiten* können von den bioptisch gewonnenen Gewebeproben *Quetschpräparate* angefertigt werden. Sie sind diagnostisch oft wesentlich effizienter als konventionell-histologische Techniken.

> In der täglichen Routinediagnostik wird ein Dünndarmbiopsiepräparat lupen-(stereo-) und lichtmikroskopisch beurteilt. Beide Methoden sind einander ergänzende Verfahren und geeignet, diagnostische Fragestellungen in den meisten Fällen ausreichend zu beantworten[16-19].

Die *lupenmikroskopische Untersuchung* eines Biopsiepräparates erlaubt innerhalb kürzester Zeit eine *Reliefbeurteilung der Schleimhautoberfläche.* Fokale Veränderungen der Schleimhautoberfläche, die histologisch nur in aufwendigen Rekonstruktionen an Serienschnittanalysen nachweisbar wären, werden durch die Lupenmikroskopie mühelos erfaßt. Der lupenmikroskopische Nachweis bestimmter Reliefmuster und die Korrelation dieser Befunde mit definierten histologischen Veränderungen haben die Sicherheit diagnostischer Aussagen wesentlich erhöht.

Das übrige, dem Pathologen zur Verfügung stehende methodische Repertoire umfaßt außer der dreidimensionalen Strukturanalyse mittels Mikrodissektion nach Clarke[12] *immunhistologische, enzymhistochemische, morphometrische* und *elektronenmikroskopische* Verfahren. Der erkenntniskritische Wert dieser Methoden ist unbestritten. Ihre Anwendung macht das, was gemeinhin *funktionelle Morphologie* genannt wird, überhaupt erst möglich. Diese Methoden haben gezeigt, daß auch für den Intestinaltrakt Struktur und Funktion untrennbare Dimensionen sind. Im allgemeinen wird aber der diagnostische Informationsgehalt vor allem von Histochemie und Elektronenmikroskopie hinsichtlich gastrointestinaler Erkrankungen weit überschätzt, die technisch-präparative Handhabung dieser personal- und zeitintensiven Methoden unterschätzt.

Versuch einer Systematik dünndarmbioptischer Befunde

> Bei der histologischen Untersuchung eines Dünndarmbiopsiepräparates werden in erster Linie *Strukturen und Bauelemente der Schleimhaut* berücksichtigt (Schleimhautzotten, Krypten, Lamina epithelialis und Stratum proprium mucosae). Sie werden regelmäßig in der endoskopischen Dünndarmbiopsie erfaßt. Insofern sind sie von besonderer diagnostischen Relevanz.

Die strukturelle und funktionelle Integrität der intestinalen Schleimhaut ist von einer Vielzahl von Faktoren abhängig [13, 20, 21]. Das enterozytäre Epithel gehört zu den sog. Wechselgeweben. Schon unter physiologischen Konditionen besitzt es einen *außerordentlich hohen Zellumsatz (high turnover)*. Die *Lebensdauer* der einzelnen Enterozyten beträgt speziesabhängig 36 – 72 h. Beim Menschen ist innerhalb von 3 (Ileum) bzw. 5 – 6 Tagen (proximaler Dünndarm) das Resorptionsepithel nahezu vollständig ersetzt. Das *proliferative Kompartiment*, das für einen kontinuierlichen Zellersatz sorgt, liegt im Bereich der Schleimhautkrypten. Ausdruck der proliferativen Kapazität sind die hier nachweisbaren Mitosen sowie ein bestimmtes numerisches Verhältnis von Zotten und Krypten. Durch dreidimensionale Rekonstruktionen konnte gezeigt werden, daß *auf eine Schleimhautzotte etwa 7-20 Krypten* entfallen. Die intestinale Schleimhaut verfügt mithin über eine erhebliche Proliferationsreserve. Proliferatives und funktionelles Zellkompartiment bzw. Zellneubildung und Zellverlust stehen normalerweise in einem Gleichgewicht *(steady state)*, das durch endogene und exogen-luminale Regelmechanismen aufrechterhalten wird.

Bei der Interpretation pathologischer Schleimhautbefunde ist zu bedenken, daß die *Reaktionsmöglichkeiten der intestinalen Schleimhaut* unter der Einwirkung verschiedener Noxen *offenbar begrenzt* sind. Dieser Sachverhalt erschwert die Interpretation pathologischer Befunde hinsichtlich einer *kausalen* Analyse. Die mit morphologischen Methoden betriebene Diagnostik fragt deshalb auch in erster Linie nach den *gestaltlichen Besonderheiten* einer intestinalen Erkrankung. Die Frage nach den möglichen *Ursachen dieser gestaltlichen Veränderungen* ist bei weitem nicht immer zu beantworten.

Aus proliferationskinetischen Untersuchungen weiß man, daß die phänomenologische Vielfalt krankhafter Schleimhautveränderungen hinsichtlich der formalen Pathogenese auf 2 Reaktionsformen zurückgeführt werden kann:

- auf die *hyperregeneratorische Reaktionsform* mit gesteigerter Zellproliferation und
- auf die *hyporegeneratorische Reaktionsform* mit reduzierter Zellproliferation (Schleimhautatrophie im eigentlichen Sinn).

Typischerweise findet man die *hyperregeneratorische* Reaktionsform bei der glutensensitiven Enteropathie (Zöliakie, einheimische Sprue). Die hyperregeneratorische Reaktionsform geht mit einer gesteigerten proliferativen Aktivität einher (Hyperplasie der Enteroblasten).

Die *hyporegeneratorische Reaktionsform* findet man bei herabgesetzter mitotischer Aktivität, etwa nach Strahlen- und/oder Zytostatikatherapie. Vergleichbare Schleimhautläsionen (hypoplastic crypt villous atrophy) wurden u. a. auch bei chronischem Proteinmangel, bei malignen Tumoren, bei einem Mangel an Paneth-Zellen, bei unbehandelter perniziöser Anämie beschrieben (vgl.: [9]). Dabei werden gelegentlich sog. megalozytäre Veränderungen der Enterozyten beobachtet. Aus der verminderten mitotischen Aktivität resultiert eine Reduktion sowohl der Zotten- als auch der Kryptenlänge. In strengem Sinne gilt nur für diese Reaktionsformen die Bezeichnung *Atrophie*.

Die gelegentlich *multifaktorielle Auslösung* verschiedener Dünndarmerkrankungen macht es erforderlich, bei der Klassifikation bioptischer Befunde *verschiedene Klassifikationsprinzipien* zu berücksichtigen. Hierzu gehören pathophysiologische Mechanismen, Lokalisation und Ausbreitung der einzelnen Krankheiten/Läsionen, ätiologische und pathogenetische Faktoren sowie Probleme der Pathoklise. Keines der aufgeführten Prinzipien wäre allein ausreichend, die Basis für eine Systematik der Dünndarmerkrankungen und Biopsiebefunde abzugeben. Eine Gliederung nach ätiologischen Faktoren wäre im Hinblick auf eine kausale Therapie das erstrebenswerte Ordnungsprinzip. Es scheitert jedoch an der Tatsache, daß bei verschiedenen Krankheiten ätiologische Faktoren noch immer unbekannt sind.

Unter ausschließlich diagnostischen Gesichtspunkten lassen sich die bisherigen Untersuchungsergebnisse etwa folgendermaßen zusammenfassen [14–19]:

- *Erkrankungen, die durch einen positiven Biopsiebefund diagnostiziert oder aber durch einen negativen Befund ausgeschlossen werden können* (z. B. glutensensitive Enteropathie, M. Whipple, Agammaglobulinämie, A-β-Lipoproteinämie, Sojaproteinintoleranz, Milcheiweißintoleranz der Säuglinge),
- *Erkrankungen, die durch einen positiven Biopsiebefund diagnostiziert, durch einen negativen Befund aber nicht ausgeschlossen werden können* [z. B. Lymphome, Lymphangiektasien (intestinales Eiweißverlustsyndrom), Hyper- und Dysgammaglobulinämien, Amyloidosen, M. Crohn, Lambliasis, eosinophile Enteritis, Dermatitis herpetiformis Duhring (patchy lesions), Periarteriitis nodosa],
- *Erkrankungen bei denen ein pathologischer Biopsiebefund vorliegen kann, dem aber keine entscheidende diagnostische Bedeutung zukommt* (z. B. tropische Sprue, Kwashiorkor, Mauriac-Syndrom u. a. m.),
- *Erkrankungen mit* (zumindest licht- und lupenmikroskopisch) *normalen Biopsiebefunden* (z. B. brush border membrane diseases).

Literatur

1.–11. Weiterführende Literatur (▷ S. 418)
12. Clarke RM (1970) Mucosal architecture and epithelial cell production rate in the small intestine of the albino rat. J Anat (Lond) 107:519–529
13. Eastwood GL (1977) Gastrointestinal epithelial renewal. Gastroenterology 72:962–975
14. Katz AJ, Falchuk ZM (1978) Definitive diagnosis of gluten-sensitive enteropathy. Use of an in vivo organ culture model. Gastroenterology 75:695–700
15. Katz SI, Hall RP, Lawley TJ, Strober W (1980) Dermatitis herpetiformis: the skin and the gut. Ann Int Med 93:857–874
16. Lee FD, Toner PG (eds) (1980) Biopsy pathology of the small intestine. Chapman and Hall, London
17. Otto HF (1983) Bioptische Diagnostik der Dünndarmerkrankungen. Leber Magen Darm 13:243–250
18. Perera DR, Weinstein WM, Rubin CE (1975) Small intestinal biopsy. Hum Pathol 6:157–217
19. Trier JS (1971) Diagnostic value of the biopsy of the small intestine. N Engl J Med 285:1470–1473
20. Williamson RNC (1978) Intestinal adaptation. N Engl J Med 298:1393–1402
21. Williamson RNC (1978) Intestinal adaptation. N Engl J Med 298:1444–1450

Entzündliche Dünndarmerkrankungen

Die Einteilung entzündlicher Darmerkrankungen kann nach verschiedenen Kriterien erfolgen. Eine Klassifizierung nur unter pathologisch-anatomischen Gesichtspunkten bleibt insofern unbefriedigend, als verschiedene ätiologische Faktoren und pathogenetische Mechanismen oft ähnliche oder sogar gleichartige morphologische Veränderungen hervorrufen. Dies gilt vor allem für die idiopathischen chronisch-entzündlichen Darmerkrankungen. Bezüglich klinisch-therapeutischer Belange wäre eine Einteilung nach ätiologischen Gesichtspunkten *(ätiologische Krankheitsbilder)* am sinnvollsten. Indessen sind die Ursachen gerade jener Krankheiten, die derzeit eine besondere klinische und sozialmedizinische Bedeutung erlangt haben *(M. Crohn, Colitis ulcerosa)*, noch immer unbekannt.

In diesem Beitrag werden vor allem Entzündungen bekannter Ätiologie besprochen. Die idiopathischen chronisch-entzündlichen Darmerkrankungen werden mit allen differentialdiagnostischen Implikationen im Kapitel *Kolon und Rektum* dargestellt (▷ S. 582).

Entzündungen bekannter Ätiologie

Bakterielle Enteritiden

Salmonellosen

Salmonellosen sind Infektionskrankheiten, die bei Mensch und Tier beheimatet sind und durch verschiedene Arten der Gattung Salmonella hervorgerufen werden. Salmonellen sind gramnegative, sporenlose, peritrich begeißelte Stäbchen, beweglich und aerob wachsend. Das Genus *Salmonella* (Typhus-, Paratyphus-, Enteritisgruppe) umfaßt weit über 1000 verschiedene, serologisch differenzierbare Spezies und mehrere biochemisch definierte Subgenera.

Die Salmonellosen des Menschen lassen sich nach pathogenen und epidemiologischen Gesichtspunkten in 2 Hauptgruppen unterteilen:

- Typhus und Paratyphosen *(typhoide Salmonellosen)* und
- akute, fieberhafte Gastroenteritiden *(enteritische Salmonellosen)*.

Salmonellosen sind nach dem Bundesseuchengesetz *meldepflichtig*.

Typhoide Salmonellosen

Wegen der ähnlichen klinischen Verläufe und der morphologischen Veränderungen werden der Typhus abdominalis und die Paratyphosen unter dem Begriff der *typhoiden Salmonellosen* zusammengefaßt und von den *enteritischen Salmonellosen* abgegrenzt.

Typhus abdominalis

Epidemiologie. In der Bundesrepublik ist der Typhus abdominalis heute *selten*. Gelegentlich werden *begrenzte Epidemien* beobachtet. *Todesfälle* sind selten. Typhus abdominalis und die Paratyphosen treten im Mittleren und Fernen Osten, in Mittel- und Südamerika und in Afrika nach wie vor endemisch auf[48].

> Der Typhus abdominalis [*Typhus:* Rauch, Dunst, Nebel, *Umnebelung der Sinne* (Benommenheit im Stadium incrementi)] stellt eine *septikämische Allgemeininfektion* mit besonderer *Bevorzugung des Darmes dar.*

Ätiologie, Pathogenese. Die Infektion mit Salmonella typhi erfolgt durch kontaminierte Speisen und Getränke. Nur etwa 10–20% der Infizierten erkranken manifest[38]. Offenbar spielt für die klinische Manifestation der Erkrankung die aufgenommene *Erregermenge* eine entscheidende Rolle[48]. *Trinkwasser* kommt nur dort als Infektionsquelle in Frage, wo es mit stark infizierten *Abwässern* vermischt ist. Die Infektion wird durch eine *Hypazidität des Magensaftes* begünstigt[31].

Die Erreger penetrieren die Enterozyten[67], gelangen mit der Lymphe in die Peyer-Plaques, in die regionalen Lymphknoten und über den Ductus thoracicus in die Blutbahn. Dieses septische Geschehen spielt sich während der 1- bis 3wöchigen *Inkubationszeit* (Extremwerte: 3–56 Tage[48]) ab. Uncharakteristische *Prodromalerscheinungen* beenden diese Zeit. Es folgt der *stadienhafte Ablauf* im Sinne einer zyklischen Infektionskrankheit mit den ersten Zeichen der Sepsis.

Klinik, Morphologie.

- *Stadium incrementi (1. Krankheitswoche)* mit treppenartigem Fieberanstieg, heftigen Kopfschmerzen, Benommenheit (s. oben). Die Patienten sind obstipiert, nur selten treten Durchfälle auf. Die Zunge ist blutig und borkig belegt, die Milz stark geschwollen.
  Morphologisch findet man eine sog. *markige Schwellung* der Solitärfollikel und der Peyer-Plaques. Auch die *mesenterialen Lymphknoten* sind stark geschwollen. Die Schleimhaut des *Dünndarmes* [besonders Ileum, selten Jejunum, Kolon (Kolotyphus) und Appendix] ist diffus gerötet, saftreich, ödematös geschwollen. In diesem Stadium ist der *histologische Befund* durch die Entwicklung sog. *Typhus- oder Rindfleischzellen* (große Makrophagen mit Bildung von Typhusknötchen = typhöse Granulome = *Typhome)* charakteristisch und durchaus spezifisch. Typhöse Granulome findet man außerhalb des Darmes und der mesenterialen Lymphknoten im *Peritoneum,* in *Leber* und *Milz*, im *Larynx* und in der Wand kleinerer *Gefäße* (Endophlebitis typhosa).
- *Stadium fastigii (2.–3. Krankheitswoche):* Das Fieber hält sich als *Continua* zwischen 39 und 40° C. Unter zunehmender Antikörperbildung (positive Widal-Reaktion) werden die Erreger aus dem Blut verdrängt. Kutane Effloreszenzen *(Roseolen)* treten auf. Manche Typhusfälle zeigen eine auffallende Neigung zur hämorrhagischen Diathese *(Typhus haemorrhagicus)* mit petechialen Blutungen und Ekchymosen an den serösen Häuten. Im Gegensatz zur anfänglichen Obstipation kommt es zu gelblich-dünnen, erbsbreiartigen Stuhlentleerungen.
  Der *morphologische* Befund ist charakterisiert durch ausgeprägte *Nekrosen der Solitärfollikel und Peyer-Plaques.* Gelegentlich findet man auch in den mesenterialen Lymphknoten Nekrosezonen.
- *Stadium amphibolicum (3. Krankheitswoche):* Die Continua bricht ab. Hohe Abendtemperaturen wechseln mit tiefer Morgenremission. Das Sensorium klart auf.
  Im Bereich der Solitärfollikel und der Peyer-Plaques entwickeln sich granulozytär demarkierte *Ulzera, ausgerichtet in der Längsachse des Darmes (Differentialdiagnose: Tuberkulose mit quergestellten Ulzera).*
- *Stadium decrementi (4. Krankheitswoche):* Die Temperatur fällt lytisch, selten kritisch ab. Der Milztumor bildet sich zurück. Mit der allmählichen Besserung der allgemeinen Symptomatik beginnt die *Rekonvaleszenz.*

Morphologisch beginnt mit der 4. Krankheitswoche eine *Reinigung der Geschwüre* bzw. *eine Ulkusheilung.* Nach Abheilung der typhösen Ulzera findet man anfangs schiefergrau pigmentierte *Narben.* Im Ablauf von 2-4 Monaten ist eine weitgehende *Restitutio ad integrum* der Darmschleimhaut zu beobachten.

Komplikationen, Prognose. *Massive Darmblutungen*[76] aus typhösen Geschwüren sind unter einer Chloramphenicoltherapie heute selten, ebenso *Darmperforationen* (wahrscheinlich unter 2%[48]), *Strikturen* und *Stenosen, Perforationen* treten bevorzugt in der 3. Krankheitswoche auf.

Im Rahmen der septikämischen Allgemeininfektion kann es vor allem im Stadium fastigii zum Versagen des peripheren Kreislaufs infolge bakteriotoxischer Vasomotorenlähmung und zur toxischen Myokardose *(Zenker-Degeneration)* kommen. Die *hämatogene Ausbreitung*[48, 76] der Salmonellen führt zu zahlreichen entzündlichen *Organaffektionen* (z. B. Periostitis bzw. Osteomyelitis typhosa, Nephritis, Meningitis, Parotitis, Orchitis, Pneumonie, Arthritis etc.).

Typhöse Cholezystitiden (Salmonellenreservoir) können Patienten zu Dauerausscheidern machen (ca. 3% nach Ende des 1. Jahres). Eine Chloramphenicoltherapie ist im allgemeinen erfolglos[48].

Die *Prognose* ist abhängig vom Lebensalter. In der Chloramphenicolära ist die Letalität von ehemals 20% auf unter 2% zurückgegangen[48].

Paratyphosen

Dem Typhus abdominalis nahe verwandt sind die Paratyphosen A, B und C, als deren Erreger *Salmonella paratyphi A (Brion-Kayser), Salmonella paratyphi B (Schottmüller), Salmonella paratyphi C und Bacterium typhi-suis* identifiziert worden sind. Die Paratyphosen A und B zeigen im Krankheitsverlauf[16] und bezüglich der morphologischen Veränderungen dem Typhus abdominalis *vergleichbare Bilder.* Die Reaktionen des lymphoretikulären Gewebes der Darmwand sind nicht ganz so stark ausgeprägt, die klinischen Verläufe meist leichter. Dagegen sind paratyphöse Hautefflorenszenzen *(Roseolen)* besonders zahlreich. Auch der Paratyphus führt zu zahlreichen *Organ-Metastasen.* Die *Gallenblase* gilt als bevorzugtes Reservoir für paratyphöse Salmonellen. Eine gewisse Sonderstellung nimmt der Paratyphus C ein, weniger durch den klinischen Verlauf, als durch das Fehlen grobanatomischer Darmveränderungen.

Paratyphusinfektionen sind in der Bundesrepublik im Mittel etwas seltener als Typhuserkrankungen. Neben der typhoiden gibt es hauptsächlich beim Paratyphus B auch eine enteritische Verlaufsform.

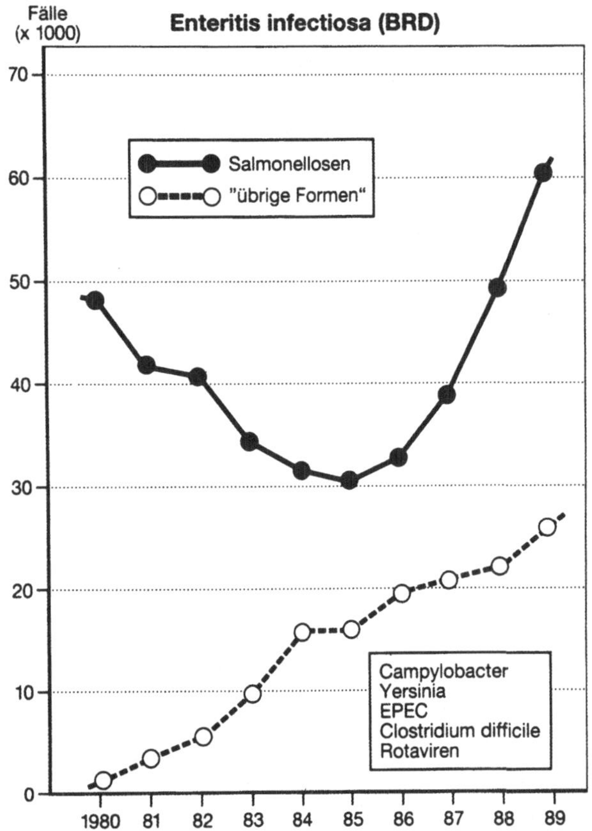

Abb. 5.14. Enteritissalmonellosen und Enteritiserreger „übrige Formen". Meldungen nach dem Bundesseuchengesetz in der Bundesrepublik Deutschland (aus Kist[42], mit freundlicher Genehmigung des Autors)

Enteritische Salmonellosen

Epidemiologie. Während die Zahl der Typhus- und Paratyphusinfektionen in der Bundesrepublik stetig abgenommen hat, steigt diejenige der Salmonellosen mit enteritischem Krankheitsbild im Sinne des akuten gastroenteritischen Brechdurchfalls seit Jahren drastisch an (Abb. 5.14)[42]. Dabei dürfte die *Dunkelziffer beträchtlich* sein. In den USA wird vermutet, daß auf einen gemeldeten Fall von Salmonellosen 99 weitere kommen, die nicht gemeldet werden. Bei uns dürften angesichts der Tatsache, daß *jährlich etwa 30 Mio. Menschen (alte Bundesländer)* an akuten gastrointestinalen Symptomen erkranken, die Verhältnisse kaum anders liegen.

Ätiologie, Pathogenese. Der gastroenteritische Brechdurchfall entspricht einer *bakteriellen Nahrungsmittelvergiftung*, die vorzugsweise während der *Sommermonate* auftritt, teils in kleinen Epidemien, teils sporadisch. Akute Gastroenteritiden können durch das Gros der Salmonellenspezies, insbesondere aber durch das *Bacterium enteritidis Gärtner* und durch das *Bacterium typhimurium*, ausgelöst werden. Die Keime sind sowohl infektöse Erreger (*infektiöse Form* der Enteritis) als auch Toxinbildner (*toxische Form* der Enteritis[69], *Cholera nostras*).

Klinik. Die Krankheit beginnt meist 8 – 72 h nach der Infektion und klingt spontan binnen weniger Tage ab. Eine Chemotherapie ist im allgemeinen nicht indiziert. *Komplikationen* (Kreislaufschock infolge von Flüssigkeits- und Elektrolytverlusten, akutes Nierenversagen, toxisches Megakolon, Blutungen, Sepsis) sind durchweg selten.

Morphologie. Die Darmschlingen sind *dilatiert*. Der flüssige, sukkulente, schleimdurchmischte Inhalt kann blutig tingiert sein. Die *Darmwand* ist *ödematös* verdickt. Man findet *Schleimhautblutungen*, gelegentlich *Erosionen/Ulzerationen, Mikroabszesse* und eine entzündliche Hyperplasie des lymphoretikulären Gewebes der Darmwand[69, 76].

Cholera

Epidemiologie. Als akute Infektionskrankheit ist die Cholera seit alters her in *Vorderasien* (Ganges-Brahmaputra-Delta, Bengalen, Bangladesh) endemisch beheimatet. In größeren Zeitabständen sind aber auch in *Europa*, auf dem *amerikanischen Kontinent* und in anderen Regionen immer wieder Epidemien zu beobachten.

Nach dem *Bundesseuchengesetz* ist die Cholera (Erkrankung, Verdacht, Todesfall) *meldepflichtig*.

Ätiologie, Pathogenese. Der klassische Choleraerreger, *Vibrio cholerae* (asiaticae), wurde 1883 von R. Koch entdeckt. Er war verantwortlich für die schweren Epidemien bis in die 50er Jahre dieses Jahrhunderts. Vergleichbare pathogene Eigenschaften besitzt der 1897 in der Quarantänestation El Tor der Stadt Mekka entdeckte *Vibrio El Tor* (verantwortlich für die letzte Pandemie der 60er Jahre).

Es handelt sich um gramnegative, 1,5 μ lange und bis 0,4 μ breite, kommaartig gekrümmte und schraubenförmig gedrehte Stäbchen, die keine Sporen bilden und die durch eine endständige Geißel beweglich sind.

Die Infektion erfolgt *peroral* (Mensch-Milieu-Mensch), Choleravibrionen infizieren lediglich den Magen-Darm-Trakt. Eine Invasion ins Gewebe oder in die Blutbahn findet nicht statt[29].

Die Pathogenität der Vibrionen beruht auf der Wirkung ihrer *Toxine: Neuraminidase* (Exotoxin, Enzym), *Choleragen* (Exotoxin, Polypeptid), *zellwandständiges Endotoxin* (Lipopolysaccharid). Der hochgradige Verlust isotoner Flüssigkeit wird durch Choleragen, der Diarrhö-auslösenden Komponente der Enterotoxine, induziert. Choleragen stimuliert über spezifische enterozytäre Rezeptorbindungen (GM_1-Gangliosid), analog einem Hormon, die Aktivität der Adenylzyklase. Diese Stimulation führt zu einer gesteigerten Synthese von cAMP, das wie-

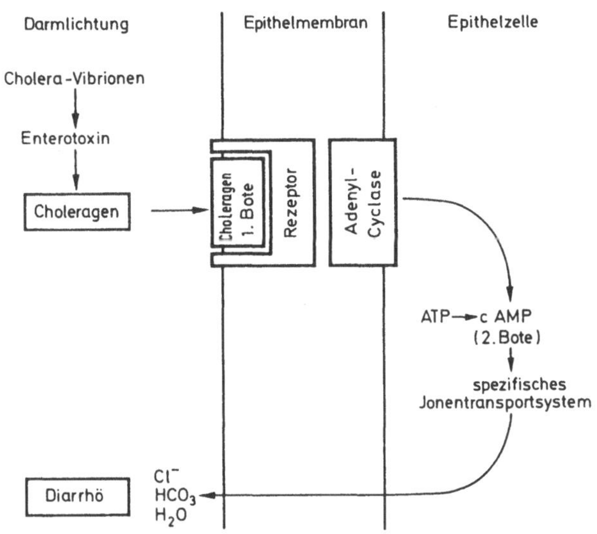

Abb. 5.15. Zur Pathogenese der cholerabedingten Diarrhö, (Aus Otto et al. 1976, Kap. 7[8])

derum ein spezifisches Transportsystem der Enterozyten aktiviert. Dadurch werden Chlorid- und Hydrogencarbonationen in die Darmlichtung befördert (Abb 5.15). Die großen Flüssigkeitsverluste lassen sich als osmotisches Phänomen (chemische Diarrhö) erklären.

Die Inkubationszeit beträgt 1 – 3 (– 5) Tage, die normale Ausscheidungsdauer 7 – 10 Tage[20].

Morphologie[12, 13, 54]. Die Cholera befällt den *ganzen* Darm mit besonderer Bevorzugung des Dünndarms.

Die *pathologisch-anatomischen Veränderungen* seitens des Darmtraktes (Schleimhautödem mit entzündlicher Kapillarektasie, gesteigerte Schleimproduktion, enterozytäre Desquamation, Hyperämie der Serosa mit Fibrinexsudationen) sind *uncharakteristisch*. Die eindeutige Diagnose ist nur durch den Nachweis der Choleravibrionen zu erbringen.

Klinik, Verlauf, Komplikationen, Prognose. Die enterale Infektion führt zu *akuten Brechdurchfällen* mit schwerster Exsikkose, Kollaps und Niereninsuffizienz. Im klinischen Ablauf werden verschiedene *Stadien* unterschieden:

- ein kurzdauerndes *Initialstadium* mit prämonitorischer Diarrhö,
- *Stadium algidum (asphycticum)*, der typische Choleraanfall mit profusen, reiswasserähnlichen Diarrhöen,
- *Stadium der Erholung*, das gelegentlich durch einen sog. Status typhosus unterbrochen und prognostisch ungünstig gestaltet werden kann.

Neben den lokalen Veränderungen der Darmschleimhaut findet man schwere toxisch-degenerative Parenchymschäden des *Herzens, der Leber, der Nieren, des Pankreas* und des *Gehirns*. Die *Milz* ist entspeichert, klein, von fleckigen Blutungen durchsetzt. An der *Muskulatur* (besonders an der Wadenmuskulatur) werden Blutungen und wachsartige Faserdegenerationen beobachtet. Ähnliche Veränderungen sind als *Vox cholerina* an den Stimmbändern zu beobachten.

Eine Ausscheidung der Vibrionen über mehr als 3 Monate *(Dauerausscheidung)* ist insgesamt *sehr selten*. Die *Letalität* liegt unter Ausnutzung ausreichender Behandlungsmöglichkeiten heute unter 1%[64].

Choleraähnliche Krankheitsbilder beobachtet man bei *Arsenvergiftungen* und bei der sog. *Cholera nostras*, einem Brechdurchfall, der in den Sommermonaten durch bakterielle Infektionen (Staphylokokken, Salmonellen) ausgelöst wird.

Enteritis necroticans[34]

Synonyme: Jejunitis necroticans, Enteritis gravis, akute hämorrhagisch-nekrotisierende Enteritis, Darmbrand, pig bel disease

Ätiologie, Pathogenese. Diese schwere Enteritisform wird durch das β-Toxin von *Clostridium perfringens*, Typ C, hervorgerufen[43]. Sie trat nach dem 2. Weltkrieg endemisch in Norddeutschland auf und wurde auch in der ehemaligen DDR, in Skandinavien, Österreich und in der Schweiz beobachtet. Später folgten Berichte aus Neu-Guinea, Thailand, Uganda und Indien[66].

Für die „pig bel disease" junger Erwachsener in Papua, Neu-Guinea, wird folgende *Pathogenese* angenommen[46]: Die unterernährte Bevölkerung ernährt sich überwiegend von Süßkartoffeln, die Trypsininhibitoren enthalten. Wegen der (chronischen) Mangelernährung ist zudem die Pankreasenzymsekretion deutlich erniedrigt. Fleisch wird nur zu besonderen zeremoniellen Anlässen (Heirat, Geburt) verzehrt. Die dadurch bedingte Milieuänderung führt dann zur Vermehrung der schon normalerweise im Darm vorhandenen und vielleicht zusätzlich mit der Fleischmahlzeit zugeführten Clostridien. Das verstärkt gebildete β-Toxin kann durch die niedrigen Pankreasenzymwerte und die Trypsininhibitoren nicht zerstört werden. Es lähmt die Bewegung der Schleimhautzotten und die Darmmotilität. Die Bakterien besiedeln die Schleimhautzotten und bewirken eine tiefgreifende *hämorrhagisch – nekrotisierende Enteritis*.

Diese pathogenetischen Vorstellungen lassen sich zwangslos auf die unterernährte Bevölkerung anderer Länder übertragen. Sie lassen allerdings die Frage offen, warum die Enteritis necroticans z. B. bei tumorkachektischen Patienten nie beobachtet wurde.

Klinik. Klinisch handelt es sich bei der Enteritis necroticans um *ein akut einsetzendes, schweres Krankheitsbild mit rasch fortschreitendem Verfall.* Profuse Stuhlentleerungen, zunächst wäßrig, dann schleimig-blutig und schließlich rein blutig, führen zur Auszehrung und hochgradigen Adynamie. Die Zunge ist trocken und charakteristischer Weise grau-braun belegt. Die Haut erscheint marmoriert. Die Patienten sind alsbald *schockiert.* Darmperforationen mit Peritonitis und Sepsis sind häufige Todesursachen. Die *Letalität* liegt bei 20 – 40%.

Morphologie. Pathologisch-anatomisch[34] findet man eine dunkle, schwarz-rote, *hämorrhagische Nekrose* vor allem des oberen Jejunums. In seltenen Fällen können Ileum und Kolon mitbetroffen sein. Die Veränderungen des Darmes erinnern an *verbranntes Gewebe (Darmbrand).* Der Darm ist steif, gummischlauchartig. Die Serosa ist getrübt und von Fibrin bedeckt.

Die *Darmwand* ist ödematös verbreitert, durchsetzt von Erythrozyten und Clostridien. Die arteriellen Gefäße der Darmwand zeigen *eine fibrinoide Nekrose*[57]. Oft füllen *hyaline Thromben* die Gefäßlumina aus. Schließlich entwickelt sich eine von innen nach außen fortschreitende Darmwandnekrose.

Die *regionalen Lymphknoten* sind unspezifisch entzündlich verändert. Die *Milz* ist nicht oder nur geringfügig beteiligt.

Hämorrhagisch-nekrotisierende Säuglingsenterokolitis

Die Krankheit, die auch als *Enterocolitis necroticans* beschrieben wurde, tritt überwiegend bei *frühgeborenen Kindern* auf. Sie beginnt als harmlose *Dyspepsie* mit Diarrhö, verzögerter Magenentleerung und Meteorismus. Frühzeitig kommt es zu *Blutbeimengungen* im Stuhl. Nach unterschiedlich langem Intervall tritt eine *dramatische Verschlechterung* ein. Neben die nun massiven blutigen Durchfälle treten galliges Erbrechen, Stuhlverhaltung mit den Zeichen eines Ileus (Subileus) und Atemstörungen. Das Abdomen ist gespannt und druckschmerzhaft. *Akrozyanose, Hautmarmorierungen* und *petechiale Blutungen,* eine Instabilität der Temperatur und *apnoische Perioden* treten als Zeichen der Intoxikation auf.

Die Erkrankung beruht wahrscheinlich auf einer *Escherichia-coli-Infektion,* evtl. Salmonella- bzw. Klebsiellainfektionen (ausführliche Diskussion bei Lake u. Walker[45]), evtl. pathologisch gesteigerte, exzessive Antigentransporte][73].

Auffallend bei der hämorrhagisch-nekrotisierenden Säuglingsenteritis sind *prädisponierende Faktoren* in der Anamnese: *Erkrankungen der Mutter während der Schwangerschaft* (Eklampsie, Diabetes mellitus), vorzeitiger Blasensprung, vorzeitige Lösung der Plazenta, Geburtstraumen, Hypoxie mit respiratorischer und metabolischer Azidose.

Morphologisch[60] findet man ähnliche Befunde wie bei der Enteritis necroticans. Alles in allem erinnert die Morphologie der hämorrhagisch-nekrotisierenden Säuglingsenteritis an ein *Shwartzman-Sanarelli-Phänomen.*

E. coli-Enteritis (Enterokolitis)

Erst in den letzten Jahren wurde festgestellt, daß bestimmte Stämme von Escherichia coli in allen Lebensaltern schwere Durchfallerkrankungen hervorrufen können[17, 29, 39, 40, 52, 55, 59, 61]. Sie sind u. a. eine der Ursachen der *Reisediarrhö,* die zudem durch zahlreiche *andere Erreger* (z. B. Salmonellen, Shigellen, Vibrio parahaemolyticus) bzw. *Erregertoxine* (Staphylokokken- und Clostridientoxine), *Protozoen* (Amöben, Lamblien), aber auch – *erregerunabhängig* – durch *klimatische und alimentäre Einflüsse* hervorgerufen werden kann.

Die Enteritis erzeugenden E-coli-Stämme lassen sich hinsichtlich pathogenetischer Mechanismen in verschiedene Klassen einteilen[17, 29, 39, 40, 52, 59, 60]:

- *Enterotoxische E. coli* (ETEC): Sie produzieren eines oder beide der folgenden Toxine: *hitzelabiles* (antigenes, choleraähnliches) Enterotoxin (MG: 102000), das ähnlich wie Choleragen auf die zyklische AMP der Enterozyten einwirkt und/oder *hitzestabiles* (fakultativ antigenes) *Enterotoxin* (MG 5000), das die Bildung von zyklischem Guanosin-3'5'-Monophospat und die Guanylatzyklaseaktivität der Ileummukosa stimuliert. Viele ETEC-Stämme besitzen spezifische Adhäsionsfaktoren, die zur Kolonisation des Dünndarms mit der Penetration der Glykokalyx und der Zerstörung des Bürstensaumes befähigen. ETEC-Enteritiden kommen vor allem in *tropischen Ländern* vor.
- *Enteroinvasive E. coli* (EIEC) dringen wie Shigellen in Enterozyten ein und vermehren sich in ihnen. Dadurch wird ein ruhrähnliches Krankheitsbild erzeugt. Die Enteritis wird *weltweit* und in allen Lebensaltern beobachtet.
- *Enterohämorrhagische E. coli* (EHEC) bilden weder hitzelabiles noch hitzestabiles Toxin, sondern ein dem Shigatoxin von Shigella dysenteriae I sehr ähnliches *(shiga-like-)Toxin (Verotoxin).* Einige Stämme besitzen eine besondere Adhäsionsfähigkeit gegenüber Enterozyten. Inwieweit Verotoxinbildung und Adhäsivität miteinander verknüpft sind, ist noch ungeklärt. EHEC-Stämme sind für zahlreiche Enteritisepidemien in tropischen Ländern und in Gemeinwesen mit schlechten hygienischen Verhältnissen verantwortlich. Enteritiden durch EHEC kommen weltweit vor.
- *Zytotoxisch-nekrotisierende E. coli* (CNEC): ▷ Tabelle 5.12
- *Enteropathogene E. coli* (EPEC): ▷ Tabelle 5.12

Tabelle 5.12. Darmpathogene Escherichia coli (zusammengestellt nach Bitzan et al.[17])

Wirkgruppe	Wirkmechanismen – Toxinbildung	Assoziierte Erkrankungen
Enteropathogene E. coli (EPEC)	Adhärenzfaktoren Zerstörung des Bürstensaumes	Säuglingsdiarrhö, „Dyspepsie"
Enterotoxische E. coli (ETEC)	Enterotoxin(e): hitzelabil, hitzestabil	Reisediarrhö, choleraähnlich
Enteroinvasive E. coli (EIEC)	Epithelinvasion, Epitheldestruktion	Dysenterie, ruhrähnliche Diarrhö
Zytotoxisch-nekrotisierende E. coli (CNEC)	Zytotoxisch-nekrotisierender Faktor Hämolysin	Diarrhö
Enterohämorrhagische E. coli (EHEC) (verotoxinbildende E. coli [VTEC])	Verotoxin („Shiga-like" Toxin) Bürstensaumläsionen, Endothelzell-Läsionen	Hämorrhagische Kolitis Hämolytisch-urämisches Syndrom Moschcowitz-Syndrom (?)

Gastroenteritis durch enterotoxische Aeromonas ssp.[33]

Neuerdings gibt es Hinweise darauf, daß enterotoxische Bakterien der Gattung Aeromonas vor allem *bei Kindern* gastroenteritische Krankheitsbilder erzeugen können. Diese verlaufen *meist leicht*, können aber auch mit *blutigen Durchfällen* und mit einem Colitis ulcerosa-ähnlichen Schleimhautbild einhergehen. Möglicherweise gibt es besondere *geographische Häufungen*. In Perth (Australien) sollen enterotoxische Aeromonasbakterien bei Kindern für 10% aller Durchfallerkrankungen verantwortlich sein, wobei ein eindeutiger Häufigkeitsgipfel in den Sommermonaten besteht.

Campylobacterenterokolitis

Epidemiologie. Die Campylobacterenterokolitis ist bei Menschen seit 1947 bekannt, aber erst in den letzten Jahren eingehender untersucht worden[22]. Etwa 5 – 15% (in einzelnen Statistiken sogar bis 35%) der akuten Durchfallerkrankungen im Säuglings-, Kindes- und Erwachsenenalter sollen durch Campylobacterinfektionen (Campylobacter jejuni/coli) hervorgerufen werden[16, 18, 19, 22, 24, 56]. In Industrieländern scheinen Erkrankungen im Kindes- und Jugendalter vorzuherrschen, während in sog. Entwicklungsländern vorwiegend Säuglinge erkranken[16, 18, 19, 22, 24, 56, 68]. Grundsätzlich kann die Infektion in jedem Lebensalter auftreten.

Unter der Landbevölkerung scheinen Campylobacterinfektionen beinahe doppelt so häufig aufzutreten wie unter der Stadtbevölkerung[16]. Offenbar besteht ein Häufigkeitsgipfel in den Sommermonaten.

Ätiologie, Pathogenese. Campylobacter zählt zur Familie der *Spirillaceae*[16, 23]. Es handelt sich um gramnegative, bi- oder monopolar begeißelte und damit lebhaft bewegliche, wellenförmig gekrümmte 1,4 – 3 µm lange Bakterien. Als Erreger von Darmerkrankungen spielt praktisch nur die Subspezies *Campylobacter jejuni/coli* eine Rolle, wobei Campylobacter jejuni und coli neuerdings als jeweils eigene Spezies angesehen werden. *Campylobacter fetus* ruft vorwiegend extraintestinale Erkrankungen hervor. *Campylobacter venerealis* ist ausschließlich tierpathogen.

Der Infektionsweg hängt offensichtlich vom *Lebensalter* und von den *hygienischen Umweltbedingungen* ab. Kleinkinder erkranken vorwiegend durch Schmierinfektionen, Schulkinder und Erwachsene durch kontaminierte Lebensmittel. Unter den letzteren spielt *Geflügelfleisch* (Hühner, Puten, Enten) eine wichtige Rolle. In angelsächsischen Ländern (nicht in der Bundesrepublik) ist offensichtlich auch *rohe Kuhmilch* eine wichtige Infektionsquelle. Da der Magen-Darm-Trakt zahlreicher Haus- und Wildtiere (u. a. Geflügel, Schweine, Rinder, Schafe, Ziegen, Katzen, Hunde, Vögel) als Erregerreservoir in Frage kommt, besteht nicht nur die Gefahr der Schmierinfektion, sondern auch die Möglichkeit, daß die Erreger in das Oberflächen- und Trinkwasser gelangen und auf diese Weise zu Epidemien führen können.

Die bisherigen Befunde weisen darauf hin, daß Campylobacter *enteroinvasiv* ist und wenige Stämme auch *Enterotoxine* bilden[22, 75].

Klinik[16, 19, 22, 23, 41, 56]. Die klinischen Erscheinungsbilder sind *unterschiedlich*. Meist bestehen *Durchfall* (schleimig, wäßrig, später evtl. rein blutig), kolikartige *Leibschmerzen* (Differentialdiagnose: Appendizitis), *Fieber* (bis zu septischen Temperaturen) und *Erbrechen*. Muskel- und Gelenkschmerzen findet man überwiegend bei Erwachsenen. Die BSG ist beschleunigt, die Leukozytenzahl oft erhöht.

Die *Inkubationszeit* beträgt 2 – 5, die *Krankheitsdauer* meist 2 – 9 Tage. Nach dem Abklingen der enteritischen Symptome werden die Keime durchschnittlich nach 3 Wochen ausgeschieden. Während dieser Zeitspanne besteht Infektiosität. Die Krankheit kann *persistieren* oder *rezidivieren*, vor allem

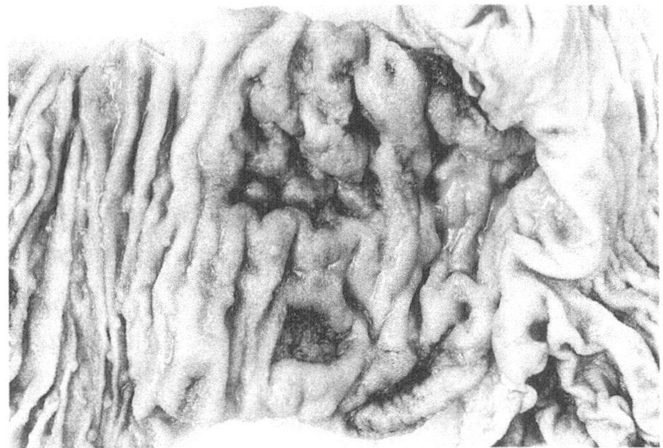

Abb. 5.16. Enterale Yersiniose mit unregelmäßig konfigurierten Geschwüren im terminalen Ileum und retikulär-abszedierender Lymphadenitis (enteritische Verlaufsform, Operationspräparat)

bei Kindern. Im allgemeinen heilt sie spontan aus. Die *Prognose ist also gut.* Nur in schweren Fällen sind Antibiotika indiziert.

Komplikationen

Komplikationen sind selten.

- Bei *Campylobacter-jejuni/coli-Infektionen* wurden als extraintestinale Komplikationen Septikämien, septische Aborte und bei Neugeborenen Meningitiden beobachtet. Als parainfektiöse Komplikationen sind Endo- und Perikarditiden, Arthritiden (1–2% aller Fälle), pathogenetisch ungeklärte Krampfanfälle und hämolytisch-urämische Syndrome beschrieben worden.
- Bei *Campylobacter-fetus-Infektionen* sind Septikämien und Meningitiden typische Krankheitsmanifestationen. Ferner werden septische Thrombophlebitiden, Lungenabszesse, Pneumonien, septische Arthritiden und Infektionen präexistenter arterieller Aneurysmen beobachtet.

Morphologie[22–24, 56, 70]. Campylobacterinfektionen manifestieren sich in *allen Darmabschnitten.* Die Schleimhaut ist im allgemeinen *entzündlich-ödematös* verdickt. *Spontan- und Kontaktblutungen* (Endoskopie) sind häufig. Im Schleimhautstroma findet zumeist eine unterschiedlich dichte Infiltration durch *neutrophile Granulozyten* statt. Mikroabszedierende Granulozyteninfiltrationen der Lamina epithelialis mucosae *(„Kryptitis")* und *Kryptenabszesse* sind gelegentlich zu beobachten.

Differentialdiagnose. Die morphologischen Veränderungen der Campylobacterenterokolitis entsprechen teilweise denjenigen einer Salmonellen- oder Shigelleninfektion. Die *Differentialdiagnose* gegenüber diesen Erkrankungen und gegenüber einer Colitis ulcerosa muß sich mithin auf das klinische Bild, auf einen evtl. vorhandenen bakteriologischen Befund und auf bioptische Verlaufskontrollen (unter bzw. nach den jeweiligen Therapiemodalitäten) stützen.

Enterale Yersiniose

Epidemiologie. Die enterale Yersiniose ist *keineswegs selten.* Man schätzt, daß auf 100 Salmonelleninfektionen etwa 8–18 Yersiniosen kommen[77]. Im *Kindesalter* (Gipfel: 1. Lebensjahrzehnt) und *Erwachsenenalter* (nach dem 30. Lebensjahr) überwiegend enteritische bzw. enterokolitische Krankheitsbilder, in Adolenszentenalter pseudoappendizitische Krankheitserscheinungen[35]. Beide *Geschlechter* sind etwa gleich häufig betroffen (Ausnahme: Überwiegen des männlichen Geschlechts bei der durch Yersinia pseudotuberculosis hervorgerufenen Pseudoappendizitis).

Ätiologie, Pathogenese. Erreger sind *Yersinia enterocolitica* und *Yersinia pseudotuberculosis,* gramnegative Stäbchen, die zusammen mit *Yersinia pestis* der Familie der *Enterobacteriaceae* zugeordnet werden[44]. Von Yersinia enterocolitica haben die Serotypen 03 und 09, von Yersinia pseudotuberculosis der Serotyp I die größte human- und veterinärmedizinische Bedeutung[44].

Über *andere Yersiniaspezies* (Yersinia frederiksenii, Yersinia kristensenii) als Ursache akuter Enteritiden liegen nur wenige Berichte vor[15].

Als Infektionsquelle werden *nahezu alle Haustiere,* bei Yersinia pseudotuberculosis auch *wildlebende Vögel* und *Säugetiere,* vermutet[77]. Eindeutig gesicherte Angaben über Erregerreservoire und -übertragung liegen bis heute jedoch nicht vor. Die Infektion des Menschen erfolgt wahrscheinlich *per os*[44].

Klinik[25, 28, 47, 62, 71]. Beide Erregertypen rufen Krankheitsbilder einer *akuten oder subakuten Enteritis bzw. Enterokolitis* mit und ohne Fieber, einer Appendizitis oder einer akuten terminalen Ileitis hervor. Selten sind *septisch-typhöse Verlaufsformen.* Die reinen Darminfektionen sind offenbar am häufigsten, gelegentlich durch charakteristische Begleiterscheinungen (Gelenkbeschwerden, z. T. unter dem Bild einer akuten Polyarthritis, Erythema nodosum) kompliziert.

Abgesehen von den septisch-typhösen Verlaufsformen mit einer nach wie vor hohen Letalität ist die *Prognose* enteraler Yersiniosen durchweg gut. In der Regel heilt die Krankheit spontan aus.

Morphologie[21, 28, 62, 72]. Die morphologischen Befunde (Abb 5.16 und 5.17) und die damit verbundenen differentialdiagnostischen Aspekte bei Infektionen mit Yersinia enterocolitica und pseudotuberculois sind in Tabelle 5.13 zusammengefaßt. Wichtig ist, daß die Yersinia-enterocolitica-Infektionen eine Colitis ulcerosa, die Yersinia-pseudotuberculosis-

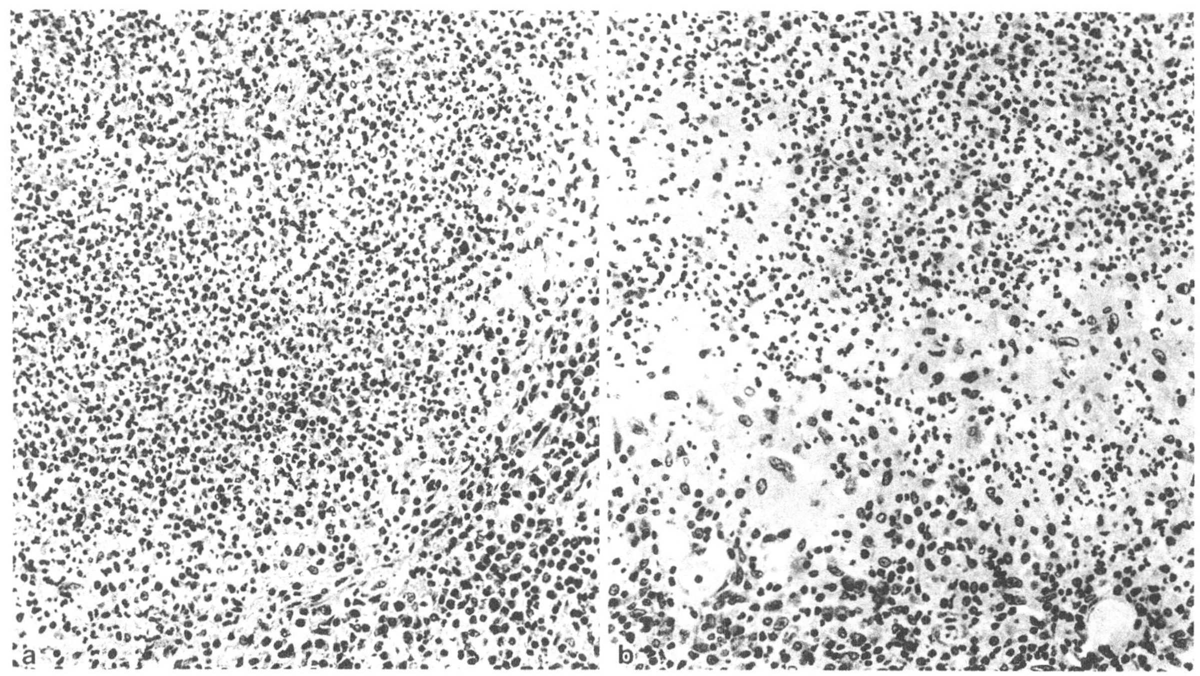

Abb. 5.17 a, b. Enterale Yersiniose mit retikulär-abszedierender Entzündung. Grenzbereiche kleiner Abszesse mit epitheloidzelliger und lymphozytärer Demarkierung. Einzelne Riesenzellen vom Langhans-Typ. H.E. (Vergr. 130 : 1). (Aus Otto et al. 1976, Kap. 7[8])

Tabelle 5.13. Morphologische Differentialdiagnose der Darm- und Lymphknotenveränderungen bei Infektionen mit Yersinia enterocolitica und Yersinia pseudotuberculosis

	Y. enterocolitica-Infektion	Y. pseudotuberculosis-Infektion
Darm (Ileum, Kolon, Appendix)	Rötung, Schwellung, „aphthoide Ulzera" bis ca. 2 cm Durchmesser. Auftreten bevorzugt im lymphatischen Gewebe der Darmwand, meist beschränkt auf Mukosa/Submukosa, aber auch mit Übergreifen auf die M. propria. Ulzera in der Darmlängsachse, manchmal mit überhängenden Rändern. Kryptenabszesse in der Ulkusnachbarschaft. Darmbefall diffus oder segmental.	Transmurale Entzündung mit Schleimhautgeschwüren und Übergreifen auf M. propria und Serosa. Mikroskopisch Granulome (Epitheloidzellen, Riesenzellen) mit zentralen Nekrosen und Abszessen, manchmal landkartenförmig verzweigt. Lymphatisches Gewebe der Darmwand bevorzugt.
	Stichwort: „Pseudo-Colitis ulcerosa"	Stichwort: *„Pseudo-Crohn"*
Mesenteriale Lymphknoten	Kapselödem und -entzündung. Pulpahyperplasie. Sinuserweiterung mit vorwiegender Vermehrung von Zellen der Plasmazellreihe, unreife Sinushistiozytose, kleine Histiozytenansammlungen (u. U. mit Mikroabszedierung) in der Rindenpulpa.	Charakteristisches Bild der „retikulozytären abszedierenden Lymphadenitis" mit massiver Granulozyteninfiltration und anschließender Abszedierung und Begrenzung der Abszesse durch Retikulumzellen.

Infektionen einen M. Crohn imitieren können. Das gilt z. T. auch für die klinische Symptomatik.

M. Whipple

Unter dem Titel *„A hitherto undescribed disease characterized anatomically by deposits of fat and fatty acids in the intestinal and mesenteric lymphatic tissue"* beschrieb G. H. Whipple 1907 erstmals jenes Krankheitsbild (als intestinale Lipodystrophie), das später nach ihm benannt wurde.

Definition. Der M. Whipple ist eine *bakteriell verursachte oder mitverursachte Krankheit,* die sich scheinbar konstant im Bereich des Dünndarmes manifestiert und mittels bioptischer Technik durch den Nachweis krankheitspathognomonischer *sickle-form particles containing cells* (SPC-Zellen) histologisch gesichert werden kann. Grundsätzlich können jedoch zahlreiche andere Organe beteiligt sein und klinisch sogar im Vordergrund stehen[37].

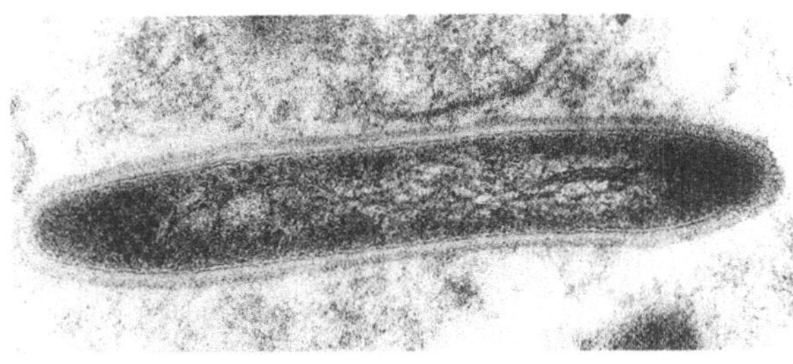

Abb. 5.18. Whipple-Bakterium mit fädiger Achsenstruktur (Tropheryma whippelii). Kontrastierung: Bleizitrat + Uranylazetat (Vergr. 82 000 : 1)

Epidemiologie. Der M. Whipple ist *selten,* spielt aber unter differentialdiagnostischen Aspekten intestinaler Krankheiten eine nicht unerhebliche Rolle. Betroffen sind vor allem *Männer* (m : w = 5–8 : 1) im *mittleren Lebensalter* (Altersgipfel: 5. Jahrzehnt). Die *weiße Rasse* ist eindeutig bevorzugt[26].

Ätiologie, Pathogenese. Das empirisch ermittelte gute Ansprechen auf Antibiotika und der elektronenmikroskopische Nachweis von stäbchenförmigen Bakterien (Abb. 5.18) und bakteriellen Degradationsprodukten in Phagolysosomen von SPC-Zellen (Abb. 5.19) haben zur Annahme einer *Infektionskrankheit* geführt, ohne daß bis dato ein reproduzierbarer kultureller Nachweis des im Gewebe erkennbaren grampositiven Bakteriums trotz zahlreicher Versuche und vermeintlicher Erfolgsmeldungen (Corynebacterium bovis, Streptococcus dysgalactiae u. a. m.) möglich war. Mit Hilfe der *PCR-Amplifikation* einer kleinen bakteriellen rRNA-Untereinheit (16S) aus erkranktem Gewebe gelang 1992 Relman et al.[58] in Erweiterung der Arbeiten von Wilson et al.[74] der Nachweis einer bisher einmaligen *1321-Basen-16S-rRNA* bei Patienten mit M. Whipple[27]. Auf Grund der Nukleotidsequenz konnte diese 16S-rRNA einem neuen Genus der *Actinomyceten* zugeordnet werden. Die Autoren nannten das nunmehr identifizierbare *Whipple-Bakterium Tropheryma whippelii* gen. nov. sp. nov.

Diese Ergebnisse sind inzwischen auch durch die eigene Arbeitsgruppe bestätigt worden[50]. Die nun gegebene Verfügbarkeit von PCR-Primern und Oligonukleotidproben für Tropheryma whippelii läßt Fortschritte in der Abklärung pathogenetischer Probleme des M. Whipple erwarten (Seltenheit der Krankheit als Folge eines seltenen *spezifischen Defektes der zellvermittelten Immunität* [koätiologische Faktoren[49, 50]], relative Verminderung der makrophagozytären Clearance-Fähigkeit, spezifische T-Zelldefekte, Defekte bestimmter Komplementrezeptoren[49], Seltenheit des Erregers?)[53]. *Disponierende Immundefekte* könnten die in letzter Zeit wiederholt beobachteten opportunistischen Infektionen bei Whipple-Patienten erklären (Tabelle 5.14)[5]. Die in diesem Zusammenhang wiederholt geäußerte Hoffnung, nunmehr auch Möglichkeiten der Frühdia-

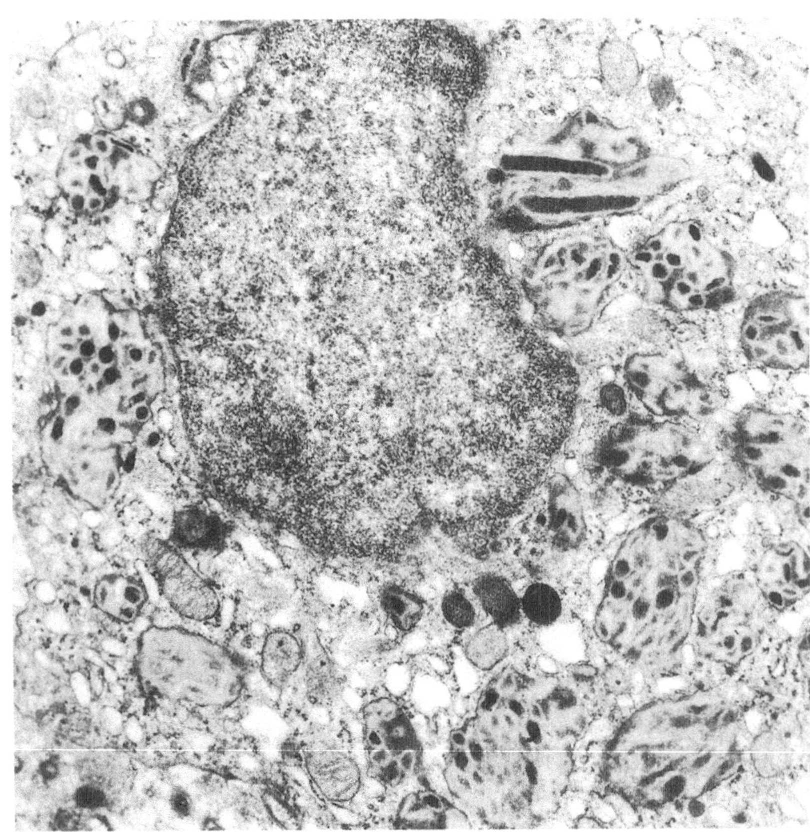

Abb. 5.19. Elektronenmikroskopische Aufnahme einer typischen SPC-Zelle mit unterschiedlich weit fortgeschrittenen bakteriellen Degradationsprodukten in Phagolysosomen. Kontrastierung: Bleizitrat + Uranylazetat (Vergr. 9000 : 1)

Tabelle 5.14. Opportunistische Infektionen in Assoziation mit M. Whipple

Giardia lamblia
Pneumocystis carinii
Kryptosporidien
Nocardia brasiliensis
Mycobacterium tuberculosis
Serratia marcescens
Dermatomykosen
Strongyloides stercoralis

Zusammengestellt nach [50].

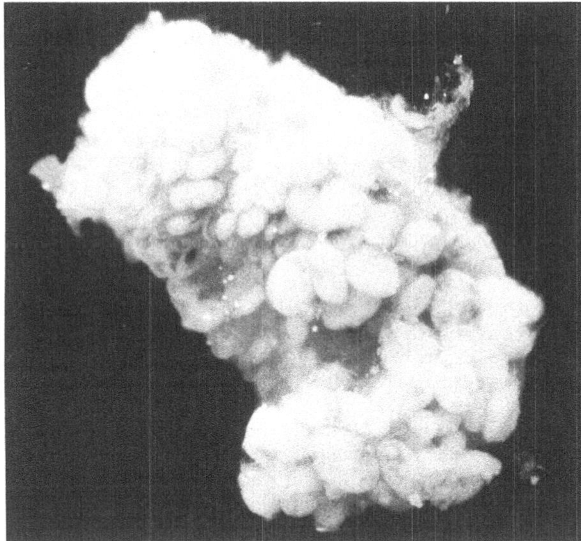

Abb. 5.20. Unbehandelter M. Whipple. Dünndarmbiopsie: Kolbig aufgetriebene und z. T. chylös imbibierte Schleimhautzotten. (Präparat und Aufnahme: Prof. Dr. W. Rösch, Frankfurt)

gnostik in der Hand zu haben, klingen einigermaßen naiv. *Noch immer ist das wichtigste Kriterium in der Diagnose eines M. Whipple, differentialdiagnostisch überhaupt an die Krankheit zu denken.*

Klinik. Chronisch-rezidivierende *Diarrhöen* bzw. *Steatorrhöen* (80%), allgemeine *Adynamiesymptome* mit starkem *Gewichtsverlust* (80–96%), schuppende *Exantheme* mit schmutzig-grauem Hautkolorit sind wichtige klinische Hinweise auf das Vorliegen eines M. Whipple. Intermittierende *Polyarthralgien/Myalgien* gehen der intestinalen Symptomatik, die sich in vielen Fällen erst spät manifestiert, voraus. *Periphere Ödeme* werden in etwa 30% beobachtet [30].

Blutuntersuchungen ergeben in der Regel erhebliche Defizitsymptome im Eiweiß-, Eisen- und Mineralhaushalt, hypochrome mikrozytäre Anämien, Leukozytosen, in etwa 20% leichte Eosinophilien, Lymphopenien unterschiedlicher Expressivität mit einer therapeutisch u. U. wichtigen Verschiebung des CD4/CD8-Verhältnisses [37] sowie eine relative Vermehrung der Globuline. Nicht selten ist eine schwere Thrombozytose zu beobachten. D-Xylose- und Schilling-Tests sind zumeist pathologisch.

Verlauf, Prognose. Unbehandelt ist die Prognose der Krankheit *infaust*, sie führt nach Jahren infolge eines schweren Marasmus zum Tode. Unter einer antibiotischen Langzeittherapie (mit zumeist dramatischer Besserung der klinischen Symptome) ist, mit Ausnahme der zerebralen Manifestationsformen [30] (Ependymitis, Hydrozephalus) die *Prognose* als durchaus *gut* zu bezeichnen. Nach wie vor problematisch ist die Dauer der *Behandlung*, die vielfach nur empirisch festgelegt werden kann. Möglicherweise ist im sog. *T-Zell-Index (CD4/CD8-Ratio)* ein Parameter des noch aktiven Krankheitsprozesses und damit eine Orientierungshilfe für die Dauer der Therapie gefunden worden [37].

Morphologie. *Makroskopisch* ist die intestinale *Schleimhaut verdickt,* gleichsam *traubenartig* (Abb. 5.20) umgestaltet. Die *Serosa* des Dünndarmes ist gerötet, verdickt, fibrosiert. Man findet netzartig formierte, prominente und stark dilatierte *(gestaute)* Lymphgefäße. Die *mesenterialen Lymphknoten* sind oft stark vergrößert und von grau-gelber Farbe (klinische Differentialdiagnose: maligne Lymphome, Metastasen eines unbekannten Primärtumors [CUP-(carcinoma-of-unknown-primary)-Syndrom] [37]. Die einzelnen Schleimhautzotten sind plump und kolbig aufgetrieben (Abb. 5.21). Das enterozytäre Epithel zeigt zumeist aber eine polare Differenzierung.

Im Schleimhautstroma, aber auch in tieferen Darmwandschichten, findet man die *krankheitspathognomonischen SPC-Zellen,* Makrophagen mit intensiv-zytoplasmatischer PAS-Reaktion. *Elektronenmikroskopisch* handelt es sich bei den PAS-positiven Makrophageneinschlüssen um Lysosomen mit Bakterien und bakteriellen Degradationsprodukten (Abb. 5.19). In floriden Krankheitsphasen sind intakte Whipple-Bakterien auch extrazellulär nachweisbar. Gelegentlich findet man bei Whipple-Patienten *epitheloidzellige Granulome* in der Darmschleimhaut, in Lymphknoten, in Leber und Milz, in Nieren, Lungen und in der Skelettmuskulatur – ein bis heute nicht eindeutig geklärter Befund. Lymphozyten und Plasmazellen sind gegenüber der Norm deutlich reduziert. Die *Lymphgefäße* des Schleimhautstromas und der tieferen Darmwandschichten sind i. allg. stark dilatiert (Lymphangiektasien). Unter antibiotischen Therapiemaßnahmen sind nach vergleichsweise kurzer Zeit intakte, extrazellulär gelegene Whipple-

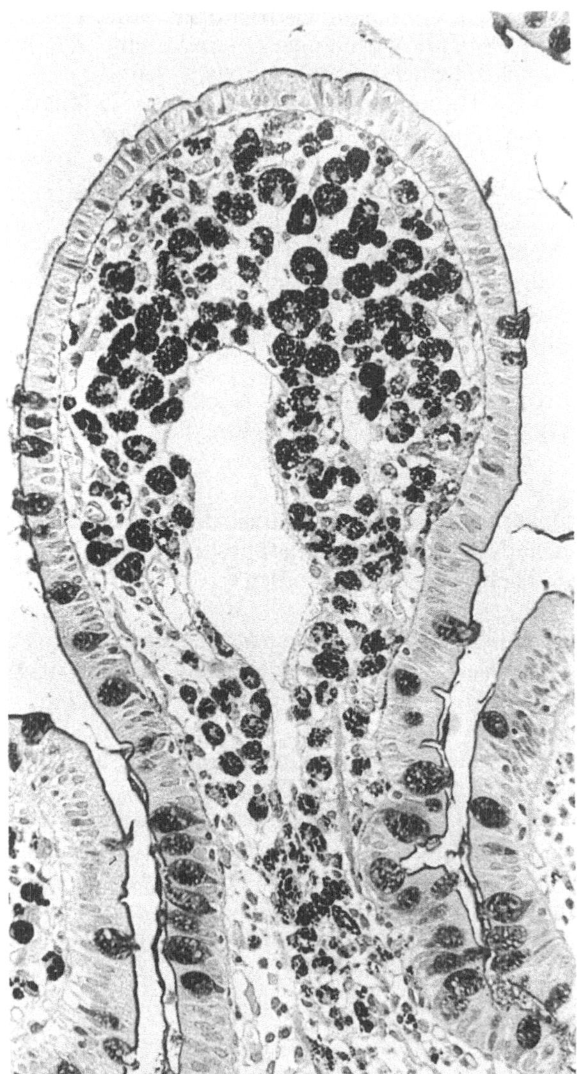

Abb. 5.21. Unbehandelter M. Whipple, Dünndarmbiopsie. Kolbig aufgetriebene Schleimhautzotten mit zahlreichen PAS-positiven SPC-Zellen und ektatischem Lymphgefäß. Weitgehend normale Enterozyten. PAS (Vergr. 130 : 1)

Bakterien nicht mehr nachweisbar, während die SPC-Zellen lange Zeit persistieren können. Die Zahl der Lymphozyten und Plasmazellen im intestinalen Schleimhautstroma nimmt zu, normalisiert sich. Die gelegentlich beschriebene *perizelluläre Kollagenisierung* ist *keineswegs obligat.*

Sonstige Organveränderungen. Etwa 60% der Patienten zeigen periphere, 40% generalisierte und 35% paraaortale und mediastinale *Lymphome,* jeder 2. Fall eine *Polyserositis,* jeder 3. Fall eine fibrinöse *Peritonitis, Peritonealfibrose* oder einen *Aszites.* In 40% besteht eine verruköse *Endokarditis.* Grundsätzlich können pathognomonische SPC-Zellen in allen Organen gefunden werden[26].

Differentialdiagnose. Die mikroskopischen Befunde mit dem Nachweis der PAS-positiven *SPC-Zellen sind so charakteristisch, daß in Kenntnis der Erkrankung lichtmikroskopisch eine sichere Diagnose möglich sein sollte.* Die neuerdings wiederholt diskutierte differentialdiagnostische Problematik in der Abgrenzung von opportunistischen Infektionen mit *Mycobacterium avium-intracellulare*[32, 65] und *Corynebacterium equi*[14], vor allem im Gefolge von HIV-Infektionen, stellt nach eigener Erfahrung weder licht-, noch elektronenmikroskopisch ein wirkliches differentialdiagnostisches Problem dar[37].

Bei operativ entnommenen Exzisaten aus dem Mesenterium muß eine *mesenteriale Pannikulitis* durch die bei dieser Krankheit *negative PAS-Reaktion* ausgeschlossen werden.

Literatur

1.–11. Weiterführende Literatur (▷ S. 418)
12. Asakura H, Morita A, Morishita T et al. (1973) Pathologic findings from intestinal biopsy specimens in human cholera. Dig Dis Sci 18:271–278
13. Asakura H, Tsuchiya M, Watanabe et al. (1974) Electron microscopic study on the jejunal mucosa in human cholera. Gut 15:531–544
14. Autran B, Gorin I, Leibowitch M et al. (1983) AIDS in Haitian woman with cardiac Kaposi's sarcoma and Whipple's disease. Lancet I:767–768
15. Baier R, Puppel H (1981) Enteritis durch atypische Yersinien. Dtsch Med Wochenschr 106:208–210
16. Behrens R, Kist M, Helwig H (1983) Campylobacterinfektionen bei Kindern. Immun Infekt 11:55–60
17. Bitzan M, Müller-Wiefel DE, Karch H, Heesemann J (1992) Enterohämorrhagische Escherichia coli 0157 als häufigste Erreger. Dtsch Ärztebl 89:1359–1364
18. Blaser MJ, Berkovitz ID, LaForce FM, Cravens J, Reller LB, Wang WL (1979) Campylobacter enteritis: clinical and epidemiological features. Ann Int Med 91:179–185
19. Blaser MJ, Parsons RB, Wang WL (1980) Acute colitis caused by Campylobacter fetus ss jejuni. Gastroenterology 78:448–453
20. Bockemühl J, Emmerling P, Finger H (1973) Epidemiologie, bakteriologische Diagnostik, Pathogenese und Immunologie der Cholera. Leber Magen Darm 3:16–21
21. Bradford ND, Noce PS, Gutman LT (1974) Pathological features of enteric infection with Yersinia enterocolitica. Arch Pathol 98:17-22
22. Butzler JP, Barbier P (1980) Colites à campylobacter jejuni. Acta Gastroenterol Belg 43:346–352
23. Butzler JP, Skirrow MB (1979) Campylobacter enteritis. Clin Gastroenterol 8:737–765
24. Colgan T, Lambert JR, Newman A, Luk SC (1980) Campylobacter jejuni enterocolitis. Arch Pathol Lab Med 104:571–574
25. Cover TL, Aber RC (1989) Yersinia enterocolitica. N Engl J Med 321:16–24
26. Dobbins WO (1987) Whipple's disease: Charles C Thomas, Springfield
27. Donaldson RM (1992) Whipple's disease – rare malady with uncommon potential. N Engl J Med 327:346–348
28. El-Maraghi NRH, Mair NS (1979) The histopathology of enteric infection with Yersinia pseudotuberculosis. Am J Clin Pathol 71:631–639
29. Evans N (1979) Pathogenic mechanisms in bacterial diarrhoea. Clin Gastroenterol 8:599–623
30. Feurle GE (1983) Morbus Whipple. In: Schwiegk (Hrsg.) Dünndarm. Springer, Berlin Heidelberg New York Tokyo. Handbuch der inneren Medizin, Bd. III/3B. S.85–105

31. Giannella RA, Broitman SA, Zamchek N (1973) Influence of gastric acidity on bacterial and parasitic infections. A perspective. Ann Int Med 78:271-276
32. Gillin JS, Urmacher C, West R, Shike M (1983) Disseminated Mycobacterium avium-intracellulare infection in acquired immunodeficiency syndrome mimicking Whipple's disease. Gastroenterology 85:1187-1191
33. Gracey M, Burke V, Robinson J (1982) Aeromonas-associated gastroenteritis. Lancet II:1304-1306
34. Hansen K, Jeckeln F, Jochims J, Lezius A, Meyer-Burgdorff H (1949) Darmbrand. Enteritis necroticans. Thieme, Stuttgart
35. Hein J Knauff HG (1978) Die Yersiniosis in Deutschland. Dtsch Med Wochenschr 103:490-491
36. Herbay A von, Otto HF (1988) Whipple's disease: A Report of 22 Patients. Klin Wochenschr 66:533-539
37. Herbay A von, Windler F, Heckmayr M, Langkowski J, Kraas E, Otto HF (1987) Abdomineller Pseudotumor als klinische Manifestation eines Morbus Whipple. T-Zell-Index als Indikator der Krankheitsaktivität und Parameter der Therapiedauer? Dtsch Med Wochenschr 112:1621-1625
38. Hompesch M (1976) Zur Epidemiologie und Prophylaxe des Typhus abdominalis. Med Welt 27:1144-1150
39. Karch H, Meyer T (1989) Single primer pair for amplifying segments of distinct Shiga-like toxins genes by polymerase chain reaction. J Clin Microbiol 27:1751-1757
40. Karmali MA (1989) Infection by verocytotoxin-producing Escherichia coli. Clin Microbiol Rev 2:15-38
41. Karmali MA, Fleming PC (1979) Campylobacter enteritis in children. J Pediatr 94:527-533
42. Kist M (1992) Seuchenartige Zunahme der Infektionen durch Salmonella enteritidis. Dtsch Ärztebl 89:1070-1072
43. Kliegman RM, Fanaroff AA (1984) Necrotizing enterocolitis. N Engl J Med 310:1093-1103
44. Knapp W (1980) Enterale Yersiniosen. Klinische Verlaufsformen, Bedeutung und Diagnose. Dtsch Ärztebl 70:1671-1676
45. Lake AM, Walker WA (1977) Neonatal necrotizing enterocolitis: A disease of altered host defense. Clin Gastroenterol 6:463-480
46. Lawrence G, Walker PD (1976) The pathogenesis of enteritis necroticans in Papua, New Guinea. Lancet I:125-126
47. Leino R, Granfors K, Heinonen R, Lampinen M, Toivanen A (1987) Yersiniosis as a gastrointestinal disease. Scand J Infect Dis 19:63-68
48. Mandal BK (1979) Typhoid and paratyphoid fever. Clin Gastroenterol 8:715-735
49. Marth T, Roux M, Herbay A et al. (1993) Persistent reduction of complement receptor 3 a-chain expression mononuclear blood cells and transient inhibitory serum factors in Whipple's disease. Clin Immunol Immunopathol 72:217-226
50. Meier-Willersen HJ, Maiwald M, Herbay A von (1993) Morbus Whipple in Assoziation mit opportunistischen Infektionen. Dtsch Med Wochenschr 118:854-860
51. Moskwa G, Sanwald R (1977) Salmonellosen. Diagnostik 10:298-301
52. O'Brien AD, Holmes RK (1987) Shiga and shiga-like toxins. Microbiol Rev 51:206-220
53. Otto HF, Caselitz J (1982) Morbus Whipple – eine systemische Infektionskrankheit? Dtsch Med Wochenschr 107:123-124
54. Pastore G, Schiraldi G, Fera G, Sforza E, Schiraldi O (1976) A bioptic study of gastrointestinal mucosa in cholera patients during an epidemic in Southern Italy. Dig Dis 21:613-617
55. Plotkin GR, Kluge RM, Waldman RH (1979) Gastroenteritis: etiology pathophysiology and clinical manifestations. Medicine 58:95-114
56. Price AB, Jewkes J, Sanderson PJ (1979) Acute diarrhoea: Campylobacter colitis and the role of rectal biopsy. J Clin Pathol 32:990-997
57. Pujari BD, Deodhare SG (1980) Necrotizing enteritis. Br J Surg 67:254-256
58. Relman DA, Schmidt ThM, MacDermott RP, Falkow St (1992) Identification of the uncultured bacillus of Whipple's disease. N Engl J Med 327:293-301
59. Riley LW, Remis RS, Helgerson SD (1983) Hemorrhagic colitis associated with a rare Escherichia coli serotype. N Engl J Med 308:681-685
60. Rodin AE, Nichols MM, Hsu FL (1973) Necrotizing enterocolitis occuring in full term infants at birth. Arch Pathol 96:335-338
61. Rowe B (1979) The role of Escherichia coli in gastroenteritis. Clin Gastroenterol 8:625-644
62. Schapers RFM, Reif R, Lennert K, Knapp W (1981) Mesenteric lymphadenitis due to Yersinia enterocolitica. Virchows Arch [A] 390:127-138
63. Simmonds SD, Noble MA, Freeman HJ (1987) Gastrointestinal features of culture-positive Yersinia enterocolitica infection. Gastroenterology 92:112-117
64. Steinitz H (1976) Cholera. Med Welt 27:566-571
65. Strom RL, Gruninger RP (1983) AIDS with Mycobacterium avium-intracellulare lesions resembling those of Whipple's disease (letter). N Engl J Med 309:1323-1324
66. Styrt B, Gorbach SL (1989) Recent developments in the understanding of the pathogenesis and treatment of anaerobic infections. N Engl J Med 321:240-246
67. Takeuchi A (1971) Penetration of the intestinal epithelium by various microorganisms. Curr Top Pathol 54:1-27
68. Thompson JS, Cahoon FE, Hodge DS (1986) Rate of Campylobacter spp: isolation in three regions of Ontario, Canada, from 1978-1985. J Clin Microbiol 24:876-878
69. Turnbull PCB (1979) Food poisoning with special reference to Salmonella: its epidemiology, pathogenesis and control. Clin Gastroenterol 8:663 714
70. Van Spreeuwel JP, Duursma GC, Meijer CJLM, Bax R, Rosekrans PCM, Lindeman J (1985) Campylobacter colitis: histological, immunohistochemical and ultrastructural findings. Gut 26:945-951
71. Vantrappen G, Ponette E, Geboes K, Bertrand P (1977) Yersinia enteritis and enterocolitis: gastroenterological aspects. Gastroenterology 72:220-227
72. Vantrappen G, Agg HO, Geboes K, Ponette E (1982) Yersinia enteritis. Med Clin North Am 66:639-653
73. Walker WA (1986) Antigen handling by the small intestine. Clin Gastroenterol 15:1-20
74. Wilson KH, Blitchington R, Frothingham R, Wilson JAP (1991) Phylogeny of the Whipple's disease-associated bacterium. Lancet 338:474-475
75. Yeen WP, Putchucheary SD, Pang T (1983) Demonstration of a cytotoxin from Campylobacter jejuni. J Clin Pathol 36:1237-1240
76. Yoshikawa TT, Herbert P, Oill PA (1980) Salmonellosis. West J Med 133:408-417
77. Zillessen E, Rehn K, Hunstein W (1975) Enterale Yersiniose. Med Klin 70:1655-1659

Virusbedingte Enteritiden

Erst seit einiger Zeit ist bekannt, daß verschiedene Viren (z. B. 1972: Norwalk-Virus, 1973: Rotaviren) für zahlreiche Fälle von akuten Gastroenteritiden verantwortlich sind[13]. Die derzeit wichtigsten enteropathogenen Virusarten[13, 17, 18] sind die

- *Rota-* und *Norwalk-Viren* (Tabelle 5.15) und die
- enterogenen Adenoviren, von denen etwa 50 verschiedene Serotypen existieren.

Zur Häufigkeit viraler Enteritiden liegen z. T. nur Schätzungen vor. Offenbar bestehen besondere geographische Bezogenheiten. So sollen für etwa 40% der akuten, nichtbakteriellen Gastroenteritiden in den USA Norwalk-Viren verantwortlich sein[15], während Rotaviren weltweit für über die Hälfte aller krankenhausbedürftigen kindlichen Diarrhöen

Tabelle 5.15. Enteropathogene Viren, die häufig eine Diarrhö verursachen (Auswahl)

Virus	Größe [nm]
Rotaviren (Typ A–F) RNA-Virus, • bevorzugt bei Säuglingen und Kleinkindern in 30–70% Ursache von Diarrhöen hospitalisierter Kinder unter 2 Jahren • elektronenmikroskopischer Nachweis von Viruspartikeln, vor allem in erweiterten Zisternen des endoplasmatischen Retikulums der Enterozyten.	78
Adenoviren (Typ 40, 41) DNA-Virus mit etwa 50 Serotypen, • bevorzugt bei jungen Kindern, weltweit wahrscheinlich die häufigste Ursache wäßriger Diarrhöen, • elektronenmikroskopischer Nachweis von Viruspartikeln in Zellkernen der Enterozyten, fragliche Beziehungen zur Zöliakie.	70–80
Berne- und Breda-like Viren	100
Coronaviren	180–200
Coxsackieviren (Typ A)	25–30
ECHO-Viren	25–30
SR-Viren (small, round)	
Astroviren	30–35
Kleine Viren (Parvoviren)	20–22
Große Viren	25–30
„Irreguläre", elektronenmikroskopisch identifizierbare Viren	
Caliciviren	35
Norwalk-Viren	
Parvovirusähnliches DNA-Virus, • „winter vomiting disease" (Norwalk, Ohio, 1968), • familiäre und lokale Epidemien, • verantwortlich für etwa 40% akuter, nichtbakterieller Gastroenteritiden.	27

verantwortlich gemacht werden[16, 19]. Weitere enteropathogene Virusarten (u. a.): Berne- und Breda-like Viren, Coronaviren, Caliciviren, Coxsackie-A-Viren, Astroviren, Minireoviruspartikel[12, 13].

- Hinsichtlich der *opportunistischen Virusinfektionen* (z. B. Zytomegalie) wird auf das Kapitel über die erworbene Immunschwäche AIDS verwiesen (▷ S. 576).

Die morphologisch-bioptischen Befunde (Duodenum, Jejunum) sind mit wenigen Ausnahmen (z. B. Zytomegalie) diagnostisch kaum wegweisend. Die Identifikation der jeweiligen Virusart erfolgt elektronenmikroskopisch, durch Kulturuntersuchungen, ggf. immunhistologisch und neuerdings durch molekularbiologische (PCR-)Techiken[14].

Literatur

1.–11. Weiterführende Literatur (▷ S. 418)
12. Banatvala JE (1979) The role of viruses in acute diarrhoeal disease. Clin Gastroenterol 8:569–598
13. Blacklow NR, Cukor G (1981) Viral gastroenteritis. N Engl J Med 304:397–406
14. Farthing MJG (ed)(1989) Viruses and the Gut. Pre 9th Brit Soc Gastroenterol International Workshop. Smith, Kline and French, London
15. Kaplan JE, Gray GW, Baron RC, Singh N, Schonberger LB, Feldman R, Greenberg HB (1982) Epidemiology of Norwalk gastroenteritis and the role of Norwalk virus in outbreaks of acute nonbacterial gastroenteritis. Ann Int Med 96:756–761
16. Leidel J, Statz A, Eggers HJ, Gladtke E (1982) Infektiöse Gastroenteritis bei Säuglingen und Kleinkindern. Monatsschr Kinderheilkd 130:287–291
17. Plotkin GR, Kluge RM, Waldman RH (1979) Gastroenteritis: etiology, pathophysiology and clinical manifestations. Medicine 58:95–114
18. Schreiber DS, Trier JS, Blacklow NR (1977) Recent advances in viral gastroenteritis. Gastroenterology 73:174–183
19. Vesikari T, Mäki M, Sarkkinen HK, Arstila PP, Halonen PE (1981) Rotavirus, adenovirus, and non-viral enteropathogenes in diarrhoea. Arch Dis Childh 56:264–270

Erkrankungen durch bakterienähnliche Mikroorganismen

Zu den *bakterienähnlichen Mikroorganismen* werden

- die *Chlamydien (z. B. Chl. lymphogranulomatosis, vgl. Kolon und Rektum, S. 617),*
- die *Mykoplasmen* und
- die *Rickettsien* gerechnet.

Rickettsien verursachen fieberhafte Allgemeinerkrankungen mit unterschiedlich stark ausgeprägten intestinalen Manifestationen. So kann beispielsweise beim Rocky Mountains spotted fever (R. rikkettsi) eine ulzeröse Ileitis auf dem Boden einer Vaskulitis (bevorzugte Ansiedlung der Rickettsien in Endothelzellen) auftreten[12]. Dabei sind Blutungskomplikationen allerdings selten.

Literatur

1.–11. Weiterführende Literatur (▷ S. 418)
12. Jimenez J, Byme WJ, Seibert JJ, Euler AR (1982) Gastrointestinal symptoms in Rocky Mountain Spotted Fever, Histopathologic findings of ulcerative enteritis with vasculitis. Clin Pediat 21:581–584

Parasitäre Erkrankungen[14, 16]

Erkrankungen durch Protozoen

Protozoen sind unizelluläre Parasiten. Sie sind z. T. ausgesprochen darmpathogen (Tabelle 5.16) und zeigen bestimmte *geographisch-endemische Häufungen* (tropische und subtropische Länder). Durch die erworbene Immunschwäche AIDS haben viele Protozoen im Sinne opportunistischer Infektionen eine neue Aktualität gewonnen (▷ Kap. 7).

Tabelle 5.16. Erkrankungen durch Protozoen (▷ Kap. 7)

Protozooen	Krankheitssymptome
Coccidiae	
Isopora belli	Enteritis, wäßrige Diarrhö, Malabsorption
Isopora hominis	Enteritis, wäßrige Diarrhö, Malabsorption
Isopora natalensis	
Cryptosporidien	Wäßrige Diarrhö, Malabsorption (▷ AIDS, S. 577)
Microsporidiae	
Enterocytozoon bieneusi	Enteritis
Nosema connori	Enteritis
Encephalitozoon caniculi	Enzephalitis (Enteritis?)
Sarcosporidiae	Nekrotisierende, segmentale Enteritis mit ausgeprägter Gewebseosinophilie
Trypanosomiasis	
Trypanosoma cruzi	Chagas-Krankheit (▷ S. 98)
Leishmaniae	
Leishmania donovani	Viszerale Leishmaniose (Kala-Azar)
Toxoplasmose	
Toxoplasma gondii	Enteritis, Diarrhö
Pneumocystis carinii[a]	Enteritis
Amöbiasis	Kolitis (▷ S. 563), sehr selten ist das terminale Ileum mitbetroffen
Balantidium coli	Kolitis (▷ S. 566), sehr selten Enteritis
Giardia lamblia	(▷ S. 395)

[a] Früher den Protozoen, heute den Pilzen zugerechnet.

Wurmerkrankungen des Dünndarms

Wurmerkrankungen sind weltweit außerordentlich häufig, z. T. endemisch verbreitet. Dabei spielen sozioökonomische Besonderheiten und hygienische Verhältnisse eine entscheidende Rolle. Für die Hakenwurmkrankheit (Ankylostomiasis) rechnet man weltweit mit über 600 Mio. Infizierten, für die Askariasis (Ascaris lumbricoides) mit 650–800 Mio.

Ankylostomiasis[12]. *Ancylostoma duodenale* kommt vor allem in Südeuropa, Asien und dem Mittleren Osten, *Necator americanus* in Afrika und auf dem amerikanischen Kontinent vor. Die *Larven penetrieren die Haut* (Barfußgänger sind daher besonders gefährdet), passieren die Lungen und gelangen schließlich ins Jejunum, wo sie zu 8–10 mm langen Hakenwürmern ausreifen. Die Hakenwürmer verursachen durch Blutungen und Blutentzug aus der intestinalen Mukosa eine *chronische Blutungsanämie*, selten ein *Malabsorptionssyndrom*.

Askariasis[15]. In Deutschland ist die Erkrankung relativ selten geworden (Häufigkeitszahlen s. oben), wird jedoch aus südlichen und östlichen Ländern immer wieder importiert.

Die Wurmeier werden mit *kontaminierter Nahrung* aufgenommen. Im Dünndarm werden die Larven freigesetzt, penetrieren die Mukosa und gelangen mit dem Pfortaderkreislauf in die Leber. Von dort aus erreichen sie über das rechte Herz die Lungen, verlassen die Blutbahn und treten in die Alveolen aus *(eosinophiles Lungeninfiltrat)*. Der weitere Weg führt in den *Bronchialbaum* (Flimmerstrom), die Trachea, den Kehlkopf. Die Larven werden verschluckt, gelangen so zum zweiten Mal in den Darmtrakt und reifen nun zu geschlechtsreifen Würmern heran. Die Zeitspanne zwischen Lungenpassage und Geschlechtsreife beträgt etwa 5–7 Wochen.

Im Dünndarm erzeugen die Würmer *toxisch-allergische Reaktionen*, vor allem aber *mechanische Komplikationen (Ileus, Perforationen)*. Beim Einwandern in Gallen- und Pankreasgänge können die Spulwürmer *Cholangitiden, Cholezystitiden, Leberabszesse* und *Pankreatitiden* hervorrufen, gelegentlich auch eine *Choledocholithiasis*.

Trichinose[17]. Die Trichinose *(Trichinella spiralis)* ist heute bei uns *selten* geworden, bedingt durch die gesetzlich vorgeschriebene Trichinenschau bei Haus- und Wildschweinen.

Während des Aufenthaltes der erwachsenen Parasiten im Duodenum und Jejunum und der Abgabe von Larven entwickelt sich eine *akute Enteritis*. Die Darmschlingen sind hyperämisch und gebläht. Die Serosa enthält kleine *Blutungen*. Die Peyer-Plaques sind deutlich geschwollen, prominent. In den Schleimsubstanzen, die dem Zottenepithel aufliegen, findet man reichlich Parasiten. Die Schleimhautzotten sind entzündlich-ödematös, plump und kolbig aufgetrieben. Gelegentlich findet man

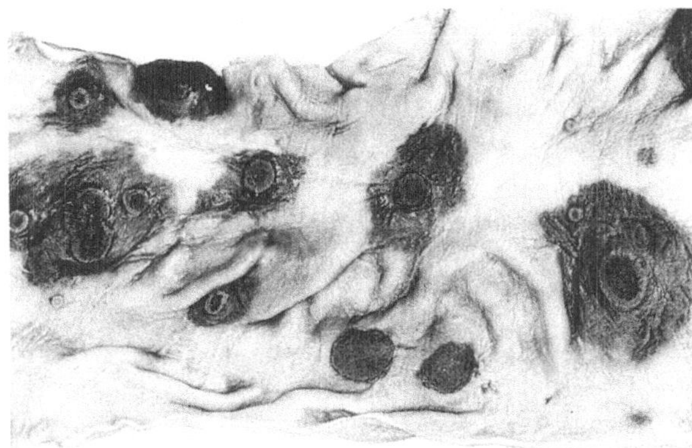

Abb. 5.22. Gastrointestinale Mykose bei generalisierter Candidamykose, Obduktionspräparat

Schleimhauterosionen, praktisch immer eine deutliche *Gewebseosinophilie.* Die Darmveränderungen werden offenbar durch Toxine und Stoffwechselprodukte der Trichinen hervorgerufen.

Intestinale Anisakiasis ▷ S. 217

Bandwurmerkrankungen[13]. Der Rinderbandwurm *(Taenia saginata)* und der Schweinebandwurm *(Taenia solium)* können ileusartige Krankheitsbilder (bis zur komplett ausgebildeten Ileuskrankheit) hervorrufen, wenn sie sich im Darm aufrollen. Gelangen Proglottiden in die Appendixlichtung, können sie eine akute Appendizitis initiieren (▷ Abb. 6.13).

Literatur

1.–11. Weiterführende Literatur (▷ S. 418)
12. Banwell JG, Schad GA (1978) Hookworm. Clin Gastroenterol 7:129–156
13. Jones TC (1978) Cestodes. Clin Gastroenterol 7:105–128
14. Kraus H, Weber A (Hrsg) (1986) Zoonosen. Von Tier zu Mensch übertragbare Infektionskrankheiten. Leitfaden für die Praxis. Deutscher Ärzte-Verlag, Köln
15. Pwalowski ZS (1978) Ascariasis. Clin Gastroenterol 7:157–178
16. Salfelder K (1992) Atlas of parasitic pathology. Kluwer, Dordrecht Boston London
17. Viallet J, MacLean R, Goresky CA, Staudt M, Routhoer G, Law C (1986) Arctic trichinosis presenting as prolonged diarrhea. Gastroenterology 91:938–946

Intestinale Myiasis[12]

Hierunter versteht man die Aufnahme von Fliegeneiern und -larven mit der Nahrung. Sie kann zu Erbrechen, Durchfall und – bei Invasion der perianalen Haut – zu schwerem analem Pruritus führen. Häufigster Erreger in den USA ist *Tubifera tenax.*

Literatur

1.–11. Weiterführende Literatur (▷ S. 418)
12. Barkin JS, MacLeod C, Hamelik P (1983) Intestinal myiasis. Am J Gastroenterol 78:560–561

Pilzinfektionen (Mykosen) des Dünndarms

Die zumeist saprophytär (kommensal) vorkommenden Pilze haben in neuerer Zeit bei *immunkompromittierten Patienten* (angeborene und erworbene Immunschwäche, therapiebedingt, krankheitsassoziiert, z. B. bei Leukämien, nach Organtransplantationen) eine erhebliche pathogene Bedeutung erlangt[13, 16, 17]. Dies trifft für *Dermato- und Organmykosen zu,* wobei sich vielfach polytope Infektionen entwickeln. Dünndarmmanifestationen (fungale Enteritiden) findet man vor allem bei Infektionen durch Candida, Aspergillus, Mukor und Histoplasma.

Soormykose (Candidiasis, Moniliasis)

Singuläre bzw. *isolierte Dünndarmmanifestationen* sind *selten.* Autopsiestudien haben allerdings gezeigt, daß bei Patienten mit Leukämien und malignen Lymphomen eine intestinale Candidiasis in etwa 20% zu beobachten ist[15]. Im weiteren werden als *disponierende Faktoren* (vgl. auch oben) der *Diabetes mellitus* und *alkoholtoxische Leberzirrhosen* diskutiert. Mykotische Infektionen werden offenbar auch durch *antibiotische, zytostatische und radiogene Therapiemaßnahmen* sowie im Gefolge einer *langdauernden Kortikosteroidmedikation* begünstigt.

Die intestinale Candidiasis manifestiert sich in Form

- *flächenhafter, pseudomembranöser Pilzrasen,* die an Ätzschorf erinnern, oder in Form
- multipler, kokardenartiger *Pilzgranulome* (Abb. 5.22) mit zentraler Nekrose und hämorrhagischem Randsaum (Erosionen, Ulzerationen)[12].

Bei tiefen und angioinvasiven Darmwandmykosen kann sich eine Pilzepsis entwickeln.

Phykomykosen (Mukormykosen)

mit isoliertem Darmbefall sind selten (7%)[14]. Infektionen findet man vor allem bei *Diabetikern,* bei Patienten mit *malignen Tumoren* oder sonstigen auszehrenden Erkrankungen, bei *immunsupprimierten* und *antibiotisch therapierten Patienten.*

Phykomykosen führen teils zu *erosiven Schleimhautdefekten,* teils zu tiefen *Ulzerationen* mit einer jederzeit möglichen *Perforation* und *Peritonitis.* Die *Letalität* ist vergleichsweise hoch (peritonitischer Kreislaufschock).

Histoplasmose

Bei der disseminierten Histoplasmose (Erreger: *Histoplasma capsulatum)* findet man symptomatische *(Diarrhö, exsudative Enteropathie, malabsorptive Symptome)* Dünndarmmanifestationen in etwa 20%[18].

Man findet eine noduläre oder ulzeröse Entzündung vor allem im Bereich des terinalen Ileums. Das Schleimhautstroma enthält häufig massierte Ansammlungen *vakuolärer Makrophagen* (mykotische Einschlußkörper mit PAS-positiver Kapsel).

Weitere Dünndarmmykosen[18]
Dünndarminfektionen mit anderen Mykosen (z. B. Aspergillus fumigatus, Paracoccidioides brasiliensis) sind *selten,* wurden neuerdings allerdings gehäuft nach Organtransplantationen beschrieben. Sie verursachen teils *erosiv-ulzeröse Schleimhautläsionen,* teils *Gefäßthromben* (angioinvasive Potenzen) und *ischämische Nekrosen.*

Anhang:
Ulzeröse Enteritiden nach Flucytosintherapie
Flucytosin ist ein Antimykotikum, daß bei 6-10% der Patienten eine *Diarrhö* hervorruft. Als Ursache (?) konnte in einzelnen Fällen eine *ulzeröse Enterokolitis* wahrscheinlich gemacht werden[19]. Gelegentlich kann es zu Darmperforationen kommen.

Literatur

1.–11. Weiterführende Literatur (▷ S. 418)
12. Eras P, Goldstein MJ, Sherlock P (1972) Candida infection of the gastrointestinal tract. Medicine 51:367–379
13. Kusne S, Dummer JS, Singh N et al. (1988) Infections after liver transplantation. An analysis of 101 consecutive cases. Medicine 67:132–143
14. Lyon DT, Schubert TT, Mantia AG, Kaplan MH (1979) Phycomycosis of the gastrointestinal trace. Am J Gastroenterol 72:379–394
15. Prolla JC, Kirsner JB (1964) The gastrointestinal lesions and complications of the leukemias. Ann Intern Med 61:1084–1093
16. Rosen PP (1976) Opportunistic fungal infections in patients with neoplastic disease. Pathol Ann 11:255–315
17. Rotterdam H (1987) Tissue diagnosis of selected AIDS-related opportunistic infections. Am J Surg Pathol 11 [Suppl]:3–15
18. Smith JMB (1969) Mycoses of the alimentary tract. Gut 10:1035–1040
19. White CA, Traube J (1982) Ulcerating enteritis associated with flucytosine therapy. Gastroenterology 83:1127–1129

Enteritiden unbekannter Ätiologie

Entzündliche Dünndarmerkrankungen unbekannter Ätiologie sind, mit Ausnahme des M. Crohn (▷ S. 594), realtiv selten.

- Die *eosinophile (Gastro-)Enteritis* wird im Kap. 3 beschrieben (▷ S. 220).
- Die *diffuse noduläre lymphoide Hyperplasie*[14] des Jejunum und des Ileum ist als entzündliche Dünndarmerkrankung *umstritten.* Die physiologische Variabilität der lymphatischen Aggregationen bezüglich Form und Zahl macht im Einzelfall klare Trennungen zwischen Normal und Hyperplasie unmöglich. Gelegentlich sind diese lymphonodulären Hyperplasien mit einer*Dysgammaglobulinämie* kombiniert. Dabei sind mögliche Zusammenhänge mit einer *Lambliasis* wohl weitgehend ungeklärt. Gelegentlich findet man im Schleimhautstroma vermehrt *Mastzellen* (kein Bezug zur Urtikaria!). Hinsichtlich der *lymphomatösen Polypose* (Pseudolymphom) wird auf Kap. 3 verwiesen (▷ S. 364).
- *Unspezifische (idiopathische) Dünndarmulzera*[13] treten solitär (83%) oder multipel, zumeist jenseits des 30. Lebensjahres auf. Beziehungen zum sog. Kaliumulkus bestehen nicht. 78% liegen im Ileum, 15% im Jejunum, 7% betreffen beide Darmabschnitte. Der Durchmesser beträgt 0,3–5 cm. Die *Ulzera* wirken wie ausgestanzt. Sie liegen vorwiegend antimesenterial. Gefäßveränderungen fehlen. Die Schleimhaut zwischen den Ulzera ist weitgehend unauffällig. *Ätiologie* und *Pathogenese* sind *unklar.*
  Die Häufigkeit von *Darmstenosen* als Ulkuskomplikation ist umstritten. *Blutungen, Perforationen und Rezidive* scheinen insgesamt selten zu sein. In manchen Fällen entwickelt sich eine tumorförmige lymphoide Hyperplasie[12] *(Differentialdiagnose:* malignes Lymphom).

Literatur

1.-11. Weiterführende Literatur (▷ S. 418)
12. Artinian B, Lough JO, Palmer JD (1971) Idiopathic ulcer of small bowel with pseudolymphomatous reaction. A clinicopathological study of six cases. Arch Pathol 91:327–333
13. Boydstun JS, Gaffey TA, Bartholomew LG (1981) Clinicopathologic study of nonspecific ulcers of the small intestine. Dig Dis Sci 26:911–916
14. Rambaud J-Cl, de Saint-Louvent P, Marti R et al. (1982) Diffuse follicular lymphoid hyperplasia of the small intestine without primary immunoglobulin deficiency. Am J Med 73:125–132

Dünndarmveränderungen bei Defektimmunopathien

Unter den angeborenen und erworbenen Immunmangelsyndromen (Immundefektsyndromen) (vgl. Kap. Thymus, Bd. 1) gibt es verschiedene Formen, die mit unterschiedlich schweren gastrointestinalen Krankheitsmanifestationen einhergehen. Unter der Vielfalt klinisch-morphologischer Befunde [z. B. *Malabsorptionsbefunde (hypogammaglobulinämische Sprue), Lambliasis, bakterielle und virale Infektionen*], sind M.-Crohn-ähnliche Darmbefunde („regional enteritis-like enteropathy“[12]) offenbar sehr selten. Die phänotypische Vielfalt der bislang beschriebenen Defektimmunopathien kann im Rahmen dieses Beitrages keineswegs komplett dargestellt werden. Es wird deshalb auf die diesbezüglichen, von MacDermott und Elson redigierten Hefte von Gastroenterology Clinics in North America verwiesen, die eine aktuelle Übersicht zur Ortholo-

gie und Pathologie des schleimhautassoziierten Immunsystems bringen[12, 22].
AIDS: ▷ Kap. 7.

Selektiver IgA-Mangel

Er kann *angeboren* oder *erworben* sein. Der selektive IgA-Mangel wird unter den Defektimmunopathien am häufigsten beobachtet (1:500–700)[13]. Eine *familiäre Häufung* wird mit 10% angegeben, Individuen mit Defekten des Chromosoms 18, mit einer Ataxia teleangiectatica und angeborenem Rötelnsyndrom sind bevorzugt betroffen. IgA ist im Serum und in den Sekreten vermindert, IgG und IgM sind normal oder erhöht. Bei einigen Patienten wurden im Blut T-Lymphozyten mit der Fähigkeit, die zelluläre IgA-Bildung zu unterdrücken, nachgewiesen[24].

Hinsichtlich des intestinalen Schleimhautbefundes können 2 Formen unterschieden werden:

- die sog. *Crabbe-Heremans-Krankheit*[17], mit einer *spruetypisch umgebauten Schleimhaut,* die sich von der Zöliakie nur durch die fehlenden IgA-Plasmazellen im Schleimhautstroma unterscheidet.
- Die sog. *Cattan-Krankheit*[16] mit einer oft normalen oder allenfalls partiell *atrophischen Schleimhaut.* Dennoch ist die *Malabsorption* im allgemeinen stark ausgeprägt und global entwickelt. Das Schleimhautstroma ist massiv mit lymphoplasmozytären Zellen durchsetzt. Dabei fehlen IgA-Plasmazellen oder sind stark reduziert. Gelegentlich sind IgM-Zellen gleichsam kompensatorisch vermehrt. Nicht selten findet man eine noduläre lymphatische Hyperplasie (mit oder ohne Lambliasis).

Der IgA-Mangel kann *assoziiert* sein mit *intestinalen und extraintestinalen Tumoren,* mit rheumatoiden *Arthritiden,* mit einem *Lupus erythematodes* und *perniziösen Anämien.* Ein IgA-Mangel wird relativ häufig bei der Zöliakie beobachtet.

Klinisch führend sind *rekurrierende bronchopulmonale* und *gastrointestinale Infekte.*

Variable Hypogammaglobulinämien

Der Begriff umfaßt eine *heterogene Gruppe von Immunmangelsyndromen* [„common variable (late-onset) acquired hypogammaglobulinaemia"]. Die Ursache der verminderten γ-Globulinbildung ist häufig unbekannt („primäre" oder „idiopathische" Formen). *Beide Geschlechter* sind gleich häufig betroffen. Die Serumimmunglobuline sind vermindert. *Intestinale Symptome* (exsudative Enteropathie, Malabsorptionssymptome) werden in einer *Häufigkeit von 30–60%* beobachtet. Die *assoziierten Schleimhautbefunde* sind variabel:

- *Malabsorptionssymptome bei proximaler (selten bei diffuser) Zottenatrophie* im Sinne einer spruetypisch umgebauten Schleimhaut. *Plasmazellen fehlen* oder sind *stark reduziert,*
- *Malabsorptionssymptome bei fehlender oder allenfalls partiell entwickelter Zottenatrophie,* häufig kombiniert mit *bronchopulmonalen Infekten* („common mucosal immune system involving the bronchus, breast and bowel"), mit einer *nodulären lymphatischen Hyperplasie* und einer *Lambliasis.*

Aber auch (sekundäre) mykotische, virale und bakterielle Infektionen werden beobachtet. Die *Lambliasis* ist nach Jian et al.[18] der am besten belegte Faktor in der Pathogenese der Malabsorption. Plasmazellen aller Immunglobulinklassen sind deutlich reduziert. Ob die noduläre lymphatische Hyperplasie zum Ausgangspunkt der offenbar selten entstehenden malignen Lymphome werden kann, muß unserer Meinung nach offen bleiben.

Zu den variablen Hypogammaglobulinämien gehört als wahrscheinlich häufigste Form auch der selektive IgA-Mangel.

X-chromosomal gebundene Hypo-/Agammaglobulinämie

Diese *seltene Krankheit*[21, 25] manifestiert sich im allgemeinen im *Kleinkindes- und frühen Kindesalter.* Die *Plasmazellen* in der Lamina propria mucosae und im übrigen lymphatischen Gewebe sind *stark reduziert* oder *fehlen ganz.* Der Immunmangel führt zu rekurrierenden *bronchopulmonalen* und *gastrointestinalen Infekten.* Im Gefolge dieser (mykotischen, viralen, bakteriellen und protozoenbedingten) Infekte kommt es durchaus auch zu strukturellen Alterationen der *Schleimhautzotten (Atrophie, Kryptitis, Kryptenabszesse).*

T-Lymphozytendefekte (Kombinierte T/B-Lymphozytendefekte)

T-Zelldefekte können entweder *isoliert* oder als *kombinierte T/B-Zelldefekte* auftreten (*„severe combined immunodeficiency disease:* Swiss-type Agammaglobulinemia", „hereditary thymic dysplasia"). Die T-Zelldefekte können assoziiert sein mit einem Mangel an Adenosindeaminase oder Purinnukleosidphosphorylase. Bei fast allen Patienten finden sich *schwere Diarrhöen* und *Malabsorptionssymptome.* In etwa 80% bestehen Candidainfektionen des Gastrointestinaltraktes.

Im Intestinaltrakt fehlen Lymphozyten und Plasmazellen (ggf. Immunhistologie). Nahezu regelmäßig findet man im Schleimhautstroma vakuolisierte Makrophagen *(„foamy macrophages"),* die besonders im apikalen Zottenstroma zu finden sind (*Differentialdiagnose: M. Whipple, Mycobacterium-avium-Infektionen;* ▷ AIDS, S. 576). Sie sind PAS-, Toluidinblau- und Giemsa-positiv. Obwohl bei vielen Fällen dieses Immundefektes zu beobachten, sind diese Makrophagen dennoch *nicht pathognomonisch* für die schweren kombinierten Immundefekte. Die Schleimhautarchitektur (z. B. Zottenstruktur und -form) ist im allgemeinen nicht wesentlich beeinträchtigt.

Phagozytäre Dysfunktionen: progressiv-septische Granulomatose[13, 14, 27]

Es handelt sich um eine X-chromosomal gebundene Erkrankung, bei der katalasepositive Organismen nach Phagozytose durch Granulozyten und Makrophagen nicht abgetötet bzw. intrazellulär degradiert werden können *(NADPH-Oxidase-Defekt)*. Sie ist charakterisiert durch *rekurrierende Infekte der Haut, der Lymphknoten* (Lymphadenopathie) und *des Gastrointestinaltraktes* (Diarrhö, Steatorrhö, Vitamin-B_{12}-Malabsorption) sowie durch eine *Hepatosplenomegalie.*

Im Schleimhautstroma des Dünndarms und des Rektums findet man *vakuolisierte Histozyten/Makrophagen* mit akkumulierten Glyko- und Phospholipiden. *Granulome mit Riesenzellen* findet man vorwiegend in der Rektumschleimhaut (Differentialdiagnose: M. Crohn), nur sehr selten auch im Dünndarm.

Literatur

1.–11. Weiterführende Literatur (▷ S. 418)
12. Abramowsky CR, Sorensen RU (1988) Regional enteritis-like enteropathy in a patient with agammaglobulinemia: histologic and immunocytologic studies. Hum Pathol 19:483–486
13. Ament ME (1985) Immunodeficiency syndromes and the gut. Scand J Gastroenterol 20 [Suppl 114]:127–135
14. Ament ME, Ochs HD (1973) Gastrointestinal manifestations of chronic granulomatous disease. N Engl J Med 288:382–387
15. Ament ME, Ochs HD, Davis SD (1973) Structure and function of the gastrointestinal tract in primary immunodeficiency syndromes. Medicine 52:227–248
16. Dattan D, Debray C, Crabbe PA, Seligman M, Marche C, Danon F (1966) Duodeno-jejunite infectieuse chronique avec atrophie villositaire subtotale et steatorrhée reversible par antibiothérapie prolongée. Darence isolée en gamma A globuline sérique et salivaire. Etude histologique et immunhistoclinique des muqueuses digestives. Bull Soc Méd Hop Paris 117:177–196
17. Crabbe PA, Heremans JF (1966) Lack of gamma A immunoglobulin in serum of patients with steatorrhea. Gut 7:119–127
18. Jian R, Galian A, Modigliani R, Matuchansky C, Rambaud JC (1978) Dünndarm und Immunopathien. In: Bartelheimer H, Classen M, Ossenberg FW (Hrsg) Der kranke Dünndarm. Witzstrock, Baden-Baden Köln New York, S 190–204
19. Kahn LB, Novis BH (1974) Nodular lymphoid hyperplasia of the small bowel associated with primary small bowel reticulum cell lymphoma. Cancer 33:837–844
20. Lamers CBHW, Wagener T, Assmann KJM, van Tongeren JHM (1980) Jejunal lymphoma in a patient with primary adult onset hypogammaglobulinemia and nodular lymphoid hyperplasia of the small intestine. Dig Dis Sci 25:553–557
21. Lederman HM, Winkelstein JA, Cooper MD et al. (1985) X-linked agammaglobulinemia: an analysis of 96 patients. Medicine 64:145–156
22. MacDermott RP, Elson CO (guest eds)(1991) Mucosal immunology I: basic principles. Gastroenterol Clin North Am 20:397–627
23. MacDermott RP, Elson CO (guest eds)(1992) Mucosal immunology II: clinical applications. Gastroenterol Clin North Am 21:283–502
24. Mietens C (1983) Selektiver IgA-Mangel. Klin Pädiat 195:385–387
25. Roosen FS, Wedgewood RJ, Aiuiti (1983) Primary immunodeficiency diseases: report prepared for the WHO by a scientific group on immunodeficiency. Clin Immunol Immunopathol 28:450–475
26. Rosen FS, Cooper MD, Wedgewood RJP (1984) The primary immunodeficiencies. Part 1 and 2. N Engl J Med 311:235–242
27. Segal AW (1988) The molecular and cellular pathology of chronic granulomatous disease. Eur J Clin Invest 18:433-443
28. Walker WA (1976) Host defense mechanisms in the gastrointestinal tract. Pediatrics 57:901–916

Intestinale Lymphangiektasie

Intestinale Lymphangiektasien (Erweiterung der Lymphgefäße der Darmwand, vor allem in der Mukosa und Submukosa) treten als *primäre* und *sekundäre* Formen auf.

Sekundäre (symptomatische) Lymphangiektasien

Sie sind *weitaus häufiger als die primären Formen* (s. unten) und finden sich bei *Lymphabflußstörungen* aus dem Dünndarm: beim *M. Whipple,* bei *retroperitonealen Fibrosen,* bei Darmwand- und *Mesenterialtumoren,* bei verschiedenen spezifischen und unspezifischen *Entzündungen des Darmes,* der *mesenterialen Lymphknoten* und des *Mesenteriums* (z. B. M. Crohn, Tuberkulose), bei *Strahlenschäden, rechtskardialer Insuffizienz, Concretio pericardii* und bei *Thrombosen der Vena cava superior*[12, 14, 17]. Die *Häufigkeit* im endoskopischen Untersuchungsgut wird mit 2,4% angegeben.

Primäre Lymphangiektasien

Definition. Hierbei handelt es sich um die *intestinale Manifestation einer generalisierten Fehlbildung des Lymphgefäßsystems* (z. B. Hypoplasie der Lymphgefäße der Extremitäten, Aplasie des Ductus thoracicus, Agenesie der retroperitonealen Lymphknoten). Sie kann gelegentlich kombiniert sein mit einer *Thymushypoplasie*[15].

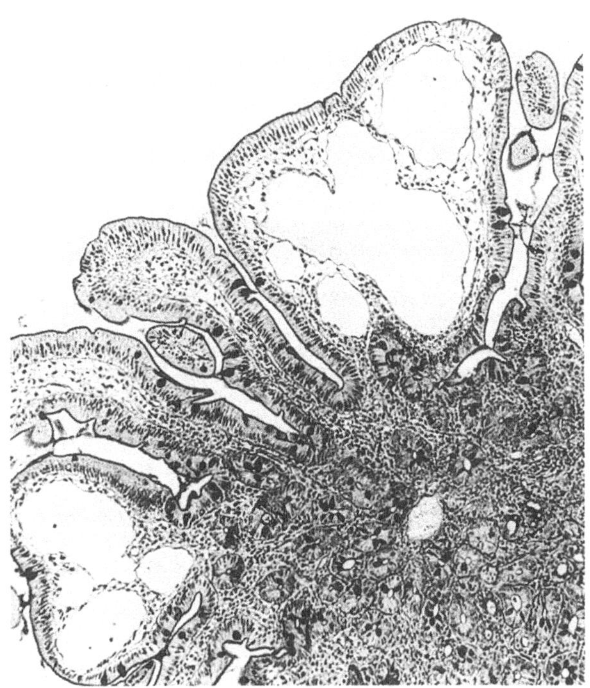

Abb. 5.23. Intestinale Lymphangiektasie. PAS (Vergr. 60 : 1)

Klinik. Klinisch manifestiert sich die intestinale Lymphangiektasie innerhalb der ersten 3 Lebensdekaden. Sie ist bei *beiden Geschlechtern* gleich häufig. Ausgeprägte *Ödeme* (gelegentlich reversible Erblindung bei Makulaödemen), *malabsorptive Symptome* mit Diarrhö und Steatorrhö, chylöser Aszites, chylöse Pleuraergüsse, hypokalzämische Tetanien und Wachstumsverzögerungen sind zu beobachten. Charakteristisch ist zudem die *exsudative Enteropathie (enterales Eiweißverlustsyndrom)* mit der Entwicklung einer *Dys- und Hypoproteinämie,* mit einem Mangel an T-Lymphozyten und Immunglobulinen [initial IgG, später IgA und IgM (sekundäres Immunmangelsyndrom mit polytopen Infektionen besonders bei Kleinkindern)][16]. *Intestinale Blutungen* sind eher selten[13].

Die Patienten bleiben unter einer fettarmen Diät z. T. beschwerdefrei. Meist fehlt eine Progredienz, oder sie ist nur gering ausgeprägt. Allerdings sollen 30% der Patienten wegen der oft schweren Folgen der Dys- und Hypoproteinämie nicht arbeitsfähig sein.

Morphologie. *Endoskopisch* präsentiert sich die intestinale Lymphangiektasie durch plump und *kolbig aufgetriebene Schleimhautzotten* bzw. durch gelblich-graue Protuberanzen *(„nodularity")*. Der Befund ist häufiger fleckförmig-segmental als diffus entwickelt. Die Diagnose wird *histologisch* an intestinalen Biopsiepräparaten gestellt (Abb. 5.23). Die Lymphgefäße der Mukosa und Submukosa sind stark erweitert und häufig mit *PAS-negativen Schaumzellen* (Differentialdiagnose: M. Whipple) angefüllt. Die interzellulären Spalträume sind häufig erweitert und mit Eiweißpräzipitaten angefüllt. Die *Schleimhaut* ist *ödematös verdickt.* Im allgemeinen findet man nur wenige lymphoide Rundzellen im Schleimhautstroma. Die *subserösen Lymphgefäße* des Darmes sind teilweise erheblich gestaut, häufig angefüllt mit PAS-negativen Schaumzellen.

Differentialdiagnostisch müssen die häufigen *lymphangiektatischen Zysten* und die seltenen *zystischen Lymphangiome* der Dünndarmschleimhaut abgegrenzt werden (M. Whipple: S. 461).

Literatur

1.–11. Weiterführende Literatur (▷ S. 418)
12. Duhra PM, Quigley EMM, Marsh MN (1985) Chylous ascites, intestinal lymphangiectasia and the „yellow-nail" syndrome. Gut 26:1266–1269
13. Poirier VC, Alfidi RJ (1973) Intestinal lymphangiectasia associated with fatal gastrointestinal bleeding. Dig Dis Sci 18:54–58
14. Pomerantz M, Waldmann TA (1963) Systemic lymphatic abnormalities associated with gastrointestinal protein loss secondary to intestinal lymphangiectasia. Gastroenterology 45:703–711
15. Sorensen RU, Halpin TC, Abramowsky CR, Hornick DL, Miller KM, Naylor P, Incefy GS (1985) Intestinal lymphangiectasia and thymic hypoplasia. Clin Exp Immunol 59:217–226
16. Strober W, Wochner RD, Carbone P, Waldmann TA (1967) Intestinal lymphangiectasia: a protein-losing enteropathy with hypogammaglobulinemia, lymphocytopenia and impaired homograft rejection. J Clin Invest 46:1643–1656
17. Waldmann TA (1976) Protein-losing gastroenteropathies. In: Bockus HL (ed) Gastroenterology, 3rd edn, vol 2. Saunders, Philadelphia London Toronto, pp 361–385

Traumatische Dünndarmveränderungen

Sie treten *bevorzugt im Kindesalter* auf[12]. Meist handelt es sich um *stumpfe Bauchtraumen* im Zusammenhang mit *Verkehrsunfällen.* Dünndarmverletzungen sind relativ selten, da dieser Darmabschnitt kompressibel und mobil ist. Bezeichnender Weise erfolgen *Rupturen* daher am häufigsten im *Jejunum nahe dem Treitz-Band* und im *distalen Ileum nahe dem Zökum,* also in Abschnitten mit herabgesetzter Motilität[12]. Die Ruptur betrifft zuerst die Serosa, dann die Mukosa, zuletzt die Submukosa. Sie erfolgt am häufigsten *antimesenterial.* Risse in der Nähe des Mesenterialansatzes sind selten[13].

Kleine antimesenteriale Querrisse, die zu einer sich langsam entwickelnden Peritonitis führen, können auch durch *abdominelle Bagatelltraumen* verursacht werden[16].

Die *Diagnose* wird oft erst nach Stunden gestellt, da der Dünndarminhalt das Peritoneum anfangs weniger stark reizt als der saure Magensaft[12]. Unter

Umständen gelingt es, die Perforation mit Blutungen und Übertritt von Darminhalt in die freie Bauchhöhle durch eine *Punktion* oder durch eine *kleine Inzision* zytologisch zu sichern[12, 13].

Die *Letalität* ist nach wie vor hoch (bis 33%), allerdings schwanken die Angaben erheblich[13]. Die *Prognose* hängt u. a. davon ab, ob die Ruptur rechtzeitig erkannt wird und ob andere Organtraumatisierungen vorliegen[12, 13, 15]. *Posttraumatische Darmstrikturen* können durch *Wandhämatome, Adhäsionen* und *Gefäßverletzungen* mit nachfolgender Fibrose zustandekommen.

Iatrogene Darmrupturen – von manchen Autoren den nichttraumatischen Spontanrupturen zugeordnet[17] – können bei operativen Eingriffen, auch im Rahmen einer Laparoskopie bei bauchwandadhärenten Dünndarmschlingen oder durch einen Saugkatheter, hervorgerufen werden.

Anhang

Nichttraumatische Dünndarmperforationen

Sie wurden beschrieben beim *Strangulationsileus,* bei *Divertikeln, Fremdkörpern, M. Crohn, Tuberkulose, Amyloidose, maligner atrophischer Papulose* und bei *Tumoren* sowie nach *Strahlen-, Steroid- und Chemotherapie*[17, 18].

Kaliumulkus

Unspezifische Dünndarmulzera wurden nach *Applikationen dünndarmlöslicher Kaliumdragees,* die mit einem magensaftresistenten Überzug versehen sind, beobachtet. Die Auflösung dieser Dragees kann im Dünndarm (meist im unteren Ileum), gelegentlich auch im Zökum umschriebene *hämorrhagische Infarkte, Ulzera,* evtl. *Perforationen* und später *Stenosen* hervorrufen. Als *Ursache* werden eine korrosive Wirkung hoher lokaler Kaliumkonzentrationen auf die Schleimhaut oder Spasmen venöser Blutgefäße mit nachfolgender Thrombose vermutet[19]. Seitdem die Hersteller hochkonzentrierter KCI-haltiger Präparate dazu übergegangen sind, KCI in eine galenische Form zu bringen und damit seine Freisetzung über Stunden zu verzögern, sind Dünndarmulzera selten geworden. Es wird mit 1,6–3,6 Dünndarmläsionen auf 1 Mio. Patientenjahre gerechnet[14].

Literatur

1.–11. Weiterführende Literatur (▷ S. 418)

12. Bünte H, Filler D (1974) Das traumatisch bedingte akute Abdomen. Münch Med Wochenschr 116:1301–1308
13. Evans JP (1973) Traumatic rupture of the ileum. Br J Surg 60:119–121
14. Fahrländer H (1983) Dünndarmulcera durch Kaliumchlorid. Dtsch Med Wochenschr 108:1534
15. Kakos GS, Grosfeld JL, Morse TS (1971) Small bowel injuries in children after blunt abdominal trauma. Ann Surg 174:238–241
16. Largiader J, Glinz W, Uhlschmid G (1982) Dünndarmperforation bei stumpfem Bagatelltrauma. Helv Chir Acta 49:829–831
17. Orringer RD, Coller JA, Veidenheimer MC (1983) Spontaneous free perforations of the small intestine. Dis Colon Rectum 26:323–326
18. Rajagopalan AE, Pickleman J (1982) Free perforation of the small intestine. Ann Surg 196:576–579
19. Waninger J (1980) Der hämorrhagische Infarkt am Zökum. Eine Komplikation nach Einnahme von Kaliumchlorid-Tabletten. Z Gastroenterol 18:470-473

Dünndarmtumoren

Epidemiologie. Dünndarmtumoren sind *selten.* Obgleich dieser Darmabschnitt etwa 75% der Gesamtlänge und nahezu 90% der inneren Oberfläche des Gastrointestinaltraktes stellt, enthält er *nur 3–6% der intestinalen bzw. (1–)2–3% aller gastrointestinalen Tumoren*[13, 16].

Nimmt man alle Tumoren zusammen, so ist das *Ileum häufiger betroffen als das Jejunum.*

- Die *gutartigen* Geschwülste (zumeist mesenchymal) sind nach den Ergebnissen großer Sammelstatistiken im Ileum etwa doppelt so häufig wie im Jejunum. In Sektionsstatistiken sind sie 10- bis 20mal häufiger als in klinischen Statistiken, da sie oft keinerlei Symptome verursachen.
- Auch die *malignen Tumoren* sind, faßt man alle zusammen, im Ileum etwa doppelt so häufig wie im Jejunum. Karzinome allerdings sind zufolge der meisten Statistiken im Jejunum häufiger als im Ileum. *Neuroendokrine Tumoren (Karzinoidtu-*

Tabelle 5.17. Verteilung maligner Tumoren im Dünndarm (nach Angaben der Literatur [vergl. [22]])

	Duodenum	Jejunum	Ileum	Total
Adenokarzinome	427 (40%)	408 (38%)	241 (22%)	1076
Karzinoide	48 (6%)	78 (10%)	682 (84%)	808
Lymphome	4 (16%)	9 (36%)	12 (48%)	25 (1%)
Sarkome	46 (10%)	162 (36%)	239 (54%)	447 (19%)
Total	525 (22%)	660 (28%)	1171 (50%)	2356 (100%)

Tabelle 5.18. Histologische Klassifikation von Tumoren des Dünndarms (WHO 1989, 2nd edn) (ICD-O)

1.	**Epitheliale Tumoren**
1.1	*Gutartige* epitheliale Tumoren
1.1.1	Adenome (8140/0)
1.1.1.1	Tubulär (8211/0)
1.1.1.2	Villös (8261/1)
1.1.1.3	Tubulovillös (8263/0)
1.1.2	Adenomatose (familiäre adenomatöse Polypose) (8220/0)
1.2	*Maligne* epitheliale Tumoren
1.2.1	Adenokarzinome (8140/3)
1.2.2	Muzinöse Adenokarzinome (8480/3)
1.2.3	Siegelringzellkarzinome (8490/3)
1.2.4	Undifferenzierte Karzinome (8020/3)
2.	**Endokrine Tumoren**
2.1	Karzinoidtumoren (8240/3)
3.	**Nichtepitheliale Tumoren**
3.1	*Gutartige* nichtepitheliale Tumoren
3.1.1	Leiomyome (8890/0)
3.1.2	Lipome (8850/0)
3.1.3	Vaskuläre Tumoren
3.1.3.1	Hämangiome (9120/0)
3.1.3.2	Lymphangiome (9170/0)
3.1.4	Neurogene Tumoren
3.1.4.1	Neurilemmome (Schwannome) (9560/0)
3.1.4.2	Neurofibrome, Neurofibromatose (9540/0, 9540/1)
3.1.4.3	Gangliozytäre Paragangliome (8683/0)
3.1.4.4	Ganglioneurome, Ganglioneuromatose (9490/0, 9491/0)
3.1.4.5	Paragangliome (8680/1)
3.1.5	Andere
3.2	*Maligne* nicht epitheliale Tumoren
3.2.1	Leiomyosarkome (8890/3)
3.2.2	Kaposi-Sarkome (9140/3)
3.2.3	Andere
4.	**Maligne Lymphome** (▷ S. 364) (9590/3)
5.	**Sekundäre Tumoren (Metastasen)**
6.	**Tumorartige Läsionen**
6.1	*Hamartome*
6.1.1	Peutz-Jeghers-Polypen, Polypose
6.1.2	Juvenile Polypen, Polypose
6.2	*Heterotopien*
6.2.1	Pankreasgewebe
6.2.2	Magenschleimhaut
6.3	*Hyperplasie der Brunner-Drüsen*
6.4	*Entzündlich fibroider Polyp*
6.5	*Cronkhite-Canada-Syndrom*
6.6	*Lymphoide Hyperplasie, lymphoide Polypen, Polypose*
6.7	*Lipohyperplasie der Bauhin-Klappe*
6.8	*Endometriose*

moren) sind am häufigsten im terminalen Ileum lokalisiert. *Maligne Lymphome* (▷ Kap. 3) und *Sarkome* verteilen sich nach eigener Erfahrung etwa gleich häufig auf alle Dünndarmabschnitte (▷ Tabelle 5.17).

Der *Altersgipfel* aller Dünndarmtumoren liegt im *6.–7. Jahrzehnt*[13]. Zwischen gut- und bösartigen Geschwülsten bestehen offenbar keine sicheren Unterschiede hinsichtlich der Altersmanifestation. Eine signifikante *Geschlechtsdisposition* besteht *nicht*.

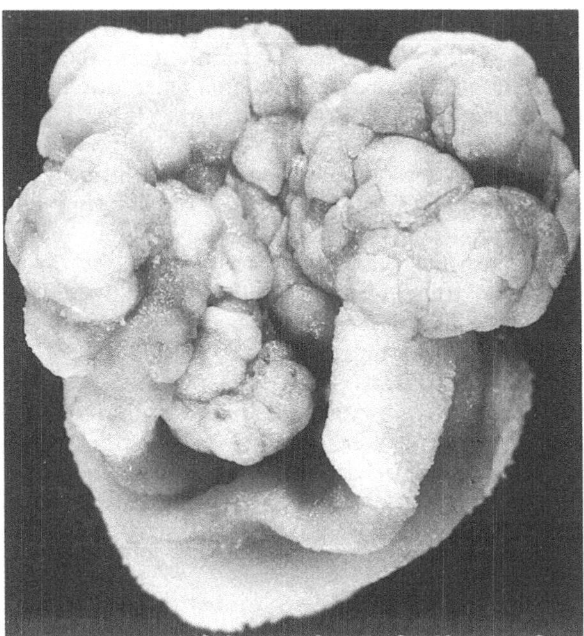

Abb. 5.24. Tubulovillöses Adenom, Ileum, Operationspräparat

Die histologische Klassifikation der Dünndarmtumoren erfolgt heute nach Empfehlungen der WHO (Tabelle 5.18)[19].

Epitheliale Dünndarmtumoren

Adenome

(ICD-O M-8140/0)

Dünndarmadenome (Abb. 5.24) sind *selten*[21]. Sie sind relativ häufig im Duodenum, periampullär, lokalisiert (▷ S. 407). *Multiple Adenome,* besonders im Duodenum und im terminalen Ileum, findet man bei der familiären Adenomatosis coli (▷ S. 639). Histologisch werden, wie im kolorektalen Bereich, *tubuläre, villöse und tubulovillöse Adenome* unterschieden[14]. Das *maligne Entartungspotential* dürfte vor allem bei den villösen Adenomen *relativ groß* sein (28–35%). Wenigstens für einen Teil der Dünndarmkarzinome wird hinsichtlich der formalen Pathogenese die *(Dysplasie-) Adenom-Karzinom-Sequenz* (▷ S. 637) diskutiert[13, 14].

Karzinome

Epidemiologie. Primäre Dünndarmkarzinome sind *selten*[12, 13, 17, 23]. Kolonkarzinome sind 40- bis 60mal häufiger. In manchen Statistiken dominiert das im Jejunum lokalisierte Karzinom. Etwa 70% aller im Jejunum lokalisierten Karzinome liegen in Höhe

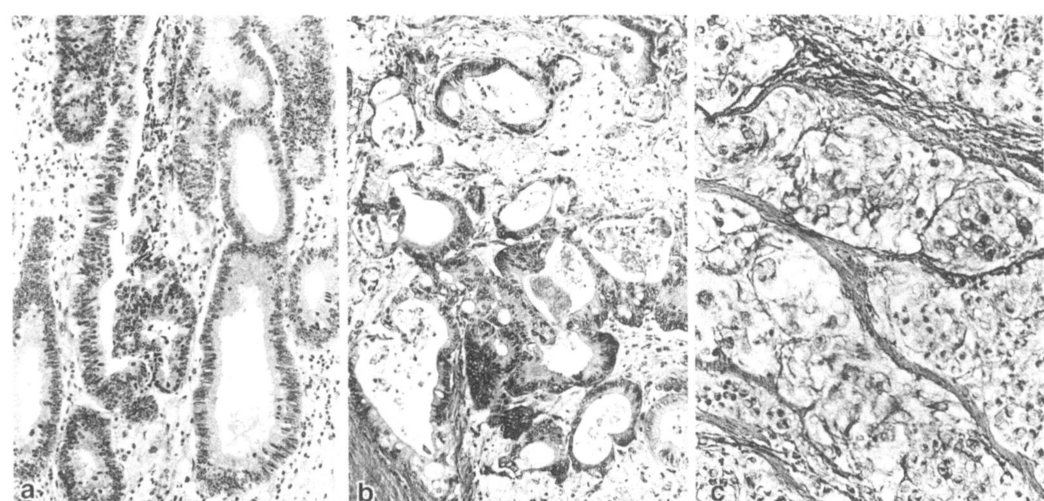

Abb. 5.25a–c. Histologische Differenzierungsmuster von Dünndarmkarzinomen. **a** Gut differenziertes Adenokarzinom. H.E. (Vergr. 215:1). **b** Eher niedrig-differenziertes Adenokarzinom. H.E. (Vergr. 170:1). **c** Muzinöses Adenokarzinom. PAS (Vergr. 240:1

des Treitz-Bandes. Karzinome des Ileums sind vor allem im distalen Drittel lokalisiert. Synchrone Mehrfachkarzinome sind extrem selten.

Ätiologie, Pathogenese. Fragen zur Ätiologie und Pathogenese sind weitgehend ungeklärt. Die geringe Häufigkeit der Dünndarmkarzinome war und ist noch immer zahlreichen Spekulationen „ausgeliefert". Sie wird derzeit auf „besondere" immunologische Schutzmechanismen zurückgeführt. Möglicherweise spielen zudem mechanische Faktoren (relativ schnelle Dünndarmpassage) und Faktoren der bakteriellen Dünndarmbesiedlung eine weitere Rolle. Unter den Krebsrisikoerkrankungen (präkanzeröse Konditionen und Läsionen) spielen vor allem der M. Crohn (▷ S. 594) und die glutensensitive Enteropathie (▷ S. 438) eine Rolle.

Lokalisation. Das *„gewöhnliche" (De-novo-)*Karzinom bevorzugt das *Jejunum* (etwa im Verhältnis 2:1), das *M.-Crohn-assoziierte Karzinom* das *Ileum*. Primäre Multiplizität ist extrem selten.

Morphologie. *Makroskopisch* wachsen etwa 80% der Dünndarmkarzinome *anulär-konstriktiv*, die übrigen 20% überwiegend *polypoid*. *Flachinfiltrierende* Karzinome, die sehr frühzeitig auf das Mesenterium übergreifen, sind *selten*[14].

Die *histologische Klassifikation* ist in Tabelle 5.18 zusammengefaßt. Das organotypische Dünndarmkarzinom ist das unterschiedlich differenzierte *Adenokarzinom* (Abb. 5.25). Alle übrigen Differenzierungsmuster *(muzinös, siegelringzellig, undifferenziert)* sind *selten*. Hinsichtlich des Siegelringzellkarzinoms im Dünndarm sollte immer die Metastase etwa eines primären Magenkarzinoms abgeklärt werden.

Partiell besondere Differenzierungsstrukturen, wie epidermoid, mukoepidermoid oder adenosquamös bzw. adenoakanthomatös, werden in der neuen WHO-Klassifikation von 1989 für den Dünndarm nicht mehr besonders erwähnt[19].

Vor allem in gut differenzierten Adenokarzinomen wurden *Paneth-Zellen, enteroendokrine Zellen* und Zellen mit *(endokrinen) Zymogengranula* beschrieben[15, 18, 20]. Eine prognostische Bedeutung kommt diesen Zellen jedoch nicht zu.

Komplikationen

- *Mechanischer (Sub-)Ileus:* Auf Grund der zirkulär-stenosierenden Wachstumsform (80%) der meisten Dünndarmkarzinome sind Symptome eines *mechanischen Subileus* bzw. *Ileus* häufig zu beobachten (Abb. 5.26). Polypoide Karzinome können durch *Invaginationen* zum Ileus führen.
- Manifeste oder okkulte Darmblutungen kommen bei 40% der Patienten vor. *Perforationen* sind selten.
- Auch bei Karzinomen, die nicht M.-Crohn-assoziiert auftreten, können sich in etwa 5% *Malabsorptionssymptome* entwickeln. Soweit es sich dabei um eine dem Karzinom vorausgehende Störung handelt, stellt sich die Frage nach einem Kausalzusammenhang mit einer Zöliakie (▷ S. 441).

Metastasierung. Die Metastasierung erfolgt in der Regel *primär lymphogen* in die regionalen Lymphknoten. Peritoneum, Mesenterium, retroperitoneealer Raum und Leber sind weitere Metastasierungsorte. Aber auch andere Organmetastasen *(Haut, Cervix uteri)* können beobachtet werden. In der Literatur wird über eine *Metastasierungshäufigkeit* zum Zeitpunkt der Ersttherapie von 60–80% berichtet.

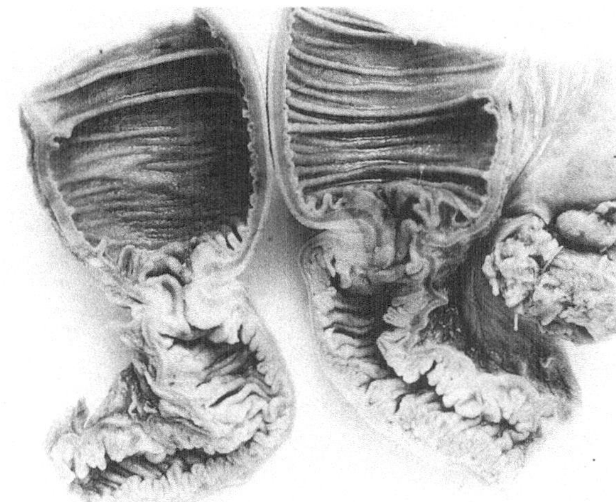

Abb. 5.26. Zirkulär wachsendes, strikturierendes („napkin ring-like") Jejunumkarzinom mit prästenotischer Dilatation. (Aus Otto et al. 1976, Kap. 7[8])

Tabelle 5.19. Dünndarmkarzinome: pTNM-Klassifikation

pT	**Primärtumor**
pTx	Primärtumor kann nicht beurteilt werden
pT0	Kein Anhalt für einen Primärtumor
pTis	Carcinoma in situ
pT1	Tumor infiltriert die Lamina propria mucosae oder die Submukosa
pT2	Tumor infiltriert die Muscularis propria
pT3	Tumor durchbricht die Muscularis propria mit Infiltration der Subserosa oder des nichtperitonealisierten perimuskulären Gewebes (Mesenterium, Retroperitoneum) mit maximaler Ausdehnung von 2 cm
pT4	Tumor infiltriert das viszerale Peritoneum oder infiltriert direkt in benachbarte Strukturen und Organe (einschl. benachbarter Dünndarmschlingen, des Mesenteriums und des Retroperitoneums in einer Ausdehnung von mehr als 2 cm, die Abdominalwand auf dem Weg über die Serosa)
pN	**Lymphknoten**
pNx	Regionale Lymphknoten können nicht beurteilt werden
pN0	Keine regionalen Lymphknotenmetastasen
pN1	Regionale Lymphknotenmetastasen
pM	**Fernmetastasen**
pMx	Das Vorliegen von Fernmetastasen kann nicht beurteilt werden
pM0	Keine Fernmetastasen
pM1	Fernmetastasen

Im Hinblick auf die Tumorausbreitung können verschiedene Stadien unterschieden werden[22].

- Stadium I: Primärtumor ohne Metastasen,
- Stadium II: Tumor mit regionalen Metastasen,
- Stadium III: Fernmetastasen.

Die inzwischen auch für den Dünndarm vorliegenden *TNM-Klassifikation* ist in Tabelle 5.19 zusammengefaßt[17].

Prognose. Die Prognose der Dünndarmkarzinome ist *insgesamt schlecht*[13]. Die *Fünfjahresüberlebensrate* operierter Patienten liegt bei 20–30%, wobei z. T. drastische Unterschiede zwischen kurativ (R0) operierten und nichtkurativ (R1 und R2) operierten Patienten zu beobachten sind[22]. Die *Prognose* wird wesentlich durch den *Lymphknotenstatus* und wahrscheinlich auch durch das *Ausmaß der Tiefeninfiltration* bestimmt.

> Die schlechte Prognose der Dünndarmkarzinome resultiert u. a. daraus, daß *Möglichkeiten einer Frühdiagnose kaum vorhanden* sind. Die initialen Symptome sind uncharakteristisch. Die *Karzinome manifestieren sich häufig erst in fortgeschrittenen Stadien durch tumorbedingte Komplikationen* [Perforation, Stenose → Ileus (Abb. 5.26), Blutung]. Die in derartigen Situationen notfallmäßig durchgeführte Operation ist verständlicher Weise mit einer hohen Letalität (bis zu 20%) belastet[22].

Literatur

1.–11. Weiterführende Literatur (▷ S. 418)
12. Awrich AE, Irrih CE, Vetto RM, Fletcher WS (1980) A twenty-five year experience with primary malignant tumors of the small intestine. Surg Gynecol Obstet 151:9–14
13. Coit DG (1989) Cancer of the small intestine. In: DeVita VT, Hellman S, Rosenberg SA (eds) Cancer. Principles and Practice of Oncology, 4th edn. Lippincott, Philadelphia, pp 915–928
14. Fenoglio-Preiser CM, Pascal RR, Perzin KH (1990) Tumors of the intestine. Atlas of tumor-pathology, 2nd series, fasc 27. Armed Forces Institute of Pathology, Washington (DC)
15. Ferrell LD, Beckstead JH (1991) Paneth-like cells in an adenoma and adenocarcinoma in the ampulla of Vater. Arch Pathol Lab Med 115:956–958
16. Herbsman H, Wetstein L, Rosen Y et al. (1980) Tumors of the small intestine. Curr Probl Surg 17:126–183
17. Hermanek P, Sobin LH (1992) TNM classification of malignant tumours. Springer, Berlin Heidelberg New York
18. Iwafuchi M, Watanabe H, Ishihara N, Enjoji M, Iwashita A, Yanaihara N, Ito S (1987) Neoplastic endocrine cells in carcinomas of the small intestine: Histochemical and immunohistochemical studies of 24 tumors. Hum Pathol 18:185–194
19. Jass JR, Sobin LH (1989) Histological typing of intestinal tumours. WHO International Histological Classification of Tumours. Springer, Berlin Heidelberg New York
20. Lien GS, Mori M, Enjoji M (1988) Primary carcinoma of the small intestine. A clinicopathologic and immunohistochemical study. Cancer 61:316–323
21. Perzin KH, Bridge MF (1981) Adenomas of the small intestine: A clinicopathologic review of 51 cases and a study of their relationship to carcinoma. Cancer 48:799–819
22. Tonak J (1986) Maligne Dünndarmtumoren. In: Gall FP, Hermanek P, Tonak J (Hrsg) Chirurgische Onkologie. Histologie- und stadiengerechte Therapie maligner Tumoren. Springer, Berlin Heidelberg New York Tokyo, S 486–494
23. Wagner KM, Thompson J, Herlinger H, Caroline D (1982) Thirteen primary adenocarcinomas of the ileum and appendix: A case report. Cancer 49:797–801

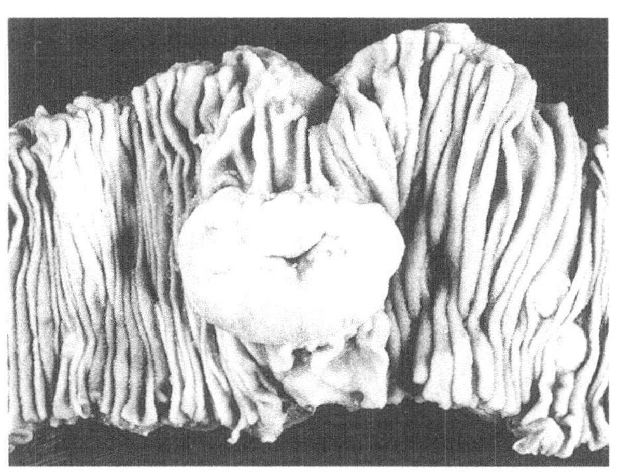

Abb. 5.27. Polypoid gewachsenes Karzinoid des Jejunums *(Mitte)* mit weiteren kleineren Tumorknoten in der Schleimhaut (Metastasen? – synchrone Mehrfachkarzinoide?). Operationspräparat

Neuroendokrine Tumoren (Karzinoide)

(ICD-O M-8240/1)

Der Terminus Karzinoid wurde 1907 von Oberndorfer geprägt, um histologisch karzinomähnliche (karzin-*oide*) Tumoren des Dünndarms von Karzinomen abzugrenzen. Huebschmann (1910) sah in den chromaffinen Zellen des Gastrointestinaltraktes den histogenetischen Ausgangspunkt, gewissermaßen die Matrix, der Karzinoide.

Die disseminierten endokrinen Zellen des Gastrointestinaltraktes und die endokrinen Zellen des Pankreas werden heute unter dem Begriff des gastroenteropankreatischen (G-E-P) endokrinen Zellsystems zusammengefaßt[33]. Unter funktionellen Aspekten sind die G-E-P-endokrinen Zellen, zusammen mit cholinergen, adrenergen und peptidergen Nerven, als neuroendokrines System koordinierend an der Steuerung einer geregelten Nahrungsaufnahme (Digestion, Resorption), am Transport im Magen-Darm-Trakt (Motilität) sowie am Intermediärstoffwechsel beteiligt.

Die Tumoren der G-E-P-endokrinen Zellen werden heute als G-E-P-neuroendokrine Tumoren bezeichnet. Der frühere Begriff des APUDoms[29], welcher spezielle chemische Eigenschaften dieses Zellsystems charakterisierte und zugleich ihrer vermuteten Abstammung von der Neuralleiste Rechnung tragen sollte, ist heute überholt (▷ auch S. 312).

Zu den Karzinoiden werden – im weitesten Sinne – auch die endokrin-aktiven, argyrophilen, nichtargentaffinen Tumoren (z. B. *Gastrinom, Somatostatinom, Glukagonom*) gerechnet, die überwiegend im Duodenum lokalisiert sind und dort besprochen werden (▷ S. 406).

Epidemiologie. In Obduktionsstatistiken werden für gastrointestinale Karzinoide Häufigkeiten zwischen 0,08 und 1,36% angegeben[15]. Eindeutige Angaben zur Inzidenz und Prävalenz dürften kaum vorliegen. In skandinavischen Publikationen wird eine Prävalenz von 11–14/1000 angenommen[15]. Sie wäre ungewöhnlich hoch. Die Inzidenz soll nach je einer amerikanischen[14] und schwedischen[13] Statistik übereinstimmend 16 Fälle/Jahr/1 Mio. Einwohner betragen.

Das *Durchschnittsalter* der Patienten mit einem Dünndarmkarzinoid liegt bei etwa 60 Jahren[19], das *Geschlechtsverhältnis* liegt bei m:w = 1,33:1. Im *Kindesalter* sind Karzinoide selten.

Ätiologie, Pathogenese. Daten zur Ätiologie und Pathogenese sind *kaum bekannt.* Möglicherweise spielen in bestimmten Fällen *genetische Faktoren* eine Rolle, da Karzinoide auch beim *MEN-Syndrom* vorkommen[22]. Die möglichen Beziehungen zwischen primären EC-Zellhyperplasien und einer nachfolgenden Tumorentwicklung werden im Kap. 3, S. 312 dargestellt. Das häufig multizentrische Auftreten von Dünndarmkarzinoiden legt die Vermutung nahe, daß eine vergleichbare Sequenz auch für den Dünndarm bestehen könnte.

Lokalisation. Angaben zur Lokalisation divergieren. Sanders[31] fand unter 3600 Karzinoiden 44% in der Appendix, 28% im Dünndarm und 20% im Dickdarm. Nach einer Zusammenstellung von Wilson et al.[36] (3718 abdominale Karzinoide) lagen 45% in der Appendix, 28% im (Jejunum-)Ileum, 16% im Rektum, 5% im Duodenum und je 2% im Magen und Duodenum.

Karzinoidtumoren sind in *Meckel-Divertikeln*[31,36], in *Duplikaturen*[32] und primär im *Mesenterium*[14] (ohne nachweisbaren Dünndarmtumor!) beschrieben worden.

Faßt man *Sektionsstatistiken* zusammen, führt der Dünndarm unter allen Lokalisationen mit etwa 80%. Innerhalb des Dünndarms ist das (terminale) Ileum etwa 6- bis 11mal häufiger betroffen als das Jejunum und etwa 12- bis 25mal häufiger als das Duodenum.

Etwa 10–30% der Dünndarmkarzinoide treten *primär multipel* auf[19]. Dabei können im Einzelfall bis über 100 Karzinoide beobachtet werden[35].

Morphologie. *Makroskopisch* sind die im Intestinaltrakt lokalisierten Karzinoide relativ *gut begrenzt,* im allgemeinen nur *wenige Millimeter bzw. 1–3 cm groß.* Die *Schnittfläche* ist gelb bis grau-gelb (wichtiges differentialdiagnostisches Kriterium!). Die meisten Karzinoidtumoren liegen *antimesenterial.* Sie wachsen im allgemeinen breitbasig-polypoid (Abb. 5.27). Größere Tumoren führen zu Ulzerationen und Blutungen.

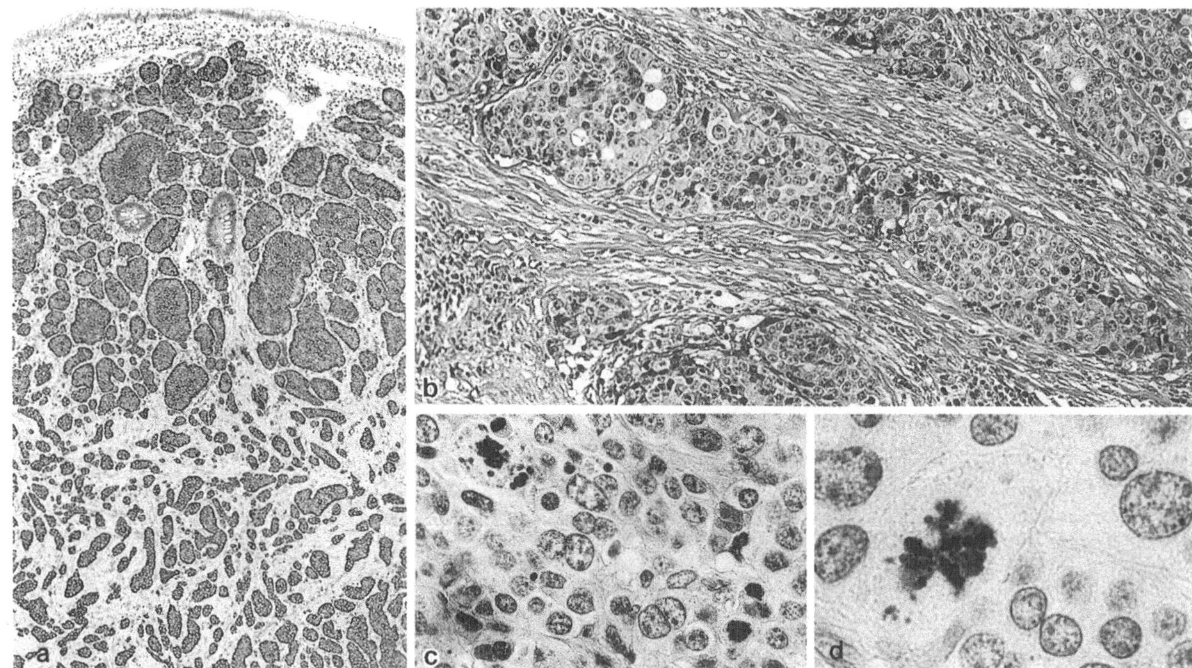

Abb. 5.28a–c. Dünndarm-„Karzinoid", histologische Befunde. **a** Übersicht: Die karzinoiden Zellnester durchsetzen in „soliden Ballen" das Schleimhautstroma und die Submukosa. An der Oberfläche enterozytäres Epithel. PAS (Vergr. 79 : 1). **b** Ausgeprägte desmoplastische Stromareaktion. PAS (Vergr. 320 : 1). **c** und **d** Dünndarm-„Karzinoid" mit deutlicher Zellpolymorphie und atypischen Mitosen. H.E. (Vergr. 440 : 1 bzw. 1100 : 1)

Eine karzinoidtypische *desmoplastische Stromareaktion* kann zur Raffung der Darmwand und damit zur Faltenbildung und Abknickung des Darmes (Obstruktion) führen.

Histologisch, histochemisch (argyrophile, argentaffine, nichtreaktive Tumoren) und *immunhistologisch* (s. unten) sind die enteralen neuroendokrinen Tumoren durchaus unterschiedlich differenziert (Abb. 5.28 und 5.29). Man findet *plexiform-solide, alveoläre, zylindromatöse, rosettenartige* Strukturen, aber auch gänzlich *undifferenzierte* Tumorformationen und *hellzellige* Karzinoide[23]. Osteoklastenähnliche *Riesenzellen*[12] und *Psammomkörper* können gelegentlich beobachtet werden. In azinären Differenzierungsmustern können *PAS-positive* (neutrale Muzine) und *Alcianblau-* und/oder *Muzikarmin-positive* (saure Muzine) Schleimsubstanzen nachgewiesen werden („amphikrine Karzinoide" bzw. Becherzellkarzinoide ▷ Appendix, S. 525).

Unter Anwendung *immunhistologischer* Techniken können in intestinalen Karzinoiden *neuroendokrine Zellmarker* nachgewiesen werden. Gebräuchliche Marker in der histogenetischen Tumordiagnostik sind *Chromogranin A,* ein saures und lösliches Matrixprotein der sekretorischen Granula, die *neuronspezifische Enolase,* ein spezifisches Isoenzym des Glykolysestoffwechsels neuraler Zellen und (?) *Synaptophysin,* ein integrales Membranprotein kleiner (40–80 nm) Vesikel. Darüber hinaus kann man in den Tumorzellen mit wechselnder Expressivität Serotonin, Substanz P, Prostaglandine, Tachykine, ACTH, VIP und Kalzitonin nachweisen[23, 25, 26, 28, 33].

Elektronenmikroskopisch[27] findet man in den Tumorzellen unterschiedlich strukturierte neurosekretorische Granula.

Histologisch bzw. *zytologisch* ist eine *eindeutige Dignitätsbeurteilung nicht möglich.* Die üblichen Malignitätskriterien, wie zelluläre Anaplasie und Mitosefrequenz, lassen weitgehend im Stich. Auch proliferationskinetische Untersuchungen (DNA-Zytometrie, Ki67)[23] erlauben im Einzelfall keine eindeutige Dignitätszuordnung. *Beweisend* für einen *malignen* Karzinoidtumor ist *allein die Metastasierung* (s. unten). Sie korreliert mit dem Grad der Flächen- und Tiefenausdehnung[21].

Metastasierung. Es wird angenommen, daß zum Zeitpunkt der Diagnose 60% aller neuroendokrinen Dünndarmtumoren bereits metastasiert haben. In der Serie von Hajdu et al.[21] hatten 89% der Dünndarmkarzinoide mit einer Tiefeninvasion von min-

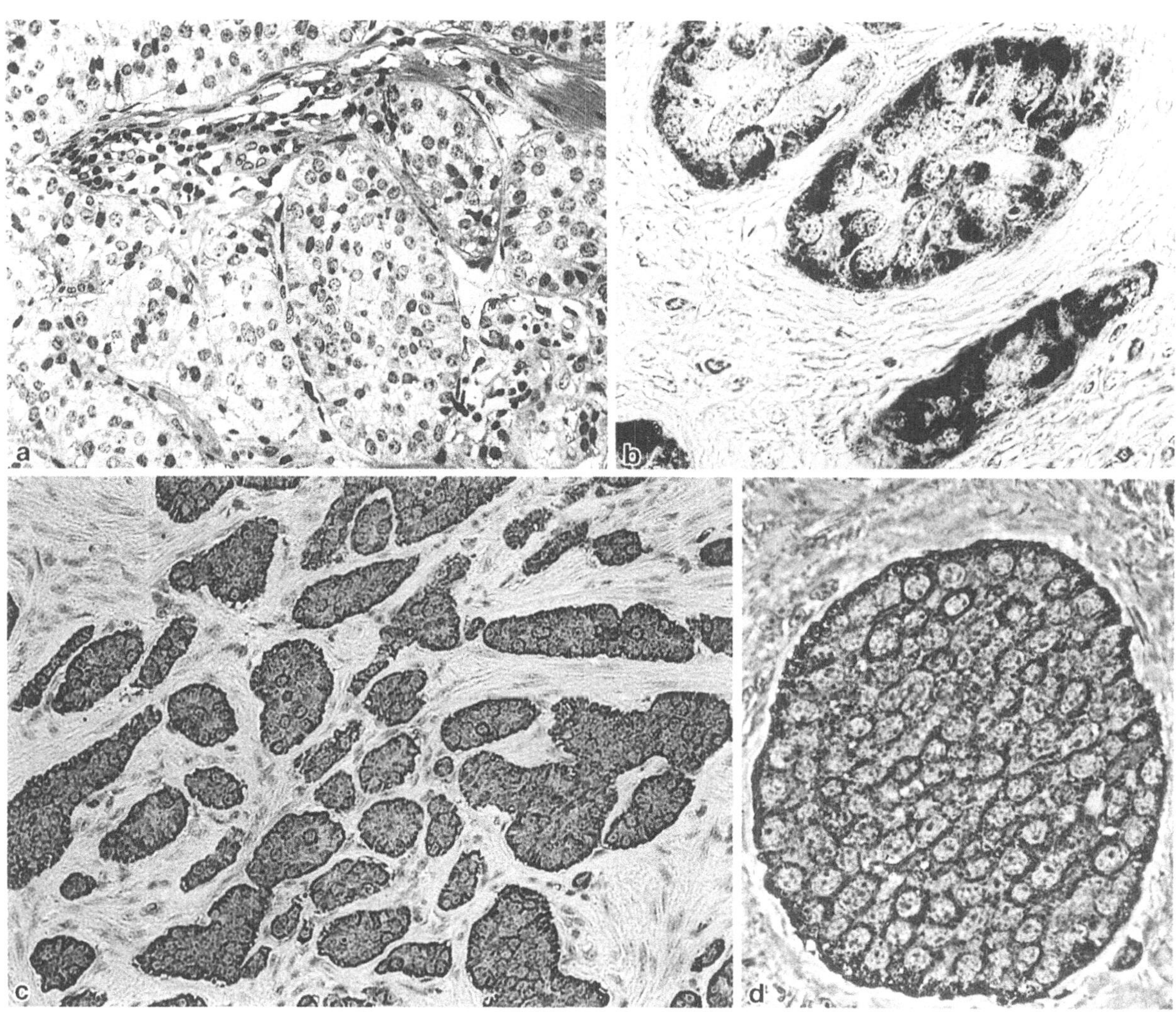

Abb. 5.29a–d. Dünndarm-„Karzinoid", immunhistologische Befunde. **a** Plexiform-solide Tumorformationen. H.E. (Vergr. 260 : 1). **b** Argentaffine Reaktion nach Masson-Hamperl (Vergr. 630 : 1). **c** Positive NSE-Reaktivität (Vergr. 200 : 1). **d** Positive Chromograninreaktivität (Vergr. 500 : 1)

destens der halben Darmwand oder mit einem Durchmesser über 2,5 cm metastasiert. Neben lokalen (mesenterialen) *Lymphknotenmetastasen* findet man *hämatogene Fernmetastasen* vor allem in *der Leber* (in etwa 40% zum Zeitpunkt der Diagnose). In größeren Lebermetastasen findet man häufig (gleichsam karzinoidtypisch) zentrale, pseudozystisch gereinigte *Nekrosen.* Lymphknoten- und Lebermetastasen können *verkalken* und *verknöchern.* Extraabdominale Metastasen *(Pleura, Lungen, Knochenmark)* sind *selten.*

Komplikationen

- Karzinoide gehen vielfach mit einer *ausgeprägten desmoplastischen (fibroplastischen) Stromareaktion* einher (s. oben), die Ursache einer *Mesenterialfibrose* sein kann. Die Folge einer derartigen Mesenterialfibrose ist eine *ziehharmonikaartige Raffung der Dünndarmwand* mit der möglichen Entwicklung eines *mechanischen Ileus* und einer *ischämischen Enteropathie. Ulzerationen* und *Blutungen* sind eher selten (s. oben).
- Relativ häufig (31–47%) findet man *Kombinationen mit anderen malignen Tumoren*[16] (z. B. Magen, Kolon, Neurofibromatose). Zudem wird in der Literatur über Kombinationen intestinaler Karzinoide mit *glutensensitiven Enteropathien* und *idiopathischen chronisch-entzündlichen Darmerkrankungen* berichtet[18, 34].

Karzinoidsyndrom. Aus Dünndarmkarzinoiden lassen sich zahlreiche, biologisch aktive, endokrin z. T. wirksame Substanzen extrahieren (Übersicht:[17, 20]). Auf Grund dieser endokrinen Kapazität können Dünndarmkarzinoide eine komplexe klinische Symptomatik, ein sog. *Karzinoidsyndrom,* erzeugen. Klinisch ist dieses Syndrom im wesentlichen durch 4 Kardinalsymptome (bzw. Symptomenkomplexe) charakterisiert:

- *Hautsymptome:* Flush, Dauerzyanose, pellagraähnliche Dermatopathien (Störung der Nikotinsäuresynthese), Teleangiektasien.
- *Bronchopulmonale Symptome:* Bronchospasmus, asthmatoide Bronchitis, Tachypnoe, Hyperpnoe.
- *Kardiale Symptome* (Kardiopathie) mit Pulmonalstenose, Trikuspidalinsuffizienz bzw. globaler Rechtsherzinsuffizienz (rechtskardiale Endokardfibrose).
- *Gastrointestinale Symptome:* Koliken, Diarrhöen, Hyperperistaltik, Obstruktionen.

Etwa *10–40% der Patienten* mit einem Dünndarmkarzinoid entwickeln ein Karzinoidsyndrom, im allgemeinen aber erst dann, wenn *Lebermetastasen* (oder auch *Lungen-* und *Herzmetastasen)* vorliegen. Karzinoidsyndrome sind aber auch beobachtet worden, wenn lediglich lokale Lymphknotenmetastasen oder extrahepatische intraabdominelle Metastasen vorgelegen haben.

Die klinische Symptomatik beruht im wesentlichen auf der *Freisetzung und Metabolisierung bestimmter Mediatorstoffe* wie Serotonin, Kallikrein, Histamin, Substanz P, Noradrenalin, Dopamin und von Prostaglandinen (Übersicht: [17]).

Prognose. Die *Fünfjahresüberlebensrate* beträgt bei operierten Dünndarmkarzinoiden 25–64% [13, 19]. Sie ist verständlicherweise abhängig von der *Größe* und *lokalen Ausdehnung* und vom *Ausmaß der Metastasierung* (lymphogen, hämatogen). Bei Patienten mit Fernmetastasen sinkt die Fünfjahresüberlebensrate drastisch auf 19% [19].

Therapie. Die *möglichst radikale chirurgische Tumorresektion* unter Mitnahme der regionalen *Lymphknoten* und der zugehörigen *Mesenterialwurzel* ist die Therapie der Wahl [30]. Die Ergebnisse *zytostatischer* und *strahlentherapeutischer Maßnahmen* (vor allem bei metastasierenden Karzinoiden mit z. B. auch arterieller hepatischer Okklusion und gleichzeitiger Chemotherapie) sind widersprüchlich. Neuerdings wurden spezifische *pharmakologische Therapiekonzepte* (z. B. Octreotid, synthetisches Somatostatinanalogon) [17, 24] entwickelt, deren tatsächliche Wirkung abschließend noch nicht beurteilt werden kann.

Literatur

1.–11. Weiterführende Literatur (▷ S. 418)
12. Alpers CE, Beckstead JH (1985) Malignant neuroendocrine tumor of jejunum with osteoclast-like giant cells. Enzyme histochemistry distinguishes tumor cells from giant cells. Am J Surg Pathol 9:57–64
13. Barclay THC, Schapira DV (1983) Malignant tumors of the small intestine. Cancer 51:878–881
14. Barnardo DE, Stavron M, Bourne R, Bogomoletz WV (1984) Primary carcinoid tumor of the mesentery. Hum Pathol 15:796–798
15. Berge T, Linell F (1976) Carcinoid tumours. Frequency in a defined population during a 12-year period. Acta Pathol Microbiol Scand [A] 84:322–330
16. DeHeer K (1975) Das Karzinoid des Magendarmtraktes. Med Welt 26:644–647
17. Feurle GE, Helmstädter V (1983) Endokrine Tumoren des Dünndarms. In: Schwiegk H (Hrsg) Dünndarm. Springer, Berlin Heidelberg New York (Handbuch der inneren Medizin, Bd III/3B, S 252–276)
18. Gardiner GW, Van Patter T, Murray D (1985) Atypical carcinoid tumor of the small bowel complicating celiac disease. Cancer 56:2716–2722
19. Godwin JD (1975) Carcinoid tumors. An analysis of 2837 cases. Cancer 36:560–569
20. Green DW, Gomez G, Greeley GH (1989) Gastrointestinal peptides. Gastroenterol Clin North Am 18:695–733
21. Hajdu SI, Winawer SJ, Myers WPL (1974) Carcinoid tumors. A study of 204 cases. Am J Clin Pathol 61:521–528
22. Hedinger C (1972) Karzinoide des Verdauungstraktes. Herkunft, Entwicklung und Komplikationen. Helv Chir Acta 40:701–713
23. Herbay A von, Sieg B, Schürmann G, Hofmann WJ, Betzler M, Otto HF (1992) Proliferative activity of neuroendocrine tumors of the gastroenteropancreatic endocrine system: DNA flow cytometric and immunohistological investigations. Gut 32:949–953
24. Höring E, Gaisberg U von (1991) Neuroendokrine Tumoren des Pankreas und Gastrointestinaltraktes. Dtsch Med Wochenschr 116:1197–1202
25. Lechago J (1994) Gastrointestinal neuroendocrine cell proliferations. Hum Pathol 25:1114–1122
26. Martin JME, Maung RT (1987) Differential immunohistochemical reactions of carcinoid tumors. Hum Pathol 18:941–945
27. Mitschke H (1977) Funktionelle Pathomorphologie des gastrointestinalen endokrinen Zellsystems. In: Büngeler W et al. (Hrsg) Progress in Pathology, vol 104. Fischer, Stuttgart New York
28. Moyana TN, Satkunam N (1992) A comparative immunhistochemical study of jejunoileal and appendiceal carcinoids. Cancer 70:1081–1088
29. Pearse AGE (1969) The cytochemistry and ultrastructure of polypeptide hormone-producing cells of the APUD series, and the embryologic, physiologic and pathologic implications of the concept. J Histochem Cytochem 17:303–313
30. Peiper HJ, Creutzfeld W (1975) Endokrine Tumoren des Gastrointestinaltraktes. Chirurg 46:194–203
31. Sanders RJ (1973) Carcinoids of the gastrointestinal tract. Thomas, Springfield
32. Smith DM, Hope PG (1985) Carcinoid tumor arising in a cystic duplication of small bowel. Arch Pathol Lab Med 109:95–96
33. Solcia E, Capella C, Fiocca R, Cornaggia M, Bosi F (1989) The gastroenteropancreatic endocrine system and related tumors. Gastroenterol Clin North Am 18:671-693
35. Warner TF, ÓReilly G, Power LH (1979) Carcinoid diathesis of the ileum. Cancer 43:1900–1905
36. Wilson H, Cheek RC, Sherman RT, Storer EH (1970) Carcinoid tumors. Curr Probl Surg 7:4–31

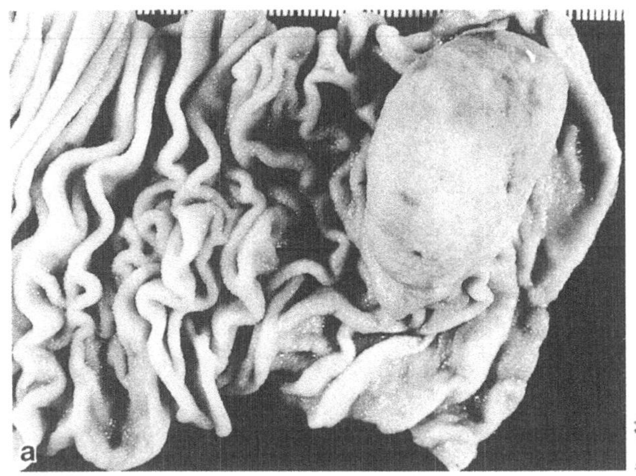

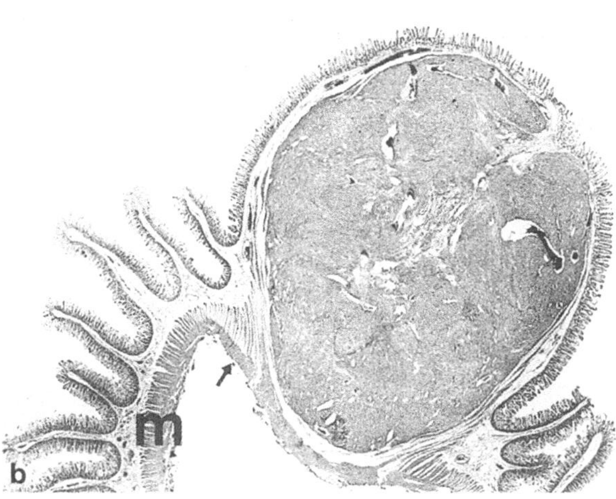

Abb. 5.30a, b. Leiomyom, Jejunum. **a** Aufsicht auf den polypös wachsenden Tumor (Operationspräparat). **b** Histologie. Der *Pfeil* markiert die Aufsplitterung der Muscularis propria (m). H.E. (Vergr. 10 : 1)

Mesenchymale Tumoren (einschl. sog. Stromatumoren)[12, 26]

Die Klassifikation mesenchymaler Tumoren des Dünndarms folgt den Empfehlungen der WHO von 1989 (Tabelle 5.18). Die meisten dieser Tumoren lassen sich unter histogenetischen Aspekten bestimmten geweblichen Strukturen (Muskulatur, Fettgewebe, neurales Gewebe, Gefäße) zuordnen. Mesenchymale Tumoren unklarer histogenetischer Herkunft werden in der neueren Literatur als *Stromatumoren* bezeichnet[12](▷ S. 302). Immunhistologische Techniken spielen in der Differentialdiagnose der mesenchymalen Tumoren nur eine begrenzte Rolle[26, 28, 34, 42].

Myogene Tumoren

Glattmuskuläre Tumoren sind die häufigsten mesenchymalen Neubildungen des Gastrointestinaltraktes. Die gutartigen Formen überwiegen (40%)[22, 43].

Leiomyome (ICD-O M-8890/0). Etwa 2/3 der Leiomyome liegen *extraluminal (subserös)*, 16% *submukös*, die übrigen zumeist *intramural*. Vor allem die extraluminalen Tumoren können eine beträchtliche Größe erreichen, da erst spät darmstenosierende Symptome (Subileus) auftreten. Subseröse und intramurale Tumoren können zu Invaginationen, durch Ulzerationen zu Blutungen führen.

Leiomyome (Abb. 5.30) sind im allgemeinen *gut begrenzt*, jedoch ohne abgrenzbare Kapsel, von gelblich-weißer Farbe. *Mikroskopisch* sind sie den Leiomyomen des Magens vergleichbar (▷ S. 303). Immunhistologisch findet man zumeist einen positiven Reaktionsausfall für *Desmin* und *Muskelaktin*[26, 28, 42].

Vor allem in größeren Tumoren können sich *ischämische Nekrosen*, myxoide und hyaline *Degenerationen* und *Kalzifikationen* entwickeln. *Blutungen* sind eher *selten*.

Rosenmann et al.[35] beschrieben als bislang singuläre Kasuistik, eine *leiomyomatöse Hamartie* des Dünndarms, der Lunge und Leber, assoziiert mit einer kongenitalen Dünndarmatresie.

Epitheloide Leiomyome (Leiomyoblastome) sind vor allem im Magen (▷ S. 303) und nur sehr selten im Dünndarm lokalisiert.

Leiomyosarkome (ICD-O M-8890/3) sind die *häufigsten malignen mesenchymalen Tumoren* des Dünndarms[17] (Jejunum, Ileum, Meckel-Divertikel). Extrem selten sind Leiomyosarkome assoziiert mit der Neurofibromatose Recklinghausen und mit Peutz-Jeghers-Syndromen[30].

Leiomyosarkome können eine *beträchtliche Größe* erreichen, durchsetzt von *Nekrosen* und *Blutungen*. Für die mikroskopische *Differentialdiagnose* gegenüber den Leiomyomen ist vor allem die *Zahl der Mitosen* ein wichtiges Kriterium[16]. *Tumornekrosen, Blutungen*, eine besonders dichte *Zellularität, Zellatypien* und *Tumorriesenzellen* sind weitere (allerdings keineswegs absolut zuverlässige) Kriterien der Malignität. Bezüglich der derzeit gültigen Gradingkriterien wird auf die einschlägige Literatur zu den Weichgewebstumoren verwiesen (▷ auch S. 305).

Die *Prognose* ist fraglos abhängig vom Malignitätsgrad. High-grade-Tumoren haben im allgemeinen eine fatale Prognose.

Leiomyosarkome wachsen *lokal-aggressiv* und *-infiltrativ* (Mesenterium, Peritoneum, retroperitonealer Raum). *Hämatogene Metastasen* findet man vor allem in Lunge und Leber[16].

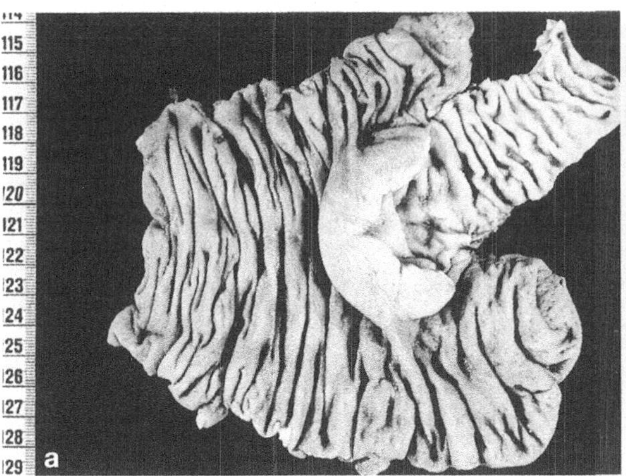
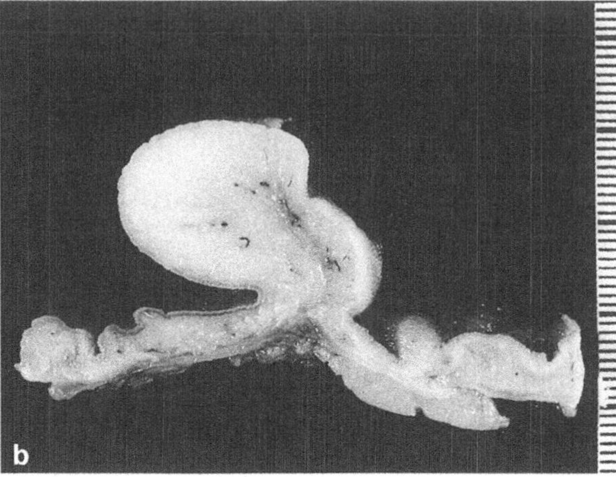

Abb. 5.31a, b. Lipohyperplasie der Ileozökalklappe. **a** Aufsicht. **b** Längsschnitt durch das Operationspräparat. *Links* jeweils Kolon, *rechts* Ileum. Klinisch: Darmstenose

Tumoren des Fettgewebes

- *Solitäre* bzw. *multiple Lipome* (ICD-O M-8850/0) sind häufig, vor allem im höheren Lebensalter, und etwa zur Hälfte klinisch stumm. 20% aller gutartigen Dünndarmtumoren sind Lipome, und 20–25% aller gastrointestinalen Lipome liegen im Dünndarm. Abhängig von der Tumorgröße kann es zu *Obstruktionen, Invaginationen* und *Blutungen* kommen.
- *Submuköse, nodulär-polypöse Dünndarmlipomatose*[41]. Sie ist sehr selten und tritt segmental oder diffus auf. In sehr seltenen Fällen kann der gesamte Verdauungstrakt betroffen sein[33]. Eine Altersdisposition scheint nicht zu bestehen. Häufig findet man gleichzeitig eine Dünndarmdivertikulose. Die Läsion kann zu *Invaginationen, Torsionen, Gangrän,* zu *Ulzerationen* und *Blutungen* führen. Sie kann gelegentlich im Rahmen eines komplexen neuroendokrinen Syndroms beobachtet werden[20].
- *Lipohyperplasie der Ileozökalklappe* (Abb. 5.31). Bei dieser *insgesamt häufigen* (jede 3. Erwachsenen- oder Kindersektion), in ihrer schweren Form relativ seltenen Veränderung ist das *submuköse Fettgewebe stark vermehrt,* so daß die *Darmwand verdickt* und die Lichtung eingeengt ist. Das Fettgewebe hat keine Kapsel und geht fließend in die Submukosa beidseits der Bauhin-Klappe über. Der Fettwebsgehalt nimmt mit steigendem Lebensalter zu. Möglicherweise sind *Diabetiker* aus noch ungeklärten Gründen häufiger betroffen. Eine sichere Beziehung zum Körpergewicht oder zu einer allgemeinen Adipositas scheint nicht zu bestehen.
  Ein *mechanischer Ileus* tritt gewöhnlich erst dann ein, wenn ein ilealer Schleimhautprolaps *(Ileozökalklappensyndrom)* hinzukommt.
- *Liposarkome* (ICD-O M-8850/3) sind im Dünndarm *sehr selten,* von grundsätzlich gleicher Differenzierung, wie in anderen Lokalisationsbereichen.

Neurogene Tumoren

Die Klassifikation neurogener Dünndarmtumoren ist problematisch. Auch die aktualisierte WHO-Klassifikation von 1989 (Tabelle 5.18) wird wahrscheinlich den Besonderheiten des enteralen Nervensystems und seiner autonom-tumorösen Proliferation nicht gerecht. Das enterale Nervensystem ist aufgebaut aus spezialisierten enteralen Neuronen unterschiedlicher Morphologie und aus verschiedenen supportiven Zellen. Diese ähneln elektronenmikroskopisch mehr den zerebralen Gliazellen als den Schwann-Zellen peripherer Nerven. *Dementsprechend könnte man die neuronalen Stromatumoren des Magen-Darm-Traktes untergliedern in solche mit enteroglialer, neuronaler, neuroendokriner Differenzierung* und in *mischdifferenzierte Tumoren*[21].

In Übersichtsstatistiken wird die Häufigkeit neurogener Dünndarmtumoren mit 3,2–6,4% angegeben[17, 45]. Die Tumoren wachsen meist extraluminal, gegenüber dem Mesenterialansatz.

- Die häufigsten Typen sind das *Neurofibrom* (ICD-O M-9540/0) und *Neurinom* (ICD-O M-9560/0). Paragangliome und Ganglioneurome sind selten[14, 38].
- *Ganglioneurome* (ICD-O M-9490/0), singulär oder multipel, wachsen meist polypoid. *Histologisch* findet man lockeres Bindegewebe mit faszikulären neurofibrillären Strukturen, proliferierten Schwann-Zellen und eingestreuten Ganglienzellen. Eine Altersdisposition besteht nicht. Frauen sind 2mal häufiger betroffen als Männer.
  Ganglioneurome bzw. *Ganglioneuromatosen* (s. unten) des Intestinaltraktes treten gelegentlich assoziiert mit der *familiären Adenomatosis coli*[31, 44],

der *Cowden-Krankheit*[19, 25], der *tuberösen Sklerose*[15], mit *juvenilen Polypen/Polyposen*[27, 32] und mit *kolorektalen Karzinomen*[40] auf.

- Eine Sonderform stellt die *intestinale Ganglioneuromatose* dar (ICD-O M-9491/0), die oft familiär auftritt und mit medullären Schilddrüsenkarzinomen und/oder Phäochromozytomen (Syndrom der „multiplen endokrinen Neoplasie: MEN, Typ 2b bzw. 3) sowie mit Skelettanomalien (marfanoider Habitus) kombiniert sein kann[13, 45]. Die Nerven und Nervenplexus in Lippen, Zunge, Ösophagus, Magen, Dünn- und Dickdarm sowie Appendix sind durch irregulär-knotige Infiltrate aus Schwann-Zellen, Neuriten und Ganglienzellen ersetzt (Ganglioneuromatose). Die Nervenstämme sind deutlich verdickt (Neuromatose). Pankreas und Gallenblase können beteiligt sein. Klinisch imponieren Obstipation und Diarrhö.

Shekitka u. Sobin[37] unterscheiden unter den ganglioneuromatösen Tumoren des Intestinaltraktes 3 Formen:

- *Polypoide Ganglioneurome* (DD: juvenile Polypen) mit gangliozytären und neurofibrillären Proliferationen im Polypenstroma;
- eine *ganglioneuromatöse Polypose* mit multiplen (20–40) polypoiden Läsionen;
- eine *diffuse Ganglioneuromatose* mit diffusen intramuralen und transmuralen Proliferationen ganglioneuromatösen Gewebes.

- Bei der *Neurofibromatose v. Recklinghausen* findet man in 10–25% eine intestinale Beteiligung (vorwiegend gastral), während isolierte vizerale Neurofibromatosen selten sind[38].
- *Neurogene Sarkome* sind im Dünndarm vergleichsweise selten.
- *Granularzelltumor* (Abrikossof-Tumor): ▷ Kap. 3.
- *Enteraler Nerventumor* [„Gut-autonomic-nerve-(GAN-)Tumor]: ein seltener maligner, metastasierender Tumor des enteralen Nervensystems, der in der Literatur auch als *Plexosarkom*[23, 24] beschrieben wurde (▷ S. 309).

Angiogene Tumoren

Gutartige hämangiomatöse Tumoren, *kapillär* oder *kavernös,* machen etwa 30% der benignen Stromatumoren des Dünndarms aus. Sie treten z. T. in Form *komplexer, syndromatischer Krankheitsbilder* auf (z. B. M. Osler-Weber-Rendu, „Maffuccis blue rubber bleb nevus", Klippel-Trenaunay-Syndrom, Kasabach-Merritt-Syndrom) [18, 39]

Glomustumoren, hämangioperizytomatöse und *lymphangiomatöse Tumoren* sind *extrem selten.* Auch Angiosarkome sind im Dünndarm selten; bez. der *Kaposi-Sarkome* wird auf den Abschn. AIDS in Kap. 7 (S. 576) verwiesen.

Stromatumoren

In Anlehnung an Appelman[12] können die intestinalen Stromatumoren (s. oben) in 2 Gruppen eingeteilt werden.

- in solche mit gleichsam klassischer Morphologie (z. B. Leiomyome, Neurofibrome, Glomustumoren u. a.) und
- in solche mit keineswegs eindeutiger histologischer/histogenetischer Differenzierung.

Diese „Klassifikation" reflektiert die oft schwierige differential-histogenetische Einordnung eines mesenchymalen Tumors (Einzelheiten:[9]).

Seltene mesenchymale Dünndarmtumoren

Beschreibungen von *Rhabdomyosarkomen*[46] (Duodenum), *malignen Mesenchymomen*[36] und *malignen fibrösen Histiozytomen*[29] liegen z. T. nur in Form singulärer Kasuistiken vor, sind also extrem selten.

Literatur

1.–11. Weiterführende Literatur (▷ S. 418)
12. Appelman HD (1990) Mesenchymal tumors of the gut: historical perspectives, new approaches, new results and does it make any difference? In: Goldman H, Appelman HD, Kaufman N (eds) Gastrointestinal pathology. International Academy of Pathology Monograph. Williams & Wilkins, Baltimore, pp 220–246
13. Carney JA, Go VLW, Sizemore GW, Hayles AB (1976) Alimentary-tract ganglioneuromatosis. N Engl J Med 295:1287–1291
14. D'Amore ESG, Manivel JC, Pettinato G, Niehans GA, Snover DC (1991) Intestinal ganglioneuromatosis: Mucosal and transmural types. A clinicopathologic and immunohistochemical study of six cases. Hum Pathol 22:276–286
15. Devroede G, Lemieux B, Masse S, et al. (1988) Colonic hamartomas in tuberous sclerosis. Gastroenterology 94:182–188
16. Evans DJ (1985) Smooth muscle tumors of the gastrointestinal tract. A study of 56 cases followed for a minimum of 10 years. Cancer 56:2242–2250
17. Fenoglio-Preiser CM, Pascal RR, Perzin KH (1990) Tumors of the intestine. Atlas of tumor pathology. 2nd ser, fasc 27. Washington DC, Armed Forces Institute of Pathology
18. Golitz LE (1980) Heritable cutaneous disorders that affect the gastrointestinal tract. Med Clin North Am 64:829–846
19. Haggitt RC, Reid BJ (1986) Hereditary gastrointestinal polyposis syndromes. Am J Surg Pathol 10:871–877
20. Hegstrom JL, Kirchner T (1985) Alimentary tract ganglioneuromatosis-lipomatosis, adrenal myelolipomas, pancreatic teleangiectasias and multinodular thyroid goiter: a possible neuroendocrine syndrome. Am J Clin Pathol 83:744–747
21. Herbay A v, Mechtersheimer G, Otto HF (1992) Tumoren und tumor-ähnliche Läsionen des Enteralen Nerven-Systems. Verh Dtsch Ges Pathol 76:417
22. Herbsman H, Wetstein L, Rosen Y, Orces H, Alfonso AE, Iyer SK, Gardner B (1980) Tumors of the small intestine. Curr Probl Surg 17:126–183
23. Herrera G, Pinto de Moraes H, Grizzle WE, Han SG (1984) Malignant small bowel neoplasm of enteric plexus derivation (plexosarcoma). Light and electron microscopic study confirming the origin of the neoplasm. Dig Dis Sci 29:275–284
24. Herrera GA, Cerezo L, Jones JE et al. (1989) Gastrointestinal autonomic nerve tumors. „Plexosarcomas". Arch Pathol Lab Med 113:846–853

25. Lashner BA, Riddell RH, Winans CS (1986) Ganglioneuromatosis of the colon and extensive glycogenic ancanthosis in Cowden's disease. Dig Dis Sci 31:213–216
26. Mechtersheimer G (1991) Towards the phenotyping of soft tissue tumours by cell surface molecules. Virchows Archiv [A] 419:7–28
27. Mendelsohn G, Diamond MP (1984) Familial ganglioneuromatous polyposis of the large bewel – report of a family with associated juvenile polyposis. Am J Surg Pathol 8:515–520
28. Miettinen M (1988) Gastrointestinal stromal tumors. An immunohistochemical study of cellular differentiation. Am J Clin Pathol 89:601–610
29. Milchgrub S, Kamel OW, Wiley E, Vuitch F, Cleary ML, Warnke RA (1992) Malignant histiocytic neoplasms of the small intestine. Am J Surg Pathol 16:11–20
30. Patterson MJ, Kernen JA (1985) Epithelioid leiomyosarcoma originating in a hamartomatous polyp from a patient with Peutz-Jeghers syndrome. Gastroenterology 88:1060–1064
31. Perkins JT, Blackstone MO, Riddell RH (1985) Adenomatous polyposis coli and multiple endocrine neoplasia type 2b. Cancer 55:375–381
32. Pham BN, Villanueva RP (1989) Ganglioneuromatous proliferation associated with juvenile polyposis coli. Arch Pathol Lab Med 113:91–94
33. Reeder PH, Hopens T (1983) Intestinal lipomatosis – an unusual case. Am J Gastroenterol 78:185–188
34. Ricci A, Ciccarelli O, Cártun RW, Newcomp P (1987) A clinicopathologic and immunhistochemical study of 16 patients with small intestinal leiomyosarcoma. Limited utility of immunophenotyping. Cancer 60:1790–1799
35. Rosenmann E, Maayan C, Lernau O (1980) Leiomyomatous hamartosis with congenital jejunoileal atresia. Isr J Med Sci 16:775–779
36. Sato N, Zaloudek Ch, Geelhoed GW, Orenstein JM (1984) Malignant mesenchymoma of the small intestine. Arch Pathol Lab Med 108:164–167
37. Shekitka KM, Sobin LH (1994) Ganglioneuromas of the gastrointestinal tract. Relation to von Recklinghausen disease and other multiple tumor syndromes. Am J Surg Pathol 18:250–257
38. Sivak MV, Sullivan BH, Farmer RG (1975) Neurogenic tumors of the small intestine. Gastroenterology 68:374–380
39. Smith CR, Bartholomew LG, Cain JC (1963) Hereditary hemorrhagic teleangiectasia and gastrointestinal hemorrhage. Gastroenterology 44:1–6
40. Snover DC, Weigent CE, Sumner HW (1981) Diffuse mucosal ganglioneuromatosis of the colon associated with adenocarcinoma. Am J Clin Pathol 75:225–229
41. Suren EG, Bodewig HO, Leithe J (1976) Diffuse, nodulär-polypöse Dünndarmlipomatose. Chirurg 47:284–288
42. Ueyama T, Guo KJ, Hashimoto H, Daimaru Y, Enjoji M (1992) A clinicopathologic and immunohistochemical study of gastrointestinal stromal tumors. Cancer 69:947–955
43. Vallaeys JH, Cuvelier CA, Bekaert L, Roels H (1992) Combined leiomyomatosis of the small intestine and colon. Arch Pathol Lab Med 116:281–283
44. Weidner N, Flanders DJ, Mitros FA (1984) Mucosal ganglioneuromatosis associated with multiple colonic polyps. Am J Surg Pathol 8:779–786
45. Whittle TS, Goodwin MN (1976) Intestinal ganglioneuromatosis with the mucosal neuroma medullary thyroid carcinoma-pheochromocytoma syndrome. Am J Gastroenterol 65:249–257
46. Yameda K, Douglas HO, Holyoke ED (1975) Rhabdomyosarcoma of the duodenum with sinus tract into the gastric wall visualised by gastroduodenoscopy. Dig Dis Sci 20:871

Sekundäre Tumoren (Metastasen)
(ICD-O M-8000/6)

Der Dünndarm ist nur *selten* Sitz von Metastasen, wenn man von der intraperitonealen Aussaat bei verschiedenen intra- und extraabdominalen bzw. extraintestinalen Tumoren absieht[12, 15]. In der Literatur sind praktisch von allen Organtumoren *Dünndarmmetastasen* beschrieben worden. 33% aller Dünndarmmetastasen sind Metastasen *maligner Melanome*[13]. Dabei handelt es sich zumeist um multiple Metastasen. In Autopsiestudien[14] fand man bei Melanompatienten Dünndarmmetastasen in 35,6%.

Literatur

1.–11. Weiterführende Literatur (▷ S. 418)
12. Brady LW, ÓNeill EA, Farber SH (1977) Unusual sites of metastases. Semin Oncol 4:59–64
13. Fraser-Moodie A, Hughes RG, Jones SM, Shorey BA, Snape BA (1976) Malignant melanoma metastases to the alimentary tract. Gut 17:206–209
14. Patel LK, Dodolkar MS, Pickren JW, Moore RH (1978) Metastatic pattern of malignant melanoma. Am J Surg 135:808–810
15. Richie RE, Reynolds VH, Sawyers JL (1973) Tumor metastases to the small bowel from extraabdominal sites. South Med J 66:1383-1387

Tumorähnliche Läsionen

Die tumorähnlichen Läsionen sind in Tabelle 5.18 zusammengefaßt. Bezüglich des Dünndarmes wird lediglich das *Peutz-Jeghers-Syndrom* beschrieben. Die übrigen tumorähnlichen Läsionen werden im Kap. 3 und 7 (Cronkhite-Canada-Syndrom) besprochen.

Peutz-Jeghers-Syndrom

Definition. Das Syndrom ist gekennzeichnet durch die Kombination von mukokutanen Pigmentflecken („Fleckenmelanose") mit einer gastrointestinalen Polypose.

Ätiologie, Pathologie. Auf Grund der bekannten Stammbäume wird ein *autosomal dominanter* Erbgang (pleiotropes Gen) angenommen [13, 16]. Ein *sporadisches* Auftreten der syndromatischen Krankheitsbefunde ist umstritten und wird eher auf eine unvollständig und lückenhaft erhobene Familienanamnese zurückgeführt.

Die Krankheit ist *selten*[22]. Bis 1980 waren etwa 600 Fälle publiziert. Das weibliche *Geschlecht* überwiegt geringfügig (1,13 : 1). Die Krankheit wird am häufigsten im *3. Lebensjahrzehnt* diagnostiziert.

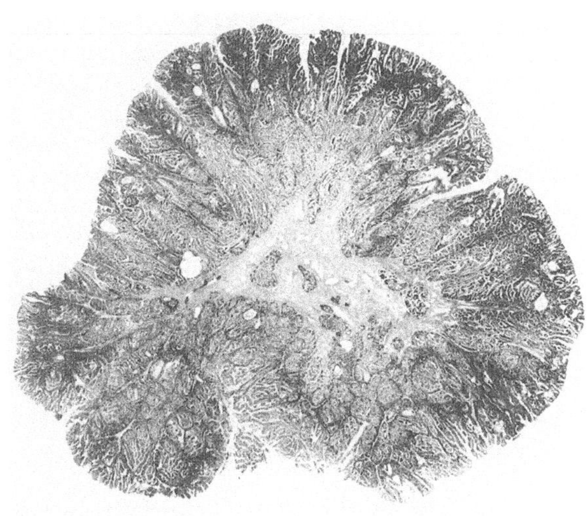

Abb. 5.32. Peutz-Jeghers-Polyp des Jejunum (Operationspräparat) mit feinzottiger „Aufsplitterung" der Polypenoberfläche infolge einer baum- bzw. astartigen Verzweigung der Muscularis mucosae. H.E. (Vergr. 10 : 1)

Klinik, Morphologie. Die *Pigmentflecken* (Melanin) sind unterschiedlich groß und von brauner bis blaubrauner Farbe. Sie liegen im Niveau der Haut und der Schleimhäute. Obligat für das Peutz-Jeghers-Syndrom und damit von besonderer diagnostischer Wertigkeit ist die Lokalisation der Pigmentflecken im *Lippenrot* (94%) und in der *Wangenschleimhaut* (66%). Perioral ist zumeist auch *die Haut* pigmentiert. In dieser typischen Lokalisation werden Pigmentflecken schon bei der Geburt, Pigmentanomalien besonders häufig auch im Bereich *distaler Gliedmaßenabschnitte (Arme:* 74%, *Beine:* 62%) beobachtet.

Die syndromimmanente *Polypose* betrifft den *gesamten Digestionstrakt* (Ösophagus bis Rektum). Bezogen auf die einzelnen Abschnitte des Intestinaltraktes werden folgende *Häufigkeiten*[19, 22] angegeben: Jejunum: 43–64%, Ileum: 33–53%, Magen: 24–49%, Kolon: 29–53%, Rektum: 24–32%. Kleinere Polypen sind breitbasig, größere gestielt. *Histologisch* (Abb. 5.32) findet man eine *astartige Verzweigung glatter Muskelfasern* (Muscularis mucosae), die durch ein strukturell und funktionell regelrecht differenziertes Epithel *(Enterozyten, Becherzellen, Paneth-Zellen, enteroendokrine Zellen)* begrenzt werden. Die Panethschen Körnerzellen galten früher als wichtiges Unterscheidungsmerkmal gegenüber Adenomen. Dieses differentialdiagnostische Kriterium hat sich insofern relativiert, als auch in Adenomen Paneth-Zellen gefunden werden können.

Eine *maligne Entartung* von Peutz-Jeghers-Polypen mit nachgewiesener Metastasierung ist offenbar extrem selten[15, 20]. Frühere Angaben über eine hohe Entartungspotenz von mehr als 20% beruhen auf einer falschen Interpretation verlagerter Drüsenkomplexe[12, 21] („misplacement") (vgl.: Enteritis cystica profunda) in die Submukosa.

Komplikationen, Prognose

- Das Peutz-Jeghers-Syndrom führt besonders häufig (in einer japanischen Serie[22] in 95%) zu *Invaginationen,* die nicht selten multipel auftreten und rezidivieren können. Den Invaginationen gehen häufig kolikartige Abdominalbeschwerden voraus. *Blutungen* (manifeste und okkulte) und Blutungsanomalien sind bei vielen Patienten zu beobachten.
- *Todesfälle vor dem 30. Lebensjahr* sind in der Regel durch die syndromimmanente *Polypose* (42% Invaginationen, Blutungen), Todesfälle *nach dem 30. Lebensjahr* durch die syndromassoziierte *Entwicklung maligner Tumoren (60%) bedingt*[22].

Patienten mit einem Peutz-Jeghers-Syndrom entwickeln überzufällig gehäuft intestinale und extraintestinale Tumoren[17]. Magenkarzinome[15, 22], Ovarialtumoren (14%)[24] (Granulosa-Thekazelltumoren), Tumoren des Uterus[14], häufig bilateral auftretende Mammakarzinome[18], testikuläre Tumoren[23], Tumoren der Leber und des Pankreas sind beschrieben worden[13, 19, 22].

Literatur

1.-11. Weiterführende Literatur (▷ S. 418)

12. Bolwell JS, James PD (1979) Peutz-Jeghers syndrome with pseudoinvasion of hamartomatous polyps and multiple epithelial neoplasms. Histopathology 3:39–50
13. Burdick D, Prior JT (1982) Peutz-Jeghers syndrome. A clinicopathologic study of a large family with 27-years follow-up.
14. Chen KTK (1986) Female genital tract tumors in Peutz-Jeghers syndrome. Hum Pathol 17:858–861
15. Cochet B, Carrel J, Desbaillets L, Widgren S (1979) Peutz-Jeghers syndrome associated with gastrointestinal carcinoma. Report of two cases in a family. Gut 20:169–175
16. Erbe RW (1976) Current concepts in genetics. Inherited gastrointestinal-polyposis syndromes. N Engl J Med 294:1101–1104
17. Giardiello FM, Welsh SB, Hamilton SR et al. (1987) Increased risk of cancer in the Peutz-Jeghers syndrome. N Engl J Med 316:1511–1514
18. Lehur PA, Madarnas P, Devroede G, Perey BJ, Menard DB, Hamade M (1984) Peutz-Jeghers syndrome. Association of duodenal and bilateral breast cancers in the same patient. Dig Dis Sci 29:178–182
19. McKittrick JE, Lewis WM, Doane WA, Gerwig WH (1971) The Peutz-Jeghers syndrome. Report of two cases, one with 30-year follow-up. Arch Surg 103:57–62
20. Perzin KH, Bridge MF (1982) Adenomatous and carcinomatous changes in hamartomatous polyps of the small intestine (Peutz-Jeghers syndrome). Cancer 49:971–983
21. Shepherd NA, Bussey HJR, Jass JR (1987) Epithelial misplacement in Peutz-Jeghers polyps. A diagnostic pitfall. Am J Surg Pathol 11:743–749
22. Utsunomiya J, Gocho H, Miyanaga T, Hamaguchi E, Kashimure A (1975) Peutz-Jeghers syndrome: Its natural course and management. Johns Hopkins Med J 136:71–82
23. Wilson DM, Pitts WC, Hintz RL, Rosenfeld RG (1986) Testicular tumors with Peutz-Jeghers syndrome. Cancer 57:2238–2240

24. Young RH, Elch WR, Dickersin GR, Scully RE (1982) Ovarian sex cord tumor with annular tubules. Review of 74 cases including 27 with Peutz-Jeghers syndrome and four with adenoma malignum of the cervix. Cancer 50:1384-1402

Anhang: Lipoidproteinose

Es handelt sich bei der Lipoidproteinose *(Hyalinosis cutis et mucosae, „Urbach-Wiethe disease")* um ein *seltenes* und hereditäres, *autosomal-rezessives* Krankheitsbild[12, 14], das sich, extrem selten, auch im Bereich des Intestinaltraktes in Form multipler, *plaqueartig-polypoider Läsionen* manifestiert[13]. Die Größe der polypoiden Läsionen schwankt zwischen wenigen Millimetern und mehreren Zentimetern. Größere Läsionen sind häufig *ulzeriert* und blutig imbibiert (massive intestinale *Blutung*!). Vor allem in der Submukosa, z. T. auch in den tieferen Schichten der Mukosa und perivaskulär findet man Einlagerungen eines *hyalinen* und *azidophilen, PAS-positiven* und *diastaseresistenten Materials.* Dabei ist die Muscularis mucosae in größeren Abschnitten fragmentiert.

Differentialdiagnose. M. Waldenström (▷ Abb. 5.10).

Literatur

1.–11. Weiterführende Literatur (▷ S. 418)

12. Caplan RM (1967) Visceral involvement in lipoid proteinosis. Arch Dermatol 95:149–155
13. Caccamo D, Jaen A, Telenta M, Varela E, Tiscornia O (1994) Lipoid proteinosis of the small bowel. Arch Pathol Lab Med 118:572–574
14. Hofer PA (1973) Urbach-Wiethe disease: a review. Acta Derm Venereol 53 (suppl 71): 1–52

Dünndarmtransplantation

Die Dünndarmtransplantation[12, 14, 18, 21, 22, 26] ist hinsichtlich der immunhistologischen Voraussetzungen noch nicht geklärt. An dieser Situation haben auch die relativ neu eingeführten und durchaus potenten immunosuppressiven Medikamente Cyclosporin und FK-506[13] kaum etwas geändert. Über die durchaus mögliche Entwicklung einer Graft-versus-host-Reaktion ist in der Literatur mehrfach berichtet worden (Literatur ▷ unter[13]). An transplantationsbedingten *Komplikationen* finden sich (akute und chronische) Abstoßungsreaktionen, lymphoproliferative Erkrankungen, Infektionen und Ischämien[15, 17].

- Die *akut-zellulären Rejektionen* manifestieren sich 3–6 Tage nach der Transplantation. Man findet eine ausgeprägte und progredient zunehmende Infiltration des Schleimhautstromas mit *aktivierten (pyroninophilen) Lymphozyten (B- und T-Zellen)* und *Plasmazellen.* Die Schleimhautzotten sind plump und kolbig aufgetrieben, ödematös. Die Lymphgefäße sind zumeist stark dilatiert *(Lymphangiektasien).* Man findet mikroabszedierende *Granulozyteninfiltrate* innerhalb der Lamina epithelialis mucosae (Kryptitis, Kryptenabszesse, Erosionen, Ulzerationen). Das *lymphoplasmozytäre Infiltrat* ist breitflächig auch in der Submukosa nachweisbar. Nicht selten sind die Veränderung herdförmig akzentuiert („patchy lesions").
- *Chronische Rejektionen* gehen mit einer *progredienten Darmwandfibrose* und einer *inflammatorischen Axonopathie* einher.

Die Dünndarmtransplantation kann entweder als *singuläre Organtransplantation* oder als *multiviszerale Organtransplantation* (z. B. Magen, Leber, Pankreas) durchgeführt werden. Es wird angenommen, daß die Transplantation von 50–150 cm Dünndarm funktionell ausreicht. Dabei werden seitens der Ischämietoleranz keine Schwierigkeiten erwartet, und auch die chirurgischen bzw. mikrochirurgischen Maßnahmen scheinen keine technischen Probleme aufzuwerfen[12, 22].

Graft-versus-host-Reaktionen

Klassifikation. Komplikationen, die nach (allogenen) Knochenmarktransplantationen (oder auch nach anderen Organtransplantationen, z. B. Niere[16]) auftreten können, betreffen in hohem Prozentsatz auch den Gastrointestinaltrakt. Infolge der Konditionierung kann es zu *schweren zytotoxischen Effekten durch die hochdosierte Radio- und Chemotherapie* kommen. *Opportunistische Infektionen* (z. B. CMV) sind häufig. Schließlich kann sich eine *Graft-versus-host-Reaktion* (Krankheit) entwikkeln[20, 23, 24]. Man unterscheidet *akute* (21–100 Tage post transplantationem) und *chronische* (nach 100 Tagen) Formen. Die akute Graft-versus-host-Reaktion, die sich außer im *Gastrointestinaltrakt* vor allem an *Haut* und *Leber* manifestiert, kann in einem gewissen Prozentsatz in chronische Verläufe übergehen. Daneben gibt es offensichtlich auch *primär-chronische* Manifestationsformen[23].

Graft-versus-host-Reaktionen sind auch nach Dünndarmtransplantationen beschrieben worden[19].

Morphologie

- Die *akute Graft-versus-host-Reaktion* manifestiert sich primär am *Epitel des proliferativen Compartimentes.* Man findet ballonierte und vakuolisierte Epithelzellen mit Karyorrhexis (Apoptose), Einzelzellnekrosen also („crypt exploding cells"), im perikryptalen Randbereich eine lymphozytäre Infiltration. Es entwickeln sich *Kryptenabszesse,* die mehr und mehr zu einem Verlust der glandulären Strukturen führen. Das Schleimhautstroma·wird zunehmend dichter von *lymphoiden Rundzellen* infiltriert [*Differentialdiagnose:* CMV-Enterokolitis, AIDS-Enteropathie, (T-Zell-)Immundefekte, chronisch-entzündliche Darmerkrankungen].

- Die *chronischen Graft-versus-host-Reaktionen* sind durch ein unterschiedlich dichtes *lymphoplasmozytäres Infiltrat,* häufig in allen Darmwandschichten, charakterisiert. Die darmwandeigenen Nervenplexus sind entzündlich infiltriert (inflammatorische Axonopathie). Es kommt zur Proliferation von Nervenfasern und zu einer progredienten Fibrose vor allem in den tieferen Darmwandschichten. Daraus entwickeln sich *segmentale Stenosen (Dysmotilität).*

Literatur

1.–11. Weiterführende Literatur (▷ S. 418)
12. Deltz E (1991) Current status of small bowel transplantation. Ann Med 23:507–508
13. First International Congress on FK 506, Pittsburgh (PA) August 21-24, 1991. Transplant Proc 23:2713–2973, 3093–3095
14. XIVth International Congress of the Transplantation Society. Paris, August 16-21, 1992. Transplant Proc 25:1196–1215 (Intestine, Book II)
15. Hansmann ML, Deltz E, Gundlach M, Schroeder P, Radzun HJ (1989) Small bowel transplantation in a child. Morphologic, immunohistochemical, and clinical results. Am J Clin Pathol 92:686–692
16. Komorowski RA, Cohen EB, Kauffman HM, Adams MB (1986) Gastrointestinal complications in renal transplant recipients. Am J Clin Pathol 86:161–167
17. Langrehr JM, Banner B, Lee KKW, Schraut WH (1993) Clinical course, morphology, and treatment of chronically rejecting small bowel allografts. Transplantation 55:242–250
18. Madara JL (1990) Intestinal transplantation. In: Sale GE (ed) The Pathology of Organ Transplantation, pp 217–227. Butterworths, Boston London Singapore
19. Moynihan HL, Stangl MJ, Langrehr J, Lee KKW, Banner B, Schraut WH (1990) The development of graft versus host disease in the immunologically compromised recipient of a small bowel allograft. Transplant Proc 22:2055–2057
20. Sale GE, Shulman HM, McDonald GB, Thomas ED (1979) Gastrointestinal graft-versus-host disease in man: a clinicopathologic study of the rectal biopsy. Am J Surg Pathol 3:291–299
21. Second International Symposium on Small Bowel Transplantation. London, Ontario, October 3-5, 1991. Transplant Proc 24:1051–1252
22. Sigalet D, Knetman NM, Thomson AB (1992) Small bowel transplantation: past, present and future. Dig Dis 10:258–273
23. Snover DC (1984) Acute and chronic graft versus host disease: histopathological evidence for two pathogenetic mechanisms. Hum Pathol 15:202–205
24. Snover DC (1990) Graft-versus-host disease of the gastrointestinal tract. Am J Surg Pathol 14 [Suppl 1] 101–108
25. Snover DC, Weisdorf SA, Vercellotti GM, Rank B, Hutton S, McGlave P (1985) The histopathology of gastric and small intestinal graft versus host disease following allogeneic bone marrow transplantation. Hum Pathol 16:387–392
26. Wood RF, Clark CLI (1992) Small bowel transplantation. BMJ 304:1453–1454

Kapitel 6 Appendix vermiformis

W. Remmele

Inhaltsverzeichnis

Weiterführende Literatur

1. Fenoglio-Preiser CM, Lantz PE, Listrom MB, Davis M, Rilke FO (1989) Gastrointestinal pathology. An atlas and text. Raven, New York
2. Lewin KJ, Rideell RH, Weinstein WM (1992) Gastrointestinal pathology and its clinical implications. Igaku-Shoin, New York Tokyo
3. Ming S-C, Goldman H (eds) (1992) Pathology of the gastrointestinal tract. Saunders, Philadelphia London Toronto Montreal Sydney Tokyo
4. Morson BC, Dawson IMP, Day WD, Jass CR, Price AB, Williams GT (1990) Morson and Dawson's gastrointestinal pathology, 3rd edn. Blackwell, Oxford London Edinburgh Boston Melbourne
5. Otto HF, Wanke M, Zeitlhofer J (1976) Appendix vermiformis. In: Doerr W, Seifert G, Uehlinger E (Hrsg) Spezielle pathologische Anatomie, Bd 2, T 2, S 331–364. Springer, Berlin Heidelberg New York
6. Whitehead R (ed) (1995) Gastrointestinal and oesophageal pathology, 2nd edn. Churchill Livingstone, Edinburgh Hongkong London Madrid Melbourne New York

Anatomisch-physiologische Vorbemerkungen

Anatomie

Topographie, Makroskopie[9, 10, 14]. Die Appendix ist in der Regel 6–10 (Grenzwerte: 0,5–35) cm lang und hat einen mittleren äußeren Durchmesser von weniger als 1 (bis maximal 3) cm[14]. Sie geht gewöhnlich seitlich aus dem Zökum ab, wobei sich das Lumen abrupt verengt *(Zylinderform)*. Die *Trichterform* mit Abgang der sich konisch verjüngenden Appendix vom tiefsten Punkt des Zökum aus ist hingegen selten (2–3% der Erwachsenen). Der Zugang zur Appendixlichtung wird (inkonstant) durch eine klappenartige Schleimhautfalte *(Gerlach-Klappe)* markiert.

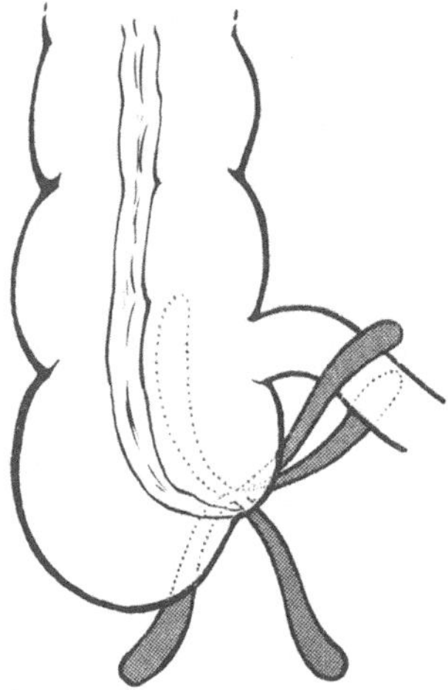

Abb. 6.1. Lage der Appendix vermiformis. Die Angaben zur Häufigkeitsverteilung der einzelnen Lokalisationen wechseln. (Umgezeichnet nach Haubrich, mit freundlicher Genehmigung des Autors)

Da die Appendix ein eigenes Mesenterium *(Mesenteriolum, Mesoappendix)* besitzt, ist ihre Lage sehr variabel (Abb. 6.1). Die Basis liegt am häufigsten retrozökal, die Spitze kann sich innerhalb des Abdomens in allen möglichen Positionen finden, die durch die Lage des Zökums, die Länge der Appendix und deren peritoneale Anheftung bestimmt werden[10]. Am häufigsten weist die Spitze nach unten ins kleine Becken[10].

Mikroskopie[14]. Der mikroskopische Wandaufbau entspricht im Prinzip demjenigen des Kolons, jedoch enthält die L. propria sehr zahlreiche *Lymphfollikel,* die vielfach die M. mucosae durchbrechen. Die M. mucosae bildet ein Ring- und Scherengitter, die M. propria eine innere Ring- und äußere Längsschicht.

Die Schleimhautkrypten enthalten am Grund *hochzylindrisches Epithel* und werden im übrigen von *Becherzellen* ausgekleidet. In der Kryptenbasis kommen außerdem (interepitheliale) *enterochromaffine Zellen, APUD-Zellen* und *Panethzellen* vor.

In der *L. propria mucosae* zahlreicher [10–12], nach anderen Angaben (▷ Neurogene Appendikopathie, S. 511) nur weniger, Appendizes finden sich *extraepitheliale enterochromaffine Zellen* (EECC). Sie werden dem neuralen Plexus der Appendixwand zugeordnet und enthalten immunhistochemisch nachweisbares *Serotonin*[11, 12]. Vermutlich bilden diese Zellen eine durch Serotonin als Neurotransmitter vermittelte modulierende Schaltstelle zwischen dem Epithel und den tieferen intramuralen Anteilen des Nervensystems der Appendixwand[12]. Auch zwischen den *Mastzellen* und neuralen Axonen der Appendixmukosa bestehen nach elektronenmikroskopischen Untersuchungen enge Verbindungen, die vermutlich physiologische Bedeutung haben[15].

Das *lymphatische Gewebe* der Appendix ähnelt weitgehend demjenigen der Lymphknoten, mit Ausnahme der *Grenzflächenregion* zwischen den Lymphfollikeln und dem darüberliegenden Schleimhautepithel. Diese *gemischte Zellzone* enthält zahlreiche *HLA-DR-haltige Zellen,* deren Morphologie bisweilen an Keimzentrumszellen erinnert und die sich in das angrenzende Kuppenepithel, nicht aber in die Krypten hinein ausbreiten. Diese Zone enthält ferner 4–5% *interepitheliale B-Lymphozyten* sowie *T-Zellen, S-100-positive* und gelegentlich *lysozympositive Makrophagen* sowie selten *Plasmazellen.* Die enge Beziehung zwischen HLA-DR-positiven Makrophagen, B- und T-Lymphozyten in der gemischten Zone deutet darauf hin, daß an dieser Stelle Antigene, die von M-Zellen aus dem Darmlumen herangetragen werden, auf die für die Immunantwort verantwortlichen Zellen treffen. Die interepithelialen B-Lymphozyten wandern wahrscheinlich aus den Keimzentren ein und werden für das Homing geprägt, wenn sie über die Lymph- und Blutgefäße in die L. propria der Appendix zurückgelangen[13]. Im Vergleich zur Kolonschleimhaut enthält die Appendixmukosa signifikant *mehr IgG-bildende Zellen,* die in der Umgebung der Lymphfollikel liegen und vermutlich aus B-Zellen der Follikel selbst hervorgehen[7].

Blutgefäße[9, 14]

- *Arterien:* Die arterielle Blutzufuhr erfolgt durch die *A. appendicularis* (A. appendicis vermiformis). Sie entstammt der A. ileocolica aus der A. mesenterica sup. und stellt wegen des Fehlens von Arkaden zwischen den Endaufzweigungen eine *Endarterie* dar[12] (kausalgenetische Bedeutung für die Appendizitis, ▷S. 497). Die *Appendixbasis* wird zusätzlich von Ästen der *A. coecalis ant. et post.* versorgt. Daher muß der Appendixstumpf bei der Appendektomie ligiert werden, um eine u. U. lebensbedrohliche Blutung in das Kolon zu vermeiden[11].
- *Venen:* Das venöse Blut fließt über die *V. ileocolica* in das Pfortadersystem ab[9].

Lymphgefäße und Lymphknoten[9]. Die Lymphe aus der Appendix gelangt über die *Lnn. ileocolici* in die *Lymphkoten entlang der A. mesenterica sup.* Es gibt Anastomosen zwischen den ileozökalen und retroperitonealen Lymphgefäßen, die für die Ausbreitung pathologischer Prozesse Bedeutung erlangen können

Innervation. Die Nervenfasern kommen aus dem *Plexus mesentericus.* Sie umfassen zentripetal und zentrifugal leitende autonome Fasern.

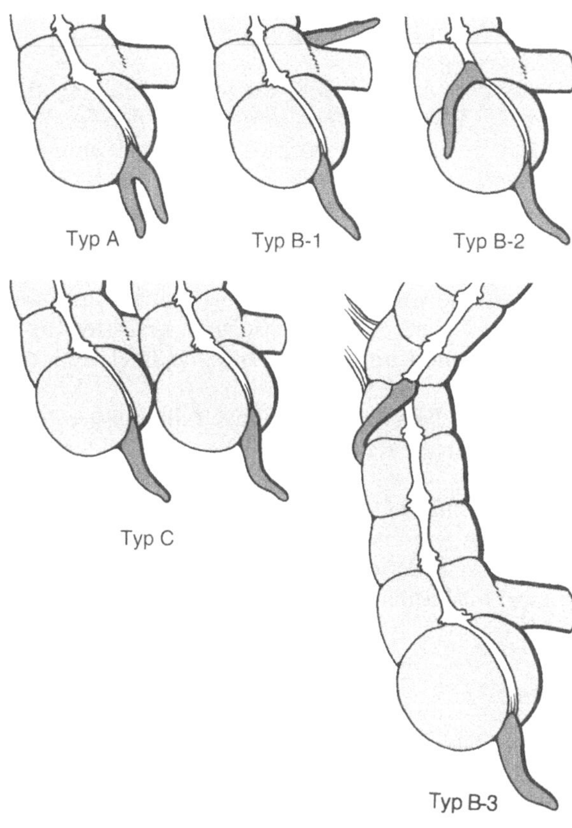

Abb. 6.2. Numerische Fehlbildungen der Appendix (Typen A, B1–3, C). (Aus Biermann et al.[9a], mit freundlicher Erlaubnis der Autoren)

Physiologie

Entgegen überkommenen Ansichten ist die Appendix nicht einfach ein phylogenetisch rudimentäres Organ, sondern erfüllt als Bestandteil des darmassoziierten lymphatischen Gewebes *aktive immunologische Aufgaben.* Sie wird als Analogon der Bursa Fabricii diskutiert, besitzt aber einen überraschend hohen Anteil an *T-Lymphozyten (50%).* Aufgrund radiologischer Untersuchungen ist bekannt, daß sie sich in unregelmäßigen Zeitabständen füllt und entleert und daß dabei von der Spitze zur Basis hin *peristaltische Wellen* ablaufen[4].

Literatur

1.–6. Weiterführende Literatur (▷S. 489)
7. Bjerke K, Brandtzaeg P, Rognum TO (1986) Distribution of immunoglobulin producing cells is different in normal human appendix and colon mucosa. Gut 27:667–674
8. Breucha T, Riethmüller G, Rieber EP (1975) Isolierung und immunologische Charakterisierung von Lymphocyten aus humanen Appendices. Klin Wochenschr 53:1155-1159
9. Hafferl A (1957) Lehrbuch der topographischen Anatomie, 2.Aufl. Springer, Berlin Göttingen Heidelberg
10. Haubrich WS (1976) Anatomy of the colon. In: Bockus HL (ed) Gastroenterology, 3rd cdn, vol 2. Saunders, Philadelphia London Toronto, pp 781–802.
11. Millikin PD (1983) Extraepithelial enterochromaffin cells and Schwann cells in the human appendix. Arch Pathol Lab Med 107:189–194
12. Rode J, Dhillon AP, Papadaki L (1983) Serotonin-immunoreactive cells in the Lamina propria plexus of the appendix. Hum Pathol 14:464-469
13. Spencer JO, Finn T, Isaacson PG (1985) Gut associated lyphoid tissue: a morphological an immunocytochemical study of the human appendix. Gut 26:672–679
14. Stelzner F (1982) Die Appendizitis. In: Schwiegk H (Hrsg) Dickdarm. Springer, Berlin Heidelberg New York (Handbuch der inneren Medizin, 5. Aufl. Bd III/4, S.809–836)
15. Stead RH, Dixon MF, Bramwell NH et al. (1989) Mast cells are closely apposed to nerves in the human gastrointestinal mucosa. Gastroenterology 97:575–585

Fehlbildungen

Fehlbildungen der Appendix sind *selten.* Unter 50000 Patienten wurden nur 8 Fälle (4 Agenesien, 4 totale oder partielle Duplikaturen) beobachtet (0,016%)[12]. Im einzelnen sind beschrieben:

- *Agenesie:* Man schätzt ihre Häufigkeit auf 1:10500 Laparotomien wegen Appendizitisverdachtes oder auf 1:15000 Sektionen[11]. In einem Fall wurde sie bei einem thalidomidgeschädigten Kind mit schweren Arm- und Beinmißbildungen beobachtet[22].
- *Duplikaturen:* Sie sind extrem selten (0,004% unter 50000 Appendices[12], bis 1987 weniger als 60 publizierte Fälle)[10]. Man unterscheidet *folgende Typen* (Abb. 6.2): *Typ A* (distale Duplikatur bei gemeinsamer Basis: Appendix bifida)[25], *Typ B1* (Ausgang der beiden Appendices vom gemeinsamen Zökum beidseits der Ileozökalklappe, wie bei manchen Vogelarten), oft kombiniert mit multiplen schweren Begleitmißbildungen, *Typ B2* (eine normale Appendix mit üblichem Abgang, eine rudimentäre Appendix mit Ausgang von einer der zökalen Taenien) , *Typ C* (doppeltes Zökum mit jeweils eigener Appendix). Von Biermann et al.[9a] wurde ein hoher Abgang der 2. Appendix von der rechten Flexur beschrieben und als Typ B3 bezeichnet. Bluett et al.[10] schließlich fanden eine zweite aus dem Zökum abgehende Appendix, jedoch ohne offene Verbindung zum Zökum oder zur regelrechten 1. Appendix.
- *Triplikatur der Appendix:*Einzelkasuistik[24].
- *Gewebsheterotopie:* In der Appendix wurden Magen-, Ösophagus-, Ileumschleimhaut und Pankreasgewebe beschrieben (Lit. bei [1]).
- *Lageanomalien:* Sie finden sich beim *Situs inversus* bzw. bei *Lage- und Fixationsanomalien des Zökums* und können zu einer *linksseitigen Appendizitis* (0,07% aller Appendektomien)[23] führen.
- *Echte Divertikel* sind extrem selten und oft mit Fehlbildungen anderer Organe kombiniert. Dem-

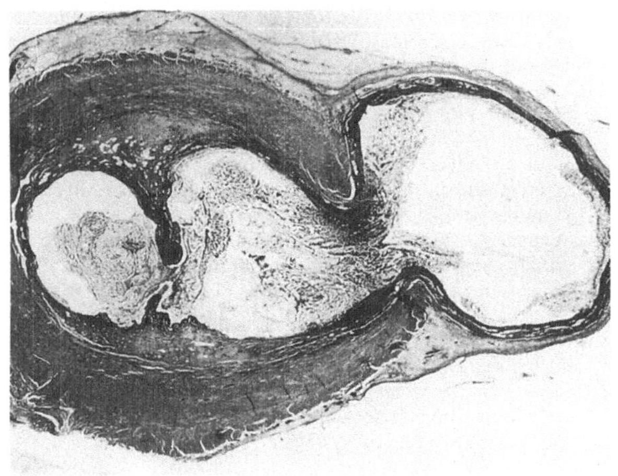

Abb. 6.3. Äußeres Pseudodivertikel der Appendix. Hernienartige Ausstülpung der Schleimhaut durch eine Lücke der M. propria in die Subserosa. H.E. ca. 10 ×

gegenüber enthalten 1–2% aller chirurgisch entfernten Appendices *erworbene Pseudodivertikel* (Abb. 6.3). Diese sind hernienartige Ausstülpungen der Appendixwand durch Gefäßlücken in der L. muscularis mucosae *(innere Pseudodivertikel)* bzw. in der Muscularis propria *(äußere Pseudodivertikel)*[14]. Pseudodivertikel scheinen *bei der Mukoviszidose gehäuft* vorzukommen (8/57 = 14%)[17], wobei ein erhöhter intraluminaler Druck durch das eingedickte Sekret von Bedeutung sein dürfte (s. auch [13]). Pseudodivertikel bei Mukoviszidose treten naturgemäß häufiger bei *Jugendlichen* und *jungen Erwachsenen* auf[17]. An (Pseudo-) Divertikel sollte v. a. gedacht werden, wenn die Patienten dem *mittleren und höheren Lebensalter* angehören (Altersdurchschnitt 32–56 Jahre[15, 16, 19, 21], gegenüber 18–20 Jahren bei der gewöhnlichen akuten Appendizitis), wenn eine *längere Schmerzattacke* (im Mittel 3 Tage gegenüber einem Tag bei der akuten Appendizitis) vorausgegangen ist[21] und wenn die erste Routineuntersuchung der entfernten Appendix keine Entzündungszeichen ergibt (→ Revision des Operationspräparates, Suche nach Wandausbuchtungen)[16, 21]. (Pseudo-) Divertikel können mit entzündlichen Umgebungsreaktionen verknüpft sein, ohne selbst entzündliche Veränderungen aufzuweisen.

- *Appendix helicus*[20]*:* Unter dieser Bezeichnung wurde eine schnecken- oder korkenzieherartige Windung der Appendix beschrieben, für die es keine entwicklungsgeschichtliche Erklärung gibt.
- *Intramurale Appendix:* Einzelfallbeschreibung[7]: Subseröse Lage der Appendix im Bereich der hinteren Zirkumferenz des Zökums. Die Appendix zeigte eine akute eitrige Entzündung; sie ließ sich als subseröse Verdickung palpieren und trat erst nach einer Längsinzision der Serosa zutage. Es wird vermutet, daß diese Situation manchen Fällen von angeblicher Agenesie der Appendix zugrunde liegen könnte[7].
- *Appendix bei M Hirschsprung und totaler Aganglionose:* Beim *M. Hirschsprung* läßt sich im Vergleich zu normalen Kontrollen keine Ganglienzellverminderung in der Appendix nachweisen. Dagegen fehlen bei der *totalen Aganglionose* des Kolons auch in der Appendix die Ganglienzellen[8, 22a]. Gelegentlich wurde über eine Appendixperforation ohne transmurale Entzündung im Rahmen eines M. Hirschsprung berichtet, in 3 von 5 Fällen an der Appendix*basis* (1 mal die Mitte, 1 mal die Spitze)[9].
- *Appendix-Nabel-Fistel:* Einzelfallberichte, bis 1988 6 mitgeteilte Fälle[18].

Anhang: *Adultes Ovarialteratom mit einem Granulosazelltumor und einem Karzinoid in einer Appendix-Imitation:* Fallbericht[16a]. 13 Jahre nach der Operation war die Patientin unauffällig.

Literatur

1.–6. Weiterführende Literatur (▷ S. 489)
7. Abramson DJ (1983) Vermiform appendix located within the cecal wall. Anomalous and bizarre locations. Dis Colon Rectum 26:386–389
8. Anderson KD, Chandra R (1986) Segmental aganglionosis of the appendix. J Pediat Surg 21:852–854
9. Arliss J, Holgersen LO (1990) Neonatal appendiceal perforation and Hirschsprung's disease. J Pediat Surg 25:694–695
9a. Biermann R, Borsky D, Gogora M (1993) Die Appendicitis duplex – eine pathologische Rarität. Chirurg 64:1059–1061
10. Bluett MK, Halter SA, Salhany KE, O'Leary JP (1987) Duplication of the appendix mimicking adenocarcinoma of the colon. Arch Surg 122:817–820
11. Collins DC (1951) Agenesis of vermiform appendix. Am J Surg 82:689–696
12. Collins DC (1955) A study of 50000 specimens of the human vermiform appendix. Surg Gynecol Obstet 101:437–445
13. Coughlin JP, Gauderer MWL, Stern RC et al. (1990) . The spectrum of appendiceal disease in cystic fibrosis. J Pediat Surg 25:835–839
14. Cremer H (1976) Diverticulum of the vermiform appendix. Beitr Pathol 159:94–100
15. Delikaris P, Teglbjaerg PS, Fisker-Sørensen P, Balslev I (1983) Diverticula of the vermiform appendix. Alternatives of clinical presentation and significance. Dis Colon Rectum 26:374–376
16. Deschênes L, Couture J, Garneau R (1971) Diverticulitis of the appendix. Report of sixty-one cases. Am J Surg 121:706–709
16a. Flam F, Silfversward C (1994) Combination of granulosa cell tumour and carcinoid in an imitation of appendix vermicularis within a mature teratoma – a unique case. Eur J Obstet Gynecol Reprod Biol 56:139--142
17. George DH (1987) Diverticulosis of the vermiform appendix in patients with cystic fibrosis. Hum Pathol 18:75–79
18. Kadzombe E, Currie ABM (1988) Neonatal fistula from the appendix to the umbilicus. J Pediat Surg 23:1059–1060
19. Lazebnik N, Michowitz M, Noy S, Lazebnik R (1984) Divertikulitis der Appendix vermiformis. Coloproctology 6:161–163
20. Mikat DM, Mikat KW (1976) Appendix helicus: A unique anomaly of the vermiform appendix. Gastroenterology 71:303–304

21. Payan HM (1977) Diverticular disease of the appendix. Dis Colon Rectum 20:473–476
22. Shand JEG, Bremner DN (1977) Agenesis of the vermiform appendix in a thalidomide child. Br J Surg 64:203–204
22a. Shaw PAV (1990) The innervation and neuroendocrine cell population of the appendix in total colonic aganglionosis. Histopathology 17:117–121
23. Smith DE, Jacquet JM, Virgilio RW (1974) Left upper quadrant appendicitis. Arch Surg 109:443–447
24. Tinckler LF (1968) Triple appendix vermiformis – a unique case Br J Surg 55:79
25. Tögel H (1979) Kombination einer Appendix bifida mit Klippel-Trenaunay-Syndrom. Chirurg 50:397–400

Kreislaufstörungen

Varizen

Einzelkasuistik[10]. Hierbei war die gesamte Appendix von *großen erweiterten Venen* umgeben. Auch die Gefäße des *Mesenteriolum* waren, wenn auch in geringerem Maße, beteiligt. Die *Ätiologie* blieb ungeklärt, es fanden sich keine Grunderkrankungen wie etwa eine Leberzirrhose als mögliche Ursache.

Arteriitis

Vereinzelt wurde über eine Beteiligung der Appendixgefäße an einer *Panarteriitis nodosa* berichtet[8, 9]. Die Untersuchung des Appendektomiepräparates kann somit u. U. die *Frühdiagnose* einer Panarteriitis nodosa ermöglichen[9]. Die Panarteriitis der Appendix kann auch *isoliert* auftreten[7]. Ferner kann die Appendix an einer *„small-vessel vasculitis"* erkranken (Entzündung der Arteriolen und Venolen → lymphozytäre Manschettenbildung, Kernstaub, fibrinoide Wandnekrose)[7]. Dabei sind die großen Gefäße unauffällig.

Literatur

1.–6. Weiterführende Literatur(▷ S. 489)
7. Burke AP, Sobin LH, Virmani R (1995) Localized vasculitis of the gastrointestinal tract. Am J Surg Pathol 19:338–349
8. Fayemi AO, Ali M, Braun EV (1977) Necrotizing vasculitis of the gallbladder and the appendix. Similarity in the morphology of rheumatoid arthritis and polyarteritis nodosa. Am J Gastroenterol 67:608–612
9. Kumazawa H (1981) Periarteritis nodosa presenting as acute appendicitis. Z Kinderchir 32:181–183
10. Mikat DM (1971) Varices of the appendix and cecum. Am J Surg 12:832–833

Stoffwechselstörungen

Amyloidose, Melanose[1]

Die Appendix kann an beiden Stoffwechselstörungen beteiligt sein.

Malakoplakie

Sie ist in der Appendix *sehr selten*[7]. In einer Literaturübersicht von 153 Fällen war die Appendix nur zweimal vertreten[9].

Granuläre Degeneration der M. propria[8]

Bei genauer Untersuchung enthalten 5% aller Appendizes in der inneren (seltener auch in der äußeren) Muskelschicht, manchmal auch in der Submukosa, einzeln oder gruppenförmig gelagerte bandförmige Zellen mit einer PAS-positiven, feinen Granulation. *Elektronenmikroskopisch* handelt es sich um veränderte Muskelzellen. Kausal werden *entzündliche (?) Schädigungen der Muskelzellen* angeschuldigt.

Literatur

1.–6. Weiterführende Literatur (▷S. 489)
7. Blackshear WM Jr (1970) Malakoplakia of the appendix: A case report. Am J Clin Pathol 53:284–287
8. Sobel HJ, Marquet E, Schwarz R (1971) Granular degeneration of appendiceal smooth muscle. Arch Pathol 92:427–432
9. Stanton MJ, Maxted W (1981) Malacoplakia: a study of the literature and current concepts of pathogenesis, diagnosis and treatment. J Urol 125:139–146

Lichtungsveränderungen

Torsion

Bisher sind nur etwa 30 Fälle publiziert[13, 14]. *Passagere Torsionen* sind vermutlich häufiger, als es nach dieser Zahl erscheint, und dann die Ursache einer *Colica appendicularis*[13]. Die *Pathogenese* ist ungeklärt. U. a. werden angeschuldigt: unregelmäßige peristaltische Bewegungen der Appendix bei Koprostase; anatomische Besonderheiten (schmale Basis) des Mesenteriolums; Fehlen der lateralen Fixierung[9]. Manche Fälle sind mit Tumoren der Appendix oder des Mesenteriolums assoziiert (Lit. bei[15]). Eine Torsion gilt auch als mögliche Ursache einer *Spontanamputation* der Appendix[15]. Beim Fehlen der Appendix (Agenesie) sollte daher stets der Bauchraum nach einer abgelösten mumifizierten Appendix inspiziert werden[15].

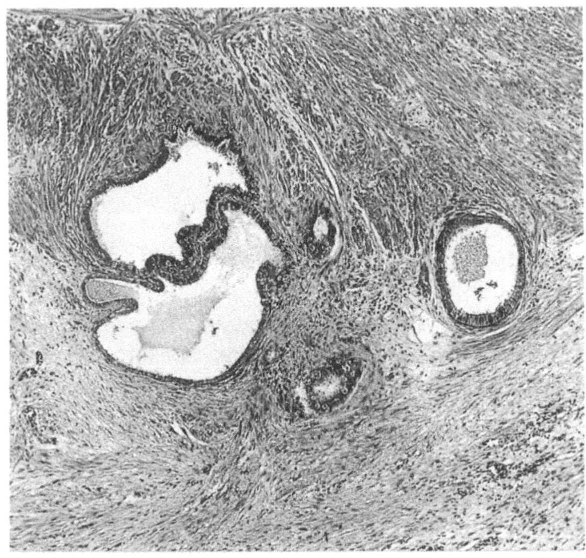

Abb. 6.4. Endometriose der Appendixwand. H.E. 35 ×

Invagination

Ihre Häufigkeit liegt um 0,01% aller chirurgisch entfernten bzw. autoptisch untersuchten Appendizes[7]. Bis 1992 waren etwa 200 Fälle veröffentlicht[7, 10–12]. Das *Patientenalter* liegt zwischen 10 Monaten und 75 Jahren. *Männer* sind 4 bis 5mal häufiger betroffen als *Frauen*. *Klinisch* kann die Invagination symptomlos verlaufen oder das Bild einer akuten Appendizitis, einer Darminvagination oder rezidivierender Bauchschmerzen verursachen. Man unterscheidet bis zu 5 Typen[8, 11, 12, 15], je nachdem, ob die ganze Appendix oder nur ein Teil des Organs in das Zökum invaginiert ist bzw. ob eine Einstülpung von Teilen der Appendix in andere Teile der Appendix *(appendikoappendikale Invagination)* stattgefunden hat (schematische Darstellung der verschiedenen Befunde bei[15]). Invagination bei *Endometriose der Appendix* (s. unten).

Divertikel

▷ S. 492

Literatur

1.–6. Weiterführende Literatur (▷ S. 489)
7. Collins DC (1963) 71.000 human appendix specimens. A final report, summarizing forty years study. Am J Proctol 14:365–381
8. DeGerome JH, Rodriguez HP (1973) Primary appendiceal intussusception. Dig Dis Sci 18:704–708
9. Dewan PA, Woodward A (1986) Torsion of the vermiform appendix. J Pediat Surg 21:379
10. Down RHL, Bates T (1973) Intussusception of the appendix. Br J Surg 60:619–620
11. Geerdsen J, Axelsson C, Weile F (1976) Invagination of the vermiform appendix. A report of two cases associated with endometriosis. Acta Chir Scand 142:417–419
12. Jevon GP, Daya D, Qizilbash AH (1992) Intussusception of the appendix. A report of four cases and review of the literature. Arch Pathol Lab Med 116:960–964
13. Léb J, Dénes J (1979) Ein Fall von Appendixtorsion. Z Kinderchir 27:179–181
14. Petersen KR, Brooks L, Pedersen H (1982) Torsio appendicis vermiformis. Acta Chir Scand 148:383–384
15. Williams RA (1995) On the tumours of the appendix. In: Whitehead R (ed) Gastrointestinal and oesophageal pathology, 2nd edn. Churchill Livingstone, Edinburgh HongKong London Madrid Melbourne New York, pp 401–405

„Gynäkopathologie" der Appendix

Endometriose

Die *Häufigkeit* der Appendixendometriose soll 0,8% betragen[9], was vermutlich zu hoch liegt. Nach 2 neueren Arbeiten beträgt sie bei 10000 bzw. 3124 Appendektomien jeweils 0,2%[6a, 13]. *Klinisch* imponieren akute oder chronische Schmerzattacken, vorwiegend im rechten Unterbauch, die gelegentlich mit den Menses zusammenfallen und zumindest in Einzelfällen mit einer akuten Blutung oder akuten entzündlichen Begleitveränderungen zusammenhängen dürften[10]. Bei 77 Fällen der Literatur war die *Serosa* in 49%, die *Subserosa* in 43%, die *Muskulatur* in 62% und die *Submukosa* nur 2mal (fraglich) betroffen[10]. Bei Muskelbefall findet sich stets zugleich eine *Muskelhypertrophie*[13] (Abb. 6.4). Sie soll zur Obstruktion einzelner Krypten, damit zu vermehrter Schleimbildung und letztlich zu einer *Mukozele* führen können[9]. Ferner kann die Endometriose eine *Invagination* begünstigen[10, 14a, 16] (selten, bis 1971 6 Fälle[16]). Nicht selten ist sie mit einer *rechtsseitigen Ovarialendometriose* verknüpft[9, 10]. Die *Perforation* einer Appendix als Endometriosefolge ist extrem selten[8], ebenso eine *massive Blutung*[16a].

Deziduose[17]

Im Rahmen einer *Gravidität*, wahrscheinlich auch bei *hormonellen Störungen*, kann sich in der Serosa der Appendix, wie im übrigen Peritoneum auch, eine deziduale Stromaumwandlung entwickeln. Die Veränderung ist *selten* und tritt gewöhnlich unabhängig von einer Endometriose auf. *Klinisch* klagen die Patientinnen über abdominelle Beschwerden, manchmal unter dem Bild einer akuten Appendizitis. *Makroskopisch* enthält die sonst unauffällige Appendixserosa zahlreiche *gelbe Streifen und Flekken* mit einem Durchmesser bis zu 0,2:0,3 cm. *Mikroskopisch* finden sich unterhalb des Mesothels, gelegentlich auch in den äußeren Lagen der M. propria, typische Deziduazellen. Sie sind PAS-positiv.

Immunhistochemisch geben sie eine stark *positive* Vimentinreaktion, manchmal sind sie auch *Desmin-* und *Muskelaktin*-positiv. Sie sind stets *negativ* für Zytokeratin, EMA, CEA, NSE und Protein S–100.

Sonstige seltene pathologische Appendixbefunde

- *M. Whipple*[12]: Ausnahmsweise kann die Appendix ohne Beteiligung des Jejunums an einem M. Whipple erkranken.
- *Periappendizeale Hydatidose*[18]: Einzelfallbericht. 33j. Mann mit Echinococcus-granulosus-Zysten in der Appendixumgebung und auf der Appendixserosa.
- *Splenose*[14]: Eine Implantation von Milzgewebe auf der Appendixserosa (gewöhnlich nach traumatischen Rupturen und Milzexstirpation) ist außerordentlich *selten*.
- *Epidermoidzyste*: Einzelfallbericht[15].
- *Chemotherapieschäden*[1]: Als Folge einer *Chemotherapie* kann das lymphatische Gewebe atrophieren. Eine *Atrophie des lymphatischen Gewebes* findet sich auch im Rahmen einer *Graft-versus-host-Reaktion* nach Knochenmarktransplantation[1] sowie bei *Thymuserkrankungen*[5].
- *Fremdkörper in der Appendix:* Bis 1971 waren weniger als 300 Fälle beschrieben. Die Häufigkeit liegt jedoch sicher weit höher und hängt davon ab, wie sorgfältig Kotsteine auf darin enthaltenes Fremdkörpermaterial untersucht werden. Die neueren Häufigkeitsangaben schwanken zwischen 0,0005 und 3%[7]. Unter 217 Fällen fanden sich folgende Fremdkörper: 81 × Nadeln, 47 × Schrotkugeln, 34 × Samenkörner, 16 × Knochenteile und Gräten, ferner u.a. Steine, Nußschalen, Glasstücke, Zähne und Fingernägel[7]. Die einzelne Appendix kann im Extremfall über 100 Fremdkörper enthalten[7]. V.a. scharfe und spitze Fremdkörper können die Schleimhaut lädieren und eine akute oder chronische Appendizitis auslösen.

Literatur

1.–6. Weiterführende Literatur (▷ S. 489)

6a. Andreou P, Blain S, du Boulay CEH (1990) A histopathological study of the appendix at autopsy and after surgical resection. Histopathology 17:427–431

7. Balch CM, Silver D (1971) Foreign bodies in the appendix. Arch Surg 102:14–20

8. Gini PC, Chukudebelu WO, Onuigbo WIB (1981) Perforation of the appendix during pregnancy: a rare complication of endometriosis. Br J Obstet Gynaecol 88:456–458

9. Hapke MR, Bigelow B (1977) Mucocele of the appendix secondary to obstruction by endometriosis. Hum Pathol 8:585–589

10. Langman J, Rowland R, Vernon-Roberts B (1981) Endometriosis of the appendix. Br J Surg 68:121–124

11. Lauwers GY, Prendergast NC, Wahl SJ, Bagchi S (1993) Invagination of vermiform appendix. Digest Dis Sci 38:565–568

12. Misra PS, Lebwohl P, Laufer H (1981) Hepatic and appendiceal Whipple's disease with negative jejunal biopsies. Am J Gastroenterol 75:302–306

13. Nielsen M, Lykke J, Thomsen JL (1983) Endometriosis of the vermiform appendix. Acta path microbiol scand A 91:253–256

14. Otto HF, Wanke M, Zeitlhofer J (1976) Appendix vermiformis. In: Doerr W, Seifert G, Uehlinger E (Hrsg) Spezielle pathologische Anatomie, Bd 2, T 2, S 331–364, Springer, Berlin Heidelberg New York

14a. Panzer S, Pitt HA, Wallach EE, Thuluvath PJ (1995) Intussusception of the appendix due to endometriosis. Am J Gastroenterol 90:1892–1893

15. Piserchia NE, Davey RB (1980) Epidermoid cyst of the appendix. J Pediatr Surg 15:674-675

16. Schmidt FR, McCarthy JD (1971) Intussusception of the appendix with endometriosis presenting as a cecal tumor. Arch Surg 103:515–517

16a. Shone GP, Najaraju M, Munis A, Wiese D (1995) Appendiceal endometriosis presenting as massive lower intestinal hemorrhage. Am J Gastroenterol 90:1881–1883

17. Suster S, Moran CA (1990) Deciduosis of the appendix. Am J Gastroenterol 85:841–845

18. Vaizey CJ, Sanne I, Gilbert JM (1994) Periappendiceal hydatidosis: an unusual cause of right iliac fossa pain. Br J Surg 81:1371–1372

Appendizitis

Akute unspezifische eitrige Appendizitis

Die Geschichte der akuten Appendizitis[38,127,150] zeugt von zahlreichen Irrwegen der Medizin. Noch im letzten Jahrhundert wurde angenommen, daß die oft schweren eitrigen Entzündungen der rechten Fossa iliaca *Ursache* und nicht *Folge* der Appendizitis seien. Aus dieser Zeit datiert die Bezeichnung *Perityphlitis*. Erst gegen Ende des 19. Jahrhunderts wurde bekannt, daß die akute Appendizitis am Anfang und nicht am Ende dieser Entwicklung steht. Bis zu der Folgerung, die Patienten frühzeitig zu operieren, war jedoch noch ein weiter Weg: Noch um die Jahrhundertwende wartete man gewöhnlich ab, bis sich ein palpabler Abszeß entwickelt hatte, den man sodann inzidierte. Der prominenteste Patient, bei dem diese Therapie angewandt wurde, war König Edward VII. von England, kurz vor seiner Krönung im Jahre 1902[38]. Wenig später setzte sich die Empfehlung zur Frühoperation allgemein durch[127].

Epidemiologie

- *Morbiditätsstatistik:* Es gibt *keine konkreten Angaben* über die Appendizitishäufigkeit in der Bundesrepublik Deutschland, da in den meisten Statistiken Appendizitis und Appendektomie einander gleichgesetzt werden, ohne Rücksicht auf die abschließende pathologisch-anatomische Diagnose[58]. Nach umfangreichen Statistiken ist für die *Bundesrepublik Deutschland (alte Länder)* zwischen 1969 und 1989 ein *Rückgang der Appendek-*

tomien von 279 auf 150/100000 Einwohner zu verzeichnen (USA: von 135 auf 118/100000)[119]. Eine lokale Umfrage für das Stadtgebiet von *Hannover* ergab zwischen 1966 und 1986 eine Abnahme der Appendektomiezahl von 3362 auf 1582[58], eine Umfrage unter 177 *kommunalen Krankenhäusern* einen vergleichbaren Rückgang von 159065 auf 86343 Eingriffe in der Zeitspanne von 1969–1989, entsprechend einem Anteil von 38,8 bzw. 18,2% aller chirurgischen Eingriffe[119]. Die *Gründe für diesen Rückang* sind vielschichtig: *verbesserte Indikationsstellung, verbesserte Diagnostik* (z. B. präoperative Sonographie) mit Ausschluß anderer Unterbaucherkrankungen[119]. Dabei ist bemerkenswert, daß trotz der Halbierung der Appendektomiezahlen der relative Anteil der schweren Fälle mit Perforation etwa gleichgeblieben ist[58]. Daraus kann mit aller gebotenen Vorsicht die Vermutung abgeleitet werden, daß die Häufigkeit der Appendizitis *tatsächlich* abgenommen hat[58]. Grundsätzlich kann die Zahl der Appendektomien nicht derjenigen der echten, histologisch gesicherten Appendizititen gleichgesetzt werden. Dies geht u. a. daraus hervor, daß Appendizes mit unauffälligem Befund oder abgeheilter Enzündung, wie jeder Pathologe weiß, einen häufigen Befund darstellen. In neuerer Zeit nähern sich die Appendektomiezahlen jedoch wohl stärker als früher den echten Appendizitiszahlen an, da der Anteil der klinisch unter Appendizitisverdacht stationär aufgenommenen, jedoch aufgrund der weiteren Diagnostik nicht operierten Patienten zwischen 1977 und 1987 von etwa 20 auf 65%, d. h. um das Dreifache, angestiegen ist[58]. In mehreren Arbeiten aus den 80er Jahren wird der Anteil der unauffälligen bzw. nicht akut entzündeten Appendizes noch mit 18,2 bis 35,5% angegeben[22, 32, 44, 58, 81, 98, 126].

- *Alters- und Geschlechtsverteilung:* Während die *Zahl der Krankenhausaufnahmen* unter der klinischen Diagnose *Appendizitis* bei *Frauen etwa 1,2 bis 2,2mal* so hoch ist wie bei Männern[58, 125], überwiegen bei den *Männern die schweren Fälle* (Perforation, Gangrän, Phlegmone) im Verhältnis von 1,3–1,4:1[22, 98]. Dies erklärt sich hauptsächlich aus den zahlreichen *Gelegenheitsappendektomien,* die *bei Frauen* im Rahmen gynäkologischer Eingriffe vorgenommen werden[58].
  Der *Altersgipfel* der Appendizitis, zumindest der akuten Form, liegt im *2. und 3. Lebensjahrzehnt*[22, 58, 98]. In Malmö beträgt die *jährliche Inzidenz* der akuten Appendizitis bei 10- bis 29jährigen 4/1000, bei über 70jährigen zwischen 0,7 und 1/1000[111]. Das Risiko, an einer akuten Appendizitis zu erkranken, vermindert sich zwischen der Geburt und dem 70. Lj. um den Faktor 20[68a]. In neuerer Zeit zeigt der Anteil der *Altersappendiziten* allerdings *steigende Tendenz* (bis über 10% der Gesamtzahl[51]), vermutlich wegen des höheren Anteils älterer Menschen aufgrund der gesteigerten Lebenserwartung (▷S. 502). Eine akute Appendizitis kann auch schon beim *Neugeborenen* bzw. beim *Frühgeborenen*[12, 15, 18] (bis 1978 31 publizierte Fälle bei Frühgeborenen)[113] auftreten.
- *Mortalitätsstatistik:* Die Mortalität an akuter Appendizitis nahm zwischen 1966 und 1983 in der Bundesrepublik Deutschland von 3,3 auf 0,7/100000 Einwohner ab. 80% der Verstorbenen sind älter als 60 bzw. 65 Jahre[58]. In anderen europäischen Ländern liegt die Mortalität noch niedriger (0,3/100000[58]).

Ätiologie, Pathogenese. Am Zustandekommen einer akuten Appendizitis sind mindestens *folgende 4 Faktoren* beteiligt, deren Gewicht im Einzelfall wechselt:

- *Stenose bzw. Obturation der Appendixlichtung:* Sie wird durch eine *abnorm lange Appendix,* durch die *träge Peristaltik* des Organs und durch *Lageanomalien* (z. B. durch eine retrozökal hochgeschlagene Appendix) begünstigt. Von Bedeutung sind ferner *fokale Narbenstenosen* nach früheren Appendizitisschüben und *eingedickte Kotmassen.* Sie werden als *Kotsteine (Koprolithen, Fäkolithen)* bezeichnet; die Unterteilung in harte, aber noch zerdrückbare *Fäkolithen* und harte, nicht mehr zerdrückbare *Appendixsteine* wird nicht von allen Autoren geteilt[1]; sie ist schon aus sprachlichen Gründen (beide Namen besagen im wesentlichen das gleiche) wenig sinnvoll und allenfalls dadurch gerechtfertigt, daß die Appendixsteine – 6mal seltener als die Fäkolithen – 2-bis 3mal häufiger (45/19%) mit einer *Appendixperforation assoziiert* sind[89a]. Fäkolithen finden sich bei etwa 7–12% aller akuten Appendizitiden (bei Kindern in bis zu 50%)[118] bzw. in 27% der bei der Obduktion entnommenen und in 3,2% der chirurgisch resezierten Appendizes[8a]. Weiche, nur gering verkalkte Fäkolithen scheinen das *jugendliche Lebensalter,* steinharte rundliche Gebilde das *hohe Lebensalter* zu bevorzugen[142a].
  In seltenen Fällen können Koprolithen bei der Operation einer akuten Appendizitis *in die Bauchhöhle* gelangen, zu Abszessen führen und eine Zweitoperation erfordern[33].
  Seltener können *Tumoren* oder *nichtneoplastische Polypen* der Appendixschleimhaut die Lichtung einengen oder ganz verlegen. Zu den Tumoren zählen auch *Metastasen* (Primärtumoren: Mamma, Magen, Lunge, Kolon, Niere, Gallengänge)[71]. *Protozoen*[7, 8, 95, 95a] und *Würmer* [87] (Entamoeba histolytica[20, 87], Schistosoma, Strongyloides stercoralis[87], Enterobius vermicularis = Oxyuren)[25, 84, 148, 149] führen eher zu *ulzerösen und granulomatösen* Wandentzündungen als zum Lichtungsverschluß; es wird jedoch diskutiert, daß Oxyureneier die Lichtung verlegen können[149]. Zu den *Raritäten* zählen in die Lichtung

eingeklemmte *Obstkerne, Haare* und *Schrotkugeln* aus verzehrtem Wildbret[29, 41], die sogar eine Bleivergiftung erzeugen können. Die Literatur enthält ferner einen anekdotischen Fall, in dem ein *Projektil* (Kaliber 8 mm) in der Appendixwand gefunden wurde und im distal dazu gelegenen Appendixabschnitt eine Entzündung verursacht hatte[52], sowie mehrere Fälle, in denen ein durch die Uteruswand perforierter *IUP* zu einer eitrigen Appendizitis führte[30, 80, 116]. Ob *Besonderheiten der Ernährung (faserarme Kost)* die Entstehung einer Appendizitis begünstigen, ist umstritten[14, 135, 141].

- *Besonderheiten der anatomischen Struktur:* Neben der bereits erwähnten *abnorm langen Appendix* sind die *Gerlachklappe* am Appendixeingang und der *fibromuskuläre Aufbau* der Appendixwand als kausale Faktoren zu nennen[128]. So werden bei einer Dilatation des Zökums die Tänien angespannt, die schleifenförmig an der Appendixbasis aus der Längsmuskulatur der Appendix hervorgehen. Die Folge ist ein Verschluß des Appendixostiums. Noch wichtiger ist aber, daß das *bindegewebige Skelett* der Appendixwand durch seine Anordnung als quergestelltes Scherengitter eine nennenswerte Erweiterung der Lichtung verhindert[127].
Die größte Bedeutung kommt schließlich der *Gefäßversorgung* zu[128]: Die A. appendicularis bildet keine Arkaden; die im Bedarfsfall erforderliche Blutmenge kann nicht herangeführt werden, und es drohen ischämische Wandschäden. „Während der *Darm* im Zustand der physiologischen Entzündung, der Verdauung, jegliches Blutvolumen, selbst bei gesteigerten Erfordernissen eines Infekts, bewältigt, ohne Schaden zu nehmen, kann sich die *Appendix* keine Entzündung leisten, ohne in Gefahr zu geraten, daran zugrunde zu gehen, was sie oft tut"[127].
- *Direkte Schleimhautschäden durch belebte und unbelebte Ursachen:* Mit großem Abstand sind *Bakterien* die wichtigste *belebte Ursache* einer akuten Appendizitis. Die Infektion erfolgt im Regelfall *enterogen,* also von der Lichtung her, selten *hämatogen.* Die Appendixflora bei Gesunden und Appendizitiskranken zeigt keine signifikanten Unterschiede[107].

> Erreger aus der *Species Bacteroides* bzw. *E. coli und Streptokokken* kommen *am häufigsten* vor[19, 99, 107]. Das *Spektrum* der in gangränösen und perforierten Appendices nachweisbaren Keime ist *außerordentllich breit* und umfaßte in einer Untersuchung von Bennion et al.[19] nicht weniger als *223 Anaerobier und 82 Aerobier oder fakultative Bakterien.* Pro Appendix wurden durchschnittlich 10,2 verschiedene Keime erfaßt[19].

Unter den Aerobiern führten E. coli (83–100%), unter den Anaerobiern Bacteroides fragilis (38–73%), unter den Streptokokken Str. milleri (45%) die Liste an[19, 107]. Str. milleri scheint auch v. a. bei der Appendizitis des *Kindesalters* von Bedeutung zu sein[69]. Bei dem seltenen Krankheitsbild der *septischen Granulomatose* wird die Entstehung einer bakteriellen Appendizitis durch den Defekt der Granulozytenfunktion begünstigt. Unter den *viralen* Infektionen der Appendix hat in neuerer Zeit diejenige mit *CMV bei AIDS-Patienten*[21, 39, 62, 65, 138, 145] an Bedeutung gewonnen. Die Suche nach einer möglichen opportunistischen Infektion und das Bestreben, die Patienten vor einer Operation zu bewahren, kann die Diagnose verzögern. Postoperative Morbidität und Mortalität scheinen jedoch nicht statistisch signifikant erhöht zu sein[21]. Auf die Schleimhautschäden bei *Wurmerkrankungen* und bei der *Amöbiasis* wurde oben bereits hingewiesen.
Zu den *unbelebten Ursachen* einer Appendizitis müssen neben den oben erwähnten *Fremdkörpern* möglicherweise auch *nichtsteroidale Antirheumatika (NSAR)* gerechnet werden. Bei akuter Appendizitis ließ sich statistisch signifikant häufiger eine NSAR-Einnahme nachweisen als in einer Kontrollgruppe (37 vs. 11%)[28]. Bei den Appendizitispatienten mit NSAR-Einnahme war die Leukozytenzahl niedriger als bei den Patienten ohne NSAR-Einnahme. Es wird diskutiert, daß *NSAR die Abwehrreaktion hemmt* und verhindert, daß eine katarrhalische Entzündung sich zurückbildet. Die verminderte Leukozytenzahl wird als möglicher Marker eines solchen Effektes diskutiert[23].
- *Immunologische Mechanismen* werden neuerdings immer stärker diskutiert[26]. Für ihre Bedeutung sprechen einerseits das Fehlen von Kotsteinen und/oder einer meßbaren Lumenerweiterung bei vielen akuten Appendizitisfällen[26]. Auch der Häufigkeitsgipfel der Appendizitis in einem Lebensalter, in dem das lymphatische Gewebe am stärksten entwickelt ist, weist in die gleiche Richtung; viele Appendizes zeigen zudem eine Hyperplasie und andere entzündliche Reaktionen der Lymphfollikel. Es wird vermutet, daß eine *Immunkomplexschädigung* oder eine *allergische Reaktion vom verzögerten Typ* eine wichtige Rolle spielt[26]. Schon früher war das fast regelmäßige Vorkommen von Mikrothromben nur bei der ulzerös-phlegmonösen – nicht bei der katarrhalischen flachulzerösen oder subakuten – Appendizitis als Hinweis auf eine örtliche Sensibilisierung und nachfolgende hämatogene Zweitschädigung (im Sinne des Shwartzman-Phänomens) gedeutet worden[152].
- *Sonstige mögliche Ursachen:* Anekdotisch wird über eine Patientin mit akuter Appendizitis 5 Tage *nach Verkehrsunfall* berichtet. Die Autoren

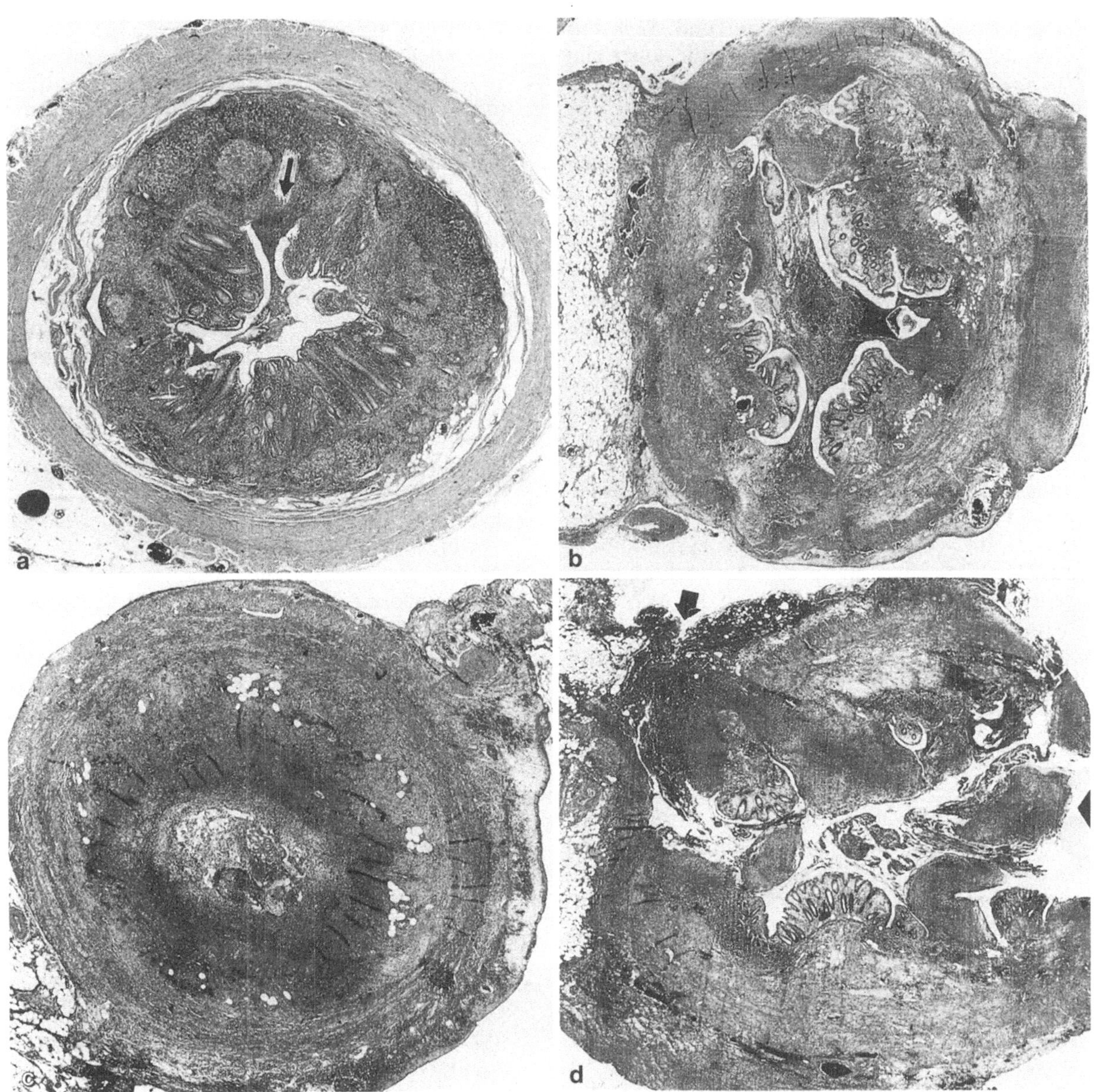

Abb. 6.5. Akute eitrige Appendizitis. **a** Appendizitischer Primäraffekt (Pfeil): Schleimhautdefekt mit pilzartigem Exsudat aus Fibrin und Granulozyten an der Oberfläche. Übrige Schleimhaut intakt. **b** Ulzerös-phlegmonöse Appendizitis mit zahlreichen Geschwüren und dazwischenliegenden erhaltenen Schleimhautinseln. In der Lichtung eitriges Exsudat. **c** Abszedierte und phlegmonöse Appendizitis mit eitriger Einschmelzung der Wand, völliger Destruktion der Mukosa und fibrinös-eitriger Periappendizitis mit Übergreifen auf das Mesenteriolum (rechts oben). **d** Akute ulzerös-phlegmonöse Appendizitis mit nur wenigen erhaltenen Schleimhautinseln und zweifacher Perforation der Appendixwand (Pfeile). a–d je etwa 12 ×

nehmen ein *Kompressionstrauma* durch den *Sicherheitsgurt* (Beifahrerin: Verlauf über den *rechten* Unterbauch) an. Natürlich bleibt der Zusammenhang fraglich. Die Autoren zitieren wenige weitere Arbeiten über traumatische Appendixschäden. Selten wurden auch über eine akute Appendizitis kurze Zeit nach einer *Koloskopie* berichtet[139a].

Klinik. Bemerkenswert ist das Zusammentreffen dreier, im Grunde uncharakteristischer Symptome[59]. *Appetitlosigkeit, Übelkeit* und *Brechreiz* bei über 70%, nach Perforation bei mehr als 80% der Patienten. In 95% bestehen *rechtsseitige Unterbauchschmerzen (linksseitig bei Situs inversus). Die Leukozytenzahl ist nicht beweisend, jedoch sprechen Werte unter 9000/mm³ bzw. unter 10500/mm³ eher gegen die Appendizitisdiagnose*[63, 73].

Es gibt eine Reihe von Untersuchungen, mit Hilfe neuerer Methoden die *diagnostische Treffsicherheit* zu steigern und die Frequenz der negativen Probelaparotomie (ca. 20–35%)[36] zu senken, ohne gleichzeitig das Risiko der Appendixperforation zu erhöhen. Unter den nichtinvasiven Untersuchungsverfahren hat die *Sonographie* Bedeutung gewonnen[94, 96, 103, 106, 115, 145]: Nach Riesener et al.[106] ist bei positivem Sonographiebefund die Indikation zur Appendektomie eindeutig gegeben, bei negativem Befund sind weiterhin *klinische* Kriterien ausschlaggebend. „*Der negative Sonographiebefund* bietet *keine ausreichende Sicherheit,* um bei *klinischem Appendizitisverdacht* auf eine *operative Intervention zu verzichten*"[106]. Die Qualität der Befunde hängt ab von der *Erfahrung des Untersuchers* und der *Qualität des Gerätes*[106, 115, 151].

Vor allem bei jungen Frauen wird die *Laparoskopie* als diagnostische Hilfe diskutiert, selbst dann, wenn klassische klinische Zeichen einer Appendizitis bestehen, um andere Krankheiten wie etwa eine *Salpingitis* oder eine *rupturierte Corpus-luteum-Zyste* bei negativem Appendixbefund auszuschließen[147].

Auf dem Laborsektor kommt der Bestimmung des *C-reaktiven Proteins* Bedeutung zu. Sie steigert die diagnostische Treffsicherheit erheblich[50, 112], vor allem in Verbindung mit einer *erhöhten Leukozytenzahl*[90, 97]. *Auch die Zytologie des Peritonealexsudates* (> 50% neutrophile Granulozyten) gilt als diagnostisch wertvoll[27]. Bei akuter Appendizitis scheint nach einer dänischen Untersuchung auch der *Serotoninspiegel* erhöht zu sein (Spezifität 91%, Sensitivität 45%, Vorhersagewert eines erhöhten Spiegels 90%), jedoch eignet sich diese Bestimmung wegen der 2tägigen Untersuchungsdauer nicht für die Routinediagnostik[109]. Als Serotoninquelle gelten die enterochromaffinen Zellen der Appendixschleimhaut. Auch *immunhistochemisch* läßt sich ein Zusammenhang zwischen der Häufigkeit neurosekretorischer, serotoninbildender Zellen in der Appendixmukosa einerseits und der Appendizitisfrequenz beobachten[108].

Mit Hilfe *diagnostischer Scores,* in die eine Vielzahl klinischer Befunde einfließen, kann die diagnostische Treffsicherheit verbessert werden[93, 104].

Morphologie. Die makro- und mikroskopischen Befunde an der Appendix sind in Tabelle 6.1 und Abb. 6.5 zusammengestellt. Es muß jedoch betont werden, daß die *Stadien fließend ineinander übergehen* und auch *unterschiedlich rasch aufeinanderfolgen*[26]. Das Alter einer Appendizitis läßt sich aufgrund des morphologischen Bildes daher nur grob schätzen.

Manche Autoren[126] geben als frühestes Stadium eine „*katarrhalische*" *Appendizitis* an. Der Begriff Katarrh umfaßt eine vermehrte Epitheldesquamation und gesteigerte Schleimsekretion. Die Abgrenzung gegenüber dem Normalzustand bzw. gegenüber Schnittartefakten ist problematisch. *Eindeutige entzündliche Veränderungen lassen sich erst mit Einsetzen der Leukozyteninfiltration erkennen.*

Hämorrhagische Entzündungen kommen v. a. im Kindes- und Jugendalter vor und beruhen vermutlich darauf, daß Stroma und Gefäße in dieser Altersgruppe auf eine Schädigung besonders empfindlich reagieren[70].

Systematische immunhistochemische Untersuchungen zur Pathogenese und zum Ablauf der akuten Appendizitis liegen m. W. bisher noch immer nicht vor. In einer neueren Untersuchung über das Bindungsmuster verschiedener Lektine an das Epithel der normalen Appendixschleimhaut und bei akuter Appendizitis wurde jedoch gezeigt, daß bei der akuten Appendizitis der Prozentsatz der Becherzellen, die DBA und SBA in den Schleimtröpfchen binden, um den Faktor 4 erhöht ist[23a].

Verlauf, Prognose

- *Ausheilung:* Die ersten 4 Stadien der Tabelle 6.1 können ausheilen, wobei sich jedoch die Chancen progredient verschlechtern. Beim *Primäraffekt* besteht die Möglichkeit der *Restitutio ad integrum,* während bei den 3 darauffolgenden Stadien nur eine *Defektheilung* in Betracht kommt[11].
- *Narbenstenose:* Kleine Schleimhautnarben sind prognostisch irrelevant. Bei ausgedehnter Vernarbung kommt es hingegen zur Deformierung der Lichtung → günstige Voraussetzung für weitere Appendizitisschübe[11]. Eine überschießende polypöse Granulationsgewebsbildung (Abb. 6.6) ist selten.
- *Narbige Obliteration:* Sie wird v. a. in den apikalen Anteilen zahlreicher operativ entfernter Appendizes als Restzustand akuter Entzündungen beobachtet, kann aber auch seltener andere Abschnitte und ggf. die ganze Appendix betreffen. Von manchen Autoren wird entgegengehalten, die Obliteration sei lediglich der Ausdruck einer *Altersatrophie.* Diese Annahme kann nicht erklären, warum bis zu 50% der Altersappendizes keine Obliteration aufweisen, warum die Obliteration auch schon im Kindesalter auftreten kann, warum es dabei zum Epithelverlust kommt und worauf die Proliferation der Schwann-Zellen und axialen enterochromaffinen Zellen beruht[82].
- *Pseudodivertikel:* ▷ S. 492. Sie werden teilweise auf vorausgegangene Perforationen zurückgeführt.
- *Chronische rezidivierende Appendizitis:* Mikroskopisch sieht man in diesen Fällen nebeneinander Zeichen der Vernarbung und floride entzündliche Infiltrate (s. unten).
- *Neurogene Appendikopathie* ▷ S. 511).

Lokale Komplikationen

- *Perforation:* Wenn die Appendizitisdiagnose nicht beizeiten gestellt wird, ist die Perforation eine häufige Komplikation (ca. 10–20% über alle Altersklassen hinweg[98, 117, 120] bzw. 35–47% im Kindesalter[56, 74, 130]). Sie kann offenbar sogar schon

Tabelle 6.1. Stadien im Verlauf der akuten eitrigen Appendizitis. (z. T. in Anlehnung an Merkel[81a]. Erläuterung ▷ Text)

Stadium	*Ungefähres* Intervall seit Beginn der klinischen Symptomatik	Makroskopie	Mikroskopie
Appendizitischer Primäraffekt (Abb. 6.5a) ↓	6 h	*Gefäßzeichnung der Serosa deutlich vermehrt,* v. a. distal. Manchmal distales Ende bereits kolbig aufgetrieben.	*Keilförmiges granulozytäres Infiltrat:* Spitze in der Schleimhaut (Erosion), Basis in den tiefen Wandschichten, evtl. schon in der Serosa.
Phlegmonöse Appendizitis ↓	12 h	*Oberfläche diffus gerötet.* Serosa oft ge-, trübt, fibrinös-eitrig belegt. In der Lichtung rahmige gelbe Flüssigkeit, oft mit Blut und flüssigem Kot durchmischt. *Appendix insgesamt verdickt und starr.*	*Ausbreitung* der granulozytären Infiltration *longitudinal, transversal und transmural* in der Appendixwand. Häufig Fibrinnetz mit Granulozyten an der Oberfläche. Entzündliches Exsudat in der Lichtung.
Ulzerös-phlegmonöse Appendizitis (Abb. 6.5b) ↓	24 h	*Multiple Schleimhautdefekte,* v. a. distal. Im übrigen wie phlegmonöse Appendizitis.	*Flache,* die Submukosa oft nicht überschreitende *Geschwüre* mit Exsudat-Pfröpfen an der Oberfläche. Exsudatfilm auch über der intakten Schleimhaut.
Abszedierte Appendizitis (Abb. 6.5c) ↓	48 h	*Gelbe Eiterherde in der Appendixwand* (auf Querschnitten). Durchbruch zur Schleimhautoberfläche (→ *Ulzera*) und zur Serosa (→ *Periappendizitis* oder *weiterreichende Peritonitis)*	*Zahlreiche Gewebsnekrosen* in allen Wandschichten mit *dichtgelagerten Granulozyten.* Breite fibrinös-eitrige *Exsudatschicht auf der z. T. defekten Serosa.*
Gangränöse Appendizitis	72 h	*Schwarzrote bis graugrüne Verfärbung* der Appendix. Appendixwand brüchig. *Stinkender Inhalt.* Meist breite *Perforation* → kotig-eitrige Peritonitis.	Nekrose weiter Teile der Appendixwand mit fetzig begrenzten Wanddefekten.

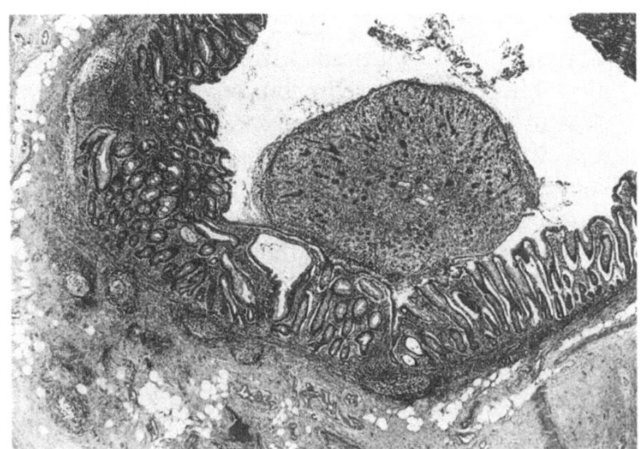

Abb. 6.6. Granulationsgewebspolyp der Appendixschleimhaut (ungewöhnliche Reaktionsform auf ein vorausgegangenes Schleimhautulkus). H.E. 25 ×

pränatal erfolgen (Einzelfallbeschreibung)[76]. Vor dem 10. und nach dem 60. Lj. ist sie besonders häufig[98]. Bei Perforation werden im entzündlichen Exsudat der Bauchhöhle folgende Erreger am häufigsten nachgewiesen[74]: Bacteroides fragilis (93%), E. coli (83%), Clostridien (43%), Pseudomonas (37%), hämolytische Streptokokken (36%) und Enterokokken (15%). Bei *gangränöser Appendizitis ohne makroskopisch erkennbare Perforation* ist das Keimspektrum, vermutlich infolge von Mikroperforationen, ähnlich[130]. Die Letalität der perforierten Appendizitis wird mit 0–11%[17, 56, 74, 131], bei über 60jährigen mit 16,7%[66], bei Neugeborenen mit annähernd 100%[113] angegeben. Sehr selten führt eine Perforation zur Bildung appendikovesikaler, -intestinaler, -kutaner oder -uteriner Fisteln[88, 123].

Ist die Appendix in eine *Hernie* verlagert, so kann sich auch dort eine Appendizitis mit Perforation (bis 1974: 7 Fälle im englischsprachigen Schrifttum[140]) entwickeln.

Extrem selten (bis 1986 5 Fälle)[47a] kann sich innerhalb des Brustraumes beim Vorliegen einer *Zwerchfellhernie* eine *intrathorakale Appendizitis* entwickeln und dort perforieren.

- *„Escaped fecalith"*[5]: Wenn ein Kotstein bei perforierter Appendizitis in die freie Bauchhöhle gelangt, kann er zu persistierendem Fieber und Leibschmerzen führen und wird manchmal erst bei einer Relaparotomie gefunden. *Selten.*
- *Intraabdominelle periappendizitische Abszesse* (korrekter: Empyeme) entstehen am häufigsten

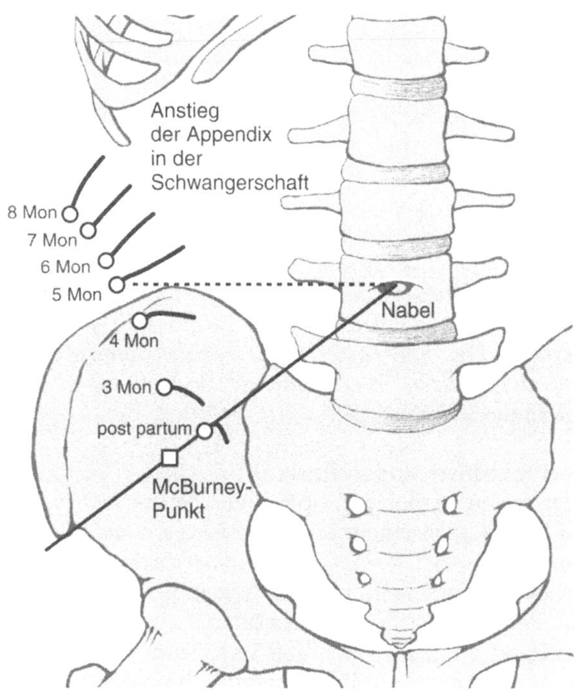

Abb. 6.7. Appendizitis in der Schwangerschaft. (Nach Horowitz et al. [53])

durch Perforation, seltener nach Durchwanderung, und werden *subphrenisch*, im *Becken* oder an *anderen Stellen des Bauchraumes angetroffen, eine diffuse eitrige Peritonitis* innerhalb der ersten 48 h ist die Ausnahme[127]. Die *therapeutischen Empfehlungen* für die Behandlung (peri)appendizitischer Abszesse sind uneinheitlich. (Lit. bei [64]). Die *Komplikationsrate der sofortigen Operation* in den Abszeß hinein wird mit 16–53% angegeben[64], sie liegt damit 10mal höher als bei den konservativ behandelten Fällen (3%)[64], bei ausschließlicher *Drainage* ohne Appendektomie ist sie niedriger als bei gleichzeitiger Appendektomie (14%)[64]. Die *Intervallappendektomie* nach Abklingen der akuten Erscheinungen hat eine Komplikationsrate von 0–23%[64].

- Bei älteren Patienten besteht das Risiko, daß sich hinter der Entzündung ein *Karzinom* (des Zökums oder der Appendix) verbirgt; entsprechende *Ausschlußuntersuchungen* sind notwendig[64].
- *Spontanamputation:* Extrem seltenes Ereignis bei gangräneszierter Appendizitis[77].

Fernkomplikationen

- *Pylephlebitischer Leberabszeß:* Er besteht bei *Verschleppung bakterienhaltigen thrombotischen Materials* aus den Venen des Mesenteriolums in die Pfortader. Die Komplikation ist heute *sehr selten. Klinisch* manifestiert sie sich durch eine Lebervergrößerung mit Druckschmerzhaftigkeit und Ikterus.

Klinische Sonderfälle

Familiäre retrozökale Appendizitis. Unter dieser Bezeichnung wurde das gehäufte Vorkommen der Appendizitis in einer Familie beschrieben. In der F1-Generation waren 100%, in der F2-Generation 73% der Familienmitglieder betroffen. Es wurde ein einfacher autosomal-dominanter Erbgang vermutet[24]. Da die retrozökale Lage das Primum movens darstellen dürfte, sollte man besser von *„familiärer retrozökaler Appendix mit Appendizitis"* sprechen.

Appendizitis in der Schwangerschaft und im Wochenbett

> *Die akute Appendizitis ist mit 1:1500–1:6600 die häufigste operationsbedürftige Schwangerschaftskomplikation*[42, 53].

Die Häufigkeit ist weder höher noch niedriger als außerhalb der Schwangerschaft. Sie tritt meist im *2. Trimester*[132], nach anderen Angaben *gleichmäßig verteilt*[53] in der ganzen Schwangerschaft auf. Der *Schmerzpunkt* verlagert sich mit zunehmender Schwangerschaftsdauer in das rechte *obere* Abdomen (Abb. 6.7). Im *1. Trimester* entspricht das klinische Bild weitgehend demjenigen einer banalen Appendizitis, im *2. Trimester* ist die rechtsseitige Pyelonephritis die wichtigste Differentialdiagnose. Die größten differentialdiagnostischen Probleme bestehen im *3. Trimester*[124].

Die *mütterliche Letalität* wird bei nichtperforierter Appendizitis in mehreren Statistiken (Lit. bei[53]) mit 0, bei Perforation mit 0–17% angegeben. Sie ist im 3. Trimester erheblich höher als in den beiden ersten Trimestern[53]. Die im Vergleich zur sonstigen Appendizitis (Letalität 0,7/100000[57]) hohe Sterblichkeit wird damit erklärt, daß die Abgrenzung der Infektion stark behindert ist: Das Netz kann den Entzündungsherd schlechter abdecken, da es von dem großen Uterus verdrängt wird; ferner sollen die Uteruskontraktionen verhindern, daß sich Adhäsionen bilden[53]. Auch eine erst spät gestellte Diagnose verschlechtert die Prognose[53]. *„Die Mortalität der Appendizitis in der Schwangerschaft ist die Mortalität der verzögerten Diagnose"*[42]. Die *fetale Letalität* beträgt ohne Perforation 0–1,5%, mit Perforation 17–43% (Lit. bei [53]).

Appendizitis bei akuter Leukämie. Die zunehmende Lebenserwartung leukämiekranker Kinder hat zu größerer Häufigkeit der Appendizitis in dieser Patientengruppe geführt. Intraabdominelle Operationen bei akuter und chronischer Leukämie haben eine Letalität von 29%, wobei Notfalloperationen (55%) weit schlechter abschneiden als elektive Eingriffe (8%). Bei *Perforation* beträgt die Letalität 100%[100]. Es wird daher empfohlen, *periappendiziti-*

sche Abszesse zu drainieren und später *elektiv zu appendektomieren*[100].

Appendizitis bei Neugeborenen und im Kindesalter. Die *Neugeborenen-Appendizitis* ist *selten* (bis 1984 111 publizierte Fälle)[78]. Die Seltenheit hat verschiedene Gründe: die trichterartige Form der Appendix im ersten Lebensjahr, die weiche Kost und die Seltenheit intestinaler Infektionen mit lymphatischer Hyperplasie und konsekutiver Lichtungseinengung[78]. Die *Perforationsrate* ist mit über 70% jedoch *sehr hoch,* da die Appendixwand sehr dünn und daher perforationsgefährdet ist.

> Bei Neugeborenen und Kleinkindern bis zum 3. Lj. ist die Perforationsrate innerhalb der ersten 12 h 3mal, innerhalb der ersten 24 h 4- bis 5mal größer als bei 4- bis 5jährigen[50].

Säuglinge und Kleinkinder mit Leibschmerzen sollten daher stationär aufgenommen und alle 1–2 h bis zur definitiven Klärung untersucht werden[50]. Die früher sehr hohe *Letalität bei Neugeborenenappendizitis* (83% bei Perforation, 72% ohne Perforation) ist zwischen 1976 und 1984 auf insgesamt 33% zurückgegangen[78]. Etwa *jeder 4. Fall* von Neugeborenenappendizitis betrifft eine Appendix, die in einer *rechtsseitigen Leistenhernie* gelegen ist[78].

Für die *Appendizitis des Kindesalters* gilt, daß – bei sehr unterschiedlichen Angaben über die *Gesamtperforationsrate* (*7,7–36,5%*[46, 47, 102]) – die Häufigkeit der Perforation

- *mit dem Lebensalter abnimmt,* die ersten 3–4 Lebensjahre sind besonders gefährdet[23, 50], und
- *mit dem zeitlichen Abstand zum Beginn der klinischen Symptomatik zunimmt.*[23, 46, 50].

Bei sorgfältiger klinischer Überwachung von Kindern mit einer Appendizitissymptomatik liegt das Perforationsrisiko um Null[40, 50].

Wichtige *postoperative Komplikationen* sind Wundinfektionen, Ileus/Subileus, Abszeß/Peritonitis, Sepsis und Pneumonie[40, 50]. Sie sind am häufigsten *nach Perforation* (34%) und *bei akuter ulzerophlegmonöser Appendizitis ohne Perforation* (10%). Häufigste Indikation für eine *Relaparotomie* ist der verwachsungsbedingte Ileus, gefolgt von intraabdominellen Infektionen[47]. *Tödliche Verläufe* sind sehr selten (0–0,8, im Mittel 0,3–0,5%)[47] und sollten (zumindest außerhalb der Neugeborenenperiode[47]) durch intensivmedizinische Maßnahmen völlig vermeidbar sein[50]. Appendizitis mit *pränataler Perforation*[76].

Ob die *Fertilität* von Frauen, die als Kinder eine perforierte Appendizitis durchgemacht haben, beeinträchtigt ist, wird nicht einheitlich beantwortet. Wahrscheinlich ist das Risiko einer Begleitsalpingitis unter effizienter antibiotischer Therapie nur gering[101].

Altersappendizitis (bei über 60jährigen). Die Altersappendizitis hat in jüngerer Zeit offenbar an *Häufigkeit* zugenommen (bis 9%[61]), jedoch wird dies nicht allgemein bestätigt[117]. Die *Perforationsrate* ist mit 32–70% (Lit. bei [117]) ebenso deutlich erhöht wie die *Letalität* (2–14%[61, 117]) und die *Morbidität* (um 40%[61]). Die erhöhte Perforationsrate erklärt sich möglicherweise 1. aus der *Atrophie der Appendix* bei gleichzeitig stenosierter oder obliterierter Lichtung und 2. aus einem *atypischen klinischen Bild* mit Verzögerungen in der Diagnostik und Therapie[61]. Die *höhere Letalität beruht hauptsächlich auf assoziierten internistischen Erkrankungen,* vor allem des Herzens[61].

Postoperative Appendizitis. 0,1% aller Appendizitiden treten in der postoperativen Phase (im Mittel 14 Tage) nach einem *anderen chirurgischen Eingriff* auf. *Klinischer Verlauf* und *Komplikationen* unterscheiden sich nicht von der sonstigen akuten Appendizitis. Als *Ursachen* werden diskutiert: Manipulationen an der Appendix; Stase und Stuhleindikkung als Narkosefolge; Ischämie; hämatogene und lymphogene Bakterienstreuung vom Ort der Primäroperation her; zusätzlich werden Störungen der Immunreaktionen erwogen[16].

Appendizitis bei AIDS (▷ S. 497).

Chronische und rezidivierende Appendizitis

> **Definition, Morphologie.** Die *chronische Appendizitis* ist *klinisch* durch das wochen- bis monatelange Fortbestehen appendizitischer Symptome und *morphologisch* durch folgende Veränderungen gekennzeichnet: Infiltration der L. propria mit Lymphozyten, Histiozyten und *Plasmazellen* und/oder *Hyperplasie des lymphatischen Gewebes* (Cave: im Kindesalter physiologisch!); Epitheldefekte im Oberflächen- und Kryptenepithel. Häufig findet sich auch eine Proliferation von Schwann-Zellen, Nervenfasern und enterochromaffinen Zellen (Übergang in neurogene Appendikopathie (s. unten).

Die Berechtigung, histologisch eine chronische Appendizitis zu diagnostizieren, wird teilweise bestritten: „Es gibt sie aus pathologisch-anatomischer Sicht nicht."[58] Diese Aussage geht jedoch zu weit. Allerdings ist es sicher unberechtigt, Appendizes mit „Lymphozyten, Eosinophilen und einer Fibrose" der Appendixwand als „chronische Appendizitis" zu klassifizieren[34]. Das Infiltrat sollte vielmehr auch *Plasmazellen* enthalten, was ein seltenes Ereignis darstellt. Auf keinen Fall reicht eine Fibrose al-

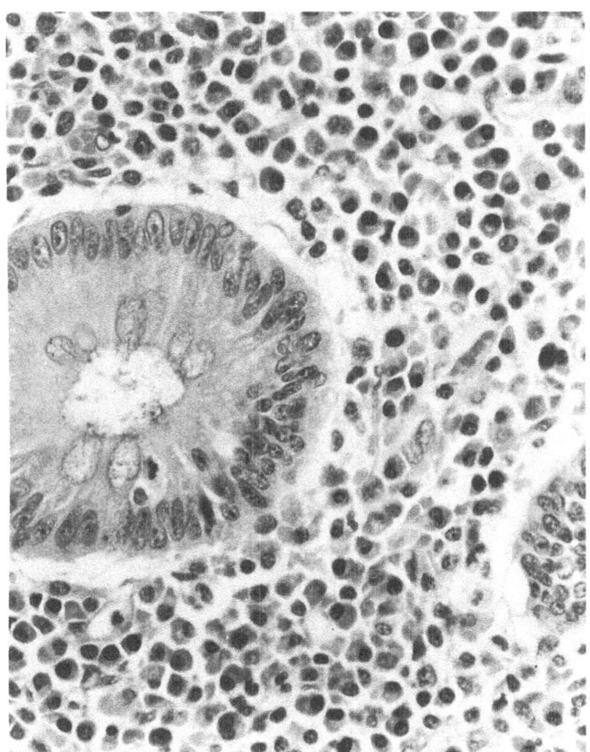

Abb. 6.8. Plasmazelluläre Appendizitis. Immunhistochemisch polyklonale Plasmazell-Proliferation. H.E. 270 ×

lein aus, um die Diagnose zu stellen; diese Fälle entsprechen einem *Zustand nach abgelaufener Appendizitis.*

> Die *rezidivierende Appendizitis* zeigt *klinisch* appendizitische Krankheitsschübe und *morphologisch* ein Nebeneinander von Fibrose und florider (ggf. auch chronischer) entzündlicher Infiltration[92].

Die Aussage, daß eine rezidivierende Appendizitis ausschließlich *klinisch* diagnostiziert werden könne[34], trifft nicht zu; ihre Grundlage, morphologisch bestehe zwischen ihr und einer akuten Appendizitis kein Unterschied, gilt nur für einen Teil der Fälle.

Epidemiologie. Die chronische Appendizitis ist sicher *weitaus seltener* als sie (aus Unkenntnis oder aus Gefälligkeit gegenüber dem Kliniker) diagnostiziert wird. Bei gründlicher Untersuchung der Appendizes in lamellierenden Quer- oder in Längsschnitten liegt ihre Häufigkeit um 5%, diejenige der rezidivierenden Appendizitis um 20% der entfernten Appendizes[92]. Diese Werte zeigen sicher die absolute Obergrenze an und werden in vielen Kollektiven nicht erreicht.

Verlauf, Prognose

- Etwa 40% der *akuten ulzerophlegmonösen Appendizitiden* entwickeln sich auf dem Boden einer bereits abgelaufenen Appendizitis mit narbigen Residuen[92]. Ob sich hiermit eine großzügige Indikationsstellung zur Entfernung von Appendizes ohne makroskopische Entzündungszeichen begründen läßt, wird nicht einheitlich beantwortet[92].
- *Produktive Umgebungsentzündungen* mit Folgeveränderungen an den Nachbarorganen (z. B. Ureterstriktur) können sich an schubweise verlaufende Appendizitiden anschließen; jedoch ist dies ein seltenes Ereignis[31].
- *Obstruktive Mukozele,* ▷ S 514).

Differentialdiagnose. Sie betrifft hauptsächlich den *Zustand nach abgelaufener Appendizitis und die neurogene Appendikopathie.* Der erstere liegt dann vor, wenn sich mikroskopisch nur eine *Fibrose* – mit oder ohne Obliteration der Lichtung – findet, ohne daß sich eindeutige chronisch-entzündliche Zellinfiltrate nachweisen lassen. Die *neurogene Appendikopathie* kann aus der chronischen Appendizitis hervorgehen, meist findet sie sich in vernarbten Appendixspitzen ohne nennenswerte entzündliche Restinfiltrate (▷ S. 511)

Pathologisch-anatomische Sonderformen der Appendizitis

Diffuse plasmazelluläre Appendizitis

Seltene Form der chronischen Appendizitis, bei der die Mukosa neben Lymphozyten und Makrophagen massenhaft reife und unreife Plasmazellen enthält (Abb. 6.8). Differentialdiagnostisch muß eine neoplastische Plasmazellproliferation immunhistochemisch ausgeschlossen werden.

Infektiöse Mononukleose[91]

Die Appendixschleimhaut kann an einer *infektiösen Mononukleose* miterkranken. Dabei zeigt die interfollikuläre L. propria, also die *T-Zellregion,* ebenso wie in den Lymphknoten eine *Verbreiterung* mit Proliferation vor allem von *Immunoblasten,* die teilweise *an Sternberg-Reed-Zellen* erinnern und zahlreiche *Mitosen* enthalten. Das entzündliche Infiltrat greift auf die Submukosa über. Die *Keimzentren* sind hyperplastisch, aber im übrigen unauffällig. Das *Kryptenepithel* enthält große lymphatische Zellen.

Masern-Appendizitis

Hierbei kann die Appendix sog. *Warthin-Finkeldey-Riesenzellen* (Abb. 6.9a–c) enthalten. Diese sind bis zu 100 µm groß und enthalten bis zu 30 und mehr

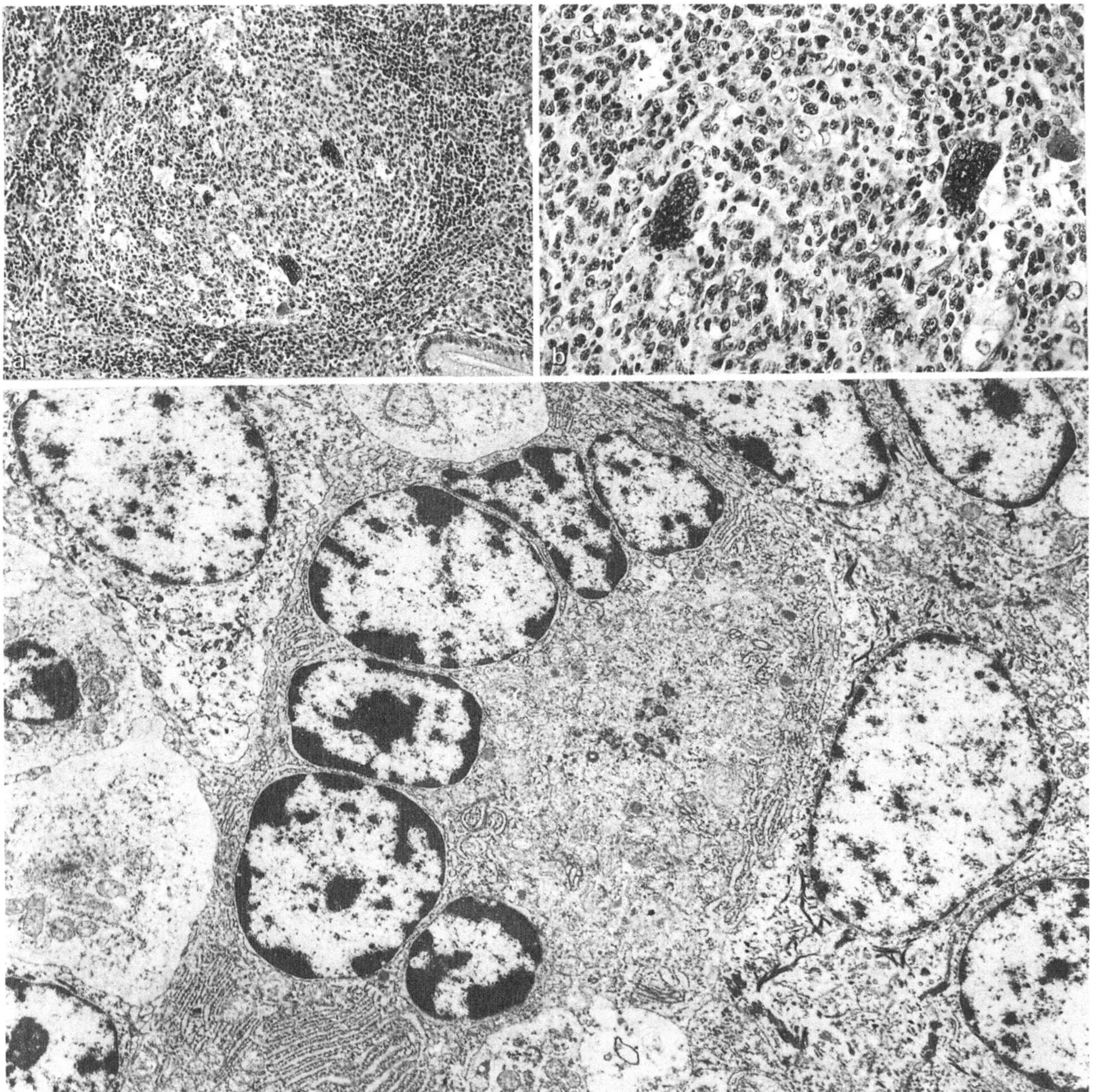

Abb. 6.9. Masern-Appendizitis. **a** Ausschnitt aus der Appendixwand mit mehreren Warthin-Finkeldey-Riesenzellen in einem Keimzentrum. H.E. 140 ×. **b** Zwei Riesenzellen bei stärkerer Vergrößerung. H.E. 350 ×. **c** Tonsille. Subepithelial gelegene plasmazelluläre Riesenzelle bei Masern. Elektronenmikroskopische Aufnahme, 8500 ×. (Freundlicher Weise überlassen von Herrn Prof. Dr. H. K. Müller-Hermelink, Würzburg)

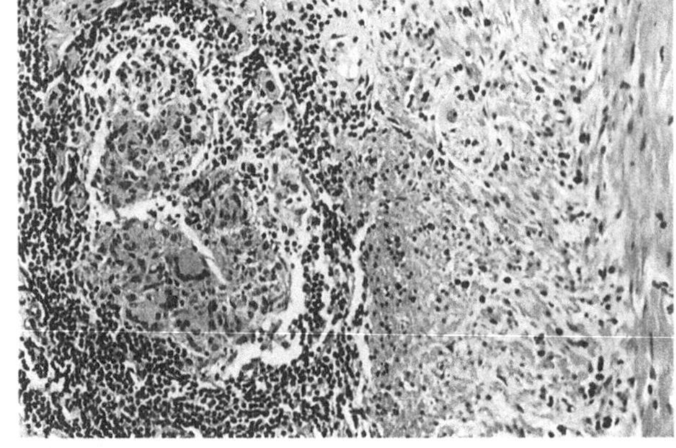

Abb. 6.10. Appendizitis Crohn mit einem subserösen Granulom mit Langhans-Riesenzellen (rechts M. propria, links Serosaoberfläche). H.E. 68 ×

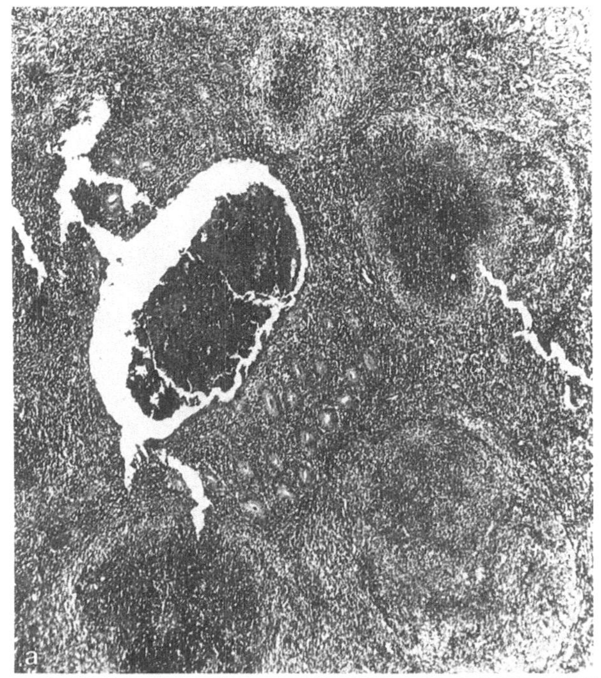

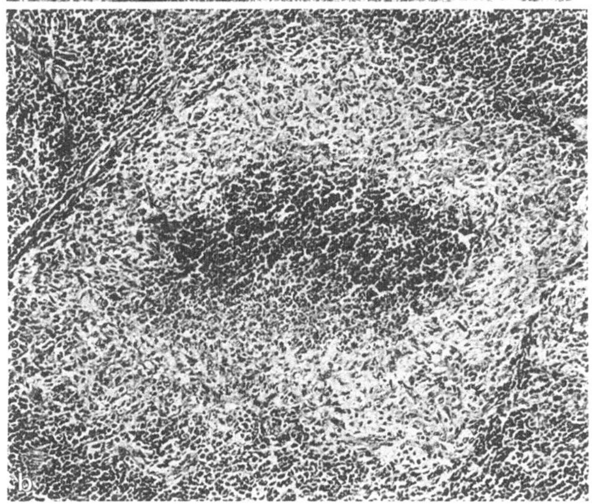

Abb. 6.11. Retikulozytär-abszedierte Appendizitis bei Yersiniose. **a** Übersicht mit Exsudat in der Lichtung und insgesamt 4 unterschiedlich großen Abszessen (wegen des hohen Granulozytengehaltes im Bild schwarz), umgeben von einem Saum aus Retikulumzellen (im Bild hellgrau). H.E. 35 ×. **b** Ausschnitt mit einem retikulozytär begrenzten Abszeß. H.E. 140 ×

zentral gelegene hyperchromatische Kerne. Sie treten bereits im *Prodomalstadium* der Masern auf und erlauben es, aus dem histologischen Appendixbefund mit hoher Wahrscheinlichkeit die baldige Entwicklung eines Masernexanthems vorherzusagen. Man findet diese Zellen auch in *Milz, Lymphknoten, Tonsille* und *Peyer-Plaques*. Der Pathologe sieht diesen Befund nur selten, da das Exanthem gewöhnlich auftritt, bevor eine Appendektomie ins Auge gefaßt wird. Die Riesenzellen liegen fast ausschließlich in der B-Zellregion des lymphatischen Gewebes[86] und finden sich auch bei *B-Zellen-Neoplasien* (malignen Lymphomen vom Hodgkin- und Non-Hodgkin-Typ[37]).

Granulomatöse Appendizitis/M. Crohn

Eine *isolierte* granulomatöse Appendizitis mit nichtverkäsenden Epitheloidzellgranulomen ist *selten* (Abb. 6.10). Die Zahl der bis 1986 publizierten Fälle liegt zwischen 60 und 80[9, 133], nur bei 7–14%[9, 133] lassen sich im weiteren Verlauf an anderen Stellen des Magendarmtraktes Granulome nachweisen. Daher erscheint es fraglich, ob man Fälle von isolierter epitheloidzelliger Appendizitis ohne weiteres als isolierte Appendizitis Crohn klassifizieren darf. Besser ist die *rein deskriptive Bezeichnung* als *granulomatöse Appendizitis*[9, 122, 131] *und der Hinweis auf eine mögliche* Crohn-Manifestation. Damit wird nicht bestritten, daß es eine granulomatöse Appendizitis Crohn als *Teilmanifestation* eines M. Crohn gibt – etwa 25–70% der intestinalen Crohn-Fälle zeigen eine Appendixbeteiligung[9, 13, 133] –, und es kann auch nicht ausgeschlossen werden, daß eine *isolierte* granulomatöse Appendizitis eine *spezielle Organmanifestation eines M. Crohn* darstellt, nur fehlt dafür der Beweis. Immerhin entwickeln sich in ca. 10% dieser Patienten später andere Crohn-charakteristische Organveränderungen, und in 10% kann sich eine Fistel ausbilden[54].

Neben einem M. Crohn kommen auch *andere Erkrankungen* als Ursachen einer granulomatösen Appendizitis in Frage. Differentialdiagnostisch ergibt sich folgende Liste:

- *Primäre granulomatöse Appendizitis (fraglicher isolierter M. Crohn der Appendix).*
- *Sarkoidose*[122, 133, 142, 144] (nur dann zu diagnostizieren, wenn der *Kveim-Test positiv* ist und andere eindeutige *Organmanifestationen* vorliegen; sicher *extrem selten).*
- *Tuberkulose*[133] (nur dann zu diagnostizieren, wenn *säurefeste Stäbchen* vorkommen, *positive Hauttests* und/oder eine *positive PCR auf Mycobacterium-tuberculosis-DNA* vorliegen, *andere Organmanifestationen* bekannt sind und die Granulome *käsige Nekrosen aufweisen: sicher extrem selten). – MAI-Appendizitis bei AIDS*[5].
- *Yersiniose*[9, 122, 133] durch Y. pseudotuberculosis: Das histologische Bild entspricht jedoch einer *retikulozytären abszedierenden Entzündung mit zentralen Abszessen* innerhalb der Granulome (▷ Abb. 6.11); eine Yersiniose ist nur zu diagnostizieren bei positivem Yersiniennachweis im Stuhl und/oder positiver Yersiniaserologie sowie bei klinischem Befall des Ileums/Zökums.
- *Granulomatöse Entzündungen bei Wurm-* (z. B. Schistosomiasis[111b], s. u.) und *Pilzerkrankungen* sowie als *Fremdkörperreaktion*. Das auslösende Agens läßt sich dabei gewöhnlich histologisch verifizieren (▷ Abb. 6.13).

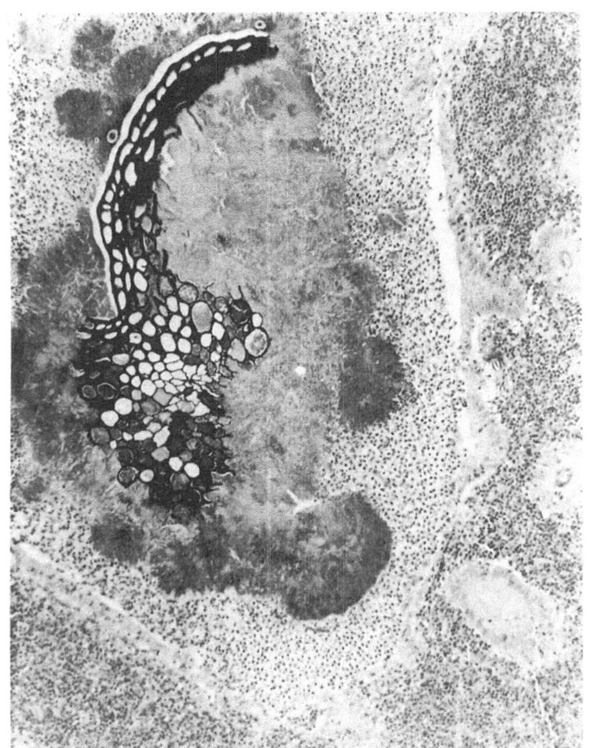

Abb. 6.12. Aktinomykose der Appendix. Von dichten neutrophilen Granulozyteninfiltraten umgebene Pilzdruse in der Appendixlichtung. In der Mitte pflanzlicher Fremdkörper. Der Befund deutet daraufhin, daß das pflanzliche Material mit Actinomyces verunreinigt war und den Ausgangspunkt der eitrigen Entzündung darstellt. H.E. 140 ×

Colitis ulcerosa

Etwa 50–60%[35, 55, 72] der Appendizes bei florider (totaler oder segmentaler) Colitis ulcerosa zeigen eine *Mitbeteiligung der Appendix*. Keineswegs selten imponiert die Appendicitis ulcerosa als *skip lesion*[55], da nur 61–74%[30, 72] der akut entzündeten Appendizes analoge Veränderungen des angrenzenden bzw. distal anschließenden Kolons aufweisen. Umgekehrt kann die Appendix Remissionszeichen bzw. eine unauffällige oder fibrosierte Schleimhaut zeigen, während im Kolon aktive entzündliche Veränderungen bestehen[72].

Schistosomiasis

Bei *jüngeren Patienten* kann sich um die in der Appendix abgelegten Eier eine *granulomatöse Appendizitis*, bei (vorwiegend) *älteren Menschen* eine *fibrosierende Entzündung* entwickeln (Abb. 6.13 d). Die Eier sind hierbei gewöhnlich *verkalkt*[111a, b].

Sonstige seltene Appendizitiden

Die Appendix kann weiterhin bei verschiedenen *viralen* (Adenoviren → Einschlußkörper), *bakteriellen* (Lues, Typhus abdominalis, Paratyphus, bakterielle Ruhr, Mycobacterium-avium-intracellulare = MAI[5], Aktinomykose ▷ Abb. 6.12), *parasitären (Amöbenruhr) und Pilzinfektionen* (Blastomykose) miterkranken. Auch *eosinophile Granulome* der Appendix wurden beschrieben. Kombination von *eosinophiler Cholezystitis, Appendizitis, Perikarditis* und wahrscheinlich *kephalosporinassoziierter Bluteosinophilie*[43]. Oxyuren (Abb. 6.13 a) können in die Wand eindringen und eine Fremdkörperentzündung hervorrufen (Abb. 6.13 b). Ganz selten kann die Appendixlichtung *Bandwurmproglottiden* enthalten (Abb. 6.13 c). *Xanthogranulomatöse Appendizitis*[(Lit bei 29a)].

Sonderfall (wenige Einzelmitteilungen): *Echinokokkose* mit zahlreichen Zysten auf der *Serosaoberfläche* (Echinococcus granulosus[137]).

Periappendizitis bei Chlamydiensalpingitis[75]. Über eine *rechtsseitige Salpingitis* kann bei Frauen mit einer Chlamydia-trachomatis-Infektion der Zervix eine granulozytäre Infiltration der Subserosa und Serosa der Appendix auftreten. Allerdings gelang in den mitgeteilten Fällen der *Erregernachweis* aus den Appendizes *nicht*.

Folgen der Appendektomie

Die wichtigste *Frühkomplikation* der Appendektomie ist die

- *lokale Wundinfektion*. Das Risiko beträgt nach der Auswertung zahlreicher Studien im Mittel 16,9%, es ist bei *Low-risk-Fällen* (normale Appendix, nichteitrige Appendizitis) geringer (im Mittel 10,4%) als bei *High-risk-Fällen* (gangränöse oder perforierte Appendizitis mit Abszeßbildung, lokaler oder diffuser Peritonitis, im Mittel 34,9%[60]). Selbst bei *inzidentellen Appendektomien im Rahmen einer Cholezystektomie* ist die Wundinfektion um 83% häufiger als bei Patienten mit Cholezystektomie ohne Appendektomie[143]. Da umgekehrt das Risiko der Patienten mit Cholezystektomie ohne Appendektomie, im späteren Leben eine akute Appendizitis zu entwickeln, gering ist, sind die Risiken und Vorzüge einer inzidentellen Appendektomie bei älteren Menschen sorgfältig gegeneinander abzuwägen[143]. Bei der *laparoskopischen Appendektomie* ist die Wundinfektion nicht häufiger[48] oder sogar deutlich seltener[68, 79, 105], möglicherweise wegen der sterilen Entnahme der Appendix aus dem Bauchraum[85, 105].
- Auch das Risiko *postoperativer Verwachsungen* soll nach der laparoskopischen Appendektomie geringer sein[68].
- Seltene *Komplikationen* einer Appendektomie sind die *zökokolische Invagination* (bis 1986 23 publizierte Fälle – Lit. bei[89] –; meist Frühkomplikation, in der Hälfte der Fälle abnorm hohe Beweglichkeit des Zökums) und die *überschießende*

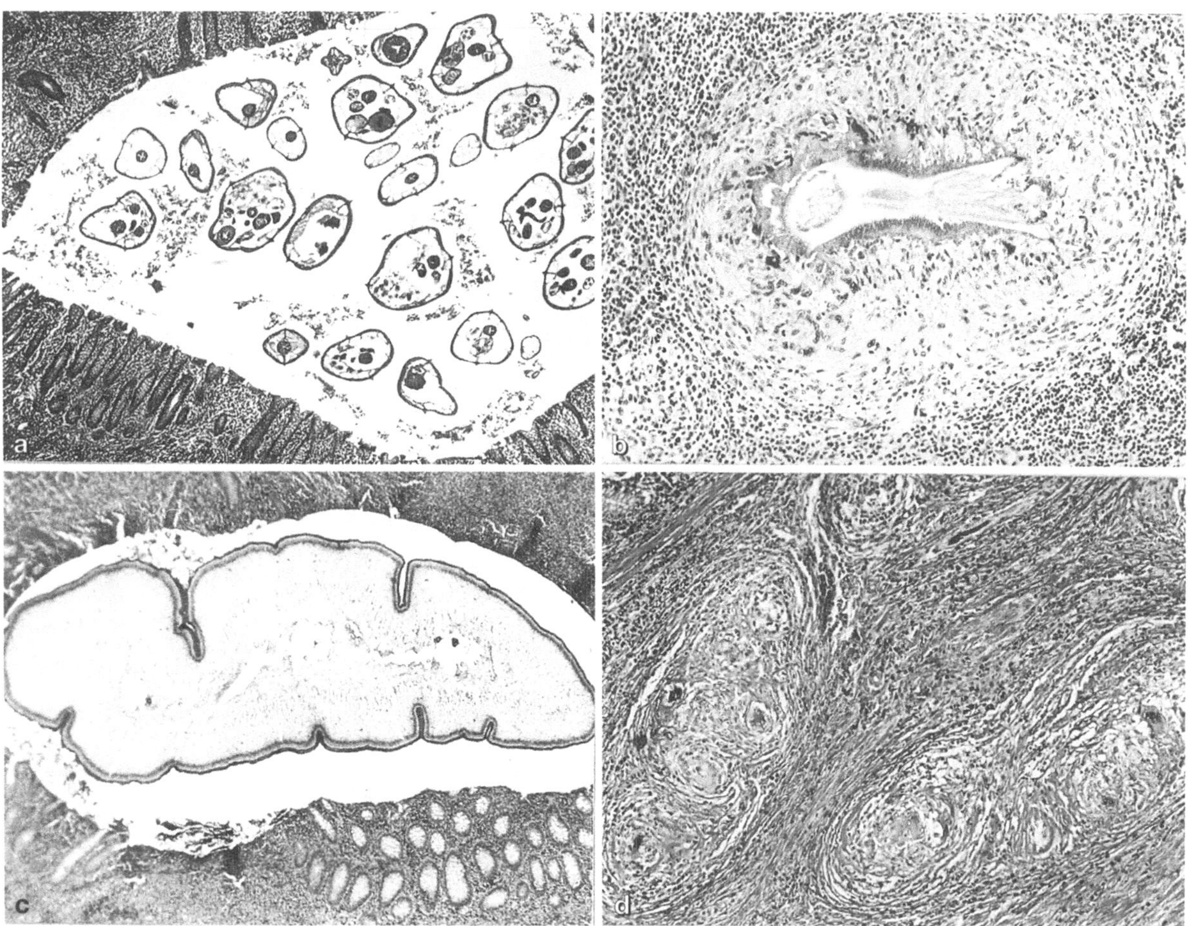

Abb. 6.13. Wurmerkrankungen der Appendix. **a** Oxyuriasis mit zahlreichen quergetroffenen Parasiten in der Appendixlichtung. H.E. 35 ×. **b** Oxyurengranulom(?). Fremdkörpermaterial (Oxyurenreste?) mit starker granulomatöser Fremdkörperreaktion in der Appendixschleimhaut. H.E. 35 ×. **c** Proglottide von Taenia sp. in der Appendixlichtung. Chronische unspezifische Appendizitis. **d** Schistosomiasis der Appendixwand mit granulomatöser Entzündung. (Präparat freundlicher Weise überlassen von Herrn PD Dr. Schmauz/Papenburg). H.E. 35 ×

Bildung von Granulationsgewebe (▷ Abb. 6.6) im *Bereich des Appendixstumpfes mit intestinaler Blutung*[136], ferner *eitrig-nekrotisierende Entzündungen der Zökalwand* (klinischer Beginn gewöhnlich etwa 1 Woche nach Appendektomie) und *Blutungen*[5]. Nicht selten wird der eingestülpte Appendixstumpf koloskopisch als *Polyp* interpretiert und biopsiert.

Das Risiko, nach einer Appendektomie an einem *Zökumkarzinom* oder an einem *malignen Lymphom* zu erkranken, ist nicht erhöht[10, 83, 121]. Bei appendektomierten Patienten ist jedoch die *Prognose eines späteren Zökumkarzinoms* verschlechtert: Man findet häufiger eine *lokale Invasion der Bauchdecken und Muskulatur* sowie *Metastasen* (Dukes-Stadium D 3mal häufiger als bei Patienten ohne frühere Appendektomie), demzufolge ist auch die *Resektionsquote geringer* (75,2 gegenüber 93,3%), und auch die *Zweijahresüberlebensrate* ist halbiert (26,1 gegenüber 53,7%[10]). Die *Gründe* für die schlechtere Prognose der appendektomierten Patienten sind *spekulativ* (verzögerte klinische Symptomatik? Postoperative Verwachsungen?)[10].

Nach einer neueren belgischen Studie[110] scheint die Appendektomie überraschender Weise vor der Entstehung einer *Colitis ulcerosa* zu schützen. Das Risiko, an einer Colitis ulcerosa zu erkranken, soll durch die Appendektomie um den Faktor 60 vermindert sein. Die Ursachen hierfür sind ungeklärt, der Befund bedarf der Bestätigung an größeren Serien[67].

Komplikationen der laparoskopischen Appendektomie[45, 134]: Zu den gefährlichen Komplikationen gehören *Verletzungen großer Gefäße (Aorta, A. iliaca communis, A. iliaca ext. dextra mit und ohne Vene, Vasa ovarica)*, beim Einführen des Trokars in den Unterbauch, v. a. bei Kindern und schlanken Menschen, die im Extremfall bis zum Verlust einer Extremität führen können, ferner *Verbrennungen des Zökums* mit nachfolgender *Nekrose* und *Peritonitis* im Rahmen der Elektrochirurgie[134].

Die *Kosten der laparoskopischen Appendektomie* liegen im Durchschnitt deutlich (teilweise um 30%[139] oder mehr[45]) unter denen der offenen Appendektomie, besonders dann, wenn die Appendektomie ambulant erfolgt[114].

Eine *abschließende vergleichende Wertung von offener und laparoskopischer Appendektomie* ist derzeitig noch nicht möglich. Eine neuere Arbeit aus der Mannheimer Klinik kommt zu folgendem Schluß: „Die laparoskopische Appendektomie erweitert unser Erfahrungsspektrum, ist jedoch keineswegs die Methode der Wahl, die das klassische Vorgehen aus dem Repertoire des Chirurgen zu verdrängen vermag“[57].

Literatur

1.–6. Weiterführende Literatur (▷ S. 489)
7. Ademabowo Ca, Akang EEU, Ladipo JK, Ajao OG (1991) Schistosomiasis of the appendix. Br J Surg 78:1219–1221
8. Al-Kraida A, Giangreco A, Shaikh MU, Al-Shehri A (1988) Appendicitis and schistosomiasis. Br J Surg 75:58–59
8a. Andreou P, Blain S, du Boulay CEH (1990) A histopathological study of the appendix at autopsy and after surgical resection. Histopathology 17:427–431
9. Ariel I, Vinograd I, Hershlag A et al. (1986) Crohn's disease isolated to the appendix. Truths and fallacies. Hum Pathol 17:1116–1121
10. Armstrong CP, Ahsan Z, Hinchley G et al. (1989) Appendicectomy and carcinoma of the coecum. Br J Surg 76:1049–1053
11. Aschoff L (1908) Die Wurmfortsatzentzündung. Eine pathologisch-histologische und pathogenetische Studie. Fischer Jena
12. Ayalon A, Mogilner M, Cohen O et al. (1979) Acute appendicitis in a premature baby. Acta Chir Scand 145:285–286
13. Bak M, Andersen JC (1987) Crohn's disease limited to the vermiform appendix. Acta Chir Scand 153:441–446
14. Barker DJP (1985) Acute appendicitis and dietary fibre:an alternative hypothesis. Br Med J 290:1125–1127
15. Bar-Maor JA, Zeltzer M (1978) Acute appendicitis located in a scrotal hernia of a premature infant. J Pediatr Surg 13:181–182
16. Barr D, van Heerden JA, Mucha P Jr (1991) The diagnostic challenge of postoperative acute appendicitis. World J Surg 15:526--529
17. Bartlett RH, Eraklis AJ, Wilkinson RH (1970) Appendicitis in infancy. Surg Gynecol Obstet 130:99–104
18. Bax NMA, Pearse RG, Dommering N, Molenaar JC (1980) Perforation of the appendix in the neonatal period. J Pediatr Surg 15:200–202
19. Bennion RS, Baron EJ, Thompson JE et al. (1990) The bacteriology of gangrenous and perforated appendicitis – revisited. Ann Surg 211:165–171
20. Bhaskar KVS, Malik AK, Sharma SC et al. (1988) Isolated amebic appendicitis: a pathologic rarity. Am J Gastroenterol 83:1188–1189
21. Binderow SR, Shaked AA (1991) Acute appendicitis in patients with AIDS/HIV infection. Am J Surg 162:9–12
22. Blind PJ, Dahlgren ST (1986) The continuing challenge of the negative appendix. Acta Chir Scand 152:623–627
23. Brender JD, Marcuse EK, Koepsell TD, Hatch EI (1985) Childhood appendicitis: factors associated with perforation. Pediatrics 76:301–306
23a. Brinck U, Bosbach R, Kirabiowska M et al. (1995) Lectin-binding sites in the epithelium of normal human appendix vermiformis and in acute appendicitis. Histol Histopathol 10:61–70
24. Budd DC, Fouty WJ Jr (1977) Familial retrocecal appendicits. Am J Surg 133:670–671
25. Budd JS, Armstrong C (1987) Role of Enterobius vermicularis in the aetiology of appendicitis. Br J Surg 74:748–749
26. Butler C (1981) Surgical pathology of acute appendicitis, Hum Pathol 12:870–878
27. Caldwell MTP, Watson RGK (1994) Peritoneal aspiration cytology as a diagnostic aid in acute appendicitis. Br J Surg 81:276–278
28. Campbell KL, DeBeaux AC (1992) Non-steroidal anti-inflammatory drugs and appendicitis in patients aged over 50 years. Br J Surg 79:967–968
29. Carey LS (1977) Lead shot appendicitis in Northern native people. J Can Ass Radiol 28:171–174
29a. Carr NJ, McCarthy WF, Sobin LH (1995) Epithelial noncarcinoid tumors and tumor-like lesions of the appendix. A clinicopathologic study of 184 patients with a multivariate analysis of prognostic factors. Cancer 75:757–768
30. Carson SD, Gatlin A, Mazur M (1981) Appendiceal perforation by Copper 7 intrauterine contracepti ce device. Am J Obstet Gynecol 141:586–587
31. Cetti NE (1980) Ureteric obstruction in „recurrent“ appendicitis. Br J Surg 67:297–298
32. Chang C, Coghill SB (1988) Selective histopathology of appendicectomy specimens. Lancet I:110–111
33. Chapman P, Milner SM (1986) Escaped faecolith after appendicectomy. Br J Surg 73:1006
34. Crabbe MM, Norwood SH, Robertson HD, Silva JS (1986) Recurrent and chronic appendicitis. Surg Gynecol Obstet 163:11–13
35. Davison AM, Dixon MF (1990) The appendix as a „skip lesion“ in ulcerative colitis. Histopathology 16:93–95
36. De Dombal FT (1979) Diagnosen und Operationsindikation bei der akuten Appendizitis: Wieviele „Irrtümer“ sind unvermeidlich? Chirurg 50:291–296
37. Delsol G, Pradere M, Voigt JJ et al. (1982) Warthin-Finkeldey-like cells in benign and malignant lymphoid proliferations. Histopathology 6:451–465
38. De Moulin D (1975) Historical notes on appendicitis. Arch Chir Neerland 27:97–102
39. Diederich DT, Kim MH, McMeeding A, Rotterdam H (1991) Cytomegalovirus appendicitis in a patient with acquired immune deficiency syndrome. Am J Gastroenterol 86:904–906
40. Dolgin SE, Beck AR, Tartter PI (1992) The risk of perforation when children with possible appendicitis are observed in the hospital. Surg Gynecol Obstet 175:320–324
41. Durlach V, Lisovoski F, Gross A et al. (1986) Appendicectomy in an unusual case of lead poisoning. Lancet II: 687–688
42. Editorial: Appendicitis in pregnancy (1986) Lancet I:195–196
43. Felman RH, Sutherland DB, Conklin JL, Mitros FA (1994) Eosinophilic cholecystitis, appendiceal inflammation, pericarditis, and cephalosporin-associated eosinophilia. Dig Dis Sci 39:418–422
44. Foster HM, Webb SJ (1989) Appendicitis and appendicectomy in a Melanesian population Br J Surg 76:368–369
45. Gawenda M, Said S (1994) Die laparoskopische Appendektomie. Eine Literaturrecherche. Langenbecks Arch Chir 379:145–151
46. Gilbert SR, Emmens RW, Putnam TC (1985) Appendicitis in children. Surg Gynecol Obstet 161:216–265
47. Grüßner R, Pistor G, Engelskirchen R, Hofmann v Kapherr (1985) Appendizitis im Kindesalter. Monatsschr Kinderheilk 133:158–166
47a. Gürses N, Gürses N (1986) Perforated appendicitis within a diaphragmatic hernia: a case report. Z Kinderchir 41:306–307
48. Hebebrand D, Troidl H, Spangenberger W et al. (1994) Laparoskopische oder klassische Appendektomie? Eine prospektive randomisierte Studie. Chirurg 65:112–120

49. Hecker C, Ring-Mrozik E, Nägele S, Soder J (1991) Stellungnahme zur Veröffentlichung von J.R. Izbicki et al.: Retro- und prospektive Untersuchung zur Wertigkeit klinischer und laborchemischer Daten bei der akuten Appendizitis. Chirurg 62:765–768
50. Hecker W C, Ring-Mrozik E, Trammer A, Nägele S (1989) Appendektomie im Kindesalter. Chirurg 60:513–516
51. Herrmann G, Brünner H, Schick G (1977) Die Altersappendizitis – ein Problem der geriatrischen Chirurgie. Therapiewoche 27:3356–3364
52. Hørby-Petersen J, Kristiansen T, Jelnes R (1987) Acute appendicitis caused by metallic foreign body (bullet). Acta Chir Scand 153:697–698
53. Horowitz MD, Gomez GA, Santiesteban R, Burkett G (1985) Acute appendicitis during pregnancy. Arch Surg 120:1362–1367
54. Jacobson S (1979) Crohn's disease of the appendix, manifested as acute appendicitis with postoperative fistula. Am J Gastroenterol 71:592–597
55. Jahadi MR, Shaw ML (1976) The pathology of the appendix in ulcerative colitis. Dis Colon Rectum 19:345–349
56. Janik JS, Firor HV (1979) Pediatric appendicitis. A 20-year study of 1640 children at Cook County (Illinois) Hospital. Arch Surg 114:717–719
57. Karaorman M, Fernandez F, Werthmann K, Trede M (1994) Ergebnisse einer prospektiven Studie zur laparoskopischen Appendektomie. Chirurg 65:1126–1129
58. Käufer C, Franz I, Löblich HJ (1989) Appendicitis – Wandel des Krankheitsbildes? Chirurg 60:501–507
59. Koslowski L (1980) Die Indikation zur Appendektomie. Med Welt 31:423–424
60. Krukowski ZH, Irwin ST, Denholm S, Matheson NA (1988) Precenting wound infection after appendicectomy: a review. Br J Surg 75:1023–1033
61. Lau WY, Fan ST, Yiu TF et al. (1985) Acute appendicitis in the elderly. Surg Gynecol Obstet 161:157–160
62. Lauwers GY (1992) Cytomegalovirus infection of the appendix in AIDS. Gastroenterology 102:379–380
63. Lee PWR (1973) The leucocyte count in acute appendicitis Br J Surg 60:618
64. Lewin J, Fenyö G, Engström L (1988) Treatment of appendiceal abscess. Acta Chir Scand 154:123–125
65. Lin J, Bleiweiss IJ, Mendelson MH, Szabo S, Schwartz IS (1990) Cytomegalovirus-associated appendicitis in a patient with the acquired immunodeficiency syndrome. Am J Med 89:377–379
66. Littmann K, Albrecht K (1979) Zur Problematik der Altersappendizitis. In Rehn J (Hrsg) Der alte Mensch in der Chirurgie. Springer, Berlin Heidelberg New York, S 161–163
67. Logan R (1994) Appendectomy and ulcerative colitis:what connection? Gastroenterology 106:1382–1384
68. Loh A, Taylor RS (1992) Laparoscopic appendicectomy. Br J Surg 79:289–290
68a. Ludbrook J, Spears GFS (1965) The risk of developing appendicitis. Br J Surg 52:856–858
69. Madden NP, Hart CA (1985) Streptococcus Milleri in appendicitis in children. J Pediat Surg 20:6–7
70. Malinin IM (1964) Acute hemorrhagic appendicitis in children and young adults. Virchows Arch [A] 337:407–413
71. Man KM, Keeffe EB, Garcia-Kennedy R, Hansen JE, Verhille MS (1993) Acute appendicitis secondary to metastatic cholangiocarcinoma. Am J Gastroenterol 88:1966–1968
72. Mantzaris GJ, Vourlakou C, Hatzis A et al. (1992) The pathology of the appendix in ulcerative colitis. Gastroenterology 102:A 658
73. Marchand A, van Lente F, Galen RS (1983) The assessment of laboratory tests in the diagnosis of acute appendicitis. Am J Clin Pathol 80:369–374
74. Marchildon MB, Dudgeon DL (1977) Perforated appendicitis:Current experience in a childrens hospital. Ann Surg 185:84–87
75. Mådh P-A, Wølner-Hanssen P (1985) Periappendicitis and Chlamydial salpingitis. Surg Gynecol Obstet 160:304–306
76. Martin LW, Glen PM (1986) Prenatal appendiceal perforation:a case report. J Pediat Surg 21:73–74
77. Marya SKS, Singh S, Yadav R, Singla S (1980) Spontaneous detachment of the appendix in acute appendicitis. Br J Surg 67:148
78. Massad M, Srouji M, Awdeh A et al. (1986) Neonatal appendicitis: case report and a revised review of the English literature. Z Kinderchir 41:241–243
79. McAnena OJ, Austin O, O'Connell PRO et al. (1992) Laparoscopic versus open appendicectomy:a prospective evaluation. Br J Surg 79:818–820
80. McWhinney NA, Jarrett R (1983) Uterine perforation by a Copper 7 intrauterine contraceptive device with subsequent penetration of the appendix. Case report. Br J Obstet Gynecol 90:774–776
81. Meissner K, Meiser G, Pichler W (1986) Akute nonperforative Appendizitis und Appendektomie: Diagnose, Eigenrisiko von Erkrankung und Operation. Akt Chir 21:242–245
81a. Merkel H (1956) Verdauungsorgane. In: Staemmler M (Hrsg) Lehrbuch der speziellen pathologischen Anatomie. 1. Bd, 2. Hälfte. de Gruyter, Berlin
82. Millikin PD (1983) Extraepithelial enterochromaffin cells and Schwann cells in the human appendix. Arch Pathol Lab Med 107:189–194
83. Moertel CG, Nobrega FT, Elveback LR, Wentz JR (1974) A prospective study of appendectomy and predisposition to cancer. Surg Gynecol Obstet 138:549–553
84. Mogensen K, Pahle E, Kowalski K (1985) Enterobius vermicularis and acute appendicitis. Acta Chir Scand 151:705–707
85. Mompean JAL, Campos RR, Paricio PP et al. (1984) Laparoscopic versus open appendectomy:a prospective assessment. Br J Surg 81:133–135
86. Müller-Hermelink HK (1981) Ultrastrukturelle und immunhistochemische Untersuchungen der Masernriesenzellen des lymphatischen Gewebes. Verh Dtsch Ges Pathol 56:224–230
87. Nadler S, Cappell MS, Bhatt B et al. (1990) Appendiceal infection by Entamoeba histolytica and Strongyloides stercoralis presenting like acute appendicitis. Dig Dis Sci 35:603–608
88. Nanni G, Bergamini C, Bertoncini M, Nanni G (1981) Spontanous appendiocutaneous fistula: case report and literature review. Dis Colon Rectum 24:187–190
89. Nielsen KK, Rodenberg JC, Block AV (1986) Caecocolic intussusception:a postoperative complication of appendectomy. A case report. Acta Chir Scand 152:231–232
89a. Nitecki S, Karmeli R, Sarr MG (1990) Appendiceal calculi and fecaliths as indications for appendectomy. Surg Gynecol Obstet 171:185–188
90. Nordback I, Harju E (1988) Inflammatory parameters in the diagnosis of acute appendicitis. Acta Chir Scand 154:43–48
91. O'Brien A, O'Briain DS (1985) Infectious mononucleosis. Appendiceal lymphoid tissue involvement parallels characteristic lymph node changes. Arch Pathol Lab Med 109:680–682
92. Oehlert W (1974) Gibt es eine chronische Appendicitis? 6. Freiburger Chirurgengespräch, 5.4.1974, S 1–15
93. Ohmann C, Franke C, Yang Q et al. (1995) Diagnosescore für akute Appendicitis. Chirurg 66:135–141
94. Ooms HWA, Koumans RKJ, Ho Kang You PJ, Puylaert JBCM (1991) Ultrasonography in the diagnosis of acute appendicitis. Br J Surg 78:315–318
95. Ostertag-Körner D, Helmstädter V, Wysocki S, Waldherr R (1987) Komplikationen der Darmschistosomiasis: Appendizitis und Siegelringzellkarzinom des Dickdarms. Zwei Fallbeobachtungen. Verh Dtsch Ges Pathol 71:445
95a. Panis Y, Kaisserian G, Sulahian A et al. (1994) Localisation appendiculaire de la bilharziose; valeur de l'examen histologique extemporane. Ann Chir (Paris) 48:374–376
96. Pearson RH (1988) Ultrasonography for diagnosing appendicitis. Better than other methods but not for routine use. Brit Med J 297:309–310
97. Peltola H, Ahlqvist J, Rapola J et al. (1986) C-reactive protein compared with white blood cell count and erythrocyte

sedimentation rate in the diagnosis of acute appendicitis in children. Acta Chir Scand 152:55–58
98. Pieper R, Kager L, Näsman P (1982) Acute appendicitis:a clinical study of 1018 cases of emergency appendectomy. Acta Chir Scand 148:51–62
99. Pieper R, Kager L, Weintraub A et al. (1982) The role of bacteroides fragilis in the pathogenesis of acute appendicitis. Acta Chir Scand 148:39–44
100. Pitkäranta P, Elonen E, Haapiainen R (1989) Percutaneous drainage of periappendiceal abscess in a patient with acute leukemia. Case report. Acta Chir Scand 155:617–619
101. Puri P, McGuinness EPJ, Guiney EJ (1989) Fertility following perforated appendicitis in children. J Pediat Surg 24:547–549
102. Putnam TC, Emmens RW (1990) Appendicitis in children. Surg Gynecol Obstet 170:527–532
103. Puylaert JBCM (1988) Ultrasonography for diagnosing appendicitis. Brit Med J 297:740
104. Ramirez JM, Deus J (1994) Practical score to aid decision making in doubtful cases of appendicitis. Br J Surg 81:680–683
105. Richards W, Watson D, Lynch G et al. (1993) A review of the results of laparoscopic versus open appendectomy. Surg Gynecol Obstet 177:473–480
106. Riesener K-P, Tittel A, Truong SN, Schumpelick V (1994) Der Wert der Sonographie in der Routinediagnostik der akuten Appendicitis. Eine retrospektive Analyse. Leber Magen Darm 24:16–22
107. Roberts JP (1988) Quantitative bacterial flora of acute appendicitis. Arch Dis Child 63:536–540
108. Rode J, Dhillon AP, Hutt MSR (1987) Appendicitis revisited: a comparative study of Malawian and English appendices. J Pathol 153:357–363
109. Rørdam P, Mortensen P, Hindberg I, Christiansen J (1987) Acute appendicitis and plasma concentration of serotonin. Acta Chir Scand 153:437–439
110. Rutgeerts P, D'Haens G, Hiele M, Geboes K, Vantrappen G (1994) Appendectomy protects against ulcerative colitis. Gastroenterology 106:1251–1253
111. Rydén CI, Grunditz T, Janzon L (1983) Acute appendicitis in patients above and below 60 years of age. Acta Chir Scand 149:165–170
111a. Satti MB, Tamimi DM, AL Sohaibani MO, Al Quorain A (1987) Appendicular schistosomiasis: a cause of clinical acute appendicitis? J Clin Pathol 40:424
111b. Schmauz R, Biersack G (1995) Schistosomal appendicitis, an unrecognized cause of appendectomy. Europ Conf Trop Med, Hamburg, 22.–26. Okt. 1995. Trop Med Int Health (1995) A 101, Suppl
112. Schmidt-Matthiesen A, Heller K, Waag K-L (1990) C-reaktives Protein in der Diagnostik der kindlichen akuten Appendizitis. Akt Chir 25:61–64
113. Schorlemmer GR, Herbst CA Jr (1983) Perforated neonatal appendicitis. South Med J 76:536–537
114. Schreiber JH (1994) Results of outpatient laparoscopic appendectomy in women. Endoscopy 26:292–298
115. Schwerk WB, Wichtrup B, Rothmund M, Rüschoff J (1989) Ultrasonography in the diagnosis of acute appendicitis: a prospective study. Gastroenterology 97:630–639
116. Serra I (1986) Appendicitis caused by an intrauterine contraceptive device. Br J Surg 73:927–928
117. Sherlock DJ (1985) Acute appendicitis in the over-sixty age group. Br J Surg 72:245–246
118. Shin MS, Ho K-J (1985) Appendicolith. Significance in acute appendicitis and demonstration by computed tomography. Dig Dis Sci 30:184–187
119. Siewert JR, Bollschweiler E, Hempel K (1990) Wandel der Eingriffshäufigkeit in der Allgemeinchirurgie. Chirurg 61:855-863
120. Silberman VA (1981) Appendectomy in a large metropolitan hospital. Retrospective analysis of 1013 cases. Am J Surg 142:615–618
121. Silingardi V, Venezia L, Tampieri A, Gramolini C (1982) Tonsillectomy, appendectomy and malignant lymphomas. Scand J Haematol 28:59–64
122. Simon M, Körner C, Mohr W (1990) Granulomatöse Appendizitis: Differentialdiagnose zur „gemeinen" Appendizitis. Med Klin 85:137–140
123. Skaane P (1981) Spontaneous appendicocutaneous fistula:report of a case and review of the literature. Dis Colon Rectum 24:550–554
124. Smith AM (1986) Appendicitis in pregnancy. Lancet II:441
125. Søreide O (1984) Appendicitis – a study of incidence, death rates and consumption of hospital resources. Postgrad Med J 60:341–345
126. Stambolis C, Wagner U (1985) Die Appendizitis – ein nicht immer einhellig beurteiltes Krankheitsbild. Pathologe 6:226–228
127. Stelzner F (1983) Die Appendizitis. In: Schwiegk H (Hrsg) Dickdarm Springer, Berlin Heidelberg New York (Handbuch der inneren Medizin, 5. Aufl, Bd III/4, S 809–836)
128. Stelzner F, Lierse W (1972) Über die Ursache der Appendicitis. Langenbecks Arch Chir 330:273–284
129. Stephenson BM, Shandall AA (1995) Seat-belt compression appendicitis. Br J Surg 82:325
130. Stone HH, Sanders SL, Martin JD Jr (1971) Perforated appendicitis in children. Surgery 69:673–679
131. Stotz K-D (1981) Die Appendizitis im Kindesalter. Med Inaug Diss Aachen
132. Tamir IL, Bongard FS, Klein SR (1990) Acute appendicitis in the pregnant patient. Am J Surg 160:571–576
133. Timmcke AE (1986) Granulomatous appendicitis: Is it Crohn's disease? Report of a case and review of the literature. Am J Gastroenterol 81:283–287
134. Troidl H, Gaitzsch A, Winkler-Wilfurth A, Müller W (1983) Fehler und Gefahren bei der laparoskopischen Appendektomie. Chirurg 64:212–220
135. Trowell H (1985) Acute appendicitis and dietary fibre. Br Med J 290:1660
136. Ubieto FM, Arbeloa AL, Retana JO et al. (1985) Granuloma of the appendiceal stump:an unusual cause of low intestinal haemorrhage. Br J Surg 72:51
137. Vaizey CJ, Sanne I, Gilbert JM (1994) Periappendiceal hydatidosis:an unusual cause of right iliac fossa pain. Br J Surg 81:1371–1372
138. Valerdiz-Casasola S, Pardo-Mindan FJ (1991) Cytomegalovirus infection of the appendix in a patient with the acquired immunodeficiency syndrome. Gastroenterology 101:247–249
139. Vallina VL, Velasco JM, McCulloch CS (1993) Laparoscopic versus conventional appendectomy. Ann Surg 218:685–692
139a. Vender R, Larson J, Garcia J et al. (1995) Appendicitis as a complication of colonoscopy. Gastrointest Endosc 41:514–516
140. Voitk AJ, Macfarlane JK, Estrada RL (1974) Ruptured appendicitis in femoral hernias:Report of two cases and review of the literature. Ann Surg 179:24–26
141. Walker ARP, Walker BF (1987) Appendectomy in South African inter-ethnic school pupils. Am J Gastroenterol 82:219–222
142. Wang TK, Tolnai G, Campbell JS et al. (1972) Crohn's disease of the appendix. Can Med Ass J 106:233–236
142a. Warren BF, Bradfield JWB (1991) A histopathological study of the appendix at autopsy and after surgical resection. Histopathology 18:101
143. Warren JL, Penberthy LT, Addiss DG, McBean AM (1993) Appendectomy incidental to cholecystectomy among elderly medicare beneficiaries. Surg Gynecol Obstet 177:288–294
144. Weiss Y, Durst AL (1975) Crohn's disease of the appendix presentation of a case with review of the literature. Am J Gastroenterol 63:333–339
145. Wells PNT (1988) Ultrasonography for diagnosing appendicitis. Br Med J 297:1129
146. Whitney TM, Macho JR, Russell TR et al. (1992) Appendicitis in acquired immunodeficiency syndrome. Am J Surg 164:467–471

147. Whitworth CM, Whitworth PW, Sanfillipo J, Polk HC Jr (1988) Value of diagnostic laparoscopy in young women with possible appendicitis. Surg Gynecol Obstet 167:187–190
148. Wiebe BM (1991) Appendicitis and Enterobius vermicularis. Scand J Gastroenterol 26:336–338
149. Williams DJ, Dixon MF (1988) Sex. Enterobius vermicularis and the appendix. Br J Surg 75:1225–1226
150. Williams GR (1983) Presidential address: a history of appendicitis. With anecdotes illustrating its importance. Ann Surg 197:495–506
151. Wyler IL, Säuberli H, Otto R (1990) Appendicitisdiagnostik: Beeinflußt die Anzahl der Untersucher das Ergebnis? Endoskopie heute 4:238–245
152. Ziegler H-K (1972) Zur Ätiologie und Pathogenese der Appendicitis. Langenbecks Arch Chir 330:209–219

Neurogene Appendikopathie (NAP)

Synonyme: appendicite neurogène, neurogene oder Neuroappendikopathie; Appendixneuromatose; Neurome der Appendix

Definition. Man versteht unter der NAP eine neuromartige Proliferation nervaler Strukturen der Appendixwand, die *klinisch* nicht von der akuten oder rezidivierenden Appendizitis unterscheidbar ist und deren Symptome durch die Nervenwucherungen erklärt werden[8].

Die Krankheit ist *wenig bekannt*. Sie wird in den meisten Lehrbüchern überhaupt nicht erwähnt und vermutlich von manchen Pathologen – mangels entsprechender Kenntnisse – nicht diagnostiziert, obgleich sie gerade bei makroskopisch unauffälligen Appendizes die scheinbare Diskrepanz zum klinischen Befund verständlich machen kann[8, 9, 11].

Epidemiologie. Bei gezielter Suche lassen sich die Veränderungen in der Mehrzahl aller operierten Appendizes nachweisen (s. unten). Mit dem Lebensalter nimmt die Häufigkeit zu[8]. Frühere Angaben von 15–18%[8, 11] sind als überholt anzusehen.

Es ist anzunehmen, daß zahlreiche als fibrös obliteriert bezeichnete Appendizes tatsächlich eine NAP aufweisen und nur deswegen nicht als solche diagnostiziert werden, weil auf die neurale Proliferation nicht geachtet wird. Eine Arbeit gibt in 61% aller negativen Appendizes eine NAP an[15]. Immunhistochemisch betrug die Quote sogar 78,2% (195 von 237 Appendizes[14]).

Die Zahl der „negativen" Laparotomien (20–35%, ▷ S. 496) bzw. der unauffälligen Appendizes (18–35%, ▷ S. 498) muß daher vermutlich erheblich nach unten korrigiert werden.

Da die NAP ähnliche klinische Symptome wie eine akute Appendizitis erzeugen kann, läßt diese Feststellung die angeblich zu hohe Appendektomierate in einem ganz anderen Licht erscheinen und entlastet die Chirurgen teilweise in einem wesentlichen Punkt vom Vorwurf einer zu weit gefaßten Indikationsstellung zur Operation.

Klinik[15]. Die Symptomatik läßt sich oft nicht exakt von derjenigen einer akuten Appendizitis abgrenzen. Häufig bestehen *rechtsseitige Unterbauchbeschwerden* – manchmal *kolikartig* – über lange Zeit hinweg. Neben *vegetativen Störungen* wird (bei jedem 2.–3. Fall) auch eine *akut einsetzende Schmerzsymptomatik* beobachtet. Hierzu findet sich in einer Arbeit folgende Anekdote: „Eine Kollegin, Pathologin, die zwar das histologische Erscheinungsbild der NAP kannte, nicht aber von deren Krankheitswert überzeugt war, diagnostizierte bei sich selbst eine akute Appendizitis. Auch der beigezogene Chirurg stellte diese Diagnose. Daß im histologischen Präparat lediglich eine neurogene Appendikopathie vorlag, glaubte die Patientin erst, nachdem sie das Präparat selbst befundet hatte"[15].

Morphologie. Die neurale Proliferation umfaßt 3 *Typen:*

- *Intramuköse Proliferation* (4,4–10,4% aller Appendizes[8, 9, 11]). Sie beginnt an der Grenze zur L. muscularis mucosae und führt zur Dissoziation und Abhebung der Krypten. Innerhalb der Wucherungen nimmt auch die Zahl der versilberbaren endokrinen (5-Hydroxytryptamin- oder Peptid-bildenden) Zellen zu.
- *Zentrales (axiales) Neurom* (4,7% aller Appendizes[8, 11]). Es liegt in der Spitze obliterierter Appendizes (Abb. 6.14a) und entsteht dadurch, daß sich die Schleimhaut zurückzieht → zentrale strangförmige Nervenwucherung, ringsum von M. mucosae umgeben. *Multiples* Vorkommen ist selten (Abb. 6.14d und e).
  Das zentrale Neurom geht also einmal aus der intramukösen Form der neurogenen Appendikopathie hervor. Es enthält einzelne und in Gruppen liegende endokrine Zellen. Der Übergang zum Karzinoid ist fließend, viele Appendixkarzinoide sind mit einem axialen Neurom kombiniert[8]. Zum anderen kann sich ein zentrales Neurom als *Amputationsneurom* (Abb. 6.14b und c) im Anschluß an eine ulzeröse Appendizitis aus dem Plexus mucosus oder submucosus entwickeln. Von den erstgenannten axialen Neuromformen unterscheidet es sich durch das Fehlen endokriner Zellen, seinen höheren Zellgehalt und die meist noch deutlichen Entzündungszeichen[9].
- *Submuköse neuromuskuläre Proliferation* (1–2,8%[8, 11]). Sie besteht aus knäuelartigen Komplexen, die aus glatter Muskulatur und Nervenfasern bestehen. Die L. propria ist unverändert. Die Läsion wird häufig *nach abgelaufenen Entzündungen* beobachtet, während die beiden ersten Formen oft in entzündungsfreien Appendizes auftreten. Die endokrinen Zellen sind bei ihr nicht vermehrt[8].

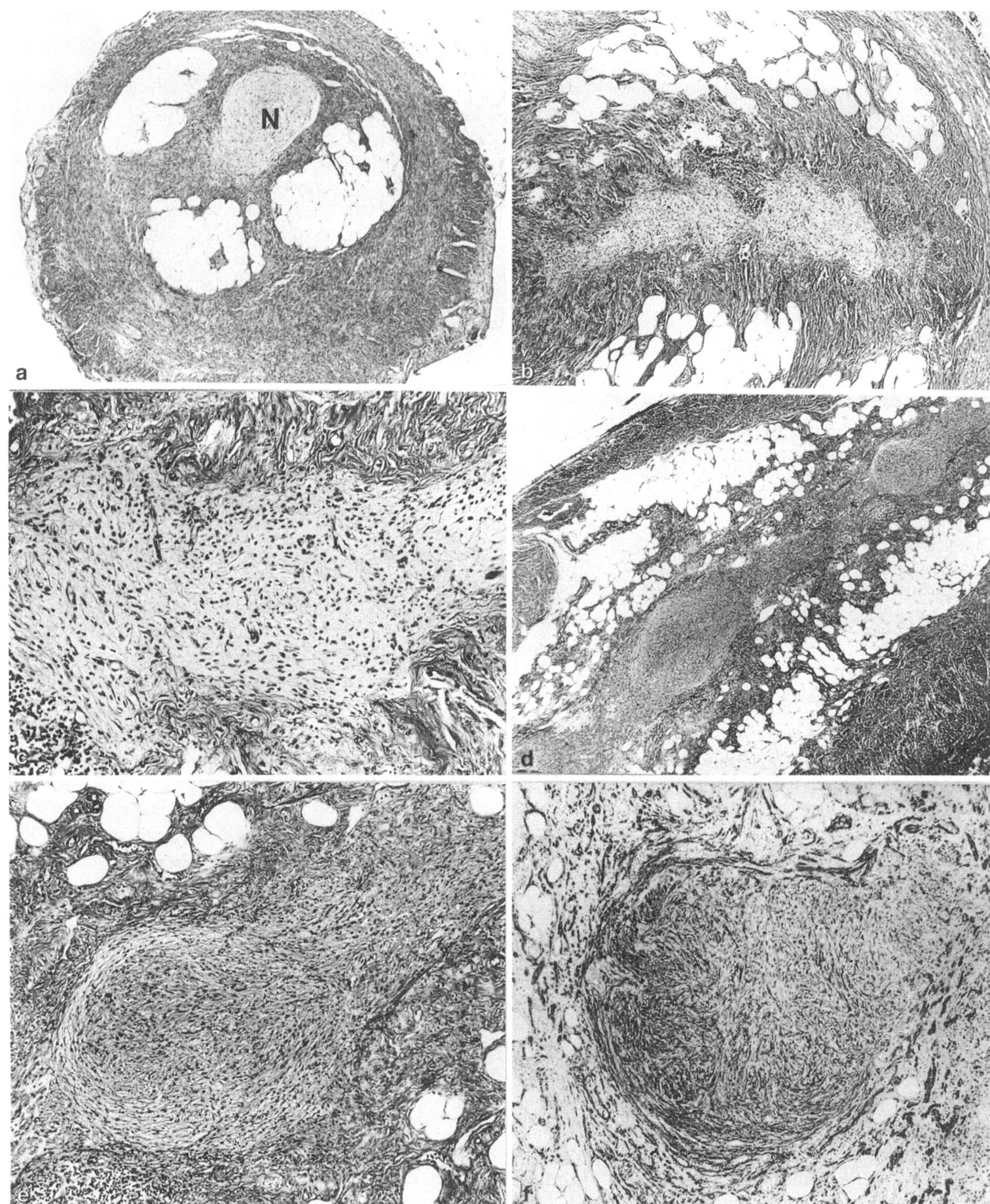

Abb. 6.14. Neurogene Appendikopathie. **a** Zentrales axiales Neurom (N) bei narbiger Obliteration der Appendixlichtung. Fettgewebsinseln in der Submukosa. H.E. 17 ×. **b** Zentrales Amputationsneurom, ebenfalls aus der Spitze einer obliterierten Appendix. H.E. 27 ×. **c** Amputationsneurom bei stärkerer Vergrößerung. Zellreiche Proliferation von neuralem Gewebe. Narbige Fibrose in der Umgebung. H.E. 68 ×. **d** Multinoduläre Form einer neurogenen Appendikopathie mit mehreren, perlschnurartig angeordneten zentralen axialen Neuromen in einer obliterierten Appendixspitze. H.E. 27 × **e** Stärkere Vergrößerung eines Knotens (rechts oben in d). H.E. 90 ×. **f** Immunhistochemische Darstellung der neuralen Elemente mit dem Nachweis von Protein S-100. 140 ×

Bemerkenswerterweise enthalten die Appendizes mit einer Fibrose + neuralen Proliferation vermehrt *Mastzellen*[17, 20]. Diese finden sich vor allem (in 3fach erhöhter Zahl gegenüber normalen Appendizes) bei leichten, initialen Graden der Fibrose in der Mukosa, und ihre Zahl geht dem Grad der neuralen Proliferation parallel[20]. Mit zunehmender Fibrose nimmt die Mastzellzahl ab. Am Ende bleibt ein *dichter axialer Block aus neuralen Strukturen* in der Submukosa zurück[20]. Die Beziehungen zwischen den Mastzellen, der Fibrose + neuralen Proliferation sind noch ungeklärt (Mastzellvermehrung = Ursache oder Folge der neuralen Proliferation? Vermehrung beider Strukturen als Folge eines gemeinsamen Stimulus, z. B. durch den nervalen Wachstumsfaktor?)[20].

Konventionelle Färbungen: Im *H.E.-Präparat* färben sich sowohl die zarten kollagenen als auch die Nervenfasern rot. Zur Darstellung der Nervenfasern empfiehlt sich daher die *Masson-Trichromfärbung mit Anilinblau* (kollagene Fasern rot), soweit nicht – heute wohl die Regel – immunhistochemische Untersuchungen vorgenommen werden.

Immunhistochemie: Die neuralen Elemente lassen sich leicht mit der Reaktion auf *Protein S-100* nachweisen[17, 19] (Abb. 6.14f). Die Proliferate sind ferner zumindest teilweise positiv für *NSE, Leu-7* und *Chromogranin A*. Oft gelingt auch der Nachweis von Serotonin bzw. von Somatostatin[10, 17, 19]. Substanz P wurde positiv[17] bzw. negativ[19] gefunden. Neurotensin, VIP, Bombesin und Gastrin waren nicht nachweisbar[19]. Es ist von Interesse, daß auch *außerhalb* der eigentlichen Fibroseherde Protein S-100, Substanz P, Leu-7, Chromogranin A und Serotonin nachgewiesen werden konnten[17].

> Zur sicheren Erkennung einer NAP sollten zumindest alle diejenigen Appendizes, bei denen eine *erkennbare Fibrose* vorliegt, anhand eines *ausreichend großen Längsschnittes* durch die Appendixspitze mit der *S-100-Reaktion immunhistochemisch* untersucht werden. Auch in Zeiten einer notwendigen Kostensenkung erscheint diese Maßnahme angezeigt, um die Fehldiagnose einer unauffälligen oder lediglich fibrosierten Appendix zu vermeiden und bei positivem klinischen *und* histologischen Befund den Chirurgen zu entlasten.

Elektronenmikroskopisch liegt der NAP eine Wucherung und blasige Auftreibung der marklosen Axone innerhalb der Schwann-Zellen mit Mitochondrien- und Axondefekten und fehlenden Neurosekretgranula zugrunde. Innerhalb der Nervenwucherung werden typische EC-Zellen mit Granula angetroffen. Sie zeigen enge Beziehungen zu marklosen Nervenfasern und bilden mit diesen zusammen einen *extraepithelialen enterochromaffinen Zell-Nervenfasern-Komplex* (ECC-NF[7]), nach anderer Nomenklatur einen *subepithelialen neuroendokrinen Komplex* (SNC)[13]. Neuerdings wird diskutiert, ob die Fibrose der Appendix in diesen Arealen nicht *Folge* der NAP bzw. der Karzinoide (▷ S. 520) sein könnte, wobei hauptsächlich an den Serotonineffekt gedacht wird[18].

Verlauf, Prognose. Die *vegetativen Symptome* (Blutdruckschwankungen, Obstipation, Durchfälle, Meteorismus, Schweißausbrüche) werden auf eine vermehrte *Hormonausschüttung* durch die endokrinen Zellen zurückgeführt. Die *Schmerzattacken* sind Folge der Nervenwucherung. *Nach der Appendektomie* werden nicht alle Patienten *beschwerdefrei*, die Heilungsrate reicht jedoch bis zu 96%[15]. Die intramukösen und axialen Formen gelten als *Keime zentraler Karzinoide*[9, 10, 16].

Literatur

1. 6. Weiterführende Literatur (▷ S. 489)
7. Auböck L, Ratzenhofer M (1982) „Extraepithelial enterochromaffin cell-nerve-fibre complexes" in the normal human appendix and in neurogenic appendicopathy. J Pathol (Edinb) 136:217–226
8. Höfler H (1980) Neurogene Appendicopathie – eine häufige aber selten diagnostizierte Krankheit. Langenbecks Arch Chir 351:171–178
9. Höfler H, Auböck L, Ratzenhofer M (1982) Neurogene Appendikopathie. Eine fakultative Vorkrankheit der Appendixkarzinoide. Beitrag zur Lehre der disseminierten endo-(para-)krinen Zellen Feyrters. Thieme, Stuttgart New York
10. Höfler H, Kasper M, Heitz Ph U (1983) The neuroendocrine system of normal human appendix, ileum and colon, and in neurogenic appendiocopathy. Virchows Arch [A] 399:127–140
11. Michalany J, Galindo W (1973) Classification of neuromas of the appendix. Beitr Pathol 150:213–228
12. Millikin PD (1983) Extraepithelial enterochromaffin cells and Schwann cells in the human appendix. Arch Pathol Lab Med 107:189–194
13. Moyana TN, Satkunam N (1992) A comparative immunohistochemical study of jejunoileal and appendiceal carcinoids. Cancer 70:1081-1088
14. Olsen BS, Holck S (1987) Neurogenous hyperplasia leading to appendiceal obliteration: an immunohistochemical study of 237 cases. Histopathology 11:843–849
15. Quell M, Horvath W (1987) Die neurogene Appendicopathie – langfristige Ergebnisse nach Appendektomie. Chirurg 58:597–600
16. Ratzenhofer M (1977) Über enterale Hyperplasien und Geschwülste der disseminierten endokrinen (parakrinen) Hellen Zellen Feyrters unter Berücksichtigung amphikriner Zellwucherungen. Verh Dtsch Ges Pathol 61. Tagg S 7–24
17. Ruck P, Kaiserling E (1991) Fibrosis of the appendix. Histopathology 19:387–391
18. Shaw PAV (1990) Carcinoid tumours of the appendix are different. J Pathol 162:189–190
19. Stanley MW, Cherwitz D, Hagen K, Snover DC (1986) Neuromas of the appendix. A light-microscopic, immunohistochemical and electron-microscopic study of 20 cases. Am J Surg Pathol 10:801–815
20. Stead RH, Franks AJ, Goldsmith CH, Bienenstock J, Dixon MF (1990) Mast cells, nerves and fibrosis in the appendix: a morphological assessment. J Pathol 161:209–219

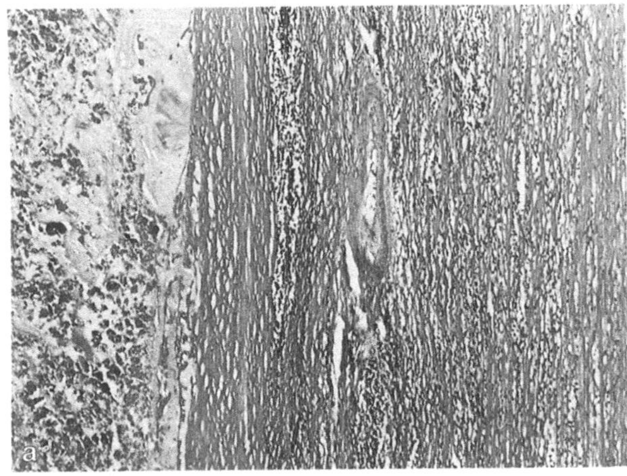

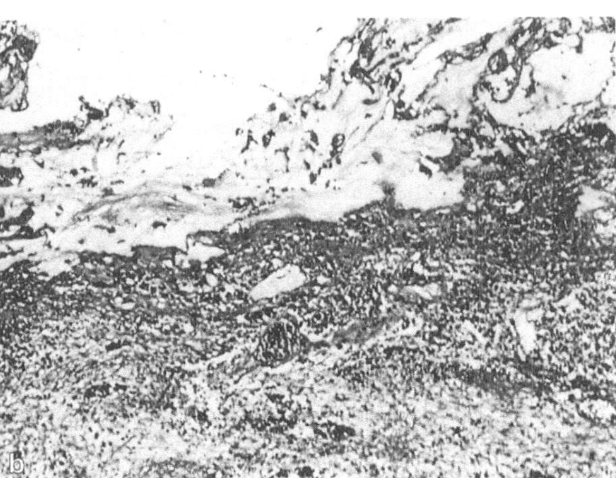

Abb. 6.15. Obstruktive Mukozele. **a** Innenwand mit teilweise hyalinem fibrösem Bindegewebe (rechts) und Schleim (links). Das Epithel ist zugrundegegangen und im Präparat nicht mehr nachweisbar. H.E. 35 ×. **b** Rupturierte obstruktive Mukozele. Serosaoberfläche der Appendix mit Schleimhautauflagerungen und entzündlicher Reaktion. H.E. 27 ×

Mukozele der Appendix

Definition. Unter einer Mukozele versteht man eine partielle oder vollständige Auftreibung der Appendix als Folge einer Schleimansammlung in der Lichtung. Sie hat völlig verschiede Ursachen (s. unten).
Für den Chirurgen ist es wichtig zu wissen, daß sich hinter dem makroskopischen Aspekt einer Mukozele auch *benigne* und *maligne Tumoren* verbergen können. Deswegen werden alle Formen der Mukozele, auch die Tumoren, an dieser Stelle geschlossen abgehandelt.

Epidemiologie. Nach 2 großen Statistiken an 50000 bzw. 43000 *chirurgisch entfernten Appendizes* beträgt die Häufigkeit der Mukozele 0,22–0,32%[8, 14]. Dies entspricht den Angaben in älteren Sektionsstatistiken[14]. Jeder 4. Fall verläuft *asymptomatisch* und wird bei Operationen oder diagnostischen Maßnahmen zufällig entdeckt[13].

Klinik. Eine Mukozele kann sich unter dem Bild einer *akuten Appendizitis,* eines *tastbaren Tumors,* einer *Torsion, Invagination, Ureterobstruktion* oder *Hämaturie* manifestieren. Ein Tumor im rechten Unterbauch mit Füllungsdefekt des Zökums und fehlendem Nachweis der Appendix ist hochsuspekt auf eine Mukozele. *Röntgenologisch* sieht man nicht selten *Verkalkungen* mit Verlagerung des Zökums nach kraniomedial. Diagnostisch hilfreich sind ferner das *CT* (flüssigkeitsgefüllte dünnwandige Struktur mit Inhalt geringer Dichte), die *Sonographie* und die *Kernspintomographie*[9].

Ätiologie, Pathogenese. Bei der Entstehung einer Mukozele wirken 2 Mechanismen zusammen:

- *Obstruktion der Lichtung,*
- *vermehrte Schleimsekretion.*

Im einzelnen ist die Entscheidung darüber, welcher dieser beiden Faktoren maßgebend ist, oft nicht zuverlässig zu treffen. Die Lichtung kann durch *Narben* (nach Appendizitis), durch *hyperplastische Schleimhautprozesse* [hyperplastische Polypen (Abb. 6.17)], durch eine *Endometriose*[12] oder durch infiltrative Wandveränderungen (Tumoren) eingeengt sein. Stenosierte Appendizes produzieren vermehrt Schleim, und ihr intraluminaler Druck gleicht sich dem systolischen Blutdruck an oder übersteigt ihn sogar[12, 20]. Möglicherweise kann der vermehrt gebildete Schleim spontan entleert werden, solange die Lichtung nicht durch einen Pfropf verschlossen wird[12]. Eine vermehrte Schleimbildung ist auch beim *muzinösen Zystadenom* bzw. *Zystadenokarzinom* die entscheidende Ursache für die Entstehung einer Mukozele[18]. Aus den Ursachen der Mukozelenbildung ergibt sich die folgende

Klassifikation:

- *Obstruktive (einfache) Mukozele,*
- *Mukozele bei Schleimhauthyperplasie* (hyper-/metaplastischer Schleimhautpolyp),
- *neoplastische Mukozele (bei muzinösen Tumoren).*
- Sonderfall: *Mukozele bei Mukoviszidose.*

Obstruktive (einfache) Mukozele

Die Abgrenzung gegenüber einem muzinösen Zystadenom ist nicht immer auf den ersten Blick möglich. Nach Ansicht von Morson[4] sollte die Dia-

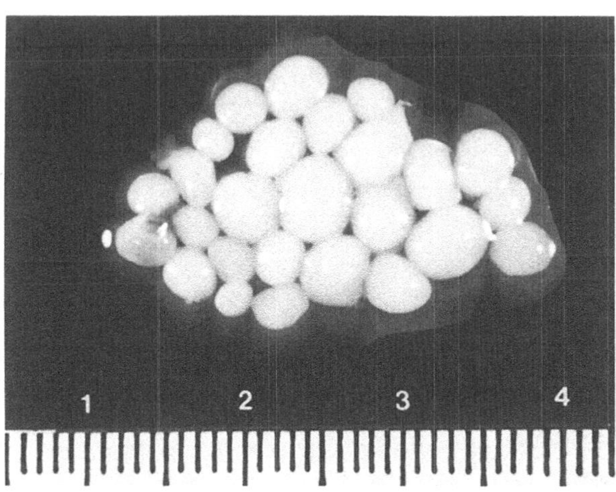

Abb. 6.16. Myxoglobulose der Appendix (Appendixinhalt), sog. Kaviar-Appendix. (Aus Gonzalez et al.[11], mit freundlicher Genehmigung der Autoren und des Verlages)

gnose einer einfachen Mukozele für diejenigen Fälle reserviert sein, bei denen *keinerlei Hinweis auf eine Epithelabnormität außer einer Abflachung der Appendixmukosa besteht. Chronische Entzündungen der Appendixwand* sind häufig (Abb. 6.15a). Die einfache Mukozele kann – ähnlich wie eine chronisch entzündete Gallenblase – massiv verkalken *(Porzellanappendix)* und infolge einer Fraktur perforieren[4a] (Abb. 6.15b). Das *Durchschnittsalter* der Patienten mit einer obstruktiven Mukozele ist das niedrigste aller Mukozeleformen (außer der Mukozele bei Mukoviszidose). Es betrug in der Serie von Williams et al.[21] 44 Jahre. In der gleichen Serie wurden während der im Mittel 7,5jährigen Nachbeobachtungszeit keine Kolonadenome oder -karzinome beobachtet. Zu den möglichen Ursachen zählt auch die *Endometriose*[12, 16a].

Myxoglobulose („Kaviar-Appendix")[11]

Seltene (ca. 70 publizierte Fälle) Variante der obstruktiven Mukozele (ca. 1:6000–1:50000 Appendektomien). Die Appendixlichtung enthält *perlenartige, manchmal verkalkte Kugeln* (Abb. 6.16) mit Schleimschichten, die einen granulären und muzinösen Kern umgeben. Sie sind PAS-, Alcianblau- und Muzikarmin-positiv. Ihre *Entstehungsweise* ist unbekannt.

Mukozele bei Schleimhauthyperplasie (hyper-/metaplastischer Appendixschleimhautpolyp)

Hyperplastische Schleimhautpolypen, die morphologisch der gleichnamigen Läsion im Kolorektum entsprechen[17, 18] (Abb. 6.17), zeigen *nur selten* (weniger als 10%[18], *keine Mukozele unter* 9 Fällen[21]) eine

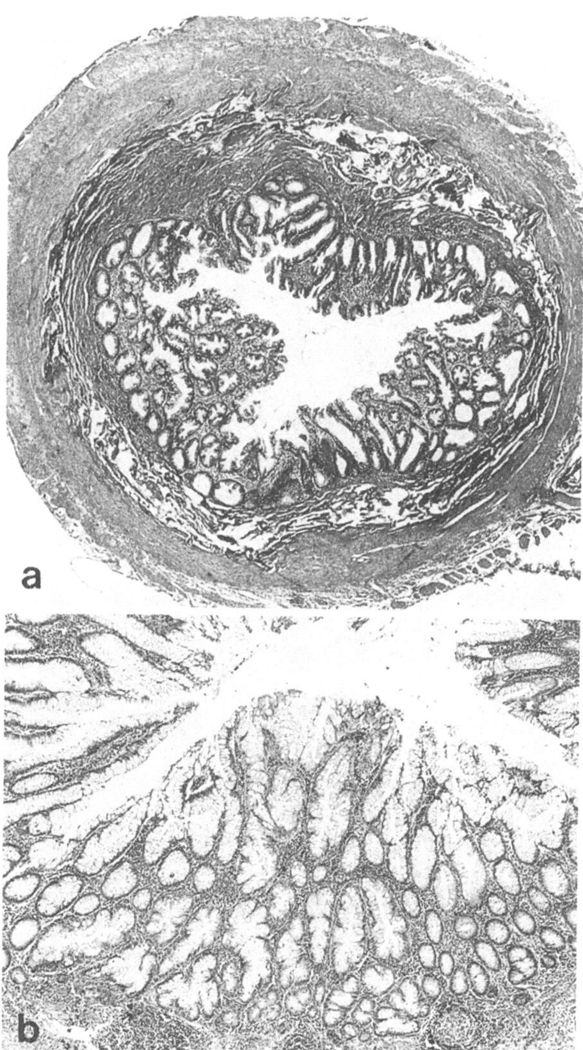

Abb. 6.17. Metaplastischer/hyperplastischer Polyp der Appendixschleimhaut. **a** Zirkuläre metaplastische Schleimhautveränderungen mit deutlicher Polypenbildung an mehreren Stellen. Stenose der Appendixlichtung v. a. durch den Polypen links unten. H.E. ca. 15 ×. **b** Stärkere Vergrößerung (anderer Fall). In beiden Abbildungen erkennt man deutlich die sägeblattartige Faltung der Kryptenwände. H.E. 35 ×

kleine Mukozele, bei deren Entstehung in unterschiedlicher Gewichtung eine Obstruktion der Lichtung und eine vermehrte Schleimbildung zusammenwirken. Das *mittlere Lebensalter* der Patienten liegt um 9 Jahre über demjenigen bei obstruktiver Mukozele[21].

Nicht selten finden sich *hyperplastische und adenomatöse Strukturen nebeneinander,* wobei die Schleimhauthyperplasie bei den Fällen von Williams et al.[21] stets am *proximalen Rand des Adenoms* vorlag. Ein Drittel der Kombinationsfälle zeigt eine Mukozele[18]. Hyperplastische Polypen können mit einem *Zystadenokarzinom der Appendix*[18] oder mit einem *simultanen Kolonkarzinom*[21] verknüpft sein.

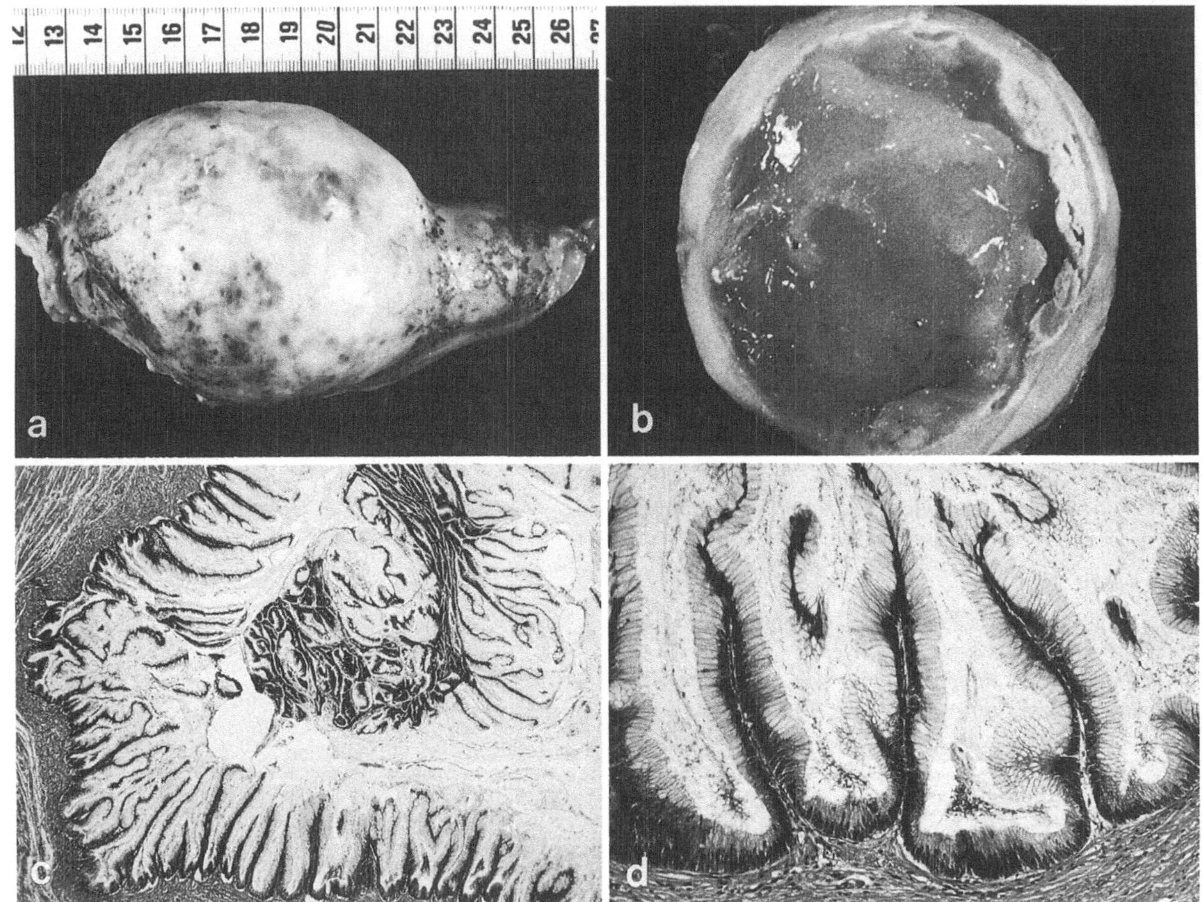

Abb. 6.18. Muzinöses Zystadenom der Appendix. **a** Starke Auftreibung der Appendix (Operationspräparat von außen). **b** Querschnitt durch den Tumor. Rechts oben sind noch Tumorreste erkennbar, an anderen Stellen ist das Epithel durch Druckatrophie geschwunden. **c** und **d** Papillärer Typ mit hochzylindrischem, stark schleimbildenden Epithel. Scharfe Grenze zur Appendixwand in der Tiefe. H.E. c 140 ×, d 350 ×

Metachrone Kolonkarzinome wurden von Williams et al.[21] *nicht* beobachtet. Hyperplastische Polypen sind wahrscheinlich *signifikant gehäuft* mit kolorektalen Karzinomen verknüpft, so daß beim Nachweis eines solchen Polypen eine *Proktokoloskopie* angezeigt erscheint[87]. Das *mittlere Alter* der Patienten mit gemischten hyper-/neoplastischen Polypen liegt 22 Jahre über dem bei obstruktiver Mukozele und 13 Jahre über dem bei hyperplastischen Polypen allein[21].

Muzinöses (Zyst-)Adenom

Das Präfix „Zyst-" kann nicht generell verwendet werden, sondern trifft nur auf die Fälle zu, die gleichzeitig eine erweiterte Appendixlichtung, also eine *Mukozele* besitzen[21]. Dies ist bei 61–90% der Adenome der Fall. Dabei ist die Appendix meist nur *distal verdickt,* seltener gleichmäßig *wurstförmig* aufgetrieben (Abb. 6.18a und b). Die Patienten sind im Mittel *gleichaltrig* mit denen, die gleichzeitig eine Schleimhauthyperplasie aufweisen (64 gegenüber 66 J.)[21], nach einer anderen Angabe 9 Jahre älter als diese[7]. Jeder 4. Fall weist, wie oben bereits erwähnt, im Grenzbereich zur normalen Mukosa *hyperplastische Schleimhautveränderungen* auf[18].

Mikroskopisch ist die Schleimhaut *papillär gefaltet* oder (unter dem Druck des retinierten Schleimes) *abgeflacht.* Carr et al.[7] unterscheiden dementsprechend bei *allen* (benignen, UMP, malignen) muzinösen Appendixtumoren einen

- *hochvillösen Typ* (Verhältnis Länge:Breite der Papillen über 4:1) (Abb. 6.18c und d, Abb. 6.19a und b) und einen
- *undulierenden Typ* mit flacher Epithelauskleidung der Appendixrestlichtung (Abb. 6.19c und d).

Die Schleimhaut kann *ulzerieren,* eine *Fremdkörperreaktion* aufweisen oder *verkalken.* Argentaffine Zellen, die in der Hyperplasie regelmäßig vorkommen, sind auch beim Adenom häufig; Panethzellen fehlen hingegen (in der Hyperplasie häufig vorhanden[18]). Die Zellen der Adenome, der Hyperplasie

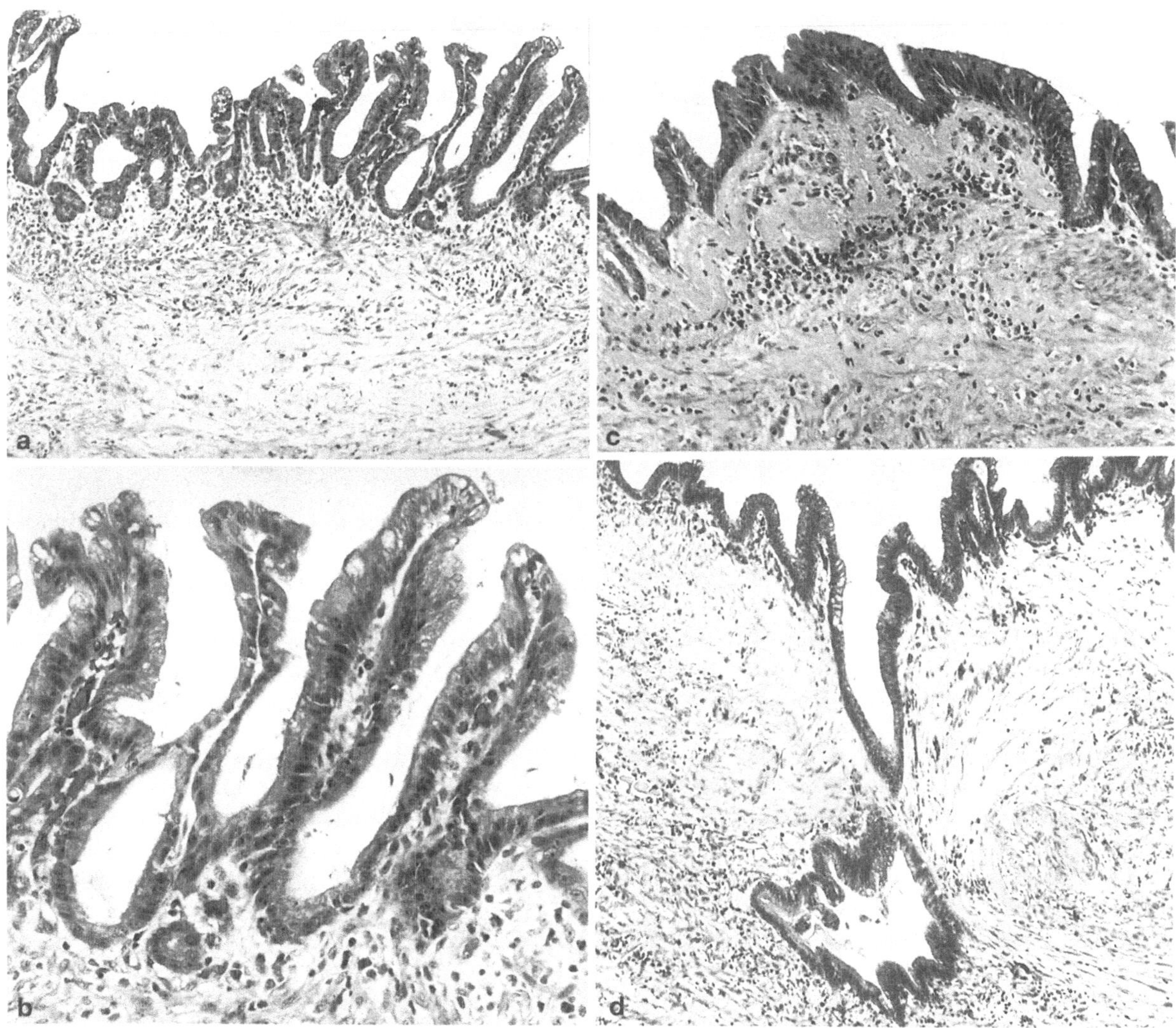

Abb. 6.19. Wandanteile eines muzinösen Zystadenoms vom UMP-Typ. **a** Papilläre Proliferation mit leichter Dysplasie. H.E. 45 ×. **b** Starke Vergrößerung von **a** 140 ×. **c** Undulierender Typ mit leichter Dysplasie. H.E. 70 ×. **d** Wandausschnitt mit tiefer Einstülpung von der Oberfläche her (UMP-Typ). H.E. 56 ×. Die Abb. zeigen, daß papilläre und undulierende Wachstumsformen im gleichen Tumor nebeneinander vorkommen können. Die Diagnose eines UMP-Typs stützt sich auf die Veränderungen in **d** einschl. der Dysplasie

und der normalen Appendixmukosa zeigen eine starke Bindung für das *Lektin von Dolichus biflorus (DBA)*, aber im Gegensatz zum Appendixadenokarzinom nur ausnahmsweise auch für das *Arachis-hypogaea-Agglutinin (PNA)*, vielleicht als Hinweis auf eine maligne Transformation[15].

Ein *Verlust der M. mucosae ohne Invasionszeichen* kann auch bei *benignen* Adenomen auftreten.

Kolonkarzinome können synchron und metachron vorkommen. Die Mukozele selbst kann *rupturieren* und zu einem polyzystischen Gebilde führen, das die Appendix, das Zökum und das terminale Ileum einschließt[18]. Kombination mit einem *Adenokarzinoid*[6a].

Muzinöse Tumoren vom UMP-Typ

Als *UMP-Tumoren* (uncertain malignant potential) werden in einer Arbeit aus dem USAFIP *dysplastische muzinöse Tumoren bezeichnet, die schwer als eindeutig benigne oder maligne zu klassifizieren sind*[7] und bestimmte histologische Kriterien besitzen (s. u.).

Der *Dysplasiegrad* gilt als prognostisch wertlos, da auch hochdifferenzierte Tumoren invasiv wachsen und zum Tode des Patienten führen können. Das *Durchschnittsalter* der Patienten entspricht demjenigen der Patienten mit Adenomen[7].

In der Definition der amerikanischen Autoren liegt ein UMP-Tumor vor,

- wenn *hochdifferenziertes schleimbildendes Epithel* sich *tief in das angrenzende Bindegewebe der Wand* vorschiebt, ohne daß eine eindeutige Invasion besteht, und wenn *Defekte der M. mucosae* vorliegen. Das Epithel wächst eher verdrängend *(pushing)* als eindeutig infiltrativ. Bei Einzelzellinvasion oder zweifelsfreier Desmoplasie wird dagegen eine eindeutige Invasion angenommen (s. u.). Es wird eingeräumt, daß die Bewertung ein beträchtliches subjektives Element enthält. Die Definition ist ausdrücklich *nicht* identisch mit derjenigen der Ovarialtumoren von niedriger maligner Potenz (Borderline-Tumoren). *UMP-Tumoren werden meist fälschlich als benigne Tumoren vorklassifiziert,*
- oder wenn *Schleim innerhalb der Appendixwand* liegt bzw. *außerhalb der Appendix* angetroffen wird, vorausgesetzt, daß *Defekte der M. mucosae ohne nachweisbare Invasionszeichen* vorliegen. Bei *durchweg intakter M. mucosae* ohne nachweisbare Invasionszeichen fällt der Tumor noch in die Kategorie der (Zyst-)Adenome, auch wenn zellfreier Schleim in der Appendixwand angetroffen wird.

Als *prognostisch ungünstig* gelten

- *Tumorzellen außerhalb der Appendix.* Da sowohl Epithelien als auch Mesothelien zytokeratinpositiv sind, gelten der Nachweis von *CEA* und *Ber-EP4* als beweisend für Epithelien. In den meisten Fällen gelingt es aber schon im H.E.-Präparat und mit Schleimfärbungen, die Zellen zu identifizieren (in der USAFIP-Serie in 5 von 27 UMP-Tumoren)[7].
- *Zellfreier Schleim* ließ sich in 17 von 27 UMP-Tumoren *außerhalb der Appendix* u. zw. des *rechten unteren Quadranten des Abdomens* nachweisen. Auch dieser Befund erwies sich als prognostisch ungünstig. *Dies gilt jedoch nicht für Schleim in der unmittelbaren Appendixumgebung* (wie er auch bei benignen muzinösen Tumoren und obstruktiver Mukozele vorkommen kann). Er gelangt hierbei durch Ruptur der Wand in die Umgebung. Schleim in unmittelbarer Nachbarschaft der Appendix ist daher *malignitätsverdächtig, aber nicht -beweisend*[7].

Ein diagnostischer Wert der *Desmoplasie* ist bei muzinösen Tumoren (im Gegensatz zu Adenokarzinomen der Appendix vom Kolontyp) *nicht erkennbar.* Maligne Tumoren können eine Desmoplasie vermissen lassen.

> Da sich die Dignität muzinöser Appendixtumoren nicht immer eindeutig festlegen läßt, empfiehlt es sich, auch Patienten mit anscheinend benignen Tumoren *über längere Zeit klinisch zu überwachen.*

Muzinöses (Zyst)-Adenokarzinom

> Die Karzinomdiagnose stützt sich auf
> - das Vorkommen von *Tumorzellen jenseits der M. mucosae* im Sinne einer eindeutigen (auch Einzelzell-)Invasion und
> - (inkonstant) den Nachweis einer *zweifelsfreien Desmoplasie* (DD: Kompression des subepithelialen Bindegewebes in Adenomen)[7].
> - Liegt eine *Ruptur der Appendix vor, so reichen kleine Epithelgruppen in Schleimseen außerhalb der Appendixwand nicht* für eine Malignitätsdiagnose aus. Dagegen stellt das Wachstum vitaler Tumorzellen außerhalb der Appendix ein festes Malignitätskriterium dar[7].

Die Begriffe *muzinöses Karzinom* und *muzinöses Zystadenokarzinom* sind weitgehend *synonym,* das muzinöse Zystadenokarzinom ist ein muzinöses Adenokarzinom mit prominenter zystischer Umwandlung. Muzinöse (Zyst-)Adenokarzinome sollen einen *schleimbildenden Anteil von wenigstens 50%* aufweisen. Liegt der Anteil niedriger, so wird der Tumor als *(nichtmuzinöses) Adenokarzinom vom Kolontyp* klassifiziert (▷ S. 528)[7]. Nachweis von *CEA im Tumorepithel*[19a]. Die Patienten sind im Mittel 5 Jahre jünger als diejenigen mit einem UMP-Tumor[7].

Differentialdiagnose der benignen und malignen muzinösen Appendixtumoren ▷ Tabelle 6.2.

Komplikationen muzinöser Appendixtumoren

- *Pseudomyxoma peritonei* (▷ Bd. 3):
- *Kombination mit Ovarialtumoren:* Die Kombination muzinöser Appendix- und Ovarialtumoren wird gelegentlich beobachtet. Die *Ovarialtumoren* treten bevorzugt rechtsseitig auf (rechts : links = 11 : 7[22] bzw. 9 : 5[19], bilateral: 7mal[27], 11mal[19]). Meist handelt es sich um benigne muzinöse Zystadenome oder muzinöse Tumoren vom Borderline-Typ (niedrige maligne Potenz); muzinöse Ovarialkarzinome sind selten (4mal unter 46 Tumoren[19, 22]). Auch unter den *Appendixtumoren* sind Karzinome selten (6mal unter 46 Tumoren[19]). Die *Zusammenhänge* zwischen den Appendix- und Ovarialtumoren sind *unklar* und werden *kontrovers gedeutet.* Einerseits sollen beide Tumoren *unabhängig voneinander* entstehen, wobei immunhistochemische Unterschiede bei einem Teil der Fälle als Argument gelten. Andererseits wird vermutet, daß die *Ovarialtumoren am ehesten Metastasen der Appendixtumoren* seien. Hierfür werden ins Feld geführt:das synchrone, bilaterale und bevorzugt rechtsseitige Auftreten der Ovarialtumoren, die histologische Ähnlichkeit mit den Appendixtumoren und das gelegentliche

Tabelle 6.2 „Checkliste" zur Differentialdiagnose zwischen benignen und malignen muzinösen Appendixtumoren. (Nach Angaben von Carr et al.[7])

Histologisches Kriterium	Muzinöses (Zyst-) Adenom	Muzinöse Tumoren vom UMP-Typ	Muzinöses Karzinom
Epithelauskleidung			
hochdifferenziert	+	+/−	+/−
dysplastisch	−	+/−	+/−
hochzylindrisch	+/−	+/−	+/−
undulierend	+/−	+/−	+/−
L. muscularis mucosae			
durchgehend intakt	+/−	−	−
unterbrochen/fehlt	+/−	+	+
Schleim			
Intramural			
azellulär	+[a]/−	+/−	+
mit Tumorzellen[b]	−	+/−	+
Unmittelbare Appendix-Umgebung			
azellulär	−/+	+	+/−
mit Tumorzellen[b]	−	+/−	+/−
mit Tumorzellen (bei Appendixruptur[b])	−	+/−	+/−
Außerhalb rechter unterer Quadrant	−[e]	+/−	+/−
Eindeutige Tumorinvasion[c]	−	−	+
Tumorwachstum außerhalb der Appendix	−	−	+/−
Eindeutige Desmoplasie[e]	−	−	+/−

[a] nur bei durchgehend intakter L. muscularis mucosae
[b] Immunhistochemischer Nachweis (CEA, Ber-EP4)
[c] jenseits der L. muscularis mucosae
[d] Fibroblastenreiches, in typischer Weise amphophiles Gewebe in der Umgebung der Epithelinvasion (Differentialdiagnose: Zellarmes, kollagenreiches Gewebe unter dem Tumorepithel bei allen drei Tumortypen)
[e] nur bei Ruptur

Vorkommen von Tumorzellen auf der Ovarialserosa[22]. Von 3. Seite wird die Hoffnung ausgesprochen, daß die Molekularbiologie zur Klärung der Frage beitragen wird[7].

Mukozele bei Mukoviszidose

Bei 49 von 51 obduzierten Mukoviszidosefällen war die Mukosa der Appendix hyperplastisch, und die erweiterten Drüsen enthielten eosinophiles Sekret; 12mal (24%) war die Appendix von fester Konsistenz und dilatiert[16]. Entzündliche Veränderungen in der Wand fehlten. Es wird diskutiert, daß die Füllung der Appendix mit eingedicktem Sekret protektive Wirkung hat und die Appendix vor einer akuten Entzündung bewahrt (Häufigkeit der Appendizitis bei Mukoviszidose nur 1–2% gegenüber 7% in der Allgemeinbevölkerung[16]). Bei unbekannter Mukoviszidose kann der Appendixbefund auf das Grundleiden hindeuten[10].

Literatur

1.–6. Weiterführende Literatur (▷ S. 489)
7. Carr NJ, McCarthy WF, Sobin LG (1995) Epithelial noncarcinoid tumors and tumor-like lesions of the appendix. A clinicopathologic study of 184 patients with a multivariate analysis of prognostic factors. Cancer 75:757–768
8. Collins DC (1955) A study of 50 000 specimens of the human vermiform appendix. Surg Gynecol Obstet 101:437–445
9. Deans GT, Spence RAJ (1995) Neoplastic lesions of the appendix. Br J Surg 92:299–306
10. Gilbert A, Adler M, Engelholm L, Vanderelst A, Cremer M (1988) Impaction mucoide appendiculaire révélatrice d'une mucoviscidose accompagnée d'une cirrhose chez un adulte jeune sans lésion pulmonaire. Gastroenterol Clin Biol 12:493–496
11. Gonzalez JEG, Hann SE, Trujillo YP (1988) Myxoglobulosis of the appendix. Am J Surg Pathol 12:962–966
12. Hapke MR, Bigelow B (1977) Mucocele of the appendix secondary to obstruction by endometriosis. Hum Pathol 8:585–589
13. Isaacs KL, Warshauer DM (1989) Mucocele of the appendix: computed tomographic, endoscopic, and pathologic correlation. Am J Gastroenterol 87:787–789
14. Jacobson S (1978) Mucocele of the appendix. An unusual finding at exploration for righ-sided inguinal pain. Acta Chir Scand 144:557–558
15. Kim CW, Kim YI (1988) Lectin binding activity in appendiceal mucocele. Am J Clin Pathol 89:481–487
16. McCarthy VP, Mischler EH, Hubbard VS et al. (1984) Appendiceal abscess in cystic fibrosis. A diagnostic challenge. Gastroenterology 86:564–568
16a. Nopajaroonsri C, Mreyoud N (1994) Retention mucocele of appendix due to endometriosis. South Med J 87:833–835
17. Qizilbash AH (1974) Hyperplastic (metaplastic) polyps of the appendix Report of 19 cases. Arch Pathol 97:385–388
18. Qizilbash AH (1975) Mucoceles of the appendix. Their relationship to hyperplastic polyps, mucinous cystadenomas, and cytadenocarcinomas. Arch Pathol 99:548–555
19. Seidman JD, Elsayed AM, Sobin LH, Tavassoli FA (1993) Association of mucinous tumors of the ovary and appendix. A clinicopathologic study of 25 cases. Am J Surg Pathol 17:22–34
19a. Suto A, Tsuyuki A, Hirakoa A et al. (1994) Asymptomatic primary mucinous cystadenocarcinoma of the appendix with a large abdominal mass:report of a case. Surg Today 24:915–917
20. Wangensteen O, Dennis C (1939) Experimental proof of the obstructive origin of appendicitis in man. Ann Surg 110:629–647
21. Williams GR, duBoulay CEH, Roche WR (1992) Benign epithelial neoplasms of the appendix:classification and clinical associations. Histopathology 21:447–451
22. Young RH, Gilks B, Scully RE (1991) Mucinous tumors of the appendix associated with mucinous tumors of the ovary and pseudomyxoma peritonei. A clinicopathologic analysis of 22 cases supporting an origin in the appendix. Am J Surg Pathol 15:415–429

Tabelle 6.3 Tumoren und tumorähnliche Veränderungen der Appendix (WHO-Klassifikation von 1989, ergänzt durch weitere Publikationen). Die mit einem Stern markierten Läsionen sind im Text näher besprochen

Tumoren	Gutartig (ICD-O M-Nr.)	Bösartig (ICD-O M-Nr.)
Mesenchymal	Neurom (8570/0 Neurofibrom(atose)[45a, 56] (9540/0 bzw. 1) Ganglioneurom[73a, 88] (9490/0) Granularzelltumor[60] (9580/0 Fibrom (8810/0) Fibromyxom (8811/0) Hämangiom[29, 38] (9120/0) Myxom (8840/0) Leiomyom (8890/0) Lipom (8850/0)	Maligne Lymphome[14, 25] (9590/3) Kaposi-Sarkom (9140/3) Leiomyosarkom (8890/3)
Epithelial	*Muzinöses Zystadenom (8470/0) *Adenom (tubulovillös/villös) (8263/0 – 8261/1) *UMP-Tumor (z. T.)	*Adenokarzinom von Kolontyp (8140/3) *Muzinöses Adenokarzinom (8480/3) *UMP-Tumor (z. T.) *Muzinöses Zystadenokarzinom (8470/3) Siegelringzellkarzinom (8490/3) Undifferenziertes Karzinom (8020/3) Adenoakanthom (8560/3) Karzinommetastasen (8000/6)
Epithelial/mesenchymal	Dermoidzyste (reifes Teratom)[18] (9084/0)	
Endokrin	*Klassisches Karzinoid (8240/1) *Becherzellkarzinoid (Adenokarzinoid) (8243/3) *Tubuläres Karzinoid (8240/3) *Gemischtes Karzinoid/Adenokarzinom (8244/3)	
Tumorähnliche Veränderungen	Hamartom: Peutz-Jeghers-Polyp/Polypose Juveniler Polyp/Polypose *Hyperplastischer (metaplastischer) Polyp *Endometriose	

Sonstige Tumoren

Tabelle 6.3 gibt eine Übersicht der insgesamt seltenen Appendixtumoren. Die Seltenheit ist wahrscheinlich nur Ausdruck der geringen Größe des Organs.

„Klassisches" Karzinoid (Neuroendokriner Tumor)

(ICD-O M-8240/1)

Epidemiologie. Appendixkarzinoide sind relativ häufig. Sie finden sich in 0,06–0,7% (im Mittel: 0,25%) aller operativ entfernten bzw. in 0,009–0,17% (im Mittel: 0,054%) aller bei der Autopsie untersuchten Appendizes[48]. Ihr Anteil an den Appendixtumoren beträgt 43–81%[48, 70].

Die manchmal zitierte Bevorzugung des *weiblichen Geschlechtes* erklärt sich vermutlich daraus, daß die Appendix im Rahmen gynäkologischer Operationen oder Cholezystektomien häufig mitentfernt wird[48, 70]; sie wäre damit nur vorgetäuscht. Wahrscheinlich sind *beide Geschlechter* gleich häufig betroffen[48]. Allerdings spricht gegen diese Annahme, daß auch bei Kindern das weibliche Geschlecht häufiger in der Karzinoidstatistik vertreten ist (77%)[68].

Das *mittlere Lebensalter* der Karzinoidträger liegt etwa bei 40 J.[48, 70] (Grenzwerte 3–80 J.[48]). Im frühen Erwachsenenalter steigt die Inzidenz steil an. Karzinoide im *Kindesalter*[49].

Klinik. In über der Hälfte der Patienten gleichen die Symptome denen einer *akuten Appendizitis,* häufig ist das Karzinoid ein *Nebenbefund in einer entzündeten Appendix*. Nur bei jedem 4. Kombinationsfall ist es Ursache einer *Obstruktion.* Ein *Karzinoidsyndrom* ist selten und weist auf Lebermetastasen hin. Moderne diagnostische Methoden (CT, Szintigraphie[20]).

Histogenese. Mittlerweile kann als gesichert gelten, daß die klassischen Serotonin- und Enteroglukagon-bildenden NET vom *EC-Zelltyp* – im Gegensatz zu den Dünndarmkarzinoiden[44] – aus dem *subepithelialen neuroendokrinen Komplex* (SNC) hervorgehen[15a, 52], der auch Ausgangspunkt der neurogenen Appendikopathie ist (▷ S. 511). Dafür sprechen u. a. folgende Beobachtungen: Die subepithelialen, tief in der L. propria gelegenen SNC sind,

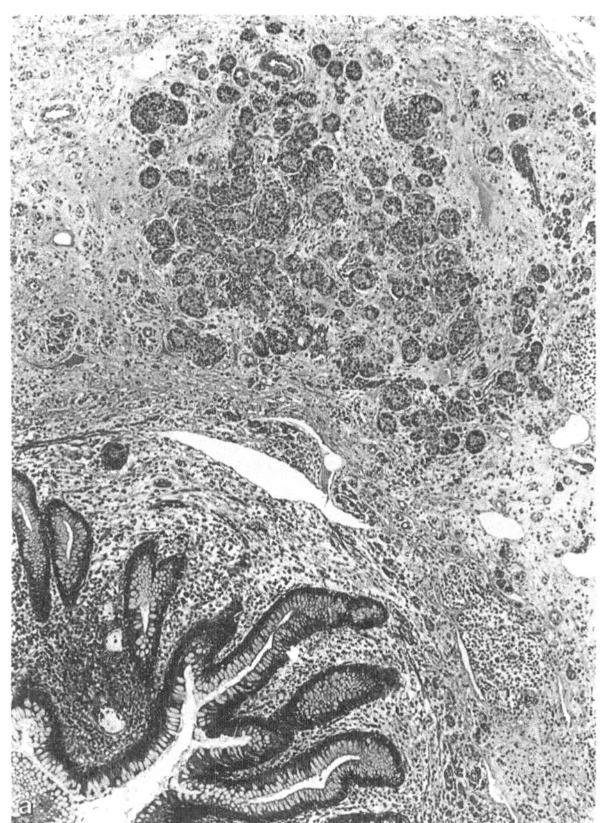

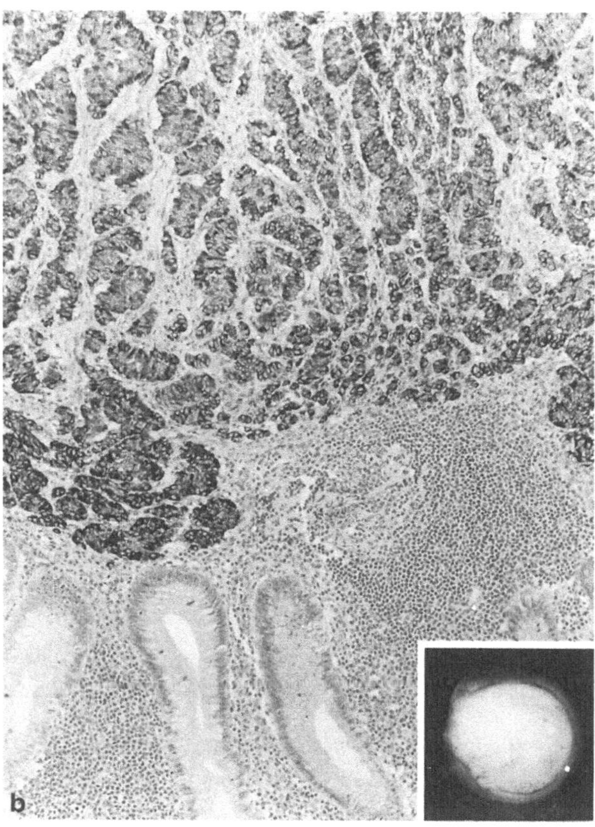

Abb. 6.20. „Klassisches" Karzinoid der Appendix. **a** Tumorzellkomplexe innerhalb der Submukosa und M. propria. H.E. 68 ×. **b** Immunhistochemische Chromogranin A-Reaktion, 105 ×. **Inset:** Querschnitt durch eine Appendix mit dem lumenverschließenden gelben (im Bild weißen) Tumor

ebenso wie die Karzinoide, bevorzugt in der Appendix*spitze* anzutreffen; sowohl die SNC als auch die Karzinoide haben ihren Gipfel in *frühen Erwachsenenalter;* diese Appendixkarzinoide enthalten *S-100-positive Sustentakularzellen* (▷ Tabelle 6.4[26, 44, 52, 73]).

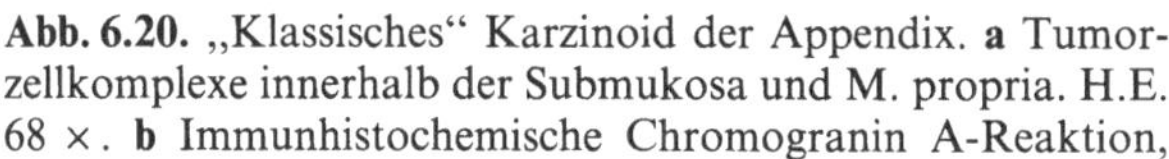

Wichtige *Ausnahmen* von dieser Regel sind jedoch die *tubulären Karzinoide* und die *Adenokarzinoide* der Appendix (s. unten).

Die wichtigsten Unterschiede zwischen den Dünndarm- und Appendixkarzinoiden sind in Tabelle 6.4 zusammengestellt.

Lokalisation. Die meisten Karzinoide liegen in der *Appendixspitze* (62–75%)[20, 27, 61] oder im Mittelabschnitt der Appendix (15%[27]). Das Appendixkarzinoid kann mit anderen intestinalen Karzinoiden kombiniert auftreten[48].

Morphologie. *Makroskopisch* (Abb. 6.20b) ist das Karzinoid *graugelb* und entweder *rundlich-oval* (v. a. bei Sitz in der Spitze) oder *fusiform* gestaltet (im Körper und in der Basis der Appendix). Seine Größe liegt meist unter 1 cm[48, 61, 68, 70, 81], kann aber bis 7 cm betragen.

Mikroskopisch (Abb. 6.20a, b) nimmt das Karzinoid gewöhnlich seinen Ausgang von der Submukosa[61] und dehnt sich von hier aus in die M. propria (60% der Fälle) bzw. in die Subserosa (30%) aus[61]. Es kommen die gleichen Typen wie im Jejunum/Ileum vor. Die Serotonin- und Substanz P-bildenden EC-Zelltumoren wachsen in typischer Weise *insulär,* die selteneren nicht-argentaffinen Enteroglukagon- und PP/PYY-bildenden Tumoren *trabekulär. Regressive Veränderungen* (Verfettung, Fibrose, Hyalinisierung) sind häufig (34%), oft herdförmig, und korrelieren nicht mit der Größe des Tumors oder dem Lebensalter des Patienten[48].

Immunhistochemie ▷ Histogenese und Tabelle 6.4 sowie Abb. 6.20b. Nach immunhistochemischen und ultrastrukturellen Untersuchungen von Iwafuchi et al.[34] kommen in der Appendix *2 verschiedene Karzinoidtypen* vor:

- *serotoninpositive, argentaffine Tumoren,* die aus EC- und peptidpositiven (v. a. Peptid YY-Zellen) bestehen, sowie
- *serotoninnegative, nichtargentaffine, argyrophile Karzinoide* aus D1- und/oder L-Zellen.

Tabelle 6.4. Übereinstimmung und Unterschiede zwischen dem „klassischen" Karzinoid der Appendix und des Dünndarmes (ausgenommen: tubuläre und Adenokarzinoide der Appendix ▷ S. 525, 526). (Nach Textangaben von Shaw[73] ergänzt durch weitere Literaturstellen.)

	Appendix	Dünndarm
Relation zum Vorkommen epithelialer endokriner Zellen (ENC) in diesem Darmabschnitt	Inzidenz der Karzinoide höher als erwartet	Inzidenz der Karzinoide im großen und ganzen der Zahl der ENC proportional
Altersgipfel	3–4. Lebensjahrzehnt	2 Dekaden später
Dignität	Mehr als 95% verhalten sich benigne trotz perineuraler Invasion	Etwa 50% verhalten sich maligne („Low-grade-Karzinome")**
Argentaffinität/Argyrophilie	Positiv/negativ[++*]	Positiv
Chromogranin A	Positiv*	Positiv*
Serotonin	Positiv*	Positiv*
S-100-positive Sustentakularzellen	Positiv*	Negativ*
Schleimhaut in der Karzinoidumgebung		
ENC-Hyperplasie	Fehlt*[+]	Vorhanden*
SNC-Hyperplasie	Manchmal vorhanden*	Fehlt*

* Angaben nach Moyana u. Satkunam[52].
** Lit. bei Remmele[64].
[+] Abweichende Angabe: Signifikante Vermehrung von ENC in der Karzinoidumgebung im Vergleich zur ENC-Zahl in normalen Appendizes.[19]
[++] Iwafuchi et al.[34].

ENC = Epitheliale (im Kryptenepithel gelegene) neuroendokrine Zellen. *SNC* = Subepitheliale (in der tiefen L. propria gelegene) neuroendokrine Zellen („subepithelialer neuroendokriner Komplex")

Ausbreitung

- *Mesenteriolum:* In 14% der Fälle greift das Karzinoid auf das Mesenteriolum über. Dieser Vorgang ist unabhängig vom Sitz, aber *abhängig von der Größe des Tumors* (4% bei mikroskopisch kleinen Karzinoiden, 26% bei makroskopisch erkennbaren Tumoren[81]).
- *Lymphgefäßinvasion:* Die Häufigkeitsangaben schwanken zwischen „fast stets"[48] und „nicht sicher bestimmbar"[68] (wegen der Schwierigkeit, Lymphspalten von artefiziellen Gewebsspalten zu unterscheiden).
- *Perineurales Wachstum* wird in annähernd 50% der Fälle beschrieben[68]. Ob die Invasion von Lymphgefäßen und perineuralen Lymphscheiden beim Karzinoid als Malignitätskriterium gewertet werden darf, ist zweifelhaft[68]. Zumindest die neurale Invasion ist vielleicht nichts anderes als Ausdruck der normalen Assoziation hyperplastischer neuroendokriner Zellen und Nerven[73].
- *Metastasen:* Bis 1968 waren 35 sichere Fälle metastasierender Appendixkarzinoide mit teilweise ausgedehnter Metastasierung (v. a. in die Leber aber auch in die Mamma) bekannt[15, 48, 63]. Metastasen wurden nur bei einer Tumorgröße über 2 cm beobachtet[48]. Ein Karzinoidsyndrom ist sehr selten (5 Fälle bis 1968)[48]. Metastasierende NET fallen naturgemäß in die Gruppe der malignen NET (neuroendokrinen Karzinome = NEC).

Revidierte Klassifikation der NET der Appendix. 1995 wurde von Capella et al.[15a] eine revidierte Klassifikation der NET des Magendarmtraktes, des Pankreas und der Lunge mitgeteilt. Tabelle 6.5 gibt diese Einteilung wieder und stellt sie der Klassifikation der Dünn- und Dickdarm-NET gegenüber.

Beziehungen zur neurogenen Appendikopathie. Zwei Möglichkeiten kommen in Frage: 1. ist es vorstellbar, daß die klassischen Karzinoide *aus der neurogenen Appendikopathie hervorgehen* (▷ S. 513), 2. könnten die Karzinoide und die neurogene Appendikopathie *2 verschiedene Differenzierungsrichtungen der SNC* darstellen: Beim Überwiegen der neuralen Proliferation entstünde eine neurogene Appendikopathie, beim Vorherrschen der neuroendokrinen Proliferation ein Karzinoid[73]. Dies würde zugleich implizieren, daß die Karzinoide eher eine Hyperplasie als eine Neoplasie darstellen, wodurch ihr überwiegend gutartiger Verlauf und ihre Neigung zur Spontanregression erklärbar wäre[73].

Therapie. In der Regel reicht die *einfache Appendektomie aus*[48, 67]. *Ein Übergreifen auf die Serosa* oder die *Lymphgefäße* gilt *nicht* als Indikation für eine Radikaloperation[48, 61]. Dagegen ist bei *basaler Lage* mit Übergreifen auf das *Zökum* bzw. bei basaler Lage und fehlender Totalentfernung durch die Appendektomie[1, 27], bei Ausbreitung auf das *Mesenteriolum,* bei *LK-Metastasen,* bei einer *Tumorgröße*

Tabelle 6.5. Revidierte Klassifikation der neuroendokrinen Tumoren der Appendix, des Dünn- und Dickdarmes. (Nach Capella et al.[15a]). Magen ▷ S. 312, Duodenum ▷ S. 406

Appendix	Jejunum/Ileum	Kolon/Rektum
Benigne Funktionell inaktiver, hochdifferenzierter kleiner Tumor (< 2 cm) ohne Ausbreitung auf die Mesoappendix – gewöhnlich Serotonin-bildende Tumoren[b] in der Appendixspitze – selten Enteroglukagon-bildende Tumoren[d]	*Benigne* Funktionell inaktiver, hochdifferenzierter kleiner Tumor (≤ 1 cm) in der Mukosa-Submukosa, aber ohne Angioinvasion – gewöhnlich Serotonin-bildende Tumoren[b] im terminalen Ileum	*Benigne* Funktionell inaktiver, hochdifferenzierter kleiner Tumor (< 2 cm) in der Mukosa-Submukosa ohne Angioinvasion – trabekuläre Enteroglukagon-produzierende Tumoren[d], gewöhnlich im Rektum – Serotonin-produzierende Tumoren[b], gewöhnlich im Zökum oder Kolon
Benigne oder niedrigmaligne Funktionell inaktiver, hochdifferenzierter großer Tumor (> 2 cm) mit Ausbreitung auf die Mesoappendix – Subtypen wie bei den benignen Tumoren	*Benigne oder niedrigmaligne* Funktionell inaktiver, hochdifferenzierter Tumor mittlerer Größe (> 1 bis 2 cm), aber ohne Angioinvasion oder Ausdehnung über die Submukosa hinaus – gewöhnlich Serotonin-bildende Tumoren[b] des terminalen Ileum	*Benigne oder niedrigmaligne* Funktionell inaktiver, hochdifferenzierter kleiner Tumor (< 2 cm) in der Mukosa-Submukosa, aber mit Angioinvasion – Subtypen wie bei den benignen Tumoren
Niedrigmaligne[a] Funktionell inaktiver, hochdifferenzierter, großer Tumor (> 3 cm) mit tiefer Invasion der Mesoappendix – Serotonin-produzierende Tumoren[b] Funktionell aktiver, hochdifferenzierter Tumor jeder Größe und Ausbreitung – Serotonin-produzierender Tumor[b] mit Karzinoidsyndrom	*Niedrigmaligne*[a] Funktionell inaktiver, hochdifferenzierter, großer Tumor (> 2 cm) mit Ausbreitung jenseits der Submukosa und/oder Angioinvasion – gewöhnlich Serotonin-bildende Tumoren[b] des terminalen Ileum Funktionell aktiver, hochdifferenzierter Tumor jeder Größe und Ausbreitung – Serotonin-bildender Tumor[b] mit Karzinoidsyndrom – Sporadisches Gastrinom (oberes Jejunum)	*Niedrigmaligne* Funktionell inaktiver, hochdifferenzierter großer Tumor (> 2 cm) und/oder Ausbreitung jenseits der Submukosa – Subtypen wie bei den benignen Tumoren Funktionell aktiver, hochdifferenzierter Tumor jeder Größe und Ausbreitung – Serotonin-bildender Tumor[b] mit Karzinoidsyndrom
Hochmaligne Funktionell inaktiver/aktiver, niedrig differenzierter Tumor (intermediär- oder kleinzellig)	*Hochmaligne* wie links	*Hochmaligne* wie links

[a] Beim Vorkommen von Metastasen oder makroskopischer Invasion sollte der Tumor als low-grade-neuroendokrines Karzinom bezeichnet werden.
[b] auch als EC-Tumor bezeichnet.
[c] Da Serotonin von der Leber metabolisiert und inaktiviert wird, erzeugen Serotonin-bildende Tumoren des Magendarmtraktes nur dann ein Syndrom, wenn Lebermetastasen vorliegen.
[d] auch als L-Zell-Tumoren bezeichnet, die Glukagon-, PP- und PYY-verwandte Peptide erzeugen.

über 2 cm[1] (sehr selten!) und bei *schleimbildenden Formen,*speziell beim Adenokarzinoid[27] (s. unten), sowie bei *pleomorphem Zellbild mit hoher Mitoserate*[20] die *rechtsseitige Hemikolektomie* in Betracht zu ziehen. Sie ist in manchen Fällen als *Sicherheitsmaßnahme* zu verstehen, da nach Langzeitbeobachtungen zumindest einige dieser Befunde die Prognose auch ohne Hemikolektomie nicht verschlechtern (s. u.). Bei *unsicherer Entfernung im Gesunden* (Lokalisation in der Appendixbasis mit Beteiligung des Abtragungsrandes oder des Zökums) ist zumindest eine *partielle Zökektomie* erforderlich, um einem Rezidiv vorzubeugen[15a].

Verlauf, Prognose. Beim Fehlen von Metastasen ist die *Prognose sehr gut.* Nach einfacher Appendektomie wurde in der Mayo-Clinic-Statistik unter 108 über 5 Jahre bzw. unter 83 über 10 Jahre verfolgten Patienten kein Rezidiv beobachtet, obgleich in 7% die Appendixbasis, in 64% das Mesenteriolum oder Peritoneum und in 98% die Lymphgefäße[48] beteiligt waren. Ein ebenso gutes Resultat wird in 2 neueren

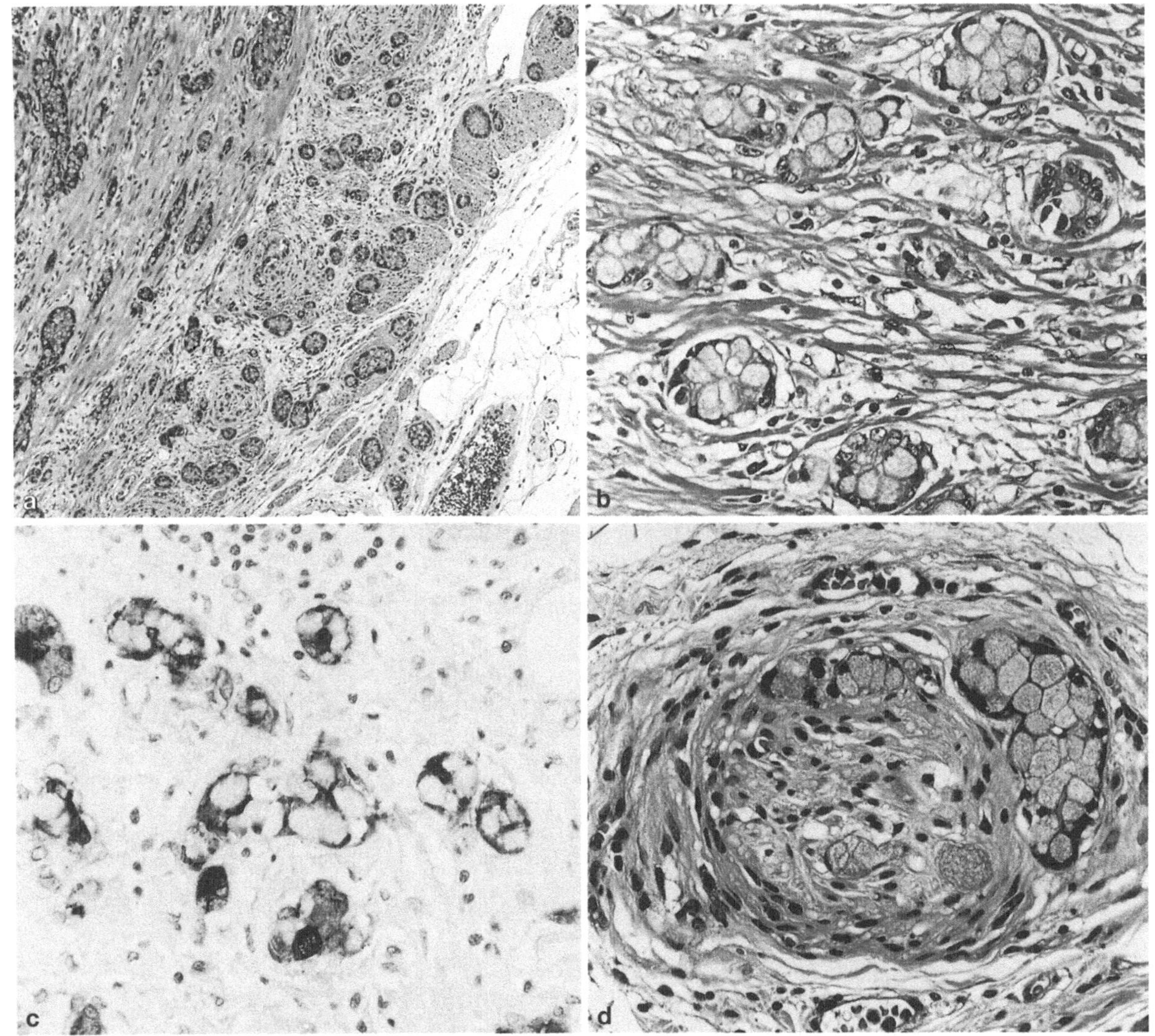

Abb. 6.21. Adenokarzinoid (Becherzellkarzinoid) der Appendix. **a** Übersicht mit eben beginnender Infiltration der Subserosa (rechts unten). H.E. 56 ×. **b** Stärkere Vergrößerung. H.E. 140 ×. **c** Immunhistochemischer Nachweis von CEA, 170 ×. **d** Peri- und intraneurale Tumorausbreitung. H.E. 120 ×

Arbeiten an 174 bzw. 41 Patienten berichtet[27, 67]. Mit *Metastasen* ist zu rechnen bei einer *Tumorgröße über 2 cm* und/oder einer Beteiligung der *Mesoappendix* (Lit. bei[15a]). Die *Fünfjahresüberlebensrate* wird anhand mehrerer Arbeiten mit 90–100% angegeben (Ileumkarzinoide: 33–62%, Rektumkarzinoide: 83–89%[20, 67]).

Kombination mit einem *Cushing-Syndrom* und Heilung durch Appendektomie[47], mit einer *Appendixendometriose*[66]. *Invagination der Appendix*[77].

„Klassisches" Karzinoid im Kindesalter
(ICD-O M-8240/1)

Das Karzinoid ist der *häufigste epitheliale Tumor des Kindesalters*[59]. Die jährliche Inzidenz beträgt 1,14/1 Mio. Kinder[59]. Der Tumor kann schon im *Kleinkindesalter* vorkommen (jüngster Patient in 4 Übersichten aus neuester Zeit: 4 Jahre[37]; Altersdurchschnitt 11,0–13,5 Jahre[28, 37, 48, 59]) und wird mit zunehmendem Lebensalter häufiger. 50% entfallen auf die Altersgruppe der 15- bis 20jährigen[48]. *Mädchen* stellen 62–90% der Patienten[28, 37, 48, 50]. Die *Prognose* ist sehr gut. Metastasen wurden bei keinem der insgesamt 91 Fälle in den 4 genannten Arbeiten festgestellt. Für die *operative Therapie* gelten i. allg. die gleichen Regeln wie beim Erwachsenen. Die Indikation zur rechtsseitigen Hemikolektomie sollte wohl eher zurückhaltend gestellt werden. Wegen des offenbar aggressiveren Wachstums im Kindesalter gibt es allerdings auch Autoren, die eher für eine großzügigere Indikation zur rechtsseitigen Hemikolektomie plädieren[20].

Sonderform: Adenokarzinoid

(ICD-O M-8243/3)
Synonyme: Becherzellkarzinoid, muzinöses oder muköses Karzinoid, Kryptenzellkarzinom-/-karzinoid, mikroglanduläres muzinöses Karzinom[41a]

Epidemiologie. Seltener Tumor, der bisher in weniger als 100 Fällen beschrieben wurde, aber sicher viel häufiger ist, als es nach diesen Angaben erscheint. Seine relative Häufigkeit wird unterschiedlich angegeben (3,8% aller Appendixkarzinoide[27]; 22,2% aller Appendixtumoren[23]). *Männer* sind häufiger betroffen als *Frauen* (1,45:1[10]). Der *Altersdurchschnitt* liegt bei 53 Jahren (20–81 Jahre)[10]. Der jüngste Patient war 20 Jahre alt[10]. Außer in der Appendix kommt das Adenokarzinoid, allerdings nur selten, im *Magen, Ileum* und *Kolorektum* vor[1].

Lokalisation, Morphologie. Nach den meisten (nicht allen) Untersuchungen bevorzugt das Adenokarzinoid ebenso wie das klassische Karzinoid die *Appendixspitze* (50% allein oder in Verbindung mit anderen Abschnitten der Appendix[10, 12,]); ein weiteres Drittel liegt im Mittelteil der Appendix, meist spitzennahe[10, 12].

Makroskopisch wird das Bild meist von einer aufgepfropften Appendizitis geprägt, ein Tumor wird nur ausnahmsweise vermutet[12]. Die Tumorgröße liegt zwischen 1 mm und 2,5 cm mit einem Mittel von 1,4 cm[10].

Mikroskopisch (Abb. 6.21 a–d) finden sich in 80% der Fälle[12] Gruppen aus *Becherzellen,* die *PAS- und Alcianblau-positiven Schleim* enthalten und *keine Lichtungen* besitzen. Seltener sieht man lumenhaltige drüsenähnliche Strukturen mit einer Auskleidung durch abgeflachte schleimbildende Zellen und Paneth-Zellen. Manchmal sind die Drüsen in *Schleimseen* eingebettet. In jedem 3. Fall finden sich *Übergänge der Becherzellnester in Siegelringzellen* (siehe unten). Solide oder kribriforme Epithelformationen fehlen stets. Die Zellen zeigen *keine Pleomorphie.* Die *Mitosezahl* liegt im Mittel bei 1 (0–7)/10 HPF. Alle Tumoren enthalten *endokrine Zellen,* aber stets in geringer Zahl (argentaffin, argyrophil, Chromogranin, Serotonin, PP, Glukagon). Sie sind weithin *CEA- und Zytokeratin-positiv*[12], die meisten Tumoren außerdem *NSE-positiv*[7].

Histogenese. Im Unterschied zum „klassischen" Karzinoid der Appendix besitzt das Adenokarzinoid *keine S-100-positiven Sustentakularzellen* (Abb. 6.22), exprimiert jedoch *IgA.* Die Befunde sprechen dafür, daß der Tumor aus *Stammzellen des Kryptenepithels* hervorgeht. *S-100-positive Sustentakularzellen* kommen offenbar nur beim klassischen Karzinoid vor (▷ Abb. 6.22).

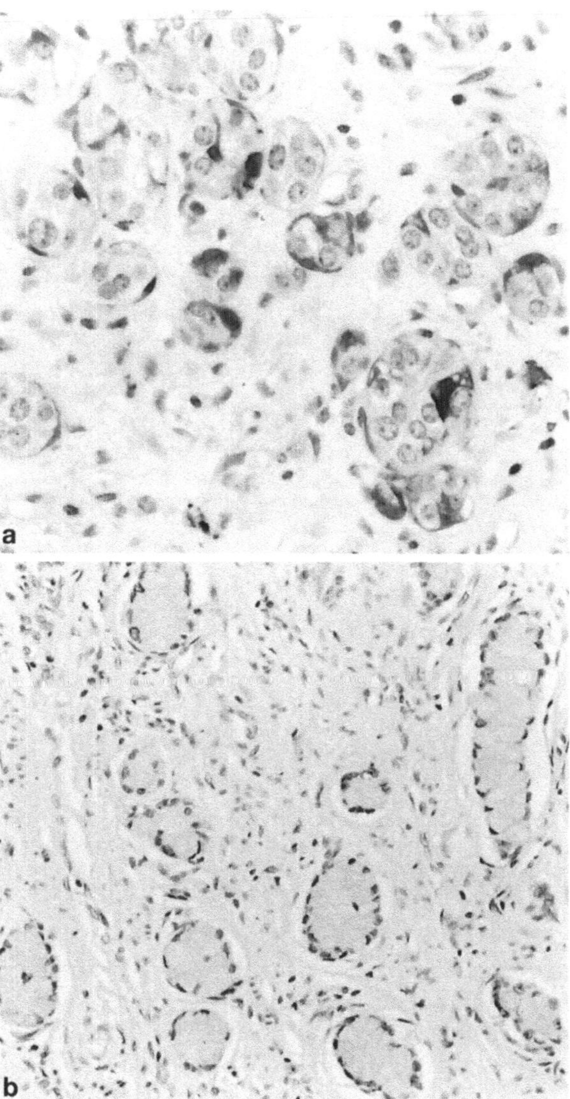

Abb. 6.22. Immunhistochemische Untersuchung auf Protein-S100-positive Sustentakularzellen. **a** „Klassisches" Karzinoid. Zahlreiche positive Zellen, 140 ×. **b** Adenokarzinoid. Sustentakularzellen sind nicht nachweisbar, 140 ×

Ausbreitung. Die Tumoren verschonen gewöhnlich die Mukosa, infiltrieren aber die übrige Appendixwand diffus[10]. Oft besteht eine *perineurale* (Abb. 6.21 d) oder *Lymphgefäßinvasion*[16]. *Metastasen*[31] wurden in 3,2% gefunden[27], sie betreffen die LK, die Leber, das Peritoneum, das Skelett (Rippen, Wirbelkörper) und vor allem (in bis zu 30%[20]) die *Ovarien* als bilaterale *Krukenbergtumoren* (bis 1986 11 bekannte Fälle[32, 33]).

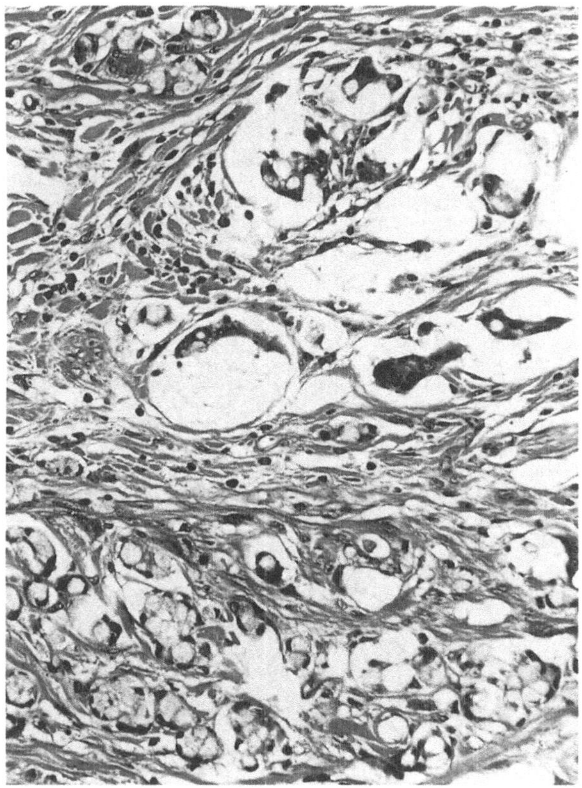

Abb. 6.23. Adenokarzinoid der Appendix (unten) mit Übergang in niedrig differenziertes muzinöses Adenokarzinom (Mitte und oben). H.E. 68 ×

Beim Vorkommen bilateraler muzinöser Ovarialmetastasen ohne nachweisbaren anderen Primärtumor sollte daher stets eine *diagnostische Appendektomie* erwogen werden, nicht zuletzt deswegen, weil auch andere Appendixtumoren (▷ S. 518) mit Ovarialtumoren assoziiert sein können.

Prognose, Therapie. Wenn auch manche Statistiken keine Todesfälle enthalten[12], so gibt es doch wichtige Hinweise darauf, daß sich die Tumoren *maligne verhalten können.* Dies geht nicht nur aus den Angaben zur *Metastasierung*, sondern auch daraus hervor, daß durchschnittlich 16% der Patienten dem Tumorleiden erliegen[27]. Kleine distale Tumoren haben i. allg. eine gute Prognose, bei *diffuser Appendixbeteiligung* ist hingegen mit *Metastasen* zu rechnen, und die *Überlebenszeit* beträgt nur Monate bis wenige Jahre[13]. Die *Fünfjahresüberlebensrate* wird mit 60–83%, die *Zehnjahresüberlebensrate* mit 60% angegeben[27, 41a, 53].

Das Adenokarzinoid sollte daher besser als ein *Appendixtumor von unsicherer maligner Potenz* verstanden und grundsätzlich als *potentiell maligne* bewertet werden. „These tumors behave somewhat like appendiceal carcinoids and somewhat like adenocarcinoma“[41a].

Aufgrund der vorliegenden Daten zur Prognose ist bei sehr kleinen, zufällig im Spitzenbereich der Appendix gefundenen Adenokarzinoiden ohne Atypien oder erhöhte Mitoseaktivität[1] die *Appendektomie* als alleinige Maßnahme i. allg. wohl ausreichend und vertretbar. Bei größeren, basisnahen oder diffus wachsenden Tumoren sowie bei niedrig differenzierten Formen[1] ist die *Hemikolektomie* angezeigt[41a], ggf. zusammen mit einer bilateralen Oophorektomie.

In manchen muzinösen Adenokarzinomen lassen sich Reste von Adenokarzinoiden nachweisen (Abb. 6.23), das Karzinom kann *Siegelringzellen* enthalten[16]. Solche *Kombinationsfälle,* die auf den präkanzerösen Charakter der Adenokarzinoide hindeuten, werden auch als *mixed carcinoid-adenocarcinoma*[16] bezeichnet (s. unten). – Auch die Kombination eines Adenokarzinoids mit einem *muzinösen Zystadenom* der Appendix wurde beschrieben[6a].

Sonderformen muzinöser Karzinoide

Burke et al.[12] grenzen das *tubuläre Karzinoid* und das *gemischte Karzinoid/Adenokarzinom* vom Adenokarzinoid (Becherzellkarzinoid) ab. Auch die WHO-Klassifikation führt den letztgenannten Tumor als eigenständige Entität auf.

Tubuläres Karzinoid[12]:

(ICD-O M-8240/1)

Dieser Tumor ist etwa halb so häufig wie das Becherzellkarzinoid und besitzt *englumige drüsige Strukturen,* die von *kubischen Epithelien* ausgekleidet werden (Abb. 6.24). Selten kommen *Panethzellen* oder *Becherzellen* vor. Die Lichtungen der Tubuli enthalten wenig Alcianblau/PAS-positiven *Schleim. Mitosen* fehlen oder sind sehr spärlich (0–2/10 HPF). *Die Tumorzellen sind in dem reichlich vorhandenen Stroma schwer abgrenzbar,* man kann sie *immunhistochemisch* (CEA, Zytokeratin) besser sichtbar machen. Die *Chromogranin*reaktion ist schwach positiv oder negativ. *Serotonin*positive Zellen fehlen.

Die Tumoren sind *IgA-positiv* und *S-100-negativ*[26]. *Sie sind nichtargentaffin und nur zur Hälfte argyrophil,* sitzen fast stets in der *Appendixspitze* und sind in aller Regel *klein* (unter 5 mm). Das *Durchschnittsalter* der Patienten ist mit 29 (16–60) Jahren deutlich niedriger als beim Adenokarzinoid bzw. beim gemischten Karzinoid/Adenokarzinom. Die einfache Appendektomie scheint als Therapie auszureichen. *Metastasen* wurden *nicht* beobachtet[12].

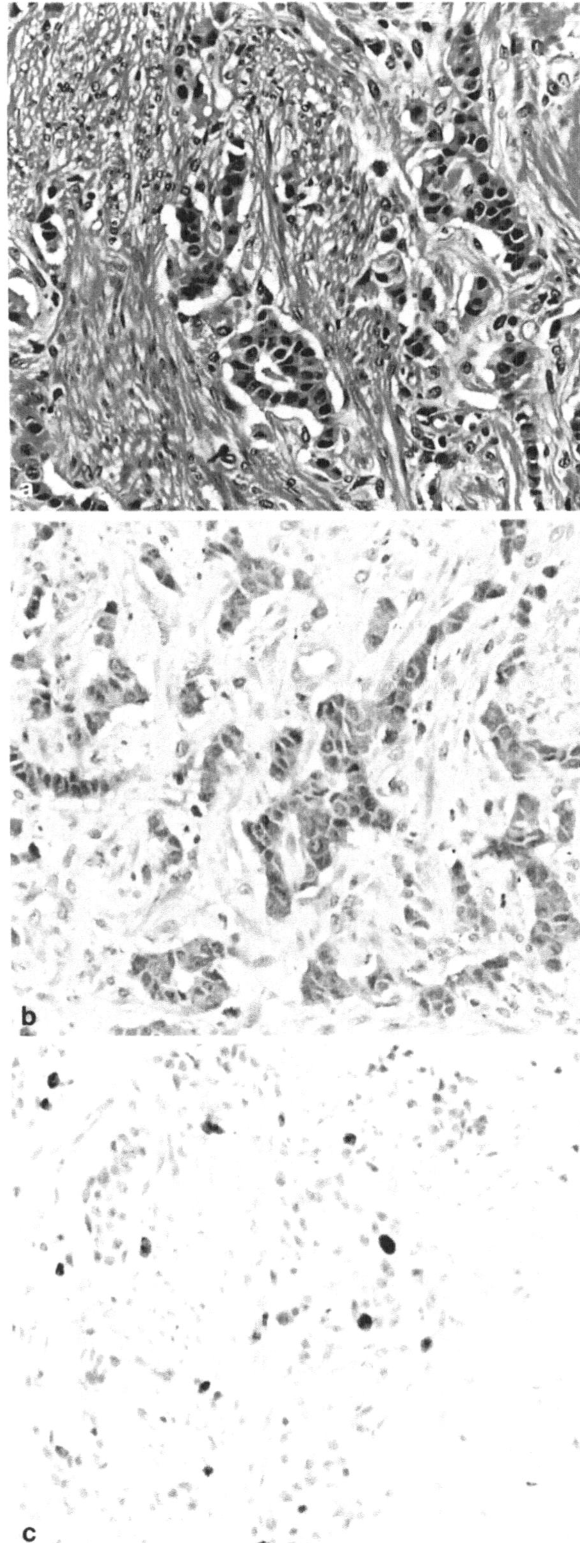

Abb. 6.24. Tubuläres Karzinoid (Diagnose: Dr. Sobin, AFIP, Washington) der Appendix, Zufallsbefund bei Operation wegen Appendizitis. **a** H.E. 140 ×. **b** Synaptophysin 110 ×. **c** MIB-1. Nur geringe Proliferationsrate, 110 ×

Gemischtes Karzinoid/Adenokarzinom (mixed carcinoid/adenocarcinoma[12], adenoendokrines Karzinom[41a])

Es handelt sich um einen *Kombinationstumor* (ICD-O M-8244/3) *aus Karzinoid- (meist Adenokarzinoid-)* Anteilen und einem Adenokarzinom unterschiedlichen Typs: niedrig differenziertes Adenokarzinom mit siegelringzelliger Komponente; trabekuläres Karzinom; muzinöses oder glanduläres Karzinom (Abb. 6.23). Schleimhaltige Drüsenlichtungen fehlen. Nach Lewin[41a] sollte der Anteil der endokrinen Zellen mindestens 30–50% betragen. Die *Mitosefrequenz* ist wesentlich höher als bei den übrigen Formen (0–25, im Mittel 10/10 HPF). Sowohl die Karzinoid- als auch die Adenokarzinomkomponente enthält *endokrine Zellen*. Die Tumoren sind positiv für *CEA* und meist auch positiv *für Chromogranin* und *Serotonin*. Die Appendixwand ist makroskopisch gewöhnlich *diffus verhärtet* und *verdickt*. Die Patienten sind im Mittel 68 Jahre *alt*. *8 von 14 Patienten erlagen dem Tumor. Die Tumorausbreitung* erfolgt per continuitatem auf Zökum, Peritoneum und Ileum, *Metastasen* betreffen die LK, die Harnblase, Lungen, Nebennieren und Leber. Im allgemeinen entstammen die *Metastasen* der Karzinom- und nur selten der Adenokarzinoid-Komponente.

Die Gruppe dieser Tumoren ist offensichtlich *heterogen* und umfaßt nicht nur *echte exokrin/endokrine Mischtumoren,* sondern auch Karzinome mit *diffus eingestreuten endokrinen Zellen* sowie *Kollisionstumoren*. Nach Ansicht von Capella et al.[5a] sollten die Mischtumoren *nicht* den neuroendokrinen Tumoren zugerechnet werden, da ihr biologisches Verhalten von der exokrinen Komponente bestimmt wird.

Adenom der Appendix
(ICD-O M-8140/0)

Tubulovillöse und villöse Adenome sind in der Appendix *selten,* die villösen Adenome dabei noch relativ am häufigsten[46, 86] (bis 1982 < 50 publizierte Fälle[41]). Die Appendix kann an einer *familiären Kolonadenomatose* beteiligt sein. Auch außerhalb dieser Krankheit werden die Adenome manchmal von Kolonadenomen begleitet; daher sollte der Nachweis eines Adenoms im Appendektomiepräparat stets eine Koloskopie nach sich ziehen[41, 86]. Auch *maligne Tumoren* (Karzinome des Kolons, des Ovars, der Gallenblase, der Mamma und der Niere) sollen bei Appendixadenomen gehäuft vorkommen (Lit. bei[1]). Die *Invagination des Zökums* als Folge eines villösen Appendixadenoms ist selten.

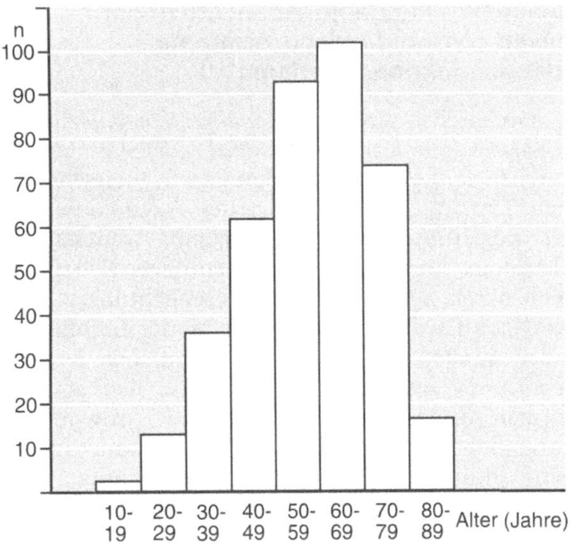

Abb. 6.25. Altersverteilung von 398 Appendixkarzinomen (aus Schmitt[69])

Appendixkarzinom

Muzinöses (Zyst-)Adenokarzinom ▷ S. 518.

Epidemiologie. Das Appendixkarzinom ist *selten,* seine Häufigkeit wird in den meisten Statistiken mit 1–8/10000 Appendektomien angegeben; sie liegt bei nur etwa 0,3–1,2% derjenigen des kolorektalen Karzinoms [21a, 51, 69]. Bis 1987 wurden aus der Literatur 409 Fälle zusammengestellt[69]. Die Patienten waren zwischen 17 und 88 J. alt (Mittelwert *58 Jahre,* Altersgipfel im 6. Lebensjahrzehnt) (Abb. 6.25). Das *Geschlechtsverhältnis* betrug 1,3:1 (m:w). Die Zahl der veröffentlichten Fälle ist inzwischen um mindestens 31 gestiegen[7, 17, 40, 45, 50, 72, 76, 80, 82]. Die jährliche *Inzidenz* liegt um 0,2/100000[20].

Klinik. Das klinische Bild ist *uncharakteristisch,* am häufigsten fand sich eine *Schmerzsymptomatik* verzeichnet, nicht selten über Wochen, Monate und Jahre hinweg[69]. Hinzu kommen *Darmsymptome* (Obstipation, Diarrhö, Ileus), unterschiedlich starke *Temperaturerhöhungen, Erbrechen, Übelkeit,* manchmal auch ein *Gewichtsverlust.* Ein Teil der Symptome erklärt sich aus der Begleitappendizitis, die bei jedem 2.–6. Fall vorliegt[69, 85]. Aktuelle diagnostische Verfahren[20].

Lokalisation. Sichere Angaben sind anhand der 409 ausgewerteten Fälle nicht möglich, da die Lokalisation in den meisten Fällen nicht angegeben ist. Nach anderen Literaturangaben soll das *muzinöse (Zyst-)Adenokarzinom* die *distalen Teile* der Appendix einschl. der Spitze, das *Adenokarzinom vom Kolontyp* eher die *Basis bevorzugen*[8, 9, 11, 15, 22, 36, 57, 62, 63, 74, 79].

Morphologie. *Makroskopisch* zeigt jeder 6. Fall deutliche Zeichen einer *schweren akuten Appendizitis,* meist mit Periappendizitis, nicht selten mit einem *periappendizitischen Abszeß* oder einer *Peritonitis.* Bisweilen werden *Bauchfellverwachsungen* als Hinweis auf eine abgelaufene Appendizitis beschrieben.

Nur bei etwa jedem 3. Fall denkt der Chirurg während der Operation an einen Tumor. Der fehlende Verdacht in den übrigen 2/3 erklärt sich aus einer geringen Tumorgröße und wohl auch aus mangelnder Vertrautheit mit dem seltenen Tumor[69].
Die Häufigkeit unerkannter Karzinome unterstreicht, wie notwendig es ist, jede operativ entfernte Appendix histologisch untersuchen zu lassen.

Zur *Größe* des Karzinoms fehlen in vielen Arbeiten verwertbare Angaben.

Mikroskopisch unterscheidet die WHO-Klassifikation die in Tabelle 6.4 angegebenen Formen. Die Literaturübersicht von Karin Schmitt[69] enthält verständlicherweise häufig andere Bezeichnungen des Tumortyps, vor allem in der älteren Literatur. Sie umfaßt 361 Fälle mit histologischen Angaben, davon 77,6% *Adenokarzinome* (ohne nähere Angaben: 56%; G1/G2/G3: 11,4, 0,8 und 4,2%; papillär 5,3%), 16,6% *muzinöse Tumorformen* (Abb. 6.26) (muzinöse Adenokarzinom: 14,7%; Siegelringzellkarzinom: 1,4%, sonstige: 0,6%), 4,4% *Zystadenokarzinome,* 0,6% *undifferenzierte Karzinome* und 0,8% *Carcinomata in situ.* Es ist, wiederum speziell mit Blick auf die frühere Literatur, nicht auszuschließen, daß bestimmte Karzinoidtypen wie das (seltene) tubuläre und das (ebenfalls seltene) Adenokarzinoid einen kleinen Teil der Fälle stellen. Nicht ganz eindeutig ist auch der Anteil der *muzinösen Zystadenokarzinome,* da ein Teil von ihnen möglicherweise den „muzinösen Tumoren" zugeschlagen wurde. Immerhin zeigt die Zusammenstellung, *daß das Adenokarzinom nahezu 80% aller Fälle ausmacht* und daß die gewöhnlich mit einer Vergrößerung der Appendix *(maligne Mukozele)* einhergehenden *Zystadenokarzinome nur etwa jeden 6. Fall repräsentieren.* Nach einer neueren Arbeit an

Abb. 6.26. Appendixkarzinom. **a** Muzinöses Adenokarzinom G 2/3 mit Infiltration aller Wandschichten. Gleichzeitig schwere eitrige Appendizitis (Anlaß zur Operation). H.E. 35 ×. **b** Gleicher Tumor bei stärkerer Vergrößerung. H.E. 140 ×. **c** Stark schleimbildendes (muzinöses) Adenokarzinom mit Infiltration der M. propria. H.E. 68 ×. **d** Ummauerung des rechten Ureters durch das Karzinom in a und b mit Invasion der muskulären Wand. Harnrückstau mit Hydronephrose. H.E. 140 ×

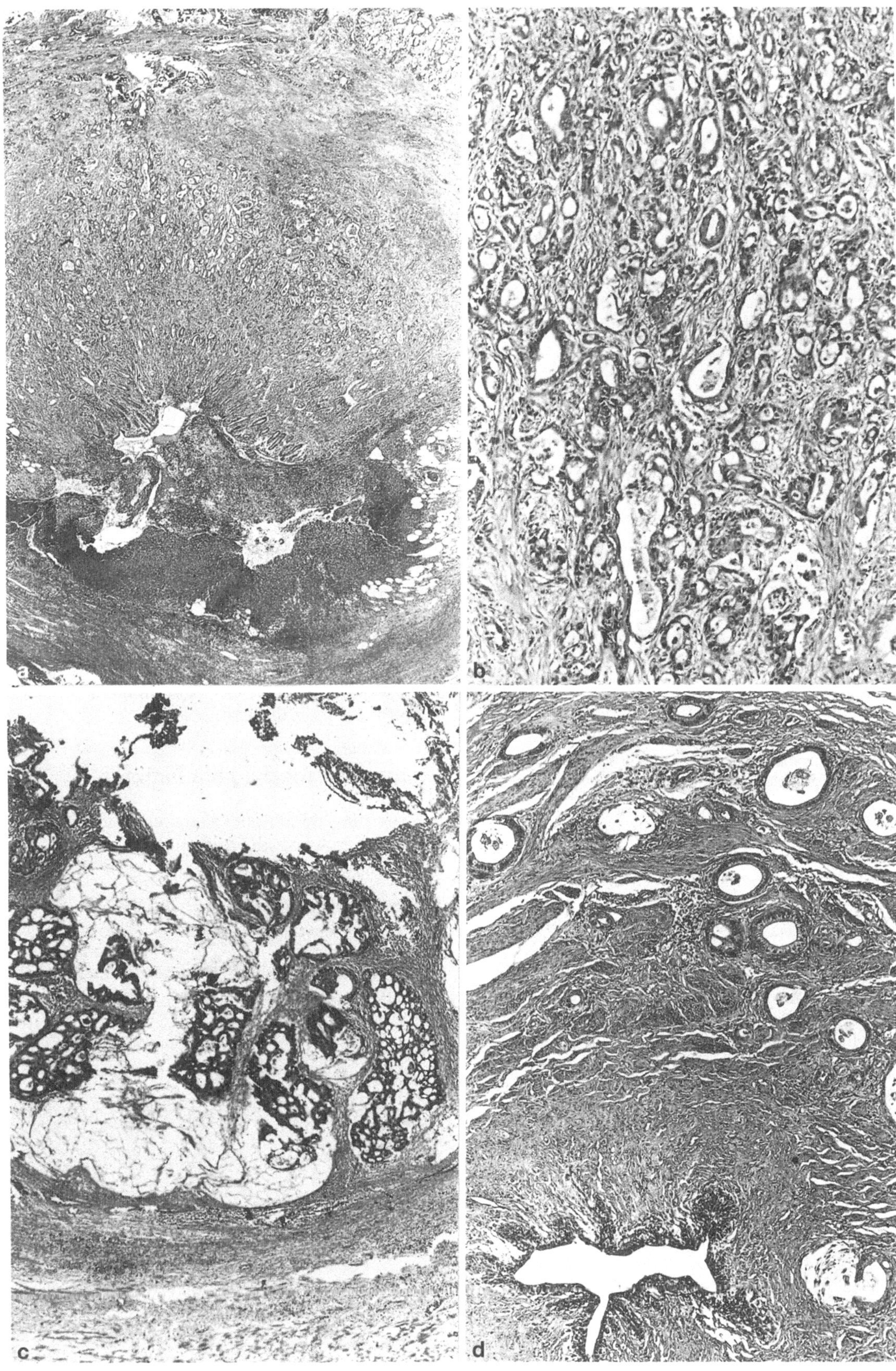
a
b
c
d

94 Fällen stellen die muzinösen Karzinome 55%, der Kolontyp und das Adenokarzinoid zusammen 45% der Tumoren[51]. Unter den 85 Appendixkarzinomen von Carr et al. befanden sich jedoch nur 6 Karzinome vom Kolontyp[16].

Das *Adenokarzinom*, das *muzinöse Adenokarzinom* und das *Siegelringzellkarzinom* werden in der WHO-Klassifikation von 1989 entsprechend dem histologischen Befund bei den gleichnamigen Kolontumoren definiert (▷ S. 651). *Adenoakanthom*[71].

Immunhistochemie: Die Methode hat Bedeutung für die *Abgrenzung mancher Karzinomformen von Appendix-Karzinoiden*, beispielsweise für die Differentialdiagnose klassisches Karzinoid Typ D/undifferenziertes Karzinom; tubuläres Karzinoid/Adenokarzinom; oder Adenokarzinoid/muzinöses Adenokarzinom und Siegelringzellkarzinom.

Ausbreitung[69]. Häufig werden Tumormetastasen schon während der Erstoperation festgestellt, in anderen Fällen treten sie im weiteren Verlauf auf. Sie betreffen am häufigsten die *regionären LK*, das *Peritoneum* und das *Netz*. Seltener sind die *Leber*, das *Urogenitalsystem* (Nieren, Ureteren (▷ Abb. 6.26d), Harnblase[65], Uterus, Adnexe, Hoden), das *Skelettsystem*, die *Lungen*, *Pleura* oder *Haut* betroffen. Wichtig ist, daß *Ovarialmetastasen (auch bilateral)* auftreten können.

Per continuitatem kann der Tumor auf *Nachbarorgane* übergreifen, v. a. auf *Zökum und Ileum*, aber auch auf Peritoneum, Retroperitoneum, Psoasmuskulatur, Urogenitalsystem (→ Hydronephrose, Invasion der Harnblase mit Vortäuschen eines primären Blasenkarzinoms[82b]), übriges Kolon oder große Blutgefäße, ausnahmsweise auch auf Magen und Pankreas. Bei 10 Fällen von muzinösem Karzinom ist ein *Pseudomyxoma peritonei* angegeben[69].

Prognose, Therapie. Die *Fünfjahresüberlebensrate* beträgt 25–55%[51, 69] und hängt erheblich vom Tumorstadium ab (s. u.). Soweit die teilweise unzureichenden Angaben der Literatur eine Bewertung zuließen, schien sie für die nur appendektomierten und für die zusätzlich darmresezierten (bis hemikolektomierten) Patienten gleich hoch zu sein[69]. Andere Autoren geben jedoch für die *alleinige Appendektomie* eine niedrigere (20–50%) Fünfjahresüberlebensrate an als für die *rechtsseitige Hemikolektomie* (45–80%[17, 42, 51, 53]). Die früher von manchen Autoren vertretene Ansicht, unter bestimmten Umständen könne es bei der Appendektomie bleiben, ist heute als obsolet zu betrachten.

Das Appendixkarzinom sollte als eine topographische Variante des Kolonkarzinoms bewertet und dementsprechend grundsätzlich durch eine primäre oder sekundäre rechtsseitige Hemikolektomie behandelt werden[17, 20, 30, 40, 82].

Jedes 5. Appendixkarzinom weist synchron oder metachron ein *gastrointestinales Zweitkarzinom* auf. Die Patienten müssen daher entsprechend überwacht werden[51].

Nach einer neueren Arbeit von 1994[51] hängt die *Fünfjahres-Überlebensrate* ab

- vom *Dukes-Stadium* (A: 100%, B: 67%, C: 50% und D: 6%),
- vom *Differenzierungsgrad* (G1: 68%, G3: 7%),
- von der *Schleimbildung* (71% bei muzinösen Karzinomen, 41% beim Kolontyp; das Adenokarzinoid nahm mit 55% einen Mittelplatz ein),
- vom *Operationsverfahren* (68% bei Hemikolektomie, 20% bei Appendektomie).

Das Appendixkarzinom kann trotz einer schon bei der Erstoperation festgestellten Metastasierung über lange Zeit verlaufen (13 Jahre[40]).

pTNM-Klassifikation. Sie richtet sich nach den Angaben für die kolorektalen Karzinome. Die Appendix stellt einen Abschnitt des Kolon dar (C18.1). Einzelheiten siehe ▷ Tabelle 7.31 auf S. 655.

Sonderfälle

- *Appendixstumpfkarzinom:* Hierzu gibt es nur Einzelfallberichte[8, 24, 39]. Das Karzinom kann Jahrzehnte nach der Appendektomie auftreten.
- *Appendixkarzinom bei Appendicitis ulcerosa* im Rahmen einer Colitis ulcerosa[54].

Maligne mesenchymale Tumoren

▷ Tabelle 6.3. Selten kann bei AIDS ein *Kaposi-Sarkom* der Appendix auftreten[21].

Metastasen in der Appendix[4, 20]

(ICD-O M-8000/6

Karzinomabsiedlungen anderer Tumoren in der Appendix sind selten. Meist handelt es sich um Karzinome der *Mamma* und der *Lunge*, seltener des Magens, des Kolons, Pankreas oder der Gallenwege bzw. der Harnblase, Niere, des Uterus oder Ovars.

Literatur

1.–6. Weiterführende Literatur (▷ S. 489)
6a. Al-Talib RK, Mason CH, Theaker JM (1995) Combined goblet cell carcinoid and mucinous cystadenoma of the appendix. J Clin Pathol 48:869–870
7. Anderson NH, Somerville JE, Johnston CF, Hayes DM, Buchanan KD, Sloan JM (1991) Appendiceal goblet cell carcinoids: a clinicopathological and immunohistochemical study. Histopathology 18:61–65
8. Andersson A, Bergdahl L, Boquist L (1976) Primary carcinoma of the appendix. Ann Surg 183:53–57
9. Baeta B, Barnes WH, Desa DJ (1982) Adenocarcinoma of the appendix. Can J Surg 25:553–555

10. Berardi RS, Lee SS, Chen HP (1988) Goblet cell carcinoids of the appendix. Surg Gynecol Obstet 167:81–86
11. Birla RK, Nolan RB, Birla SR (1975) Synchronous adenocarcinoma of the vermiform appendix and the rectosigmoid: Case report and review of the literature. Dis Colon Rectum 18:678–684
12. Burke AP, Sobin LH, Federspiel BH et al. (1990) Goblet cell carcinoids and related tumors of the vermiform appendix. Am J Clin Pathol 94:27–35
13. Butler JA, Houshiar A, Lin F, Wilson SE (1994) Goblet cell carcinoid of the appendix. Am J Surg 168:685–687
14. Caine YG, Peylan-Ramu N, Livoff AF, Schiller M (1990) Primary Burkitt's lymphoma of the appendix. Z Kinderchir 45:251–252
15. Campanale RP, Prothero SR (1964) Malignant appendiceal carcinoid (argentaffinoma) with regional lymph node metastasis. Am J Surg 107:855–857
15a. Capella C, Heitz PhU, Höfler H et al. (1995) Revised classification of neuroendocrine tumours of the lung, pancreas and gut. Virchows Archiv 425:547–560
16. Carr NJ, McCarthy WF, Sobin LH (1995) Epithelial noncarcinoid tumors and tumor-like lesions of the appendix. A clinicopathologic study of 184 patients with a multivariate analysis of prognostic factors. Cancer 75:757–768
17. Conte CC, Petrelli NJ, Stule J et al. (1988) Adenocarcinoma of the appendix. Surg Gynecol Obstet 166:451–453
18. Cotton MH, Blake JR (1986) Dermoid cyst: a rare tumour of the appendix. Gut 27:334–336
19. Cross SS, Hughes AD, Williams GT, Williams ED (1988) Endocrine cell hyperplasia and appendiceal carcinoids. J Pathol 156:325–329
20. Deans GT, Spence RAJ (1995) Neoplastic lesions of the appendix. Br J Surg 82:299–306
21. Deziel DJ, Saclarides TJ, Marshall JS, Yaremko LM (1991) Appendiceal Kaposi's sarcoma: a cause of right lower quadrant pain in the acquired immune deficiency syndrome. Am J Gastroenterol 86:901–903
21a. DiSario JA, Burt RW, Kendrick ML, McWhorter WP (1994) Colorectal cancers of rare histological types compared with adenocarcinomas. Dis Colon Rectum 37:1277–1280
22. Eckert M, Gerassimidis T, Schultess F et al. (1978) Das primäre Appendix-Karzinom. Fortschr Med 96:1205–1208
23. Edmonds P, Merino MJ, LiVolsi V, Duray PH (1984) Adenocarcinoid (mucinous carcinoid) of the appendix. Gastroenterology 86:302–309
24. Gamble HA (1976) Adenocarcinoma of the appendix: an unusual case and review. Dis Colon Rectum 19:621–625
25. Glick DD, Soule EH (1966) Primary malignant lymphoma of colon or appendix. Arch Surg 92:144–151
26. Goddard MJ, Lonsdale RN (1992) The histogenesis of appendiceal carcinoid tumours. Histopathology 20:345–349
27. Gouzi J-L, Laigneau P, Delalande J-P et al. and the French Association for Surgical Research (1993) Indications for right hemicolectomy in carcinoid tumors of the appendix. Surg Gynecol Obstet 176:543–547
28. Hager J, Häussler B, Kreczy F, Menardi G (1990) Das Appendixkarzinoid im Kindesalter. Akt Chir 25:151–154
29. Harned RK, Dobry CA, Farley GE (1974) Cavernous hemangioma of the rectum and appendix: Report of a case. Dis Colon Rectum 17:759–762
30. Herfarth C (1988) Persönl. Mitt.
31. Hernandez FJ, Fernandez BB (1974) Mucus secreting colonic carcinoid tumors. Dis Colon Rectum 17:387–396
32. Hirschfield LS, Kahn LB, Winkler B et al. (1985) Adenocarcinoid of the appendix presenting as bilateral Krukenberg's tumor of the ovaries. Arch Pathol Lab Med 109:930–933
33. Hood IC, Jones BA, Watts JC (1986) Mucinous carcinoid tumor of the appendix presenting as bilateral ovarian tumors. Arch Pathol Lab Med 110:336–340
34. Iwafuchi M, Watanabe H, Ahioka Y et al. (1990) Immunohistochemical and ultrastructural studies of twelve argentaffin and six argyrophil carcinoids of the vermiform appendix. Hum Pathol 21:773–780
35. Jones PA (1979) Leiomyosarcoma of the appendix: Report of two cases. Dis Colon Rectum 22:175–178
36. Jones RA, MacFarlane A (1976) Carcinomas and carcinoid tumours of the appendix in a district general hospital. J Clin Pathol 29:687–692
37. Jonsson T, Johannsson JH, Hallgrimsson JG (1989) Carcinoid tumors of the appendix in children younger than 16 years. Acta Chir Scand 155:113–116
38. Kahl C (1977) Eine interessante Appendektomie. Blutung durch subseröses Hämangiom der Appendixspitze unter dem Bilde einer Appendicitis. Chirurg 48:189–190
39. Kashiwagi H, Kawamitsu M, Shikano S et al. (1990) Adenocarcinoma of the appendiceal stump developing 23 years after an appendectomy. Am J Gastroenterol 85:1047–1048
40. Kraus T, Vogel ChU, Stolte M (1993) Adenokarzinom der Appendix vermiformis. 13 Jahre Überlebenszeit ohne Therapie. Leber Magen Darm 23:36–39
41. Lall KS, Mavrelis WP (1982) Villous adenoma of the appendix. Report of a case and review of the literature. Dis Colon Rectum 25:716–719
41a. Lewin K (1987) Carcinoid tumors and the mixed (composite) glandular-endocrine cell carcinomas. Am J Surg Pathol 11 (Suppl 1):71–86
42. Lotfi M (1983) Appendixkarzinoid und -karzinom. Med Welt 34:1037–1039
43. Ludtke-Handjeri A, Pickartz H, Strietzel S (1991) Das Becherzellkarzinoid der Appendix vermiformis. Leber Magen Darm 21:226–230
44. Lundqvist M, Wilander E (1987) A study of the histopathogenesis of carcinoid tumors of the small intestine and appendix. Cancer 60:201–206
45. Meiners L, Holtermüller K-H (1986) Primäres Karzinom der Appendix vermiformis. Fallbericht und Literaturübersicht. Z Gastroenterol 24:308–313
45a. Merck C, Kindblom L-G (1975) Neurofibromatosis of the appendix in von Recklinghausens disease. Acta path microbiol scand A83:623–627
46. Mibu R, Itoh H, Iwashita A et al. (1981) Carcinoma in situ of the vermiform appendix associated with adenomatosis of the colon. Dis Colon Rectum 24:482–484
47. Miller T, Bernstein J, Van Herle A (1971) Cushing's syndrome cured by resection of appendiceal carcinoid. Arch Surg 103:770–773
48. Moertel CG, Dockerty MB (1968) Carcinoid tumors of the vermiform appendix. Cancer 21:270–278
49. Moertel CL, Weiland LH, Telander RL (1990) Carcinoid tumor of the appendix in the first two decades of life. J Pediat Surg 25:1073–1075
50. Niederle B, Hofbauer F, Lang M, Dinges HP (1984) Das schleimbildende Zystadenokarzinom der Appendix. Akt Chir 19:98–102
51. Nitecki SS, Wolff BG, Schlinkert R, Sarr MG (1994) The natural history of surgically treated primary adenocarcinoma of the appendix. Ann Surg 219:51–57
52. Moyana TN, Satkunam N (1992) A comparative immunohistochemical study of jejunoileal and appendiceal carcinoids. Implications for histogenesis and pathogenesis. Cancer 70:1081–1088
53. Nüllen H (1979) Das primäre Appendixkarzinom. Med Welt 30:354–357
54. Odze RD, Medline P, Cohen Z (1994) Adenocarcinoma arising in an appendix involved with chronic ulcerative colitis. Am J Gastroenterol 89:1905–1906
55. Ohmori T, Okada K, Tabei R (1994) Multiple ileal carcinoids and appendiceal endocrine carcinoma in association with Meckel's diverticulum. A histochemical and immunohistochemical study. Arch Pathol Lab Med 118:283–288
56. Olsen BS (1987) Giant appendicular neurofibroma. A light and immunohistochemical study. Histopathology 11:851–855
57. Otto RE, Ghislandi EV, Lorenzo GA, Conn J Jr (1970) Primary appendiceal adenocarcinoma. Am J Surg 120:704–706
58. Park K, Blessing K, Kerr K, Chetty U, Gilmour H (1990) Goblet cell carcinoid of the appendix. Gut 31:322–324
59. Parkes SE, Muir KR, Al Sheyyab M et al. (1993) Carcinoid tumours of the appendix in children 1957–1986; incidence, treatment and outcome. Br J Surg 80:502–504
60. Pipeleers-Marichal M, Goossens A, de Waele B, Klöppel G (1990) Granular cell tumour of the appendix in a patient irradiated for a rectal carcinoma. Virchows Arch [A] 417:177–180
61. Ponka JL (1973) Carcinoid tumors of the appendix. Report of thirty-five cases. Am J Surg 126:77–83

62. Pugeda FV, Hinshaw JR (1969) Primary adenocarcinoma of the appendix. Dis Colon Rectum 12:457–461
63. Qizilbash AH (1975) Primary adenocarcinoma of the appendix. A clinicopathological study of 11 cases. Arch Pathol 99:556–562
64. Remmele W (1984) Jejunum und Ileum. In: Remmele W (Hrsg) Pathologie, Bd 2. Springer, Berlin Heidelberg New York Tokyo, S 323
65. Richie JP (1977) Primary adenocarcinoma of the appendix. Arch Surg 112:666
66. Rodriuez MA, Wasdahl WA (1978) Mucinous carcinoid and endometriosis in an inside-out appendix. Am J Gastroenterol 69:199–202
67. Roggo A, Wood WC, Ottinger LW (1993) Carcinoid tumors of the appendix. Ann Surg 217:385–390
68. Ryden SE, Drake RM, Franciosi RA (1975) Carcinoid tumors of the appendix in children. Cancer 36:1538–1542
69. Schmitt K (1987) Klinik und Pathologie des Appendixkarzinoms. Bericht über 5 eigene Beobachtungen und Literaturübersicht an insgesamt 409 Fällen. Med Inaug Diss Mainz-Wiesbaden 1987
70. Schmutzer KJ, Bayar M, Zaki AE et al. (1975) Tumors of the appendix. Dis Colon Rectum 18:324–331
71. Schulte WJ, Pintar K, Schmahl T (1974) Adenoacanthoma of the appendix. J Surg Oncol :93–96
72. Schwesinger G, Riethdorf L, Scülfort H (1988) Beitrag zum primären Karzinom der Appendix. Dtsch Z VerdauStoffwechselkrankh 48:47–52
73. Shaw PAV (1990) Editorial:Carcinoid tumours of the appendix are different. J Pathol 162:189–190
73a. Shekitka KM, Sobin LH (1994) Ganglioneuromas of the gastrointestinal tract. Relation to von Recklinghausen diesease and other multiple tumor syndromes. Am J Surg Pathol 18:250–257
74. Sieracki JC, Tesluk H (1956) Primary adenocarcinoma of the vermiform appendix. Cancer 9:997–1011
75. Sin IC, Ling E-T, Prentice RSA (1980) Burkitt's lymphoma of the appendix:Report of two cases. Hum Pathol 11:465–470
76. Sjövall S, Kornhall S (1985) Double tumours of the appendix: a rare entity. Acta Chir Scand 151:297–298
77. Skaane P, Eide TJ (1977) Malignant appendiceal carcinoid with intussusception of the base manifesting as a cecal tumor: Report of a case. Dis Colon Rectum 20:511–514
78. Smith JAR (1990) Goblet cell carcinoid of the appendix. Gut :840
79. Steinberg M, Cohn I Jr (1967) Primary adenocarcinoma of the appendix. Surgery 61:644–660
80. Straughn JC, DeSanctis AN (1989) Carcinoma of the appendix presenting as biliary colic. Am J Gastroenterol 84:1334–1335
81. Syracuse DC, Perzin KH, Price JB et al. (1979) Carcinoid tumors of the appendix: Mesoappendiceal extension and nodal metastases. Ann Surg 190:58–63
82. Thaler W, Riedler L, Bacher G et al. (1986) Zum Appendixkarzinom. Akt Chir 21:246–248
82a. Tonsekar KS, Cacdac R, Ashare R, Libcke JH (1994) Villous adenoma of the vermiform appendix with cecal intussusception: a case report and review of literature. Am Surg 60:982–984
82b. Tripodi J, Perlmutter S, Rudansky S et al. (1995) Primary adenocarcinoma of the appendix: an unusual presentation. Am J Gastroenterol 90:661–662
83. Turner M, Gallagher HS (1969) Occult appendiceal carcinoid. Report of a case with fatal metastases. Arch Pathol 88:188–190
84. Watson PH, Alguacil-Garcia A (1987) Mixed crypt cell carcinoma. A clinicopathologic study of the so-called „goblet cell carcinoid“. Virchows Arch [A] 412:175–182
85. Wolff M, Admed N (1976a) Epithelial neoplasms of the vermiform appendix (exclusive of carcinoid). I. Adenocarcinoma of the appendix. Cancer 37:2493–2510
86. Wolff M, Admed N (1976b) Epithelial neoplasms of the vermiform appendix (exclusive of carcinoid). II. Cystadenomas, papillary adenomas, and adenomatous polyps of the appendix. Cancer 37:2511–2522
87. Younes M, Katikaneni PR, Lechago J (1995) Association between mucosal hyperplasia of the appendix and adenocarcinoma of the colon. Histopathology 26:33–37
88. Zarabi M, LaBach JP (1982) Ganglioneuroma causing acute appendicitis. Hum Pathol 13:1143–1146

Die Appendix in der plastischen Chirurgie

Die inzidentelle Appendektomie birgt nicht nur die Gefahr mancher Komplikationen (z. B. häufige Wundinfektionen, ▷ S. 506, Priapismus, rezidivierende Leistenhernien, Lit. bei [5]), sondern entfernt gleichzeitig ein Organ, das unter bestimmten Umständen in der urologischen Wiederherstellungschirurgie verwendet werden kann, z. B. zur Schaffung einer *vesikokutanen Fistel*[5] (v. a. bei Patienten, die wegen einer Neuropathie an den Rollstuhl gebunden sind) oder einer *zökokutanen Fistel für anterograde Einläufe* (bei chronisch obstipierten oder *fäkalinkontinenten* Kindern[5]) sowie bei der *Blasenexstrophie* zur Bildung einer *zökalen Ersatzblase mit der Appendix als Conduit zur ventralen Urinableitung*[4]. Es wird daher postuliert, bei Patienten mit einer Spina bifida, hohen anorektalen Fehlbildungen, Exstrophie und M. Hirschsprung, bei denen mit Störungen der Darmentleerung zu rechnen ist, in jedem Fall auf eine inzidentelle Appendektomie zu verzichten. Die Erhaltung der Appendix kann sich auch bei Patienten mit Rückenmarksverletzungen oder -tumoren sowie bei chronischer idiopathischer Obstipation als nützlich erweisen[5].

Die Appendix kann auch ausnahmsweise als *Interponat bei partiellen Uretererkrankungen* dienen, (z. B. bei Einzelniere und Ureterkarzinom + Ureterkompression von außen durch ein primäres retroperitoneales malignes Lymphom[2], nach Zystektomie[3] oder nach stumpfem Uretertrauma[1]).

Literatur

1. Fernandez-Fernandez A, Soria-Ruiz S, Gomez-Martinez I et al. (1994) Blunt traumatic rupture of the right high ureter, repaired with appendix interposition. Urol Int 53:97–98
2. Goldwasser B, Leibovitch I, Avigad I (1994) Ureteral subsitution using the isolated interposed vermiform appendix in a petient with a single kidney and transitional cell carcinoma of the ureter. Urology 44:437–440
3. Hübner WA, Pflüger H (1995) Functional replacement of bladder and urethra after cystectomy for bladder cancer in a female patient. J Urol 153:1043–1046
4. Longaker MT, Harrison MR, Langer JC, Crombleholme TM (1989) Appendicovesicostomy:a new technique for bladder diversion during reconstruction of cloacal exstrophy. J Pediat Surg 24:639–641
5. Wheeler RA, Malone PS (1991) Use of the appendix in reconstructive surgery:a case against incidental appendicectomy. Br J Surg 78:1283–1285

Kapitel 7 Kolon und Rektum

H. F. Otto, W. Remmele

Inhaltsverzeichnis

Weiterführende Literatur

(▷ auch Kapitel 5: Jejunum und Ileum)

1. Goldman H, Appelman HD, Kaufmann N (eds) (1990) Gastrointestinal pathology. Williams & Wilkins, Baltimore Hong Kong London Sydney
2. Jass JR, Shephard NA, Maybee JD (1989) Atlas of surgical pathology of the colon, rectum and anus. Churchill Livingstone, Edinburgh London Melbourne New York
3. Kirsner JB, Shorter RG (eds) (1988) Inflammatory bowel disease, 3th edn. Lea & Febiger, Philadelphia
4. Ming SC, Goldman H (eds) (1993) Pathology of the gastrointestinal tract. Saunders, Philadelphia London Toronto Montreal Sydney Tokyo
5. Morson BC, Dawson IMP (1970) Gastrointestinal pathology, 3nd edn. Blackwell, Oxford London Edinburgh Melbourne
6. Müller-Wieland H (1982) Dickdarm. In: Schwiegk H (Hrsg) Verdauungsorgane. Springer Berlin Heidelberg New York (Handbuch der inneren Medizin, Bd. III/4)
7. Norris HT (ed) (1991) Pathology of the colon, small intestine, and anus, 2nd edn. Churchill Lovingstone, New York Edinburgh London Melbourne Tokyo
8. Otto HF, Wanke M, Zeitlhofer J (1976) Darm und Peritoneum. In: Doerr W, Seifert G, Uehlinger E (Hrsg) Spezielle pathologische Anatomie, Bd II/2, Springer, Berlin Heidelberg New York
9. Sleisenger MH, Fordtran JS (eds) (1989) Gastrointestinal disease Pathophysiology, diagnoses, management. Edn. Saunders, Philadelphia London Toronto Montreal Sydney Tokyo
10. Williams GT (ed) (1990) Gastrointestinal pathology. In: Current Topics in Pathology, vol 81, Springer, Berlin Heidelberg New York Tokyo

Anatomisch-physiologische Vorbemerkungen [11]

Kolon

Das Kolon ist *Aufbereitungs- und Ausscheidungsorgan nichtresorbierter und nichtresorbierbarer Nahrungsbestandteile*. Unter funktionellen Aspekten ist das Kolon charakterisiert durch Leistungen der *Resorption, Sekretion und Motilität*[17, 18]. Schließlich sind Kolon und Rektum, ebenso wie Jejunum und Ileum (vgl. S.420), *immunologische Kontaktorgane* („mucosa associated lymphoid tissue")[11, 20, 21].

Topographie, Makroskopie[16]. Der Dickdarm beginnt an der Valvula ileocoecalis Bauhini. Anatomisch werden 5 Abschnitte unterschieden: *Zökum, Colon ascendens, transversum, descendens* und *sigmoideum (S-romanum)*.

- Etwa in Höhe des 3. Sakralwirbels liegt die Grenze zum Rektum. *Rektum* und *Analkanal* bilden das funktionelle Abschlußsystem des Intestinaltraktes. Dieses sog. *Kontinenzorgan* besteht im einzelnen aus dem Corpus cavernosum recti, dem glatten M. sphincter ani internus, den äußeren und willkürlich innervierten Sphinkteren und der sensiblen und dehnbaren Haut des Analkanales (Einzelheiten s. Analregion). Als *mittlere Gesamtlänge* des Dickdarmes wurde intra vitam bei Erwachsenen 109 cm (91–125 cm) ermittelt.

Die einzelnen Abschnitte des Dickdarmes zeigen unterschiedliche Beziehungen zum Peritoneum. Zökum, Colon transversum und Sigma liegen intraperitoneal, wobei das Zökum selten, das Sigma stets ein Mesenterium aufweisen. Colon ascendens und descendens liegen retroperitoneal.

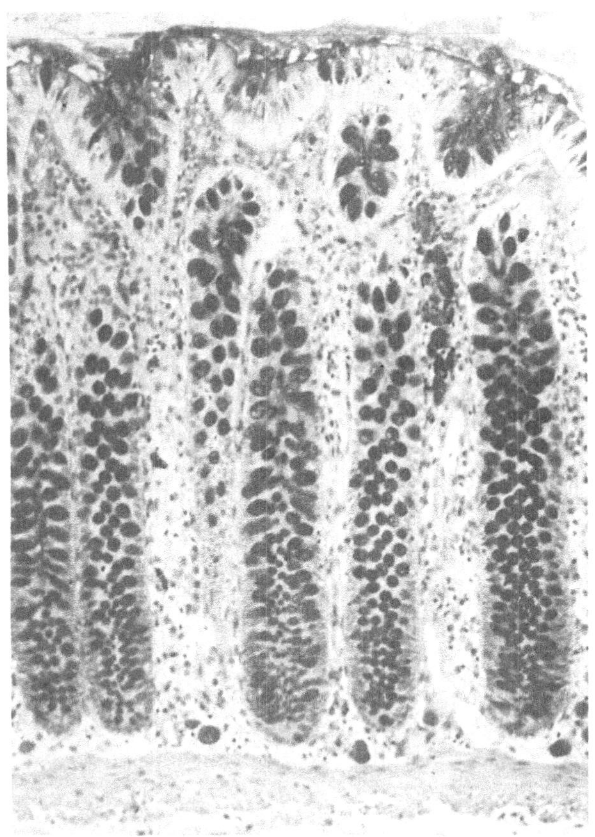

Abb. 7.1. Normale Kolonschleimhaut mit parallelgestellten Schleimhautkrypten, die durch Becherzellen begrenzt werden. Im Schleimhautstroma wenige lymphoide Rundzellen, vereinzelt Makrophagen. PAS-Alcianblau (Vergr. 120 : 1)

Der äußere Aspekt des Kolon unterscheidet sich von dem des Dünndarms durch folgende anatomische Strukturen:

- **Tänien** (Taeniae coli): bandförmige Verdickungen der Längsmuskulatur an 3 Stellen der Zirkumferenz *(Taenia libera, mesocolica, omentalis)*.
- **Haustren** (Haustra coli): wulst- oder sackförmige *Ausbuchtungen der Kolonwand* zwischen den Tänien. Sie werden durch querverlaufende Einziehungen begrenzt, die schleimhautseitig den Plicae semicirculares entsprechen.
- **Appendices epiploicae:** subseröse *Fettgewebsbürzel,* die am Colon ascendens, descendens und sigmoideum zweireihig, am Colon transversum meist einreihig angeordnet sind. Sie nehmen nach distal an Zahl und Größe zu. Appendices epiploicae können *torquieren (infarzieren), nekrotisieren* und schließlich als *freie Körper(Corpora libera)* in die Bauchhöhle abgestoßen werden.

Die *innere Oberfläche* des Dickdarms wird auf *etwa 875 m*^{2} (636–1613m^2) geschätzt.

Mikroskopie. Die Kolonmukosa besitzt *keine Schleimhautzotten,* zeigt aber eine durch flache, transversale Furchen begrenzte unregelmäßige *Felderung*. Der *Furchenabstand beträgt 0,6–2 mm.*

Histologisch (Abb. 7.1) ist die Kolonmukosa[19, 22] gekennzeichnet durch ein einschichtiges *Zylinderepithel* und durch die regelmäßig und parallel angeordneten *Lieberkühn-Krypten.* Sie enthalten *4 Zelltypen.*

- Dominierender Zelltyp der Schleimhauptkrypten ist die *Becherzelle.* Die Gesamtmasse der Becherzellen entspricht etwa einer Drüse von der Größenordnung des Pankreas. Becherzellen bilden *Schleime,* die ein Gemisch aus *neutralen Sialo- und Sulfomuzinen* darstellen[11, 20]. Die Zusammensetzung des Schleimes wechselt innerhalb der Krypten und in den verschiedenen Kolonabschnitten.
- In der Tiefe der Schleimhautkrypten liegen *undifferenzierte (pluripotente Stammzellen)* und *enterochromaffine Zellen,* an der Oberfläche differenzierte *Zylinderepithelien,* die sog. *Saumzellen.*

Zwischen den epithelialen Zellen befinden sich *Lymphozyten* (überwiegend T-Lymphozyten). Die Schleimhautkrypten werden von einer aus Fibroblasten und kollagenen Bindegewebsfasern bestehenden *perikryptalen Hülle* eingescheidet.

Die *Lamina epithelialis mucosae* stellt ein klassisches *Wechselgewebe* dar. Die Zellneubildung findet ausschließlich in einer in den Krypten lokalisierten *Regenerationszone* statt. Der Zellersatz erfolgt durch „bivalente" Zellteilung. Die aus den Zellteilungen hervorgehenden Tochterzellen wandern durch die Krypten und ersetzen kontinuierlich das Oberflächenepithel, wobei *alle 3 Zellarten* (Becher-, Saum- und enterochromaffine Zellen) aus *einer* pluripotenten Stammzelle der Kryptenbasis entstehen.

Das *Schleimhautstroma,* die *Lamina propria mucosae,* wird von der epithelialen Basalmembran und von der Lamina muscularis mucosae begrenzt. Sie besteht in ihrer Grundstruktur aus einem *Gerüst von Retikulinfasern* mit *Fibrozyten* und *Fibroblasten.* Schon unter physiologischen Konditionen ist das Schleimhautstroma *reich an Plasmazellen, Lymphozyten* und *Makrophagen (Muziphagen*[19]*).* Relativ selten sind *Mastzellen* und Granulozyten. Das Schleimhautstroma stellt ein diffuses lymphoretikuläres Organ dar, das zum mukosaassoziierten Immunsystem gehört.

Weiter zur Tiefe hin folgen die *Tunica submucosa,* die aus der inneren Ring- und der äußeren Längsmuskulatur aufgebaute *Muscularis propria, Subserosa* und *Serosa.*

Gefäßversorgung

- *Arterien:* Der *proximale Anteil* des Dickdarms (bis zum distalen Drittel des Colon transversum) entstammt ontogenetisch dem Mitteldarm und wird von der *A. mesenterica superior* (A. iliocolica, Aa. colica destra et media) versorgt. Das *distale Kolon* entstammt dem embryonalen Enddarm und erhält seine Blutversorgung vor allem aus der *A. mesenterica inferior.*

Es gibt jedoch *zahlreiche Varianten* der Gefäßverläufe, -gabelungen und -versorgungsbereiche, die nach chirurgischen Eingriffen zu Komplikationen führen können. Die Hauptäste anastomosieren untereinander. Die Verbindung zwischen dem linken Ast der A. colica media und der A. colica sinistra wird als *Riolan-Arterie* bezeichnet. Die arteriellen Endäste bilden *Arkaden*, die im Gegensatz zum Dünndarm meist nur in 2 Lagen übereinander liegen.

- *Venen:* Die Venen zeigen ein den Arterien entsprechendes Verhalten. Das venöse Blut gelangt über die *V. mesenterica superior (V. ileocolica, Vv. colica dextra et sinistra)* und über die *V. mesenterica inferior* in die *V. portae*. Bemerkenswerterweise besitzen die mesenterialen Venen *keine Klappen*, so daß ein bidirektionaler Fluß stattfinden kann. Auf diese Weise können sich portale Druckerhöhungen direkt bis in den Bereich der Darmwand hinein auswirken. Das bedeutet, daß der Gewebeturgor im Darm weit stärker von Zirkulationsänderungen in der Leber als vom systemischen Kreislauf beeinflußt wird.

Lymphgefäße und Lymphknoten. Die kolorektalen *Lymphgefäße*[15] beginnen in der Tiefe der Lamina propria mucosae, *unmittelbar oberhalb der Muscularis mucosae*. Sie transportieren die Lymphflüssigkeit entlang der Vasa mesenterica supp. et inff. Auf diesem Wegen werden *3 Lymphknotenstationen* passiert:

- die *parakolischen Lymphknoten im subserösen Fettgewebe,*
- die *intermediären Lymphknoten* (Lnn. mesenterici supp. et inff.) entlang den *Vasa colica,*
- die *zentralen Lymphknoten* (paraaortale Lymphknoten) im Bereich der *Gefäßabgänge aus der Aorta.*

Innervation. Die autonome Innervation erfolgt durch *sympathische* und *parasympathische Nervenfasern.*

- Die *präganglionären sympathischen Fasern* stammen aus dem thorakalen Rückenmark, passieren (meist ohne ganglionäre Umschaltung) die paravertebrale Kette der Grenzstrangganglien, bündeln sich zu den Nn. splanchnici und enden erst in den präaortalen Ganglien bzw. Plexus *(Plexus myentericus sup. et inf.)*. Die postganglionären adrenergen Fasern folgen den Blutgefäßen bis in die Kolonwand und umspinnen schließlich die Ganglienzellen des intramuralen Plexus myentericus.
- Die *präganglionären parasympathischen Nervenfasern* stammen für das proximale Kolon aus dem *N. vagus,* für das distale Kolon aus dem *Plexus sacralis,* dessen Ganglienzellen im 2.–4. Sakralsegment des Rückenmarkes liegen. Die ganglionäre Umschaltung erfolgt im *Plexus myentericus* und *submucosus*. Die postganglionären Fasern sind cholinerg. Erfolgsorgan des Parasympathikus ist die Ringmuskulatur, deren Tonisierung durch eine diskontinuierliche Azetycholinausschüttung des extramuralen Parasympathikus gewährleistet wird.
- Der *Plexus myentericus (Auerbach)* scheint vorwiegend für die *Kolonmotorik* zuständig zu sein, während der *Plexus submucosus (Meissner)* in die Steuerung auch der *Sekretion* eingeschaltet ist. Beide Plexus sind durch Reflexbögen miteinander verbunden.

Anmerkungen zur Physiologie

Motilität. Die Kolonbewegungen sind darauf abgestimmt, *3 wichtige Funktionen* sicherzustellen:

- die *Rückresorption von Wasser und Elektrolyten,*
- die Aufrechterhaltung einer *reichhaltigen Bakterienpopulation* des Darmes (ökologisches Gleichgewicht der autochthonen Darmflora)
- und die *Kontrolle der Defäkation.*

Die intestinale Mikroflora ist gleichsam eine physiologische Komponente im regulierten Ablauf aller dem Magen-Darm-Trakt zugeordneten Funktionen.

Die Motilität des Dickdarmes[12] ist durch *regionale Unterschiede* charakterisiert. Mitbedingt sind diese Unterschiede dadurch, daß Colon ascendens und descendens retroperitoneal fixiert sind, während die anderen Dickdarmabschnitte intraperitoneal liegen und ein Mesenterium besitzen.

Grundsätzlich können *3 Arten der motorischen Aktivität* unterschieden werden:

- *Retrograde* Peristaltik und ringförmige Kontraktionen *(Haustrierung)* führen zu Misch- und Knetbewegungen *(„Pendelperistaltik")*, vorwiegend im *rechten Kolon.*
- Segmentale motorische Aktivitäten *(Peristaltik)* finden sich vorwiegend im *Colon transversum* und *descendens.*
- *Massenbewegungen („peristaltische Stürme",* multihaustrale Bewegungen) als starke Ringkontraktionen laufen vor allem im *linksseitigen Kolon* ab. Diese Bewegungen sind selten und treten nur 2- bis 3mal am Tage auf.

Die Dickdarmmotorik wird *myogen* durch langsame elektrische Wellen („pace setter potentials"), *neurogen* und vermutlich auch *humoral* gesteuert. Zu den neurogenen Regelmechanismen gehören der intestino-intestinale Hemmreflex und der allerdings umstrittene gastrokolische Reflex.

Während die intestinale Transitzeit im Dünndarm relativ konstant ist, unterliegt sie im Kolon erheblichen individuellen Schwankungen. Sie ist abhängig von der jeweiligen Dehnungssensibilität des Zökums, von der Zusammensetzung der intestinalen Mikroflora und von der Art der Nahrung.

Sekretion. Der von den Becherzellen gebildete *Schleim*[13, 14] enthält neben *neutralen Sialo- und Sulfomuzinen* reichlich *Kalium* und *Bikarbonat*. Er bildet ein feines *elastisches Gel*, das die Mukosa mechanisch (Gleitmittel) und chemisch (Filter für Makromoleküle, Medium für Lysozym und sIgA) schützt. Möglicherweise kommen Muzinbestandteile aber auch als *Autoantigene* bei den idiopathischen chronisch-entzündlichen Darmerkrankungen in Betracht.

Das sezernierte Bikarbonat reagiert mit den durch Fäulnis entstandenen sauren Stoffwechselprodukten der Darmlichtung, wobei sich CO_2 bildet (Zunahme des Gasvolumens in der Darmlichtung).

Die von der Kolonmukosa gebildeten *Abwehrstoffe (sIgA, Lysozym, AAT)* (protektiv- „antiseptischer" Anstrich der inneren Darmoberfläche) dienen dem Schutz der Mukosa gegen Bakterien (sIgA: Reaktion mit Oberflächenantigenen; Lysozym: Wirkung auf die Mukopeptide der Bakterienwände) bzw. gegen proteolytische Enzyme (AAT) [17, 18].

Resorption. Das Kolon bewahrt den Organismus vor *Wasser- und Elektrolytverlusten*. Von den etwa 1,5–2 l eines nahezu isotonischen Chymus, der täglich die Bauhin-Klappe passiert, werden 97% des Wassers, 99,5% des Natriums, 99% des Chlorids und 50% des Kaliums rückresorbiert. *Das Kolon kann bis zu 5 l Wasser/24 h resorbieren.*

Die Kolonmukusa resorbiert ferner *Vitamine*, v. a. die von der Darmflora gebildeten Vitame, vielleicht auch *Aminosäuren* und in geringem Umfang *Glukose*. Neuere Untersuchungen haben gezeigt, daß das Kolon *Kohlenhydrate*, die im Dünndarm nicht resorbierbar sind, fermentieren und die Spaltprodukte rückresorbieren kann. Insofern wirkt das Kolon als *Energieverwerter* und hat eine physiologische *Energiesparfunktion*.

Rektum

Topographie, Makroskopie, Histologie[16]. Der Enddarm (Rektum) schließt etwa in Höhe des 3. Sakralwirbels an das Sigma an und endet im Bereich des Anorektalringes. Er ist 12–15 cm lang. In situ verläuft das Rektum keineswegs gestreckt, sondern zeigt eine *anteroposteriore* und *laterale Krümmung*.

Die anteroposterioren Abweichungen von der Frontalebene sind durch die *Flexura sacralis* (proximal, nach vorn konkav) und die *Flexura perinealis* (distal, nach vorn konvex) bedingt. Die erste beruht auf der Lage des Rektums in der Sakralhöhle, die letztere auf dem Zug der Puborectalis-Schlinge.

Die lateralen Achsenabweichungen sind weniger deutlich ausgeprägt und eher als Ausbuchtungen der Rektumwand zu bezeichnen. Es gibt bei der Ansicht von hinten 2 Ausbuchtungen nach rechts und dazwischen eine Ausbuchtung nach links. Sie sind durch die *Plicae transversales (Houston-Klappen)* verursacht. Die mittlere und größte Falte wird auch als *Kohlrausch-Falte* bezeichnet.

Wird das Rektum aus seinen Band- und Faszienverbindungen gelöst, nimmt es eine gestreckte Form an. Dabei wird die Entfernung zwischen der Anokutanlinie und vorher fixierten Punkten der Rektumwand größer. Dies hat die praktische Konsequenz, daß manche präoperativ anscheinend zu tief sitzenden Karzinome nach Mobilisation des Rektums doch noch kontinenzerhaltend reseziert werden können.

Der obere Teil des Rektums ist vorn und seitlich von Peritoneum bedeckt, hinten grenzt er an das Bindegewebe der Os sacrum-Vorderfläche. Der tiefste Punkt der Bauchhöhle wird durch die *Excavatio rectouterina (Frau)* bzw. *Excavatio rectovesicalis (Mann)* markiert. Beide reichen beim Neugeborenen tiefer als beim Erwachsenen. Bei der erwachsenen Frau liegt die tiefste Stelle der Exavatio rectouterina etwa 5–6 cm oberhalb des Anus und ist somit der digitalen Untersuchung zugänglich.
Das Rektum hat *keine Haustren*, die Längsmuskulatur ist gleichmäßig ausgebreitet und bildet *keine Tänien. Appendices epiploicae fehlen.* Das Innenrelief zeigt *Plicae transversales*. Der mikroskopische Aufbau entspricht weitgehend demjenigen der Kolonwand. Die *Krypten* sind jedoch *besonders tief* (0,6–0,8 mm gegenüber 0,4–0,6 mm im Kolon) und enthalten *massenhaft Becherzellen*. Der Schleim enthält vorwiegend oder ausschließlich *saure Sialo-* und *Sulfomuzine*.

Gefäßversorgung

- Die *arterielle Versorgung* erfolgt durch die unpaare *A. rectalis superior* aus der A. mesenterica inferior und durch die paarige *A. rectalis media* aus der A. iliaca interna. Die A. rectalis superior bildet keine Arkaden. Ihre Verbindung mit der letzten Sigmaarterie (A. sigmoidea ima) hat praktische Bedeutung: Wenn die A. rectalis superior distal der Anastomose mit der A. sigmoidea ima durchtrennt wird, kann die A. rectalis media deren Versorgungsgebiet nicht mitübernehmen; wird die Ligatur jedoch oberhalb der Verbindung gesetzt, kann die A. sigmoidea ima dem distalen Abschnitt der A. rectalis superior genügend Blut zuführen.
- Der *venöse Abfluß* geht in 2 Richtungen: über die unpaare V. rectalis superior in die V. mesenterica inferior und damit in die V. portae; und über die paarigen Vv. rectales mediae in die V. cava inferior. Entsprechend dem arteriellen Zufluß ist die V. rectalis superior das venöse Hauptgefäß, so daß der größte Teil des Blutes aus dem Rektum in die Pfortader abgeführt wird. Die Anastomosen mit der V. rectalis media führen jedoch dazu, daß auch aus dem Drainagegebiet der V. rectalis superior Blut in den V.cava-Kreislauf abfließen kann.

Lymphgefäße und Lymphknoten. Die Lymphgefäße verlaufen parallel zu den Venen. Die Drainage erfolgt in den verschiedenen Etagen des Rektums verschieden:

- Aus der *unteren Etage* gelangt die Lymphe in die *Lnn. anorectales,* die der Ampulla recti dorsal anliegen, und von dort in die *Lnn. sacrales.* Ein Teil der Lymphe aus dem Grenzbereich zum Analkanal wird in die Lnn. inguinales abgeleitet.
- Die *mittlere Etage* und noch ein Teil der unteren Etage drainieren über die *Lnn. iliaci interni* entlang den Vasa iliaca interna.
- Die *obere Etage* gibt ihre Lymphe entlang der V. rectalis superior nach proximal in die *Lymphknoten an der V. mesenterica inferior* ab.

Innervation. Die extramurale *parasympathische* Innervation erfolgt durch die Nervenfasern des *Plexus sacralis,* die im 2.–4. Rückenmarksegment entspringen. Die *sympathischen* Fasern stammen aus den lumbalen Wurzeln, werden über den *sympathischen Grenzstrang* des Beckens dem *Ganglion mesentericum inferius* zugeführt und dort umgeschaltet. Die postganglionären Fasern enden im *Plexus myentericus* der Rektumwand.

Physiologie. Das Rektum ist ebenso wie der Analkanal Bestandteil des anorektalen Kontinenzorgans (▷ S. 680). Die resorptiven und sekretorischen Leistungen sind denen des Kolons vergleichbar.

Literatur

1.–10. Weiterführende Literatur (▷ S. 534)
11. Bienenstock J. Befus AD (1980) Mucosal immunology, a review. Immunology 41:249–270
12. Cristensen J (1981) Motility of the colon. In: Johnson LR (ed) Physiology of the gastrointestinal tract I. Raven Press, New York, pp 445–471
13. Clamp JR (1978) (ed) Mucus. Br. Med Bull 34/I
14. Clamp JR (1980) Gastrointestinal mucus. In: Wright R (ed) Recent advances in gastrointestinal pathology. Saunders, London Philadelphia Toronto, pp 47–58
15. Fenoglio CM, Kaye GI, Lane N (1973) Distribution of human colonic lymphatics in normal, hyperplastic, and adenomatous tissue. Gastroenterology 64: 51–66
16. Fleischhauer K (1985) Der Verdauungsapparat (Apparatus digestorius). In: Fleischhauer K, Staubesand J, Zenker W (Hrsg) Benninghoff-Anatomie, Mikroskopische und mikroskopische Anatomie des Menschen, Bd 2, Kreislauf und Eingeweide, 2.8 Der Dickdarm. Urban & Schwarzenberg, München Wien Baltimore, S 249–266
17. Gebbers JO, Laisue JA (1983) Morphologie des Dickdarms. In: Ottenjann R, Fahrländer H (Hrsg) Entzündliche Erkrankungen des Dickdarms. Springer, Berlin Heidelberg New York Tokyo, S 2–47
18. Gebbers JO, Laissue JA, Otto HF (1981) Modern aspects of the functional morphology of the colon. Coloproctology 3:211–226
19. Levine DS, Haggitt RC (1992) Colon In: Sternberg StS (ed) Histology for pathologists. Raven Press, New York, pp 573–591
20. Mac Dermott RP, Elson CO (eds) (1991) Mucosal immunology I: Basic principles. Gastroenterol Clin North Am 20: 397–634
21. Mac Dermott RP, Elson CO (eds) (1992) Mucosal immunology II: Clinical applications. Gastroenterol Clin North Am 21: 283–509
22. Revine DS, Haggitt RC (1989) Normal histology of the colon. Am J Surg Pathol 13: 966–984

Konnatale Fehlbildungen

Tabelle 7.1 gibt eine Übersicht über die wichtigsten kolorektalen Fehlbildungen[30]. Bezüglich der anorektalen Fehlbildungen wird auf Kap. 8 verwiesen. Wegen der klinischen Bedeutung werden nachfolgend die Atresien und Innervationsstörungen etwas ausführlicher diskutiert.

Atresien und Stenosen

Die *konnale Kolonatresie* ist vergleichsweise selten[38, 40]. Man rechnet mit einem Fall auf 15–30 000 Geburten[16]. Kolonatresien und -stenosen sollen für 1,8–15% aller konnatalen intestinalen Obstruktio-

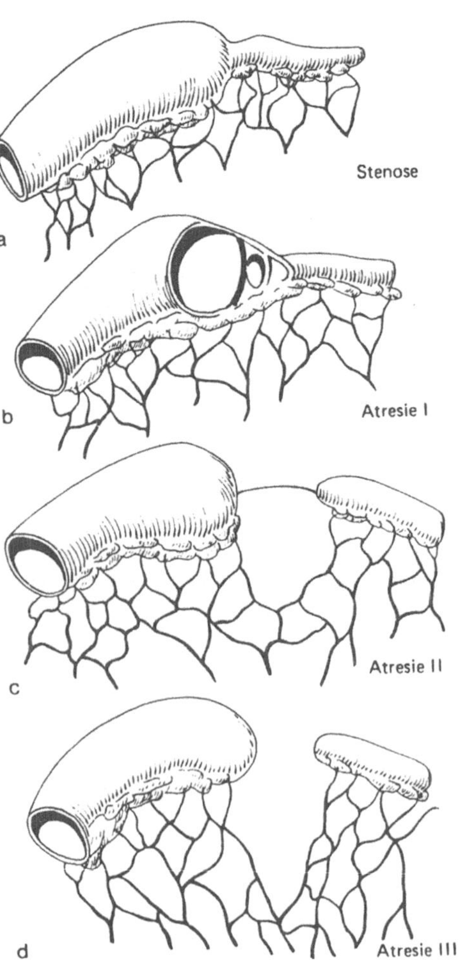

Abb. 7.2. Die angeborenen Atresieformen des Darmes (▷ auch Tabelle 7.2)

Tabelle 7.1. Fehlbildungen des Kolons und Rektums

Formanomalien	
Aplasie	Extrem selten
Hypoplasie	*Microcolon congenitum:* kann familiär gehäuft vorkommen. Länge des Kolons, soweit angegeben, mit 25–40 cm beschrieben. Gleichzeitig eine oft deutliche Verkürzung des Dünndarms mit angeborener Pylorushypertrophie. Kombination mit weiteren Fehlbildungen möglich. *Megacystis-Microcolon-Hypoperistaltik-Syndrom (Berdon-Baker-Blanc-Syndrom):* Kombination eines Mikrokolon mit einer Riesenblase (bis 450 ml Fassungsvermögen). Offenbar nur bei Mädchen vorkommend, sehr selten. Ganglienzellen und Nervenfasern sind in der Darmwand nachweisbar (Hyperganglionose?). Sehr schlechte Prognose
Dolichokolon	Abnorm langes und geschlängeltes Kolonsegment, zumeist sigmoidal, seltener auch im Bereich der linken Kolonflexur, des Colon transversum und descendens. Häufigkeit im Sektionsgut bzw. bei systematischen Röntgenuntersuchungen: 14–16%. Klinische Symptomatik: schwere Obstipation
Duplikaturen	Sie können als sog. *Mesenterialzysten* (Kolon-Mesenterium, retrorektal), als *Divertikel* (mesenterial – antimesenterial) oder als lange *Kolonduplikatur* (sphärische und tubuläre Formen) auftreten. Selten im Rektum. Duplikaturen können heterotope Magenschleimhaut enthalten. w : m = 2 : 1
Konnatale Divertikel	Dabei handelt es sich zumeist um rudimentäre zystische Duplikaturen. Kombinationen mit Defekten der Wirbelsäule möglich
Numerische Anomalien	
Agenesie	Extrem selten (nur bei Acardii schwersten Grades)
Lageanomalien	
Situs inversus	Selten
Malrotationen	Meist Folge von Malrotationen des Dünndarms [▷ auch: Mesenterium commune, Coecum mobile (Abb. 7.2)]
Chilaiditi-Syndrom	Interpositio hepaticodiaphragmatica: Verlagerung von Dickdarmschlingen zwischen Leber und rechter Zwerchfellkuppel. Die rechte Flexur ist am häufigsten betroffen. Uncharakteristische Abdominalbeschwerden
Sonstige Anomalien	
Heterotopien	▷ Text und Abb. 7.3
Atresien	Selten, meist (?) kombiniert mit Duplikaturen und Divertikeln, häufiger im Rektum als im Kolon. Am häufigsten findet man Magenschleimhaut, seltener Pankreasgewebe oder Plattenepithel (ösophageale Epithelversprengung?)
Fokale Hyperplasie der Muscularis propria	Sehr selten, muskuläre Darmstenose
Innervationsstörungen	▷ Text und Abb. 7.4

Tabelle 7.2. Klassifikation intestinaler Atresieformen[43] (▷ auch Abb. 7.2)

Typ I	Mukosale Atresie mit intakter Darmwand und intaktem Mesenterium: ca. 20%	
Typ II	Atretische Darmenden werden durch einen fibrösen Bindegewebsstrang verbunden. Das Mesenterium ist intakt: 35-40%	
Typ III	Ist unterteilt in 2 Subtypen: Häufigkeit insgesamt 40-45%	
	Typ IIIa	Die atretischen Darmenden sind gleichsam separiert durch einen V-förmigen Defekt des Mesenteriums
	Typ IIIb	Typ IIIa, zusätzlich aber eine sog. Apple-peel-Deformität (▷ Tabelle 5.3)
Typ IV	Multiple Atresien: < 5%	

nen verantwortlich sein[40]. In etwa 90% der betroffenen Patienten werden zusätzliche Anomalien des Darmes und andere (z. T. extraintestinale) Fehlbildungen (Gallengangsatresien, Mukoviszidose, Pancreas annulare, Ösophagusatresien [5%], Gastroschisis [87%], Malrotationen [20%], Herzfehler, Down-Syndrom [20%]) gefunden[43].

Kolonatresien (Abb. 7.2) werden am häufigsten im Sigma und Colon ascendens gefunden. Eine heute übliche Klassifikation der Atresien ist in Tabelle 7.2 zusammengefaßt[21]. Die *Letalität* der nichtoperierten Fälle liegt bei 100%. Die *Prognose* hängt wesentlich davon ab, wie schnell die Fehlbildung erkannt und operiert wird.

Störungen der Innervation

Eine derzeit weitgehend akzeptierte Klassifikation angeborener Innervationsstörungen ist in Tabelle 7.3 zusammengefaßt[15, 32, 35].

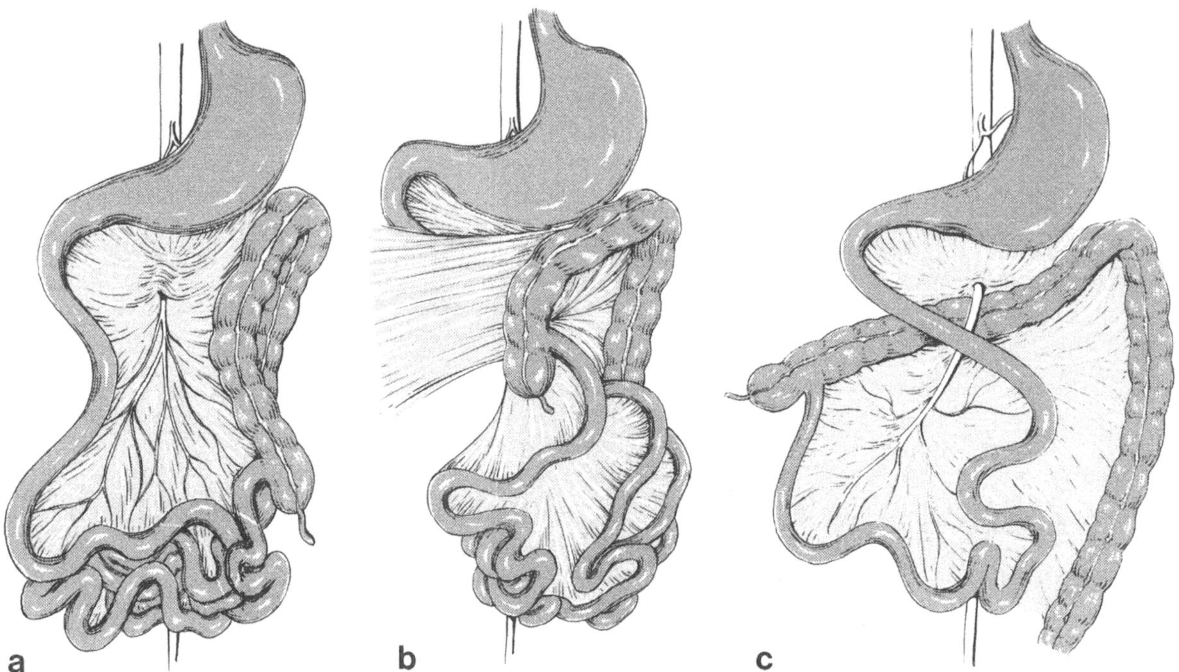

Abb. 7.3a–c. Anomalien der Rotation und Fixierung des Darmes (Störungen der 2. Rotationsphase). **a** *Nonrotation:* Der Dünndarm ist bei abnorm schlaffem Nabelring ohne die physiologische Rotation in die Bauchhöhle zurückgetreten. Der 1. und 2. Abschnitt des Duodenums (▷ S. 384) liegen regelrecht. Der 3. und 4. Abschnitt deszendieren rechts von der A. mesenterica superior senkrecht nach unten. Der Dünndarm liegt überwiegend rechts, das in sich gedoppelte Kolon links von der Mittellinie. Fixierung des Darmes in dieser Position möglich, fehlt aber häufig. **b** *Malrotation I:* Fehlender Deszensus des Zökums, entsprechend einem Zustand kurz nach Abschluß der Darmdrehung. Das sekundäre Auswachsen des Colon ascendens nach kaudal fehlt. In der Zeichnung liegt zusätzlich eine Fixierungsanomalie in Form der sog. Ladd-Bänder vor. Diese spannen sich über das Duodenum hinweg vom rechtsseitigen Kolon zum rechten oberen Quadranten des Abdomens. Ladd-Bänder können das Duodenum komprimieren → Duodenalstenose. **c** Umgekehrte Rotation *(Malrotation II):* Anstelle des Dünndarmes treten zuerst Zökum und Kolon hinter der A. mesenterica superior in die Bauchhöhle zurück, erst dann folgt der Dünndarm vor diesem Gefäß. Das Colon transversum liegt dann hinter (normal: vor), das Duodenum vor (normal: hinter) der A. mesenterica superior. (Umgezeichnet nach Louw[30], mit freundlicher Genehmigung des Autors und des Verlages.)

Tabelle 7.3. Klassifikation konnataler Innervationsstörungen[27]

1. Aganglionose
   a) M. Hirschsprung, isolierte Form[a]
   b) M. Hirschsprung, assoziiert mit der NID B (proximal)
   c) Totale Aganglionose des Kolon (Zuelzer-Wilson-Syndrom)
   d) Neurogene Achalasie des Sphincter ani internus
2. Hypoganglionose
3. Neuronale intestinale Dysplasie, Typ A (NID A)
4. Neuronale intestinale Dysplasie, Typ B (NID B, isolierte Form)
5. Dysganglionosen, nicht sicher klassifizierbar
   Marginale Formen einer neuronalen Dysplasie
   Heterotope Nervenzellen in der Lamina propria mucosae
   Gangliozytäre Reifungsstörungen (?)

[a] Gelegentlich werden vom typischen M. Hirschsprung eine ultrakurze (ultrashort Hirschsprung's disease) und eine subtotale (long segment aganglionosis) abgegrenzt, wobei nicht immer klar erkennbar wird, ob damit eigenständige nosologische Entitäten gemeint sind.

▶

Abb. 7.4a–e. Kolorektale Innervationsstörungen. **a** Saugbiopsie aus einem normal innervierten Rektum, 8 cm oberhalb des Analsphinkters. **b** Saugbiopsie aus einem aganglionären Rektum (M. Hirschsprung), 2 cm oberhalb des Analsphinkters mit einer stark erhöhten Acetylcholinesteraseaktivität in den parasympathischen Nervenfasern der Lamina propria mucosae und der Submucosa. **a, b** Acetylcholinesterasereaktion nach Karnovsky und Roots (90 min) ohne Gegenfärbung (Vergr. 45 : 1). **c** Neuronale intestinale Dysplasie (Kolon). Das morphologische Bild in der Biopsie ist charakterisiert durch eine Hyperplasie der Ganglien und der Nerven des Plexus submucosus und durch eine mäßig erhöhte Acetylcholinesteraseaktivität *(Doppelpfeile)* in den parasympathischen Nervenfasern der Lamina propria mucosae. Im Schleimhautstroma einzelne Nervenzellen *(Pfeil)* und Inseln aus glatter Muskulatur *(Dreifachpfeile)*. Acetylcholinesterasereaktion wie bei **a, b** (Vergr. 95 : 1). **d** und **e** Aktivierung der Acetylcholinesterase in parasympathischen Nervenfasern des Schleimhautstroma (**d**) bei NID, verglichen mit einer aganglionären Schleimhautbiopsie bei M. Hirschsprung (**e**). Die neuronale Dysplasie zeigt ein irreguläres feines Nervenfasernetz und eine weniger deutliche Acetylcholinesteraseaktivität. Acetylcholinesterasereaktion wie bei **a, b** (Vergr. 120 : 1). Alle Abbildungen aus Meier-Ruge[32] mit freundlicher Genehmigung des Autors.)

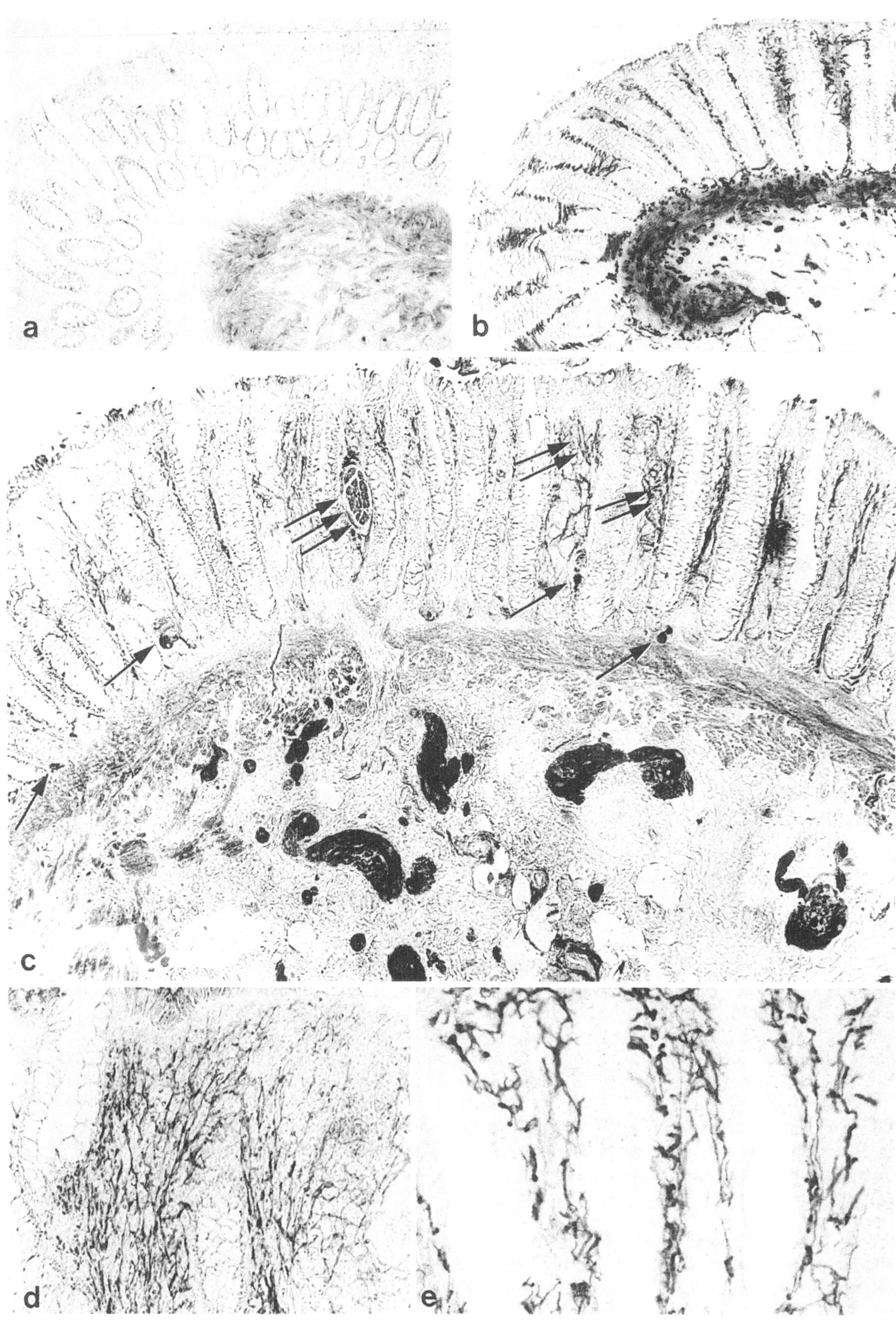
a
b
c
d
e

M. Hirschsprung

Synonyme: Megacolon congenitum, aganglionäres Megacolon, kongenitale Aganglionose des Rektum/Kolon

Definition. Beim M. Hirschsprung fehlen die Ganglienzellen des Plexus submucosus und myentericus *(Aganglionose)* innerhalb eines bestimmten terminalen Darmsegmentes. Die Aganglionose geht einher mit einer erheblichen Hypertrophie cholinerger, parasympathischer Nervenfasern (Abb. 7.4). Daraus resultiert eine funktionelle Obstruktion mit abrupter Unterbrechung der normalen Peristaltik und der Entwicklung eines sekundären, proximal der Stenose gelegenen Megakolons.

Epidemiologie. Angaben zur Häufigkeit schwanken beträchtlich (1:1000, 1:5–8000, 1:30000 Geburten[14, 32]). In einer unter den *amerikanischen Kinderchirurgen* durchgeführten Umfrage wurden für die Jahre 1975/76 1196 Patienten erfaßt[27].

Adoleszenten- und Erwachsenenfälle sind ungewöhnlich, aber nicht so selten, wie allgemein angenommen wird.

Nimmt man alle Patienten mit M. Hirschsprung zusammen, so überwiegen *Knaben* im Verhältnis 3,8 (4):1. Betrachtet man die sog. *„long segment-Fälle"* (s. unten) getrennt, so beträgt das Verhältnis nur noch 2,8:1; bei Fällen mit *familiärer Häufung* beträgt es 3:1[27]. Im Gegensatz zu früheren Ansichten sind *Weiße* offenbar nicht häufiger betroffen als *Farbige*[27].

Ätiologie und Pathogenese sind keineswegs geklärt. Unter formal-pathogenetischen Aspekten werden *„späte Defekte" der Neuroblastenmigration, Reifungsstörungen eingewanderter Neuroblasten, temporäre Ischämiereaktionen des Darmes in utero* oder auch *intrauterine Virusinfektionen* diskutiert (Übersichten:[23, 32]).

7% aller Hirschsprung-Fälle weisen eine *familiäre Häufung* auf[14]. In einer Mennonitensippe aus Pennsylvania ließ sich die Krankheit über 9 Generationen zurückverfolgen. In den letzten 4 Generationen waren 22% der Nachkommen betroffen. Kinder mit einem *Langdon-Down-Syndrom* erkranken 10mal häufiger als andere Kinder an einem M. Hirschsprung. Zusammen mit dem manchmal gleichzeitigen Auftreten bei eineiigen Zwillingen sprechen diese Befunde nachdrücklich für die *Bedeutung genetischer Faktoren.*

Anmerkungen zur Pathophysiologie. Elektronenmikroskopische Untersuchungen[13, 24] haben gezeigt, daß das *aganglionäre Segment dicke Nervenkabel* mit zahlreichen markhaltigen Fasern enthält. Nackte Axone adrenerger und cholinerger Neurone lassen innerhalb des aganglionären Segmentes synaptische Verbindungen zu Muskelfasern erkennen. *Der steuernde und modulierende Einfluß der Plexus fehlt.* Die Hypertrophie der Nervenfasern führt zu einer vermehrten Ausschüttung von Azetylcholin (und Noradrenalin) mit der Folge einer *permanenten Erregung der Ringmuskulatur* und einer daraus resultierenden *spastischen Dauerkontraktion.* Azetylcholin wird durch eine verstärkte Azetylcholinesteraseaktivität (histochemische Diagnose des M. Hirschsprung) abgebaut.

Lokalisation. In etwa 82% sind bei der Aganglionose nur das Rektum (20%) und/oder Rektum und Sigma (62%) betroffen *(„Short segment-disease").* 4% gehören der sog. *„Long segment"* (40 cm und mehr)-*Aganglionose* (bis zum Colon ascendens) an. In etwa 13% ist das *gesamte Kolon* betroffen (s. unten). In 1% findet man auch aganglionäre Dünndarmsegmente. Bei weniger als 3 cm spricht man auch von einem *ultrakurzen aganglionären Segment.*

Morphologie

- Das *aganglionäre Segment* ist im allgemeinen hochgradig eingeengt (spastische Dauerkontraktion).
- Die proximal anschließende *Kolondilatation (Megakolon)* wird heute nur noch selten in monströser Form angetroffen, da die Krankheit meist in den ersten Lebensmonaten (bei 40% im 1. Vierteljahr, bei den übrigen bis zum Ende des 1. Lebensjahres) diagnostiziert wird[27].

In der konventionellen Histologie stützt sich die Diagnose auf das Fehlen jeglicher Ganglienzellen der Plexus submucosus et myentericus.

Obduktionsbefunde an Neugeborenen mit einem M. Hirschsprung haben ergeben, daß die Innervation der übrigen Beckenorgane (außer Rektum) weitgehend normal ist[36].

In *immunhistologischen Untersuchungen* mit *monoklonalen Antikörpern gegen Neurofilamentproteine*[28] und gegen *neuronale Mikrotubulus-assoziierte Proteine*[42] fand sich (nur) beim M. Hirschsprung eine stark positive Reaktion hyperplastischer Axonbündel in den Plexus submucosus und myentericus.

Verlauf, Komplikationen

- *Chronische Obstipationen* sind das klinische Leitsymptom. Sie treten bei 83% der Patienten im 1. Lebensmonat, bei 96% im 1. Lebensjahr in Erscheinung.
- *Akute Darmobstruktionen* findet man in über der Hälfte der Fälle.
- *Enterokolitiden*[11, 25, 27, 37], in etwa 15% zu beobachten, sind auch nach eigener Erfahrung eine ernsthafte Komplikation, die zu Perforationen (nekro-

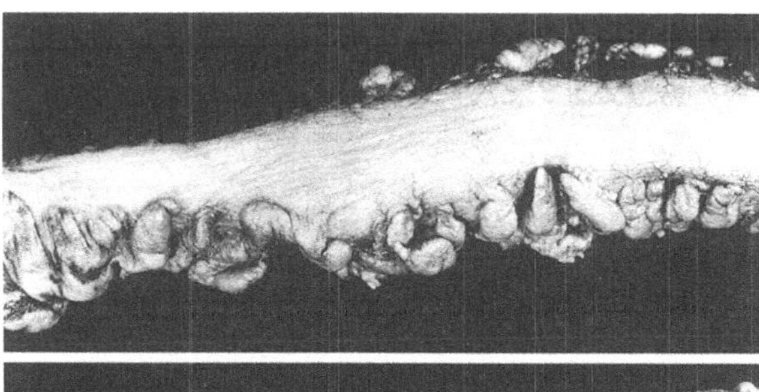

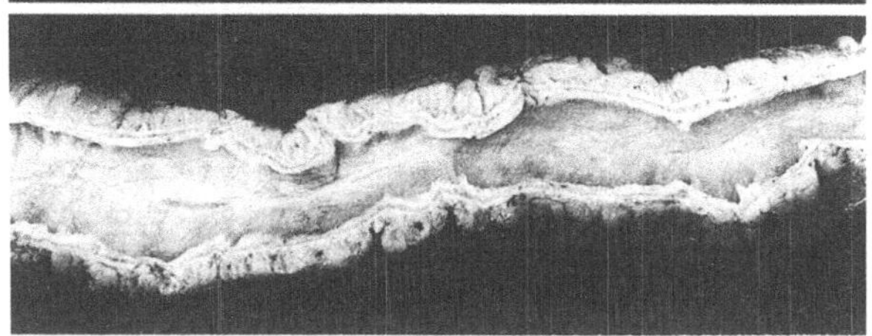

Abb. 7.5. Mikrokolon bei Zuelzer-Wilson-Syndrom. (Aus Otto et al.[8])

tisierende Entzündung durch Clostridium difficile) führen können und nach wie vor mit einer vergleichsweise hohen Letalität [30% (?)] belastet sind.

- Relativ häufig sind *operationsbedingte* bzw. *postoperative Komplikationen* (Anastomoseninsuffizienz, Fisteln, Darmobstruktionen, Rezidive (Hypoganglionose [s. unten], Analstenosen). Die *Letalität* chirurgischer Eingriffe liegt bei etwa 1–3%. Annähernd 90% der Patienten werden durch die Operation geheilt [22,27].
- In seltenen Fällen sind *Kombinationen mit Neuroblastomen* [17] und der sog. *familiären Dysautonomie*[12] beschrieben worden.

Totale Aganglionose des Kolons (Zuelzer-Wilson-Syndrom)

Epidemiologie. Angaben zur Häufigkeit schwanken beträchtlich (zwischen 1% und 29% aller angeborenen Aganglionosen des Kolons)[27,31]. Die meisten Arbeiten nennen Häufigkeiten um 8% bzw. 13% (s. oben). In manchen Statistiken überwiegt das männliche, in anderen das weibliche *Geschlecht*. Eine *familiäre Häufung* ist keineswegs selten[27,41].

Klinik. Die totale Aganglionose[15,32,35] präsentiert sich als *Mikrokolon* (Abb. 7.5). Eine *Peristaltik* fehlt. *Obstipation* und *Erbrechen* sind häufige klinische Symptome. Mit Hilfe des histotopochemischen Nachweises der Azetylcholinesterasaktivität läßt sich eine exponentielle Abnahme der parasympathischen Innervation vom Sphincter ani zur linken Flexur hin feststellen. Das bedeutet, daß die Ringmuskelinnervation und damit die *Kontraktions- und Propulsionskraft von der linken Flexur zum Anus hin steil ansteigt*. Daraus folgt, daß dieses Darmsegment mit seiner maximalen Kontraktilität die gesamte Symptomatik der aganglionären Störungen des Kolons bestimmt und daß sich die klinischen Bilder unabhängig von der Länge des aganglionären Segmentes weitgehend ähneln.

Die Aganglionose kann sich bis in das *Ileum*, ins *Duodenum* und in den *Magen* hinein fortsetzen.

Verlauf, Komplikationen

- Rezidivierende bzw. persistierende *Ileussymptome* und *Enterokolitiden* sind die wichtigsten und häufigsten Komplikationen[31]. Therapeutisch wird zunächst eine Jejuno- bzw. Ileostomie oder Zökostomie empfohlen *(Dekompression des obstruierten Kolon)*. Der dann folgende Zweiteingriff besteht in der *Totalresektion* des aganglionären Darmabschnittes oder in ausgedehnten Seit-zu-Seit-Anastomosen zwischen aganglionärem Kolon und ganglionärem Dünndarm. In beiden Fällen sind intraoperative Schnellschnittuntersuchungen aus unterschiedlichen Darmabschnitten erforderlich, um die Grenze zum gesunden Darm exakt zu lokalisieren.
- Die *postoperativen Komplikationen* bestehen in oft erheblichen *Flüssigkeits-, Elektrolyt- und Proteinverlusten*. Die *Letalität* ist hoch (45–80%)[31].

Hypoganglionose des Kolons

Eine mehr oder weniger ausgedehnte Hypoganglionose („Pseudo-Hirschsprung") des Kolon findet man

- als *Übergang zwischen dem aganglionären Hirschsprung-Segment und der normalen Darmwand und*
- als *eigenständiges Krankheitsbild* [32].

> *Morphologisch* sind die Ganglienzellen und Nervenfasern in den intramuralen Plexus vermindert. Für die morphologisch begründete Diagnose werden *wenigstens 3 tiefe Wandbiopsien* mit Anteilen des Plexus myentericus gefordert. *Im Gegensatz zum M. Hirschsprung reichen Mukosabiopsien nicht aus.*

Pathogenetisch bestehen zwischen der Aganglionose und der Hypoganglionose grundsätzliche Unterschiede[32].

- Der *M. Hirschsprung* ist durch eine *Hyperfunktion* der sakralen, extramuralen parasympathischen Innervation mit stark erhöhter Acetylcholinesteraseaktivität gekennzeichnet.
- Bei der *Hypoganglionose* hingegen besteht eine generelle *Hypoplasie* aller nervalen Strukturen mit Fehlen von Acetylcholinesterase-positiven Nervenfasern in der Muscularis mucosae und in der Lamina propria mucosae und (Dehydrogenase-positiven) Ganglienzellen. Verglichen mit dem normalen Darm ist die Zahl der Ganglien-

zellen pro Längenabschnitt um den Faktor 10 und pro Plexuseinheit um den Faktor 3 herabgesetzt[32].

Neuronale intestinale Dysplasie (NID)

Die Veränderungen können den *gesamten Darmtrakt* betreffen. Je nach Ausdehnung der Dysplasie lassen sich *lokal* stets auf das Kolon beschränkte („neuronale Kolondysplasie") und *disseminierte Formen* der NID unterscheiden[15, 18, 35, 39]. Angaben zur Häufigkeit der neuronalen intestinalen Dysplasie schwanken erheblich[19, 23, 32].

Im allgemeinen werden 2 Formen unterschieden:

- *NID, Typ A*[33–35] mit einer *rudimentären und fehlenden sympathischen Innervation* des Darmes bei zugleich stark erhöhtem Parasympathicotonus (erhöhte Acetylcholinesteraseaktivität in parasympathischen Nervenfasern der Lamina propria mucosae und der Ringmuskulatur). Etwa 10–15% aller neuronalen intestinalen Dysplasieformen entfallen auf diesen Typ, der mit einer Darmspastizität, ulzerösen Kolitiden und blutigen Durchfällen einhergeht, zumeist außerordentlich akut verläuft und frühzeitig eine chirurgische Intervention erforderlich macht.
- *NID, Typ B*[20, 35–35], charakterisiert durch eine „Dysplasie" des Plexus submucosus mit *Riesenganglien* und *vielen, sehr kleinen Ganglienzellen („Hyperganglionose")*[20]. Es treten breite, knopfartige Anlagerungen von Nervenzellgruppen an parasympathische Nerven auf. In der Mukosa findet man eine *Heterotopie von Ganglienzellen* [vergleichbar mit Befunden bei der Ganglioneuromatose (▷ Abb. 7.66)]. Die *Acetylcholinesteraseaktivität* ist wie beim Typ A *erhöht*. Der Plexus submucosus scheint mit zunehmender Entwicklung der kindlichen Patienten ausreifen zu können, wodurch sich die Darmmotorik weitgehend normalisiert. Dieser Typ stellt etwa *60–70% der Fälle von NID*. Klinisch imponiert eine *Adynamie des Kolons* mit *Megakolonbildung*.

Kombinationsformen, seltene und abortive *Unterformen* sind offenbar möglich. In etwa 20% ist die neuronale intestinale Dysplasie mit einem *distalen aganglionären Hirschsprung-Segment* kombiniert[19].

Anmerkungen zum diagnostischen Prozedere intestinaler Innervations-Störungen

- Da der Plexus myentericus sich gleichsinnig wie der Plexus submucosus verhält, läßt sich die Diagnose einer *totalen Aplasie der Ganglienzellen* an einer ausreichend großen *Saugbiopsie* stellen, sofern diese neben der Mukosa auch submuköses Gewebe enthält. Eine *transmurale Biopsie,* die im Gegensatz zur Saugbiopsie weder ambulant noch ohne Anästhesie vorgenommen werden kann, *erübrigt sich unter den o. a. Bedingungen.*
- Empfehlenswert sind *Stufenbiopsien,* die in unterschiedlichen Abständen (abhängig von der klinischen Konstellation) *proximal der Linea dentata* entnommen werden sollten. Bei der mikroskopischen Beurteilung muß die *„unreife Morphologie" der Ganglienzellen bei Früh- und Neugeborenen* bedacht werden [wichtige Differentialdiagnose: Zytomegalie (Eulenaugenzellen)].
- Für den Nachweis von *Nervenfasern* und *Ganglienzellen* stehen verschiedene *histochemische* und *immunhistologische Reaktionen* zur Verfügung: Darstellung der *Acetylcholinesteraseaktivität* (cholinerge Nerven), *Laktadehydrogenase* und/oder *Succinatdehydrogenase* [Ganglienzellen (Differentialdiagnose zu Schwann-Zellen)], der Nachweis adrenerger Nerven mittels der *Glyoxyl-Dip-Technik* oder der *Falck-Methode, NSE* (Ganglienzellen), *S-100-Protein und Mikrotubulus-assoziierte Proteine* (Nervenfasern)[42], *Versilberungstechniken* (ausführliche Methodendiskussion bei:[15, 23, 35, 42]).
- Der *M. Hirschsprung* kann im rektosigmoidalen Bereich bei entsprechender klinischer Konstellation durch die *erhöhte Acetylcholinesteraseaktivität in den parasymphathischen Nervenfasern* (Schleimhautstroma) diagnostiziert werden (elektronenmikroskopische Befunde[26]). Auch nach eigener Erfahrung ist diese Methode von hoher diagnostischer Effizienz. Neben der histochemischen Methode ist neuerdings auch der *immunhistologische* Nachweis von cholinergen Nerven mit Hilfe von Antikörpern gegen Acetylcholinesterase und Cholinacetyltransferase möglich.
- Die *Hypoganglionose* ist durch Schleimhautbiopsien *nicht sicher* zu diagnostizieren. *Transmurale Wandbiopsien* unter Einschluß des Plexus myentericus sind diagnostisch durchaus indiziert. Gleichwohl bleibt die Diagnose problematisch. Der Verdacht auf das Vorliegen einer Hypoganglionose kann dann geäußert werden, wenn eine *mehr als 10fache Reduktion der Ganglienzellen* einigermaßen sicher verifiziert werden kann.
- Die diagnostischen Kriterien der *neuronalen intestinalen Dysplasie* sind oben bereits dargestellt worden.

Anhang: Differentialdiagnose der Megakolonformen

Der Begriff „Megakolon" umfaßt eine Reihe ätiologisch und pathogenetisch grundsätzlich verschiedener Krankheitsbilder, deren klare (begriffliche) Trennung (Definition) die unabdingbar notwendige Voraussetzung für die jeweils adäquaten Therapieformen ist. Zudem sind Megakolon und Aganglionose keine synonymen Begriffe für ein und denselben Tatbestand. Die Aganglionose muß keineswegs immer mit dem Befund eines Megakolon einhergehen (z. B. Zuelzer-Wilson-Syndrom).

Tabelle 7.4. Klassifikation des Megakolons. (Beispiele nach Meier-Ruge[32] sowie Lane u. Todd[29])

Megakolontyp		Beispiele	Morphologische Kennzeichen
Darmerweiterung vor einem Pasagehindernis *(„prästenotisches Megakolon")*	angeboren erworben	M. Hirschsprung Kolorektale Tumoren Rektale/anale Strikturen Spasmen des M. sphincter ani	Hypertrophie der prästenotischen Darmmuskulatur und Steigerung der Enzymaktivität in den Ganglienzellen des Pl. myentericus
Morphologisch faßbare generalisierte Innervationsstörung *(„neurogenes Megakolon")*	erworben	Degenerative Veränderungen und numerische Atrophie des Pl. submucosus und myentericus sowie der parasympathischen Nervenfasern. Atrophie oder Hypertrophie der Darmmuskulatur	
Funktionelle Innervationsstörung *(„funktionelles Megakolon")*	erworben	Funktionelles Megakolon („adynamic bowel syndrome", Pseudoobstruktion des Kolons, S. 550)	Keine konstanten Veränderungen als Hinweis auf eine einheitliche Ätiopathogenese
Morphologisch faßbare generalisierte muskuläre Störung („myogenes Megakolon")	angeboren	Myotonische Dystrophie (▷ Bd. 6)	Licht- und elektronenmikroskopische Muskelveränderungen (z. B. Ringbinden und myofibrillenfreie Sarkoplasmamassen)

Nach wie vor existieren verschiedene Klassifikationsmodalitäten der Megakolonformen. Nicht jede Innervationsstörung entspricht einer kongenitalen Fehlbildung. Degenerative und primär entzündlich bedingte („inflammatory axonopathy", Ganglioneuritis) Veränderungen der Ganglienzellen und der Nervenfasern findet man u. a. bei der *Chagas-Krankheit,* bei den *idiopathischen chronisch-entzündlichen Darmkrankheiten (Colitis ulcerosa, M. Crohn)* und nach *nekrotisierenden Enterokolitiden.* Eine Klassifikationsmöglichkeit ist in Tabelle 7.4 zusammengefaßt[29, 32].

Literatur

1.–10. Weiterführende Literatur (▷ S. 534)
11. Armstrong GR, Raafat F (1988) Humoral reaction in the inflamed colon in Hirschsprung's disease and ulcerative colitis. J. Clin Pathol. 41:975–977
12. Azizi E. Berlowitz I, Vinograd I, Reif R, Mundel G (1984) Congenital megacolon associated with familial dysautonomia. Eur J Pediatr. 142:68–69
13. Baumgarten HG, Holstein AF, Stelzner F (1973) Nervous elements in the human colon of Hirschsprung s disease. Virchows Arch [A] 358:113–136
14. Blisard KS, Kleinman R (1986) Hirschsprung's disease: a clinical and pathologie overview. Hum Pathol 18:1189–1191
15. Borchard F, Meier-Ruge W, Wiebecke B et al. (1991) Innervationsstörungen des Dickdarms – Klasifikation und Diagnostik. Pathologe 12:171- 174
16. Broll R, Hockerts Th. Höcht B, Winkler A (1981) Die segmentale Kolonatresie – ein Beitrag zur Differentialdiagnose des Neugeborenen-Ileus. Z. Kinderchir 34:30–25
17. Carachi R. Audlist AW, Chow CW (1982) Neuroblastoma and Hirschsprung's disease. . Kinderchir 35:24–25
18. Dickson JAS, Variend S (1983) Colonic neuronal dysplasia. ActaPaediatr Scand 72:635–637
19. Fadda B. Maier WA, Meier-Ruge W, Schärli A, Daum R (1983) Neuronale intestinale Dysplasie: eine kritische 10 Jahres-Analyse klinischer und bioptischer Diagnostik. Z. Kinderchri 38:305–311
20. Garett JR Howard ER (1981) Myenteric plexus of the hindgut: developmental abnormalities in humans and experimental studies. In: Elliott K, Lawrenson G (eds) Development of the autonomic nervous system, Ciba Foundation Symposium 83, Pitman Medical, London, pp 326–354
21. Grosfeld JL, Ballantine TVN, Shoemaker R (1979) Operative management of intestinal atresia and stenosis based on pathological findings. J Pediatr Surg 14:368–375
22. Hecker WC (1982) Erfahrungen mit der tiefen anterioren Resektion bei der Hirschsprung'schen Erkrankung. Chirurg 53:413–417
23. Heinz PU, Komminoth P (1990) Biopsy diagnosis of Hirschsprung's disease and related disorders. Curr Top Pathol 81:257–275
24. Howard ER, Garrett JR (1970) Elektron microscopy of myenteric nerves in Hirschsprung's disease and in normal bowel. Gut 11:1007–1014
25. Imamura A, Puri P, O'Briain DS, Reen DJ (1992) Mucosal immune defence mechanismus in enterocolitis complicating Hrschsprung's disease. Gut 33:801–806
26. Ito Y, Tatekawa I, Nishiyama F, Hirano H (1987) Ultrastructural localization of acetylcholinesterase activity in Hirschsprung's disease. Arch Pathol Lab Med 111:161–165
27. Kleinhaus S, Boley SJ, Sheran M, Sieber WK (1979) Hirschsprung's disease. A survey of the members of the surgical section of the American Academy of Pediatrics. J Pediatr Surg 14:588–597
28. Klück P, van Muijen GNP, van der Kamp AWM et al.. (1984) Hirschsprung's disease studied with monoclonal antineurofilament antibodies on tissue sections. Lancet I:652–654
29. Lane RHS, Todd IP (1977) Idiopathic megacolon: A review of 42 cases. Br J Surg 64:305–310
30. Louw JH (1976) Embryology and developmental anomalies of the small and large intestines. In: Bockus HL (ed) Gastroenterology, 3rd edn, vol 2, Saunders, Philadelphia London Toronto,
31. Louw JH (1978) Total colonic anganlionosis. Canad J Surg 21:397–405
32. Meier Ruge W (1974) Hirschsprung's disease: its aetiology, pathogenesis and differential diagnosis. Curr Top Pathol 59:131–179
33. Meier-Ruge W (1985) Angeborene Dysganglionosen des Colon. Kinderarzt Prax 16:151–164
34. Meier-Ruge W (1990) Das morphologische Erscheinungsbild der neuronalen Dysplasie des Plexus submucosus. Kinderarzt Prax 21:837–844

35. Meier-Ruge W (1992) Epidemiology of congenital innervation defects of the distal colon. Virchows Arch [A] 420:171–177
36. Okamato E, Satani M, Kuwate K (1982) Histologic and embryologic studies on the innervation of the pelvic viscera in patients with Hirschsprung's disease. Surg Gynecol Obstet 155:823–828
37. Qualman StJ. Murray R (1994) Aganglionosis and related disorders. Hum Pathol 25:1141–1149
38. Resorla FJ, Grosfeld JL (1985) Intestinal atresia and stenoses: Analyses and survival of 120 cases. Surgery 98:668–675
39. Schärli AF, Meier-Ruge W (1981) Localized and disseminated forms of neuronal intestinal dysplasia mimicking Hirschsprung's disease. J Pediatr Surg 16:164–170
40. Schiller M, Aviad I, Freund H (1979) Congenital colonic atresia and stenoses. Am J Srg 138:721–74
41. Talwalker VC (1976) Aganglionosis of the entire bowel. J. Pediatr Surg 11:213–216
42. Tam PKH, Owen G (1993) An immunohistochemical study of neutral microtubule-associated proteins in Hirschsprung's disease. Hum Pathol 24:424–431
43. Wilson BJ, Nelson A. Harshbarger M (1954) Congenital atresia of the colon. Surg Gynecol Obstet 99:34–41
44. Zuelzer WW, Wilson JL (1984) Functional intestinal obstruction on a congenital neurogenic basis in infancy. Am J Dis Child 75:40–65

Pathologische Veränderungen der Dickdarmlichtung

- *Stenosen* der Darmlichtung sind häufig angeboren (s. oben), aber auch erworben (Invagination, Volvulus [▷Dünndarm, S. 426], Kompressionen von außen, Tumoren, Divertikulitis [s. unten], Lichtungsobturation [Mekonium beim Mekoniumpfropfsyndrom, Bd. 3).
- *Dilatationen* sind zumeist Folge eines distal stenosierenden Krankheitsprozesses (z. B. Divertikulitis, Tumoren). Stenosen und Dilatationen gehen oft Hand in Hand, bedingen sich gegenseitig und sind i. allg. Sekundärerkrankungen.
- Einen gewissen Sonderfall stellt die *segmentale Dilatation* eines beliebigen Kolonsegmentes dar, bei der histologisch faßbare Veränderungen der Darmwand fehlen. Sie führt zu *zu schwerster Obstipation.* Das Krankheitsbild manifestiert sich schon im *frühen Kindesalter* (konnatal ?)[31].

Praktisch am wichtigsten sind die folgenden Krankheiten: Divertikulose, Kolonvolvulus und die Pseudoobstruktion des Kolon. Diese 3 Krankheiten werden nachfolgend ausführlicher erörtert.

Muskulär bedingte Erkrankungen: Divertikel

Zu den muskulär bedingten oder doch wesentlich *mit*bedingten Darmerkrankungen gehören die erworbenen Divertikel[24]. Dabei handelt es sich um hernienartige Ausstülpungen vor allem der inneren Darmwandschichten. Man unterscheidet *echte* und sog. *falsche Divertikel* sowie *Traktionsdivertikel* (erworben durch Adhäsionen mit Nachbarorganen, selten).

- *Echte Divertikel* sind Aussackungen aller Wandschichten und zumeist, wie beispielsweise das Meckel-Divertikel, angeboren ▷ S. 421).
- *Falsche Divertikel* (Pseudodivertikel, Pulsionsdivertikel, *Graser-Divertikel)* sind erworben. Sie werden in komplette (extramurale) und inkomplette (intramurale) Divertikel untergliedert.

Graser-Divertikel, Divertikulose, Divertikelkrankheit

Klinisch bedeutungsvoll sind vor allem die Graser-Divertikel. Sie treten zumeist multipel als *Divertikulose* auf. Mit dem Begriff der *Divertikelkrankheit* wird die klinische Symptomatik der zugrundeliegenden muskulären Strukturstörung beschrieben.

Epidemiologie. In den USA wurden für 1980 etwa 7,4 Mio. Divertikulosepatienten erwartet, davon 1,4 Mio. mit klinischen Symptomen. Die Resektionsquote wurde mit 300 000 hochgerechnet. Die Inzidenzzahlen sind weiter steigend. Die durch eine behandlungsbedürftige Divertikulose verursachten Kosten wurden für die USA, bezogen auf das Jahr 1980, auf über 300 Mio. geschätzt[11, 49]. Vergleichbare Zahlen liegen auch für die Bundesrepublik vor[17, 18, 35]. Die von Bünte 1976 für die Bundesrepublik angegebenen epidemiologischen Daten sind in Abb. 7.6 dargestellt.

Divertikel und Divertikulose treten i. allg. erst *jenseits des 40. Lebensjahres* auf. Ihre Häufigkeit steigt von 1% vor dem 30. Lebensjahr auf 3% (vor dem 40. Lj.), 5% (30.–50. Lj.), 10% (50–70. Lj.) und auf über 30% jenseits des 70. Lebensjahres. *Beide Geschlechter* sind etwa gleich häufig betroffen[17, 30, 50, 57].

In *westlichen Ländern* ist die Divertikelkrankheit außerordentlich häufig, in *Afrika* und *Asien* selten. Diese geographischen Unterschiede erklären sich vor allem, aber nicht ausschließlich, durch *differente Ernährungsgewohnheiten* (▷ Ätiologie, Pathogenese). Auch *rassische* und *andere Faktoren* werden diskutiert.

Ätiologie und Pathogenese. Kausalgenetisch werden verschiedene Faktoren diskutiert, wobei zwischen disponierenden und auslösenden Faktoren unterschieden wird.

- Von wesentlich *disponierender Bedeutung* sind die *architektonischen Besonderheiten der Kolonwand.* Topographisch entspricht die Lage der Divertikel den Durchtrittsstellen der A. marginalis durch die Muscularis propria. Diese *präformierten Gefäßlücken* verlaufen in der Regel schräg zur Mukosa, erlangen im Alter aber und bei zunehmendem Muskeltonus eine mehr senkrechte Stellung. Zugleich werden die Gefäßlücken weiter.

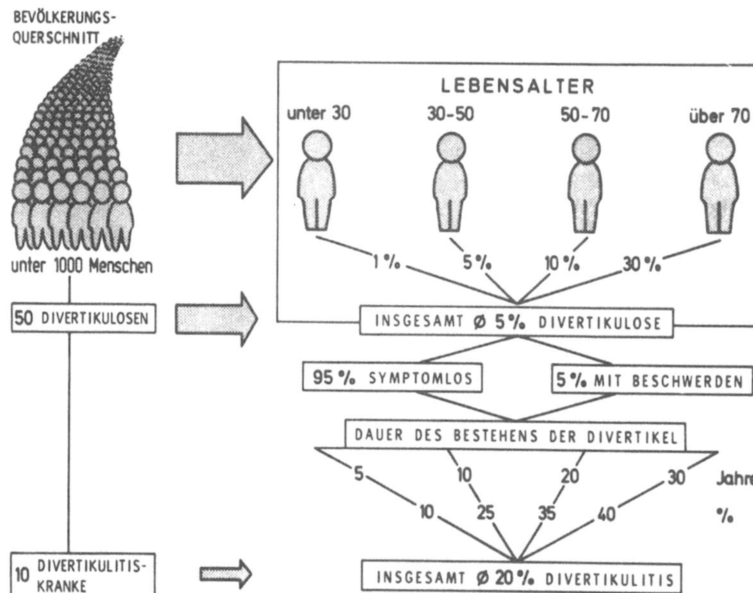

Abb. 7.6. Häufigkeit der Kolondivertikulose und -divertikulitis. (Aus Bünte[17], mit freundlicher Genehmigung des Autors.)

- Hinzu kommen *Strukturveränderungen der Muskulatur*[41, 42]. Diese sind offenbar Folge einer primär funktionellen Darmstörung mit erhöhtem Muskeltonus und lokal-isometrischen Kontraktionen *(Segmentationen)*. Bei ausgeprägten Segmentationen kommt es im Darmlumen zu *erheblichen Druckanstiegen*[22]. Dieser Druck ist in der Lage, im Bereich der Gefäßlücken „Divertikel auszustülpen". Zunächst sind diese Mukosahernien reversibel, später werden sie anatomisch fixiert.
- Ob (zusätzliche?) *Kollagendefekte* für die Entstehung divertikulärer Mukosaherniationen bedeutsam sind, ist umstritten. Für die pathogenetische Bedeutung derartiger Defekte könnte das Vorkommen von Divertikeln bei *Kinderrn* und *Jugendlichen* mit einem *Marfan- und Ehlers-Danlos-Syndrom* [11] und bei *konnatalen Zystennieren* sprechen[54].
- *Chronische Blutstauungen* des Darmes, *„unzweckmäßige" Ernährung* und *Obstipation* sind offenbar weitere disponierende Faktoren. Syntropien, besonders mit dem Typ-II-Diabetes und mit einer allgemeinen Adipositas, stellen nach Becker u. Brunner[15] „Konstitutionsgemeinschaften" dar. Im Sinne konstitutioneller Beziehungen ist auch die *Saint-Trias* (Divertikulose, Hiatushernie, Gallensteine) zu werten.

Klinik. Nur *5–10% der Divertikulosefälle* zeigen klinisch Symptome: linksseitige spastische Unterbauchbeschwerden, Diarrhö und Obstipation im Wechsel, epigastrische Schmerzen, Anorexie und Völlegefühl, Flatulenz. Dagegen findet man bei der *Divertikulitis in nahezu 100%* der Fälle Symptome: anhaltende Schmerzen links suprapubisch oder iliakal, Diarrhö, Obstipation, Völlegefühl, Übelkeit und Erbrechen, Subileus/Ileus, Tenesmen, einen tastbaren Tumor, peranale Blutungen, Leukozytose, Fieber und Blasenentleerungsstörungen.

Lokalisation. Kolondivertikel liegen am häufigsten im *Sigma*, vor allem in dessen proximalen und mittleren Abschnitten. In 95% aller Fälle ist das Sigma allein oder in Verbindung mit anderen Darmabschnitten betroffen. Aus noch ungeklärten Gründen sind in *Japan* die *Divertikel des Colon ascendens* (43%) und des *Zökums* (22%) *am häufigsten* (Sigma nur 11%). *Rektumdivertikel* sind extrem selten (bis 1983 weniger als 50 publizierte Fälle[24]).

Morphologie. Makroskopisch sind die Divertikel zumeist *zweireihig* zwischen den mesenterialen und antimesenterialen Tänien entwickelt (Abb. 7.7). In etwa 50% aller Fälle findet man eine *3. Reihe* kleiner und durchweg inkompletter Divertikel zwischen den beiden antimesenterialen Tänien.

Die herniösen Ausstülpungen betreffen die Mukosa und die Muscularis mucosae. Die kompletten Divertikel besitzen im Bereich des muskulären Durchtrittes einen *„engen Hals"*, der sich distal (extramural) zu einem *„dicken Kopf"* erweitert. Komplette Divertikel sind an der Außenseite des Darmes als bocksbeutelartige Ausstülpungen sichtbar. Sie enthalten häufig *Skybala* und *Koprolithen*.

Mikroskopisch ist die *Muscularis propria* nahezu immer *verdickt*. Diese Verdickung stellt offenbar *keine echte Hypertrophie bzw. Hyperplasie* dar. Sie ist nach Morson[41, 42] Ausdruck eines permanent erhöhten Muskeltonus. Die Muskelverdickung geht der Divertikulose voraus. Sie ist Ausdruck einer *funktionellen Darmstörung* und nicht etwa Folge einer chronischen Entzündung. Abnorme Verbreiterungen der Muscularis propria, die fast immer mit

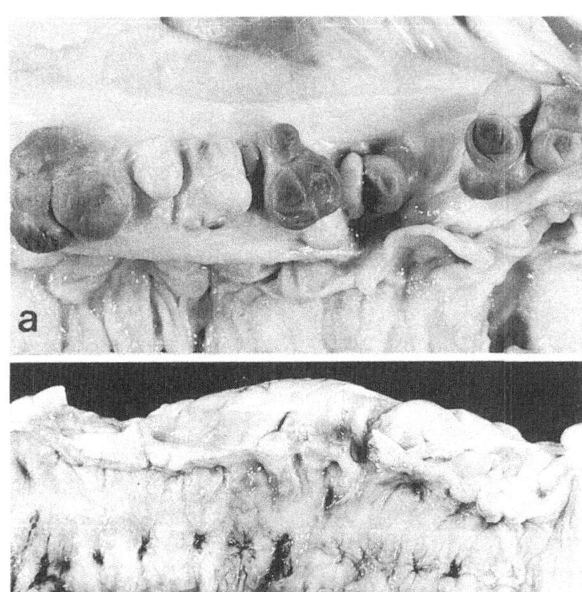

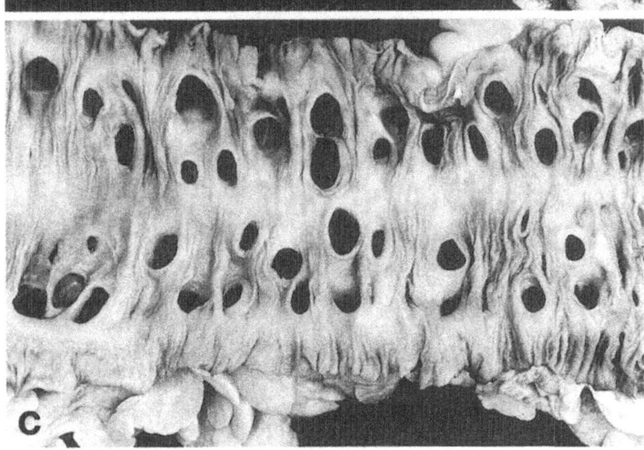

Abb. 7.7a–c. Sigmadivertikulose und -divertikulitis. **a** Außenansicht des Sigma (Sektionspräparat) mit reihenförmig angeordneten Divertikeln im Bereich einer Taenie. **b** Blick auf die Schleimhautoberfläche eines Divertikulosedarmes mit zahlreichen Divertikelöffnungen. **c** Mehreihig angeordnete Divertikel (Sigma) mit z. T. extrem weiter Divertikelöffnung

einer verstärkten bindegewebigen Faszikulierung einhergehen, findet man auch ohne Divertikel oder Entzündung. Sie stellen gewissermaßen die früheste morphologisch faßbare Veränderung der Divertikelkrankheit dar *(„Divertikulose ohne Divertikel")*.

Verlauf, Komplikationen[26 (Übersicht)]

- Die häufigste Komplikation der Divertikulose ist die Entzündung der Divertikel, die *Divertikulitis*. Statistische Angaben zur Häufigkeit der Divertikulitis schwanken zwischen 11,2, 20 und 50%. Mit zunehmender Krankheitsdauer steigt der Prozentsatz dieser entzündlichen Komplikation progressiv an. Die Entwicklung der Divertikulitis

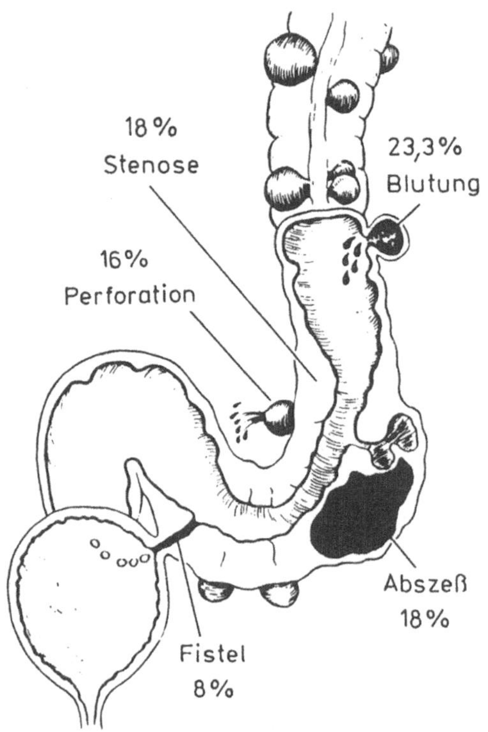

Abb. 7.8. Schematische Darstellung der Komplikationshäufigkeiten bei 150 Divertikulitiskranken. (Aus Schellerer[55] mit freundlicher Genehmigung des Autors.)

ist fast immer mit dem Auftreten von Skybala und Koprolithen verbunden. *Koprostatische Drucknekrosen* leiten den entzündlichen Prozeß ein. *Mikroperforationen* und *Mikroabszesse führen zu ausgedehnten peridivertikulären Entzündungsinfiltraten. Da mehrere Divertikel diesen Prozeß gewissermaßen synchron durchlaufen, entwickelt sich ein breites peridivertikuläres Entzündungsfeld (Sigmoiditis, Perisigmoiditis)* mit der Tendenz zur Vernarbung *(„Divertikulitistumor")*. Diese chronisch-proliferative Entzündung führt zu einer Vielzahl von Sekundärkomplikationen (Abb. 7.8):

- *Bauchdeckenphlegmone* („nekrotisierende Faszitis", „maligne Divertikulitis"), selten.
- *Freie Perforationen, Perforationsperitonitis.* Sie treten in 2–4% der akuten Divertikulitisfälle auf. Häufiger kommt es zu gedeckten Perforationen.
- *Fisteln* treten in 8–10–20% auf (kolovesikal, kolokutan, kolovaginal, kolouterin, koloureteral, koloperineal). Als extreme Rarität sind sie Ausgangspunkt einer *Pneumatose* oder eines *Pneumoperitoneums*.
- *Stenosen* der Darmlichtung, nahezu ausschließlich im Sigma lokalisiert. Als Folge der narbigen Schrumpfung werden sie in 18–30% aller Divertikulitisfälle beobachtet (mögliche Folge → Ileus).
- *Ureterstrikturen*, selten (5% ?).

- *Riesendivertikel* („solitäre, intestinale *Gaszyste*", „*Pneumozyste* des Kolons"), selten.
- *Blutungen:* Die Divertikelblutung kann als akute Massenblutung oder als rezidivierende „Dauer"-Blutung auftreten. Häufigkeitsangaben schwanken zwischen 5 und 48%. Ob die Divertikulitis tatsächlich die häufigste Blutungsursache im Enddarmbereich ist, erscheint eher fraglich (▷ S. 558).
- *Polypoider Mukosaprolaps* mit histologisch z. T. vergleichbaren Befunden wie beim Mukosaprolaps-Syndrom des Rektums (▷ S. 619).

Etwa 3–8% aller Divertikulose-/Divertikulitispatienten leiden gleichzeitig an einem *kolorektalen Karzinom*[30]. Es gibt jedoch keine gesicherten Angaben über ein tatsächlich erhöhtes, divertikuloseimmanentes Karzinomrisiko[37, 39, 40] [s. dagegen[33] mit einem Risikofaktor von 1,8 für linksseitige Kolonkarzinome (?)]. Da beide Krankheiten häufig sind, liegt es auf der Hand, daß auch ihre Kombination beim gleichen Patienten relativ häufig beobachtet wird.

Assoziation von Divertikulose und Polypen ▷ Becker und Lauterwald [16].

Die idiopathische muskuläre Sigmastenose[20, 53, 56]

Ob es sich dabei um eine Krankheit sui generis handelt, ist zumindest umstritten. *Röntgenologisch* findet man eine *zirkuläre Sigmastriktur*. Bei der Rektosigmoidoskopie erscheint die Mukosa aufgefaltet („polypöse Hyperplasie") und wird nicht selten als Sigmakarzinom fehlgedeutet. *Pathologisch-anatomisch* liegt der muskulären Sigmastenose eine *exzessive, tumorartige Verdickung der Muscularis propria* zugrunde. Sie führt zur zirkulären Stenose. Die Schleimhaut ist morphologisch weitgehend unauffällig. Unter formal-pathogenetischen Aspekten wäre eine primäre Innervationsstörung, der eine relative Muskelhypertrophie folgt, denkbar. So gesehen, könnte die idiopathische muskuläre Sigmastenose durchaus auch in den Formenkreis der Divertikelkrankheit eingeordnet werden.

Rechtsseitige Kolondivertikel

Im rechtsseitigen Kolon lokalisierte Divertikel sind ungleich seltener als Divertikel des Sigma. Sie sind vor allem im Zökum und im Colon ascendens lokalisiert.

Man unterscheidet:

- *solitäre Divertikel* des Zökums, die überwiegend als konnatale Fehlbildungen aufgefaßt werden und im Mittel *15–20 Jahre früher auftreten als Sigmadivertikel.* Entzündliche Komplikationen äußern sich gewöhnlich unter dem Bild einer Appendizitis *(„Appendizitis trotz Appendektomie"). Perforationen* sind häufig, *Blutungen* selten, *Ileussymptome* und *Stenosen* die Ausnahme;
- *rechtsseitige Divertikulosen,* die vor allem in Japan, China und Hawaii beobachtet werden. Die *Ursache* der rechtsseitigen Divertikulose ist *unbekannt.* Wahrscheinlich sind die Divertikel *erworben.* Der intraluminale Druck ist im allgemeinen erhöht, die Kolonmotilität gesteigert. Die rechtsseitige Divertikulose tritt etwa *eine Dekade früher* auf *als die Sigmadivertikulose.*

Volvulus[19, 29, 46–48, 58, 59, 65]

▷ auch: Jejunum und Ileum, S. 427

- Der *Sigmavolvulus,* der für 56–68% der Volvulusfälle des Kolon verantwortlich ist, soll etwa *3–5% aller Darmverschlüsse* hervorrufen. Er ist also *keineswegs selten.*
- An 2. Stelle (18–40%) steht der *Volvulus der rechten Kolonregion* (Zökum, Colon ascendens).
- *Colon transversum* (2–10%) und *linke Kolonflexur* (2–5%) folgen mit weitem Abstand.

Nach den meisten Statistiken sind Männer häufiger betroffen als Frauen. Gelegentlich ist über eine familiäre *Häufung* berichtet worden.

> Konditionierende Faktoren für die Entstehung eines Kolonvolvulus, speziell eines Sigmavolvulus, sind ein *langes Mesenterium (Sigma elongatum)* und ein *schmaler Mesenterialansatz.* Beim *rechtsseitigen* Volvulus spielen *Fehlbildungen* (Malrotationen, Reste des Ductus omphaloentericus) ursächlich eine Rolle.

Therapeutisch kann

- beim *Sigmavolvulus* eine endoskopische Detorsion versucht werden. Sie soll in über 70% der Fälle gelingen. Ihre *Letalität* wird im Mittel mit 3% angegeben. Die *Rezidivquote* liegt bei 20–55% und die dadurch bedingte Letalität bei 9%. Die Therapie der Wahl (vor allem auch beim rechtsseitigen Volvulus) ist die sofortige *operative Intervention* (Kolopexie, Detorsion, Resektion).
- *Sigmavolvulus bei Kindern und Jugendlichen*: Der rechtsseitige Volvulus muß bei akutem Auftreten stets sofort operiert werden, die Letalität beträgt insgesamt 12%. Nicht selten rezidivierend, inkomplett. Insofern wird er gelegentlich als Colon irritabile fehlgedeutet. Der jüngste bekannte Patient war 10 Monate alt.

Pseudoobstruktion des Kolons

Synonyme: Paralytischer Kolonileus, adynamischer Kolonileus, idiopathische Kolonobstruktion, „falsche"Kolonobstruktion, erworbenes Megakolon, funktionelle Kolonobstruktion, Ogilvie-Syndrom

Definition. Unter einer Pseudoobstruktion des Kolons, vergleichbar der sozusagen übergeordneten intestinalen Pseudoobstruktion (▷ Jejunum und Ileum, S. 430), versteht man eine *akute oder chronische Kolondilatation, ohne* daß distal des dilatierten Segmentes eine *Obstruktion* nachweisbar wäre.

Epidemiologie. Zuverlässige Angaben zur Häufigkeit der Pseudoobstruktion des Kolons fehlen („selten", „keineswegs selten"). 1982 haben Nanni et al. [45] insgesamt 351 Fälle aus dem Schrifttum zusammengetragen (▷ auch[61, 63]). Das *mittlere Erkrankungsalter* liegt bei etwa 60 Jahren. *Männer* überwiegen deutlich.

Ätiologie, Pathogenese. In über 80% findest man bei der Pseudoobstruktion des Kolons *Begleiterkrankungen bzw. Stoffwechselstörungen:* Elektrolytstörungen, Amyloidosen[64], Infektionen, neurologische, kardiologische, retroperitoneale und abdominelle (Cholezystitis, Pankreatitis) Erkrankungen. Die Pseudoobstruktion wird zudem *postoperativ* und *posttraumatisch* beobachtet. Etwa 12% aller Fälle werden als *„idiopathisch"* eingestuft.

Die Palette der Begleiterkrankungen ist so vielfältig, „daß der einzige gemeinsame Faktor darin besteht, daß die Patienten krank sind"[13]. Demnach ist die Pseudoobstruktion des Kolons keine Krankheit sui generis, sondern *Folgeerscheinung anderer Grundkrankheiten*[61]. Andererseits ist auf diverse *Strukturstörungen des Plexus myentericus* bei der chronischen Pseudoobstruktion hingewiesen worden[12, 34], ohne daß im Einzelfall assoziierte Krankheitsbilder hätten festgestellt werden können.

Klinik. *Klinisches Leitsymptom* ist die meist innerhalb von 2–3 Tagen einsetzende starke *Auftreibung des Abdomens,* begleitet von krampfartigen *Leibschmerzen, Obstipation, Diarrhö* und *Erbrechen*[60].

Morphologie und Komplikationen. Das Kolon ist häufig *stark dilatiert.* Die Dilatation kann so massiv sein, daß *Spontanrupturen* (13–15%)[11, 12] auftreten, daß die *Tänien in der Längsrichtung einreißen* und daß eine *Gangrän der Darmwand* eintritt.

Rupturen treten gewöhnlich im Zökum auf. Sie sind mit einer *Letalität von 43–46% belastet*[45, 61].

Wenn der Durchmesser des Zökums im Röntgenbild 12 cm erreicht oder überschreitet, gilt dies als absolute Operationsindikation, um einer Ruptur vorzubeugen[61].

Prognose. Die durchschnittliche *Letalität* liegt bei 25–32%. Sie ist offenbar abhängig von bestimmten Therapiemaßnahmen [konservative Therapie, Kolostomie, Hemikolektomie, Enterotomie, Zökostomie (lediglich 12%), kolonoskopische Dekompression (73% Heilung)].

Colon irritabile (Syndrom des irritablen Kolons)[23, 27, 32, 43]

Dieses Krankheitsbild zählt zu den *häufigsten Ursachen von intestinalen Beschwerden.* Es geht u. a. mit krampfartigen, brennenden oder ziehenden *Abdominalschmerzen,* mit erheblichen *Stuhlunregelmäßigkeiten* (typisch: Wechsel zwischen Obstipation und Diarrhö), mit *Meteorismus* und *Flatulenz* sowie mit *extraintestinalen Symptomen* [Heiserkeit (?), Polyurie, Übelkeit, Abgeschlagenheit] einher. Dem Syndrom liegen offenbar *Störungen der motorischen Darmfunktion* zugrunde, deren Einzelheiten ungeklärt sind. Teilaspekte dieses Krankheitsbildes hat der sog. Volksmund auf drastische Weise kolportiert: „Korinthenkacker", „der hat die Hosen gestrichen voll", ... „hat Schiß" (in den Hosen). In Einzelfällen wurden *Nahrungsmittelallergien* oder auch ein *Laktasemangel* vermutet. Bei vorherrschender Diarrhö sind die Dünndarmtransitzeiten verkürzt, bei vorherrschender Obstipation verlängert. Das irritable Darmsyndrom scheint somit eine Krankheit sowohl des Dünn- als auch des Dickdarms zu sein.

Morphologisch findet man im allgemeinen einen normalen Schleimhautbefund. Die im Zusammenhang mit der klinischen Diagnose „Colon irritabile" häufig gestellte morphologische Diagnose *„Colitis simplex"* ist eine in jeder Hinsicht *fatale Verlegenheitsdiagnose!*

Das Colon irritabile ist per se für die *Lebenserwartung* des Patienten unerheblich, beinhaltet aber die Gefahr, daß wegen der Jahre bis Jahrzehnte anhaltenden funktionellen Beschwerden „aufgepfropfte" und tatsächlich *organische Erkrankungen (Karzinome!) unerkannt* bleiben. Spastische Verlaufsformen sind in der Regel schwerer zu behandeln als solche mit dominierender Diarrhö. Es ist denkbar, daß ein spastisches Kolon die Entstehung einer *Divertikulose begünstigt.*

Kolorektale Läsionen bei sog. Kollagenosen

Bei verschiedenen Kollagenosen findet man in unterschiedlicher Häufigkeit auch Beteiligungen des Dickdarmes (▷ auch Jejunum und Ileum, S. 447). Bei der *progressiven systemischen Sklerodermie* findet man zwischen 4% und 73% (im Mittel 46%)

der Patienten kolorektale Manifestationen (viszerale Sklerodermie). Auch bei der *Dermatomyositis* und beim *viszeralen Lupus erythematodes* sind charakteristische Wandveränderungen zu finden[21, 25, 36, 44, 67].

Auffallend häufig findet man *„echte" Divertikel* mit weiter Öffnung, die bevorzugt *antimesenterial* gelegen sind. Für ihre Entstehung sind *muskelatrophische und fibrosierende Darmwandprozesse* zumindest mitverantwortlich. In Spätstadien sollen ein deutlich elongierter Darm (Komplikation: Volvulus) und das Auftreten einer *Pneumatose* zu beobachten sein.

Die *histologischen Veränderungen* sind abhängig vom Krankheitsstadium.

- *Initial* sind durchaus die *jeweils krankheitstypischen angiitischen Gefäßveränderungen* zu finden (Ischämie → Infarkt → Durchwanderungsperitonitis).
- *In späteren Krankheitsphasen* findet man eine progredient *fortschreitende Fibrose* vor allem der Muscularis propria. Die *Mukosa* kann entzündlich infiltriert sein, man findet *Erosionen* bzw. unterschiedlich tief reichende *Ulzerationen, wohl in erster Linie als Folge einer Koprostase (sterkorale Ulzera* → Perforationen → Peritonitis).

Literatur

1.–10. Weiterführende Literatur (▷ S. 534)

11. Almy TP, Howell DA (1980) Diverticular diseasee of the colon. N Engl J Med 302:324–331
12- Arista-Nasr J, Gonzalez-Romo M,. Keorns C, Larriva-Sahd J (1993) Diffuse lymphoplasmacytic infiltration of the small intestine with damage to nerve plexus. A cause of intestinal pseudoobstruction. Arch Pathol Lab Med 117:812–819
13. Bardsley D (1974) Pseudo-obstruction of the large bowel. Br J Surg 61:963–969
14. Becker V (1983) Divertikulose. Anatomische Aspekte, Radiologe 23:533–539
15. Becker V, Brunner HP (1974) Divertikulose, Devertikulitis. Pathogenese und pathologische Anatomie. In: Reifferscheid M (Hrsg) Collegium Internationale Chirurgiae Digestivae, Aachen 1973, Thieme, Stuttgart, S 24–33
16. Becker V, Lauterwald A (1980) Die Divertikelkrankheiten des Dickdarms. Chir Praxis 27:595–606
17. Bünte H (1976) Divertikulose - Divertikulitis. Dtsch Ärztebl 1976:247–253
18. Bünte H, Lingemann B (1980) Die Divertikelkrankheiten des Dickdarms aus chirurgischer Sicht. Chir Praxis 27:607–612
19. Buts JP, Claus D, Beguin JC, Otte JB (1980) Acute and chronic sigmoid volvulus in childhood: report of three cases. Z Kinderchir 29:29–33
20. Cassano C, Torsoli A (1968) Idiopathic muscular strictures of the sigmoid colon. Gut 9:325–327
21. Cohen S, Laufer I, Snape WJ, Shiau YF, Levine GM, Jimenez S (1980) The gastrointestinal manifestations of scleroderma: pathogenesis and management. Gastroenterology 79:155–166
22. Connell AM (1975) Applied physiology of the colon: Factors relevant to diverticular disease. Clin Gastroenterol 4:23–36
23. Drossman DA, Powell DW, Sessions JT (1977) The irritable bowel syndrome. Gastroenterology 73:811–822
24. Eastwood MA, Watters DAK, Smith AN (1982) Diverticular disease - is it a motility disorder? Clin Gastroenterol 11:545–561
25. Ferrari BT, Ray JE, Robertson HD, Bonau RA, Gathright JB (1980) Colonic manifestations of collagen vascular diseases. Dis Colon Rectum 23:473–477
26. Filipini L (1982) Divertikelkrankheit des Dickdarms. In: Schwiegk H (Hrsg) Verdauungsorgane, Springer, Berlin, Heidelberg New York (Handbuch der inneren Medizin, Bd III/4, S 203–253)
27. Friedman G (ed)(1991) The irritable bowel syndrome: realities and trends. Gastroenterol Clin North Am 20:235–395
28. Graham SM, Ballantyne GH (1987) Cecal diverticulitis. A review of the american experience. Dis Colon Rectum 30:821–826
29. Grodinsky C, Ponka JL (1977) Volvulus of the colon. Dis Colon Rectum 20:314–324
30. Heberer G, v Brehm H, Hirschfeld J (1970) Die Divertikelerkrankungen des Dickdarms. Chirurg 41:252–259
31. Helikson MA, Schapiro MB, Garfinkel DJ, Shermeta DW (1982) Congenital segmental dilatation of the colon. J Pediatr. Surg 17:201–202
32. Jones R, Lydeard S (1992) Irritable bowel in the general population. Br Med J 304:87–90
33. Kelly JK (1991) Polypoid prolapsing mucosal folds in diverticular disease. Am J Surg Pathol 15:871–878
34. Krishnamurthy S, Heng Y, Schuffler MD (1993) Chronic intestinal pseudo-obstruction in infants and children caused by diverse abnormalities of the myenteric plexus. Gastroenterology 104:1398–1408
35. Löhr B, Thiede A, Poser H, Kampe A (1978) Divertikulose und Divertikelkrankheit. Aktuelle pathogenetische, pathophysiologische, radiologische und chirurgische Aspekte. Dtsch Med Wochenschr 103:1145–1150
36. Mapp E (1981) Colonic manifestations of the connective tissue disorders. Am J Gastroenterol 75:386–393
37. McCallum A, Eastwood A, Smith AN, Fulton PM (1988) Colonic diverticulosis in patients with colorectal cancer and in controls. Scand J Gastroenterol 23:284–286
38. McFee AS, Sutton PG, Ramos R (1982) Diverticulitis of the right colon. Dis Colon Rectum 25:254–256
39. Miller B, Strohmeyer G (1979) Divertikulose und Karzinom des Dickdarms als Faserstoffmangelkrankheiten: Tatsache oder Hypothese? Internist 20:195–200
40. Morini S, De Angelis P, Manurita L, Colavolpe V (1988) Association of colonic diverticula with adenomas and carcinomas. A colonoscopic experience. Dis Colon Rectum 31:793–796
41. Morson BC (1963) The muscle abnormality in diverticular disease of the sigmoid colon. Br J Radiol 36:385–392
42. Morson BC (1975) Pathology of diverticular disease of the colon. Clin Gastroenterol 4:37–52
43. Murney RG, Winship DH (1982) The irritable colon syndrome. Clin Gastroenterol 11:563–592
44. Nagasako K, Ota Y, Sasaki H, Hamano K (1978) Progressive systemic sclerosis: report of a case with colonic involvement. Dis Colon Rectum 21:364–368
45. Nanni G, Garbini A, Luchetti P, Nanni G, Ronconi P, Castagneto M (1982) Ogilvie's syndrome (acute colonic pseudo-obstruction). Review of the literature (October 1948 to March 1980) and report of four additional cases. Dis Colon Rectum 25:157–166
46. Nemer FD, Hagihara PF, Mays ET, Griffen WO (1976) Volvulus of the colon - a continuing surgical problem. Dis Colon Rectum 19:321–329
47. Northeast ADR, Dennison AR, Lee EG (1984) Sigmoid volvulus: new thoughts on the epidemiology. Dis Colon Rectum 27:260–261
48. O'Mara C, Wilson TH, Stonesifer GL, Cameron JL (1979) Cecal volvulus. Analysis of 50 patients with long-term follow-up. Ann Surg 189: 724–731
49. Painter NS, Burkitt DP (1975) Diverticular disease of the colon, a 2oth century problem. Clin Gastroenterol 4:3–21
50. Parks TG (1975) Natural history of diverticular disease of the colon. Clin Gastroenterol 4:53–69

51. Perry PM, Morson BC (1971) Right-sided diverticulosis of the colon. Br J Surg 58:902–904
52. Poser H-L, Thiede A (1980) Die Divertikelkrankheiten des Dickdarms aus radiologischer Sicht. Chir Praxis 27:621–644
53. Rösch W (1972) Idiopathic muscular stricture of the sigmoid colon simulating carcinoma. Acta Hepatogastroent 19:210–213
54. Scheff RT, Zuckerman G, Harter H, Delmez J, Koehler R (1980) Diverticular disease in patients with chronic renal failure due to polycystic kidney disease. Ann Int Med 92:202–204
55. Schellerer W (1970) Die Behandlung der Sigmadivertikulitis. Dtsch Med Wochenschr 95:590
56. Segal I, Leibowitz B (1989) The distributional pattern of diverticular disease. Dis Colon Rectum 32:227–229
57. Simonowitz D, Paloyan D (1977) Diverticular disease of the colon in patients under 40 years of age. Am J Gastroenterol 67:69–72
58. Siroospour D, Berardi RS (1976) Volvulus of the sigmoid colon: a ten-year study. Dis Colon Rectum 19:535–541
59. Smith RB, Kettlewell MG, Gough MH (1977) Intermittent sigmoid volvulus in the younger age groups. Br J Surg 64:406–409
60. Snape WJ (1982) Pseudo-obstruction and other obstructive disorders, Clin Gastroenterol 11:593–608
61. Söreide O, Bjerkeset T, Fossdal JE (1977) Pseudo-obstruction of the colon (Ogilvie's syndrome), a genuine clinical condition? Review of the literature (1948–1975) and report of five cases. Dis Colon Rectum 20:487–490
62. Stefansson T, Ekbom A, Sparen P, Pahlman L (1993) Increased risk of left sided colon cancer in patients with diverticular disease. Gut 34:499–502
63. Strodel WE, Nostrant TT, Eckhauser FE, Dent TL (1983) Therapeutic and diagnostic colonoscopy in nonobstructive colonic dilatation. Ann Surg 197:416–421
64. Tada S, Iida M, Yao T, Kitamoto T, Yao T, Fujishima M (1993) Intestinal pseudo-obstruction in patients with amyloidosis: clinicopathologic differences between chemical types of amyloid protein. Gut 34:1412–1417
65. Taneja SB, Kakar A, Ayyar RD (1977) Sigmoid volvulus in childhood: report of two cases. Dis Colon Rectum 20:62–67
66. Templeton AW (1960) Colon sphincters simulating organic disease. Radiology 75:237–241
67. Weiser MM, Andres GA, Brentjens JR, Evans JT, Reichlin M (1981) Systemic Lupus erythematosus and intestinal venulitis. Gastroenterology 81:570–579

Tabelle 7.5. Ursachen vaskulärer Ischämiereaktionen, Intestinaltrakt

1) *Hypoxie*
   Herzinsuffizienz mit Low-output-(Low-flow-)Syndrom
   Hypotensive Kreislaufsituation
   Schock
2) *Vaskuläre Stenosen* (Okklusive Vaskulopathien)
   Arteriosklerose
   Thrombembolien
   Mesenterialvenenthrombose
   Hyperkoagulopathien (disseminierte intravaskuläre Gerinnung)
   Vaskulitiden (▷ Tabelle 7.6)
   Degenerative Gefäßerkrankungen (außer Arteriosklerose)
   Radiogene Vaskulopathien
   Karzinoid-Tumoren
3) *Infektionen* (sekundär entzündliche Vaskulopathien)
   Intraabdominelle Abszesse (Sepsis)
   Entzündliche Darmerkrankungen
4) *Medikamentös induzierte Durchblutungsstörungen*
   Orale Kontrazeptiva
   Digitalis
   Vasopressive Medikamente (z. B. Ergotamine)
   Hypotensiva
   Diuretika
   Katecholamine
   Ganglienblocker u. a. m.
5) *Intestinale Obstruktionen und Pseudoobstruktionen*
   Volvulus
   Strangulationen
   Intussuszeptionen
   Hernien
   Karzinome
   M. Hirschsprung
   M. Ogilvie
   Chagas-Krankheit
6) *Traumatisch bedingte Durchblutungsstörungen*
7) *Iatrogen bedingte Durchblutungsstörungen* nach abdominalchirurgischen Eingriffen

Kreislaufstörungen

Kreislaufstörungen[36] des kolorektalen Bereiches werden mit unterschiedlicher Häufigkeit und Intensität beobachtet. Das *Ursachenspektrum* ist *außerordentlich breit* und wird in den Tabellen 7.5 und 7.6 zusammengefaßt.

Hämorrhagische Infarzierung (Infarkt)

Sie zeigt ein unterschiedliches Ursachenspektrum. *Radikuläre* und *trunkuläre Thrombosen* der Mesenterialvenen bzw. des Pfortaderstammes sind offenbar *selten*[36, 56, 57, 59]. Sie führen zu einer vollständigen (transmuralen) Nekrose der Darmwand mit flächenhaften Blutungen. Arterielle Minderdurchblutungen sind offenbar häufiger. Zur ischämischen Kolitis (s. unten) bestehen offenbar fließende Übergänge.

Morphologie. *Makroskopisch* sind die betroffenen Darmabschnitte *dilatiert* und hochgradig *gestaut.* Die Schleimhaut ist gerötet, ödematös und zeigt unterschiedlich tief reichende *Ulzerationen (Perforationsgefahr!)*. Die Darmwand insgesamt ist brüchig, die Serosa zeigt eine fibrinös-hämorrhagische Peritonitis. In der Darmlichtung findet man i. allg. reichlich Blut.

Mikroskopisch sieht man *Blutungen,* ein entzündliches *Darmwandödem* und *Gewebsnekrosen.*

Verlauf, Prognose

- Wird die akute Ischämie-Phase überlebt, können sich infolge einer reparativen Fibrose unterschiedliche lange *Strikturen und Stenosen* entwikkeln.

Tabelle 7.6. Entzündliche und degenerative Gefäßerkrankungen als Ursache für intestinale Ischämie-Reaktionen

1) Vaskulitiden und Kollagenosen
   Große Gefäße
   Pan- bzw. Polyarteriitis nodosa
   Riesenzellarteriitis
   M. Takayasu
   Thrombangiitis obliterans
   Kleine Gefäße
   Purpura Henoch-Schönlein
   M. Degos (maligne atrophische Vaskulitis)
   Mikroskopische Polyarteriitis
   Wegener-Granulomatose
   Behçet-Syndrom
   Churg-Strauss-Syndrom (allergische Granulomatose)
   Systemischer Lupus erythematodes
   Sklerodermie
   Rheumatoide Arthritis
   Dermatomyositis
2) Erkrankungen bzw. iatrogene Schädigungsmuster mit sekundär-entzündlichen Gefäßveränderungen
   Radiogene Vaskulopathie
   Infektionen, u. a. Syphilis, Tuberkulose, Hepatitis
3) Weitere und vorwiegend degenerative Schädigungsarten
   Amyloidose
   Ehlers-Danlos-Syndrom
   Pseudoxanthoma elasticum

- *Gangränöse Veränderungen* der Darmwand infolge einer sekundären bakteriellen Besiedlung sind mit einer hohen Mortalität belastet. Vor allem dann, wenn in die Ischämiereaktionen der Dünndarm eingeschlossen ist, entwickelt sich häufig ein *schwerer Kreislaufschock (Endotoxinschock)*.

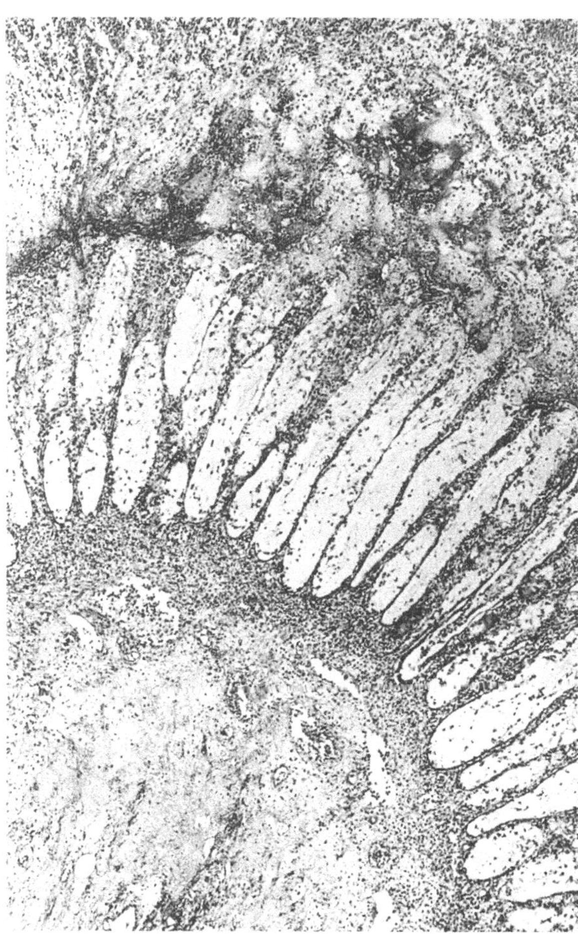

Abb. 7.9. Ischämische Kolitis mit massiver pseudomembranöser Fibrinexsudation (keine vorausgegangene antibiotische Therapie, kein Nachweis von Clostridium difficile). Schwere okklusive Vaskulopathie. H.E. (Vergr. 150 : 1)

Ischämische Kolitis

Definition. Man versteht unter einer ischämischen Kolitis[36] die Kolonveränderungen, die durch eine *inkomplette oder komplette (arterielle) Ischämie (Mesenterialvenenthrombose*[28]) der Darmwand hervorgerufen werden *(ischämische Kolopathie, „ischaemic disease of the colon")*. Das Spektrum ischämischer Schädigungsmuster reicht von reinen Schleimhautläsionen bis zu transmuralen Nekrosen im Sinne des hämorrhagaischen Infarktes. Die *entzündlichen Veränderungen* („Kolitis") sind im allgemeinen *sekundärer Natur* (Clostridium difficile – pseudomembranöse Kolitis, ▷ Abb. 7.9).

Epidemiologie. Zuverlässige Zahlen zur Häufigkeit ischämischer Kolitiden liegen nicht vor, da leichtere Fälle mit uncharakteristischer Abdominalsymptomatik unerkannt bleiben. Es ist davon auszugehen, daß die ischämische Kolitis *weit häufiger ist, als sie dagnostiziert wird*[16, 56, 59]

Der *Altergipfel* liegt im *7. Lebensjahrzehnt*. In seltenen Fällen können vergleichbare Ischämiereaktionen schon im *Säuglingsalter* beobachtet werden. Wahrscheinlich ist wenigstens ein Teil der *neonatal nekrotisierenden Enterokolitis* primär durch eine ischämische Darmschädigung bedingt[51].

Ätiologie, Pathogenese. Ähnlich wie im Bereich des Dünndarms (▷ S. 431) können *verschiedene Formen* der ischämischen Kolitis unterschieden werden:

- *Okklusiv bedingte ischämische Kolitiden*[17, 26, 38, 51] sind im wesentlichen die Folge eines primären Mesenterialarterienverschlusses. *Häufigste Ursache sind arteriosklerotische Gefäßveränderungen* der Aa. mesenterica superior und inferior im Bereich der Hauptäste oder der peripheren Gefäßverzweigung. Weitere Ursachen sind *Gefäßthrombosen* [bei Arteriosklerose, primären Vaskulitiden oder auch bei medikamentös bedingten Schäden (Antikonzeptiva), Polycythaemia vera rubra, Sichelzellanämie[20]], *Embolien* (auch Cholesterinembolisationen), Störungen der arteriellen Blutversorgung *nach alloplastischen Gefäßoperationen*

(Aorta abdominalis) oder *nach Darmresektionen* bzw. *Inkarzerationen*. Einen Sonderfall stellt schließlich die Kompression von Darmwandgefäßen in überdehnten Kolonsegmenten dar *(Distensionskolitis)*.
Cholesterinembolie-assoziierte (ischämische) Polypen: Cheville et al.[15,27]

- *Nichtokklusiv bedingte ischämische Kolitiden*[44]. Häufig findet man auch bei diesen Ischämien eine allerdings nicht verschlußwürdige Arteriosklerose. Die Ischämie wird begünstigt durch *Vasokonstriktionen im Splanchnikusgebiet* [Herzinsuffizienz („Cardiac-low-output"-Syndrom), u. U. akzentuiert durch Digitalispräparate, Ergotaminpräparate, Diuretika, durch Endotoxine und Blutverluste], durch *hypotone Kreislaufsituationen* [Schock (DIC-Syndrom), *Ganglienblocker, hypotone Phasen nach Nierentransplantation*].

Lokalisation

Die ischämische Schädigung manifestiert sich am ehesten in den *Grenzgebieten zwischen den arteriellen Versorgungsbereichen*. Besonders gefährdet sind die *linke Kolonflexur* (Grenzbereich A. mesenterica superior/inferior) und die *Sigmaschlinge* (Grenzbereich A. mesenterica inferior/A. iliaca interna)[14]. Es können aber auch *tiefere (Rektum)* und *höhere Kolonabschnitte* sowie *Teile des Dünndarms (Ileum, evtl. Jejunum)* betroffen sein.

- *Die ischämische Proktitis*[40] ist im Vergleich zur ischämischen Kolitis *selten*, da der *anorektale Bereich* durch *zahlreiche Kollateralen* eine besonders gute Blutversorgung aufweist. Sie kann bei akuten Verschlüssen oder bei schwerer obliterierender Arteriopathie im Beckenbereich auftreten. *Morphologisch* findet man ischämische Nekrosen, Schleimhautulzera, nachfolgend Strikturen.

Schockbedingte ischämische Kolitiden bevorzugen die *rechte Kolonhälfte*. Selten sind *ischämische Pankolitiden*.

Klinik, Morphologie (Abb. 7.10)
Die ischämische Kolitis[6] manifestiert sich im wesentlichen als

- *gangränös-ischämische Kolitis*, teilweise *transmural* nekrotisierend (5–12% aller Fälle), teilweise *partiell* nekrotisierend (sog. *Mukosaschlauch)*, und als
- *nichtgangränöse ischämische Kolitis*, bei der eine *transitorische* (40–50%) und eine *strikturierende* (ischämische Kolonstriktur: 40–50%) Form unterschieden werden kann (Tabelle 7.7).

Differentialdiagnose. Klinisch müssen letztendlich alle Erkrankungen ausgeschlossen werden, die mit „Bauchschmerzen", Diarrhöen, rektalem Blutverlust und u. U. mit einem akuten Abdomen einhergehen: ischämische Erkrankungen des Dünndarms (▷ S. 431), Vaskulitiden, Divertikulose/Divertikulitis, M. Crohn (▷ S. 591), Colitis ulcerosa, infektiöse Enterokolitiden und radiogene Darmschäden[6].

Verlauf, Prognose. Das Ödem kann schon nach 8 h Ischämie, das „Thumbprint"-Bild beim Kolonkontrasteinlauf *(„Daumenabdruckphänomen"*, bedingt durch fokale Ödembildung und Blutungen in der Submukosa) nach einem Tag, Ulzera können nach 4 Tagen auftreten[18]. Eine vollständige Ausheilung kann bis zu 6 Monate beanspruchen (akute Phase: 4–6 Wochen). Strikturen können sich innerhalb von 4 Wochen ausbilden[59]. Die Rezidivquote liegt unter 15% und rechtfertigt damit nicht die prophylaktische Kolonresektion[59].

Die Prognose der okklusiven Form ist günstiger als die des nichtokklusiven Typs[26]. Die Letalität der transmural-nekrotisierenden Form beträgt 40–80%[11,18].

„Evanescent colitis" (flüchtige Kolitis)

Aufgrund klinischer und röntgenologischer Befunde beschrieben Miller et al. 1971[39] eine Kolitisform, die sie „evanescent" (flüchtige) „colitis" nannten (vgl. auch Brit Med J 1971/IV, Leading article: Forms of colitis). Sie ist gekennzeichnet durch das *kurzfristige* Auftreten von *Abdominalkrämpfen (Spasmen)* und durch *blutige Diarrhöen*. Betroffen waren vor allem junge Frauen. Aufgrund röntgendiagnostischer Befunde wurde zunächst an eine besondere Verlaufsform einer granulomatösen Kolitis Crohn („forme fruste") gedacht. Wahrscheinlich liegen der Erkrankung *passagere und reversible ischämische Attacken*[31] zugrunde, die derzeit mit einer längerfristigen Einnahme *oraler Antikonzeptiva* in Zusammenhang gebracht werden.

Die Patienten sind in der Regel jünger als 50 J., die Läsionen können überall im Kolon vorkommen, Gefäßverschlüsse sind nicht nachweisbar.

Angiodysplasie

Synonyme: Degenerative/senile Angiodysplasie, gastrointestinale vaskuläre Dysplasie, Gefäßektasie, Teleangiektasie, arteriovenöse Fehlbildungen des Kolons, arteriovenöse Malformatation

▶

Abb. 7.10 a–d. Ischämische Kolitis. **a** und **b** Kolonwand mit ausgedehnten Blutungen, teilweise flächenhaften Erosionen und Ulzerationen **(b)** und sekundär entzündlicher Infiltration. Obduktionspräparat. H.E. (Vergr. 8 : 1). **c** Ischämische Proktitis (Biopsiepräparat) mit oberflächlichen Schleimhautdefekten und entzündlicher Infiltration. H.E. (Vergr. 68 : 1). **d** Sog. Mukosa-Schlauch von 30 cm Länge, ausgestoßen 14 Tage nach Resektion eines Aortenaneurysmas mit partiell nekrotisierender ischämischer Kolitis. (Abb. **d** aus van Dongen et al.[18], Originalabbildung freundlicherweise überlassen von den Autoren)

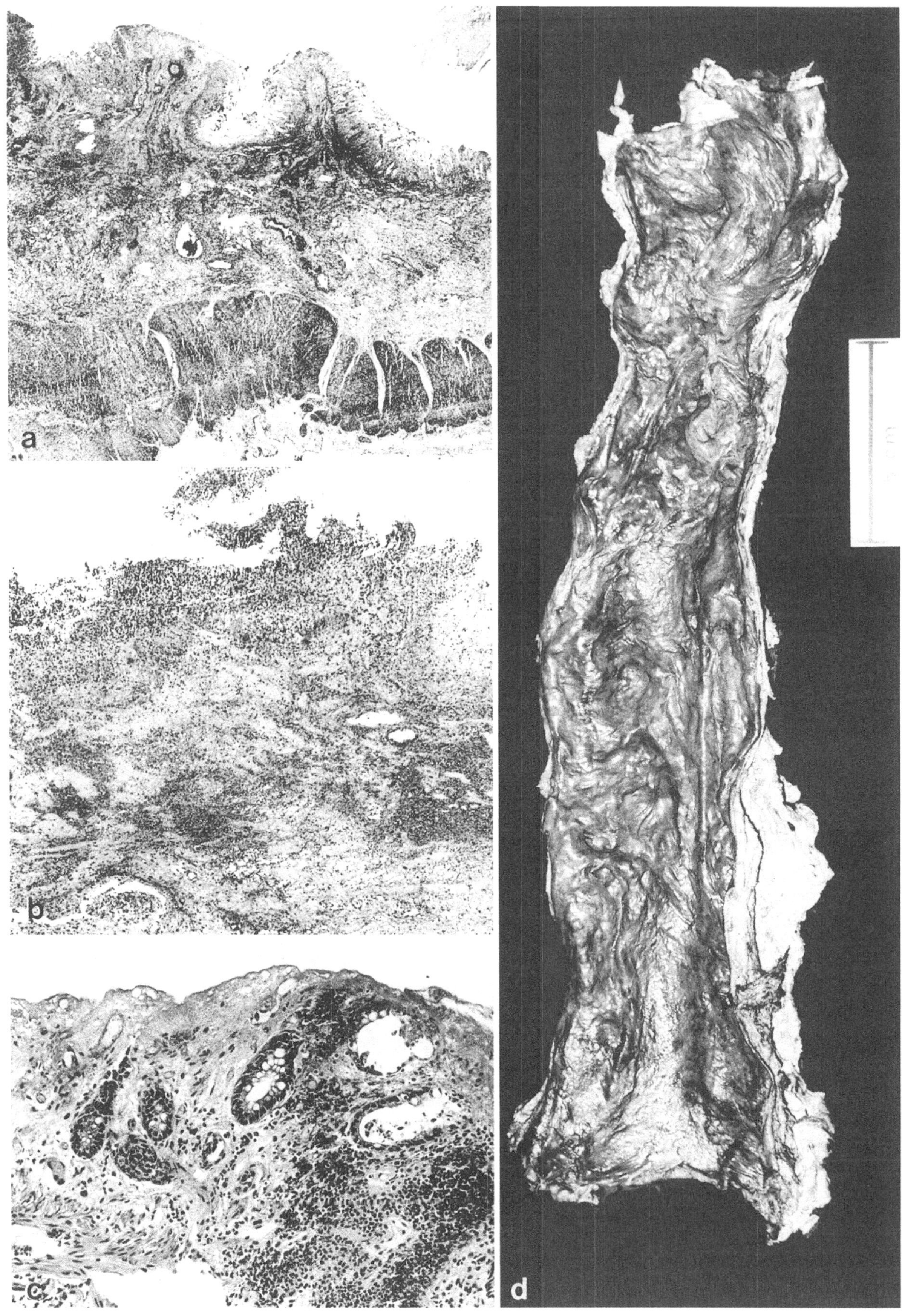
a
b
c
d

Tabelle 7.7. Klinik und Morphologie der verschiedenen Formen der ischämischen Kolitis

	Gangränöse Form		Nichtgangränöse Form	
	Transmural nekrotisierende Form	Partiell nekrotisierende Form (sog. Mukosaschlauch)	Transitorische Form („transient/evanescent type")	Ischämische Kolonstriktur (strikturierende Form)
Klinik	In den Wochen vorher oft Episoden von Obstipation und Diarrhö. Dann plötzliches Auftreten der *Tetrade:* • Krampfartige Schmerzen im li. Unterbauch, • Erbrechen, Übelkeit, Meteorismus, • Massive rektale Blutung • Blutdruckabfall, Tachykardie (in 50% Schock). Weiterhin: Leukozytose, Fieber.	Ähnlich wie bei der transmuralen Form, jedoch ohne Ausbildung eines akuten Abdomens, statt dessen Ileuszeichen. Nach 2–4 Wochen Ablösung der nekrotischen Mukosa als *„Mukosaschlauch"* (bis zu 40 cm lang), der mit dem Stuhl ausgeschieden wird. Daran schließt sich das Bild der ischämischen Striktur an wie bei transmuraler Form.	Leitsymptome zwar vorhanden, aber meist nur gering ausgeprägt (krampfartige Leibschmerzen, Durchfall mit mäßiger/geringer rektaler Blutung). Keine Schockzeichen. Vollständige Rückbildung der klinischen Symptome binnen 24–48 h möglich.	Anfangs können die Leitsymptome zwar vorhanden sein, sind aber weniger stark entwickelt. Selten Tachykardie, gelegentlich Fieber. Allmählich Ausbildung von Darmverschlußzeichen. Endstadium ist nach 1–6 Monaten erreicht.
Makroskopie	Ödematöse Wandverdikkung mit Nekrosen und Ulzera, Blutungen.	Wie bei transmuraler Form.	Akute hämorrhagische Schleimhautnekrosen, anschließend Rückkehr zur Norm mit Reepithelialisierung durch Zylinderepithel ohne Becherzellen	Tubuläre oder fusiforme Strikturen, manchmal sackförmige Ausweitung. Fleckförmige Schleimhautgeschwüre. Pflastersteinbild.
Mikroskopie	Ödem, Blutungen und Nekrosen der Mukosa (+ Submukosa und gelegentlich der tieferen Schichten), Auflagerung von Pseudomembranen, Bakterienrasen in der Mukosa/Submukosa (Abb. 7.10).	Wie bei transmuraler Form.	→ Makroskopie.	Ersatz der Mukosa durch Granulationsgewebe → Pseudopolypen. Siderinhaltige Makrophagen in der Submukosa. Übergreifen der granulierenden Entzündung auf M. propria und Subserosa möglich.
Therapie	*Sofortige Operation mit Resektion* des gangränösen Darmabschnitts erforderlich.	Bei starker Dilatation der vorgeschalteten rechten Kolonhälfte bzw. nach Abstoßung des Mukosaschlauches *Kolostomie.*	*Konservativ*	*Konservative Therapie* oft ausreichend. Ggf. Resektion der Striktur (bei Ileuszeichen oder anhaltenden Blutungen).

> *Bei peranalen Blutungen (s. unten) bleibt trotz aller diagnostischer Bemühungen die Blutungsquelle in etwa 10% obskur*[30].

Definition. 1960 haben erstmals Margoulis et al.[35] angiographisch Gefäßfehlbildungen im Kolon nachgewiesen, die später als Angiodysplasien bezeichnet wurden und die offensichtlich in vergleichsweise hohem Prozentsatz Blutungsursache im unteren Intestinaltrakt sind. Es handelt sich meistens um *multiple* und bis *maximal 10 mm große Gefäßanomalien,* die vor allem in der *Mukosa* und *Submukosa des rechtsseitigen Kolons* lokalisiert sind. Grundsätzlich kann die Angiodysplasie *in allen Abschnitten des Gastrointestinaltraktes* vorkommen (Ösophagus, Magen, Duodenum, Ileum, distal der Flexura coli hepatica).

Epidemiologie. Präzise Angaben zur Häufigkeit liegen nicht vor. Subtile Untersuchungen an resezierten Karzinomdärmen ergaben in 20% in der Mukosa und in 53% in der Submukosa entsprechende Gefäßveränderungen[14], ohne daß bei den Patienten intestinale Blutungsepisoden bekannt waren. Diese Befunde sprechen dafür, daß Angiodysplasien bei älteren Menschen *(nach dem 55.–60. Lebensjahr) relativ häufig* anzutreffen sind, ohne daß im Einzelfall klinische Symptome (Blutungsepisoden) zugeordnet werden können *(symptomlose Angiodysplasien)*[30].

Ätiologie und Pathogenese. Umstritten. Boley et al.[14] diskutieren ursächlich *degenerative Altersveränderungen* (Insuffizienz der präkapillaren Sphinkteren *mit arteriovenöser Kommunikation)*.

Von anderer Seite werden *primär Ischämieepisoden* (subklinische) diskutiert[29]. Hierdurch könnte das gehäufte Auftreten von Angiodysplasien bei Patienten mit einer *Aortenstenose* (und anderen kardiovaskulären Krankheiten[30, 52]) erklärt werden. Ein gehäuftes Vorkommen zökaler Angiodysplasien wurde auch bei Patienten mit *renaler Insuffizienz*, bei *Langzeithämodialyse*, bei Sklerodermien, beim sog. *CRST-Sydrom* (Kalzinose, Raynaud-Phänomene, Sklerodaktylie, Teleangiektasie) sowie bei der *von Willebrand-Erkrankung* beobachtet[19, 30]. Die Bedeutung *exogener Faktoren* (z. B. Aluminium[50]) ist unklar.

Morphologie. *Makroskopisch* treten die angiodysplastischen Läsionen im allgemeinen als *kleinherdige Veränderungen* (< 10 mm) multipel auf. Die geringe Größe der Angiodysplasien erklärt die *diagnostischen Schwierigkeiten*[49] (angiographische Befunde als diagnostische Orientierungshilfe). Kleine Herde sind rund-oval, größere unregelmäßig begrenzt[30, 53, 63]. Gelegentlich findet man *Erosionen* (Endoskopie). *Polypoide Schleimhautauffaltungen* sind selten. Die dysplastischen Gefäße sind weitlumig und auffallend dünnwandig (Endothel, inkonstante muskuläre Media).

Mikroskopisch[12] enthalten die Mukosa und Submukosa dünnwandige und weitlumige Gefäße, deren Wand nur aus Endothel und einer zarten muskulären Media besteht. Die dünne Media erklärt die Verletzlichkeit und Blutungsbereitschaft der Gefäße. Manchmal findet sich auch eine Adventitia mit kollagenen und elastischen Fasern. Dazwischen liegen dilatierte *venöse Gefäße*, oft mit Fragmentationen der L. elastica int. Ferner können vermehrt submuköse Arterien und im Zentrum der Läsion dickwandige *Arteriolen* vorkommen, die bisweilen organisierte Thromben enthalten. Die mittelkalibrigen Arterien enthalten gelegentlich *atheromatöse Emboli*.

Differentialdiagnose. Sie umfaßt *kongenitale arteriovenöse Fehlbildungen* bzw. *hereditäre hämorrhagische Teleangiektasien* (M. Rendu-Weber-Osler, Turner-Syndrom, Pseudoxanthoma elasticum), *erworbene (traumatische) arteriovenöse Fisteln, Hämangiome*, das *„Blue rubber bleb nevus"-Syndrom*[42, 45, 64].

Verlauf, Prognose. Angiodysplasien des Intestinaltraktes sind *überwiegend asymptomatisch. Okkulte* und *massive* bzw. *rezidivierende Blutungen* kommen in 20–30% vor. Gelegentlich kann sich ein *Hämoperitoneum* entwickeln. Präoperativ ist die Diagnose fast immer nur *angiographisch* zu stellen (Endoskopie, Laparotomie mit endoskopischer Diaphanoskopie oder Transillumination). *Lokaltherapeutisch* stehen die endoskopische Photo- und Elektrokoagulation und Sklerosierungen zur Verfügung. In schweren Fällen ist die *rechtsseitige Hemikolektomie* indiziert. Danach sind *Blutungsrezidive selten*.

Anhang: Rektale (peranale) Blutung

> Der Begriff „rektale/peranale" Blutung kennzeichnet das Austreten von mehr oder weniger (hell-) rotem Blut aus dem Anus. Die Quelle der Blutung befindet sich meistens im Kolon, seltener im terminalen Ileum (Ausnahme: massive obere Gastrointestinalblutung). Als Faustregel gilt daher *„Je röter, desto tiefer oder stärker"*[24].

Man kann zwischen

- *defäkationsbedingten* (Hämorrhoiden, perianale Thrombosen, Kolitiden, kolorektale Karzinome) und
- *defäkationsunabhängigen Intervallblutungen* (Polypen, Endometriose, Invaginationen) unterscheiden.

In Tabelle 7.8 sind einige Statistiken zur Häufigkeitsverteilung der peranalen Blutungsursachen zusammengefaßt[25, 41, 48, 62]. Läßt man die Hämorrhoiden als häufigste Ursache außer Betracht, so erweisen sich trotz beträchtlicher Schwankungen das *kolorektale Karzinom*, die *kolorektalen Adenome*, die *Proctocolitis ulcerosa* und der *M. Crohn* übereinstimmend als häufigste Blutungsursachen im Kolon und Rektum. Wahrscheinlich ist die *Angiodysplasie* als klinisch und morphologisch schwer faßbares Krankheitsbild (s. oben) in allen Statistiken unterrepräsentiert.

Neben den in Tabelle 7.8 zusammengestellten Blutungsursachen können anorektale Blutungen bei folgenden Krankheitssituationen auftreten:

- *Aortenstenose:* In der Mayo Clinic fand man bei Patienten mit einer Aortenstenose in 2,6% (idiopathische) gastrointestinale Blutungen (Kontrollgruppe: 0,02%)[46]. Umgekehrt stellen Patienten mit einer Aortenstenose 6–25% der Fälle von ungeklärten Magen-Darm-Blutungen[46, 59]. Zumindest in einem Teil der Fälle liegt der Blutung eine *Angiodysplasie* zugrunde[23, 46] (Diskussion über formalpathogenetische Beziehungen zwischen Aortenstenose, Angiodysplasie und Blutung bei:[15, 53]).
- *Aorto-(arterio-)kolische Fisten*[134, 61]. Sie entstehen entweder dadurch, daß ein *entzündlicher Darmprozeß* (z. B. *Divertikulitis)* auf die Gefäßwand übergreift, oder umgekehrt durch *Einbruch eines Aneurysmas in die Darmlichtung*, selten artefiziell bei chirurgischen Eingriffen. Die *Letalität* ist hoch.

Tabelle 7.8. Ursachen anorektaler Blutungen (in %)[a]

	Literatur			
	[62]	[48]	[25]	[41]
Hämorrhoiden	45–60	–	–	–
Karzinome	10–15	6	3	28
Protocolitis ulcerosa/M. Crohn	8–15	3	2	2
Polypen, spez. villöse Adenome	5–10	8	–	16
Divertikel	5	9	8	1
Verletzungen	2–5	–	2	–
Strahlenproktitis	2–4	< 1	3	–
Teleangiektasie (Angiodysplasie)	–	3	3	–
Ischämische Kolitis	–	< 1	–	–

[a] Unter der hypothetischen Annahme, daß ca. 50% der Blutungen aus Hämorrhoiden stammen (Winkler[62]), sind die in den 3 übrigen Statistiken – in denen die Analregion nicht berücksichtigt ist – angegebenen Prozentzahlen halbiert, um die Zahlen miteinander vergleichen zu können.

Varicosis coli

Kolonvarizen treten in 4 verschiedenen Formen auf[20]: bei *portaler Hypertension, als konnatale Anomalie,* bei *Mesenterialvenenthrombose* und bei *chronischer Rechtsherzinsuffizienz.* Bis auf einen Fall in der Literatur war immer nur ein Teilabschnitt des Kolons, meist dessen linke Hälfte, betroffen [54].

Bis 1978 wurden nur etwa 50 Fälle von portaler Hypertension mit Varizen distal des Duodenums beschrieben[21]. *Kolonvarizen sind sehr selten,* bis 1980 waren nur 29 Fälle bekannt[32]. Unter den Ursachen steht die *portale Hypertension* (24 Fälle) weit an der Spitze[32]. In einem Fall wurde die Kombination mit multiplen kavernösen Hämangiomen der Haut beschrieben[33].

Die Blutung kann einerseits gering, andererseits lebensbedrohend sein und über lange Jahre *rezidivieren*[32]. Die Diagnose wird gewöhnlich proktokoloskopisch gestellt. *Therapeutisch* scheint die portokavale Shunt-Operation der Kolonresektion bei schwerer Blutung überlegen zu sein[32].

Sonstige, seltene Blutungsursachen

Blutende Ulzera bei Transplantatempfängern, Hämatome der Kolonwand bei hämorrhagischer Diathese, Angiitiden (z. B. Panarteriitis nodosa, rheumatoide Vakulitiden, M. Behçet), Kolonlazerationen bei akuten Pankreatitiden, traumatisch bedingte Verletzungen (z. B. Thermometer), gastrointestinale Blutungen bei Langstreckenläufern („long distance runners") (▷ S. 170)).

„Mesenteric inflammatory veno-occlusive disease:
(▷ Dünndarm, S. 434)

Literatur

1.–10. Weiterführende Literatur (▷ S. 534)
11. Abel ME, Russel TR (1983) Ischemic colitis. Comparison of surgical and nonoperative managemant. Dis Colon Rectum 26:113–115
12. Athanasoulis CA, Galdabini 33, Waltman AC, Novelline RA, Greenfield AJ, Ezpeleta ML (1978) Angiodysplasia of the colon: A cause of rectal bleeding. Cardiovasc Radiol 1:3–13
13. Boley SJ, Sammartano R, Adams A, Di Biase A, Kleinhaus S, Sprayregen S (1977) On the nature and etiology of vascular ectasias of the colon. Degenerative lesions of aging. Gastroenterology 71:650–660
14. Boley SJ, Brandt LJ, Veith FJ (1978) Ischemic disorders of the intestines. Curr Probl Surg 15:1–85
15. Cheville JC, Mtros FA, Vanderzalm G, Platz ChE (1993) Atheroemboli-associated polyps of the sigmoid colon. Am J Surg Pathol 17:1054–1057
16. Debongnie JC, Mainguet P (1978) L'ischémie colique. Louvain Med 97:563–582
17. Dick AP, Gregg AMcC (1972) Chronic occlusions of the visceral arteries. Clin Gastroenterol 1:689–706
18. Dongen RJAM van, Tijtgat GN, Schwilden E-D (1983) Gefäßbedingte Erkrankungen des Kolons und Rektums. In: Schwiegk H (Hrsg) Verdauungsorgane. Springer, Berlin Heidelberg New York (Handbuch der inneren Medizin, Bd II/4, S 1021–1058)
19. Duray PH, Marcal JM, LiVolsi VA, Fisher R, Scholhamer C, Brand MH (1984) Gastrointestinal angiodysplasia: a possible component of von Willebrand's disease. Hum Pathol 15:539–544
20. Feldman M. Smith VM, Warner CG (1962) Varices of the colon. JAMA 179:729–730
21. Freed JS, Szuchmacher PH, Bluestone L, Fano A (1978) Massive colonic variceal bleeding secondary to abnormal splenocolic collaterals: Report of a case. Dis Colon Rectum 21:126–127
22. Gage TP, Ganier JM (1983) Ischemic colitis complicating sickle cell crisis. Gastroenterology 84:171–174
23. Gelfand ML, Cohen T, Ackert JJ, Ambos M, Mayadag M (1979) Gastrointestinal bleeding in aortic stenosis. Am J Gastroenterol 71:30–38
24. Gheorghiu Th (1976) Die Rektalblutung. Dtsch Ärztebl 2027–2028
25. Giacchino JL, Geis WP, Pickleman JR, Dado DV, Hadcock

WE, Freeark RJ (1979) Changing perspectives in massive lower intestinal hemorrhage. Surgery 86:368–374
26. Goulston S (1973) Ischaemic colitis. Med J Australia 60:1194–1197
27. Gramlich TL, Hunter StB (1974) Focal polypoid ischemia of the colon: atheroemboli preenting as a colonic polyp. Arch Pathol Lab Med 118:308–309
28. Grendell JH, Ockner RK (1982) Mesenteric venous thrombosis. Gastroenterology 82:358–372
29. Groff WL (1983) Angiodysplasia of the colon. Dis Colon Rectum 26:64–67
30. Heer M, Ammann R, Bühler H (1984) Die klinische Bedeutung der Angiodysplasien im Kolon. Schweiz Med Wochenschr 114:1416–1422
31. Heron HC, Khubchandani IT, Trimpi HD, Sheets JA, Stasik JJ (1983) Evanescent colitis, Dis Colon Rectum 24:555–561
32. Izsak EM, Finlay JM (1980) Colonic varices. Three case reports and review of the literature. Am J Gastroenterol 73:131–136
33. Lieberman DA, Krippaehne WW, Melnyk CS (1983) Colonic varices due to intestinal cavernous hemangiomas. Dig Dis Sci 28:852–858
34. Longaker CJ, Bubrick MP, Kiser JC (1977) Arteriocolic fistula: Unusual cause of gastrointestinal-tract bleeding. Dis Colon Rectum 20:135–138
35. Margoulis AR, Heinbecker P, Bernard HR (1960) Operative mesenteric arteriography in the search for the site of bleeding in unexplained gastrointestinal hemorrhage. Surgery 48:534–539
36. Marston A (ed) (1986) Vascular disease of the gastrointestinal tract: Pathophysiology, recognition and management. Williams & Wilkins, Baltimore
37. Marston A, Pheils MT, Thomas ML, Morson BC (1966) Ischaemic colitis. Gut 7:1–15
38. Mavorr GE (1972) Acute occlusion of the superior mesenteric artery. Clin Gastroenterol 1:639–653
39. Miller WT, de Poto DW, Scholl HW, Raffensperger EC (1971) Evanescent colitis in the young adult: a new entity? Radiology 100:71–78
40. Nelson RL, Schuler JJ (1982) Ischemic proctitis. Surg Gynecol Obster 154:27–33
41. Pichlmayr R, Ziegler H (1974) Blutungen aus dem Dickdarm. Langenbecks Arch Chir 337 (Kongreßbericht 1974):577–584
42. Pounder RF, Rowland R, Pieterse AS, Freeman R, Hunter R (1982) Angiodysplasias of the colon. J Clin Pathol 35:824–829
43. Reinus JF, Brandt LJ, Boley SJ (1990) Ischemic diseases of the bowel. Gastroenterol Clin North Am 19:319–343
44. Renton CJ (1972) Non-occlusive intestinal infarction. Clin Gastroenterol 1:655-673
45. Rosenblum WI, Nakoneczna I, Konerding HS, Nochlin D, Ghatak NR (1978) Multiple vascular malformation in the „blue rubber bleb naevus" syndrome: a case with aneurysm of vein of Galen and vascular ledions suggesting a link to the Weber-Osler-Rendu syndrome. Histopathology 2:301–311
46. Shoenfeld Y, Eldar M, Bedazovsky B, Levy MJ, Pinkhas J (1980) Aoritc stenosis associated with gastrointestinal bleeding. A survey of 612 patients Am Heart J 100:179–182
47. Sing AK, Agenant DMA, Hausmann R, Tijtgat GN (1980) Vascular ectasias (angiodysplasias) of the cecum and the ascending colon. Fortschr Röntgenstr. 132:534–541
48. Tedesco FJ, Waye JD, Raskin RB, Morris SJ, Greenwald RA (1978) Colonoscopic evaluation of rectal bleeding. A study of 304 patients. Ann Int Med 89:907–909
49. Thelmo WL, Vetrano JA, Wibowo A, DiMaio TM, Cruz-Vetrano WP, Kim DS (1992) Angiodysplasia of colon revisited: Pathologic demonstration without the use of intravascular injection technique. Hum Pathol 23:37–40
50. Therialut G, Cordier S, Harvey R (19809 Skin teleangiectases in workers at an aluminium plant. New Engl J Med 303:1278
51. Thomas DFM (1986) Neonatal necrotizing enterocolitis. In: Marston A (ed) Vascular disease of the gastrointestinal tract: Pathophysiology, recognition and management. Williams & Wilkins, Baltimore pp 103–115
52. Warkentin TE, Moore JC, Morgan DG (1992) Aortic stenosis and bleeding gastrointestinal angiodysplasia: is acquired von Willebrand's disease the link? Lancet 340:35–37
53. Weaver GA, Alpern HD, Davis JS, Ramsey WH, Reichelderfer M (1979) Gastrointestinal angiodysplasia associated with aortic valve disease: Part of a spectrum of angiodysplasia of the gut. Gastroenterology 77:1–11
54. Weingart J, Höchter W, Ottenjann R (1982) Varices of the entire colon – an unusual cause of recurrent intestinal bleeding. Endoscopy 14:69–70
55. Whitehead R (1971) Ischaemic enterocolitis: an expression of the intravascular coagulation syndrome. Gut 12:912–917
56. Whitehead R (1972) The pathology of intestinal ischemia. Clin Gastroenterol 1:613–637
57. Whitehead R (1976) The pathology of ischemia of the intestines. Pathol Annual 11:1–52
58. Williams RC (1961) Aortic stenosis and unexplained gastrointestinal bleeding. Arch Intern Med 108:859–863
59. Williams LF (1971) Vascular insufficiency of the intestines. Gastroenterology 61:757–777
60. Williams LF, Wittenberg J (1975) Ischemic colitis: An useful clinical diagnosis, but is it ischemic? Ann Surg 182:439–446
61 Wilson SE, Owens ML (1976) Aortocolic fistula, a lethal cause of lower gastrointestinal bleeding. Repeort of a case. Dis Colon Rectum 19:614–617
62. Winkler R (1981) Die akute peranale Blutung. Intensivtherapie 2:17–23
63. Wolff WI, Grossman MB, Shinya H (1977) Angiodysplasia of the colon: diagnosis and treatment. Gastroenterology 72:329–333
64. Wong SH, Lau WY (1982) Blue rubber-bleb nevus syndrome. Dis Colon Rectum 25:371–374

Entzündliche Dickdarmerkrankungen

Unter den entzündlichen Dickdarmerkrankungen spielen bei uns vor allem die idiopathischen chronisch-entzündlichen Darmerkrankungen (Colitis ulcerosa, M. Crohn) wegen ihrer Häufigkeit, der vielfältigen Komplikationen, der damit zusammenhängenden sozialmedizinischen Bedeutung und der ungeklärten Ätiologie und Pathogenese eine besondere Rolle. Gleichwohl umfaßt die Differentialdiagnose entzündlicher Darmerkrankungen ein breit gefächertes Spektrum an ätiologisch definierten, medikamentös induzierten und phänotypisch besonders charakterisierbaren Enterokolitiden (▷ Tabelle 7.9).

Entzündungen bekannter Ätiologie

Bakterielle Kolitiden

Bakterielle Ruhr (Shigellose)

Die bakterielle Ruhr ist eine *meldepflichtige Infektionskrankheit.*

Epidemiologie. Epidemien traten früher vor allem in Kriegszeiten auf, die Verläufe waren schwer, die Letalität hoch. Die Zahl der an bakterieller Ruhr und Durchfall Erkrankten und Verstorbenen betrug

Tabelle 7.9. Entzündliche Dickdarmerkrankungen: Differentialdiagnostisches Spektrum

Idiopathisch	Colitis ulcerosa M. Crohn „Indeterminate colitis“
Infektiös	Bakterien (toxinbildend, invasiv z. B. Yersinien, Mykobakterien, Treponemen) Chlamydien Viren (z. B. Zytomegalie, Herpes-simplex-Viren) Parasiten (z. B. Amöben) Pilze (z. B. Candida)
Ischämisch	Arteriosklerose Ischämisch-granulomatöse Colitis Venookklusiv Distensionskolitis Vaskulitiden (▷ auch Tabellen 7.5 und 7.6)
Therapieinduziert	Medikamente (z. B. Steroide, NSAID, Gold) Bestrahlung Operation (z. B. Diversionskolitis)
Allergisch	Nahrungsmittel Medikamente (z. B. Sulfasalazin)
Autoimmun (?)	Kollagene Kolitis Mikroskopische Kolitis
Systemische Erkrankungen	M. Behçet Vaskulitiden Kollagenosen Neutropenische Kolitis Immundefekte
Varia	Mukosaprolaps-Syndrom
Artefakt	Schleimhautreizung durch purgative Maßnahmen

im deutsch-französischen Krieg von 1870/71 38652 bzw. 2380, im chinesisch-japanischen Krieg von 1894 155140 bzw. 38094 und in dem nur 4 Monate dauernden Krimkrieg 9000 bzw. 1478[80]. In der Bundesrepublik wurden 1980–1983 jährlich zwischen 1272 und 1693 Fälle von Shigellenruhr registriert. Man sagt, daß Infektionskrankheiten mehr Schlachten entschieden haben als große Generäle[80].

Ätiologie, Pathogenese. Die Erreger der bakteriellen Ruhr gehören zur *Gattung Shigella* aus der *Familie der Enterobacteriaceae*[47]. Es handelt sich um unbewegliche, *gramnegative Stäbchen,* die etwa 2–3 µm lang und 0,8–1 µm breit sind. Man unterscheidet 4 Gruppen:

- *Gruppe A (Shigella dysenteriae)* mit verschiedenen Serotypen (z. B. Typ 1: Shigella shigae, Shiga-Kruse-Bakterium und Typ 2: Shigella schmitzii oder ambigua, Schmitz-Bakterium). Es handelt sich um *Ektotoxin-Bildner.*
- *Gruppe B (Shigella flexneri, Shigella paradysenteriae, Flexner-Bakterium)* mit 6 bzw. 8 Serotypen.
- *Gruppe C (Shigella boydii)* mit wenigstens 15 Serotypen.
- *Gruppe D [Shigella sonnei, Kruse-Sonne-(E-Ruhr)-Bakterium].*

Die *toxinarmen Typen* (s. unten) werden in Analogie zu den Paratyphosen (▷ S. 455) als *Paradysenterie-(Flexner-Bakterium)* bzw. als *Metadysenterie-(Kruse-Sonne-Bakterium)* Gruppe bezeichnet.

In *Mitteleuropa* werden in etwa 85% der Ruhrfälle Kruse-Sonne-Bakterien, in 11–13% Flexner-Bakterien und in 1% Shigella dysenteriae gefunden.

Der Ausbruch von Ruhrepidemien wird durch *schlechte hygienische und sanitäre Zustände* begünstigt. Die Erreger gelangen mit kontaminierter Nahrung und Flüssigkeit in den Darmtrakt. Auch *Stuben- und Schmeißfliegen* wirken als Überträger[47, 80], da sich die Keime in ihrem Darmtrakt bis zu 48 h am Leben halten können und außerdem Kotteilchen an ihren Füßen haften.

Im Gegensatz zu den Salmonellen, den enterotoxischen E. coli-Infektionen und der Cholera genügen schon kleine Erregerzahlen (10-100 Keime), um bei 10–40% der Infizierten Krankheitssymptome hervorzurufen. Magensaft und Galle bilden keine wirksame Barriere gegen die Infektion[47].

Die Ruhrbakterien führen zu einer *direkten Epithelschädigung* insofern, als sie in das Darmepithel eindringen und sich dort vermehren. Die Bakterien breiten sich *horizontal von einer Epithelzelle zur anderen* aus.

Die Erreger der bakteriellen Ruhr sind *Toxinbildner.* Das hitzestabile Toxin *(MG 72000)* wirkt *neuro-, entero- und zytotoxisch.* Die enterotoxische Wirkung ist vor allem gegen die Resorptions- und Sekretionsmechanismen der Darmschleimhaut (Anstieg der zyklischen AMP-Konzentrationen) gerichtet (Störungen des Flüssigkeits- und Elektrolyt-Transportes)[47].

Klinik. Die bakterielle Ruhr verläuft in der Regel als *akute Infektionskrankheit.* Nach einer *Inkubationszeit von 2–7 (–10) Tagen* beginnt die Ruhr mit *Inappetenz, Übelkeit* und *Leibschmerzen,* die sich zu *heftigen Koliken* und *quälenden Tenesmen* steigern. *Brechdurchfälle* treten auf. Die zumeist zahlreichen Stuhlentleerungen sind anfänglich von grau–weißer Farbe *(„weiße Ruhr“).* Später sind Blut, Eiter und Epithelien beigemischt *(„rote Ruhr“).* Infolge der gehäuften Durchfälle tritt bald eine erhebliche *Wasser- und Elektrolytverarmung* des Organismus auf. Die Krankheit dauert *Tage bis Wochen,* die *Rekonvaleszenz* oft mehrere Wochen. *Rezidive* sind häufig. In 5–10% findet man Übergänge in *chronische Verlaufsformen* (s. unten).

Lokalisation, Morphologie[54, 66, 80]. In erster Linie sind *Rektum* und *Sigma* betroffen. Die bakterielle Ruhr kann aber auch auf alle Kolonabschnitte *(Pankoli-*

tis) und in der Hälfte der schweren Fälle auf das *distale Ileum* übergreifen.

Die pathologisch-anatomischen Befunde an der Darmschleimhaut entsprechen nicht unbedingt den klinischen Krankheitsverläufen. *Makroskopisch* findet man initial einen intensiven Katarrh mit Rötung und ödematöser Schwellung der Schleimhaut *(katarrhalische Ruhr)*. Besonders bei schweren Infektionen nehmen die Veränderungen bald den Charakter einer pseudomembranös-nekrotisierenden Entzündung mit phlegmonöser Granulozyteninfiltration der Darmwand an *(pseudomembranös-nekrotisierende Ruhr)*. Schließlich entwickeln sich unterschiedlich große und tief reichende Geschwüre *(ulzeröse Ruhr)*, Die Ulzera sind im Gegensatz zum Typhus abdominalis *regellos* angeordnet und untereinander durch *Schleimhautbrücken* verbunden. Es können sich auch *submuköse Fisteln* ausbilden. Die *mesenterialen Lymphknoten* sind meist nicht so stark vergrößert wie beim Typhus abdominalis[75, 76].

Mikroskopisch sieht man anfangs eine Kapillarhyperämie mit Blutungen, danach ausgedehnte phlegmonöse Granulozyteninfiltrate und oberflächliche Schleimhautdefekte mit fibrinös-eitrigen Belägen. In den Epithelien, Makrophagen und Granulozyten lassen sich die Bakterien nachweisen[66, 75, 76].

Verlauf, Komplikationen. Die bakterielle Ruhr heilt im allgemeinen mit einer geringen, klinisch bedeutungslosen *Narbenbildung* aus. Narbige Stenosen sind selten. Gelegentlich entwickeln sich *entzündliche Polypen* und *Retentionszysten* (abgeschnürte Krypten). Auch *Perforationen, Peritonitiden,* retrokolische *Abszesse* und *toxische Kolondilatationen* sind selten.

Übergänge in chronische Verläufe werden mit 5–10% angegeben, dürften für heutige Verhältnisse aber zu hoch liegen. *Bakteriämien* mit Organ-„Metastasen" (Arthritis, Osteomyelitis, Myokarditis, Splenitis, Lungen- und Pleurabeteiligung, eitrige Keratokonjunktivitis) sollen in 0,6–7% auftreten[29].

Im Gegensatz zu der hohen *Letalität* der Ruhr in früheren Jahrzehnten (in Kriegszeiten bis zu 50%) ist die Sterblichkeit heute in medizinisch gut versorgten Ländern niedrig. Bei der Ruhrepidemie in Mittelamerika 1969–71 betrug die Letalität der unbehandelten Fälle unter der Landbevölkerung 8,6% und war bei schweren hospitalisierten Fällen fast doppelt so hoch[47]. In der Bundesrepublik Deutschland lag sie 1971 bei 0,2% (1 Todesfall unter 570 Erkrankten).

Tuberkulose

Die Tuberkulose ist eine *meldepflichtige Infektionskrankheit.*

Epidemiologie, Ätiologie, Pathogenese. Die Zahl an tuberkulösen Neuerkrankungen war in den westlichen Industrienationen bis vor wenigen Jahren rückläufig. Neuere Zahlen vor allem aus den USA[84] (aber auch eigene Beobachtungen) zeigen neuerdings eine *steigende Tuberkuloseinzidenz,* wobei epidemiologische Studien vor allem auf *Zusammenhänge mit HIV-Infektionen hinweisen*[31, 40]. *HIV-assoziierte Tuberkulosen sind häufig extrapulmonal manifestiert.*

Die *primäre Darmtuberkulose* ist seit Einführung der spezifischen tuberkulostatischen Therapie *selten* geworden[23 (Übersicht)]. Der drastische Rückgang der sog. *Fütterungstuberkulose* (nach dem Genuß von Milch und Milchprodukten perlsüchtiger Tiere) wurde zunächst durch die Sanierung der Rinderbestände erklärt. Neuere Untersuchungen haben gezeigt, daß die intestinale Tuberkulose in Ländern, wo das Mycobacterium bovis endemisch vorkommt, vor allem durch das Mycobacterium tuberculosis verursacht wird[48, 77]. Es wird andererseits angenommen, daß die tuberkulöse Enterokolitis (s. unten) in den *westlichen Industrienationen* mehrheitlich *nicht* mit einer *bronchopulmonalen Manifestation* assoziiert ist[39]. Eine *Autoinfektion* (Abseuchungstuberkulose infolge Verschluckens bakterienhaltiger Sputa) ist mithin kaum möglich (▷ auch:[83]).

Lokalisation. *In über 90% liegt ein Befall der Ileozökalklappe* vor. Im weiteren folgen *Zökum und Colon ascendens.* Manifestationen im Colon descendens, Sigma, Rektum und im Analkanal sind *selten.* Die gehäufte Lokalisation von Infektionen im Bereich der Bauhin-Klappe und des terminalen Ileums wird mit dem in dieser Region besonders kräftig entwickelten lymphatischen Gewebe und mit einer gewissen Stase des Darminhaltes vor der Bauhin-Klappe begründet.

Für den oberen Gastrointestinaltrakt liegen lediglich kasuistische Mitteilungen vor.

Morphologie. Tuberkulöse Infektionen manifestieren sich im Kolon zumeist *segmental.* Man unterscheidet eine *ulzeröse* (etwa 60%), eine *hypertrophe (chirurgische,* 10%) und eine *ulzerös-hypertrophe* Form (30%, Abb. 7.11)[68]. Diesen morphologischen Befunden können unterschiedliche *klinische Symptome* zugeordnet werden. Ulzeröse Manifestationen gehen häufiger mit blutigen Durchfällen einher. Bei den hypertrophen Manifestationen stehen *Stenosen* im Vordergrund (chirurgische Form der intestinalen Tuberkulose).

Die *histologischen Befunde* sind charakterisiert durch epitheloidzellige Granulome, die im Zentrum keineswegs immer die typischen käsigen Nekrosen aufweisen (häufig ausgesprochen *produktiv!*). Gelegentlich kann das *Zentrum der Granulome granulozytär durchsetzt* sein (Differentialdiagnose: Yersiniosen). Granulome sind in allen Wandschichten, auch *subserös* und *peritoneal* (Differentialdiagnose: miliarer M. Crohn), zu finden.

Tabelle 7.10. Morphologische Differentialdiagnose zwischen Tuberkulose und M. Crohn.

Krankhafte Veränderungen		Tuberkulose	M. Crohn
Makroskopie	Anale Veränderungen	Selten	Häufig
	Miliare Knötchen auf der Serosa	Deutlich und häufig	Selten
	Länge der Strikturen	I. allg. unter 3 cm	Gewöhnlich lang
	Innere Fisteln	Sehr selten	Häufig
	Perforation	Ungewöhnlich	Selten
	Ulkuslokalisation	Zirkulär	Bevorzugt entlang des Mesenterialansatzes
	Ulkuslage zur Längsachse des Darms	Gewöhnlich quer	Längs oder serpiginös
Mikroskopie	Granulome		
	– Vorkommen	Stets vorhanden	Fehlen in wenigstens 25% der Fälle
	– Vorkommen im Darm und Lymphknoten	Können im Darm fehlen, sind aber gewöhnlich vorhanden in den mesenterialen Lymphknoten	Fehlen in Lymphknoten, wenn auch im Darm nicht vorhanden
	– Größe	Oft groß	Gewöhnlich klein
	– Verkäsung	Gewöhnlich vorhanden	Nicht vorhanden
	– Form	Oft Konfluenz	Gewöhnlich einzeln
	Umgebende Fibrose	Häufig	Selten
	Hyalinisierung	Häufig	Selten
	Peripherer Saum aus Entzündungszellen	Gewöhnlich vorhanden	Gewöhnlich nicht vorhanden
	Assoziiertes Amyloid	Kann vorkommen	Fehlt
Sonstige Befunde	Verbreiterung der Submukosa	Fehlt gewöhnlich	I. allg. vorhanden
	Fissuren	Fehlen meist, penetrieren nicht die M. propria	Häufig, penetrieren tief
	Transmurale Follikelhyperplasie	Fehlt	Gewöhnlich vorhanden
	Fibrose der M. propria	Prominent	Ungewöhnlich
	Pylorusdrüsenmetaplasie	Häufig, ausgedehnt	Weniger häufig, fleckförmig
	Epitheliale Regeneration	Häufig	Ungewöhnlich

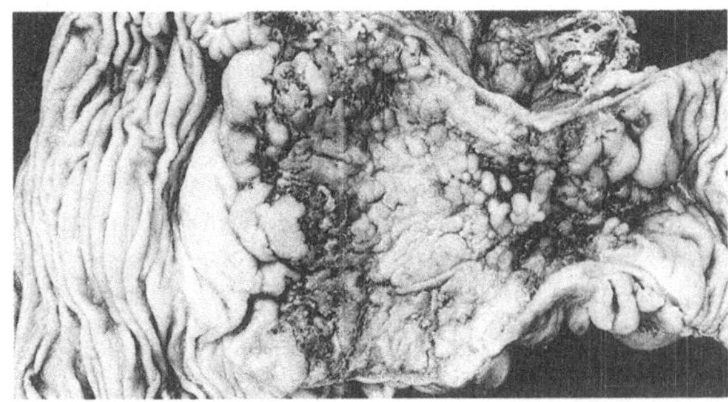

Abb. 7.11. Ulzerös-hypertrophische, deutlich stenosierende Tuberkulose im Bereich des Colon transversum, Operationspräparat (die Operation erfolgte unter dem Verdacht eines M. Crohn).

Klinik, Verlauf, Komplikationen, Prognose. Die klinischen Symptome sind ausgesprochen *variabel.* In relativ hohem Prozentsatz klagen die Patienten über *Abdominalschmerzen,* in etwa 30% findet man einen deutlichen *Gewichtsverlust. Fieber* (25%), *Erbrechen (25%) und unterschiedliche schwere und z. T. blutige Diarrhöen* (25%) sind weitere Symptome[43, 48].

Differentialdiagnose. Die heute wichtigste Differentialdiagnose ist fraglos der *M. Crohn* (▷ S. 594)[32, 51, 77]. Die wichtigsten Befunde der morphologisch begründeten Differentialdiagnose zwischen M. Crohn und Tuberkulose sind in Tabelle 7.10 zusammengefaßt.

Aktinomykose

Die Aktinomykose gilt als *erdgeschichtlich sehr alte Infektionskrankheit.* Als Krankheit sui generis wurde sie indessen erst spät definiert, und zwar aufgrund der Eigenart des Erregers, im Entzündungsfeld charakteristische, an Kristalldrusen erinnernde Kolonien zu entwickeln. Die Drusen wurden zunächst als Produkt eines vermeintlichen Pilzes identifiziert. Die strahlenartige Konfiguration der Drusen ergab den Namen: *Strahlenpilz (= Actinomyces).* Die Aktinomyzeten zeigen lediglich eine gewisse Ähnlichkeit mit Pilzen, sind aber mit Bakterien verwandt.

Die Darmaktinomykose gilt als *endogene Infektion* mit natürlichen Kommensalen *(Actinomyces israeli).*

Primär ist die Aktinomykose an *bestimmten Prädilektionsorten* lokalisiert, die mit den natürlichen Standorten des Erregers korrespondieren: *Mundhöhle, Bronchialsystem, Darm.* Bei der im Abdomen lokalisierten Aktinomykose sind besonders der *Ileozökalbereich* und das *Rektum* betroffen.

Die Aktinomykose des Intestinaltraktes[17, 52] entwickelt sich schleichend, oft als *tumorartige Infiltration* und *harte Induration des Rektums mit Analfisteln (fuchsbauartig)* und Schleimhautulzerationen. Differentialdiagnostisch muß stets ein Rektumkarzinom ausgeschlossen werden. Die Diagnose kann mittels rektumbioptischer Präparate gestellt werden, wenn in den Biopsiepräparaten Aktinomyzeten (Drusen) nachgewiesen werden können.

Hämorrhagische E. coli-Kolitis

Neben den im menschlichen Darm physiologischerweise vorkommenden Escherichia coli-Bakterien können verschiedene Stämme unterschiedlicher Pathogenität abgegrenzt werden, die zu unterschiedlich *schweren* und *oft blutigen Durchfällen* führen (z.B. säuglingspathogene E. coli-Stämme, enterotoxische, enteroinvasive, enterohämorrhagische E. coli-Stämme (▷ Kap. 5, S. 458).

Intestinale Spirochätose

Von der intestinalen Spirochätose (z. B. *Brachyspira aalborgi*[42]) ist beim Menschen *allein der Dickdarm* betroffen[41]. Spirochäten haften offenbar nur an reifen Enterozyten, wobei der Reifegrad der Glykokalyx eine Rolle zu spielen scheint (Literatur:[36–38]). *Häufigkeitsangaben* zur intestinalen Spirochätose schwanken in kolorektalen Biopsiepräparaten zwischen 1,6 und 6,9% (Literatur:[36]). Bis zu 30% findet man intestinale Spirochäten bei *homosexuellen Männern* [11]. Kürzlich wurde die intestinale Spirochätose auch bei *Kindern mit Durchfallerkrankungen* beobachtet[11a].

Die *pathogenetische* und *klinische Bedeutung*[28, 34, 41, 45] [Abdominalbeschwerden, Durchfall, AIDS (?)] der intestinalen Spirochätose wird nach wie vor kontrovers diskutiert (Diskussion und Literatur:[36–38]). „Spirochäten im Stuhl" müssen nicht zwangsläufig Ursache eines intestinalen Beschwerdekomplexes sein. Nach Gebbers et al.[36–38] treten Beschwerden (z. B. wäßrige Diarrhöen) erst bei einer massiven Besiedlung der intestinalen Schleimhaut mit Spirochäten auf. Dabei findet man Spirochäten durchaus auch *im enterozytären Epithel* und *in Makrophagen* der Lamina propria mucosae[37, 38]. Zudem wird das Epithel von *Mastzellen* infiltriet, und es kommt zu einer Vermehrung von *IgE-Plasmazellen*[37].

Viruserkrankungen

Virale Infektionen des Gastrointestinaltraktes zeigen klinisch ein breites Spektrum an Symptomen (▷ Kap. 5, S. 465). Zahlreiche Virusarten erzeugen oft *schwere Diarrhöen* bzw. *akute Enteritiden* (z. B. Rota- und Norwalk-Viren). Herpesviren verursachen Proktitiden (▷ S. 617) und Ösophagitiden (▷ Kap. 2, S. 126) vor allem bei *immunkompromittierten Patienten (AIDS)*. Humane Papillomaviren spielen eine Rolle bei der Entwicklung *anogenitaler Warzen* und *epidermoider Karzinome* (▷Kap. 8, S. 692).

Unter den opportunistischen Virusinfektionen bei immunkompromittierten Patienten (AIDS) sind die *Zytomegalievirusinfektionen* des Verdauungstraktes, vor allem die *rechtsseitig betonten Kolitiden*, besonders häufig und in einem hohen Prozentsatz die ersten AIDS-spezifischen Befunde. Um Literaturüberschneidungen zu vermeiden, wird die CMV-Kolitis im AIDS-Kapitel abgehandelt (▷ S. 576).

Protozoenerkrankungen

Amöbenruhr

Definition. Unter einer *„Amöbiasis"* versteht man die *Infektion mit Entamoeba histolytica*, gleichgültig, ob Krankheitssymptome bestehen oder nicht. Die *Amöbenruhr* ist die *intestinale Form der invasiven Amöbiasis*. Daneben gibt es extraintestinale Manifestationen (s. unten).

Andere im Darm vorkommende Amöben *(Entamoeba hartmani, coli, polecke, Jodamoeba buetschlii, Endolimax nana)* sind im allgemeinen *apathogen*.

Epidemiologie. Die Amöbiasis kommt *praktisch in allen Ländern der Welt* vor. Sie ist besonders häufig in *tropischen und subtropischen Regionen*. 50–80% der dort lebenden Bevölkerung sind mit dem infektiösen Organismus kontaminiert. Weltweit waren 1981 etwa 480 Mio. Menschen infiziert, 36 Mio. litten an einer Amöbenruhr oder an extraintestinalen Manifestationen (z. B. Leberabszesse). 40000 Menschen starben an den unmittelbaren Folgen der klinisch manifesten Amöbiasis[81]. Die *Durchseuchung* ist abhängig von der jeweiligen *sanitären bzw. hygienischen Situation*. In *westlichen Ländern* ist eine vergleichsweise hohe Prävalenz bei *homosexuellen Männern* zu beobachten[11]. In *serologischen Untersuchungen* wurden bei Armeerekruten in unterschiedlicher Häufigkeit Amöbenantikörper festgestellt: USA 4%, Argentien 6%, Brasilien 7,5%, Kolumbien 33%[44].

In der Bundesrepublik zählt die Amöbenruhr zu den *meldepflichtigen Infektionskrankheiten*.

Ätiologie, Pathogenese. Erreger der Amöbiasis ist *Entamoeba histolytica* (Klasse: Rhizopoden, Genus: Entamoebae)[62]. In der Darmlichtung kommt sie in

Tabelle 7.11. Diagnostik der Amöbiasis. (Nach Dietrich[27]) Erklärung der Abkürzungen ▷ Text

Krankheitsform	Klinik	Stuhluntersuchung	Antikörpernachweis
Assoziation mit Entamoeba histolytica ohne Krankheit.	Symptomlos	*Zysten* von Entamoeba histolytica, gelegentlich Trophozoiten (*Minutaformen*).	KBR grenzwertig oder negativ IHA grenzwertig oder negativ
Schwere Amöbenruhr	Häufige Durchfälle, wäßrig-breiig, Blut-Schleim-Beimengungen. Endoskopie: Ulzeröse Kolitis	Trophozoiten von Entamoeba histolytica (*Magnaformen*).	KBR positiv > 40 IHA positiv > 40 Latex positiv +/+ + +
Leberabszeß	Klopfschmerz re. Thorax. Leber vergrößert. Thoraxröntgen: Angehobenes Zwerchfell. Leberszintigramm und Ultraschall.	Nur manchmal Entamoeba histolytica nachweisbar.	KBR positiv > 1:160 IHA positiv > 1:160 Latex positiv + + +

2 Formen vor, als *Zysten (Dauerform)* und als *vegetative Minutaform,* die aus den Zysten hervorgeht. Bei höherer Virulenz werden die Amöben invasiv und dringen in die Darmwand ein. Dort wandeln sie sich in sog. *Magnaformen* um. Zysten haben einen *Durchmesser von 3,5-5* µm (10–20 µm), *Magnaformen* von *12–60* µm[62]. Amöben bilden proteolytische und andere gewebsdestruierende *Enzyme* und phagozytieren Erythrozyten.

Elektronenmikroskopische Untersuchungen kennzeichnen den Erreger als einen für anaerobe Lebensbedingungen spezialisierten Parasiten (keine Mitochondrien, kein rauhes endoplasmatisches Retikulum, keine Golgi-Membranen)[62].

Nur der Nachweis von *Magnaformen* ist im Falle einer entsprechenden klinischen Symptomatik ätiologisch beweisend.

Die Übertragung erfolgt von *Mensch zu Mensch,* auch durch homosexuelle Kontakte und Einläufe, durch *Trinkwasser* und *Nahrungsmittel,* die mit Zysten verunreinigt sind. Die Zysten stammen meistens von *symptomlosen Trägern.* Warum die Amöben im einen Fall invasiv sind, im anderen nicht, ist ungeklärt. Offenbar spielen *Interaktionen mit Bakterien* eine Rolle, da axenische, d. h. ohne Bakterien in Kultur gezüchtete Amöben keine Darmgeschwüre oder extratestinalen Abszesse erzeugen können[50].

Klinik, Diagnostik (Tabelle 7.11). Die Diagnostik stützt sich einerseits auf *Stuhl- und Gewebeuntersuchungen mit dem Amöbennachweis, andererseits auf das Ergebnis seroimmunologischer Untersuchungen* [KBR als Suchtest und indirekte Hämagglutination (IHA) mit anschließendem Latextest bei positivem Ausfall der IHA] [27].

Bei *invasiver Amöbiasis* treten hohe Titer *präzipitierender, agglutinierender* und *komplementfixierender Antikörper* auf[44].

Lokalisation, Morphologie. Die Amöbenruhr kann sich in allen kolorektalen Abschnitten, selten auch im terminalen Ileum manifestieren. Besonders häufig sind *Zökum, Rektum, Sigma* und die *Kolonflexuren* betroffen. Pankolitiden sind selten.

Die Amöbenruhr kann nahezu alle entzündlichen Darmerkrankungen imitieren, sie *„hat tausend Gesichter"*[16, 62]. Am häufigsten manifestiert sie sich

- initial als *stecknadelkopfgroßes Ulkus* oder (seltener) als unregelmäßig begrenzte, scharf demarkierte *ausgedehntere Erosion* bzw. (ebenfalls seltener) als *„Knopflochveränderung"* (bis 1 cm im Durchmesser großes, irregulär begrenztes Ulkus im Kuppenbereich einer kleinen Schleimhauterhebung[16]),
- in fortgeschritteneren Stadien als *größere Ulzera* mit polyzklischer Begrenzung, die gewöhnlich bis in die Submukosa hineinreichen und untereinander durch *submuköse Fisteln* verbunden sein können[16].
- *„Pseudopolypen"* des Kolon können vorkommen und (selten) das morphologische Bild beherrschen[14].

Mikroskopisch[64] finden sich *ausgedehnte Nekrosen der Mukosa und Submukosa,* aber nur selten der Muscularis propria (s. unten). Der Grad der entzündlichen Infiltration wechselt und kontrastiert manchmal lebhaft gegenüber der Ausdehnung der Nekrosen. In den Randpartien der Nekrosen sind im allgemeinen *Amöben,* oft in nestförmiger Anordnung, nachweisbar (Amöbennachweis auch im *Schleim an der Mukosaoberfläche*) (Abb. 7.12).

Verlauf, Komplikationen, Prognose. Man kann zwischen lokalen und systemischen Komplikationen unterscheiden:

Lokale Komplikationen

- *Nekrotisierende Amöbenruhr:* Sie ist das morphologische Korrelat der klinisch *fulminanten Amö-*

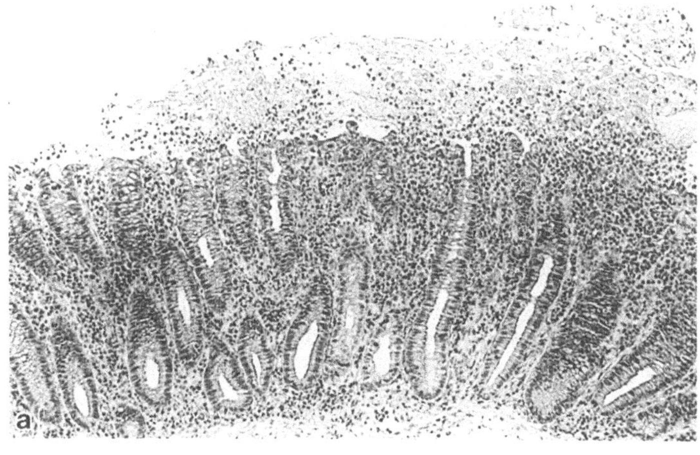

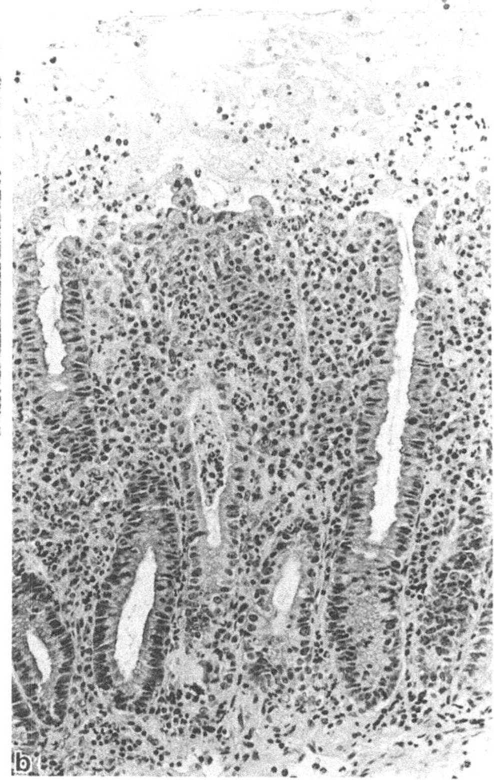

Abb. 7.12 a,b. Amöbiasis (Entamoeba histolytica) **a** mit zahlreichen Amöben (im Bild schwarz) im Schleim der Darmlichtung. Klinisch: unklare Durchfallerkrankung nach Aufenthalt im Orient. PAS (Vergr. 68:1). **b** Amöben in der Darmlichtung bei stärkerer Vergrößerung. Im Plasma der Amöben phagozytierte Erythrozyten. H.E. (Vergr. 275:1)

benruhr[72, 78], *die eine sehr hohe Letalität* von ca. 50–80%[25, 78] (bei Beteiligung des gesamten Kolon bis 100%)[78] hat. Dabei entwickeln sich flächenhafte und/oder tiefgreifende *Wandnekrosen,* die im letzteren Fall zur *Darmperforation* führen können[25]. Ausnahmsweise können die Wandnekrosen im Sinne einer *pseudomembranösen Kolitis* von flächenhaften Fibrinbelägen bedeckt sein[33]. Die fulminante Kolitis kann ein *toxisches Megakolon* hervorrufen[56, 67, 72].

- *Perforation:* Die Häufigkeit der freien Perforation wird mit 0,5–5 (–21)%[20, 63], ihre Letalität mit bis zu 75%[63] (bei Kindern mit nahezu 100%)[20, 63] angegeben. Ein hoher Prozentsatz der Amöbenperitonitiden soll ohne makroskopische Perforation (durch „kleine Lecks“ in der Darmwand) zustande kommen. 13–30% der Todesfälle durch die Amöbiasis gehen zu Lasten der Perforation[56].
- *Amöbengranulom („Amöbom“):* Darunter versteht man einen gewöhnlich solitären Herd, der aus einem Ulkus mit massiver Granulationsgewebsbildung und nur geringer Fibrose besteht. Das Amöbom bevorzugt *Zökum* und *Rektum,* es kommt *selten multipel* vor und kann leicht mit ulzerierten Karzinomen verwechselt werden[16]. Tierversuche sprechen dafür, daß eine *vorausgegangene Sensibilisierung des Körpers gegen Amöbenantigen* – d. h. frühere Infektionen mit Entamoeba histolytica – in der Pathogenese des Amöboms eine wichtige Rolle spielen[46]. Ein Amöbom wird in etwa 1% aller Amöbiasispatienten beobachtet[86].
- *Darmstriktur:* Selten kann sich in der Darmwand eine schwere Fibrose entwickeln → *anorektale Stenosen* (meist 6–10 cm oberhalb des Anus) oder (seltener) *diffuse Stenosen des Kolon.* In einem Fall war das Colon transversum in ein fibröses Rohr mit einem Durchmesser von 1,5 cm umgewandelt[19].
- *Enterokolische Fisteln* zwischen Dick- und Dünndarm können sich nach gedeckter Perforation entwickeln[27].
- *Blutungen: Akute Blutungen kommen vor. Häufig entsteht eine schwere Anämie* (in 10% mit Hb-Werten unter 9 g%)[44].

Systemische Komplikationen. Amöben können aus dem Darmtrakt *lymphohämatogen* in andere Organe verschleppt werden und dort nekrotisierende und abszedierende Entzündungen hervorrufen.

- *Leberabszesse* sind am häufigsten (37–95%[16] in Sektionsstatistiken). Sie werden bei Männern 2- bis 16 mal *häufiger gefunden als bei Frauen*[16]. Für die Bedeutung endokriner Faktoren spricht auch, daß sie bei präpuberalen Kindern beide Geschlechter gleich häufig betreffen. Die Amöben erreichen die Leber in den meisten, wenn nicht in allen Fällen *hämatogen* über die Pfortader. Es bestehen keine Beziehungen zur Schwere der Darmerkrankung[16]. Die Herde kommen *häufiger multipel als solitär* vor, sie können nur stecknadelkopfgroß sein oder bis zu 30 cm Durchmesser aufweisen und 90% des Lebergewebes zerstören[16]. *Mikroskopisch* handelt es sich eher um *Nekrosen* als um Abszesse, da Granulozyten mehr oder weniger vollständig fehlen und die Herde nur durch eine sehr dünne bindegewebige Kapsel begrenzt werden. Amöben finden sich in 68–99% der Fälle, meist nur in den Randpartien. Leberabszesse können nahezu folgenlos abheilen oder perforieren (3–49%) bzw. Amöben in andere Organe streuen[16].

- Am zweithäufigsten sind die Lungen und die *Pleura* beteiligt (1‰ der klinischen Fälle, 8% der Amöbiasis-*Sektionen*[44], 15% der Fälle mit Amöbenabszessen in der Leber[44]). Bei direkter Ruptur eines Leberabszesses in der Pleurahöhle kann sich ein *Pleuraempyem* entwickeln. Die *Amöbenperikarditis* ist sehr selten. Sie hat eine Letalität von 55–96%[16].
- Schließlich können die Amöben im *Gehirn*, in der Haut und in zahlreichen weiteren Organen (Beispiele: Urogenitaltrakt, Ösophagus, Magen, Pharynx, Larynx, Milz, Aorta) Krankheitsherde erzeugen[16].
  Zur Diagnose *extrakolischer Herdbildungen* wird die Feinnadelpunktion bzw. Sputumgewinnung mit zytologischer Untersuchung auf Amöben empfohlen[82].

Prognose. Angesichts der hohen Dunkelziffer der Amöbenruhr gibt es keine zuverlässigen Daten zur *Letalität*. 1950 wurde sie auf 3% geschätzt[72], dürfte hinsichtlich der verbesserten Therapiemöglichkeiten heute aber niedriger liegen. Chirurgische Komplikationen sollen in 0,5–3% der Fälle auftreten.

Dientamoeba fragilis-Kolitis

Diese im Kolon des Menschen parasitär vorkommende Flagellatenform kann *akute, subakute* oder *chronische Kolitiden* mit den Leitsymptomen „Leibschmerz", Durchfall und Übelkeit hervorrufen[60, 71].

Balantidiumkolitis[2, 20, 59, 25]

Balantidium coli ist ein zilientragendes Protozoon, das weitverbreitet im Tierreich (z. B. bei Schweinen), aber auch beim Menschen als *gewöhnlich apathogener Parasit* vorkommt. Nur in seltenen Fällen wird es pathogen. Die Infektion wird offensichtlich durch eine *stärkereiche* und *eiweißarme Ernährung* und durch *Störungen der intestinalen Bakterienflora* begünstigt.

Klinik. Klinisch verläuft die Infektion

- *asymptomatisch,*
- als *chronische Form* mit alternierenden Diarrhöen und Obstipationen (charakteristischerweise ohne Blut und Eiter im Stuhl) oder als
- *akute Dysenterie* (leicht oder fulminant) mit blutig-eitrigen Stühlen, Erbrechen, epigastrischen Schmerzen und Exikkose.

Morphologie. Morphologische Veränderungen findet man bei der akuten Form vor allem im *Kolon* und in *der Appendix*, selten im *distalen Ileum*. Rektosigmoid, Zökum und Colon transversum sind am stärksten betroffen. Die makromorphologischen und histologischen Befunde *erinnern in vielen Zügen an die Amöbenruhr*. Das entzündliche Infiltrat besteht anfangs aus *Lymphozyten* und *eosinophilen Granulozyten*, später bei sekundärem Bakterienbefall aus *neutrophilen Granulozyten*. Die *Trophozoiten von Balantidium coli* lassen sich leicht im histologischen Präparat identifizieren: 50–200 µm groß, großer nierenförmiger Kern, zahlreichen Zilien, im Zytoplasma phagozytierte Bakterien und Erythrozyten. Die Parasiten können die Darmwand bis in die Subserosa und das parakolische Fettgewebe hinein durchsetzen. Sie dringen in *Lymphbahnen der Darmwand* ein. Außerhalb der Darmwand wurden sie im *Ureter* und in der *Harnblase*, im Unterschied zur Amöbiasis aber *nicht in anderen Organen* angetroffen.

Sonstige Protozoenerkrankungen

Andere, durch Protozoen hervorgerufene Erkrankungen haben in den letzten Jahren im Rahmen stattgehabter *HIV-Infektionen* eine bemerkenswerte Aktualität erlangt. Zu diesen Protozoen gehören u. a. *Isospora belli* und *hominis, Cryptosporidium* und *Enterocytozoon bienusi (Mikrosporidiose)*. Sie können schwere Enterokolitiden hervorrufen[21, 59, 70, 74].

Mykosen[10b]

Isolierte Mykosen des Dickdarmes sind *selten*. Auch im kolorektalen Bereich handelt es sich häufig um *Sekundärerkrankungen (z. B. Blastomykose, Mukormykose, Kryptokokkose, Histoplasmose)*, die durch präexistente Schleimhautläsionen und durch eine generelle Immunsuppression hinsichtlich ihrer Pathogenität begünstigt werden (immunsuppressive Therapie, erworbene und angeborene Defektimmunopathien, konsumierende Krankheiten).

Wurmerkrankungen

Beim Menschen auftretende pathogene Darmwürmer gehören zu allen 3 Helminthengruppen: *Trematoden, Zestoden* und *Nematoden*[10a]. Weit verbreitet sind vor allem der *Spulwurm Ascaris lumbricoides*, der *Peitschenwurm Trichuris trichiura*, die *Hakenwürmer Ancylostoma* und *Necator* sowie die Erreger

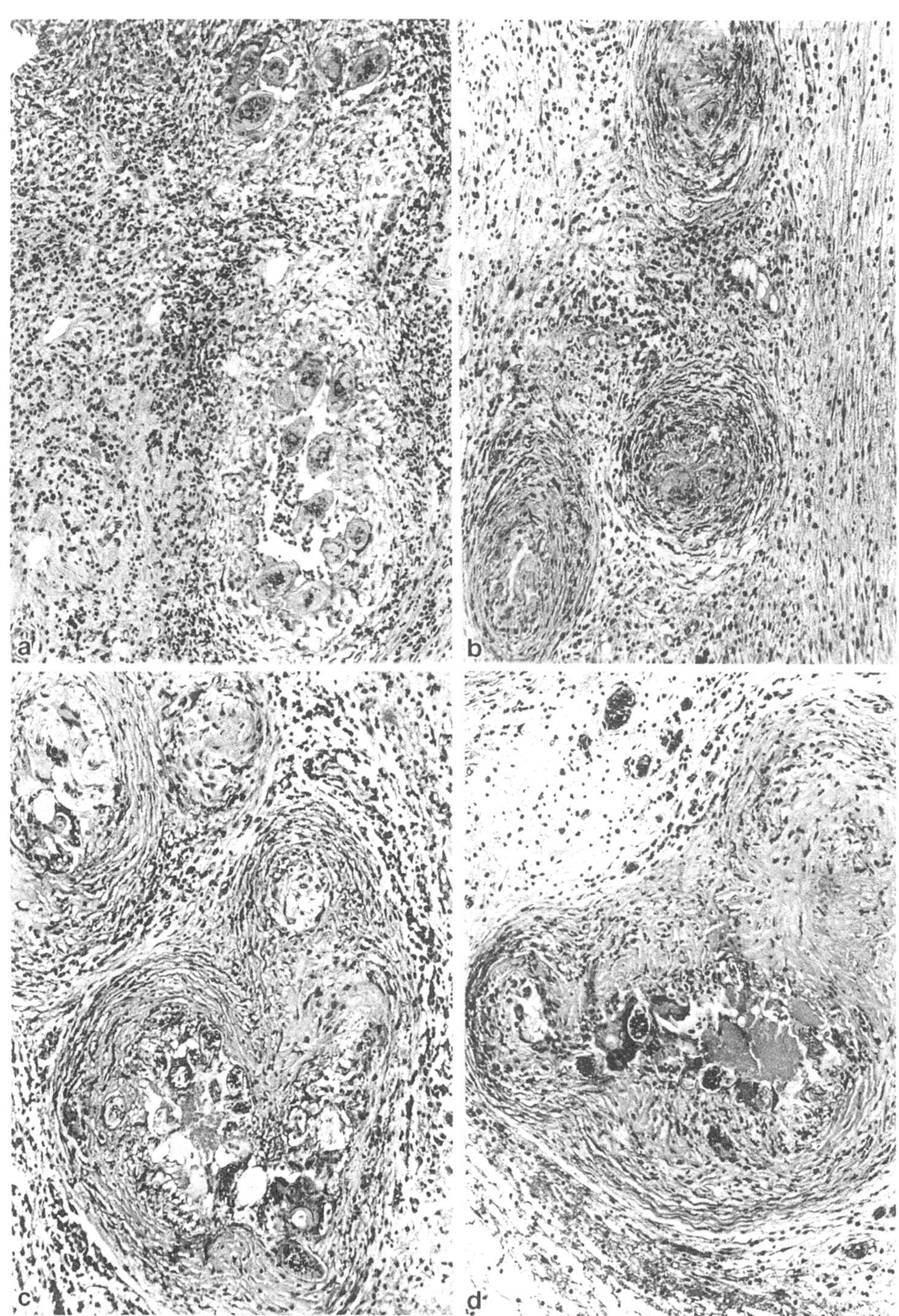

Abb. 7.13. Intestinale Schistosomiasis mit histiozytären Granulomen unter Einschluß von Schistosomaeiern, fibrinoiden Nekrosen, Verkalkungen und einer perigranulomatös progressiven Fibrose. H.E. (Vergr. 180 : 1)

der *Bilharziose* (s. unten). Die Infektionen erfolgen häufig durch *rohes Fleisch* (Schweine- und Rinderbandwurm, Trichinen). Andere Wurmarten vermögen *aktiv in die Haut* einzudringen, wie etwa die Larven von Ancylostoma, Necator und Strongyloides oder die Zerkarien der Schistosomaarten. Kontaktinfektionen sind selten (Enterobius vermicularis, Hymenolepis nana).

Dem weitverbreiteten Spulwurm Ascaris lumbricoides kommt insofern eine besondere Bedeutung zu, als er durch seinen Wanderungsweg im menschlichen Körper (Herz, Lungen) zu flüchtigen eosinophilen Lungeninfiltraten führt, die besonders bei Kindern zu anderen schweren Lungenkrankheiten disponieren und so die relativ hohe Weltkindersterblichkeit mitbedingen (WHO-Report 1964).

Schistosomiasis

Die Schistosomiasis (Bilharziose, „water snail fever“) ist eine vor allem in tropischen Regionen außerordentlich häufige Wurmerkrankung[10]. Sie ist bei uns selten. Von den verschiedenen Formen der Schistosomen befallen *S. mansoni* und *S. japonicum* häufiger als *S. haematobium* den Dickdarm. Die reifen Würmer leben im *Hämorrhoidalplexus des Wirtes* und können in den kleinen Venen an der Grenze zur Submukosa angetroffen werden. Dort werden die *Eier* abgelegt und gelangen auf noch nicht restlos geklärte Weise in die *Darmlichtung*. Die in der Darmwand retinierten Eier erzeugen eine *Fremdkörperreaktion* oder werden mit dem *Mesenterialblut* in *Leber* und *Lungen* verschleppt[15, 53, 73].

- Die *Rektumschleimhaut* ist bei der *akuten Schistosomiasis diffus gerötet und ödematös verdickt*. Man findet stecknadelkopfgroße gelbliche *Erhabenheiten* und gelegentlich *flache Ulzerationen*. Die Mukosa enthält *Wurmeier*.
- In der *chronischen Krankheitsphase* entwickeln sich *epitheloidzellige Granulome mit mehrkernigen Riesenzellen vom Fremdkörpertyp*. Im Zentrum der Granulome findet man *fibrinoides Material mit Verkalkungen* und *Schistosomaeiern*, in der Peripherie eine *konzentrische Fibrose* (Abb. 7.13). Darüber hinaus ist eine unspezifische Begleitentzündung mit eosinophilen und neutrophilen Granulozyten entwickelt. Bei massiver Eiablage können sich *polypoide Schleimhautauffaltungen* bzw. -hyperplasien bzw. *fibröse Wandverdickungen* entwickeln, die eine *peritoneale und retroperitoneale Fibrose* einschließen.

Wahrscheinlich disponiert eine über lange Zeit bestehende intestinale Schistosomiasis zur *Karzinomentwicklung*[22]. Eine Polypose, die in 6–40% der Kranken mit Schistosomiasis mansoni beobachtet wird, kann zu einer *Proteinverlustenteropathie* führen. Sie ist auch verantwortlich für *Blut- (täglich 8–26 ml) und Eisenverluste (0,6–6,7 mg)*[30, 35, 58].

Sonstige Wurmerkrankungen

- *Enterobius (Oxyuris vermicularis)* findet sich gewöhnlich nur in der Lichtung der befallenen Darmabschnitte (unterer Dünndarm, Appendix, Zökum und oberes Kolon). Er kann aber in seltenen Fällen auch in die *Darmwand* und in deren *Umgebung* eindringen, wobei vermutlich eine vorausgehende Wandschädigung Voraussetzung ist (z. B. ein Sigmadivertikel oder eine perforierte Appendizitis)[55]. Wenn der Wurm die Darmwand durchsetzt, kann er eine Peritonitis auslösen. Die entzündlichen Veränderungen können ein Karzinom oder einen M. Crohn vortäuschen[55]. Die Mukosa über dem Oxyurengranulom kann jedoch auch intakt sein[79].
- Würmer aus der Familie der *Strongyloideae* (z. B. *Ösophagostomum apiostomum* und *Ternidens deminutus)* können sog. *„Helminthome“* erzeugen. Man versteht darunter einen entzündlichen Pseudotumor, der am häufigsten im Ileozökalbereich (meist solitär), seltener und gewöhnlich multipel im Ileum, Colon transversum und Colon sigmoideum vorkommt. Die Krankheit tritt bei Afrikanern und bei in Afrika lebenden Weißen auf, im letzteren Falle manchmal erst nach der Rückkehr in die Heimatländer[55].
- *Echinokokkose:* Als Rarität wurde die Perforation einer hepatischen Echinokokkuszyste in das Colon transversum beschrieben[57].

Literatur

1.–10. Weiterführende Literatur (▷ S. 534)
11. Allason-Jones E, Mindel A, Sargeaunt P, Williams P (1986) Entamoeba histolytica as a commensal intestinal parasite in homosexual men. N Engl J Med 315:353–356
12. Arean VM, Echevarria R (1971) Balantidiasis. In: Marcial-Rojas RA (ed) Pathology of protozoal and helminthic diseases with clinical correlation. Willimas & Wilkins, Baltimore, pp 234–253
13. Babb RR, Trollope ML (1985) Acute fulminating colitis: Survival after total colectomy. Gut 26:301–303
14. Berkowitz D, Bernstein LH (1975) Colonic pseudopolyps in association with amebic colitis. Gastroenterology 68:786–789
15. Bessa SM, Helmy I, Mekky F, Hamam SM (1979) Colorectal schistosomiasis: Clinicophathologic study and management. Dis Colon Rectum 22:390–395
16. Brandt H, Perez-Tamayo (1970) Pathology of human amebiasis. Hum Pathol 1:351-385
17. Brown JR (1973) Human actinomycosis. Hum Pathol 4:319–330
18. Cade D, Webster GD (1974) Amoebic perforation of the intestine in children. Br J Surg 61:159–161
19. Cain GD, Wolma FJ Jr, Patterson M (1971) Extensive stenosis of the colon and fistula formation following amoebic dysentery. Gastroenterology 61:898–900
20. Castro J, Vazquez-Iglesias JL, Arnal-Monreal F (1983) dysentery caused by Balantidium coli - report of two cases. Endoscopy 15:272–274
21. Centers for Disease Control Update (1986) Acquired immunodefiency syndrome - United States. MMWR 35:17–21
22. Chen MC, Chuang CY, Chang PY, Hu JC (1980) Evolution of colorectal cancer in schistosomiasis. Transitional mucosal changes adjacent to large intestinal carcinoma in colectomy specimen. Cancer 46:1661–1675
23. Conzelmann M, Zenklusen HR, Fried R, Frei R, John H, Huber F (1993) Ungewöhnliche intestinale Manifestation einer Tuberkulose. Schweiz Med Wochenschr 123:234–239
24. Cotton DKW, Kirkham N, Hicks DA (1984) Rectal spirochaetosis. Br J Ven Dis 60:106–109
25. Cutler D, Avendano E, Maldonado P, Acosta M (1974) Necrotic amebic colitis. Am J Gastroenterol 62:345–349
26. Da Cunha Feirreira RMC, Phillips AD et al. (1993) Intestinal spirochaetosis in children. J Ped Gastroenterol Nutr 17:333–336
27. Dietrich M (1980) Amöbiasis. Dtsch Ärztebl 309–318
28. Douglas JG, Crucioli V (1981) Spirochaetosis: a remediable cause of dirrhoea and rectal bleeding? Br Med J 283:1362–1363
29. Duncan B, Fulginiti VA, Sieber OF, Ryan KJ (1981) Shigella sepsis. Am J Dis Child 135:151–154
30. Elmasri SH, Boulos PB (1976) Bilharzial granuloma of the gastrointestinal tract. Br J Surg 63:887–890
31. Flepp M, Thyner K, Lüthy R et al. (1988) Mykobakteriosen bei Patienten mit HIV-Infektion. Dtsch Med Wochensr 113:711–718

32. Franklin GO, Mohapatra M, Perillo RP (1979) Colonoscopic tuberculosis diagnosed by colonoscopic biopsy. Gastroenterology 76:362-364
33. Friedrich IA, Korsten MA, Gottfried EB (1980) Necrotizing amebic colitis with pseudomembrane formation. Am J Gastroenterol 74:529-531
34. Gad A, Willen R, Furugard K et al. (1977) Intestinal spirochaetosis as a cause of longstanding diarrhoea. Upsala J Med Sci 82:49-54
35. Gambesicia RA, Kaufman B, Noy J, Young J, Tedesco FJ (1976) Schistosoma mansoni infection of the colon: a case report and review of the late colonic manifestations. Dig Dis Sci 21:988-991
36. Gebbers J-O, Ferguson DJP, Mason C, et al. (1987) Lokale Immunreaktion bei intestinaler Spirochätose des Menschen. Schweiz Med Wochenschr 117:1087-1091
38. Gebbers J-O, Ferguson DJP, Mason C, et al. (1987) Spirochaetosis of the human rectum associated with an intraepithelial mast cell and IgE plasma cell response. Gut 28:588-593
39. Haddad FS, Ghossain A, Sawaya E, Nelson AR (1987) Abdominal tuberculosis. Dis Colon Rectum 30:724-735
40. Handwerger S, Mildvan D, Senie R, McKinley FW (1987) Tuberculosis and the acquired immunodeficiency syndrome at a New York City hospital. Chest 91:176-180
41. Harland WA, Lee FD (1976) Intestinal spirochaetosis. Br Med J 3:718-719
42. Hovind-Hougen K, Birch-Andersen A, Henrik-Nielsen R et al. (1982) Intestinal spirochetosis: Morphological characterization and cultivation of the spirochete Brachyspira aalborgi gen. nov., sp. nov. J Clin Microbiol 16:1127-1136
43. Jakubowski A, Elwood RK, Enarson DA (1988) Clinical features of abdominal tuberculosis. J Infect Dis 158:687-692
44. Juniper K (1978) Amoebiasis. Clin Gastroenterol 7:3-29
45. Kaplan L.R. Takeuchi A (1979) Purulent rectal discharge associated with nontreponemal spirochete. JAMA 241:52-53
46. Kaushik SP, Ravindra N, Vinayak VK, Chakravarty RN (1977) Amebic granuloma - an experimental study. Am J Gastroenterol 68:64-70
47. Keusch GT (1979) Shigella infections. Clin Gastroenterol 8:645-662
48. Klimach OE, Ormerod LP (1985) Gastrointestinal tuberculosis: A retrospective review of 109 cases in a district general hospital. Quart J Med 56:569-578
49. Knight R (1987) Giardiasis, isosporiasis and balantidiasis. Clin Gastroenterol 7:31-47
50. Krogstad DJ, Spencer HC, Healy GR (1978) Current concepts in parasitology: Amebiasis. N Engl J Med 298:262-265
51. Logan VSCD (1969) Anorectal tuberculosis. Proc Royal Soc Med 62:1227-1230
52. Mahant TS, Kohli PK, Mathur JM, Bhhushurmath SR, Wig JD, Kaushik SR (1983) Actinomycosis caecum. A case report. Digestion 27:53-55
53. Marcial-Rojas RA (1971) Schistosomiasis mansoni. In: Marcial-Rojas RA (ed) Pathology of protozoal and helminthic diseases with clinical correlation. Williams & Wilkins, Baltimore, pp 373-413
54. Mathan MM, Mathan VI (1986) Ultrastructural pathology of the rectal mucosa in Shigella dysentery. Am J Pathol 123:25-38
55. McDonald GSA, Hourihane DO'B (1972) Ectopic Enterobius vermicularis. Gut 13:621-626
56. Mendonca HL, Vieta JO, Korelitz BI (1977) Perforation of the colon in unsuspected amebic colitis: Report of two cases. Dis Colon Rectum 20:149-153
57. Morris DL, Smith WDF, Alexander-Williams J (1983) Colohepatic fistula due to hydatid disease. World J Surg 7:797-798
58. Nebel OT, El Masry NA, Castell DO, Farid Z, Fornes MF, Sparks HA (1974) Schistosomal disease of the colon: a reversible form of polyposis. Gastroenterology 67:939-943
59. Orenstein JM, Chiang J, Steinberg W et al. (1990) Intestinal microsporidiosis as a cause of diarrhea in human immunodeficiency virus-infected patients. Hum Pathol 21:475-481
60. Oxner RB, Paltridge GP, Chapman 'BA, Cook HB, Sheppard PF (1987) Dientamoeba fragilis: A bowel pathogen? NZ Med J 100:64-65
61. Pearce RB, Abrams DI (1987) Entamoeba histolytica in homosexual men. N Entl J Med 316:690-691
62. Perez-Tamayo R, Brandt H (1971) Amebiasis. In: Marcial-Rojas RA (ed) Pathology of protozoal and helminthic diseases with clinical correlation. Williams & Wilkins, Baltimore, pp 145-188
63. Prakash A, Sharma LK, Pandit PN (1974) Amoebic perforation of the colon. Br J Surg 61:162-164
64. Prathap K. Gilman R (1970) The histopathology of acute intestinal amebiasis. Am J Pathol 60:229-245
65. Quinn TC, Lukeheart SA, Goodell S, Mkrtichian E, Schuffler MD, Holmes KK (1982) Rectal mass caused by Treponema pallidum: confirmation by immunofluorescent staining. Gastroenterology 82:135-139
66. Rácz P, Tenner K, Lennert K, Sereny B (1973) Zur Morphologie und Pathogenese der menschlichen Bazillenruhr. Bericht über drei Autopsien. Virchows. Arch [A] 358:309-319
67. Rosenberg M (1976) Toxic megacolon. Med Staff Conf Univ California San Francisco. West J Med 124:122-127
68. Schmutz G, Redereau C, Jahn C, Schwartz C, Hannequin F, Vaxman F (1978) La tuberculose recto-colique. J Radiol 1987:597-607
69. Shukla VK, Vaidya SK, Mehrotra ML (1986) Fulminant amebic colitis. Dis Colon Rectum 29:398-401
70. Sorvillo F, Lieb L, Iwakoshi K et al. (1990) Isospora belli infection in AIDS patients. N Engl J Med 322:131
71. Spencer MJ, Chapin MR, Garcia LS (1982) Dientamoeba fragilis: a gastrointestinal protozoan infection in adults. Am J Gastroenterol 77:565-569
72. Stein D, Bank S, Louw JH (1979) Fulminating amoebic colitis. Surgery 85:349-352
73. Strickland (GT) (1994) Gastrointestinal manifestations of schistosomiasis. Gut 35:1334-1337
74. Sun T (1988) Opportunistic parasitic infections in patients with acquired immunodeficiency syndrome. Pathol Annu 23 (Part2): 1-32
75. Takeuchi A (1971) Penetration of the intestinal epithelium by various microorganisms. Current Top Pathol 54:1-27
76. Takeuchi A, Jervis HR, Formal SB (1975) Animal model of human disease: Bacillary dysentery, shigellosis, shigella dysentery. Am J Pathol 81:251-254
77. Tandon HD, Prakash A (1972) Pathology of intestinal tuberculosis and its distinction from Crohns's disease. Gut 13:260-269
78. Vafai M, Mohit P (1983) Granuloma of the anal canal due to Enterobius vermicularis. Report of a case. Dis Colon Rectum 26:349-350
79. Vajrabukka T, Dhitavat A, Kichananta B, Sukonthamand Y, Tanphiphat C, Vongviriyatham S (1979) Fulminating amoebic colitis: a clinical evaluation. Br J Surg 66:630-632
80. Viranuvatti V (1976) Cholera, salmonellosis and shigellosis. In: Bockus HL (ed) Gastroenterology, 3rd edn, vol 2. Saunders, Philadelphia London Toronto, pp 959-972
81. Waalsh JA (1986) Problems in recognition and diagnosis of amebiasis: Estimation of the global magnitude of morbidity and mortality. Rev Infect Dis 8:228-238
82. Walsh TJ, Berkman W, Brown NL, Padleckas R, Jao W, Mond E (1983) Cytopathologic diagnosis of extracolonic amebiasis. Acta Cytol 27:671-675
83. Wedmann B, Wegener M, Adamek RJ, et al. (1984) Endoskopische Diagnose einer Kolontuberkulose. Dtsch Med Wochenschr 119:1653-1657
84. Weir MD, Thornton GF (1985) Extrapulmonary tuberculosis. Experience of a community hospital and review of the literature. Am J Med 79:467-478
85. Winslow HD (1986) Histopathological diagnosis of protozoal diseases. Pathol Annu 3:29-55
86. Yiotsas ZD, Arnaoutis P, Dadinakis A, Doxiadis T (1973) Ameboma of the colon. Am J Gastroenterol 59:348-352

Tabelle 7.12. Kolitisverursachende Medikamente nach der Umfrage der American Society of Colon and Rectal Surgeons. (Nach Slagle u. Boggs[50])

Medikament	Zahl der Fälle
Clindamycin	31
Lincomyzin	22
Tetrazyklin	17
Ampicillin	14 (2 Todesfälle)
Erythromycin	9
Orales Penicillin	7
Neomycin	4
Cephalexin	3
Sulfamethoxazol-Trimethoprim (Baktrim)	1

Kolitiden komplexer Ätiologie und Pathogenese

In diesem Kapitel werden einige Kolitisformen zusammengefaßt, die nach heutigem Wissensstand durch *verschiedene Faktoren* (z. B. chemisch, medikamentös, konsumierende Grundkrankheiten, Schocksituationen) induziert, letztlich aber in einem „zweiten Schritt" bakteriell verursacht werden. Besonders wichtig sind die *antibiotikainduzierten Kolitiden* und die *neutropenischen (Entero-)Kolitiden.*

Antibiotikainduzierte, pseudomembranöse Enterokolitis

Die pseudomembranöse Enterokolitis wurde erstmals 1867 von Billroth beschrieben. 1893 sprach Finney von einer *„diphtherischen Kolitis"*[18]. In der vorantibiotischen Ära wurde sie vielfach mit *Operationen, konsumierenden Krankheiten* und *Staphylokokkeninfektionen* in Verbindung gebracht. Seit Beginn der 50er Jahre dieses Jahrhunderts häuften sich Berichte über Diarrhöen und Kolitiden nach einer Therapie mit *Breitbandantibiotika*[28]. Inzwischen gibt es kaum noch ein Antibiotikum, das nicht als Ursache einer pseudomembranösen Kolitis diskutiert wird (▷ Tabelle 7.12[50]). Die postantibiotische Kolitis kann sowohl *nach oraler* als auch *nach parenteraler Medikation* auftreten[50, 55]. International wird die Liste von Clindamycin (7-chlor-7-desoxy-Lincomycin) angeführt, das bei peroraler Gabe bis 4mal häufiger eine Kolitis auslöst als bei parenteraler Zufuhr[55]. An 2. Stelle steht *Lincomycin (Streptomyces Lincolnensis)*. Eine pseudomembranöse Kolitis soll außer durch die in Tabelle 7.12 genannten Medikamente auch durch *Chloramphenicol, Aminoglykoside* (z. B. Gentamycin), *Metronidazol* und *Cefotaxim* verursacht werden.

Epidemiologie. Exakte Häufigkeitsangaben fehlen. Die Zahl klinischer schwerer Verläufe dürfte gering und in den letzten Jahren rückläufig sein. Für Clindamycin schwanken die Häufigkeitsangaben zwischen 1:50000–100000[56], 1:5000–10000[43] und 1:60[56]. Frauen scheinen 2–4mal häufiger zu erkranken als Männer[43, 55]. Bei *Kindern* wird die antibiotikaassoziierte Kolitis *selten beobachtet.*

Ätiologie, Pathogenese. Tierexperimentelle Befunde und Untersuchungen an Patienten mit einer pseudomembranösen Kolitis haben gezeigt, daß sich im Stuhl fast ausnahmslos Clostridium difficile und in 98% die von diesen Bakterien gebildeten Toxine A (Enterotoxin), B (Cytotoxin), C (Enterotoxin) nachweisen lassen. Bei gesunden Erwachsenen findet man nur in 0–3% Clostridium difficile und niemals die Toxine[35, 36, 59, 64] (zum alterskorrelierten Häufigkeitsnachweis von Clostridien vgl.[12]).

Differenzierte Analysen zeigen, daß *Toxine von Clostridium difficile* in 2–25% im Stuhl von Patienten mit einer antibiotikaassoziierten Diarrhö, jedoch ohne Kolitis, gefunden werden. Die Toxine werden in 50–70% bei Patienten mit einer antibiotikaassoziierten Diarrhö und einer *nicht*pseudomembranösen Kolitis und in nahezu 100% mit einer pseudomembranösen Kolitis gefunden. *Antibiotikaassoziierte Symptome (z. B. Diarrhö)* müssen also *keineswegs zwangsläufig* immer mit *pseudomembranösen Schleimhautläsionen* einhergehen.

Antibiotika unterdrücken die normale Bakterienflora des Darmes und verursachen ein überschießendes Wachstum *(„bacterial overgrowth") z. B. von Clostridien, Enterobacter, Proteus, Staphylococcus aureus* und *Candida.*

In *tierexperimentellen Untersuchungen* (z. B. Hamster, Kaninchen) läßt sich durch Antibiotikagabe bzw. durch Injektionen von Kulturen oder zellfreien Kulturfiltraten von Clostridium difficile in das Zökum eine *tödliche Kolitis erzeugen*[13, 42, 59].

Asymptomatische Keimträger kommen *nur selten* vor (1,5%[32]). Das häufige Vorkommen von Clostridium difficile in bestimmten Klinikbereichen dürfte daher am ehesten auf eine *Keimeinschleppung* von außen zurückzuführen sein.

Neben Clostridium difficile dürfte *Staphylococcus aureus* bzw. sein *Toxin* zweitwichtigste Ursache der postantibiotischen Kolitis sein.

Die ätiologische Bedeutung von *Viren* und *disponierende genetische Faktoren* sind umstritten.

Nach Untersuchungen über den Serumkomplementverbrauch spielt pathogenetisch wahrscheinlich ein *Shwartzman-Phänomen* eine Rolle[14].

Eine Cl.-difficile-Kolitis *ohne* vorherige Antibiotikagabe ist selten, kommt aber vor.

Morphologie. *Makroskopisch* bestehen die typischen pseudomembranösen Läsionen aus zahlreichen und *leicht erhabenen, weißlich-gelben Plaques* unterschiedlicher Größe. Sie sind zumeist von einem *hämorrhagischen Saum* umgeben (Abb. 7.14).

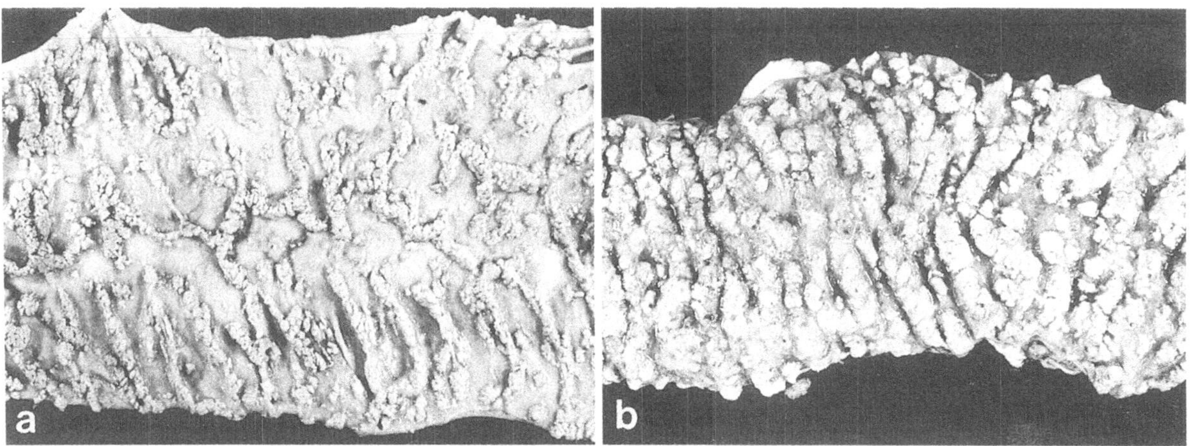

Abb. 7.14 a, b. 2 Fälle von postantibiotischer, pseudomembranöser Kolitis (Obduktionspräparate)

Sie können leicht abgestreift werden und hinterlassen dann Petechien in der Schleimhaut. Tieferreichende *Ulzerationen* treten nach Entfernung der Pseudomembranen nicht zutage. Die pseudomembranösen Plaques sind im *ganzen Kolon* entwickelt. In bis zu 30% aller Fälle soll das *Rektum* von der Erkrankung ausgespart sein. Das *Ileum* ist in aller Regel frei. In leichten Fällen ist die Schleimhaut nur gerötet, in schweren Fällen von einer oft lumenverschließenden Pseudomembran bedeckt. Ausnahmsweise – wohl durch toxische Gefäßschäden und eine massive Infusionstherapie bedingt – kann ein massives *intramurales Ödem* auftreten[47].

Mikroskopisch findet man *Schleimhauterosionen*, die von einer *„pilzförmigen"* oder *„eruptiven"* bzw. *rauchschwadenartig* aufsteigenden *(„volcano-like exudate")*, aus Fibrin, Schleim und Granulozyten bestehenden *Pseudomembran* bedeckt werden. Das entzündliche Infiltrat beschränkt sich meist auf die *Mukosa* und enthält in wechselnder Relation Granulozyten, Lymphozyten und Plasmazellen. *Angiitische Veränderungen und Kryptenabszesse* sollen fehlen[37, 54]. Allerdings findet man nicht selten *Fibrinthromben.*

Mit dem Abklingen der klinischen Symptome bilden sich auch die Darmveränderungen mehr oder weniger folgenlos zurück.

Frühveränderungen (plasmazelluläre Infiltrate, Ödem, Kapillarhyperämie, Blutungen) einerseits und *schwerste Verlaufsformen* andererseits sind im Einzelfall von Schleimhautbefunden bei Colitis ulcerosa und M. Crohn kaum zu unterscheiden[19].

Klinik, Verlauf, Prognose. Zwischen leichten Formen und schweren, bisweilen tödlich verlaufenden Zustandsbildern gibt es offenbar alle Übergänge. Manchmal setzen die Symptome erst nach Abschluß der antibiotischen Therapie ein[14]. Charakteristisch sind profuse wäßrig-blutige Durchfälle, Abdominalschmerzen, aufgetriebenes Abdomen. Fulminante Verläufe mit der Entwicklung eines toxischen Megakolons haben eine hohe Letalität[1, 58, 61].

Die *klinischen Symptome* setzen frühestens am 2.–3. (bis zum 27.) Tag nach Beginn einer medikamentösen Therapie ein, in manchen Fällen erst 7–11 Tage nach Beendigung eines 1 bis 2wöchigen Therapiezyklus[28, 51]. Die durchschnittliche Letalität dürfte bei 1,3–1,5% liegen[19, 28, 50, 51].

Die Therapiemodalitäten lassen sich nach George et al.[24] wie folgt zusammenfassen:

- *sofortiges Absetzen des als auslösendes Agens in Frage kommenden Medikamentes;*
- *Cholestyramingabe* (4 g alle 6 h). Bessert sich der Zustand nicht binnen 48–72 h, sollte Cholestyramin abgesetzt werden und statt dessen sollte *Vancomycin 0,125–0,5 g per os alle 6 Stunden über 7–14 Tage gegeben werden (direkte Wirkung von Vancomycin auf Clostridium difficile);*
- bei schwerkranken Patienten *Absetzen des verursachenden Antibiotikums* bzw., falls nicht möglich, *Ersatz durch ein Antibiotikum,* das weniger häufig eine Diarrhö erzeugt; sofortiger Beginn mit *Vancomycin; Flüssigkeits- und Elektrolytsubstitution,* Kontrolle des Serum-Vancomycin-Spiegels (Nebenwirkung: Innenohr- und Nierenschäden)
- bei *toxischem Megakolon* oder *schwerem Ileus chirurgische Intervention* (z. B. Turnbull-Operation), bei Perforationen Kolektomie.

Anhang: Weitere clostridienbedingte Enterokolitiden

Verschiedene Clostridienstämme spielen als Verursacher infektiöser Enterokolitiden eine nicht unerhebliche Rolle. Bei den chronisch-entzündlichen, idiopathischen Darmerkrankungen (Colitis ulcerosa, M. Crohn) sollen 2–10% akuter „Exazerbationen" durch Clostridium difficile verursacht sein[48]. Bezüglich des Darmbrandes („pig-bel") spielt *Clostridium welchii* (Typ C) die ätiologisch entscheidende Rolle[38](▷ auch S. 457). Milde Verlaufsformen des Botulismus verursachen vor allem bei Kindern eine Diarrhö *(Clostridium-botulinum-B-Toxin)*[11]. Bei der neutropenischen Enterokolitis werden verschiedene Clostridienstämme als potentielle Erreger diskutiert (s. unten).

Phlegmonöse Enterokolitis

Eine eitrig-phlegmonöse Entzündung des Dünn- und/oder des Dickdarms ist selten[44]. Bis 1978 wurden lediglich 48 Fälle publiziert (Dünndarm: 22, Kolon: 19, Dünn- und Dickdarm: 7). Das mittlere Lebensalter betrug 68 Jahre, Männer überwogen im Verhältnis 3:1. Ursächlich werden E. coli, Staphylococcus aureus, Diplococcus pneumoniae, Clostridium welchii, Proteus vulgaris und B. subtilis diskutiert (▷ auch phlegmonöse Gastritis S. 213).

Die Infektion soll durch Mukosadefekte, durch Septikopyämien oder durch Faktoren begünstigt werden, die allgemein die Infektresistenz des Magen-Darm-Traktes herabsetzen. Die Letalität ist hoch: 73%.

Die *Darmwand* ist deutlich *verdickt*. Die Schleimhaut bleibt häufig intakt, zeigt gelegentlich aber Blutungen, Erosionen, auch tiefere Ulzerationen. *Histologisch* findet man eine vorwiegend granulozytäre Infiltration vor allem der stark verdickten Submukosa. Die tieferen Wandschichten sind weniger stark betroffen. Sekundäre Angiitiden und eitrige Peritonitiden sind häufig.

Sonstige medikamentöse Kolitiden

Eine Vielzahl von Medikamenten ist in der Lage, ulzeröse Enterokolitiden und Diarrhöen zu verursachen. Dazu gehören nichtsteroidale Antiphlogistika, vor allem *Diclofenac-haltige Präparate, Cyclosporin, Gold, Zytostatika, Eisenpräparate, Kaliumchlorid, Antikonzeptiva (?), Digitalispräparate, Diuretika, Antihypertensiva, vasospastische Substanzen* (Vasopressin, Ergotamin, Methysergid), *Laxantien* [Pseudomelanosis coli (▷ S. 623), *„catarthic colon" (extensive Schädigung des Plexus myentericus durch Laxantien)] und zahlreiche andere Medikamente.*

Die *morphologischen Befunde* sind unterschiedlich und kaum je typisch für das auslösende Medikament (Anamnese!). Die *goldinduzierte Kolitis* beispielsweise ist von einer Colitis ulcerosa makromorphologisch und histologisch nicht zu unterscheiden. Neben primär vaskulären Schädigungsmustern *(z. B. vasospastische Substanzen)* mit ischämischen Kolopathien findet man echte Schleimhautatrophien und kryptale Destruktionen *(z. B.Zytostatika),* erosive und z. T. auch pseudomembranöse *(Gold)* Entzündungen, Hämorrhagien, Ulzera und/ oder Granulome bzw. ausgeprägte Gewebseosinophilien.

Die „nosologische" Einordnung der jeweiligen Schädigungsmuster kann i. allg. nur durch eine subtil erhobene Anamnese erfolgen.

Neutropenische Kolitis

Unter dieser Bezeichnung wurden schwere nekrotisierene Enterokolitiden[22] bei Patienten mit *malignen Hämoblastosen* und *Lymphomen* beschrieben. Ursächlich werden neben einer zytostatisch oder immunsuppressiv bedingten Schleimhautschädigung Kreislaufstörungen (Schock) und sekundäre bakterielle Invasionen in die Darmwand angenommen[22, 27, 30, 31, 60]. Als *potentielle Erreger* wurden vor allem verschiedene Clostridiumspezies (septicum, difficile, paraperfringens, perfringens, sordelli, sphenoides, tertium), Pseudomonas, E. coli und Klebsiellen nachgewiesen.

Die neutropenische Enterokolitis manifestiert sich bevorzugt im *Zökalbereich,* kann aber auch in anderen Darmabschnitten vorkommen.

Außer bei malignen Hämoblastosen wurde die neutropenische Enterokolitis bislang auch bei *medikamentös-toxischen Agranulozytosen, aplastischen Anämien, Panmyelophthisen, Myelodysplasien, Knochenmarkskarzinosen* und bei *idiopathisch-zyklischer Neutropenie* beobachtet[27, 60].

Die Schwere der Darmveränderungen und die Art der Erreger bestimmen die Therapie (Antibiotika, Granulozytentransfusionen, ggf. Darmresektion). Abdominelle Symptome bei zyklischer Neutropenie sollten zu einer sofortigen, gegen Clostridien gerichteten antibiotischen Therapie veranlassen.

Kolitis bei progressiv-septischer Granulomatose

Manifestationen der progressiv-septischen Granulomatose im Kolon sind *selten. Makroskopisch* ist der Befund kaum von dem eines M. Crohn zu unterscheiden. *Mikroskopisch* finden sich nichtverkäsende Granulome mit Riesenzellen und prominenten Lymphfollikeln, ferner gelb-braun pigmentierte Makrophagen, plasmazelluläre Infiltrate, Kryptenabszesse, Nekrosen und Blutungen[62].

Urämische Enterokolitis

Nicht selten entwickelt sich im Zuge einer Urämie eine z. T. schwere, oft pseudomembranös-nekrotisierende Enterokolitis. Ihr liegt offensichtlich eine *Störung der intestinalen Epithelregeneration* zugrunde, die sich auch in einer Aktivitätsminderung der bürstensaumassoziierten alkalischen Phosphatase manifestiert[17]. Aufgrund tierexperimenteller Befunde erscheint es zweifelhaft, daß die Urämie allein eine Enterokolitis auslösen kann[21]. Auch aufgrund

Tabelle 7.13. Die Häufigkeit der akuten intestinalen Strahlenreaktion in der älteren Literatur (Literaturreferenzen bei[39])

Autoren	Häufigkeit [%]
Hollstein u. Hess (1952)	11,3
Gauwerky (1949)	19,3
Fochem (1954)	35,2
Kümmerle u. Seyboldt (1961)	39,6
Kosareva (1959)	41,2
Neumeister u. Pfeiffer (1966)	57,1
Neumeister u. Schmidt (1962)	61,1
Moebius (1954)	62,7

systematischer Untersuchungen größerer Obduktionskollektive wird die Existenz einer rein urämisch verursachten Enterokolitis bezweifelt[15].

Ähnliche Veränderungen wie bei Urämie wurden auch *nach zytostatischer Therapie* beobachtet[17].

Kolitis bei hämolytisch-urämischem Syndrom

Das hämolytisch-urämische Syndrom gilt als hämatologische und renale Erkrankung. Dabei wird leicht übersehen, daß häufig (bis zu 80%) auch pathologische *Darmveränderungen* auftreten[25, 63]. Sie entstehen durch eine *Thrombose der kleinen Gefäße* und sind somit *primär ischämischer Natur*[57]. Radiologisch können sie das charakteristische Bild des *„thumbprinting"* hervorrufen. *Endoskopisch* zeigt die Schleimhaut eine Rötung, ein Ödem, Blutungen, Pseudomembranen und Ulzera sowie ein pflastersteinähnliches Schleimhautrelief, so daß eine Colitis ulcerosa oder ein M. Crohn imitiert werden können.

Blutbilduntersuchungen mit dem Nachweis von *Schistozyten* sind diagnostisch häufig entscheidend[16].

Als *Komplikationen* können sich Infarkte, eine Gangrän, Perforationen, ein toxisches Megakolon und Strikturen entwickeln.

Strahleninduzierte Enterokolitiden

Strahlentherapeutische Maßnahmen sind derzeit integraler Bestand verschiedener Therapiemodalitäten bei zahlreichen malignen Tumoren. Dies gilt auch für *intraabdominelle Neoplasien* (z. B. gynäkologische Tumoren, Prostata, Harnblase, Nieren). Die therapeutische Effizienz wird unterschiedlich beurteilt. Es dürfte indessen feststehen, daß optimaler Behandlungserfolg und strahleninduzierter Organschaden eng beieinander liegen.

Der *Intestinaltrakt* ist in besonderer Weise *strahlensensibel (Wechselgewebe, hohe proliferative Aktivität des enterozytären Epithels)*. Im Rahmen strahlentherapeutischer Maßnahmen kann es zur Entwicklung eines *akuten oder chronischen Strahlensyndroms (radiogene Enterokolitis)* kommen. Die klinische Bedeutung der intestinalen Strahlenreaktion findet ihren Niederschlag in einer geradezu unübersehbaren Fülle klinisch-morphologischer und tierexperimenteller Untersuchungen, die im Rahmen dieses Beitrages nur sehr selektiv zitiert werden können (Übersicht der älteren Literatur[39]).

Epidemiologie. Angaben zur *Häufigkeit* akuter und chronischer Strahlenschäden schwanken erheblich, für die *akute Strahlenreaktion* zwischen 11 und 62%, für *Spätschäden* zwischen 1,6 und 32,9%[8, 23] (Tabelle 7.13). Die unterschiedlichen Häufigkeitsangaben beruhen z. T. wohl darauf, daß die Strahlenmodalitäten immer wieder modifiziert wurden. Andererseits dürften Häufigkeitsangaben abhängig sein von den *Definitionsmodalitäten:* klinisch, histologisch und/oder endoskopisch[29, 45]. Die kolorektale Biopsie trägt vergleichsweise wenig zur diagnostischen Abklärung strahlenbedingter Schäden bei. Dies liegt vor allem daran, daß die für die Diagnose relevanten tieferen Darmwandschichten (Submukosa, Gefäße) kaum je erfaßt werden.

Der entscheidende Faktor für die Entwicklung einer strahleninduzierten Enterokolitis ist fraglos die jeweils applizierte *Strahlendosis*[23, 33, 39, 52]. Die *untere Schwellendosis* für Strahlenschäden dürfte bei etwa 40 Gy (45–60 Gy ?) liegen[33, 41]. Aber schon Strahlendosen von 30–40 Gy können zu akuten, im allgemeinen reversiblen Strahlenreaktionen führen. Bei *höheren Strahlendosen* (60 Gy Radium oder 150 Gy Kobalt extern beim Kollumkarzinom) ist bei jedem 5. Fall mit schwereren Darmveränderungen zu rechnen.

Die Entstehung und Schwere eines Strahlenschadens wird weiterhin von folgenden Faktoren beeinflußt:

- *unterschiedliche individuelle Suszeptibilität.* Besonders gefährdet sind offenbar hellhäutige, blauäugige und rothaarige Individuen[46];
- nachteiliger Einfluß eines hohen und sehr niedrigen *Lebensalters* und eines schlechten *Ernährungs-* und *Allgemeinzustandes* (Eiweißmangel[20, 23, 40]).
- Der nachteilige Einfluß – im Sinne prädisponierender Faktoren – eines vorbestehenden Diabetes mellitus, einer Hypertonie, einer Herzinsuffizienz und abdomineller Voroperationen ist zumindest umstritten und dürfte wohl eher keine Rolle spielen.

Klassifikation, Klinik. Die Strahlenschäden des Darmes lassen sich nach der Lokalisation, nach der Phase des Auftretens und dem Schweregrad einteilen:

Lokalisation. Am häufigsten sind Rektum und Sigma (52–62%), am zweithäufigsten das Ileum (20–37%) betroffen.

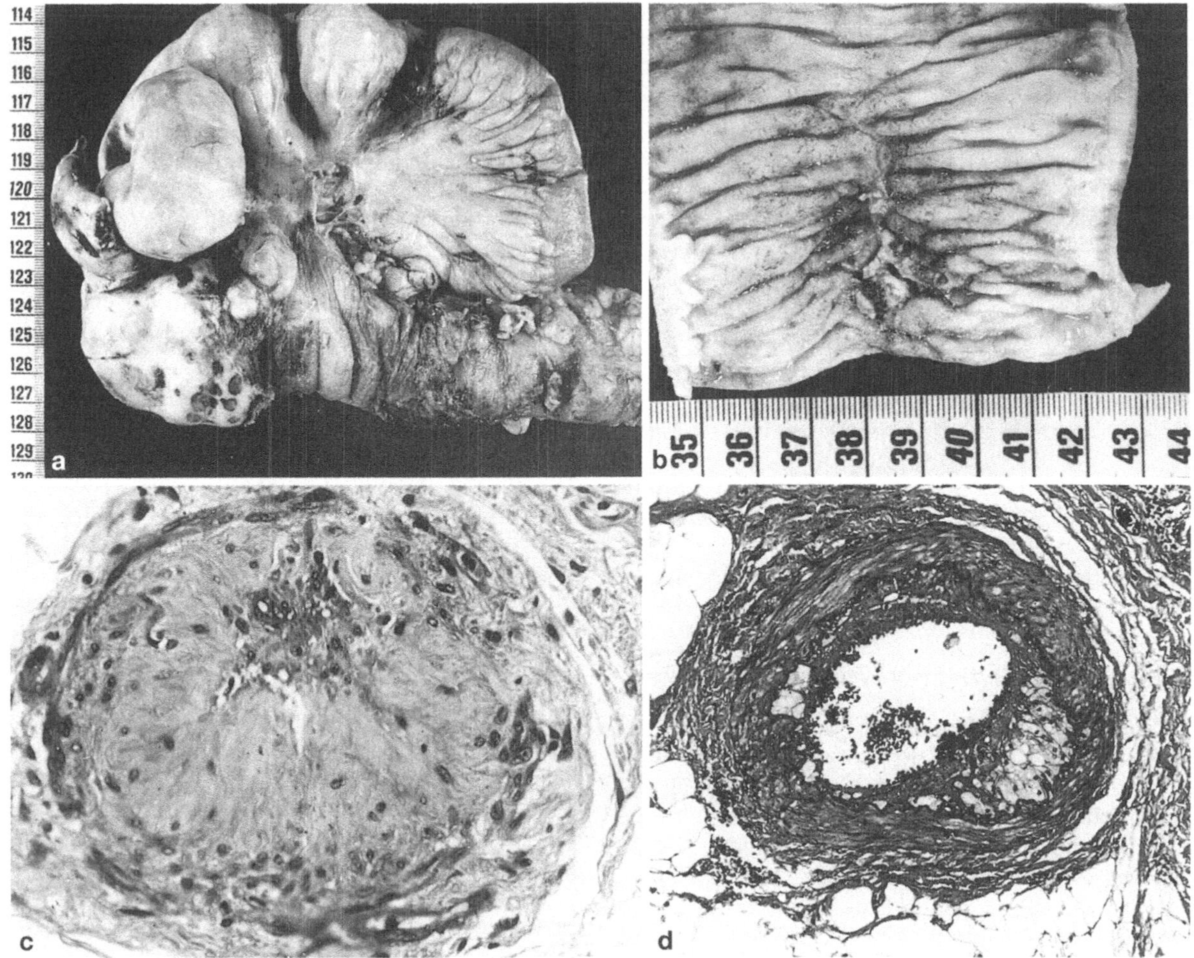

Abb. 7.15 a–d. Radiogene Enterokolitis. **a** Dünndarmresektionspräparat. Hochgradige Fibrose und herdförmige Hyalinose der Darmserosa und des Mesenteriums. Klinisch: Subileus. Keine Tumorinfiltration. **b** Strahlenulkus der Rektumschleimhaut nach Bestrahlung eines Prostatakarzinoms. Operationspräparat. **c** Radiogene Vaskulopathie mit hochgradiger Fibrose und Hyalinose einer kleinen Arterie mit totalem Lichtungsverschluß. PAS (Vergr. 170 : 1). **d** Radiogene Vaskulopathie mit charakteristischen Schaumzellansammlungen. EvG (Vergr. 68 : 1)

Wellwood u. Jackson[21] fanden fast ebenso viele Dünndarm- (46%) wie Dickdarmkomplikationen (54%). Die häufige Ileumbeteiligung erklärt sich aus der Lage im kleinen Becken und der häufigen Bestrahlung der Beckenorgane. Ausgedehnte Manifestationen im Ileum, Kolon und Rektum sind nicht selten (16%).

- *Strahlenfrühschäden* treten während der Bestrahlung oder unmittelbar danach auf. Sie beruhen meistens auf einer *Schädigung der Schleimhaut* (s. unten) und führen klinisch zu Tenesmen, Schmerzen, Durchfällen und Darmblutungen. Perforationen und massive Blutungen sind selten.
- *Strahlenspätschäden* manifestieren sich 4–6 Monate (gelegentlich viele Jahre!) nach der Strahlentherapie und sind im wesentlichen durch *Gefäßveränderungen* (Gefäßthrombosen, obliterative Vaskulopathie) bedingt. Blutungen und eine oft schwer therapierbare Diarrhö (bis über 50%), Defäkationsprobleme, Abdominalschmerzen, Obstipationen und intermittierende Ileussymptome stehen klinisch im Mittelpunkt. Enterokutane, – vesikale und – vaginale Fisteln sind eher selten.

Als seltene Spätkomplikationen können *totale Wandnekrosen* des Rektums und im Mittel 15 Jahre nach der Strahlentherapie rektosigmoidale *Adenokarzinome* auftreten[34, 40, 46].

Morphologie (Abb. 7.15).

- Die morphologischen Veränderungen in den *akuten Phasen* manifestieren sich im wesentlichen im Bereich der *Schleimhaut* mit kryptalen Destruktionen und enterozytären Schäden (Chromatinverklumpung, Karyolyse, Zytoplasmavakuolisierung, Zellnekrosen). Man findet *Erosionen* und *Ulzerationen*, ein entzündliches *Ödem* und eine *Hyperämie*, gelegentlich schon in dieser Phase *Te-*

leangiektasien. Die Frühschäden sind grundsätzlich reversibel.

- Die *Strahlenspätschäden* sind wesentlich durch *Gefäßprozesse* charakterisiert: obliterierende Endarteriitis mit Thrombose und Fibrose bzw. kompletter Okklusion (Ischämie). Charakteristisch sind *Schaumzellen* in der Intima der Gefäße. Es entwickelt sich eine forschreitende und *irreversible Darmwandfibrose („gartenschlauchähnliches Rohr“* ▷ Abb. 7.15).
10–20% der Patienten bedürfen wegen der schweren Spätveränderungen (Ileuszustände, Fistelbildungen, Perforationen, Darmwandnekrosen, Blutungen, Ulzera, Karzinome) chirurgischer Eingriffe[26]. Dabei wird die postoperative *Letalität* mit 7–53% (im Mittel 20–30%) angegeben. Häufigste Todesursachen sind *Abszesse* und *Peritonitiden.*

Literatur

1.–10. Weiterführende Literatur (▷ S. 534)

11. Arnon SS (1986) Infant botulism. Anticipating the second decade. J Inf Dis 154:201–206
12. Aronsson B, Mollby S, Nord CE (1985) Antimicrobial agents and Clostridium difficile in acute enteric disease: Epidemiological data from Sweden, 1980-1982. J Infect Dis 151:476–481
13. Bartlett JG, Chang TW, Gurwith M, Gorbach SL, Onderdonk AB (1978) Antibiotic-associated pseudomembranous colitis due to toxin-producing clostridia. N Engs J Med 298:531–534
14. Behan WMH, Mills PR (1982) Possible evidence for a Shwartzman reaction in pseudomembranous colitis. Digestion 23:141–150
15. Birnbaum D, Laufer A, Freund M (1981) Pseudomembranous enterocolitis. A clinicopathological study 41:345–352
16. Case Records of the Massachusetts General Hospital: Case 12-1981. N Engl J Med 304:715–722
17. Castrup GJ, Löhrs U, Eder M (1970) Autoradiographische und histochemische Untersuchungen zur Entstehung der sogenannten urämischen Enterocolitis. Virchows Arch [A] 349:357–367
18. Coutsoftides T, Benjamin SP, Fazio WV (1979) Pseudomembranous enterocolitis in adults. Ann Surg 189:493–495
19. Davis JS (1974) Severe colitis following lincomycin and clindamycin therapy. Am J Gastroenterol 62:16–23
20. Donaldson SS, Jundt S, Ricour C, Sarrazin D, Lemerle J, Schweisguth O (1975) Radiation enteritis in children. An retrospective review, clinicopathologic correlation, and dietary management. Cancer 35:1167–1178
21. Gabbert H, Wagner R, Höhn P, Kern O, Wanitschke R (1982) Does uremic enterocolitis exist? Virchows Arch [B] 37:285–296
22. Gandy W, Greenberg BR (1983) Successful medical management of neutropenic enterocolitis. Cancer 51:1551–1555
23. Gehrig J, Häcki WH, Schulthess HK, Reinisch E, Kunz J, Stamm B (1987) Strahlenproktokolitis nach gynäkoligischer Radiotherapie: eine endoskopische Studie. Schweiz Med Wochenschr 117:1326–1332
24. George WL, Rolfe RD, Finegold SM (1980) Treatment and prevention of antimicrobial agent-induced colitis an diarrhea. Gastroenterology 79:366–372
25. Gore RM (1982) Acute colitis and the hemolytic-uremic syndrome. Dis Colon Rectum 25:589–591
26. Haddad GK, Grodsinsky C, Allen H (1983) The spectrum of radiation enteritis. Surgical considerations. Dis Colon Rectum 26:590–594
27. Herbay A v, Möller P, Ludwig W, Otto HF (1989) Neutropenische Enterokolitis. Dtsch Med Wochenschr 114:293–297
28. Hoberman LJ, Eigenbrodt EH, Kilman WJ, Hughes LR, Norgaard RP, Fordtran JS (1976) Colitis associated with oral clindamycin therapy. A clinical study of 16 patients. Dig Dis Sci 21:1–17
29. Höchter W, Ottenjann R (1983) Strahlencolitis. In: Ottenjann R, Fahrländer H (Hrsg) Entzündliche Erkrankungen des Dickdarms. Springer, Berlin Heidelberg New York, S 176–187.
30. Hopkins DG, Kushner JP (1983) Clostridial species in the pathogenesis of necrotizing enterocolitis in patients with neutropenia. Am J Hematol 14:289–295
31. King A, Rampling A, Wight DGD, Warren RE (1984) Neutropenic enterocolitis due to Clostridium septicum infection. J Clin Pathol 37:335–343
32. Loeschke K, Hauck R, Halbritter R, Pfaller P, Ruckdeschel G (1983) Clostridium difficile und Antibiotika-assoziierte Colitis bei Risikopatienten: zweimonatige epidemiologische Studie auf einer Intensiveinheit. Klin Wochenschr 61:1081–1087
33. LoIudice TA, Lang JA (1983) Treatment of radiation enteritis: A comparison study. Am J Gastroenterol 78:481–487
34. Martins A, Sternberg SS, Attiyeh FF (1980) Radiation-induced carcinoma of the rectum. Dis Colon Rectum 23:572–575
35. McFarland LV, Mulligan ME, Kwok YY, Stanman WE (1989) Nosocomial acquisition of Clostridium difficile infection. N Engl J Med 320:204–210
36. Mc-Kay I, Coia JE, Poxton IR (1989) Typing of Clostridium difficile causing diarrhoea in an orthopaedic ward. J Clin Pathol 42:511–515
37. Medline A, Shin DH, Medline NM (1976) Pseudomembranous colitis associated with antibiotics. Hum Pathol 7:693–703
38. Murrell TGC, Roth L, Egerton J, Samels A, Walker PD (1966) Pigbel: Enteritis necroticans. Lancet I:217–222
39. Neumeister K (1973) Die Strahlenreaktion des Gastrointestinaltraktes. VEB Thieme, Leipzig
40. Palmer JA, Bush RS (1976) Radiation injuries to the bowel associated with the treatment of carcinoma of the cervix. Surgery 80:458
41. Pourquier H, Dubois JB, Delard R (1982) Cancer of the uterine cervix: dosimetric guidelines for prevention of the late rectal and rectosigmoid complications as a result of radiotherapeutic treatment. Int J Radiat Onc Biol Phys 8:1887–1895
42. Price AB, Larson HE, Ceow J (1979) Morphology of experimental antibiotic-associated enterocolitis in the hamster: a model for human pseudomembranous colitis and antibiotic-associated diarrhoea. Gut 20:467–475
43. Ramirez-Ronda CH (1974) Incidence of clindamycin-associated colitis. Ann Intern Med 81:860
44. Rosen Y, Hee Won OK (1978) Phlegmonous enterocolitis. Am J Dig Dis 23:248–256
45. Rubin P, Casarett GW (1968) Clinical radiation pathology. Saunders, New York, pp153–240
46. Schmitz BL, Chao JH, Bartolome JS (1974) Intestinal injuries incidental to irradiation of carcinoma of the cervix of the uterus. Surg Gynecol Obstet 138:29–32
47. Schnitt SJ, Antonioli DA, Goldman H (1983) Massive mural edema in severe pseudomembranous colitis. Arch Pathol Lab Med 107:211–213
48. Seaver RL (1986) Screening for Clostridium difficile in chronic inflammatory bowel disease in relapse. J Clin Gastroenterol 8:297–300
49. Shamsuddin AKM, Elias EH (1981) Rectal musosa. Malignant and premalignant changes after radiation therapy. Arch Phatol Lab Med 105:150–151
50. Slagle GW, Boggs HW (1976) Drug-induced pseudomembranous enterocolitis: A new etiologic agent. Dis Colon Rectum 19:253–255
51. Smart RF, Ramsden DA, Gear MWL, Nicol A, Lennox WM (1976) Severe pseudomembranous colitis after lincomycin and clindamycin. Br J Surg 63:25–29

52. Smith JS, Milfford HE (1976) Management of colitis caused by irradiation. Surg Gynecol Obstet 142:569–572
53. Spitzer PG, Eliopoulos GM (1984) Systemic absorption of enteral vancomycin in a patient with pseudomembranous colitis. Ann Intern Med 100:533–534
54. Summer HW, Tedesco FJ (1975) Rectal biopsy in clindamycin-associated colitis. Arch Pathol 99:237–241
55. Tedesco FM (1976) Clindamycin-associated colitis. Review of the clinical spectrum of 47 cases. Dig Dis Sci 21:26–32
56. Tedesco FJ, Barton RW, Alpers DH (1974) Clindamycin-associated colitis. A prospective study. Ann Intern Med 81:429–433
57. Tochen ML, Campbell JR (1977) Colitis in children with the hemolytic-uremic syndrome. J Pediatr Surg 12:213–219
58. Totten MA, Gregg JA, Fremont-Smith P, Legg M (1978) Clinical and pathological spectrum of antibiotic-associated colitis. Am J Gastroenterol 69:311–319
59. Viscidi RP, Bartlett JG (1981) Antibiotic-associated pseudomembranous colitis in children. Pediatrics 67:381–386
60. Wade DS, Nava HR, Douglass HO (1992) Neutropenic enterocolitis. Clinical diagnosis and treatment. Cancer 69:17–23
61. Wells RF (1974) Clindamycin-associated colitis. Ann Intern Med 81:547–548
62. Werlin SL, Chusid MJ, Caya J, Oechler HW (1983) Colitis in chronic granulomatous disease. Gastroenterology 82:328–331
63. Whitington PF, Friedman AL, Chesney RW (1979) Gastrointestinal disease in the hemolytic-uremic syndrome. Gastroenterology 76:728–733
64. Wren B, Heard SR, Tabaqchali S (1987) Association between production of toxins A and B types of Clostridium difficile. J Clin Pathol 40:1397–1401

Ätiologisch definierte Enterokolitiden bei Immunsuppression und AIDS

Bei immunsupprimierten Patienten, also auch bei AIDS-Kranken, findet man häufig *opportunistische Infektionen,* seltener *maligne Tumoren (Lymphome, Kaposi-Sarkom)* des Gatrointestinaltraktes (aktuelle Übersicht zur anstehenden Problematik[20]).

- Es ist davon auszugehen, daß in etwa der Hälfte aller AIDS-Fälle in kolorektalen Biopsiepräparaten lediglich *unspezifische Entzündungsinfiltrate* und degenerative Veränderungen des Kryptenepithels (z. B. apoptotic bodies[25]) gefunden werden.
- In etwa gleicher Häufigkeit findet man dagegen im Rahmen opportunistischer Infektionen und maligner Tumoren *spezifische, gleichsam AIDS-immanente Befunde* [20, 33, 34]. Für den kolorektalen Bereich sind Infektionen mit *Zytomegalieviren (CMV), mit atypischen Mykobakterien (Mycobacterium avium intracellulare: MAI)* und *Kryptosporidien* die wahrscheinlich häufigsten opportunistischen Infektionen[12, 15–17, 19–22, 24, 25, 31, 33–35]; über weitere AIDS-assozierte opportunistische Infektionen (z. B. extrapulmonale Pneumocystis-carinii-Manifestationen, Isospora belli, Giardia lamblia, Salmonellosen, Shigellosen, Entamoeba histolytica u. a. m. ▷ [12, 13, 16, 20, 30]). Ob es darüber hinaus eine *AIDS-spezifische Enteropathie (idiopathische Diarrhö*[36]) gibt, ist *umstritten,* zumal primäre Affektionen des Gastrointestinaltraktes durch HIV-Viren bislang nicht nachgewiesen wurden[33].

CMV-Kolitis

Das Zytomegalievirus ist ein *ubiquitär vorkommendes DNA-Virus der Herpesfamilie.* In seltenen Fällen kann es auch bei nichtimmunkompromittierten Patienten eine Entzündung der kolorektalen Schleimhaut (self-limited Cytomegalovirus colitis[37]) verursachen.

Die CMV-Kolitis ist eine *vorwiegend rechtsseitig* (Zökum, Colon ascendens) manifestierte Kolitis (diagnostische Biopsieentnahme!). Man findet blutig imbibierte *ulzeröse Läsionen,* selten *pseudomembranöse* Fibrinexsudationen. Die entzündlichen *Stromainfiltrate* (polymorphkernige Granulozyten, Lymphozyten, Plasmazellen, histiozytäre Zellformen) sind nur *spärlich* entwickelt (Abb. 7.16a). Charakteristisch für CMV-Kolitiden sind das *Fehlen von Granulomen, Kryptenabszessen und lymphofollikulären Hyperplasien*[33, 34].

Da die serologischen Zytomegaliebefunde bei AIDS-Patienten nicht immer verläßlich sind[20, 33, 34], ist der *morphologische Befund diagnostisch von besonderer Relevanz.* Die histologische Diagnose einer CMV-Infektion beruht auf 3 Kriterien:

- Zellkerne enthalten azidophile Einschlußkörper (Eulenaugenzellen)
- Im Zytoplasma findet man granulär-basophile Einschlußkörper.
- CMV-infizierte Zellen sind im allgemeinen deutlich vergrößert[28].

Zytomegale Einschlußkörper findet man weniger in *enterozytären Epithelzellen* als vielmehr in *Makrophagen, Muskelzellen* und vor allem in *Endothelzellen* (Abb. 7.16) Die endothelialen Manifestationen können eine CMV-Vaskulitis mit intravasaler Gerinnung und ischämischer Nekrose initiieren.

Die typischen Eulenaugenzellen sind häufig nur bei massivem Befall und erst in einem relativ späten Stadium der Infektion nachzuweisen.

Ergänzend stehen *immunhistologische* und *molekularbiologische Methoden* in Form der *In-situ-Hybridisierung zur Verfügung.*

Mit diesen Techniken können auch *frühe Infektionsstadien* (early bzw. immediate early CMV-Antigene) erfaßt werden, die in der Lichtmikroskopie noch zu keiner CMV-typischen Zellveränderung (azidophile „smudge"-Zellen[33]) geführt haben[18, 21, 32].

MAI-Infektionen

MAI-Infektionen bei immunkompromittierten Patienten treten zumeist *disseminiert* auf. Der Gastrointestinaltrakt [Dünndarm (wichtige Differen-

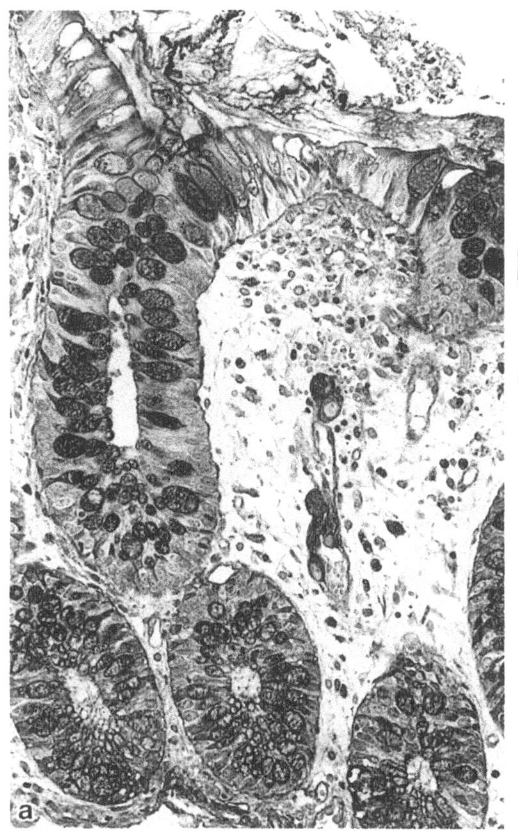

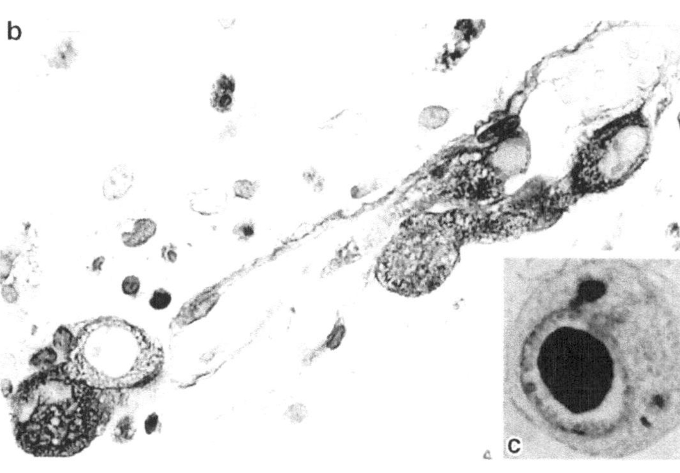

Abb. 7.16 a–c. AIDS-assoziierte CMV-Kolitis, Kolonbiopsiepräparat. **a** Die im Schleimhautstroma gelegenen Blutgefäße zeigen eine enorme Schwellung der Endothelien mit CMV-typischen Kerneinschlüssen. Subepithelial ein nur gering entwickeltes Entzündungsinfiltrat. PAS (Vergr. 320 : 1). **b** Ausschnittsvergrößerung aus **a** (Gefäß) mit deutlich sichtbaren viruszytopathischen Endothelschäden (Vergr. 930:1). **c** Immunhistologischer Nachweis des 43-kD-schweren CMV-Antigens im Zellkern einer Endothelzelle, CCH_2-Antikörper (Vergr. 1150 : 1)

Tabelle 7.14. Differentialdiagnose von M. Whipple und atypischer mykobakterieller Infektion

	PAS	Ziehl-Neelsen	Gram	Immunzytochemie[a]	Elektronenmikroskopie	
					Durchmesser [μm]	Länge [μm]
Whipple-Bakterium	+	–	+	+	0,2	1,2–2,5
Atypisches Mykobakterium	+	+	±	–	0,4	≤ 5,6

[a] Antiserum gegen Streptokokkus Gruppe B (Wellcome, Burgwedel)

tialdiagnose: M. Whipple; ▷ Tabelle 7.14)] ist häufig besonders schwer betroffen. In Abhängigkeit von der Intensität der Infektion verursachen MAI-Infektionen *schwere Diarrhöen, Steatorrhöen* und *intestinale Proteinverluste* oder nur *unklare Abdominalbeschwerden.*

Die *Lamina propria mucosae* ist diffus durch *PAS-positive Makrophagen* infiltriert. Die Schleimhautzotten sind dadurch plump und kolbig aufgetrieben. Innerhalb der Makrophagen lassen sich *zahlreiche Ziehl-Neelsen-positive Bakterien* nachweisen (▷ Abb. 4.6). *Granulome* und *Nekrosen* sind *nicht nachweisbar.* Mesenteriale und andere *Lymphknoten* können ebenso wie verschiedene Organe (z. B. Milz. Leber) massiv und tumorartig vergrößert sein.

Kryptosporidieninfektionen

Gastrointestinale Infektionen führen zu schweren und kaum therapierbaren *wäßrigen Diarrhöen.* Die Diagnose wird *entweder mikrobiologisch* (Oozysten in Stuhlpräparaten) oder *morphologisch* gestellt. Die runden, 2–4 μ großen Mikroorganismen *(Protozoen)* sind an der Oberfläche der Darmepithelien nachweisbar. Es sind offenbar *nichtinvasive Erreger.* Die Schleimhaut bleibt weitgehend intakt. Das Schleimhautstroma ist nur von schütteren Entzündungszellen durchsetzt. Die *Giemsa-Färbung* ist die beste Differentialfärbung zum Nachweis von Kryptosporidien. *Elektronenmikroskopisch*[27] lassen sich verschiedene Entwicklungsstadien (Trophozyten, Schizonten, Gametozyten) der Kryptosporidien nachweisen.

Während gastroinstestinale Infektionen mit Kryptosporidien vor den AIDS-Erkrankungen fast nur in der Veterinärmedizin bekannt waren, liegen außer den AIDS-assoziierten Infektionen neuerdings auch Beobachtungen über Infektionen bei *Kindern (Diarrhö)* und bei *immunkompetenten Erwachsenen* vor[11, 14].

Bakterielle (epitheloide) Angiomatose[26, 29, 30, 38, 39]

Speziell bei *immunkompromittierten, also auch bei AIDS-Patienten, wurden epitheloide, hämangiomähnliche Gefäßproliferationen* beschrieben mit z. T. *massiven Infiltrationen durch neutrophile Granulozyten.* Eingelagert sind *Bakterien* (Versilberung nach Warthin und Starry), die wahrscheinlich zur Gruppe der Rickettsien [Rochalimaea henselae (quintana)] gehören. Man findet vor allem kutane, hepatische (parenchymatöse bakterielle Peliose), ossäre und zentranervöse Manifestationen. *Im Intestinaltrakt ist die bakterielle Angiomatose bislang extrem selten* (DD: Kaposi-Sarkom, mesenteric inflammatory veno-occlusive disease), kommt aber unter dem Bild einer *segmentalen* und *ulzerösen Kolitis* offenbar doch vor (eigene Beobachtungen).

Anhang: AIDS-assoziierte Tumoren des Verdauungstraktes

Zu den AIDS-assoziierten bzw. -spezifischen Tumoren des Verdauungstraktes gehören das *Kaposi-Sarkom*[20] und *maligne Lymphome* (▷ S. 364).

Offensichtlich entwickeln homosexuelle AIDS-Patienten häufiger ein Kaposi-Sarkom als ausschließlich drogenabhängige AIDS-Patienten[23]. *Oropharyngealer* und *anorektaler Bereich* sind besonders betroffen.

Literatur

1.–10. Weiterführende Literatur (▷ S. 534)

11. Babb RR, Differding JT, Trollope ML (1982) Cryptosporidia in a healthy athlete. Am J Gastroenterol 77:833–834
12. Bengoa JM, Widgren S (1986) Les manifestations gastro-intestinales du syndrome d'immunodépression acquise; casuistique sur quatorze patients. Schweiz Med Wochenschr 116:1358–1366
13. Carter TR, Cooper PH, Petri WA, Kim CK, Walzer PD, Guerrant RL (1988) Pneumocystis carinii infection of the small intestine in a patient with acqurid immune deficiency syndrome. Am J Clin Pathol 89:679–683
14. Case Records of the Massachusetts General Hospital (1985) Case 39. N Engl J Med 313:808–814
15. Clayton F, Reka S, Cronin WJ, Torlakovic E, Sigal SH, Kotler DP (1992) Rectal mucosal pathology varies with human immunodeficiency virus antigen content and disease stage. Gastroenterology 103:919–933
16. Dworkin B, Wormser GP, Rosenthal WS et al. (1985) Gastrointestinal manifestations of the acquired immunodeficiency syndrome: a review of 22 cases. Am J Gastroenterol 80:774–778
17. Falk S, Schmidts HL, Müller H, et al. (1987) Autopsy findings in AIDS - a histopathological analysis of fifty cases. Klin Wochenschr 65:654–663
18. Fischer M, Amann K, Ullrich B, Stute H, Otto HG (1992) Generalisierte konnatale Zytomegalie. Ein kasuistischer Beitrag zur foudroyanten Verlaufsform einer zytomegalen Infektion. Pathologe 13:158–163
19. Flepp M, Rhyner K, Lüthy R, et al. (1988) Mykobakteriosen bei Patienten mit HIV-Infektion. Dtsch Med Wochenschr 113:711–718
20. Friedman SL (Guest Ed) (1988) Gastrointestinal manifestations of AIDS. Gastroenterol Clin North Am 17:451–653
21. Genta RM, Bleyzer I, Cate TR, Tandon AK, Yoffe B (1993) In situ hybridization and immunohistochemical analysis of Cytomegalovirus-associated ileal perforation. Gastroenterology 104:1822–1827
22. Godwin TA (1991) Cryptosporidiosis in the acquired immunodeficiency syndrome: A study of 15 autopsy cases. Hum Pathol 22:1215–1224
23. Jaffe HW, Bregman DS, Selik RM (1983)Acquired immune deficiency syndrome in the United States: the first thousand cases. J Infect Dis 148:339–345
24. Klatt EC, Jensen DF; Meyer PR (1987) Pathology of Mycobacterium avium-intracellulare infection in acquired immunodeficiency syndrome. Hum Pathol 18:709–714
25. Kotler DP, Weaver SC, Terzakis JA (1986) Ultrastructural features of epithelial cell degeneration in rectal crypts of patients with AIDS. Am J Surg Pathol 10:531–538
26. LeBoit PE, Berger TG, Egbert BM, et al.(1989) Bacillary angiomatosis. The histopathology and differential diagnosis of a pseudoneoplastic infection in patients with human immunodeficiency virus disease. Am J Surg Pathol 13:909–920
27. Lefkowitch JH, Krumholz S, Feng-Chen K-Ch, Griffin P, Despommier D, Brasitus TA (1984) Cryptosporidiosis of the human small intestine: A light and electron microscopic study. Hum Pathol 15:746–752
28. Meyerson D, Hackman RC, Nelson JA, Ward DC, McDougall JK (1984) Widespread presence of histologically occult cytomegalovirus. Hum Pathol 15:430–439
29. Regnery RL, Anderson BE, Clarridge JE et. al.(1992) characterization of a novel Rochalimaea species, R. henselae sp. nov., isolated from blood of a febrile, human immundodeficiency virus-positive patient. J Clin Microbiol 30:265–274
30. Relman DA, Loutit JS, Schmidt TM et al.(1990) The agent of bacillary angiomatosis. An approach to the identification of uncultured pathogens. N Engl J Med 323:1573–1580
31. Rene E, Marche C, Regnier B et al.(1985) Manifestations digestives du syndrome d'immunodéficience acquise (SIDA): étude chez 26 patients. Gastroenterol Clin Biol 9:327–335
32. Robey SS, Gage WR, Kuhajda FP (1988) Comparison of immunoperoxidase an DNA in situ hybridization techniques in the diagnosis of Cytomegalovirus colitis. Am J Clin Pathol 89:666–671
33. Rotterdam H (1986) Die Pathologie des Verdauungstraktes bei AIDS. Pathologe 7:310–317
34. Rotterdam H, Sommers SC (1985) Alimentary tract biopsy lesions in the acquired immune deficiency syndrome. Pathology 17:182–192
35. Rotterdam H, Tsang P (1994) Gastrointestinal disease in the immunocompromised patient. Hum Pathol 25:1123–1140
36. Simon D, Brandt LJ (1993) Diarrhea in patients with the acquired immunodeficiency syndrome. Gastroenterology 105:1238–1242
37. Surawicz CM, Myerson D (1988) Self-limited cytomegalovirus colitis in immunocompetent individuals. Gastroenterology 94:194–199
38. Webster GF, Cockerell CJ, Friedman KA (1992) The clinical spectrum of bacillary angiomatosis. Br J Dermatol 126:535–541

39. Welch DF, Pickett DA, Slater LN et al.(1992) Rochalimaea henselae sp. nov., a cause of septicemia, bacillary angiomatosis, and parenchymal bacillary peliosis. J Clin Microbiol 30:275–280

Besondere Kolitisformen

In diesem Abschnitt werden verschiedene Kolitisformen zusammengefaßt, die z. T. *phänotypisch,* z. T. durch den *klinischen Verlauf* charakterisiert werden können und die unter ätiologischen und pathogenetischen Aspekten z. T. noch unklar, zumindest aber umstritten sind. Die Bezeichnung „besondere Kolitisformen" ist willkürlich gewählt und damit durchaus kritikfähig.

Kollagene und lymphozytäre Kolitis („watery diarrhea-colitis syndrome"[36])

Die *kollagene Kolitis* wurde erstmals 1976 von Lindström[29], die *lymphozytäre Kolitis* u. W. erstmals 1980 von Read et al.[33] (zunächst als *mikroskopische Kolitis*) beschrieben (▷ auch:[27, 39]). Beide Krankheiten imponieren durch *wäßrige* und häufig *therapieresistente Diarrhöen* mit krampfartigen Abdominalbeschwerden, indessen mit weitgehend unauffälligen laborchemischen, mikrobiologischen, radiologischen und rekto- bzw. kolonoskopischen Befunden[15a, b].

Ätiologie und Pathogenese. Bei beiden Kolitisformen *unklar* . Beide Krankheiten sind *häufig assoziiert mit weiteren gastrointestinalen Krankheitsbildern,* wie glutensensitive und kollagene Sprue, lymphozytäre Gastritis[15] und enterovirale Infektionen, aber auch mit *systemischen Krankheitsmanifestationen,* wie rheumatoide Arthritis, Uveitis, Sklerodermien, idiopathische thrombozytopenische Purpura, Autoimmunthyreoiditis, juveniler Diabetes mellitus u. a. Aufgrund dieser klinischen Beobachtungen und des Nachweises von *Autoantikörpern* (Rheumafaktoren, antinukleäre Antikörper) bei 10 (kollagene Kolitis) –50% (lymphozytäre Kolitis) der Patienten wird eine *Autoimmunpathogenese beider Kolitisformen* diskutiert[19, 25, 35]. Die bislang aber nicht bewiesene *Assoziation mit MHC-Klasse-II-Antigenen* macht einen autoimmunologischen Mechanismus in der Krankheitsentstehung eher unwahrscheinlich[19]. Zudem konnte in Fallkontrollstudien zumindest für die kollagene Kolitis ein *Zusammenhang mit nichtsteroidalen Antiphlogistica* wahrscheinlich gemacht werden[34]. Bezüglich weiterer gastrointestinaler bzw. kolorektaler Schädigungsmuster (Blutungen, Proteinverluste, Malabsorptionssymptome u. a.) durch *nicht-steroidale antiinflammatorische Medikamente* (NSAID induced enteropathy) sei auf die hervorragenden Übersichten von Bjarnason et al.[13] und von Bielecki u. Filippini[12] verwiesen.

Morphologie. Histomorphologisch findet man bei der *kollagenen* und *lymphozytären* Kolitis ein unterschiedlich dichtes *lymphoplasmozytäres* und *eosinophil-granulozytäres Infiltrat* im Schleimhautstroma, eine z. T. massierte *interepitheliale Lymphozytenansammlung* mit einer unterschiedlich stark ausgeprägten *Schädigung der Enterozyten* (degenerativ?)[25, 27].

Bei der *kollagenen Kolitis* sind zudem breite, azelluläre Kollagenbänder subepithelial nachweisbar. Während im normalen Kolon das *subepitheliale Kollagenband* 2,3–5,8 µm dick ist, mißt das Kollagenband bei der kollagenen Kolitis im Mittel 14,8 µm [27, 38]. Dieser diagnostisch entscheidende Befund (Abb. 7.17) ist häufig *diskontinuierlich* entwikkelt, im rechten Kolon und im Colon descendens am stärksten ausgeprägt[37] (sequentielle kolonoskopische Stufenbiopsie!), Morphometrie[28].

Immunhistochemische Untersuchungen haben ergeben, daß das subepitheliale Band bei der kollagenen Kolitis überwiegend aus Kollagen Typ I, Prokollagen-III-Peptid und Kollagen Typ III besteht, während die Basalmembran des normalen Kolon aus Kollagen Typ IV, Laminin und Fibronektin aufgebaut ist[17, 38].

In bioptischen Sequenzuntersuchungen ist wiederholt darauf hingewiesen worden, daß es offenbar Übergänge von der lymphozytären zur kollagenen Kolitis gibt[35]. Auffallend ist jedoch die diskrepante Geschlechtsverteilung. In über 80% wird die kollagene Kolitis bei Frauen beobachtet, während bei der lymphozytären Kolitis das Verhältnis nahezu ausgeglichen ist (1,3 : 1).

Die lymphozytäre Kolitis ist nicht identisch mit der sog. minimal change colitis[16] (▷ S. 587).

Diversionskolitis

Es handelt sich um einen entzündlichen Prozeß, der in *Segmenten des Kolons* oder im *Rektum nach chirurgischer Ausschaltung* (Ileo- bzw. Kolostomie) auftritt. Die Diversionskolitis wurde erstmals von Morson und Dawson 1972 beschrieben[31]. Als eigenständiges klinisches Syndrom wurde sie 1981 von Glotzer et al.[20] erkannt.

Histologisch[23, 26] findet man eine *diffuse lymphofollikuläre Hyperplasie,* eine *lymphoplasmazelluläre* und *granulozytäre Infiltration* des Schleimhautstromas, gelegentlich *Fremdkörpergranulome,* eine sog. *Kryptitis* und *Kryptenabszesse, Erosionen, Ulzerationen* und reaktive Epithelveränderungen mit einer erheblichen *Depletion der Schleimsekretion* (Abb. 7.18). Die Kryptenarchitektur ist deutlich gestört. Makro- und mikromorphologische Befunde gleichen denen der Colitis ulcerosa. Das Krankheitsbild unterscheidet sich indessen deutlich von dem, das nach jejunoilealem Bypass auftritt und durch die Überwucherung von anaeroben Bakterien verursacht wird (▷S. 449). Ob eine Unterscheidung

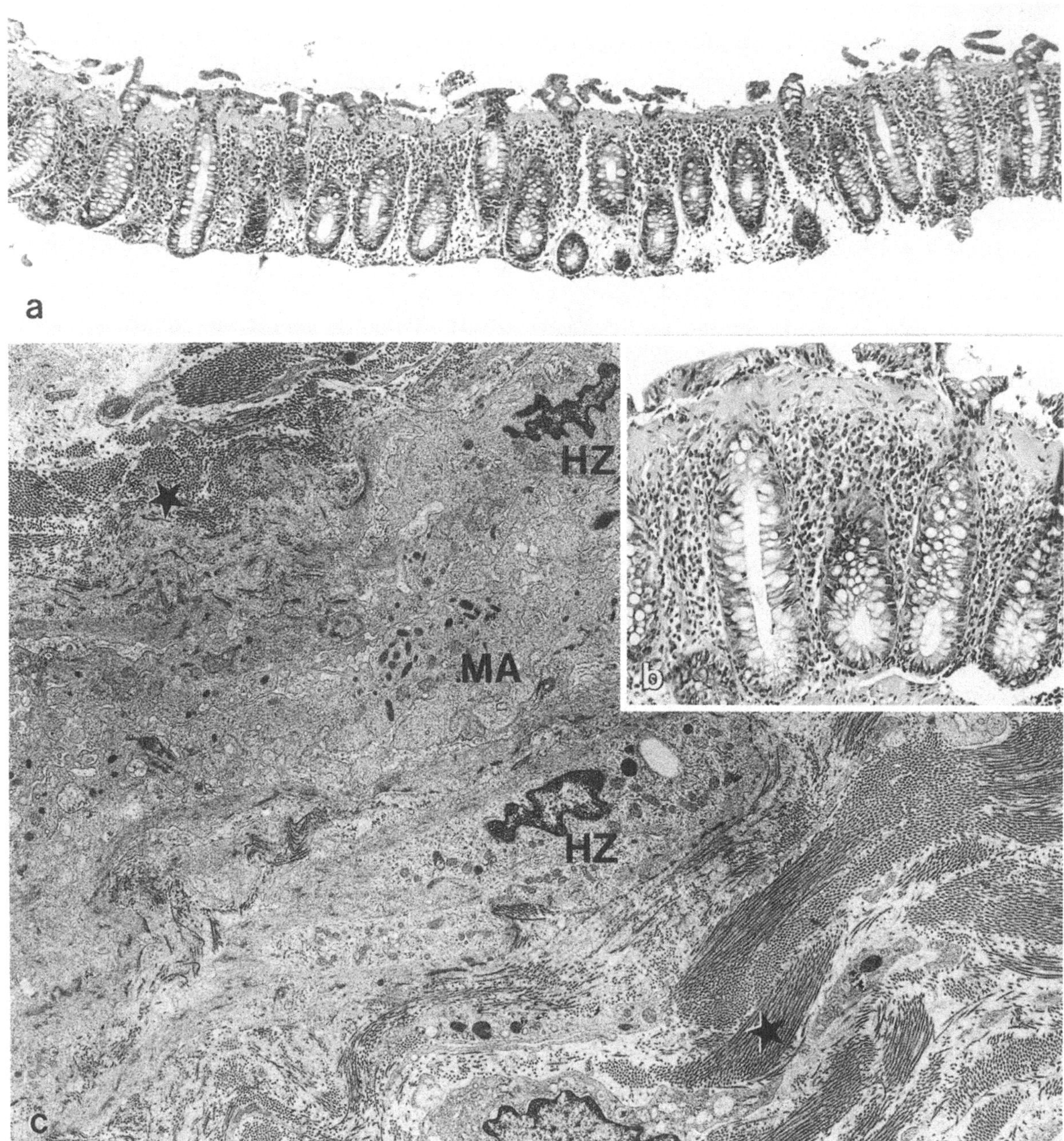

Abb. 7.17 a–c. Kollagene Kolitis. **a** Breites, subepithelial gelegenes Kollagenband (in der van-Gieson-Färbung leuchtend rot) (das Oberflächenepithel ist artefiziell abgelöst). In den oberen Schichten des Schleimhautstromas ein nur gering entwickeltes Entzündungsinfiltrat. Klinik: seit Monaten wäßrige, kaum therapierbare Durchfälle, kein Fieber. Kolonoskopie: unauffälliger kolorektaler Schleimhautbefund. H.E. (Vergr. 40:1). **b** Gleicher Fall wie **a** bei stärkerer Vergrößerung. H.E. (Vergr. 100:1). **c** Elektronenmikroskopische Befunde (gleicher Fall). Ausschnitt aus der Lamina propria mucosae, etwa perikryptaler Bereich. Mehrere histiozytäre/fibroblastäre Zellen *(HZ)*, einzelne Makrophagen *(MA)*. Dazwischen reichlich kollagenes Bindegewebe, teilweise in geflechtartiger Anordnung (*). Kontrastierung: Uranylazetat und Bleizitrat (Vergr. 3500:1)

zwischen „diversion colitis“ und „diversion reaction“[23], tatsächlich gerechtfertigt ist, erscheint eher zweifelhaft.

Möglicherweise liegt der Diversionskolitis ein *Defizit an kurzkettigen Fettsäuren* zugrunde[11, 21, 24]. Jedenfalls ist durch lokale Instillationen kurzkettiger Fettsäuren eine deutliche Besserung der klinischen Symptomatik zu erzielen[24]. Ansonsten ist die Therapie der Wahl die Wiederherstellung der Darmkontinuität.

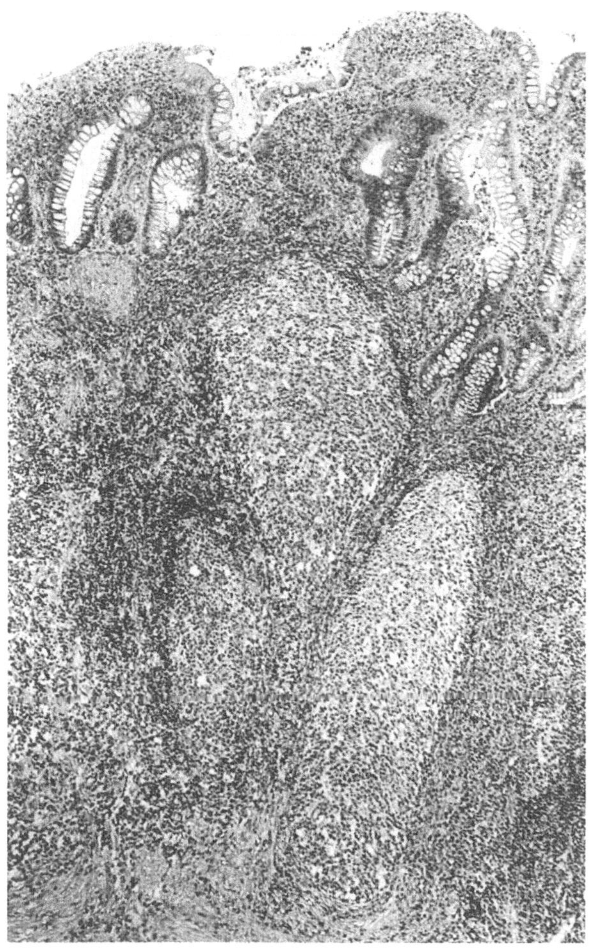

Abb. 7.18. Diversionskolitis mit ausgeprägter lymphofollikulärer Hyperplasie. H.E. (Vergr. 60 : 1)

Eosinophile Kolitis

Sie stellt das Pendant der eosinophilen Gastroenteritis für den kolorektalen Bereich dar (▷ S. 220). Die eosinophile Kolitis ist *selten* (aktuelle Übersicht:[30]). Die kolorektalen Manifestationen können *diffus, lokalisiert (segmental)* oder *assoziiert mit dem Befall anderer Abschnitte des Gastrointestinaltraktes* vorliegen. Sehr selten sind *tumoröse Formen*. Patienten mit diffusem Befall des Kolons zeigen häufig eine Bluteosinophilie und erhöhte IgE-Konzentrationen im Serum. Sie klagen über *kolikartige Abdominalschmerzen* und *blutige Diarrhöen*.

In kolorektalen Biopsiepräparaten findet man eine *ausgeprägte Gewebseosinophilie* (10–50 eosinophile Granulozyten pro Gesichtsfeld[22, 32]). Das eosinophile Infiltrat kann in *allen Darmwandschichten* entwickelt sein. Die befallenen Darmabschnitte sind ödematös verdickt und rigide. Die tumorösen Formen sind häufig ulzeriert und können sich unter dem Bild eines akuten Abdomens manifestieren[30].

Die *Ätiologie der eosinophilen Gastroenteritis bzw. Kolitis bleibt in vielen Fällen unklar*. Diskutiert werden verschiedene *Allergene* (Nahrungsmittel, Medikamente) und *parasitäre Infektionen* , z. B. Ankylostoma caninum, Eustoma rotundatum (hering worm disease)[30].

Literatur

1.–10. Weiterführende Literatur (▷ S. 534)
11. Agarwal VP, Schimmel EM (1989) Diversion colitis: a nutritional deficiency syndrome? Nutr Rev 47:257–261
12. Bielecki JW, Filippini L (1993) Nebenwirkungen nichtsteroidaler Antirheumatika (NSAR) im unteren Intestinaltrakt. Schweiz Med Wochenschr 123:1419–1428
13. Bjarnason I, Hayllar J, MacPherson AJ, Russel AS (1993) Side effects of nonsteroidal anti-inflammatory drugs on the small and large intestine in humans. Gastroenterology 104:1832–1847
14. Bogomoletz WV (1994) Collagenous, microscopic and lymphocytic colitis. An evolving concept (review article). Virchows Arch [▷] 424:573–579
15. Christ AD, Meier R, Bauerfeind P, Wegmann W, Gyr K (1993) Gleichzeitiges Auftreten einer lymphozytären Gastritis und einer lymphozytären Kolitis mit Übergang in eine Kollagenkolitis. Schweiz Med Wochenschr 123:1487–1490
16. Elliot PR, Williams CB, Lennard-Jones JE, et al. (1982) Colonoscopic diagnosis of minimal change colitis in patients with a normal sigmoidoscopic and normal air-contrast barium enema. Lancet I:650–651
17. Fléjou JF, Grimaud JA, Molas G, Baviera E, Potet F (1984) Collagenous colitis. Ultrastructural study and collagen immunotyping of four cases. Arch Pathol Lab Med 108:977–982
18. Gebbers J-O, Laissue JA (1994) Durchfall infolge seltener Kolitiden: mikroskopische (lymphozytäre, kollagene) Kolitiden sowie Spirochätose. Schweiz Med Wochenschr 124:1852–1861
19. Ciardiello FM, Lazenby AJ, Yardley JH et al. (1992) Increased HLA A1 and diminished HLA A3 in lymphocytic colitis compared to controls and patients with collagenous colitis. Dig Dis Sci 37:496–499
20. Glotzer DJ, Glick ME, Goldman H (1981) Proctitis and colitis following diversion of the fecal stream. Gastroenterology 80:438–441
21. Guillemot F, Colombel JF, Neut C et al. (1991) treatment of diversion colitis by short-chain fatty acids. Prospective and double-blind study. Dis Colon Rectum 34:861–864
22. Haberkern CM, Christie DL, Haas JE (1978) Eosinophilic gastroenteritis presenting as ileocolitis. Gastroenterology 74:896–899
23. Haque W, Eisen RN, West AB (1993) The morphologic features of diversion colitis: Studies of a pediatric population with no other disease of the intestinal mucosa. Hum Pathol 24:211–219
24. Harig JM; Soergel KH, Komorowski RA (1989) Treatment of diversion colitis with short-chain-fatty acid irrigation. N Engl J Med 32023–28
25. Jessurum J, Yardley JH, Giardiello FM, Hamilton SR, Bayless TM (1987) Chronic colitis with thickening of the subepithelial collagen layer (collagenous colitis). Hum Pathol 18:839–848
26. Komorowski AR (1990) Histologic spectrum of diversion colitis. Am J Surg Pathol 14:548–554
27. Lazenby AJ, Yardley JH, Giardiello FM, Jessurum J, Bayless TM (1989)Lymphocytic (microscopic) colitis: a comparative histopathologic study with particular reference to collagenous colitis. Hum Pathol 20:18–28
28. Lee E, Schiller LR, Vendrell D, Santa Ana CA, Fordtran JS (1992) Subepithelial collagen table thickness in colon specimens from patients with microscopic colitis and collagenous colitis. Gastroenterology 103:1790–1796

29. Lindström CG (1976) Collagenous with watery diarrhea – a new entity? Pathol Europ 2:87–89
30. Minciu O, Wegmann D, Gebbers JO (1992) Eosinophile Kolitis - eine seltene Ursache des akuten Abdomens. Schweiz Med Wochenschr 122:1402–1408
31. Morson BC, Dawson IMP (1972) Gastrointestinal Pathology. Blackwell, Oxford, p 485
32. Naylor AR, Pollet JE (1985) Eosinophilic colitis. Dis Colon Rectum 28:615–618
33. Read NW, Krejs GJ, Read MG, Santa Ana CA, Morawski SG, Fordtran JS (1980) Chronic diarrhea of unknown origin. Gastroenterology 78:264–271
34. Riddell RH, Tanaka M, Mazzoleni G (1992) Non-steroidal anti-inflammatory drugs as a possible cause of collagenous colitis: a case-control study. Gut 33:683–686
35. Stampfel DA, Friedman LS (1991) Collagenous colitis: pathophysiologic considerations. Dig Dis Sci 36:705–711
36. Sylwestrowicz T, Kelly JK, Hwang WS, Shaffer EA (1989) Collagenous colitis and microscopic colitis: the watery diarrhea-colitis syndrome. Am J Gastroenterol 84:763–768
37. Tanaka M, Mazzoleni G Riddell TH (1992) Distribution of collagenous colitis: utility of flexible sigmoidoscopy. Gut 33:65–70
38. Widgren S, Jlidi R, Cox JN (1988) Collagenous colitis: histologic, morphometric, immunohistochemical and ultrastructural studies. Report of 21 cases. Virchows Arch [A] 413:287–296
39. Yardley JH, Lazenby AJ, Giardiello FM, Bayless TM (1990) Collagenous, microscopic, lymphocytic, and other gentler and more subtle forms of colitis. Hum Pathol 21:1089–1091

Idiopathische chronisch-entzündliche Darmerkrankungen

Zu den *idiopathischen* chronisch-entzündlichen Darmerkrankungen werden die *Colitis ulcerosa,* der *M. Crohn* und die sog. *indeterminate colitis* gerechnet.

Die idiopathischen chronisch-entzündlichen Darmerkrankungen sind weder ätiologisch noch pathogenetisch klar und eindeutig definiert. Die Diagnose beruht lediglich auf Symptomen, auf jeweils unterschiedlichen Krankheitsphänomenen. Als gleichsam syndromatische Krankheitsbilder zeichnen sie sich durch eine gewisse, immer wiederkehrende Kombination bestimmter Symptome und damit auch gestaltlicher, d. h. morphologisch faßbarer Veränderungen aus. Es handelt sich um chronische bzw. chronisch-rezidivierende Entzündungsprozesse, die im Laufe der Zeit zu erheblichen Gewebsdestruktionen führen können. Die Progression der Entzündung und die damit verbundenen gewebsdestruktiven Veränderungen beruhen offenbar darauf, daß bei einem entzündlichen Krankheitsprozeß, der aus (noch) unbekannter Ursache einmal initiiert wurde, die Entzündung selbst dafür verantwortlich ist, daß kein Stillstand der inflammatorischen Irritation eintritt. Es ist somit naheliegend, daß im Entzündungsvorgang Mechanismen wirksam sein müssen, die den Fortbestand der Entzündung, die Chronizität und die sog. self-perpetuation unterhalten (s. unten).

Es wird im Rahmen dieser Darstellung bewußt auf Anmerkungen zur klinischen Symptomatik, zur Therapie und zur Prognose verzichtet, weil der zur Verfügung stehende Raum der jeweils komplexen und vielschichtigen Krankheitssituation ohnehin nicht gerecht werden könnte. Wir verweisen auf die Monographien in der weiterführenden Literatur und auf die 1993 erschienene Monographie von Adler[11].

Indeterminate colitis (nicht klassifizierbare Kolitis)

Die indeterminate colitis ist ein am *makromorphologischen* Substrat, d. h. am Operationspräparat orientierter Krankheitsbegriff, der ausschließlich *gewisse phänotypische Überlagerungen im Erscheinungsbild von Colitis ulcerosa und M. Crohn (Differentialdiagnose) reflektiert.* Die indeterminate colitis ist *kein Begriff* in der diagnostischen Dimension der *kolorektalen Biopsie.* Die Häufigkeit dieser Kolitisform wird in der Literatur unterschiedlich beziffert (10–20%), wobei keineswegs immer klar gesagt wird, ob es sich um differentialdiagnostische Probleme am Operationspräparat oder an kolorektalen Biopsien handelt (▷ auch[13, 14]). In der ursprünglichen Anwendung des Begriffes[12, 13] ausschließlich nur auf Operationspräparate dürfte zumindest nach eigener Erfahrung die indeterminate colitis selten sein, sofern das Konzept akzeptiert wird, daß Colitis ulcerosa und M. Crohn tatsächlich trennbare Krankheitsentitäten sind.

Literatur

1.–10. Weiterführende Literatur (▷ S. 534)
11. Adler G (1993) Morbus Crohn – Colitis ulcerosa. Springer, Berlin Heidelberg New York Tokyo
12. Lee KS, Medline A, Shockey S (1979) Indeterminate colitis in the spectrum of inflammatory bowel disease- Arch Pathol Lab Med 103:173–176
13. Price AG (1978) Overlap in the spectrum of non-specific inflammatory bowel disease: colitis indeterminate. J Clin Pathol 31:567–577
14. Seldenrijk CA, Morson BC, Meuwissen SGM, Schipper NW, Lindeman J, Meijer CJLM (1991) Histopathological evaluation of colonic mucosal biopsy specimens in chronic inflammatory bowel disease: diagnostic implications. Gut 32:1514–1520

Colitis ulcerosa

Synonyme: Acute extensive ulceration, idiopathic ulcerative colitis, nonspecific ulcerative colitis, Colitis gravis, Colitis suppurativa resp. gravis ulcerosa, recto-colite hémorragique, mucosal colitis

Die Colitis ulcerosa, in der französischen Literatur treffend als recto-colite hémorragique bezeichnet, ist eine zwar *unspezifische* ,durch örtliche Faktoren aber doch *determinierte Entzündung,* die sich vornehmlich im Bereich der *Mukosa und Submukosa* manifestiert *(mucosal colitis).* Sie ist als exsudativ-hämorrhagische Entzündung morphologisch allgemein charakterisierbar.

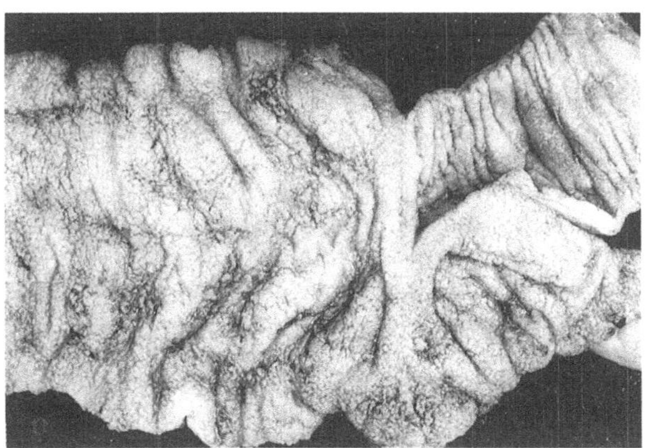

Abb. 7.19. Colitis ulcerosa mit sog. Back wash-Ileitis

Geschichte. Die Colitis ulcerosa wurde als „eigenständiges Syndrom“ mit der heute üblichen Bezeichnung (ulcerative colitis) erstmals von Samuel Wilks (1824–1911) und Walter Moxon (1836–1886) beschrieben. Die erste grundlegende Darstellung der Symptomatologie der Colitis ulcerosa lieferte 1885 William Henry Allchin (1846–1912), der in den Transactions of the Pathological Society of London die klinische Symptomatik und detaillierte Obduktionsbefunde eines einschlägigen Falles beschrieb. Allchin sprach von einer akuten extensiven Ulzeration des Colon. Ihm war aufgefallen, daß kaum ein einziges der für die Dysenterie, einer damals gebräuchlichen Bezeichnung für entzündliche Kolonaffektionen, so „typischen Stigmata“ zu finden war. Insofern formulierte Allchin die noch heute gültige Sentenz: „The etiology of the case is doubtless most obscure“ (Literatur zu medizinhistorischen Daten bei:[8]).

Definition. Die Colitis ulcerosa kann als eine *chronische Entzündung der kolorektalen Schleimhaut (mucosal colitis)* definiert werden, die durch *akute Exazerbationen* mit oft blutigen Diarrhöen und Remissionen charakterisiert ist. *Ätiologie und Pathogenese* (s. unten) sind weitgehend unbekannt. Sie kann unterschiedlich weitreichende Abschnitte, nicht selten das ganze *Kolon und Rektum,* gelegentlich auch das terminale Ileum *(back wash-Ileitis)*, erfassen und führt in der Regel zu ausgedehnten *Schleimhautulzerationen.* Sie geht mit mehr oder weniger schweren Auswirkungen *(Komplikationen)* auf den Gesamtorganismus einher und führt in wechselnder Häufigkeit auch zu *extraintestinalen Krankheitsmanifestationen* (s. unten).

Lokalisation. Die Colitis ulcerosa *beginnt im Rektum.* Sie breitet sich *kontinuierlich* proximalwärts aus und befällt in etwa 10% das ganze Kolon (Proktitis → Proktosigmoiditis → linksseitige Proktokolitis → subtotale bzw. totale Kolitis [Pankolitis][54]. In etwa 10% (bis 20%) aller totalen Kolitiden ist das terminale Ileum als *back-wash-Ileitis* mitbeteiligt, und zwar in einer Länge von 5–25 cm (gelegentlich bis 40 cm) (Abb. 7.19)

Es ist nach wie vor umstritten, ob die back-wash-Ileitis tatsächlich eine im terminalen Ileum lokalisierte Ileocolitis ulcerosa (im Sinne der Kolitisdefinition) ist oder lediglich infolge einer Regurgitation (aus dem Colon) eine unspezifisch-entzündliche Reaktion der ilealen Schleimhaut darstellt. Die makro- und mikroskopischen Befunde bei der back-wash-Ileitis sind identisch mit denjenigen der Colitis ulcerosa im kolorektalen Bereich.

Abweichungen von der typischen kontinuierlichen Krankheitsmanifestation sind bei der Colitis ulcerosa nach eigener Erfahrung nicht so selten. *Die scheinbar segmentale Manifestation resultiert offenbar aus einer diskontinuierlichen Remission.* Eine primär segmentale Form der Colitis ulcerosa, wie etwa von Roth[56] beschrieben, kann ernsthaft aber nicht angenommen werden.

Morphologie. Die morphologischen Befunde sind abhängig von der Dauer, dem Schweregrad und der Ausdehnung des Entzündungsprozesses sowie von den jeweils durchgeführten Therapiemaßnahmen (s. unten).

Makroskopische Befunde

- In den *initialen Stadien* zeigt die Schleimhaut infolge einer *ödematösen Schwellung* und einer enormen *Kongestion*[46] einen samtartig-granulierten Aspekt (Abb. 7.19). Sie ist außerordentlich *berührungsempfindlich.* Diese Friabilität ist Ursache einer schon nach geringer mechanischer Reizung sofort einsetzenden *Blutung,* die zwischen petechialen Transsudationen und schweren, profusen Blutungen variieren kann.
- Im *weiteren Fortgang* entwickeln sich *solitäre Erosionen* und häufig longitudinal ausgerichtete *Ulzera* mit der Neigung zu *flächenhafter Konfluenz* (Abb. 7.20). Durch unregelmäßige harkenstrichartige Querverbindungen entsteht schließlich ein auffallend *„wirres Bild der Mukosa“*[44]. Residuelle Schleimhautinseln inmitten ausgedehnter Ulzerationen imponieren als *Pseudo-Polypen,* die im Kolon häufiger als im Rektum gefunden werden. Selten sind sog. *filiforme Polypen.*
- Abhängig von der entzündlichen Intensität können die ulzerösen Läsionen bis tief in die Darmwand hineinreichen *(tief intramural* [14, 39]*).* Dabei werden Strukturen der Muscularis propria flächenhaft freigelegt und destruiert, und nicht selten sind auch Strukturen des enteralen Nervensy-

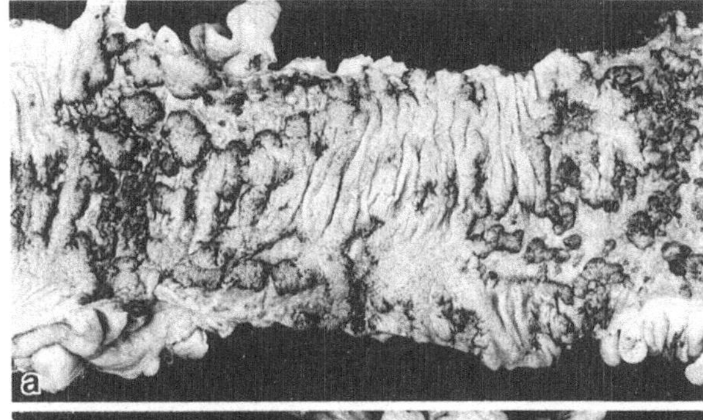
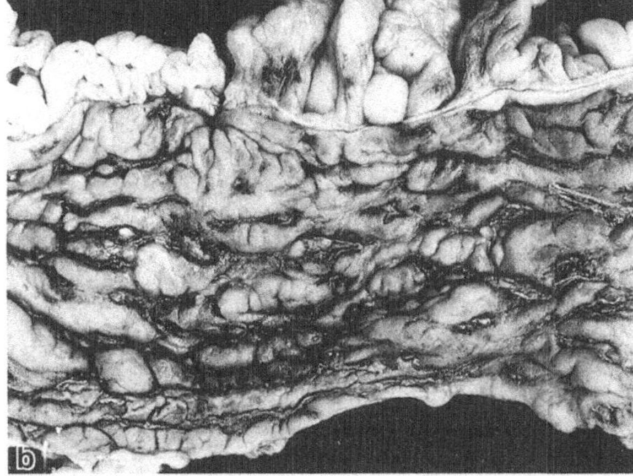
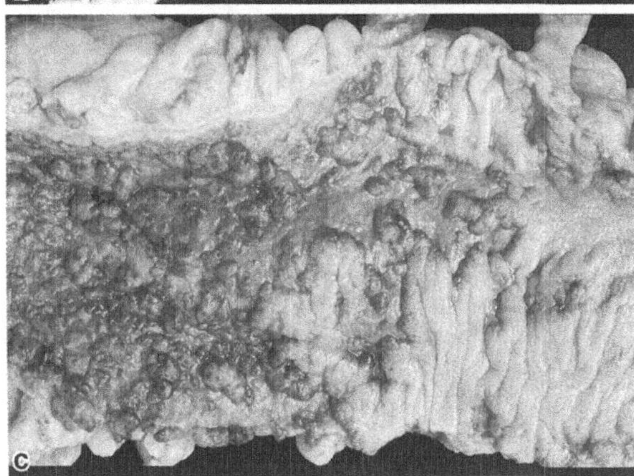

Abb. 7.20 a,b. Colitis ulcerosa. Makromorphologische Aspekte. **a** Longitudinal ausgerichtete Ulzerationen. **b** Longitudinal ausgerichtete Ulzerationen mit harkenstrichartigen Querverbindungen. **c** Floride Colitis ulcerosa mit unregelmäßig konfigurierten Ulzerationen und (pseudo-)polypösen Schleimhautauffaltungen

stems in den Entzündungsprozeß involviert *(klinisch: fulminante Kolitis;* ▷ auch *toxisches Megakolon,* S. 586).

- *Remissionsphasen,* spontan oder therapieinduziert, gehen kaum je mit einer Restitutio ad integrum einher. Postentzündliche Läsionen manifestieren sich durch ein *vergröbertes und verstrichenes Faltenrelief,* durch eine *glatte und blasse Mukosa,* durch häufig *multiple Polypen.* Die Haustrierung geht verloren. Der Darm ist zufolge einer abnormen Kontraktur und Hypertrophie der Muskulatur verkürzt. Eine nennenswerte Fibrose ist kaum je zu beobachten.

Mikroskopische Befunde

Die histomorphologischen Befunde, die in vielen Fällen auch die klinische Aktivität der Erkrankung widerspiegeln, lassen sich, abhängig von der entzündlichen Aktivität, in verschiedene Stadien untergliedern. In der angelsächsischen Literatur werden im allgemeinen folgende Formen unterschieden: *active ulcerative colitis, resolving ulcerative colitis, quiescent ulcerative colitis, chronically active ulcerative colitis*[3,5,7].

- *Aktive/floride Colitis ulcerosa.* Sie ist charakterisiert durch ein *Schleimhautödem,* durch eine erhebliche *Hyperämie* mit *Einblutungen* in das Schleimhautstroma. Die Schleimhautoberfläche ist von Blut, Zelldetritus und Granulozyten bedeckt (Abb. 7.21). Die Kryptenarchitektur ist deutlich gestört. Neben *Erosionen* und *Ulzerationen* findet man einen *Verlust an Becherzellen* mit Änderungen des Sulfo- und Sialomuzingehaltes[25,26]. Innerhalb der Lamina epithelialis mucosae (Oberfläche, Krypten) findet man *lymphoide Rundzellen* (überwiegend T-Lymphozyten: interepitheliale Lymphozyten) und *mikroabszedierende Granulozyteninfiltrate.* Schließlich entwickeln sich *Kryptitiden* und *Kryptenabszesse* (Abb. 7.22). Obwohl Kryptenabszesse in über 70% im Biopsiematerial beobachtet werden können, sind sie keineswegs spezifisch für die Colitis ulcerosa. Man findet einerseits eine deutlich *gesteigerte Profilerationsaktivität,* andererseits erhebliche *regressive Veränderungen des enterozytären Epithels.* Vorwiegend im Schleimhautstroma (mucosal colitis) sind massiert und proportional *Entzündungszellen* unter Einschluß von Lymphozyten, Plasmazellen, neutrophilen und eosinophilen Granulozyten und Mastzellen nachweisbar.
In variabler Dichte findet man *hyperplastische Lymphfollikel,* die vorwiegend im Grenzbereich von Mukosa und Submukosa liegen *(follikuläre Kolitis*[16]).
Schließlich beobachtet man im Randbereich entzündlich destruierter Krypten *Frendkörpergranulome* unter Einschluß mehrkerniger Riesenzellen. Derartige Granulome sind im Heidelberger Operationsmaterial in immerhin 5–10% zu finden[16]. Vergleichbare Granulome kommen auch in funktionell ausgeschalteten Rektumstümpfen bei Zustand nach Kolektomie vor. Granulome vom Sarkoidosetyp sind, wenn überhaupt, extrem selten bei der Colitis ulcerosa zu finden.
- *Remissionsphasen.* In klinisch *kompletten Remissionsphasen* kann die kolorektale *Schleimhaut makroskopisch weitgehend normal* aussehen. *Histologisch* sind in aller Regel *persistierende Schleimhautschäden* nachweisbar. Dies ist nicht im Sinne

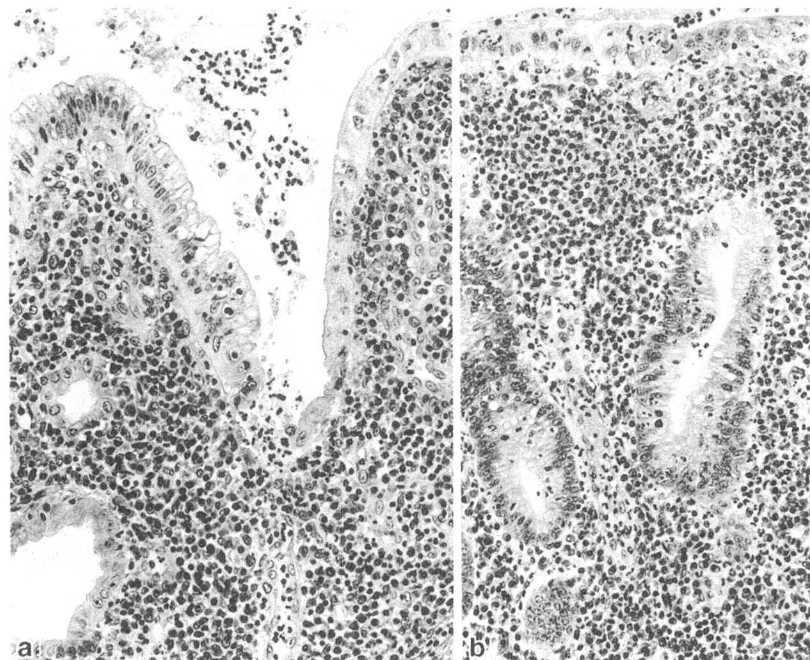

Abb. 7.21 a, b. Floride, deutlich aktive Colitis ulcerosa mit gestörter Kryptenarchitektur. An der Oberfläche Fibrinexsudationen und Granulozyten. **a** Im Schleimhautstroma ein massives Entzündungsinfiltrat mit Lymphozyten, Plasmazellen und Granulozyten. Erosionen bzw. abszedierende Kryptitis. H.E. (Vergr. 250 : 1). **b** Mikroabszedierende Granulozyteninfiltrate innerhalb der Lamina epithelialis mucosae. H.E. (Vergr. 370 : 1). (Aus Otto et al. [6])

einer milden, gleichwohl aber persistierenden Entzündung zu verstehen, sondern vielmehr im Sinne einer *Defektheilung*. Die nachweisbaren Schleimhautschäden der in Remission befindlichen Colitis ulcerosa betreffen vor allem die *Schleimhautkrypten*. Sie sind zahlenmäßig oft deutlich reduziert, gelegentlich verzweigt und durchweg irregulär angeordnet. Charakteristisch ist eine *Verkürzung der Schleimhautkrypten*, so daß sie nicht mehr der Lamina muscularis mucosae aufsitzen. Die Zahl der *Becherzellen* ist weitgehend normal. Häufig sind in der Tiefe der Schleimhautkrypten *Paneth-Zellen* nachweisbar. Befunde zu *enteroendokrinen Zellen* sind bemerkenswert divergent [16, 60]. Im Schleimhautstroma ist ein nur schütteres Entzündungsinfiltrat (Lymphozyten, Plasmazellen) nachweisbar (Abb. 7.23). Im Rektum kann eine *lymphofollikuläre Hyperplasie* persistieren.

- *Chronische rezidivierende Verläufe*. Unter den heute üblichen konservativ-therapeutischen Möglichkeiten [11] kommt es in etwa 70% aller Fälle zu *langdauernden Remissionen*. Die *Rezidivhäufigkeit* ist offenbar unabhängig von der Lokalisation und vom Ausmaß der Erkrankung, allerdings abhängig von der Therapie [11]. Die Daten über prognostische Faktoren zur Rezidivhäufigkeit sind jedoch widersprüchlich.

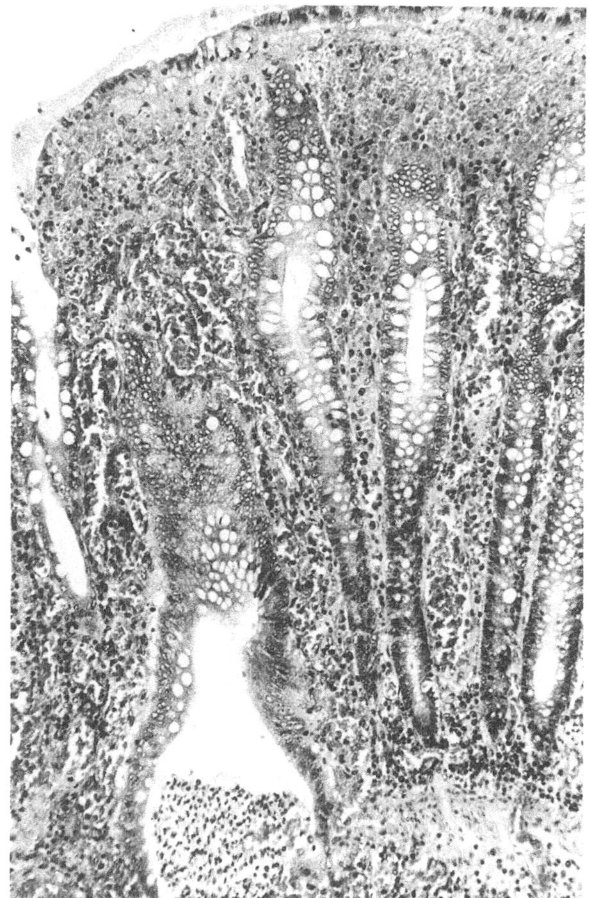

Abb. 7.22. Floride Colitis ulcerosa mit Kryptenabszeß. H.E. (Vergr. 105 : 1)

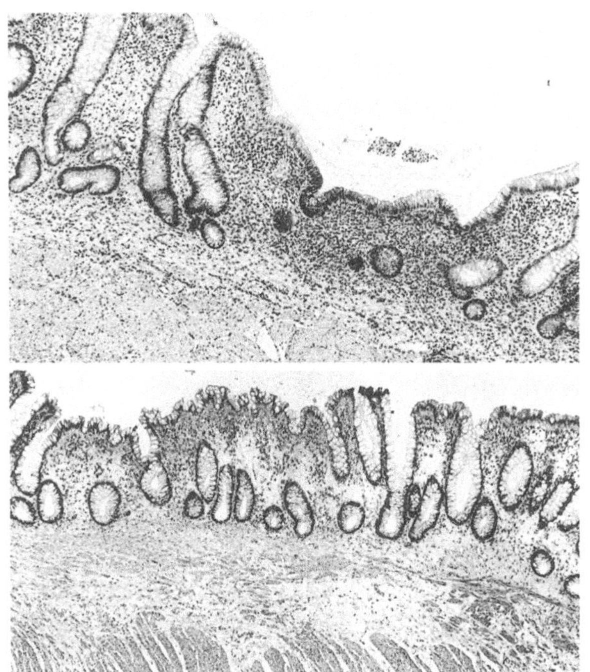

Abb. 7.23 a, b. Colitis ulcerosa in Remission mit unterschiedlich ausgeprägter Schleimhautatrophie und nur spärlichen mononukleären Entzündungsinfiltraten. Deutlich gestörte Kryptenarchitektur. H.E. (Vergr. **a** 120 : 1, **b** 90 : 1)

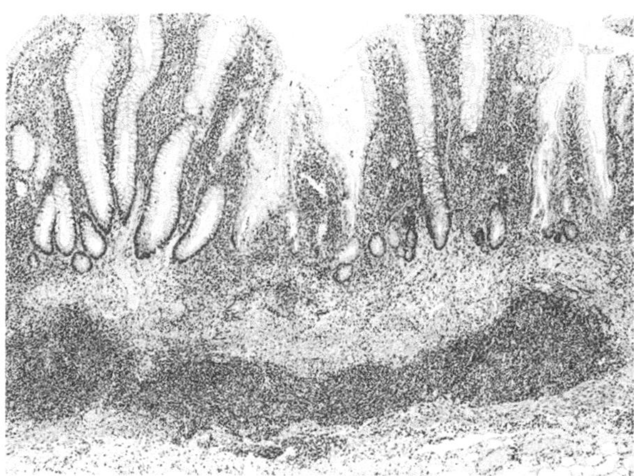

Abb. 7.24. Colitis ulcerosa. Chronisch rezidivierende Verlaufsform mit unregelmäßiger Kryptenarchitektur, umschriebener Kryptitis, lymphoplasmozytärer und granulozytärer Stromainfiltration. Häufig eosinophile Granulozyten (Therapiefolge?). H.E. (Vergr. 120 : 1)

In wenigstens 10% dürfte das vermeindliche Rezidiv auf virale (z. B. Enteroviren, CMV) und/oder bakterielle (z. B. Clostridium difficile, Mykoplasmen) Superinfektionen zurückzuführen sein. Möglicherweise spielen aber auch Medikamente (Antibiotika, 5-Aminosalizylate) rezidivauslösend eine Rolle.

- Unter klinischen Aspekten beobachtet man in etwa 40% einen *intermittierenden Verlauf*, der durch *unterschiedlich lange Remissionsphasen*, unterbrochen durch *akute Schübe*, charakterisiert ist. 5–15% aller Kolitispatienten zeigen einen *chronisch-kontinuierlichen* Krankheitsverlauf, bei dem konservativ-therapeutisch eine Remission nicht erreicht werden kann.

Histomorphologisch findet man ein *breites Spektrum* an Befunden. Das Rezidiv im Sinne des akut auftretenden Schubes kann alle Stigmata einer *floriden Kolitis* aufweisen (s. oben). Häufig zeigt sich eine bemerkenswert irreguläre Anordnung der Schleimhautkrypten mit einer mäßigen *Becherzelldepletion,* mit *Paneth-Zellen,* mit oft nur wenigen *Kryptenabszessen* und geringen *mikroabszedierenden Granulozyteninfiltraten* im Epithelverband (Abb. 7.24). Im Schleimhautstroma ist ein unterschiedlich dicht liegendes lymphoplasmozytäres Infiltrat nachweisbar. Man findet *lymphofollikuläre Aggregationen.*

- *Akut-fulminate Verlaufsform.* 1–6% (5–10% ?) aller Patienten mit einer Colitis ulcerosa durchleben eine fulminate Episode, entweder als *primäre* akut-fulminante Attacke oder als *akute Exazerbation* einer bis dahin chronischen Verlaufsform. Klinisch steht das sog. *toxische Megakolon* im Vordergrund[17, 24].

Die klinische Symptomatik ist eng mit der Definition des Krankheitsbildes verknüpft: In der Regel zeigen die Patienten *hohes Fieber,* ggf. *septische Temperaturen,* eine *Tachykardie,* eine *Leukozytose* (> 10 500) und Anämie sowie ein aufgetriebenes und druckschmerzhaftes Abdomen. Die BSG ist stark beschleunigt. Häufig findet man zudem einen Flüssigkeitsmangel, Elektrolytstörungen, hypotensive Blutdruckkrisen und einen Verwirrtheitszustand.

Pathologisch-anatomisch imponiert eine *extreme Dilatation des Kolon* (5–16 cm, im Mittel 9 cm). Die Dilatation kann (selten) das ganze Kolon oder (häufiger) auch nur Teile desselben betreffen (Abb. 7.25). Besonders häufig ist das *Colon transversum* betroffen. Die Darmwand ist z. T. *papierdünn* und leicht verletzlich. Sie besitzt die *Konsistenz von feuchtem Löschpapier.* Die Serosa ist trüb und glanzlos. Die Gefäße sind hyperämisch, z. T. thrombosiert. Das *Darmlumen* enthält reichlich *Blut* und *Eiter.* Crile u. Thomas[15] beschrieben das toxisch dilatierte Kolon als einen mit Fäzes, Eiter und Blut gefüllten Serosasack.

Histologisch handelt es sich um eine *akut-fulminante* und *transmural entwickelte* Entzündung mit flächenhaften und tiefgreifenden *Uzerationen.* Gefä-

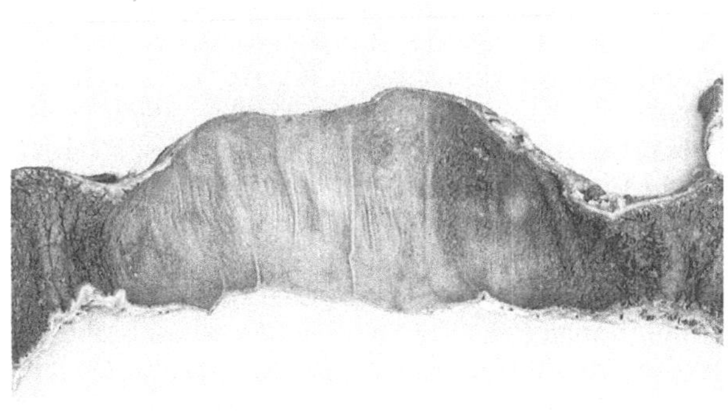

Abb. 7.25. Colitis ulcerosa, fulminante Verlaufsform mit der Entwicklung eines segmental akzentuierten toxischen Megakolons. Operationspräparat

ße (fibrinoide Wandnekrosen, Thrombosen, Vaskulitiden) und Nervenplexus (Neuritis, Ganglioneuritis, degenerative Veränderungen der Ganglienzellen) sind in den Entzündungsprozeß einbezogen.

Die früher schlechte *Prognose* des toxischen Megakolons (vor 1970/75 eine durchschnittliche Letalität von etwa 25%), wesentlich mitbedingt durch Perforationen und diffuse Peritonitiden, hat sich durch eine aggressive medikamentöse Therapie und durch frühzeitige chirurgische Intervention wesentlich gebessert[17, 24].

- Als *minimal change colitis*[22] wurde eine weitere, allerdings seltene Kolitisvariante (1%) mit röntgenologisch und kolonoskopisch unauffälligen, aber histologisch typischen Entzündungsinfiltraten beschrieben.

Intestinale Komplikationen der Colitis ulcerosa

- *Massive Blutung:* Sie ist selten (3%) und tritt vor allem bei der linksseitig akzentuierten Kolitis auf[56].
- *Stenosen der Darmlichtung:* Im Gegensatz zum M. Crohn (▷ S. 598) entwickelt die Colitis ulcerosa nur selten Strikturen bzw. Stenosen (6–12%)[5, 8, 31]. Die Häufigkeit steigt mit zunehmender Ausdehnung der Kolitis (Rektum: 3,6%, Rektum und linkes Kolon: 7,5%, Rektum und Kolon: 17,1%)[56]: Länge: bis 30 cm.
- *Freie Perforationen:* Sie sind praktisch nur beim *toxischen Megakolon* in unterschiedlicher Häufigkeit[17, 24] zu beobachten. Gedeckte Perforationen sind offenbar häufiger und Ausgangspunkt periproktitischer Abszesse und Analfisteln.
- *Perianale Entzündungen:* Sie entstehen als Folge einer (gedeckten) Perforation oder Durchwanderung und können äußere und innere Fisteln erzeugen. Man findet sie in etwa 18% aller Kolitisfälle[56].
- *Prästomale Ileitis:* Es handelt sich um entzündliche Veränderungen im Ileum *nach Kolektomie und Ileostomie.* Das Intervall kann Tage, Monate oder Jahre betragen. Das prästomale Ileum ist erweitert und zeigt tiefreichende *Ulzerationen.* Die akute, unmittelbar postoperativ auftretende Form neigt zur *Perforation* (chirurgische Intervention?).
- *Pouchitis nach ileoanaler Pouchoperation:* Funktionserhaltende Therapiekonzepte in der Chirurgie der Colitis ulcerosa sind seit etwa einer Dekade fest etabliert (aktuelle Übersicht:[40]). Potentielle Probleme der verschiedenen Pouch-Techniken können von einer gewissen Inkontinenz und langfristig von einer Pouchitis herrühren. Infolge der *unphysiologischen Beanspruchung als Reservoir für einen (zunächst) dünnflüssigen Dünndarmstuhl entstehen im zum Pouch umgewandelten Ileum reaktive und adaptative Veränderungen*[40]. *Langfristig entwickelt sich ein struktureller Umbau der Ileumschleimhaut, der letztlich einer partiellen oder kompletten „Kolonisation"* (*Kolonmetaplasie,* kolonähnliche Mukosaarchitektur) entspricht. Offenbar bestehen enge Korrelationen zwischen den Strukturveränderungen der Mukosa und einer bakteriellen Besiedlung[50]. Die Strukturveränderungen der Schleimhaut gehen in der Regel mit *adaptativ-entzündlichen Infiltraten des Schleimhautstromas* einher.

> Derartige Befunde sind indessen nicht identisch mit dem *klinischen Begriff der Pouchitis.* Die klinische Diagnose der Pouchitis bezeichnet eine klinisch manifeste und symptomatische Entzündung im Ersatzreservoir[40], die als *eigenständige Entität,* allerdings unterschiedlicher Ätiologie und Pathogenese, anerkannt ist[19, 50, 58, 62].

Unter pathogenetischen bzw. ätiologischen Aspekten sind grundsätzlich *mehrere Formen* der klinisch manifesten Pouchitis möglich: massive Entzündungsinfiltrate im Sinne der *adaptativen Reaktion* (Stuhlstase), *Infektionen* (bakteriell, viral, parasitär), primäre *Ischämiereaktionen,* Veränderungen und Faktoren im Sinne der *diversion colitis,* schließlich auch *Manifestationen der Grunderkrankung* (spezifische Pouchitis)[30a–c]. Die signifikant höhere Pouchitisinzidenz bei Kolitispatienten (gegenüber der Adenomatosis coli) könnte darauf hinweisen, daß in der Pathogenese der Pouchitis krankheitsimmanente Faktoren (Colitis ulcerosa) eine größere Rolle spielen als beispielsweise Infektionen oder Ischämiereaktionen (ausführliche Diskussion und Literaturübersicht bei[26]).

Die *Morphologie der Pouchitis* ist charakterisiert durch ein Schleimhautödem, durch Hyperämie und Blutungen, durch unterschiedlich tief reichende Ul-

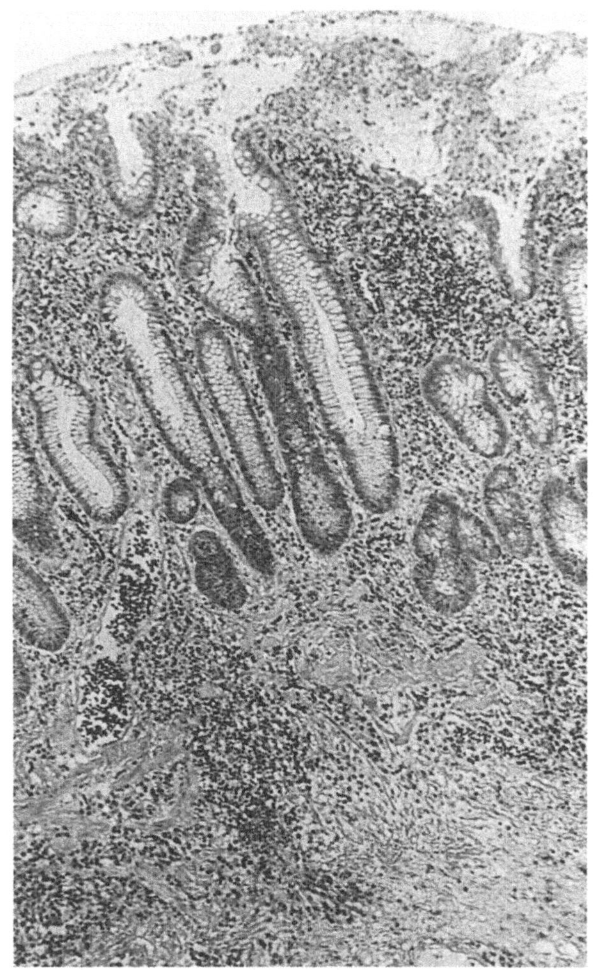

Abb. 7.26. Pouchitis. Floride Entzündung (überwiegend granulozytär) mit kragenknopfähnlichen Ulzerationen und entzündlicher Destruktion der Krypten. H.E. (Vergr. 85 : 1)

zerationen. Dabei ist der *endoskopische Befund* von entscheidender diagnostischer Relevanz. *Histologisch* (Abb. 7.26) findet man ein dichtes granulozytäres Stromainfiltrat mit entzündlicher Destruktion der Krypten und kragenknopfähnlichen Ulzerationen.

- Kolorektale Karzinome: Colitis ulcerosa und M. Crohn (▷ S. 598) sind Krebsrisikoerkrankungen. Die betroffenen Patienten haben ein effektiv erhöhtes Karzinomrisiko, verglichen mit der alterskorrelierten Normalbevölkerung.

Bei der Colitis ulcerosa schwanken (in der älteren Literatur) Angaben zur *Prävalenz* zwischen 3,5 und 9,7%, Angaben zum *kumulativen Krebsrisiko* nach 32 Krankheitsjahren liegen zwischen 11,6 und 40% (Literatur und Diskussion bei:[3, 8, 40, 55]). In einer 1986 publizierten Übersicht der Cleveland Clinic, Ohio/USA, fanden die Autoren[48] unter 1248 Kolitispatienten 82 (6,5%) mit kolorektalen und 48 (3,8%) mit extraintestinalen Karzinomen. Das kumulative Karzinomrisiko wurde nach 10–15 Krankheitsjahren mit 0,8%, nach 20–25 Jahren mit 11,9% und nach 35–40 Jahren mit 28,1% beziffert. *Multifokale Karzinome* traten in 13,5% auf.

In Studien aus Schweden, Dänemark, England und Israel[21, 27, 28, 36] in denen geographisch definierte Populationen bzw. Kohorten erfaßt wurden und die in jüngerer Zeit publiziert worden sind, finden sich *wesentlich geringere Karzinominzidenzraten* als in den oben zitierten Krankenhausstudien. Im Heidelberger Material (7/1983– 8/1993) fanden wir unter 208 Kolektomiepräparaten bei 18 Patienten (8,65%) insgesamt 26 Karzinome[38].

Das Risiko, ein Kolitiskarzinom zu entwickeln, ist abhängig von der *Dauer der Erkrankung (kumulatives Karzinomrisiko)* und von der *Ausdehnung* und *Schwere* der Erkrankung *(subtotale/totale Kolitis)*. Ob auch der Zeitpunkt *(Lebensalter)* der ersten Krankheitsmanifestation das Karzinomrisiko wesentlich mitbeeinflußt, wird in der Literatur kontrovers diskutiert.

Kolitiskarzinome treten etwa 20 Jahre früher auf als gewöhnliche Kolonkarzinome. Sie kommen grundsätzlich in allen Abschnitten des Dickdarms vor. Im Heidelberger Material waren Rektum und Sigma besonders betroffen. Doppel- und Mehrfachkarzinome findet man in 10–25%.

Makroskopisch findet man entweder polypös (blumenkohlartig), plaqueartig oder flach-exkaviert (Abb. 7.27) und diffus-infiltrierend wachsende Karzinome. Die flachen Karzinome sind gelegentlich assoziiert mit Strikturen[31].

Histologisch überwiegen Adenokarzinome von hohem Malignitätsgrad und muzinöse Karzinome (Abb. 7.28).

Die *Prognose* ist entgegen früheren Berichten wahrscheinlich nicht schlechter als beim gewöhnlichen Kolonkarzinom[6, 33, 55]. Von großer praktischer Bedeutung ist die frühzeitige bioptische Erfassung *präkanzeröser Dysplasien* (▷ S. 603).

Differentialdiagnose: Colitis cystica profunda (▷ S. 619).

- *Enteroendokrine Tumoren* (Karzinoide). Einzelne Kasuistiken[23, 53].
- *Maligne Lymphome.* Selten (Abb. 7.29)[52]. Bis 1992 sind n.u.K. lediglich 59 Fälle publiziert worden. Selbst in großen Untersuchungsserien sind Kolitis- oder M. Crohn-assoziierte und intestinal lokalisierte maligne Lymphome extrem selten (z. B. Mount Sinai Hospital, New York, USA: 1/2636 Patienten; 0,04%)[29, 59]. Soweit die publizierten Fälle immunhistologisch typisiert wurden,

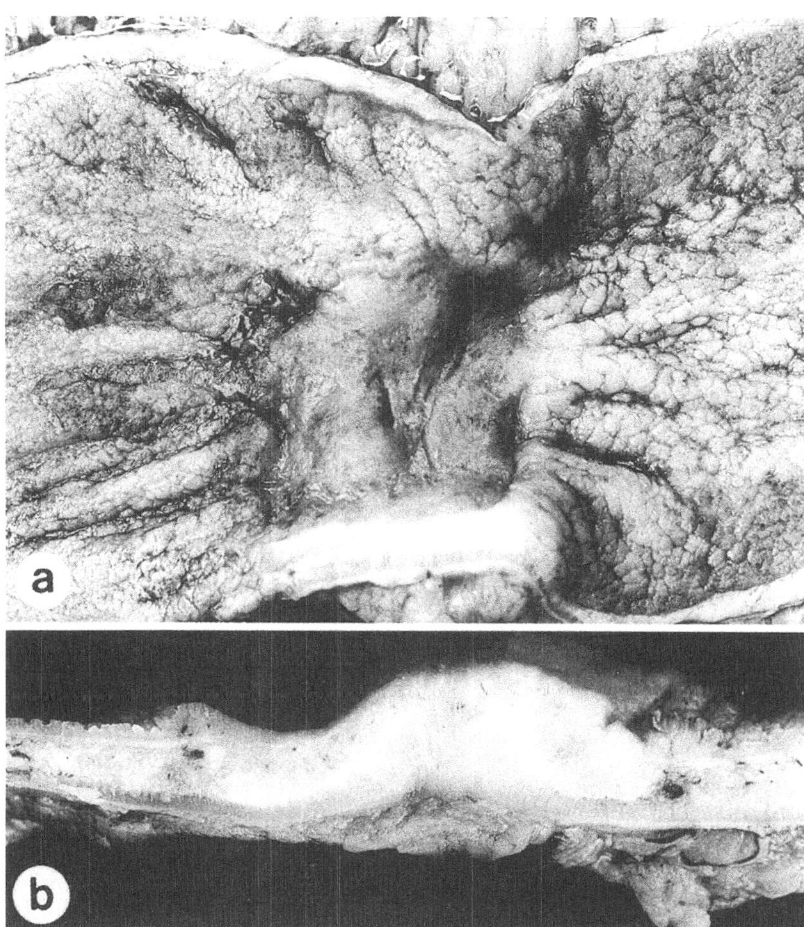

Abb. 7.27 a, b. Colitis ulcerosa. Flach exkaviertes Karzinom im Bereich des Colon ascendens (6jährige Krankheitsdauer). **a** Aufsicht. **b** Schnittfläche (Operationspräparat)

handelt es sich um B-Zell-Lymphome von meist hohem Malignitätsgrad.

Anhand unserer Heidelberger Erfahrung ist die Inzidenz Kolitis- und/oder M. Crohn-assoziierter maligner Lymphome deutlich niedriger als die Frequenz primärer intestinaler Lymphome, die zunächst als Colitis ulcerosa oder M. Crohn fehlinterpretiert wurden[37].

Extraintestinale Tumoren bei Colitis ulcerosa

Extraintestinale Tumoren[20, 29], die bei Colitis-ulcerosa-Patienten (und M. Crohn) beobachtet wurden, umfassen nahezu das gesamte Spektrum der Onkologie (Übersicht:[37]). Nur für wenige Tumorentitäten dürfte, wenn überhaupt, ein tatsächlicher Bezug zu den chronisch-entzündlichen Darmerkrankungen bestehen. So zeigt eine in Schweden durchgeführte epidemiologische Studie[20] für M. Crohn-Patienten ein erhöhtes *Hautkrebsrisiko* , für Colitis-ulcerosa Patienten ein erhöhtes Risiko für *maligne mesenchy-*

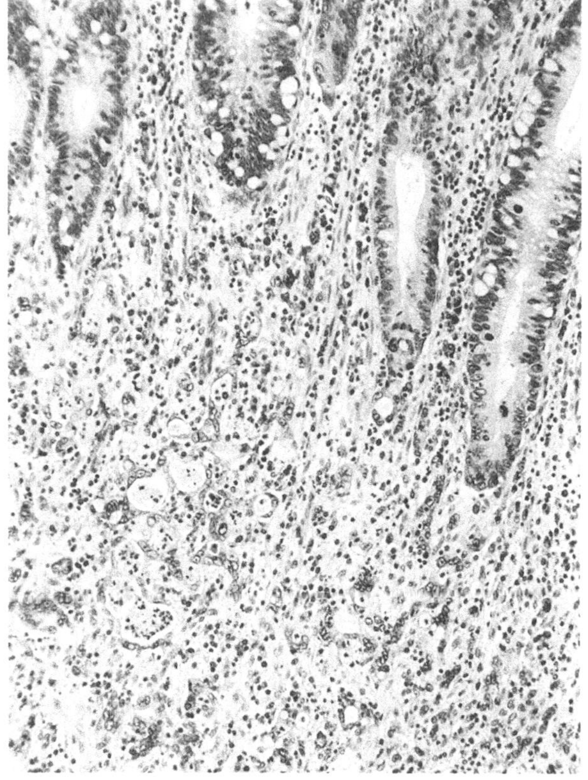

Abb. 7.28. Kolitis-assoziiertes und relativ niedrig differenziertes Adenokarzinom, gleicher Fall wie Abb. 7.27. An der Oberfläche noch intakte, z. T. dysplastische Mukosa. Zur Tiefe hin „versickert" das Karzinom frühzeitig in alle Darmwandschichten. H.E. (Vergr. 180 : 1)

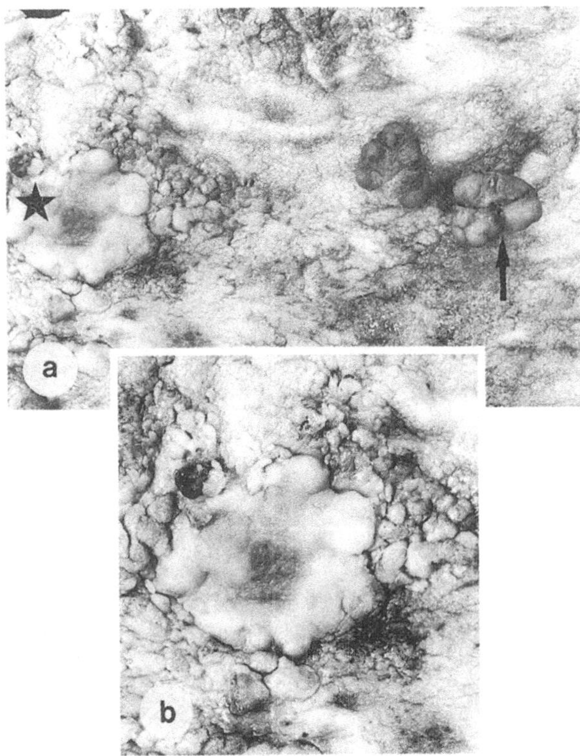

Abb. 7.29. Totale Colitis ulcerosa mit ausgeprägter Schleimhautatrophie nach 14 Krankheitsjahren. Neben einem tubulären Adenom *(Pfeil in a)* plaqueartig-flache, unregelmäßig begrenzte Schleimhautläsionen (Asterix) (**b** Ausschnittsvergrößerung), histologisch: malignes Non-Hodgkin-Lymphom vom lymphoblastischen Typ. (Aus Otto et al.[6])

male Tumoren und bei primär ausgedehnten Kolitiden ein erhöhtes *Gehirntumorrisiko.*

- *Karzinome der Gallenwege:* Adenokarzinome der extra- und intrahepatischen Gallenwege sind fraglos *die häufigsten extraintestinal manifestierten Malignome*[18, 35, 42, 49, 64]. *Bei Colitis-ulcerosa-Patienten mit einer primär-sklerosierenden Cholangitis* wird die Frequenz von Gallenwegskarzinomen mit *bis zu 40%* angegeben. Das durchschnittliche *Manifestationsalter* liegt bei 38 Jahren. Das Karzinomrisiko wird offenbar nicht durch die entzündliche Aktivität der Kolitis beeinflußt.

Die kolitis-assoziierten Gallenwegskarzinome sind vor allem in den *leberhilusnahen großen Gallengängen* lokalisiert. Sie zeigen eine oft ausgeprägte *desmoplastische Stromareaktion (Differentialdiagnose: Entzündung!).*

Neuere Publikationen[35, 42] weisen auf *präkanzeröse Dysplasien* in den Gallenwegen hin. Ob und in welchem Ausmaß es sich um Vorläuferläsionen manifester Karzinome handelt, muß durch weitere Untersuchungen abgeklärt werden. Immerhin sind sie mit zytologischen Techniken (endoskopisch-retrograde Bürstenabstriche) diagnostisch auswertbar.

In einer 1992 publizierten Studie weisen Broome et al.[13] darauf hin, daß bei Colitis ulcerosa-Patienten mit einer *primär-sklerosierenden Cholangitis* auch das Risiko, ein *kolorektales Karzinom* zu entwickeln, deutlich erhöht ist. Im Rahmen einer logistischen Regressionsanalyse stellte sich die primär-sklerosierende Cholangitis als unabhängiger Risikofaktor für die Entwicklung eines kolorektalen Karzinoms dar.

Leukämien und extraintestinale Lymphome

In der Cleveland Clinic, Ohio, USA, wurde bei Colitis ulcerosa-Patienten eine *Leukämieinzidenz* von 0,4% (5/1248) gefunden. Epidemiologische Studien (z. B. aus Schweden) ergaben indessen *kein* erhöhtes Leukämierisiko für Colitis ulcerosa-Patienten[20, 29, 34, 47].

Häufiger als Leukämien sind wahrscheinlich reaktive Hyper-Leukozytosen (sog. *leukämoide Reaktionen*)[52], vor allem bei fulminanten Kolitiden.

Auch für *extraintestinale (nodale) Lymphome* konnte kein eindeutig erhöhtes Risiko nachgewiesen werden (Literatur:[37]).

Bezüglich der *nichttumorösen extraintestinalen Komplikationen* und *Folgeerkrankungen* ▷ M. Crohn (S. 599)

Literatur (▷auch M. Crohn)

1.–10. Weiterführende Literatur (▷ S. 534)
11. Adler G (1993) Morbus Crohn – Colitis ulcerosa. Springer, Berlin Heidelberg New York Tokyo
12. Borchard F (1983) Pathologie der chronisch-entzündlichen Darmerkarnkungen. Verdauungskrankheiten 1:49–58
13. Broome UG, Lindberg R, Löfberg R (1992) Primary sclerosing cholangitis in ulcerative colitis – a risk factor for the development of dysplasia and DNA aneuploidy? Gastroenterology 102:1877–1880
14. Buckell NA, Williams GT, Bartram CI, Lennard-Jones JE (1980) Depth of ulceration in acute colitis. Correlation with outcome and clinical and radiologic features. Gastroenterology 79:19–25
15. Crile G, Thomas CY (1951) The treatment of acute toxic ulcerative colitis by ileostomy and simultaneous colectomy. Gastroenterology 19:58–63
16. Dabros W, Stachura J, Bogdal J, Tarnavski A (1983) Ultrastructure of colonic endocrine cells in ulcerative colitis. Folia Histochem Cytochem 21:263–272
17. Danovitch SH (1989) Fulminant colitis and toxic megacolon. Gastroenterol Clin North Am 18:73–82
18. Dorudi S, Chapman RW, Kettlewell MGD (1991) Carcinoma of the gallbladder in ulcerative colitis and primary sclerosing cholangitis. Dis Colon Rectum 34:827–828
19. Dube S, Heyen F (1990) Pouchitis and gastric hyposecretion: cause or effect? Int J Colorect Dis 5:142–143
20. Ekbom A, Helmick C, Zack M, Adami HO (1990) Ulcerative colitis and colorectal cancer. A population based study. N Engl J Med 323:1228–1233
21. Ekbom A, Helmick C, Zack M, Adami HO (1991) Extracolonic malignancies in inflammatory bowel disease. Cancer 67:2015–2019
22. Elliott PR, Williams CB, Lennard-Jones JE et al. (1982) Colonoscopic diagnosis of minimal change colitis in patients

with normal sigmoidoscopy and normal air-contrasts enema. Lancet I:650–651
23. Farr CM, Rajala WP (1990) Carcinoid tumor complicating ulcerative colitis. Gastrointest Endosc 36:315–316
24. Fazio VW (1980) Toxic megacolon in ulcerative colitis and Crohn's colitis. Clin Gastroenterol 9:389–407
25. Filipe MI, Branfoot AE AB (1976) Mucin histochemistry of the colon. Curr Top Pathol 63:143–178
26. Filipe MI, Dawson I (1979) The diagnostic value of mucosubstances in rectal biopsies from patients with ulcerative colitis and Crohn's disease. Gut 11:229–234
27. Gilat T, Fireman Z, Grossmann A et al. (1988) Colorectal cancer in patients with ulcerative colitis. A population study in Central Israel. Gastroenterology 94:870–877
28. Gillen CD, Walmsley RS, Prior P et al. (1994) Ulcerative colitis and Crohn's disease: a comparison of the colorectal cancer risk inflammatory extensive colitis. Gut 35:1590–1592
29. Greenstein AJ, Genusso R, Sacher DB et al. (1986) Extraintestinal cancers in inflammatory bowel disease. Cancer 56:2914–2921
30. Greenstein AJ, Mullin GE, Strauchen JS et al. (1992) Lymphoma in inflammatory bowel disease. Cancer 69:1119–1123
31. Gumaste V, Sachar DB, Greenstein AJ (1992) Benign and malignant colorectal strictures in ulcerative colitis. Gut 33:938–941
32- Gyde SN, Prior P, Thompson H, Waterhouse JAH, Allan RN (1984) Survival of patients with colorectal cancer complicating ulcerative colitis. Gut 25:228–231
33. Gyde SN, Prior P, Allan RN et al. (1988) Colorectal cancer in ulcerative colitis: a cohort study of primary referrals from three centers. Gut 29:206–217
34. Halme L, Knorring J v, Elonen E (1990) Development of acute myelocytic leukemia in patients with Crohn's disease. Dig Dis Sci 35:1553–1556
35. Haworth AC, Manley PN, Groll A, Pace R (1989) Bile duct carcinoma and biliary tract dysplasia in chronic ulcerative colitis. Arch Pathol Lab Med 113:434–436
36. Hendriksen C, Kreiner S, Binder V (1985) Long term prognosis in ulcerative colitis – based on results from regional patient groups from the country of Copenhagen. Gut 26:158–163
37. Herbay A v. (1993) Maligne Tumoren bei chronisch-entzündlichen Darmerkrankungen. In: Adler G (Hrsg) Morbus Crohn – Colitis ulcerosa. Springer, Berlin Heidelberg New York Tokyo S. 86–100
38. Herbay A v (1993) Pathologie der idiopathischen chronisch-entzündlichen Darmerkrankungen. In: Adler G (Hrsg) Morbus Crohn – Colitis ulcerosa. Springer, Berlin Heidelberg New York Tokyo, S. 132–157
39. Herbay A v , Stern J, Otto HF (1992) Deep-intramural inflammation and fistula formation in ulcerative colitis. In: Frühmorgen P, Demling L (eds) Non-neoplastic diseases of anorectum. Kluwer, Dordrecht Boston London, pp 352–357
40. Herfarth C, Otto HF (1987) Carcinom-präventive Operationsindikationen bei entzündlichen Darmerkrankungen. Chirurg 58:221–227
41. Herfarth C, Stern J, (unter Mitarbeit von A. von Herbay) (1990) Colitis ulcerosa - Adenomatosis coli. Funktionserhaltende Therapie. Springer, Berlin Heidelberg New York Tokyo
42. Hill MJ, Melville DM, Lennard-Jones JE, Neale K, Ritchie JK (1987) Faecal bile acids, dysplasia, and carcinoma in ulcerative colitis. Lancet II: 185–186
43. Hulten L, Lindhagen J, Lundgren O, Fasth S, Ahren Ch (1977) Regional instestinal blood flow in ulcerative colitis and Crohn's disease. Gastroenterology 72:388–396
44. Krauspe C (1972) Pathologische Morphologie. In: Krauspe C, Müller-Wieland K, Stelzner F (Hrsg) Colitis ulcerosa und granulomatosa. Urban & Schwarzenberg, München Berlin Wien, S. 41–157
45. Luukkonen P, Järvinen H, Tanskanen M, et al. (1994) Pouchitis – recurrence of the inflammatory bowel disease? Gut 35:243–246
46. Merrin P, Lancaster Smith MJ (1989) Leukaemoid reaction and ulcerative colitis. Gut 30:1154–1155
47. Mir-Madjlessi SH, Farmer RH, Weick K (1986) Inflammatory bowel disease und leukemia. A report of seven cases of leukemia in ulcerative colitis and Crohn's disease and review of the literature. Dig Dis Sci 31:1025–1031
48. Mir-Madjlessi SH, Farmer RH Easly KA, Beck GJ (1986) Colorectal and extracolonic malignancy in ulcerative colitis. Cancer 58:1569–1574
49. Mir-Madjlessi SH, Farmer RH, Sivak M (1987) Bile duct carcinoma in patients with ulcerative colitis. Relationship to sclerosing cholangitis: report of six cases and review of the literature. Dig Dis Sci 32:145–154
50. Nicholls RJ (1987) Restorative proctocolectomy with various types of reservoir. Word J Surg 11:751–762
51. Otto HF (1990) Dysplasie-Karzinom-Sequenz bei chronisch-entzündlichen Darmerkrankungen. Verdauungskrankheiten 8:61–66
52. Otto HF, Gebbers J-Q, Mathaes P, Müller-Wieland K (1978) Malignes Lymphom und multitope Carcinome als Komplikation einer langjährigen Colitis ulcerosa. Inn Med 5:189–195
53. Owen DA, Hwang WS, Thorlakson RH, Walli E (1981) Malignant carcinoid tumor complicating chronic ulcerative colitis. Am J Clin Pathol 76:333–338
54. Price AB, Morson BC (1975) Inflammatory bowel disease. The surgical pathology of Crohn's disease and ulcerative colitis. Hum Pathol 6:7–29
55. Riddell RH (ed)(1991) Dysplasia and cancer in colitis. Elsevier, New York Amsterdam London Tokyo
56. Roth JLA (1976) Ulcerative colitis. In: Bockus HL (ed) Gastroenterology, 3rd edn, vol 2. Saunders, Philadelphia London Toronto, pp 645–749
57. Ruseler-wan Embden JGH, Schouten WR, van Lieshout LMC (1994) Pouchitis: result of microbial imbalance? Gut: 35:658–664
58. Salemans JMJI, Nagengast FM, Luvvers EJC, Kuijpers JH (1992) Postoperative and long-term results of ileal pouch-anal anastomosis for ulcerative colitis and familial polyposis coli. Dig Dis Sci 37:1882–1889
59. Shephard NA, Hall PA, Williams GT et al. (1989) Primary malignant lymphoma of the large intestine complicating chronic inflammatory bowel disease. Histopathology 15:325–337
60. Skinner JM, Whitehead R, Piris J (1971) Argentaffin cells in ulcerative colitis. Gut 12:636–638
61. Subramani K, Harpaz N, Bilotta J et al. (1993) Refractory pouchitis: does it reflect underlying Crohn's disease? Gut 34:1539–1542
62. Tytgat GNJ, van Deventer SJH (1988) Pouchitis. Int J Colorect Dis 3:226–228
63. Warren BF, Shepherd NS, Bartolo DCC, Bradfield JWB (1993) Pathology of the defunctioned rectum in ulcerative colitis. Gut 34:514–516
64. Wee A, Ludwig J, Coffey RJ, Larusso NF, Wiessner RH (1985) Hepatobiliary carcinoma associated with primary sclerosing cholangitis and ulcerative colitis. Hum Pathol 16:719–726

M. Crohn

Synonyme: Cicatrizing enteritis, infective granuloma, chronic intestinal enteritis, regional enteritis, Crohn's disease

1932 beschrieben Crohn, Ginzburg u. Oppenheimer[18] eine Erkrankung des terminalen Ileums als sog. *regional ileitis,* von der sie annahmen, daß es sich um eine durch die ausschließliche Lokalisation im terminalen Ileum charakterisierbare Krankheitsentität handle. Sehr bald aber wurden vergleichbare klinische und morphologische Befunde auch in an-

Tabelle 7.15. Lokalisation des M. Crohn bei der Erstdiagnose

Studie, Jahr	Befallener Darmabschnitt [%]		
	Ileum	Ileum + Kolon	Kolon
Farmer 1975[a]	28,6	41	27
Mekhijan 1979	30	55	15
Steinhardt 1985	30	49	21
Goebell 1987	26	48	26
Malchow 1987[b]	26	55,6	17,9
Otto 1990[c]	18,1	45,5	35,4

[a] 3,4% anorektale Lokalisation.
[b] 0,5% isolierter Duodenalbefall.
[c] 4% andere Lokalisationen, einschließlich (isolierter) Duodenalbefall, Stomatitis.

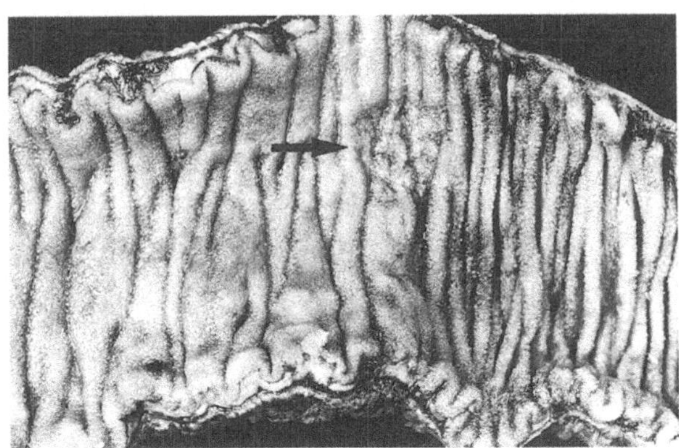

Abb. 7.30. M. Crohn (Dünndarm). Hochgradiges Schleimhautödem mit aphthösen Ulzera *(Pfeil)* Operationspräparat)

deren Darmabschnitten gefunden (medizinhistorische Daten bei[16, 17]).

Die Ileitis regionalis war schon vor Crohn bekannt, in ihrer klinischen Bedeutung und Eigenständigkeit aber nicht erkannt worden, (z. B. Moschcowitz u. Wilensky (1923): *non-specific granuloma of the intestine,* Mock (1931): *infective granuloma: non specific chronic tumor-like productive inflammations of the gastrointestinal tract* (Literatur bei:[8, 16, 17]).

Definition. Der M. Crohn ist eine *chronische,* sich *in Schüben* manifestierende Entzündung, von der alle Abschnitte des Gastrointestinaltraktes betroffen sein können. In den Entzündungsprozeß sind häufig *alle Darmwandschichten* einbezogen (*transmural,* full wall colitis bzw. enterocolitis). Dabei ist die Entzündung i. allg. *disproportional* und *diskontinuierlich* ausgeprägt. Die Erkrankung führt zu zahlreichen intestinalen und extraintestinalen Komplikationen bzw. *systemischen Manifestationen* (s. unten). Insofern ist der M. Crohn eine *Allgemeinerkrankung* mit dominierendem Schwerpunkt der klinischen Manifestationen im Gastrointestinaltrakt. Die Krankheit ist durch *hohe Rezidivquoten* charakterisiert. *Ätiologie* und *Pathogenese* (s. unten) sind noch immer ungeklärt *(idiopathisch).*

Lokalisation. Die Lokalisation des M. Crohn ist anhand größerer Übersichten in Tabelle 7.15 zusammengefaßt[25, 27, 31, 47, 50, 56, 66, 73]. Am häufigsten manifestiert sich der M. Crohn als *kombinierte Ileocolitis.* Nach Angaben der Literatur ist das *Rektum* in 20–50% mitbetroffen (differentialdiagnostische Probleme in der Abgrenzung der Colitis ulcerosa). *Isolierte Rektummanifestationen sind eher selten* (etwa 2%). *Perianale Läsionen* findet man, abhängig von der intestinalen Crohn-Lokalisation (Ileum, Ileum und Kolon, Kolon), zwischen 14 und 38%[25, 73]. *Gastroduodenale* Crohn-Manifestationen werden in 4–5% beschrieben, bei endoskopischen Untersuchungen sogar in 16% (▷ die jeweiligen Organkapitel).

Morphologie. Das Spektrum morphologischer Befunde, die den M. Crohn charakterisieren, ist *wesentlich vielfältiger als das der Colitis ulcerosa.*

Makroskopische Befunde

In Anlehnung an Morson[52] und ungeachtet der intestinalen Krankheitslokalisation können im wesentlichen 3 makroskopische Erscheinungsbilder unterschieden werden, die vielfach aber fließend ineinander übergehen:

- *Aphtöse Ulzerationen* (Abb. 7.30): Es handelt sich um oberflächlich gelegene, *serpinginöse* und hämorrhagisch imbibierte, *„rattenbißartig“* konfigurierte Mukosadefekte („pinpoint lesions“, „slit-like hemorrhagic erosions“, „white-based, aphtoid ulcers“)[3]. Sie stellen die *wahrscheinlich frühesten makroskopisch erfaßbaren Crohn-Läsionen* dar. Sie entwickeln sich häufig über (hyperplastischen) Solitärfollikeln und/oder Peyer-Plaques.
- *Gartenschlauchartige Strikturen* („hose-pipe strictures“): Diese röntgendiagnostisch wichtigen Befunde treten *singulär* oder *multipel* im Dünn- und Dickdarm auf (Abb. 7.31). Die *Länge* der Strikturen schwankt zwischen wenigen Zentimetern und 25–30 cm. Nur selten sind größere Darmabschnitte (bis zu 160 cm) betroffen. Die Darmwand ist *enorm verdickt* und *induriert.* An der entzündlichen Induration sind Subserosa, Serosa, mesenteriales bzw. parakolisches Fettgewebe in Form des *sklerolipomatösen Überwuchses* beteiligt. Fissurale *Ulzerationen* und *transmurale Entzündungsinfiltrate* bzw. intramurale Abszedierungen, gelegentlich auch gedeckte Perforationen, führen nicht selten zu *entzündlichen Konglomerat-*

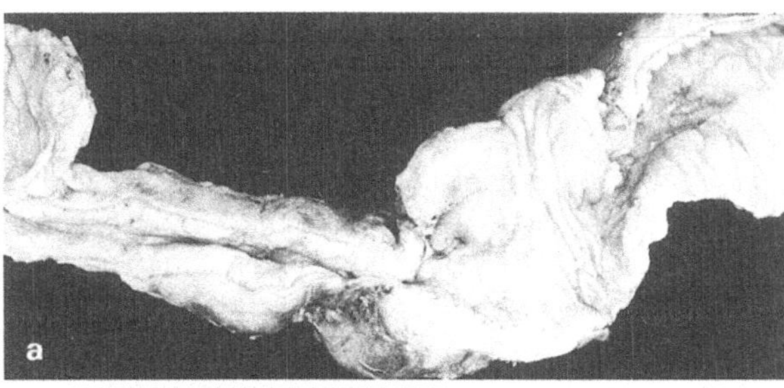

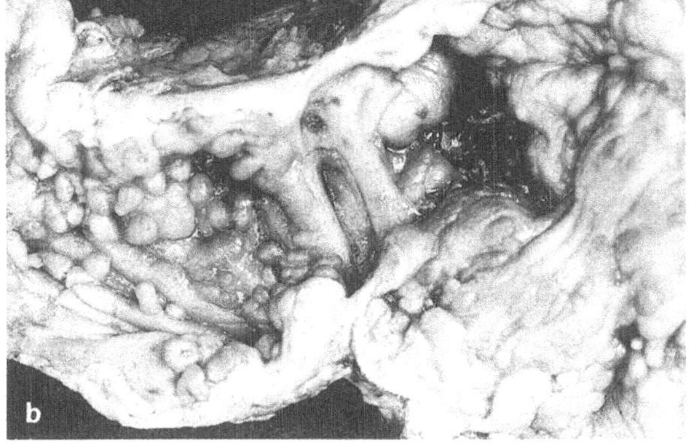

Abb. 7.31 a, b. M. Crohn. **a** Gartenschlauchartige Stenose mit enormer Wandverdickung und sklerolipomatösem Überwuchs (Dünndarm). **b** Entzündliche Destruktion der Bauhin-Klappe bei ileokolischer Crohn-Manifestation

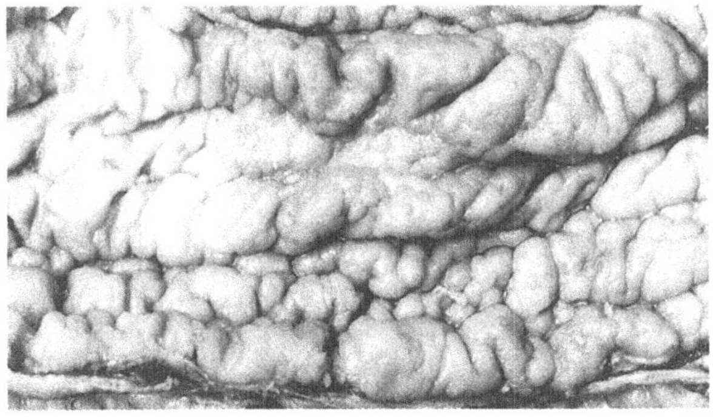

Abb. 7.32. M. Crohn, sog. Kopfsteinpflasterrelief

tumoren „unentwirrbar verbackener Darmschlingen, die häufig durch ein *fuchsbauartiges Fistelsystem* miteinander verbunden sind"[24].

- *Kopfsteinpflasterrelief der Schleimhaut* (cobblestones): Diese sozusagen klassische Schleimhautveränderung (Abb. 7.32) wird in unterschiedlicher Häufigkeit beobachtet (bis zu 25% ?). Sie ist *häufiger im Dünn- als im Dickdarm* anzutreffen. Die in der Regel *longitudinal verlaufenden, rißförmigen Ulzerationen* (cleft-like ulcers) bilden Querverbindungen. Die erhaltenen Mukosaareale innerhalb dieser netz- oder strickleiterartig angelegten Ulzerationen sind pflastersteinartig geschwollen und aufgeworfen. Auf diese Weise entsteht das für den M. Crohn typische Bild der cobblestones. Die linearen Ulkusstraßen (Schneckenspur) verlaufen im Dünndarm überwiegend entlang der mesenterialen Ansatzlinie, im Kolon entlang der mesokolischen Tänie.
  Entsprechend der diskontinuierlichen, segmentalen oder multisegmentalen Ausbreitung der Entzündung findet man zwischen Crohn-Segmenten *makroskopisch unauffällige Darmabschnitte (skip lesions)*.
  In unterschiedlicher Häufigkeit, insgesamt seltener als bei der Colitis ulcerosa, findet man im Gefolge der chronischen und ulzerierenden Entzündung polypöse Schleimhautveränderungen, entweder in Form *entzündlicher (Granulations-) Polypen, sog. Pseudopolypen* (Schleimhautinseln in Ulkusarealen) oder *filiformer Polypen*[42, 62].

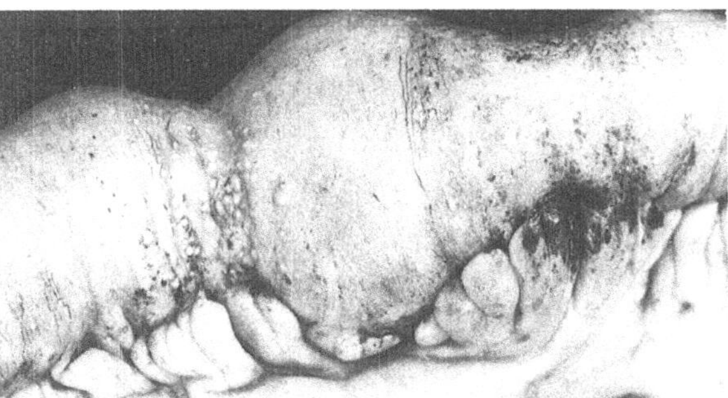

Abb. 7.33. Miliarer M. Crohn mit miliaren Serosa-Infiltraten und deutlich ausgeprägten Stenosen

- *Miliarer M. Crohn* (Abb. 7.33). *Selten*[58]. Der miliare M. Crohn kann einerseits klinisch manifeste Darmerkrankungen begleiten, andererseits wohl auch die primäre Manifestation der Erkrankung überhaupt sein. Fehlen die sonst typischen Veränderungen des M. Crohn, stellt die miliare Manifestation eine sozusagen *fokale Granulomatose*[79] dar.
  Der miliare M. Crohn bevorzugt den *Dünndarm*. Auf der Serosa, z. T. auch im Mesenterium, sind, *wie bei der Tuberkulose (Differentialdiagnose!)*, zahlreiche *grau-weiße, knotige, hirsekorngroße (miliare) Infiltrate* zu finden. Histologisch entsprechen sie nichtverkäsenden Granulomen vom Tuberkulose- bzw. vom Sarkoidosetyp.
- *Hot Crohn:* ▷ toxisches Megakolon.
- *Diffuse Jejunoileitis*[74]. *Selten*, 3–10% aller Crohn-Manifestationen. Gegenüber früheren Mitteilungen ist die *Langzeitprognose* bei adäquater Therapie (antiinflammatorisch, ggf. Strikturoplastiken bei obstruktiven Symptomen) durchaus *gut*.

Mikroskopische Befunde

Erste grundlegende Untersuchungen zur Histologie des M. Crohn stammen von Hadfield und seiner Arbeitsgruppe[12, 36]. Seither ist eine derartige Fülle histomorphologisch orientierter Arbeiten erschie-

Tabelle 7.16. M. Crohn – histologische Befunde

1) Transmurale Entzündung
Diskontinuierlich
Disproportional
2) Ulzeröse Läsionen
Aphtoid
Fissural
Kryptenabszesse
3) Lymphoidzellige Aggregate, lymphoidzellige Hyperplasie
4) Granulome
Sarkoid
Tuberkuloid
„Histiozytär"
Mikrogranulome
5) Lamina epithelialis mucosae
Becherzellen: normal (Kolon)
Paneth-Zell-Metaplasie (Kolon)
Gastrale Metaplasie (Dünndarm)
Granulozyteninfiltrate, mikroabszedierend
6) Gefäßveränderungen
Entzündlich
Degenerativ
Lymphangiektasien
7) Nervale Läsionen
Neuritis – Ganglioneuritis
Inflammatorische Axonopathie
Neuromatöse Proliferationen/Hyperplasien
8) Muskuläre Läsionen
Destruktion
Desintegration
Hypertrophie
Leiomyomatöse Proliferationen
9) Darmwandfibrose (Stenose)

nen, daß sie im Rahmen dieses Beitrages nur sehr ausgewählt zitiert werden können.

Bei kritischer Würdigung aller Befunde wird klar, daß es *das* histomorphologische Substrat für den M. Crohn nicht gibt. Die morphologisch begründete Diagnose kann lediglich aus einer Vielzahl von Einzelbefunden wahrscheinlich gemacht werden (Tabelle 7.16).

Versuche, den Ablauf des M. Crohn auch histologisch in bestimmte *Stadien* einzuteilen (early acute phase – intermediate phase – chronic proliferative phase[54]) bleiben in letzter Konsequenz *unbefriedigend,* weil immer wieder Überschneidungen des breiten Befundspektrums zu beobachten sind. Neben einer weitgehend inaktiven Narbe (burnt-out phase), einer gleichsam desmo- bzw. fibroplastischen Gewebsreaktion, findet man immer auch und häufig dicht zusammenliegend hochfloride Entzündungsprozesse.

Die morphologische Vielgestaltigkeit des M. Crohn läßt gelegentlich die Frage aufkommen, ob es sich tatsächlich um eine einzige nosologische Entität handelt.

Entsprechend der im allgemeinen transmural entwickelten Entzündung findet man *pathologische Befunde in allen Strukturen der Darmwand.*

- Die frühesten *makroskopisch* (endoskopisch) nachweisbaren Crohn-Veränderungen (im Rektum) wurden von Makiyama, Benett u. Jewell[46] als *umschriebene Hyperämien* bzw. *punktförmige Hämorrhagien* und als „worm eaten mucosal pattern", einhergehend mit einer leicht verletzlichen Mukosa, beschrieben. Die Befundkonstellation der frühesten *histologisch* nachweisbaren Crohnveränderungen ist nach wie vor umstritten. Lockhart-Mummery u. Morson[45, 53] beschrieben *aphthoide Ulzerationen* als früheste Crohn-Läsionen, die mikroskopisch faßbar sind, Dourmashkin et al.[21] „patchy epithelial necrosis in the absence of acute inflammation" als initiale Crohn-Läsion und Sankey et al.[68] in einer makroskopisch intakten Mukosa (Resektionspräparate) als früheste Crohn-Läsionen bandartig angeordnete und vorwiegend subepithelial gelegene Ansammlungen von Makrophagen und von Faktor-XIII A-positiven dendritischen Zellen *(„pre-inflammation changes" „pre-aphthoid lesions"*[66]*).* In dieser Phase fanden sie zudem umschriebene Hämorrhagien aus rupturierten Kapillaren. Innerhalb der Lamina epithelialis mucosae fanden sich allenfalls singuläre Zellnekrosen mit Kernpyknosen, gelegentlich rauchschwadenartig aufsteigenden Fibrinexsudationen im Bereich von Mikroulzerationen. Die Autoren postulieren einen *mikrovaskulären Insult.* Ob diese Beobachtung tatsächlich ein pathogenetisches Konzept und in der zeitlichen Sequenz des Auftretens eine pathophysiologische Kausalität implizieren, bleibt abzuwarten.
- Die *Entzündungsinfiltrate* (Lymphozyten, Plasmazellen, Granulozyten, histiozytäre Zellformen[69]) sind *diskontinuierlich* und *disproportional* entwickelt. Im allgemeinen, aber keinesfalls immer *(mukosaler M. Crohn)* [49] sind alle Darmwandschichten betroffen. *Lymphofollikuläre Hyperplasien* findet man relativ häufig, vor allem in der Submukosa und in tieferen Darmwandschichten. Neben flachen Schleimhautulzerationen sind *fissurale* und zumeist tiefreichende Ulzera relativ typisch für den M. Crohn. *Fissuren* können zum Ausgangspunkt zahlreicher und regelloser *Fistelgänge* werden, die über die Gekröseplatte und über Adhäsionen in *benachbarte Darmschlingen* und in *andere Hohlorgane* des Unterbauches einbrechen. Nach Price u. Morson[60] sind Fissuren in aktiven Entzündungsphasen in 25–30% der Fälle nachweisbar.
- *Granulome:* Seit den Untersuchungen von Hadfield et al.[12, 36] gilt die *epitheloidzellig-granulomatöse Reaktion* in der Darmwand und in den regionalen Lymphknoten als einigermaßen krankheitstypisch. Auch wenn diese Granulome in Kenntnis

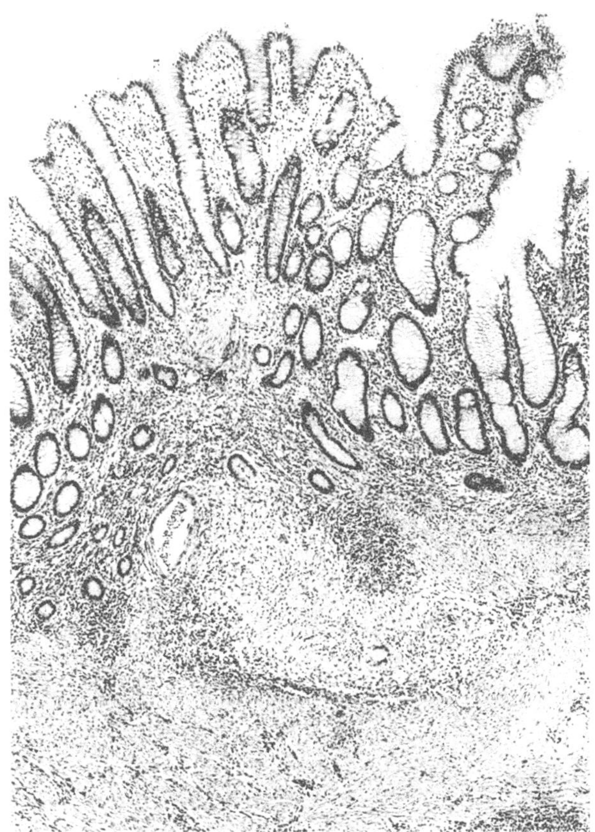

Abb. 7.34. M. Crohn, Kolon. In der Submukosa ein epitheloidzelliges, zentral nichtverkäsendes Granulom mit mehrkernigen Riesenzellen. Ein angedeutet disproportionales Entzündungsinfiltrat. Filiformer (Pseudo-)Polyp. H.E. (Vergr. 180 : 1)

anamnestischer, klinischer, röntgendiagnostischer und endoskopischer Befunde einen hohen differentialdiagnostischen Stellenwert haben, sind sie *keineswegs Crohn-spezifisch oder -pathognomonisch* (vergleichbare Granulome u. a. bei: Infektionen mit Campylobacter jejuni, Chlamydia trachomatis, Mykobakteriosen, (z. B. Tuberkulose), Divertikulitis, chronischen Ischämiereaktionen [ischämisch-granulomatöse Kolitis[38]], M. Whipple [Übersicht: [40]].
Zudem werden Granulome *nur in etwa der Hälfte aller Crohn-Fälle* gefunden[2, 4, 14, 30], meist in *tieferen Schichten* der Darmwand [Subserosa > Submukosa (Abb. 7.34) > Mukosa > Muskularis propria]. Demzufolge ist ihre Inzidenz in endoskopischen Biopsien gering. Es erhebt sich zwangsläufig die Frage nach ihrer *diagnostischen Wertigkeit*. Die histologisch begründete Diagnose des/eines M. Crohn ausschließlich auf den Nachweis epitheloidzelliger Granulome zurückführen zu wollen, wird aber der vielschichtigen Erscheinungsform und der auch morphologisch sich abzeichnenden Dynamik der Erkrankung nicht gerecht[42]. Schließlich sind die beim M. Crohn auftretenden *Granulome* nach histologischen und immunhistologischen Befunden[6, 43, 51, 65] *unterschiedlich strukturiert* (ausführliche Diskussion immunhistologischer Befunde bei: Meuwissen[51], Baklien[11], Gebbers u. Otto[28]).

> *Das „Crohn-Granulom" gibt es nicht.* Neben *histiozytären Mikrogranulomen* und *Granulomen vom Fremdkörpertyp* findet man solche vom *Sarkoidose- und Tuberkulosetyp* (Abb. 7.35) Gelegentlich findet man in den Granulomen eine massierte Ansammlung von *Schaumann-Körpern* und *Oxalatkristallen*[64] (Abb. 7.36) als Folge einer vermehrten Resorption von freiem Oxalat (s. unten). Ob den Granulomen tatsächlich eine prognostische Bedeutung[14, 30] zukommt, erscheint eher zweifelhaft.

- *Epitheliale Veränderungen:* Die Drüsen- bzw. Kryptenarchitektur stellt sich im allgemeinen *irregulär, deutlich gestört* dar. Die Zahl der *Becherzellen* ist im Gegensatz zur Colitis ulcerosa weitgehend normal, ein in der bioptischen Diagnostik wichtiges differentialdiagnostisches Kriterium. Relativ häufig (vor allem im Dünndarm) findet man *gastrale (mukoide) Metaplasien* (Abb. 7.37), im kolorektalen Bereich *Paneth-Zellen*. In floriden Krankheitsphasen ist die Lamina epithelialis mucosae von *mikroabszedierenden Granulozyteninfiltraten* durchsetzt. *Kryptenabszesse* sind selten.
- *Vaskuläre Veränderungen* findet man an Lymph- und Blutgefäßen. Sie können entzündlicher, proliferativer oder degenerativer Art sein. Relativ charakteristisch sind *dilatierte Lymphgefäße*, seltener *granulomatöse Lymphangitiden* oder *fibromuskuläre Wandveränderungen*.
Der chronische Entzündungsprozeß führt zu einer *veränderten Angioarchitektur*. In der *Frühphase* des M. Crohn ist der Blutfluß meßbar erhöht, in der *fibrotischen Spätphase* (burnt-out phase) deutlich reduziert. Vorwiegend in der terminalen Strombahn der Mukosa kommt es zu Kalibersprüngen. *Granulomatöse Vaskulitiden* sind indessen selten. Die kürzlich von Wakefield et al.[75, 76] publizierten Befunde, die eine fokale Arteriitis mit Fibrinablagerungen, progressiver Okklusion und multifokalen Mikroinfarkten an den Anfang der Crohn-Läsionen stellen, können in dieser gleichsam apodiktischen Form nicht bestätigt werden (▷ hierzu auch: [68]).
- *Nervale Veränderungen* sind im Gegensatz zur Colitis ulcerosa, relativ *häufig* (transmurale Entzündung). Man findet einerseits entzündlich bedingte Läsionen *(Neuritis, Ganglioneuritis)*, andererseits *degenerative Veränderungen* an Nerven und *neuromatöse Proliferationen* enteraler Gliazellen und Nervenfasern (Abb. 7.38).

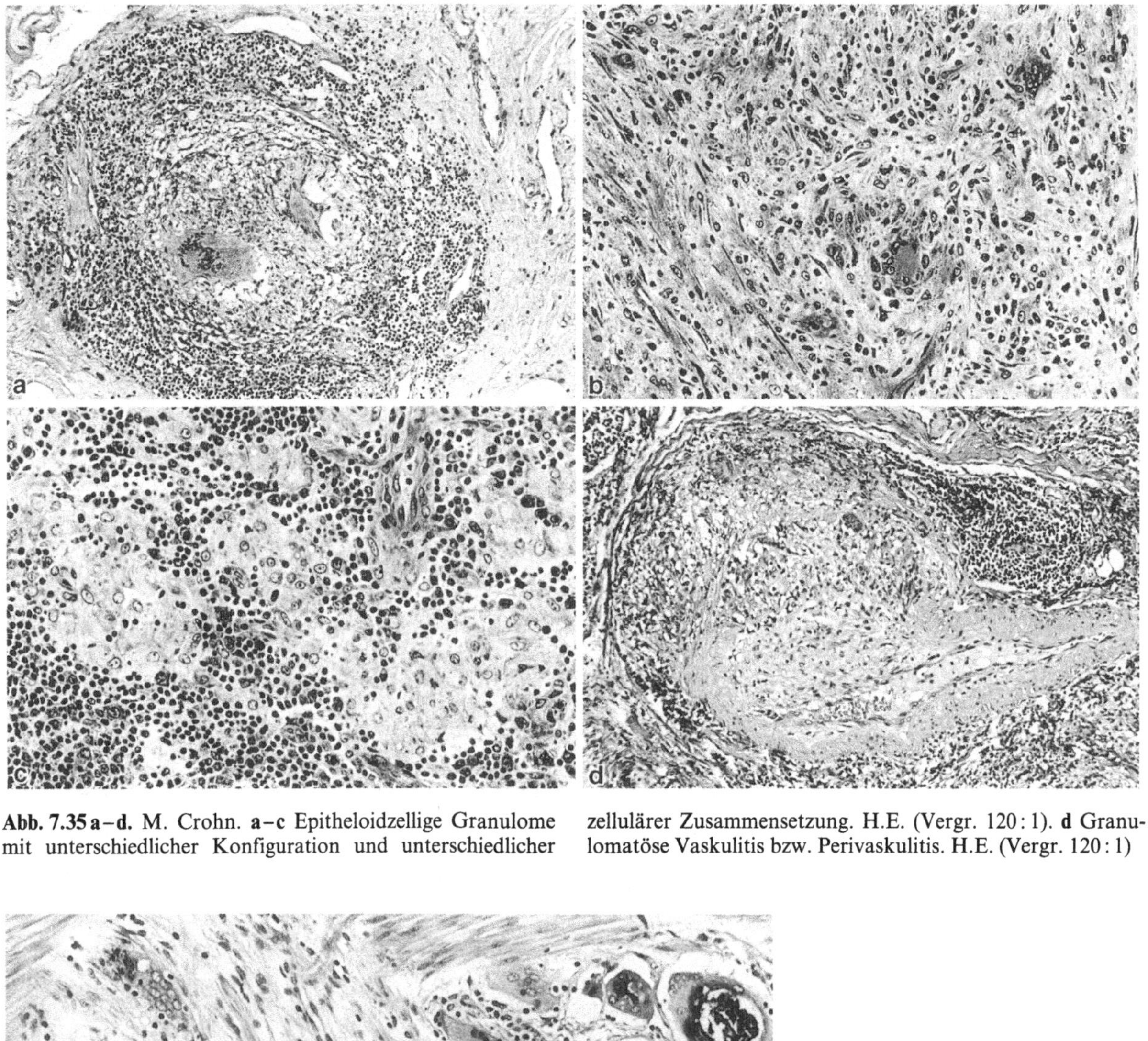

Abb. 7.35 a–d. M. Crohn. **a–c** Epitheloidzellige Granulome mit unterschiedlicher Konfiguration und unterschiedlicher zellulärer Zusammensetzung. H.E. (Vergr. 120 : 1). **d** Granulomatöse Vaskulitis bzw. Perivaskulitis. H.E. (Vergr. 120 : 1)

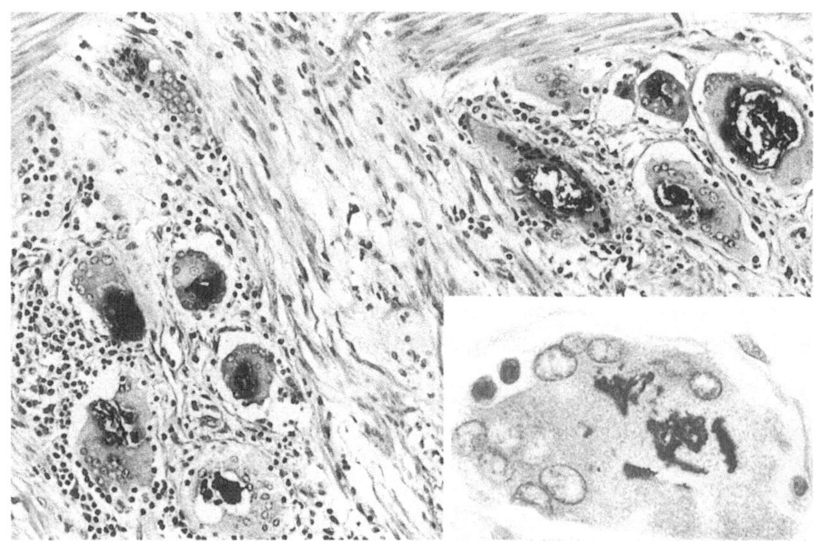

Abb. 7.36. Epitheloidzellige Granulome im Bereich des Plexus myentericus mit Kossa-positiven kristallinen Einschlüssen (wahrscheinlich Oxalatkristalle). H.E. bzw. Kossa (Vergr. 160 : 1). *Inset:* Ausschnittsvergrößerung: mehrkernige Riesenzelle mit Kossa-positiven kristallinen Einschlüssen. Kossa (Vergr. 800 : 1)

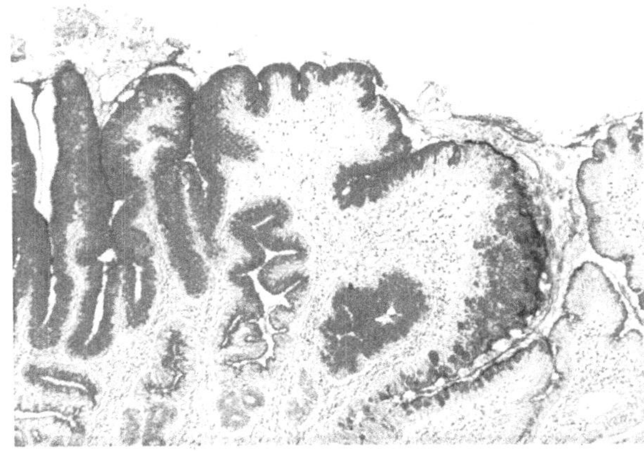

Abb.7.37. M. Crohn, Dünndarm. Gastrale Epithelmetaplasien. PAS-Alcianblau (Vergr. 240 : 1)

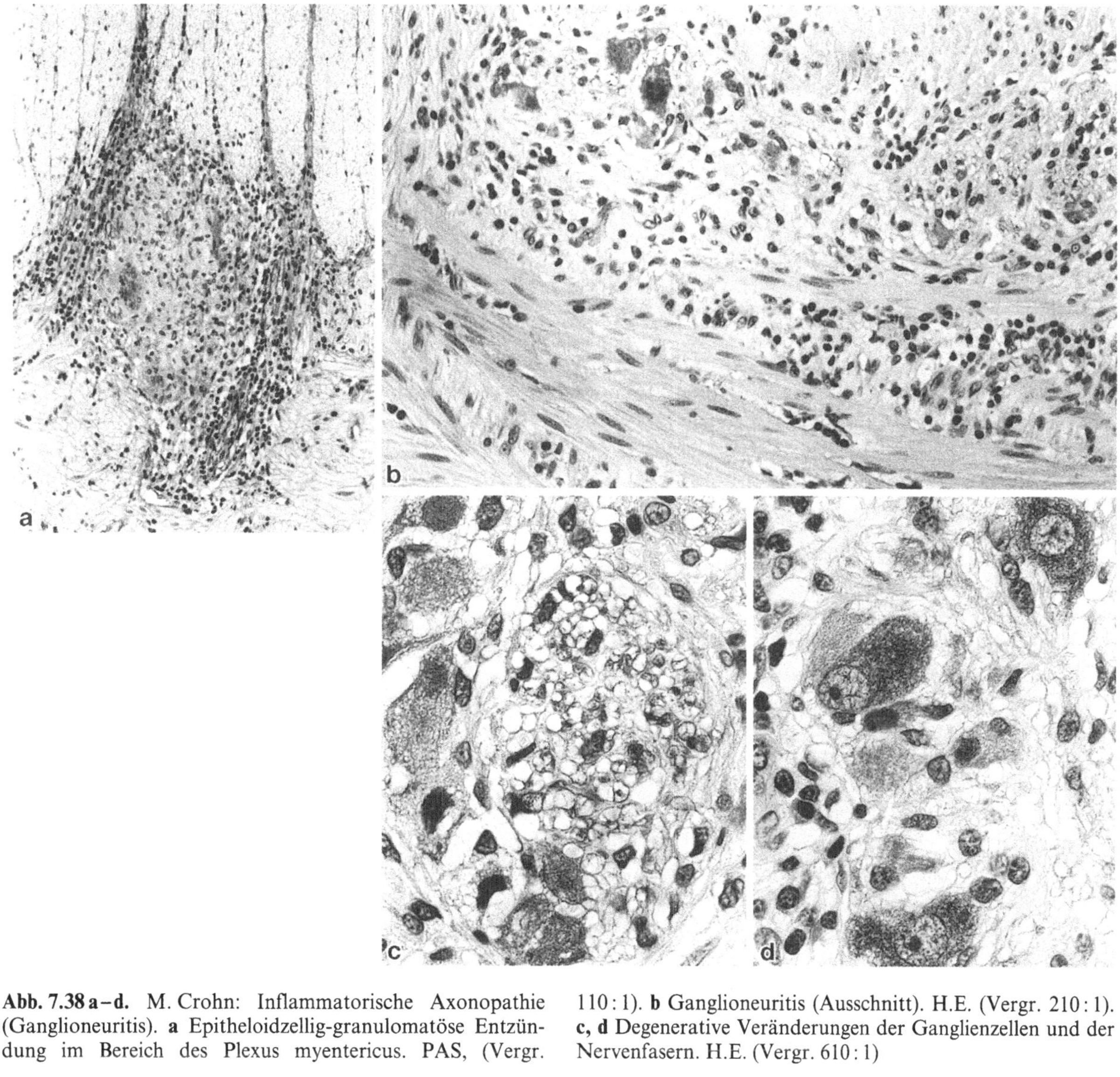

Abb. 7.38 a–d. M. Crohn: Inflammatorische Axonopathie (Ganglioneuritis). **a** Epitheloidzellig-granulomatöse Entzündung im Bereich des Plexus myentericus. PAS, (Vergr. 110 : 1). **b** Ganglioneuritis (Ausschnitt). H.E. (Vergr. 210 : 1). **c, d** Degenerative Veränderungen der Ganglienzellen und der Nervenfasern. H.E. (Vergr. 610 : 1)

Intestinale Komplikationen bei M. Crohn

Das Spektrum intestinaler Komplikationen ist breit gestreut und z. T. abhängig von der intestinalen Lokalisation des M. Crohn.

- *Innere Fisteln* (intestinointestinal, ileokolisch, kolovaginal, zur Harnblase) und *Abszesse* (Psoasabszesse) sind mit 6–40% eine häufige Komplikation des M. Crohn. Rarität: rektoepidurale Fisteln[63, 78].
- *Äußere* (enterokutane) *Fisteln* (10–20%) werden gehäuft nach Operationen beobachtet. Sie sind häufig fuchsbauartig verzweigt.

> - *Perianale* und *anale Fisteln* sind mit einer Prävalenz von 34% sicher *eine der häufigsten Komplikationen bzw. Manifestationen des M. Crohn*[13, 48]. Sie sind um so häufiger, je weiter distal im Darm der M. Crohn lokalisiert ist (▷ auch S. 690). In etwa ¼ der Fälle stellen perianale Läsionen die *Erstmanifestation* eines M. Crohn dar.

- *Freie Perforationen* in die Bauhöhle sind insgesamt selten, allerdings mit einer hohen Letalität (35–36%) belastet. Sie treten meist im terminalen Ileum, selten im Jejunum und noch seltener im Kolon auf[72].
- *Blutungen*. Massive und lebensbedrohliche Blutungen sind selten (1,4%), leichtere bzw. okkulte Blutungen dagegen häufig (31% bzw. 13%).
- *Strikturen* treten in 30–40% auf (vgl. auch Colitis ulcerosa). Sie sind häufig die primäre Operationsindikation. Lokalisationsabhängig werden Rezidivraten zwischen 24 und 41% beobachtet.
- *Toxisches Megakolon*. Nach neueren Ergebnissen ist das toxische Megakolon bei Kolonmanifestationen des M. Crohn *(Hot-Crohn) häufiger als bei der Colitis ulcerosa*. Allerdings sollte darauf hingewiesen werden, daß bei toxischen Kolondilatationen oft weder makromorphologisch noch histologisch eine eindeutige Zuordnung zu einem M. Crohn oder zur Colitis ulcerosa möglich ist. Die Komplikation ist *insgesamt selten*. Frühere Häufigkeitsangaben (4,4–6,3%)[35, 59] dürften nicht mehr aktuell sein.
- *M. Crohn-assoziierte maligne Tumoren*. Zu den möglichen Spätfolgen eines langdauernden M. Crohn gehören gastrointestinale Karzinome, die *auch außerhalb der typischen Crohn-Segmente (Magen, Ösophagus)*, in *nichterkrankten Kolonabschnitten* und auch *extraintestinal (Pankreas)* beobachtet werden[26, 34, 37]. Exakte Daten zur Inzidenz und Prävalenz fehlen. Es scheint, als läge die Crohn-assoziierte Karzinominzidenz unter derjenigen der Colitis ulcerosa (0,46% aller US-amerikanischen Patienten; 0,73% der schwedischen Patienten; 0,4% der Heidelberger Patienten[39]).

> In einer vor kurzem publizierten epidemiologischen Feldstudie aus Schweden konnte gezeigt werden, daß Crohn-Patienten (im Vergleich zur Gesamtbevölkerung) mit einer kolorektalen Manifestation ein statistisch *signifikant höheres Karzinomrisiko (5,6fach)* aufweisen. Demgegenüber wurden *Dünndarmkarzinome* bei M.-Crohn-Patienten nicht häufiger beobachtet[22].

Das kolorektale Karzinomrisiko dürfte auch bei M. Crohn-Patienten *abhängig* sein von der *Krankheitsdauer*, von der *Ausdehnung* des entzündlichen Krankheitsprozesses und vom *Zeitpunkt* (Lebensalter) der Krankheitsmanifestation. In Schweden wurde für jüngere Crohn-Patienten (Krankheitsbeginn vor dem 30. Lebensjahr) ein 20,9fach erhöhtes Karzinomrisiko berechnet[22].

> Auffällig ist, daß Crohn-assoziierte Dünndarmkarzinome vor allem (in 30–40%) in ausgeschalteten, aber belassenen Crohn-befallenen Darmabschnitten beobachtet wurden[19, 32].

Bei analen und perianalen Crohn-Manifestationen können sich nach langjährigen Verläufen *Plattenepithelkarzinome* der anorektalen Grenzregion und *Karzinome im Bereich der Proktodäaldrüsen* entwickeln[70].

Vorsorgeuntersuchungen (präkanzeröse Dysplasien, s. unten) und chirurgische Interventionen aus karzinompräventiver Sicht erscheinen derzeit nicht indiziert[41].

Seltene Tumorerkrankungen im Verlauf eines M. Crohn: *Karzinosarkome*[61] mit z. T. rhabdomyomatöser Komponente (Enteroblastom)[20], *enteroendokrine Karzinome* (Karzinoide)[80], *maligne Lymphome* und *Leukämien* (▷ S. 364).

- *Maldigestions-* und *Malabsorptionssymptome* werden bei Dünndarmmanifestationen in unterschiedlicher Häufigkeit (70 und 10%) beobachtet. Werden mehr als 30 cm des terminalen Ileums reseziert, entwickelt sich eine Malabsorption von Gallensäuren, Vitamin B_{12}, Fett, Spurenelementen und fettlöslichen Vitaminen.

  In kasuistischen Mitteilungen wurde über Kombinationen eines M. Crohn mit *glutensensitiven Enteropathien*[23] und einem *Brown-bowel-Syndrom*[66] berichtet.
- *Rezidivquote nach Darmresektionen* (Verlauf). Der M. Crohn ist *chirurgisch nicht heilbar*. Gleichwohl müssen sich nahezu alle Patienten früher oder später einem chirurgischen Eingriff unterziehen. Das aktuelle Therapiekonzept kann vielleicht dahingehend zusammengefaßt werden, daß sich *chirurgische Therapiemaßnahmen* mehr oder weniger auf *krankheitsimmanente Komplikationen (Ileus, Fisteln, Abszesse, freie Perforatio-*

nen, Blutungen), die einer konservativ-medikamentösen Therapie nicht mehr zugänglich sind, beschränken sollten. Faßt man die außerordentlich umfangreiche Literatur[71 (aktuelle Übersicht)] zusammen, kann folgendes festgehalten werden:

> Die *Wahrscheinlichkeit einer chirurgischen Intervention* liegt nach 5 Krankheitsjahren bei etwa 40%, nach 10 Krankheitsjahren bei 60–70%, nach 20 Krankheitsjahren bei etwa 90%. Die Häufigkeit chirurgischer Eingriffe wird außer von der Krankheitsdauer wesentlich von der *Krankheitslokalisation im Gastrointestinaltrakt* bestimmt.
>
> *Rezidive nach Operationen* sind bemerkenswert häufig. Innerhalb von 5 Jahren werden knapp 50% der Rezidive symptomatisch und erfordern innerhalb dieses Zeitraumes in 20% einen erneuten chirurgischen Eingriff. Das Konzept der chirurgischen Radikalität ist vor allem wegen der hohen Rezidivrate, der daraus sich ergebenden Mehrfachoperationen mit der Folge eines Short-bowel-Syndroms, das heute auch bei kontinuierlicher Dünndarmmanifestationen[74] sehr selten geworden ist, verlassen worden.
>
> *Rezidivquoten im neoterminalen Ileum*[74] lassen sich bei kritischer Durchsicht der Literatur u. E. nicht exakt kalkulieren. *Stomakomplikationen* (Retraktionen, Stenosen, Prolabierungen, Hernien, Fisteln und Abszesse) sind in etwa 20–30% zu erwarten[71].

Extraintestinale Komplikationen bei M. Crohn

Die Fülle und Komplexität extraintestinaler Komplikationen und Begleitkrankheiten kann allenfalls punktuell angesprochen werden. Es sei auch in diesem Zusammenhang auf die 1993 erschienene Monographie „Morbus Crohn – Colitis ulcerosa" von Adler verwiesen [s. oben (dort aktuelle Literaturübersicht)]. Es erscheint sinnvoll, zwischen extraintestinalen *Manifestationen*(s. unten), extraintestinalen *Komplikationen* und *Folgeerkrankungen,* die pathophysiologisch weitgehend geklärt sind durch Funktionsstörungen des Dünn- und Dickdarms, und *nichtkrankheitsspezifischen Komplikationen* zu unterscheiden (▷ auch S. 601).

- *Störungen der Hämostase* und *thrombembolische Komplikationen* werden in unterschiedlicher Häufigkeit (1–6–9%) berichtet. *Thrombozytosen* von über 500 000/µl werden in etwa 9% beobachtet. Relativ häufig findet man einen *Faktor-XIII-Mangel,* der wesentlich mitverantwortlich ist für rezidivierende *Schleimhautblutungen* (Blutungsanämie). *Thrombosen* und *Thrombembolien* sind insgesamt selten.
- *Amyloidose:* insgesamt *selten.* In *retrospektiven* Studien wird über Häufigkeiten zwischen 2,8 und 5% berichtet (Colitis ulcerosa: 1%). In *prospektiven* Studien fand man lediglich eine Häufigkeit von 1%[29] (M. Crohn: 0,9%, Colitis ulcerosa: 0,7%[34]). Die *Prognose* der Patienten mit einer generalisierten Amyloidose ist mit einer maximalen (?) Überlebenszeit von 2 Jahren nach Diagnosestellung ausgesprochen *schlecht.*
- *Cholelithiasis.* Sie wird in 13–34% der Patienten beobachtet, die Crohn-Manifestationen im terminalen Ileum aufweisen (auch bei Zustand nach Ileumresekton) (Colitis ulcerosa: 5%). Sie beruht auf einem *exzessiven Gallensäureverlust (chologene Diarrhö)*[77].
- *Hyperoxalurie und Nephrolithiasis.* 10–13% der Crohn-Patienten, 22% der Patienten mit Ileostomie und 21–41% der ileumresezierten Crohn-Patienten entwickeln eine Urolithiasis. Überwiegend handelt es sich um *kalziumhaltige Oxalatsteine* als Folge *einer Hyperoxalurie.* Über die Hälfte der Steinpatienten entwickelt eine z. T. schwere *Pyelonephritis.*
- *Hepatobiliäre Erkrankungen.* Nicht immer ist eine klare Trennung zwischen extraintestinalen Manifestationen (▷ S. 601) und Komplikationen möglich. Offenbar bestehen Beziehungen zum *Schweregrad* der chronisch-entzündlichen Darmerkrankungen, möglicherweise auch zur *medikamentösen Therapie* und zur *parenteralen Ernährung.* Besonders häufig findet man eine unterschiedlich stark ausgeprägte *Fettleber* (in Abhängigkeit von der histologischen Objektivierung bis zu 90%) und in bis zu 80% eine *Pericholangitis.* Eine *primär-sklerosierende Cholangitis* läßt sich bei etwa 4% der Patienten mit chronisch-entzündlichen Darmkrankheiten nachweisen, bei der Colitis ulcerosa häufiger als beim M. Crohn.

Etwa 1% der Patienten mit chronisch-entzündlichen Darmerkrankungen hat eine *chronisch-aktive Hepatitis* (häufiger bei Colitis ulcerosa als bei M. Crohn).

Pyogene Leberabszesse (selten) können sich per continuitatem aus intraabdominellen Abszessen, im Gefolge portaler Bakeriämien oder im Zusammenhang mit bakteriellen Infektionen bei sklerosierender Cholangitis und cholangiozellulären Karzinomen entwickeln.

In Einzelfällen sind *Koinzidenzen mit akut intermittierender Porphyrie* und *multipler Sklerose* beschrieben worden.

Literatur (▷auch Colitis ulcerosa)

1.–10. Weiterführende Literatur (▷ S. 584)
11. Baklien K (1977) Immunopathology of the gut. Universitätsforlagets trykningssentral, Oslo
12. Blackburn G, Hadfield G, Hunt AH (1939) Regionals ileitis. St Barholomew's Hosp Report 72:181–224
13. Buchmann P, Alexander-Williams J (1980) Classification of perianal Crohn's disease. Clin Gastroenterol 9:323–330

14. Chambers TJ, Morson BC (1979) The granuloma in Crohn's disease. Gut 20:269–274
15. Choi PM, Zelig MP (1994) Similarity of colorectal cancer in Crohn's disease and ulcerative colitis: implications for carcinogenesis and prevention. Gut 35:950–954
16. Crohn BB (1949) Regional ileitis. Grune & Stratton, New York
17. Crohn BB (1967) Granulomatous disease of the small and large bowel. A historical survey. Gatroenterology 52:767–772
18. Crohn BB, Ginsburg L, Oppenheimer GD (1932) Regional ileitis: A pathologic and clinical entity. J Am Med Assoc 99:1323–1329
19. Darke SG, Parks AG, Grogono JL, Pollock DJ (1973) Adenocarcinoma and Crohn's disease. A report of 2 cases and analysis of the literature. Br J Surg 60:169–175
20. Dikman SH, Toker C (1973) Enteroblastoma complicating regional enteritis. Gastroenterology 65:462–466
21. Doujmashkin RR, Davies H, Wells C, Shah D, Price A, O'Morain C (1983) Epithelial patchy necrosis in Crohn's disease. Hum Pathol 14:643–648
22. Ekbom A, Helmick C, Zack M. Adami HO (1990) Increased risk of large-bowel cancer in Crohn's diesase with colonic involvement. Lancet II:357–359
23. Euler AR, Ament ME (1977) Celiac sprue and Crohn's disease: an association causing severe growth retardation. Gastroenterology 72:729–731
24. Fahrländer H, Bianchi L, Mihatsch MJ (1979) Die chronisch entzündlichen Darmerkrankungen. Ergebnisse der inneren Medizin und Kinderheilkunde, Bd 42. Springer, Berlin Heidelberg New York, S 1–111.
25. Farmer RG, Hawk WA, Turnbull RB (1975) Clinical patterns in Crohn's disease: a statistical study of 615 cases. Gastroenterology 68:627–635
26. Fielding JF, Prior P, Waterhouse JA, Cooke WT (1972) Malignancy in Crohn's disease. Scand J Gastroenterol 7:3–7
27. Fonkasrud EW (1981) Inflammatory bowel disease in childhood. Surg Clin North Am 61:1125–1135
28. Gebbers J-O, Otto HF (1981) Immunohisto- and ultracytochemical observations in Crohn's disease. In: Pena AS, Weterman IT, Booth CC, Strober W (eds) Recent advances in Crohn's disease. Nijhoff, The Hague Boston London, pp 136–142
29. Gitkind MJ, Wright SC (1990) Amyloidosis complicating inflammatory bowel disease. Dig Dis Sci 35:906–908
30. Glass RE, Baker WNW (1976) Role of the granuloma in recurrent Crohn's disease. Gut 17:75–77
31. GoebellH, Förster S, Dirks E (1987) Morbus Crohn: Klinische Erkrankungsmuster in Beziehung zur Lokalisation. Med Klin 82:1–8
32. Greenstein AJ, Janowitz HD (1975) Cancer in Crohn's disease. The danger of a by-passed loop. Am J Gastroenterol 64:122–124
33. Greenstein AJ, Sachar D, Pucillo A et al. (1978) Cancer in Crohn's disease after diversionary surgery. A report of seven carcinomas occurring in excluded bowel. Am J Surg 135:86–90
34. Greenstein AJ, Sachar DB, Nannan Panday AK et al. (1992) Amyloidosis and inflammatory bowel disease. A 50-year experience with 25 patients. Medicine 71:261–270
35. Grieco MB, Bordan DS, Geiss AC, Beil AR (1980) Toxic megacolon complicating Crohn's colitis. Ann Surg 191:75–80
36. Hadfield G (1939) The primary histological lesion of regional ileitis. Lancet II:773–775
37. Hamilton SR (1985) Colorectal carcinoma in patients with Crohn's disease. Gastroenterology 89:398–407
39. Herbay A von (1993) (s. Colitis ulcerosa)
40. Herbay A von, Sinn P, Otto HF (1989) Die undefinierte chronische Colitis mit ihrer patho-histologischen Abgrenzung zum Morbus Crohn und zur Colitis ulcerosa. Z Gastroenterol [Verh]24:22–25
41. Herfahrth CH, Otto HF (1987) Carcinom-präventive Operationsindikationen bei entzündlichen Darmerkrankungen. Chirurg 58:221–227
42. Kelly JK, Langevin JM, Proce LM (1986) Giant and symptomatic inflammatory polyps of the colon in inflammatory bowel disease. Am J Surg Pathol 10:420–428
43. Koretz K, Momburg F, Otto HF, Möller P (1987) Sequential induction of MHC antigens on autochthonous structures of the ileum affected by Crohn's disease. Am J Pathol 129:493–502
44. Lambert JR; Luk SC, Pritzker PH (1980) Brown bowel syndrome in Crohn's disease. Arch Pathol Lab Med 104:201–205
45. Lockhart-Mummery HE, Morson BC (1960) Crohn's disease (regional enteritis) of the large intestine and its distinction from ulcerative colitis. Gut 1:87–105
46. Makiyama K, Bennett MK, Jewell DP (1984) Endoscopic appearances of the rectal mucosa of patients with Crohn's disease visualised with a magnifying colonoscope. Gut 25:337–340
47. Malchow H, Küster B, Scheurlen M (1987) Lokalisation und Ausdehnung des Morbus Crohn bei der Erstdiagnose. Med Klin 82:140–145
48. Marks CG, Ritchie JK, Lockhart-Mummery HE (1981) Anal fistulas in Crohn's disease. Br J Surg 68:525–527
49. McQuillan AC, Appelman HD (1989) Superficial Crohn's disease: A study of 10 patients. Surg Pathol 2:231–239
50. Mekhjian HA, Switz DM, Melnyk CS (1979) Clinical features and natural history of Crohn's diesease. Gastroenterology 77:898–906
51. Meuwissen SGM (1977) Crohn's disease. Clinical, immunological and genetic aspects. Daneels, Beerse (Belgium)
52. Morson BC (1971) Histopathology. In: Skandia International Symposia: Regional enteritis (Crohn's disease), Norska Bokhandels Förlag, Stockholm, pp15–33.
53. Morson BC (1972) The earliest histological lesion of Crohn's disease. Proc R Soc Med 65:71–72
54. Mottet NK (1971) Histopathology spectrum of regional enteritis and ulcerative colitis. In: Bennington JL (ed) Major problems in Pathology, vol II, pp 1–249
55. Munkholm, P Langholz E, Davidsen M et al. (1993) Intestinal cancer risk and mortality in patients with Crohn's disease. Gastroenterology 105:1716–1723
56. Otto HF (1990) Pathologie des Morbus Crohn im Kindesalter. Monatsschr Kinderheilkd 138:362–368
57. Otto HF (1992) Morbus Crohn im höheren Lebensalter – differentialdiagnostische Probleme. Chirurg 63:31–34
58. Otto HF, Gebbers J-O, Kügler S (1975) Miliarer Morbus Crohn. Dtsch Med Wochenschr 100:505–507
59. Papp JP, Pollard HM (1970) Toxic dilatation of the colon in granulomatous colitis. Dig Dis Sci 15:1105–1113
60. Price AB, Morson BC (1975) Inflammatory bowel disease. The surgical pathology of Crohn's disease and ulcerative colitis. Hum Pathol 6:7–29
61. Radi ME, Gray GF, Scott HW (1984) Carcinosarcoma of ileum in regional enteritis. Hum Pathol 15:385–387
62. Renison DM, Forouhar FA, Levine JB, Breiter JR (1983) Filiform polyposis of the colon presenting as massive hemorrhage: an uncommon complication of Crohn's disease. Am J Gastroenterol 78:413–416
63. Ribeiro MB, Greenstein AJ, Yamazaki Y, Aufses AH (1991) Intra-abdominal abscess in regional enteritis. Ann Surg 213:32–36
64. Roge J, Fabre M, Levillain P, Dubois P (1991) Unusual particles and crystals in Crohn's disease granulomas. Lancet I:502–503
65. Rotterdam H, Korelitz BI, Sommers SC (1977) Microgranulomas in grossly normal rectal mucosa in Crohn's disease. Am J Clin Pathol 67:550–554
66. Rutgeerts P, Geboes K (1993) Crohn's disease and pre-aphthoid lesions. Lancet II:1443–1444
67. Rutgeerts P, Goboes K, Peeters M et al. (1991) Effects of faecal stream diversion on recurrence of Crohn's disease in the neoterminal ileum. Lancet I:771–774
68. Sankey EA, Dhillon AP, Anthony A et al. (1993) Early mucosal changes in Crohn's disease. Gut 34:375–381
69. Sedenrijk CA, Morson BC, Meuwissen SGM, Schipper NW, Lindeman J, Meijer CJLM (1991) Histopathological evaluati-

on of colonic mucosal biopsy specimens in chronic inflammatory bowel disease: diagnostic implications. Gut 32:1514–1520
70. Slater G, Greenstein A, Aufses AH (1984) Anal cancer in patients with Crohn's disease. Ann Surg 199:348–35
71. Stalinger M (1993) Chirurgische Therapie des Morbus Crohn. In: Adler G (Hrsg) Morbus Crohn – Colitis ulcerosa. Springer, Berlin Heidelberg New York Tokyo, S. 235–267
72. Steinberg DM, Cooke WT, Alexander-Williams J (1973) Free perforation in Crohn's disease. Gut 14:187–190
73. Steinhardt HJ, Loeschke K, Kasper H (1985) European Cooperative Crohn's Disease Study (ECCDS): Clinical features and natural history. Digestion 31:97–108
74. Ran WC, Allan RN (1993) Diffuse jejunoileitis of Crohn's disease. Gut 34:1374–1378
75. Wakefield AJ, Sawyerr AM, Dhillon AP et al. (1989) Pathogenesis of Crohn's disease: multifocal gastrointestinal infarction. Lancet II:1057–1062
76. Wakefield AJ, Sankey EA,Dhillon AP et al. (1991) Granulomatous vasculitis in Crohn's disease. Gastroenterology 100:1279–1287
77. Warren GH (1983) The biliary tract in inflammatory bowel disease. Clin Gastroenterol 12:255–268
78. West D, Russell TR, Brotman M (1983) Rectal-epidural fistula complicating Crohn's enterocolitis. Dis Colon Rectum 26:622–624
79. Williams WJ (1964) Histology of Crohn's syndrome. Gut 5:510-516
80. Wood WJ, Archer R, Schaefer JW, Stephens CH, Griffen WO (1970) Coexistence of regional enteritis and carcinoid tumor. Gastroenterology 59:265–269

Extraintestinale Krankheitsmanifestationen bei Colitis ulcerosa und M. Crohn

Sofern das Konzept akzeptiert wird, daß M. Crohn und Colitis ulcerosa *Allgemeinerkrankungen*[34] mit dominierenden Schwerpunkt der klinischen Manifestation im Intestinaltrakt sind, sollte grundsätzlich zwischen *extraintestinalen Krankheitsmanifestationen* (mit häufig unbekannter Pathogenese) und *intestinalen* und *extraintestinalen Komplikationen* mit zumeist bekannter Pathogenese (s. oben) unterschieden werden[19, 27, 30, 36, 38, 42, 46,47].

Nach den Untersuchungen von Greenstein et al.[27] ist bei allen Patienten mit chronisch-entzündlichen Darmerkrankungen in 50–60% mit extraintestinalen Krankheitsmanifestationen zu rechnen.

Eine überraschend hohe Inzidenz von *extraintestinalen Crohn-Manifestationen* wurde durch die amerikanische Crohn-Studie (National Cooperative Crohn's Disease Study) an einem großen Krankengut festgestellt[42]. Damit wurden letztendlich zahlreiche Kasuistiken zu extraintestinalen Crohn-Manifestationen objektiviert. Über morphologische Befunde zu extraintestinalen Crohn-Manifestationen wird in der Literatur häufig nur sporadisch berichtet, auch heute noch in Form einzelner Kasuistiken. Dies gilt in gleicher Weise auch für die Colitis ulcerosa[19, 25, 27, 28, 34, 35, 47, 49].

Colitis ulcerosa: Neuere epidemiologische Studien zeigen eine Prävalenz extraintestinaler Manifestationen von 21%.

Aktuelle Übersichten: Adler[11], Demling[20], Otto[38].

- *Dermatopathische Krankheitsmanifestationen* sind als *Erythema nodosum* und *Pyoderma gangraenosum* aus der Literatur hinlänglich bekannt und gut belegt[12, 19, 27, 33, 48]. Relativ selten sind *Erythrodermien mit dermatopathischer Lymphadenopathie*[38], endogene *Ekzeme, Exantheme* und *purpuraähnliche Hämorrhagien*[36]. In 5–10% ist der M. Crohn mit einer *Psoriasis* korreliert, die nicht selten vor den intestinalen Symptomen auftritt[31]. Unter pathogenetischen Aspekten werden vor *allem zirkulierende Immunkomplexe* (Immunkomplexvaskulitis), bakterielle Antigene und/oder Toxine, seltener wohl auch Kryoproteine diskutiert[34].
- *Metastatischer (multizentrischer) kutaner M. Crohn.* Es handelt sich um eine *sehr seltene kutane Manifestation* des M. Crohn, bei der schmerzlose, erythematöse und indurierte, zentral ulzerierte *Plaques* unterschiedlicher Größe gefunden werden[41]. Histologisch ist diese kutane Crohn-Manifestation, die sowohl synchron als auch metachron zu intestinalen Manifestationen auftreten kann, gekennzeichnet durch epitheloidzellige und zentral nichtverkäsende Granulome.
- *Oropharyngeale Krankheitsmanifestationen* werden in 6–30% bei M. Crohn-Patienten beobachtet. Neben *ödematösen* Schleimhautschwellungen (Lippen), *erythematösen* Schleimhautläsionen, *Ulzera* und *Fissuren* treten *Aphthosen* (aphthöse Stomatitiden) auf[13, 14, 39, 40, 44, 45]. Die aphthösen Stomatititden können schon unter makromorphologischen Aspekten bemerkenswert formvariabel sein. Sie können klein *(Typ Mikulicz)* oder besonders groß *(Typ Sutton)* sein, oder außerordentlich zahlreich, gleichsam herpetiform *(Typ Cooke)* auftreten. Im allgemeinen heilen diese aphthösen Schleimhautläsionen innerhalb von 2 Wochen spontan ab. Persistierende und auch schmerzhafte Aphthosen beobachtet man bei bestimmten Systemerkrankungen, wie etwa beim M. Behçet (maligne Aphthen), beim M. Crohn, gelegentlich auch als paraneoplastisches Symptom (z. B. Glukagonomsyndrom, Bronchialkarzinom[38]).

Epitheloidzellig-granulomatöse Entzündungen werden in der Literatur in erstaunlich hohem Prozentsatz ($< 70\%$) beschrieben[40, 44, 45]. Im eigenen Material sind sie eher selten (granulomatöse Stomatitis, Tonsillitis, Sialadenitis). Sie implizieren ein breites Spektrum an Differentialdiagnosen.

> Es ist sicher naheliegend, bei epitheloidzellig-granulomatösen Entzündungen (vor allem der Speicheldrüsen) an ein Heerfordt-Syndrom und an einen M. Boeck bzw. an ein Löfgren-Syndrom zu denken. Das eigene Untersuchungsgut und Mitteilungen der Literatur zeigen aber, daß es bei entsprechender Befund-

konstellation zwingend notwendig ist, immer auch einen M. Crohn abzuklären. Hinsichtlich dieser differentialdiagnostischen Überlegungen ist es wichtig zu wissen, daß *in über 30% orale Läsionen die Erstmanifestation eines M. Crohn darstellen* und daß von dieser Konstellation vor allem Patienten *vor dem 16. Lebensjahr* betroffen sind.

- *Entzündliche Augenveränderungen* (Episkleritis, Uveitis, Iritis, Konjunktivitis, Keratitis, Retrobulbärneuritis, Papillitis, Chorioiditis) werden in 4–10% beobachtet, häufiger beim M. Crohn als bei der Colitis ulcerosa[43]. Oft sind sie mit anderen extraintestinalen Manifestationen (Erythema nodosum, Arthritiden) assoziiert.
Die Zusammenhänge zwischen okulären und intestinalen Krankheitsmanifestationen sind nicht restlos geklärt. Die bei Colitis ulcerosa nachgewiesenen *Autoantikörper gegen 40-kD-Darmantigen* reagieren nicht nur mit der intestinalen Mukosa, sondern auch mit Antigenen des Ziliarkörpers der Uvea[15]. Aufgrund dieser Befundkonstellation wurde den *Autoantikörpern* eine pathogenetische Bedeutung für das Auftreten bestimmter okulärer Krankheitsmanifestationen zugesprochen. Andererseits haben tierexperimentelle Untersuchungen zur experimentellen autoimmunen Uveitis (retinales S-Antigen, uveitogenes M-Peptid) mit perivaskulären Infiltraten in der Retina, mit Granulomen und Nekrosen gezeigt, daß durchaus auch eine *T-Zell-vermittelte autoimmunogene Entzündung* vorliegen könnte[17,37].
- *Entzündliche Gelenkerkrankungen: Arthritiden* (1,4–25%), *Sakroileitis* (4–14%), *ankylosierende Spondylitis* (1,6–8%) werden mit ansteigender Häufigkeit beobachtet[16,26,54]. Sie treten oft gleichzeitig mit Hautveränderungen *(Erythema nodosum)* auf.
Selten sind periostal-osteologische Krankheitsmanifestationen *(hypertrophe Osteoarthropathie)* mit granulomatöser Periostitis und Synovialitis[24,50,52]. Osteoporosen, Osteomalazien und ischämische bez. aseptische Knochennekrosen sind *Komplikationen* (Steroidmedikation, Mangelernährung) und keine Manifestationen der chronisch-entzündlichen Darmkrankheiten.
Die in letzter Zeit wiederholt diskutierten *pankreatischen Krankheitsmanifestationen* (akute Pankreatitiden, offenbar sehr unterschiedlicher Genese, asymptomatische Pankrasenzymerhöhungen, Autoantikörper gegen exokrines Pankreasgewebe)[53] sind als tatsächlich extraintestinale Krankheitsmanifestation chronisch-entzündlicher Darmerkrankungen *umstritten*.
- *Vaskulitiden*[22,23,51], *Glomerulonephritiden* (z. B. hypokomplementämische membranoproliferative GN)[29] und/oder *Myositiden*[18] sind als tatsächlich extraintestinale Krankheitsmanifestationen selten.
- *Bronchopulmonale Manifestationen.* Bronchopulmonale Funktionsstörungen werden in klinischen Studien *(Lungenfunktionsstörungen)* besonders häufig, bei der Colitis ulcerosa in 38%, beim M. Crohn in 54%, gefunden[19,25,27,28,32,47,49]. Die *Ursache* der Lungenfunktionsstörung ist in den meisten Fällen *ungeklärt*. Die Röntgenbefunde sind im allgemeinen unauffällig, eine klinische Symptomatik besteht nur selten. Systematische morphologische Untersuchungen fehlen. Vereinzelt sind floride *Alveolitiden, Vaskulitiden*, chronisch-unspezifische *Bronchitiden, Bronchiektasien* und *Pleuraergüsse* beschrieben worden[32 (mit Lit.-Übersicht)]. Alveolitiden dürften als extraintestinale Manifestation chronisch-entzündlicher Darmerkrankungen extrem selten sein. Zudem ist keineswegs sicher, daß sie tatsächlich Ausdruck einer *systemischen Krankheitsmanifestation* (common mucosa associated lymphoid tissue?, zirkulierende Immunkomplexe?, gesteigerter Permeabilität) sind. Sie könnten durchaus auch *medikamentös* (Salazosulfapyridin) verursacht sein (toxisch?, allergisch?).
Differentialdiagnose bei ausgesprochen *granulomatösen Alveolitiden: M. Boeck!*

Literatur

1.–10. Weiterführende Literatur (▷ S. 534)
11. Adler G (1993) Morbus Crohn – Colitis ulcerosa. Springer Berlin Heidelberg New York Tokyo
12. Basler RSW, Dubin HV (1976) Ulcerative colitis and the skin. Arch Dermatol 112:531–534
13. Basu MK, Asquith P (1980) Oral manifestations of inflammatory bowel disease. Clin Gastroenterol 9:307–321
14. Beitman RG, Frost StS, Roth JLA (1981) Oral manifestations of gastrointestinal disease. Dig Dis Sci 26:741–747
15. Bhagat S, Bamdad M, Das KM (1992) A common epitope shared by human colon, eye and joint tissue detected by a monoclonal antibody. Gastroenterology 102:A595
16. Björkengren AG, Resnick D, Sartorius DJ (1987) Enteropathic arthropathies. Radiol Clin North Am 25:189–198
17. Caspi RR (1989) Basic mechanisms in immune-mediated uveitic disease. In: Lightman S (ed) Immunology of eye diseases. Kluver, Dordrecht Boston London, pp 61–86
18. Chugh S, Dilawari JB, Sawhney IMS, Dang N, Radotra BD, Chawla YK (1993) Polymyositis associated with ulcerative colitis. Gut 34:567–569
19. Danzi JTh (1988) Extraintestinal manifestations of idiopathic inflammatory bowel disease. Arch Intern Med 148:297–302
20. Demling L (Hrsg) (1992) Extraintestinale Manifestationen des Morbus Crohn. Lingua Med, Gravenbruch
21. Ebschner U, Otto HF (in press) Oro-pharyngeale Krankheitsmanifestationen bei Morbus Crohn. Dtsch Med Wochenschr
22. Geller StA, Cohen A (1983) Arterial inflammatory-cell infiltration in Crohn's disease. Arch Pathol Lab Med 107:473–475
23. Gilliam JH, Challa VR, Agudelo CA, Albertson DA, Huntley CC (1981) Vasculitis involving muscle associated with Crohn's colitis. Gastroenterology 81:787–790
24. Gilvarry JM, Keeling F, Fitzgerald O, Fielding JF (1990) Arthritides associated with Crohn's disease. Can J Gastroenterol 4:497–502

25. Gionchetti P, Schiavina M, Campieri M (1990) Bronchopulonary involvement in ulcerative colitis. J Clin Gastroenterol 12:647–650
26. Gravallese EM, Kantrowitz FG (1988) Arthritis manifestation of inflammatory bowel disease. Am J Gastroenterol 83:703–709
27. Greenstein AJ, Janowitz HD, Sachar DB (1976) The extra-intestinal complications of Crohn's disease and ulcerative colitis: A study of 700 patients. Medicine 55:401–412
28. Heinrich R,Riedel L,Schomerus H (1983) Bronchopulmonale Infiltrate bei chronisch entzündlicher Darmerkrankung. Dtsch Med Wochschr 108:1106–1110
29. Hellwege HH, Bläker F, Gebbers JO (1976) Hypokomplementämische membranoproliferative Glomerulonephritis bei einem Kind mit Colitis ulcerosa. Monatsschr Kinderheilk 124:706–711
30. Herbay A von, Otto HF (1990) Zur Frage der Generalisation des Morbus Crohn. Pathologe 11:359–361
31. Hoffmann R, Schieferstein G, Schunter F (1991) Increased occurrence of psoriasis in patients with Crohn's disease and their relatives. Am J Gastroenterol 86:787–788
32. Hold G, Bolognini G, Russi E (1992) Pulmonale Veränderungen bei Colitis ulcerosa. Schweiz Med Wochschr 122:1363–1368
33. Kelley ML (1962) Skin lesions associated with chronic ulcerative colitis. Am J Dig Dis 7:255–272
34. Mayer L, Janowitz H (1988) Extraintestinal manifestations of inflammatory bowel disease. In: Kirsner JB, Shorter RG (eds) Inflammatory bowel disease, 3rd edn. Lea & Febiger, Philadelphia, pp 299–317
35. Monsen U, Sorstad J, Hellers G (1990) Extracolonic diagnoses in ulcerative colitis: an epidemiological study. Am J Gastroenterol 85:711–716
36. Mörl M (1981) Begleitkrankheiten von Colitis ulcerosa und Morbus Crohn. Med Klin 76:265–268
37. Nussenblatt RB, Caspi RR, Mahdi R, Chan CC, Roberge F, Lider O, Weiner HL (1990) Inhibition of S-antigen induced experimental autoimmune uveoretinitis by oral induction of tolerance with S-antigen. J Immunol 144:1689–1695
38. Otto HF (1993) Morbus Crohn: Morphologische Befunde zu extraintestinalen Krankheitsmanifestationen. Z Gastroenterol 31:253–259
39. Philpot HC, Elewski BE, Banwell JG, Gramlich T (1992) Pyostomatitis vegetans and sclerosing cholangitis: markers of inflammatory bowel disease. Gastroenterology 103:668–674
40. Plath M, Jenss H, Meyle J (1991) Oral manifestations of Crohn's disease. An analysis of 79 cases. J Clin Gastroenterol 13:29–37
41. Prokopetz R, Ross JB, Smith P et al. (1990) Multicentric cutaneous Crohn's disease: a case report and review of literature. Can J Gastroenterol 4:59–63
42. Rankin GB, Watts HD, Melnyk CS, Kelley ML (1979) National Cooperative Crohn Disease Study: Extraintestinal manifestations and perianal complications. Gastroenterology 77:914–920
43. Salmon JF, Wright JP, Murray ADN (1991) Ocular inflammation in Crohn's disease. Ophtalmology 98:480–484
44. Scharf RE, Weisser L, Peters U, Goerz G, Ganzer U, Schulz W (1982) Stomatitis granulomatosa als ungewöhnliche Manifestation eines Morbus Crohn. Med Welt 33:921–923
45. Schnitt SJ, Antonioli DA, Jaffe B, Peppercorn MA (1987) Granulomatous inflammation of minor salivary gland ducts: a new oral manifestation of Crohn's disease. Hum Pathol 18:405–407
46. Schölmerich J (1988) Internistische Komplikationen und klinische Konsequenzen. Klin Wochenschr 66 [Suppl XIII] 147
47. Schölmerich J (1989) Extraintestinale Symptome bei chronisch-entzündlichen Darmerkrankungen. Dtsch Med Wochenschr 114:911–913
48. Smith JN, Winship DH (1980) Complications and extraintestinal problems in inflammatory bowel disease. Med Clin North Am 64:1161–1171
49. Sommer H, Schmidt M, Gruber KD (1986) Lungenfunktionsstörungen bei Colitis ulcerosa und Morbus Crohn. Dtsch Med Wochenschr 111:812–815
50. Streuli R, Pouliadis G (1978) Periostale Knochenneubildung beim Morbus Crohn. Schweiz Med Wochenschr 108:518–522
51. Talbot RW, Heppell J, Dozois RR et al. (1986) Vascular complications of inflammatory bowel disease. Mayo Clin Proc 61:140–145
52. Tomlinson IW, Jayson MIV (1981) Erosive Crohn's arthritis. J Royal Soc Med 74:540–542
53. Tromm A, Respondek M, Schwegler U, Kuntz HD, May B (1990) Morbus-Crohn-assoziierte Pankreatitis: Gibt es eine neue extraintestinale Manifestation der Erkrankung? Z Gastroenterol 28:208–210
54. Weiner SR, Clarce J, Taggart N,Utsinger PD (1991) Rheumatic manifestations of inflammatory bowel disease. Semin Arthritis Rheum 20:353–366

Anmerkungen zum Problem der präkanzerösen Dysplasien

Seit langem liegen Beobachtungen vor, daß Kolitis- und Crohn-assoziierte Karzinome mit sog. präkanzerösen Dysplasien einhergehen (Literatur[11, 12, 21-24, 28, 30-32, 34]). Erstmals wurden derartige Dysplasien als Vorläufer Crohn-assoziierter Karzinome 1949 von Warren u. Sommers[35] postuliert. Dawson u. Pryse-Davies[20] haben 1959 die Entwicklung Colitis-assoziierter Karzinome ausführlich beschrieben. Schließlich haben 1967 Morson u. Pang[26] auf die Möglichkeit des bioptisch-histologischen Nachweises präkanzeröser Dysplasien hingewiesen.

Präkanzeröse Dysplasien können *Vorläufer*, *Mitläufer* (Dysplasie + Karzinom, ohne topographische Beziehung) oder auch *Ausläufer* (Dysplasie im Randbereich eines Karzinoms) eines Karzinoms sein. Als Vorläufer *signalisiert die präkanzeröse Dysplasie eine besondere Karzinomsuszeptibilität des Kolitis- und Crohn-kranken Darmes.* In dieser Situation wird sie zur diagnostischen Leitstruktur, zum Indikator chirurgischer Interventionen. Präkanzeröse Dysplasien können definiert werden als *„histologic marker for increased cancer risk“*[32].

Der bioptische Nachweis präkanzeröser Dysplasien und die therapierelevante Interpretation derartiger Veränderungen waren bis in die jüngste Zeit hinein umstritten. Das Problem bestand vor allem in der klaren und eindeutigen Trennung zwischen noch reaktiven bzw. regeneratorisch bedingten zellulären und strukturellen Veränderungen und unzweifelhaft neoplastischen Epithelproliferationen.

1977 hat sich eine internationale Studiengruppe *(Inflammatory Bowel Disease-Dysplasia Morphology Study Group)* mit dem Ziel konstituiert, die präkanzerösen Dysplasien auch hinsichtlich ihrer therapeutischen Implikationen klar und eindeutig zu definieren. 1983 wurde schließlich von dieser Arbeitsgruppe eine *standardisierte Klassifikation der*

Tabelle 7.17. Präkanzeröse Epitheldysplasien: Klassifikation und klinische Implikationen nach der Inflammatory Bowel Disease – Dysplasia Morphology Study Group

Dysplasiegrading	Klinische Implikationen
Negativ • Normale Mukosa • Inaktive („quiescent") Kolitis • Aktive Kolitis	Regelmäßiges Follow-up
Unbestimmt • Wahrscheinlich negativ („probably inflammatory") • Unklar („unknown") • Wahrscheinlich positiv („probably dysplastic")	Jährliche Rektosigmoidoskopie. Ab 7. Krankheitsjahr: jährliche totale Kolonoskopie
Positiv • Low-grade-Dysplasie Biopsien aus makroskopisch unauffälliger Schleimhaut • Low-grade-Dysplasie Biopsien aus makroskopisch auffälliger Schleimhaut • High-grade-Dysplasie	Kolonoskopie in Abständen von wenigen Wochen/ Monaten Kolektomie nach Bestätigung der Diagnose

Dysplasieformen bei chronisch-entzündlichen Darmerkrankungen publiziert, die in Tabelle 7.17 zusammengefaßt ist[32]. Sie wurde inzwischen mehrfach revidiert[11, 21, 30, 31] und in einer aktualisierten Fassung auch von der WHO[24] übernommen.

Definition. Die Dysplasie ist definiert als eine *unzweifelhaft neoplastische Veränderung des Darmepithels. Sie ist charakterisiert*

- durch *strukturelle Veränderungen* (glanduläre und villöse Drüsenformationen, Budding-Phänomene, mehrreihige Epithelformationen) und
- *zelluläre Atypien:* Aniosomorphie, Verlust der polaren Differenzierung des enterozytären Epithels, retronukleäre Muzinvakuolen (globoide Dysplasie, reversed goblet cells), Kernhyperchromasie.

Die graduelle Abstufung der strukturellen und zellulären Veränderungen erlaubt es, zwischen einer *low grade-Dysplasie* und einer *high grade-Dysplasie* zu unterscheiden (Tabelle 7.18, Abb. 7.39).

Als neoplastische und potentiell maligne Läsion muß die Dysplasie von entzündlich-reaktiven und reversiblen Schleimhautveränderungen klar und eindeutig abgegrenzt werden. Auch bei optimaler Aufarbeitung der *Biopsiepräparate* ist diese Differentialdiagnose im Einzelfall nicht, zumindest *nicht eindeutig und mit letzter Sicherheit möglich.* Hinsichtlich dieser Situation wurden in das 1983 vorgelegte Klassifikationsschema Kategorien aufgenommen, die dieser Situation Rechnung tragen: unbestimmt – wahrscheinlich negativ, unbestimmt – unklar, unbestimmt – wahrscheinlich positiv. Die Subklassen „wahrscheinlich negativ", „unklar" und „wahrscheinlich positiv" wurden in die revidierte Fassung[12–12c] nicht mehr aufgenommen. Die diagnostisch nicht eindeutige Situation wird nunmehr als „unbestimmt" klassifiziert und erfordert intensive Kontrollen bis zur Abklärung des Befundes.

Die klinisch-therapeutischen Implikationen der standardisierten Klassifikation der Dysplasieformen von 1983 sind in Tabelle 7.17 zusammengefaßt. Diese *Therapieempfehlungen sind dahingehend revidiert worden, daß bei jeder Dysplasieform, auch bei leichten,* eine (karzinompräventive?) *Poktokolektomie* (wenn möglich mit ileoanaler Pouchanlage) *durchgeführt* werden sollte[11].

Die klinisch-therapeutischen Implikationen werden modifiziert durch den makroskopischen Befund (s. unten): *Tumoröse* Dysplasien (DALM, s. unten) bergen generell ein höheres Karzinomrisiko als *flache* Dysplasien.

Präkanzeröse Dysplasien treten einerseits in einer makroskopisch flach imponierenden Schleimhaut auf (*flache* Dysplasie); sie können sich andererseits in makroskopisch faßbaren Herdbefunden (*tumoröse* Dysplasie, *DALM*:dysplasia-associated lesion or mass[12]) manifestieren. Dabei handelt es sich um flach erhabene Areale mit teils scharfer, teils unscharfer Randkonfiguration (ausführliche Diskussion in den Einzelbeiträgen von[30]). Die tumoröse Dysplasie im Sinne der dysplasia-associated lesion or mass sollte hinsichtlich der therapeutischen und prognostischen Implikationen von singulären Adenomen, die auch im Kolitis- und Crohn-kranken Darm beobachtet werden können, abgegrenzt werden.

Im eigenen Material[21] sind die meisten kolitisassoziierten Karzinome lediglich mit einer low grade-Dysplasie assoziiert.

Tabelle 7.18. Klassifikation der kolorektalen Schleimhautveränderungen bei Colitis ulcerosa mit Abgrenzung dysplastischer und nichtdysplastischer Schleimhautveränderungen. Nach Textangaben von [32].

Klassifikation	Mikroskopischer Befund
• *Mukosa ohne Dysplasie* („Mucosa negative for dysplasia")	
Normale Mukosa	Unauffällige Schleimhaut mit fast gestreckt verlaufenden Krypten, die nahe an die M. mucosae heranreichen und von Becherzellen und Zylinderepithelien mit kleinen basalständigen Kernen ausgekleidet werden. Keine Atypien.
Inaktive (ruhende) Kolitis [„Inactive (quiescent) colitis"]	Schleimhautatrophie mit verminderter Kryptenzahl pro Flächeneinheit, Krypten oft deformiert und nicht bis zur M. mucosae reichend. Keine Atypien, aber metaplastische Veränderungen: Panethzellen distal der Flexura hepatica, Drüsen vom Pylorustyp, Hyperplasie der endokrinen Zellen, Inseln aus Fettzellen in der L. propria. Oft chronische entzündliche Zellinfiltration.
Aktive Kolitis („active colitis")	• *Aktive Phase:* Aufzweigung der Krypten, Destruktion des Kryptenepithels durch entzündliche Infiltrate, Kryptenabszesse. Epithelkerne vergrößert, manchmal bläschenförmig, aber ohne Atypien. Schleimbildung vermindert. • *Regenerationsphase:* Deutliche Aufzweigung der Krypten, manchmal villöse Schleimhautoberfläche. Epithelkerne abgerundet, vesikulär, polare Anordnung kann verlorengehen. Manchmal mehrreihige Anordnung und leichte Hyperchromasie der Kerne sowie erhöhte Mitosezahl. Schleimbildung vermindert.
• *Fragliche Dysplasie* („Mucosa indefinite for dysplasia")	
Wahrscheinlich negativ (wahrscheinlich entzündlich) („probably negative, probably inflammatory")	Mehrreihiges Epithel. Kerne bläschenförmig bis leicht hyperchromatisch, manchmal mit großen eosinophilen Nukleolen. Übergang zu intakter Mukosa manchmal innerhalb der gleichen Krypte oder in benachbarten Krypten („it remains a good policy to judge the epithelium by the company it keeps"). Mitosen können vorkommen, Schleimbildung vermindert.
Unbekannt („unknown")	Diese Diagnose wird gewöhnlich gestellt bei ungeklärter Kernvergrößerung ohne sonstige Zeichen einer Dysplasie. Manchmal mehrreihige Anordnung hyperchromatischer Kerne. Typisch ist auch ungenügende Ausreifung des Kryptenepithels (Becherzellen fehlen oder sind vermindert; manchmal abgerundet und siegelringzellähnlich).
Wahrscheinlich positiv („probably positive")	Epithelkerne vergrößert, hyperchromatisch, manchmal mehrreihig. In diese Gruppe fallen auch Präparate mit dysplastischen Veränderungen bei noch vorhandenen aktiven Entzündungszeichen. Starke entzündliche Veränderungen mit Ulzeration sprechen zunächst gegen die Annahme einer echten Dysplasie.
• *Mukosa mit Dysplasie* („Mucosa positive for dysplasia")	Allgemeiner Hinweis: In diese Gruppe fallen lediglich Präparate mit eindeutig neoplastischer Mukosa. „Die Diagnose zeigt also an, daß die Veränderung mit einem invasiven Adenokarzinom assoziiert sein kann oder daß ein solches aus ihr hervorgehen kann". Die meisten Tumoren durchlaufen nicht das Stadium eines Carcinoma in situ, sie können sowohl aus einer schweren als auch (seltener) aus einer leichten Dysplasie hervorgehen. – Bei schwacher mikroskopischer Vergrößerung kann das Bild an tubuläre Adenome von Nicht-Kolitis-Patienten erinnern.
Leichte Dysplasie („low-grade-dysplasia")	Die Epithelveränderungen ähneln weitgehend denjenigen in tubulären Adenomen: Krypten verlängert, ausgekleidet von hohen Zylinderepithelien, oft mit geringer Schleimbildung. Kerne vergrößert und hyperchromatisch, mehrreihig. Wichtig: 1) Kerne sollten überwiegend basal lokalisiert sein. 2) Stärkste dysplastische Veränderungen meist in den lumennahen Kryptenanteilen lokalisiert, manchmal aber auch basal. Lokalisation ist für die Diagnose einer leichten Dysplasie unerheblich. Manchmal reichlich dystrophische Becherzellen von siegelringzellähnlichem Aussehen, endokrine Zellhyperplasie und Paneth-Zell-Metaplasie oder Kryptenepithelien wie bei unvollständiger Ausreifung (s. oben → fragliche Dysplasie, unbekannt).
Schwere Dysplasie („high-grade-dysplasia")	Wichtig: 1) Im Gegensatz zur leichten Dysplasie meist mehrreihige Anordnung der Kerne mit Ausbreitung auf die lumennahen Zellanteile. Deutliche Kernhyperchromasie, Pleomorphie, Verlust der Kernpolarität. 2) Wie bei leichter Dysplasie stärkste dysplastische Veränderungen meist im lumennahen Kryptenabschnitt, aber auch basal; wiederum unerheblich für die Dysplasiediagnose. 3) Schwere dysplastische Veränderungen sollten mehr als 1–2 Krypten betreffen. Abgrenzung des Carcinoma in situ gegenüber der schweren Dysplasie wertlos, da in beiden Fällen identische therapeutische Konsequenzen.

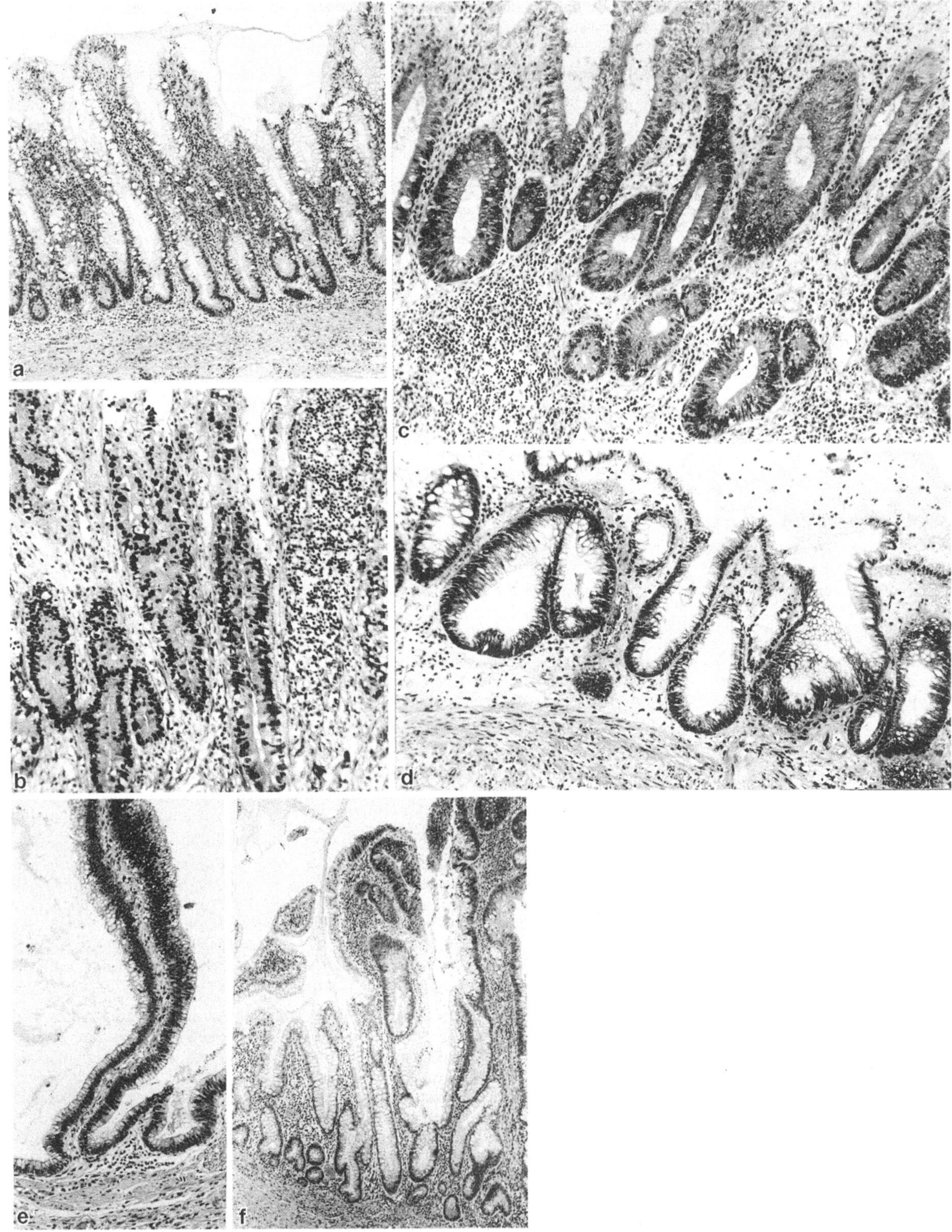

Abb. 7.39 a–f. Colitis ulcerosa. Präkanzeröse Dysplasien. **a** Globoide Dysplasie (reversed goblet cells). H.E. (Vergr. 120 : 1). **b** Unregelmäßig angeordnete Schleimhautkrypten mit deutlich hyperchromatischen Kernen eines undifferenzierten Epithels. Nahezu kompletter Verlust der Becherzellen. H.E. (Vergr. 180 : 1). **c** Deutlich ausgeprägte Kryptenhyperplasie und kryptale Strukturstörung mit undifferenzierten Zellen und Kernhyperchromasie. H.E. (Vergr. 135 : 1). **d** Schleimhautatrophie, atypische Kryptenformation, undifferenzierte kryptale Zellen. H.E. (Vergr. 135 : 1). **e, f** Dysplasie mit teils villösen *(e)*, teils tubulären *(f)* Formationen. H.E. (Vergr. **e** 240 : 1, 100 : 1)

Tabelle 7.19. Präkanzeröse Epitheldysplasien. Morphologisch-methodische Möglichkeiten der Diagnose

1. Konventionelle Lichtmikroskopie
   HE, PAS, Masson-Goldner
   Serien- bzw. Stufenschnitte nach orthograder Gewebeeinbettung
2. „Adjuvante" Methoden
   2.1 Immunhistologie
   CEA, epitheliotrope Antikörper, Proliferationsmarker
   2.2 Sialo- und Sulfomuzine
   High-iron diamine-alcian blue (pH 2,5) nach Calcium-Formol-Fixation
   Zellen mit einem malignen „Entartungspotential" regressieren zur ontogenetisch früheren Sialomuzinproduktion
   2.3 Lektinhistochemie
   Peanut-Lektin (PNA), Dolicho biflorus (DBA). PNA bindet an T-Blutgruppenantigene, identifiziert „karzinomassoziierte" Muzinveränderungen, korreliert mit dem Dysplasiegrading, mit der entzündlichen Intensität, mit der „Wahrscheinlichkeit", ein Karzinom zu entwickeln.
   2.4 Enzymhistochemie
   Glucose-6-Phosphat-Dehydrogenase (G6PDH): entzündungsunabhängig
   2.5 DNA-Flow-Zytophotometrie
   Dysplasie: erhöhte Aneuploidierate
   2.6 Proliferationskinetik (Mikroradiographie)
   Erhöht bei Colitis ulcerosa.
   Ausdruck einer besonderen „Empfindlichkeit" gegenüber karzinogenen Substanzen (?)

Die umfangreiche konsiliardiagnostische Tätigkeit hat leider gezeigt, daß die *Dysplasie zu häufig (falsch-positiv) diagnostiziert* wird. Aufgrund dieser Erfahrung plädieren wir für eine *Kontrolle* (Pathologenpanel) *des Dysplasiebefundes, bevor therapeutisch-chirurgische Maßnahmen eingeleitet werden.*

Bezüglich *singulärer Adenome* sollte auch bei Kolitispatienten so verfahren werden wie bei gewöhnlichen Adenomen in nichtkolitiskranken Därmen. Umstritten ist die Situation bei *multiplen Adenomen,* die nach eigener Erfahrung bei Kolitispatienten ein deutlich höheres Karzinomrisiko signalisieren.

Für den morphologisch-bioptischen Nachweis präkanzeröser Dysplasien sind in den letzten Jahren wiederholt *adjuvante Methoden* publiziert worden, die die konventionellen lichtmikoskopischen Befunde ergänzen und bzgl. der diagnostischen Effizienz (vor allem bei unklaren Befunden) wesentlich erweitern sollen (Tabelle 7.19). Nach eigener Erfahrung an einem vergleichsweise großen Kollektiv chronisch-entzündlicher Darmerkrankungen und umfangreichen immunmorphologischen, muzin- und lektinhistochemischen und morphometrischen Untersuchungen erscheint uns die *konventionelle Lichtmikroskopie als die nach wie vor diagnostisch effizienteste Methode.* Allerdings muß das Gewebe *optimal* (4%ige, neutral gepufferte Formalinlösung, Bouin) und *schonend fixiert* und *orthograd,* ggf. mit Hilfe eines Lupenmikroskopes, *eingebettet* werden. Unverzichtbar sind *Serienschnitte (Schnittserien).*

Die am Biopsiematerial erhobenen Befunde haben ggf. *therapeutische Konsequenzen* (Tabelle 7.17). Diese Situation erfordert eine *enge Kooperation zwischen den an der Diagnostik beteiligten Disziplinen* (Endoskopie, Chirurgie, Pathologie). Dabei ist die diagnostische Aussage am Biopsiematerial wesentlich von der Art und Weise kolonoskopischer Materialgewinnung abhängig.

Biopsien zum Nachweis präkanzeröser Dysplasien sollten *vor allem in Phasen der Remission* entnommen werden. Erforderlich sind *multiple Biopsien* entlang der intestinalen Wegstrecke aus makroskopisch auffälligen Läsionen [polypoide und/oder plaqueartig-knotige Areale (DALM), stenotische Bezirke] oder sequentiell in Abständen von 10 cm aus flachen Schleimhautbereichen. Demgegenüber sind *Biopsien aus entzündlichen Polypen und aus Darmabschnitten einer noch deutlich floriden Entzündung für den Nachweis präkanzeröser Dysplasien wenig geeignet*[11, 17, 21-24, 28, 30-32, 34].
Verschiedene Untersuchungsserien haben gezeigt, daß die *alleinige Rektumbiopsie* zur Erfassung präkanzeröser Dysplasien wahrscheinlich *zu oft falsch-negative Befunde* liefert[27]. Die Chance, präkanzeröse Dysplasien durch kolonoskopische Stufen- bzw. Mehrfachbiopsien zu erfassen, ist unserer Erfahrung nach ungleich größer gegenüber singulären Rektumbiopsien[23, 27, 28].
Die primär für die Colitis ulcerosa vorgeschlagene Klassifikation präkanzeröser Dysplasien gilt grundsätzlich auch für entzündliche Darmerkrankungen vom Typus des M. Crohn[18, 19].
Zu *molekularbiologischen Befunden* (z. B. DNA-Aneuploidie, Verluste von Allelen des p53-Tumorsuppressorgens, Ha-ras-Allele, Mutationen des c-Ki-ras-Onkogens) siehe u.a.:[13-15, 25, 29, 30, 33, 36]

Literatur

1.–10. Weiterführende Literatur (▷ S. 534)

11. Bernstein CN, Shanahan F, Weinstein WM (1994) Are we telling patients the truth about surveillance colonoscopy in ulcerative colitis? Lancet 343:71–74
12. Blackstone MO, Riddell RH, Rogers BH, Levin B (1981) Dysplasiea-associated lesion or mass (DALM) detected by colonoscopy in long-standing ulcerative colitis: an indication for colectomy. Gastroenterology 80:366–374
13. Broome U, Lindberg G, Löfberg R (1992) Primary sclerosing cholangitis in ulcerative colitis – a risk factor for the development of dysplasia and DNA aneuploidy? Gastroenterology 102:1877–1880

14. Burmer GC, Levine DS, Kulander BG et al (1990) C-Ki-ras mutations in chronic ulcerative colitis and sporadic colonic carcinoma. Gastroenterology 99:416-4229
15. Burmer GC, Crispin DA, Kolli VR et al (1991) Frequent loss of a p53 allele in carcinomas and their precursors in ulcerative colitis. Cancer Commun 3:167-172
16. Burmer GC, Rabinovitch PS, Haggitt RC et al (1992) Neoplastic progression in ulcerative colitis: Histology, DNA content, and loss of a p53 allele. Gastroenterology 103:1602-1610
17. Connell WR, Lennard-Jones JE, Williams CB et al (1994) Factors affecting the outcome of endoscopic surveillance for cancer in ulcerative colitis. Gastroenterology 107:934-944
18. Craft CF, Mendelsohn G, Cooper HS, Yardley JH (1981) Colonic precancer in Crohn's disease. Gastroenterology 80:578-584
19. Cuvelier C, Bekaert E, DePotter C, Pauwels M, DeVos M, Roesl H (1989) Crohn's disease with adenocarcinoma and dysplasia. Am J Surg Pathol 13:187-196
20. Dawson IMP, Pryse-Davies J (1959) The development of carcinoma of the large intestine in ulcerative colitis. Br J Surg 47:113-138
21. Herbay A v, Herfarth C, Otto HF (1994) Cancer and dysplasia in ulcerative colitis: a histologic study of 301 surgical specimens. Z Gastroenterol 32:382-388
22. Herbay A v, Herfarth C, Otto HF (1995) Epidemiology, distribution, and risk factors of epithelial dysplasia in ulcerative colitis: its implications for surveillance programs. In: Riecken EO, Zeitz M, Stallmach A (eds) Malignancy and chronic inflammation in the gastrointestinal tract - new concepts. Kluwer, Dordrecht Boston London
23. Herfarth C, Otto HF (1987) Carcinom-präventive Operationsindikationen bei entzündlichen Darmerkrankungen. Chirurg 58:221-227
24. Jass JR, Sobin LH (1989) Histological typing of intestinal tumours. WHO International Histological Classification of Tumours, 2nd edn. Springer, Berlin Heidelberg New York Tokyo
25. Klingel R, Mittelstaedt P, Dippold WG, Meyer zum Büschenfelde K-H (1991) Distribution of Ha-ras alleles in patients with colorectal cancer and Crohn's disease. Gut 32:1508-1513
26. Morson BC, Pang LSC (1967) Rectal biopsy as an aid to cancer control in ulcerative colitis. Gut 8:423-434
27. Otto HF (1989) Dysplasien bei chronisch-entzündlichen Darmerkrankungen. Zur „Standardized Classification“ der Inflammatory Bowel Disease Morphology Study Group. Pathologe 10:240-243
28. Otto HF (1990) Dysplasie-Karzinom-Sequenz bei chronisch-entzündlichen Darmerkrankungen. Verdauungskrankheiten 8:61-66
29. Porschen R, Robin U, Schumacher A et al (1992) DNA aneuploidy in Crohn's disease and ulcerative colitis: results of a comparative flow cytometric study. Gut 33:663-667
30. Riddell RH (ed) (1991) Dysplasia and cancer in colitis. Elsevier, New York Amsterdam London Tokyo
31. Riddell RH (1991) Dysplasia in inflammatory bowel disease. In: Norris HT (ed) Pathology of the colon, small intestine, and anus, 2nd edn. Churchill Livingstone, New York Edinburgh London Melbourne Tokyo, pp 85-120
32. Riddell RH, Goldman H, Ransohoff DF et al (1983) Dysplasia in inflammatory bowel disease: standardized classification with provisional clinical applications. Hum Pathol 14:931-968
33. Rubin CE, Haggitt RC, Burmer GC et al (1992) DNA aneuploidy in colonic biopsies predicts future development of dysplasia in ulcerative colitis. Gastroenterology 103:1611-1620
34. Vemulapalli R, Lance P (1994) Cancer surveillance in ulcerative colitis: more of the same or progress? Gastroenterology 107:1196-1199
35. Warren S, Sommers SC (1949) Pathogenesis of ulcerative colitis. Am J Pathol 25:657-679
36. Yin J, Harpaz N, Tong Y et al (1993) p53 point mutations in dysplastic and cancerous ulcerative colitis lesions. Gastroenterology 104:1633-1639

Tabelle 7.20. Inzidenz des M. Crohn[11]

Land	Zeitraum	Inzidenz (Fälle/10^5/Jahr)
Derby, England	1951-1955	0,7
	1981-1985	6,7
Aberdeen, Schottland	1955-1957	1,3
	1967-1969	4,9
	1973-1975	5,4
	1982-1984	7,6
	1985-1987	9,8
Uppsala, Schweden	1965-1983	6,1
Rochester NY, USA	1973-1986	5,0
Tübingen, Deutschland	1970	1,2
	1980	5,5
	1982	4,8
Frankreich	1988	4,2
Bologna, Norditalien	1972-1973	0,8
	1986-1989	2,7
Palermo, Süditalien	1987-1988	2,7
Israel	1970-1978	1,0
	1979-1983	2,1
Spanien	1976-1982	0,8

Epidemiologie, Ätiologie, Pathogenese chronisch-entzündlicher Darmkrankheiten

Die zahlreichen und z. T. auch widersprüchlichen Befunde zu epidemiologischen Daten, zur möglichen Ätiologie und Pathogenese können im Rahmen dieses Beitrages weder vollständig zitiert noch umfassend abgehandelt werden.

Anmerkungen zur Epidemiologie

Zur Epidemiologie der idiopathischen chronisch-entzündlichen Darmerkrankungen wurden zahlreiche Studien publiziert. Die Ergebnisse dieser Studien zur Inzidenz, Prävalenz und zur Verteilung der chronisch-entzündlichen Darmerkrankungen sind oft erstaunlich konträr. Der Wert epidemiologischer Studien ist *von einer Vielzahl unterschiedlicher Faktoren abhängig* (z. B. methodisches Repertoire, diagnostische Kriterien, klinischer Standard u. a. m.). Desweiteren fällt auf, daß in verschiedenen Studien *erhebliche Schwankungen in den jährlichen Inzidenzzahlen* zu beobachten sind[38], ohne daß dafür schlüssige Erklärungen angeboten werden können.

M. Crohn

In Tabelle 7.20 sind einige Studien zur Inzidenz des M. Crohn zusammengefaßt[11]. Die Tabelle verdeutlicht, daß es *high-Inzidenzregionen* (z. B. England, Schottland, Schweden, USA, Deutschland) und *low-Inzidenzregionen* (z. B. Italien, Spanien, Israel) gibt[11]. In nahezu allen Studien wird deutlich, daß *bis in die Mitte der 70er Jahre steigende Inzidenzzahlen* zu beobachten waren. Es folgte ein *Plateau,* teilweise sogar ein *Rückgang der Inzidenz*[33]. *Mit Beginn*

Tabelle 7.21. Inzidenz der Colitis ulcerosa [11]

Land	Zeitraum	Inzidenz (Fälle/10^5/Jahr)
Minnesota, USA	1960–1979	15
Norwegen	1983–1986	12,8
Kopenhagen, Dänemark	1962–1969	6,9
	1970–1979	8,1
	1980–1987	9,2
Schweden	1965–1969	2,1
	1979–1983	6,6
Israel	1970–1978	3,2
	1979–1983	5,4
Bologna, Italien	1972–1973	1,9
	1986–1989	5,0
Frankreich	1988	2,96
Tübingen, Deutschland	1970	~ 0,5
	1980	~ 1,9
	1984	~ 1,8

der 80er Jahre werden *wieder steigende Inzidenzzahlen* beobachtet. Dies betrifft in relativ hohem Prozentsatz das Kindesalter. Etwa 20–25% aller Neuerkrankungen werden im Kindesalter (> 15 Jahre) beobachtet. In Schottland stieg die Inzidenz bei Kindern unter 16 Jahren von 6,6 im Jahre 1968 auf 22,9 im Jahre 1983, jeweils bezogen auf 1 Mio. Einwohner [17].

Angaben zur *Prävalenz des M. Crohn* schwanken zwischen 34 und 146 pro 100000 Einwohner [11].

Colitis ulcerosa

In Tabelle 7.21 sind einige Studien zur Inzidenz der Colitis ulcerosa zusammengefaßt. *Prävalenzzahlen* schwanken zwischen 28 und 117 pro 100000 Einwohner [11].

Anmerkungen zur Ätiologie

Die Ätiologie der chronisch-entzündlichen Darmerkrankungen ist noch immer nicht geklärt *(idiopathisch)*. Inzwischen sprechen zahlreiche Ergebnisse dafür, daß Colitis ulcerosa und M. Crohn offensichtlich *multifaktoriell verursacht* sind. Neben einer *genetischen Disposition* [55] (hohe Assoziation mit bestimmten MHC-Klasse-II-Antigenen, familiäre Häufung) [59], spielen *sozialökonomische* (Umwelt-) Faktoren [32, 38] und *immunologische Prozesse* eine Rolle.

- *Genetische Faktoren:* Bezüglich der genetischen Faktoren liegen erstmals Hinweise für *genetische Unterschiede von M. Crohn* (hohe Assoziation mit dem Haplotyp DR-1/DQw5) *und Colitis ulcerosa* (DR-2-Assoziation) vor [59]. Ob die Colitis ulcerosa darüber hinaus ein genetisch und immunologisch heterogenes Krankheitsbild (durch unterschiedliche HLA-DR- und pANCA-Expression) [22, 53, 60] ist, bedarf weiterer Untersuchungen.
- Als *Risikofaktoren* [37] werden *Rauchen* [21, 39, 47] (für die Entwicklung eines M. Crohn 1,4–4,2fach gesteigertes Risiko), *orale Kontrazeptiva* [35, 36] *und beispielsweise Ernährungsgewohnheiten* (erhöhter Zuckerverbrauch bei M.-Crohn-Patienten) [40] diskutiert, wobei im einzelnen die pathophysiologischen Zusammenhänge keineswegs klar sind.
- *Bakterien, Viren:* Als tatsächlich ätiologische Faktoren sind in den letzten Jahren mit bemerkenswert widersprüchlichen Befundkonstellationen *zellwanddefekte Bakterien* [27], *Mykobakterien* (Mycobacterium paratuberculosis und andere Mykobakterien) [19, 25, 49, 56] und zahlreiche *andere Erreger* (u. a. auch *Viren*) diskutiert worden.

Faßt man alle diese Ergebnisse kritisch zusammen, muß festgestellt werden, daß es bis zum jetzigen Zeitpunkt keinen infektiösen Erreger gibt, der reproduzierbar als tatsächlicher ätiologischer Faktor der chronisch-entzündlichen Darmerkrankungen in Frage käme.

Pathogenetische Konzepte

Die gastrointestinale Oberfläche ist einer Unzahl potentiell pathogener Noxen (luminale Toxine, Antigene, Bakterien, Viren) ausgesetzt. Unter normalen Bedingungen stellt das *Darmepithel* eine *Barriere* gegen diese Noxen dar. Hinsichtlich der Schrankenfunktion des gastrointestinalen Epithels spielen nicht so sehr *mechanische Faktoren* (wie etwa im Bereich des Integumentes), sondern *funktionelle Prinzipien* eine entscheidende Rolle, um auch den Funktionen der Resorption und Sekretion nachkommen zu können (▷ S. 537). Die Schrankenfunktion wird wesentlich aufrechterhalten durch die *intestinale Immunität*,deren morphologisches Korrelat das Darm-assoziierte lymphatische Gewebe ist. Bei allen Schädigungen der intestinalen Schleimhaut ist die Barrierefunktion gestört. Da dabei auch das intestinale Immunsystem betroffen ist, ist es naheliegend, daß zahlreiche immunpathologische Prozesse im Sinne pathogenetischer Konzepte diskutiert werden.

Die Vielzahl der hierzu vorliegenden Befunde [*defekter Mukosablock* [first-line-of-defense (sekretorisch-humorale Immunantwort, s-IgA)], *plasmazelluläre Dyskrasie* [second-line-of-defense (IgG-Dominanz)], *immunregulatorische Defekte,* Autoimmunität] kann im Rahmen dieses Beitrages nicht diskutiert werden. Es muß auf zusammenfassende und aktuelle Übersichten verwiesen werden [26, 29, 30, 48, 51].

Die Befunde können etwa folgendermaßen *zusammengefaßt* werden:

- *Colitis ulcerosa und M. Crohn* zeigen eine *gewisse immunologische Heterogenität.* Bei der *Colitis ulcerosa* findet man IgG-Antikörper (IgG1 und IgG3) und Komponenten des terminalen Kom-

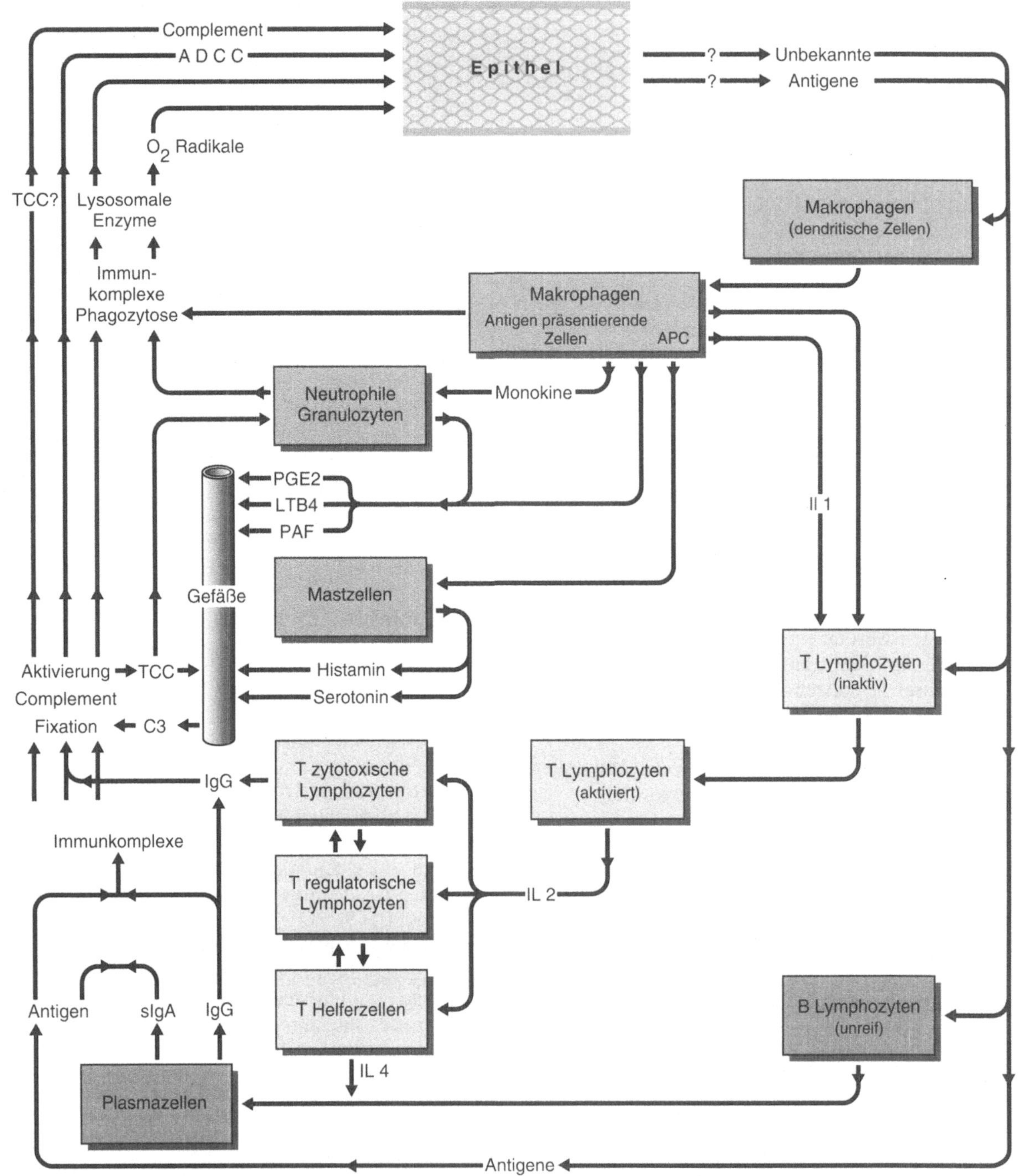

Abb. 7.40. Pathogenetisches Konzept der Colitis ulcerosa. Einzelheiten ▷ Text. *ADCC* Antikörperabhängige, zellvermittelte Zytotoxizität. *APC* antigenpräsentierende Zelle, *C3* Komplementfaktor 3, *IgG* Immunglobulin G (IgG1 und IgG3), *IL 1* Interleukin 1, *IL 2* Interleukin 2 (T cell growth factor), *IL 4* Interleukin 4 (B cell growth factor I), *PGE2* Prostaglandin E2, *PAF* plättchenaktivierender Faktor, *LTB 4* Leukotriene B4, *sIgA* sekretorisches Immunglobulin A, *TCC* terminaler Komplementkomplex. (Aus v. Herbay et al.[30])

Fig. 7.41 d, e. Morbus Crohn. **d.** Epitheloidzelliges Granulom im Grenzbereich von Mucosa un Submocosa (Colon) mit Expression von IL-1β mRNA (weiße Autoradiographiesignale). In situ Hybridisierung mit ^{33}P-markierten Riboproben. Dunkelfeldabbildung, × 100. **e** Außenzone eines follikulären lymphoidzelligen Infiltrates in der Submucosa (Ileum) mit Darstellung dreier IL-2 mRNA exprimierender Zellen (weiße Autoradiographiesignale). In situ Hybridisierung mit ^{33}P-markierten Riboproben. Dunkelfeldabbildung mit gleichzeitig grünlichem Aufleuchten eosinophiler Granulozyten (keine Hybridisierungssignale), × 250 (Präparation und Aufnahmen: Dr. F. Autschbach, Pathologisches Institut der Universität Heidelberg)

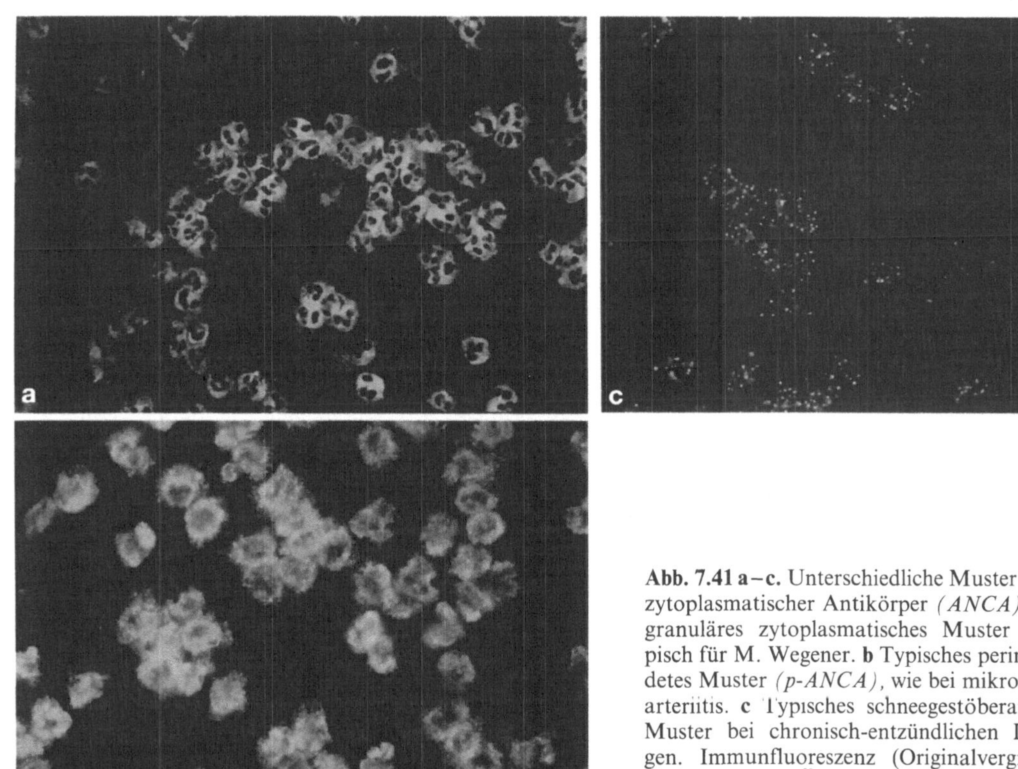

Abb. 7.41 a–c. Unterschiedliche Muster antineutrophiler zytoplasmatischer Antikörper *(ANCA)*. **a** diffuses feingranuläres zytoplasmatisches Muster *(c-ANCA)*, typisch für M. Wegener. **b** Typisches perinukleär ausgebildetes Muster *(p-ANCA)*, wie bei mikroskopischer Polyarteriitis. **c** Typisches schneegestöberartiges p-ANCA-Muster bei chronisch-entzündlichen Darmerkrankungen. Immunfluoreszenz (Originalvergr. 600 : 1) (Aus Schlenker et al.[50], mit freundlicher Genehmigung von Prof. K. Andrassy.)

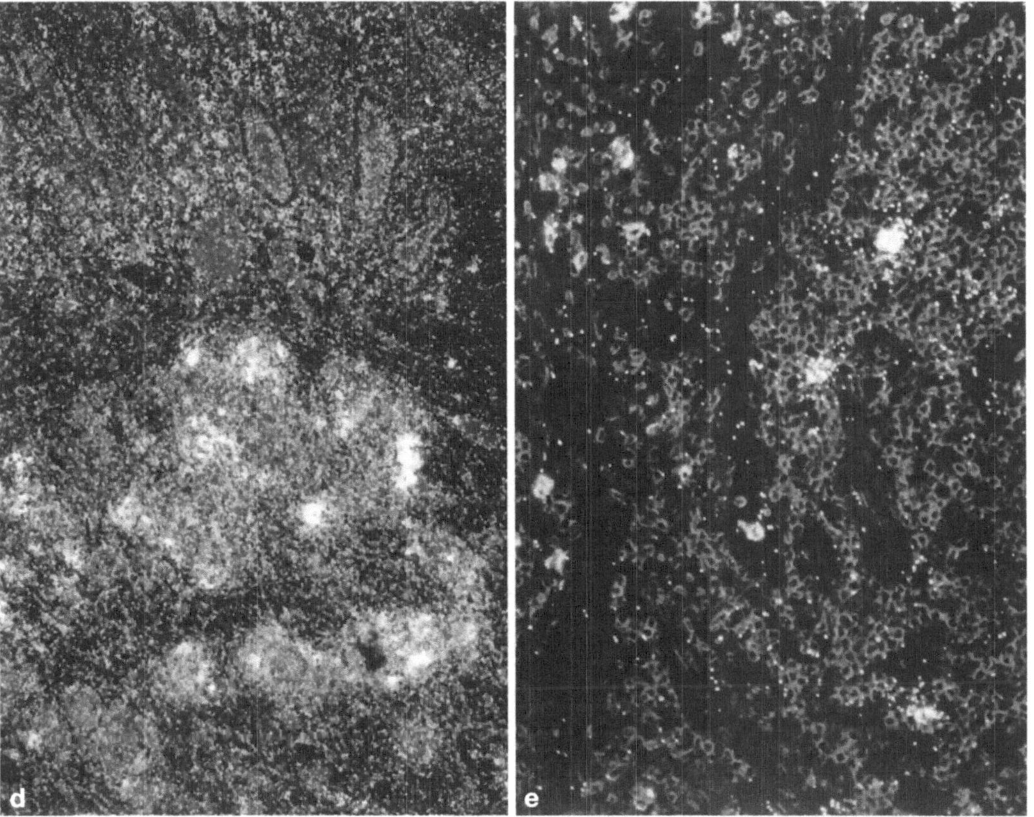

plementkomplexes im Bereich der Basalmembranen und der lateroapikalen Regionen des kolorektalen Epithels[28]. Es lassen sich aus der kolorektalen Mukosa IgG-Autoantikörper gegen Darmepithelien eluieren, die mit einem 40-kD-Darmantigen reagieren[57]. Bei Patienten mit einem floriden M. Crohn sind IgG1 und IgG2 signifikant erhöht. IgG1 und IgG3 findet man vor allem bei Autoimmunreaktionen, IgG2 bei Reaktionen gegen mikrobielle Antigene. Diese Befunde könnten für eine Störung der Immunregulation der IgG-Subklassen sprechen (Abb. 7.40).

- Zumindest die *Colitis ulcerosa* wird derzeit (mehrheitlich?) als *Autoimmunerkrankung* interpretiert. Endgültige Beweise allerdings fehlen. Für dieses Konzept sprechen IgG-Autoantikörper (s. oben), der Nachweis[24, 46, 50, 52] von perinukleären antineutrophilen zytoplasmatischen Autoantikörpern (pANCA) (Abb. 7.41), die Koinzidenz der chronisch-entzündlichen Darmerkrankungen mit anderen Autoimmunerkrankungen, die Dominanz von IgG1 – und IgG3-Antikörpern in der kolorektalen Mukosa (s. oben) und die Effektivität einer immunosuppressiven Therapie.
- Aufgrund von Untersuchungen zum Verhältnis der T-lymphozytären Subpopulationen in der Schleimhaut Kolitis- und Crohn-kranker Därme könnte ein *immunregulatorischer Defekt*[51] *hinsichtlich des Verhältnisses aktivierter CD4- und CD8-Lymphozyten* vorliegen. Aus zahlreichen Untersuchungen zum intestinalen Immunsystem ist bekannt, daß Darmepithelien nur CD8s-T-Lymphozyten aktivieren[13a]. Bei chronisch-entzündlichen Darmerkrankungen werden CD4-Helferzellen stimuliert, nicht aber CD8s-T-Lymphozyten. Diese Dysregulation beruht möglicherweise auf einer primären Störung der Enterozyten. Die ausschließliche Stimulation von CD4-Lymphozyten [u. a. auch über proinflammatorische Zytokine (IL-1, IL-6, TNF-α)] führt über die Sekretion vom Lymphokinen (z. B. IL-2) zur Makrophagenstimulation, zur Freisetzung inflammatorischer Mediatoren, schließlich zur entzündlichen Destruktion der Mukosa.
- *Mediatoren:* Die inzwischen außerordentlich zahlreich vorliegenden Unterschungsergebnisse zu Bedeutung und Wirkungsweise von *Mediatoren* (Eikosanoide, plättchenaktivierender Faktor, Interleukine, Neuropeptide) im Ablauf entzündlicher Reaktionen lassen sich allgemein dahingehend zusammenfassen, daß eine auch auf dieser Ebene nachweisbare immunregulatorische Störung zumindest für die *Chronizität* und *Perpetuierung der chronisch-entzündlichen Darmerkrankungen* eine Rolle spielt (s. oben). Die außerordentlich komplexen Regulationsmechanismen zwischen bestimmten Zellen und Zellsystemen (Endothelzellen, Monozyten, Makrophagen, Granulozyten, T-Lymphozyten) und ihren Mediatoren untereinander, die Bedeutung von Adhäsionsmolekülen (z. B. ICAM-1, LFA-1, ELAM-1) bei diesen regulatorischen Mechanismen können im Rahmen dieses Beitrages nicht diskutiert werden; es muß auf die einschlägige Literatur verwiesen werden[18, 20, 23, 30, 34, 41, 44, 51, 61].
- Besonders bei *M. Crohn* ist die Zahl proliferierender T-Lymphozyten im entzündlichen Infiltrat auch außerhalb der organisierten Lymphfollikel in der Lamina propria und Submukosa deutlich erhöht. Die Lymphokine IL-2 und IFN-γ sind hierbei im entzündeten Gewebe nachweisbar (mRNA-in-situ-Hybridisierung), ein Befund, der als Hinweis auf eine *gesteigerte lokale Lymphozytenaktivierung* und *Antigenerkennung* gewertet werden kann. Andererseits sind *Helferzytokine,* wie IL-4 und IL-5, nicht nachweisbar. Diese Konstellation findet man auch bei der klassischen Überempfindlichkeitsreaktion vom verzögerten Typ.
  Gegenüber der nur in geringer Menge nachweisbaren T-Zellzytokinen sind *Makrophagenprodukte,* wie IL-1, IL-6 und TNF-α im entzündeten Gewebe massenhaft exprimiert; die entzündliche Aktivität wird wesentlich durch diese Zytokine vermittelt (Abb. 7.41 d,e).

> Die bislang vorliegenden Befunde können zumindest für den *M. Crohn* vielleicht dahingehend zusammengefaßt werden, daß es aufgrund einer Veränderung im mukosalen Mikromilieu zu einer *gesteigerten Reaktivität von T-Zellen gegenüber luminalen Antigenen mit gesteigerter T-lymphozytärer Proliferation* kommt. Die Produktion von IFN-γ führt dann zu einer *kaskadenartig gesteigerten Aktivierung von Makrophagen,* die proinflammatorische *Zytokine* vermehrt produzieren. Infolgedessen entwickelt sich eine *aktive Entzündung mit der lokalen Expression von Adhäsionsmolekülen* (z. B. ICAM-1, ICAM-2, VCAM-1, CD31, E-Selektin). Daraus resultiert, wiederum kaskadenartig, ein *gesteigerter Influx von Lymphozyten und Makrophagen* in die entzündlich veränderten Darmwandbereiche[12–15].

- *Primäre Permeabilitätsstörung der Darmwand:* Hollander et al[31] hatten 1986 eine erhöhte intestinale Permeabilität für Polyethylenglykol (PEG 400) bei Patienten mit M. Crohn und bei 66% ihrer gesunden Verwandten gefunden. Aufgrund dieser Befunde wurde eine *intrinsische Störung der intestinalen Permeabilität,* genetisch determiniert, als mögliche (Mit-)Ursache des M. Crohn diskutiert[42]. Nachuntersuchungen, z. B.[58, 30a], haben die Bedeutung dieser Befunde eher relativiert, so daß derzeit *keineswegs bewie-*

sen ist, daß eine primäre Permeabilitätsstörung der Lamina epithelialis mucosae ursächlich für die Entstehung chronisch-entzündlicher Darmerkrankungen in Frage kommen könnte.

- *O_2-Radikale:* Makrophagen steuern durch Zell-Zell-Kontakte und durch die Freisetzung von Mediatorstoffen Entzündungsprozesse. Im Rahmen des sog. *„respiratory burst" werden von Makrophagen* toxische *O_2-Metabolite mit gewebsdestruktiver Potenz (O_2, H_2O_2, Hypochlorsäure u. a.)* freigesetzt[16, 54]. Unter normalen Bedingungen wird zufolge eines antioxidativen Mechanismus der *oxidative Stress* weitgehend ausgeglichen. Die antioxidativen Mechanismen sind glutathionabhängig. Verschiedene Befunde deuten darauf hin, daß in den Zellen der Lamina epithelialis mucosae der *Glutathionspiegel reduziert* ist. Damit werden die *antioxidativen Mechanismen insuffizient.* Freie, nicht abgefangene O_2-Radikale können Proteaseinhibitoren inaktivieren und schließlich zur Aktivierung und Freisetzung gewebsdestruierender Enzyme führen und auf diese Weise zur Chronizität des Entzündungsprozesses beitragen.

Literatur

1.–10. Weiterführende Literatur (▷ S. 534)
11. Adler G (1993) Morbus Crohn – Colitis ulcerosa. Springer, Berlin Heidelberg New York Tokyo
12. Autschbach F, Qiao L, Schürmann G, et al (1993) In situ Proliferationsstatus, Interleukin-2 und Interleukin-1-beta Expression mononukleärer Zellen bei Morbus Crohn. Verh Dtsch Ges Pathol 77:429
13. Autschbach F, Schürmann G, Qiao L, et al (1994) In situ cytokine expression in Crohn's disease. Pathol Res Pract 190:232
14. Autschbach F, Qiao L, Schürmann G et al: Immunohistochemical reactivity of adhesion structure workshop mAb (subpanels 2,3,4) in peripheral and mucosa-associated lymphoid tissue and in Crohn's disease. In: Schlossen S et al (eds) Leucocyte typing V. Oxford Univ Press, Oxford (in press)
15. Autschbach F, Schürmann G, Qiao L et al: Cytokine messenger-RNA expression and proliferation status of intestinal mononuclear cells in noninflamed gut and Crohn's disease. Virchows Arch (in press).
16. Baldassano RN, Schreiber S, Johnston RB, Fu RD, Muraki T, MacDermott RP (1993) Crohn's disease monocytes are primed for accentuated release of toxic oxygen metabolitits. Gastroenterology 105:60–66
17. Barton JR, Gillon S, Ferguson A (1989) Incidence of inflammatory bowel disease in Scottish children between 1968 and 1983; marginal fall in ulcerative colitis, three-fold rise in Crohn's disease. Gut 30:618–622
18. Beagley KW, Elson ChO (1992) Cells and cytokines in mucosal immunitiy and inflammation. Gastroenterol Clin North Am 21:347–366
19. Brunello F, Pera A, Martini S et al (1991) Antibodies to mycobacterium paratuberculosis in patients with Crohn's disease. Dig Dis Sci 36:1741–1745
20. Brynskov J, Tvede N, Andersen CB, Vilien M (1992) Increased concentrations of interleukin 1ß, interleukin-2, and soluble interleukin-2 receptors in endoscopical mucosal biopsy specimens with active inflammatory bowel disease. Gut 33:55–58
21. Calkins BM (1989) A meta-analysis of the role of smoking in inflammatory bowel disease. Dig Dis Sci 34:1841–1854
22. Casanova MG, Oudkerk Pool M, Pena AS et al (1993) A subgroup of ulcerative colitis (UC) defined with genetic (HLA-DR) and immunological (pANCA) markers. Gastroenterology 104:A709
23. Crabtree JE, Juby LD, Heatley RV, Lobo AJ, Bullimore DW, Axon ATR (1990) Soluble interleukin-2 receptor in Crohn's disease: relation of serum concentrations to disease activity. Gut 31:1033–1036
24. Dalekos GN, Manoussakis MN, Goussia AC, Tsianos EV, Moutsopoulos HM (1993) Soluble interleukin-2 receptors, antineutrophil cytoplasmic antibodies, and other autoantibodies in patients with ulcerative colitis. Gut 34:658–664
25. Elsaghier A, Prantera C, Moreno C, Ivanyi J (1992) Antibodies to mycobacterium paratuberculosis-specific protein antigens in Crohn's disease. Clin Exp Immunol 90:503–508
26. Gebbers JO, Otto HF (1985) Alterations of the intestinal mucosal block in ulcerative colitis and Crohn's disease – immunological and ultrastructural findings, and considerations of the pathogenesis. Klin Pädiat 197:341–348
27. Gitnick GL (1981) Infectious agents in inflammatory bowel diseases. In: Pena AS, Weterman IT, Booth CC, Strober W (eds) Developments in gastroenterology, vol 1: Recent advances in Crohn's disease. Nijhoff, The Hague Boston London, pp 241–245
28. Halstensen TS (1991) Immunopathology of inflammatory bowel disease. Mucosal complement activation and autoimmunity. Norwegian Cancer Society, Oslo
29. Halstensen TS, Das KM, Brandtzaeg P (1993) Epithelial deposits of immunoglobulin G1 and activated complement colocalise with the Mr40 kD putative autoantigen in ulcerative colitis. Gut 34:650–657
30. Herbay A v, Gebbers JO, Otto HF (1990) Immunopathology of ulcerative colitis: a review. Hepatogastroenterology 37:99–107
31. Hollander D, Vadheim CM, Brettholz E, Petersen GM, Delahuntry T, Rotter JI (1986) Increased intestinal permeability in patients with Crohn's disease and their relatives. A possible etiologic factor. Ann Intern Med 105:883–885
32. Katschinski B, Goebell H (1990) Risikofaktoren in der Ätiologie des M. Crohn. Z Gastroenterol 28:368–372
33. Kurata JH, Kanot-Fish S, Frankl H, Godby P, Vadheim CM (1992) Crohn's disease among ethnic groups in large health maintenance organization. Gastroenterology 102:1940–1948
34. Kusugami K, Matsuura T, West GA, Youngman KR, Rachmilewitz D, Fiocchi C (1991) Loss of interleukin-2-producing intestinal CD4+ T cells in inflammatory bowel disease. Gastroenterology 101:159j4–1605
35. Lashner BA, Kane SV, Hanauer SB (1989) Lack of association between oral contraceptive use and Crohn's disease: a community-based matched case-control study. Gastroenterology 97:1442–1447
36. Lashner BA, Kane SV, Hanauer SB (1990) Lack of association between oral contraceptive use and ulcerative colitis. Gastroenterology 99:1032–1036
37. Levine J (1992) Exogenous factors in Crohn's disease. J Clin Gastroenterol 14:216–226
38. Lindberg E, Järnerot G (1991) The incidence of Crohn's disease is not decreasing in Sweden. Scand J Gastroenterol 26:495–500
39. Lindberg E, Järnerot G, Huitfeldt B (1992) Smoking in Crohn's disease. Effect on localisation and clinical course. Gut 33:779–782
40. Martini GA, Brandes JW (1976) Increased consumption of refined carbohydrates in patients with Crohn's disease. Klin Wochenschr 54:367–371
41. Matsuura T, West GA, Klein JS, Ferraris L, Fiocchi C (1992) Soluble interleukin-2 and CD8 and CD4 receptors in inflammatory bowel disease. Gastroenterology 102:2006–2014
42. May GR, Sutherland LR, Meddings JB (1993) Is small intestinal permeabiltiy really increased in relatives of patients with Crohn's disease? Gastroenterology 104:1627–1632
43. Mazzucchelli L, Hauser C, Zgraggen K et al (1994) Expression of Interleukin-8 gene in inflammatory bowel disease is re-

lated to the histological grade of active inflammation. Am J Pathol 144:997–1007
44. Mullin GE, Lazenby AJ, Harris ML, Bayless TM, James SP (1992) Increased interleukin-2 messenger RNA in the intestinal mucosal lesions of Crohn's disease but not ulcerative colitis. Gastroenterology 102:1620–1627
45. Munkholm P, Langholz E, Hollander D et al (1994) Intestinal permeabiltiy in patients with Crohn's disease and ulcerative colitis and their first degree relatives. Gut 35:68–72
46. Oudkerk Pool M, Ellerbroek PM, Ridwan BU et al (1993) Serum antineutrophil cytoplasmic autoantibodies in inflammatory bowel disease are mainly associated with ulcerative colitis. A correlation study between perinuclear antineutrophil cytoplasmic autoantibodies and clinical parameters, medical, and surgical treatment. Gut 34:46–50
47. Persson PG, Ahlbom A, Hellers G (1990) Inflammatory bowel disease and tobacco smoke – a case–control study. Gut 31:1377–1381
48. Raedler A, Schreiber S (1992) Ist die Colitis ulcerosa eine Autoimmunerkrankung? Dtsch med Wschr 117:1333–1338
49. Sanderson JF, Moss MT, Tizard MLV, Hermon-Taylor J (1992) Mycobacterum paratuberculosis DNA in Crohn's disease tissue. Gut 33:890–896
50. Schlenker T, Apenberg S, Raedsch R, Andrassy K, Plachky J, Kommerell B (1992) Antineutrophile zytoplasmatische Antikörper bei chronisch-entzündlichen Darmerkrankungen. Dtsch Med Wochenschr 117:1463–1468
51. Schreiber S, Raedler A, Stenson WF, MacDermott RP (1992) The role of the mucosal immune system in inflammatory bowel disease. Gastroenterol Clin North Am 21:451–502
52. Seibold F, Weber P, Klein R, Berg PA, Wiedmann KH (1992) Clinical significance of antibodies against neutrophils in patients with inflammatory bowel disease and primary sclerosing cholangitis. Gut 33:657–662
53. Shanahan F, Duerr RH, Rotter JI et al (1992) Neutrophil autoantibodies in ulcerative colitis: familial aggregation and genetic heterogeneity. Gastroenterology 103:456–461
54. Simmonds NJ, Rampton DS (1993) Inflammatory bowel disease - a radical view. Gut 34:865–868
55. Sofaer J (1993) Crohn's disease: the genetic contribution. Gut 34:869–871
56. Stainsby KJ, Lowes JR, Allan RN, Ibbotson JP (1993) Antibodies to mycobacterium paratuberculosis and nine species of environmental mycobacteria in Crohn's disease and control subjects. Gut 34:371–374
57. Takahasi F, Shah JS, Wise LS, Das KM (1990) Circulating antibodies against human colonic extract enriched with a 40 kDa protein in patients with ulcerative colitis. Gut 31:1016–1020
58. Teahon K, Smethurst P, Levi AJ, Menzies, Bjarnason I (1992) Intestinal permeability in patients with Crohn's disease and their first degree relatives. Gut 33:320–323
59. Toyoda H, Wang SJ, Yang HY et al (1993) Distinct associations of HLA-class II genes with inflammatory bowel disease. Gastroenterology 104:741–748
60. Yang H, Rotter J, Toyoda H et al (1992) Ulcerative colitis: a genetic heterogeneous group defined with genetic (DR 2) and subclinical markers (ANCAs). Gastroenterology 102, A 716
61. Zeitz M (1990) Immunoregulatory abnormalities in inflammatory bowel disease. Eur J Gastroenterol Hepatol 2:246–250

Anmerkungen zur bioptischen Differentialdiagnose entzündlicher Darmkrankheiten

Die differentialdiagnostische Problematik entzündlicher Darmerkrankungen kann dahingehend zusammengefaßt werden, daß einerseits Colitis ulcerosa und M. Crohn gegeneinander, andererseits gegen die Gruppe der ätiologisch definierten und phänotypisch besonderen Kolitisformen abgegrenzt werden müssen[11, 12, 14, 15, 21–23, 25].

Die ätiologisch ungeklärten (idiopathischen) chronisch-entzündlichen Darmerkrankungen – Colitis ulcerosa und M. Crohn – führen in ihrem jeweiligen Verlauf zu einem breiten und heterogenen Spektrum an makromorphologischen, histologischen und immunhistologischen Befunden. Dabei lassen sich praktisch alle morphologisch faßbaren Veränderungen grundsätzlich sowohl bei der Colitis ulcerosa als auch beim M. Crohn finden[2, 3, 16, 21].

> Angesichts dieser Situation kann eine mit morphologischen Techniken betriebene Differentialdiagnose vor allem in der bioptischen Diagnostik *nur in Kenntnis anamnestischer Daten,* des *klinischen Verlaufes, röntgendiagnostischer* und *kolonoskopischer Befunde* und durchgeführter *Therapiemaßnahmen* wirklich effektiv sein. In Kenntnis dieser Daten beinhalten kolonoskopische Biopsien eine Fülle von diagnostischen Informationen, die wesentliche Beiträge zur Differentialdiagnose entzündlicher Darmerkrankungen liefern können[13, 17–19, 24].

Voraussetzung vor allem in der bioptischen Diagnostik ist eine *optimale Gewebepräparation* unter *schonender Fixierung* und *orthograder Schnittführung.* Diagnostische Befundkriterien sind die *Kryptenarchitektur,* die *kryptalen Zellpopulationen,* die *zellulären Infiltrate der Lamina propria mucosae.*

In der subtilen Analyse struktureller und zellulärer Veränderungen der enteralen bzw. kolorektalen Mukosa (und tieferer Darmwandschichten) liegt der differentialdiagnostische Beitrag (Tabellen 7.22 und 7.23) der Morphologie.

Es spricht vieles dafür, daß die in Tabelle 7.9 unter differentialdiagnostischen Aspekten aufgeführten entzündlichen Darmerkrankungen mit bekannter Ätiologie an Häufigkeit zunehmen. Diese Enterokolitiden zeigen zumeist akute, häufig sich selbst limitierende Verläufe[15, 16, 19–22] (Übersicht zur akutinfektiösen Diarrhö: [13]). Es konnte aber auch gezeigt werden, daß z. B. bakterielle Enterokolitiden durchaus chronisch verlaufen und über Monate persistieren können.

> Andererseits muß man heute davon ausgehen, daß *singuläre Schübe, vermeintlich akute Exazerbationen der idiopathischen chronisch-entzündlichen Darmerkrankungen* durch *bakterielle und/oder virale Superinfektionen* verursacht sein können. Derartige Interaktionen erschweren naturgemäß differentialdiagnostische Aussagen auch der Morphologie. Da aber aus z. T unterschiedlichen Gründen ein Erregernachweis oft nicht

Tabelle 7.22. Zur *makroskopischen* Differentialdiagnose zwischen Colitis ulcerosa und M. Crohn

Merkmal	Colitis ulcerosa	M. Crohn
Ausbreitung	Kontinuierlich, diffus	Diskontinuierlich, segmental
Beteiligung von:		
– Ileum	10% („backwash")	30% (maximal 50%)
– Rektum	über 90%	etwa 50%
– Anus	unter 25% (Fissuren)	über 75% (Fisteln, Fissuren, Ulzera)
Mukosa/Submukosa	Granuliert, regellos angeordnete, oft flächenhaft entwickelte Erosionen und Ulzerationen	Kopfsteinpflasterartiges Mukosarelief, Ulzera (strickleiterartig, aphtös)
Fissuren	Keine	Häufig
Pseudopolypen	Häufig	Eher selten
Hyperämie	Massiv	Wechselnd, gering
Wandbreite bis zur Lamina muscularis propria	Normal	Stark verbreitert
Lamina muscularis propria	Zumeist normal	Deutlich verdickt
Serosa	Überwiegend normal (Ausnahme: toxisches Megakolon)	Fibrös verdickt, Serositis, „miliare" Granulome, sklerolipomatöser Überwuchs
Darmverkürzung/Strikturen	Muskuläre Verkürzung, Strikturen selten	Fibröse Verkürzung, segmental fibröse Strikturen häufig
Fistelbildung	Selten	Häufig
Toxisches Megakolon	5–10%	Wird zunehmend häufiger beobachtet

Tabelle 7.23. Zur *histologischen* Differentialdiagnose zwischen Colitis ulcerosa und M. Crohn

Merkmal	Colitis ulcerosa	M. Crohn
Ausbreitung der Entzündung	Mukosa/Submukosa: „mucosal colitis"	Transmural: „full wall colitis"
Mukosadicke	Verbreitert	Verbreitert
Submukosadicke	Normal Fibrose	Stark verbreitert Ödem, Ödemsklerose, Fibrose
Becherzellverlust[a]	Immer	Gering, wenn überhaupt
Drüsenarchitektur	Schwer gestört	Gering verändert
Kryptitis/Kryptenabszesse[a]	Immer	Sehr selten
Paneth-Zellmetaplasie	Sehr häufig	Selten
Epitheloidzellige Granulome[a]	Fehlen/sehr selten	60–70% (20–83%)
Fokale lymphoide Hyperplasie[a]	Mukosa/Submukosa	Alle Wandschichten, oft sehr ausgeprägt
„Vaskularisation"	Häufig	Selten
Entzündliche Gefäßveränderungen	Selten	Häufig
Obliterierende Lymphangiitis	Selten	Häufig
Fibrose	Mäßig	Stark
Analläsionen	Unspezifische Entzündung	Epitheloidzellige Granulome
Regionäre Lymphknoten	Reaktive Hyperplasie	Epitheloidzellige Granulome (25–50%)
Präkanzeröse Epitheldysplasien	Relativ „häufig"	Bislang selten beobachtet

[a] Bioptisch besonders wichtig.

möglich ist, kommt der subtilen histomorphologischen Analyse von kolorektalen Biopsiepräparaten eine erhebliche differentialdiagnostische Bedeutung zu.

Eine ätiologisch orientierte Diagnostik entzündlicher Darmerkrankungen wird vor allem durch die Tatsache erschwert, daß der Darm als Immunorgan (common mucosa associated lymphoid tissue) über ein *limitiertes* und *organotypisches* und *nur selten über ein erregertypisches, also ursachenspezifisches Reaktionsmuster* verfügt. Die Darmschleimhaut reagiert auf unterschiedliche Noxen vergleichsweise oligomorph. *Die aktuelle Kolitisdiagnostik umfaßt ein breites differentialdiagnostisches Spektrum* (Tabelle 7.9) *und darf nicht nur unter dem starren Dualismus von Colitis ulcerosa und M. Crohn gesehen werden.*

Literatur

(▷ auch Colitis ulcerosa und M. Crohn)

1.–10. Weiterführende Literatur (▷ S. 534)
11. Borchard F (1983) Pathologie der chronisch-entzündlichen Darmerkrankungen. Verdauungskrankheiten 1:49–58
12. Bürrig K-F, Borchard F (1986) Bioptische Befunde bei bakterieller Kolitis. Pathologe 7:29–35
13. Giannella RA (guest ed) Acute infectious diarrhea. Gastroenterol Clin North Am 22:483–715
14. Goldman H (1994) Interpretation of large intestinal mucosal biopsy specimens. Hum Pathol 25:1150–1159
15. Heilmann KL (1987) Differentialdiagnose der entzündlichen Darmerkrankungen. Ber Pathol 104:561–569
16. Herbay A von, Otto HF (1992) Differentialdiagnostik chronisch-entzündlicher Darmerkrankungen. Möglichkeiten und Grenzen der Morphologie. Chirurg 63:1–7
17. Morson BC (1974) The technique and interpretations of rectal biopsies in inflammatory bowel disease. Pathol Ann 9:209–230
18. Morson BC (1977) Rectal and colonic biopsy in inflammatory bowel disease. Am J Gastroenterol 67:417–426
19. Nostrand TT, Kumar NB, Appelman HD (1987) Histopathology differentiates acute self-limiting colitis from ulcerative colitis. Gastroenterology 92:318–328
20. Otto HF (1991) Morphologische Befunde zur Differentialdiagnose chronisch-entzündlicher Darmerkrankungen (Colitis ulcerosa, Morbus Crohn, indeterminate colitis). Internist 32:511–517
21. Surawicz CM (1988) The role of rectal biopsy in infectious colitis. Am J Surg Pathol 12 [Supp] 1:82–88
22. Surawicz CM, Belic L (1984) Rectal biopsy helps to distinguish acute self-limited colitis from idiopathic inflammatory bowel disease. Gastroenterology 86:104–113
23. Surawicz CM, Haggitt RG, Husseman M et al (1994) Mucosal biopsy diagnosis of colitis: acute self-limited colitis and idiopathic inflammatory bowel disease. Gastroenterology 107:755–763
24. Tanaka M, Riddell TH (1990) The pathological diagnosis and differential diagnosis of Crohn's disease. Hepatogastroenterology 37:18–31
25. Tedesco FJ (1980) Differential diagnosis of ulcerative colitis and Crohn's ileocolitis and other specific inflammatory disease of the bowel. Med Clin North Am 64:1173–1183

Anhang

„Bauhinite oedemateuse aigue"

Es handelt sich um ein *seltenes,* indessen sehr charakteristisches Krankheitsbild mit *pseudotumoröser Verdickung der ileozökalen Region*[13].Eine nennenswerte Beteiligung der regionalen Lymphknoten liegt nicht vor. *Histologisch* besteht eine *Arteriolitis* mit *fibrinoiden Wandnekrosen,* sowohl der Mesenterialplatte als auch der tieferen Wandschichten von Ileum und Zökum. Vorwiegend in der Mukosa und Submukosa ist ein *monströses, teilweise hämorrhagisches Ödem* entwickelt, das zahlreiche *eosinophile Granulozyten* enthält. Die Bauhinite oedemateuse aigue erinnert an eine allergische Vaskulitis (Quincke-Ödem). Ob es sich, wie gelegentlich vermutet, um eine forme fruste des M. Crohn handelt, erscheint eher unwahrscheinlich.

„Akute terminale Ileitis"

Die akute terminale Ileitis zeigt gewisse *Ähnlichkeiten mit der Bauhinite oedemateuse aigue.* Sie tritt vorwiegend bei Kindern und Jugendlichen auf[11]. Morphologisch zeigt das terminale Ileum eine starke ödematös-hyperämische Schwellung. Das *entzündliche Zellinfiltrat* besteht vorwiegend aus eosinophilen Granulozyten. Lymphozyten und Plasmazellen sind eher selten. Die Entzündung ist häufig *transmural* nachweisbar. Epitheloidzellige Granulome und/oder entzündliche Gefäßveränderungen sind selten. *Strikturen fehlen.* Inkonstant entwickelt sich eine *lokale serofibrinöse Peritonitis. Nicht selten* sind *Appendix und Zökum mitbeteiligt.*

Ob es sich tatsächlich um eine Frühform des M. Crohn handelt, ist nach wie vor umstritten. Bis zu 17% der Fälle sollen später in einen klassischen M. Crohn übergehen[11, 12]. In vielen Fällen liegt offenbar eine Yersiniose vor[12].

Literatur

1.–10. Weiterführende Literatur (▷ S. 534)
11. Jess P (1981) Acute terminal ileitis. A review of recent literature on the relationship to Crohn's disease. Scand J Gastroenterol 16:321–324
12. Kewenter J, Hulten L, Kock NG (1974) The relationship and epidemiology of acute terminal ileitis and Crohn's disease. Gut 15:801–804
13. Lilla J (1960) Bauhinite oedemateuse aigue. Presse Méd 68:2287–2290

Entzündliche Läsionen der anorektalen Grenzregion

In diesem Abschnitt werden einige Krankheiten besprochen, die in besonderer Weise den rektoanalen Grenzbereich betreffen. Bezüglich dieser topographischen Besonderheiten wird auch auf das Kap. 8 (S. 685) verwiesen.

Unter den entzündlichen Läsionen der anorektalen Region spielen die venerischen Erkrankungen naturgemäß eine besondere Rolle.

Venerische Erkrankungen[28]

Gonorrhö (Proctitis gonorrhoica)

Die rektale Gonorrhö[12, 27] präsentiert sich als akutentzündliche Läsion der Mukosa, die an eine *oberflächliche* und *unspezifische, eitrige Proktitis* erinnert. Gonokokken als Erreger der Gonorrhö sind gramnegative Diplokokken, die sich in zytologischen Abstrichpräparaten akuter Infektionsfälle sowohl extra- als auch intrazellulär nachweisen lassen.

Bei *Frauen* schließt sich die rektale Gonorrhö häufig an eine urogenitale Infektion an, bei *Männern* entsteht sie i. allg. durch homosexuelle Kontakte. Ihre Häufigkeit wird bei Homosexuellen mit 2,5–55,3% angegeben.

Lues/Syphilis (Proctitis luica/syphilitica)

Die im Darm relativ seltene Lues (Treponema pallidum) kann sowohl *konnatal* als auch *erworben (homo- und heterosexuell)* vorkommen[11]. Die konnatale Lues des Darmes ist stets mit syphilitischen Veränderungen anderer Organe verknüpft.

Morphologisches Erscheinungsbild und *Lokalisation* der syphilitischen Darmveränderungen sind ziemlich *variabel.* Außer *miliaren Syphilomen,* vorwiegend in den tieferen Darmwandschichten, findet man umschriebene, *speckig-derbe Mukosainfiltrate,* die geschwürig zerfallen. Die *syphilitischen Ulzera* sind flach und nur leicht konkav. Die Ulkusränder sind glatt, kaum unterminiert. Die Ulzera neigen zu einer gürtelförmigen Ausbreitung. Es besteht eine starke Schrumpfungstendenz. *Histologisch* sind die syphilitischen Läsionen reich an *Plasmazellen.* Zudem weist das syphilitische Granulationsgewebe immer auch Beziehungen zu Gefäßen auf. *Endangiitische Veränderungen* sind typisch, mykotische Superinfektionen möglich. *Rektale Gummen* sind sehr selten, können dann allerdings ein Karzinom vortäuschen.

Lymphogranuloma venereum[14, 17, 22]

Der Erreger (*Chlamydia trachomatis,* Immuntypen L1–3) gehört zur sog. *Psittakosegruppe* [Chlamydien, PTL-Gruppe (Psittakose, Lymphogranuloma venereum, Trachom)]. Die Infektion erfolgt durch *homo- und heterosexuelle Kontakte.* Bei Jugendlichen kommen offenbar auch *nichtvenerische Infektionen* vor. Die Diagnose wird serologisch (LGV-Komplementfixationstiter, Mikroimmunfluoreszenztest) gesichert. Neuerdings gelingt der Erregernachweis im Gewebe mit Hilfe fluoreszeinmarkierter monoklonaler Antikörper.

Das Lymphogranuloma venereum beginnt mit einer *primären Genitalläsion von meist herpetiformer* Art. Der Infekt greift schnell auf die regionalen *Lymphknoten* über. *Rektale Manifestationen* präsentieren sich in 2 Formen:

- als *subakute Proktitis,* die gelegentlich bis zum Colon transversum reichen kann (Proktokolitis). Die Schleimhaut ist *körnig, nodulär, ödematös,* gelegentlich auch *polypös* aufgefaltet; das zur Tiefe hin angrenzende Gewebe ist derb. Schleimhaut und Submukosa sind vorwiegend plasmazellulär infiltriert, z. T. perivaskulär akzentuiert. Gelegentlich findet man *Epitheloidzellknötchen* und *Riesenzellen, fokale Nekrosen* und eine *Endophlebitis* (Differentialdiagnose: M. Crohn, Colitis ulcerosa, Tuberkulose, andere venerische Infektionen). Selten entwickeln sich *Abszesse* und *Fisteln;*
- als *chronisch-vernarbende, strikturierende Entzündung (burnt-out-Strikturen)* des Rektums mit gewöhnlich scharfer Grenze zur gesunden Darmschleimhaut. Die *Darmwand* ist hart und *verdickt,* das *Darmlumen* oft hochgradig eingeengt. Man findet Schleimhautulzerationen und eine chronisch-granulierende und fibrosierende Entzündung.
  Die *burnt-out-Strikturen* werden im allgemeinen als *fakultative Präkanzerose* angesehen (Adeno- und Plattenepithelkarzinome[12]).

Herpes-simplex-Proktitis[12, 19–21, 27]

Sie ist offenbar weitaus häufiger als diagnostiziert. Bei 6–39% aller Homosexuellen mit Enddarmsymptomen und einer Proktitis gilt diese Virusinfektion als Ursache der Proktitis. Erreger ist i. allg. das Herpesvirus Typ 2, übertragen durch homo- und heterosexuelle Kontakte (Interaktionen mit HIV-Infektionen: ▷ S. 576).

Morphologisch findet man herpetiforme Bläschen, Pusteln und aphtoide Ulzera, in 70% eine inguinale Lymphknotenschwellung. Kryptenabszesse und granulozytäre Infiltrate sind häufig, vielkernige Riesenzellen mit Kerneinschlüssen (zytologische Abstrichpräparate) eher selten. Die Diagnose wird kulturell oder serologisch gesichert. Die Krankheit heilt im allgemeinen innerhalb von 1-3 Wochen ohne Narbenbildung ab. Gelegentlich kommt es zu Rezidiven oder bakteriellen Superinfektionen. Die Entwicklung eines toxischen Megakolons ist extrem selten (ohnehin nur bei subtotalen bzw. totalen Proktokolitiden).

Fremdkörperreaktionen

Ölgranulom („Oleom")[24]

Als Ausdruck einer Fremdkörperreaktion auf ölige Substanzen, die etwa bei der Injektionsbehandlung von Hämorrhoiden ins Gewebe gelangen, entwickeln sich makroskopisch knotige oder (seltener) ulzerierende Infiltrate (Differentialdiagnose: Adenom, Karzinom). Sie liegen meist oberhalb der Linea dentata. Selten sind perirektale und lymphonoduläre Ölansammlungen nachweisbar.

Die applizierten Ölsubstanzen verursachen eine *schwere Entzündung*. Initial findet man reichlich *eosinophile Granulozyten*, später mononukleäre *Rundzellen*, *Makrophagen* und *mehrkernige Riesenzellen* vom Fremdkörpertyp. Das Ausmaß der Entzündung ist abhängig von der Art der applizierten Öle (pflanzlich < tierisch < mineralisch). Die Ölablagerungen sind nur im Gefrierschnitt nachweisbar (Paraffinhistologie: „Schweizer-Käse"-Muster; Differentialdiagnose: Pneumatosis coli), mineralische Öle ggf. auch im Paraffinschnitt.

Bariumgranulom[15, 25]

Die seltene Läsion beruht darauf, daß bei Kolonkontrasteinläufen Bariumbrei in die Wand des Darmes, vor allem des Rektums, übertritt. Man findet plaqueartige, polypoide oder ulzerierte Herdbildungen, die im Extremfall ein Karzinom vortäuschen können.

Mikroskopisch findet man *Bariumkristalle* (histochemischer Nachweis mit der Rhodizonatmethode), die von einer *granulomatösen Entzündung* demarkiert werden. Selten sind *nekrotisierende Entzündungen* der Darmwand, Bariumübertritte in die freie Bauchhöhle oder in das Retroperitoneum sowie Bariumembolien.

Handschuhpuderproktitis

Selten[18]. Wenige kasuistische Mitteilungen. Es entwickelt sich eine ulzerös-granulierende Proktitis. Therapie: lokale Prednisoloneinläufe.

Sterkorale Ulzerationen

Sterkorale Geschwüre entstehen durch Drucknekrosen der Rektumschleimhaut, hervorgerufen durch *Skybala* und *Koprolithen*. Eine *Schleimhautischämie* wirkt *begünstigend*, weshalb ältere Menschen häufiger betroffen sind.

Mikroskopisch zeigt der Ulkusgrund eine *granulozytäre Infiltration* mit *Bakterien* und *Kotbestandteilen*. In schweren Fällen können sterkorale Ulzera *perforieren (kotige Peritonitis)* oder zu starken Blutungen führen. Sterkoral bedingte Perforationen sind indessen *selten*, offenbar aber mit einer hohen Letalität belastet.

Lipidproktitis/Lipidinseln der Kolonschleimhaut

Sehr selten, kasuistische Fallbeschreibung[26]. Klinisch bestehen linksseitige Unterbauchschmerzen, Tenesmen, rektaler „Ausfluß". Rektoskopisch zeigt die Mukosa zahlreiche, bis 1 mm große „Papeln", keine Ulzerationen oder Pseudomembranen. *Histologisch* findet man in der Mukosa zahlreiche Schaumzellen, mit nachweisbaren Neutralfetten (negative Reaktionen für PAS, Muzikarmin, Alzianblau, Ziehl-Neelsen). Ursache: unklar. Ob die geklagten Beschwerden tatsächlich mit den morphologischen Befunden zusammenhängen, muß offen bleiben.

In dem bisher u. W. einzigen Fall von *Lipidinseln der Sigmaschleimhaut* (25a) fehlten klinische Beschwerden im Zusammenhang mit dieser Läsion. Vermutlich sind die Lipidinseln mit der Lipidproktitis identisch.

Literatur

1.–10. Weiterführende Literatur (▷ S. 534)
11. Akdamar K, Martin RJ, Ichinose H (1977) Syphilitic proctitis. Dig Dis Sci 22:701–704
12. Baker RW, Peppercorn MA (1982) Gastrointestinal ailments of homosexual men. Medicine 61:390–405
13. Berardi RS, Lee S (1983) Stercoraceous perforation of the colon. Report of a case. Dis Colon Rectum 26:283–286
14. Bolan RK, Sands M, Schachter J, Miner RC, Drew WL (1982) Lymphogranuloma venereum and acute ulcerative proctitis. Am J Med 72:703–706
15. Carney JA, Stephens DH (1973) Intramural barium (barium granuloma) of colon and rectum. Gastroenterology 65:316–320
16. Gekas P, Schuster MM (1981) Stercoral perforation of the colon: case report and review of the literature. Gastroenterology 80:1054–1058
17. Geller SA, Zimmermann MJ, Cohen A (1980) Rectal biopsy in early lymphogranuloma venereum proctitis. Am J Gastroenterol 74:433–435
18. Gill PG, Piris J (1978) Proctitis caused by cornstarch glove powder: report of a case. Dis Colon Rectum 21:207–208
19. Goodell SE, Quinn TC, Mkrtichian E, Schuffler MD, Holmes KK, Corey L (1983) Herpes simplex virus proctitis in homosexual men. N Engl J Med 308:868–871
20. Gutman D, Raymond A, Gelb A et al. (1983) Virus-associated colitis in homosexual men: two case reports. Am J Gastroenterol 78:167–169
21. Jacobs E (1976) Anal infections caused by Herpes simplex virus. Dis Colon Rectum 19:151–157
22. Klotz SA, Drutz DJ, Tam MR, Reed KH (1983) Hemorrhagic proctitis due to lymphogranuloma venereum subgroup L2. Diagnosis by fluorescent monoclonal antibody. N Engl J Med 308:1563–1565
23. Mahoney TJ, Bubrick MP, Hitchcock CR (1978) Nonspecific ulcers of the colon. Dis Colon Rectum 21:623–626
24. Mazier WP, Sun KM, Robertson WG (1978) Oil-induced granuloma (oleoma) of the rectum: report of four cases. Dis Colon Rectum 21:292–294
25. Phelps JE, Sanowski RA, Kozarek RA (1981) Intramural extravasation of barium simulating carcinoma of the rectum. Dis Colon Rectum 24:388–390
25a. Remmele W, Beck K, Kaiserling E (1988) Multiple lipid islands of the colonic mucosa. A light and electron microscopic study. Path Res Pract 183:336–342
26. Romeou J, Rybak B (1979) Lipid proctitis. N Engl J Med 301:1099
27. Sohn N, Robilotti JG (1977) The gay bowel syndrome. A review of colonic and rectal conditions in 200 male homosexuals. Am J Gastroenterol 67:478–484
28. Woods GL, Gutierrez Y (1993) Diagnostic pathology of infectious diseases. Lea & Febiger, Philadelphia London

Idiopathische Proktitisformen

Die sog. idiopathische oder unspezifisch-ulzeröse Proktitis[18] kommt etwa im gleichen *Lebensalter* wie die Colitis ulcerosa vor. Angaben über eine mögliche *Geschlechtsdisposition* variieren. Idiopathische bzw. ulzeröse Proktitisformen sind offenbar wesentlich häufiger[18, 34] als bislang diagnostiziert.

Die entzündlichen Veränderungen sind *auf das Rektum begrenzt*. Die Mukosa ist *hyperämisch, ödematös* verdickt, *granulär* und leicht lädierbar, gelegentlich sind flache *Ulzera* entwickelt.

Histologisch findet man ein vorwiegend *granulozytäres Infiltrat* im Schleimhautstroma mit *Kryptennekrosen, -abszessen* und *Ulzerationen*. Die Zahl der Becherzellen ist reduziert. Schlußendlich kann sich eine Schleimhautatrophie entwickeln. In etwa 60% findet man auch proximal der makroskopisch sichtbaren Veränderungen entzündliche Stromainfiltrate.

Klinisches Leitsymptom sind intermittierende und zumeist nur geringgradige rektale *Blutungen*.

Die Beziehungen zur Colitis ulcerosa (s. oben) sind umstritten. Gegen die wiederholt diskutierte nosologische Identität sprechen die Seltenheit extraintestinaler Krankheitsmanifestationen und das Fehlen bestimmter Komplikationen. Andererseits ist bekannt, daß bis zu 30% primär und ausschließlich rektal manifestierte Entzündungen im Sinne der idiopathischen Proktitis auf höher gelegene Darmabschnitte übergreifen können[15, 18, 34]. Möglicherweise handelt es sich bei der idiopathischen Proktitis um *heterogene* Krankheitsbilder, um eine tatsächlich nur rektal manifestierte Entzündung unterschiedlicher Ätiologie (Campylobacter, Clamydia, Herpes simplex u. a.) oder um das Initialstadium einer im weiteren Verlauf proximalwärts aszendierenden Colitis ulcerosa.

Allergische Proktitis (Proktokolitis, Gastroenteritis)[23, 36, 37]

Möglicherweise entsteht ein nicht unerheblicher Teil der Fälle von „idiopathischer ulzeröser Proktitis" (s. oben) auf allergischer Grundlage, da sich bei manchen Patienten mit einer auf das Rektum und untere Sigma begrenzten Entzündung in der Schleimhaut vorherrschend *eosinophile Granulozyten* und *IgE-haltige Plasmazellen* nachweisen lassen (Bluteosinophilie). Eosinophile Granulozyten infiltrieren zudem die Lamina epithelialis mucosae der Schleimhautoberfläche *(Mikroabszesse)* und der Schleimhautkrypten *(Kryptitis, Kryptenabszesse)*. Aggregationen eosinophiler Granulozyten findet man in der Peripherie lymphatischer Follikel, auch in tieferen Darmwandschichten (Submukosa, Muscularis propria). *Mastzellen* scheinen nur inkonstant vermehrt nachweisbar zu sein.

Kinder sind offenbar häufiger betroffen als *Erwachsene*. Bei Kindern ist der Nachweis eines vorwiegend aus eosinophilen Granulozyten bestehenden Schleimhautinfiltrates ein relativ zuverlässiger „Marker" einer allergischen Proktitis, die isoliert, aber auch in höheren Darmabschnitten (Proktokolitis, Gastroenteritis), auftreten kann (Differentialdiagnose: Therapieassoziierte Gewebseosinophilie bei Colitis ulcerosa und M. Crohn). Ursachenspektrum und Pathophysiologie:[14].

Mukosaprolapssyndrom und lokale Colitis cystica profunda

Beide Krankheitsbilder wurden, obgleich seit langem bekannt, erst in den letzten 10–20 Jahren eingehender untersucht. Ätiologie und Pathogenese sind durch diese Arbeiten besser verständlich geworden, auch wenn noch manche Fragen offenbleiben. Es hat sich u. a. gezeigt, daß beide Läsionen, die ursprünglich als eigenständige Krankheitsbilder beschrieben wurden, zumindest in vielen Fällen kausal eng miteinander verwandt sind[19, 27, 30, 41].

Definition

- (Solitäres) *Ulcus recti simplex:* Hierunter versteht man eine umschriebene fibromuskuläre (Obliteration) und glanduläre Hyperplasie der Rektumschleimhaut mit oder ohne („nichtulzeröse Phase") Oberflächendefekte und einer zumeist nur geringen entzündlichen Stromainfiltration[31, 39, 42].

Die Bezeichnung „Ulcus recti simplex" ist obsolet und sollte definitiv zugunsten von „Mukosaprolapssyndrom" (s. unten) aufgegeben werden.

- *Colitis cystica profunda:* Der Befund kennzeichnet eine benigne Veränderung, bei der z. T. zystisch erweiterte, durchweg aber hochdifferenzierte Drüsen der kolorektalen Schleimhaut jenseits der Muscularis mucosae in die Submukosa verlagert sind.

Man unterscheidet *lokale, segmentale* und *diffuse Formen*, je nach dem Grad der Ausdehnung im Darm[25, 32]. In Verbindung mit dem Mukosaprolapssyndrom spielen nur die beiden ersten Formen eine Rolle, für die folgende *Synonyma* in der Literatur zu finden sind: Colitis cystica polyposa, enterogene Zysten des Rektums, ektopische submuköse Drüsen (der kolorektalen Schleimhaut), hamartomatöse invertierte Polypen des Rektums, lokalisierte submuköse Schleimzysten des Rektums.

Differentialdiagnose. Hochdifferenzierte bzw. muzinöse Adenokarzinome!

Epidemiologie. Das sog. Ulcus recti simplex ist keineswegs selten[31, 42, 44], es wird nur selten als solches erkannt! In der Deutschen Klinik für Diagnostik in Wiesbaden wurden in 3 Jahren 25 Fälle[35], in einer französischen Klinik[11] innerhalb von 15 Monaten 22 Fälle beobachtet. Beide Geschlechter sind etwa gleich häufig betroffen. Der Altersgipfel liegt zwischen dem 20. und 40. Lebensjahr[19, 31, 39, 41].

Auch die Colitis cystica profunda kommt relativ häufig vor. Alters- und Geschlechtsverteilung entsprechen bei der lokalen Form den Verhältnissen beim Mukosaprolapssyndrom[38, 46]. Bei der diffusen Form, die andere Ursachen hat, scheint das männliche Geschlecht mit etwas höherem Altersgipfel zu überwiegen[46].

Ätiologie, Pathogenese. Ursprünglich wurden für das sog. Ulcus recti simplex vaskuläre, neurogene, infektiöse, hormonelle und traumatische Entstehungsweisen diskutiert[24]. Gelegentlich wurde eine hamartomatöse Läsion vermutet[31].

Heute sind alle diese Theorien bis auf die traumatische Genese verlassen. Nur über die Art des Traumas bzw. über die Häufigkeit, in der das Ulcus recti durch das eine oder andere Trauma hervorgerufen wird, bestehen Meinungsverschiedenheiten. Diskutiert werden vor allem Funktionsstörungen des Musculus puborectalis und ein präexistenter Rektumprolaps[27, 29, 30, 39, 42].

- *Funktionsstörungen des M. puborectalis:* Normalerweise sorgt der M. puborectalis durch Dauerkontraktion dafür, daß der anorektale Übergang einen Winkel von 90° bildet und dadurch gemeinsam mit anderen Faktoren die Kontinenz gewährleistet (▷ S. 680). Die physiologische Defäkation setzt die Erschlaffung des Muskels voraus[44]. Bei manchen Patienten mit Ulcus recti simplex besteht jedoch eine elektromyographisch nachweisbare Hyperaktivität des Muskels[39]. Bewegt sich der Darm beim Defäkationsversuch abwärts, so prolabiert die anteriore Rektumschleimhaut in den Analkanal und wird dabei zugleich gegen den kontrahierten M. puborectalis gepreßt oder zwischen dessen beide Schenkel eingeklemmt[39]. Auf längere Sicht führt dieser Mechanismus zu ischämischer Schleimhautschädigung[39] → „Ulcus recti simplex". Die Entstehung höhersitzender Läsionen wird damit erklärt, daß bei ungenügender Fixierung des Rektums durch den seitlichen Halteapparat die Rektumwand ziehharmonikaähnlich tiefertritt und damit auch höhergelegene Rektumabschnitte traumatisiert werden.
- *Präexistenter Rektumprolaps*[33, 42, 43]: Diese Theorie geht von einem primären, oft unerkannten Rektumprolaps als Ursache aus, der ebenfalls eine Traumatisierung der Schleimhaut und damit ein Ulcus recti simplex nach sich zieht. Der Prolaps ist oft latent, d. h. erst in Hockstellung auf der Toilette bei forcierter Bauchpresse zu verifizieren[33]. Nach anderer Ansicht ist ein Prolaps nur in Einzelfällen vorhanden[45].

Mechanische (manuelle, instrumentelle) Schleimhautschädigungen spielen, wenn überhaupt, sicher nur ganz ausnahmsweise eine kausale Rolle.

> Die zitierten Theorien zur Genese des Ulcus recti stimmen darin überein, daß eine traumatische bzw. ischämisch-traumatische Läsion der anterioren Rektumschleimhaut vorliegt, die im wesentlichen durch einen Prolaps der Rektumvorderwand in den Analkanal hervorgerufen wird.

DuBoulay et al.[16] haben die klinischen und morphologischen Befunde beim Ulcus recti und beim rektalen Schleimhautprolaps verglichen und kommen aufgrund der histologischen und histochemischen Ähnlichkeiten zu dem Schluß, daß für alle diejenigen Fälle, in denen ein latenter oder manifester Schleimhautprolaps besteht und das morphologische Bild dem Ulcus recti entspricht, der Oberbegriff *„Mukosaprolapssyndrom"* verwendet werden sollte. Sie stellen zudem die Schleimhautischämie als verbindlichen kausalgenetischen Faktor in den Vordergrund.

Zur Entstehung der lokalen *Colitis cystica profunda* gibt es ebenfalls verschiedene Erklärungsmöglichkeiten, die im einzelnen nicht erörtert werden sollen. Letztendlich ist die lokale Colitis cystica profunda eine Folge des Ulcus recti simplex [11, 19, 27, 30].

Klinik. Die klinische Symptomatik ist *uncharakteristisch.* Die Patienten klagen über *Blut- und Schleimabgänge,* über *perineale, suprapubische* und über *Rückenschmerzen,* über Störungen der Darmtätigkeit und über Tenesmen. Typisch ist der meist chronische und außerordentlich therapierefraktäre Verlauf. Bei ausgeprägter *submuköser Fibrose* und/oder Zystenbildung kann sich eine *operationsbedürftige Striktur/Stenose* entwickeln (selten). Schwere *Blutungen* sind selten.

Rezidive nach inadäquater chirurgischer Intervention (Resektion, lokale Exzision) sind offenbar häufig. Gute Resultate werden nach Literaturberichten durch die *transabdominelle Rektopexie* erzielt [35, 42].

Lokalisation. 44% der Läsionen liegen *anterior,* 24% *anterolateral,* 14% *lateral* und nur 18% *posterolateral* bzw. *posterior* in der Rektumwand. Über 70% sind somit im vorderen Bereich der Rektumzirkumferenz lokalisiert.

Letztlich kann aber das „Ulcus recti" überall zwischen Rektosigmoid und anorektaler Übergangszone liegen. Zumeist liegt es im Endabschnitt des Rektums bis 10 cm oberhalb der Linea dentata. In etwa 30% findet man *multiple Läsionen.* In gleicher Lokalisation findet man auch die lokale Colitis cystica profunda.

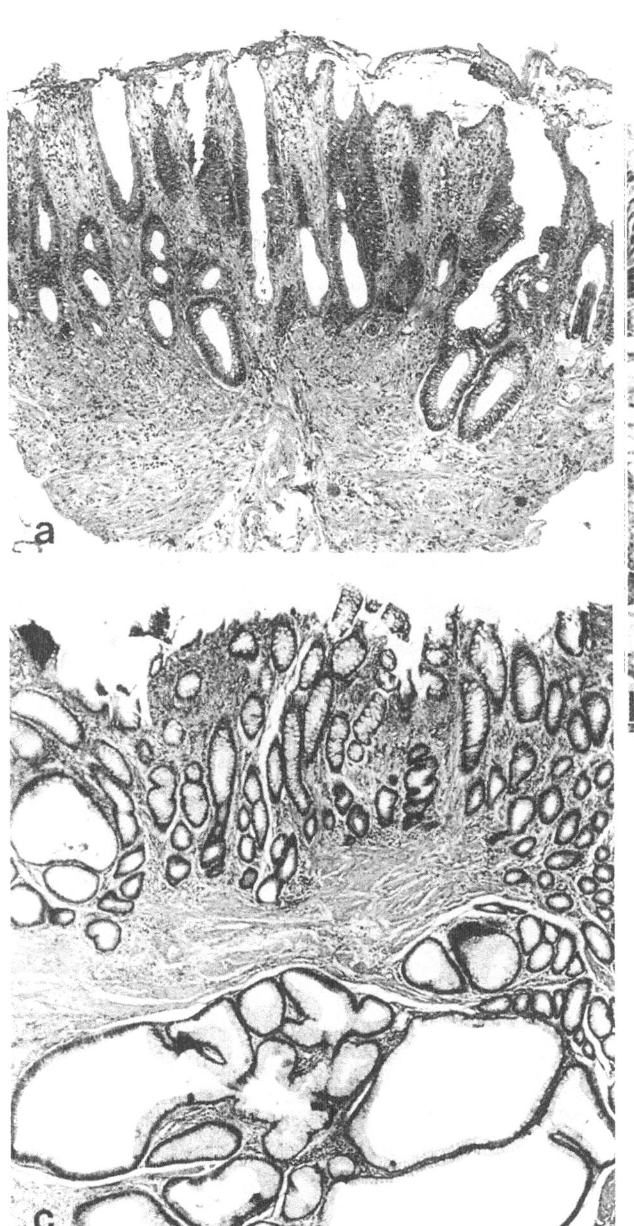

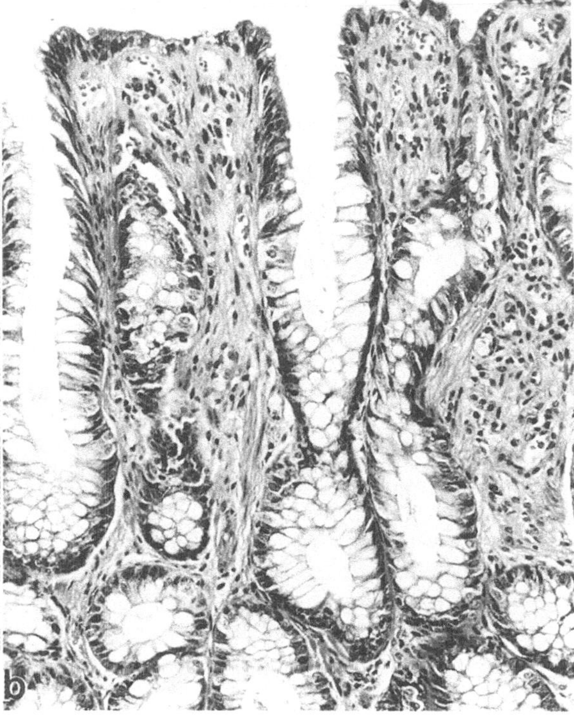

Abb. 7.42a–c. Mukosaprolapssyndrom. **a** Übersicht (Biopsie). Verlängerte und unregelmäßig angeordnete Schleimhautkrypten. Dichte Lamina propria mit sog. fibromuskulärer Obliteration und ohne nennenswerte entzündliche Infiltration. Flacher Epitheldefekt an der Oberfläche mit schleierartigem Fibrinbelag. Kein Ulkus! H.E. (Vergr. 27:1). **b** Ausschnittvergrößerung mit deutlich erkennbarer fibromuskulärer Obliteration. H.E. (Vergr. 350 : 1). **c** Colitis cystica profunda. Hochdifferenzierte, teilweise zystisch erweiterte Drüsen in der Submukosa. H.E. (Vergr. ca. 30 : 1)

Morphologie

Mukosaprolapssyndrom. *Makroskopisch* sind die Herde wenige Millimeter bis Zentimeter groß. Nur gelegentlich ist die gesamte Zirkumferenz auf einer Länge bis zu 5 cm betroffen. In etwa je 1/3 der Fälle sind die *Läsionen polygonal, linear* oder *rundlich-oval.* Sie können *scharf* begrenzt sein oder *unscharf* in die umgebende Mukosa übergehen. Der Grund ist grau-gelb *(„waschlederartig")* oder rötlich. Der Schleimhautsaum ist flach oder aufgeworfen. Weniger häufig sieht man lediglich einen aufgerauhten „proktitischen" Befund.

Gleichartige Veränderungen kann man auf der *Kuppe eines Rektumprolapses,* im Bereich *prolabierter Schleimhaut von Kolostomien* oder von *prolabierten Hämorrhoiden finden (Mukosaprolapssyndrom).*

Mikroskopisch wird gelegentlich zwischen einer nichtulzerösen (polypöse Schleimhauthyperplasie) und einer manifesten Phase des sog. Ulcus recti unterschieden[31].

- Charakteristisch für die manifeste Phase ist die sog. *fibromuskuläre Obliteration der Lamina propria* (Abb. 7.42). Die Muscularis mucosae ist meist deutlich verdickt und aufgefasert. Ausläufer strahlen in die Lamina propria bis unter die Schleimhautoberfläche ein. Im Schleimhautstroma findet man ein nur gering entwickeltes Entzündungsinfiltrat. Die *Kryptenarchitektur* ist deutlich gestört, die Krypten sind hyperplastisch. Die Zahl der *Becherzellen* ist reduziert, die Zusammensetzung des Schleimes mit einem Überwiegen der Sialomuzine verändert[17, 18]. Oberflächlich findet man manchmal flache *Erosionen* mit einem schmalen Film aus Schleim, Fibrin, desquamierten Epithelien und Granulozyten.

Lokale Colitis cystica profunda. *Makroskopisch* imponiert die vollentwickelte Form als *noduläre, polypoide* oder *plaqueähnliche Erhebung* mit einem Durchmesser bis zu 3 cm[46].

Histologisch findet man in der Submukosa teilweise *zystisch dilatierte* und *schleimgefüllte Drüsenkomplexe,* die durch Lücken der M. mucosae dorthin verlagert werden (Abb. 7.42c). Zellatypien fehlen. Im Randbereich der Drüsen ist eine ausgeprägte Fibrose entwickelt. Entzündungsinfiltrate sind selten.

Unter differentialdiagnostischen Aspekten muß die Colitis cystica profunda unter allen Umständen von muzinösen Adenokarzinomen abgegrenzt werden. Wiederholt wurde über Fehlinterpretationen mit der Folge radikal-chirurgischer Eingriffe berichtet[33,46].
Im Unterschied zum muzinösen Adenokarzinom zeigt die lokale Colitis cystica profunda niemals Epithelatypien!

Anhang: Diffuse Colitis cystica profunda

Diese Form wurde von Wayte u. Helwig[46] von den lokalen Formen abgegrenzt. Weitere Fälle wurden von Herman u. Nabseth[25] zusammengestellt, die zugleich eine *segmentale Form* als Zwischentyp beschrieben.

Die *segmentale Form* betrifft einen umschriebenen Darmabschnitt, meist das Rektosigmoid. Die *diffuse Form* kommt zwar im gesamten Kolon vor, bevorzugt aber gleichfalls den rektosigmoidalen Bereich[25].

Beide Formen sind *häufig* die *Folge einer schweren präexistenten Kolitis* (Colitis ulcerosa, Salmonellenkolitis, radiogene Kolitis). Die submuköse Verlagerung von Schleimhautkrypten bzw. -drüsen wird i. allg. im Sinne einer *Herniation* interpretiert.

In kausuistischen Mitteilungen wurde die Kombination mit einem Adenokarzinom im gleichen Darmabschnitt beschrieben[12]. Gleichwohl sind Kausalzusammenhänge zwischen einer diffusen oder segmentalen Colitis cystica profunda und der Entwicklung kolorektaler Karzinome nicht gesichert.

Colitis cystica superficalis

Darunter versteht man das Vorkommen *zystisch* erweiterter Drüsen/Krypten in der Mukosa. Man findet derartige Befunde z. B. bei *Pellagra, Kachexie,* bei *Darminfektionen* und beim Mukosaprolapssyndrom. Differentialdiagnose: Cronkhite-Canada-Syndrom (▷ S. 296).

„Cap polyposis"

Diese seltene, vorwiegend im rektosigmoidalen Übergangsbereich lokalisierte Polypose wurde erstmals 1985 von Williams, Bussey u. Morson beschrieben[47]. Man findet *multiple Polypen auf den Kämmen der transversalen Mukosafalten.* Oberflächliche *Ulzerationen* mit granulozytär demarkierten Fibrinexsudationen sind häufig (Differentialdiagnose: pseudomembranöse Proktokolitis). Das *Schleimhautstroma* ist *entzündlich infiltriert.* Vermehrt findet man intramukosale *Elastinfasern.* Die Schleimhautkrypten sind im allgemeinen deutlich elongiert. Zwischen diesen Polypen ist die Schleimhaut weitgehend normal. Unter pathogenetischen Aspekten werden *lokale Ischämiereaktionen* (in Verbindung mit prolabierenden Motilitätsstörungen) diskutiert. Insofern könnte die „cap polyposis" eine Variante der sog. „crescentic colitis" sein. *Diarrhöen, Tenesmen* und *rektale Blutungen* sind die häufigsten klinischen Symptome[13,22].

Kloakogene Polypen

Es handelt sich um 1–3 cm große, vorwiegend anterior lokalisierte polypoide Läsionen der anorektalen Übergangszone (Transitionalzone), die überwiegend im höheren Lebensalter, jedenfalls nach dem 40. Lebensjahr beobachtet werden[21,28,40](▷ auch S. 698).

Die *histologischen Befunde* sind *außerordentlich variabel.* Oberflächlich findet man *Ulzerationen,* im Wechsel Plattenepithel und/oder Epithel der rektoanalen Transitionalzone. Typisch sind eine sog. *fibromuskuläre Obliteration der Lamina propria mucosae* und in die Submukosa verlagerte, *zystisch erweiterte und nichtneoplastische Drüsen* (reife Becherzellen). Gelegentlich findet man Proktodäaldrüsen und im Stroma ein wechselnd dichtes Infiltrat aus Lymphozyten, Plasmazellen und Granulozyten.

Ob es sich bei kloakogenen Polypen tatsächlich um einen eigenständigen Krankheitsprozeß handelt, ist nach wie vor strittig. Wahrscheinlich handelt es sich um *Formen des Mukosaprolapssyndroms mit besonders stark ausgeprägter Schleimhauthyperplasie.*

Literatur

1.–10. Weiterführende Literatur (▷ S. 534)
11. Bogomoletz W, Fenzy A (1980) Histopathologie du syndrome de l'ulcère solitaire du rectum. Arch Anat Cytol Pathol 28:329–334

12. Burt CAV, Handler BJ, Haddad JR (1970) Colitis cystica profunda concurrent with and differentiated from mucinous adenocarcinoma: Report of a case. Dis Colon Rectum 13:460–469
13. Campell AP, Cobb CA, Chapman RWG et al. (1993) Cap polyposis – an unusual cause of diarrhoea. Gut 34:562–564
14. Crowe SE, Perdue MH (1992) Gastrointestinal food hypersensitivity: Basic mechanisms of pathophysiology. Gastroenterology 103:1075–1095
15. Das KM, Morecki R, Nair P, Berkowitz JM (1977) Idiopathic proctitis. I. The morphology of proximal colon mucosa and its clinical significance. Dig Dis Sci 22:524–528
16. DuBoulay CEH, Fairbrother J, Isaacson PG (1983) Mucosal prolapse syndrome – a unifying concept for solitary ulcer syndrome and related disorders. J Clin Pathol 36:1264–1268
17. Ehsanullah M, Filipe M, Gazzard P (1982) Morphological and mucus secretion criteria for differential diagnosis of solitary ulcer syndrome and non-specific proctitis. J Clin Pathol 35:26–30
18. Farmer RG (1987) Nonspecific ulcerative proctitis. Gastroenterol Clin North Am 16:157–174
19. Ford MJ, Anderson JR, Gilmour HM, Holt S, Sircus W, Heading RC (1983) Clinical spectrum of „solitary ulcer" of the rectum. Gastroenterology 84:1533–1540
20. Franzin G, Dina R, Scarpa A, Fratton A (1982) „The evolution of the solitary ulcer of the rectum" – an endoscopic and histopathological study. Endoscopy 14:131–134
21. Gebbers JO, Laissue JA (1984) Pathologie der Analtumoren. Schweiz Med Rundschau 73:847–862
22. Gehenot M, Colombel J.-F, Wolschies E et al. (1994) Cap polyposis occurring in the postoperative course of pelvic surgery. Gut 35:1670–1672
23. Goldman H, Proujansky R (1986) Allergic proctitis and gastroenteritis in children. Clinical and mucosal biopsy features in 53 cases. Am J Surg Pathol 10:75–86
24. Haskell B, Rovner H (1965) Solitary ulcer ot the rectum. Dis Colon Rectum 8:333–336
25. Hermann AH, Nabsetz DC (1973) Colitis cystica profunda: localized, segmental, and diffuse. Arch Surg 106:337–341
26. Kraemer M, Remmele W, Müller-Lobeck H (1989) The mucosal prolapse syndrome: Clinical and pathologic study of 154 cases and review of the literature. Progr Surg Pathol 10:211–236
27. Levine DS (1987) „Solitary" rectal ulcer syndrome. Are „solitary" rectal ulcer syndrome and „localized" colitis cystica profunda analogous syndromes caused by rectal prolapse? Gastroenterology 92:243–253
28. Lobert PF, Appelman HD (1981) Inflammatory cloacogenic polyp. A unique inflammatory lesion of the anal transitional zone. Am J Surg Pathol 5:761–766
29. Lonsdale RN (1993) Microvascular abnormalities in the mucosal prolapse syndrome. Gut 34:106–109
30. Mackle EJ, Parks TG (1986) The pathogenesis and pathophysiology of rectal prolapse and solitary rectal ulcer syndrome. Clin Gastroenterol 15:985–1002
31. Madigan MR, Morson BC (1969) Solitary ulcer of the rectum. Gut 10:871–881
32. Magidson JG, Lewin KJ (1981) Diffuse colitis cystica profunda. Report of a case. Am J Surg Pathol 5:393–399
33. Martin CJ, Parks TG, Biggart JD (1981) Solitary rectal ulcer syndrome in Northern Ireland, 1971-1980. Br J Surg 68:744–747
34. McKechnic JC, Bynum TE, Bentlif PC, Lanza FL (1974) Ulcerative proctitis. South Med J 67:1052–1056
35. Müller-Lobeck H (1982) Ulcus recti simplex. In: Winkler R (Hrsg) Proktologische Indikationen und Therapie. Enke, Stuttgart, S 153–156
36. Odze RD, Bines J, Leichtner AM, Goldman H, Antonioli DA (1993) Allergic proctocolitis in infants: A prospective clinicopathologic biopsy study. Hum Pathol 24:668–674
37. Rosekrans PCM, Meijer CJLM, van der Wal AM, Lindeman J (1980) Allergic proctitis, a clinical and immunopathological entity. Gut 21:1017–1023
38. Rosengren J-E, Hildell J, Lindström CG, Leandoer L (1982) Localized colitis cystica profunda. Gastrointest Radiol 7:79–83
39. Rutter KRP (1975) Solitary rectal ulcer syndrome. Proc R Soc Med 68:22–27
40. Saul SH (1987) Inflammatory cloacogenic polyp: Relationship to solitary rectal ulcer syndrome/mucosal prolapse and other bowel disorders. Hum Pathol 18:1120–1125
41. Saul SH, Sollenberger LC (1985) Solitary rectal ulcer syndrome. Its clinical and pathological underdiagnosis. Am J Surg Pathol 9:411–421
42. Schweiger M, Alexander-Williams J (1977) Solitary-ulcer syndrome of the rectum. Its association with occult rectal prolapse. Lancet I:170–171
43. Schweiger M, Alexander-Williams J (1979) Das Ulcus recti simplex – seine Beziehung zum Rektumprolaps. Therapiewoche 29:698–701
44. Thomson H, Hill D (1980) Solitary rectal ulcer; always a self-induced condition? Br J Surg 67:784–785
45. Thomson G, Clark A, Handysite J, Gillespie G (1981) Solitary ulcer of the rectum – or is it? A report of 6 cases. Br J Surg 68:21–24
46. Wayte DM, Helwig EB (1967) Colitis cystica profunda. Am J Clin Pathol 48:159–169
47. Williams GT, Bussey HJR, Morson BC (1985) Inflammatory „cap" polyps of the large intestine. Br J Surg 72 [Suppl]:133

Sonstige (zumeist seltene) Dickdarmerkrankungen

Pseudomelanosis coli

Definition. Unter einer Pseudomelanosis coli (Melanosis coli)[16, 48] versteht man eine *braunschwarze Verfärbung der kolorektalen Schleimhaut,* die i. allg. *mit scharfer Grenze an der Bauhin-Klappe endet.*

Nur selten sind vergleichbare Schleimhautpigmentierungen im *terminalen Ileum,* in den mesokolischen *Lymphknoten* (?) und im *Duodenum*[24, 41] („Melanosis duodeni"; ▷ S. 388. Differentialdiagnose: diffuse Schleimhautmetastierung bei malignem Melanom, eigene Beobachtung).

Das Pigment ist offenbar *komplex zusammengesetzt,* reich an Kupfer und Eisen[44]. Indessen ist die exakte chemische Zusammensetzung des „Melanose"-Pigmentes („lipofuscin-like") noch immer nicht restlos geklärt. Umstritten ist auch, wie das Pigment durch exogene Noxen (s. unten) erzeugt wird. Nach elektronenmikroskopischen Untersuchungen[14] wird der Ort der Pigmentbildung teils in *Makrophagen,* teils in *enterozytären Epithelzellen* (mit sekundärer Übernahme durch Makrophagen) vermutet. In eigenen Untersuchungen konnte die vermeintlich epitheliale Pigmentsynthese nicht bestätigt werden. Das Pigment soll aus *degenerativ veränderten Mitochondrien* und/oder aus *Strukturen des endoplasmatischen Retikulums* hervorgehen. Offenbar stellen die sehr heteromorphen Pigmentgranula Zytolysosomen dar. Möglicherweise wird die

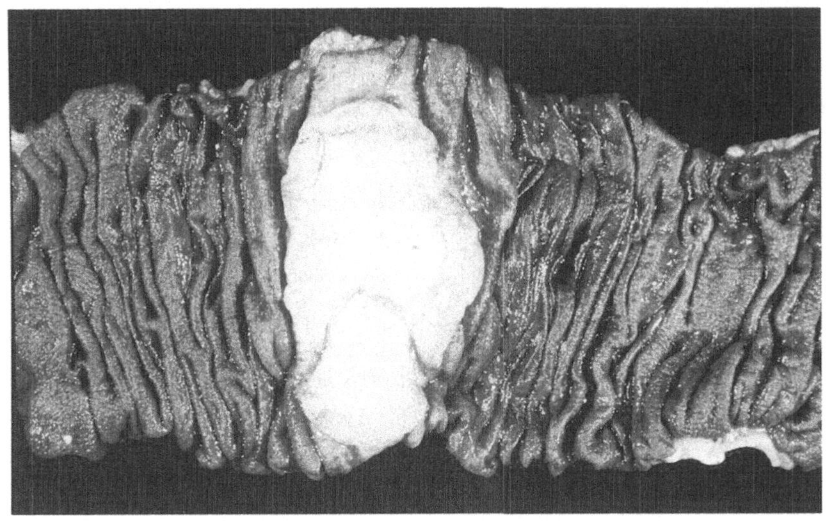

Abb. 7.43. Pseudomelanosis coli (Operationspräparat) nach langjährigem Laxantienabusus. In der Mitte des Präparates ein pigmentfreies, zirkulär wachsendes Karzinom

Pigmentbildung durch Interaktionen zwischen Zellenzymen und Laxantien induziert.

Exakte *Prävalenzdaten* zur Pseudomelanosis coli fehlen. In *Rektoskopiestatistiken* wird die Häufigkeit mit 0,85–25% angegeben. Ähnlich groß sind die Unterschiede in den Häufigkeitsangaben der *Sektionstatistiken* (0,04–12,2–60%). Die meisten Fälle finden sich zwischen dem 30. und 70. Lebensjahr *(Altersdurchschnitt* 63 Jahre, jüngster Patient 2,5 Jahre). *Frauen* sind 3- bis 8mal häufiger betroffen als Männer.

Ätiologie, Pathogenese. Zweifellos besteht eine kausale Verbindung zur Einnahme *anthracen- und hydrochinonhaltiger Laxantien* (Apoptoseinduktion?[46]) (z. B. Cascara sagrada, Aloe, Senna, Frangula). Auch der jüngste beschriebene Fall (2,5jähriger Patient) war offenbar durch eine ca. 6monatige Einnahme von Cascaraextrakt verursacht worden.

Es spricht manches dafür, daß hinsichtlich der Manifestation einer Pseudomelanose zur *exogenen* Noxe noch ein *individueller (endogener) Faktor* hinzukommen muß, da ein Teil der Patienten nach Laxanzieneinnahme melanosefrei bleibt. Für die Bedeutung weiterer Faktoren spricht auch, daß sich nur in etwa 90% der Melanosefälle ein Laxantiengebrauch nachweisen läßt. Ein derartiger Faktor könnte die Obstipation sein, zumal die Pseudomelanose in der Ampulla recti, d. h. in dem Darmabschnitt mit der längsten Verweildauer des Darminhaltes, bevorzugt angetroffen wird.

Anthrachinon kommt nicht nur in *Laxantien* vor, sondern auch in *Cholagoga* und in sog. *Schlankheitsmitteln*. Die Rote Liste von 1975 weist insgesamt 174 anthrachinonhaltige Medikamente auf,

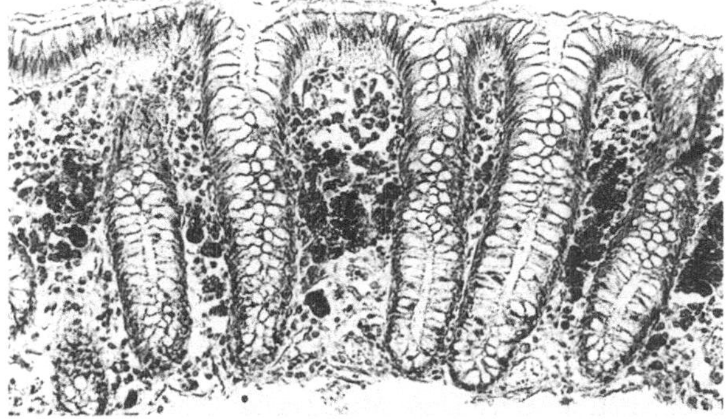

Abb. 7.44. Pseudomelanosis coli. Im Schleimhautstroma massierte Ansammlungen pigmentspeichernder Makrophagen. H.E. (Vergr. 50 : 1)

darunter 106 Laxantien, 62 Cholagoga und 6 sog. Abmagerungsmittel. Die fast regelmäßige Beschränkung der melanotischen Pigmentierung auf Kolon und Rektum erklärt sich daraus, daß die eigentlichen Wirkstoffe der Anthrachinonderivate, die *Anthranole,* erst im Dickdarm durch Zuckerabspaltung und Reduktion entstehen.

Morphologie. *Makroskopisch* zeigt die kolorektale Schleimhaut eine *braune bis tiefschwarze, unregelmäßige* (tigerfell-, krokodillederartige, krötenhautähnliche) *Pigmentierung* (Abb. 7.43). Die Schleimhaut ist glatt und spiegelnd, ihr fehlt die feine Gefäßzeichnung, die jede normale Schleimhaut auszeichnet.

Histologisch (Abb. 7.44) finden sich braune bis braunschwarze Pigmentgranula in Makrophagen der Lamina propria und gelegentlich auch in der Submukosa. In geringer Menge kann das Pigment auch *extrazellulär* abgelagert sein. Möglicherweise gelangen die Pigmente durch einen „Zerfall“ makrophagozytärer Zellen frei ins Gewebe.

Kombination mit malignen Tumoren, Verlauf, Prognose. 4–5% der Pseudomelanosisfälle gehen mit kolorektalen Karzinomen einher. Umgekehrt werden etwa 50% der kolorektalen Karzinome von einer Pseudomelanose begleitet. Ein ursächlicher Zusammenhang ist daraus aber nicht abzuleiten. *Die Pseudomelanosis coli ist absolut gutartig und klinisch irrelevant. Sie disponiert weder zur Tumorentstehung noch zur Entwicklung einer Colitis ulcerosa.* Die Pigmentanomalien können nach dem Absetzen der anthracen- und hydrochinonhaltigen Laxantien durchaus *rückläufig* sein.

Der Pseudomelanosis coli vergleichbare, pharmakoninduzierte und reversible Pigmentanomalien sind nach *Chlorpromazin (Megaphen)* und *Persantin* (mit grüner Eigenfluoreszenz) beschrieben worden.

Laxantienabusussyndrom. Dieses Syndrom[33] gilt als *Teilaspekt des Münchhausen-Syndroms* und beruht auf medizinisch unbegründeter *exzessiver Einnahme von Abführmitteln.* Mehr als 90% der Patienten sind *Frauen,* oft aus medizinischen Berufen. Häufig besteht eine *psychopathische Persönlichkeitsstruktur.* Die Patienten klagen über eine *chronische Obstipation.* Sie entwickeln einen abnormen Wunsch nach Gewichtsabnahme. Neben der Pseudomelanosis coli als sozusagen harmlosem Nebenbefund können schwere Elektrolytstörungen *(Hypokaliämie),* eine *Exsikkose,* eine *Hyperurikämie* und/oder ein *Hyperaldosteronismus* auftreten.

Den funktionellen Defekten können *morphologische Veränderungen* zugeordnet werden. Sie bestehen im wesentlichen in Schäden (Mikrovilli, Reduktion der Zellorganellen mit strukturellen Defekten, gesteigerte lysosomale Aktivität) des enterozytären Epithels.

Amyloidose

Amyloidosen sind *komplexe Stoffwechselkrankheiten.* Dabei handelt es sich um eine Gruppe ätiologisch unterschiedlicher Krankheiten. Das gemeinsame Merkmal der Krankheitsgruppe ist die *Ablagerung von β-Fibrillen* im Gewebe. Die Einlagerung amyloider Substanzen führt zur chronischen Organinsuffizienz. Ausdehnung und Lokalisation der extrazellulären Einlagerungen bestimmen die pathogene Wertigkeit.

Durch neuere immunhistochemische und immunchemische Methoden gelingt nunmehr eine *Zuordnung zu bestimmten amyloidbildenden Präkursorproteinen,* die einen krankheitsspezifisch unterschiedlichen Charakter haben. Daraus resultieren neue pathogenetische und ätiologisch orientierte *Einteilungsprinzipien* der Amyloidose[27, 28].

> Bei systematischer Suche lassen sich in 97% aller Amyloidosefälle in den Organen des Magen-Darm-Traktes Amyloidablagerungen nachweisen[11, 15, 50].

Innerhalb der Mukosa (subepitheliale und perikryptale Basalmembranen, Bindegewebe der Lamina propria mucosae, Kapillarwände) findet man sie am häufigsten im Dünndarm, seltener im Dickdarm und Magen. Dagegen enthalten die *Gefäßwände* aller Abschnitte des Magen-Darm-Traktes so gut wie immer Amyloid, und zwar

- bei der *sekundären Amyloidose* und beim *familiären Mittelmeerfieber,* vor allem in Muskulatur und Nervenplexus (Pseudoobstruktion[16]) als *periretikuläres Amyloid* in den inneren Schichten der Arterien und Venen,
- bei der *primären Amyloidose* und beim *Plasmozytom* als *perikollagenes Amyloid* in den äußeren Gefäßwandschichten. Beim Plasmozytom kann Amyloid auch in der Muscularis propria abgelagert werden.

> Die Beteiligung der submukösen Gefäße des Rektums an der sekundären Amyloidose erlaubt es fast immer, aus rektalen Schleimhautbiopsien die Amyloidose zu diagnostizieren. Um die diagnostische Effizienz zu erhöhen, sollten die Biopsiepräparate reichlich submuköses Gewebe enthalten, da die hier lokalisierten Arteriolen am häufigsten betroffen sind[15, 50] (Differentialdiagnose: elastofibromatöse Läsionen *in der Submukosa des Rektums*[17]).

Amyloidablagerungen im Gastrointestinaltrakt können zu einer unterschiedlichen *klinischen Symptomatik* (Diarrhö, Malabsorption, intestinales Eiweißverlustsyndrom) und zu verschiedenen, auch *morphologisch faßbaren Komplikationen* (Ulzerationen, Blutungen, Darmperforationen, lokalisierte Amyloidtumoren) führen[15, 25, 45, 50].

Malakoplakie

> **Definition.** Die Malakoplakie ist eine ungewöhnliche histiozytäre Entzündung, die
> - morphologisch durch das Vorkommen großer Makrophagen mit körnigem Zytoplasma (*v. Hansemann-Zellen*) sowie intra- und extrazellulärer, eisen- und kalkhaltiger rundlicher Gebilde (*Michaelis-Gutmann-Körper*),
> - pathophysiologisch durch einen *Funktionsdefekt der Lysosomen* gekennzeichnet ist.

Am häufigsten betrifft die Krankheit die Harnwege, gefolgt vom Genitale, vom Magen-Darm-Trakt

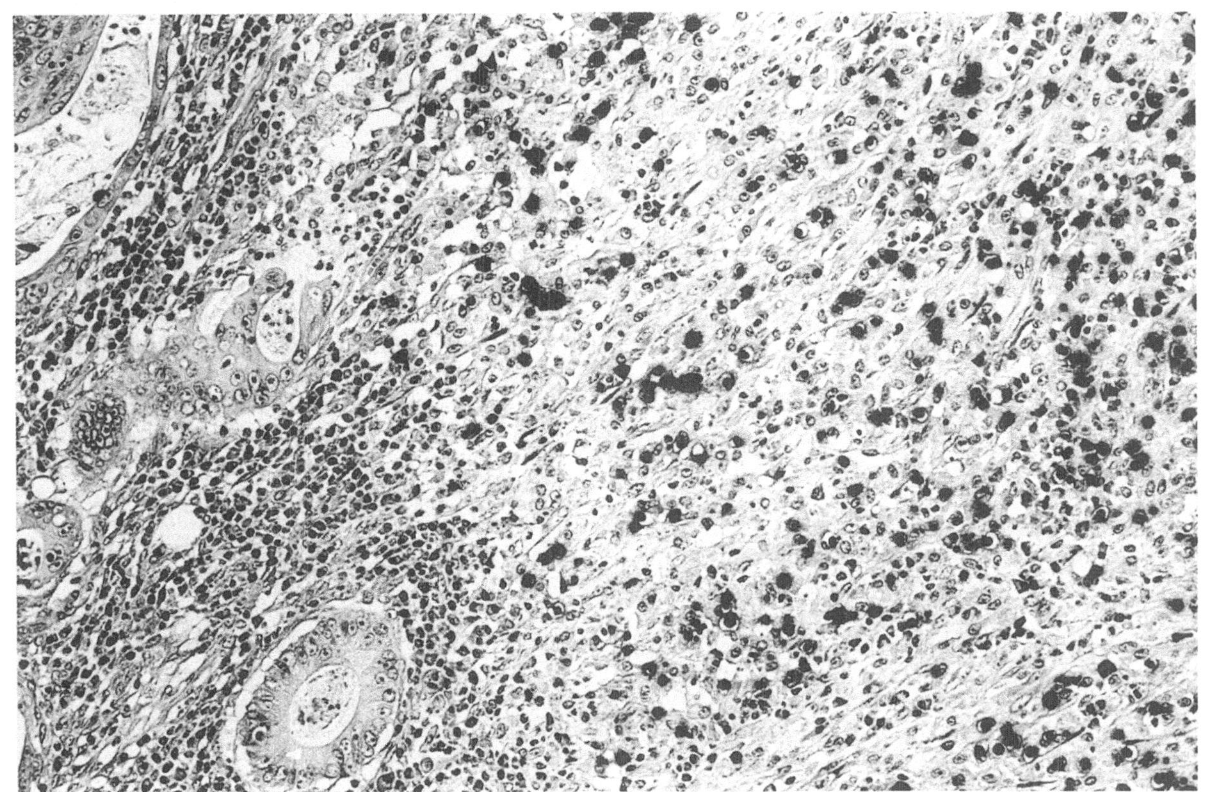

Abb. 7.45. Malakoplakie. Im Randbereich eines Kolonkarzinoms ein Malakoplakieherd mit v. Hansemann-Zellen und Michaelis-Gutmann-Körperchen. Kossa (Vergr. 200 : 1)

und vom Retroperitoneum[42]. Die Letalität beträgt bis über 50%, teils infolge der Malakoplakie selbst, teils als Folge häufiger schwerer Begleitkrankheiten[42].

Epidemiologie. 1965 wurde die Malakoplakie erstmals im Bereich des Kolons beschrieben (Lit. bei[23]). Bis 1982 wurden 27 kolorektale Manifestationen publiziert. In einer Übersicht von 153 Malakoplakiefällen war das Kolon 8mal, das Rektum 7mal betroffen[42]. Bei der kolorektalen Manifestation wurden Geschlechtsunterschiede bislang nicht beobachtet. Das Lebensalter liegt zwischen 6 Wochen und 88 Jahren[23]. In der Übersicht von Joyeuse et al.[23] befanden sich nur 6 Kinder unter 13 Jahren, darunter eines mit primärer Hypogammaglobulinämie.

Ätiologie, Pathogenese. In über 90% der diesbezüglich untersuchten Malakoplakiefälle fand man einen *positiven bakteriologischen Befund* (79% E. coli)[42]. Neben E. coli wurden Staphylokokkus aureus, Klebsiellen und atypische Mykobakterien (Mycobacterium intracellulare) in Malakoplakieherden gefunden[30, 32].

Die Malakoplakie kann sich – extrem selten – auf dem Boden einer *Colitis ulcerosa* entwickeln[31]. Trotz „räumlicher" Beziehungen zu kolorektalen Karzinomen sind die möglichen kausalen Beziehungen nicht geklärt[23].

Lokalisation. Von 21 kolorektalen Malakoplakien waren 13 im Rektum und/oder Sigma, 3 im Colon descendens, je 2 im Zökum und Colon ascendens und eine im Colon transversum lokalisiert[23]. Da die meisten Fälle rektoskopisch diagnostiziert wurden, sagt diese Statistik nichts über die tatsächliche Häufigkeitsverteilung im Kolon und Rektum aus.

Morphologie. *Makroskopisch* zeigt die Malakoplakie unterschiedlich große gelb-braune, meist weiche *Plaques,* die zentral oft eingedellt oder auch ulzeriert sind und einen *hyperämischen Saum* aufweisen. Die Herde kommen *singulär* oder *multipel* vor. Sie bilden häufig *polypoide, tumorartige Schleimhautauffaltungen*[42].

Mikroskopisch bestehen die Malakoplakieherde aus *v. Hansemann-Zellen, Lymphozyten* und *Plasmazellen* sowie *Michaelis-Gutmann-Körperchen,* die allerdings in Frühstadien fehlen können (Abb. 7.45).

- In den *v. Hansemann-Zellen* findet man elektronenmikroskopisch 0,16–0,5 μm große Phagolysosomen, die intakte Bakterien, Bakterienfragmente (bakterielle Degradationsprodukte), granulären und amorphen „Detritus" (Bakterienreste?) und Myelinfiguren enthalten[26, 29, 31, 42]. Bakterien können aber auch fehlen.

In einigen Fällen wurden *„intermediäre Formen"* (Phagolysosomen von 1,5–4 µm Größe mit zentralen Kristallablagerungen ähnlich denen in den Michaelis-Gutmann-Körpern) beschrieben. Sie sind wahrscheinlich das Bindeglied zwischen den kristallfreien Phagolysosomen und den Michaelis-Gutmann-Körpern[31]. Die letzteren sind die größten (5–10 µm) Zytoplasmaeinschlüsse der v. Hansemann-Zellen. Ein dichter Kristallkern wird von einer weniger dichten, nichtkristallinen peripheren Zone umgeben, die homogen, feingranulär oder aus Myelinfiguren aufgebaut ist. Der Kristallkern besteht aus Phosphor, Eisen, Kalzium, Schwefel und Chlor und entspricht wahrscheinlich Hydroxylapatit[31].

Die v. Hansemann-Zellen können auch phagozytierte Granulozyten enthalten, deren Abbauprodukte möglicherweise als Matrix für die Mineralisation dienen[43]. Man nimmt an, daß der *Funktionsdefekt der Makrophagen erworben und nicht angeboren* ist und einen regelrechten Abbau phagozytierter Bakterien und Zellen verhindert. Dies soll darauf beruhen, daß der *pH-Wert in den Phagolysosomen zu hoch* liegt. Da Karboanhydrasehemmer die Erniedrigung des intravakuolären pH blockieren, wird weiterhin vermutet, daß verschiedene *Medikamente* (bestimmte Sulfonamide, Benzothiodiazide, Azetazolamid) an der Entstehung der Malakoplakie beteiligt sein können[43].

- *Michaelis-Gutmann-Körperchen* sind 5–10 µm groß, konzentrisch geschichtet (dunkler Kern, helle Schale). Sie ähneln den Pneumolithen, den Corpora amylacea und den Schaumann-Körperchen der Sarkoidose. Michaelis-Gutmann-Körperchen kommen in v. Hansemann-Zellen, sehr selten in Plasmazellen, gelegentlich auch extrazellulär vor[31, 42].

  Histochemisch sind Michaelis-Gutmann-Körperchen gramnegativ und PAS-positiv. Sie zeigen eine positive von Kossa-, Berlinerblau-, Alzianrot- und Gomori-Eisenfärbung[42] und enthalten offenbar Glykolipide.

Verlauf, Prognose. Die Malakoplakie des Kolons kann bei *pseudotumorösem, polypoidem Wachstum*[12, 18, 36, 42] die Darmlichtung *stenosieren*[12, 40]. *Sie kann ferner Darmblutungen* hervorrufen[18, 36].

Die gastrointestinale Malakoplakie verläuft aggressiver als diejenige des Urogenitaltrakts[42]. Von den 17 kolorektalen Fällen der Übersichtsarbeit von Joyeuse et al.[23], in denen der weitere Verlauf bekannt war, *starben* 11 entweder an der Malakoplakie, an den schweren Begleitkrankheiten oder in den ersten Tagen nach der Operation. In zwei weiteren Fällen *rezidivierte* die Malakoplakie nach anfänglicher Besserung infolge medikamentöser Behandlung bzw. persistierte unter einer Strahlentherapie.

Von den 153 Fällen der Übersichtsarbeit von Stanton u. Maxted[42] hatten 62 (40%) eine interkurrente Systemerkrankung, ein Karzinom, ein Immundefektsyndrom oder eine Autoimmunkrankheit. Unter den 21 kolorektalen Fällen fanden sich 4mal kolorektale Karzinome, 2mal maligne Lymphome und je eine Leukämie, Neurofibromatose, Miliartuberkulose und Heroinsucht[23]. Die Beziehung dieser Begleiterkrankungen zur Malakoplakie ist unklar.

Aufgrund der neueren Befunde über die Pathogenese der Malakoplakie und der therapeutischen Erfolge in einigen Fällen wird empfohlen, die Krankheit mit einer Kombination aus *intrazellulär wirkenden Antibiotika* (Rifampin, Trimethoprim), *Cholinergika* (Bethanechol) und *Ascorbinsäure* zu behandeln[51]. Tumorartige bzw. stenosierende Formen bedürfen einer *chirurgischen Behandlung*[23].

PAS-positive Makrophagen (Muziphagen)[30, 38]

PAS-positive Makrophagen sind ein *normaler Bestandteil der Kolonmukosa* (vgl. Abb. 7.1). Sie können in größerer Dichte (bis > 80/mm² Schleimhautgewebe im Paraffinschnitt[30]) vorkommen, stellen aber auch dann keinen krankhaften Befund dar. Eine *Beziehung zu irgendwelchen kolorektalen oder sonstigen Erkrankungen der Verdauungsorgane ist nicht festzustellen.* Die Bezeichnung „Kolonhistiozytose", welche die Veränderungen überbewertet und terminologisch in die Nähe gravierender Krankheitsbilder wie der malignen Histiozytose oder der Histiozytosis X rückt, sollte daher aus dem medizinischen Vokabular gestrichen werden. Die von Makrophagen gespeicherten *PAS-positiven Substanzen* sind *Schleimbestandteile (Muzine → Muziphagen)* aus dem benachbarten enterozytären Epithel.

Neuronale Zeroidlipofuszinose[37]

Bei dieser angeborenen Stoffwechselstörung (▷ Bd. 6, S. 341) enthält die Lamina propria mucosae des Rektums *große Makrophagen,* die histochemisch *zeroid- und lipofuszinpositives Material,* elektronenmikroskopisch mit den Speichersubstanzen angefüllte *Zytosomen* enthalten (▷ Brown-bowel-Syndrom, S. 447).

Pneumatosis coli

Synonyme: Gaszysten des Darmes; intestinales, interstitielles, bullöses Emphysem des Darmes, Pneumatosis cystoides intestinales

Definition: Unter einer Pneumatose (Pneumatosis cystoides intestinalis, Pneumatosis coli) versteht man das Vorkommen *gashaltiger Hohlräume in der Submukosa und Subserosa des Gastrointestinaltraktes*, gelegentlich auch des *Netzes*, des *Mesenteriums* und des *Peritoneum parietale*. Das in den Zysten enthaltene Gas zeigt i. allg. folgende Zusammensetzung[13]: 5–16% O_2, 80–90% N_2, 0,3–4% CO_2.

Epidemiologie. Die Krankheit ist *selten*. Bis 1972 waren über 1000 Fälle publiziert. *Männer* sind offenbar häufiger betroffen (m : w = 1,5–3 : 1). Der *Altersgipfel* liegt zwischen 25 und 60 Jahren (12. Lebenstag bis 81. Lebensjahr).

Klassifikation

- Man kann zwischen einer *primären (idiopathischen)* und einer *sekundären (symptomatischen)* Pneumatose unterscheiden. Die sekundäre Pneumatose ist weitaus häufiger (85%). Allerdings wird die primäre Form mehr und mehr in Frage gestellt.
- Nach dem *Lebensalter* kann man ferner zwischen einer *infantilen* (bei Neugeborenen, darunter häufig Frühgeborene und junge Säuglinge) und einer *adulten Pneumatose* unterscheiden[49]. Die überwiegend *submuköse Pneumatose* soll bei *Kindern*, die überwiegend *subseröse Pneumatose* bei *Erwachsenen* häufiger sein.

Ätiologie, Pathogenese. Die Ätiologie[13, 20, 49] der Pneumatose ist unklar, zumindest umstritten und wahrscheinlich *multifaktoriell*. Einerseits werden *„infektiöse"* (bakterielle Gasbildung durch E. coli, Enterobacter aerogenes, Clostridium perfringens), andererseits *mechanische* (gastrointestinale und/oder pulmonale Obstruktionen) Faktoren diskutiert. Beim Erwachsenen gilt das *chronische Lungenemphysem* (→ Ruptur von Alveolen → Pneumomediastinum → retroperitoneale Ausbreitung der Luft entlang der Gefäße in die Darmwand) als wichtige Ursache. Die *multifaktorielle Genese* zeigt sich deutlich bei der *Pneumatose nach jejunoilealem Bypass*. Bakterieller „overgrowth" in der blinden Schlinge *(exzessive Gasbildung)*, ein rezidivierender Volvulus der ileosigmoidealen Anastomose (→ intraluminale Drucksteigerung) und ein intraluminaler Druckgradient zwischen Sigma (90 cm Wasser) und Ileum (20 cm Wasser) (→ Dissektion der Wand im Anastomosenbereich) wirken zusammen. Bis zu 17% der Patienten mit einem jejunoilealen Bypass sollen eine Pneumatose entwickeln.

Chemische und *alimentäre Faktoren* („chemische Theorie" bzw. „alimentäre Theorie" der Pneumatose) sind hinsichtlich ihrer praktischen Bedeutung für den Menschen ungeklärt.

Schröder et al.[22] diskutieren unter formalpathogenetischen Aspekten *initiale Pseudozysten*, die sekundär mesothelialisiert werden.

Klinik. Das klinische Bild variiert beträchtlich. Die Krankheit kann asymptomatisch oder unter den Zeichen eines Colon irritabile verlaufen. Die Pneumatose des Dickdarms führt nicht selten zu blutig-schleimigen Diarrhöen. Die Dünndarmpneumatose kann zu subileusartigen Symptomen, seltener zum kompletten Ileus oder Volvulus führen. Ein *Chilaiditi-Syndrom* wird meist im Zusammenhang mit einem Pneumoperitoneum beobachtet.

Lokalisation. Nach eigener Erfahrung ist die Pneumatose im Kolon häufiger als in allen übrigen Abschnitten des Gastrointestinaltraktes[vgl. auch: 20]. Betroffen sind vor allem *Zökum* und *Colon ascendens*, die *linke Kolonflexur* und der *rektosigmoidale Übergangsbereich*. Zufolge anderer Statistiken soll der Dünndarm (Jejunum) häufiger betroffen sein[13].

Morphologie. Die Darmwand ist von unterschiedlich großen (2–20 mm) *(Pseudo-)Zysten* durchsetzt[34]. Sie liegen *submukös* und *subserös* (Abb. 7.46). Sie können konfluieren und rupturieren und werden i. allg. von einer flachen, *endothelartigen (mesothelartigen ?) Zellschicht* begrenzt (Lymphangiektasien ?, sekundär mesothelialisierte Pseudozysten[22]?), gelegentlich findet man *mehrkernige Riesenzellen* vom Fremdkörpertyp. In der unmittelbaren Umgebung der Zysten ist häufig eine fibrozelluläre Reaktion entwickelt, auch hier unter Einschluß mehrkerniger Riesenzellen. Lipophagen (Fettfärbung) sind selten.

Die *Diagnose* kann durchaus *durch Probeexzisionen gesichert* werden. Die Biopsiepartikel schwimmen auf einer Salzlösung und geben beim Einschneiden unter Wasser Gasblasen ab.

Verlauf, Komplikationen, Prognose. Verlauf und Prognose werden in aller Regel von der *Grundkrankheit* geprägt (z. B. obstruktives Lungenemphysem, Mesenterialinfarkt, nekrotisierende Enterokolitiden). In etwa 3% sollen *schwerwiegende Komplikationen* auftreten *(Obstruktionen, massive Blutungen, Darmperforationen)*. Eine seltene, aber lebensbedrohliche Komplikation der „infektiösen" Formen der Pneumatose ist der *Gasübertritt in das Pfortadersystem*.

Die *nichtinfektiöse Form* wird heute erfolgreich mit *mehrtägiger kontinuierlicher O_2-Beatmung* behandelt[21, 22, 28, 29, 32]. Der Sauerstoff verdrängt den Stickstoff im arteriellen Blut teilweise und wird während der anschließenden Gewebspassage weit-

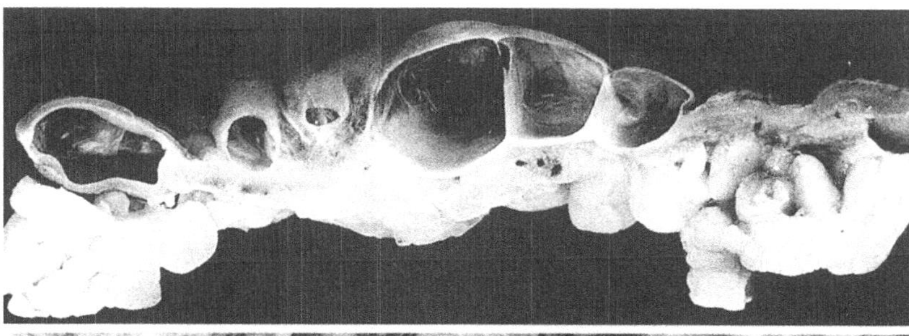

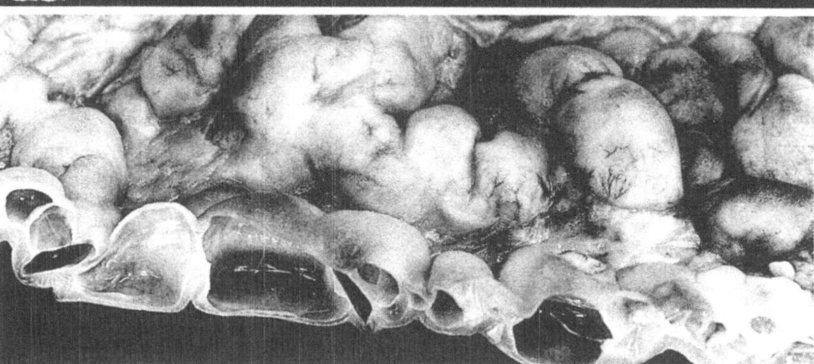

Abb. 7.46 a, b. Pneumatosis coli (Obduktionspräparat). **a** Schnittfläche mit unterschiedlich großen, überwiegend submukös gelegenen Zysten. **b** Aufsicht auf die Schleimhautoberfläche mit einem kopfsteinpflasterähnlichen Relief (kolonoskopische Differentialdiagnose: M. Crohn)

gehend verbraucht. Der Druck im Kapillarblut sinkt, zwischen Zysteninhalt und Kapillarblut baut sich ein hoher Druckgradient auf, und der Zysteninhalt wird beschleunigt resorbiert[22].

Literatur

1.–10. Weiterführende Literatur (▷ S. 534)
11. Cohen AS, Conners LH (1987) The pathogenesis and biochemistry of amyloidosis. J Pathol 151:1–10
12. DiSilvio TV, Bartlett EF (1971) Malacoplakia of the colon. Arch Pathol 92:167–171
13. Ecker JA, Williams RG, Clay KL (1971) Pneumatosis cystoides intestinalis – bullous emphysema of the intestine. Am J Gastroenterol 56:125–136
14. Ghadially NF, Parry EW (1966) An electron-microscopic and histochemical study of melanosis coli. J Pathol Bacteriol 92:313–317
15. Gilat T, Revach M, Sohar E (1969) Deposition of amyloid in the gastrointestinal tract. Gut 10:98–104
16. Göbel D (1978) Melanosis coli. Med Klin 73:519–523
17. Goldblum JR, Beals T, Weiss SW (1992) Elastofibromatous change of the rectum. A lesion mimicking amyloidosis. Am J Surg Pathol 16:793–795
18. González Angulo A, Corral E, Garcia-Torres R, Quijano M (1965) Malakoplakia of the colon. Gastroenterology 48:384–387
19. Goodall RJR (1978) Pneumatosis coli: report of two cases. Dis Colon Rectum 21:61–65
20. Gruenberg JC, Grodinsky C, Ponka JL (1979) Pneumatosis intestinalis: a clinical classification. Dis Colon Rectum 22:5–9
21. Güller R, Neubauer HW, Stalder GA, Nicola M (1977) Pneumatosis cystoides coli. Konservative Therapie mit Sauerstoffatmung. Dtsch Med Wschr 102:1869–1872
22. Holl K, Nolte H, Zornig C, Schröder S (1993) Pneumatosis intestinalis – Histologie, Immunzytochemie und neue Theorie zur Morphogenese. Pathologe 14:199–204
23. Joyeuse R, Lott JV, Michaelis M, Gumucio CC (1977) Malakoplakia of the colon and rectum: Report of a case and review of the literature. Surgery 81:189–192
24. Kang JY, Wu AYT, Chia JLS, Sutherland IH, Hori R (1987) Clinical and ultrastructural studies in duodenal pseudomelanosis. Gut 28:1673-1681
25. Kumar SS, Appavu SS, Abcarian H, Barreta T (1983) Amyloidosis of the colon: report of a case and review of the literature. Sie Colon Rectum 26:541–544
26. Lecharpentier Y, Lecharpentier M, Franc B, Galian P, Abelanet R (1973) Données fourniés par l'étude ultrastructurale de deux observations de Malakoplakie. Virchows Arch [A] 359:157–170
27. Linke RP (1979) Immunochemische Klassifizierung generalisierter Amyloidosen. Verh Dtsch Ges Pathol 63:658
28. Linke RP, Karg O, Nathrath W (1980) Immunchemische Klassifizierung von Amyloidkrankheiten an der Biopsie: Mikroextraktion an nativem Material und Immunperoxidase-Technik an Cryostat- und Paraffin-Gewebeschnitten. Verh Dtsch Ges Pathol 64:613
29. Lou TY, Teplitz C (1974) Malakoplakia: Pathogenesis and ultrastructural morphogenesis. A problem of altered macrophage (phagolysosomal) response. Hum Pathol 5:191–207
30. Lou TY, Teplitz C, Thayer WR (1971) Ultrastructural morphogenesis of colonic PAS-positive macrophages („colonic histiocytosis"). Hum Pathol 2:421–439
31. McClure J, Cameron CHS, Garrett R (1981) The ultrastructural features of malakoplakia. J Pathol 134:13–25
32. Miranda D, Vuletin JC, Kauffman SL (1979) Disseminated histiocytosis and intestinal malakoplakia. Arch Pathol Lab Med 103:302–305
33. Oster JR, Materson BJ, Rogers AI (1980) Laxative abuse syndrome. Am J Gastroenterol 74:451–458
34. Pieterse AS, Leong ASY, Rowland R (1985) The mucosal changes and pathogenesis of pneumatosis cystoides intestinalis. Hum Pathol 16:683–688
35. Priest RJ (1976) Pneumatosis cystoides intestinalis. In: Bockus HL (ed) Gastroenterology, 3rd edn, Vol 2, pp 1097–1106. Saunders, Philadelphia London Toronto
36. Ranchod M, Kahn LB (1972) Malacoplakia of the gastrointestinal tract. Arch Pathol 94:90–97
37. Rapola J, Santavuori P, Savilahti E (1984) Suction biopsy of rectal mucosa in the diagnosis of infantile and juvenile types of neuronal ceroid lipofuscinosis. Hum Pathol 15:352–360
38. Remmele W, Endris R (1977) PAS-positive Makrophagen in der Kolonschleimhaut – kritische Anmerkungen zum Begriff der „Kolonhistiozytose". Leber Magen Darm 7:40–45

39. Rix E, Feurle GE, Helmstaedter V (1983) Zur Symptomatik und Sauerstofftherapie der Pneumatosis cystoides intestinalis. Inn Med 10:103–107
40. Rywlin AM, Ravel R, Hurwith A (1969) Malakoplakia of the colon. Dig Dis Sci 14:491–499
41. Sharp JR, Insalaco SJ, Johnson LF (1980) „Melanosis" of the duodenum associated with a gastric ulcer and folic acid deficiency. Gastroenterology 78:366–369
42. Stanton MJ, Maxted W (1981) Malakoplakia: a study of the literature and current concepts of pathogenesis, diagnosis and treatment. J Urol 125:139–146
43. Thorning D, Vracko R (1975) Malakoplakia. Defect in digestion of phagocytized material due to impaired vacuolar acidification? Arch Pathol 99:456–460
44. Vogel A, Fabricius W, Dulce HJ, Stolpmann HJ (1969) Zur Struktur und Herkunft des Pigmentes bei der Melanosis coli. Virchows Arch [A]
45. Wald A, Kirchler J, Mendelow H (1981) Amyloidosis and chronic intestinal pseudo-obstruction. Dig Dis Sci 26:462–465
46. Walker NI, Bennett RE, Axelsen RA (1988) Melanosis coli. A consequence of anthraquinone-induced apoptosis of colonic epithelial cells. Am J Pathol 131:465–476
47. Wall LL, Linshaw MA, Bailie MD, Pierce GE (1982) Pneumatosis intestinalis in a pediatric renal transplant patient. J Pediat 101:745–747
48. Wittoesch JH, Jackman RJ, MacDonald JR (1959) Melanosis coli: General review and study of 887 cases. Dis Colon Rectum 1:172–180
49. Yale CE, Balish E (1976) Pneumatosis cystoides intestinalis. Dis Colon Rectum 19:107–111
50. Yamada M, Hatakeyama S, Tsukagoshi H (1985) Gastrointestinal amyloid deposition in AL (primary or myeloma-associated) and AA (secondary) amyloidosis. Hum Pathol 16:1206–1211

Traumatisch bedingte Läsionen

Sie kommen durch äußere und/oder innere Gewalteinwirkung zustande.

Äußere Gewalteinwirkung

Sie ist die weitaus häufigste Ursache traumatischer Dickdarmschäden.

- *Perforierende* Verletzungen sind vor allem durch Projektile und Stichwaffen (einschließlich der sog. Pfählungsverletzung des Rektums) bedingt[11, 22].
- *Stumpfe* Bauchtraumen im Gefolge etwa von Verkehrsunfällen können zu erheblichen Traumatisierungen auch des Kolons führen. Eine gewisse Sonderstellung bei stumpfen Bauchtraumen nehmen solche durch *schlecht sitzende Sicherheitsgurte ein:* Durch das sog. *„submarining"*[17, 21] überträgt sich der unfallbedingte Druck statt auf den Beckenboden auf die abdominellen Weichteile. Es kommt zu *Gefäßabrissen* (Blutung, Darmischämie) und zu *Abrissen von Hohlorganen* (hauptsächlich im Bereich der Fixierungspunkte des Darmes). Das Kolon ist dabei seltener betroffen als der Dünndarm. Die *linke Kolonhälfte* ist bevorzugt.

Innere Gewalteinwirkungen

Sie wirken primär von der Darmlichtung her und führen sofort oder mit zeitlicher Verzögerung zur Kolonperforation.

- *Verschluckte* oder *peranal eingebrachte Fremdkörper* kommen ebenso in Betracht, wie die Proktosigmoidoskopie oder Kolonoskopie (Einzelheiten bei[14, 15, 23]).
- Durch intraluminale Drucksteigerungen können Röntgenkontrast- und Reinigungseinläufe zu Darmrupturen führen[16].
- *Iatrogene Darmgasexplosionen*[13] sind extrem selten.

Die *Letalität* perforierender Verletzungen hat nach den Erfahrungen der *Kriegsmedizin* von 60% (1. Weltkrieg) über 30% (2. Weltkrieg) auf 10–12% (Korea- und Vietnamkrieg) abgenommen[18, 24]. Bei *Zivilpersonen* haben Schuß- und Stichverletzungen eine Letalität von teilweise unter 5% (1–15%)[12, 18, 24]. Bei *Verkehrsunfällen* mit vorwiegend stumpfem Bauchtrauma hängt die Letalität von der Gesamtsituation der Traumatisierung und wesentlich von der Schwere des traumatischen Schocks ab.

Traumatisch bedingte Läsionen im Neugeborenen- und Säuglingsalter

In dieser Altersgruppe werden kolorektale Perforationen am häufigsten durch *rektale Temperaturmessung*, durch *Sondierungen zum Ausschluß von Atresien* sowie durch *diagnostische und therapeutische Einläufe* verursacht. Direkte traumatische Perforationen ereignen sich häufig in Höhe der Douglas-Umschlagsfalte, indirekte Perforationen kommen im gesamten Kolonbereich vor und sind Folge hoher hydrostatischer und pneumatischer Drucke[19]. Stecknadelkopfgroße Kolonperforationen können auch *geburtstraumatisch* bedingt sein. Auch sie beruhen auf einer abrupten *intraluminalen Drucksteigerung*.

Anhang: Nichttraumatische Kolonperforationen

- Unabhängig von einem Trauma können Kolonperforationen bei schweren organischen *Darmerkrankungen* (z. B. Karzinom, M. Crohn, Typhus abdominalis, toxisches Megakolon, ischämische Kolitis, Ehlers-Danlos-Syndrom, Divertikulose) auftreten. Bei akuter Überdehnung des Darmes *proximal einer Stenose (z. B. Tumor)* kann eine sog. *diastatische Ruptur* eintreten.
- In sehr seltenen Fällen sollen *therapeutische Steroidgaben* die Perforation präexistenter Darmwandschäden begünstigen (?). Kolonperforationen im Gefolge von *Organtransplantationen (z. B. Nieren)* dürften gleichermaßen sehr selten sein.
- Bei der sog. *spontanen Dickdarmruptur*[20], die vor allem bei Neugeborenen beobachtet wird, läßt

sich zumindest auf den ersten Blick eine Ursache nicht erkennen. Bei sorgfältiger Analyse der jeweiligen Fälle sollte letztendlich doch eine hinreichende Erklärung der Ruptur gefunden werden (Überdehnung der Darmwand, Ischämie, Urämie, therapeutische Maßnahmen).

Literatur

1.–10. Weiterführende Literatur (▷ S. 534)
11. Abcarian H (1987) Rectal trauma. Gastroenterol Clin North Am 16:115–123
12. Beall AC, Bricker DL, Alessi FJ, Whisennand HH, DeBakey ME (1971) Surgical considerations in the management of civilian colon injuries. Ann Surg 173:971–978
13. Bigard MA, Gaucher P, Lassallee C (1979) Fatal colonic explosion during colonoscopic polypectomy. Gastroenterology 77:1307–1310
14. Frühmorgen P, Demling L (1979) Complications of diagnostic and therapeutic colonoscopy in the Federal Republic of Germany. Results of an enquiry. Endoscopy 11:146–150
15. Habr-Gama A, Waye JD (1989) Complications and hazards of gastrointestinal endoscopy. World J Surg 13:193–201
16. Nelson RL, Abcarian H, Prasad ML (1982) Iatrogenic perforation of the colon and rectum. Dis Colon Rectum 25:305–308
17. Shennan J: Seat-belt injuries of the left colon. Br J Surg 60:672–675
18. Stone HH, Fabian TC (1979) Management of perforating colon trauma. Randomization between primary closure and exteriorization. Ann Surg 190:430–436
19. Töllner U, Burghard RFW (1981) Vermeidung iatrogener Dickdarmperforationen im Neugeborenen- und Säuglingsalter. Z Kinderchir 33:279–281
20. Tonak J, Filler D (1977) Zur Problematik der sogenannten spontanen Darmperforationen. Chirurg 48:334–338
21. Towne JB, Coe JD (1971) Seat belt trauma of the colon. Am J Surg 122:683–685
22. Weil PH (1983) Injuries of the retroperitoneal portions of the colon and rectum. Dis Colon Rectum 26:19–21
23. Williams CB (1991) Technik der Koloskopie. In: Ottenjann R, Classen M (Hrsg) Gastroenterologische Endoskopie: Lehrbuch und Atlas, 2. Aufl. Enke, Stuttgart, S 381–392
24. Yaw PB, Smith RN, Glover JL (1977) Eight years experience with civilian injuries of the colon. Surg Gynecol Obstet 145:203–205

Kolorektale Tumoren

Die histologische Klassifikation kolorektaler Tumoren nach den Empfehlungen der WHO[13] ist in Tabelle 7.24 zusammengefaßt. Gut- und bösartige Tumoren sind im Kolon und Rektum *überaus häufig*[11, 12]. In der Todesursachenstatistik der *Bundesrepublik* (Statistisches Bundesamt Wiesbaden) stehen die kolorektalen Karzinome unter allen bösartigen Neubildungen an *2. Stelle.* Man schätzt, daß im Dickdarm 36mal häufiger Tumoren auftreten als im Dünndarm. Dabei sind die epithelialen Tumoren weitaus häufiger als die mesenchymalen. Unter den epithelialen Tumoren wiederum dominieren die gutartigen, die in vielen Fällen allerdings Ausgangspunkt der kolorektalen Karzinome sind (Adenom-Karzinom-Sequenz; ▷ S. 637).

Literatur

1.–10. Weiterführende Literatur (▷ S. 534)
11. Cohen AM, Minsky BD, Friedman MA (1993) Rectal cancer. In: DeVita VT, Hellman S, Rosenberg SA (eds) Cancer. Principles and practice of oncology, 4th edn. Lippincott, Philadelphia, pp 978–1005
12. Cohen AM, Minsky BD, Schilsky RL (1993) Colon cancer. In: DeVita VT, Hellman S, Rosenberg SA (eds) Cancer. Principles and practice of oncology, 4th edn. Lippincott, Philadelphia, pp 929–977
13. Jass JR, Sobin LH (1989) Histological typing of intestinal tumours. WHO International Histological Classification of Tumours, 2nd edn. Springer, Berlin Heidelberg New York Tokyo

Epitheliale Tumoren

Gutartige epitheliale Tumoren (ICD-O M-8010/0)

Unter den primär gutartigen kolorektalen Tumoren dominieren mit über 90% *epitheliale* Neubildungen. Sie sind hinsichtlich ihrer Wuchsform *überwiegend polypoid* strukturiert. Es ist andererseits festzuhalten, daß nicht jede polypoide Läsion eine gutartige epitheliale Neubildung ist. *Mit dem Begriff „Polyp" wird also lediglich die Wuchsform, nicht aber die histologische Qualität einer jeweiligen Läsion beschrieben. Insofern erfordert der deskriptive Befund „polypoide Läsion" eine exakte Klassifizierung.* Diese kann unter Berücksichtigung pathogenetischer Gesichtspunkte nur auf histologischen Kriterien beruhen.

Adenome (ICD-O M-8140/0)

Definition. Die im Hinblick auf ihre maligne Potenz (s. unten) wichtigste kolorektale Polypengruppe wird nach der WHO (▷ Tabelle 7.24) als *Adenom* bezeichnet. Adenome sind *epitheliale, primär nichtmaligne* Neoplasien. Die Definition umfaßt und kennzeichnet die *Histogenese* (epithelial), die *nosologische* Stellung (Neoplasie) und die befundimmanente *Atypie* bzw. *Dysplasie* (s. unten).

Häufigkeit. Adenome sind neben den hyperplastischen Polypen die häufigste kolorektale Polypenart.

Häufigkeitsangaben in Sektionsstatistiken schwanken zwischen 10 und 70%. Eide u. Stalsberg[34] fanden in einer unselektierten Autopsiestudie (Norwegen) Adenome in 57,9% (▷ auch Tabelle 7.25). In der *Autopsiestudie* von Rickert et al.[85] waren Adenome die weitaus häufigste Polypenart (658 adenomatöse Läsionen und nur 365 hyperplastische Polypen). *Sigmoidoskopische Untersuchungen* einer ran-

Tabelle 7.24. Histologische Klassifikation der kolorektalen Tumoren und tumorähnlichen Läsionen (WHO 1989[61]) (ICD-O)

1.	**Epitheliale Tumoren**
1.1	*Gutartige Tumoren*
1.1.1	Adenome
1.1.1.1	Tubuläre Adenome (8211/0)
1.1.1.2	Villöse Adenome (8261/1)
1.1.1.3	Tubulovillöse Adenome (8263/1)
1.1.2	Adenomatosis coli (familiäre adenomatöse Polypose) (8220/0)
1.2	*Maligne Tumoren*
1.2.1	Adenokarzinome (8140/3)
1.2.2	Muzinöse Adenokarzinome (8480/3)
1.2.3	Siegelringzellkarzinome (8490/3)
1.2.4	Epidermoide Karzinome (Plattenepithelkarzinome) (8070/3)
1.2.5	Adenosquamöse Karzinome (8560/3)
1.2.6	Kleinzellige Karzinome (Oat-cell-Karzinome) (8041/3 bzw. 8042/3)
1.2.7	Undifferenzierte Karzinome (8020/3)
2.	**Endokrine Tumoren**
2.1	Karzinoidtumoren (8240/3)
2.2	Karzinoid-Adenokarzinome (8244/3)
3.	**Nichtepitheliale (mesenchymale) Tumoren**
3.1	*Gutartige Tumoren*
3.1.1	Leiomyome (8890/0)
3.1.2	Lipome (8590/0) und Lipomatosis coli
3.1.3	Vaskuläre Tumoren
3.1.3.1	Hämangiome (9120/0)
3.1.3.2	Lymphangiome (9170/0)
3.1.4	Neurogene Tumoren
3.1.4.1	Neurilemmome (Schwannome) (9560/0)
3.1.4.2	Neurofibrome und Neurofibromatosen (9540/0 u. 9540/1)
3.1.4.3	Granularzelltumoren (9580/0)
3.1.4.4	Ganglioneurome und Ganglioneuromatosen (9490/0 u. 9491/0)
3.1.5	Andere
3.2	*Maligne Tumoren*
3.2.1	Leiomyosarkome (8890/3)
3.2.2	Kaposi-Sarkome (9140/3)
3.3.3	Andere
4.	**Maligne Lymphome**[a] (9590/3)
5.	**Sekundäre Tumoren (Metastasen)**
6.	**Tumorähnliche Läsionen**[b]
6.1	Hamartome
6.1.1	Peutz-Jeghers-Polypen und Polyposis
6.1.2	Juvenile Polypen und Polyposis
6.2	Heterotopien
6.2.1	Gastrale Heterotopien
6.3	Hyperplastische Polypen und Polyposis
6.4	Transitionalmukosa und -Polypen
6.5	Gutartige lymphoide Polypen und Polyposis[a]
6.6	Inflammatorische Polypen
6.7	Cronkhite-Canada-Polyposis
6.8	Mukosaprolapssyndrom, Sekundärläsionen[c]
6.8.1	Solitäre oder multiple Ulcera recti
6.8.2	Lokalisierte Colitis cystica profunda
6.8.3	Inflammatorische Polypen
6.9	Epithelial Displacement[d]
6.10	Endometriose
6.11	Malakoplakie
7.	**Epitheliale Präkanzerosen**
7.1	Dysplasien in flacher Schleimhaut[e]
7.2	Dysplasien in anderen Läsionen[f]

[a] Die gutartigen lymphoiden Läsionen (Polypen/Polypose) und die malignen Lymphome werden ausführlich im Beitrag Möller (▷ S. 364) dargestellt.
[b] Die tumorähnlichen Läsionen werden nicht alle in diesem Beitrag abgehandelt; es wird auf die jeweiligen Kapitel verwiesen.
[c] ▷ S. 619.
[d] Epitheliale Verlagerungen (z. B. Peutz-Jeghers-Polypen, Pseudoinvasionen in Adenomen u. a.) werden nicht gesondert, sondern in den jeweiligen Kapiteln abgehandelt.
[e] ▷ S. 603 (Colitis ulcerosa und M. Crohn).
[f] Gemeint sind Dysplasien in verschiedenen polypoiden Läsionen wie Peutz-Jeghers-Polypen, juvenilen und hyperplastischen Polypen und polypoiden Läsionen nach Ureterosigmoideostomie.

Tabelle 7.25 Häufigkeitsverteilung polypoider Läsionen des Dickdarms in einer unselektierten Autopsiestudie (n = 280). (Nach Eide u. Stalsberg[34]).

Polypoide Läsion	Häufigkeit [%]		
Tubuläre Adenome	276	(57,1)	57,9%
Tubulovillöse Adenome	4	(0,8)	
Adenokarzinome	3	(0,6)	
Hyperplastische Polypen	80	(16,5)	
Mucosal tags[a]	70	(14,4)	
Lipome	9	(1,8)	
Andere polypoide Läsionen[b]	25	(5,1)	
Polypoide Läsionen ohne histologische Diagnose	16	(3,3)	
Total	483		

[a] Mucosal tags: umschriebene Schleimhautprotuberanzen, die von normaler Mukosa begrenzt werden.
[b] Keine weitere Klassifikation.

domisierten Bevölkerungsgruppe in den USA ergaben eine Häufigkeit von etwa 10%. Unter 50000 Patienten der Mayo-Clinic, Rochester, USA, lag die Zahl der Polypenträger bei 7,2%[49]. Im *Biopsiematerial* des Pathologischen Instituts der Universität Zürich, ausgewertet wurden 636 Polypen von 465 Patienten, waren Adenome mit Abstand (91,5%) die häufigste Polypenart (hyperplastische Polypen: 5,7%, juvenile Polypen: 2,8%, 1 Peutz-Jeghers-Polyp)[91]. Nach 2 großen *endoskopischen Statistiken*[37, 47] an zusammen 4255 kolorektalen Polypen betrug der Anteil der Adenome 51,3–59,1%, nach Untersuchungen von Spjut u. Estrada[90] sogar 84,5%.

Das *Häufigkeitsmaximum* liegt im *6.–7. Lebensjahrzehnt*. Die Häufigkeit nimmt mit dem Lebensalter progredient zu. Bei *Kindern* liegt die Häufigkeit unter 1%[49].

Klassifikation, Morphologie. Nach der WHO (Tabelle 7.24) werden Adenome wie folgt unterteilt:

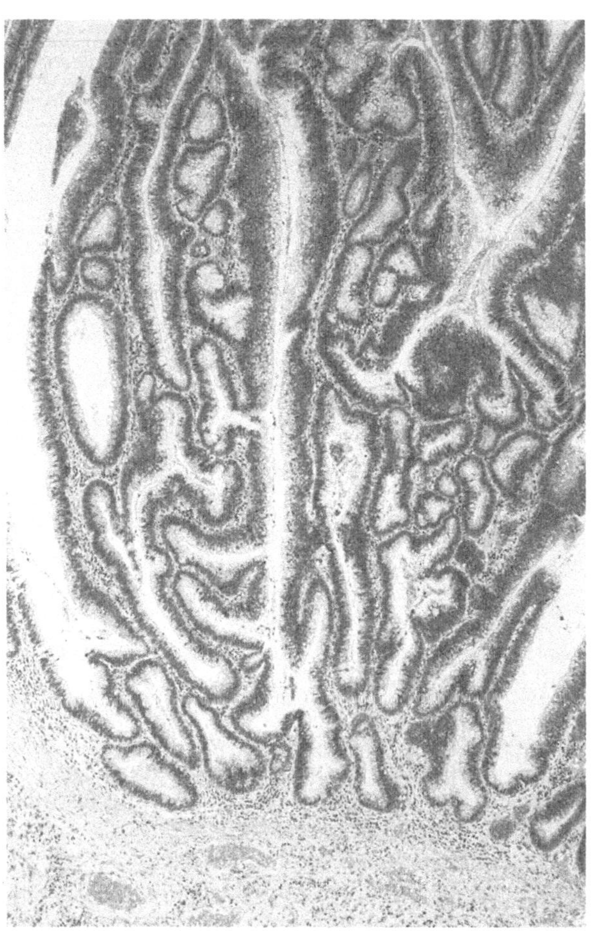

Abb. 7.47. Tubuläres Adenom der kolorektalen Schleimhaut mit dicht liegenden Drüsenkomplexen. Basophiles, pseudostratifiziertes Epithel mit durchgehend intakter Basalmembran. H.E. (Vergr. 80 : 1)

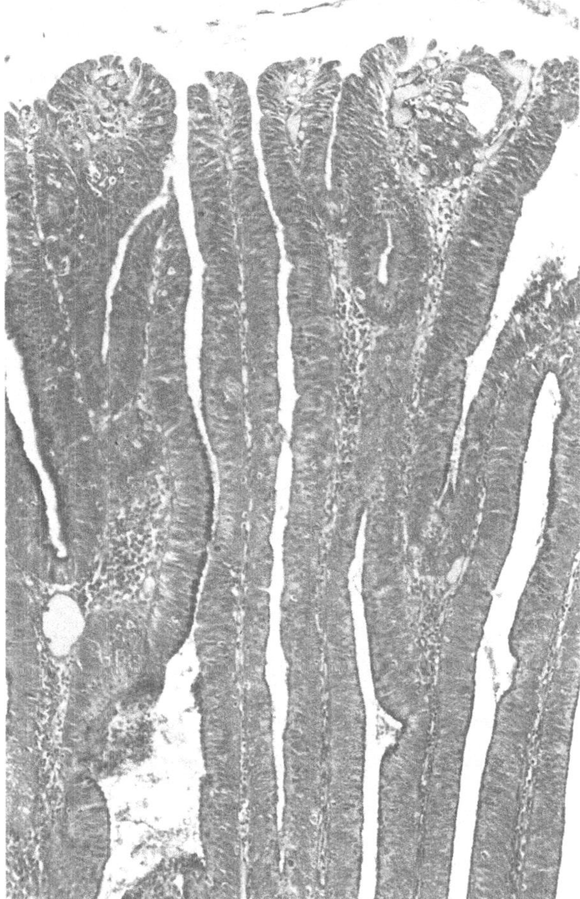

Abb. 7.48. Villöses Adenom der kolorektalen Schleimhaut. Zottenartige Protuberanzen fibro-vaskulärer Stromasepten, begrenzt durch ein basophiles, pseudostratifiziertes Epithel. Intakte Basalmembran. PAS. (Vergr. 120 : 1)

- *Tubuläre Adenome* (ICD-O M-8211/0), vorwiegend (80%) aufgebaut aus verzweigten Tubuli, die in die Lamina propria eingebettet sind (Abb. 7.47). Die Läsion ist im allgemeinen *gestielt,* sie kann aber auch *sessil* oder *flach* [im Dickdarm sehr selten (vgl. dagegen: Magen)] sein. Inzipiente Adenome werden als *uni- oder oligokryptale Adenome* beschrieben.
- *Villöse Adenome* (ICD-O M-8261/1), vorwiegend (80%) aufgebaut aus *fingerförmigen (zottenartigen) Protuberanzen* der Lamina propria, begrenzt durch ein neoplastisches Epithel (Abb. 7.48). Villöse Adenome sind *meist sessil, selten gestielt,* oft von erheblicher Flächenausdehnung.
- *Tubulovillöse Adenome* (ICD-O M-8263/1), aufgebaut aus *tubulären und villösen Strukturen,* die mehr als 20% der Tumormasse ausmachen müssen.

Die *relative Häufigkeit* der einzelnen Adenomtypen geht aus Tabelle 7.26 hervor[5, 37, 43, 65, 88, 90]. *Danach überwiegt eindeutig das tubuläre Adenom.* Ausschließlich villös differenzierte Adenome sind selten. Zwischen den einzelnen Adenomtypen bestehen *fließende Übergänge,* die in Grenzfällen zu unterschiedlichen Klassifikationen führen können und für die Verteilungsunterschiede in den einzelnen Statistiken mitverantwortlich sind.

Morphologie. Die *mittlere Größe* der Adenome nimmt in der Reihenfolge tubuläres – tubulovillöses – villöses Adenom zu: von 0,65 über 1,05 auf 1,72 cm Durchmesser[90]. Der Anteil tubulärer Adenome unter 1 cm Durchmesser beträgt 89,5%. 20–30% der villösen Adenome sind größer als 3 cm. Die Adenome sind oft flächenhaft und in der ganzen Zirkumferenz des Darmes entwickelt (Abb. 7.49). Allerdings werden in der Literatur erhebliche Schwankungsbreiten publiziert[z. B. 28, 47, 88, 90]. Die *Größe* der Adenome ist insofern von *prognostischer Bedeutung,* als sie direkt mit dem *Potential der malignen Entartungsmöglichkeiten korreliert* (▷ Adenom-Karzinom-Sequenz).

Tabelle 7.26 Häufigkeitsverteilung der einzelnen Adenomtypen

Autoren	Jahr	Zahl der Adenome	tubulär [%]	tubulo-villös [%]	villös [%]
Kurzon et al.[65]	1974	593	53,0	26,5	20,2
Morson[5]	1974	2506	75,0	15,3	9,7
Spjut u. Estrada[90]	1977	677	36,9[a]	44,9[b]	18,2
Frimberger et al.[37]	1978	744	72,0	27,0	1,0
Hancke u. Remmele[47]	1978	1558	72,7	23,7	3,5
Gillespie et al.[43]	1979	1049	74,3	19,9	4,8
Shiny u. Wolff[88]	1979	4257	67,2	25,2	7,5
Hermanek[52]	1983	3260	52,9	13,3	2,2
Summe bzw. Mittelwerte:		14644	66,7	21,6	8,4

[a] Zahlen bei der Mittelwertsberechnung nicht berücksichtigt.
[b] Als tubulovillöse Adenome werden auch Adenome mit einem Anteil von nur 1–4% villösen Strukturen (11,8% der Gesamtzahl) klassifiziert.

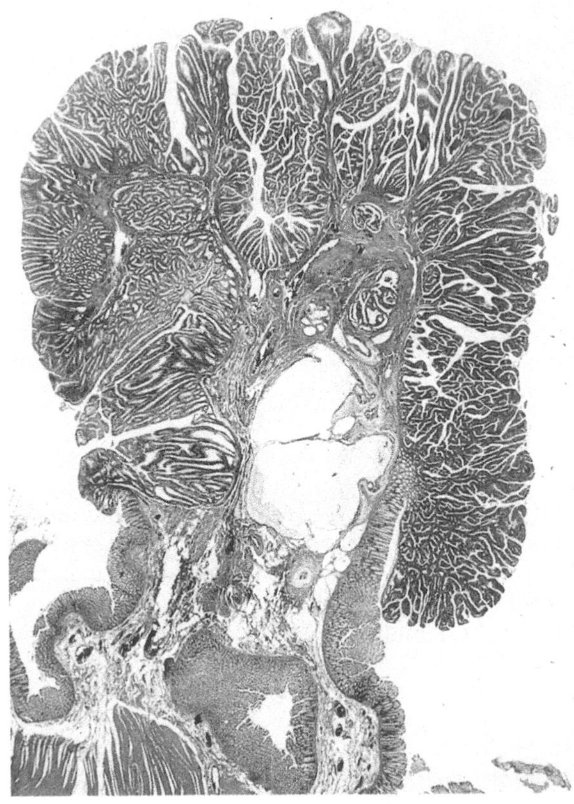

Abb. 7.49. Tubulovillöses Adenom der Sigmaschleimhaut mit pseudokarzinomatöser Invasion des Stieles. Die in den Stiel verlagerten Drüsen zeigen eine zystische Dilatation mit reichlich retiniertem Schleim (Differentialdiagnose: muzinöses Adenokarzinom, Colitis cystica profunda). H.E. (Vergr. 6 : 1)

Die *zelluläre Differenzierung* ist in allen 3 Adenomtypen grundsätzlich gleich. Die *Zellkerne* sind dunkler und größer als im normalen Kryptenepithel. Sie sind *pleomorph*. Die *Mitosezahl* innerhalb des gesamten Adenoms ist erhöht. Gewöhnlich ist die *Schleimbildung* vermindert. *Paneth-Zellen* und *enterochromaffine* Zellen sind nachweisbar, gelegentlich auch *Plattenepithelmetaplasien*[27].

Das neoplastische Epithel der Adenome zeigt *unterschiedliche Differenzierungsgrade (Atypie)*. Häufig ist auch die *gewebliche Architektur* gestört. Zelluläre Atypien und strukturelle Anomalien können zusammen als *Dysplasie* bezeichnet werden.

Der *Grad der Dysplasie* kann in *3 Kategorien* eingeteilt werden: *niedrig-, mittel- und hochgradig*.

Adenome mit *schwerer Dysplasie* werden nach der UICC[48] als *präinvasive Karzinome* (Carcinoma in situ, pTis) oder als *intramukosale Karzinome* („carcinoma limited to the mucosa", pT1) bezeichnet. Diese Definition unterscheidet sich grundsätzlich von derjenigen der WHO (s. oben), die von einem Karzinom erst dann spricht, wenn atypische Drüsenproliferate auch in der Submukosa nachweisbar sind. Die praktischen Konsequenzen, die sich aus diesen Definitionen ergeben, werden im Beitrag zur Adenom-Karzinom-Sequenz diskutiert.

Pseudokarzinomatöse Invasion. Unter differentialdiagnostischen Aspekten spielt die sog. *Pseudoinvasion (pseudokarzinomatöse Invasion)* eine erhebliche Rolle. Unter einer Pseudoinvasion versteht man die Verlagerung von Drüsen in die Submukosa gestielter Adenome (Abb. 7.50). Man findet derartige Pseudoinvasionen in 2,4–3,2%[44,75] total entfernter Adenome. In Adenomen von Karzinomdärmen soll sie häufiger (28%) vorkommen[44].

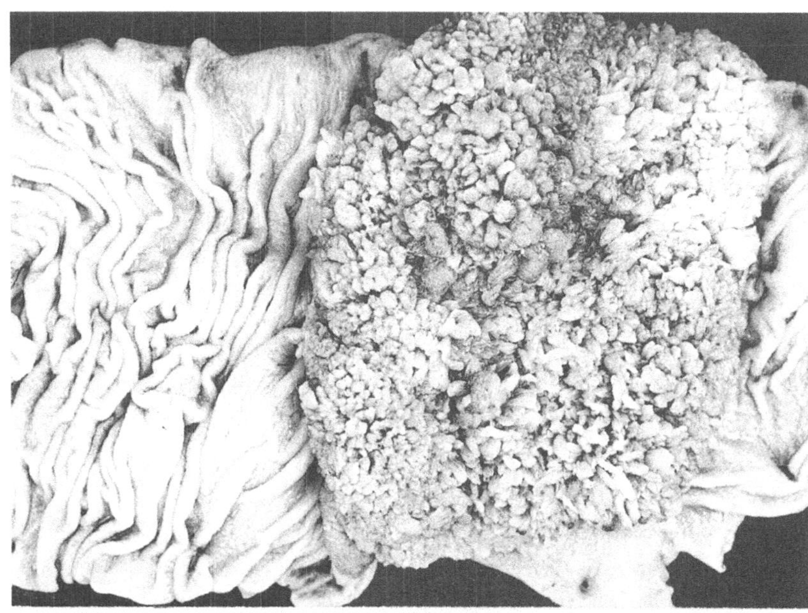

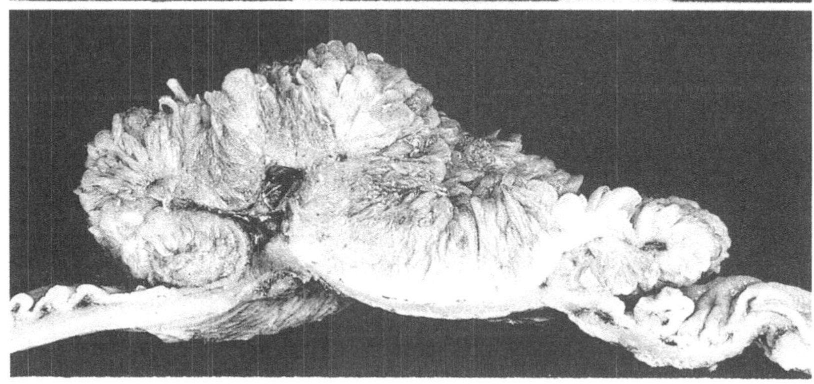

Abb. 7.50. Villöses Adenom (Aufsicht und Schnittfläche), karzinomatös entartet (Schnittfläche). Operationspräparat

Pseudoinvasionen sind *vor allem bei großen* (über 1,5 cm Durchmesser) und *langgestielten* (Stiel in 75% über 3 cm lang) Adenomen im Colon sigmoideum zu beobachten[44].

Histologisch unterscheidet sich die Pseudoinvasion von invasiven Karzinomen durch folgende Kriterien:

- Die in die Submukosa verlagerten Drüsen stehen *nicht in Verbindung mit der Polypenoberfläche.* Sie sind *oft zystisch dilatiert.*
- Zytologisch *reicht der Atpiegrad nicht über denjenigen des Epithels an der Polypenoberfläche hinaus.* Dies gilt für die polare Anordnung der Zellkerne, den Grad der Mehrschichtigkeit und den Mitoseindex.
- Der Polypenstiel enthält fast immer *Hämosiderinablagerungen* und häufig *entzündliche Infiltrate.*
- Die verlagerten Drüsen werden von lockerem Bindegewebe umhüllt, die *desmoplastische Reaktion des Karzinoms fehlt.*

Wahrscheinlich ist die Pseudoinvasion *Folge einer Stieldrehung und einer traumatischen Herniation* mukosaler Drüsenkomplexe.

Syn- und metachrone Adenome. Eine *primäre Multiplizität* (synchrone Adenome) findet sich in 8–25%[47, 84] (Abb. 7.51). *Metachrone Adenome* (Adenomrezidive?) werden bei 10jähriger Beobachtungsdauer in 22% beobachtet[84]. In anderen Statistiken werden kombinierte syn- und metachrone Adenomquoten von etwa 35% angegeben[43, 88].

Elektrolytsezernierende villöse Adenome („kaliumsezernierender Tumor").

Während kleine villöse Adenome keine oder jedenfalls keine nennenswerten Symptome verursachen, können *große und breitbasig aufsitzende villöse Adenome* ein Krankheitsbild erzeugen, das durch den *Verlust mehrerer Liter kalium-, natrium-, chlor- und bikarbonathaltigen Schleimes pro Tag* gekennzeichnet ist.

Klinisch findet man eine *Hyponatriämie,* eine *Hypokaliämie* und eine *Hypochlorämie* mit allgemeiner Muskelschwäche, Kollapsneigung, psychischen Störungen, Deliranz, Inappetenz und Erbrechen. Der exzessive *Wasser- und Elektrolytverlust* führt zu einer renalen Azotämie mit Rest-N-Anstieg.

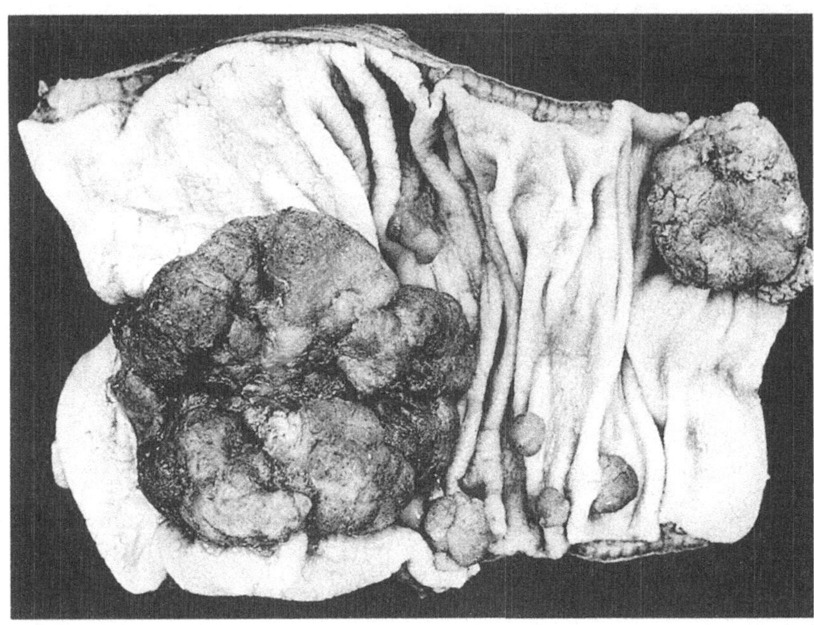

Abb. 7.51. Segmental akzentuierte und unterschiedlich große Polypen (histologisch: tubuläre Adenome). Der große, links unten gelegene Polyp erwies sich histologisch als polypöses Karzinom. Segmentresektion

Das Krankheitsbild ist *extrem selten*[86, 98]. Die Adenome sind vorwiegend *rektosigmoidal lokalisiert*. Die meisten Patienten sind älter als 60 Jahre. Beide *Geschlechter* sind offenbar gleich häufig betroffen. Die *Letalität* der publizierten Fälle liegt bei etwa 20%. Therapie: operative Entfernung des Adenoms.

Ätiologie, Pathogenese, Morphogenese. Ätiologische Faktoren sind *unbekannt*. Die Bedeutung *endokriner Faktoren*, die aus dem häufigeren Vorkommen von Adenomen bei Männern und bei akromegalen Patienten gefolgert werden könnte, ist *unbewiesen*. Für einen möglichen Einfluß *diätetischer Faktoren* spricht, daß Adenome bei faserreicher Ernährung seltener sind als bei schlackenarmer Kost. *Virale „Infektionen" sind unbewiesen*. Eine Verschiebung der *Relation von anaeroben und aeroben Darmbakterien* zugunsten der ersteren und eine Verlängerung der intestinalen Transitzeit scheint die Adenomentwicklung zu fördern (▷ Weiterführende Literatur).

Tierexperimentell lassen sich kolorektale Adenome und Karzinome mit verschiedenen *Karzinogenen* erzeugen (aktuelle Übersicht mit umfangreichen Literaturzitaten:[70]).

Bei den verschiedenen *histologischen Differenzierungsformen* der Adenome *(tubulär, villös, tubulovillös)* handelt es sich offensichtlich nur um *Strukturvarianten eines pathogenetisch gleichartigen Prozesses*[68, 101]. Adenome entstehen formalpathogenetisch dadurch, daß innerhalb eines umschriebenen Bezirkes der kolorektalen Schleimhaut infolge einer unvollständigen Differenzierung das zur Oberfläche wandernde *Epithel seine Proliferationsfähigkeit beibehält* (Abb. 7.52). In der oberen Kryptenregion wird ein neues Proliferationsmaximum etabliert. Es kommt gleichsam zu einer „Umkehr der normalen Verhältnisse". In der *proximalen Kryptenregion*, der Zone stärkster Proliferationsaktivitäten, findet sich bei der Entwicklung *tubulärer Adenome* eine vermehrte Aufteilung der Drüsenschläuche *(Stromasepten)*. Die Vermehrung der Drüsen bewirkt offenbar einen *horizontalen Wachstumsdruck*, der schließlich zur typischen Form der tubulären Adenome führt. Bei den *villösen Adenomen* zeigt das oberflächlich etablierte Proliferationsmaximum eine besonders ausgeprägte Teilungsaktivität, „der Polyp schießt sozusagen ins Kraut". Durch das „Mitwachsen" schmaler Stromazonen entstehen zottenförmig die Oberfläche überragende Formationen.

Die mögliche Bedeutung *molekularbiologischer* bzw. *-genetischer* Befunde, die auch bei den verschiedenen Adenomformen nachweisbar sind, wird im Abschnitt über die familiäre Adenomatose und z. T. auch bei den kolorektalen Karzinomen diskutiert.

Lokalisation. Verwertbare Aussagen zur Lokalisation liefern ausschließlich nur solche Untersuchungen, die eine Beurteilung des *gesamten* kolorektalen Bereiches erlauben (Sektionen, totale Proktokoloskopie). Shinya u. Wolff[88] fanden aufgrund einer großen kolonoskopischen Untersuchungsreihe mit der Entfernung von 4257 Adenomen folgendes Lokalisationsmuster:

Rektum	5%
Sigma	45%
Colon descendens	26%
Colon transversum	10%
Rechtes Kolon	14%.

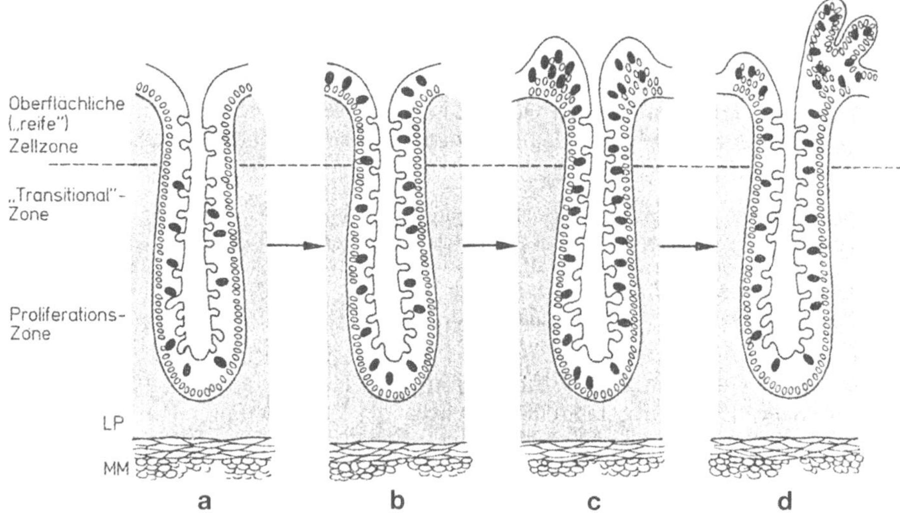

Abb. 7.52 a–d. Schematische Darstellung der Proliferationskinetik des normalen (**a**) und des adenomatösen Epithels (**b–d**) der kolorektalen Schleimhaut. Die *schwarz* dargestellten Zellkerne symbolisieren ^{3}H-Thymidin-markierte Zellen. Von **b** nach **d** fortschreitende Verlagerung der proliferativen Aktivität in die obere Kryptenregion mit der Entwicklung adenomatöser Strukturen (**c, d**). *MM* Muscularis mucosae, *LP* Lamina propria mucosae. (Umgezeichnet nach Lipkin 1974, aus Otto[6])

Das Lokalisationsmuster ist offenbar *altersabhängig:* Vor dem 55.–60. Lebensjahr dominieren die linksseitig (distal), danach die rechtsseitig (proximal) lokalisierten Adenome.

Verlauf, Komplikationen. Die meisten Adenome werden zufällig bei der Rektokolonoskopie oder im Rahmen einer Untersuchung wegen uncharakteristischer Darmbeschwerden entdeckt[49]. *Blutungen* sind selten und meist nur gering. Noch seltener ist eine *Invagination* (anatomische Fixierung und weite Lichtung des größten Teiles des Kolons!) oder *Obturation der Darmlichtung*. Tiefsitzende rektale Adenome können peranal *prolabieren* [49]. Die beiden folgenden Komplikationen sind klinisch relevant und daher wichtig.

Adenom-Karzinom-Sequenz. Die Adenom-Karzinom-Sequenz ist die Hypothese, die beschreibt, daß *kolorektale Adenome* wenigstens in sehr hohem Prozentsatz Vorläufer *(präkanzeröse Läsionen) der kolorektalen Karzinome* sind (vgl. auch: Colitis ulcerosa, M. Crohn und das Lynch I- und II-Syndrom).

Die inzwischen außerordentlich umfangreiche Literatur zur Adenom-Karzinom-Sequenz kann im Rahmen dieses Beitrages bei weitem nicht vollständig zitiert werden. Wir verweisen summarisch hinsichtlich der Fakten, die die Adenom-Karzinom-Sequenz belegen, auf die folgenden Publikationen:[13, 20, 35, 51, 53, 72, 73, 75, 102, 103].

- *Karzinome und Adenome kommen überzufällig gehäuft in gleichen Darmabschnitten nebeneinander vor.* $^{1}/_{4}$–$^{1}/_{3}$ aller resezierten Karzinomdärme enthält zugleich Adenome. Jeder 15. Patient dieser Kombinationsgruppe entwickelt später ein kolorektales Zweitkarzinom. Dieses Risiko ist doppelt so hoch wie bei operierten Karzinompatienten ohne gleichzeitige Adenome im resezierten Darmabschnitt. Patienten mit primär synchronen Mehrfachkarzinomen besitzen in 75% der Fälle Adenome.
- *Karzinome* und *Adenome* zeigen etwa die *gleiche topographische Verteilung.*
- Der *Übergang eines Adenoms in ein Karzinom* läßt sich gelegentlich noch daran erkennen, daß *(invasive) Karzinome Reste benigner Adenome* enthalten bzw. räumlich unmittelbar an Adenomreste angrenzen.
- Die *Relation Karzinom/Adenom* nimmt von ca. 1:260 im 3. Lebensjahrzehnt auf 1:40 nach der 7. Dekade zu.
- Das *Durchschnittsalter der Adenomträger* ist etwa *10 Jahre jünger als das der Karzinompatienten.*
- Es liegen *vergleichbare epidemiologische und sozioökonomische bzw. geographische Daten* zwischen Adenomträgern und Karzinompatienten vor.
- *„Natural history of adenomas".* Es liegen wenige, aber gut dokumentierte Beobachtungen vor (z. B. St. Mark's Hospital, London), die zeigen, daß *Adenome* einer bestimmten Größenordnung (> 2 cm), die nur biopsiert, nicht aber polypektomiert wurden, *nach 2–10 Jahren ein Karzinom entwickeln.*
- Man findet in der neueren Literatur *vergleichbare Befunde* zwischen Adenomträgern und Karzinompatienten auf *molekulargenetischer Ebene* (z. B. *ras*-Mutationen, chromosomale Deletio-

Tabelle 7.27 Prozentuale Häufigkeit invasiver Karzinome bei den verschedenen Adenomtypen (in Prozent der Adenom-Gesamtzahl des jeweiligen Typs)

Autoren	Jahr	Adenomtyp					
		tubulär		tubulo-villös		villös	
		%	F	%	F	%	F
Bigelow u. Winkelman[14]	1964	0,14	1,0	–	–	30,4	217,1
Kurzon et al.[65]	1974	0,3	1,0	0,6	2,0	13,3	44,3
Muto et al.[88]	1975	4,8	1,0	22,5	4,7	40,7	8,5
Shinya u. Wolff[88]	1975	3,3	1,0	3,8	1,2	12,6	3,8
Spjut u. Estrada[a][90]	1977	0	–	6,1	–	8,1	–
Hancke u. Remmele[47]	1978	0,1	1,0	0,5	5,0	5,6	56,0
Gillespie et al.[43]	1979	2,2	1,0	5,8	2,6	18,0	8,2
Mittelwert (Faktor F)			1,0		3,1		56,3
Mittelwert (korrig. Faktor F)[b]			(1,0)		(3,1)		(29,3)

F Faktor der malignen Entartung, bezogen auf tubuläres Adenom = 1.
[a] Faktoren nicht angegeben, da rein rechnerisch mit einzusetzen (für tubuläres Adenom gleich Null).
[b] Höchster und niedrigster Wert bei der Mittelwert-Ermittlung vernachlässigt.

Tabelle 7.28 Häufigkeit von Karzinomen in Adenomen nach dem ERCPR[a] 1978–1981. Berücksichtigt sind nur Karzinome im Sinne der WHO. (Aus Hermanek[53])

	Gesamtzahl	Davon mit Karzinom	
	[n]	[n]	[%]
Abhängigkeit von der Adenomgröße			
< 10 mm	2279	9	0,4
11–20 mm	688	45	6,5
21–30 mm	230	63	27,4
31–40 mm	116	48	41,4
> 40 mm	269	183	68,0
Abhängigkeit von der makroskopischen Wuchsform			
Gestielt	731	26	3,6
Tailliert	480	15	3,1
Sessil	2335	285	12,2
Abhängigkeit vom histologischen Adenomtyp			
Tubulär	2623	102	3,9
Tubulovillös	768	136	17,7
Villös	197	91	46,2

[a] Erlanger Register kolorektaler Polypen.

nen; ▷ Adenomatosis coli und Kolonkarzinome).

- Schließlich läßt sich die Adenom-Karzinom-Sequenz auch *tierexperimentell* belegen.

Die maligne Entartung eines Adenoms wird u. a. durch folgende Faktoren beeinflußt:

- *Adenomtyp:* Die Tendenz der Adenome zur malignen Entartung nimmt vom tubulären über das tubulovillöse zum villösen Adenom hin zu, auch wenn die absoluten Zahlenangaben der einzelnen Statistiken beträchtlich variieren (Tabelle 7.27). Setzt man die Häufigkeit invasiver Karzinome beim tubulären Adenom gleich 1, so beträgt sie beim tubulo-villösen Adenom im Mittel 3,1 und beim villösen Adenom im Mittel 29,3 (Tabelle 7.27).
- *Adenomgröße:* Adenome unter 1 cm Durchmesser enthalten nur ganz selten (0,2%)[43] invasive Karzinome. Zwischen 1 und 2 cm Durchmesser steigt die Karzinominzidenz auf 1–6% und über 2 cm Durchmesser auf 3–16%[43, 97]. *Ca. 98% der Adenome mit invasivem Karzinom sind über 1 cm groß*[43]. Polypen, deren Durchmesser 1 cm überschreitet, sollten daher in jedem Falle endoskopisch-operativ entfernt werden[19]. Nach Muto et al. sind v. a. kurzgestielte, breitbasige und entgegen allgemeiner Ansicht auch kleine (< 2 cm Durchmesser) Adenome karzinomgefährdet[76].
- durch die *Wuchsform* (gestielt < sessil) (Tabelle 7.28).

Anmerkungen zur bioptischen Diagnostik. Grundsätzlich sollte *jeder endoskopisch nachweisbare Polyp* zunächst als *potentiell neoplastisch* und als *potentiell maligne* gelten. Aus primär diagnostischen Gründen muß er *entfernt* werden. Dies gilt vor allem für Polypen mit einem *Durchmesser von über 1 cm,* da jenseits dieser Grenze das Entartungsrisiko deutlich ansteigt (▷ Tabelle 7.28).
Ein Polyp sollte *in toto entfernt* werden (Polypektomie) (Abb. 7.53), um eine diagnostisch relevante Aussage überhaupt möglich zu machen.

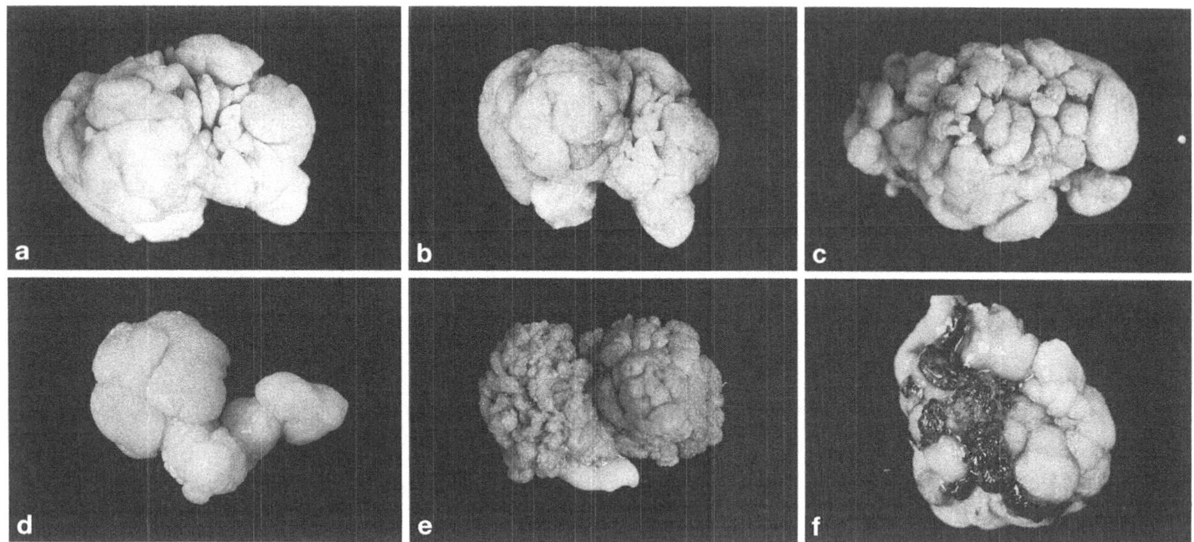

Abb. 7.53 a–f. Verschiedene Polypektomiepräparate, teils gestielt, teils an der Basis abgetragen mit blutig imbibiertem Abtragungsbereich. Unterschiedlich lobulierte Oberfläche

Biopsiepräparate aus einer polypoiden Läsion sind für diagnostisch relevante Aussagen und *für exakte Dignitätsbeurteilungen nicht geeignet.* Bei Karzinomen auf dem Boden villöser Adenome wurde eine Quote falsch-negativer Biopsiebefunde von 34% ermittelt[92].
Die *pathologisch-anatomische Aufarbeitung* eines Polypektomiepräparates kann sicher in der einen oder anderen Weise erfolgen. *Auf jeden Fall sollte sich eine Beurteilung nicht nur auf 1–2 Schnittpräparate stützen.*

Eine praktikable Aufarbeitung ist sicher die Zerlegung eines Polypektomiepräparates in etwa *5 mm dicke Scheiben,* die in toto eingebettet und in *großen Stufen* geschnitten werden. Hermanek[52] hält Stufenschnitte im Abstand von 200 μm für erforderlich, da nach seinen Erfahrungen sonst bis zu 11% der Karzinome in Adenomen übersehen werden; außerdem werde sonst in bis zu 4,2% eine falsche und in bis zu 23,8% eine unzuverlässige Aussage über die Entfernung eines Polypen im Gesunden getroffen.

Bei *gestielten Adenomen* sollte das Ende des Stieles senkrecht eingebettet und *quergeschnitten* werden (Adenomreste, Lymphgefäßeinbrüche).

Intestinale Adenomatosen

Die intestinalen Adenomatosen sind (zumeist) hereditäre Krankheitsbilder (Übersichten und Literatur:[22–25, 100]). Verschiedene Formen sind obligate Präkanzerosen (Adenom-Karzinom-Sequenz ▷ S. 637).

Die bislang scharfe Trennung zwischen der *familiären Adenomatosis coli* einerseits und dem *Gardner-, Turcot- und Oldfield-Syndrom* andererseits ist aufgrund aktueller molekulargenetischer Untersuchungen (s. unten) kaum mehr aufrechtzuerhalten. Die phänotypische Variabilität der verschiedenen Adenomatose-„Formen" beruht wahrscheinlich auf lediglich *verschiedenen Mutationen des gleichen Gens.*

Gleichwohl werden im folgenden die sozusagen klassischen Adenomatoseformen (aus vorwiegend didaktisch-differentialdiagnostischen Gründen) getrennt besprochen. Das differentialdiagnostische Spektrum umfaßt außer diesen Formen noch das *Peutz-Jeghers-Syndrom* (▷ S. 484), das *Cronkhite-Canada-Syndrom* (▷ S. 296), die *multiple glanduläre Adenomatose mit intestinalen neoplastischen Polypen,* das offenbar sehr seltene *Bandler-Syndrom* (intestinale Hämangiomatose, besonders des Dünndarms, mit mukokutanen Pigmentationen) sowie einzelne oder multiple kolorektale Adenome, einschließlich der sog. *„minor or recessive adenomatous polyposis".*

Familiäre Adenomatosis coli (ICD-O M-8220/0)

Die erste Beschreibung einer Kolonadenomatose soll auf Menzel (1721) und die Darstellung der malignen Entartung auf Cruveilhier (1847) zurückgehen. Ein familiäres Auftreten wurde erstmals 1882 von Cripps beschrieben (Literatur:[56, 80]).

Definition. Die familiäre Adenomatosis coli (FAP) ist eine *autosomal-dominant vererbte Krankheit.* Die Penetranz des dominanten FAP-Gens beträgt 95%. Etwa 40% der Fälle treten *sporadisch* auf. Sie sind größtenteils auf *Neumutationen* zurückzuführen („nonfamilial polyposis"[22]). Die Mutationsrate wird auf $1{,}3 \cdot 10^{-7}$ veranschlagt[36].

Tabelle 7.29 Kolorektale und extrakolische Manifestationen bei familiärer Adenomatose/Gardner-Syndrom

Ektoderm	Entoderm	Mesoderm
Haut Epidermiszysten Pilarzysten (Atherome) Pigmentierungsanomalien (äußere Haut, Zungen- und Wangenschleimhaut)	*Magen-Darm-Trakt* Adenome (Kolon, Rektum, Dünndarm, Duodenum, Magen) Adenoleiomyome (Magen) Drüsenkörperzysten (Magen) Lymphoide Polypen (Ileum) Karzinome (Kolon, periampullär, Magen)	*Bindegewebe* Fibrome/Fibrosarkom Desmoidtumoren (Bauchwand und mesenterial) Diffuse Fibromatose (Mesenterium, Mesokolon, Retroperitoneum), intraabdominelle Verwachsungen post op.
ZNS Tumoren (Turcot-Syndrom)	*Endokrine Drüsen* Karzinome (Inselapparat des Pankreas, Nebenniere, Schilddrüse)	*Skelettsystem* Osteom(atose) Odontome Zahnanomalien Kartilaginäre Exostosen

Im Laufe der Erkrankung entwickeln sich im Kolon und im Rektum außerordentlich zahlreiche Adenome (> 100–5000, im Mittel 1000)[11]. Auch der *obere Gastrointestinaltrakt* kann betroffen sein[46, 82, 95]. Schließlich findet man *extraintestinale Manifestationen* (Tabelle 7.29; ▷ auch: Gardner-Syndrom). Die familiäre Adenomatosis ist mit einem *hohen Karzinomrisiko* belastet.

Anmerkungen zu molekulargenetischen Befunden
1986 bzw. 1987 ist der für die familiäre Adenomatosis coli verantwortliche Genort auf dem *langen Arm des Chromosoms 5* kartiert worden (5q21-q22)[16, 20, 54, 66, 78]. Schließlich konnte 1991 gezeigt werden, daß Mutationen, die das sog. *DP-2,5-Gen* inaktivieren, das klinische Bild der familiären Adenomatosis coli hervorrufen[62, 63]. Über die biologische Funktion des *DP-2,5-Gen-Produktes* kann derzeit nur spekuliert werden. Da das Fehlen dieses Produktes (Proteins) offenbar die Bildung von kolorektalen (bzw. gastrointestinalen) Adenomen mit konsekutiver karzinomatöser Entartung „erlaubt", könnte es sich um ein *Tumorsuppressorprodukt* handeln. Beziehungen zum MCC-Gen („mutated in colon cancer")[64] scheinen nicht zu bestehen.

Bezüglich weiterer genetischer Alterationen[12], die für die karzinomatöse Entartung auch bei der familiären Adenomatosis coli verantwortlich sein dürften, wie *DNA-Hypomethylierung, ras-Gen-Mutationen, spezifische chromosomale Alterationen (p53-Gen, DCC-Gen)*, wird auf S. 647 verwiesen.

Epidemiologie. Die *mittlere Inzidenz/Jahr* beträgt in Dänemark (mit den wahrscheinlich exaktesten epidemiologischen Daten) 1,3 pro 1 Mio. Einwohner. Die *Prävalenz* wird auf *1 pro 10 000 Einwohner* geschätzt[17, 18]. Eine Geschlechtsdisposition scheint nicht zu bestehen.

Morphologie. Im Kolon und Rektum findet man *unzählige* und *unterschiedlich große Adenome* (Abb. 7.54). Dabei handelt es sich überwiegend um *tubuläre Adenome.* Die Polypendichte scheint vom Colon ascendens bis zum Rektum zuzunehmen. Tubuläre Adenome unterschiedlicher Größe findet man auch im *Dünndarm* (Jejunum, Ileum, Duodenum, periampullär) und im *Magen.* Die Adenomgröße ist alterskorreliert. Zum Zeitpunkt der *Krankheitsmanifestation,* mit *etwa 15 Jahren,* findet man *pfefferkorngroße,* breitbasig aufsitzende Protuberanzen[81].

Verlauf. Das durchschnittliche klinische *Manifestationsalter* liegt bei 28-30 Jahren. Aber auch Manifestationen *nach dem 40. Lebensjahr* sind möglich. Man kann *3 Entwicklungsstadien* der familiären Adenomatosis coli gegeneinander abgrenzen:

- ein sog. *Latenzstadium bis zur Pubertät,* i. allg. ohne nachweisbare Adenome.
- das *symptomlose Auftreten* von Adenomen *im jugendlichen Alter,*
- eine *klinisch manifeste Phase,* die *etwa im 3. Lebensjahrzehnt* beginnt.

Klinik. Die klinische Symptomatik ist *uncharakteristisch.* Ein für die familiäre Adenomatosis coli gewissermaßen typisches Syndrom existiert nicht. Rektale *Blutungen* oder auch blutige bzw. blutig-schleimige *Durchfälle, Tenesmen* und *Gewichtsverluste* sind die am häufigsten geklagten Beschwerden. Das Ausmaß der Beschwerden steht offenbar in direkter Korrelation zur Karzinomentwicklung (s. unten). In verschiedenen Untersuchungsserien weisen wenigstens 50% der symptomatischen Patienten bereits ein Karzinom auf, während die Karzinomfrequenz unter asymptomatischen Patienten lediglich 6% betragen soll[80].

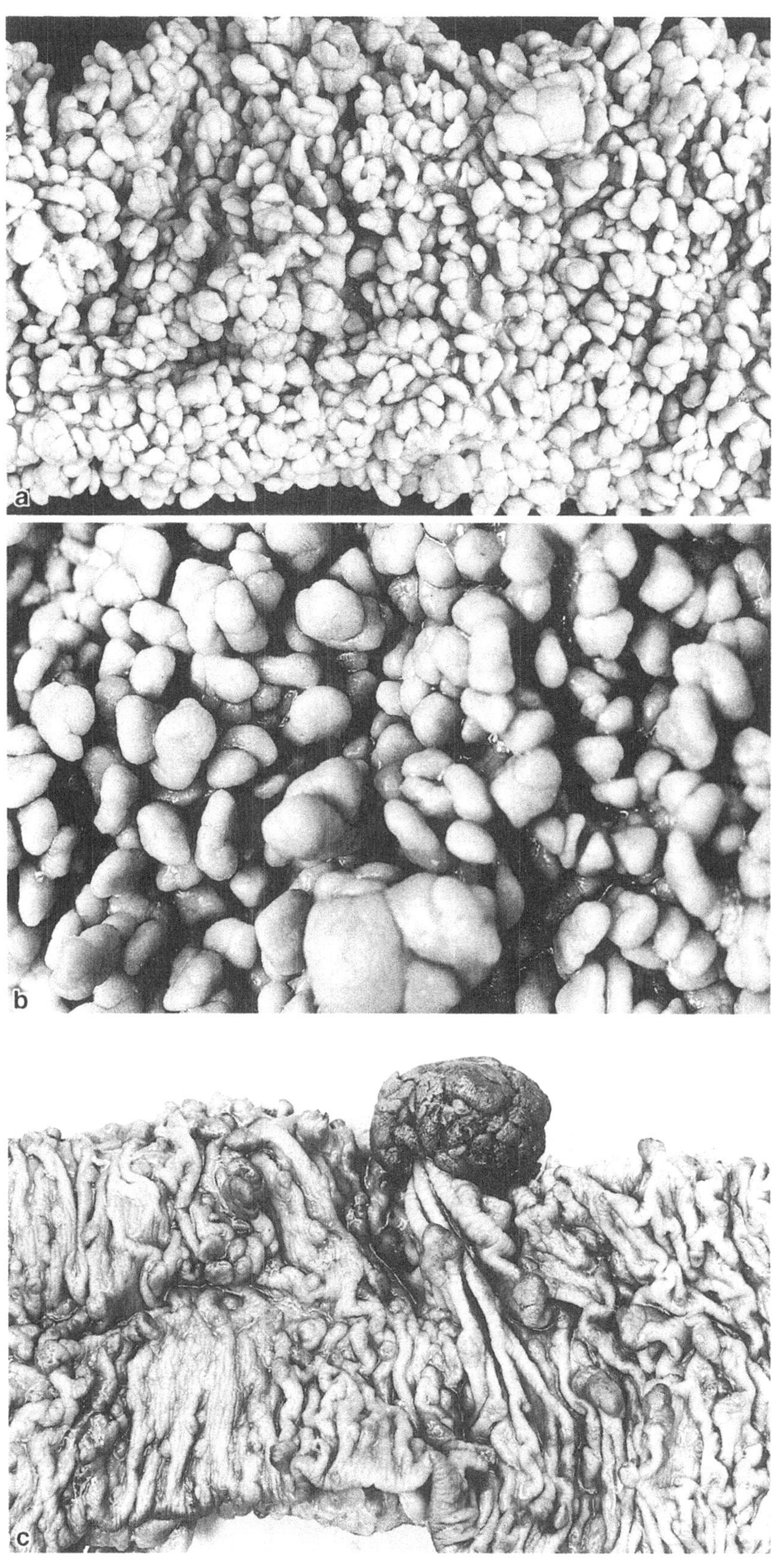

Abb. 7.54 a–c. Familiäre Adenomatosis coli. **a** Außerordentlich dicht stehende, rasenartig angelegte Polypen (Adenome). Operationspräparat. **b** Ausschnittsvergrößerung aus **a**. **c** Unterschiedlich große polypöse Schleimhautläsionen bei familiärer Adenomatosis coli. Operationspräparat

Verlauf, Prognose. Der *„maligne" Charakter der familiären Adenomatosis coli* steht außer Frage. Die durchschnittliche Karzinomfrequenz in der St. Mark's-Serie betrug 67,3%[22].

Das *Intervall* zwischen dem Auftreten der ersten klinischen Symptome und der oft multizentrischen Karzinomentstehung wird mit *10-15 Jahren* angegeben. Das durchschnittliche Lebensalter der Patienten zum Zeitpunkt der definitiven Karzinomdiagnose lag in der St. Mark's-Serie für Männer bei 40, für Frauen bei 39 Jahren. Mithin manifestiert sich das Karzinom auf dem Boden einer familiären Adenomatosis coli etwa 20 Jahre früher als das kolorektale Karzinom *ohne vorbestehende* Adenomatose.

Die *Therapie der Wahl* besteht letztlich in einer *totalen Proktokolektomie* bzw. in einer *kontinenzerhaltenen Rektokolektomie* mit pouchanaler Anastomose[50].

In neueren Untersuchungen konnte gezeigt werden, daß das nichtsteroidale Antiphlogistikum *Sulindac* eine *wahrscheinlich nur temporäre Rückbildung der Adenome* induziert[42]. Unter Sulindac nehmen Anzahl und Durchmesser der Adenome deutlich ab. Die Dauer des Therapieeffektes betrug allerdings nur wenige Monate. Diese medikamentöse Therapie ist offenbar *nicht geeignet,* die *primär chirurgischen Therapiemodalitäten zu ersetzen.* Der Mechanismus der Adenomregression durch Sulindac ist derzeit gänzlich unklar.

Bei Patienten mit einer familiären Adenomatosis coli besteht aber auch ein deutlich erhöhtes Risiko, Karzinome in anderen Organen zu entwickeln. Nach Untersuchungen japanischer Autoren[58], die Daten von 1050 betroffenen Patienten analysierten, ist das Risiko, an einem *Schilddrüsenkarzinom* zu erkranken, um den Faktor 20,9 erhöht. Für das *Magenkarzinom* beträgt dieser Faktor 3,8. Besonders hoch (Faktor 250) ist das Risiko, an einem *periampullären Karzinom des Duodenums* zu erkranken (▷ auch[42, 59]).

Differentialdiagnose: Das hereditäre flache Adenom-Syndrom. Das Syndrom[71] wird *autosomal-dominant vererbt.* Der Genort wurde, wie bei der familiären Adenomatosis coli, auf dem *langen Arm von Chromosom 5 kartiert (5q21–q22).* Es entwickeln sich in der Regel *weniger als 100 Adenome* mit flachem Wachstum und proximalem Sitz. Sie treten erst im *höheren Lebensalter* (Median: 55 Jahre) auf. Patienten mit diesem Syndrom entwickeln *gehäuft kolorektale Karzinome,* die zufallsmäßig im Kolon verteilt sind. Manifestationen im oberen Gastrointestinaltrakt sind wiederholt beobachtet worden: Drüsenkörperzysten und Adenome im Magen und im Duodenum, periampulläre Karzinome.

Ob es sich tatsächlich um ein eigenständiges Krankheitsbild handelt, erscheint derzeit eher fraglich. Die geno- und phänotypischen Überlappungen einerseits mit der *familiären Adenomatosis coli,* andererseits mit dem *Lynch-Syndrom* (▷ S. 658) sind evident, so daß *möglicherweise verschiedene Mutationen des gleichen Gens* vorliegen.

Gardner-Syndrom

Definition. Auch das Gardner-Syndrom[39-41, 60] gehört in die Gruppe der familiären Adenomatosen (▷ S. 639). Es handelt sich um ein *autosomal-dominant erbliches* Leiden[32]. Die Häufigkeit wird mit 1:14025 Geburten angegeben. Das durchschnittliche *klinische Manifestationsalter* der intestinalen Adenomatose liegt bei 31 Jahren. Das Syndrom ist charakterisiert durch zahlreiche Adenome *(Adenomatose)* des Intestinaltraktes, durch *Exostosen* bzw. *Osteome,* durch verschiedene *mesenchymale Tumoren* (kutane und subkutane Fibrome, Lipome), durch *multiple Epidermiszysten* und *Desmoidtumoren* sowie durch *überzählige Zahnanlagen* (▷ Tabelle 7.29[39-41, 60]).

- Die Kombination einer intestinalen Adenomatose mit *multiplen kartilaginären Exostosen* wird z. T. auch als *Zanca-Syndrom* zusammengefaßt („bi-symptomatische" Form des Gardner-Syndroms).
- Bezüglich der intestinalen Adenome bestehen keine grundsätzlichen Unterschiede zur familiären Adenomatosis coli. Ist der *Dünndarm mitbetroffen,* wird gelegentlich auch vom *Devic-Bussey-Syndrom* gesprochen. Betroffen ist vor allem das Duodenum (90%).

Das Gardner-Syndrom gehört zu den *obligaten Präkanzerosen.* Beim Vorliegen klinischer Symptome soll die Frequenz der malignen Entartung bereits bei 66% liegen[83]. Hinsichtlich karzinompräventiver Maßnahmen gelten die gleichen Grundsätze wie bei der familiären Adenomatosis coli[96].

Extrakolische Manifestationen

- *Andere Tumoren des Verdauungstraktes:* Beim Gardner-Syndrom findet man *gehäuft Karzinome der Schilddrüse und der Nebennieren* sowie *enteroendokrine Tumoren (Karzinoide)* des Dünndarms und des Magens. Signifikant gehäuft werden *Karzinome der periampullären Duodenalregion* (Duodenum, Papilla Vateri, Pankreaskopf) gefunden. Sie manifestieren sich wesentlich früher als periampulläre Karzinome ohne Gardner-Syndrom und entwickeln sich im Mittel 15 Jahre nach dem Auftreten der Polypose. *Adenome und Karzinome des Ductus hepaticus und choledochus* sind selten.

Häufiger werden beim Gardner-Syndrom *Adenome, Karzinome und Drüsenkörperzysten der Magenschleimhaut* und gelegentlich auch *Leiomyome der Magenwand* gefunden.

- Die *Skelettanomalien* (bei 32–93% aller Patienten) umfassen *Osteome* der Kiefer, der Orbita, der Schädeldecke, des Beckens, aber auch der langen Röhrenknochen. *Die Skelettveränderungen „eilen" in aller Regel der kolorektalen Adenomatose voraus.* Sie manifestieren sich um das 10. Lebensjahr. Die Osteome, zumeist multipel, bevorzugen den Schädel. Vom Unterkiefer ausgehende, *„traubenförmige" Osteome* werden als charakteristisch für das Gardner-Syndrom beschrieben. Ober- und Unterkiefer können so massiv verdickt sein und an Volumen zunehmen, daß das Bild der *Leontiasis ossea* resultiert.
- Charakteristisch für das Gardner-Syndrom ist das Auftreten *fibromatöser Wucherungen in präexistentem Narbengewebe* mit der Entwicklung postoperativer Strikturen. Darüber hinaus findet man *intra- und retroperitoneale* sowie *intramesenteriale Fibrome bzw. Fibromatosen.* Watne et al.[18] geben die Häufigkeit fibromatöser Tumoren „irgendeines Typs" mit 8% an. Gardner selbst bezeichnet die unter seinen „soft tumors" auftretenden fibromatösen Tumoren als „Fibrosarkome", die er als „gut differenziert", „nicht metastasierend", gleichwohl aber „progressiv wachsend" beschreibt. Sie entsprechen damit den *aggressiven Fibromatosen* und gehören mithin zu den sog. Desmoidtumoren.

Differentialdiagnose. Gewisse Ähnlichkeiten (im Sinne einer „bisymptomatischen" Manifestation) bestehen zwischen dem Gardner-Syndrom und einem von Hornstein et al.[55] beschriebenen *kutointestinalen Syndrom,* das kolorektale Adenome und *multiple perifollikuläre Fibrome* im Sinne einer Systemfibromatose (organoide Tumoren der mesenchymalen Haarwurzelscheide) umfaßt.

Unter dem Aspekt der phänotypischen Variabilität und damit in differentialdiagnostischer Hinsicht wichtig sind das *Muir-Torre-* und das *Cowden-Syndrom.*

- Das *Muir-Torre-Syndrom*[93] ist charakterisiert durch multiple Adenomata sebacea (Pringle), Keratoakanthome und durch intestinale Karzinome. Es zeigt gewisse Ähnlichkeiten mit dem sog. „Cancer-family"-Syndrom (▷ Lynch-Syndrom, S. 658).
- Das erstmals 1963 von Lloyd u. Dennis beschriebene *Cowden-Syndrom*[69], bei dem ein autosomal dominanter Erbgang mit variabler Expressivität angenommen wird, umfaßt multiple orokutane Hamartome, fibrozystische Mastopathien und Mammakarzinome, eu- und hypothyreote Strumen und Schilddrüsenkarzinome, Ovarialzysten, Uterusmyome und gastrointestinale Polypen.

Turcot-Syndrom

Das Syndrom ist charakterisiert durch die Kombination intestinaler Adenome mit *malignen Tumoren des Zentralnervensystems*[77, 87, 94]. Die Definition des Syndroms ist insofern umstritten, als einerseits ein von der familiären Adenomatosis coli unabhängiges Krankheitsbild, andererseits eine pleiotrope Manifestation des FAP-Gens (s. oben) angenommen wird.

Das Syndrom wurde erstmals 1949 von Crail[31] beschrieben. Es ist selten. Lewis et al.[67] und Itoh u. Ohsato[57] unterteilen das Syndrom in 3 Subtypen:

- *Typ I* nach Lewis *(klassisches Turcot-Syndrom):* Patienten mit *weniger als 100 und relativ großen (< 3 cm) Adenomen,* die bereits in der 2.–3. Lebensdekade maligne entarten. *Hirntumoren* (Glioblastome, Astrozytome) manifestieren sich in der 1.–3. Lebensdekade. Der Erbgang ist unklar. Da meist nur Geschwister, nicht aber die Eltern betroffen sind, vermutet man einen *autosomal-rezessiven Erbgang.*
- *Typ II* nach Lewis mit *mehr als 100, meist kleinen (< 5 mm) Adenomen* und assoziierten *Medulloblastomen.* Eine maligne Entartung der kolorektalen Adenome vor dem 30. Lebensjahr wurde bislang nicht beobachtet. Erbgang: *autosomal-dominant,* entsprechend der familiären Adenomatosis coli.
- *Typ III* nach Lewis: *Isolierte Fälle* aufgrund einer möglichen *Neumutation* (fehlende Familienanamnese?).

In wenigen Fällen wurden beim Turcot-Syndrom zudem *fokale noduläre Hyperplasien der Leber, Café-au-lait-Pigmentierungen* (20%), *Adenome* und *Karzinome des Duodenums* und der *Papilla Vateri* gefunden.

Oldfield-Syndrom

Das Syndrom umfaßt *multiple kolorektale Adenome* im Sinne der (familiären) Adenomatose und *Talgdrüsenzysten* (Sebozystadenomatose, Steatocystoma multiplex)[79]. Der von Binder et al.[15] beschriebene Fall zeigt durch die Entwicklung eines Medulloblastoms Anklänge an das Turcot-Syndrom.

Literatur

1–10. Weiterführende Literatur (▷ S. 534)

11. Alm T, Licznerski G (1973) The intestinal polyposis. Clin Gastroenterol 2:577–602
12. Ando M, Takemura K, Maruyama M, Endo M, Iwama T, Yuasa Y (1992) Mutations in c-K-ras 2 gene codon 12 during colorectal tumorigenesis in familial adenomatous polyposis. Gastroenterology 103:1725–1731
13. Bedenne L, Faivre J, Boutron MC, Piard F, Cauvin JM, Hillon P (1992) Adenoma-carcinoma sequence or „de novo" carcinogenesis? Cancer 69:883–888
14. Bigelow B, Winkelman J (1964) Polyps of the colon and rectum. A review of 12 years experience and report of an unusual case. Cancer 17:1177–1186

15. Binder MK, Zablen MA, Fleischer DE, Sue DY, Dwyer RM, Hanelin L (1978) Colon polyps, sebaceous cysts, gastric polyps, and malignant brain tumor in a family. Am J Dig Dis 23:460–466
16. Bodmer WF, Bailey CJ, Bodmer J et al. (1987) Localization of the gene for familial adenomatous polyposis on chromosome 5. Nature 328:614–616
17. Bülow S (1986) Clinical features of familial polyposis coli. Results of the Danish Polyposis Register. Dis Colon Rectum 29:102–107
18. Bülow S (1989) Familial adenomatous polyposis. Ann Med 21:299–307
19. Buntain WL, ReMine WH, Farrow GM (1972) Premalignancy of polyps of the colon. Surg Gynecol Obstet 134:499–508
20. Burt RW, Groden J (1993) The genetic and molecular diagnosis of adenomatous polyposis coli. Gastroenterology 104:1211–1214
21. Burt RW, Samowitz WS (1988) The adenomatous polyp and the hereditary polyposis syndromes. Gastroenterol Clin North Am 17:657–678
22. Bussey HJR (1970) Gastrointestinal polyposis. Gut 11:970–878
23. Bussey HJR (1975) Familial polyposis coli: Family studies, histopathology, differential diagnosis and results of treatment. Johns Hopkins Univ Press, Baltimore, pp 18–75
24. Bussey HJR (1978) Familial polyposis coli. In: Lipkin M, Good RA (eds) Gastrointestinal tract cancer. Plenum Medical Book, New York London, pp 275–294
25. Bussey HJR, Veale AMO, Morson BC (1978) Genetics of gastrointestinal polyposis. Gastroenterology 74:1325–1330
26. Caspari R, Friedl W, Böker T et al. (1993) Predictive diagnosis in familial adenomatous polyposis: Evaluation of molecular genetic and ophthalmologic methods. Z Gastroenterol 31:646–652
27. Chen KTK (1981) Colonic adenomatous polyp with focal squamous metaplasia. Hum Pathol 12:848–849
28. Chiu YS, Spencer RJ (1978) Villous lesions of the colon. Dis Colon Rectum 21:493–495
29. Cohen AM, Minsky BD, Friedman MA (1993) Rectal cancer. In: DeVita VT, Hellman S, Rosenberg SA (eds) Cancer. Principles & practice of oncology, 4th edn. Lippincott, Philadelphia, pp 978–1005
30. Cohen AM, Minsky BD, Schilsky RL (1993) Colon cancer. In: DeVita VT, Hellman S, Rosenberg SA (eds) Cancer. Principles & practice of oncology, 4th edn. Lippincott, Philadelphia, pp 929–977
31. Crail HW (1949) Multiple primary malignancies arising in the rectum, brain and thyroid. Report of a case. US Nav Med Bull 49:123–128
32. Danes BS, Gardner EJ (1978) The Gardner syndrome: a cell culture study on kindred 109. J Med Genet 15:346–351
33. Eder M (1978) Pathologie der Kolonpolypen. Schweiz Med Wochenschr 108:1056–1061
34. Eide TJ, Stralsberg H (1978) Polyps of the large intestine in Northern Norway. Cancer 42:2839–2848
35. Enblad P, Busch C, Carlsson U et al. (1988) The adenoma-carcinoma sequence in rectal adenomas. Am J Clin Pathol 90:121–130
36. Friedel W, Möslein G, Jaeger K, Herfarth Ch, Propping P (1991) Familiäre adenomatöse Polyposis. Paradigma einer therapierbaren genetischen Krankheit. Dt Ärztebl 88:B-851–B-860
37. Frimberger E, Kühner W, Seib H-J, Ottenjann R (1978) Kolorektale Adenome. Beziehungen zwischen histologischer Struktur, Polypengröße, Lokalisation und Altersverteilung. Dtsch Med Wochenschr 103:649–652
38. Gardner EJ (1951) A genetic and clinical study of intestinal polyposis, a predisposing factor for carcinoma of the colon and rectum. Am J Hum Genet 3:167–176
39. Gardner EJ (1962) Follow-up study of a family group exhibiting dominant inheritance for a syndrome including intestinal polyps, osteomas, fibromas and epidermal cysts. Am J Hum Genet 14:376–390
40. Gardner EJ (1969) Gardner's syndrome reevaluated after twenty years. Proc Utah Acad Sci 46:1–11
41. Gardner EJ, Richards RC (1953) Multiple cutaneous and subcutaneous lesions occuring simultaneously with hereditary polyposis and osteomatosis. Am J Hum Genet 5:139–147
42. Giardiello FM, Hamilton SR, Krush AJ et al. (1993) Treatment of colonic and rectal adenomas with Sulindac in familial adenomatous polyposis. N Engl J Med 328:1313–1316
43. Gillespie PE, Chambers TJ, Chan KW, Doronzo F, Morson BC, Willimas CB (1979) Colonic adenomas – a colonoscopic survey. Gut 20:240–245
44. Greene FL (1974) Epithelial misplacement in adenomatous polyps of the colon and rectum. Cancer 33:206–217
45. Groden J, Thliveris A, Samovitz W et al. (1991) Identification and characterization of the familial adenomatous polyposis coli gene. Cell 66:589–600
46. Hamilton StR, Bussey HJR, Mendelsohn G et al. (1979) Ileal adenomas after colectomy in nine patients with adenomatous polyposis coli/Gardner's syndrome. Gastroenterology 77:1252–1257
47. Hancke E, Remmele W (1978) Colorectale Polypen. Pathologisch-anatomische und statistische Untersuchungen an 3037 Polypen. Chirurg 49:757–768
48. Harmer MH (ed) TNM classification of malignant tumours. UICC, Geneva (3rd edn 1978, enlarged and revised)
49. Haubrich WS, Berk JE (1976) Benign tumors of the colon and rectum. Part I. Pathogenesis, clinical features and management. In: Bockus HL (ed) Gastroenterology, 3rd edn, vol 2. Saunders, Philadelphia London Toronto, pp 1058–1089
50. Herfarth Ch, Stern J (1990) Colitis ulcerosa – Adenomatosis coli. Funktionserhaltende Therapie. Springer, Berlin Heidelberg New York Tokyo
51. Hermanek P (1982) Pathology of the adenoma-carcinoma sequence. Coloproctology 4:57–64
52. Hermanek P (1983) Polypectomy in the colorectum. Histological and oncological aspects. Endoscopy 15:158–161
53. Hermanek P (1984) Histopathologie kolorektaler Polypen und Karzinome (Adenom-Karzinom-Sequenz). In: Frühmorgen P (Hrsg) Prävention und Früherkennung des kolorektalen Karzinoms. Springer, Berlin Heidelberg New York Tokyo, S 31–36
54. Herrera L, Kakati S, Gibas L, Pietrzak E, Sandberg AA (1986) Brief clinical report: Gardner syndrome in a man with an interstitial deletion of 5q. Am J Med Genet 25:473–476
55. Hornstein OP, Knickenberg M, Mörl M (1976) Multiple dermal-perifollicular fibromas with polyps of the colon – report of a peculiar clinical syndrome. Acta Hepatogastroenterol 23:53–58
56. Hoxworth PJ, Slaughter DP (1948) Polyposis (adenomatosis) of the colon. Surgery 24:188–211
57. Itoh H, Ohsato K (1985) Turcot syndrome and its characteristic colonic manifestations. Dis Colon Rectum 28:399–402
58. Iwama T, Mishima Y, Utsunomiya J (1993) The impact of familial adenomatous polyposis on the tumorgenesis and mortality at the several organs. Its rational treatment. Ann Surg 217:101–108
59. Jagelman DG, DeCosse JJ, Bussey HJR, Leeds Castle Polyposis Group (1988) Upper gastrointestinal cancer in family adenomatous polyposis. Lancet I:1149–1151
60. Järvinen HJ, Peltokallio P, Landtman M, Wolf J (1982) Gardner's stigmas in patients with familial adenomatosis coli. Br J Surg 69:718–721
61. Jass SR, Sobin LH (1989) Histological typing of intestinal tumours. WHO International Histological Classification of Tumours, 2nd edn. Springer, Berlin Heidelberg New York Tokyo
62. Joslyn G, Carlson M, Thliveris A et al. (1991) Identification of deletion mutations and three new genes at the familial polyposis locus. Cell 66:601–613
63. Kinzler KW, Nilbert MC, Su L-K et al. (1991) Identification of FAP locus gene from chromosome 5q21. Science 253:661–665

64. Kinzler KW, Nilbert MC, Vogelstein B et al. (1991) Identification of a gene located at chromosome 5q21 that is mutated in colorectal cancers. Science 251:1366–1370
65. Kurzon RM, Ortega R, Rywlin AM (1974) The significance of papillary features in polyps of the large intestine. Am J Clin Pathol 62:447–454
66. Leppert M, Dobbs M, Scambler P et al. (1987) The gene for familial adenomatous polyposis maps to the long arm of chromosome 5. Science 238:1411–1413
67. Lewis JH, Ginsberg AL, Toomwy KE (1983) Turcot's syndrome. Evidence for autosomal dominant inheritance. Cancer 51:524–528
68. Lipkin M (1974) Phase 1 and phase 2 proliferative lesions of colonic epithelial cells in diseases leading to colonic cancer. Cancer 34:878–888
69. Lloyd KM, Dennis M (1963) Cowden's disease: a possible new symptom complex with multiple system involvement. Ann Intern Med 58:136–142
70. Luk GD (guest ed)(1988) Colorectal cancer. Gastroenterol Clin North Am 17:655–967
71. Lynch HT, Smyrk TC, Lanspa SJ et al. (1993) Upper gastrointestinal manifestation in families with hereditary flat adenoma syndrome. Cancer 71:2709–2714
72. Morson BC (ed)(1978) The pathogenesis of colorectal cancer. Saunders, Philadelphia London Toronto
73. Morson BC (1984) The evolution of colorectal carcinoma. Clin Radiol 35:425–431
74. Muto T, Bussey HJR, Morson BC (1973) Pseudo-carcinomatous invasion in adenomatous polyps of the colon and rectum. J Clin Pathol 26:25–321
75. Muto T, Bussey HJR, Morson BC (1975) The evolution of cancer of the colon and rectum. Cancer 36:2251–2270
76. Muto T, Kamiya J, Sawada T, Morioka Y (1983) Morphogenesis of human colonic cancer. Dis Colon Rectum 26:257–262
77. Müller A, Meyenberger C, Hoppeler T, Spiegel R, Kaufmann U, Ammann R (1993) Turcot-Syndrom – eine rare extraintestinale Manifestation der familiären adenomatösen Polypose (FAP)? Schweiz Med Wochenschr 123:1125–1127
78. Nakamura Y, Lathrop M, Leppert M et al. (1988) Localization of the genetic defect in familial adenomatous polyposis within a small region of chromosome 5. Am J Hum Genet 43:638–644
79. Oldfield MC (1954) The association of familial polyposis of the colon with multiple sebaceous cysts. Br J Surg 41:534–541
80. Otto HF, Gebbers J-O (1976) Polypöse Dickdarmläsionen im Kindesalter. Differentialdiagnose und Systematik. Z Kinderchir 18:357–373
81. Otto HF (1982) Pathomorphologie. In. Schwiegk H (Hrsg) Dickdarm. Springer, Berlin Heidelberg New York (Handbuch der inneren Medizin, Bd III 4, S 839–927)
82. Philips LG (1981) Polyposis and carcinoma of the small bowel and familial colonic polyposis. Dis Colon Rectum 24:478–481
83. Pierce ER (1972) Pleiotropism and heterogeneity in hereditary intestinal polyposis. Birth Defects 8:52–62
84. Potet F, Soullard J (1971) Polyps of the rectum and colon. Gut 12:468–482
85. Rickert RR, Auerbach O, Garfinkel L, Hammond EC, Frasca JM (1979) Adenomatous lesion of the large bowel. An autopsy survey. Cancer 43:1847–1857
86. Schiller U, Fuchs K (1974) Villöses Dickdarmadenom mit Wasser- und Elektrolytverlust. Med Klin 69:855–858
87. Schröder S, Moehrs D, von Weltzien J, Winkler R, Otto HF (1983) The Turcot syndrome. Report of an additional case and review of the literature. Dis Colon Rectum 26:533–538
88. Shinya H, Wolff WI (1979) Morphology, anatomic distribution and cancer potential of colonic polyps. An analysis of 7000 polyps endoscopically removed. Ann Surg 190:679–683
89. Spigelman AD, Williams CB, Talbot IC, Domizio Phillips RKS (1989) Upper gastrointestinal cancer in patients with familial adenomatous polyposis. Lancet I:783–785
90. Spjut HJ, Estrada RG (1977) The significance of epithelial polyps of the large bowel. Pathol Annu 12:147–1718
91. Sulser H, Blöchlinger R, Nüesch HJ, Deyhle P (1979) Klinische Pathologie der Dickdarmschleimhautpolypen. Schweiz Med Wochenschr 109:1046–1053
92. Taylor EW, Thomson H, Oates GD, Dorricott NJ, Alexander-Williams J, Keighley MRB (1981) Limitations of biopsy in preoperative assessment of villous papilloma. Dis Colon Rectum 24:259–262
93. Tschang TP, Poulos E, Ho C-K, Kuo T-T (1976) Multiple sebaceous adenomas and internal malignant disease: a case report with chromosomal analysis. Hum Pathol 7:589–594
94. Turcot J, Despre JP, St Pierre F (1959) Malignant tumors of the central nervous system associated with familial polyposis of the colon: report of two cases. Dis Colon Rectum 2:465–468
95. Watanabe H, Enjoji M, Yao T, Ohsato K (1978) Gastric lesions in familial adenomatosis coli. Their incidence and histologic analysis. Hum Pathol 9:269–283
96. Watne AL, Lai H-Y, Carrier J, Coppula W (1977) The diagnosis and surgical treatment of patients with Gardner's syndrome. Surgery 82:327–333
97. Weidenhiller S, Frühmorgen P, Zeus J, Demling L (1974) Koloskopische Polypendiagnostik. Dtsch Med Wochenschr 99:1671–1676
98. Weise HJ, Farago M (1976) Villöses Rektumadenom mit hypotoner Dehydratation und extrarenaler Urämie. Münch Med Wochenschr 118:435–437
99. Welch CE, Hedberg StE (1975) Polypoid lesions of the gastrointestinal tract, 2nd edn. Saunders, Philadelphia London Toronto
100. Wennstrom J, Pierce ER, McKusick VA (1974) Hereditary benign and malignant lesions of the large bowel. Cancer 34:850–857
101. Wiebecke B, Brandts A, Eder M (1974) Epithelial proliferation and morphogenesis of hyperplastic, adenomatous and villous polyps of the human colon. Virchows Arch [A] 364:35–49
102. Wilcox GM, Beck JR (1987) Early invasive cancer in adenomatous colonic polyps („malignant polyps"). Gastroenterology 92: 1159–1168
103. Wolber RA, Owen DA (1991) Flat adenomas of the colon. Hum Pathol 22:70–74

Kolorektales Karzinom

Kolorektale Karzinome sind aufgrund ihrer Morbiditäts- und Mortalitätszahlen ein *eminent wichtiges Problem der Volksgesundheit.* In den letzten 20 Jahren sind die diagnostischen und therapeutischen Modalitäten des kolorektalen Karzinoms in vielfältiger Weise modifiziert und erweitert worden. Dies gilt auch für den morphologisch-diagnostischen Bereich, vor allem für Probleme des klinisch-pathologischen Stagings und der Erfassung prognostisch relevanter Daten (s. unten).

Kolorektale Karzinome sind die häufigsten Karzinome des Gastrointestinaltraktes. Unter pathogenetischen Aspekten wird für die meisten dieser Karzinome die *Adenom-Karzinom-Sequenz* diskutiert (s. oben). Die derzeit effektivste *primäre Karzinomprophylaxe* ist die kolonoskopische Polypenentfernung *(Polypektomie).* Die karzinompräventive Polypektomie ist aber nicht zuletzt aus Gründen einer Kosten-Nutzen-Analyse umstritten. Die Frage etwa, wie häufig und bei wem sollen Kolonoskopien mit der Möglichkeit einer Polypektomie durchgeführt werden, wird kontrovers diskutiert. *Es erscheint erstmals möglich, durch molekularbiologische bzw. -genetische Techniken gänzlich andere Vorsorgeprogramme zu entwickeln, die möglicherweise effektiver und weniger kostenintensiv sind.*

Epidemiologie. Die *Inzidenz* kolorektaler Karzinome weist *erhebliche geographische Unterschiede* auf[19, 21]. Besonders häufig werden kolorektale Karzinome in *westlichen Industriestaaten mit hoher Urbanisation („Typ USA")* beobachtet. Sie sind selten in *Agrarstaaten mit einem geringen sozioökonomischen Niveau („Typ Zentralafrika")*[14, 17]. Die standardisierten Jahresinzidenzzahlen für das Kolonkarzinom[21] liegen in den USA bei $30/10^5$, in Mitteleuropa bei $15-20/10^5$, in Japan und Osteuropa bei $10/10^5$ und in Zentralafrika bei $1/10^5$.

Alters- und Geschlechtsverteilung: Kolorektale Karzinome sind vor dem 40. Lebensjahr ausgesprochen selten. Diese Altersgruppe stellt 2,2–4,5% aller kolorektalen Karzinome[15, 16]. Im *Kindesalter* sind kolorektale Karzinome *extrem selten*[11, 12], bis 1976 nur 81 publizierte Fälle, 10mal unter 10 Jahren[11].

Die altersstandardisierten *Inzidenzzahlen* steigen annähernd logarithmisch an[19, 21]. 40–44 Jahre: 10/100000, 50–54 Jahre: 30/100000, 60–64 Jahre: 80-90/100000, 70–74 Jahre: 200/100000[13]. *Kolonkarzinome* treten bei *Frauen* und *Männern* annähernd gleich häufig auf, während *Rektumkarzinome* bei *Männern häufiger* zu beobachten sind[19, 21].

Bezüglich der umfangreichen Publikationen zur *Mortalitätsstatistik* kolorektaler Karzinome verweisen wir für den mitteleuropäischen bzw. deutschen Bereich auf die Untersuchungen von Wagner[18–20]. 1978 entfielen bei Männern 13,1% und bei Frauen 16,7% aller Krebstodesfälle auf kolorektale Karzinome. Analog dem Erkrankungsalter liegt auch das Sterbealter relativ hoch[18].

Literatur

1.–10. Weiterführende Literatur (▷ S. 534)
11. Andersson Å, Bergdahl L (1976) Carcinoma of the colon in children: A report of six cases and a review of the literature. J Pediat Surg 11:867–971
12. Bätz W, Hofmann-von-Kap-herr S, Pistor G (1983) Rektumkarzinom im Kindesalter. Z Kinderchir 38:341–344
13. Cutler SJ, Young JL (1975) Third National Cancer Survey: Incidence data. Nat Cancer Inst Monogr 41: Natl Cancer Inst, Bethesda
14. Gall FP, Scheele J (1986) Maligne Tumoren des Rektums. In: Gall FP, Hermanek P, Tonak J (Hrsg) Chirurgische Onkologie. Histologie- und stadiengerechte Therapie maligner Tumoren. Springer, Berlin Heidelberg New York Tokyo, S 520–580
15. Martin EW, Joyce S, Lucas J, Clausen K, Cooperman M (1981) Colorectal carcinoma in patients less than 40 years of age: Pathology and prognosis. Dis Colon Rectum 24:25–28
16. Öhman U (1982) Colorectal carcinoma in patients less than 40 years of age. Dis Colon Rectum 25:209–214
17. Schweiger M, Gall FP (1986) Maligne Tumoren des Kolons. In: Gall FP, Hermanek P, Tonak J (Hrsg) Chirurgische Onkologie. Histologie- und stadiengerechte Therapie maligner Tumoren. Springer, Berlin Heidelberg New York Tokyo, S 495–519
18. Wagner G (1982) Die Epidemiologie des Krebses – Aktueller Stand. Arzt im Krankh 35:169–176 und 235–245
19. Wagner G (1984) Epidemiologie des kolorektalen Karzinoms. In: Frühmorgen P (Hrsg) Prävention und Früherkennung des kolorektalen Karzinoms. Springer, Berlin Heidelberg New York Tokyo, S 1–16
20. Wagner G, Becker N (1982) Vergleichender Überblick über die Krebssituation in Mitteleuropa. Öffentl Gesundheitswes 44:702–711
21. Waterhouse J, Muir C, Shanmugaratnam K, Powell J (1982) Cancer incidence in five continents, vol IV. International Agency for Research on Cancer, Lyon (IARC Scientific Publication, No 42).

Ätiologie, Pathogenese, molekulargenetische Befunde. Ätiologische Faktoren, die für die Entwicklung kolorektaler Karzinome in Frage kämen, sind weitgehend *unbekannt*. Hereditäre (s. unten), endogene, dietätische und (sonstige) Umweltfaktoren werden diskutiert[17, 30]. Die Vielzahl der z. T. widersprüchlichen Befunde und Konzepte kann im Rahmen dieses Beitrages keineswegs ausführlich erörtert werden. Bezüglich der einzelnen Faktoren sei auf aktuelle Literaturübersichten verwiesen.

- *Rassische Faktoren:* Die deutlichen geographischen Unterschiede in der Häufigkeit *kolorektaler Karzinome* sind wahrscheinlich durch *unterschiedliche Lebensgewohnheiten* und *nicht durch rassische Faktoren* bedingt. Dafür sprechen zumindest die Ergebnisse von Migrationsstudien, die gezeigt haben, daß sich das Inzidenzmuster bei Einwanderern bereits in der nächsten Generation an das der einheimischen Bevölkerung angleicht[22, 25].
- *Genetische Faktoren:* ▷ Lynch-Syndrom (S. 658).
- *Diätetische Faktoren* (z. B. Fett, Cholesterol, ballaststoffreiche bzw. -arme Ernährung, Vitamine)[26, 41].
- *Hormone und Wachstumsfaktoren* (z. B. Androgene, Östrogene u. a. m.)[19]. Es ist in diesem Zusammenhang interessant, daß kolorektale Karzinome Östrogen-, Progesteron-, Dihydrotestosteron- und Glukokortikoidrezeptoren besitzen können[12] (S. 657).
- *Cholezystektomie:* In neuerer Zeit ist eine heftige Debatte darüber entbrannt, ob die Entstehung eines kolorektalen Karzinoms durch eine vorausgegangene Cholzystektomie begünstigt wird oder nicht. Die vielfach kontrovers diskutierten Befunde können dahingehend zusammengefaßt werden, daß gegenwärtig kausale Zusammenhänge zwischen Cholezystektomien und der Entwicklung kolorektaler Karzinome weder ausgeschlossen noch sicher bestätigt werden können[11, 31, 32, 39].
- *Immundefekte*[38]: Bei Patienten mit Immundefekten (z. B. Agammaglobulinämie) findet man einerseits gehäuft Infektionen (z. B. Giardia lamblia, Campylobacter jejuni) mit lymphofollikulä-

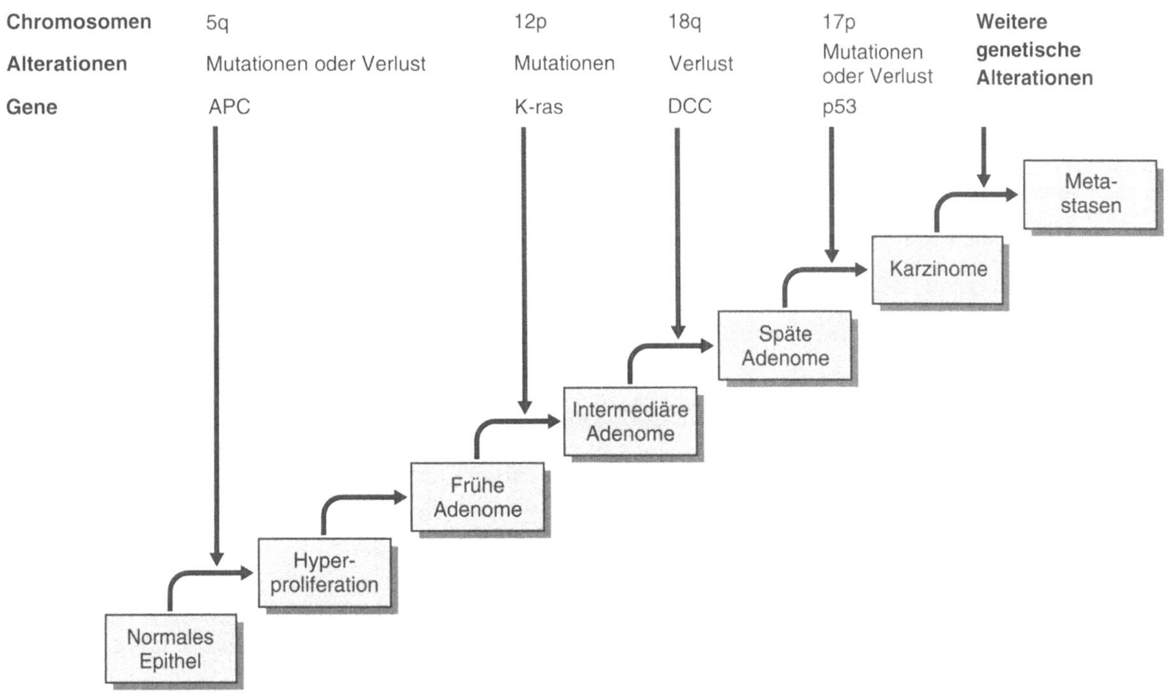

Abb. 7.55. Der sog. genetic multistep process in der Entwicklung kolorektaler Karzinome. Einzelheiten ▷ Text [(umgezeichnet und modifiziert nach Vogelstein et al.[40], Fearon und Vogelstein[21] und Mölling[28], aus A. von Herbay (1993) Oncological problems in familial adenomatous polyposis and ulcerative colitis. Proctocolectomy – gastroenterological and surgical aspects. Strasbourg, September 5, 1993)]

rer Hyperplasie und der Entwicklung maligner Lymphome, andererseits aber auch ein deutlich erhöhtes Risiko, kolorektale Karzinome zu entwickeln.

- *Asbest:* Seit den Untersuchungen von Selikoff et al.[35] wird Asbest auch für die Entwicklung kolorektaler Karzinome immer wieder diskutiert (Übersicht:[43]). Die Befunde und Befundinterpretationen sind *widersprüchlich.* Die derzeit vorliegenden epidemiologischen Daten reichen wahrscheinlich *nicht* aus, einen tatsächlichen Zusammenhang zwischen einer Asbestexposition und der Entwicklung eines kolorektalen Karzinoms anzunehmen.

Molekulargenetische Befunde. Die Entwicklung eines kolorektalen Karzinoms ist ein *Mehr- bzw. Vielstufenprozeß* („genetic multistep process"[15, 20, 21, 23, 34, 42]), der zunehmend exakter molekulargenetisch definiert werden kann (▷ auch: Adenomatosis coli). Die Entwicklung kolorektaler Karzinome im Sinne des „genetic multistep process" resp. „model" ist in Abb. 7.55 zusammenfassend dargestellt. Das breite Spektrum genetischer „Alterationen" umfaßt *Tumorsuppressorgene* bzw. *Antionkogene* (DCC: „deleted in colorectal carcinoma", *APC:* „adenopolyposis coli", *MCC:* „mutated in colorectal carcinoma", DRA: „down-regulated in adenoma"[16, 33], *p53:* Genregulator im Zellkern), *Onkogene* bzw. *Protoonkogene* (c-Ki-ras, c-myc, c-src, c-myb, c-erbB-2)[18, 24, 27, 37, 44], weitere *chromosomale Deletionen* und *Methylierungsveränderungen*[28].

Verschiedene molekulargenetische Befunde (z. B. K-ras, p53: zytoplasmatische Expression) sind durchaus zur Früherkennung kolorektaler Karzinome und zu prognostischen Aussagen geeignet[14, 29, 36, 37, 44]. Es ist *anzunehmen, daß der fäkale Okkultbluttest,* der sich auch in neueren Variationen als *unakzeptabel „in"-sensitiv* erwiesen hat, in absehbarer Zeit durch *molekulargenetische Testverfahren* abgelöst werden kann.

Literatur

1.–10. Weiterführende Literatur (▷ S. 534)

11. Adami HO, Meirik O, Gustavsson S, Nyren O, Krusemo UB (1983) Colorectal cancer after cholecystectomy: absence of risk increase within 11-14 years. Gastroenterology 85:859–865
12. Alford TC, Do H-M, Geelhoed GW, Tsangaris NT, Lippman ME (1979) Steroid hormone receptors in human colon cancers. Cancer 43:980–984
13. Ando M, Takemura K, Maruyama M, Endo M, Iwama T, Yuasa Y (1992) Mutations in c-K-ras 2 gene codon 12 during colorectal tumorigenesis in familial adenomatous polyposis. Gastroenterology 103:1725–1731
14. Benhattar J, Losi L, Chaubert P, Givel J-Cl, Costa J (1993) Prognostic significance of K-ras mutations in colorectal carcinoma. Gastroenterology 104:1044–1048
15. Boland CR (1993) The biology of colorectal cancer. Cancer 71:4180–4186

16. Boylan MO, Wolfe MM (1993) Colorectal carcinogenesis: searching for the lost genes. Selected summaries. Gastroenterology 105:1579–1581
17. Burkitt DP (1971) Epidemiology of cancer in the colon and rectum. Cancer 28:3–13
18. Burmer GC, Crispin DA, Kolli VR et al. (1991) Frequent loss of a p53 allele in carcinomas and their precursors in ulcerative colitis. Cancer Commun 3:167–172
19. Conteas CN, Desai TK, Arlow FA (1988) Relationship of hormones and growth factors to colon cancer. Gastroenterol Clin North Am 17:761–772
20. Fearon ER (1992) Genetic alterations underlying colorectal tumorigenesis. Cancer Surf 12:119–136
21. Fearon ER, Vogelstein B (1990) A genetic model for colorectal tumorigenesis. Cell 61:759–767
22. Haenszel WM, Kurihara M (1968) Studies of Japanese migrants. I. Mortality from cancer and other diseases among Japanese in the United States. J Natl Cancer Inst 40:43–68
23. Hamilton SR (1993) The molecular genetics of colorectal neoplasia. Gastroenterology 105:3–7
24. Hanski Ch, Bornhoeft G, Shimoda T, Hanski M-L, Lane DP, Stein H, Riecken E-O (1992) Expression of p53 protein in invasive colorectal carcinomas of different histologic types. Cancer 70:2772–2777
25. Hill M (1978) Epidemiology and etiology of colon cancer. In: Grundmann E (ed) Colon cancer. Cancer campaign, vol 2. Fischer, Stuttgart New York, pp 15–27
26. Jacobs LR (1988) Fiber and colon cancer. Gastroenterol Clin North Am 17:747–760
27. Kawasaki Y, Monden T, Morimoto H et al. (1992) Immunohistochemical study of p53 expression in microwave-fixed, paraffin-embedded sections of colorectal carcinoma and adenoma. Am J Clin Pathol 97:244–249
28. Mölling K (1992) Die Gene und der Krebs. Erkenntnisse der Virusforschung über die Entstehung von Tumoren. In: Fischer EP (Hrsg) Mannheimer Forum 91/92. Ein Panorama der Naturwissenschaften. Piper, München, S 69–127
29. Morrin M, Kelly M, Barrett N et al. (1994) Mutations of Ki-ras and p53 genes in colorectal cancer and their prognostic significance. Gut 35:1627–1631
30. Morton JM, Poulter CA, Pandya KJ (1983) Alimentary tract cancer. In: Rubin P (ed) Clinical oncology: a multidisciplinary approach. American Cancer Society, pp 154–176
31. Peters H, Keimes A (1979) Die Cholezystektomie als prädisponierender Faktor in der Genese des kolorektalen Karzinoms? Dtsch Med Wochenschr 104:1581–1583
32. Schottenfeld D, Winaver SJ (1983) Cholecystectomy and colorectal cancer. Gastroenterology 85:966–970
33. Schweinfest CW, Henderson KW, Suster S, Kondoh N, Papas TS (1993) Identification of a colon mucosa gene that is down lated in colon adenomas and adenocarcinomas. Proc Natl Acad Sci 90:4166–4170
34. Scott N, Quirke P (1993) Molecular biology of colorectal neoplasia. Gut 34:289–292
35. Selikoff IJ, Churg J, Hammond EC (1964) Asbestos exposure and neoplasia. JAMA 188:22–26
36. Sidransky D, Tokino T, Hamilton StR, Kinzler KW, Levin B, Frost P, Vogelstein B (1992) Identification of ras oncogene mutations in the stool of patients with curable colorectal tumors. Science 256:102–105
37. Sun X-F, Carstensen JM, Zhang H et al. (1992) Prognostic significance of cytoplasmic p53 oncoprotein in colorectal adenocarcinoma. Lancet 340:1369–1373
38. Van der Meer JWM, Weening RS, Schellekens PTA, van Munster IP, Nagengast FM (1993) Colorectal cancer in patients with X-linked gammaglobulinaemia. Lancet II:1439–1440
39. Vernick LJ, Kuller LH, Lohsoonthorn P, Rycheck RR, Redmond CK (1980) Relationship between cholecystectomy and ascending colon cancer. Cancer 45:392–395
40. Vogelstein B, Fearon ER, Hamilton SR et al. (1988) Genetic alterations during colorectal-tumor development. N Engl J Med 319:525–532
41. Wargovich MJ, Baer AR, HU PJ, Sumiyoshi H (1988) Dietary factors and colorectal cancer. Gastroenterol Clin North Am 17:727–745
42. Wasylyshyn ML, Westbrook CA (1992) Genetic abnormalities of colorectal carcinoma. Hepato-Gastroenterol 39:226–231
43. Weiss W (1990) Asbestos and colorectal cancer. Gastroenterology 99:876–884
44. Yamaguchi A, Kurosaka Y, Fushida et al. (1992) Expression of p53 protein in colorectal cancer and its relationship to short-term prognosis. Cancer 70:2778–2784

Präkanzeröse Läsionen. Das kolorektale Karzinom entwickelt sich nicht als „Drama in einem Akt" (s. oben). Den manifesten Karzinomen gehen strukturelle und epitheliale Veränderungen voraus, die als präkanzeröse Läsionen definiert werden können. Hierzu zählen die verschiedenen *Adenome* (Adenom-Karzinom-Sequenz; ▷ S. 637), *Colitis ulcerosa* und *M. Crohn* (▷ S. 588) und die *radiogene Kolitis* (▷ S. 574).

> Die überwiegende Mehrzahl kolorektaler Karzinome entsteht auf dem Boden von Adenomen. Die formal-pathogenetischen Zusammenhänge sind unter dem Begriff der Adenom-Karzinom-Sequenz ausführlich auf S. 637 diskutiert worden.

Das Problem der sog. *De-novo-Karzinome*[11], die unabhängig von der Adenom-Karzinom-Sequenz entstehen sollen, ist bis heute umstritten. Bei einer Reihe von Fallbeobachtungen dürfte es sich um semantische Probleme der Adenomdefinition (uni- bzw. oligokryptale Adenome) handeln. So gesehen dürften De-novo-Karzinome selten sein (▷ „family cancer" bzw. Lynch-Syndrom).

Schistosomiasis[12, 14]. Exakte Häufigkeitsangaben und damit Angaben zum kalkulierbaren Risiko fehlen. Bis 1976 waren in der angloamerikanischen Literatur 276 Schistosomiasis japonica-assoziierte Karzinome beschrieben worden. Diese Karzinome kommen relativ selten im Rektum vor. Man findet sie vor allem im Sigma und im Colon descendens und transversum. Sie treten in *früherem Lebensalter* und gehäuft bei *Männern* auf. Im Karzinomgewebe werden gelegentlich *verkalkte Schistosomeneier* gefunden.

Ureterosigmoidostomie[13, 15]. Patienten mit Ureterosigmoidostomie nach Zystektomie haben ein *auf das 100- bis 550fach erhöhtes Risiko,* an einem Karzinom im Anastomosenbereich zu erkranken. Es wird daher empfohlen, ab dem 5. Jahr nach Anlage einer Ureterosigmoidostomie regelmäßig sigmoidoskopische Kontrolluntersuchungen vorzunehmen.

Literatur

1.–10. Weiterführende Literatur (▷ S. 534)
11. Crawford BE, Stromeyer FW (1983) Small nonpolypoid carcinomas of the large intestine. Cancer 51:1760–1763

12. Ming-Chai C, Chi-Yan C, Pei-Yu C, Jen-Chun H (1980) Evolution of colorectal cancer in schistosomiasis: transitional mucosal changes adjacent to large intestinal carcinoma in colectomy specimens. Cancer 46:1661–1675
13. Sheldon CA, McKinlex CR, Hartig PR, Gonzales R (1983) Carcinoma at the site of ureterosigmoidostomy. Dis Colon Rectum 26:55–58
14. Shindo K (1976) Significance of schistosomiasis japonica in the development of cancer of the large intestine: report of a case and review of the literature. Dis Colon Rectum 19:460–469
15. Thompson PM, Hill JT, Packham DA (1979) Colonic carcinoma at the site of ureterosigmoidostomy: what is the risk? Br J Surg 66:809

Lokalisation. Weit über die Hälfte aller kolorektalen Karzinome sind im *Rektum* und *Sigma* lokalisiert[12]. Allerdings findet man in einzelnen Untersuchungsserien z. T. erhebliche Schwankungen: „high rectal incidence", „low rectal incidence". In einer Zusammenstellung von 11 580 kolorektalen Karzinomen aus 65 Krankenhäusern war in einer Gruppe das Rektumkarzinom mit 42,7% („high rectal incidence"), in einer anderen nur mit 31,5% („low rectal incidence") vertreten (Tabelle 7.30)[12]. Bockelmann et al.[13] fanden die in Abb. 7.56 dargestellte Lokalisation bei insgesamt 2293 kolorektalen Karzinomen.

Von amerikanischen Autoren wird eine *zunehmende Rechtsverschiebung in den letzten Dezenien* beschrieben[11, 16]. Dies deckt sich im Prinzip mit den Ergebnissen am eigenen Untersuchungsgut von 670 (Wiesbaden) bzw. von etwa 3000 (Heidelberg) operierten kolorektalen Karzinomen. Die eklatante Abnahme der Rektumkarzinome (zwischen 1955 und 1978 von 53 auf 2,1%) im Material von Mamazza u. Gordon[16] läßt sich hingegen nicht bestätigen und dürfte wahrscheinlich auf einer unterschiedlichen Grenzziehung zwischen Rektum und Sigma beruhen. Immerhin ist der Schlußfolgerung der genannten Autoren beizupflichten, daß sich die Tumorssuche mehr auf das gesamte Kolon als nur auf Rektum und Sigma erstrecken sollte.

Nach den Erfahrungen am eigenen Untersuchungsgut kann davon ausgegangen werden, daß *rund 2/3 aller Karzinome durch die Rektosigmoidoskopie* und *mehr als 1/3 durch die digitale Rektumuntersuchung* erfaßbar sind.

In einer neuseeländischen Statistik (4678 kolorektale Karzinome) ergab sich bei Frauen eine höhere Inzidenz rechtsseitiger Karzinome, ohne daß sich hierfür eine plausible Erklärung anbot[17].

- *Synchrone Mehrfachkarzinome* werden zwischen 1,6% und 6,9% gefunden[14]. Etwa 75% der synchronen Mehrfachkarzinome sind im *Rektum* und *Sigma* lokalisiert.
- *Metachrone Mehrfachkarzinome* werden in 1,7–7,0% beobachtet[18]. Häufigkeitsangaben metachroner Mehrfachkarzinome sind abhängig von der jeweiligen Follow up-Zeit. Sie sind in über 50% im *proximalen Kolon* gelegen (Zökum, Colon ascendens und transversum).

Tabelle 7.30 Prozentuale Häufigkeit von Rektum- und Sigmakarzinomen unter allen Darmkarzinomen: sog. high und low rectal cancer incidence. (Nach Berg u. Howell[12])

Lokalisation	„high rectal cancer" Inzidenz [%]	„low rectal cancer" Inzidenz [%]
Rektum	42,7	31,5
Sigmoid	24,9	38,0
Rektum und Sigma	67,6	69,5
Übriges Kolon	32,4	30,5

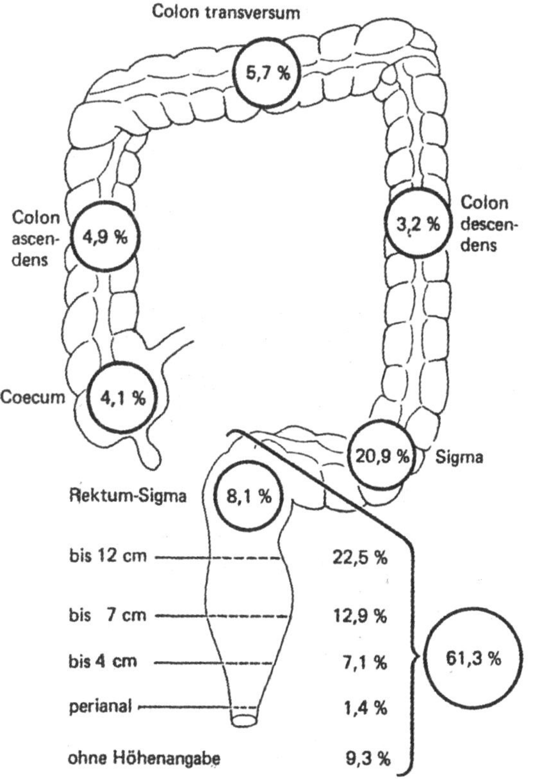

Abb. 7.56. Die Lokalisation von 2293 kolorektalen Karzinomen. (Aus Bockelmann et al.[13])

Das Risiko, nach operativer Entfernung eines kolorektalen Karzinoms, ein zweites Karzinom im restlichen Dickdarm zu entwickeln, ist deutlich erhöht. So ist bei 11% aller Patienten, die einen ersten operativen Eingriff 5 Jahre überlebt haben, mit der Entwicklung eines Zweitkarzinoms zu rechnen.

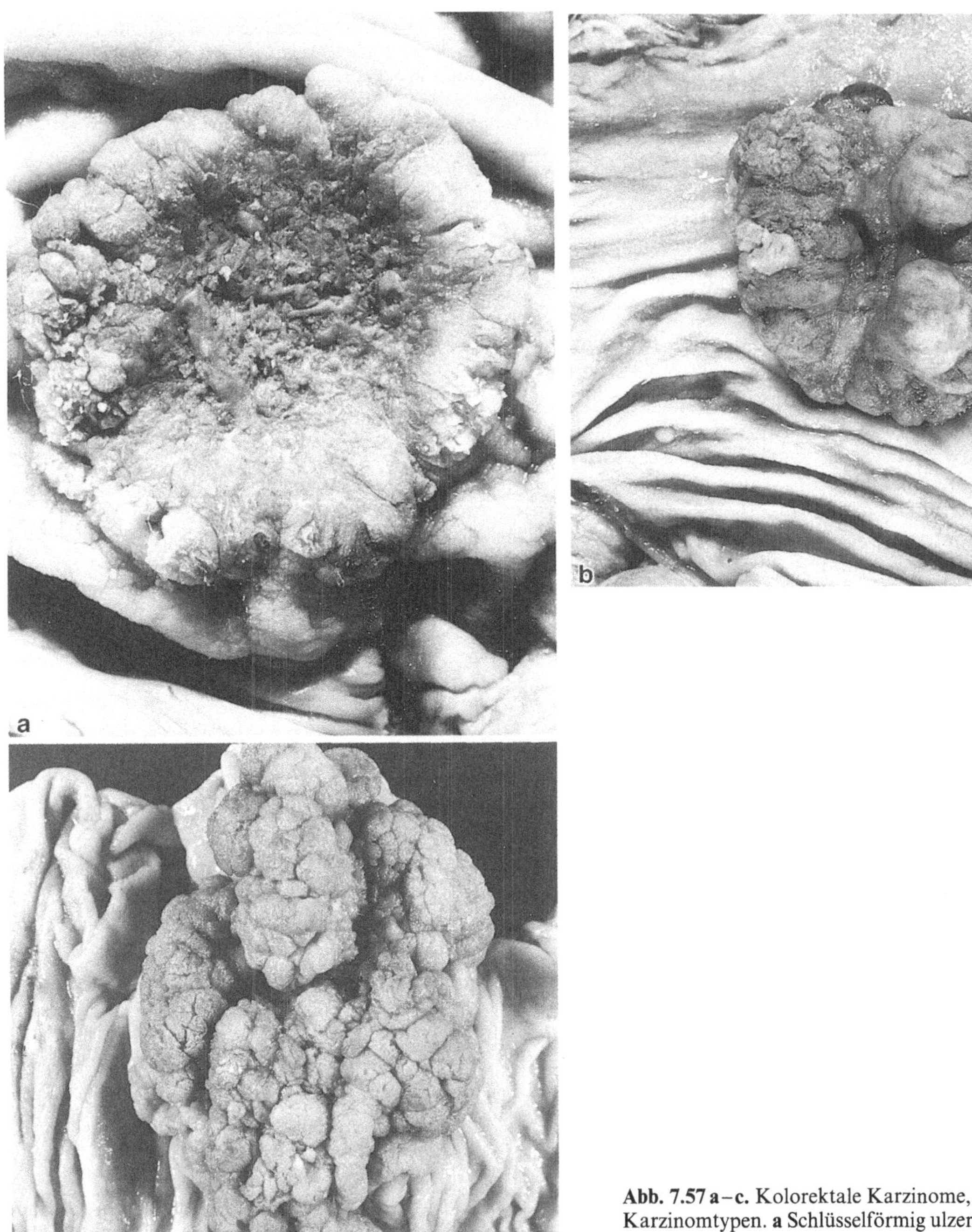

Abb. 7.57 a–c. Kolorektale Karzinome, makroskopische Karzinomtypen. **a** Schlüsselförmig ulzeriertes Karzinom. **b, c** Polypös wachsende (blumenkohlartige) Karzinome. Operationspräparate

Unter dem Begriff des *lokalen* (lokoregionalen) *Tumorrezidivs* wird das erneute Auftreten von (histologisch gleichartig differenzierten ?) Karzinomen im unmittelbaren Anastomosenbereich verstanden. Angaben zur *Häufigkeit des lokalen Rezidivs* schwanken erheblich. Es spricht manches dafür, daß durch die Einführung multimodaler Therapiemaßnahmen (neoadjuvante Chemotherapie, interventionelle Radiotherapie) lokale Tumorrezidive eine rückläufige Tendenz erkennen lassen. Über 60% aller lokalen Tumorrezidive treten innerhalb der ersten 2 Jahre nach Entfernung des Primärumors auf.

- *Koinzidenztumoren.* Sie sind *relativ selten,* insgesamt aber häufiger, als zu erwarten wäre. In etwa 5% aller kolorektalen Karzinome findet man einen extrakolischen Zweittumor[15], bei *Frauen vor allem* Mamma- und Genitalkarzinome.

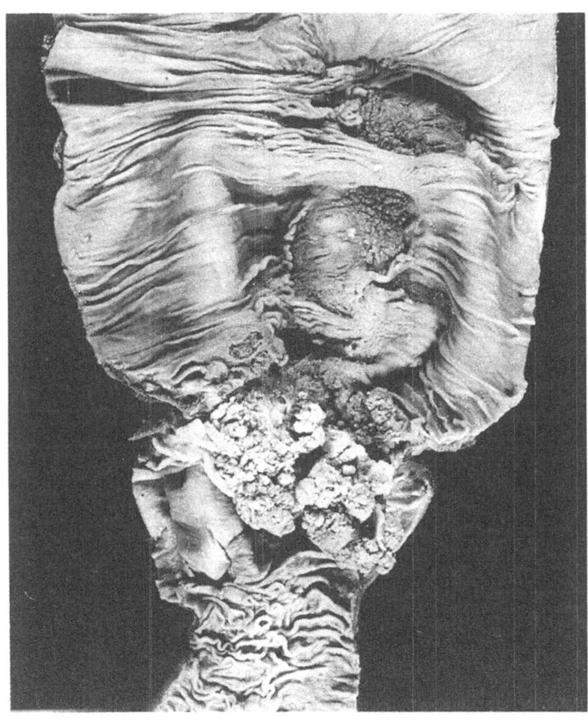

Abb. 7.58. Polypös wachsendes Karzinom. Proximal des Tumors eine hochgradige (prästenotische) Dilatation des Darmes mit 2 großen sterkoralen Ulzera. Operationspräparat

Literatur

1.–10. Weiterführende Literatur (▷ S. 534)
11. Beart RW, Melton LJ, Maruta M, Dockerty MB, Frydenberg HB, O'Fallon WM (1983) Trends in right and left-sided colon cancer. Dis Colon Rectum 26:393–398
12. Berg JW, Howell MA (1974) The geographic pathology of bowel cancer. Cancer 13:807
13. Bockelmann D, Drüner HU, Schulz U (1972) Klinik und Prognose der Kolon- und Rektum-Karzinome. Dtsch Med Wochenschr 97:1590
14. Burns FJ (1980) Synchronous and metachronous malignancies of the colon and rectum. Dis Colon Rectum 23:578–579
15. Lee TK, Barringer M, Myers RT, Sterchi JM (1982) Multiple primary carcinomas of the colon and associated extracolonic primary malignant tumors. Ann Surg 195:501–507
16. Mamazza J, Gordon PH (1982) The changing distribution of large intestinal cancer. Dis Colon Rectum 25:558–562
17. Stewart RJ, Stewart AW, Turnbull PRG, Isbister WH (1983) Sex differences in subsite incidence of large-bowel cancer. Dis Colon Rectum 26:658–660
18. Welch JP (1981) Multiple colorectal tumors. An appraisal of natural history and therapeutic options. Am J Surg 142:274–280

Klassifikation, Morphologie. Das makroskopische Erscheinungsbild kolorektaler Karzinome ist durchaus *vielgestaltig*. Folgende Formen können unterschieden werden:

- ulzerös *zerfallende Karzinome* mit einer vor allem zentral ausgebildeten *schüsselförmigen Ulzeration* und *wallartig* aufgeworfenen Rändern (Abb. 7.57 a). Sie sind häufig in der ganzen Zirkumferenz des Darmes entwickelt. Zwei Drittel aller kolorektalen Karzinome sollen diesem Typ angehören.
- *Polypös wachsende Karzinome (blumenkohlartig)*, die oft eine beträchtliche Größe erreichen können (Abb. 7.57 b). Die Oberfläche kann blutig oder auch fäkulent imbibiert sein. Die Karzinome sitzen zumeist *breitbasig* und unverschieblich der Schleimhaut auf. Ausgesprochen villöse Formationen finden sich unter allen kolorektalen Karzinomen in etwa 7%.
- *Diffus infiltrierende (szirrhöse) Karzinome („Linitis plastica")* mit einer sozusagen brettharten Infiltration unterschiedlich großer Darmabschnitte. Bei erheblicher Schrumpfungstendenz resultieren *Strikturen* und *Verkürzungen* und oft extreme *Dilatationen* der proximalen Darmsegmente (Abb. 7.58). Die Linitis plastica ist *extrem selten*. Sie kommt vor allem bei jüngeren Menschen vor und hat eine schlechte Prognose[30, 32]. *Histologisch* handelt es sich um Siegelringzellkarzinome.

Häufiger als die primären diffus-infiltrierenden Karzinome sind die sekundär-metastatischen, die vor allem bei Magen-, Gallenblasen- und/oder Mammakarzinomen beobachtet werden[22].

Mikroskopie. Die *histologische Klassifikation* kolorektaler Karzinome nach der WHO (1989) ist in Tabelle 7.25 zusammengefaßt. Es werden folgende Differenzierungsmuster unterschieden:

- *Adenokarzinome* (ICD-O M-8140/3) als sozusagen organotypische Karzinome (Abb. 7.59) mit unterschiedlichen Spielarten *(tubulär, papillär, azinös, kribriform)*. *Enteroendokrine* und *Paneth-Zellen*[41] sind selten nachweisbar. Gelegentlich findet man kleine Herde *epidermoider Strukturen*, sehr selten mehrkernige *Tumorriesenzellen*[18] oder hellzellige *(„hypernephroide") Differenzierungsmuster*.
- *Muzinöse Adenokarzinome* (ICD-O M-8480/3), wenn mehr als 50% der Tumormasse Muzinsubstanzen (Abb. 7.60) ausmachen (WHO 1989). Häufig findet man *Siegelringzellen* (< 50%). Bei einem hohen Anteil an Siegelringzellen werden muzinöse Adenokarzinome nach Vorgaben der WHO als niedrig differenziert (high grade of malignancy) eingestuft.
- Siegelringzellkarzinome (ICD-O M-8490/3) (Abb. 7.61). Sie sind als primäre kolorektale Karzinome *selten (Differentialdiagnose: Metastasen*, vor allem Magen). Ein Siegelringzellkarzinom sollte erst dann diagnostiziert werden, wenn *mehr als 50% der Tumormasse aus klassischen Siegelringzellen* aufgebaut ist. Die *Prognose* ist im allgemeinen schlecht: Zum Zeitpunkt der Primärdiagnose bzw. der Operationen liegen in über 80% Lymphknotenmetastasen vor[15].

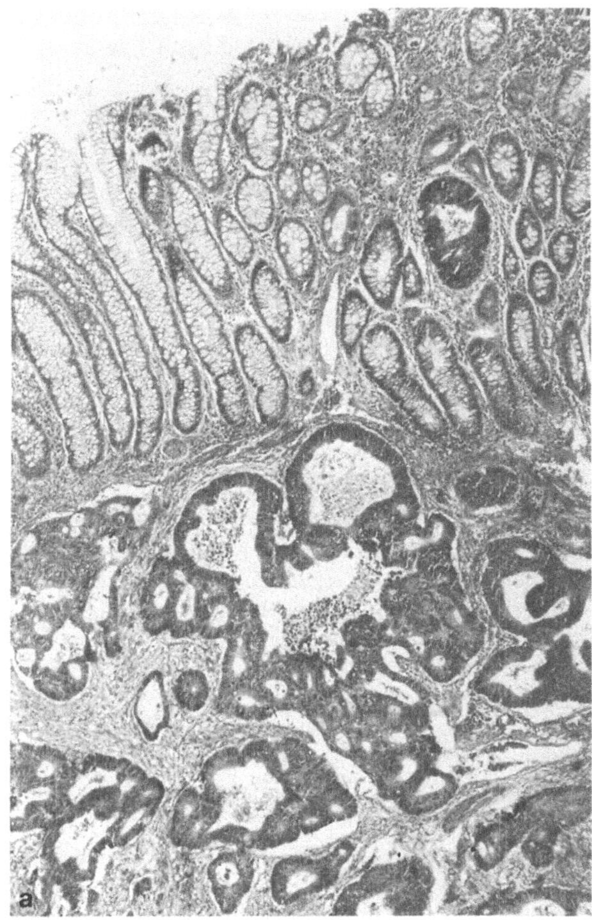

Abb. 7.59. Adenokarzinom der kolorektalen Schleimhaut mit breitflächiger Infiltration der Submucosa. **a** H.E. (Vergr. 80:1). **b** Ausschnittsvergrößerung mit deutlich erkennbarer Zell- und Kernpleomorphie. Zum Teil kribriforme Differenzierungsmuster. H.E. (Vergr. 120:1)

- *Plattenepithelkarzinome* (ICD-O M-8070/3), selten[13, 44, 47]. Für die Diagnose wichtig sind *Interzellularbrücken* und *Keratohyalingranula.* Zum Zeitpunkt der Diagnose zeigen bereits 38% Lymphknoten- und 27% Lebermetastasen[47]. Einen Sonderfall stellt das *basosquamöse Karzinom*[42] dar, das ein kloakogenes Differenzierungsmuster zeigt (▷ S. 695).
- *Adenosquamöse Karzinome* (ICD-O M-8560/3), selten[38]. Einzelbeobachtung: Kombinationstumor mit einem Kolonkarzinoid[36].
- *Kleinzellige Karzinome* vom *„oat-cell-type"* (ICD-O M-8042/3) mit gleicher Histologie und Immunhistologie wie kleinzellige Karzinome der Lunge. Sie werden gelegentlich auch als *neuroendokrine Karzinome* bezeichnet. *Sehr selten.* Die *Prognose* ist *schlecht.* Zum Zeitpunkt der Diagnose findet man zumeist eine fortgeschrittene Metastasierung.
- *Undifferenzierte Karzinome* (ICD-O M-8020/3) (Synonyme: Carcinoma simplex, anaplastische Karzinome, medulläre Karzinome, trabekuläre Karzinome). Zu dieser Gruppe gehören *alle Karzinome mit uniformem oder pleomorphem Zellbild, die zytologisch nicht einem definierten Typ (s. oben) zuzuordnen sind.* Selten[23]. Immunhistologisch wurden in undifferenzierten Karzinomen *argyrophile Zellen* sowie *Zellen mit* α_1*-Antitrypsin,* α_1*-Antichymotrypsin, CEA, Lysozym* nachgewiesen[19]. Damjanov et al.[19] sprechen von einem *„Stammzellkarzinom* des Darmes". Differentialdiagnose: G4-Adenocarcinome, kleinzellige Karzinome, Lymphome und leukämische Infiltrate (Immunhistologie).
- *Sonderformen* (von der WHO nicht besonders erwähnt).
  - *Endometrioide Karzinome* (ICD-O M-8380/3), die auf dem Boden einer kolorektalen Endometriose entstehen und insgesamt sehr selten sind. Tumorzellen und zytolytische Stromareaktionen lassen durch ihr endometrioides Bild die Herkunft des Karzinoms erkennen. Differentialdiagnostisch müssen Metastasen primär genitaler endometrioider Karzinome ausgeschlossen werden.

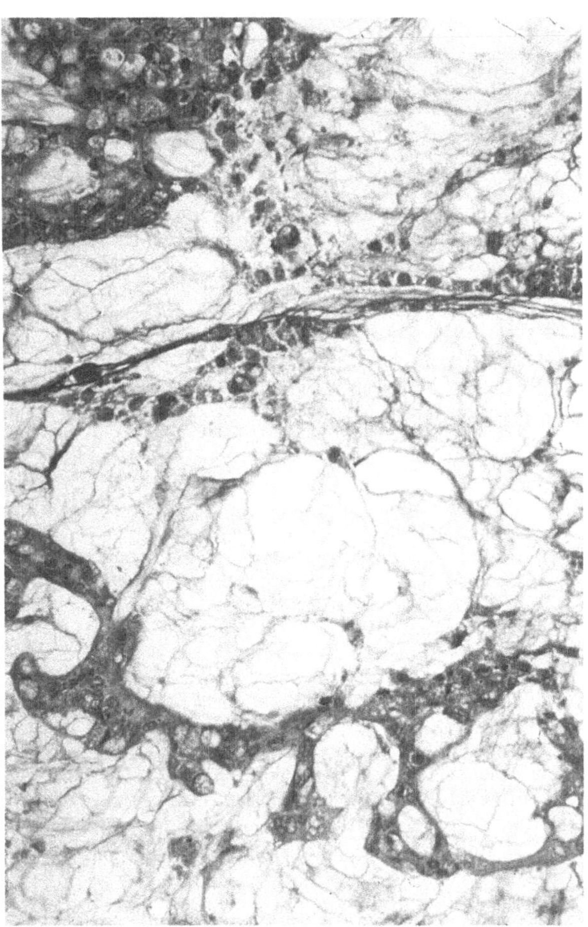

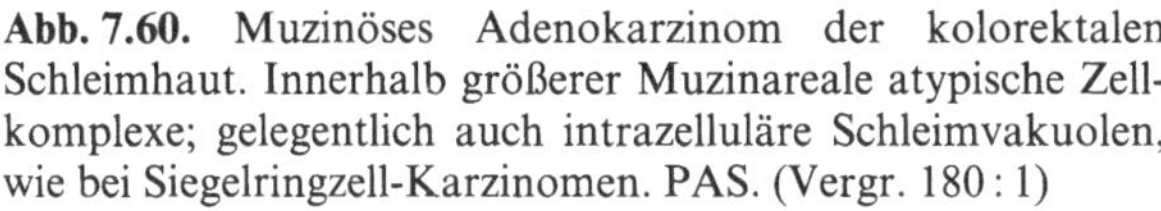

Abb. 7.60. Muzinöses Adenokarzinom der kolorektalen Schleimhaut. Innerhalb größerer Muzinareale atypische Zellkomplexe; gelegentlich auch intrazelluläre Schleimvakuolen, wie bei Siegelringzell-Karzinomen. PAS. (Vergr. 180 : 1)

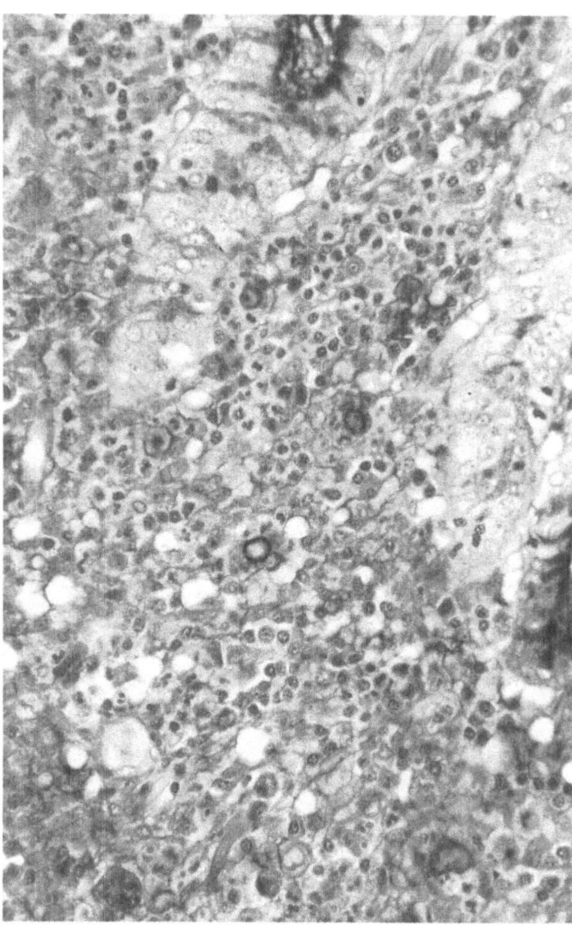

Abb. 7.61. Siegelringzell-Karzinom der kolorektalen Schleimhaut. Im Schleimhautstroma dissoziiert liegende Tumorzellen mit intrazellulären Schleimvakuolen. PAS. (Vergr. 180 : 1)

- *Verkalkende Adenokarzinome* (Abb. 7.54 e): In seltenen Fällen können Adenokarzinome des Kolons/Rektums bzw. deren Metastasen verkalken[40] oder sogar verknöchern (Lit. bei[14]). Der Kalk kann im Röntgenbild sichtbar sein.
- *Riesenzellenkarzinom* (ICD-O M-8031/3): Adenokarzinome, die *überwiegend* aus mehrkernigen Tumorriesenzellen aufgebaut sind, extrem selten[18]. Die Riesenzellen können Ausdruck einer metaplastischen *Chorionkarzinomkomponente* sein[33, 35].
- *„Nephrogenes" (besser: „hypernephroides") Adenokarzinom*[5] (ICD-O M-8310/3): *Extrem seltener Tumor,* dessen Zellen an die wasserhellen Epithelien eines hypernephroiden Nierenkarzinoms erinnern.
- *Panethzellreiches Adenokarzinom: Selten,* nach den bisher bekannten Fällen stets in Verbindung mit stark schleimbildenden Zellen/Siegelringzellen innerhalb des gleichen oder eines zweiten Primärtumors im Kolon[41].

Immunmorphologische Befunde. In den letzten Jahren haben Befunde zur Zytokinexpression, ihrer Rezeptoren und ihrer Signaltransduktionsmechanismen eine grundsätzliche Vertiefung im biologischen Verständnis maligner Tumoren, ihrer Entstehung und Metastasierung erfahren. Das gilt auch für kolorektale Karzinome. Die Analyse zahlreicher *Adhäsionsmoleküle (Integrine* und andere)[12, 16, 37, 39) (Übersicht)] hat wesentlich zu einem besseren Verständnis der *Tumorprogression* und *Metastasierung* beigetragen (Einzelheiten bei[11, 16, 20, 21, 24-29, 34, 43, 46]; immunhistologische Befunde zu Balsalmembranveränderungen[45]; HLA-Befunde:[31]).

Literatur

1.–10. Weiterführende Literatur (▷ S. 534)

11. Abbasi AM, Chester KA, Talbot IC et al. (1993) CD44 is associated with proliferation in normal and neoplastic human colorectal epithelial cells. Eur J Cancer 29A:1995–2002

12. Albelda StM (1993) Role of integrins and other cell adhesion molecules in tumor progression and metastasis. Lab Invest 68:4–17

13. Allan A, Corbishley CM (1983) Primary squamous cell carcinoma of the caecum: report of a case and current theories of aetiology. Clin Oncol 19:147–152
14. Bettendorf U, Remmele W, Laaff H (1976) Bone formation by cancer metastases. Case report and review of literature. Virchows Arch [A] 369:159–365
15. Bonello JC, Sternberg SS, Quan SHQ (1980) The significance of the signet-cell variety of adenocarcinoma of the rectum. Dis Colon Rectum 23:180–183
16. Bosman FT (1993) Integrins: cell adhesives and modulators of cell function. Histochem J 25:469–477
17. Bosman FT, De Bruine A, Flohil C, Van der Wurff A, Ten Kate J, Dinjens WWM (1993) Epithelial-stromal interactions in colon cancer. Int J Dev Biol 37:203–211
18. Chang AR, Penman HG (1970) Tumour giant cells in rectal carcinoma. J Pathol 101:65–68
19. Danjanov I, Amenta PS, Bosman FT (1983) Undifferentiated carcinoma of the colon containing exocrine, neuroendocrine and squamous cells. Virchows Arch [A] 401:57–66
20. Dippold W, Wittig B, Schwaeble W, Mayer W, Meyer zum Büschenfelde K-H (1993) Expression of intercellular adhesion molecule 1 (ICAM-1, CD54) in colonic epithelial cells. Gut 34:1593–1597
21. Dorudi S, Sheffield JP, Poulsom R, Northover JMA, Hart IR (1993) E-cadherin expression in colorectal cancer. An immunocytochemical and in situ hybridization study. Am J Pathol 142:981–986
22. Fayemi AO, Ali M, Braun EV (1979) Metastatic carcinoma simulating linitis plastica of the colon. A case report. Am J Gastroenterol 71:311–314
23. Gibbs NM (1977) Undifferentiated carcinoma of the large intestine. Histopathology 1:77–84
24. Kinsella AR, Green B, Lepts GC, Hill CL, Bowie G, Taylor BA (1993) The role of the cell adhesion molecule E-cadherin in large bowel tumour cell invasion and metastasis. Br J Cancer 67:904–909
25. Koretz K, Schlag P, Möller P (1991) Sporadic loss of leucocyte-function-associated antigen-3 (LFA-3) in colorectal carcinomas. Virchows Arch [A] 419:389–394
26. Koretz K, Schlag P, Boumsell L, Möller P (1991) Expression of VLA-α2, VLA-α6, and VLA-α1 chains in normal mucosa and adenomas of the colon, and in colon carcinomas and their liver metastases. Am J Pathol 138:741–750
27. Koretz K, Brüderlein S, Henne C, Möller P (1992) Decay-accelerating factor (DAF, CD55) in normal colorectal mucosa, adenomas and carcinomas. Br J Cancer 66:810–814
28. Koretz K, Brüderlein S, Henne C, Möller P (1993) Expression of CD59, a complement regulator protein and a second ligand of the CD2 molecule, and CD46 in normal and neoplastic colorectal epithelium. Br J Cancer 68:926–931
29. Koukoulis GK, Virtanen I, Moll R, Quaranta V, Gould VE (1993) Immunolocalization of integrins in the normal and neoplastic colonic epithelium. Virchows Arch [B] 63:373–383
30. Mathews JL, Coyle D, Little WP (1982) Primary linitis plastica of the rectum. Report of a case. Dis Colon Rectum 25:488–490
31. Möller P, Koretz K, Schlag P, Momburg F (1991) Frequency of abnormal expression of HLA-A,B,C and HLA-DR molecules, in variant chain, and LFA-3 (CD58) in colorectal carcinoma and its impact on tumor recurrence. Int J Cancer [Suppl 6]:155–162
32. Nadel L, Mori K, Shinya H (1983) Primary linitis plastica of the colon and rectum. Dis Colon Rectum 26:738–742
33. Nguyen G-K (1982) Adenocarcinoma of the sigmoid colon with focal choriocarcinoma metaplasia: a case report. Dis Colon Rectum 25:230–234
34. Nigam AK, Savage FJ, Boulos PB, Stamp GWH, Liu D, Pignatelli M (1993) Loss of cell-cell and cell-matrix adhesion molecules in colorectal cancer. Br J Cancer 68:507–514
35. Park CH, Reid JD (1980) Adenocarcinoma of the colon with choriocarcinoma and its metastases. Cancer 46:570–575
36. Peonim V, Thakerngpol K, Pacharee P, Stitnimankarn T (1983) Adenosquamous carcinoma and carcinoidal differentiation of the colon. Cancer 52:1122–1125
37. Pignatelli M, Bodmer WF (1990) Integrin cell adhesion molecules and colorectal cancer. J Pathol 162:95–97
38. Rubio CA, Collins VP, Berg C (1981) Mixed adenosquamous carcinoma of the cecum: report of a case and review of the literature. Dic Colon Rectum 24:301–304
39. Schwartz MA (1993) Signaling by integrins: implications for tumorigenesis. Cancer Res 53:1503–1506
40. Shockman AT (1969) Calcified carcinoma of the colon superimposed on chronic ulcerative colitis. Dig Dis Sci 14:683–687
41. Shousha S (1979) Paneth cell-rich papillary adenocarcinoma and a mucoid adenocarcinoma occurring synchronously in colon: a light and electronmicroscopic study. Histopathology 3:489–501
42. Strate RW, Richardson JD, Bannay GA (1977) Basosquamous (transitional cloacogenic) carcinoma of the sigmoid colon. Cancer 40:1234–1239
43. Van Der Wurff AAM, Ten Kate J, Van Der Linden EPM, Dinjens WNM, Arends J-W, Bosman FT (1992) L-CAM expression in normal, premalignant, and malignant colon mucosa. J Pathol 168:287–291
44. Vezeridis MP, Herrera LO, Lopez GE, Ledesma EJ, Mittleman A (1983) Squamous-cell carcinoma of the colon and rectum. Dis Colon Rectum 26:188–191
45. Visser R, Arends JW, Leigh IM, Bosman FT (1993) Patterns and composition of basement membranes in colon adenomas and adenocarcinomas. J Pathol 170:285–290
46. Wielenga VJM, Heider K-H, Offerhaus GJA et al. (1993) Expression of CD44 variant proteins in human colorectal cancer is related to tumor progression. Cancer Res 53:4754–4756
47. Williams GT, Blackshaw AJ, Morson BC (1979) Squamous carcinoma of the colorectum and its genesis. J Pathol 129:139–147

Anmerkungen zum Tumorstaging. Alle Bemühungen zur Festlegung und formelmäßigen Beschreibung der Ausbreitung eines kolorektalen Karzinoms erfolgen in erster Linie unter *prognostischen Aspekten*. Die Ausbreitung eines kolorektalen Karzinoms wird i. allg. durch die *TNM-Klassifikation* der UICC beschrieben (Tabelle 7.31)[17]. Alternative Stagingschemata sind die Klassifikation des *American Joint Commitee for Cancer Staging and End-Results Reporting* (AJC-Klassifikation)[11], das *Klassifikationsschema von Dukes* (Tabelle 7.32)[12], das in zahlreichen Modifikationen[20] vorliegt, und das *Erlanger Prognoseschema*[18]. Die formelmäßige Beschreibung eines kolorektalen Karzinoms nach dem TNM-System wird unter prognostischen Aspekten ergänzt durch das histologische Grading.

Die im Zusammenhang von Staging und Grading modernen Entwicklungen der präoperativen histologischen Diagnostik kolorektaler Karzinome mit den therapie-immanenten Möglichkeiten sind mehrfach von Hermanek diskutiert worden[14, 15].

1989 wurde in Birmingham eine International Working Party etabliert, um Probleme des klinisch-pathologischen Stagings kolorektaler Karzinome zu aktualisieren und um ein *„Internationales Dokumentationssystem" (IDS)* zu erarbeiten[13, 16].

Das IDS ist hinsichtlich der Erfassung prognostisch bedeutsamer Daten konzipiert (prognostischer Index bzw. prognostische Gruppen[19]). Die bei

Tabelle 7.31 TNM-Klassifikation kolorektaler Karzinome nach der UICC (1992)

T – Primär-Tumor	
T X	Die Minimalerfordernisse zur Bestimmung des Primärtumors liegen nicht vor
T 0	Keine Evidenz für das Vorliegen eines Primärtumors
T is	Carcinoma in situ: intraepithelial oder Invasion der Lamina propria mucosae[a, b]
T 1	Karzinomgewebe infiltriert die Submukosa
T 2	Karzinomgewebe infiltriert die Muscularis propria
T 3	Karzinomgewebe durchbricht die Muscularis propria und infiltriert die Subserosa oder das nichtperitonealisierte perikolische bzw. perirektale Fettgewebe
T4	Karzinomgewebe infiltriert direkt andere Organe oder Strukturen[c] und/oder perforiert das viszerale Peritoneum
N – Regionaler Lymphknotenstatus	
N X	Die Minimalerfordernisse zur Beurteilung der Lymphknoten liegen nicht vor
N 0	Keine regionalen Lymphknotenmetastasen
N 1	Metastasen in 1-3 regionalen perikolischen oder perirektalen Lymphknoten
N 2	Metastasen in 4 oder mehr perikolischen oder perirektalen Lymphknoten
N 3	Weitere Lymphknotenmetastasen entlang des Gefäßbaumes und/oder Metastasen im sog. Grenzlymphknoten (wenn vom Chirurgen entsprechend markiert)
M – Fernmetastasen (z. B. hämatogen)	
M X	Die Minimalerfordernisse zur Feststellung von Fernmetastasen liegen nicht vor
M 0	Keine Evidenz für das Vorliegen von Fernmetastasen
M 1	Fernmetastasen

[a] Eingeschlossen sind Tumorzellen innerhalb der Basalmembranen der Schleimhautkrypten (intraepithelial) oder innerhalb der Lamina propria mucosae (intramukosal) ohne Infiltration der Muscularis mucosae oder der Submukosa.
[b] *Kommentar:* Ein für den Bereich kolorektaler Karzinome wenig glücklicher Begriff (Carcinoma in situ: in dieser Weise auch nicht kompatibel mit Begriffsinhalten der WHO).
[c] Direkte Infiltrationen (im Stadium T4) betreffen Infiltrationen anderer Segmente des Kolons und/oder Rektums.

Tabelle 7.32 Staging des kolorektalen Karzinoms (Nach Dukes 1932, 1948, 1950) (Literatur bei Otto et al.[8] und Remmele[20])

Stadium A
Das Karzinom infiltriert die Darmwand nicht über die M. propria hinaus. Keine Lymphknotenmetastasen.

Stadium B
Das Karzinom hat alle Darmwandschichten und kontinuierlich auch das perikolische und perirektale Weichgewebe infiltriert. Keine Lymphknotenmetastasen.

Stadium C
Infiltration auch der Lymphknoten.

C 1	betrifft die unmittelbaren regionalen Lymphknoten.
C 2	betrifft auch die höher gelegenen Lymphknoten entlang des resezierten Gefäßes bzw. Lymphknoten im Bereich der Gefäßligatur (sog. Grenzlymphknoten).

Tabelle 7.33 Basisdaten zur Dokumentation kolorektaler Karzinome

1) Tumorstatus
Singulär – synchrone Mehrfachkarzinome

2) Tumormetrik
Transversaler und longitudinaler Durchmesser
Tumordicke
Sicherheitsabstände

3) Makroskopischer Serosabefall

4) Zusätzliche Befunde
Colitis ulcerosa – M. Crohn
Radiogene Kolitis
Schistosomiasis
Singuläre Adenome
Familiäre Adenomatosis coli

5) Histologische Klassifikation und Differenzierung (▷ Tabelle 7.24)
Differenzierungsgrade:
I. „Low grade of malignancy"
1) Gut differenziert (G 1)
2) Mäßig differenziert (G2)
II. High grade of malignancy
3) Schlecht differenziert (G3)
4) Undifferenziert (G4)

6) TNM-Klassifikation (▷ Tabelle 7.31)

7) R-Klassifikation

R 0	Kein Residualtumor
R 1	Mikroskopischer Residualtumor
R 2 a	Makroskopischer Residualtumor, mikroskopisch nicht gesichert
R 2 b	Makroskopischer Residualtumor, auch mikroskopisch gesichert

der Ersterfassung kolorektaler Karzinome zu erfassenden Sachverhalte werden unterteilt in:

- *Basisdaten* (Tabelle 7.33),
- Sachverhalte von *gesicherter prognostischer Bedeutung,*
- Sachverhalte, die *wahrscheinlich prognostisch bedeutsam* sind.

Die (derzeit) wichtigsten Prognosefaktoren sind die *anatomische Tumorausbreitung* und die *Residualtumorsituation* (R-Klassifikation). Die Beurteilung und formelmäßige Beschreibung der anatomischen Tumorausbreitung erfolgt nach dem pTNM-System (Tabelle 7.31). Nach Empfehlungen der International Working Party wird die Kategorie „pT4" unterteilt in:

- *pT4a:* Tumor infiltriert direkt in andere Organe und/oder Strukturen,
- *pT4b:* Tumor perforiert das viszerale Peritoneum.

Mit dieser Unterteilung wird der Situation Rechnung getragen, daß nach radikaler chirurgischer Therapie der Serosadurchbruch (pT4b) prognostisch ungünstiger ist als die direkte Infiltration von Nachbarorganen (pT4a).

- Hinsichtlich der *lymphogenen Metastasierung* (pN) wird die Angabe der Zahl der *untersuchten* und der *befallenen Lymphknoten* gefordert. Der apikale Lymphknoten, der vom Tumor am weitesten entfernt an der Resektionslinie des Mesokolons bzw. an der Ligatur des entsprechenden Gefäßstammes liegt *(„Grenzlymphknoten“)*, muß gesondert untersucht werden.

Die *pN-Stadien* sind abhängig von der Zahl der präparierten Lymphknoten. Die International Working Party empfiehlt, nach radikalchirurgischer Resektion „pN0“ nur dann zu diagnostizieren, *wenn wenigstens 12 regionale Lymphknoten untersucht wurden.* Diese Empfehlung beruht auf Daten der deutschen SGKRK-Studie[15]. Werden 5 oder weniger regionale Lymphknoten untersucht, liegt der Anteil lymphknotenpositiver kolorektaler Karzinome bei 20,7%. Er steigt bei Untersuchungen von 6–11 Lymphknoten auf 37,8%, bei Untersuchungen von 12–20 Lymphknoten auf 44,8% und bei Untersuchungen von mehr als 20 Lymphknoten auf über 48% an[15, 16]. Unter Umständen sind für die Lymphknotenpräparation besondere Techniken (z. B. Aufhellungsmethoden) einzusetzen[21].

- Mit der *R-Klassifikation* wird das mögliche Vorhandensein residuellen Tumorgewebes beschrieben. Eine „ erweiterte“ *Residualtumorklassifikation* ist in Tabelle 7.33 zusammengefaßt. Bei der Resektion eines kolorektalen Primärtumors ist residuelles Tumorgewebe an der oralen Resektionslinie fast nie, an der aboralen Resektionslinie nur selten nachweisbar. Residuelles Tumorgewebe wird in erster Linie an den lateralen und/oder tiefen Resektionslinien (Mesorektum, Paraproktium, Mesokolon) gefunden.

Als weitere Prognosefaktoren sollten nach Empfehlungen der International Working Party

- *Angioinvasionen* (venös intramural, extramural; venöse Blutgefäße) und
- *perineurale Tumorpropagationen,*
- die Histologie des Tumorrandes, d. h. der *Charakter der Invasionsfront* (expansiv, diffus-infiltrativ) und
- der *Differenzierungsgrad* (Grading) des Karzinoms

dokumentiert werden.

Nach der WHO-Klassifikation können gut- und mäßig differenzierte Karzinome (G1, G2) als *„low grade of malignancy“*, schlecht differenzierte Adenokarzinome (G3), Siegelringzellkarzinome und undifferenzierte bzw. kleinzellige Karzinome (G4) als *„high grade of malignancy“* zusammengefaßt werden.

Literatur

1.–10. Weiterführende Literatur (▷ S. 534)
11. Beahrs OH (1982) Colorectal cancer staging as a prognostic factor. Cancer 50:2615–2617
12. Dukes CE (1932) The classification of cancer of the rectum. J Pathol Bacteriol (Edinb) 35:323–332
13. Fielding LP, Arsenault PA, Chapuis PH et al. (1991) Clinicopathological staging for colorectal cancer: an International Documentation System (IDS) and an International Comprehensive Anatomical Terminology (ICAT). J Gastroenterol Hepatol 6:325–344
14. Hermanek P (1986) Histologie, Biopsie. Typing and Grading. Staging (TNM, pTNM). In: Gall FP, Hermanek P, Tonak J (Hrsg) Chirurgische Onkologie. Histologie- und stadiengerechte Therapie maligner Tumoren. Springer, Berlin Heidelberg New York Tokyo, S 108–114, 115–120, 121–126
15. Hermanek P (1991) Onkologische Chirurgie/Pathologisch-anatomische Sicht. Langenbecks Arch Chir [Suppl II]:277–281
16. Hermanek P (1991) Internationales Dokumentationssystem für kolorektale Karzinome – Pathologische Befunde. Verh Dtsch Ges Pathol 75:386–388
17. Hermanek P, Sobin LH (1992) TNM classifikation of malignant tumours, 4th edn, 2nd rev. Springer, Berlin Heidelberg New York
18. Hermanek P, Gall P, Altendorf A (1980) Prognostic groups in colorectal carcinoma. J Cancer Res Clin Oncol 98:185–193
19. Hermanek P, Hutter RVP, Sobin SH (1990) Prognostic grouping: the next step in tumor classification. J Cancer Res Clin Oncol 116:513–516
20. Remmele W (1983) Staging, grading, and typing of colorectal carcinoma. A critical review of current classification systems. Progr Surg Pathol 5:7–36
21. Scott KWM, Grace RH (1989) Detection of lymph node metastases in colorectal carcinoma before and after fat clearance. Br J Surg 76:1165–1167

Tumormarker. Die Prognose kolorektaler Karzinome wird wesentlich durch das *Tumorstadium zum Zeitpunkt der Primärdiagnose* bestimmt. Die Ausdehnung des *Primärtumors,* das Ausmaß der *lymphogenen und hämatogenen Metastasierung* stehen in direkter Relation zur Überlebenschance der betroffenen Patienten.

Auch heute noch werden die meisten kolorektalen Karzinome erst in fortgeschrittenen Stadien diagnostiziert. Es war naheliegend, nach *Markersubstanzen* zu suchen, die eine frühzeitige Diagnose kolorektaler Karzinome erlauben würden. Trotz intensiver Bemühungen, sensitive immunologische und biochemische Methoden zur Frühdiagnostik und Verlaufsbeobachtung kolorektaler Karzinome zu etablieren, haben nur wenige Verfahren eine praktische Bedeutung hinsichtlich von Verlaufsbeobachtungen erlangt. Faßt man die außerordentlich umfangreichen Befunde zusammen, läßt sich feststellen, daß die *meisten derzeit zur Verfügung stehenden Testsysteme für die Primärdiagnostik kolorektaler Karzinome ungeeignet und für eine Frühdiagnostik praktisch unbrauchbar sind.* Für nahezu alle Tumor-Marker gilt, daß sie weder die notwendige Empfindlichkeit (Sensitivität) noch die Spezifität besitzen, um einerseits zwischen malignen Geschwülsten und nichtonkologischen Krankheitsbildern, andererseits zwischen lokalisierten und meta-

Tabelle 7.34 CEA-Serumspiegel bei Patienten mit malignen und nichtmalignen Erkrankungen[a]

		%-Positivität[b]
Maligne Erkrankungen		
Kolorektale Tumoren		83
– Dukes-Stadium	A	45
	B	54
	C	71
	D	89
Magenkarzinom		61
Pankreaskarzinom		92
Leberkarzinom		63
Mammakarzinom		47
Lungenkarzinom		77
Blasenkarzinom		43
Prostatakarzinom		40
Gynäkologische Karzinome		65
Maligne Lymphome		36
Nichtmaligne Erkrankungen		
Normale Personen		11
Raucher		19
Colitis ulcerosa		32
Divertikulitis		12
Leberzirrhose		45
Pankreatitis		43

[a] Zusammenfassung verschiedener Arbeitsgruppen (zusammengestellt nach Kalden u. Gramatzki [14]).
[b] > 5 ng/ml Serumspiegel.

statisch-disseminierten (generalisierten) malignen Tumoren zu unterscheiden.

Die umfangreiche Literatur zum Thema Tumormarker kann im Rahmen dieses Beitrages nicht erschöpfend zitiert werden. Es wird deshalb auf 3 aktuelle Übersichten [13-15] verwiesen.

Bezüglich der kolorektalen Karzinome kann zwischen

- *Karbohydratantigenen* (Blutgruppenantigene),
- *Glykoproteinmarkern*, z. B. CEA, CMA (colonic mucoprotein antigen), CSAp (colon-specific antigen), M1-Antigen, T und Tn-related antigens, MAM-6-Antigen, CAA (colon-associated antigen) und
- *enzymatischen Markersystemen* unterschieden werden [13].

Das *karzinoembryonale Antigen* (CEA), ein Glykoprotein mit einem Molekulargewicht von etwas 200 000 Dalton, ist das einzige der kolonassoziierten Antigene, das bislang Eingang in die praktische Diagnostik gefunden hat. Unter *physiologischen Bedingungen* kommt es in den ersten Fetalmonaten im Darm, in der Leber und im Pankreas vor. Normwerte im Serum: 0–2,5– 5,0 ng/ml (Radioimmuno- oder Enzymimmunoassay). Der Serumspiegel ist nicht nur bei *gastrointestinalen Karzinomen (einschließlich Leber und Pankreas)* erhöht (bei kolorektalen Karzinomen in ca. 70%), sondern auch bei *anderen Karzinomen und bei zahlreichen nichtonkologischen Erkrankungen* (Tabelle 7.34). Bei deutlich erhöhten CEA-Werten im Serum ist das Vorliegen eines malignen Tumors *wahrscheinlich*, aber *keinesfalls bewiesen*.

Die Daten der Tabelle 7.34 machen deutlich, daß die Analyse der CEA-Serumspiegel als Screeningmethode für kolorektale Karzinome ungeeignet ist. Der *diagnostische Wert* der sequentiellen radio- oder enzymimmunologischen Analyse von CEA-Serumwerten liegt in der *Verlaufsbeobachtung* und damit in der *frühzeitigen Rezidiv- und/oder Metastasenerfassung*. Bei Rezidiven kommt es in 70–80%, bei hämatogener Metastasierung in 80–100% zu einem Anstieg der CEA-Spiegel. Außerdem ist eine prognostische Aussage insofern möglich, als Tumoren mit einem präoperativen CEA-Spiegel unter 2,5 ng/ml in der Regel eine ungünstigere Prognose aufweisen. Der *präoperative CEA-Spiegel korreliert mit dem Dukes-Stadium.*

Steroidrezeptoren [11, 12]. Etwa 30% der kolorektalen Karzinome enthalten Östrogenrezeptoren, 26% zusätzlich Progesteron- und Dihydrotestosteronrezeptoren, 23% besitzen Glukokortikoidrezeptoren. Aus diesen z. T. noch widersprüchlichen Befunden ist mit einiger Vorsicht zu folgern, daß ein Teil der kolorektalen Karzinome möglicherweise hormonabhängig ist.

Literatur

1.–10. Weiterführende Literatur (▷ S. 534)
11. Alford TC, Do H-M, Geelhoed GW, Tsangaris NT, Lippman ME (1979) Steroid hormone receptors in human colon cancers. Cancer 43:980–984
12. Conteas DhN, Desai TK, Arlow FA (1988) Relationship of hormones and growth factors to colon cacer. Gastroenterol Clin North Am 17:761–772
13. Ho SB, Toribara NW, Bresalier RS, Kim YS (1988) Biochemical and other markers of cancer. Gastroenterol Clin North Am 17:811–836
14. Kalden JR, Gramatzki M (1986) Tumormarker, Biochemie – Immunologie. In: Gall FP, Hermanek P, Tonak J (Hrsg) Chirurgische Onkologie. Histologie- und stadiengerechte Therapie maligner Tumoren. Springer, Berlin Heidelberg New York Tokyo, S 87–98
15. Luk GD, Desai TK, Conteas CN, Moshier JA, Silverman AL (1988) Biochemical markers in colorectal cancer: Diagnostic and therapeutic implications. Gastroenterol Clin North Am 17:931–940

Verlauf, Komplikationen, Prognose. Klinischer Verlauf, Komplikationen und Prognose werden für das Kolonkarzinom ausführlich von Schweiger u. Gall [20], für das Rektumkarzinom von Gall u. Scheele [13] dargestellt.

Bei *Kolonkarzinomen* ist im Gegensatz zu Rektumkarzinomen die peranale Blutung nicht das klinische Leit- bzw. Früh-(?)Symptom. Bei Karzinomen des proximalen Dickdarms tritt dieses Symptom mehr und mehr in den Hintergrund, während *Rektumkarzinome* in etwa 80% mit peranalen Blutungen von meist geringer Intensität einhergehen. Bei Kolonkarzinomen wird das klinische Bild durch *Stuhlunregelmäßigkeiten* (Wechsel von Obstipation und Diarrhö), Gewichtsverlust und durch Anämien beherrscht. *Ileussymptome* (gelegentlich kombiniert mit Perforationen und massiven Blutungen) werden beim Kolonkarzinom, abhängig von der Lokalisation, in 20–40%, beim Rektumkarzinom in nur 1,4–4,2% beobachtet[14].

Die *Prognose* des kolorektalen Karzinoms hängt von einer Vielzahl klinischer Befunde und morphologischer Parameter ab. Zu den relevanten klinischen Faktoren zählen u.a. das *Lebensalter* (schlechtere Prognose bei Jugendlichen)[11], das *Geschlecht* (schlechtere Prognose bei Männern) und evtl. vorhandene *Begleitkrankheiten. Postoperative Fieberepisoden* von mindestens zweitägiger Dauer sollen die Prognose ebenfalls verschlechtern[17].

Die morphologisch begründeten Prognosefaktoren (z. B. anatomische *Tumorausbreitung, Residualtumor, Lymphknotenstatus, Angioinvasion, perineurale Tumorpropagation, Charakter der Invasionsfront, Differenzierungsgrad)* sind bereits auf S. 656 dargestellt. Neuerdings wird auch dem Nachweis von (z. B. zytokeratinpositiven) *Tumorzellen* bzw. von *Mikrometastasen im Knochenmark* (prä- oder intraoperative Knochenmarksaspirate) eine prognostische Bedeutung (signifikant höhere Rezidivrate) beigemessen[16, 18, 19].

Die *postoperative Letalität* ist sicher davon abhängig, ob es sich um elektive Eingriffe oder um Notfalloperationen handelt. Sie schwankt für das Kolonkarzinom zwischen 2,5 und 11%[20] (Sammelstatistik der Literatur[12]: 6,6%), bei präoperativen Komplikationen zwischen 11,8 und 32,2%[20]. Die Operationsletalität für das *Rektumkarzinom* wird in der Literatur mit 1,4–15% angegeben[13]. Bei Noteingriffen infolge von Tumorblutungen, Ileussymptomen, gedeckter und freier Perforationen ist wegen der septischen Komplikationen mit einer Letalität von 20–25% zu rechnen[15].

Angaben zur postoperativen Morbidität, zu Lokalrezidiven und zur Langzeitprognose schwanken in der Literatur erheblich. Bezüglich dieses Problembereiches wird auf die sorgfältigen Analysen von Schweiger, Gall u. Scheele[13, 20] verwiesen. *Therapieverfahren* (chirurgische Resektionsverfahren, prä-, post- und endokavitäre Strahlentherapie, Chemotherapie, multimodale Therapieprinzipien unter Einschluß neoadjuvanter Therapieverfahren, Metastasenchirurgie):[13, 20, 21]

Literatur

1.–10. Weiterführende Literatur (▷ S. 534)
11. Braun L (1974) Klinik, Therapie und Prognose des Dickdarmkarzinoms. Bruns Beitr Klin Chir 221:503–515
12. Evans ET, Vana J. Aronoff BL, Baker HW, Murphey GP (1979) Management and survial of carcinoma of the colon. Q Rev Bull 5:21–25
13. Gall FP, Scheele J (1988) Maligne Tumoren des Rektums. In:Gall FP, Hermanek P, Tonak J (Hrsg) Chirurgische Onkologie. Histologie- und stadiengerechte Therapie maligner Tumoren. Springer, Berlin Heidelberg New York Tokyo, S 520–580
14. Goligher J (1984) Surgery of the anus, rectum and colon, 5th edn. Tindall, London
15. Irvin GL, Horsley JS, Caruna JA (1984 The morbidity and mortality of emergent operations for colorectal disease. Ann Surg 194:598–601
16. Lindemann F, Schlimok G, Dirschedl P, Witte J. Riethmüller G (1992) Prognostic significance of micrometastatic tumour cells in bone marrow of colorectal cancer patients. Lancet 340:685–689.
17. Nowacki MP, Szymendera JJ (1983) The strongest prognostic factors in colorectal carcinoma. Surgicopathologic stage of disease and postoperative fever. Dis Colon Rectum 26:263–268
18. Riethmüller G, Johnson JP (1992) Monoclonal antibodies in the detection and therapy of micrometastatic epithelial cancers. Curr Opin Immunol 4:647–655
19. Schlimok G, Funke I, Bock B, Schweiberer B, Witte J. Riethmüller G (1990) Epithelial tumor cells in bone marrow of patients with colorectal cancer: immunocytochemical detection, phenotypic characterization and prognostic significance. J Clin Oncol 8:831–837
20. Schweiger M, Gall FP (1988) Maligne Tumoren des Kolons. In: Gall FP, Hermanek P, Tonak J (Hrsg) Chirurgische Onkologie. Histologie- und stadiengerechte Therapie maligner Tumoren. Springer, Berlin Heidelberg New York Tokyo, S 495–519
21. Siewert JR, Fink U (1993) Multimodale Therapieprinzipien bei gastrointestinalen Tumoren, Dtsch Ärztebl 90:1930–1937

Lynch-Syndrom („hereditary non-polyposis colorectal cancer-syndrome")

Das Lynch-Syndrom gehört zu den „cancer family syndromes" mit *autosomal-dominantem Erbgang*[12, 15, 22]. In amerikanischen Publikationen werden etwa 6% aller kolorektalen Karzinome dem Lynch-Syndrom zugerechnet[15, 16]. Offensichtlich existieren erhebliche *geographische Häufigkeitsunterschiede* (z. B. Schweiz und Nordirland mit erheblich niedrigeren Häufigkeiten[13, 14]).

1993 gelang die Identifikation eines *DNA-Markers* auf dem *Chromosom 2p (FCC: ‚familial colon cancer")*[11, 21]. Damit könnten sich Möglichkeiten der molekulargenetischen Frühdiagnostik und der Selektion gefährdeter Mitglieder in Risikofamilien ergeben.

An ein Lynch-Syndrom ist immer dann zu denken,

- wenn Kolonkarzinome *vor dem 45. Lebensjahr* auftreten

- und im *Zökum* und *Colon ascendens* lokalisiert sind,
- wenn ein sog. „*flat adenoma-syndrome*" (▷ S. 642) vorliegt und
- wenn in den entsprechenden Familien ein in jungen Jahren aufgetretenes *Endometrium-* und/oder *Ovarialkarzinom* vorliegt[23].

Das diesbezüglich diskutierte „cancer family-syndrome" wird heute untergliedert in ein

- *Lynch-I-Syndrom* mit *rechtsseitig* lokalisierten, ggf. *multiplen* Kolonkarzinomen und in ein
- *Lynch-II-Syndrom,* bei dem Kolonkarzinome assoziiert mit anderen malignen Tumoren, vor allem mit *Endometrium- und Ovarialkarzinomen* und mit *Pankreaskarzinomen,* auftreten[15, 16, 23]. Aber auch Karzinome der *Gallenwege,* des *Duodenums,* der *Mamma,* der *Nieren,* maligne *Hirntumoren* und *Leukämien* bzw. *maligne Lymphome* sind beschrieben worden[15 (Übersicht)].

Verschiedene Probleme des Lynch-Syndromes sind derzeit (noch) ungeklärt: etwa die Frage nach *möglichen präkanzerösen Läsionen* (Sulpho- und Sialomuzine), nach einer besonderen histologischen Differenzierung der Karzinome (in besonders hohem Prozentsatz werden *muzinöse Adenokarzinome* beobachtet) und den Besonderheiten der Lokalisation, schließlich auch das prospektive Screening der jeweils betroffenen Patienten[17–20].

Literatur

1.–10. Weiterführende Literatur (▷ S. 534)
11. Aaltonen LA, Peltomäki P, Leach FS et al. (1993) Clues to the pathogenesis of familial colorectal cancer. Science 260:812–816
12. Bailey-Wilson JE, Elston RC et al. (1986) Segregation analysis of hereditary nonpolyposis colorectal cancer. Genet Epidemiol 3:27–38
13. Christ AD, Meier R, Rausch T et al. (1993) Familiäre Häufung des kolorektalen Karzinoms und deren Bedeutung für ein Screeningprogramm (Beispiel oberes Baselgebiet). Schweiz Med Wochenschr 123:1121–1124
14. Kee F, Collins BJ (1991) How prevalent is cancer family syndrome? Gut 32:509–512
15. Lynch HT, Lanspa SJ, Boman BM et al. (1988) Hereditary nonpolyposis colorectal cancer – Lynch syndromes I and II. Gastroenterol Clin North Am 17:679–712
16. Lynch HT, Smyrk TC, Watson P et al. (1993) Genetics, natural history tumor spectrum, and pathology of hereditary nonpolyposis colorectal cancer: An updated review. Gastroenterology 104:1535–1549
17. Mecklin JP, Järvinen HJ (1986) Clinical features of colorectal carcinoma in the cancer family syndrome. Dis Colon Rectum 29:160–164
18. Mecklin JP, Järvinen HJ, Peltokallio P (1986) Cancer family syndrome: genetic analysis of 22 Finnish kindreds. Gastroenterology 90:328–333
19. Mecklin JP, Sipponen P, Järvinen HJ (1986) Histopathology of colorectal carcinomas and adenomas in cancer family syndrome. Dis Colon Rectum 29:849–853
20. Mecklin JP, Järvinen HJ, Aukee S, Elomaa I, Karajalainen K (1987) Screening for colorectal carcinoma in cancer family syndrome kindreds. Scand J Gastroenterol 22:449–453
21. Peltomäki P, Aaltonen LA, Sistonen P et al. (1993) Genetic mapping of a locus predisposing to human colorectal cancer. Science 260: 810–812
22. Ponz de Leon M, Sassatelli R, Benatti P, Roncucci L (1993) Identification of hereditary nonpolyposis colorectal cancer in the general population. The 6-year experience of a population-based registry. Cancer 71:3493–3451
23. Watson P, Lynch HT (1993) Extracolonic cancer in hereditary nonpolyposis colorectal cancer. Cancer 71:677–685

Metastasierung

Die Prognose kolorektaler Karzinome wird wesentlich durch das Ausmaß der lymphogenen und hämatogenen Metastasierung bestimmt.

Lymphogene Metastasierung

Eine *Lymphangiosis carcinomatose* der Darmwand kann, bei entsprechend sorgfältiger Aufarbeitung und gegebenenfalls unter Anwendung besonderer Färbetechniken, relativ häufig beobachtet werden. Ebenso häufig sind *Lymphknotenmetastasen.* Ein pN0-Stadium sollte nach den Empfehlungen der *Working Party* (s. o.) erst dann diagnostiziert werden, wenn wenigstens 12 regionale Lymphknoten histologisch untersucht wurden. Betroffen sind die regionalen, d. h. die parakolischen und pararektalen, die paraaortalen Lymphknoten und die Lymphknoten entlang des Stammgefäßes. Bei Rektumkarzinomen können auch die inguinalen Lymphknoten betroffen sein (s. u.). Die Frequenz lymphonodulärer Metastasen korreliert mit dem Ausmaß der Tiefeninfiltration des jeweiligen Karzinoms.

Bei Karzinomen des oberen Rektumdrittels erfolgt die Metastasierung regelhaft nach kranial, bei solchen des mittleren Drittels auch nach lateral und bei Karzinomen des unteren Rektumdrittels auch nach distal bzw. inguinal. Eine nach „unten" gerichtete Metastasierung kann aber auch bei höhergelegenen Karzinomen im Sinne der *retrograden Metastasierung* bei einer Blockade der proximalen Abflußwege zustandekommen. Die retrograde Metastasierung signalisiert ein nahezu infaustes Tumorstadium.

Hämatogene Metastasierung (Fernmetastasen)

Häufigkeitsangaben über *Veneneinbrüche* schwanken in der Literatur zwischen 10 und mehr als 60%, abhängig von der Untersuchungstechnik und vom Krankheitsstadium. Bei sorgfältiger Untersuchung ist eine Angioinvasion in 50–55% nachweisbar.

Zum Zeitpunkt des chirurgischen Primäreingriffes findet man Fernmetastasen vor allem in der *Leber.*

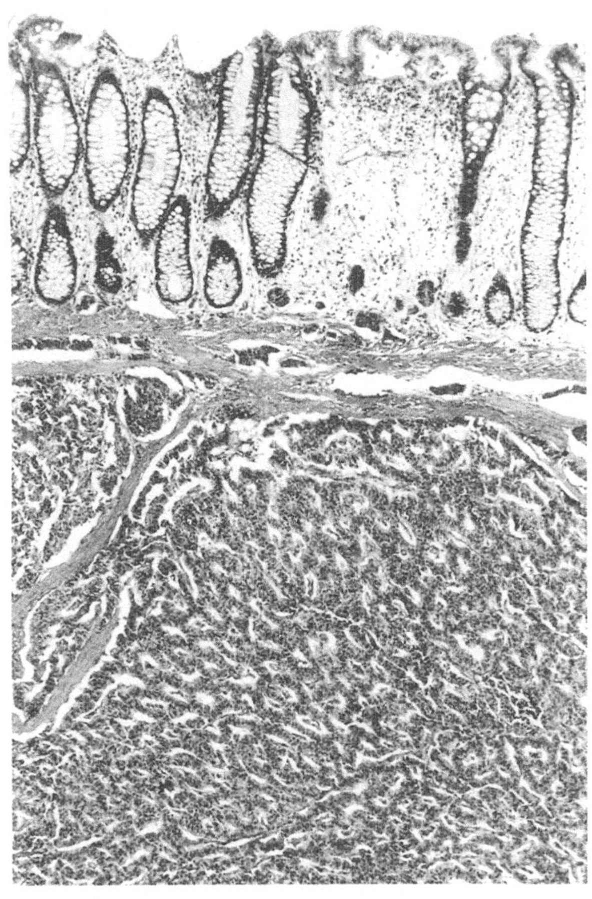

Abb. 7.62. Rektumkarzinoid. Typisches submuköses Wachstum. Girlandenförmige Anordnung der Tumorzellverbände. H.E. (Vergr. 140:1)

Nach den Ergebnissen der *„Studiengruppe kolorektales Karzinom"* ist nach einer kurativen Tumorresektion in etwa 27% mit Fernmetastasen zu rechnen, die im Mittel 18 Monate nach der Erstoperation diagnostiziert wurden. Ein nennenswerter Unterschied in der Häufigkeit hämatogener Metastasen ist zwischen Kolon- und Rektumkarzinomen nicht zu beobachten.

Fernmetastasen nach einer primär kurativen Erstoperation findet man vor allem in der *Leber* (59–66%). Bei Kolonkarzinomen sind zudem *peritoneale* (25%) und *bronchopulmonale* (17%) Fernmetastasen und Metastasen in *nichtregionalen Lymphknoten* (16%) besonders häufig zu beobachten. Bei Rektumkarzinomen sind die *Lungen* in über 26% besonders betroffen. Andere Organe (z. B. Skelett, Gehirn, Nieren, Haut) sind von der Fernmetastasierung seltener betroffen.

Nebennierenmetastasen können, wenn mehr als 90% des Parenchyms zerstört sind, ein Schocksyndrom begünstigen.

Offensichtlich verschlechtern *Ovarialmetastasen* die Prognose kolorektaler Karzinome erheblich. Es wurde hinsichtlich dieser Situation gelegentlich empfohlen, bei Frauen jenseits des 40. Lebensjahres die kolorektale Tumorresektion mit einer beidseitigen Oophorektomie zu verknüpfen (?).

Die prognostische Bedeutung der neuerdings mit immunhistologischen Methoden im Knochenmark nachweisbaren singulären Tumorzellen ist derzeit kaum abschätzbar.

Neuroendokrine Tumoren (Karzinoide)

(ICD-O M-8240/0)

Neuroendokrine Tumoren sind im kolorektalen Bereich selten (▷ auch Kap. 5). Allerdings variieren Angaben zur relativen Häufigkeit neuroendokriner Tumoren im Magen-Darm-Trakt erheblich, für das Kolon-Karzinoid zwischen 3 und 40%, für das Rektum-Karzinoid zwischen 2 und 45%[11]. Nach einer älteren Übersicht über 3000 gastrointestinale Karzinoidtumoren *entfallen auf das Kolon 2%, auf das Rektum 17%*[17]. Die vor allem in der älteren Literatur publizierten Häufigkeitsangaben bleiben auch vor dem Hintergrund einer erstaunlich hohen Quote (bis 20%)[12] an Fehldiagnosen (Adenokarzinome) problematisch.

Kolorektale Karzinoidtumoren kommen bei *beiden Geschlechtern* gleich häufig vor und bevorzugen das *5.-7. Lebensjahrzehnt*. Im *Kindesalter* sind sie extrem selten[12, 13, 17-19].

Morphologie. Kolonkarzinoide wachsen *polypös, ulzerierend* oder (selten) *diffus infiltrierend*. Die Größe der Tumoren schwankt erheblich: 3–20 cm (im Mittel 7,7 cm) (karzinoide Mikronester[14]). Rektumkarzinoide imponieren fast stets als *polypoide Läsion*. Sie können *ulzerieren* und bei einer Größenzunahme ringförmig *stenosierend* wachsen. Rektumkarzinoide, häufig submukös wachsend (Abb. 7.62), sind im allgemeinen deutlich kleiner (0,2–5 cm, im Mittel 2,3 cm) als Kolonkarzinoide. *Primär multiple Karzinoide* werden im Kolon und Rektum in jeweils 2–5% der Fälle beobachtet.

Mikroskopisch findet man gleiche Differenzierungsmuster wie im Dünndarm. Mit der Grimelius-Färbung erweisen sich die meisten Rektumkarzinoide als *argyrophil*[20, 22]. *Dagegen läßt sich eine Argentaffinität* nur in wenigen Fällen und auch nur dann nachweisen, wenn das Gewebe adäquat fixiert wurde (neutral gepufferte Formalin- bzw. Bouin-Lösung). Zur *immunhistologischen Charakterisierung* neuroendokriner Tumoren wird auf die entsprechenden Ausführungen auf S. 316 u. 477 verwiesen. *Amphikrine Karzinoide (sog. Becherzellkarzinoide)* sind im kolorektalen Bereich offenbar seltener als im Dünndarm oder in der Appendix. Auch *mischdifferenzierte Tumoren (Karzinoid-Adenokarzinom)* sind selten.

Differentialdiagnose: kleinzellige neuroendokrine Karzinome – kloakogene Karzinome[21].

Klinik, Verlauf, Prognose. Die klinischen Symptome sind *vielfältig* und keineswegs karzinoidtypisch. Häufigkeitsangaben schwanken beträchtlich: *Schmerzen* (81%), *Gewichtsverlust* (69%), *Anämie* (62%), *palpable Tumoren* (62%), *Inappetenz, Obstipation, Diarrhö (31–43%). In vielen Fällen bleiben vor allem kleine Karzinoide asymptomatisch. Sie werden zufällig z. B. bei rektoskopischen Untersuchungen gefunden.*

Die *Prognose* hängt im wesentlichen davon ab, ob sich der Tumor maligne verhält, d. h., ob er *eindeutig invasiv* wächst bzw. *metastasiert* (die diesbezügliche Problematik der Dignitätsbeurteilung ist ausführlich in Kap. 5 diskutiert worden; ▷ S. 478). In verschiedenen Statistiken werden eindeutige *Korrelationen* zwischen der *Tiefeninvasion (Muscularis propria)* und der *Metastasierungsquote* in regionale Lymphknoten konstatiert[15].

Ein weiterer prognostisch wichtiger Parameter ist der *Tumordurchmesser*. Bei Karzinoiden unter 2 cm Durchmesser fehlen Metastasen oder sind sehr selten (< 5%)[15].

Karzinoidsyndrome sind bei Kolonkarzinoiden selten, bei Rektumkarzinoiden eine ausgesprochene Rarität.

Zweitkrankheiten, die auf eine mögliche biologische Wirkung der Karzinoide bezogen werden können, sind *Ulcera ventriculi et duodeni* (13,2%) und ein *Diabetes mellitus* (15,6%). *Synchrone* und/oder *metachrone Zweittumoren* (kolorektale Karzinome, Mamma-, Prostata-, Zervix- und Harnblasenkarzinome) sind relativ häufig (31%)[15].

Therapieempfehlungen[15, 16, 18]

- Für *Rektumkarzinoide* unter 2 cm Durchmesser wird die einfache Excision als ausreichend erachtet[17]. Dies gilt allerdings nicht für Karzinoide mit tiefer Invasion (Muscularis propria). Im Einzelfall werden Second-look-Operationen mit Metastasensuche empfohlen. Bei Tumoren über 2 cm Durchmesser bzw. mit tiefer Invasion kleinerer Tumoren werden je nach Sitz des Tumors die Rectotomia anterior oder posterior, die Resektion mit Deszendorektostomie oder eine abdominoperineale Rektumamputation empfohlen.
- Bei *Kolonkarzinoiden* sollte eine Radikaloperation angestrebt werden.

Literatur

1.–10. Weiterführende Literatur (▷ S. 534)
11. Berge T, Linell F (1976) Carcinoid tumours. Frequency in a defined population during a 12-year-period. Acta Pathol Microbiol Scand [A]84:322–339
12. Federspiel BH, Burke AP, Sobin LH, Shekita KM (1990) Rectal and colonic carcinoids. A clinicopathologic study of 84 cases. Cancer 65:135–140
13. Gaffey MK, Mills SE, Lack EE (1990) Neuroendocrine carcinomas of the colon and rectum. A clinicopathologic, ultrastructural, and immunhistochemical study of 24 cases. Am J Surg Pathol 14:1010–1023
14. Moyana TN, Satkunam N (1993) Crypt cell proliferative microcnests in rectal carcinoids. An immunohistochemical study. Am J Surg Pathol 17:350–356
15. Naunheim KS, Zeitels J, Kaplan EL, et al. (1983) Rectal carcinoid tumors – treatment and prognosis. Sur 94:670–676
16. Nommels R (1981) Neuroendocrine Tumoren (Apudome) des Colon und Rectum (Eine klinisch-pathologische Untersuchung von 61 Fällen). Med Inaug-Diss, Kiel.
17. Orloff MJ (1971) Carcinoid tumors of the rectum. Cancer 28:175–180
18. Rumpf P, Ulrich B, Krian A, Borchard F (1976) Rektumkarzinoide. Dtsch Med Wochenschr 101:1531–1533
19. Suster G, Weinberg AG, Graivier L (1977) Carcinoid tumor of the colon in a child. J Pediatr Surg 12:739–742
20. Taxy JB, Mendelsohn G, Gupta PK (1980) Carcinoid tumors of the rectum. Silver reactions, fluorescence, and serotonin content of the cytoplasmic granules. Am J Clin Pathol 74:791–795
21. Wick MR, Weatherby RP, Weiland LH (1987) Small cell neuroendocrine carcinoma of the colon and rectum: Clinical, histologic, and ultrastructural study and immunohistochemical comparison with cloacogenic carcinoma. Hum Pathol 18:9–21

Mesenchymale Tumoren

Benigne und maligne mesenchymale Tumoren sind im Bereich des Dickdarmes *selten*. Eine klinische Symptomatik, z. B. in Form von Blutungen und/oder chronischen Ileusbeschwerden bzw. Invaginationen, ist kaum je entwickelt, zumindest nicht bei den gutartigen Tumorformen (s. unten). Mesenchymale Tumoren werden deshalb *häufig nur als Zufallsbefunde bei Laparotomien oder Obduktionen* gefunden.

Die *differentialdiagnostischen Probleme (Stroma-Tumoren)*[13, 28] und die diagnostischen Möglichkeiten der Immunhistologie sind ausführlich auf S. 302 erörtert worden.

Myogene Tumoren (Leiomyom, myogene Sarkome)

- Kolorektale *Leiomyome* (ICD-O M-8890/0) sind selten. Nur etwa 3% bzw. 7% der gastrointestinalen Leiomyome sind im Kolon bzw. im Rektum lokalisiert. Sie liegen *intraluminal, intra- oder extramural* bzw. *intraluminal* und *extrakolisch (extramural)* mit sanduhrförmiger Einschnürung der Darmwand[39]. Ausgangspunkte sind die Muscularis mucosae (meist kleine Tumoren), die Muscularis propria (oft größere Tumoren mit der Neigung zu Ulzerationen und Blutungen) oder die Gefäßwände. Je nach Lage innerhalb oder außerhalb der Muscularis propria sind die Tumoren fixiert oder verschieblich. Die Konsistenz ist fest oder bei regressiven Veränderungen weich und von Blutungen durchsetzt. Meist liegen sie in der Vorder- oder Seitenwand des Rektums, während das Leiomyosarkom (s. unten) am häufigsten in der Hinterwand lokalisiert ist[39]. Histologisch be-

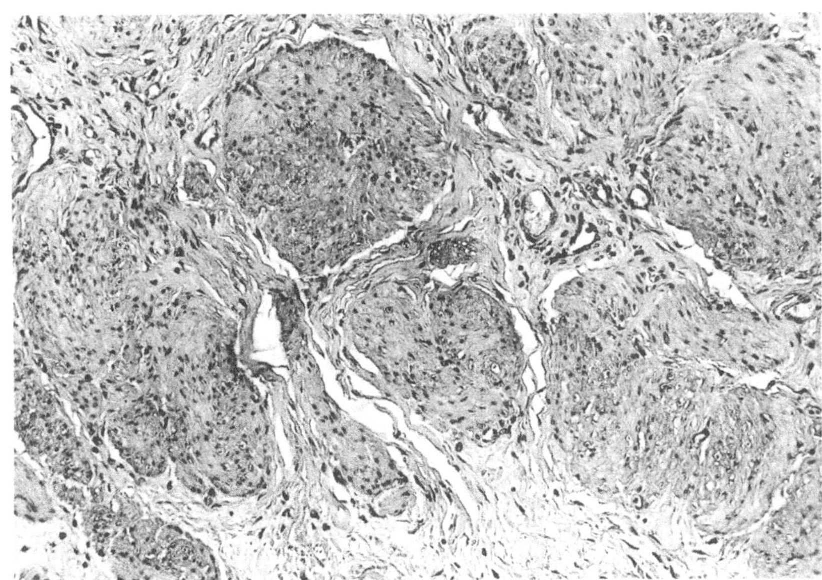

Abb. 7.63. Multiple, intramural gelegene Leiomyome. H.E. (Vergr. 170 : 1). (Aus Otto et al.[8])

stehen leiomyomatöse Tumoren aus einem Geflecht glatter Muskelfasern mit wechselndem Gehalt an Gefäßen und kollagenen Fasern.

- Als *Leiomyomatosis coli* (ICD-O M-8890/1) wurde ein disseminiertes Auftreten (Abb. 7.63) kleiner (infiltrierender?), klinisch aber gutartiger Leiomyome beschrieben[23, 44, 48].
- *Leiomyoblastome (epitheloides Leiomyom)* (ICD-O M-8891/0) bzw. *maligne Leiomyoblastome* (ICD-O M-8891/3). Sie sind als eigenständige Tumorentität der glatten Muskulatur (des Magens) seit 1960 bekannt[36]. Im kolorektalen Bereich sind Leiomyoblastome *sehr selten* und nach unserer Kenntnis durchweg maligne (mit diffuser Metastasierung).
- *Leiomyosarkome* (ICD-O M-8890/3). Selten, etwa 1% aller malignen kolorektalen Tumoren sind myogene Sarkome. Der Tumor ist im Rektum etwas häufiger als im Kolon (2,5:1). Kolorektale Leiomyosarkome findet man in jedem *Lebensalter* . Beide *Geschlechter* sind gleich häufig betroffen[33, 41, 45, 47]. Obstipationen, Schmerzen und rektale Blutungen sind häufig geklagte Symptome.
  Morphologisch zeigen myogene Sarkome die gleichen Beziehungen zur Darmwand wie ihr benignes Pendant. Leiomyosarkome sind von grau-gelber Farbe. Die *Konsistenz* wechselt zwischen fest, gummiartig und weich. Die *Schnittfläche* kann Blutungen, Nekrosen und Pseudozysten aufweisen. Das histologische Differenzierungsmuster entspricht weitgehend demjenigen der extraintestinalen Leiomyosarkome[21]. Die *prognostische Wertung* impliziert die Zahl der Mitosen, das Ausmaß von Nekrosen und Blutungen[21]. Die *Ausbreitung* der kolorektalen Leiomyosarkome erfolgt vorwiegend *per continuitatem* auf die Umgebung (peri- und ischiorektales Fettgewebe, Mesokolon, Peritoneum) und *hämatogen* (Leber, Lungen, Skelettsystem). *Lymphknotenmetastasen sind selten*[20, 22, 23].
  Mögliche *Komplikationen* sind: *Blutungen, chronische Blutungsanämie*[14], *Perforation* in die Bauchhöhle bei Tumornekrose durch Ischämie und Bakterienbesiedlung[47] sowie *Obstruktion der Darmlichtung*[47]. *Die Prognose* ist insgesamt schlecht (Fünfjahresüberlebensraten von 20–25%).

Lipome, Lipomatose

- Häufigkeitsangaben über kolorektale Lipome (ICD-O M-8850/0) sind breit gestreut. In *Sektionsstatistiken* schwankt die Häufigkeit zwischen 0,4 und 4,9%[20]. Meist handelt es sich um *singuläre, submukös* (bis 90%) gelegene und vergleichsweise *kleine* Tumoren (mittlere Tumorgröße: 2 cm), die kaum je eine klinische Symptommatik verursachen. *Größere Lipome* (Riesenlipome von 22 cm Durchmesser) verursachen *Blutungen, Obstruktionen* bzw. *Invaginationen*[25].
  Lipome sind in der Regel rundlich, weich, gelegentlich kurz gestielt und von leuchtend gelber Farbe (Abb. 7.64). Sie sind aufgebaut aus univakuolärem Fettgewebe, durchzogen von unterschiedlich breiten Bindegewebssepten.
- *Lipomatose:* Extrem selten sind multiple, in die Darmlichtung sich projizierende Lipome im Sinne einer *lipomatösen Polypose*[27, 49]. Da in diesen Fällen Kombinationen mit subserösen „lipomatösen Infiltrationen" und mit z. T. extremen Vergrößerungen der Appendices epiploicae vorkommen, handelt es sich wahrscheinlich um *hamarto-*

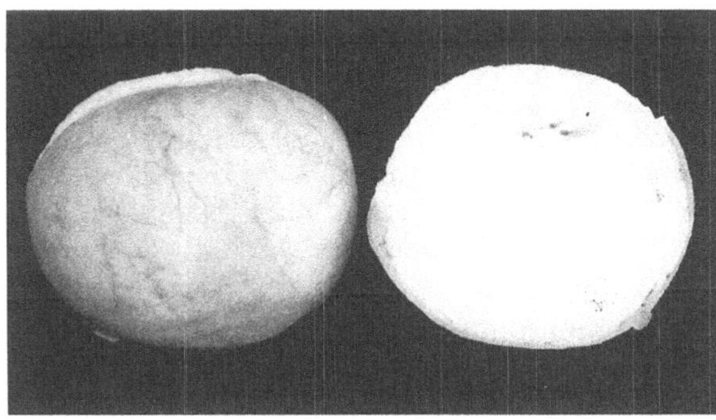

Abb. 7.64. Submuköses Lipom, Kolon. Aufsicht und Schnittfläche. Polypektomiepräparat

matöse Läsionen und nicht um echte Tumoren[46] *(rektale Lipomatose:[25])*.

- *Liposarkome* (ICD-O M-8850/3) sind extrem selten[12].

Vaskuläre Tumoren

Hämangiom (ICD-O M-9120/0)

Etwa 1/3 der ingesamt seltenen Hämangiome des Magen-Darm-Traktes liegt im rektosigmoidalen Bereich[34].

- Die häufigste hämangiomatöse Läsion im Bereich des Dickdarms ist das *kavernöse Hämangiom* (ICD-O M-9121/0), vor allem rektosigmoidal lokalisiert. *Diffuse Manifestationen* sind extrem selten. Sie werden gelegentlich im Zusammenhang mit einem *Klippel-Trenaunay-Syndrom* beobachtet[24, 43] (Abb. 7.65). Die kavernösen Hämangiome durchsetzen oft die gesamte Darmwand und oft auch das parakolische und pararektale Weichgewebe. Die leicht protuberante Mukosa erscheint bläulich-schwarz koloriert, schwammartig in der Konsistenz. Ausgesprochen *polypoide Läsionen* sind selten. Relativ häufig findet man Phlebolithen (Röntgendiagnostik!). Der histologische Aufbau der hämangiomatösen Läsionen des Dickdarms entspricht dem anderer Lokalisationen[21]. Kombinationen mit hämangiomatösen Läsionen der Haut werden realtiv häufig beobachtet (z. B. Blue rubber bleb nevus-Syndrom; ▷ Angiodysplasie).

Die *Prognose* der gastrointestinalen Hämangiomatose ist einigermaßen problematisch, da *massive, gelegentlich tödliche Blutungen* auftreten können. Besonders groß ist die Blutungsgefahr beim *Kasabach-Merritt-Syndrom*, da ausgedehnte Hämangiome zu einer Thrombopenie und Verbrauchskoagulopathie führen können[34].

> Banale kolorektale Hämangiome, die endoskopisch-bioptisch diagnostiziert werden können[42], müssen differentialdiagnostisch vor allem von der Angiodysplasie abgegrenzt werden. Für die Differentialdiagnose sind angiographische Befunde von besonderer Bedeutung.

- Unter den *angiogenen Sarkomen* spielt derzeit das *Kaposi-Sarkom* (ICD-O M-9140/3) im Rahmen von HIV-Infektionen eine besondere Rolle (▷ S. 578).
- *Epitheloide* (Flechter et al[22]) *Angiosarkome*[50]: Keratinpositive Tumorzellen (DD: großzellig-undifferenzierte Karzinome[22]).

Lymphangiom (ICD-O M-9170/0)

Während lymphangiomatöse Läsionen im Dünndarm häufiger vorkommen, sind sie im Kolon und Rektum außerordentlich *selten*[17, 18, 35, 38]. Das Kolon scheint häufiger betroffen als das Rektum. Es handelt sich z. T. um *flache Erhabenheiten* , z. T. um *polypoide Läsionen,* die kolonoskopisch abgetragen werden können. Extrem selten sind *diffuse lymphangiomatöse Läsionen* des ganzen Kolons (exsudative Enteropathie, Kaliumverlustsyndrom).

Mikroskopisch findet man unterschiedlich große, zumeist stark dilatierte und dünnwandige Lymphgefäße, die von einem flachen Endothel ausgekleidet werden. Mithin entspricht der histologische Aufbau der kolorektalen Lymphangiome dem anderer Lokalisationen[21].

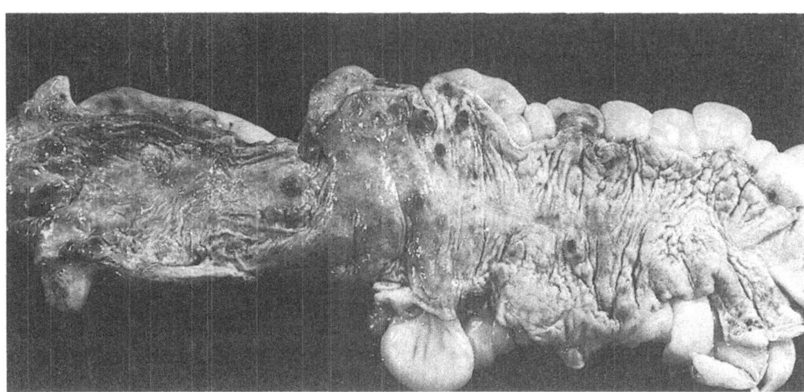

Abb. 7.65. Polypoid-knotige Hämangiomatose des Rektums bei Klippel-Trenaunay-Syndrom (Präparat: Prof. Dr. Dr. h. c. mult. W. Doerr)

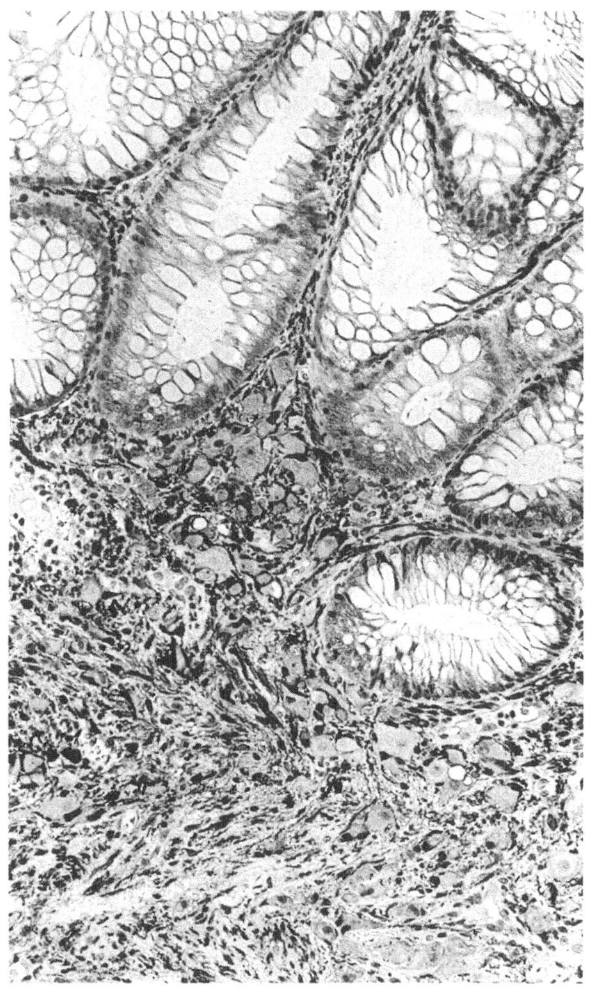

Abb. 7.66. Ganglioneuromatose bei klinisch bekanntem M. Recklinghausen. Kolonbiopsie. Im Schleimhautstroma Ganglienzellen und Nervenfasern. H.E. (Vergr. 156 : 1)

Die *Diagnose an einer Schleimhautbiopsie* muß das endoskopische Bild mitberücksichtigen. Rote Flecken, die außerdem bei Berührung bluten, sprechen auch dann für ein Hämangiom, wenn histologisch keine Erythrozyten in den Gefäßlichtungen nachweisbar sind. Diese können beim Einbetten und Schneiden herausgefallen sein [16].

Neurogene Tumoren

In der WHO-Klassifikation von 1989 werden *Neurilemmome* (ICD-O M-9560/0) (Schwannome), *Neurofibrome* (ICD-O M-9540/0 bzw. 9540/1) (Neurofibromatose), *Granularzell-Tumoren* (ICD-O M-9580/0) (granuläre Neurome, Myoblastenmyome, Abrikossoff-Tumoren) und *Ganglioneurome* (ICD-O M-9490/0 bzw. 9491/0) (Ganglioneuromatose) unterschieden (Tabelle 7.25). Sie sind im kolorektalen Bereich durchweg *selten* (▷ auch Kap. 5) [15, 19, 29, 31, 37, 40].

Solitäre oder multiple Neurofibrome des Dickdarms findet man gelegentlich bei der *Neurofibromatose von Recklinghausen* (ICD-O M-9540/1). Ganglioneurome (Abb. 7.66) kommen ebenfalls *solitär* oder als *diffuse Ganglioneuromatose vor* (▷ auch Kap. 5). Sie können in seltenen Fällen mit komplex aufgebauten neurogenen Läsionen kombiniert sein (Abb. 7.67 und 7.68).

Granularzelltumoren werden heute mehrheitlich den neurogenen Tumoren zugerechnet. Sie treten im kolorektalen Bereich zumeist singulär als relativ kleine Tumoren auf. Histologisch findet man die charakteristischen rundlich-ovalen, eosinophil granulierten Zellen (Abb. 7.69) . Die Existenz maligner Formen ist umstritten.

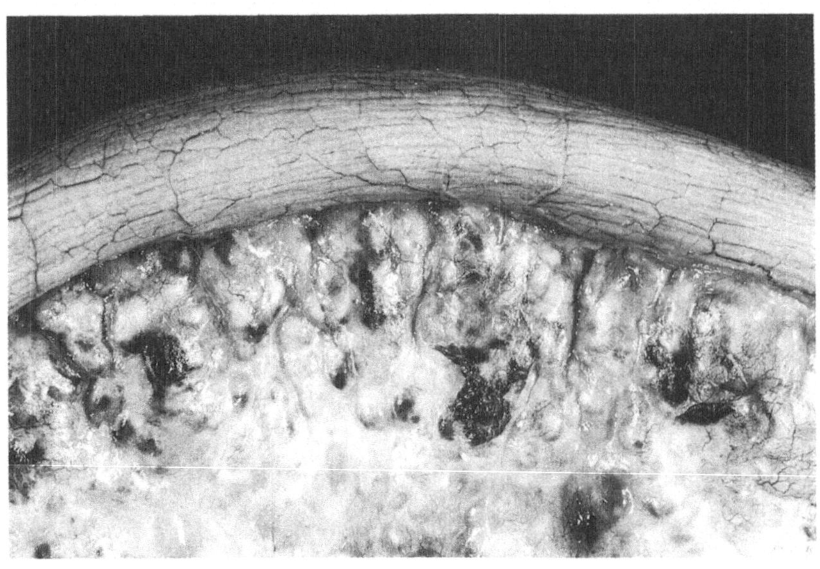

Abb. 7.67. Komplexe neurogene Läsion mit Anteilen eines plexiformen Neurofibroms mit plattenartiger Okkupation des Dünndarmmesenteriums, einer mukosalen Ganglioneuromatose und einer Hyperplasie der Plexus submucosus und myentericus (▷ Abb. 7.68). Operationspräparat, 4 Jahre altes Mädchen

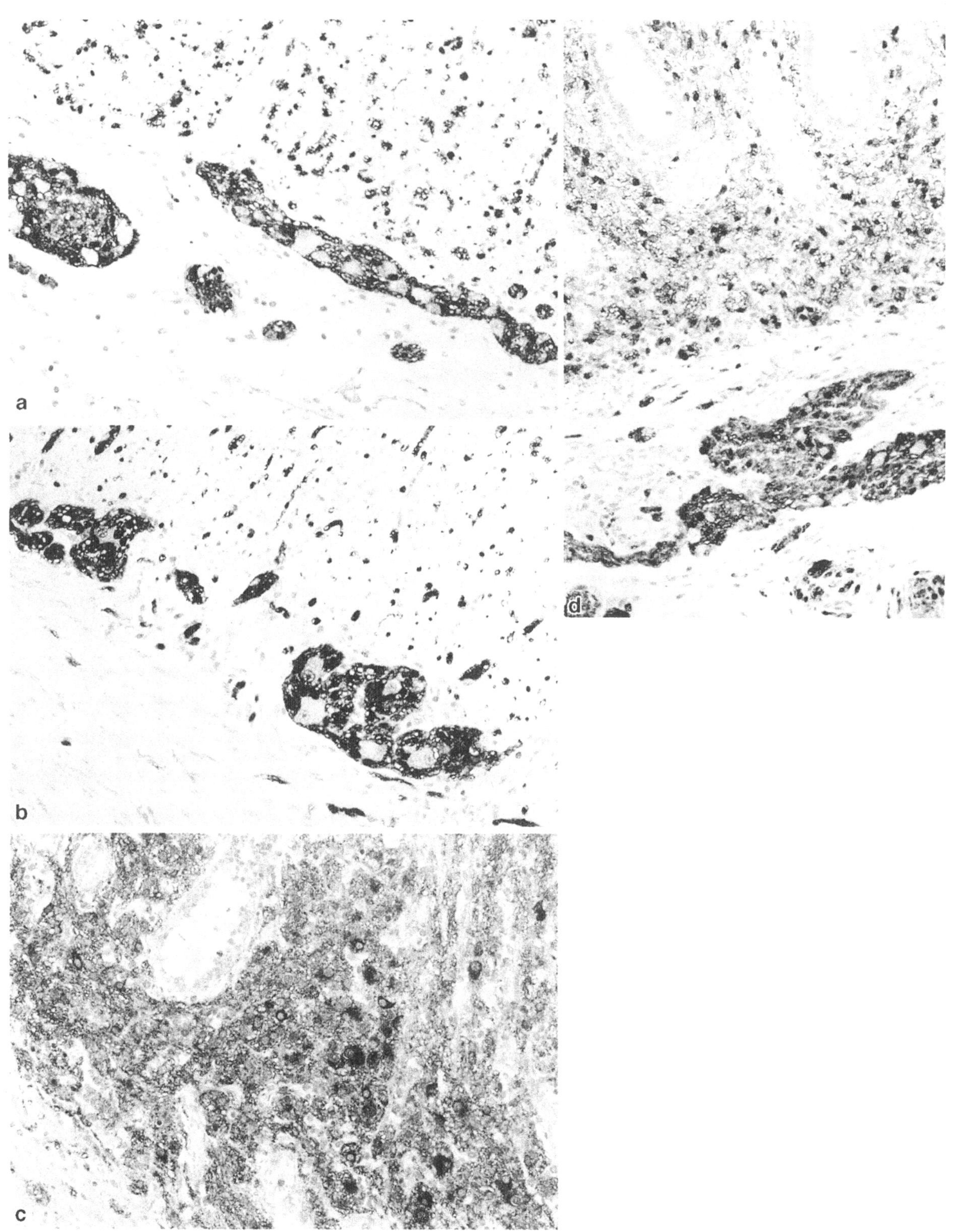

Abb. 7.68 a–d. Komplexe neurogene Läsion, wie in Abb. 7.67 makromorphologisch dargestellt. **a** Hyperplasie des Plexus submucosus mit Ausbildung von Riesenganglien. S-100-Protein (Vergr. 60:1). **b** Hyperplasie des Plexus myentericus. S-100-Protein (Vergr. 60:1). **c** Mukosale Ganglioneuromatose. NSE (Vergr. 60:1). **d** Mukosale Ganglioneuromatose und Hyperplasie des Plexus submucosus. S-100-Protein (Vergr. 60:1)

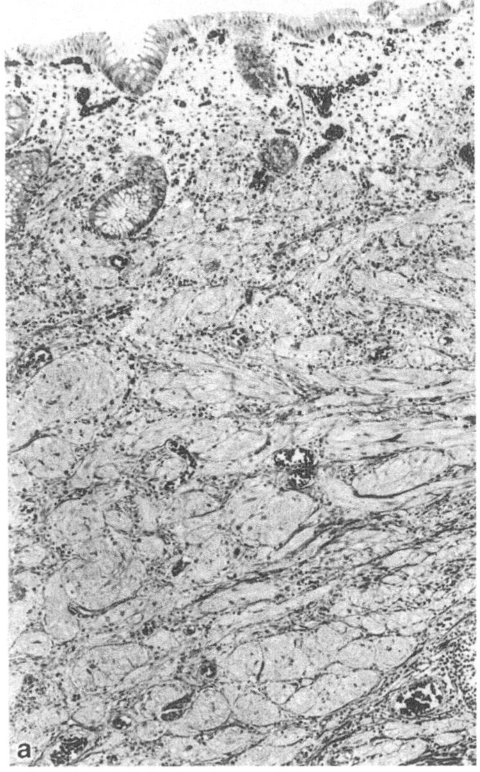

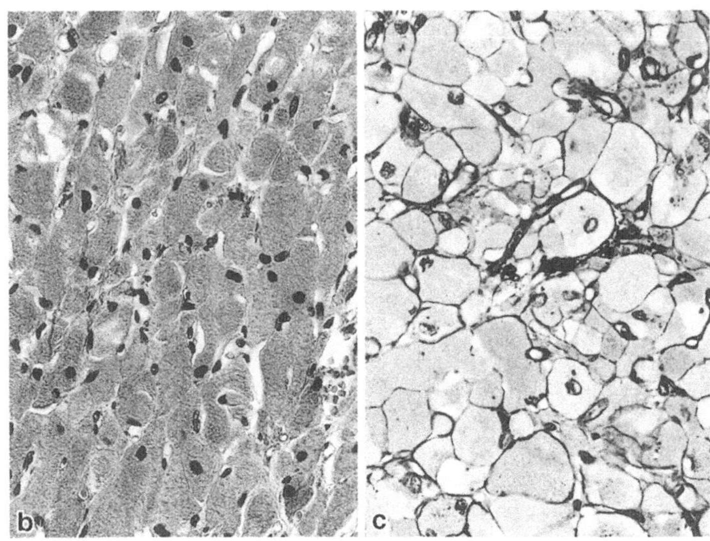

Abb. 7.69 a–c. Granularzelltumor, Kolon. Polypektomiepräparat, **a** Übersicht. An der Oberfläche weitgehend normale Dickdarmschleimhaut. Vorwiegend in der Submukosa rund-ovale und granulierte Tumorzellen. Masson-Goldner (Vergr. 80 : 1). **b, c** Ausschnittvergrößerungen: **b** Rund-ovale Tumorzellen mit azidophil granuliertem Zytoplasma. H.E. (Vergr. 350 : 1) **c** Versilberung nach Movat (Vergr. 375 : 1). (Aus Otto et al.[8])

Literatur

1.–10. Weiterführende Literatur (▷ S. 534)
11. Alexander RM, Cone LA (1977) Malignant melanoma of the rectal ampulla: report of a case and review of the literature. Dis Colon Rectum 20:53–55
12. Allen PW (1981) Tumors and proliferations of adipose tissue. A clinicopathologic approach. Masson New York Paris Barcelona Milano
13. Appelman HD (1990) Mesenchymal tumors of the gut: historical perspektives, new approaches, new results, and does ist make any difference? In: Goldman H, Appelman HD, Kaufman N (eds) Gastrointestinal pathology. Williams & Wilkins, Baltimore, pp 220–246
14. Astarjian NK, Tseng CH, Keating JA, Koo BY, Reynoso G (1977) Leiomyosarcoma of the colon. Report of a case. Dis Colon Rectum 20:139–143
15. Baril A, Bayle JJ, Boucheron S, Dano P, Meley J (1983) Une localisation colique à forme pseudo-polypeuse révelatrice d'une neurofibromatose de Recklingshausen. Arch Anat Cytol Pat 31:256–259
16. Bartelheimer W, Remmele W, Ottenjann R (1972) Coloscopic recognition of hemangiomas in the colon ascendens. Case report of so-called cryptogenic gastrointestinal bleeding. Endoscopy 4:109–114
17. Berardi RS (1974) Lymphangioma of the large intestine: report of a case and review of the literature. Dis Colon Rectum 17:265–272
18. Corman ML, Haggitt RC (1973) Lymphangioma of the rectum. Report of a case. Dis Colon Rectum 16:524–529
19. D'Amore ESG, Maivel JC, Pettinato G, Niehans GA, Snover DC (1991) Intestinal ganglioneuromatosis: mucosal and transmural types. A clinicopathologic and immunohistochemical study of six cases. Hum Pathol 22:276–286
20. Deeth TM, Dodds WJ (1972) The radiology corner. Lipoma of the colon. Am J Gastroenterol 58:326–331
21. Enzinger FM, Weiss SW (1988) Soft tissue tumors, 2nd edn. Mosby, St Louis Washington Toronto
22. Fletcher CDM, Beham A, Bekir S et al (1991) Epithelioid angiosarcoma of deep soft tissue: a distinctive tumor readily mistaken for an epithelial neoplasm. Am J Surg Pathol 15:915–924
23. Freni SC, Keeman JN (1977) Leiomyomatosis of the colon. Cancer 39:263-266
24. Ghahremani GG, Kangarloo H, Volberg F, Meyers MA (1976) Diffuse cavernous hemangioma of the colon in the Klippel-Trenaunay syndrome. Radiology 118:673–678
25. Goldfain D, Potet F, Chauveinc L, Rozenberg H (1981) Lipomatose rectale. Association à une lipomatose pelvienne? Gastroenterol Clin Biol 5:884–891
26. Gordon RT, Beal JM (1978) Lipoma of the colon. Arch Surg 113:897–899
27. Greiner L (1980) Diffuse Kolon-Lipomatose mit Riesendivertikeln. Med Welt 31:1380–1381
28. Haque S, Dean PJ (1992) Stromal neoplasms of the rectum and anal canal. Hum Pathol 23:762–767
29. Herbay A v, Mechtersheimer G, Otto HF (1992) Tumoren und tumorähnliche Läsionen des enteralen Nerven-Systems. Verh Dtsch Ges Pathol 76:417
30. Herrington JL, Mody B, Lowery ER (1979) Primary malignant leiomyoblastoma of the sigmoid colon. Am Surg 45:755–757
31. Johnston J, Helwig EB (1981) Granular cell tumors of the gastrointestinal tract and perianal region. A study of 74 cases. Dig Dis Sci 26:807–816
32. Khan MY, Schweitzer EJ, Mahal PS (1983) Epithelioid leiomyosarcoma (malignant leiomyoblastoma) of the colon. Dis Colon Rectum 26:618–621
33. Labow SB, Hoexter B (1977) Leiomyosarcoma of the rectum. Radical vs. conservative therapy and report of three cases. Dis Colon Rectum 20:603–605
34. Lambrecht W (1973) Kavernöse Hämangiomatose des Rektosigmoids. Z Kinderchir 13:470–474

35. Lawson JP, Myerson PJ, Myerson DA (1976) Colonic lymphangioma. Gastrointest Radiol 1:85-89
36. Martin JF, Bazin P, Feroldi J, Cabanne F (1960) Tumeurs myoides intramurales de l'estomac. Considérations microscopiques à propos de 6 cas. Ann Anat Pathol (Paris) 5:484-497
37. Munro KMH (1971) Ganglioneuromatosis of the sigmoid colon. Br J Surg 58:350-352
38. Nakagawara G, Kojima Y, Mai M, Akimoto R, Miwa K (1981) Lymphangioma of the transverse colon treated by transendoscopic polypectomy: report of a case and review of literature. Dis Colon Rectum 24:291-295
39. Nemer FD, Stoeckinger JM, Evans OT (1977) Smooth-muscle rectal tumors: a therapeutic dilemma. Dis Colon Rectum 20:405-413
40. Plenat F, Vignaud JM, Floquet J et al. (1984) La ganglioneuromatose intestinale: étude histochimique, histo-enzymologique et ultrastructurale d'une observation. Ann Pathol 4:131-136
41. Posen JA, Bar-Maor JA (1983) Leiomyosarcoma of the colon in an infant. A case report and review of the literature. Cancer 52:1458-1461
42. Rogers BH, Adler F (1976) Hemangiomas of the cecum. Colonoscopic diagnosis and therapy. Gastroenterology 71:1079-1082
43. Silber R (1980) Über eine segmentale Hämangiomatose des distalen Kolons bei einem Patienten mit einem Klippel-Trenaunay-Syndrom. Med Welt 31:442-445
44. Spaun E, Nielsen L (1986) Leiomyomatosis of the colon and mesentery: report of a case. Am J Gastroenterol 81:385-388
45. Stavorovsky M, Jaffa AJ, Papo J, Baratz M (1980) Leiomyosarcoma of the colon and rectum. Dis Colon Rectum 23:249-254

Malignes Melanom[11]

Von ca. 180 malignen Melanomen des Anus und Rektums, die bis 1977 mitgeteilt waren, lagen nur 17 in der *Ampulla recti* oder im *Rektosigmoid,* ohne daß die Analregion beteiligt war. Meist handelte es sich um Patienten im *6. und 7. Lebensjahrzehnt* (jüngster Patient: 43 J. , ältester Patient: 68 J.), das *Geschlechtsverhältnis* betrug m : w = 2 : 1. Die Melanome saßen *3–15 cm oberhalb des Anus.* Die *Prognose* ist ausgesprochen schlecht[12].

Sekundäre Tumoren (Metastasen)

(ICD-O M-8000/6)

Sie sind im kolorektalen Bereich *selten* und liegen meist in den *äußeren Schichten* der Darmwand *(exzentrisch, annulär).* Vor allem diffus metastasierende Karzinome *(Mamma, Magen)* können primäre Kolon- bzw. Rektumkarzinome vortäuschen *(Linitis plastica). Prostatakarzinome* oder *Karzinome des Uterus und der Ovarien* können direkt, *per continuitatem,* in das Rektum einwachsen.

Zur *differentialdiagnostischen* Zuordnung ist ggf. der Einsatz histochemischer und immunhistologischer Techniken erforderlich: Muzikarmin, Diastase-PAS, CEA, prostataspezifisches Antigen, prostatische saure Phosphatase (auch in den meisten Rektumkarzinoiden enthalten!), plazentare alkalische Phosphatase, Laktalbumin, verschiedene Keratine u. a. m.

Literatur

1.-10. Weiterführende Literatur (▷ S. 534)
11. Alexander RM, Cone LA (1977) Malignant melanoma of the rectal ampulla: report of a case and review of the literature. Dis Colon Rectum 20:53-55.
12. Haubrich WS, Berk Je (1976) Malignant tumors of the colon and rectum. Part I. General considerations. In: Bockus HL (ed) Gastroenterology, 3rd edn, vol 2. Saunders, Philadelphia London Toronto, pp 1009-1044

Tumorähnliche Läsionen

Die tumorähnlichen Läsionen sind nach der WHO in Tabelle 7.24 zusammengefaßt. Soweit es sich um Erhebungen über das Schleimhautniveau handelt, deckt sich der Begriff mit dem der *nichtneoplastischen Polypen.*

Hamartomatöse Läsionen

Sie sind definiert als „a tumor-like but primarily non-neoplastic malformation or inborn error of tissue development characterised by abnormal mixture of tissues indigenous to the part with excess of one or more of these, and with evidence of an underlying developmental abnormality, which may show itself at birth or by excessive growth in the postnatal period." Es handelt sich um systemische (dysontogenetische) Fehlbildungen, nicht selten mit blastomatösem Einschlag.

Peutz-Jeghers-Polypen und Polypose

Diese Polypenform wurde auf S. 484 ausführlich besprochen. Nach Utsunomiya et al.[39] ist das Kolon in 53,2%, das *Rektum* in 32% am Peutz-Jeghers-Syndrom beteiligt. Die *maligne Entartung* von Peutz-Jeghers-Polypen selbst ist auch für den kolorektalen Bereich ein *extrem seltenes* Ereignis[28] (▷ S. 485). Gleichwohl signalisieren Peutz-Jeghers-Polypen eine besondere Karzinomsuszeptibilität der intestinalen Schleimhaut.

Juvenile Polypen und Polypose

Epidemiologie. Juvenile Polypen (kongenitale Polypen, Retentionspolypen, juvenile Adenome) treten ganz überwiegend *vor dem 10. Lebensjahr* auf. Sie sind die häufigste Polypenart im Kindesalter (Altersdurchschnitt 4-6 Jahre; nach dem 10. Lebensjahr seltener). Ein *2. Häufigkeitsgipfel* findet sich *zwischen dem 17. und 25. Lebensjahr*[31] (sog. adulte

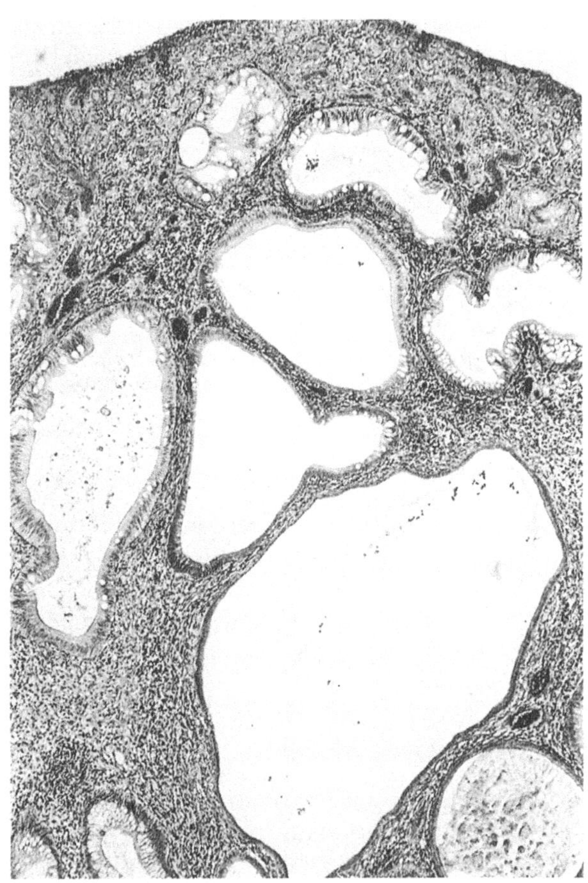

Abb. 7.70. Juveniler Polyp, Polypektomiepräparat. Schnittfläche mit zystischer Drüsendilatation („Retentions"-Polyp). Die Oberfläche ist z. T. ulzeriert, das Polypenstroma ist entzündlich infiltriert. Im Polypenstroma keine Muskelfasern (!). H. E. (Vergr. 70 : 1)

Gruppe). Bei *Erwachsenen* entfallen auf juvenile Polypen 0,5–3,3% aller endoskopisch entfernten Polypen [18].

Obwohl juvenile Polypen den Prototyp kindlicher Dickdarmpolypen darstellen, sind sie insgesamt selten (Häufigkeitsangaben zwischen 0,075 und 3,74% [21,34]). Das *männliche Geschlecht* ist bevorzugt betroffen (m : w = 2 : 1), eine *familiäre Belastung* ist seit langem bekannt [31].

Ätiologie und Pathogenese. Vorstellungen zur Ätiologie und Pathogenese juveniler Polypen sind umstritten. Diskutiert werden *entzündliche, allergische* und *hereditäre* Faktoren [31, 36]. Möglicherweise gehen juvenile Polypen im Zuge entzündlicher Veränderungen aus hyperplastischen Polypen hervor [12, 19, 26]. Der Polypenbildung soll eine *Störung der Zellkinetik (Regenerationsstörung)* zugrunde liegen, die zur Überalterung der Zellen (intrazelluläre Verkalkungen) führt [26]. In Anlehnung an Morson u. Dawson [5] werden juvenile Polypen nach der WHO-Klassifikation (Tabelle 7.24) auch als hamartomatöse Läsionen (der Lamina propria?) klassifiziert.

Lokalisation. Juvenile Polypen sind gutartige, nichtneoplastische Läsionen, die überwiegend *singulär* auftreten. In 14–20% findet man *multiple* Polypen, die in über 50% semental besonders akzentuiert angetroffen werden. Dysplasien bzw. adenomatöse Strukturkomponenten sind nahezu ausschließlich im Rahmen der juvenilen Polypose (s. unten) beschrieben worden. Juvenile Polypen sind *überwiegend im Rektum* und im *rektosigmoidalen Übergang* lokalisiert (82–89%). In oraler Richtung nimmt die Häufigkeit deutlich ab.

Morphologie. Makroskopisch handelt es sich um *gestielte, pendulierende* Polypen von *rundlicher* Form und *glatter Oberfläche.* Die *Größe* der Polypen schwankt zwischen 3 mm und 5 cm. Auf der *Schnittfläche* sind schon makroskopisch (Abb. 7.70) unterschiedlich große Zysten *(Retentionspolyp)* erkennbar.

Histologisch findet man inmitten eines *reich entwickelten Polypenstromas zystisch dilatierte, schleimgefüllte Drüsen.* Das begrenzende Epithel entspricht dem normaler Kolonschleimhaut. Es ist in stark dilatierten Zysten kubisch abgeflacht. Phänomene der *Epithelregeneration* sind regelmäßig zu beobachten, während *Dysplasien bzw. zelluläre Atypien extrem selten zu beobachten sind* [12]. *Die Oberfläche* ist häufig ulzeriert und blutig imbibiert. Das *Polypenstroma* enthält reichlich *Entzündungszellen* (vor allem eosinophile Granulozyten und Mastzellen), Fibroblasten, Kapillaren. Gelegentlich findet man Kryptenabszesse. *Lymphfollikel* sind selten, glatte Muskelfasern fehlen. *Extrem* selten sind *kartilaginäre* oder *ossäre Stromametaplasien.*

Verlauf, Komplikationen

- *Rezidivquote:* Sie ist mit 2,6–4% sehr niedrig [11, 31, 36].
- *Selbstamputation:* Sie wird in 1–10% aller Fälle im Kindesalter beobachtet [31], und der spontan abgegangene Polyp wird nicht selten von den Eltern zum Arzt gebracht [5].
- *Spontanrückbildung:* Sie kommt vor, ohne daß es aus verständlichen Gründen über die Häufigkeit verwertbare Angaben gibt [31].
- *Darmblutungen* (hellrotes Blut) sind häufig (75–95%), massive Blutungen kommen jedoch nicht vor [11, 20, 31]. Selten besteht eine höhergradige *Blutungsanämie* mit einem Hämatokrit unter 30 [11].
- *Peranaler Polypenprolaps:* Er wird bei jedem 3.–4. Patienten beobachtet [11, 20, 31].
- *Kombination mit Adenomen:* Sie wurde niemals [11, 20] bzw. nur sehr selten (1 Fall [18]) beobachtet, bei multiplen juvenilen Polypen ist sie häufiger [11].
- *Proteinverlustenteropathie:* Einzelbeschreibung bei einem 3½jährigen Jungen mit 12 juvenilen Kolonpolypen [13].

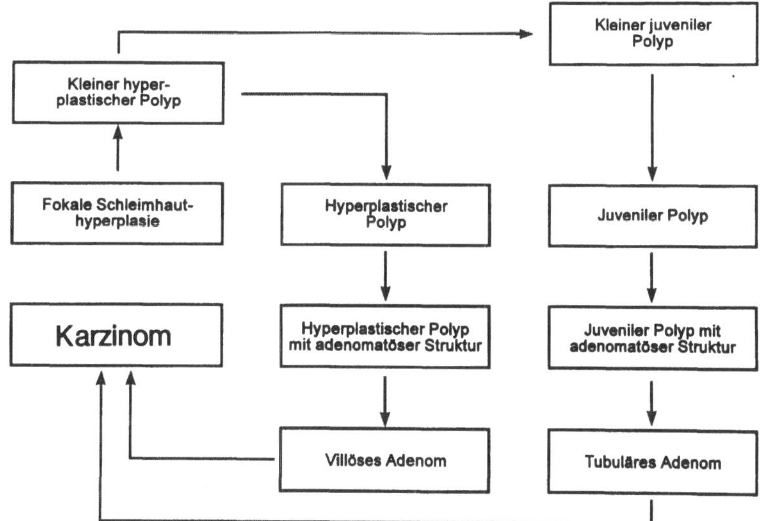

Abb. 7.71. Schematische Darstellung der möglichen formalpathogenetischen Beziehungen zwischen juvenilen und hyperplastischen Polypen einerseits und der Entwicklung von Adenomen und Karzinomen andererseits. Zusammengestellt nach Angaben der Literatur[12, 15, 19]

Juvenile Polypose

Die juvenile Polypose wurde u. W. erstmals 1964 von McColl et al.[27] beschrieben. Hinsichtlich der Polypenzahl ist sie keineswegs klar und eindeutig definiert. Sachatello et al.[33] und Shepherd u. Bussey[35] sprechen schon dann von einer Polypose, wenn mehr als 10 Polypen gefunden werden, andere erst bei 25 und mehr. Die Grenze zu multiplen juvenilen Polypen ist somit unscharf, z. T. willkürlich.

In der Literatur[33, 35] werden z. T. *3 Formen* der juvenilen Polypose unterschieden.

1) eine *juvenile Polypose des Säuglingsalters* (sog. infantile Form),
2) eine *juvenile Polypose des ganzen Gastrointestinaltraktes und*
3) eine *juvenile Polyposis coli.*

Bei den Formen 2) und 3) kann zwischen einer *nichtfamiliär gebundenen* und einer *familiär-gebundenen, erblichen Form* mit vermutlich autosomal-dominantem Erbgang[21] unterschieden werden. Die *sporadischen Fälle* von juveniler Polypose zeigen in etwa 20% kongenitale Fehlbildungen: intestinale Malrotationen, Meckel-Divertikel, mesenteriale Lymphangiome, Herzfehler (Fallot-Tetralogie, Coarctatio aortae, subvalvuläre Aortenstenose, Septumdefekte, Pulmonalstenose), Hypertelorismus, Hydrozephalus u. a. m.

Die *Prognose der infantilen Form* ist *ausgesprochen schlecht*. Die Säuglinge sterben infolge peranaler Blutungen, oft massiver Diarrhöen, maldigestiver Symptome und einer schweren Dehydratation[35].

Es erscheint fraglich, ob die infantile Form der juvenilen Polypose tatsächlich zur juvenilen Polypose gehört[33]. Ruymann[32] z. B., der bei einem 9 Monate alten Säugling mit gastrointestinal manifestierter juveniler Polypose eine schwere, progressive Kachexie, eine ausgeprägte Hypoproteinämie mit intestinalem Eiweißverlust und eine Alopezie fand, diskutiert, ob es sich nicht bei der syndromassoziierten infantilen Form der juvenilen Polypose um *früheste Manifestationen eines Cronkhite-Canada-Syndroms* handelt.

Beziehungen zur Adenomatosis coli

Es erscheint bemerkenswert, daß einerseits juvenile Polypen und Adenome synchron beobachtet werden können und daß andererseits juvenile Polyposen gehäuft in Familien mit einer Adenomatosis coli vorkommen[16, 40]. Stemper et al.[37] beschreiben zudem eine Sippe über 4 Generationen, bei der eine auffallend häufige Kombination zwischen solitären und multiplen juvenilen „Adenomen" einerseits und Karzinomen des Magens, des Duodenums, des Pankreas und des proximalen Kolons andererseits zu beobachten waren. Inzwischen liegen zahlreiche Berichte darüber vor, daß in den polypoiden Läsionen der juvenilen Polypose (sehr viel seltener in singulären Polypen) Dysplasien vom Typus adenomatöser Strukturdifferenzierungen auftreten können[12, 17, 25, 26, 38]. Die immer wieder diskutierten[12, 14, 19] formalpathogenetischen Beziehungen zwischen juvenilen und hyperplastischen Polypen einerseits und der möglichen Entwicklung von Adenomen und Karzinomen andererseits werden in Abb. 7.71 zusammengefaßt. Schließlich ist über ein *deutlich erhöhtes kolorektales Karzinomrisiko* bei *juveniler Polypose* berichtet worden[14, 15]. In diesem Zusammenhang sprechen Jass et al.[22, 30] von der juvenilen Polypose als einer *präkanzerösen Kondition.*

Literatur

1.–10. Weiterführende Literatur (▷ S. 534)
11. Franklin R, McSwain B (1972) Juvenile polyps of colon and rectum. Ann Surg 175:887–891

12. Goodman ZD, Yardley JH, Milligan FD (1979) Pathogenesis of colonic polyps in multiple juvenile polyposis. Report of a case associated with gastric polyps and carcinoma of the rectum. Cancer 43:1906–1913
13. Gourley GR, Odell GB, Selkurt J, Morrissey J, Gilbert E (1982) Juvenile polyps associated with protein-losing enteropathy. Dig Dis Sci 27:941–945
14. Grigioni WF, Alampi G, Martinelli G, Piccaluga A (1981) Atypical juvenile polyposis. Histopathology 5:361–376
15. Grotsky HW, Rickert RR, Smith WD, Newsome JF (1982) Familial juvenile polyposis coli. A clinical and pathologic study of a large kindred. Gastroenterology 82:494–501
16. Haggitt RC, Pitcock JA (1970) Familial juvenile polyposis of the colon. Cancer 26:1232–1238
17. Haggitt RC, Reid PJ (1986) Hereditary gastrointestinal polyposis syndromes. Am J Surg Pathol 10:871–887
18. Hancke E, Remmele W (1978) Colorectale Polypen. Pathologisch-anatomische und statistische Untersuchungen an 3037 Polypen. Chirurg 49:757–768
19. Hill MJ, Morson BC, Bussey HJR (1978) Aetiology of adenocarcinoma sequence in large bowel. Lancet I. 245–247
20. Holgersen LO, Miller RE, Zintel HA (1971) Juvenile polyps of the colon. Surgery 69:288–293
21. Horrilleno EG, Eckert C, Ackerman LV (1957) Polyps of the rectum and colon in children. Cancer 10:1210–1220
22. Järvinen H. Franssila KO (1984) Familial juvenile polyposis coli; increased risk of colorectal cancer. Case report. Gut 25:792–800
23. Jass JR, Bussey HJR, Williams CB, Morson BC (1987) Juvenile polyposis. a precancerous condition. Gut 28. 1367A
24. Jass JR, Williams CB, Bussey HJR, Morson BC (1988) Juvenile polyposis: a precancerous condition. Histopathology 13:619–630
25. Jones MA, Hebert JC, Trainer TD (1987) Juvenile polyp with intramucosal carcinoma. Arch Pathol Lab Med 111:200–201
26. Lipper S, Kahn LB, Sandler RS, Varma V (1981) Multiple juvenile polyposis. A study of the pathogenesis of juvenile polyps and their relationship to colonic adenomas. Hum Pathol 12:804–813
27. McColl I, Bussey HJR, Veale AMC, Morson BC (1964) Juvenile polyposis coli. Proc R Soc Med 57:896–897
28. Miller LJ, Bartholomew LG, Dozois RG, Dahlin DC (1983) Adenocarcinoma of the rectum arising in a hamartomatous polyp in a patient with Peutz-Jeghers sydrome. Dig Dis Sci 28:1047–1051
29. Mills SE, Fechner RE (1982) Unusual adenomatous polyps in juvenile polyposis coli. Am J Surg Pathol 6:177–183
30. O'Riordain DS, O'Dwyer PJ, Cullen AF, McDermott EW, Murphy JJ (1991) Familial juvenile polyposis coli and colorectal cancer. Cancer 68:889–892
31. Roth SI, Helwig EB (1963) Juvenile polyps of the colon and rectum. Cancer 16:468–479
32. Ruymann FB (1969) Juvenile polyposis with cachexia. Report of an infant and comparison with Cronkhite-Canada syndrome in adults. Gastroenterology 57:431–438
33. Sachatello CR, Hahn IS, Carrington CB (1974) Juvenile gastrointestinal polyposis in a female infant. Report of a case and a review of the literature of a recently recognized syndrome. Surgery 75:107–113
34. Schapiro S (1950) Occurrence of proctologic disorders in infancy and childhood; statistical review of 2700 cases. Gastroenterology 15:653–666
35. Shepherd NA, Bussey HJR (1990) Polyposis syndromes – an update. Curr Top Pathol 81:323–351
36. Silverberg (1970) Juvenile retention polyps of the colon and rectum. Dig Dis Sci 15:617–625
37. Stemper ThJ, Kent ThK, Summers RW (1975) Juvenile polyposis and gastrointestinal carcinoma. A study of a kindred. Ann Intern Med 83:639–646
38. Subramony C, Scott-Conner CEH, Skelton D et al. (1994) Familial juvenile polyposis. Study of a kindred: evolution of polyps and relationship to gastrointestinal carcinoma. Am J Clin Pathol 102:91–97
39. Utsunomiya J, Gocho H, Miyanaga T, Hamagucchi E, Kashimure A (1975) Peutz-Jeghers syndrome: Ist natural course and management. Johns Hopkins Med J 136:71–82
40. Veale AMO, McColl I, Bussey HJR, Morson BC (1966) Juvenile polyposis coli. J Med Genet 3:5–16

Heterotopien[11-16]

Heterotopien sind im kolorektalen Bereich durchweg selten, gelegentlich kombiniert mit Duplikaturen oder divertikelartigen Wanddefekten. Das Rektum ist häufiger betroffen als das Kolon oder die Appendix. Unter den ortsfremden Epithelverbänden sind vor allem *Magenschleimhaut vom Korpus- und Antrumtyp* (peptische Ulzerationen, Blutungen) und *Pankreasgewebe* bedeutsam. Extrem selten sind *epidermoide Differenzierungen.* Heterotope Magenschleimhaut (Meckel-Divertikel, Rektum) ist gelegentlich assoziiert mit Helicobacter pylori[16] (▷ Kap. 3)

Literatur

1.–10. Weiterführende Literatur (▷ S. 534)
11. Aterman K, Abaci F (1967) Heterotopic gastric and esophageal tissue in the colon. Am J Dis Child 113:552–559
12. Carlei F, Pietroletti R, Lomanto D (1989) Heterotopic gastric mucosa of the rectum - characterization of endocrine and mucin-producing cells by immunocytochemistry and lectin histochemistry. Report of a case. Dis Colon Rectum 32:159–164
13. DeCothi G, Newhold KM, O'Connor HJ (1989) Campylobacterlike organisms and heterotopic gastric mucosa in Meckel's diverticula. J Clin Pathol 42:132–134
14. Duphare H, Nijhawan S, Rana S (1990) Heterotopic gastric and pancreatic tissue in large bowel. Am J Gastroenterol 85:68–71
15. Picard EJ, Picard JJ, Jorissen J, Jardon M (1978) Heterotopic gastric mucosa in the epiglottis and rectum. Am J Dig Dis 23:217–221
16. Wolff M (1971) Heterotopic gastric epithelium in the rectum: A report of three new cases with a review of 87 cases of gastric heterotopia in the alimentary canal. Am J Clin Pathol 55:604–616

Hyperplastische (metaplastische) Polypen und Polyposis

Epidemiologie. Hyperplastische Polypen sind eine *außerordentlich häufige kolorektale Polypenart.* Gleichwohl sind Häufigkeitsangaben breit gestreut. Unter allen polypoiden Läsionen des Dickdarms soll ihr Anteil zwischen 25 und 80% liegen[15,19]. Auch Hancke u. Remmele[16] rechnen die hyperplastischen Polypen zur weitaus häufigsten Polypenart. Demgegenüber entfielen in der Biopsieserie von Sulser et al.[23] nur 5,7% aller Polypen auf den klinisch-prognostisch harmlosen hyperplastischen Polypen. In der Autopsiestudie von Eide u. Stalsberg[14] fanden sich hyperplastische Polypen in 16,5%. Aufgrund dieser unterschiedlichen Häufigkeitsangaben

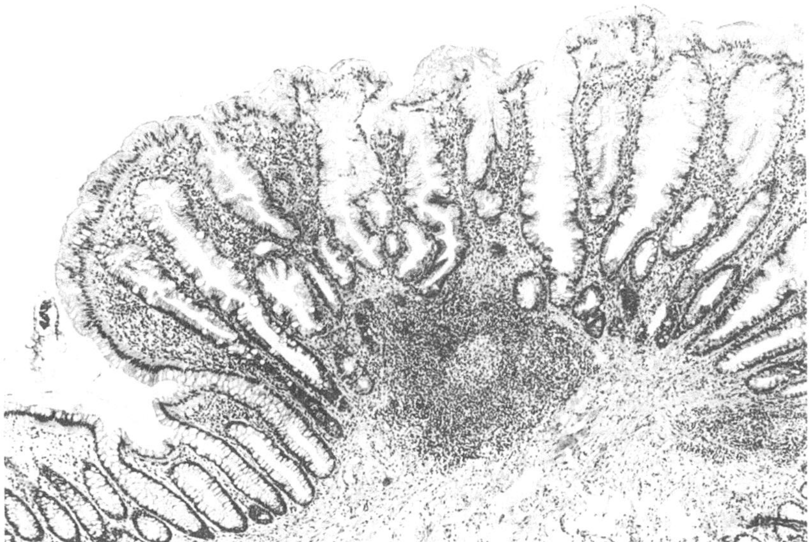

Abb. 7.72. Hyperplastischer Polyp der Rektumschleimhaut. *Links* normale Rektummukosa. *Rechts* deutlich vertiefte Schleimhautkrypten mit semizirkulären Epithelknospen (weitgehend ausdifferenzierte Becherzellen). H.E. (Vergr. 240 : 1)

wird gelegentlich zwischen *High-incidence* und *Low-incidence-Regionen* unterschieden [13].

Männer sind annähernd 4mal häufiger betroffen als Frauen. Vor dem 40. Lebensjahr sind hyperplastische Polypen selten. Der *mittlere Häufigkeitsgipfel* liegt bei 53 Jahren (Männer) bzw. bei 60 Jahren (Frauen).

Pathogenese. Der sägeblattartige Kryptenstruktur (Abb. 7.72) im histologischen Schnitt entsprechen bei räumlicher Rekonstruktion *semizirkuläre Epithel-„Falten" (ohne Basalmembran)*. Zellkinetisch ist die Proliferationszone über die mittleren Kryptenabschnitte hinaus zur Kryptenöffnung hin verlängert. Dies entspricht einer quantitativen Modifikation der normalen Regeneration des Darmepithels. Der hyperplastische Polyp weist sozusagen ein *Zuviel an differenzierten Zellen* auf. Die Differenzierungsfähigkeit des Epithels bleibt offenbar erhalten. Autoradiographische Befunde [19, 26] sprechen dafür, daß hyperplastische Polypen das *Produkt eines gestörten (verlangsamten) Reifungsprozesses sein könnten.*

Morphologie. Lokalisation. Hyperplastische Polypen kommen weitaus am häufigsten *im Rektum* und *Sigma* (organspezifisch) vor. Über 80% dieser Polypenart sind kleiner als 0,5 cm, sessil, flach-konkav, von gleicher oder hellerer Färbung als die Umgebung. 13–16% messen 0,5–1 cm, und nur 0,5–1% sind größer.

Histologisch zeigen hyperplastische Polypen verlängerte Schleimhautkrypten mit den für diese Polypenart typischen semizirkulären, büschelartigen oder pseudopapillären *Epithelknospen (saw-tooth configurations)* (Abb. 7.72). Das Epithel ist unterschiedlich differenziert. Man findet mukoide Zellen, vergleichbar den mukoiden Zellen der Magenschleimhaut (deswegen die frühere Bezeichnung *metaplastischer Polyp*), Becherzellen, absorptive Zellen (Elektronenmikroskopie), gelegentlich Paneth-Zellen. Zellatypien fehlen.

Hyperplastische Polypen treten *häufig multipel* auf. Wie bei den juvenilen Polypen gibt es keine scharfe Grenze zwischen multiplen Polypen und der *hyperplastischen Polypose* (> 10 > 30 > 50 > 100) [17, 22, 27]. Gelegentlich ist die *hyperplastische Polypose kombiniert mit Adenomen* [22, 27]. Bei der hyperplastischen Polypose werden derzeit regelmäßige kolonoskopische Kontrolluntersuchungen mit der Möglichkeit der Polypektomie im Abstand von 2–3 Jahren empfohlen.

Kombinierte adenomatös-hyperplastische Polypen. In unterschiedlicher Häufigkeit findet man in tubulären und tubulovillösen Adenomen hyperplastische Differenzierungsmuster, und ebenso weisen hyperplastische Polypen adenomatöse Differenzierungsmuster auf [11, 15, 21, 25, 27]. Williams et al. [27] vermuten, daß hyperplastisches Epithel unter dem Einfluß von karzinogenen Substanzen in gleicher Weise wie normales Schleimhautepithel Adenome hervorbringen kann.

Anmerkungen zur Frage des karzinomatösen Potentials hyperplastischer Polypen. Hyperplastische Polypen galten bislang als absolut gutartig. Die oben dargestellten Beobachtungen lassen gewisse Zweifel an diesem „Dogma" aufkommen:

- *Hyperplastische Polypen* und *Adenome* kommen *gehäuft syn- und metachron* und in *enger topographischer Beziehung* zueinander in gleichen Därmen oder Darmabschnitten vor [12],
- Hyperplastische Polypen kommen, mehr noch als Adenome, bevorzugt im *Rektum* und *Sigma* vor,

dem Hauptsitz auch der kolorektalen Karzinome,

- In *Populationen mit hohem Karzinomrisiko* sind hyperplastische Polypen *besonders häufig*. Ihre Inzidenz nimmt zu, wenn Patienten von Low-risk- in High-risk-Regionen übersiedeln. Jass[18] schließt aus dieser Situation, daß hyperplastische Polypen zwar nicht selbst eine Präkanzerose, möglicherweise aber einen *Marker für high-risk-Populationen* darstellen. Gelänge es, die Faktoren zu identifizieren, welche die Bildung hyperplastischer Polypen verursachen, so sei dies möglicherweise von wesentlicher Bedeutung für die Prävention des kolorektalen Karzinoms. Das Phänomen der karzinomassoziierten hyperplastischen Polypen bleibt kausalanalytisch vorerst aber noch offen;
- Patienten mit einer *hyperplastischen Polypose* entwickeln weit häufiger als solche mit singulären Polypen *hyperplastisch-adenomatöse Mischformen, Adenome und Karzinome*[11, 17, 21, 24].
- Die möglichen *formalpathogenetischen Beziehungen* zwischen hyperplastischen und juvenilen Polypen einerseits und der Entwicklung tubulärer und villöser Adenome andererseits wurden bereits auf S. 669 diskutiert (▷ auch Abb. 7.71)

Literatur

1.–10. Weiterführende Literatur (▷ S. 534)
11. Bengoechea O, Martinez-Penuela JM, Larrinaga Valerdi J, Borda F (1987) Hyperplastic polyposis of the colorectum and adenocarcinoma in a 24-year-old man. Am J Surg Pathol 11:323–327
12. Cappell MS, Forode KA (1989) Spatial clustering of multiple hyperplastic, adenomatous and malignant colonic polyps in individual patients. Dis Colon Rectum 32:641–652
13. Correa P (1978) Epidemiology of polyps and cancer. In: Morson BC (ed) Pathogenesis of colorectal cancer. Saunders, Philadelphia pp 126–152
14. Eide TJ, Stalsberg H (1978) Polyps of the large intestine in Northern Norway. Cancer 42:2839–2848
15. Goldman H, Ming S, Hickok DF (1970) Nature and significance of hyperplastic polyps of the human colon. Arch Pathol 89:349–354
16. Hancke E, Remmele W (1978) Colorectale Polypen. Pathologisch-anatomische und statistische Untersuchungen an 3037 Polypen. Chirurg 49:757–768
17. Jass JR (1980) Metaplastic polyps and polyposis of the colorectum. Histopathology 4:579–581
18. Jass JR (1983) Relation between metaplastic polyp and carcinoma of the colorectum. Lancet I:28–29
19. Lane N, Kaplan H, Pascal RR (1971) Minute adenomatous and hyperplastic polyps of the colon: divergent pattern of epithelial growth with specific associated mesenchymal changes. Gastroenterology 60:537–551
20. Lane N, Fenoglio CM, Kaye GI, Pascal RR (1978) Defining the precursor tissue of ordinary large bowel carcinoma: Implications for cancer prevention. In: Lipkin M, Good RA (eds) Gastrointestinal tract cancer. Plenum Medical Book, New York London, pp 295–324
21. McCann BG (1988) A case of metaplastic polyposis of the colon associated with focal adenomatous change and metachronous carcinoma. Histopathology 13:701–702
22. Prior JT, Dunn E (1974) Diffuse colonic mucosal hyperplasia. Morphology and significance. Arch Surg 109:575-577
23. Sulser H. Blöchlinger R, Nüesch HJ, Deyhle P (1979) Klinische Pathologie der Dickdarmschleimhautpolypen. Schweiz Med Wochenschr 109:1046–1053
24. Summer HW, Wasserman NF, McClain CJ (1981) Giant hyperplastic polyposis of the colon. Dig Dis Sci 26:85–89
25. Urbanski SJ, Kossakowska AE, Marcon N, Bruce WR (1984) Mixed hyperplastic adenomatous polyps – an underdiagnosed entity. Report of a case of adenocarcinoma arising within a mixed hyperplastic adenomatous polyp. Am J Surg Pathol 8:51–556
26. Wiebecke B, Brandts A, Eder M (1974) Epithelial proliferation and morphogenesis of hyperplastic, adenomatous and villous polyps of the human colon. Virchows Arch [A] 364:35–49
27. Williams GT, Arthur JF, Bussey HJR, Morson BC (1980) Metaplastic polyps and polyposis of the colorectum. Histopathology 4:155–170

Transitionalmukosa und -Polypen[11–17]

Es handelt sich um *hyperplastische und dysplastische Schleimhautveränderungen (Zunahme der Kryptenlänge, der Zahl der Becherzellen, Schlängelung, Aufzweigung und Dilatation von Krypten) in der unmittelbaren Umgebung von kolorektalen Karzinomen.* Man findet eine deutliche Zunahme der Sialomuzine und ein Defizit an Sulphomuzinen. Diese transitionale Mukosa findet man auch im Randbereich von Adenomen oder auch als isolierte Läsion in einer ansonsten normalen Schleimhaut *(Transitionalpolyp)*. Diese Schleimhautveränderungen zeigen zudem gewisse Ähnlichkeiten mit Schleimhautbefunden beim Mukosaprolapssyndrom.

Wahrscheinlich handelt es sich um reaktive Phänomene und nicht um präkanzeröse Epithelveränderungen.

Literatur

1.–10. Weiterführende Literatur (▷ S. 534)
11. Balazs M, Kovacs A (1982) The transitional mucosa adjacent to large bowel carcinoma – electronmicroscopic features and myofibroblast reaction. Histopathology 6:617–629
12. Bara J, Burtin P (1980) Mucus-associated gastrointestinal antigens in transitional mucosa adjacent to human colonic adenocarcinomas: their fetal-type association. Europ J Cancer 16:1303–1310
13. Dawson PA, Filipe MI (1976) An ultrastructural application of silver methenamine to the study of mucin changes in the colonic mucosa adjacent to and remote from carcinoma. Histochemical J 8:143–1558
14. Dawson PA, Filipe MI (1976) An ultrastructural and histochemical study of the mucous membrane adjacent to and remote from carcinoma of the colon. Cancer 37:2388–2398
15. Filipe MI, Branfoot AC (1974) Abnormal patterns of mucus secretion in apparently normal mucosa of large intestine with carcinoma. Cancer 34:282–290
16. Filipe Mi, Cooke KB (1974) Changes in composition of mucin in the mucosa adjacent to carcinoma of the colon as compared with the normal: a biochemical investigation. J Clin Pathol 27:315–318
17. Marsden JR, Dawson IMP (1974) An investigation into the enzyme histochemistry of adenocarcinomas of human large intestine and of the transitional epithelium immediately adjacent to them. Gut 15:783–787

Inflammatorische Polypen

Entzündlich-fibroide Polypen sind umschriebene Läsionen, die sich im Bereich der gastrointestinalen Submukosa entwickeln und deren *Histogenese* bis heute umstritten ist. Das belegen auch die zahlreichen *Synonyme:* eosinophiles Granulom, Hämangioperizytom, Hämangioendotheliom, entzündlicher Pseudotumor, Fibrom mit eosinophiler Infiltration, Neurofibrom, polypoide neurale Hyperplasie u. a. m.[12-15]. Beziehungen zur eosinophilen Gastroenteritis scheinen nicht zu bestehen[13].

Entzündlich-fibroide Polypen sind vor allem im *Magen (Antrum)* lokalisiert (▷ S. 219), weniger häufig auch im *Ösophagus, Dünndarm und Kolon.* Die zumeist *singulären* Polypen können einen Durchmesser von 3–4 cm erreichen (*multiple* entzündlich-fibroide Polypen:[11]). Da sie überwiegend *exophytisch* wachsen, ist die Oberfläche oft ulzeriert und blutig imbibiert[16].

Histologisch handelt es sich um gut vaskularisiertes *Granulationsgewebe* , dem die zahlreichen *eosinophilen Granulozyten* eine besondere Prägung verleihen. Eingeschlossen sind Areale mit einer stärkeren *Fibrosierung* , in der palisadenartige oder perivaskulär besonders akzentuierte, rosettenartige Zellformationen und sog. *tactoid bodies* auffallen. Andererseits ist das Polypenstroma oft myxoid verquollen. Nach elektronenmikroskopischen Untersuchungen[14, 17] sollen die Faserstrukturen eine für kollagene Bindegewebsfasern typische *Periodizität* aufweisen.

Die *Prognose* der entzündlich-fibroiden Polypen ist durchweg *gut.*

Literatur

1.–10. Weiterführende Literatur (▷ S. 534)
11. Anthony PP, Morris DS. Vowles KDJ (1984) Multiple and recurrent inflammatory fibroid polyps in three generations of a Devon family: a new syndrome. Gut 25:854–862
12. Benjamin SP, Hawk WA, Turnbull RB (1977) Fibrous inflammatory polyps of the ileum and cecum. Review of five cases with emphasis on differentiation from mesenchymal neoplasm. Cancer 39:1300–1305
13. Johnstone JM, Morson BC (1978) Eosinophilic gastroenteritis. Histopathology 2:335–348
14. Johnstone JM, Morson BC (1978) Inflammatory fibroid polyp of the gastrointestinal tract. Histopathology 2:349–361
15. LiVolsi VA, Perzin KH (1975) Inflammatory pseudotumors, in flammatory fibrous polyps of the small intestine: a clinicopathologic study. Am J Dig Dis 20:3255–336
16. Shimer G, Helwig EP (1984) Inflammatory fibroid polyp of the intestine. Am J Clin Pathol 81:708–714
17. Williams RM (1981) An ultrastructural study of the jejunal inflammatory fibroid polyp. Histopathology 5:193–203

Cronkhite-Canada-Syndrom (▷ S. 296)

Das 1955 von Cronkhite u. Canada[11] beschriebene, *nichtfamiliär gebundene, sehr seltene* Syndrom ist charakterisiert durch eine generalisierte gastrointestinale Polypose, durch Hautpigmentierungen, Alopezien, dystrophische Nagelveränderungen (Onychodystrophien) und Hypoproteinämien (exsudative, proteinverlierende Enteropathie mit Diarrhö, Anorexie)[12, 16, 19]. Relativ häufig findet man *Myopathien*[18] (z. B. kongestive Kardiomyopathien). Sie sind am ehesten Folge der metabolischen Globalinsuffizienz und nicht primär syndromimmanent. *Ätiologie und Pathogenese* sind ungeklärt: hamartomatöse Läsion? Infektion (infektallergische Granulome?). Die *Prognose* ist *schlecht.* Etwa 40% der Patienten sterben infolge einer hochgradigen Kachexie, an kongestiver Kardiomyopathie, Anämie, Septikämie und Bronchopneumonien. In etwa 15% (?) geht das Syndrom mit *gastrointestinalen Karzinomen* einher[16, 16a]. Gelegentlich werden spontane *Remissionen* beobachtet[17].

Magen und Kolon sind regelmäßig betroffen, der Dünndarm nur in etwa der Hälfte aller Fälle. Extrem selten sind ösophageale Manifestationen. Histologisch zeigen die Polypen[12, 13, 16, 19] mit zystisch dilatierten Drüsen und oft ausgeprägten entzündlich-ödematösen Stromareaktionen eine gewisse Ähnlichkeit mit juvenilen Polypen (▷ S. 296)

Literatur

1.–10. Weiterführende Literatur (▷ S. 534)
11. Cronkhite LW, Canada WJ (1955) Generalized gastrointestinal polyposis. An unusual sydrome of polyposis, pigmentation, alopecia and onychotrophia. N Engl J Med 252:1011–1015
12. Johnson GK, Soergel KH, Hensley GT, Dodds WJ, Hogan WJ (1972) Cronkhite-Canada sydrome: gastrointestinal pathophysiology and morphology. Gastroenterology 63:140–152
13. Kindblom L-G, Angervall L, Santesson B, Selander S (1977) Cronkhite-Canada syndrome. Case report. Cancer 39:2667–2673
14. Nonomura A, Ohta G, Ibata T, Shinozaki K, Nishino T (1980) Cronkhite-Canada syndrome associated with sigmoid cancer. Case report und review of 54 cases with the syndrome. Acta Pathol Jpn 30:825–845
15. Rappaport LB, Sperling HV, Stavrides A (1986) Colon cancer in the Cronkhite-Canada syndrome. J Clin Gastroenterol 8:199–202
16. Rubin M, Tuthill RJ, Rosato EF, Cohen S (1980) Cronkhite-Canada syndrome: Report of an unusual case. Gastroenterology 79:737–741
17. Russell DMcR, Bhathal PS, St John DJB (1983) Complete remission in Cronkhite-Canada syndrome. Gastroenterology 85:180–185
18. Störset O, Todnem K, Waldum HL, Burhol PG, Kearney MS (1979) A patient with Cronkhite-Canada syndrome, myxedema and muscle atrophy. Acta Med Scand 205:343–346
19. Weinstein MAJ, Biempica L, Halpern A, Das KM (1980) Cronkhite-Canada syndrome: Report of a case with bacteriologic, immunologic, and electron microscopic studies. Gastroenterology 79:731-36

Endometriose

Etwa 25% aller Frauen mit einer Endometriose im Beckenbereich sollen gleichzeitig eine Endometriose des *Sigma* und *Rektums* aufweisen[19, 20, 24]. Wenn man bedenkt, daß die Beckenendometriose ca. 95%

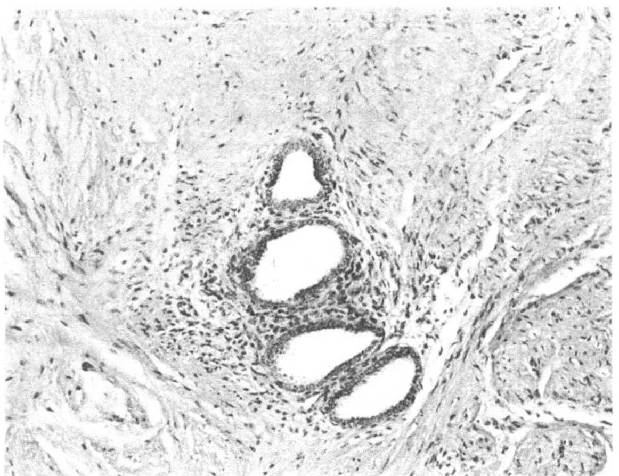

Abb.7.73. Endometriose des Sigmas. Endometrioide Drüsenkomplexe mit zytogener Stromareaktion innerhalb der Muscularis propria. Klinisch: rektale Blutung und leichte Darmstenose. H.E. (Vergr. 56 : 1)

aller Endometriosen stellt und daß 10–20% aller Frauen im gebärfähigen Alter eine Endometriose aufweisen sollen[20, 24], so ist die rektosigmoidale Endometriose *sehr häufig*. *Klinische Symptome* werden jedoch nur in 2–10% beobachtet[19, 20]. *Proximale Darmabschnitte* sind nur selten betroffen.

Für die kolorektale Endometriose werden in erster Linie ein *direktes Einwachsen von außen*[15, 20] (Ovar → Ruptur → Implantation auf der Serosa) oder eine *Metaplasie des Zölomepithels*[15] diskutiert.

In der Darmwand findet man disseminierte endometrioide Gewebsinseln, selten größere, tumorartige Herdbildungen *(Endometriom)*. Die oberflächlichen Implantate sind klinisch meist bedeutungslos, während das Endometriom eine *Stenose* (chronische Obstipation) verursachen kann. Die *Stenose* resultiert aus einer progredienten Fibrose, die sich an die rezidivierenden Blutungen in das Gewebe anschließt.

Histologisch sind die Herde vor allem in der *Subserosa* und *Muscularis propria* lokalisiert (Abb. 7.73) . Sie können bis in die Submucosa vordringen, ulzerieren und zu *zyklusabhängigen Darmblutungen* führen.

Die mukosaassoziierten Befunde (Übersicht[17]) bei kolorektalen Endometriosen sind vielfältig. Außer Ulzerationen findet man *pseudopolypöse Schleimhautauffaltungen* mit erheblicher Stromafibrose (DD : Mukosaprolapssyndrom[21], ischämische Enteropathie, Siderophagen[23]), *entzündliche Infiltrate* mit Kryptenabszessen (DD : Colitis ulcerosa, M. Crohn[12, 21, 22]). *Intramukosale Endometrioseherde sind selten*[11, 13, 14].

Therapeutisch kann eine *Hormonbehandlung (Antikonzeptiva) versucht werden*[19, 20]. *In schweren Fällen muß operativ* eingegriffen werden (lokale Exzision ohne Eröffnung des Darmes oder Segmentresektion, nach dem 40. Lebensjahr u. U. unter Mitnahme der Ovarien und des Uterus)[55, 16, 19, 20].

Als *Rarität* wurde in einer Sigmaendometriose ein *maligner Keimzelltumor mit Strukturen eines endodermalen Sinustumors und eines Chorionkarzinoms* beschrieben[18].

Literatur

1.–10. Weiterführende Literatur (▷ S. 534)
11. Bozech JM (1992) Endoscopic diagnosis of colonic endometriosis. Gastrointest Endosc 38:568–570
12. Cappell MS, Friedman D, Mikhail N (1991) Endometriosis of the terminal ileum simulating clinical, roentgenographic and surgical findings in Crohn's disease. Am J Gastroenterol 86:1057–1062
13. Colin GR, Russel JC (1990) Endometriosis of the colon. Its diagnosis and management. Am Surg 56:275–279
14. Elhence IP, Goldberg HM (1970) Endometriosis of the pelvic colon presenting as intestinal obstruction. Int Surg 54:132–134
15. Gray LA (1973) Endometriosis of the bowel: Role of bowel resection, superficial excision and oophorectomy in treatment. Ann Surg 177:580–586
16. Hempel K, Schoppmeier K (1978) Endometriose des Rectum und Sigma. Chirurg 49:648–649
17. Janglois NEI, Park KGM, Keenan RA (1994) Mucosal changes in the large bowel with endometriosis: A possible cause of misdiagnosis of colitis. Hum Pathol 25:1030–1034
18. Langerani MR, Aubrey RW, Reid JD (1982) Endometriosis of the colon with mixed germ cell tumor. Am J Clin Pathol 78:555–559
19. Röher H-D (1973) Diagnostik der Dickdarm-Endometriose. Dtsch Med Wochenschr 98:1408–1409
20. Röher H-D, Grözinger K-H (1973) Zur Klinik, Diagnostik und Therapie der Dickdarm-Endometriose. Med Welt 24:534–536
21. Rowland R, Langman JM (1989) Endometriosis of the large bowel: A report of 11 cases. Pathology 21:259–265
22. Shepherd NA (1991) Pathological mimics of chronic inflammatory bowel disease. J Clin Pathol 44:726–733
23. Teunen A, Ooms ECM, Tytgat GNJ (1982) Endometriosis of the small and large bowel. Study of 18 patients and survey of the literature. Neth J Med 25:142–150

Anhang

Gutartige teratoide Läsionen (teratoid finger)

Gutartig-teratoide Läsionen des Dickdarms, die sich polypenartig in die Darmlichtung vorwölben können, gelegentlich kurz gestielt, oft von beträchtlicher Größe (12 × 7 × 6 cm[12]), sind *extrem selten*[11, 13]. Sie können zu Obstruktionen und Blutungen führen. Histologisch findet man *Gewebsanteile aller 3 Keimblätter,* hochdifferenziert und ausgereift, häufig allerdings regressiv verändert. Die Entwicklung eines Karzinoms auf dem Boden einer primär gutartigen teratoiden Läsion ist u.W. bisher nur von Russel[14] beschrieben worden.

Literatur

1.–10. Weiterführende Literatur (▷ S. 534)
11. Aldridge MC, Boylston AW, Sim AJW (1983) Dermoid cyst of the rectum. Dis Colon Rectum 26:333–334

Tabelle 7.35 Formen und Häufigkeit retrorektaler Tumoren und tumorähnlicher Veränderungen. (Mod. nach Sarles et al.[20] unter Einbeziehung der Angaben von Cody et al.[14])

Konnatale Tumoren/Zysten (39–82%, im Mittel 61,1%)	Dermoid- und Epidermiszyste Zystisches/solides Teratom Rektale Duplikatur Chordom Meningozele
Neurogene Tumoren (im Mittel 9,9%)	Neurinom Neurofibrom Neurofibrosarkom Ependymom Ganglioneurom
Knochentumoren (im Mittel 5,1%)	Osteosarkom Osteoidosteom Aneurysmatische Knochenzyste Ewing-Sarkom Chondrosarkom
Verschiedene Tumoren (im Mittel 18,4%)	Lipom Liposarkom Plasmozytom Hämangioperizytom Embryonales Adenokarzinom Fibrom Fibrosarkom Metastasen Hämoblastosen
Chronisch-entzündliche Pseudotumoren bei perianorektalen Erkrankungen (im Mittel 6,9%)	

12. Palombini L, Vecchione R, DeRosa G, Cortese F (1976) Benign solid teratoma of the sigmoid colon: Report of a case. Dis Colon Rectum 19:441–444
13. Säuberli H, Lerf B, Schmid J, Töndury GD, Deyhle P (1982) Entfernung eines riesigen intraluminalen Kolondermoids. Coloproctology 4:8–9
14. Russel P (1974) Carcinoma complicating a benign teratoma of the rectum: Report of a case. Dis Colon Rectum 17:550

Cowden's disease[11, 12, 14-16] (▷ auch S. 298)

Die Erkrankung (benannt nach dem Namen des ersten Patienten) wurde 1963 erstmals von Lloyd u. Dennis[11] beschrieben (multiple hamartoma syndrome). Es handelt sich um *multiple orokutane Hamartome* (faziale Trichilemmome, akrale Keratosen, orale Papillome), die assoziiert vor allem mit *mammären, thyreoidalen und gastrointestinalen Läsionen* (s. unten) auftreten. Es findet sich bei der wahrscheinlich autosomal-dominanten Genodermatose eine *extrem hohe Assoziation mit malignen Tumoren:* Mamma- (> 35%) und Schilddrüsenkarzinome (> 10%), Uteruskarzinome (Zervix, Endometrium), Karzinome des Gastrointestinaltraktes, Nieren- und Harnblasenkarzinome, Melanome, Merkelzell-Karzinome, Leukämien, Lymphome).

Die *kolorektalen Läsionen*, die in etwa 35% aller Patienten angetroffen werden, sind offenbar unterschiedlicher Natur. Beschrieben werden *multiple hamartomatöse Polypen* mit Stromafibrose und fibromuskulärer Obliteration, *juvenile, inflammatorische und lipomatöse Polypen, Adenome,* aber auch *ganglioneuromatöse Polypen, epitheloide Leiomyome, noduläre lymphoide Polypen und polypöse Adenokarzinome* (Übersicht:[12–14]).

In der WHO-Klassifikation wird die Erkrankung als *Variante der juvenilen Polypose* klassifiziert.

Literatur

1.–10. Weiterführende Literatur (▷ S. 534)
11. Allen BS, Fitch MH, Smith GJ (1980) Multiple hamartoma syndrome. J Am Acad Dermatol 2:303–308
12. Carlson GJ, Nivatvongs S, Snover DC (1984) Colorectal polyps in Cowden's disease (multiple hamartoma syndrome). Am J Surg Pathol 8:763–770
13. Haggitt RC, Reid BJ (1986) Polyposis sydromes. Am J Surg Pathol 10:871–887
14. Haibach H, Burns TW, Carlson HE, Burman KD, Deftos LJ (1992) Multiple hamartoma sydrome (Cowden's disease) associated with renal cell carcinoma and primary neuroendocrine carcinoma of the skin (Merkel cell carcinoma). Am J Clin Pathol 97:705–712
15. Lloyd KM, Dennis M (1963) Cowden's disease: a possible symptom complex with multiple system involvement. Ann Intern Med 58:136–142
16. Weinstock JV, Kawinishi H (1978) Gastrointestinal polyposis with orocutaneous hamartomals (Cowden's disease). Gastroenterology 74:890–895

Retrorektale Tumoren und tumorähnliche Läsionen

Retrorektale Tumoren und tumorähnliche Läsionen sind selten[12, 15–17]. Allerdings stehen exakte Häufigkeitsangaben nicht zur Verfügung. Die Mayo Clinic, USA, registrierte in 15 Jahren 22 Fälle (1 Fall/40000 Zugänge). In anderen Publikationen werden vergleichbare Zahlen mitgeteilt[20]. Am Sloan Kettering-Institut, New York, wurden zwischen 1949 und 1977 insgesamt nur 39 maligne Tumoren dieser Region beobachtet[14].

Tabelle 7.35 gibt eine Übersicht bislang beobachteter Tumoren und tumorähnlicher Läsionen[11, 12, 14–17, 20]. *Dermoidzysten*[20] und sog. *Tailgut-Zysten*[13, 18] sind die *häufigsten Läsionen überhaupt,* das *Chordom* ist offenbar der *häufigste maligne Tumor*[14]. Rhabdomyosarkome (bis 1980 lediglich 12 Fälle) und andere maligne mesenchymale Tumoren sind in der retrorektalen Region extrem selten[21].

Die *rektale Duplikatur* soll neben entzündlichen Pseudotumoren und zystischen Hamartomen[19] bzw. Tailgut-Zysten besonders häufig sein (?).

- Die *Tailgut-Zysten,* unseres Wissens erstmals 1885 von Middeldorpf[19a] beschrieben *(Middeldorpf-Tumor),* sind persistierende Strukturen des embryonalen Enddarmes, insofern von Teratomen bzw. von Dermoidzysten unterscheidbar. Es handelt sich um unterschiedlich große, *multilokuläre und multizystische Läsionen,* die durch verschiedene Epithelverbände (Flimmerepithel, schleimbildendes Zylinderepithel, kloakogenes bzw. transitionales Epithel, Plattenepithel) ausgekleidet werden. In über der Hälfte dieser Zysten sind z. T. ausgeprägte *Entzündungsinfiltrate* nachweisbar. Gelegentlich ist über intrazystische Karzinome berichtet worden[18].

Die *Fünfjahresüberlebensrate* der malignen retrorektalen Tumoren (im Einzelfall unabhängig vom histologischen Typ und Differenzierungsgrad) wird mit 69%, die 10-, 15- und 20-Jahresüberlebensrate mit 50%, 37% und 20% angegeben[20].

Literatur

1.–10. Weiterführende Literatur (▷ S. 534)
11. Ashcraft KW, Holder TM (1974) Hereditary presacral teratoma. J Pediatr Surg 9:691–697
12. Campbell WI, Wolfe M (1973) Retrorectal cysts of developmental origin. AJR 117:307–313
13. Caropreso PR, Wengert P, Milford HE (1975) Tailgut cyst – a rare retrorectal tumor: report of a case and review. Dis Colon Rectum 18:597–600
14. Cody HS, Marcove RC, Quan SH (1981) Malignant retrorectal tumors: 28 year's experience at Memorial Sloan-Kettering Cancer Center. Dis Colon Rectum 24:501–506
15. Edwards ME (1961) Multilocular retrorectal cystic disease – cysthamartoma: report of twelve cases. Dis Colon Rectum 14:103–110
16. Freier I, Stanley JC, Thompson NW (1971) Retrorectal tumors in adults. Surg Gynecol Obstet 123:681–686
17. Giullermo C, Grossman W (1972) Presacral cyst, an uncommon entity: report of a case and review of the literature. Am Surg 38:448–450.
18. Hjermstad BM, Helwig EB (1988) Tailgut Cysts. Report of 53 cases. Am J Clin Pathol 89:139–147
19. Marco V, Autonell J, Farre J, et al. (1982) Retrorectal cysthamartomas. Report of two cases with adenocarcinoma developing in one. Am J Surg Pathol 6:707–714
19a. Middeldorpf K (1885) Zur Kenntnis der angeborenen Sacralgeschwülste. Virchows Arch [A] 101:37–44
20. Sarles JC, Renet S, Salasc B (1982) Die retrorektalen Tumoren. Coloproctology 4:144–151
21. Sasajima K, Okawa K, Sasamoto Y, et al. (1980) Pararectal rhabdomyosarcoma: report of a case. Dis Colon Rectum 23:576–577

Kapitel 8 Analregion

J.-O. Gebbers, W. Remmele

Inhaltsverzeichnis

Weiterführende Literatur

1. Lewin KJ, Riddell RH, Weinstein WM (1992) Gastrointestinal pathology and its clinical implications. Vol II. The anal canal, 1318–1359. Igaku-Shoin, New York Tokio
2. Morson B, Dawson IMP et al. (1990) Gastrointestinal Pathology. 3rd edn. Blackwell, Oxford London Edinburgh Melbourne
3. Otto HF, Wanke M, Zeitlhofer J (1976) Kolon, Rektum, Analregion. In: Doerr W, Seifert G, Uehlinger E (Hrsg) Spezielle pathologische Anatomie, Bd 2, Teil 2, S 365–631. Springer Berlin Heidelberg New York
4. Schärli AF, Gebbers J-O (1990) Proktologie im Kindesalter. Fischer, Stuttgart New York
5. Winkler R (1982) Proktologische Erkrankungen. In: Schwiegk H (Hrsg) Dickdarm. Springer, Berlin Heidelberg New York (Handbuch der inneren Medizin, 5. Aufl, Bd III/4)

Anatomisch-physiologische Vorbemerkungen

Anatomie [1, 4–10]

Der Analkanal liegt zwischen dem Durchtritt des Enddarmes durch den Beckenboden und dem Analrand (Abb. 8.1 u. 8.2). Die Durchtrittsstelle (*Hiatus analis* oder *Anorektalring*) wird durch das *Diaphragma pelvis* begrenzt. Dieses besteht aus verschiedenen Muskelanteilen[9]:

- dem oberen Teil des *M. sphincter ani internus,* der eine Fortsetzung und Verdickung der glatten Ringmuskulatur des Rektums darstellt,
- dem oberen (tiefen) Teil der *M. sphincter ani externus,* der als quergestreifter Muskel den inneren Sphinktermuskel muffenartig umgibt und nach oben in den M. levator ani übergeht,
- dem *M. levator ani,* der vorn und seitlich vom Os pubis und Os ischii sowie von der Fascia obturatoria entspringt. Seine vorderen medialen Anteile bilden die *M. puborectalis-Schlinge,* die von beiden Seiten her das untere Rektum nach dorsal umgreift. Sie knickt bei ihrer Kontraktion den Enddarm nach vorn ab und erfüllt damit eine wichtige Kontinenzfunktion. Hinten wird der M. levator ani durch die kleinen Kokzygealmuskeln komplettiert.

Das *Innenrelief* des Analkanals ist proximal durch Längsfalten geprägt, die durch die Verengung der Darmlichtung beim Durchtritt durch den Anorektalring bedingt sind. Das Prinzip ist das gleiche, „als wenn der Schneider das Problem, ein weites Hemd auf eine schmale Taille zu bringen, durch die

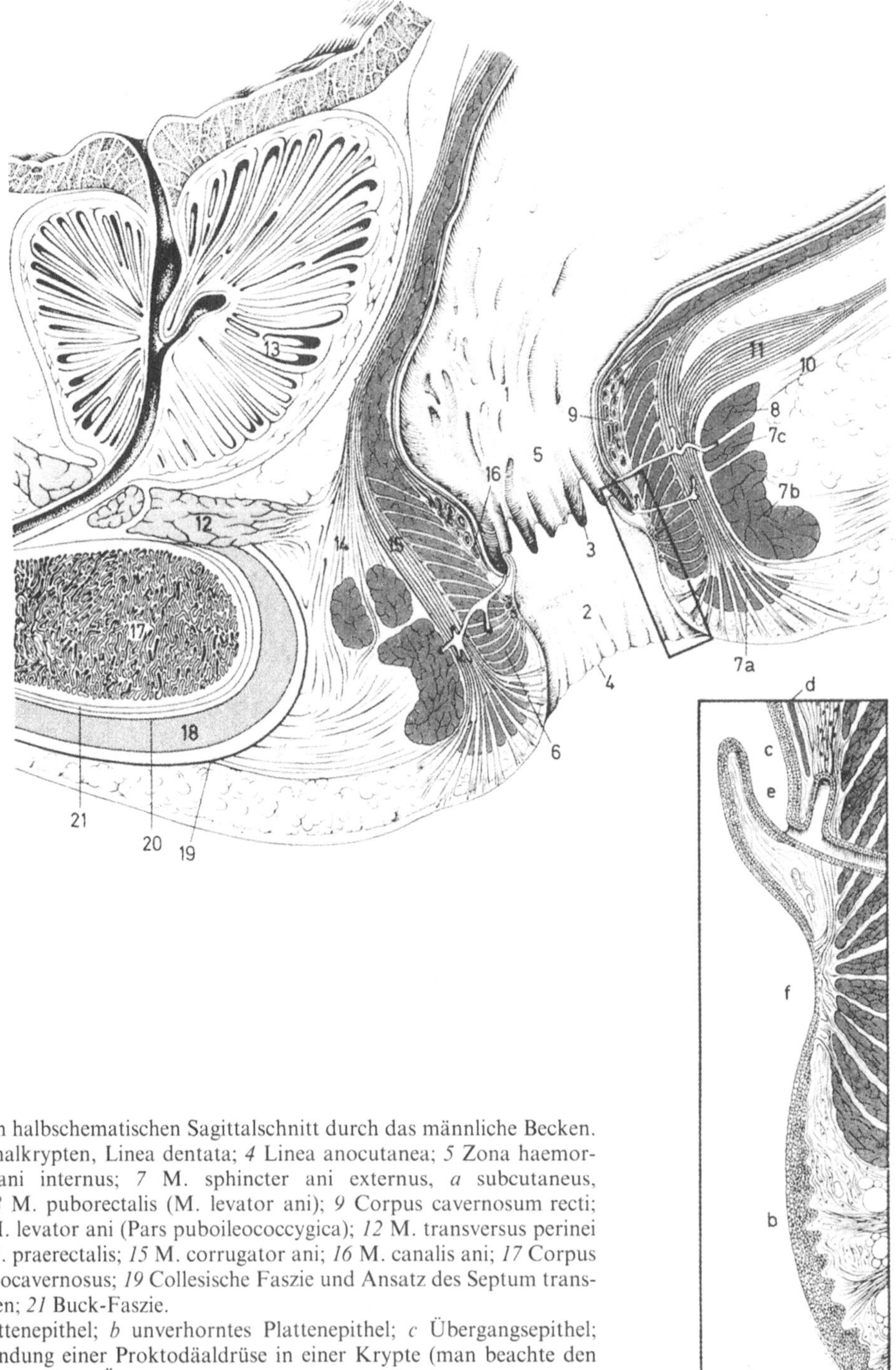

Abb. 8.1. Ausschnitt aus einem halbschematischen Sagittalschnitt durch das männliche Becken. *1* Rektum; *2* Analkanal; *3* Analkrypten, Linea dentata; *4* Linea anocutanea; *5* Zona haemorrhoidalis; *6* M. sphincter ani internus; *7* M. sphincter ani externus, *a* subcutaneus, *b* superficialis, *c profundus; 8* M. puborectalis (M. levator ani); *9* Corpus cavernosum recti; *10* Lig. anocceccygicum; *11* M. levator ani (Pars puboileococcygica); *12* M. transversus perinei profundus; *13* Prostata; *14* M. praerectalis; *15* M. corrugator ani; *16* M. canalis ani; *17* Corpus cavernosum penis; *18* M. bulbocavernosus; *19* Collesische Faszie und Ansatz des Septum transversale; *20* tiefes Blatt derselben; *21* Buck-Faszie.
Ausschnitt a: verhorntes Plattenepithel; *b* unverhorntes Plattenepithel; *c* Übergangsepithel; *d* Muscularis mucosae; *e* Mündung einer Proktodäaldrüse in einer Krypte (man beachte den sphinkterdurchsetzenden Verlauf in der Übersichtsskizze); *f* Verwachsungszone der Analhaut mit dem M. sphincter ani internus. (Aus Stelzner F: Die anorektalen Fisteln. 2. Aufl. Springer, Berlin Heidelberg New York 1976, mit freundlicher Erlaubnis des Autors)

Herstellung von Falten löst“[9]. Diese Längswülste werden als *Morgagni-Säulen (Columnae anales*[6] oder *rectales*[9]) bezeichnet und enden distal in den *Analpapillen.* Die Papillen sind durch eine schmale Membran untereinander verbunden, sie bildet die sog. *Analklappen*[9]. Zwischen den Morgagni-Säulen liegen die *Sinus anales (rectales);* sie enden distal in den hinter den Analklappen gelegenen *Analkrypten.*

In ihnen münden die rudimentären *Proktodäaldrüsen* (▷ Abb. 8.6a u. b), sie sind Ausgangspunkt von 95% der *Analfisteln* (▷ S. 685)[5].

Die Grenzzone zwischen dem Plattenepithel der Analhaut und dem Schleimhautepithel des Rektums verläuft nicht zirkulär, sondern als gezackte Linie im Bereich der Analpapillen: Die Morgagni-Säulen sind distal schon von Plattenepithel bedeckt, während die dazwischenliegenden Sinus noch rötlich durchscheinende Rektumschleimhaut aufweisen. Die so zustandekommende gezackte Linie heißt *Linea dentata* (Abb. 8.1 u. 8.2). Der Übergang des Zylinderepithels der Rektummukosa zum Plattenepithel der Haut vollzieht sich nicht abrupt, sondern allmählich. Dazwischen liegt ein dem Urothel ähnliches *Transitionalepithel* (Abb. 8.1 Ausschnitt).

Die *Schleimhaut* ist frei von sensiblen Nerven und daher *schmerzunempfindlich*, während das *Anoderm* – die Transitionalzone in gesteigertem Maße – *zahlreiche Schmerzrezeptoren* enthält (wichtig für Biopsien)[5,7,9].

Von proximal nach distal kann man den Analkanal in 3 Zonen unterteilen[9,12]:

- *Zona haemorrhoidalis:* Sie ist nach dem *Corpus cavernosum recti (Hämorrhoidalplexus)* benannt, das etwa in Höhe der Morgagni-Säulen symmetrisch unterhalb der Schleimhaut angeordnet ist. Die beiden Schwellkörper fehlen in Steinschnittlage zwischen 11 und 12 Uhr, sie werden durch Zweige der paarigen Aa. rectales supp. gespeist, die bei 3, 7 und 11 Uhr in das Organ eintreten (Abb. 8.2). Die Schwellkörper sind Ausgangspunkt der *Hämorrhoiden* (▷ S. 682).
- *Zona intermedia:* Sie liegt über dem unteren Teil des M. sphincter ani internus, also zwischen den Analpapillen und der intersphinkteren Rinne (zwischen dem M. sphincter ani internus oben und dem M. sphincter ani externus unten). V. a. im englischsprachigen Schrifttum wird sie auch als *Pekten* bezeichnet[7,9].
- *Zona cutanea:* Sie stellt den distalen Endabschnitt des Analkanals dar und wird durch regelrechte Epidermis mit Bildung von Reteleisten und mit Hautanhangsgebilden ausgekleidet[7]. Ihre untere Grenze ist der *Analrand.*

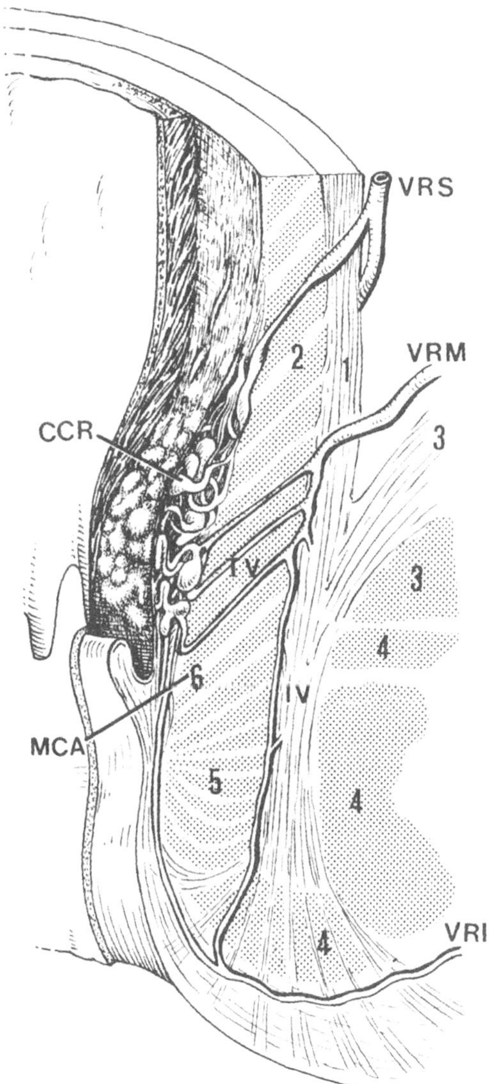

Abb. 8.2. Blutabfluß aus dem Corpus cavernosum recti, Pathogenese der Hämorrhoiden. Das oberhalb der Linea dentata gelegene Corpus cavernosum recti *(CCR)* drainiert auf 3 Wegen: nach kranial über viele geschlängelte Venen durch die Submukosa und oberhalb des Anorektalringes durch Muskellücken in der Rektumwand in den retrorektalen Venenplexus, von hier aus in die V. rectalis superior *(VRS)*; über ein kurzes, geradlinig nach distal gerichtetes Venensegment, das dann spitzwinklig nach oben abgeknickt und durch die Muskelsepten des M. sphincter ani internus verläuft (transsphinkterer Venenabfluß *TV*) in die V. rectalis media (*VRM*). Auf dem Weg dorthin bilden diese Venen im intersphinkterischen Bereich einen Venenplexus (*IV*). Dieser anastomosiert an einigen Stellen, im Bereich des subkutanen M. sphincter ani externus, mit Venen, die zur V. rectalis inferior (*VRI*) ziehen.
1 Longitudinalmuskulatur; *2* Ringmuskulatur des Rektum; *3* M. levator ani (M. pubococcygicus und M. puborectalis); *4* M. sphincter ani externus; *5* M. sphincter ani internus; *6* M. canalis ani *(MCA)* (Umgezeichnet aus Hansen[10,11] mit freundlicher Erlaubnis des Autors)

Der Analrand hat zwischen dem Anorektalring und dem Analrand eine mittlere *Länge* von 4,2 (3,0–5,3) cm (Männer 4,4 cm, Frauen 4,0 cm). Zwischen der Linea dentata und dem Analrand mißt er im Mittel 2,1 (1,0–3,8) cm (Männer 2,2 cm, Frauen 2,0 cm)[10] (Anusgröße bei Kindern ▷ [6]).

Blutgefäße[1,8,98]

- *Arterien* (Abb. 8.2): Der Analkanal erhält sein Blut hauptsächlich aus der *A. rectalis inferior (A. analis),* die unterhalb des Diaphragma pelvis im *Alcock-Kanal* (Canalis pudendalis) aus der A. pudenda interna entspringt, die ihrerseits der A. ilica interna entstammt. Die A. rectalis inferior versorgt den Anus einschl. der Sphinkteren und der umgebenden Haut. Sie anastomosiert mit der A. rectalis media und dem Ende der A. sacralis lat. Die *A. rectalis media* geht direkt aus der A. ilica int. oder aus dem Anfangsteil der A. pudenda int. hervor und versorgt die distale Ampulla recti und den oberen Teil des Analkanals. Entsprechend ihrer Herkunft aus den Aa. ilicae intt, sind die Arterien des Analkanals paarig angelegt.

- *Venen:* Das venöse Blut aus dem Analkanal fließt über die *Vv. rectales inff.* in die Vv. pudendae intt. und damit letztlich in die *V. cava inferior* ab. Auch das Blut aus den *Vv. rectales mediae* gelangt in die V. cava inferior. Demgegenüber sind die *Vv. rectales supp.*, die das Rektum drainieren, über die V. mesenterica inf. dem *Pfortadersystem* angeschlossen. Durch Anastomosen zu den übrigen Gefäßen kann aber auch von hier aus venöses Blut in das Kavasystem gelangen.

Lymphgefäße und Lymphknoten. Die Lymphdrainage erfolgt aus den untersten Rektumabschnitten und dem obersten Teil des Analkanals (Zona haemorrhoidalis) in die *pararektalen* und von dort aus in die *iliakalen Lymphknoten* an den Vasa ilica intt. Der Hauptteil des Analkanals drainiert in die *oberflächlich inguinalen Lymphknoten*[8].

Innervation. Die *willkürliche* Sphinkter- und Beckenbodenmuskulatur wird vom *Plexus sacralis* (Nn. pudendales, Nn. levatorii), die *unwillkürliche* Muskulatur des M. sphincter internus vom *Ganglion pelvicum* motorisch innerviert. Die sensiblen Fasern für den Anus kommen aus den *Nn. anales (Nn. rectales inff.)*, die Äste des N. pudendalis darstellen[8]. Die Hauptmasse der *Dehnungsrezeptoren* liegt im Bereich der Analkrypten.[5]

Physiologie

Kontinenz[5, 12, 13]. Der Analkanal ist Bestandteil des *„anorektalen Kontinenzorgans"* (Abb. 8.1). An der Bewahrung der Kontinenz sind mehrere Faktoren beteiligt, unter denen als besonders wichtig hervorzuheben sind:

- die *M. puborectalis-Schlinge,* die den anorektalen Winkel gewährleistet,
- die *Sphinktermuskulatur,* insbesondere der M. sphincter ani int., der sich im Zustand einer rhythmischen Dauerkontraktion befindet,
- der *M. corrugator ani,* ein Ausläufer der Längsmuskulatur des Rektum und des M. levator ani im intersphinkteren Bereich; er stülpt das Analrohr ein und faltet es,
- das *Corpus cavernosum recti,* das die Lichtung polsterartig verschließt.

Diese anatomischen Strukturen bilden den *Verschlußapparat* des Kontinenzorgans. Zum Kontinenzorgan gehören weiterhin der *Perzeptionsapparat* – die Dehnungsrezeptoren des Rektum und der Puborektalisschlinge sowie das hochsensible Anoderm – und der *Motorapparat;* er besteht aus der Rektummuskulatur, dem M. levator ani und dem M. sphincter ani externus.

Die Partialfunktionen dieses Systems werden durch ein kompliziertes Zusammenwirken neuraler Regulationsmechanismen koordiniert. Sie steuern den *Defäkations-, Austreibungs- und Kontinenzreflex*[5, 11–13].

Defäkation[11–13]. Die Defäkation wird durch Dehnung des Rektum in Gang gesetzt. Das Rektum streckt sich und dehnt die Puborektalisschlinge. Der obere Analkanal öffnet sich, und Rektuminhalt kommt in Berührung mit den dort liegenden Dehnungsrezeptoren (*„Probedefäkation"*). Wird die Defäkation „freigegeben", so erschlaffen die Beckenboden- und Sphinktermuskulatur, das Rektum kontrahiert sich und treibt seinen Inhalt aus; dieser Vorgang wird von der Bauchpresse unterstützt. Gegen Ende der Defäkation hebt sich der Beckenboden, das Rektum kontrahiert sich in Längsrichtung, und der Druck in den Sphinkteren steigt an. Der Anus schließt sich über der Kotsäule, das während der Defäkation entleerte Corpus cavernosum füllt sich wieder. Die Kotsäule wird durch rückläufige peristaltische Wellen wieder hochgeschoben. Nach Wiederherstellung der Kontinenz erlischt der Defäkationsreiz für Stunden bis Tage[11].

Literatur

1.–5. Weiterführende Literatur (▷ S. 677)
6. Connon AF, Davidson GP, Moore DJ (1990) Anal size in children: the influence of age, constipation, rectal examination and defaecation. Med J Aust 153:380–383
7. Fenger C (1988) Histology of the anal canal. Am J Surg Pathol 12:41–55
8. Gebbers J-O, Laissue JA (1984) Pathologie der Analtumoren. Schweiz Rdsch Med (Praxis) 27:847–862
9. Haubrich WS (1976) Anatomy of the colon. In: Bockus HL (ed) Gastroenterology, 3rd edn, vol 2. Saunders, Philadelphia London, Toronto, pp 781–802
10. Nivatvongs S, Stern HS, Fryd DS (1981) The length of the anal canal. Dis Colon Rectum 24:600–601
11. Speakman CTM, Kamm MA (1991) The internal anal sphincter – new insights into faecal incontinence. Gut 32:345–346
12. Stelzner F (1970) Rektum und Anus. In: Hellner H, Nissen R, Vosschulte K (Hrsg) Lehrbuch der Chirurgie, 6. Aufl. Thieme, Stuttgart, S 619–634
13. Winkler R (1983) Die anorektale Inkontinenz. Aktuelle Chir 18:166–173

Fehlbildungen[4]

Unter morphologischen und chirurgischen Gesichtspunkten ist die Beziehung des Enddarms zum *M. levator ani* und zu seiner für das Kontinenzorgan wichtigsten Komponente, dem *M. puborectalis,* von entscheidender Bedeutung. Sie bildet die Grundlage für die 1970 vereinbarte Klassifikation der anorektalen Fehlbildungen in

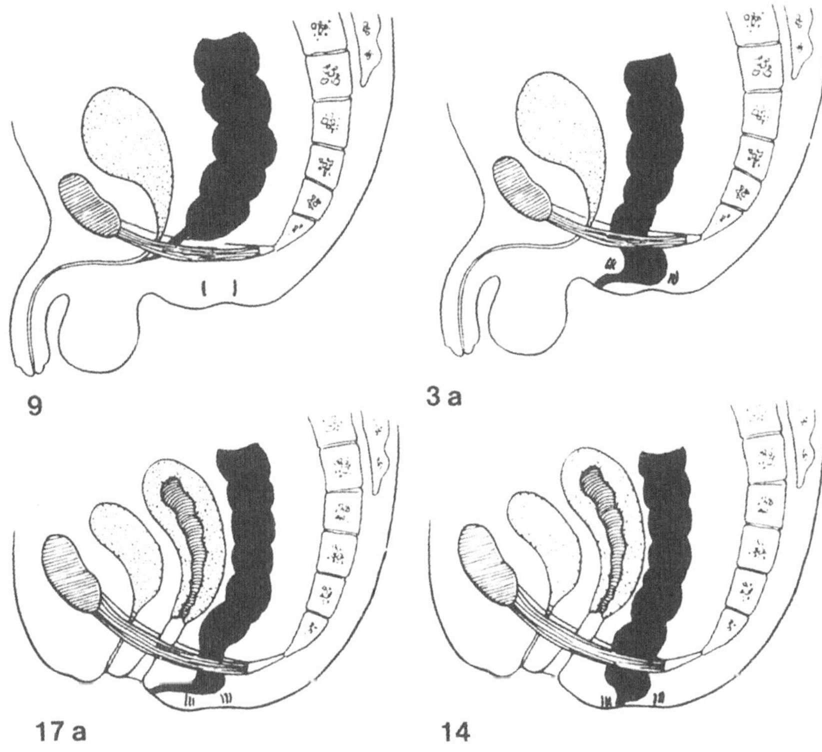

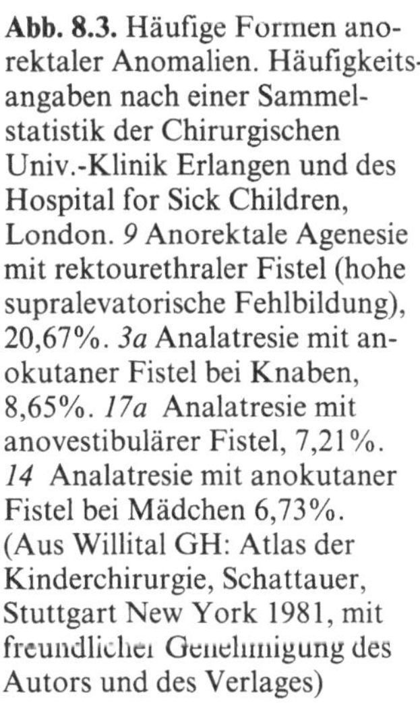
Abb. 8.3. Häufige Formen anorektaler Anomalien. Häufigkeitsangaben nach einer Sammelstatistik der Chirurgischen Univ.-Klinik Erlangen und des Hospital for Sick Children, London. *9* Anorektale Agenesie mit rektourethraler Fistel (hohe supralevatorische Fehlbildung), 20,67%. *3a* Analatresie mit anokutaner Fistel bei Knaben, 8,65%. *17a* Analatresie mit anovestibulärer Fistel, 7,21%. *14* Analatresie mit anokutaner Fistel bei Mädchen 6,73%. (Aus Willital GH: Atlas der Kinderchirurgie, Schattauer, Stuttgart New York 1981, mit freundlicher Genehmigung des Autors und des Verlages)

Tabelle 8.1. Übersicht der anorektalen Fehlbildungen (Melbourne-Klassifikation von 1970 nach Willital[9]). Zahlenangaben nach Louw[8]. ▷ Abb. 8.3

Hohe („supralevatorische") Fehlbildungen: Darm endet *oberhalb* des Beckenbodens 40%	Anorektale Agenesie	ohne Fistel: ♂ Typ 8: ♀ Typ 23 mit Fistel: ♂ rektovesikal (Typ 10) ♂ rektourethral (Typ 9) ♀ rektovesikal (Typ 26) ♀ rektovaginal, hoch (Typ 24) ♀ rektokloakal (rektourogenitaler Sinus, Typ 25)
	Rektumatresie (♂ Typ 11, ♀ Typ 27)	
Intermediäre Fehlbildungen (in Levatorhöhe): Darm endet *in Höhe* des Beckenbodens 15%	Analagenesie	ohne Fistel: ♂ Typ 5; ♀ Typ 19 mit Fistel: ♂ rektobulbär (Typ 6) ♀ rektovaginal, tief (Typ 21) ♀ rektovestibulär (Typ 20)
	Anorektale Stenose (♂ Typ 7; ♀ Typ 22)	
Tiefe („trans-/infralevatorische") Fehlbildungen: Darm endet *unterhalb* des Beckenbodens und wird vom M. puborectalis umschlossen 40%	Darm endet an normaler Stelle	Analmembran (♂ Typ 2; ♀ Typ 13) Analstenose (♂ Typ 1; ♀ Typ 12) Anokutane Fistel (♂ Typ 3; ♀ Typ 14)
	Darm endet im Bereich des Dammes (perineal)	Anteriorer perinealer Anus (♂ Typ 4; ♀ Typ 15)
	Darm endet im Bereich der Vulva	Vulvärer (vestibulärer) Anus (Typ 18) Anovulväre Fistel (Typ 16) Anovestibuläre Fistel (Typ 17)
Sonstige Fehlbildungen 15%	Analmembranhäutchen Analmembranstenose Duplikaturen von Anus, Rektum, Urogenitaltrakt Kombinationsmißbildungen	

- *hohe (supralevatorische)* Fehlbildungen, bei denen der Darm oberhalb des Beckenbodens endet,
- *intermediäre Fehlbildungen (in Levatorhöhe)* und
- *tiefe (trans- oder infralevatorische)* Fehlbildungen, bei denen der Darm unterhalb des M. levator ani endet und von der Puborektalisschlinge umgeben wird[4].

Definition der durch diese Klassifikation erfaßten 27 Anomalien ▷ Tabelle 8.1 und Abb. 8.3.

Anal- und Rektumatresien kommen im Mittel bei jedem 5000. Neugeborenen vor[3,4]. Das männliche Geschlecht ist bei hoher Atresie, das weibliche Geschlecht bei tiefer Atresie bevorzugt[4,6].

Assoziierte Fehlbildungen (z. B. des Urogenitaltrakts, des Magen-Darm-Trakts einschl. des Ösophagus, des Skeletts und des Nervensystems) werden in 32–65%[8,9] beobachtet, v. a. bei hoher Atresie.

„Analzysten" sind Retentionszysten rudimentärer Proktodäaldrüsen in der Pars columnaris der Analregion[7]. Die *Analsphinkterdysplasie* („anteriorer Anus") ist ein autosomal-dominantes Krankheitsbild mit chronischer Darmentleerungsstörung[10].

Literatur

1.–5. Weiterführende Literatur (▷ S. 677)
6. Boe J, Knutrud O, Sommerschild HC (1974) Anal atresia. Z Kinderchir 14:171–177
7. Hamperl H (1974) Über „Analcysten". Virchows Arch [A] Pathol Anat 363:175–178
8. Louw JH (1976) Embryology and developmental anomalies. In: Bockus HL (ed) Gastroenterology, 3rd edn, Vol 3, pp 3–32. Saunders, Philadelphia London Toronto
9. Willital GH (1974) Klassifikation der ano-rektalen Anomalien, Operationsindikation. Z Kinderchir 14:54–60
10. Zorzi A, Schinzel A, Hirsing J (1991) Analsphinkterdysplasie als Ursache chronischer Defäkationsstörungen: eine klinische und genetische Studie. Schweiz Med Wochenschr 121:1567–1575

Kreislaufstörungen

Hämorrhoiden

Definition. *Deskriptiv* handelt es sich bei Hämorrhoiden um „weiche wulstige Gebilde im unteren Rektum und Analbereich, die wechselnd stark mit Blut gefüllt sind[6–9]. *Formalgenetisch* sind sie nach den Vorstellungen von Staubesand, Stelzner u. Hansen[10,11,18,20] eine *pathologische Hyperplasie des arteriell gespeisten Corpus cavernosum recti*.

Epidemiologie. Proktoskopisch lassen sich bei ca. 50–80% aller Erwachsenen jenseits des 30. Lebensjahres Hämorrhoiden nachweisen, sie sind also *ungemein häufig*[14]. Teilweise werden noch höhere Zahlen (88% bei symptomatischen und 82% bei asymptomatischen Patienten einer auf kolorektale Erkrankungen spezialisierten Chirurgischen Klinik) angegeben[8]. Von einem *Hämorrhoidenleiden* kann erst dann gesprochen werden, wenn die Hämorrhoiden eine *klinische Symptomatik* hervorrufen[14].

Klassifikation. Die früher übliche Einteilung in *innere* und *äußere Hämorrhoiden* sollte aufgegeben werden, da die „inneren" Hämorrhoiden (Hyperplasie des Schwellkörpers) mit den „äußeren" Hämorrhoiden (perianale Thrombose, s. unten) nichts zu tun haben. Der Begriff „Hämorrhoiden" sollte ausschließlich auf die „inneren" Hämorrhoiden beschränkt werden.

Ätiologie, Pathogenese. Die Entstehung von Hämorrhoiden beruht offenbar auf dem Zusammenspiel mehrerer Faktoren:

- *Familiäre Disposition:* Die Patienten zeigen überdurchschnittlich häufig andere ektatische Gefäßänderungen, z. B. Teleangiektasien.
- *Hormonell induzierte Gefäßhyperämie:* Sie erklärt wahrscheinlich den nachteiligen Einfluß *ausgiebiger fettreicher Mahlzeiten* und *reichlichen Alkoholgenusses,* aber auch das Auftreten von Hämorrhoiden in der *Gravidität*. Von besonderem Interesse ist der neuere, allerdings noch unbestätigte Befund, daß Hämorrhoiden *Östrogenrezeptor-positiv* sind[16]. Auch ist hierbei unklar, welche Gewebskomponente für die positive Reaktion verantwortlich ist.
- *Stuhlunregelmäßigkeiten* mit nutzlosem Pressen bei Obstipation oder Diarrhö führen zu mechanischer Irritation des Schwellkörpergewebes, zur Hyperämie und infolgedessen zur Hyperplasie des Schwellkörpers sowie zur Hypertrophie des M. canalis ani. Die mögliche Bedeutung eines *Laxantienabusus* ist ungeklärt.

Pfortaderhochdruck und *Tumoren des kleinen Beckens* führen hingegen *nicht* zur Ausbildung von Hämorrhoiden[6,7,10,13]. Der venöse Rückstau in der Pfortader und Mesenterialvene, der bei diesen Krankheiten entsteht, erreicht nie arterielle Druckwerte.

Der anatomische Nachweis portosystemischer (portokavaler) Anastomosen zwischen den Ästen der V. v. rectalis sup., media et inf.[21] beweist *nicht*, daß ein Pfortaderhochdruck für die Entstehung von Hämorrhoiden Bedeutung hat, da dabei die Druckverhältnisse außer acht gelassen werden. Ein Pfortaderhochdruck scheint jedoch das Auftreten massiver Blutungen aus Hämorrhoiden zu begünstigen[13].

Tabelle 8.2. Stadieneinteilung, Morphologie und Komplikationen der Hämorrhoiden. (Nach Hansen[10])

Stadium	Lage, Makroskopie	Mikroskopie	Komplikationen
I	Ein oder mehrere schwammige prominente Knoten, welche die darüberliegende Schleimhaut vorwölben. Farbe kirschrot, Konsistenz weich. Lage an den Hauptdurchtrittsstellen der Äste der A. rectalis sup. zum Corpus cavernosum recti: in Steinschnittlage bei 3 h, 7 h und 11 h.	Weitlumige Glomerula (Gefäßkonvolute), die oberhalb der Linea dentata nur durch eine dünne Muskellage vom Übergangsepithel des Analkanals getrennt sind. Hypertrophie der Fasern des M. canalis ani.	Gefäßarrosion mit Blutung: • Akute arterielle Blutung (spritzende Gefäße) → Schocksymptomatik • Chronische Blutung (häufiger) → Eisenmangelanämie
II	Derbe tastbare Knoten, die durch den Zug des hypertrophierten M. canalis ani unter die sensible Analhaut gezogen werden.	Weitere Hypertrophie des M. canalis ani, dessen Muskelfasern teilweise ungeordnet innerhalb des hyperplastischen Corpus cavernosum gelegen sind.	Reversibler Prolaps der Hämorrhoidalknoten → Analekzem + Pruritus Inkarzeration + Thrombose von Hämorrhoidalknoten im Analkanal
III	Bleibende Verlagerung des hyperplastischen Schwellkörpers in den Analkanal. Bläulich-livide Farbe der Knoten (gestörter venöser Abfluß bei dauernder Einklemmung in den Analkanal).	Zunehmende Fibrose der Hämorrhoidalknoten, evtl. Thrombose.	Permanenter Prolaps der Hämorrhoidalknoten → Schmerzen, Analekzem, Pruritus ani, Beeinträchtigung der Darmkontinenz

Die *Pathogenese* der Hämorrhoiden wird wesentlich durch den *venösen Abfluß* bestimmt. Dieser erfolgt zu einem großen Teil durch den M. sphincter ani int. in die Vv. rectales mediae. Dieser Abflußweg ist, abgesehen von der vorderen Kommissur, bei gesunden Verhältnissen auf der gesamten Zirkumferenz ausgebildet. Unter *physiologischen Bedingungen erschlafft bei der Defäkation der Sphinkter, gibt durch Querstellung seiner Muskelfasern den venösen Abfluß frei und ermöglicht so die Entleerung des Corpus cavernosum recti, die erforderlich ist, damit die Defäkation nicht behindert wird*[9].

Bei *forciertem, oft erfolglosem Pressen* sowie bei der *durch Laxantien erzwungenen Defäkation* bleibt die Sphinktererschlaffung aus → Kompression der venösen Abflußwege → chronische Überdehnung des Corpus cavernosum recti → Hyperplasie des Schwellkörpergewebes → Hämorrhoiden.

Von anderer Seite wird die Entstehung der Hämorrhoiden mit der *„Sliding-and-lining-Theorie"* erklärt[21], wonach die normalen Gefäßkonvolute des Analkanals nach außen *prolabieren.* Dieser Vorgang soll durch forciertes Pressen, durch harten Stuhl und durch einen engen und starren Analkanal begünstigt werden. Offenbar handelt es sich bei diesem *„Tiefergleiten"* der Gefäßkissen jedoch *nicht* um die *primäre Ursache,* sondern bereits um eine *Folge der Hämorrhoiden,* entsprechend dem Stadium II und III des Hämorrhoidalleidens (Tabelle 8.2), wobei dem aktiven Zug des M. canalis ani eine wichtige kausale Bedeutung zukommt[9,10].

Klinik, Morphologie, Komplikationen

(▷Tabelle 8.2 u. Abb 8.4a)

Verlauf Prognose. Im *Stadium I* lassen sich die weitaus meisten Fälle durch eine *Injektionsbehandlung* (→ Sklerosierung der Submukosa) erfolgreich behandeln[15,17].

Im *Stadium II* liegt die Erfolgsquote der Injektionsbehandlung nur noch bei 25%[17]. Für dieses Stadium wird die *maximale Analdilatation* empfehlen[11], um den nachweisbar erhöhten Sphinktertonus zu beseitigen[9].

Im *frühen Stadium III* kann durch die Dehnungsbehandlung – v. a. bei jüngeren Patienten – noch eine Heilung erzielt werden[9]. Eine Injektionstherapie ist sinnlos[17]. Dieses Stadium ist im übrigen die Indikation für die *chirurgische Exzision* der befallenen Analsegmente[11,17].

Perianales Hämatom/perianale Thrombose

Diese früher als *„äußere Hämorrhoiden"* bezeichnete Veränderung hat nichts mit den eigentlichen („inneren") Hämorrhoiden gemeinsam. Während das Corpus cavernosum recti und die daraus hervorgehenden Hämorrhoiden von *arteriellem* Blut gespeist werden, handelt es sich bei diesen Gefäßen um *zarte Venen,* die vom kaudalen Anteil des Analkanals in Längsrichtung nach distal verlaufen und sich im Bereich des subkutanen M. sphincter ani externus *kreis-* und *sternförmig* zu einem *Venenplexus*

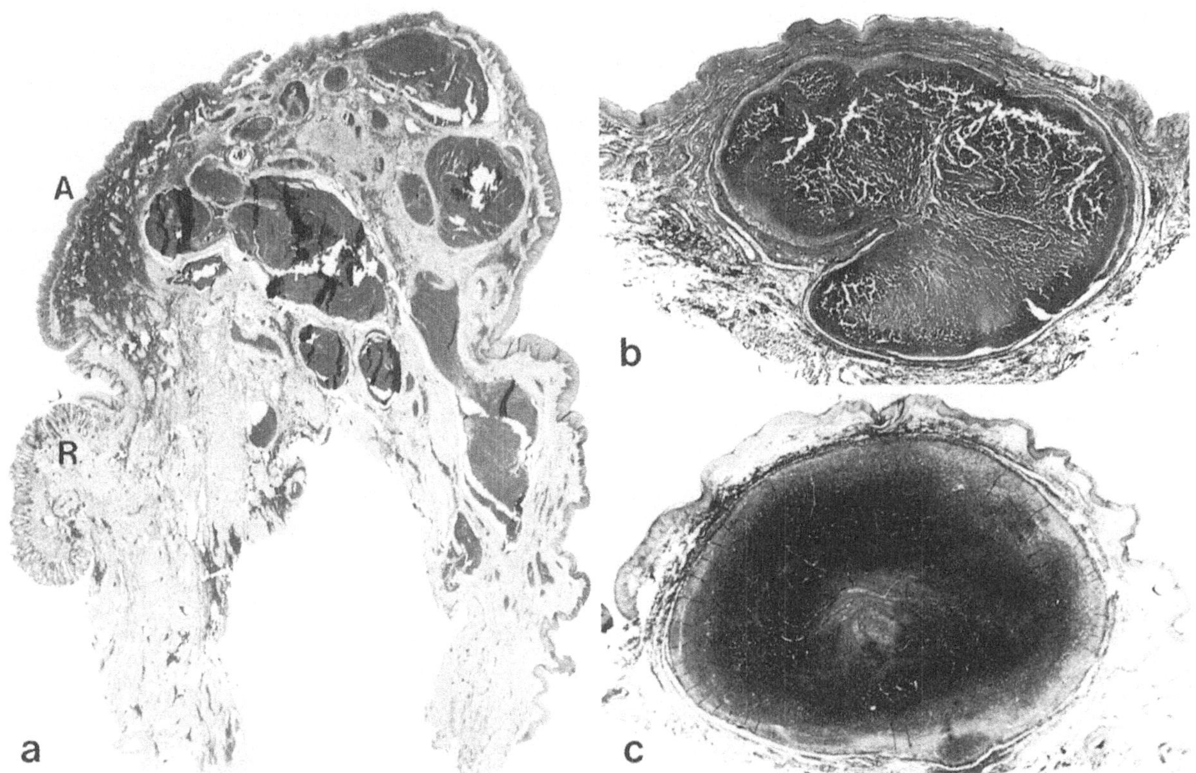

Abb. 8.4. a Prolabierter Hämorrhoidalknoten, Operationspräparat. *Links unten* Rektumschleimhaut (*R*), anschließend Plattenepithel der Analhaut (*A*). H. E. (Vergr. ca. 8 : 1). **b** u. **c** Perianale Thrombose. Ektatische und frisch thrombosierte Venen des subkutanen Venenplexus im Bereich des M. sphincter ani externus. H. E. (Vergr. je 5 : 1)

vereinigen. Wenn diese Gefäße zerreißen oder thrombosieren, so entstehen perianale Hämatome oder Thrombosen[4, 11] (Abb. 8.4 b u. c).

Sie machen sich durch *plötzlich auftretende stechende Schmerzen am äußeren Afterrand* bemerkbar und imponieren als *blauschwarze, etwa kirschgroße Vorwölbungen im Bereich der Linea anocutanea.* Bei der Inzision in Lokalanästhesie entleert sich geronnenes Blut[4, 11].

Anorektale Varizen[7, 12]. Diese treten in etwa 80% bei Patienten mit portaler Hypertonie auf, bluten seltener als Ösophagusvarizen und sollten von Hämorrhoiden unterschieden werden.

Literatur

1.–5. Weiterführende Literatur (▷ S. 677)
6. Bernstein WC (1983) What are hemorrhoids and what is their relationship to the portal venous system? Dis Colon Rectum 26:829–834
7. Chawla Y, Dilawari JB (1991) Anorectal varices – their frequency in cirrhotic and non-cirrhotic portal hypertension. Gut 32:309–311
8. Haas PA, Haas GP, Schmaltz S, Fox TA (1983) The prevalence of hemorrhoids. Dis Colon Rectum 26:435–439
9. Hancock BD (1977) Internal sphincter and the nature of haemorrhoids. Gut 18:651–655
10. Hansen HH (1975) Hämorrhoiden, die Hyperplasie des Corpus cavernosum recti. Therapiewoche 25:5394–5405
11. Hansen HH (1977) Neue Aspekte zur Pathogenese und Therapie des Hämorrhoidalleidens. Dtsch Med Wochenschr 102:1244–1248
12. Hosking SW, Smart HL, Johnson AG, Triger DR (1989) Anorectal varices, haemorrhoids, and portal hypertension. Lancet 1:349–352
13. Jacobs DM, Bubrick MP. Onstad GR, Hitchcock CR (1980) The relationship of hemorrhoids to portal hypertension. Dis Colon Rectum 23:567–569
14. Roschke W (1974) Hämorrhoiden und Hämorrhoidalleiden. Med Klin 69:1729–1733
15. Roschke W (1981) Die Entwicklungsmöglichkeiten der verschiedenen Hämorrhoidenformen, der Marisken, des Gleitanus und des Analprolapses. Colo-Proctology 3:33–39
16. Saint-Pierre A, Treffot MJ, Martin PM (1982) Hormonrezeptoren und Hämorrhoidalleiden. Colo-Proctology 4:116–120
17. Salzmann P, Ehresmann U (1975) Sklerosierungsbehandlung des Hämorrhoidalleidens. Dtsch Ärztebl 2539–2542
18. Staubesand J, Stelzner F, Machleidt H (1963) Über die „Goldenen Adern“, ein Beitrag zur Histophysiologie der sogenannten Glomerula venosa haemorrhoidalia. Morph Jb 104:405–419
19. Stelzner F (1963) Die Hämorrhoiden und andere Krankheiten des Corpus cavernosum recti und des Analkanals. Dtsch Med Wochenschr 88:689–696
20. Stelzner F, Staubesand J, Machtleidt H (1962) Das Corpus cavernosum recti – die Grundlage der inneren Hämorrhoiden. Langenbecks Arch Chir 299:302–312
21 Thomson WHF (1975) The nature of haemorrhoids. Br J Surg 62:542–552

Tabelle 8.3. Ursachen des Rektumprolapses. (Nach Schwemmle u. Hunger[8] ergänzt)

Insuffizienz des Halteapparates durch neurologische Störungen (angeborene Ausfälle, Tabes dorsalis, Cauda-equina-Syndrom) oder durch *traumatische Einwirkung* (Geburtstrauma, iatrogene Verletzungen, Pfählungsverletzungen), *Altersinvolution*

Insuffizienz des Sphinkterorgans: Neurologische Störungen, traumatische Schädigungen (iatrogen nach analen Eingriffen, Geburtstrauma: Dammriß)

Steilstellung des Kreuzbeins mit Verlust des anorektalen Winkels (bei Neugeborenen physiologisch)

Persistierender Tiefstand des Douglas-Raums („Gleithernie" des Rektums)

Erhöhung des abdominellen Drucks (chronische Obstipation, Diarrhöen, chronische Bronchitis, Adipositas)

Invagination (rektorektale Invagination, Tumorinvagination)

Innervationsstörungen (Hypoganglionose? Neuronale Dysplasie?)[6a]

Erworbene Lageveränderungen

Analprolaps (Mukosaprolaps)

Dabei prolabiert die anorektale Schleimhaut – beim Kind zirkulär, beim Erwachsenen manchmal asymmetrisch – in den Analkanal[5,6]. Die *Länge des Prolaps* beträgt selten über 2 cm, *nie über 3 cm*[6]. Ursache ist eine *Atrophie des Schwellkörpers*[6,9], wodurch die Mukosa ihren Halt verliert[6]. Das Sphinkterorgan ist intakt, eine Inkontinenz daher nicht zu erwarten[8]. Zwischen der gedoppelten, zirkulär gefalteten Schleimhaut tastet man kein anderes Gewebe wie etwa Schwellkörper oder Muskulatur[6].

Nach Roschke[7] liegt dem Analprolaps eine *mediale* und *kaudale Dislokation der Linea dentata* zugrunde. „Mediale" (besser: „zentripetale") Dislokation bedeutet, daß die bindegewebige Fixierung der Linea dentata am M. sphincter ani int. durch Hämorrhoiden gelockert wird; „kaudale" Dislokation, daß die abgehobene Linea dentata beim Defäkationsakt zunächst reversibel, später irreversibel nach kaudal gleitet[7].

Rektumprolaps

Er hat eine Vielzahl von Ursachen (Tabelle 8.3) und wird meist von einer Inkontinenz begleitet[4,8,10]. Formalgenetisch handelt es sich um eine *Gleithernie,* bei der das gesamte Rektum aus dem After ausgestülpt ist[9]. Da die *ganze Wand* und *nicht nur die Schleimhaut* prolabiert, tastet man einen *dicken Wulst*[9]. Die Inkontinenz beruht auf vermindertem Stuhlgefühl (Schädigung der Dehnungsrezeptoren), auf herabgesetzter Berührungsempfindlichkeit im Analkanal, auf einer Überdehnung des Sphinkterorgans mit muskulärer Insuffizienz und auf einer Absonderung von Flüssigkeit, Schleim und Blut durch die prolabierte Mukosa[8].

Die operative Therapie muß die pathophysiologischen Grundlagen des Prolaps berücksichtigen. Ansatzpunkte hierfür ergeben sich aus der enzymhistochemischen Untersuchung tiefer Biopsien aus dem Darm, die auch Submukosa umfassen (Hypoganglionose? Neuronale Dysplasie?[6a]. Prolabierte Schleimhaut wird exzidiert. Ggf. erfolgt eine *Mukosektomie* nach Rehn-Delorme, wobei auch lokale Läsionen eines Mukosaprolapssyndroms (▷ S. 619) entfernt werden. Bei ausgedehntem Prolaps ist eine *abdominelle Rektopexie,* evtl. mit *Resektion,* zu erwägen[6a].

Alle Formen des Prolaps – Hämorrhoidal-, Mukosa- und Rektumprolaps – können durch ein sog. *Ulcus recti simplex* (▷ S. 619) kompliziert werden.

Literatur

1.–5. Weiterführende Literatur (▷ S. 677)
6. Hansen HH (1975) Hämorrhoiden, die Hyperplasie des Corpus cavernosum recti. Therapiewoche 25:5394–5405
6a. Müller-Lobeck H (1995) Persönl. Mitt.
7. Roschke W (1981) Die Entwicklungsmöglichkeiten der verschiedenen Hämorrhoidenformen, der Marisken, des Gleitanus und des Analprolapses. Colo-Proctology 3:33–39
8. Schwemmle K, Hunger J (1973) Der ano-rektale Prolaps. Dtsch Med Wochenschr 98:1125–1129
9. Stelzner F (1970) Rektum und Anus. In: Hellner H, Nissen R, Vosschulte K (Hrsg) Lehrbuch der Chirurgie, 6. Aufl. Thieme, Stuttgart, S 619–634
10. Stelzner F (1973) Krankheiten des anorectalen Kontinenzorgans. Internist 14:283–288

Entzündungen

Anorektale Abszesse und Fisteln

Anorektale Abszesse

Epidemiologie. Anorektale Abszesse kommen in jedem *Lebensalter,* am häufigsten im 3. und 4. Jahrzehnt, vor und sind bei *Männern* häufiger als bei *Frauen*[21]. Dies beruht darauf, daß beim Mann die Proktodäaldrüsen häufiger als bei der Frau den M. sphincter ani internus durchbohren, wodurch eine Abszeßbildung begünstigt wird[21].

Ätiologie, Pathogenese, Klassifikation. Ausgangspunkt ist gewöhnlich eine *eitrige Kryptitis.* Häufigste Erreger sind E. coli, seltenere Erreger Proteus, Entero- und Staphylokokken sowie sonstige Bakterien[18,19]. Die *bakteriologische Untersuchung des Abszeßeiters* kann Hinweise darauf geben, ob gleichzeitig eine Fistel vorhanden ist oder nicht. Im ersten Fall werden signifikant häufiger *darmspezifische* Bacteroides-Typen und Darmbakterien (z. B. E. coli, S. faecalis), im zweiten Fall Bakterien der *Hautflora* (v. a. *S. aureus) nachgewiesen*[19,36].

Tabelle 8.4. Einteilung der anorektalen Fisteln. (Nach Stelzner[32] und Parks et al.[28], ▷ auch Abb. 8.5)

Fisteltyp, relative Häufigkeit	Ausgangspunkt	Verlauf des Fistelgangs	Bemerkungen
Intersphinktere (intermuskuläre) Fistel 37%[32] 45%[28]	Analkrypte/ Proktodäaldrüse Sehr selten: Beckeneiterung, z. B. eitrige Divertikulitis[28]	Fistelgang durchsetzt den M. sphincter ani int. und verläuft danach im Spatium intermusculare nach oben (*innere* Fistel) oder nach unten (*äußere* Fistel)[32]. Je nach Ausgangspunkt unterscheidet man ferner bei den äußeren Fisteln *vordere (perineale)*, *hintere (kokzygeale)* und *laterale* Fisteln.	Äußere Fisteln sind ca. 6mal häufiger als innere, da sich die Proktodäaldrüsen nach kaudal zur Haut hin gewöhnlich stärker aufzweigen als nach kranial[32]
Transsphinktere (ischiorektale) Fistel 38%[32] 30%[28]	Analkrypte/ Proktodäaldrüse	Fistelgang durchsetzt den M. sphincter ani int. und ext. und erreicht so die Fossa ischiorectalis. Man unterscheidet ebenfalls *innere* und *äußere, perineale* und *kokzygeale* Fisteln.	Beim Subtyp b der St. Mark's-Klassifikation[28] (transsphinktere Fistel mit hohem blind endendem Gang) zweigt nach kranial ein Fistelgang ab, der den M. levator ani durchsetzt und damit Zugang zur Beckenhöhle gewinnt.
Suprasphinktere Fistel 20%[28]	Analkrypte/ Proktodäaldrüse	Fistelgang durchsetzt den M. sphincter ani int., verläuft im Spatium intermusculare nach oben, greift über den M. puborectalis hinweg und erreicht so die Fossa ischiorectalis.	Oberhalb der Levatorebene kann sich ein Abszeß entwickeln (rektal tastbar).
Extrasphinktere (pelvirektale) 3,5%[32] 5,0%[28]	*Sekundäre* Form: Analkrypte/ Proktodäaldrüse *Primäre* Form: s. rechte Spalte	Fistelverbindung zwischen pelvirektalem Gewebe und Rektum (kranialwärts: *innere* Fistel oder vom pelvirektalen Gewebe in Richtung zur äußeren Haut (kaudalwärts: *äußere* Fistel). Komplette Fisteln verbinden Rektum und perianale Haut. M. sphincter ani int. und ext. sind unbeteiligt.	*Sekundär*-extrasphinktere Fistel: Der hohe Fistelgang des Subtyps b der transsphinkteren Fistel öffnet sich in das Rektum. *Primär*-extrasphinktere Fistel: Entsteht unabhängig von einer transsphinkteren Fistel. *Auslösende Noxen* sind Fremdkörperverletzungen der Dammhaut (Fistel entwickelt sich kranialwärts) oder des Rektums (umgekehrte Richtung), schwere Erkrankungen des Anorektums oder der Beckenorgane (z. B. Colitis und Ileitis Crohn, Colitis ulcerosa, Sigmadivertikulitis, Supralevatorabszesse).

Der Abszeß breitet sich zunächst innen vom Sphinktersystem *intrakutan, subkutan* oder *submukös* aus. Je nach dem weiteren Verlauf ergeben sich verschiedene Abzeßformen:

- *Intermuskulärer Abszeß* bei Ausbreitung entlang einer Proktodäaldrüse in das Spatium intermusculare zwischen dem M. sphincter ani externus und internus.
- *Ischiorektaler/ischioanaler Abszeß* bei weiterer Ausdehnung entlang den Ausläufern der Längsmuskulatur des Rektums auf das Spatium ischiorectale.
- *Perianaler/perinealer Abszeß* bei weiterer Ausbreitung auf das Spatium perianale. *Perianale* (46–60 %)[18] und *ischiorektale* (ca. 40 %)[18] Abszesse erscheinen im chirurgischen Patientengut am häufigsten. Perianale Abszesse können auch durch Sekundärinfektion eines perianalen Hämatoms zustande kommen[18].
- *Pelvirektale Abszesse* (oberhalb des M. levator ani) gehen im Gegensatz zu den bisher genannten Abszeßformen nicht von den Analkrypten, sondern vom Rektum aus[18, 33].
- *Submuköse Abszesse* können sich an kleine Schleimhautverletzungen des Rektums, z. B. durch Fremdkörper, anschließen[18].

Verlauf, Prognose. Anorektale Abszesse müssen frühzeitig operiert werden, wobei sorgfältig nach einer Fistel zu suchen ist.

Die *Rezidivquote* beträgt bei 5jähriger Nachbeobachtung über 10%; *Fisteln* entwickeln sich in der gleichen Zeitspanne bei 14 %[18].

Die *Inkontinenz* ist eine gefürchtete, aber seltene postoperative Komplikation[18]. Als *„flottierender Anus“* („floating freestanding anus“) wird eine entzündliche Destruktion des analen Halteapparates mit bilateraler oder zirkulärer Skelettierung des

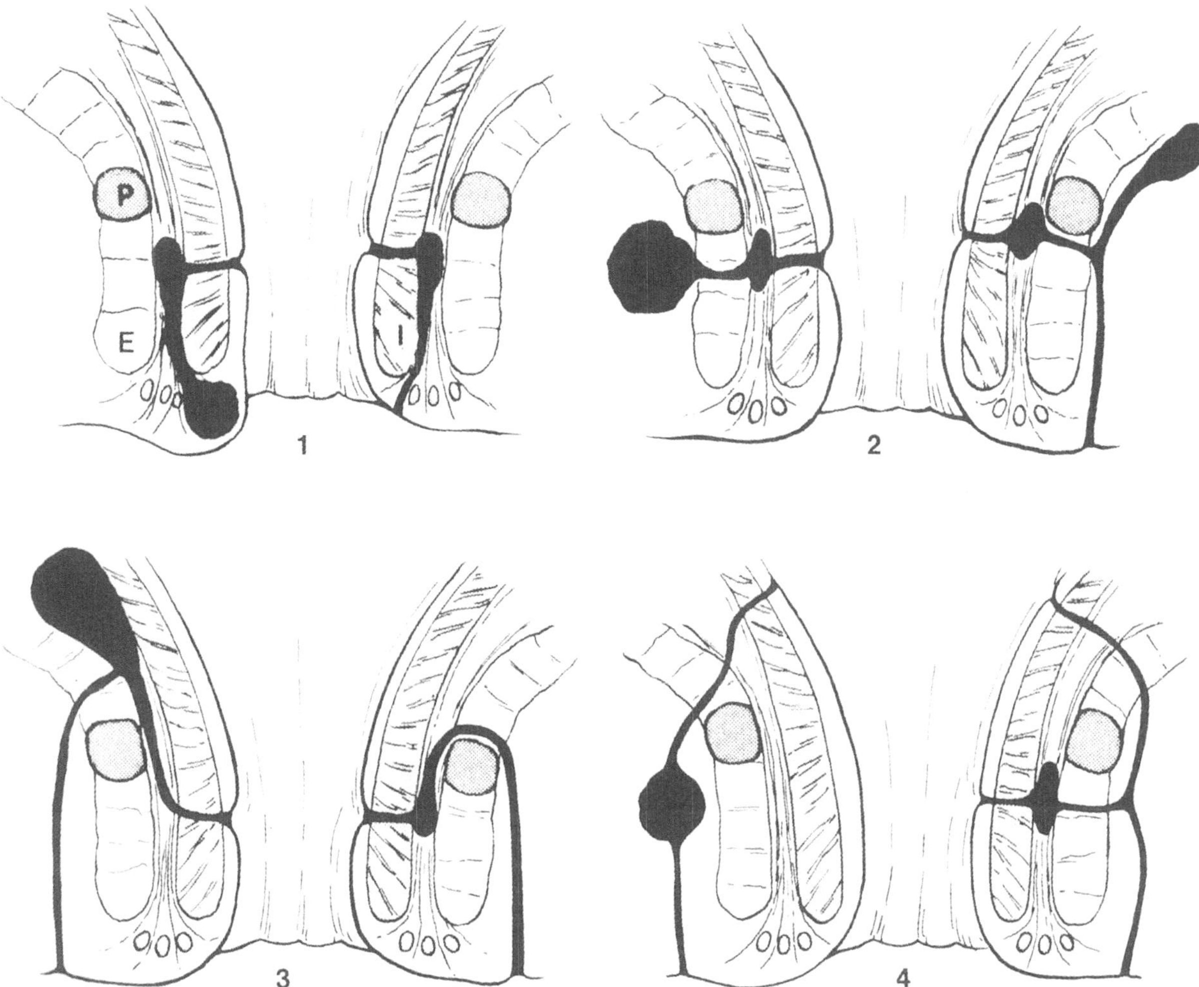

Abb. 8.5. Beispiele anorektaler Fisteln. (Umgezeichnet nach Parks et al.[28] mit freundlicher Erlaubnis des Verlages). *1* Einfache intersphinktere Fistel (häufigster Typ), kompletter äußerer Typ. *Links* akute Phase: perianaler Abszeß. *2 Transsphinktere Fistel. Links* akute Phase mit ischiorektalem Abszeß. *Rechts* komplette äußere Fistel mit hohem sekundären Fistelgang, der die Fossa ischiorectalis erreicht („anorektale Fistel" nach St. Mark's-Nomenklatur). *3 Suprasphinktere Fistel,* kompletter äußerer Typ. *Links* akute Phase (Supralevatorabszeß). *4 Extrasphinktere Fisteln* (2 verschiedene Typen). *Links* direkte Verbindung zwischen Damm und Rektum als Traumafolge. *Rechts* sekundär-extrasphinktere Fistel, hervorgegangen aus der Perforation des hohen sekundären Fistelganges einer transsphinkteren Fistel in das Rektum (▷ *2 rechts*). – Bei *3* und *4* würde die klassische Fistelspaltung zur Durchtrennung der gesamten Kontinenzmuskulatur und somit zur Inkontinenz führen. – Zeichenerläuterung in 1 (gültig für 1–4): *E* M. sphincter ani ext., *I* M. sphincter ani int., *P* M puborectalis

Anus bezeichnet; sie tritt v. a. bei Diabetes mellitus und nach anorektalem Trauma auf[6]. Bei *Mischinfektion* mit Anaerobiern und Aerobiern kann sich als seltene schwere Komplikation eines perianalen Abszesses eine *Fournier-Gangrän* des männlichen Genitale entwickeln[24]. Ein *letaler Ausgang* perirektaler Abszesse ist selten[10].

Anorektale Fisteln

Synonyme: Analfisteln[26]; Fistula-in-ano[27]

Epidemiologie. Anorektale Fisteln sind bei *Männern* 4- bis 8mal häufiger als bei *Frauen*[7, 26] und haben ihren *Altersgipfel* im 3.–6. Jahrzehnt[7, 26]. In 2/3 der Fälle sind sie zu irgendeinem Zeitpunkt mit einer Abszeßbildung kombiniert[26].

Ätiologie, Pathogenese. *Ausgangspunkt* sind fast stets die *Proktodäaldrüsen* (▷ Abb. 8.6a u. b), deren Zahl gewöhnlich 6–10 beträgt und die im hinteren Kommissurbereich am häufigsten sind. Ein *Abszeß* kann vorausgehen, jedoch gibt es auch *primär chronische Fisteln*[33]. *Bakteriologie* s. oben (anorektale Abszesse).

Eine seltene Ursache perirektaler/perianaler Abszesse (12,7 %[34]) ist die progressive septische Granulomatose des Kindesalters[27,34].

Klassifikation. *Anatomisch* lassen sich die Fisteln in 4 *Hauptgruppen* einteilen[28] (Tabelle 8.4 u. Abb. 8.5). *Bezugspunkt ist der M. sphincter ani externus;* die Präfixe „trans-", „supra-" und „extra-" bezeichnen die Lage der Fistel zu diesem Muskel. Die *„intersphinkteren"* Fisteln machen hiervon eine Ausnahme: „Intersphinkter" bezieht sich auf die Lage der Fistel zwischen den beiden Sphinkteren (ext. und int.); deswegen werden diese Fisteln auch als „intermuskuläre Fisteln" bezeichnet.

Die Kenntnis dieser anatomischen Grundlagen ist für den Chirurgen von *großer praktischer Bedeutung*[33,35]:

- Die inter- und transsphinkteren Fisteln können ohne weiteres in ganzer Länge freigelegt werden; mindestens 1/3 des Sphinktersystems bleibt oberhalb des Fistelbeginns erhalten.
- Bei den supra- und extrasphinkteren Fisteln ist dies nicht möglich, weil dabei die gesamte Ringmuskulatur durchtrennt würde[33].

Die Fisteln können *blind enden* oder als *komplette (vollkommene) Fisteln* die innere Fistelöffnung mit der äußeren Haut verbinden.

Das Vorkommen *mehrerer* innerer oder äußerer Fistelöffnungen ist ungewöhnlich[14].

Verlauf, Prognose. Nimmt man alle Fisteltypen zusammen, so werden 58–74 %[29] der Patienten postoperativ *beschwerdefrei.* Die *Rezidivquote* liegt um 10 %. Je komplizierter die Fistel ist, desto länger ist die *Heilungsdauer.* Während von den einfachen intersphinkteren Fisteln 33 % innerhalb von 4 Wochen und 82 % innerhalb von 12 Wochen abheilen, benötigen ca. 40 % der supra- und extrasphinkteren Fisteln hierfür zwischen einem halben und einem ganzen Jahr[26].

Die *soziale Bedeutung* des Analfistelleidens geht einerseits aus seiner Häufigkeit, andererseits aus der Länge der Wundheilungsdauer und der postoperativen Arbeitsunfähigkeit (im Mittel 6,2 Wochen) hervor[21].

- *Adenokarzinom in Analfisteln* ▷ S. 696)

Chronische eitrige Hidradenitis des Analkanals[15]

Diese wenig bekannte Krankheit wird oft mit einer Analfistel verwechselt, woraus erfolglose Operationsversuche resultieren können. *Männer* sind häufiger betroffen als *Frauen.* Die *Altersangaben* liegen zwischen 22 und 70 Jahren.

Gewöhnlich sind die äußeren 2/3 des Analkanals betroffen, die von Plattenepithel mit Haarfollikeln und Haaranhangsgebilden ausgekleidet werden. In ca. 80% der Fälle ist die Entzündung in der Vorderwand des Analkanals lokalisiert, und der Fistelgang kann auf die Nachbarregionen, z. B. auf das Skrotum, übergreifen. Etwa jeder 4. Fall zeigt vor der Operation die charakteristischen Vernarbungszeichen des Analkanals. Bei Spaltung des Fistelganges erweist sich dieser oft von glattem reifen Epithel ausgekleidet. Distal findet sich oft noch reichlich Granulationsgewebe der chronischen Entzündung. Die Diagnose muß durch den histologischen Nachweis der eitrigen Schweißdrüsenentzündung gesichert werden. Ausnahmsweise können sich Veränderungen als Manifestation eines M. Crohn finden.

Neben dieser Krankheit gibt es eine *perianale* eitrige Hidradenitis, die keine Beziehung zum Analkanal aufweist und über 10mal häufiger bei Männern als bei Frauen beobachtet wird[30].

Anhang: Pilonidalsinus (-fisteln)[9,31,35]

Pilonidalsinus können im Analbereich in 2 Formen auftreten:

- *perianal* und zwar entweder *sekundär* (durch kaudale Ausbreitung typischer sakrokokzygealer Pilonidalsinus) oder *primär* (Ausgangspunkt: Perianalhaut);
- *endoanal* (Ausgangspunkt: Analhaut selbst).

Der klassische Pilonidalsinus ist ein weicher, meist etwa haselnußgroßer Hautbalg im Sakralbereich, der durch eine Fistel oder mehrere miteinander kommunizierende Fisteln mit der Hautoberfläche in Verbindung steht und neben Plattenepithel und Hornschuppen auch meist Haare und eine ausgeprägte Fremdkörperentzündung aufweist (*„Sakraldermoid"* ▷ Abb. 8.6 f). Nach heutiger Ansicht entsteht er als Folge von Hautläsionen, z. B. bei langen Autofahrten *(„Jeep disease")*[31] und geht von den Haarfollikeln aus[9].

(Primäre) Analfissur

Definition. Die Analfissur ist ein Einriß des Anoderms über dem aboralen Rand des inneren Schließmuskels[17]. Sie ist eine häufige Krankheit.

Ätiologie, Pathogenese. Die Ursachen der primären Analfissur sind nicht befriedigend geklärt. Möglicherweise spielen *Traumen durch harte Kotballen* eine Rolle; hierfür spricht die *bevorzugte Lokalisation dorso-medial,* die sich durch die besondere Belastung der dorsalen Zirkumferenz während der Defäkation erklären läßt. Die traumatische Schädigung wird wahrscheinlich dadurch begünstigt, daß sich bei einer *Kryptitis* und *Papillitis* eine *Schleimhautfibrose mit Elastizitätsverlust* entwikkelt[11,33]. Umgekehrt soll auch *breiiger nichtgeform-*

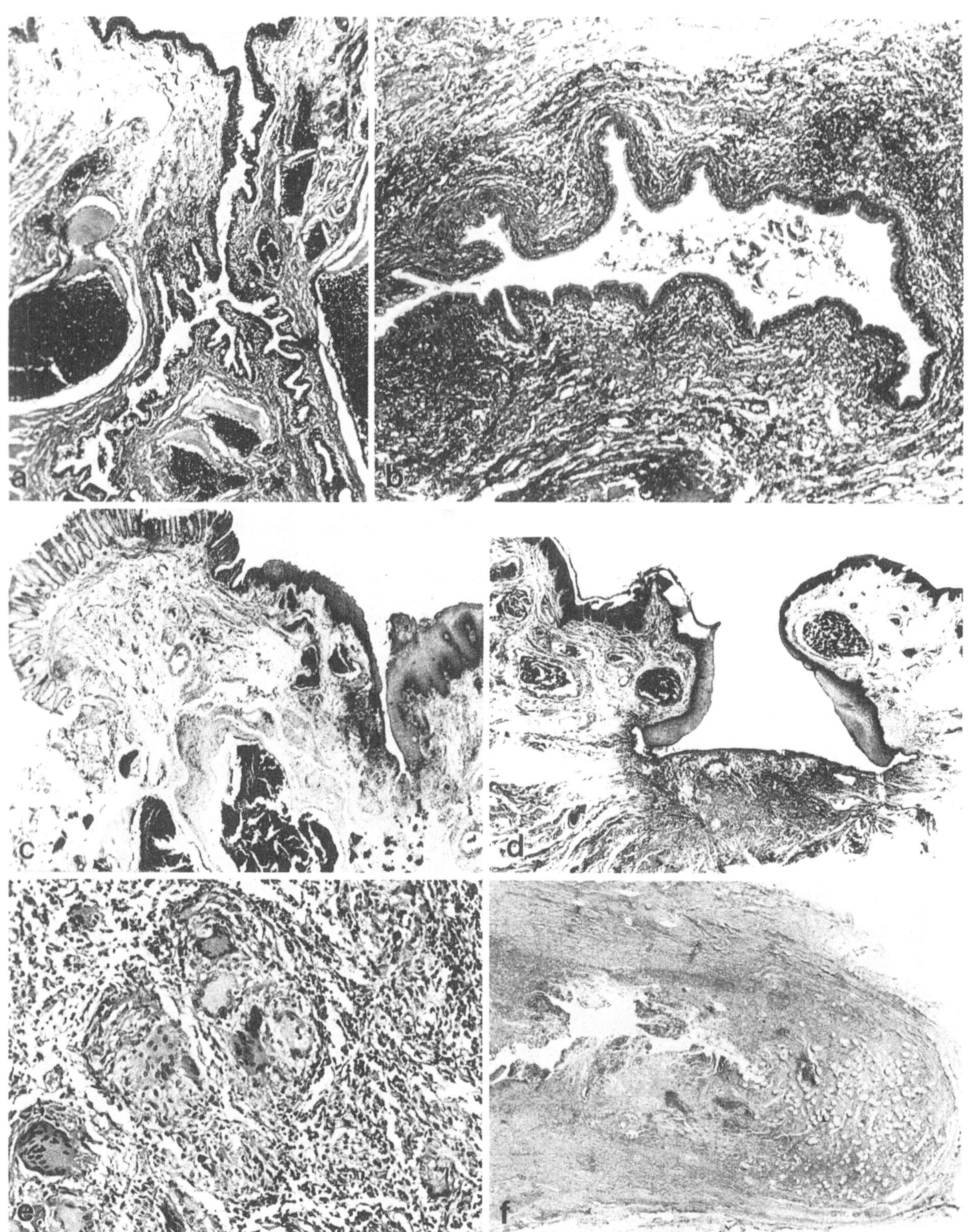

Abb. 8.6. a Proktodäaldrüse, ausgehend von der Transitionalzone *(oben)* mit Aufzweigung zwischen den Gefäßen des Hämorrhoidalplexus *(unten)*. H.E. (Vergr. 17:1) **b** Chronische unspezifische Entzündung in der Umgebung einer Proktodäaldrüse, möglicher Ausgangspunkt einer Analfistel. H.E. (Vergr. 36:1). **c** Schmale spaltförmige Analfissur. H.E. **d** Breite Analfissur mit überhängenden Rändern. H.E. (Vergr. 17:1). **e** M. Crohn der Analhaut. Epitheloidzellgranulome in einer Analfistel. H.E. (Vergr. 140:1) **f** Pilonidalsinus. *Links* Verbindung zur Hautoberfläche. *Rechts* viele angeschnittene Haarschäfte (helle Lücken). Granulierende Entzündung in Fistelgang und -grund. H.E. (Vergr. 12:1)

ter Stuhl über eine mangelhafte muskuläre Beanspruchung und reduzierte Durchblutung des Schließmuskels die Fissurentstehung begünstigen können[11].

Ob der im Mittel *erhöhte Ruhedruck im Analkanal*[8, 20] bzw. die *gesteigerte Motilität* (Nachweis ultralangsamer Wellen bei 80 % der Patienten mit Analfissur gegenüber 5 % bei Kontrollen)[20] *Ursache* oder *Folge* der Fissur sind, ist ungeklärt[20, 22]. Ebenso unklar ist, ob der charakteristische Schmerz beim und nach dem Stuhlgang durch einen Spasmus des M. sphincter ani internus zustande kommt[20].

Morphologie. *Makroskopisch* ist die Analfissur ein längliches dreieckiges Ulkus.

Mikroskopisch (Abb. 8.6c u. d) wird am Ulkusgrund eine akute Entzündung *(akute Fissur)* oder ein unspezifisches Granulationsgewebe *(chronische Fissur)* gesehen. Letzteres ist meist schmal und geht später in Narbengewebe über. Heilt das Ulkus, so wird es vom Rand her durch Plattenepithel gedeckt.

Verlauf, Prognose. Die *akute Fissur* heilt spontan oder durch Stuhlregulierung und Unterspritzen mit einem Lokalanästhetikum[17]. Für die *chronische Fissur* empfiehlt sich i. a. die Exzision der Fissurränder, der Vorpfostenfalte und der hypertrophen Analpapille mit Krypte, ggf. mit postoperativer Sphinkterdehnung mittels des Analdehners[26a].

Differentialdiagnose. Die primäre Analfissur muß von *sekundären Fissuren,* z. B. bei M. Crohn, Proctocolitis ulcerosa, Tuberkulose und Lues, abgegrenzt werden (Endoskopie, Bakteriologie, Serologie, übrige Organbefunde etc.).

Analer und perianaler M. Crohn

Der M. Crohn bedarf gesonderter Erwähnung, da nicht allgemein bekannt ist, daß er *primär* – oft Jahre vor seiner intestinalen Manifestation[12] – und *manchmal ausschließlich* in der (Peri-)Analregion auftreten kann (▷ S. 592). Buchmann u. Alexander-Williams[12] sowie Williams et al.[37] unterscheiden 3 Gruppen von Veränderungen:

- *Hautveränderungen:* Mazeration, Erosion, Ulzeration und Abszeß, Hautzipfel,
- *Veränderungen im Analkanal:* Fissur, Ulkus und Stenose mit Induration, sowie
- *Fisteln* (Abb. 8.6d u. e): *Tiefe Fisteln* (vom Analkanal zur Haut); *hohe Fisteln* (vom Rektum zur Haut) und *Rektovaginalfisteln.*

Die Häufigkeit analer Veränderungen hängt von der intestinalen Lokalisation des M. Crohn ab: Bei Sitz im *terminalen Ileum* zeigen nur 1/3 der Patienten, bei diffusem Befall von *Ileum* und *Kolon* oder bei *distaler Colitis Crohn* dagegen 60–70 % der Patienten anale Veränderungen[25].

Der anale (perianale) M. Crohn verläuft aufgrund von Langzeitbeobachtungen über 10 Jahre *relativ zur sonstigen Manifestation benigne* und kann nur selten als Indikation für eine Proktektomie gelten[7, 13] wie bei einer karzinomatösen Komplikation[23].

> Die oben aufgeführten 3 Gruppen von Veränderungen sollten v. a. dann, wenn sie bei einem Patienten mit bekanntem intestinalen M. Crohn auftreten, aber auch dann, wenn ein M. Crohn nicht bekannt ist, stets auf das *Vorkommen von Epitheloidzellgranulomen* untersucht werden.

Die *klinische Differentialdiagnose* muß berücksichtigen, daß die *gewöhnliche Analfissur* meist dorso-medial der Zirkumferenz liegt und stets mit Schmerzen, oft mit Obstipation verbunden ist. Die *Crohn-Fissuren* liegen dagegen häufig an anderer Stelle und sind schmerzlos[12].

Sonstige Anitis-Formen

Eine große Zahl weiterer erreger- und nichterregerbedingter Entzündungen ist im Kapitel Kolon und Rektum auf S. 616ff. abgehandelt, da sie in wechselndem Umfang den Enddarm und/oder die Analregion betreffen.

Literatur

1.–5. Weiterführende Literatur (▷ S. 677)
6. Abcarian H, Efthaiha M (1983) Floating free-standing anus. A complication of massive anorectal infection. Dis Colon Rectum 26:516–521
7. Ani AN, Solanke TF (1976) Anal fistula: a review of 82 cases. Dis Colon Rectum 19:51–55
8. Arabi Y, Alexander-Williams J, Keighley MRB (1977) Anal pressures in hemorrhoids and anal fissure. Am J Surg 134:608–610
9. Bascom J (1983) Pilonidal disease: long-term results of follicle removal. Dis Colon Rectum 26:800–807
10. Bevans DW, Westbrook KC, Thompson BW, Caldwell FT (1973) Perirectal abscess. A potentially fatal illness. Am J Surg 126:765–768
11. Brühl W (1982) Ätiologie und Therapie der Analfissur. Colo Proctology 4:114–115
12. Buchmann P, Alexander-Williams J (1980) Classification of perianal Crohn's disease. Clin Gastroenterol 9:323–330
13. Buchmann P, Keighley MRB, Allan RN, Thompson H, Alexander-Williams J (1980) Natural history of perianal Crohn's disease. Ten year-follow-up: a plea for conservatism. Am J Surg 140:642–644
14. Chulani HL, Kulkarni MS (1982) Quadruple anal fistula: report of a case. Dis Colon Rectum 25:143–144
15. Culp CE (1983) Chronic hidradenitis suppurativa of the anal canal. A surgical skin disease. Dis Colon Rectum 26:669–676
16. Drusin LM, Homan WP, Dineen P (1976) The role of surgery in primary syphilis of the anus. Ann Surg 184:65–67

17. Fischer M (1978) Klinik und Therapie der Analfissur. Leber Magen Darm 8:218-220
18. Götze KJ, Mohr T (1976) Ambulante Behandlung periproktitischer Abszesse. Dtsch Med Wochenschr 101:1450-1453
19. Grace RH, Harper IA, Thompson RG (1982) Anorectal sepsis: microbiology in relation to fistula-in-ano. Br J Surg 69:401-403
20. Hancock BD (1977) Internal sphincter and anal fissure. Br J Surg 64:92-95
21. Karavias Th, Häring R, Wondzinski A (1977) Die anorektalen Abszesse und Fisteln. Auswertung des eigenen Krankengutes. Therapiewoche 27:8497-8510
22. Kuypers HC (1983) Is there really sphincter spasm in anal fissure? Dis Colon Rectum 26:493-494
23. Kwan WCP, Freeman HJ (1991) Mucinous rectal adenocarcinoma in perianal Crohn's disease fistulas. Can J Gastroenterol 5:59-61
24. Lichtenstein D, Stavorovsky M, Irge D (1978) Fournier's gangrene complicating perianal abscess: report of two cases. Dis Colon Rectum 21:377-379
25. Lockhart-Mummery HE (1975) Crohn's disease: Anal lesions. Dis Colon Rectum 18:200-202
26. Marks CG, Ritchie JK (1977) Anal fistulas at St. Mark's Hospital. Br J Surg 64:84-91
26a. Müller-Lobeck H (pers. Mitt., 1995)
27. Mulholland MW, Delaney JP, Simmons RL (1983) Gastrointestinal complications of chronic granulomatous disease: surgical implications. Surgery 94:569-575
28. Parks AG, Gordon PH, Hardcastle JD (1976) A classification of fistula-in-ano. Br J Surg 63:1-12
29. Riedler L, Papp Ch, Autengruber M (1978) Chirurgische Spätergebnisse bei 107 Patienten mit anorektalen Fisteln. Leber Magen Darm 8:55-58
30. Sarles JC, Antoni G (1984) Die perianale Hidradenitis suppurativa oder Verneuilsche Krankheit. Colo-Proctology 6:5-8
31. Stein E (1983) Das Sakraldermoid. Colo-Proctology 5:303-304
32. Stelzner F (1981) Die anorektalen Fisteln. 3. Aufl. Springer, Berlin Heidelberg New York
33. Stelzner F (1970) Rektum und Anus. In: Hellner H, Nissen R, Vosschulte K (Hrsg) Lehrbuch der Chirurgie. 6. Aufl. Thieme, Stuttgart, S 619-634
34. Tauber AI, Borregaard N, Simons E, Wright J (1983) Chronic granulomatous disease: a syndrome of phagocyte oxidase deficiencies. Medicine 62:286-309
35. Walsh TH, Mann CV (1983) Pilonidal sinus of the anal canal. Br J Surg 70:23-24
36. Whitehead SM, Leach RD, Eykyn SJ, Phillips I (1982) The aetiology of perirectal sepsis. Br J Surg 69:166-168
37. Williams DR, Coller JA, Corman ML, Nugent FW, Veidenheimer MC (1981) Anal complications in Crohn's disease. Dis Colon Rectum 24:22-24

Tumoren

Klassifikation. (Tabelle 8.5). Die Unterteilung in Tumoren des *Analkanals* und des *Analrandes* hat nicht allein topographische Gründe. Vielmehr enthält der *Analkanal verschiedene Epithelarten* (Zylinderepithel der Rektumschleimhaut und der Proktodäaldrüsen, Plattenepithel vom Schleimhauttyp mit nur schwach entwickelten Reteleisten), während der *Analrand typische Epidermis* mit gut entwickelten Reteleisten und mit Haaren aufweist. Weiter sind *epitheliale Tumoren* im Analkanal selten, am Analrand häufig, und das Plattenepithelkarzinom beider Regionen verhält sich biologisch verschieden (s. unten).

Tumoren des Analkanals

Leiomyom

(ICD-O M-8890/0)

Leiomyome, die vom Analkanal und von der Sphinktermuskulatur ausgehen, sind sehr *selten*[20, 43]. Bis 1977 waren nur 11 Tumoren publiziert[43, 80]. Grundsätzliche Unterschiede im Verhalten und Vorkommen gegenüber rektalen Leiomyomen wurden nicht festgestellt[43].

Leiomyosarkom

(ICD-O M-8890/3)

Auch das anale Leiomyosarkom (▷ Abb. 8.10 b) ist *sehr selten*. Wird der Tumor erst in fortgeschrittenem Stadium diagnostiziert, so ist die Entscheidung schwierig bis unmöglich, ob er vom *M. sphincter ani internus* oder vom *subkutanen Gewebe* (Mm. arrectores pilorum, Gefäßwände) ausging. Welche Therapie (breite Exzision? Radikaloperation?) am besten geeignet ist, wird unterschiedlich beantwortet[80]. Da das Leiomyosarkom bevorzugt *hämatogen metastasiert* und damit die Chance der radikalen Tumorentfernung von vornherein begrenzt ist, ist die *breite Exzision* möglicherweise vorzuziehen, gefolgt von einer *zytostatischen Nachbehandlung* (z. B. adjuvante Chemotherapie mit Adriamycin)[80].

Plattenepithelkarzinom

(ICD-O M-8070/3)

Epidemiologie. Das gewöhnliche Plattenepithelkarzinom (unter Ausschluß der basaloiden Variante) kommt *im Analkanal etwa 2- bis 3,5mal häufiger vor als im Bereich des Analrandes*[7, 26, 40, 79]. Teilweise wird auch eine niedrigere Häufigkeitsrelation von 1,2:1 angegeben[49]. *Frauen* sind geringfügig bis deutlich häufiger betroffen als Männer (1,1-4,6:1)[7, 17, 26, 40, 49, 56, 79]. Der *Altersgipfel* liegt im 5.-7. Lebensjahrzehnt[1, 7, 26, 49, 79] (mittl. Alter 47,7 bzw. 61 J.). Die Häufigkeit bei *Weißen* und *Gemischtrassigen* ist gleich[49]. Aus Schweden wird über eine *jährliche Inzidenz* von 0,68/100000 bei Männern und 1,4 bei Frauen berichtet[9], wobei in den letzten Jahrzehnten eine deutliche Zunahme bei beiden Geschlechtern beobachtet wird[9, 25].

Ätiologie, Pathogenese. Wie bei anderen malignen Neoplasmen ist auch bei den Analkarzinomen die *Ätiologie noch unbekannt*. Indessen mehren sich in letzter Zeit Hinweise für eine *virale Beteiligung*, und es werden ätiologische Parallelen zwischen Analkarzinomen und Zervixkarzinomen angenommen[51]. Epidemiologische Studien lassen vermuten, daß Analkarzinome durch einen sexuell übertragbaren Faktor (mit-)bedingt sein könnten; weitere Risiko-

Tabelle 8.5. Tumoren und tumorähnliche Veränderungen des *Analkanals* und des *Analrandes*. *(WHO–Klassifikation von 1989)*

Tumoren	Analkanal (ICD-O M-Nr.)	Analrand [+] (ICD-O M-Nr.)
Mesenchymal benigne [++]	*Leiomyom (8890/0) Glomangiom (Masson-Tumor)[8] (8712/0) Granularzellmyoblastom[63] (9580/0) (Abrikossoff-Tumor) (▷ Abb. 8.10 a)	 Granularzellmyoblastom (9580/0) (Abrikossoff-Tumor)[63] Spindelzellipom[64] (8857/0)
Mesenchymal maligne [++]	*Leiomyosarkom (8890/3)	Leiomyosarkom (8890/3) Rhabdomyosarkom (8900/3) Fibrosarkom[22] (8810/3)
Epithelial, benigne	*Plattenepithelpapillom ° (8052/0)	*Plattenepithelpapillom ° (8052/0) *Apokrines Fibroadenom Verschiedene Hauttumoren vorwiegend vom Schweißdrüsentyp ° (Abb. 8.10 c u. d)
Epithelial, maligne	*Plattenepithelkarzinom ° (8070/3) *Basaloides (kloakogenes) Karzinom ° (8123/3) *Mukoepidermoidkarzinom ° (8430/3) *Adenokarzinom ° *vom rektalen Typ ° (8140/3) *der Analdrüsen ° (8212/3) *in anorektalen Fisteln ° (8480/3) Undifferenziertes Karzinom ° (8020/3) Unklassifiziertes Karzinom ° (8010/3) *Pseudosarkomatöses Karzinom (8074/3) Kleinzelliges (oat cell) Karzinom ° (8041/3 (8042/3))	*Plattenepithelkarzonim ° (8070/3) *Basaliom ° (8090/3) *M. Bowen ° (8081/2) *Extramammärer M. Paget ° (8542/3)
Sonstige	*Malignes Melanom ° (8720/3) *Metastasen °	*Malignes Melanom (8720/3) *Metastasen °
Tumorähnliche Veränderungen	Öl-(Oleo-)granulom ° Bariumgranulom *Entzündlicher kloakogener Polyp °	*Condyloma acuminatum ° *Riesenkondylom ° Pseudoepitheliomatöse Hyperplasie ° Fibröser Polyp (Analzipfel) ° (Abb. 8.8 d) *Bowenoide Papulose °

* Mit Stern bezeichnete Tumoren/tumorähnliche Veränderungen im Text beschrieben.
° Mit Kreis markierte Tumoren/tumorähnliche Veränderungen in der WHO–Klassifikation enthalten.
[+] Hinweis in der WHO-Klassifikation: ▷ auch Bd. 12 (Hauttumoren).
[++] Hinweis in der WHO-Klassifikation: ▷ Tumoren des Dünndarmes.

faktoren sind *Zigarettenrauchen, Kondylome, Lues, analer Geschlechtsverkehr*[57]. Verglichen mit der Normalbevölkerung findet sich eine 100fach erhöhte Inzidenz der Karzinome von Anus und Vulva bei *Nierentransplantatempfängern*. Untersuchungen verschiedener Autoren haben gezeigt, daß das menschliche Papillomavirus (*h*uman *p*apilloma *v*irus = HPV) eine Rolle bei der Genese dieser Neoplasmen spielen könnte (Übersichten[55, 84]). HPV umfaßt wenigstens 60 Genotypen und stellt eine wichtige Gruppe humaner Pathogene dar, die Epithelzellen von Haut und Schleimhäuten infizieren können mit Inkubationszeiten von Wochen bis Monaten. Bei manchen der HPV-assoziierten Läsionen kommt es zur spontanen Regression, andere können persistieren, oder es findet eine Progression zum Karzinom statt. Immunologische und experimentelle Hinweise zeigen, daß HPV allein *nicht* eine maligne Transformation hervorrufen kann, die sowieso nur bei einem sehr kleinen Teil der Infizierten stattfindet[55, 57]. Offensichtlich bedarf es weiterer zellulärer Interaktionen. So können HPV 16, 18, 31 und 33 mit *ras*-Genen kooperieren. Die *„anogenitalen" Viren* HPV 6, 11, 16, 18, 31 und 33 sind besonders mit Läsionen in dieser Region assoziiert. Dabei werden die Typen 6 und 11 vorwiegend bei benignen Veränderungen (Kondylome, Papillome) gefunden, während HPV 16, 18, 31, 33 häufiger in Veränderungen höherer Displasiegrade, bei In-situ- und invasiven Karzinomen nachgewiesen wurden. Mit verschiedenen Methoden unterschiedlicher Sensitivität (Immunhistochemie, In-situ-Hybridisierung. Dot-blot-Hybridisierung und Polymerasekettenreaktion, Southern blot) wurden *in bis zu 81% der Analkarzinome HPV* nachgewiesen, von denen bis zu 84% bei Frauen und 52% bei Männern dem *Typ 16* zugehören[36, 82].

Bei 19% der Frauen mit zervikaler Plattenepitheldysplasie Grad III wurden auch Plattenepitheldysplasien der Analschleimhaut gefunden, was auf

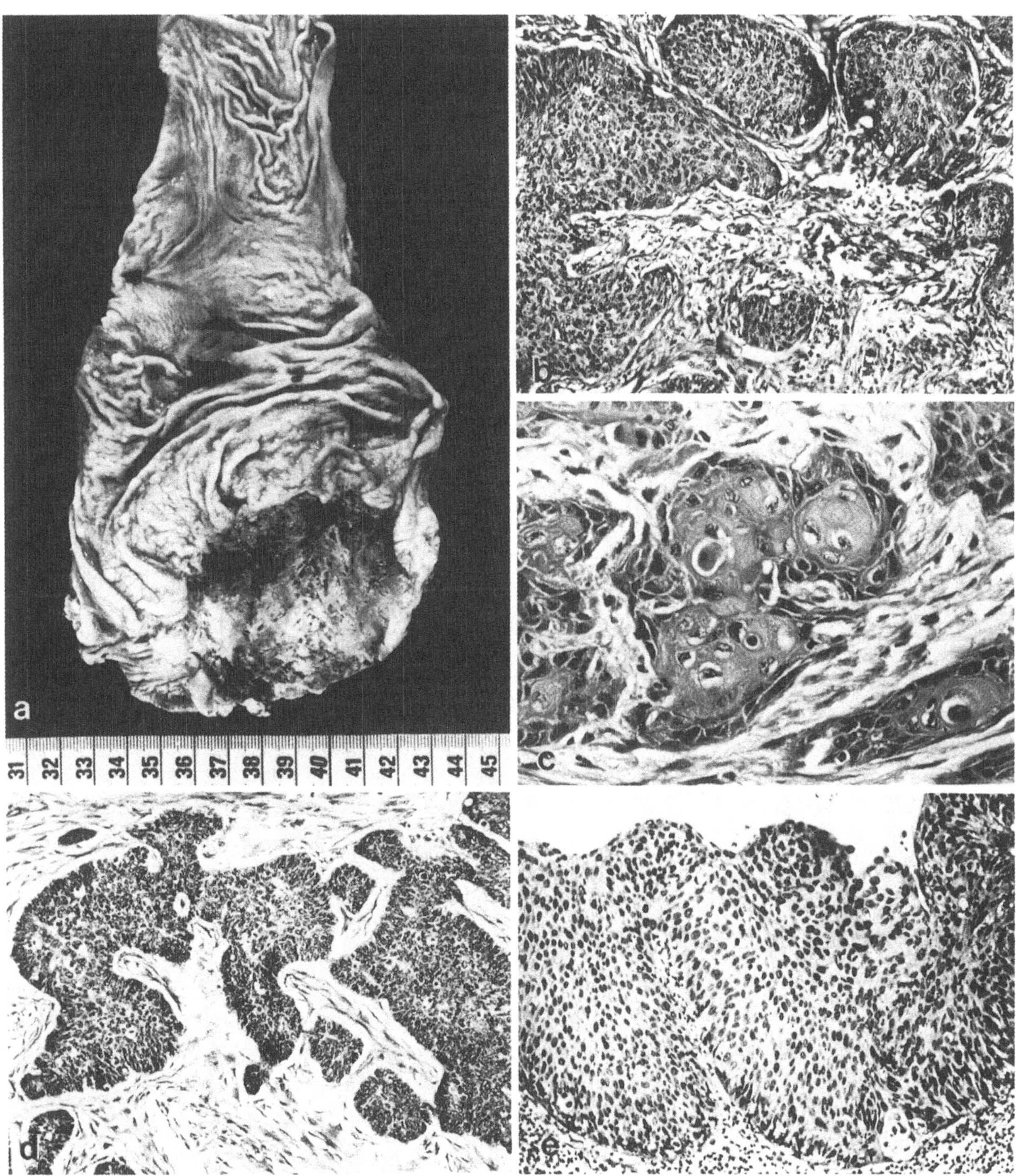

Abb. 8.7a–e. Analkarzinom. **a** Basaloides (kloakogenes) Karzinom des Analkanals. Großer ulzerierter Tumor mit Übergreifen auf den Endabschnitt des Rektum. **b** Nichtverhorntes Plattenepithelkarzinom des Analkanals. H.E. (Vergr. 68 : 1). **c** Verhorntes Plattenepithelkarzinom des Analkanals. H.E. (Vergr. 350 : 1). **d** Basaloides (kloagenes) Analkarzinom. H.E. (Vergr. 68 : 1). **e** Carcinoma in situ der Analhaut. H.E. (Vergr. 170 : 1)

den gleichen ätiologischen Faktor, HPV 16, hinweisen könnte[50, 55].

Zytogenetische Untersuchungen haben bei Analkarzinomen eine Anomalie des langen Arms von Chromosom 11 mit Deletion des distalen Segments (11 q und 3 p) aufgedeckt[53].

Lokalisation. Etwa 3/4 der Plattenepithelkarzinome des Analkanals gehen von der Übergangszone proximal der Linea dentata, etwa 1/4 vom Plattenepithel des distalen Analkanals aus[2, 7, 9].

Tabelle 8.6. pTNM-Klassifikation maligner Neoplasmen des *Analkanals* (UICC 1992). Maligne Neoplasmen des *Analrandes* (ICD-O C44.5) werden wie Neoplasmen der Haut klassifiziert

pTX	Minimalerfordernisse zur Bestimmung des Primärtumors nicht vorhanden
pT0	Kein Hinweis auf Primärtumor
pTis	Carcinoma in situ
pT1	Größte Tumorausdehnung ≤ 2 cm
pT2	Größte Tumorausdehnung zwischen 2 und 5 cm
pT3	Größte Tumorausdehnung ≥ 5 cm
pT4	Tumoren jeder Größe mit Ausdehnung auf benachbarte Organe wie Vagina, Urethra, Harnblase (die alleinige Infiltration der Sphinktermuskeln wird nicht als T4 klassifiziert)
pNX	Minimalerfordernisse zur Bestimmung regionaler Lymphknoten nicht vorhanden
pN0	Kein Befall regionaler Lymphknoten
pN1	Metastasen in perirektalen Lymphknoten
pN2	Metastasen in unilateralen iliakalen und/oder inguinalen Lymphknoten
pN3	Metastasen in perirektalen und inguinalen Lymphknoten und/oder in bilateralen internen iliakalen und/ oder inguinalen Lymphknoten
pMX	Minimalerfordernisse zum Nachweis von Fernmetastasen nicht vorhanden
pM0	Kein Hinweis für Fernmetastasen
pM1	Fernmetastasen vorhanden

Morphologie. *Makroskopisch* dominieren die *schüsselförmig ulzerierten* Karzinome (über 50%) vor den *plaqueartig infiltrierenden* (20%), den *nodulären* (10%) und den *polypösen* (5%) Karzinomen[2].

Mikroskopisch überwiegen die gewöhnlichen Plattenepithelkarzinome (Abb. 8.7a–c), etwa im Verhältnis von 1,8–2,8:1 zum basaloiden bzw. von 1,1–1,5:1 zu allen übrigen Karzinomen des Analkanals[7, 17, 26, 40, 49]. Im Gegensatz zum Analrandkarzinom stellen die *nichtverhornten Plattenepithelkarzinome* mit 55% den größten Anteil (Analrand: nur 16%)[79].

Ausbreitung. Klassifikation nach dem TNM-System (Tabelle 8.6)

- *Per continuitatem* kann der Tumor *nach proximal* 6–7 cm hoch in der Submukosa auf das Rektum übergreifen und erst in dieser Höhe ulzerieren, wodurch ein primäres Rektumkarzinom vorgetäuscht wird[79]. *Distal* kann die Analhaut, *transmural* können Nachbarorgane (z. B. Prostata, Vagina, Harnblase) ergriffen werden[79].
- *Lymphogene Metastasen* betreffen die oberen *hämorrhoidalen* (44%)[79], die *pelvinen (iliakalen und Obturatorius-)* und die *inguinalen* (37%) *Lymphknoten*[79]. Die inguinalen Lymphknoten werden beim Analkanalkarzinom wahrscheinlich später als die hämorrhoidalen Lymphknoten befallen (retrograde Tumorausbreitung vom Becken her?).
- *Hämatogene Fernmetastasen* erfolgen *meist spät* und *selten*[1, 2], teils über die *V. cava inferior*, teils – via Anastomosen zwischen der oberen, mittleren und unteren Rektalvene – in das *Pfortadersystem* (u. a. Lunge, Niere, Skelett, Leber)[26].

Verlauf, Prognose. Das Plattenepithelkarzinom des Analkanals *einschl. des kloakogenen Karzinoms*, das als eine Variante des Plattenepithelkarzinoms gilt (WHO), wird heute in der Regel primär mit einer *Radio-(Chemo-)Therapie* behandelt. Nur für bestimmte Fälle kann auch eine abdominoperineale Rektumexstirpation infrage kommen (Einzelheiten ▷ Lehrbücher der Klinischen Onkologie[38a, 71a, 75a]).

Kloakogenes Karzinom

(ICD-O M-8124/3)

Histogenese. Dieser Tumor gilt als *Variante des Plattenepithelkarzinoms* (WHO-Klassifikation). Er geht vom *Transitionalepithel* in der Transitionalzone zwischen Anodem und Rektummukosa aus, dessen Zellen elektronenmikroskopisch Eigenschaften des Urothels und des Plattenepithels der Analhaut in sich vereinigen[28, 56]. Ihnen fehlen die Tonofilamente und Keratohyalingranula der Plattenepithelien der Analhaut, und sie enthalten viel weniger apikale Vesikel, Golgi-Komplexe, Lysosomen und Mitochondrien als die Urothelien[28, 56].

Epidemiologie. Die kloakogenen Karzinome sind nach den verhornenden und nichtverhornenden Plattenepithelkarzinomen die *zweithäufigsten Karzinome des Analkanals* (35,3–56,6%)[7, 26, 49]. Auch bei ihnen überwiegt das *weibliche Geschlecht* (57–78%)[73] und das *höhere Lebensalter* (Altersdurchschnitt 55–61 Jahre)[42, 73]. Unter allen *anorektalen* Karzinomen *einschl. des rektalen Adenokarzinoms* stellt das kloakogene Karzinom nur 2–3%[71]. Die schwedische Tumorstatistik verzeichnet (zusammen mit den seltenen mukoepidermoiden) Karzinomen eine gleiche Häufigkeit wie für die Plattenepithelkarzinome des Analkanals (s. oben)[9].

Lokalisation. Die Mehrzahl der kloakogenen Karzinome entsteht *im Bereich der Linea dentata oder distal davon.* Wenn sie aus den von Transitionalepithel ausgekleideten Proktodäaldrüsen hervorgehen, können sie auch *weiter proximal* (bis 10 cm hoch im Rektum), in der *Submukosa* oder *M. propria* liegen.

Tabelle 8.7. Verschiedene mikroskopische Klassifikations-Schemata der kloakogenen Karzinome

Autor(en)	Tumortyp	Beschreibung	Tumortyp	Beschreibung	Tumortyp	Beschreibung
			→ Verschlechterung der Prognose →			
Gillespie u. MacKay[28]	*Transitionalzell-Typ*	Ähnlichkeit der Tumorzellen mit „Transitionalzellen" (Urothelzellen): Mehrreihige einförmige Zylinderepithelien: *Ähnlichkeit mit Urotheltumoren*	*Basaloider Zelltyp*	Nester aus kleineren ovoiden Zellen mit spärlichem Zytoplasma und hellen Kernen sowie peripherer Pallisadenstellung: *Ähnlichkeit mit Basaliomen der Haut*	*Pleomorpher Typ*	Größere Kern- und Zellpolymorphie, erhöhte Mitoserate, Fehlen der peripheren Pallisadenstellung
			→ Abnahme der Differenzierung →			
Morson[2]	*Hochdifferenzierter basaloider Typ*	Basaliomzellähnliche Tumorzellen, nur geringe Anisozytose/ Anisonukleose, periphere Pallisadenstellung. Manchmal stachelzellartige Differenzierung und geringe Verhornungszeichen oder pseudoazinäre Differenzierung. Manchmal flächenhafte eosinophile Nekrosen	*Mäßig differenzierter Typ*	Weniger deutliche Palisadenstellung, zunehmende Kernpolymorphie	*Anaplastischer Typ*	Größere Kern- und Zellpolymorphie, viele Mitosen, Fehlen der peripheren Pallisadenstellung, manchmal prominente eosinophile Nekrosen
			→ Abnahme der Differenzierung →			
Rotterdam u. Sommers[86]	*Transitionalform*	Simuliert Urothelkarzinom. Invasive, dicke, sich verzweigende Basalzellverbände, aber spindeliger als in Basaliomen der Haut. Manchmal epidermoide Differenzierung, selten Verhornung	*Basaloide Form*	Ähnlichkeit mit kutanen Basaliomen. Kleine Nester und Stränge aus Zellen, die verhornen und (pseudoazinäre) Bänder bilden können, aber invasiver und atypischer als kutane Basaliome		
Serota et al.[71]	*Basaloide Form*	mit oder ohne Elemente einer Stachelzelldifferenzierung (z. B. Einzellverhornung oder Bildung von Hornperlen)	*Glanduläre Form*	(z. B. mit azinärer Anordnung der Zellen oder Muzinbildung)		

Tabelle 8.8. Vorschlag zur Klassifikation und Nomenklatur der kloakogenen Karzinome

	Kloakogenes Karzinom		
Typen	Typ 1 *Transitional-Zelltyp*	Typ 2 *Basaloider Zelltyp*	Typ 3 *Pleomorpher Zelltyp*
Subtypen	hochdifferenziert, mäßig differenziert mit/ohne Verhornungszeichen mit/ohne glanduläre Differenzierung	hochdifferenziert, mäßig differenziert mit/ohne Verhornungszeichen mit/ohne glanduläre Differenzierung	synonym mit: wenig differenziert mit/ohne Verhornungszeichen mit/ohne glanduläre Differenzierung(?)

Morphologie. *Makroskopisch* handelt es sich – soweit der Tumor nicht aus intramuralen Anteilen der Proktodäaldrüsen hervorgeht – um *fungiform-polypöse, flach ulzerierte* oder *exkavierte* Geschwülste[73], die sich nicht von einem Adenokarzinom unterscheiden und bis 10 cm Durchmesser besitzen[73].

Mikroskopisch werden verschiedene Formen unterschieden, ohne daß es jedoch eine einheitliche Nomenklatur gäbe (Tabelle 8.7). Als *Oberbegriff* für die gesamte Tumorgruppe wird von den meisten Autoren der Terminus *kloakogen,* von anderen der Terminus *basaloides* Karzinom gewählt. Kloakogen bezieht sich dabei auf die Reste der embryonalen Kloake als histogenetische Matrix, basaloid auf die Ähnlichkeit der Tumorzellen mit Zellen der Basalschicht der Haut und mit Basaliomzellen (▷ Abb. 8.7 d).

Aufgrund ultrastruktureller Befunde[28, 56] und v. a. unter prognostischen Gesichtspunkten erscheint es sinnvoll, die gesamte Tumorgruppe als kloakogene Karzinome zu bezeichnen und je nach *vorherrschendem Zelltyp* und nach dessen *Differenzierungsgrad* die in Tabelle 8.8 aufgeführten Typen und Subtypen abzugrenzen. *Elektronenmikroskopisch* ähneln die Tumorzellen Basal- und Transitionalzellen[28, 56] mit Desmosomen und Hemidesmosomen, Tonofibrillen und freien Ribosomen.

Von besonderer *prognostischer Bedeutung* ist der *Differenzierungsgrad* (hoch, mäßig, gering differenziert) und wahrscheinlich auch das *Vorkommen von drüsigen Strukturen.* Glanduläre[71] und adenoid-zystische[56] Formationen scheinen die Prognose zu verschlechtern[56]. Glanduläre Formen scheinen das männliche Geschlecht zu bevorzugen, vielleicht in Analogie zu den Analdrüsentumoren von Hunden und anderen Säugetieren[71].

Ausbreitung. Sie entspricht grundsätzlich derjenigen des gewöhnlichen Plattenepithelkarzinoms. Die hintere Vaginalwand soll in 15–20% befallen sein[47]. Der Tumor kann auch auf Prostata, Harnblase, Urethra, Steiß- und Kreuzbein übergreifen[47]. Die häufigsten befallenen *Lymphknoten* liegen perirektal, inguinal, mesenterial und iliakal[42, 47, 71, 73]. *Hämatogene Fernmetastasen* betreffen am häufigsten die Leber (initial bei 20% der Patienten von Levin et al.[47]), die Lungen und das Skelett[42, 47, 73].

Verlauf, Prognose. Zur Therapie ▷ S. 694.

Mukoepidermoidkarzinom

(ICD-O M-8430/3)

Der Tumor ist *selten*[1, 2, 9, 24] und kann vom Transitionalepithel sowohl der Oberfläche[2] als auch der Analdrüsen[24] ausgehen sowie in Analfisteln[24] entstehen. Je nach Differenzierungsgrad wird die *Fünfjahresüberlebensrate* mit 30–60% angegeben[24].

Adenokarzinom

- *Rektaler Typ* (ICD-O M-8140/3): Dieser Typ geht von der *Schleimhaut an der Oberfläche* aus und entspricht somit den verschiedenen Formen des kolorektalen Karzinoms.
- *Adenokarzinom der Analdrüsen* (ICD-O M-8212/3) *oder in anorektalen Fisteln* (ICD-O M-8480-3): Diese Karzinomform entsteht in der *Tiefe,* und die bedeckende Schleimhaut ist zumindest anfangs intakt[35]. Die Fistelkarzinome sollen aus *Duplikaturen des Enddarmes* oder aus *chronischen Analfisteln* hervorgehen[2, 27, 60]. Allerdings wird auch diskutiert, daß die Fisteln Tumorfolge sind[27, 46, 60]. Sporadisch wurden auch Adenokarzinome in *Crohn-Fisteln* der Analregion beschrieben[11].

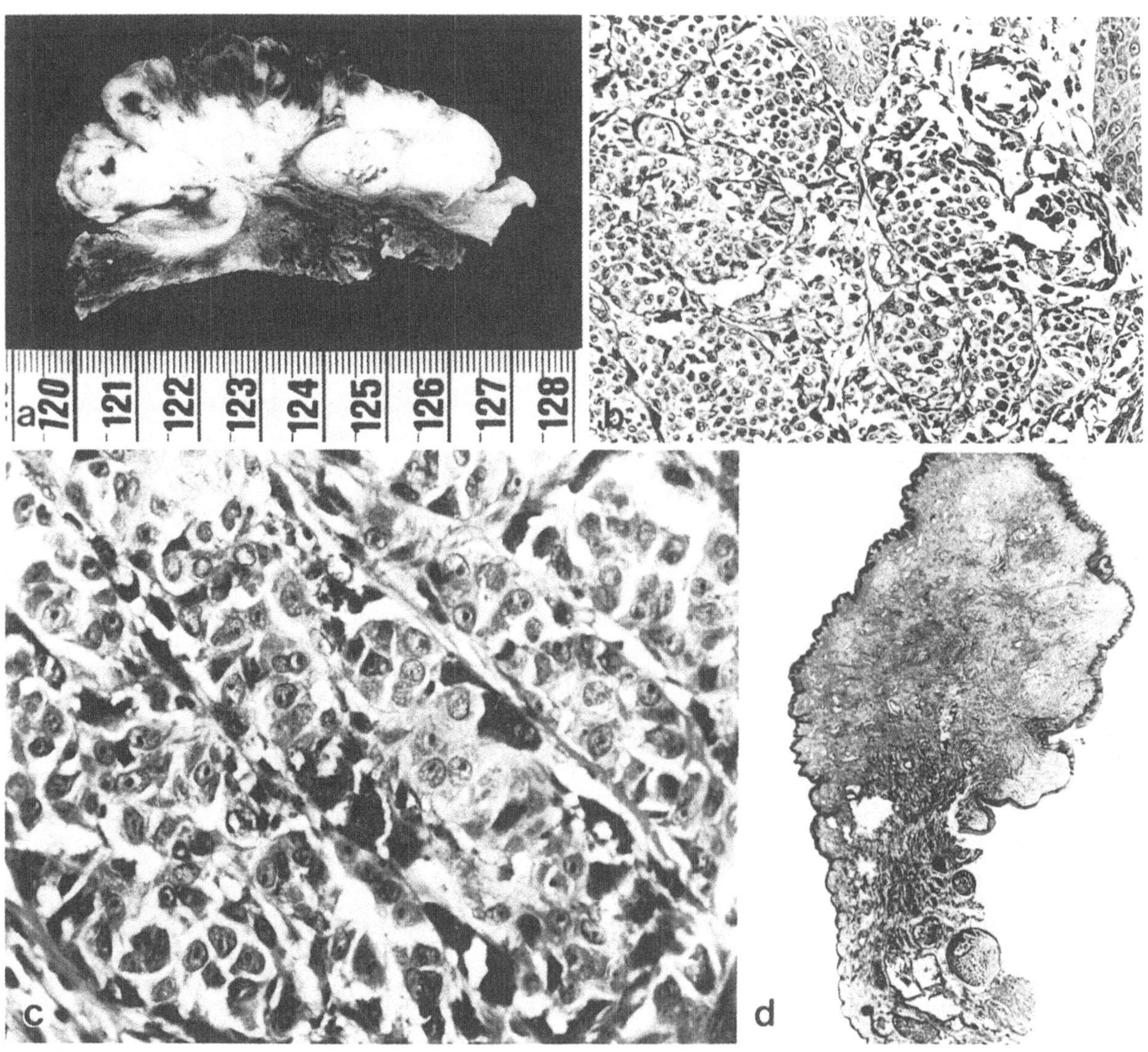

Abb. 8.8. a Malignes Melanom des Analkanals, amelanotischer Typ. Die dunklen Stellen entsprechen Blutungen und sind nicht durch Pigmentablagerung bedingt. **b** Amelanotisches malignes Melanom des Analrandes. H.E. (Vergr. 68 : 1). **c** Pigmentiertes malignes Melanom des Analrandes. H.E. (Vergr. 350 : 1). d Fibröser Analpolyp (Analfibrom, Analzipfel). H.E. (Vergr. 7 : 1)

Mikroskopisch kommen neben *muzinösen* Adenokarzinomen auch *Mukoepidermoidkarzinome* vor. Der Schleim in den Karzinomen der Analdrüsen soll sich von demjenigen der Rektumschleimhaut durch eine *stärkere PAS-Reaktion* auszeichnen[2, 24, 66]. Auch das *Drüsenmuster* der Analdrüsenkarzinome ist anders: Es zeigt kleine Azini und Tubuli mit kleinen, nur wenig Schleim bildenden Zylinderepithelien. In einem Fall wurde in den Tumorzellen *Melanin* nachgewiesen, vermutlich infolge von Phagozytose oder Transfer von Melanozyten der Umgebung und nicht infolge einer Melaninsynthese der Karzinomzellen ▷ *melanotisches Adenokarzinom*[14, 15].

Die Adenokarzinome der Analfisteln *metastasieren* spät in die inguinalen Lymphknoten[60]. Sie erfordern die abdominoperineale Resektion [60].

Pseudosarkomatöses Karzinom

(ICD-O M-8033/3)

Einzelfallbeschreibung[44]. 45jährige Frau (Japanerin) mit einem 4 cm großen gestielten runden Tumor 3 cm oberhalb des Analringes. Polypektomie-Diagnose: Leiomyosarkom, später revidiert in „Pseudokarzinom".

Mikroskopisch spindelförmige Zellen ohne Keratin oder Melanin mit typischen und atypischen Mitosefiguren, myxomatösen Partien und einigen schlecht begrenzten Nestern epithelähnlicher Zellen (teilweise eindeutige Plattenepitheldifferenzierung mit Interzellularbrücken). *Elektronenmikroskopisch* charakteristische Tonofilamente. Der Tumor wird gleichartigen Geschwülsten im Ösophagus, Kehlkopf und in der Mundhöhle an die Seite gestellt.

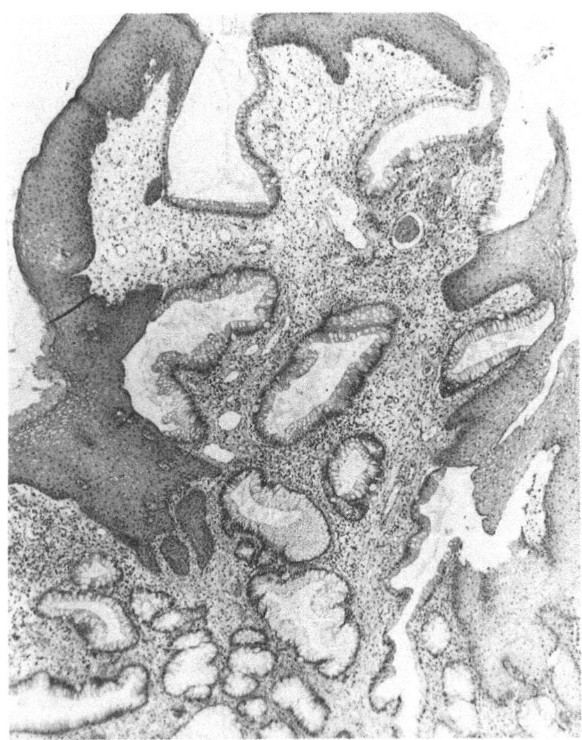

Abb. 8.9. Entzündlicher kloakogener Polyp mit plattenepithelialer Oberfläche und unregelmäßigen becherzellreichen Tubuli im fibromuskulären Stroma mit Leukozyten. H.E. (Vergr. 50 : 1)

Die Abgrenzung von einem Sarkom ist heute *immunhistochemisch* möglich.

Differentialdiagnose: Entzündlicher kloakogener Polyp
In der epithelialen rektoanalen Übergangszone entstehen die *nicht*neoplastischen entzündlichen kloakogenen Polypen[48]. Als Ursache wird ein Analprolaps angenommen (= Teilmanifestation eines *Mukosa-Prolaps-Syndroms* ▷ S. 622). *Histologisch* kann die Oberfläche dieser Polypen vorwiegend aus Plattenepithel bestehen mit daruntergelegenen tubulären Strukturen aus Zylinderepithel mit Becherzellen und fibromuskulärem Stroma mit leukozytären Infiltraten (Abb. 8.9). Ihrer reaktiven Natur wegen genügt die einfache Abtragung der Polypen.

Tumoren des Analrandes

Apokrines Fibroadenom[6]

(ICD-O M-8401/0)

Die wichtigsten benignen Tumoren des Analrandes gehen von den *Schweißdrüsen* aus (Abb. 8.10c u. d). Unter ihnen nimmt das apokrine Fibroadenom eine Sonderstellung ein. Die Tumoren können ziemlich groß werden (bis 4 cm) und sind teils breitbasig, teils polypös-gestielt.

Mikroskopisch erinnern sie an ein intrakanalikuläres Fibroadenom der Mamma. Die Gänge sind von einer zweischichtigen Epithellage (außen kubisches, innen eosinophiles und apokrin sezernierendes Zylinderepithel) ausgekleidet und werden von ödematösem myxoidem Stroma komprimiert.

Plattenepithelkarzinom

(ICD-O M-8070/3)

Epidemiologie. Der Tumor ist seltener als sein Pendant im Analkanal (▷ S. 691). Der *Altersdurchschnitt* wird teils höher (73 gegenüber 58 J.)[49], teils niedriger (52,5 gegenüber 56,2 J.)[7] angegeben, statistisch signifikante Unterschiede bestehen nicht[2]. Das *Geschlechtsverhältnis* ist umgekehrt wie beim Plattenepithelkarzinom des Analkanals (m : w = 2,4–4 : 1[2, 26, 49, 79]; Ausnahme: 0,63 : 1[7]).

Lokalisation. Das Analrandkarzinom entsteht am häufigsten am *Übergang zwischen* dem noch dünnen und an Reteleisten armen geschichteten Plattenepithel der *Zona intermedia* zur pigmentreichen und behaarten Epidermis der *Zona cutanea*[2].

Morphologie. *Makroskopisch* wachsen die Analrandkarzinome *flächenhaft-infiltrierend*[26], mit *Ulkusbildung* oder als *polypöse (blumenkohlartige oder verruköse)* Tumoren.

> *Mikroskopisch* ist der Tumor fast stets (über 80%[79]) ein *hochdifferenziertes verhorntes Plattenepithelkarzinom*[2, 79], das demjenigen der Lippen ähnelt und einen *niedrigeren Malignitätsgrad* aufweist als das Plattenepithelkarzinom des Analkanals[2, 79].

Ausbreitung. Zum Zeitpunkt der Operation besteht oft schon eine Infiltration der *Sphinktermuskulatur* oder der *Fossa ischiorectalis*[49]. Selbst bei diesen Fällen sind die *hämorrhoidalen Lymphknoten* jedoch meist tumorfrei[2, 49, 79]. Dagegen sind die *inguinalen Lymphknoten* in 40% befallen[2, 79]. *Hämatogene Metastasen* sind selten.

Verlauf, Prognose. Die *Fünfjahresüberlebensrate* liegt mit 60–74% deutlich über derjenigen des Analkanalkarzinoms[7, 49].

Analrandkarzinome können – unabhängig von ihrer Größe – *lokal exzidiert* werden, solange ein Sicherheitsabstand von 2,5 cm gewahrt bleibt[49], die Linea dentata nicht erreicht wird[49] und die tieferen Gewebsstrukturen noch nicht infiltriert sind[7]. Schulz et al.[69] nehmen bei T_1- und T_2-Tumoren im Anschluß an die Tumorexzision eine Strahlentherapie vor. *Rezidive* erfordern eine Nachexzision[26] oder Rektumamputation[49]. Bei Lokalexzision mit nach-

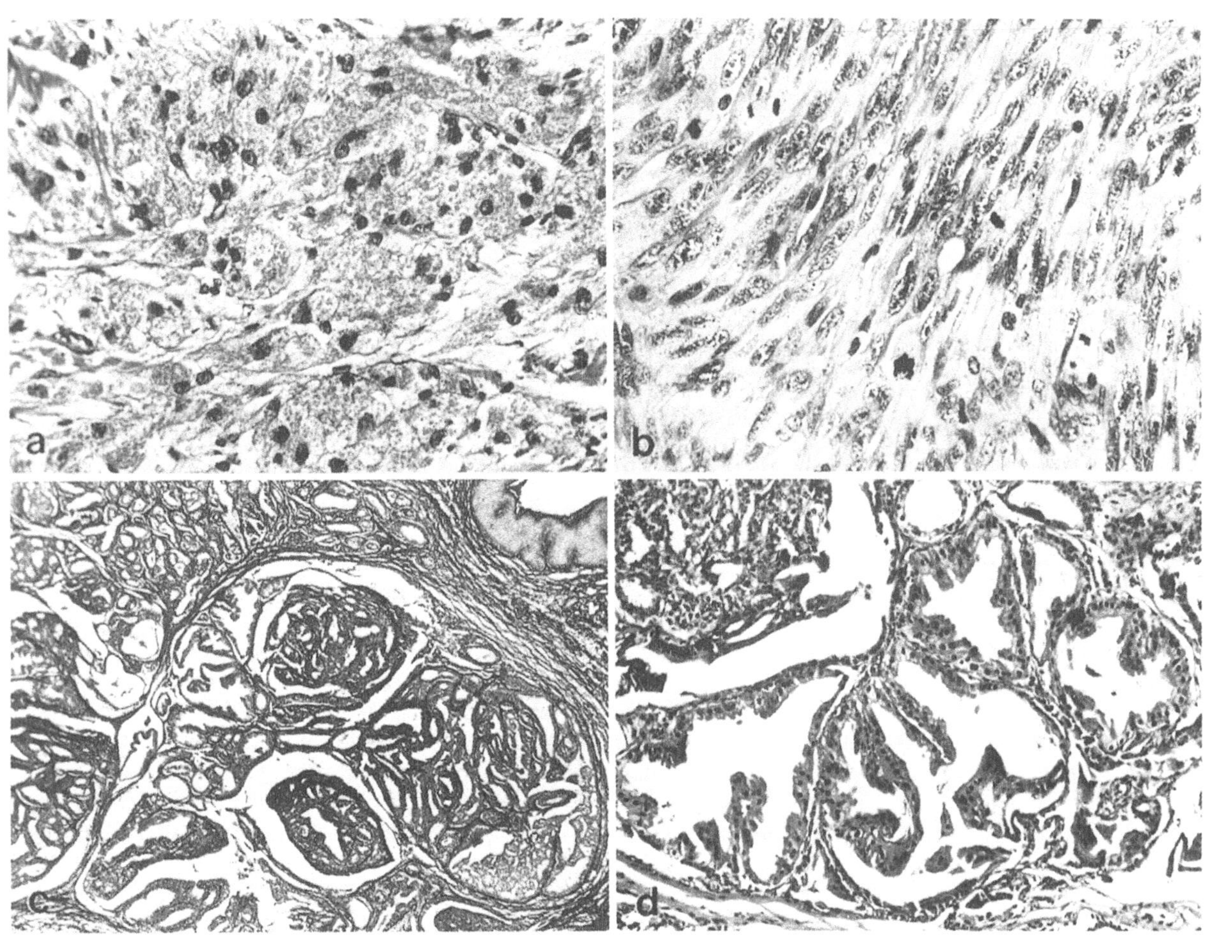

Abb. 8.10. a Granularzellmyoblastom (Abrikossoff-Tumor) des Analkanals. H.E. (Vergr. 350 : 1). **b** Leiomyosarkom des Analkanals. Im Bild mehrere Mitosen, *unten* eine atypische Mitosefigur. H.E. (Vergr. 350 : 1). **c** Schweißdrüsentumor (papilläres Hidradenom) des Analrandes. van Gieson (Vergr. 17 : 1). **d** Ausschnitt aus **c** bei stärkerer Vergrößerung. H.E. (Vergr. 68 : 1)

gewiesener oberflächlicher Infiltration der Sphinktermuskulatur und bei inoperablen Fällen wird eine *Strahlentherapie* empfohlen[26]. Die *inguinalen Lymphknoten* sollten in kurzen (z. B. einmonatigen) Zeitabständen kontrolliert, aber erst dann entfernt werden, wenn begründeter Metastasenverdacht besteht (hohe Morbidität der LK-Exstirpation, ▷ S. 694).

Morbus Bowen

(ICD-O M-8081/2)

Im Analbereich ist der M. Bowen *selten,* bis 1968 waren weniger als 100 Fälle beschrieben[68, 74]. Beide *Geschlechter* sind gleich häufig betroffen, von Strauss u. Fazio[74] wird das mittlere *Lebensalter* mit 44 Jahren angegeben.

Makroskopisch imponiert die Veränderung als braunrote *schuppende Plaque,* die sich flächenhaft in der Haut ausbreiten kann und an ein Ekzem erinnert. Manchmal ist sie aber so klein und unscharf begrenzt, daß sie erst bei der histologischen Untersuchung operativ entfernter Gewebsproben (z. B. Hämorrhoiden) zufällig entdeckt wird[23, 74, 83].

Mikroskopisch zeigt das Epithel eine Hyper- und Parakeratose, starke Akanthose, deutliche Zellatypien, Dyskeratosen mit sog. Bowen-Zellen und vermehrte Mitosen.

Der M. Bowen ist ein *intraepidermales Carcinoma in situ,* das selten in ein invasives Karzinom übergeht und metastasieren kann. Die *Therapie* besteht in breiter Exzision mit sorgfältiger histologischer Untersuchung der Exzisionsränder auf Reste des M. Bowen[68, 74]. Die *Rezidivquote* liegt nach vollständiger Entfernung bei 0%[74].

Der M. Bowen (auch der Analhaut) ist *häufig mit malignen Tumoren und Präkanzerosen anderer Organe kombiniert*[74]. Von den 6 Frauen in der Serie von Strauss u. Fazio hatten 4 ein Carcinoma in situ der Vulva und eine ein invasives Zervixkarzinom; von den 6 Männern 2 ein malignes Lymphom. Die Diagnose eines M. Bowen sollte daher stets von einer *gründlichen Allgemeinuntersuchung* gefolgt werden.

Differentialdiagnose: Bowenoide Papulose

Differentialdiagnostisch muß der M. Bowen einerseits von einem *invasiven Plattenepithelkarzinom,* andererseits von einer *bowenoiden Papulose* abgegrenzt werden. Die letztere ist eine v. a. bei *jüngeren Männern und Frauen* (15–40 J.) und bevorzugt an der *Vulva* und am *Penis* auftretende Hautveränderung, die offenbar viral bedingt ist (Papillomvirusinfektion[37]). Sie kann rasch an Größe zunehmen und sich andererseits spontan zurückbilden[33, 65].

Extramammärer M. Paget
(ICD-O M-8542/3)

Auch der M. Paget der Analregion ist *selten.* Bis 1978 waren nur etwa 70 Fälle veröffentlicht[34, 38, 52, 72, 78, 81]. Eine *Geschlechtsbevorzugung* scheint nicht zu bestehen[78], das Patienten*alter* liegt zwischen 40 und 72 Jahren[34, 38, 52, 72, 78, 81].

Makroskopisch findet sich ähnlich wie beim M. Bowen ein leicht erhabener, leicht *schuppender* und oft *nässender Herd,* der an ein Ekzem erinnert.

Mikroskopisch steht und fällt die Diagnose mit dem Nachweis der großen blassen *Paget-Zellen* innerhalb der Epidermis, die manchmal nur schwer von Bowen-Zellen oder Melanomzellen unterscheidbar sind[78]. Das Zytoplasma gibt jedoch eine *positive Aldehyd-Fuchsin-Färbung;* dieser Befund ist differentialdiagnostisch besser verwertbar als eine positive PAS- oder Muzikarminreaktion[78]. Im Gegensatz zum Plattenepithel wird in den Pagetzellen karzinoembryonales Antigen *(CEA)* nachgewiesen.

Im Unterschied zum M. Paget der Mamma sind die *Histogenese der Pagetzellen* und die *Pathogenese des M. Paget* umstritten. Nur in ca. 80% der Fälle läßt sich ein invasives Karzinom in Verbindung mit dem M. Paget nachweisen, wobei es sich in 66% der Karzinome um ein *apokrines* oder *ekkrines Karzinom* handelt[34]. *Elektronenmikroskopische Untersuchungen* sprechen dafür, daß es möglicherweise 2 *Paget-Typen (apokrin/ekkrin)* gibt[38]. Auch *histochemische* Befunde sprechen für ein sekundäres Einwachsen apokriner Karzinome in die Epidermis[81]. Da in ca. 20% der perianalen Paget-Fälle jedoch trotz sorgfältiger Suche kein Karzinom nachweisbar ist, muß auch eine *De-novo-Entstehung* von Paget-Zellen in der Epidermis möglich sein[78], wobei als Matrix die apokrinen und ekkrinen Zellen der Epidermis in Betracht kommen.

Auch (muzinöse) Adenokarzinome des Rektums[34] sowie Plattenepithel-[34] und basaloide Karzinome[38] der Anorektalregion können mit einem M. Paget kombiniert sein.

Als *Therapie* der Wahl gilt die *breite Exzision* mit sorgfältiger Untersuchung der Schnittränder auf makroskopisch nicht erkennbare Reste[72, 78]. Bei gleichzeitigem invasiven Karzinom ist die *Radikaloperation* erforderlich[78]. Die *Prognose* wird im wesentlichen davon bestimmt, ob es sich um einen isolierten M. Paget der Haut oder um die Komplikation eines anorektalen Karzinoms handelt[72].

Dysplasie/Carcinoma in situ
(SNOMED M-74000 bzw. M-80702)

Leichte, mäßige und schwere Dysplasien des Platten- bzw. Zylinderepithels der Anorektalregion sind nicht allzu selten und grundsätzlich wie auch in anderen Lokalisationen, z. B. im Portiobereich, als fakultative Präkanzerosen anzusehen[23]. Dies gilt auch für die schwerste Form, das Carcinoma in situ (▷ Abb. 8.7 e)[1, 83].

Condyloma acuminatum/Riesenkondylom/verruköses Karzinom

Condylomata acuminata werden in der WHO-Nomenklatur den *tumorähnlichen Veränderungen* hinzugerechnet. Wegen der Beziehungen zum verrukösen Karzinom sind sie nachstehend zusammen mit diesem unter den Tumoren des Analrandes abgehandelt.

- *Condylomata acuminata* (SNOMED M-76720) der Anal- und Perianalregion sind *häufig.* Wie auch bei den Analkarzinomen wird bei den Kondylomen eine virale Beteiligung (HPV) bei der Entstehung angenommen (s. oben). Sie kommen *meist multipel* vor und können beetartig große Flächen bedecken. Kranialwärts findet man sie bis in die Transitionalzone hinein und ausnahmsweise auch im Rektum.

Mikroskopisch entsprechen sie den spitzen Kondylomen der Vulva und des Penis (▷ Bd. 3).

- *Riesenkondylome* (SNOMED M-76740) der Analregion: Perianale Riesenkondylome sind *selten. Zytologisch* sind sie *benigne*[10, 75](Akanthose, fokale Papillomatose, Hyperkeratose, Koilozyten, Anisokaryose). Der *oberflächliche (polypös-exophytische) Typ* zeigt keine Invasion, der *beetartig-verruköse Typ (Buschke-Löwenstein)*[10] hingegen an der Basis ein infiltratives Wachstum, u. U. mit Infiltration des perirektalen Gewebes, Fistelbildung und Übergreifen auf die Fossae ischio-rectales[10, 75]. Schließlich kann sich auf dem Boden eines Riesenkondyloms ein eindeutig invasives Plattenepithelkarzinom entwickeln[10, 45, 59, 75]. Diese Diagnose ist nur möglich, wenn histologische Strukturen des Riesenkondyloms *und* des Plattenepithelkarzinoms *nebeneinander* nachweisbar sind.
- *Verruköses Karzinom* (ICD-O M-8051/3): Dieser Tumor bildet wie das Riesenkondylom große blumenkohlähnliche Formationen und kann leicht mit diesem verwechselt werden[29].

Mikroskopisch ist er – in allen Teilen des Tumors! – ein hochdifferenziertes Plattenepithelkarzinom mit wechselnder Verhornungstendenz und ohne höhergradige Zellpolymorphie[29]. Die Grenze zum *Riesenkondylom ist histologisch nicht immer scharf zu ziehen.* Es wird vermutet, daß beide Läsionen zumindest in einem Teil der Fälle eher miteinander identisch sind[21] als daß sie aufeinanderfolgen[2]. Bis 1978 waren etwa 10 verruköse Karzinome und 5 Riesenkondylome der Anorektalregion veröffentlicht[29]. Der Tumor wächst lokal destruierend, setzt aber kaum einmal Lymphknoten- oder Fernmetastasen[29]. Riesenkondylome und verruköse Karzinome müssen *radikal-chirurgisch* entfernt werden[21]. *Rezidive* sind beim verrukösen Karzinom häufig. Die *Strahlentherapie* gilt als *gefährlich,* da 30–40% der Tumoren in einen anaplastischen metastasierenden Typ umschlagen können[21]. Es wurde jedoch auch über radiologische Behandlungserfolge berichtet[29]. Auch *Methotrexat* und *Bleomycin* scheinen therapeutisch verwendbar zu sein[29].

Anorektales malignes Melanom

(ICD-O M-8720/3)

Epidemiologie. 1,6–3% aller malignen Melanome liegen im Anorektalbereich[2, 62], 0,25–1,25% aller malignen Neoplasmen dieser Region sind maligne Melanome[2, 13]. Bis 1982 waren etwa 170 Fälle veröffentlicht[16, 61, 62] (*Alter* der Patienten: 22–96 Jahre, Mittel: 57,6 Jahre[16]; *keine eindeutige Geschlechtsdisposition*[16, 60, 61]). Bei Schwarzen ist das maligne Melanom selten[16, 60].

Lokalisation. Häufigster Sitz sind der *Analrand,* die *Perianalregion,* der *Analkanal distal der Linea dentata* und die *Transitionalzone*[2, 3, 61, 62]. Nach Cooper et al.[16] finden sich 2/3 der Fälle in der Transitionalzone und im unmittelbar distal daran angrenzenden Bereich. Bei der Mehrzahl der vermeintlich rektalen Melanome handelt es sich wahrscheinlich um Melanome des Analkanals mit submuköser Ausbreitung und sekundärer Ulzeration im Rektum[61, 62].

Morphologie. *Makroskopisch* sieht man einen oder (in 14%)[62] multiple, meist *polypöse, pigmentierte oder pigmentarme/amelanotische* (▷ Abb. 8.8 a) *Tumoren.* Besonders die pigmentarmen Formen können klinisch leicht mit einem thrombosierten Hämorrhoidalknoten oder einem Rektumpolypen verwechselt werden[12, 13, 61, 62]. Mehr als 50% der Tumoren sind ulzeriert[13]. Zum Zeitpunkt der Diagnose haben die Melanome meist schon einen Durchmesser über 2 cm[12, 16].

Mikroskopisch (▷ Abb. 8.8 b u. c) bestehen die Tumoren meist aus *anaplastischen mitosereichen Zellen* und können beim Fehlen von Pigment Zellen eines Plattenepithelkarzinoms vortäuschen; *Riesenzellen* sind im Melanom häufiger und daher differentialdiagnostisch verwertbar[1, 62, 66]. Ferner ist auf eine *junktionale Aktivität* im Randbereich des Melanoms zu achten[13] (Nachweis in 20–40%)[62]. Die *Mitosefrequenz* wechselt erheblich[13].

Ausbreitung

- *Per continuitatem* greift der Tumor bevorzugt in der Submukosa auf das Rektum, seltener auf das perirektale Gewebe, auf Harnblase, Vagina, Prostata oder Os sacrum über.
- *Metastasen* finden sich zum Zeitpunkt der Erstdiagnose bereits bei 2 von 3 Patienten[13, 16]. Sie betreffen am häufigsten die perirektalen/perianalen *Lymphknoten* (30%), das *Peritoneum* oder die mesenterialen Lymphknoten (24%), die inguinalen Lymphknoten (22%) sowie die *Leber* (15%) und *Lungen* (11%)[13, 16]. Der *Darm* folgt mit 7%. Selten (je 1 Fall = 2%) fanden sich Metastasen im Gehirn, in der Haut, in der Harnblase und in axillären Lymphknoten[13, 16]. Hämatogene Fernmetastasen entstehen sowohl über das *Pfortadersystem* (→ Leber) als auch über die *V. cava inferior* (→ Lungen und Organe des großen Kreislaufs).

Verlauf, Prognose. Das anorektale maligne Melanom hat eine *sehr schlechte Prognose*[76]. Die *Fünfjahresüberlebensrate* liegt um 7–20%[12, 13, 16, 19, 61, 76]. Die Art der Operation – lokale Exzision oder abdomino-perineale Resektion – hat, statistisch gesehen, keinen Einfluß auf die Prognose (Fünfjahresüberlebensrate = 16±7 bzw. 20±6%)[12, 13, 16, 19, 61, 76]. Die *mittlere Überlebenszeit* beträgt etwa 12–16 Monate[12, 16, 61, 76]. Die Prognose wird weder durch die Tumorgröße (kleiner oder größer als 4 cm) noch dadurch beeinflußt, ob es sich um einen polypösen oder nichtpolypösen Tumor handelt[16].

Gestützt auf andere Arbeiten des Schrifttums, empfehlen Schwandner et al.[70], nach Ausschluß von Fernmetastasen bei Tumoren unter 2 mm Dicke die lokale Exzision und anschließende engmaschige Kontrolle vorzunehmen. Bei Tumoren über 2 mm Dicke und bei Rezidiven exzidierter Melanome halten sie die radikale Rektumamputation für indiziert.

Nach neueren Untersuchungen scheint die abdominoperineale Rektumexstirpation, verglichen mit der breiten lokalen Exzision, keine Überlebensvorteile zu bringen[71a].

Metastasen

(ICD-O M-8000/6)

Tumormetastasen sind in der Analregion *sehr selten.* Als Primärtumoren kommen vor allem *Kolon-, Rektum-* und *Bronchialkarzinome* in Betracht[2, 39].

Tumorähnliche Veränderungen

Kondylom/Riesenkondylom

(SNOMED M-76700/M-76740)

▷ Verruköses Karzinom (S. 700)

Endometriose (Endometriom)

(SNOMED M-76500)

Eine perianale Endometriose ist *sehr selten* (ca. 60 bekannte Fälle)[31]. Meist findet sie sich in *Episiotomienarben*. Die klinischen Symptome treten einige Wochen bis viele Jahre (45 Tage bis 14 Jahre) post partum auf und bestehen hauptsächlich in einer schmerzhaften Schwellung während der Menses. Die Endometriose kann aber auch symptomlos verlaufen.

Literatur

1.–5. Weiterführende Literatur (▷ S. 677)
6. Assor D, Davis JB (1977) Multiple apocrine fibroadenomas of the anal skin. Am J Clin Pathol 68:397–399
7. Beahrs OH, Wilson SM (1976) Carcinoma of the anus. Ann Surg 184:422–428
8. Becker V, Pfister R (1967) Über das Vorkommen von Glomustumoren im Analbereich. Fortschr Med 85:855–857
9. Bohe M, Lindström C, Ekelund G, Leandoer L (1982) Carcinoma of the anal canal. Scand J Gastroenterol 17:795–800
10. Breitfellner G, Dirschmid G (1979) Riesenkondylom des Analkanals. Med Welt 30:671–672
11. Chaikhouni A, Regueyra I, Stevens JR (1981) Adenocarcinoma in perineal fistulas of Crohn's disease. Dis Colon Rectum 24:639–643
12. Chiu YS, Unni KK, Beart RW (1980) Malignant melanoma of the anorectum. Dis Colon Rectum 23:122–124
13. Chulani HL (1977) Anal malignant melanoma: report of a case. Dis Colon Rectum 20:517–520
14. Chumas JC, Lorelle CA (1981) Melanotic adenocarcinoma of the anorectum. Am J Surg Pathol 5:711–717
15. Coma-del-Corral MJ, Pérez-Serrano L, Razquin-Lizarraga S (1990) Melanotic adenocarcinoma of the anorectum. J Clin Gastroenterol 12:114–117
16. Cooper PH, Mills SF, Allen MS (1982) Malignant melanoma of the anus. Report of 12 patients and analysis of 255 additional cases. Dis Colon Rectum 25:693–703
17. Corman ML, Haggutt RC (1977) Carcinoma of the anal canal. Surg Gynecol Obstet 145:674–676
18. Cortese AF (1975) Surgical approach for treatment of epidermoid anal carcinoma. Cancer 36:1869–1875
19. Cummings BJ (1992) Concomitant radiotherapy and chemotherapy for anal cancer. Sem Oncol 19 [Suppl 11]:102–108
20. Dadoukis J, Trigonidis G, Aletras H (1974) Über einen Fall von Leiomyom des Sphincter ani internus. Chirurg 45:477–478
21. Drut R, Ontiveros R, Cabral DH (1975) Perianal verrucose carcinoma spreading to the rectum: report of a case. Dis Colon Rectum 18:516–521
22. Espinosa MH, Quan SHQ (1975) Anal fibrosarcoma: report of a case and review of literature. Dis Colon Rectum 18:522–527
23. Fenger C, Nielsen VT (1981) Dysplastic changes in the anal canal epithelium in minor surgical specimens. Acta path microbiol scand A 89:463–465
24. Fogler R, Lanter B, Stern G, Weiner E (1977) Mucoepidermoid carcinoma in an anal fistula with associated adenocarcinoma in a villous adenoma of the descending colon: report of a case. Dis Colon Rectum 20:428–435
25. Frisch M, Melbye M, Moller H (1993) Trends in incidence of anal cancer in Denmark. Brit Med J 306:419–422
26. Gamstätter G, Kurock W, Seitz W (1977) Das Analkarzinom – Klinik, Therapie und Prognose. Leber Magen Darm 7:123–129
27. Getz SB, Ough YD, Patterson RB, Kovalcik PJ (1981) Mucinous adenocarcinoma developing in chronic anal fistula: report of two cases and review of the literature. Dis Colon Rectum 24:562–566
28. Gillespie JJ, MacKay B (1978) Histogenesis of cloacogenic carcinoma. Fine structure of anal transitional epithelium and cloacogenic carcinoma. Hum Pathol 9:579–587
29. Gingrass PJ, Bubrick MP, Hitchcock CR, Strom RL (1978) Anorectal verrucose squamous carcinoma: report of two cases. Dis Colon Rectum 21:120–122
30. Goldman S, Glimelius B, Nilsson B, Pahlman L (1989) Incidence of anal epidermoid carcinoma in Sweden 1970–1984. Acta Chir Scand 155:191–197
31. Gordon PH, Schottler JL, Balcos EG, Goldberg SM (1976) Perianal endometrioma: report of five cases. Dis Colon Rectum 19:260–265
32. Green JP, Schaupp WC, Cantril ST, Schall G (1980) Anal carcinoma: current therapeutic concepts. Am J Surg 140:151–156
33. Grouls V (1983) Die bowenoide Papulose. Pathologe 4:149–153
34. Grow JR, Kshirsagar V, Tolentino M, Gramling J, Schutte AG (1977) Extramammary perianal Paget's disease: report of a case. Dis Colon Rectum 20:436–442
35. Hagihara P, Vazquez MD, Parker JC, Griffen WO (1976) Carcinoma of anal-duct origin: report of a case. Dis Colon Rectum 19:694–701
36. Holm R, Tanum G, Karlsen F, Nesland JM (1994) Prevalence and physical state of human papillomavirus DNA in anal carcinomas. Modern Pathol 7:449–451
37. Ikenberg H, Gissmann L, Gross G, Grussendorf-Conen E-I, zur Hausen H (1983) Human papillomavirus type-16-related DNA in genital Bowen's disease and in bowenoid papulosis. Int J Cancer 32:563–565
38. Jackson BR (1975) Extramammary Paget's disease and anaplastic basaloid small-cell carcinoma of the anus: report of a case. Dis Colon Rectum 18:339–345
38a Jauch KW, Schalhorn A (1994) Analkarzinom. In: Wilmanns W, Huhn D, Wilms K (Hrsg) Internistische Onkologie, S. 538–543. Thieme, Stuttgart New York
39. Kanhouwa S, Burns W, Matthews M, Chisholm R (1975) Anaplastic carcinoma of the lung with metastasis to the anus: report of a case. Dis Colon Rectum 18:42–48
40. Kapur BML, Dhawan IK, Singhal KK (1977) Epidermoid carcinoma of the anorectum: review of 31 cases. Dis Colon Rectum 20:252–254
41. Kheir S, Hickey RC, Martin RG, MacKay B, Gallager Hs (1972) Cloacogenic carcinoma of the anal canal. Arch Surg 104:407–414
42. Klotz RG, Pamukcoglu Th, Souilliard DH (1967) Transitional cloacogenic carcinoma of the anal canal. Clinicopathologic study of three hundred seventy-three cases. Cancer 20:1727–1745
43. Kusminsky RE, Bailey W (1977) Leiomyomas of the rectum and anal canal: report of six cases and review of the literature. Dis Colon Rectum 20:580–599
44. Kuwano H, Iswashita A, Enjoiji M (1983) Pseudosarcomatous carcinoma of the anal canal. Dis Colon Rectum 26:123–128
45. Lee SH, McGregor DH, Kuziez MN (1981) Malignant transformation of perianal condyloma acuminatum: a case report with review of the literature. Dis Colon Rectum 24:462–467
46. Lee SH, Zucker M, Sato T (1981) Primary adenocarcinoma of an anal gland with secondary perianel fistuals. Hum Pathol 12:1034–1036
47. Levin SE, Cooperman H, Freilich M, Lomas M, Kaplan L (1977) Transitional cloacogenic carcinoma of the anus. Dis Colon Rectum 20:17–23

48. Lobert PF, Appelman HD (1981) Inflammatory cloacogenic polyp. A unique inflammatory lesion of the anal transitional zone. Am J Surg Pathol 5:761.766
49. Madden Mv, Elliot MS, Botha JBC, Louw JH (1981) The management of anal carcinoma. Br J Surg 68:287–289
50. Melbye M, Palefsky J, Gonzales J, Ryder LP, Nielsen H, Bergmann O et al. (1990). Immune status as a determinant of human papilloma-virus defection and its association with anal epithelial abnormalities. Int J Cancer 46:203–206
51. Melbye M. Sprogel P (1991) Aetiological parallel between anal cancer and cervical cancer. Lancet 338:657–659
52. Merhav A, Lessing JB, Baratz M, Krakovsky A (1978) Primary epidermal Paget's disease of the anogenital region. Am J Proctol Gastroenterol Col Rect Surg 29:11–14
53. Muleris M, Salmon RJ, Girodet J, Zafrani B, Dutrillaux B (1987) Recurrent deletion of chromosome 11q and 3p in anal canal carcinoma. Int J Cancer 39:595–598
54. Nigro ND, Seydel HG, Considine B, Vaitkevicius VK, Leichman L, Kinzie JJ (1983) Combined preoperative radiation and chemotherapy for squamous cell carcinoma of the anal canal. Cancer 51:1826–1829
55. Noffsinger A, Witte D, Fenoglio-Preiser CM (1992) The relationship of human papillomaviruses to anorectal neoplasia. Cancer 70:1276–1287
56. Otto HF, Gebbers J-O, Winkler R (1979) Untersuchungen zur Ultrastruktur der transitionalen cloacogenen Carcinome der rectoanalen Grenzregion: Virchows Arch [A] Pathol Anat 381:223–239
57. Palefsky JM, Gonzales J, Greenblatt RM, Ahn DK, Hollander H (1990) Anal intraepithelial neoplasia and anal papillomavirus infection among homosexual males with group IV HIV disease. JAMA 263:2911–2916
58. Papillon J, Mayer M, Montbarbon JF, Gerard JP, Chassard JL, Bailly Ch (1983) A new approach to the management of epidermoid carcinoma of the anal canal. Cancer 51:1830–1837
59. Prasad ML, Abcarian H (1980) Malignant potential of perianal condyloma acuminatum. Dis Colon Rectum 23:191–197
60. Prioleau PG, Allen MS, Roberts T (1977) Perianal mucinous adenocarcinoma. Cancer 39:1295–1299
61. Quinn D, Selah C (1977) Malignant melanoma of the anus in a negro: report of a case and review of the literatur. Dis Colon Rectum 20:627–631
62. Remigio PA, Der BK, Forsberg RT (1976) Anorectal melanoma: report of two cases. Dis Colon Rectum 19:350–356
63. Rickert RR, Larkey IG, Bocar Kantor E (1978) Granular-cell tumors (myoblastomas) of the anal region. Dis Colon Rectum 21:413–417
64. Robb JA, Jones RA (1982) Spindle cell lipoma in a perianal location. Hum Pathol 13:1052
65. Rommel A, Goussot JF, Guillet G (1983) La papulose bowenoide. Arch Anat Cytol Pathol 31:246–251
66. Rotterdam H, Sommers SC (1981) Biopsy diagnosis of the digestive tract Raven Press, New York
67. Scholefield JH, Hickson WGE, Smith JHF, Rogers K, Sharp F (1992) Anal intraepithelial neoplasia: part of a multifocal disease process. Lancet 340:1271–1273
68. Scoma JA, Levy EI (1975) Bowen's disease of the anus: report of two cases. Dis Colon Rectum 18:137–140
69. Schulz U, Bamberg M, Gross E, Niebel W (1982) Die kombinierte chirurgisch-radiologische Therapie der Plattenepithel-Karzinome des Analkanals und der perianalen Haut. Strahlenther 158:327–335
70. Schwandner GK, Betzler M, Götze V (1984) Das Melanom im Anorectum. Chirurg 55:168–170
71. Serota AI, Weil M, Williams RA, Wollmann JS, Wilson SE (1981) Anal cloacogenic carcinoma. Arch Surg 116:456–459
71a Shank B, Cunningham JD, Kelsen DP (1997) Cancer of the anal region. In: DeVita VT Jr, Helman S, Rosenberg SM (eds) Cancer. Principles and practice of oncology, 5th edn, pp 1234–1251. Lippincott, Philadelphia
72. Sharkey FE, Clarke RL, Gray GF (1975) Perianal Paget's disease: Report of two cases. Dis Colon Rectum 18:245–248
73. Sink JD, Kramer SA, Copeland DD, Seigler HF (1978) Cloacogenic carcinoma. Ann Surg 188:53–59
74. Strauss RJ, Fazio VW (1979) Bowen's disease of the anal and perianal area. A report and analysis of twelve cases. Am J Surg 137:231–234
75. Sturm JT, Christenson CE, Uecker JH, Perry JF Jr (1975) Squamous-cell carcinoma of the anus arising in a giant condyloma acuminatum: report of a case. Dis Colon Rectum 18:147–151
75a Wagner G, Hermanek P (1995) Organspezifische Tumordokumentation. Nr. 18. Karzinom des Analkanals. Springer, Berlin Heidelberg New York
76. Weinstock MA (1993) Epidemiology and prognosis of anorectal melanoma. Gastroenterology 104:174–178
77. Welch JP, Malt RA (1977) Appraisal of the treatment of carcinoma of the anus and anal canal. Surg Gynecol Obstet 145:837–841
78. Williams SL, Robers LW, Quan SHQ (1976) Perianal Paget's disease: report of seven cases. Dis Colon Rectum 19:30–40
79. Wolfe HRJ, Bussey HJR (1968) Squamous-cell carcinoma of the anus. Br J Surg 55:295–301
80. Wolfson P, Oh Ch (1977) Leiomyosarcoma of the anus: report of a case. Dis Colon Rectum 20:600–602
81. Wood WS, Culling CFA (1975) Perianal Paget's disease. Histochemical differentiation utilizing the borohydride-KOH-PAS reaction. Arch Pathol 99:442–445
82. Zaki SR, Judd R, Coffield LM, Greer P, Rolston F, Evatt BL (1992) Human papillomavirus infection and anal carcinoma. Am J Pathol 140:1345–1355
83. Zimmermann FA, Zimmermann H (1979) Zur Frage von Epithelatypien im Bereich von Hämorrhoiden, Krypten und Fisteln. Med Welt 30:1722–1724
84. Zur Hausen H (1991) Viruses in human cancers. Science 254:1167–1173

Sachverzeichnis

Halbfett gedruckte Zahlen verweisen auf die Seite, auf der der Begriff im Text schwerpunktmäßig erläutert ist.

D

H

L

M

O

T

U

V

W

Springer-Verlag und Umwelt

Als internationaler wissenschaftlicher Verlag sind wir uns unserer besonderen Verpflichtung der Umwelt gegenüber bewußt und beziehen umweltorientierte Grundsätze in Unternehmensentscheidungen mit ein.

Von unseren Geschäftspartnern (Druckereien, Papierfabriken, Verpackungsherstellern usw.) verlangen wir, daß sie sowohl beim Herstellungsprozeß selbst als auch beim Einsatz der zur Verwendung kommenden Materialien ökologische Gesichtspunkte berücksichtigen.

Das für dieses Buch verwendete Papier ist aus chlorfrei bzw. chlorarm hergestelltem Zellstoff gefertigt und im pH-Wert neutral.